HERMANN BRAUS

ANATOMIE DES MENSCHEN

EIN LEHRBUCH FÜR STUDIERENDE UND ÄRZTE

FORTGEFÜHRT VON

CURT ELZE

ERSTER BAND

BEWEGUNGSAPPARAT

DRITTE AUFLAGE

MIT 399 ZUM GROSSEN TEIL FARBIGEN ABBILDUNGEN

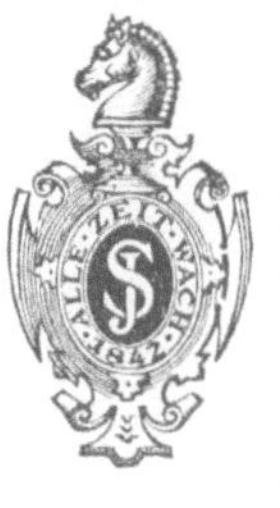

SPRINGER-VERLAG

BERLIN · GÖTTINGEN · HEIDELBERG

1954

ISBN 978-3-642-49469-7   ISBN 978-3-642-49752-0 (eBook)
DOI 10.1007/978-3-642-49752-0

Widmung.

Dieses Werk ist aus der Überzeugung heraus entstanden, daß die *biologische* Betrachtungsweise die notwendige Grundlage der anatomischen Ausbildung ist. Leichenanatomie ist nur das Mittel, und Systematik an sich ein toter Ballast. Wie Leichenanatomie im Verein mit anderen verfügbaren Forschungsmitteln verlebendigt werden könne zur anschaulichen Kenntnis und zum Verständnis der wirklichen Form und Struktur unseres Leibes, solange wir leben und gesund sind, will dieses Buch lehren. Von der üblichen Ordnung nach Systemen wird deshalb abgesehen. Zu einer Zeit größter Opferfreudigkeit eines Volkes begonnen, vertraut das Werk auf den gesunden Sinn unserer studierenden Jugend. Die tastenden Vorversuche des Verfassers, Anatomie biologisch zu lehren, begannen vor fast 20 Jahren und führten seit 8 Jahren in Heidelberg zu einer weitgehenden, von der badischen Unterrichtsverwaltung hochherzig geförderten Umgestaltung des anatomischen Lehrplanes. Allen an sie gestellten Anforderungen folgten meine Hörer stets mit Hingabe und Anhänglichkeit. Der Fortschritt, der auf diese Weise erzielt wurde, erwies sich als so handgreiflich, daß ich mich den vielen an mich herantretenden Wünschen nicht entziehen zu dürfen glaubte, das, was jetzt seit Jahren in der Praxis erprobt ist, in gesichteter und erweiterter Form niederzuschreiben. Das Prinzipielle wird in den einleitenden Kapiteln erörtert werden. Der Leser möge selbst urteilen, ob die speziellen Teile das dort Gesagte bestätigen. Wenn Anatomie dem Arzt nicht mehr — wie jetzt leider so oft — ein Bündel verblaßter Erinnerungen mit dem daran haftenden Geruch tödlicher Langeweile wäre, sondern wieder ein steter Berater bei seinen Bemühungen um Erhaltung oder Herstellung des gesunden Körpers würde, so wäre ein großer Fortschritt getan; die Anläufe der Ärzte gegen sie, welche statt die veralteten Lehrmethoden die Anatomie selbst treffen und vielleicht lahmlegen, würden von selbst aufhören. So vertraue ich dieses Werk der Jugend an, die mir ihre Mitarbeit in Wort und Werk zusagte.

Die theoretische Wissenschaft steht heute an dem gleichen Punkt. Auch sie fordert *biologische* Vertiefung der Forschung, welche der Form und ihren Ursachen nachspürt. So weisen — Zeichen gesunder Entwicklung — alle Erfordernisse unserer Zeit den gleichen Weg. Weit entfernt zu glauben, daß dieses Werk Endgültiges zu leisten vermag, so hoffe ich, es möchte in ihm der Weg gefunden sein, der zu neuer fruchtbarer Rundschau führt, bis von dem Gipfel, wenn er einst erreicht sein wird, wieder schönere und größere Ziele die Wissenschaft locken werden.

Indem wir von der Anordnung des Stoffes nach Systemen absehen, begeben wir uns freilich eines wertvollen Mittels, ihn übersichtlich zu gestalten. Technik mußte hier an die Stelle des Gedächtnisses gesetzt werden, da dieses durch die Systematik zu sehr belastet wird, als daß das eigentlich Wichtige sich entfalten könnte. Durch zweckentsprechende typographische Gliederung (siehe Inhaltsverzeichnis zu Beginn eines jeden Bandes und die dort vorangestellte Anleitung) und durch ausgiebige Beschriftung der Abbildungen hoffe ich auf mechanischem Wege ersetzt zu haben, was sonst Systematik leistet (und dem Fachanatomen stets leisten muß). Hierin und in allem, was Ausstattung des Buches angeht, fand ich bei dem Herrn Verleger weitgehendstes Verständnis und trotz der sich häufenden, ungeahnten Schwierigkeiten ungehemmtes und dankenswertestes Entgegenkommen. Die Bearbeitung eines solch großen Stoffes in der vorliegenden Form hätte ich ohne die Mitarbeit der ganzen Anstalt in Heidelberg nicht wagen können. Zu den vorhandenen reichen Schätzen ihrer Sammlungen wurden zahlreiche neue Präparate und Modelle hinzugefügt. Ich spreche allen, welche daran mitarbeiteten, auch hier meinen herzlichsten Dank aus, ebenso allen Kollegen und jungen Freunden, welche durch Ratschläge und Beihilfe bei den Korrekturen das Werk förderten. Namentlich möchte ich die Mitarbeit des wissenschaftlichen Zeichners, Herrn A. Vierling, hervorheben, die ganz wesentlich meine Absicht verwirklichen half, nicht etwa eine beliebige, gerade auf dem Präpariersaal oder im Mikroskop sich darbietende, technisch bedingte Form eines Präparates abzubilden, sondern möglichst genau die wirkliche Form, wie sie im zusammenhängenden Körper ist, herauszufinden und festzuhalten. Langjährige Vorstudien, Fertigkeit im Modellieren und in anderer Technik, Zuverlässigkeit und eindringende Kenntnis verbürgten den Erfolg. Die Abbildungen mögen selbst für das zeichnerische Können zeugen.

So betrachte ich mich als den Exponenten aller hier zusammengefaßten Kräfte. Vor mir stehen die Bilder dreier unvergeßlicher Lehrer, stummer Mitarbeiter, deren grundlegende Mitgift in Lehre und Können, wie ich hoffe, in diesem Werke lebendig bleiben möge und deren Namen ich es widme:

Max Fürbringer — Albert v. Kölliker — Theodor Boveri.

Heidelberg, 10. Oktober 1920.

H. Braus.

Vorwort zur zweiten Auflage.

Am 28. November 1924 wurde HERMANN BRAUS mitten aus seiner Arbeit und seinen Plänen abgerufen. Dem Wunsche seiner Familie, die Fortführung seines Buches zu übernehmen, glaubte ich mich nicht versagen zu dürfen. Freilich nur das Gefühl einer elementaren Pflicht der Pietät konnte die vielen Bedenken überwinden, welche eine solche Aufgabe begleiten müssen. Ehe nun der 3. Band fertiggestellt werden konnte, von welchem erst sehr wenig vorlag, wurde eine neue Ausgabe des 1. Bandes nötig. Um die Arbeit am 3. Bande nicht zu lange zu unterbrechen, wurden nur kleinere Teile des Textes etwas umgestaltet, eine Anzahl Abbildungen ausgesondert, einige ersetzt, einige hinzugefügt. Nur die Abschnitte II—V des allgemeinen Teiles haben eine fast vollkommen neue Bearbeitung erfahren. Sie stammt im wesentlichen aus der Feder von Professor H. PETERSEN in Würzburg, dem ich für diese Beiträge wie für mannigfache sonstige Unterstützung zu großem Danke verpflichtet bin. — Mancher Änderungsvorschlag fand sich bereits in BRAUS' Handexemplar angemerkt, doch sind viele andere noch hinzugekommen. Allen denen, welche solche Anregungen gegeben haben, sei aufrichtiger Dank gesagt, besonders meinen unmittelbaren Mithelfern an der Neuausgabe: Dr. v. HAYEK, Prosektor am anatomischen Institut, Dr. phil. et med. ARNDT und stud. med. BRINCKER in Rostock.

Die von BRAUS durchgeführte typographische Gliederung wurde nach zwei Richtungen ergänzt. Ein ausführliches alphabetisches Register für Text wie für Abbildungen wurde angefügt, dessen Aufstellung Dr. ARNDT besorgte; um den Raum dafür zu gewinnen, glaubte ich die Präparierregeln opfern zu dürfen, da jedes Institut sein eigenes Präparationsverfahren hat. Außerdem wurde bei den Abbildungshinweisen im Text nicht die Nummer, sondern die Seite der Abbildung angeführt (nur wenn die Abbildung auf der gleichen Textseite steht, ist sie mit ihrer Nummer genannt). Diese wie alle anderen Wünsche trafen bei dem Herrn Verleger auf größtes Entgegenkommen.

Nach wie vor wendet sich dies Buch nicht an den vollkommenen Anfänger, sondern es setzt ein gewisses Maß von Kenntnissen aus einer Vorlesung oder, noch besser, schon aus eigener praktischer Erfahrung voraus. Auch ist es von vornherein nicht so gedacht gewesen, daß es aufs erste Mal zu Ende gelesen und in allen Teilen sofort vollständig verstanden werden könnte. Nimmt man den Körper des Menschen als ein lebendiges Ganzes, wie BRAUS es getan hat, so erscheinen seine Gestaltungsfunktionen und sein Getriebe in der ganzen Fülle alles Lebens, die in ihrem vollem Umfange überhaupt nicht dargestellt werden kann, geschweige denn sich einem ersten Blick erschließt. Nicht jedem ist so tiefer Einblick gegönnt wie HERMANN BRAUS. Der Anfänger bescheide sich bei dem ihm Zugänglichen; mit dem Lesen wird sein Verständnis wachsen. Deshalb ist der Charakter des Buches nicht angetastet worden, trotz der Bedenken, welche in einer Anzahl Besprechungen der 1. Auflage zum Ausdruck gebracht worden sind.

So möge die Tat, die HERMANN BRAUS durch dieses Werk getan hat, weiter ihre Früchte bringen.

Rostock, 15. August 1929. C. ELZE.

Vorwort zur dritten Auflage.

Für die neue Auflage ist der Band in allen Teilen überprüft, berichtigt und ergänzt worden. Für tatkräftige Unterstützung habe ich außer Herrn Prof. PAUWELS in Aachen besonders zu danken meinen früheren Mitarbeitern Prof. v. HAYEK in Wien, Prof. ORTMANN in Frankfurt a. M. und Dr. KULENKAMPFF in Würzburg, die sich auch der Mühe unterzogen haben, die Korrekturen mitzulesen, und mich dabei noch auf manche Unklarheit und manchen Irrtum aufmerksam gemacht haben. Als Emeritus war ich der Gefahr ausgesetzt, die Neubearbeitung lediglich vom Schreibtisch aus durchführen zu müssen. Ihr bin ich entronnen dank der Liebenswürdigkeit der Herren HEISS, ROMEIS und v. LANZ, die mir in großzügiger Gastfreundschaft alle Hilfsmittel der Münchener Anatomischen Anstalt und jederzeit ihren persönlichen Rat zur Verfügung gestellt haben.

Bei einem der Bombenangriffe auf Würzburg sind in der Stürtzschen Druckerei die Druckstöcke zu sämtlichen Abbildungen vernichtet worden, so daß sie neu angefertigt werden mußten. Glücklicherweise waren im Berliner Verlagshause die Originalzeichnungen zum größten Teile erhalten geblieben. Die noch nötigen Um- und Neuzeichnungen hat Herr EMIL WINKLER, jetzt in Stockholm, unter schwierigsten Umständen ausgeführt in dem noch halb zerstörten Würzburger Institut zu einer Zeit, als es weder Papier noch Stifte noch Pinsel und Farben zu kaufen gab und er sich mit zufällig erhaltenen Resten behelfen mußte, bis freundliche Hilfe aus der Schweiz das Nötigste zur Verfügung stellte.

Die Bearbeitung war im Herbst 1950 im wesentlichen fertig, und alle Namen waren auf die Jenaer Namen von 1935, die „neue" Nomenklatur, umgeschrieben. Ich bin gern zu den alten Namen der Baseler Nomenklatur zurückgekehrt, als mir der Beschluß der 1950 eingesetzten internationalen Nomenklaturkommission bekannt wurde, die künftige Nomenklatur sehr eng an die Baseler Nomina anzuschließen.

Allen Schwierigkeiten und Bedenken zum Trotz hat sich der Verlag zu der Neuausgabe des seit Jahren vergriffenen Werkes entschlossen. Wenn ich ihm dafür auch hier ausdrücklich danke, so glaube ich im Namen aller derer zu sprechen, denen die neue Auflage die Erfüllung eines langgehegten Wunsches bedeutet.

München, 23. März 1954.

C. ELZE.

Inhaltsverzeichnis zu Band I.

Einleitung.

Bewegungsapparate.

Inhaltsverzeichnis.   IX

X Inhaltsverzeichnis.

Inhaltsverzeichnis. XI

Einleitung.

A. Aufgabe der menschlichen Anatomie als Wissenschaft.

Biologisches Ziel. Die Bezeichnung Anatomie leitet sich von ihrer wichtigsten Methode, der Zergliederung, ab (von $\alpha\nu\alpha\tau\varepsilon\mu\nu\varepsilon\iota\nu$ = zergliedern). Was REMBRANDT in seiner „Anatomie" darstellte, war der entscheidende Schritt vorwärts vom Mittelalter zur Neuzeit. Denn die Zergliederung des menschlichen Körpers war und ist das wichtigste Mittel, um statt Vermutungen oder statt aus dem Altertum überkommener, oft falsch verstandener und entstellter Kenntnisse die *Wirklichkeit* reden zu lassen. Verdient so die Zergliederungskunst höchste Würdigung, so ist sie doch im Rahmen des Ganzen nur *Mittel*, und zwar eines von vielen. Ihr haftet als größter Nachteil an, daß sie nur am *Toten* anwendbar ist; nur antike Forscher erhielten gelegentlich zum Tode verurteilte Verbrecher als lebende Objekte der Zergliederung (was in Alexandria geschah, z. B. bei Untersuchungen über das Zwerchfell). Das Ziel der Anatomie mußte aber von jeher auf das *Leben* gerichtet sein; sie ist ein Teil der *Biologie*. Denn der Mensch hat den Wunsch über das Innere seines Körpers etwas zu erfahren, um zu begreifen, wie das äußerlich Sichtbare durch das innerlich Verborgene bedingt sei. Von der Neugierde des Primitiven bis zum geschulten Wissenstrieb des Forschers ist das Ziel der Anatomie immer das gleiche: *die Form des lebendigen Körpers* zu verstehen. Es ist dies nur möglich durch Auflösung des Ganzen in seine Teile (Analyse) und Wiederaufbau des Ganzen *aus* seinen Teilen (Synthese). SCHILLER hat diese Tätigkeit des Forschers mit den ewig gültigen Worten umschrieben: „Was die Natur gebaut, bauet er wählend ihr nach."

Auch dem Gewerbe des Schneiders ist durch den Namen, welcher nur das auffälligste *Mittel* — Schneiden — hervorhebt, keineswegs das Ziel und die Aufgabe angegeben oder gar erschöpft. Dem Kind, welches seine Puppe öffnet und dem das Sägemehl des Inneren entgegenrinnt, wird, wenn es gescholten wird, nicht selten zu seinem Schrecken noch Unrecht hinzugefügt; denn seine Absicht war vielleicht statt Freude am Zerstören gerade jener Erkenntnistrieb, dessen primitivste Stufe die Neugierde ist; er war es, welcher die ersten Anatomen ermutigte, Leichenöffnungen trotz Verbot und Grauen vor dem Toten vorzunehmen. Zwischen Absicht und Mittel, zwischen Ziel und Name klaffen hier Klüfte, auf die wir wegleitend hinweisen.

Systematische oder kausale Betrachtung. Mit anderen biologischen Teilwissenschaften (Physiologie, Biochemie) hat die Anatomie, die Formenlehre des Lebenden, von vornherein gemein, daß sie *Ursachenforschung* ist: Wir treten mit einem bestimmten, der menschlichen Psyche eingeborenen Drang nach ursächlicher Erkenntnis an unseren eigenen Körper heran. Es gibt in der Naturwissenschaft noch eine andere Betrachtungsweise; bei ihr sind die kausalen Bedürfnisse des Betrachters nur auf einer Art Vorstufe beteiligt; die Objekte selbst sind dabei der Ausgangspunkt, z. B. Pflanzen, Tiere, Steine, deren Fülle zu irgendeiner Art von Sammlung und Ordnung drängt (Systematik, Taxonomie). Diese Sonderung setzt im einzelnen zahlreiche kritische Analysen voraus und ist keineswegs rein mit dem Objekt gegeben, sondern erst durch unser logisches Bedürfnis an die Objekte herangetragen. Auch beim menschlichen Körper kann nach Objekten gesondert werden: *systematische Anatomie*. Man unterscheidet Knochen, Bänder, Muskeln, Eingeweide, Gefäße, Nerven und Sinnesorgane und nennt danach die einzelnen Kapitel der systematischen Anatomie: *Osteologie* (Knochenlehre), *Syndesmologie* (Bänderlehre), *Myologie* (Muskellehre), *Splanchnologie* (Eingeweidelehre), *Angiologie* (Gefäßlehre), *Neurologie* (Nervenlehre),

Ästhesiologie (Lehre von den Sinnesorganen). Denkt man sich die Kenntnis in allen
Kapiteln vollkommen, so hat man zwar einen vollständigen Katalog der Teile
des Körpers, aber es fehlt gerade das, was wir suchen, die ursächliche Beziehung
der Teile untereinander und zum Ganzen. Systematik ist ein sehr wesentliches
Mittel der Orientierung und besonders für den Fachanatomen ganz unentbehrlich zur Übersicht über den Stoff und zur Ermittlung der Lücken in unseren
Kenntnissen; aber sie führt nicht zum eigentlichen Ziel der Formenlehre, der
Erkenntnis der Ursachen unserer Gestalt und unseres Körperbaues. Wir bedürfen
dazu der Ermittlung der Zusammenhänge der Teile. Dadurch, daß wir beispielsweise den Knochen mit den ihm zugehörigen Bändern und Muskeln *gemeinsam*
betrachten, kommen erst die biologischen Beziehungen zu ihrem Recht, das
Zusammenarbeitende bleibt beisammen und die Teile der lebendigen Form werden
in der Art von Verknüpfung anschaulich, welche sich dauerfähig erwiesen hat
(Zweckmäßigkeit). Danach gliedern wir den Stoff in folgende Hauptabschnitte:

1. Bewegungsapparate. Sie umfassen die Osteologie, Syndesmologie und Myologie der systematischen Anatomie.

2. Eingeweide. Sie entsprechen der Splanchnologie, welche in sich die Organe
der Ernährung, Atmung, inneren Sekretion, Harnabsonderung und Fortpflanzung
begreift.

3. Periphere Leitungsbahnen. Bei ihnen sind alle Einrichtungen zusammengestellt, welche dazu dienen, die unter Nr. 1, 2 und 4 genannten Teile mit Er-
nährungsstoffen und Atemgasen (Zu- und Ableitungen) sowie mit Reizen (nervösen
Antrieben) zu versehen. Die Leitungsbahnen können verglichen werden den
Wasser-, Kraft- und Lichtleitungen einer Fabrik, deren Arbeitsräume in Nr. 1
und 2 durchmustert sind. Hierher gehört die ganze Angiologie der systematischen
Anatomie und ein Teil der Neurologie (peripheres Nervensystem).

4. Nervöse Zentralorgane, Haut- und Sinnesorgane. Sie entsprechen dem
anderen Teil der Neurologie (zentrales Nervensystem) und der Ästhesiologie in
der systematischen Anatomie. Man kann diese Einrichtungen den Büro- und
Vorstandsräumen der Fabrik in unserem Beispiel vergleichen.

Mit dem Wachstum unserer systematischen Kenntnisse und der Fülle der katalogisierenden
Bezeichnungen, ohne welche Systematik nicht möglich ist, wächst auch die Gefahr, daß über
dem System das eigentlich Lebendige, die ursächliche Verknüpfung der Teile vergessen wird.
Je größer die Reihen des Systems werden, um so weniger vermag das Gedächtnis, zumal beim
Anfänger, die einzelnen Glieder anschaulich so festzuhalten, daß sie mit Gliedern anderer
Reihen in Beziehung zu setzen sind. Darin erblicke ich den Grund für die berechtigte Klage
der Kliniker, daß solche Studierende, welche nur in systematischer Anatomie ausgebildet
sind und darin anerkannt Gutes leisteten, später versagen, wenn es beim Kranken darauf
ankommt, den lebendigen Zusammenhang und die natürliche (oder abnorm veränderte) Form
zu erfassen. Die Sachlage ist ähnlich wie bei Museen der Kunst und des Kunstgewerbes, in
denen die frühere systematische Ordnung gerade den Nichtfachmann verwirrte und lähmte,
während die heutige Art, nach inneren Beziehungen zu ordnen, etwas Lebendiges anschaulich
vor Augen stellt. Museumssäle, in welchen alle Türschlösser, Truhen, Ofenplatten usw. für
sich gesammelt sind, richten einen öden Appell an den Besucher, der sie flüchtig durchwandert
und dessen Aufnahmefähigkeit ihre natürlichen Grenzen hat; eine historisch *getreu* eingerichtete
Stube, welche das Totalbild eines bestimmten Kulturkreises in uns erweckt, kommt unserem
natürlichen Drang, die Dinge ursächlich zu begreifen, anschaulich entgegen. Gerade bei der
Anatomie mit ihrem hochentwickelten systematischen Ausbau ist ein ähnlicher Weg der beste,
dem Anfänger sich mitzuteilen, weil die andere Möglichkeit, den systematischen Wissensstoff
gleichmäßig zu *verkürzen*, zwar das Gedächtnis entlastet, aber noch mehr die Anschaulichkeit
einschränkt und damit sämtliche Fundamente verschüttet, auf die es dem Arzt allein an-
kommen kann.

Die systematische Anatomie gehört zur *deskriptiven Anatomie* im weiteren Sinn. Oft
werden auch beide Bezeichnungen gleich gesetzt. Deskriptiv ist aber auch eine andere Art
der Zusammenstellung des Stoffes, nämlich nach Örtlichkeiten: *topographische Anatomie*.
Die deskriptive Betrachtung der Körperoberfläche heißt *plastische Anatomie* (oder, da sie
von Künstlern besonders studiert wird: *Künstleranatomie*). Die topographischen und plastisch-

anatomischen Einzelheiten können anstatt rein deskriptiv auch ursächlich betrachtet werden, treten dann sofort in den Kreis unseres Gegenstandes und werden hier berücksichtigt werden. Über vergleichende Anatomie, Entwicklungsgeschichte und Rassenanatomie siehe weiter unten.

Die Anatomie der Tiere (Zootomie) und Pflanzen (Phytotomie) ergründet nach gleichen biologischen Grundsätzen die Form jener Organismen, wie es die menschliche Anatomie (Anthropotomie) für unseren Körper tut.

Gestaltungs- und Betriebsfunktionen. Man kann einen lebenden Organismus von zwei verschiedenen biologischen Gesichtspunkten aus betrachten, entweder achtet man besonders auf seine *Form* (Gestalt, Struktur) oder auf seinen *Betrieb* (Funktion). Das erstere tut die *Anatomie*, das letztere die *Physiologie*. Ebensowenig wie der Betrieb möglich ist ohne die Form, ebensowenig die Form ohne den Betrieb. Der Physiologe kann wohl praktisch den Betrieb etwa des Herzens verständlich machen unter weitgehender Vernachlässigung vieler Detailformen. Umgekehrt kann der Anatom die Form losgelöst denken etwa von den chemischen Vorgängen des Eiweißauf- und -abbaues beim Stoffwechsel. Doch dies sind künstliche Grenzen, die nur in vollem Bewußtsein ihrer provisorischen Natur gezogen werden dürfen. Wir haben vielmehr beim Studium der lebendigen *Form* des menschlichen Körpers immer danach zu fragen, wie die Form benutzt wird, wie sie funktioniert; denn daraus allein ist sie ursächlich zu begreifen. Man nennt deshalb diese Art der Funktionen: *Gestaltungsfunktionen*. Die vom Physiologen studierten *Betriebsfunktionen* beziehen sich auf Verrichtungen physikalischer oder chemischer Art, welche an einer bestimmten, als unveränderlich angesehenen Form ablaufen und nicht unmittelbar formgebend wirken.

In Wirklichkeit gibt es keine festbegrenzte unveränderliche Form; es ist deshalb nicht sicher, ob nicht auch scheinbar reine Betriebsfunktionen zwar feiner und verdeckter, doch gestaltend wirken.

Anatomie und Physiologie können nur gewinnen, wenn sie sich ihrer gemeinsamen biologischen Aufgabe bewußt bleiben. Dem stand die Arbeitsteilung vielfach entgegen, welche um die Mitte des vorigen Jahrhunderts zur Trennung der beiden bis dahin vereinigten Wissenschaften in verschiedene Lehrstühle und Institute nötigte. Sie hat tatsächlich — aber nicht notwendig! — zur Folge gehabt, daß gerade im Unterricht große biologische Gebiete fast überall sehr vernachlässigt wurden. So pflegte weder der Anatom eingehender über die Wirkung der Muskeln oder Gelenke zu sprechen, weil das „Physiologie" sei; der Physiologe andererseits ist nicht imstande, im Unterricht den Betrieb kompliziert gebauter Körperteile ausreichend auseinanderzusetzen, schon weil ihm das dazu nötige Anschauungsmaterial fehlt und der Hörer das früher Gesehene nicht anschaulich genug im Gedächtnis zu haben pflegt. Nirgendwo anders liegen gerade die *Gestaltungs*funktionen so klar zutage wie bei den genannten Bewegungsapparaten: es ist die dankbarste Aufgabe des anatomischen Unterrichtes, hier die Grundlage für die chirurgische und orthopädische Klinik zu schaffen, ebenso bei der Nervenanatomie für die medizinische und Nervenklinik und vieles andere mehr. Die Klinik selbst käme zu spät, wenn ihr überlassen bliebe, hier überall erst die Fundamente zu legen. Es kann das unmöglich deren Aufgabe sein.

Vorwelt- und Umweltfaktoren. Die Form unseres Körpers ist der Ausdruck bestimmter Lebensbedingungen, nicht nur gegenwärtiger, sondern auch vergangener. Historische Gegebenheiten einer verschwundenen Vorwelt leben durch Vererbung in unserem Körper fort und funktionelle Bedingtheiten der heutigen Umwelt vereinigen sich mit ihnen zu den jetzt wirksamen Gestaltungsfaktoren. Sehen wir den Körper eine bestimmte Funktion, z. B. eine Bewegung, ausführen, so ist sein Bau nicht der einer Maschine, bei welcher die dazu dienliche, theoretisch ermittelte Konstruktion zweckentsprechend ausgeführt ist; der Organismus ist zu sehr an das historisch gegebene Material gebunden, um jeweils frei die beste, d. h. vollkommenste Lösung einer einzelnen Beanspruchung durchführen zu können. Er vermeidet die einseitige Starrheit, den Zwangslauf der Maschine und nimmt unvollkommene Lösungen in Kauf zugunsten einer vielseitigen Anpassungsfähigkeit. Es wird nicht das Vorhandene wie ein veraltetes Flugzeug beseitigt und anderes, Besseres statt dessen neu gebaut, sondern das Bestehende wird umgeändert wie alte romanische Dome, welche durch Gotik und Barock hindurch andere, neue Formen gewannen und doch vieles vom alten Kern enthalten. Der Organismus sucht von dem historisch gegebenen Ausgangspunkt aus eine solche Gestalt, daß mit möglichst geringem Aufwand an Energie ein Maximum an Leistung herauskommt. „Vom Begriff des Organisierten ist der des Zweckmäßigen nicht zu trennen" (RICKERT). Man denke an das Gehenlernen des Kindes: es lernt, sich allmählich aus der Vierfüßlerstellung der Tiere zu erheben und in aufrechter Körperhaltung durch ständige Verbesserung von Bewegungsfolgen ein Maximum von Ortsveränderung durch ein Minimum von Energieverbrauch zurückzulegen.

Die Vergleichung der Tiere und des Menschen miteinander, *vergleichende Anatomie*, die Entwicklungsgeschichte der einzelnen Lebewesen, *Embryologie* oder *Ontogenese*, und die Kenntnis leider seltener Überreste ausgestorbener Tierformen, *Paläontologie*, gestatten uns den Rückblick in die Vergangenheit. Auf diesem Wege können wir mit der dem historischen Wissen gegebenen relativen Sicherheit rekonstruieren, wie der Gang der vorzeitlichen Entwicklung war (Stammesgeschichte, *Phylogenese*). Diesen Weg der Forschung geht die *Morphologie*. Die Kausalität, welche sie aufdeckt, ist historischer Art (Vorweltfaktoren).

Die Umwelt äußert sich unmittelbar. Oft sind die Beziehungen so komplexe, daß hier besonders das Experiment dazu dienen muß, die wirklichen Abhängigkeiten und Gesetzmäßigkeiten von den scheinbaren zu sondern. Die Ergebnisse, welche durch richtige Abwägung und Verallgemeinerung von Beobachtungen oder durch Experimente ermittelt werden, sind gesetzliche Kausalitäten (Umweltfaktoren). Es ist keineswegs dabei nur der Organismus als Ganzes gemeint, sondern jeder seiner Teile ist in seiner Beziehung zu anderen Teilen hinüber und herüber beeinflußt (Korrelation). Die Milieufaktoren, welche *innerhalb* eines Organismus lokalisiert sind und von welchen bestimmte Territorien abhängig sind, andere nicht, haben ein besonderes wissenschaftliches Interesse, seitdem es gelungen ist, Stückchen des Organismus bei Tieren an andere Stellen zu verpflanzen oder außerhalb des Organismus auf einem Kulturmedium wie Bakterien zu züchten (Implantation und Explantation). Die gesetzlich kausale Forschungsart nennen wir *Entwicklungsmechanik*.

Das morphologisch gerichtete Experiment ist besonders bei Embryonen anwendbar, *experimentelle Embryologie*. Es kann sowohl dazu dienen speziell morphologische wie entwicklungsmechanische Probleme zu lösen.

Die Morphologie, die auf GOETHE zurückgeht und unter C. GEGENBAUR zu hoher Blüte gelangte, wird von vielen Neueren anders definiert, so daß sie die Gestaltungsfunktionen mit umfaßt (auch „kausale" Morphologie genannt). Andererseits hat W. ROUX, welcher die Entwicklungsmechanik begründete, darunter mit die phylogenetische Entwicklung verstanden („kausale Umbildungslehre der Organismen").

Stellung des Menschen in der Natur. Der Mensch, als der bestbekannte Organismus, spiegelt in Bau und Struktur die Fülle der Natur und gibt uns wie kein anderer Einblick in die Mannigfaltigkeit des Lebendigen. SCHILLER schrieb darüber an GOETHE (Briefwechsel 23. August 1794): „Von der einfachen Organisation steigen Sie, Schritt vor Schritt, zu den mehr verwickelten hinauf, um endlich die verwickeltste von allen, den Menschen, genetisch aus den Materialien des ganzen Naturgebäudes zu erbauen. Dadurch, daß Sie ihn der Natur gleichsam nacherschaffen, suchen Sie in seine verborgene Technik einzudringen." Auch wir betrachten es als unsere Aufgabe, eine klare Anschaulichkeit der natürlichen Form und Struktur des lebendigen Menschen zu vermitteln und die in seinem Bau waltenden Regeln und Gesetze nach den im vorhergehenden aufgezeigten Prinzipien klarzulegen, soweit dies der Stand der Wissenschaft in dem gegebenen Rahmen erlaubt.

Es ist keineswegs so, daß die Anatomie des Menschen eine fertige, abgeschlossene Wissenschaft ist; in vielem sind wir immer noch in den Anfängen. Gerade durch die biologische Betrachtung behalten wir engste Fühlung mit der *fortschreitenden* Wissenschaft und schützen uns davor, toten Ballast zu schleppen.

Die Lehrbücher der *vergleichenden Anatomie* und *Embryologie* (s. oben) und der *Anthropologie* (Anatomie der menschlichen Rassen und des vorgeschichtlichen Menschen) stellen den fertigen Menschen an das Ende von Stufenleitern, die *im ganzen* betrachtet werden. Wir beschränken uns auf die *eine* Sprosse, die in ihrer Art die höchste und uns die nächste ist, verlieren aber nie aus dem Auge, daß sie ohne Leiter ein Stück Holz ist, das nichts trägt.

Die Art des Aufstieges der Organismen ist nur analog dem Psychischen im Menschen zu begreifen. Man hat lange verkannt, daß Bakterien in ihrer Unkompliziertheit viel mehr Aussicht haben am Leben zu bleiben und nicht auszusterben, als kompliziert gebaute Organismen. Wenn die organischen Lebewesen, anstatt im bisherigen Zustand nach Nützlichkeitszwecken konservativ zu beharren, nach Variation und Vervollkommnung drängen, so wird jeder Schritt *trotz* der darin steckenden Gefahren gewagt. Wie das Geistige plötzliche Evolutionen macht — man denke an die Entstehung der Philosophie im Altertum und an die damalige explosive Anwendung aller geistigen Möglichkeiten, von der wir heute noch zehren — so auch das organisch Körperliche. Unter größten Opfern und Gefahren für die Art werden einige vorgetrieben und wird der Wurf nach höherer Organisation und Leistungsfähigkeit gewagt. Das Erfassen der günstigen Gelegenheit unter den gegebenen Bedingungen ist wie bei Erfindungen das Geheimnis, welches die Neuschöpfung im Organischen umgibt. Der Newton des Grashalms wird nicht kommen (KANT, Kritik der Urteilskraft § 75).

B. Wegleitung für das praktische Studium der Anatomie.

Mittel des praktischen Studiums. Wort und Schrift werden allein nie imstande sein, ein anschauliches Bild des menschlichen Körpers zu vermitteln. Es ist dazu die praktische Erfahrung, die genaue Kenntnis der Details unseres Körpers durch eigenen Augenschein unentbehrlich. Die anatomischen Praktika sind ein Glied des Unterrichtes, welches wir in Rechnung stellen und voraussetzen zum Verständnis dieses Buches. Sie sind die Fibel; wir schreiben dazu die Grammatik.

Die allgemeine Bedeutung der Praktika steckt in der Erziehung zur selbständigen Beobachtung! Es ist Sache des Lehrers, durch seine Unterweisung aus dem bloßen technischen Drill emporzuführen zur wirklichen *Untersuchung*, welche hier gelernt sein muß, um sie allgemein in der Medizin anwenden zu können. Die technische Übung der Finger an sich ist ebenfalls wichtig, da sie die dem Arzt nötige Schulung vorbereitet.

Es gibt zahlreiche gute Atlanten, welche das Objekt des anatomischen Unterrichtes getreu abbilden. Sie vermögen jedoch dem, welcher nicht selbst präpariert oder mikroskopiert hat, ein nur unvollkommenes Bild von dem Reichtum der Natur zu vermitteln. Zur Erinnerung für den Arzt sind sie vortrefflich. Dem Studierenden sollte die Leiche und das mikroskopische Präparat Atlas sein. Vor allem sei davor gewarnt, im naturgetreuen Atlas mehr als die Bilderfibel zu sehen und damit die eigentliche Aufgabe der Anatomie zu verfehlen. Über die Abbildungen dieses Buches s. S. 6.

Die *Zergliederung* der Leiche mit den dazu dienlichen Instrumenten ist auch heute das wichtigste Mittel den Körper kennenzulernen. Es ist aber nur Ersatz. Wir studieren den Toten, weil wir in ihn besser eindringen können als in den Lebendigen: Hic mors gaudet succurrere vitae (Spruch über dem Sezierraum der alten Sorbonne in Paris). Soweit es möglich ist, den Körperbau des Lebenden zu erforschen, ist jedes Mittel willkommen und anzuwenden, um das an der Leiche Gewonnene zu kontrollieren, zu korrigieren und zu ergänzen (Oberflächen- oder plastische Anatomie, Röntgenuntersuchung, Behorchen, Beklopfen, elektrische Reizung usw.).

Von der Zergliederung mit dem bloßen Auge gibt es Übergänge durch die Untersuchung mit bewaffnetem Auge (Lupe, Präpariermikroskop) zur reinen *Mikroskopie*, welche besondere Methoden der Vorbehandlung der Objekte voraussetzt, weil sie nur bei durchfallendem Licht möglich ist (*Schnitt*untersuchung). Die Einteilung der Anatomie in *makroskopische* und *mikroskopische* Anatomie ist rein nach diesem Mittel orientiert; sie ist inhaltlich nicht von Bedeutung.

Wir teilen deshalb in diesem Buch die Ergebnisse der Forschung mit, ohne Wert darauf zu legen, ob sie mit mikro- oder makroskopischen oder mit welchen Mitteln auch immer gewonnen sind, wenn sie nur ein *zuverlässiges* Bild der Form und Struktur unseres Körpers geben.

Die makro- und mikroskopischen Kurse lehren wesentlich den Körper in seine Teile aufzulösen, ihn analysierend zu zergliedern in seine gröberen und feineren Elemente. Es ist förderlich hier nach systematischen Gesichtspunkten vorzugehen, den Anfänger nach der auf S. 1 gegebenen Einteilung mit den Knochen, Muskeln usw. bekanntzumachen und bei den Mikroskopierübungen zuerst die Elemente, dann die komplizierteren Strukturen zu lehren. Es ist dies jedoch nur die *eine* Seite der praktischen Ausbildung. Ohne darauf folgende *Synthese* bleibt die Analyse im eigentlichsten Sinne nur Stückwerk, das im späteren Gebrauch in Klinik und Leben meist versagt. Die Hauptaufgabe dieses Buches ist, zu zeigen, wie die im Praktikum erforschten Teile sich zum lebendigen Gesamtbild zusammenfügen! Soweit der Mediziner nicht imstande ist, den lebenden Menschen als etwas Durchsichtiges zu sehen, sich die innere Form nach den Merkmalen der Oberfläche und den Anschauungsbildern des Gedächtnisses vor Augen zu bringen wie der erfahrene Lotse, der das Schiff über Untiefen steuert, wie wenn er den verborgenen Boden des Meeres mit seinen Riffen leibhaftig sähe, ist ihm die Anatomie wirklich tot und unerweckt als Werkzeug des tätigen Lebens. Wer jedoch lernt, den Lebenden mit anatomisch geschultem Auge zu sehen, wird vieles entdecken, was anderen nur auf schwierigen und nicht immer zuverlässigen technischen Umwegen enthüllt wird. Der Kreis des ärztlichen Wirkens im gemeinen Leben wird dadurch belebt und erweitert, die Zuverlässigkeit der Arbeit in Laboratorium und Klinik erhöht. Ich lege deshalb den größten Wert darauf, zu zeigen, wie das am *Präparat* Erforschte wirklich im Leben aussieht. Nicht der *erschlaffte* Muskel der Leiche, nicht das *Schnittbild* des Mikroskops ist das Ziel unserer praktischen Studien, sondern die wirklich *lebendige Plastik*, welche die Teile unseres Körpers haben, solange sie im Inneren verborgen sind.

Es ist selbstverständlich hier vieles nicht so sicher festzustellen wie das unmittelbar Sichtbare. Deshalb muß der Studierende von letzterem ausgehen und durch eigene Kritik lernen, Beobachtungen und Schlüsse richtig zu bewerten. Wenn wir auch nicht immer imstande sein werden, ein in jeder Einzelheit exaktes Bild des lebendigen Baues zu geben, so wird die fortschreitende Wissenschaft schon das ihre dazu tun, es zu ergänzen und Fehler auszumerzen.

Der Unterricht im Hörsaal und die eigene Fortbildung durch Bücher und Leben haben die Aufgabe, das reine Anschauungsmaterial, welches die Praktika liefern, von allen Schlacken zu befreien, welche den Untersuchungsmitteln anhaften, und die Synthese zum Wirklichkeitsbild des lebendigen Körpers zu lehren. Ich verweise auf die Einzelausführungen dieses Buches. Der Studierende versäume nie, den eigenen Körper zu studieren.

Ich (BRAUS) habe besondere Methoden angewendet, welche für den Präpariersaal nicht anwendbar sind, um die Muskeln in dem Zustand darzustellen, in welchem sie sich im unversehrten Körper befinden, und das Skelet so zu montieren, daß es dem natürlichen Zustand entspricht (s. Münch. med. Wschr. **1917**, S. 983). Bei den zahlreichen Abbildungen dieses Buches, welche nach dem so behandelten Muskeltorso angefertigt sind, ist das besonders vermerkt. Auch sonst wurden alle verfügbaren Mittel angewendet, damit die Abbildungen der natürlichen, lebendigen Form möglichst entsprechen. Sie wollen überall den Weg weisen, wie das wirklich Konstruktive des Körpers synthetisch erfaßt werden muß. Sie sind durch möglichst vollkommene Technik befreit von dem, was bei den üblichen Präparationsmethoden an Eigenheiten der Methode dem Bilde anklebt. Deshalb sind auch in weitem Maß Rekonstruktionsverfahren für die Bilder nach mikroskopischen Objekten verwendet. Der Studierende wird an Hand dieser Abbildungen *nicht* wie bei vielen Atlanten Schritt für Schritt die Bilder nachschlagen können, welche er an der Leiche oder unter dem Mikroskop sukzessive zu sehen wünscht. Aber er wird das finden, was ihm nötig ist zu erfahren, wenn er das Präparat des Praktikums auf das Leben zu übertragen sucht; er wird im Praktikum selbst die Freude haben, nicht gegängelt zu sein durch die schrittweise Begleitung der Bilderbrücke, sondern frei zu beobachten unter fester Führung nach einem klaren Plan.

Die Behandlung des Stoffes im Text geht denn auch mit Absicht den synthetischen Weg. Der Körper wird von *innen* heraus aufgebaut. So kommen nicht wie beim Präparieren die oberflächlichen Muskeln zuerst an die Reihe, sondern gerade die tiefen. Die biologischen Prinzipien werden bei dem angewendeten Gang überall treu gewahrt. Ich erachte es für einen Vorteil, daß dadurch die sklavische Abhängigkeit der Arbeit im Praktikum vom Buche vermieden ist, daß ein Kapitel *im ganzen* gelesen und verstanden sein muß und nicht nur die halbe Seite, welche gerade auf eine Stelle des Präparates paßt. Was wir gewinnen durch unser Vorgehen ist die Selbsterziehung zur Erforschung des Wirklichen, der Grundlage aller Naturwissenschaft und Medizin.

Allgemeines über Fachausdrücke und Literatur. Es ist unvermeidlich für die Anatomie, ein ganzes Arsenal von Fachwörtern zu benutzen, um festumschriebene Bezeichnungen für die Einzelteile des Körpers zu schaffen, welche in der gemeinen Sprache fehlen. Nur soweit letztere wirklich volkstümliche deutsche Ausdrücke besitzt, können und sollen wir sie gebrauchen. Der wissenschaftliche Wortschatz ist dem Lateinischen und Griechischen entnommen; er ist hier mit wenigen Ausnahmen in der durch die Basler Nomenklaturkommission vereinbarten Form verwendet (1895, mit BNA bezeichnet). Da viele Teile des Körpers so detailreich sind, daß z. B. ein Knochen wie das Keilbein allein 65 Fachnamen für seine Einzelteile aufweist (Abb. 333, 334), so belasten die Namen das Studium der Anatomie ganz außerordentlich und in immer wachsendem Grade. Wir verweisen die weniger gebräuchlichen und für die Ursachenforschung entbehrlicheren Bezeichnungen möglichst in tabellarische Übersichten, die zum Nachschlagen dienen sollen. Wenn auch die Fachsprache nötig ist, um sich präzis ausdrücken und verständigen zu können, so vergesse man doch über der Scheingelehrsamkeit der Namen nie, daß alles auf die Sache und ihre Bedeutung ankommt; nichts ist öder als das inhaltlose Herunterleiern anatomischer Fachwörter, hinter welchem die größte Unkenntnis einfachster Formzustände verborgen sein kann.

Erklärungen der Fachausdrücke findet man bei TRIEPEL: Die anatomischen Namen, ihre Ableitung und Aussprache, 24. Aufl. von H. STIEVE, München 1948. Die Eigennamen findet man erläutert bei HERRLINGER, Eigennamen in Anatomie und Physiologie, 3. Aufl., Stuttgart 1949. Im folgenden gebe ich eine Tabelle der allgemeineren Begriffe und Fachnamen, welche namentlich der Anfänger beim Gebrauch des Buches zum Nachschlagen gern zur Hand haben wird. Auf Literaturnachweise für den Text habe ich verzichten müssen. Von größeren Handbüchern seien dafür genannt: das vielbändige von K. v. BARDELEBEN herausgegebene „Handbuch der Anatomie des Menschen" (noch nicht vollständig), POIRIER et CHARPY, Traité d'anatomie, PATURET, Anatomie humaine (im Erscheinen), das „Handbuch der mikroskopischen Anatomie des Menschen", herausgegeben von W. v. MÖLLENDORFF, der „Anatomische Bericht" und die „Berichte über die wissenschaftliche Biologie".

Die **Achsen** des Körpers sind folgende:
>*vertikal* (oder *longitudinal*): steht beim aufrechten Stand perpendikulär zur Erde; die längste Vertikalachse heißt *Hauptachse*;
>*transversal* (oder *horizontal*): senkrecht zur vorigen, von rechts nach links verlaufend;
>*sagittal* (oder *dorsoventral*): in der Richtung des Pfeiles, der von vornher auf den Körper abgeschossen wird, ebenfalls senkrecht zur Vertikalen.

Die **Ebenen** des Körpers sind folgende:
>*Medianebene:* die Symmetrieebene, welche den Körper in 2 spiegelbildlich gleiche Hälften *(Antimeren)* teilt (bilaterale Symmetrie);
>*sagittale:* parallel zur Medianebene;
>*frontale:* in der Richtung der Stirn, senkrecht zur vorigen;
>*transversale:* bei aufrechtem Körper horizontal, quer zur Vertikalen.

Die **Richtungen im Raume** sind folgende:
>*kranial:* auf das Kopfende zu — *kaudal:* auf das Steißende zu (beim Darm auch: *oral-aboral,* auf den Mund zu und vom Mund weg);
>*rostral, nasal* (am Kopf): nach der Nase zu — *occipital:* nach dem Hinterkopf zu;
>*medial:* auf die Medianebene zu — *lateral:* von der Medianebene weg, am Arm auch *ulnar* bzw. *radial:* nach der Elle bzw. Speiche hin, am Bein *tibial* bzw. *fibular:* nach dem Schien- bzw. Wadenbein hin; *median:* innerhalb der *Medianebene;*
>*zentral:* auf das Innere des Körpers zu *(profundus)* — *peripher:* auf die Oberfläche des Körpers zu *(superficialis,* auch *sublimis);*
>*proximal* oder *basal:* auf den Rumpfansatz der Gliedmaßen zu — *distal* (oder *apikal):* auf das Ende der Gliedmaßen zu;

anterior s. *ventralis:* nach vorn im aufrecht gedachten Körper, bauchwärts — *posterior* s. *dorsalis:* nach hinten, rückenwärts;
superior: höher beim aufrecht gedachten Körper — *inferior:* niedriger;
volar: in oder nach der Hohlhand zu ⎫ — *dorsal:* nach dem Hand- oder Fußrücken zu.
plantar: in oder nach der Fußsohle zu⎭

Bewegungsrichtungen:

Extensio: Streckung des Rumpfes oder der Gliedmaßen — *Flexio:* Beugung des Rumpfes oder der Gliedmaßen.

Abductio: Bewegung vom Körper weg — *Adductio:* Bewegung zum Körper hin.

Rotatio: Drehung, Kreiselung, um die Längsachse des Rumpfes oder der Gliedmaßen.

Circumductio: Umführbewegung (bei Circumduction im Schultergelenk beschreibt die Hand einen Kreis, der Arm einen Kegelmantel).

Hauptteile des Körpers:

Caput: Kopf; *Collum:* Hals; *Truncus* im weiteren Sinn = Stamm, d. h. Körper ohne Glieder (*Torso:* der Ansatz der Glieder ist größeren- oder kleinerenteils erhalten); *Truncus* im engeren Sinn: Rumpf, d. h. Körper ohne Kopf und Glieder; *Cauda:* Schwanz, Steiß (Schwanzrudiment).

Die wichtigste **regionäre Einteilung** der Körperoberfläche (wegen der hier vorweg verwendeten Bezeichnungen siehe die späteren Kapitel):

Senkrechte regionäre Grenzlinien der Brustregion (durch diese Linien ist auf der Brust wenn die betreffende Rippe dazu vermerkt wird, jede Stelle genau festzulegen):

Linea mediana anterior und posterior: Mittellinie des Körpers (s. Medianebene), unpaar.

Linea sternalis: folgt dem Seitenrande des Brustbeines, paarig.

Linea parasternalis: in der Mitte zwischen der vorhergehenden und folgenden, parallel zu ihnen, paarig.

Linea mamillaris: geht durch die Brustwarze, paarig.

Linea medioclavicularis: parallel zu den vorigen durch die Mitte des Schlüsselbeines, paarig. Ersatz für die Linea mamillaris bei beweglicher Brustwarze, also bei Frauen.

Linea axillaris: geht durch die Achselhöhle, paarig (Linea axillaris anterior durch die vordere Achselfalte, Linea axillaris posterior durch die hintere Achselfalte).

Linea scapularis: geht durch den unteren Schulterblattwinkel bei herabhängendem Arm, paarig.

Horizontale regionäre Grenzlinien zur Einteilung der Bauchregion:

obere Bauchquerlinie: durch den tiefsten Punkt der 10. Rippe rechts und links;

untere Bauchquerlinie: durch die höchsten vorn sichtbaren Punkte des Beckenkammes.

Regionäre Felder des Bauches (durch Benutzung der senkrechten und horizontalen Grenzlinien):

Epigastrium (Oberbauchgegend): zwischen oberster Zwerchfellgrenze und oberer Bauchquerlinie; zerfällt in die unpaare *Regio epigastrica* (zwischen Rippenbogen) und die paarige *Regio hypochondrica* (Hypochondrium, von Rippen bedeckt).

Mesogastrium (Mittelbauchgegend): zwischen oberer und unterer Bauchquerlinie. Zwischen den Fortsetzungen der Lineae parasternales liegt die unpaare *Regio umbilicalis* (Nabelregion), seitlich davon die paarige *Regio abdominalis lateralis* (Weiche).

Hypogastrium (Unterbauchgegend): zwischen unterer Bauchquerlinie und den Leistenbändern; zerfällt in die unpaare *Regio pubica* und die paarige *Regio inguinalis.*

Regionäre Felder des Halses:

Regio colli media: unpaarer Mittelstreifen, in welchem der Körper des Zungenbeines, der Kehlkopf und die Luftröhre liegen (seitliche Begrenzung durch 2 Linien, welche senkrecht durch das mediale Ende des Schlüsselbeines gezogen werden). Sie zerfällt in *Regio submentalis* (zwischen Kinn und Zungenbein), *Regio hyoidea* (über Zungenbeinkörper), *Regio laryngea* (über Schildknorpel), *Regio trachealis* (sie endet mit der *Fossa jugularis* über dem oberen Brustbeinrand).

Regio colli lateralis: paarig neben den vorigen. Sie wird durch den schräg verlaufenden Musculus sternocleidomastoideus eingeteilt in das *Trigonum colli mediale* und *laterale,* inneres und äußeres Halsdreieck. Man kann mit Benutzung anderer Muskeln jederseits am Hals 5 Dreiecke unterscheiden, die eine sehr genaue Lokalisation ermöglichen (Abb. 373).

Regionäre Felder des Kopfes. Die Regionen werden nach den äußerlich wohl markierten Hart- und Weichteilgrenzen benannt; ich nenne hier nur die wichtigsten Termini für Teile des Kopfes:

Cranium: Hirnteil des Kopfes mit *Frons* (Stirn), *Vertex* (Scheitel), *Tempora* (Schläfen) und *Occiput* (Hinterhaupt).

Facies: Gesichtsteil des Kopfes, mit *Palpebrae* (Augenlider), *Nasus* (Nase), *Labia* (Lippen), *Mentum* (Kinn), *Bucca* (Wange).
Regionäre Felder der Gliedmaßen:
Obere Extremität: *Brachium* (Oberarm), *Cubitus* (Ellenbogen), *Antebrachium* (Vorderarm), *Carpus* (Handwurzel), *Manus* (Hand), *Digiti manus* (Finger).
Untere Extremität: *Coxa* (Hüfte), *Femur* (Oberschenkel, im engeren Sinn Oberschenkelknochen), *Genu* (Knie), *Crus* (Unterschenkel) mit *Sura* (Wade), *Malleolus* (Fessel, Knöchel), *Pes* (Fuß), *Digiti pedis* (Zehen).
Damm: *Perinaeum*, zwischen äußeren Geschlechtsteilen und After, *Anus*.

Maße nach dem metrischen System. Mikroskopisch kleine Größen mißt man mit μ: $1\,\mu = \frac{1}{1000}$ mm, bzw. mit Å: $1\,Å = \frac{1}{10\,000}\mu$.

Größenverhältnisse:

Hypertrophie: übermäßig großes Wachstum.
Atrophie: Schwund, z. B. Inaktivitätsatrophie (Schwund wegen Untätigkeit).
Hypoplasie: Entwicklungsstillstand vor normalem Ablauf.
Senescenz: reine Greisenrückbildung, ohne pathologische Veränderungen (Senilität: pathologisches Altern).

Allgemeine Genese:

Homologie: gleiche Abstammung zweier Teile, z. B. Arm und Flügel — *Analogie:* gleiche Teile von verschiedener Abstammung, z. B. Kieme einer Muschel und eines Fisches.
Atavistisch: Rückschlag auf historisch zurückliegende Zustände der Ahnenreihe — *Progressiv:* voranschreitende Entwicklung auf Zukünftiges hin.
Degeneration: Irreversible Entwicklung zum minder Vollkommenen, Verfall — *Regeneration:* Ersatz eines in Verlust gegangenen Teiles.
Metaplasie: Umdifferenzierung, z. B. fertiges Bindegewebe wird in Knorpel umgewandelt — *Substitution:* Ersatz einer Substanz, z. B. Knorpel verschwindet und Knochen tritt an seine Stelle.
Konkordanz: entsprechende Lage benachbarter Gebilde — *Diskordanz* oder *Diskrepanz:* nichtentsprechende Lage benachbarter Gebilde.
Blastem: ungeformte Gruppe von Bildungselementen (*Blast:* das einzelne Bildungselement, Zelle, z. B. *Ektoblasten,* Zellen des Ektoderms) — *Derma:* blattartig angeordnete Bildungselemente *(Ekto-, Meso-, Entoderm).*
Metamerie: Aufbau des Körpers aus einer Folge gleichartiger Stücke (Segmente, Metameren).

Spezielle Genese:

Befruchtung: Vereinigung der männlichen und weiblichen Geschlechtszelle *(Gamete)* zu einer neuen Einheit (befruchtete Eizelle, *Zygote*).
Furchung: Teilung der befruchteten Eizelle in eine größere Anzahl kleinerer Zellen ohne Massenzunahme des Ganzen (Furchungszellen, *Blastomeren*). Das Endergebnis der Furchung ist die
Morula, aus der Embryo und Eihäute hervorgehen.
Gastrula: der mehrschichtige Keim, mit dem äußeren Keimblatt: *Ektoderm,* und dem inneren: *Entoderm.* Zwischen beide schiebt sich ein das mittlere Keimblatt: *Mesoderm.*
Keimscheibe: flach ausgebreitete, scheibenförmige Embryonalanlage bei dotterreichen und sekundär dotterarmen Eiern.
Keimblätter (benannt nach der flachen, blattartigen Ausbreitung dieser 3 Zellschichten bei den Vogeleiern): Primitivorgane, aus denen die spezifischen Anteile der definitiven Organe hervorgehen, z. B. Sinneszellen der Sinnesorgane, Epithel des Darmes.
Ursegmente: kästchenförmige Bildungen zur Seite des Medullarrohres, hervorgegangen aus dem dorsalen Abschnitt des Mesoderms durch einen Gliederungsprozeß (Abb. 5).
Amnion: zarte Hülle des Embryo, mit Flüssigkeit gefüllt (Liquor amnii, „Fruchtwasser").
Chorion: äußere, der Ernährung dienende Hülle mit gefäßführenden Zotten.

System der Wirbeltiere, abgekürzte Übersicht:

Amphioxus, Lanzettfisch, einziger Vertreter der *Akranier* (ohne Schädel).
Cranioten (mit Schädel). Dazu gehören in aufsteigender Reihenfolge:
Pisces (Fische): *Cyclostomen* (Rundmäuler), *Selachier* (Haie), *Ganoiden* (Störe), *Teleosteer* (Knochenfische).
Amphibien (Lurche): *Urodelen* (Salamander), *Anuren* (Frösche).
Reptilien (Kriechtiere): Eidechsen, Schlangen, Krokodile, Schildkröten.
Aves (Vögel); auch mit Reptilien als *Sauropsiden* zusammengefaßt.
Mammalia (Säugetiere, Säuger).

System der Säuger:

Die *niederen* Abteilungen sind: *Monotremen* (Kloakentiere), *Marsupialier* (Beuteltiere).
Von den Ordnungen der *höheren* Abteilungen seien genannt, ohne Rücksicht auf die
Stammesgeschichte (Phylogenese), die in vielen Punkten strittig ist: *Insectivoren*
(Insektenfresser, z. B. Igel, Maulwurf), *Chiropteren* (Fledermäuse), *Rodentier* (Nage-
tiere), *Cetaceen* (Waltiere), *Carnivoren* (Raubtiere), *Ungulaten* (Huftiere: Perisso-
daktylen, Paarhufer, Artiodaktylen, Unpaarhufer), *Primaten* (Prosimier, Halbaffen,
z. B. Lemur, Simier oder Anthropoiden, Affen). Zu den Anthropoiden gehören Platy-
rhinen, West- oder Neuweltaffen, Katarhinen, Ost- oder Altweltaffen und Hominoiden.
Die Hominoiden umfassen die Pongiden (Gibbon, Orang, Gorilla, Schimpanse), die aus-
gestorbenen Australopithecus- und Pithekanthropusgruppen, und die Gattung Homo
(darunter ausgestorbene Formen wie Homo Heidelbergensis, Neanderthaler u. a.).

Entwicklungsmechanik:

Gesetz: das ausnahmslos stattfindende Wirken — *Regel (Norm):* das fast immer ein-
tretende Geschehen (in mehr als 50% der Fälle).
Faktor (Komponente): Teilursache eines Geschehens.
Induktion: Auslösung eines Entwicklungsgeschehens.
Organisator: Keimteil, der die harmonische Entwicklung eines Organkomplexes induziert.
Determination: Festlegung auf ein bestimmtes Entwicklungsgeschehen durch Induktion
von seiten eines Organisators.
Selbstdifferenzierung: die determinierenden Faktoren liegen in dem bezeichneten Bezirk —
abhängige Differenzierung: sie liegen außerhalb.
Potenz: Vermögen zu einer Leistung.
Prospektive Potenz: Gesamtheit dessen, was aus einem Keimesteil (einer Anlage) überhaupt
werden kann, im natürlichen Gang oder bei Störungen der Entwicklung — *prospektive
Bedeutung:* das *wirkliche* Schicksal einer Anlage bei ungestörter Entwicklung.
Korrelation: Wechselwirkung lebender Gebilde aufeinander.

C. Die allgemeine Gestalt des Menschen.

Unter „Gestalt" des Menschen und seiner Organe versteht man im allgemeinen
das an der Oberfläche Sichtbare, unter „Struktur" das feinere Gefüge des Innenbaues (gleichgültig ob es mit bloßem oder bewaffnetem Auge sichtbar ist). Soweit
die Form der Oberfläche *im einzelnen* Ausdruck des Innenbaues ist, wird sie erst
in den speziellen Kapiteln behandelt werden. Hier kommt es auf einige *ganz
allgemeine Normen und Maße* an, welche zwar auch durch den Innenbau bedingt
sind, aber eine einführende Betrachtung, ohne näher auf das Detail des Inneren
einzugehen, tunlich erscheinen lassen.

Proportionen des Erwachsenen, Modul. Die allgemeine Gestalt eines leblosen
oder belebten Körpers ist ganz wesentlich in seinen Maßverhältnissen begründet.
Es haben denn auch von alters her hauptsächlich die Künstler versucht, irgendwelche Maße ausfindig zu machen, nach welchen die menschliche Körperform
zu berechnen sei (z. B. Körperlänge das 8fache der Kopfhöhe, *Vitruvius*). Die
Natur belehrt uns aber bald, daß mit *einem* Grundschema, *Kanon*, nicht aus-
zukommen sei. Die individuellen Variationen, Rassen-, Alters- und Geschlechtsverschiedenheiten sind derartig, daß eine meßbare einheitliche Grundform wie
etwa bei einem Kristall nicht gefunden werden kann. Ein „Ideal"typus läßt sich
aufstellen, nicht aber ein „Normal"typus.

Es ist hier zu unterscheiden zwischen der naturwissenschaftlichen Problemstellung, ob
eine Grundform nachzuweisen ist, und wie alle übrigen davon ableitbar sind, und zwischen
der Wertfrage, ob eine bestimmte Form und welche als „schön" anzuerkennen sei (Schön-
heitsideal). Sehr lehrreich ist für beides unsere deutsche Kunst, besonders ALBRECHT DÜRER;
dieser war ursprünglich in der dem *Vitruv* entlehnten platonisierenden Idee befangen, daß
ein bestimmter Kanon das Gesetz des Schönen enthalte. Diese Idealform hielt aber trotz
aller Versuche, sie nach eigenen Beobachtungen zu verbessern und richtig zu stellen, der
Wirklichkeit gegenüber nicht stand: einmal erkannte DÜRER, daß die natürliche Mannigfaltigkeit mit irgendeinem Kanon nicht zu vereinigen ist, und dann war er als Künstler zu

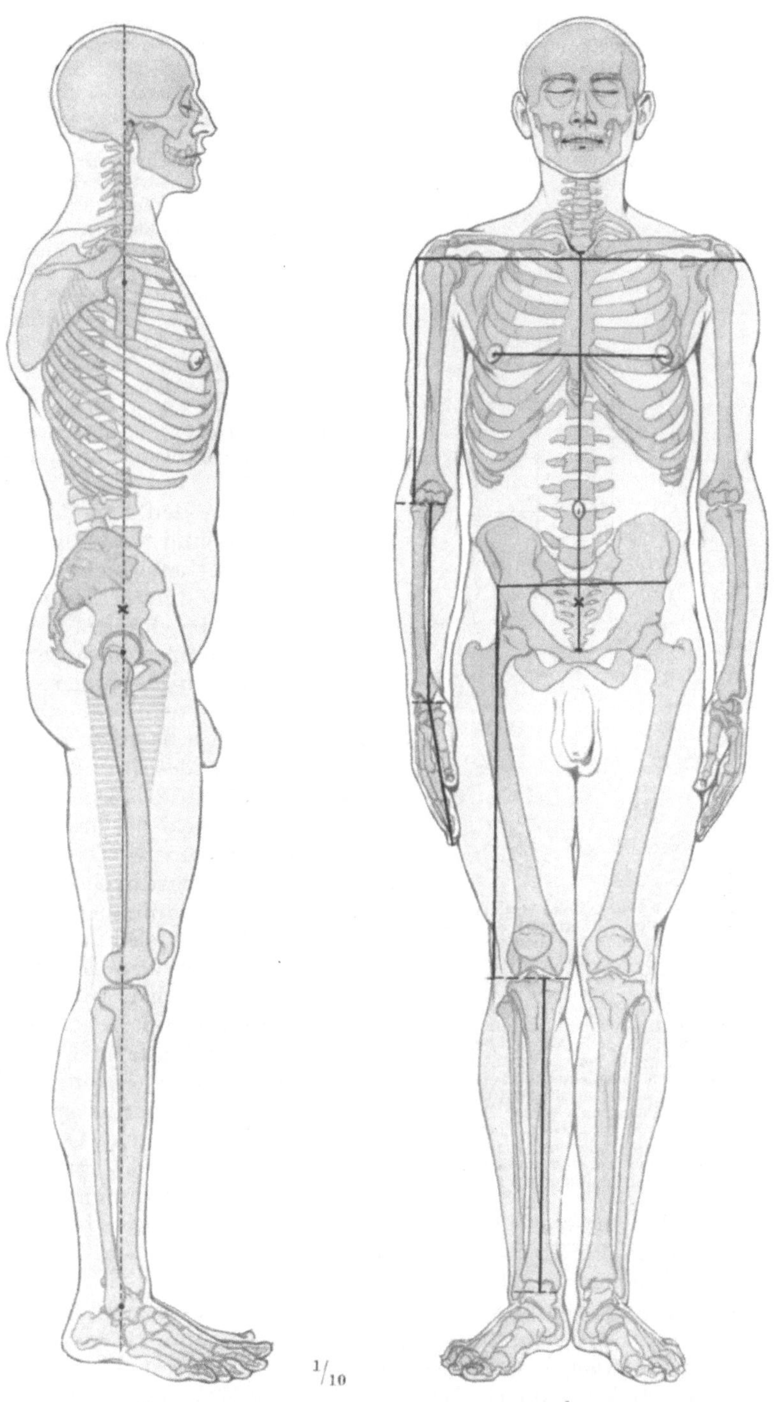

Abb. 1a u. b. Ansicht eines kräftigen Mannes mit eingezeichnetem Skelet. a von der Seite, b von vorn. Das Individuum ist das gleiche wie das zu den Abbildungen des Bewegungsapparates benutzte (S. 6). In a ist der Gesamtschwerpunkt des Körpers (×) und das Lot für die „Normalstellung" (S. 17) eingetragen. (Nach BRAUNE und FISCHER.) Das schraffierte Dreieck entspricht der Gesamtheit der Adductoren des Oberschenkels. In b sind die Knochenmeßpunkte für den Kundigen abzulesen (man vgl. für die Meßtechnik MARTIN, Lehrbuch der Anthropologie). Das Becken und der Brustkorb zeigen normale Asymmetrie. × Gesamtschwerpunkt.

ehrlich, um dem einen Typus sein ästhetisches Recht zugunsten des anderen abzusprechen. Er hätte sich selbst verneinen müssen; denn die Idealform seiner tastenden Versuche wechselte von Periode zu Periode seines künstlerischen Schaffens. So stellte sich schließlich die Resignation ein, daß das Gesetz nicht in dem *einen* Kanon liege, sondern in der harmonischen Zusammenfügung verschiedener Formen in der *Einzelgestalt* (Individuum). — Die uns heute fremde Kunstanschauung der *Griechen* ging nicht so sehr auf Maß als auf Maß und Rhythmus, auf das richtige lebendige Zusammenspiel der Verhältnisse. Daher Eu-rhythmie, Sym-metrie, Eu-harmostie als Ausdrücke des Gefühls für den künstlerischen Wert des Bildwerkes: nicht „Schönheit", sondern „Ebenmaß".

Alle früheren Maßvergleichungen sind dadurch beeinträchtigt, daß die *Gesamtlänge* (Hauptachse) des Körpers besonders herangezogen wurde. Vergleicht man etwa die untere Extremität mit der Gesamtlänge, so steckt in letzterer dasselbe Maß wie in ersterer; die Resultate sind deshalb nur Scheinvergleiche. Die *Kopflänge* als Kanon ist ebenfalls wenig brauchbar, weil sie unabhängig vom übrigen Körper besonders schwanken kann.

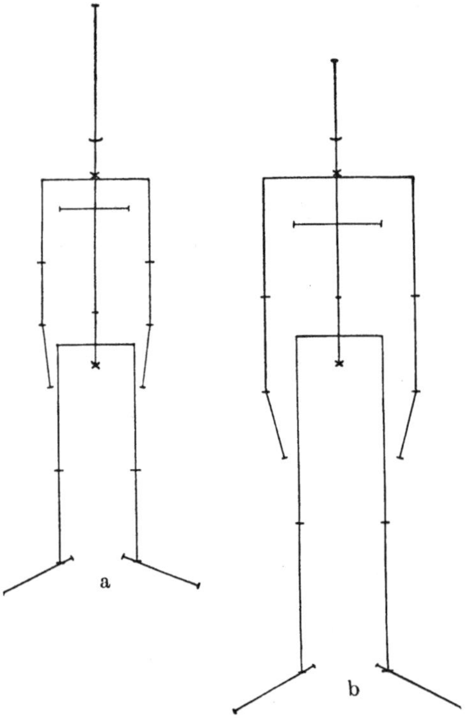

Richtig an den Bemühungen um einen Kanon und wesentlich für die biologische Betrachtungsweise ist, die Gestalt nicht durch absolute Maße oder Gewichte beschreiben zu wollen — diese können immer nur unterstützenden Wert haben — sondern *Verhältnisse* zwischen den Größen einer individuellen Gestalt aufzuzeigen. Dies tut die *Proportionslehre*. Sie legt einen bestimmten Teil des Körpers zugrunde, *Modul*, und drückt die Größen anderer Teile in Prozenten des Moduls aus. Nur so ist die Eigenartigkeit der Form in Zahlen oder Diagrammen (Abb. 2) zu erfassen. Es hat sich herausgestellt, daß die Proportionen der Halbaffen, Affen und Menschenrassen ziemliche Konstanz bewahren. Kletternder und springender Halbaffe sind zwar dieser ihrer Lebensweise entsprechend sehr verschieden proportioniert; beide haben aber immer viel Gemeinsames gegenüber den Proportionen eines kletternden oder springenden Affen.

Abb. 2a u. b. Diagramme. a eines Kindes von 1$^{1}/_{2}$ Jahren, b eines erwachsenen Mannes, auf gleiche Rumpflänge ×—× gebracht. Das Jugulum und der obere Rand der Symphyse sind mit × bezeichnet. Vgl. mit Abb. 1b (die Asymmetrien der Abb. 1 sind ausgemerzt). Die wichtigsten Meßlinien wurden von Prof. MOLLISON in Prozenten der vorderen Rumpflänge wie folgt bestimmt (für das Kind in Klammern): vordere Rumpflänge × × (100) 100, Schulterbreite (58,0) 78,0, Abstand der Brustwarzen (36,8) 45,4, Nabellage (gegen das Jugulum) (71,4) 64,8, Abstand der vorderen Darmbeinstachel (41,4) 42,0, Oberarmlänge (44,2) 62,6, Unterarmlänge (33,3) 50,0, Handlänge (32,5) 36,4, Oberschenkellänge (Darmbeinstachel bis Kniespalte) (65,8) 98,0, Unterschenkellänge (48,9) 79,6, Vorfußlänge (von Malleolus tibiae bis Fußspitze) (34,6) 43,0, Kopfhöhe (Scheitel bis Kinn) (63,2) 40,0, Kopfhalshöhe (Scheitel bis Jugulum) (71,9) 58,0.

Ebenso scheinen die Unterschiede zwischen den Individuen einer Menschenrasse, welche verschiedenen Berufsklassen angehören, geringer zu sein als die Proportionsverschiedenheiten der Rassen selbst.

Als zweckmäßigster Modul wird die *vordere Rumpflänge* gewählt, d. h. der Abstand des oberen Brustbeinrandes *(Jugulum)* vom oberen Rand des Beckens in der Schamgegend (*Symphyse* des Beckens). Beide Punkte sind beim Lebenden leicht genau festzustellen (Abb. 1). Man will in diesem Maß die Länge der Wirbelsäule indirekt erfassen; diese wäre beim Menschen selbst wohl am Lebenden zu messen, bei Tieren, die man zum Vergleich gebraucht, am unversehrten Körper aber nicht mit Sicherheit zu ermitteln, deshalb wird die vordere Rumpflänge als zweckmäßiger Ersatz gewählt. Sie ist ein relativ konstant bleibendes Maß in den durch äußere Einwirkungen bedingten Fluktuationen in den übrigen Maßen des Rumpfes und der Rumpfanhänge. Diese werden auf jenes konstante Maß bezogen. In Abb. 1 b sind die Meßpunkte und Meßlinien angegeben, welche gewöhnlich benutzt werden, sie richten sich möglichst nach festen Skeletpunkten. Trägt man die Meßpunkte und -linien in ein Schema, *Diagramm*, ein, so ist die Proportion am anschaulichsten ausgedrückt (Abb. 2).

Im Diagramm wird auf perspektivische Verkürzungen keine Rücksicht genommen; so ist z. B. in Abb. 2 die Fußlänge in die Papierebene gebracht und ihrer wahren relativen Länge nach wiedergegeben. Vielfach werden die Diagramme ähnlich wie Blütendiagramme ohne Rücksicht auf die Körperform angefertigt, soweit diese unwesentlich erscheint (s. Abb. 3 und Erklärung dazu).

Trotzdem es große Mengen von Messungen gibt, ist doch die Zahl solcher Maße, welche zum exakten Vergleich der Variationsbreite des Menschen dienen könnten, verhältnismäßig gering. Ich lasse es hier bei dem einen Beispiel bewenden. Es genügt als Grundlage für das Folgende. Es sei aber darauf hingewiesen, daß es sich um einen individuellen Fall, nicht etwa um Durchschnittszahlen handelt.

Die *sexuellen* Differenzen sind besonders auffällig. Die Frau hat einen etwas längeren Stamm bzw. Rumpf als der Mann, eine breitere Hüftregion, dagegen kürzere Extremitäten. Diese Differenzen sind bei allen Menschenrassen gleichsinnig, aber nicht in der gleichen Stärke ausgeprägt. Sie sind zur Zeit der Geburt nicht vorhanden, die Hauptumprägungen entstehen beim Europäer im 10.—15. Lebensjahr, bei der Frau früher als beim Mann. Sie gehören zu den spezifischen sekundären Geschlechtsmerkmalen wie andere Körpermerkmale auch (Brustdrüse der Frau, Backenbart des Mannes usw.).

Grundlagen der menschlichen Proportion (Tiere, Wachstum). Die proportionalen Beziehungen der Körperteile des erwachsenen Menschen gehen zum Teil zurück auf die Artverwandtschaft mit den uns zunächst stehenden Tieren, zum Teil auf die besondere Art und Weise unseres Stehens und Gehens. Die Menschenähnlichkeit, welche dem Laien bei den Affen von jeher so stark aufgefallen ist, wird auch durch die wissenschaftlichen Messungen ihrer Körperformen bestätigt; die Diagramme von Halbaffen und Menschenaffen (Pongiden) sind dem menschlichen Diagramm im allgemeinen sehr ähnlich (Abb. 3). Der schmale Habitus der Halbaffen, welcher allen flinken Tieren eigen ist, weil ein seitlich abgeplatteter Körper dem geringsten Luftwiderstand begegnet, ist bei den anthropomorphen Affen in die breite Form übergegangen. Der Mensch besitzt die größte relative Länge der unteren Extremitäten von allen. Diejenigen Affen, welche ihm darin am nächsten stehen, sind die „Hangeler", welche sich stützen, indem sie mit den Händen der vorderen Extremitäten Äste über ihrem Kopf ergreifen und so das Körpergewicht in der Schwebe erhalten. Es scheint, daß die Vorfahren des Menschen in ähnlicher Weise den aufrechten Stand und Gang lernten.

Man unterscheidet 5 Typen der tierischen Lokomotion: Springer, Kletterer, Läufer, Hangeler und Gänger. Jedem Typus entspricht eine bestimmte Art der Proportionen. Es läßt sich danach die Mischung der genealogischen und funktionellen Faktoren in viele Einzelheiten hinein verfolgen.

Trotz aller Ähnlichkeiten mit Affen sind die menschlichen Proportionen spezifisch. Im ganzen stehen sie am nächsten denjenigen des Schimpansen. Es scheint, daß feinere mechanische Beschäftigungen zur Verschärfung und Steigerung der spezifisch menschlichen Proportionen drängt (besonders Verkürzung der Arme bei Städtern). Grobe Muskelarbeit der bäuerlichen Bevölkerung fällt dagegen mit relativ langen Armen, langen Beinen, großen Füßen zusammen. Es beruht das wahrscheinlich darauf, daß die *Geschlechtsreife* bei Städtern früher als auf dem Lande eintritt. Auch die durchschnittlich geringere Größe der Frau gegenüber dem Mann und die Größe der Nordländer gegenüber den Südländern hängt damit zusammen.

Beim *Kind* sind die Proportionen sehr verschieden von denen des Erwachsenen (Abb. 2 a). Arme und Beine, besonders letztere, sind relativ kürzer, der Kopf bedeutend größer (Körperlänge anfangs nur das 4fache der Kopfhöhe, beim Erwachsenen das 8fache). Es spiegeln sich darin Besonderheiten der Ontogenese, die

darauf eingestellt ist, die wichtigen nervösen Zentral- und Sinnesorgane des
Kopfes (Gehirn, Auge, Ohr) im Wachstum zu beschleunigen, so daß rechtzeitig
bei und nach der Geburt die für den Gebrauch des Organismus nötigen Reize und
Antriebe zur Hand sind. Bekanntlich ist das Auge des Kindes relativ groß; der
Augapfel erreicht bereits in der Kindheit seine definitive Größe. Andererseits
steckt in den proportionalen Beziehungen zwischen Rumpf und Gliedmaßen noch
vieles, was primitiven Zuständen (Abb. 3 a) näher steht, als es beim Erwachsenen
der Fall ist. Erst mit dem Gebrauch strecken sich die Gliedmaßen. Der Mensch

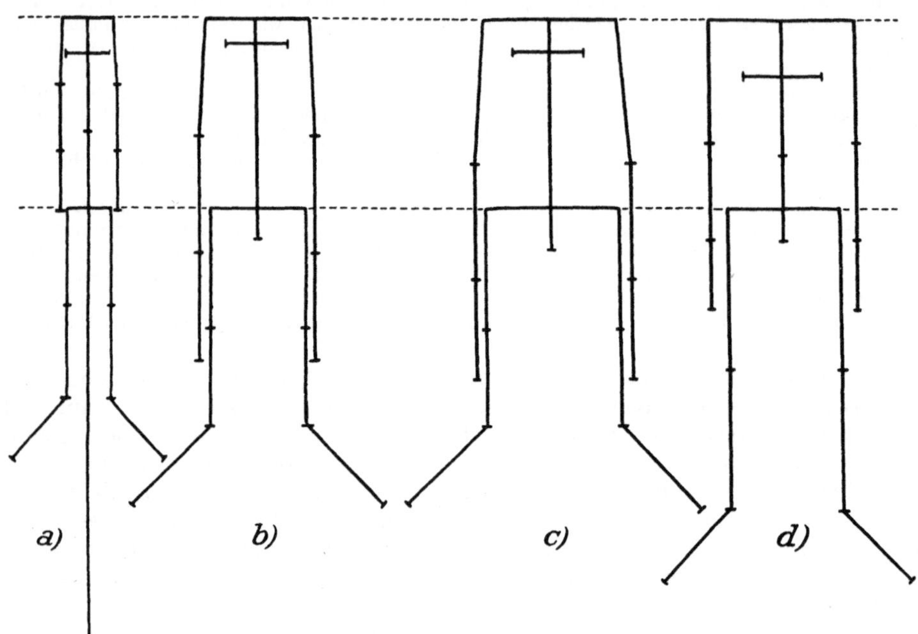

Abb. 3 a—d. Diagramme der Körperproportionen bei gleich gedachter vorderer Rumpflänge. a Halbaffe
(Lemur macaco), b Schimpanse, c Gorilla, d Mensch. Die Abbildungen sind nur unter sich, nicht mit Abb. 1 u. 2
vergleichbar. Denn hier ist z. B. als Beckenbreite der größte Abstand der Beckenkämme genommen und der
Abstand Trochanter-Kniespalte ist ohne Rücksicht auf den Abstand des Trochanter von der Crista an die Beckenbreite angehängt u. a. m. (Aus Mollison: Die Körperproportionen der Primaten, Morph. J. 1910.)

erreicht ungefähr mit 5 Jahren 60%, mit 10 Jahren 75%, mit 15 Jahren 90%,
mit 20 Jahren 99% und mit 30 Jahren 100% seiner definitiven Körpergröße.

Am auffälligsten ist die verschiedene Stellung des Nabels in den verschiedenen Lebensaltern. Beim Neugeborenen fällt die Halbierungslinie der Körperlänge in den Nabel. Mit
dem stärkeren Wachstum der Beine rückt der Nabel allmählich höher; die Halbierungslinie
fällt vom 15. Jahre ab in die Symphyse. Erwachsene infantile Typen fallen dadurch auf, daß
der Nabel wie beim Kind der Halbierungslinie ganz nahe liegen kann. Eunuchoide Menschen
haben abnorm große Distanzen, z. B. Halbierungslinie 11 cm unterhalb der Symphyse.

Absolute Länge. Die *Hauptachse* des Körpers (S. 7) ist bei erwachsenen
Europäern durchschnittlich 165 cm lang (beim Mann durchschnittlich 170, bei
der Frau 160 cm). Es gibt ganze Pygmäenvölker in Zentralafrika und auf den Inseln
des Indischen und Stillen Ozeans, deren mittlere Körpergröße im männlichen Geschlecht 150 cm nicht erreicht. Bis 105 cm abwärts spricht man von zwerghaftem
Wuchs, darunter von echten Zwergen. Die kleinsten ausgewachsenen Zwerge,
welche sicher beglaubigt sind, maßen um 60 cm. Bis 205 cm Länge aufwärts
spricht man von übergroßem Wuchs, darüber von Riesenwuchs. Beglaubigt ist
eine Größe von 283 cm.

Die Extreme, Zwerg- und Riesenwuchs, beruhen vielfach auf Störungen der
das Wachstum regulierenden Drüsen, der Schilddrüse, Thymus, Hypophyse und
der Geschlechtsdrüsen (siehe diese Organe). Die mittleren Schwankungen sind
von zahlreichen inneren und äußeren Einflüssen abhängig. Mittelgroße Menschen
sind nicht etwa aus Kreuzungen Großer und Kleiner entstanden, sonst müßte
längst die ganze Menschheit von mittlerer Körpergröße sein. Sind die beiden
Eltern von verschiedener Größe, so prävaliert (vielfach nach den MENDELschen
Gesetzen) unter den Kindern entweder der eine oder andere Elter oder dessen
Vorfahren. Es kann so ein langes Gesicht mit einer kurzen Nase kombiniert sein
u. dgl. m.

Es kann regelmäßig die Körpergröße der Kinder die beider Eltern übertreffen
(Beispiel: Rehobother Bastards in Deutsch-Südwestafrika). Günstige Ernährungsbedingungen und hygienische Zustände begünstigen die Größenzunahme der Art,
ungünstige hemmen sie. Der Neandertaler war untermittelgroß. Besonders im
Norden Europas ist ein Ansteigen der mittleren Körpergröße um 4—6 cm seit
der Steinzeit durch Gräberfunde sichergestellt, am meisten seit dem 14. Jahrhundert. In Zentraleuropa hielten sich die untermittelgroßen Formen besser und
drückten die zuwandernden großen Formen immer wieder hinab. Die Sekrete
der oben genannten Drüsen scheinen in der Einzelentwicklung das Wachstum
der verschiedenen Körperteile zu bestimmen.

Körperfülle (Gewicht, Oberfläche). Das mittlere *Körpergewicht* des Er-
wachsenen beträgt rund 60 kg (Mann 66 kg, Weib 55 kg). Für die Form ist die
Beziehung zwischen Größe und Gewicht, die *Körperfülle*, besonders maßgeblich.
Die genannten Zahlen gehören zu Menschen von durchschnittlicher Körpergröße.
Ein Mann von 44 kg, der 150 cm groß ist, oder einer von 75 kg, der 180 cm mißt,
hat verhältnismäßig den gleichen Habitus wie der Durchschnitt von 170 cm
Länge und 66 kg Gewicht. Denkt man sich den Körper eines beliebigen Menschen
zu Brei zerstampft und damit ein zylindrisches Gefäß von der Länge des betreffenden Individuums bis zum Rande angefüllt, so wird man bei geringerer Gesamtmasse einen engeren, bei größerer einen weiteren Zylinder benutzen müssen. Die
mittleren Höhen- und Gewichtszunahmen des Menschen sind nach dieser anschaulichen Methode für ein gleichmäßiges Menschenmaterial berechnet worden
(Abb. 4). Das Gewicht nimmt danach ziemlich gleichmäßig zu mit zunehmendem
Wachstum. Nur gibt es eine Zeit während der 2. Lebensdekade, in welcher sich
der Mensch streckt, ohne an Körperfülle wesentlich zuzunehmen. Denn die
Breite des betreffenden Jahresstreifens in der Tabelle ist gegenüber den Nachbarn
gering, die Höhenzunahme ungefähr die gleiche (13. Jahr). Es ist die Periode
kurz vor der Pubertät mit ihren überschlanken Figuren besonders bei Knaben,
welche gewisse Epochen der Kunst zur Darstellung des menschlichen Körpers
bevorzugen (Frührenaissance).

Wenn das Wachstum sich seinem Ende nähert, so sistiert allmählich auch die
Zunahme des Gewichtes (18. Jahr u. ff.). Die Breiten- *und* Höhenzunahme des
Jahresstreifens im Schema nimmt ab. Nur im höheren Lebensalter, nachdem das
Wachstum ganz abgeschlossen ist, pflegt bei behaglicher Lebensweise die Körperfülle wieder zu steigen (Embonpoint). Der erwachsene Mann, der 165 cm groß
ist, pflegt 63 kg schwer zu sein (etwa so viel Kilo wie die Zahl der Zentimeter
über 1 m); für den 17jährigen Jüngling von der gleichen Körpergröße ist das
Durchschnittsgewicht nur 50 kg. Denkt man sich aus einem Zylinder des oben
beschriebenen Schemas eine Scheibe von 1 cm Höhe herausgeschnitten, so wiegt
sie beim Neugeborenen 60 g, beim 17jährigen 330 g, beim Erwachsenen 460 g.
Bei zu großem Gewicht wird der Körper plump, faß- und kugelförmig, bei zu

geringem Gewicht „spindel"dürr. Ein Untergewicht, das etwa 40% der durchschnittlichen Körperfülle erreicht, ist tödlich.

Die *Körperoberfläche* des Erwachsenen beträgt im Mittel 16000—19000 cm²; dies entspricht einem Quadrat von etwa 130 cm Seitenlänge. Beim Neugeborenen würde das Quadrat 50 cm Seitenlänge haben. Berechnet man die Körperoberfläche je Kilogramm Körpergewicht, so ergibt sich beim Erwachsenen 301 cm², beim Neugeborenen 812 cm². Der Mensch hat also bei der Geburt eine etwa $2^3/_4$mal größere Oberfläche als der Erwachsene im Verhältnis zum Körpervolumen (das 7jährige Kind noch $1^1/_2$mal größer). Kinder bedürfen deshalb eines größeren Stoffumsatzes, um die große Oberfläche mit ihrem kleinen Körper gerade so stark zu heizen wie der Erwachsene.

Das *Volumen* des Erwachsenen beträgt rund 60 bis 70000 cm³; dies entspricht einem Würfel von 40 cm Seitenlänge (beim Neugeborenen 15 cm).

Symmetrie und normale Asymmetrie. Die Median- oder Symmetrieebene teilt wohl im allgemeinen den Körper in zwei spiegelbildlich gleiche Hälften (S. 7). Aber im einzelnen gibt es zahlreiche Abweichungen, *Asymmetrien*, die für den Menschen typisch, normal sind. Allgemein bekannt ist die Lage des Herzens vorwiegend auf der linken Körperseite. Auch fast der ganze übrige Inhalt der Brust- und Bauchhöhle ist im einzelnen asymmetrisch verteilt (große Gefäße, Magen, Darmkanal, Leber, Milz und vieles andere mehr); nur seine Gesamtmasse hat annähernd symmetrische Form. Die äußere Gestalt des Körpers wird also dadurch nicht betroffen. Für diese sind mehr die Asymmetrien der Muskulatur und des Skelets maßgeblich. Es sei hier vorweg darauf hingewiesen, daß in allen Einzelheiten beträchtliche Abweichungen von der Symmetrie beobachtet werden, z. B. Schiefstellung des Brustbeines und schiefes Becken (Abb. 1), seitliche Ausbiegung der Wirbelsäule (Abb. 77), schiefe Nase und andere Gesichtsasymmetrien (Abb. 393—394). Im allgemeinen werden Abweichungen von der Symmetrie an der einen Stelle des Körpers durch entgegengesetzt gerichtete an anderen Stellen so weit ausgeglichen, daß die beiden Körperhälften ihrer Form im ganzen nach nicht sehr verschieden sind. Das kommt auch im Gewicht zum Ausdruck. Die eine Körperhälfte differiert meist nur um 1—2% des Gesamtkörpergewichtes von der anderen. Die Lokomotion ist es, welcher die gleichmäßige Gewichtsverteilung zugute kommt. Auch beim Schiffsbau hat der Mensch als einfachstes Mittel, das Gleichgewicht herzustellen, die Symmetrie der beiderseitigen Schiffshälften angewendet. Die Kräfte, welche beim Körper die Symmetrie bedingen und die Asymmetrien so regeln, daß das Körpergleichgewicht nicht gestört wird, kennen wir zur Zeit nicht.

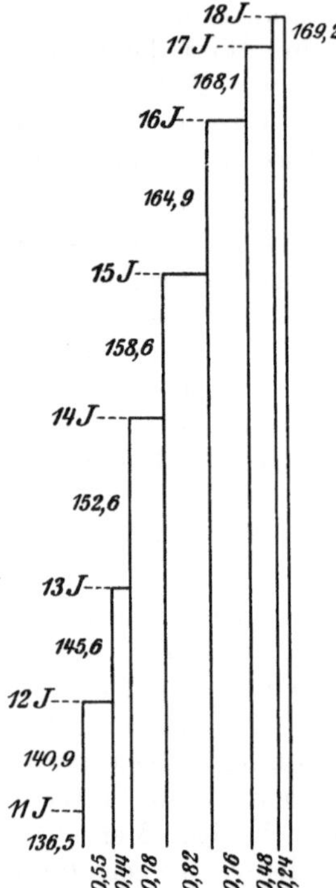

Abb. 4. Schema des Wachstums der Körperfülle mit Benutzung der Mittelzahlen von 800 Knaben der Stoyschen Erziehungsanstalt in Jena. Messungen von Koch-Hesse: Zeitschrift f. Schulges.-Pflege 1905. Man denke sich die Zylinder, welche für die Körperfülle am 11.—18. Geburtstag der Knaben berechnet sind, so aufeinandergelegt, daß sich die linke Seite und linke untere Ecke bei allen deckt. Die hier gezeichneten Streifen geben an, um wieviel die rechte Seite und rechte obere Ecke des nächst größeren Zylinders die vorhergehenden überragt. Die Differenzen der Breiten- und Höhendurchmesser werden so besonders anschaulich. Um sie noch mehr hervorzuheben, ist die Höhe der Zylinder im Verhältnis zur Breite auf die Hälfte reduziert (die tatsächlichen absoluten Höhenmaße sind bei jedem Streifen in cm vermerkt, die Breitenzunahmen der Zylinder in mm ist am unteren Rande der Abbildung eingetragen).

Am häufigsten ist die rechte Körperhälfte etwas schwerer als die linke, und zwar liegt das Plus wesentlich im rechten Arm (Rechtshänder). Dieser ist durchschnittlich 1 cm, seltener bis über 2 cm länger als der linke; doch ist meistens das linke Bein, das bevorzugte

Standbein, länger als das rechte (10—13 mm) und dadurch die Gesamtdifferenz zwischen rechts und links bis auf Spuren ausgeglichen. Die Rechtshändigkeit wird im individuellen Leben durch die besondere Ausbildung der linken Hirnseite für feinere Bewegungsvorgänge induziert (s. Gehirn). Bei Linksern ist umgekehrt das Bewegungszentrum auf der rechten Gehirnseite angeboren. Ungewöhnliche Vertauschungen zwischen rechts und links sind am auffälligsten bei den Eingeweiden: angeborener *Situs viscerum inversus* (Rechtslage des Herzens und der übrigen, sonst links liegenden Eingeweide und umgekehrt, auch nur des Herzens allein). Es ist neuerdings gelungen, bei Embryonen niederer Wirbeltiere experimentell den Situs inversus der Eingeweide hervorzurufen und die Bedingungen seines Zustandekommens zu studieren. Aus solchen Experimenten ist am ehesten Aufschluß über die Gesetze der Symmetrie zu erhoffen. Auf die Zustände selbst wird im einzelnen zurückzukommen sein.

Normalstellung, Schwerpunkt des Körpers. Es ist eine Stellung des Körpers vereinbart worden, welche als *Normalstellung* bezeichnet und den Bezeichnungen: oben, unten, lateral, medial u. dgl. zugrunde gelegt wird (S. 7). Befindet sich der menschliche Körper nicht in dieser Stellung, so kann man derartige Bezeichnungen doch verstehen, indem man sie auf jene Normalstellung bezieht und auf die jeweilige Stellung entsprechend überträgt. In der Normalstellung steht der Körper aufrecht, die Arme hängen herab, der Daumen sieht nach auswärts, die Beine stehen nebeneinander, die Fußspitzen divergieren (Abb. 143 a, 261). Diese Stellung ist nicht die natürliche Ruhelage, welche die Glieder des Lebenden annehmen, wenn sie entspannt herabhängen (Abb. 1 b). Die Gründe werden in den speziellen Kapiteln des Bewegungsapparates erörtert werden (siehe besonders: Oberarmmuskeln).

Man kann für jedes Glied, aber auch für den Gesamtkörper den Massenmittelpunkt ermitteln. Von der Verteilung dieser Punkte im bewegten Körper leiten wir das Gefühl dafür ab, ob ein Beharren in einer bestimmten Stellung für längere Zeit oder nur vorübergehend möglich ist. In der Kunst kann durch dieses Mittel dem Beschauer einer Bildtafel oder Plastik die Bewegung des Dargestellten suggeriert werden. Die technische Möglichkeit, ein schweres Bronzebildwerk auf einer kleinen Unterlage zu balancieren (Abb. 265) hat große Ähnlichkeit mit der Aufgabe für den Körper, eine bestimmte Stellung mit mäßigem Kräfteverbrauch einzuhalten. Der *Schwerpunkt* des ruhig stehenden aufrechten Menschen liegt in einer Vertikalebene, welche durch die wichtigsten Gelenke hindurchgeht (Abb. 1 a); infolgedessen stehen alle Teile im labilen Gleichgewicht übereinander. Der Schwerpunkt selbst fällt in den Beckenraum (ein wenig unter das Promontorium, bei × Abb. 1 a u. b).

Bewegungsapparate.

A. Allgemeines.

I. Bestimmung und Umgrenzung des Begriffs: Bewegungsapparate.

Die Bewegungen, welche unserem Körper möglich sind, gehören nur zum Teil, allerdings zum weitaus überwiegenden Teil, hierher. Bewegungen des Herzens beim Herzschlag, der Gefäße beim Puls, der Eingeweide bei der Peristaltik u. a. m. rechnen wir nicht dazu. Es fehlt ihnen das Element, welches bei den eigentlichen Bewegungsapparaten bewegt wird: das knöcherne Skelet. Auch ist ihre Muskulatur kein „Fleisch" des gewöhnlichen Sprachgebrauches. Man könnte versucht sein, als bestimmende Merkmale das passive Element des Systems, die Knochen, und die gewebliche Beschaffenheit der aktiven Elemente, die Querstreifung der Muskelfasern, aufzustellen. Doch gibt es Ausnahmen. Quergestreifte Muskeln, welche die Zunge oder den Augapfel bewegen, welche den Darm- oder Blasenverschluß unterstützen, zählen wie das Herz trotz ihrer Querstreifung nicht zu den Bewegungsapparaten, die wir hier behandeln, selbst dann nicht, wenn in den genannten Organen Skeletteile als Stützen gelegen sind (es gibt bei manchen Tieren Knochen in der Zunge, im Penis, Augapfel usw.). Das Prinzip, unter welchem wir die hier zu behandelnden Apparate zusammenfassen, liegt viel tiefer als die beiden mehr äußerlichen, für eine schnelle Orientierung gewiß oft brauchbaren Merkmale. Es ist in dem *ursprünglichen Bauplan* des Körpers begründet, welcher in der Entwicklung unverändert erkennbar ist.

Die Lokomotion, die Bewegung des Körpers im Raume und alles, was damit zusammenhängt, hat sich eines ganz bestimmten Körperbezirkes bedient, aus welchem das Material für den Aufbau ihrer Organe geschöpft wurde, der *Ursegmente* (Abb. 5). Diese Stelle ist relativ eng begrenzt und steht dadurch in schroffem Gegensatz zu der allseitigen Verbreitung der Bewegungsapparate im fertigen Körper. Da die Entwicklung eines jeden Organismus — im wesentlichen auch unsere eigene Entwicklung — immer auf diese Quelle als das eigentliche Schöpfungszentrum aller Materialien für die Bewegungsapparate zurückgreift, so entnehmen wir aus dem allmählichen Ausbreitungsprozeß des Materials und seiner Formung die natürliche Ordnung in dem scheinbaren Chaos fertiger Zustände und begreifen daraus die Gründe der Umordnung. Wir haben hier also die *Ursegmente* genauer zu analysieren; denn bestimmte Teile von ihnen sind die Matrix, von der wir auszugehen haben.

Ich will allerdings vorweg betonen, daß nicht alle Bewegungsapparate, die wir hier behandeln werden, aus dieser Matrix der Ursegmente entstammen. Es gibt *eine* Ausnahme: die Muskulatur des Kopfes. Deren Zugehörigkeit zu den Bewegungsapparaten ist nur aus den Beziehungen verständlich, welche sie zu jenem eigentlichsten und historisch ältesten Bildungsmaterial nachträglich gewinnt. Es wird erst später — beim Kopf — auf diese Ausnahme näher einzugehen und ihre Beziehung zum genetischen System zu begründen sein.

1. Die metamere Matrix des Baumateriales.

Ursegmente. Zu beiden Seiten des primitiven Achsenskelets, der stabförmigen Chorda dorsalis, erheben sich vom ungegliederten ventralen Mesoderm („Seitenplatten" der höheren Tiere) die *Ursegmente* wie die Zinken eines Kammes (Abb. 5). Ein Ursegment ist auf der vorderen Querschnittsfläche des Schemas so angeschnitten, daß zu sehen ist, wie sich das ursprüngliche Cölom (Leibeshöhle) des Mesoderms in das Ursegment (als dessen Myocöl) fortsetzt. Die quergestreiften

Muskelfasern kommen in der Lamelle innen vom Myocöl zur Entwicklung. Wir nennen die verdickte Lamelle *Myotom* oder Muskelplatte.

Die äußere, dünnere Lamelle liefert das Bindegewebe der Haut, daher wird sie Hautplatte, *Dermatom*, genannt.

Ein Teil des Ursegmentes liefert das Wirbelmaterial; er ist allerdings sehr klein und nur bei primitiven Wirbeltieren deutlich. Er liegt ventral vom Myotom und gehört wie dieses zur medialen Lamelle; es ist das *Sklerotom* (Abb. 5). Sklerotom und Dermatom lösen sich schon früh auf, denn das Zellmaterial, das von ihnen gebildet wird, schwärmt aus (Wirbelkörper, Corium). Wenn Getreidesäcke,

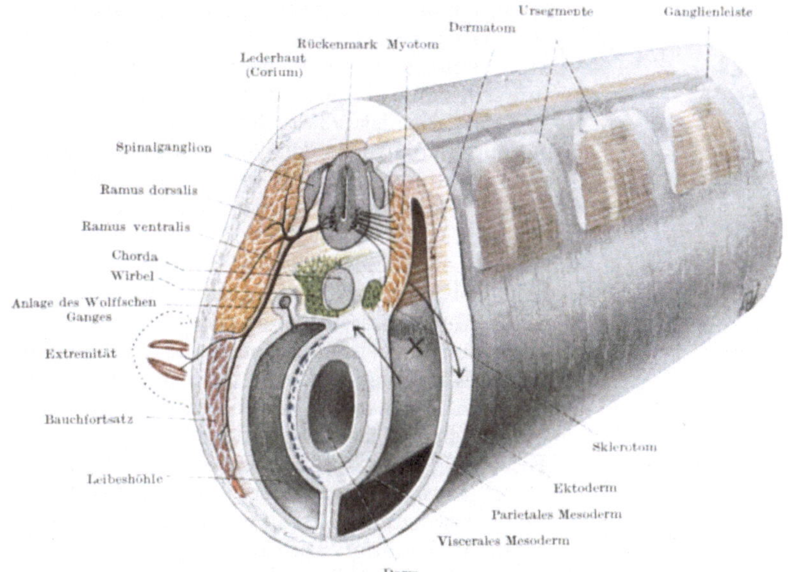

Abb. 5. Stück aus dem Rumpf eines primitiven Wirbeltierembryo (schematisch). Das Bild vereinigt 2 zeitlich ganz getrennte Entwicklungsstufen in einem Körper. Rechts vom Beschauer ist im Querschnitt und in seitlicher Aufsicht ein jüngeres Stadium dargestellt als links. In Wirklichkeit sind immer beide Hälften gleich weit fortgeschritten. Das Ektoderm ist durchsichtig gedacht. — Die Haie (Selachier) entsprechen diesem Schema. — Über die Pfeile und das × s. S. 22.

die nebeneinander stehen, ausrinnen, so wird nur anfänglich erkennbar sein, welches Häuflein von jedem Sack stammt. Sobald die einzelnen Getreideportionen sich erreichen und zu einem Haufen vermischen, verschwindet das Merkmal einer getrennten Entstehung. Genau so in unserem Fall. Das dürfte bei den Elementen des embryonalen Organismus immer so sein, wenn sie trotz verschiedener Herkunft einander so ähnlich sind oder bei unseren jetzigen Beobachtungsmitteln so ähnlich scheinen, daß wir sie als solche nicht zu unterscheiden vermögen. An den Zellen der Dermatome ist der Prozeß selbst bei den höchsten Tieren noch in seinen Anfangsphasen erkennbar. Bei den Elementen der Sklerotome sind die sonst getrennten Anlagen bei höheren Tieren oft bereits von vornherein zusammengeflossen und die Grenzen verwischt. Es gibt in solchen Fällen, z. B. in der Entwicklung des Menschen, noch ein Mittel, die ursprünglichen Trennungen zu ermitteln. Gefäßäste, welche zwischen den Ursegmenten liegen (Arteriae intersegmentales, Abb. 6), bleiben bestehen und entsprechen der lockeren Fügung des primitiven Skeletgewebes zwischen den Myotomen. Trotzdem hier das Skeletgewebe von vornherein einheitlich auftritt, gibt es solcher Indizien genug, um seine ursprünglich metamere Zusammensetzung noch zu erkennen.

Chorda und Muskelsegmente als primitivster Bewegungsapparat. Myotom und Sklerotom sind die speziellen Primitivorgane des Embryo für den eigentlichen Bewegungsapparat. Der Apparat entstammt also einem ganz bestimmten Abschnitt des dorsalen Mesoderms. Die nahe Nachbarschaft zur Chorda dorsalis, dem frühesten Stützstab des Körpers, dürfte die Ursache sein, daß dieser Abschnitt das Materialdepot für den Aufbau der höheren Bewegungsorgane wurde. Beim Embryo sind solche Materialanhäufungen nur *Vorbereitungen* für eine biologische Beziehung der Materialien zueinander, die erst dann in die Erscheinung zu treten braucht, wenn wirklich aus dem Myotom quergestreifte Muskelfasern und aus dem Sklerotom Skeletsubstanzen (Knorpel, Knochen) hervorgehen. Denn Muskel-bildungs- und Skeletbildungszellen haben zwar die bestimmte Anwartschaft auf eine Funktion, sind aber nicht notwendig aufeinander angewiesen, solange diese Funktion nicht manifest ist. Dies ist bei der Entstehung der *Wirbel* besonders deutlich. Die Muskelfasern liegen in den Myotomen parallel der Chorda und haben durch ihre Kontraktion die Möglichkeit, diesen Stützstab nach der Körperseite, welcher sie angehören, durchzubiegen. Sukzessiver Ablauf solcher Kontraktionen von vorderen Myotomen zu hinteren, bei welchem unter dem Einfluß zentraler Nervenregulationen die Myotome der einen Körperseite alternierend mit denen der anderen Seite sich spannen und entspannen, äußert sich in schlängelnden Bewegungen des Körpers. Dies ist die primitivste Funktion eines Bewegungsapparates, der für die eigentliche Bewegung selbst nur Chorda und Muskelsegmente benötigt. Die Chordatiere (Amphioxus und gewisse Tunicatenlarven) kommen damit

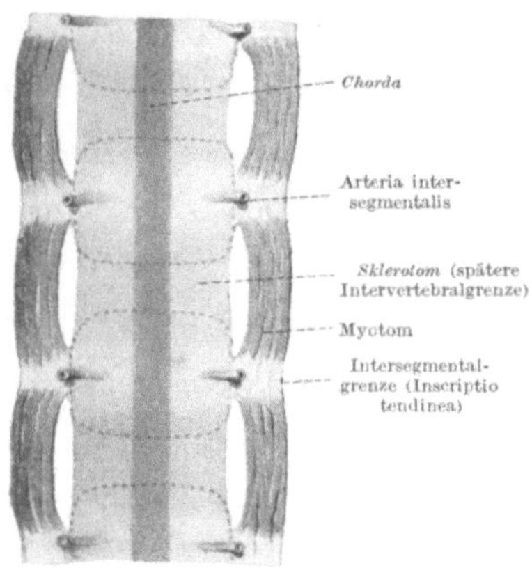

Abb. 6. Horizontalschnitt durch einen jungen menschlichen Embryo (schematisch). Man denke sich durch Abb. 5 im Niveau der Chorda einen Horizontalschnitt gelegt. Die Sklerotome (in Abb. 5, grün) sind durch einen dunklen Ton wiedergegeben. In den helleren Zwischenräumen zwischen je 2 Sklerotomen liegen die Arteriae intersegmentales.

noch heute aus; anfänglich bewegen sich alle Wirbeltierembryonen so im Salz- oder Süßwasser der freien Natur oder in dem kleinen Aquarium, das ihnen innerhalb der Eihüllen in der Eischale oder im Mutterleibe stets zur Verfügung bleibt (Amnionwasser, s. Bd. II, weibliche Geschlechtsorgane, Eihüllen).

Sowie sich Verdichtungen um die Chorda in Form *getrennter* Zentren (Wirbel) aus dem Material der Sklerotome abzuscheiden beginnen, kann unmöglich je ein Verdichtungskern einem Myotompaar entsprechen. Die Sklerotome haben zwar diese Lage (Abb. 6), sie liegen zwischen den Angriffspunkten der Muskelfasern, d. h. mechanisch betrachtet in einer neutralen Zone. Faßte die Muskelfaser mit ihren Enden an den Intersegmentalgrenzen festen Fuß, so würde die Verhärtung des zwischen diesen Befestigungspunkten liegenden, in der Abbildung durch einen dunklen Ton wiedergegebenen Gewebes zu einem Knorpel- oder Knochenkern jede Aktion der Muskelfasern aufheben, wie die Verkalkung und Versteinerung von Gelenken bei gewissen Krankheiten die an sich gut entwickelten Muskeln der betroffenen Menschen bewegungsuntauglich macht und vernichtet. Eine Verstärkung des Systems, das anfänglich nur aus Chorda und Myotomen besteht, kann also auf Seiten der passiven Komponente (Chorda) nur durch *alternierende* Stellung von Verdichtungszentren zu den beiderseitigen Muskelkästchen zustande kommen. Es ist eine mechanische Notwendigkeit, daß die definitiven Verdichtungszentren (punktierte Zonen der Abb. 6) von vornherein dort entstehen, wo die Intersegmentalgrenzen liegen, so daß hüben und drüben je ein vorderes und ein hinteres Myotom an ihnen einen festen Halt findet. Die definitive Verdichtungszone heißt *Wirbel*. Jedes Myotom befestigt sich am Wirbel entweder direkt mit seinen Muskelenden oder indirekt mit eingeschalteten Sehnen (Inscriptiones tendineae). Die Beweglichkeit der Wirbel gegeneinander wird am stärksten gegenüber der *Mitte* der Muskelfasern beansprucht. Je fester die Verdichtung der Wirbelzentren wird, um so weicher muß hier das Gewebe bleiben, damit die Muskelfasern ihre volle Kraft ausnutzen. An diesen Intervertebralgrenzen finden wir *Zwischenwirbelscheiben* (Abb. 7), welche zeitlebens die einzelnen Wirbel zu einem beweglichen System, der *Wirbelsäule*, verbinden. Die Chorda dient anfänglich zur Hemmung übermäßiger Ausschläge des gegliederten Systems und führt es automatisch aus den Bewegungsstellungen wieder in die Ruhelage zurück. Doch erhält sich bei den fertigen Zuständen von ihr nur ein Rest in dem *Nucleus pulposus* der Zwischenwirbelscheibe. Innerhalb des Wirbelkörpers tritt Knochen an ihre Stelle (Ossifikation). Funktionell ersetzen andere Apparate die Chorda in vollkommener Weise (Bänder, Gelenkfortsätze, Muskeln).

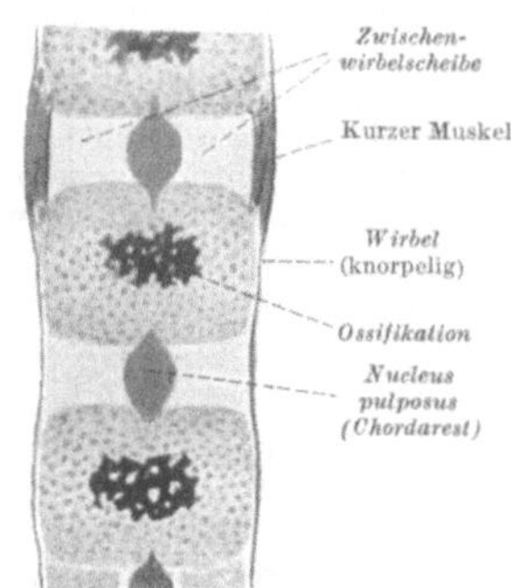

Abb. 7. Frontalschnitt durch die Wirbelsäule eines menschlichen Embryo vom Ende der 8. Woche (schematisch). Die in Abb. 6 punktiert eingezeichneten Wirbelkörper sind im Detail dargestellt. Die „kurzen Muskeln" entsprechen den definitiven kurzen Rückenmuskeln.

Bedeutung der Ursegmente. Wir entnehmen aus dem geschilderten Entwicklungsgang, daß die Wirbelsäule, das hervorstechendste Merkmal der „Wirbel"-tiere, von der Metamerie der primitiven Muskulatur, der Myomerie, induziert wird. Die Muskelmetameren (Myotome) haben nicht nur für das Skelet, sondern für viele andere Organisationseinrichtungen des Körpers eine ähnliche Bedeutung. Sie werden zwar bei fortschreitender Entwicklung geopfert, indem höher geartete Muskelindividuen aus ihnen hervorgehen, deren Entwicklungsgang wir in den Grundzügen bei den einzelnen Regionen des Körpers kennenlernen werden. Aber entscheidend ist, daß die Myotome alle Frühstadien der Entwicklung beherrschen und den jungen Wirbeltierkeim in allen Repräsentanten geradezu charakterisieren (Abb. 8).

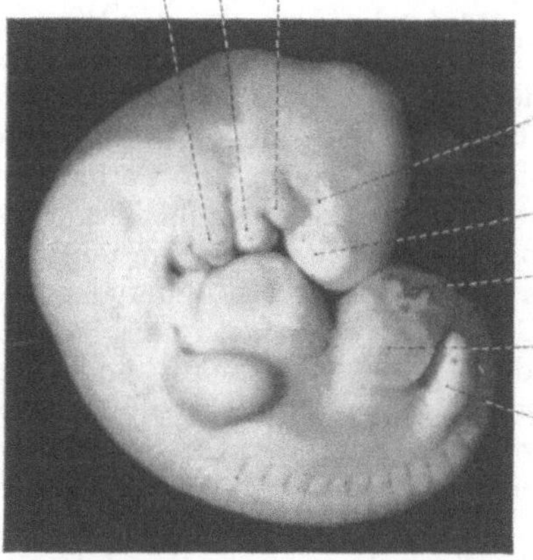

Von „Urwirbeln" anstatt Ursegmenten zu sprechen, ist also inkorrekt, wenn man damit die Vorstellung verbindet, daß hier äußerlich wirkliche Anfangsstadien von Wirbeln zu sehen seien. Es wird nur ein Teil des Materials eines jeden Segmentes benutzt (Abb. 5), und zwar wird je die Hälfte zweier Nachbarsklerotome zum Aufbau *eines* Wirbels vereinigt (Abb. 6). Deshalb ist „Ursegment" die weit klarere Bezeichnung. Im Ursegment liegt nicht nur das ursprüngliche Material, sondern auch die ursächliche Bedingung für die Position des Wirbels. So ist das Wort „Urwirbel" zwar seiner historischen Bedeutung längst entkleidet, aber doch nicht sinnlos für den Kenner.

Man hat von einer „Umgliederung" der Wirbelsäule gesprochen. Dies würde voraussetzen, daß die Wirbelsäule einst anders gegliedert war als jetzt, eine, wie wir sahen, nach Maßgabe der Muskelverteilung mechanische Unmöglichkeit. Die anfängliche Gliederung

Abb. 8. Menschlicher Embryo mit deutlichen Ursegmenten in der Rückengegend (Anfang des 2. Schwangerschaftsmonats), 7mal vergr.

der Sklerotome hat deshalb mit der Wirbelsäule nichts zu tun. Die Sklerotome müssen als Materialdepots im dorsalen Mesoderm segmental auftreten, da dieses im ganzen segmentiert ist. Je früher sich Sklerotomzellen differenzieren, ausschwärmen und ein einheitliches Blastem um die Chorda bilden, um so eher können die neuen Verdichtungen und Versteifungen des Materials entstehen, welche allein die eigentlichen Wirbel bilden. Je höher also die Organisation des Wirbels gediehen ist, um so früher setzt in der Entwicklung die Auflösung der Sklerotome ein, und um so eher werden die Anfangsstadien der Bildungsprozesse überwunden, um rechtzeitig den Wirbel zu vollenden. Das ist der Grund für die Undeutlichkeit der Sklerotome bei den Embryonen höherer Tiere, welche oben erwähnt wurde (S. 19).

Da die Wirbel infolge der geschilderten indirekten Beziehungen den primären Metameren an Zahl und Reihenfolge gleich sein müssen, wenn sie auch nicht mit ihnen identisch sind, so spricht man doch kurzweg von einer Metamerie der Wirbelsäule und von metameren Wirbeln.

2. Die Umwandlung der primitiven Bewegungsorgane in die definitiven.

Ein orientierender Überblick über die weitere Verteilung der Bewegungs-apparate über den ganzen Körper ist geeignet die Wege kennenzulernen, welche von den geschilderten Primitivorganen zu den definitiven Zuständen führen, und die Besprechung der Einzelerscheinungen des Definitivzustandes einzuleiten. Nachdem das Dermatom und Sklerotom aufgelöst sind, bleibt vom dorsalen Mesoderm nur das Myotom als geschlossene, inzwischen verstärkte Gewebsplatte zurück (Abb. 5, links vom Beschauer). Außer ihm ist allerdings noch der „Ur-segmentstiel" übrig, nämlich die Stelle, an welchem sich die Passage zwischen Leibeshöhle (Splanchnocöl) und Myocöl so verengte (×, rechts), daß nur je ein feiner Kanal aus dem gemeinsamen Splanchnocöl in jedes Ursegment führt. Die Ursegmentstiele, welche nur kurze Zeit die Ursegmente mit dem übrigen Meso-derm verbinden, sind wichtige Anlagen des Nierenapparates und werden bei diesem behandelt. Sie schließen sich gegen das Myotom zu einem blind endigenden Gang ab, wenn das Myocöl durch die Auflösung seiner Wände verschwindet. Ist durch diese Umbildungsprozesse der Zusammenhang zwischen ventralem und dorsalem Mesoderm einmal gelöst, so wird der Weg für das Myotom nach der Bauchregion zu frei. Mit einem Fortsatz, dem Bauchfortsatz, wächst das Myotom in der Richtung des schräg ventral schauenden Pfeiles, während das Splanchnocöl den Weg frei gibt; das Splanchnocöl biegt nämlich mit den Ursegmentstielen median-wärts um und rückt unter die Chorda (entsprechend dem schräg dorsal gerichteten Pfeil in Abb. 5). Die Leibeshöhle schmiegt sich dabei dem Darm an und umgibt ihn, wenn die beiden Splanchnocöle ventral vereinigt sind, als einheitlicher Hohl-raum (Abb. 9). Von den Wandungen der Leibeshöhle (Abb. 5) liefert das parietale Blatt das Corium der Haut, geradeso wie das Dermatom im dorsalen Mesoderm Corium bildet; ersteres geschieht, ehe sich der ventrale Myotomfortsatz (Bauch-fortsatz) zwischen das Ektoderm und das parietale Blatt schiebt. Das viscerale Blatt des ventralen Mesoderms ist die Matrix für die Schichten der Darmwand, von welchen das Epithel nur eine relativ dünne Lage bildet. Nur das Epithel mit seinen Derivaten geht aus dem Entoderm hervor. Alle übrigen Bestandteile der Darmwand, insbesondere die glatte Muskulatur (blau), entstammen dem visceralen Blatt des Mesoderms. Hier sehen wir deutlich, daß die Bewegungen des Darmes (Peristaltik) von Elementen bedingt sind, die topisch ganz anders ent-stehen als die Elemente der Bewegungsapparate und also gegen diese genetisch wohl begrenzt werden können, ganz abgesehen von den geweblichen Unterschieden.

Ventrale Skeletteile und Muskeln. Dem Bauchfortsatz des Myotoms ent-sprechen rechts und links Fortsätze der Wirbel, Rippenfortsätze. Die Rippen wachsen in die Bauchwand hinein (Abb. 9) und erreichen einander in der ventralen Mittellinie, wo sie zu einem Längsstab, der Sternalleiste, verschmelzen. Die rechte und linke Sternalleiste vereinigen sich zum unpaaren *Sternum*, Brustbein.

Der Bauchfortsatz eines jeden Myotoms liegt zwischen 2 Rippen und bildet die Zwischenrippenmuskeln. Sie greifen mit ihren Ansätzen etwas auf jede der Nachbarrippen über. Die Rippen liegen in den Inscriptiones tendineae der Myotome (Abb. 6). Dabei zerfällt das Muskelmaterial in eine äußere und eine innere Lamelle (Musc. intercostalis externus und internus, Abb. 9). Auch eine dritte Schicht spaltet sich nächst dem Sternum ab (Musc. transversus thoracis). Unsere schematische Zeichnung des Körperquerschnittes vereinigt 2 Seiten, die in Wirklichkeit nie nebeneinander gefunden werden können; die eine Seite entspricht der Brustregion, die andere der Bauchregion. In letzterer sind die Rippen zurückgebildet. Drei Muskelschichten, die aus den ventralen Muskelfortsätzen entstanden sind, die sog. schrägen Bauchmuskeln (Obliquus externus, Obliquus internus und Transversus abdominis), sind hier besondere Differenzierungen. Nur das Stück neben der Bauchmittellinie, also das äußerste Ende des Bauchfortsatzes, bleibt einheitlich. Es ist der „gerade Bauchmuskel", Rectus abdominis, der auch im ausgebildeten Zustand noch Inscriptiones tendineae besitzt als Reste der Zusammensetzung aus den Bauchfortsätzen von mehreren Muskelsegmenten (vgl. S. 162).

Dorsale Skeletteile und Muskeln. Verhalten sich so Bauch- und Brustwand verschieden, so ist anfänglich die aus dem ursprünglichen Myotom resultierende Rückenmuskulatur durch den ganzen Rumpf hindurch einheitlich differenziert. Eine durchlaufende laterale und mediale Muskelgruppe entstehen hier und bilden die Grundlage für weitere Umgestaltungen. Der Wirbel sendet auch dorsalwärts Fortsätze aus, die *Neuralbogen*. Diese umwachsen das Rückenmark, bilden ein gegliedertes stützendes Rohr für das weiche, empfindliche Organ und vereinigen sich zu einem unpaaren *Dornfortsatz* (Processus spinosus, Abb. 9), welcher die Ansatzfläche für benachbarte Muskeln hebelartig vergrößert. Ein ähnlicher Fortsatz des Neuralbogens, der zugleich die Befestigung der Rippen verstärkt, ist der *Querfortsatz* (Processus transversus). Da beide Wirbelfortsätze, zwischen welche die Rückenmuskulatur eingekeilt ist, durch eine feste fibröse Haut verbunden sind, *Fascia lumbodorsalis*, so besteht beiderseits der Wirbel ein von dieser Haut und dem Skelet gebildeter Kanal. Osteofibröse Kanäle wie dieser bilden eine Art Führung für die Bewegungen der in ihnen eingeschlossenen Muskeln. Die Wandungen dieser Röhren werden in der Folge Angriffspunkte für Muskeln, welche ihre Ansatzfläche vergrößern. Am deutlichsten ist dies bei gewissen ventralen Muskeln (Serrati posteriores), welche so weit dorsalwärts gelangen, daß sie sich partiell auf die dorsale Muskulatur legen und durch Vermittlung von deren fibröser Scheide Befestigungen an den Dornfortsätzen gewinnen. Während der Bauchfortsatz des Myotoms ventralwärts wuchs, wird hier die Bewegung eines Teiles seines Materials rückläufig und steigt dorsalwärts, über den ursprünglichen Ausgangspunkt hinaus. Wir nennen die von Anfang an dorsal liegenden Muskeln *autochthone* Rückenmuskeln (gelbrot) gegenüber den Eindringlingen in den Rücken, von denen die genannten nur einen kleinen Teil vorstellen (carmin). Andere werden wir noch zu erwähnen haben.

Das wichtigste Orientierungsmittel beim fertigen Organismus für die Zugehörigkeit bestimmter Muskelteile zu der einen oder anderen Gruppe sind die Nerven. Der Spinalnerv verläßt die Anlage des Rückenmarks mit 2 Wurzeln, einer dorsalen, welche wir hier vernachlässigen können, und einer ventralen, die mit zahlreichen Fäserchen zu den quergestreiften Muskelfasern des Myotoms verläuft (Abb. 5, rechts). Jedes Myotom hat seine eigene Innervation aus je einem Spinalnerv. Auch nachdem die dorsale und ventrale Wurzel zu einem einheitlichen Spinalnerv zusammengewachsen sind (Abb. 5, links), setzen sich die Nerven, welche zu den Abkömmlingen des Myotoms gehen, entsprechend den Fäserchen der ventralen Wurzeln nur aus Ausläufern der Zellen im ventralen Rückenmarksabschnitt zusammen und sind daran zeitlebens erkennbar. Die Ausbreitung eines jeden Spinalnervs richtet sich in der Folge nach den beiden großen Abschnitten des Myotoms: ein dorsaler Ast versorgt den ursprünglichen Teil, die spätere autochthone Rückenmuskulatur (gelbrot); ein ventraler Ast (in der Brustregion Intercostalnerv genannt) geht mit dem Bauchfortsatz und innerviert alle Abkömmlinge von diesem (carmin). So sind auch die oben besprochenen Eindringlinge in fremde Regionen (Abb. 9) von den ihrer Abstammung nach ihnen zukommenden Nervenästen versorgt, also dorsale Muskeln, soweit sie ursprünglich ventral lagen, von *ventralen* Nervenästen. Der Nerv ist das Orientierungsmittel in dem Gewirr verschieden gebürtiger Muskeln; denn jeder Muskel behält trotz aller Verlagerung den ihm ursprünglich zugehörigen Nerv wie einen Ariadnefaden, der den zurückgelegten Weg bezeichnet.

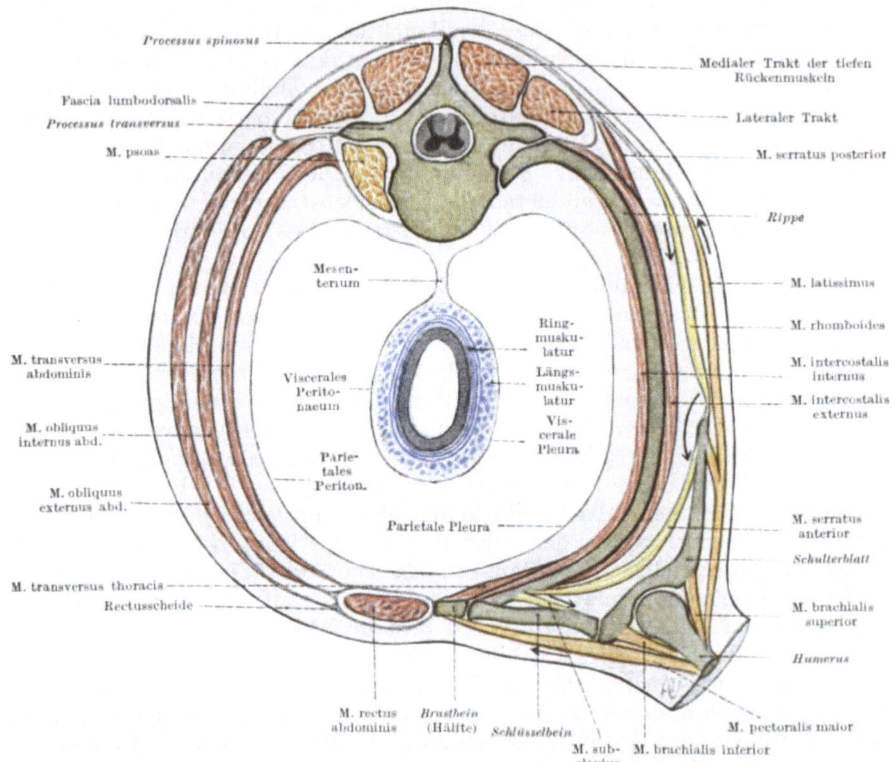

Abb. 9. Querschnitt durch den fertigen Körper, Schema für die Verteilung der Muskeln. Links vom Beschauer Bauch, rechts Brust. Die schematischen Farben der Abb. 5 kehren in dieser Abbildung wieder. (Die dem Psoas zugewendeten Enden des Transversus abdominis und Obliquus abdominis internus werden zum Quadratus lumborum des definitiven Zustandes; die Rippenreste in der Bauchregion sind weggelassen; der unterste am Sternum und Humerus befestigte Muskel entspricht dem Pectoralis maior.)

Die Verschiebungen der Muskelblasteme sind oft in der Entwicklung unmittelbar zu sehen oder durch experimentelle Eingriffe mittelbar zu erkennen. Wird den mikroskopisch unsichtbaren Blastemverschiebungen der Weg durch einen künstlichen Eingriff abgeschnitten, so ist jenseits der zerstörten Straße kein Muskelwachstum mehr möglich, diesseits dagegen wohl. Aus den Folgen derartiger Eingriffe bei Embryonen läßt sich gleichsam ultramikroskopisch bestimmen, ob tatsächlich Verschiebungen im normalen Geschehen stattfinden und welche Richtung sie nehmen. Diese Methode ist besonders bei den gleich zu besprechenden Extremitätenmuskeln angewendet worden. In vielen Einzelheiten ist die Verschiebung zur Zeit nur aus dem Nervenverlauf zu erschließen.

Ich habe bisher eine Abspaltung der Myotome beiseite gelassen, welche in dem sehr übersichtlichen Entwicklungsverlauf niederer Wirbeltiere deutlich vom ventralen Myotomteil ausgeht. Bei Haien schnüren sich hier große Knospen ab, die DOHRNschen Muskelknospen, welche in die Extremitäten einwachsen und sich dort in eine dorsale und ventrale Tochterknospe teilen (Abb. 5, Extremität). Auch bei den höheren Tieren werden die Vorder- und Hinterbeine vom Material der Myotome versorgt, welches sich irgendwie von ihnen ablöst und in die Extremitätenhöcker gelangt und später mit dem Wachstum der Extremitäten selbst außerordentlich zunimmt. Die Abschnürung ist allerdings nur in seltenen Fällen so deutlich wie bei Haien; denn statt der Knospen sondern sich einzelne Zellen ab; deren Ausschwärmen ist nicht immer mikroskopisch nachweisbar und auch mit experimentellen Mitteln bisher nicht erwiesen. Die Innervation geschieht bei allen Tieren durch Zweige des ventralen Astes von Spinalnerven (Abb. 5). Deshalb ist die Zugehörigkeit der Extremitätenmuskeln zur ventralen Körperwand sicher, in welcher Arme und Beine auch äußerlich entstehen (Abb. 8). Dieses Muskelmaterial bezeichnen wir als das *autochthone* Muskelblastem der *Gliedmaßen*. Die Tochterknospen liefern dorsale und ventrale Gliedmaßenmuskulatur (Streck- und Beugemuskulatur), die als Heber und Senker der zunächst lappenförmigen Extremitäten funktionieren. Es ist die dorsale autochthone Gliedmaßengruppe (Streckergruppe) scharf zu unterscheiden von der *dorsalen Körper*muskulatur. Erstere ist nur in bezug auf die Eigenmuskulatur der Gliedmaßen dorsal, aber in bezug auf die Genese aus Myotomen des Stammes wie die gesamte übrige Extremitätenmuskulatur rein *ventraler* Abkunft (carmin, Abb. 5). Mit der dorsalen Körpermuskulatur (gelbrot) hat die genannte Gliedmaßengruppe gar nichts zu tun. „Dorsal" heißt sie nur wegen ihrer Topographie in der Gliedmaße selbst, nicht wegen ihrer ursprünglichen Topographie im Körper und wegen ihrer Genese.

Ich will hier auf die strittige Entstehung des Extremitätenskelets noch nicht eingehen; soviel mag an dieser Stelle genügen, daß das Skelet eine Basis bildet, die in der Rumpfwand liegt, den *Extremitätengürtel*. Bei der vorderen Extremität des Menschen besteht dieser aus Schlüsselbein und Schulterblatt (Abb. 9). Die autochthonen Extremitätenmuskeln benutzen diese Basis als Stützpunkt bei ihrer Aktion und bewegen die freie Extremität selbst mittels in ihr liegender Skeletstäbe wie mit Hebelarmen; letztere bilden das Skelet der freien Gliedmaße. Im Arm liegt dem Schultergürtel zunächst der Humerus. Dorsal und ventral von ihm finden sich autochthone Armmuskeln noch ganz so wie in den primitivsten Zuständen, M. brachialis sup. und M. brachialis inf. (Abb. 9). Aber sie sind nicht die einzigen Extremitätenmuskeln geblieben.

Es gibt zweierlei Prozesse, welche eine große Komplikation zugunsten erhöhter Leistungen hervorriefen. Sie verlaufen einander entgegengesetzt. Autochthone Armmuskeln (orange) verschieben sich längs dem Gliedmaßengürtel und erreichen schließlich die Rumpfwand, an welcher sie ventral bis zur Bauchmittellinie gelangen (Pectoralis maior), oder dorsal zum Rücken, wo sie durch Vermittlung der fibrösen Decke der autochthonen Rückenmuskeln schließlich zu den Dornfortsätzen Beziehungen gewinnen (Latissimus). Dieses Wachstum ist truncopetal gerichtet (auf den Stamm des Körpers hin). Truncofugal dagegen wachsen Abkömmlinge der ventralen Rumpfmuskulatur, die sich dem Gliedmaßengürtel anheften und auch wieder dorsal und ventral zu diesem liegen (hellgelb, Abb. 9). Wir nennen sie *thorakale* Muskeln. Auch sie schieben sich über die autochthone dorsale Muskulatur zwischen die unmittelbaren Abkömmlinge der Bauchfortsätze und die brachialen Muskeln (zwischen carmin und orange). Ja, um die Komplikation voll zu machen, unter ihnen gibt es auch solche Elemente, welche *nachträglich* ventralwärts verschoben sind, obgleich sie zu den dorsalen thorakalen Muskeln gehören (man denke sich Material vom Rhomboides, ventralwärts umgeklappt nach Art des gebogenen Pfeiles in Abb. 9). Ventral von der Wirbelsäule (subvertebral) nisten sich in den einzelnen Körperregionen Muskeln verschiedenster Herkunft ein, z. B. in der Bauchregion Abspaltungen der ventralen Muskeln (Quadratus, siehe Erklärung zu Abb. 9) und Extremitätenmuskeln (Psoas).

Bei den Extremitätenmuskeln ist die embryonale Transplantation besonders geeignet, von den Verschiebungen des Materials Zeugnis zu geben. Verpflanzt man die Anlage von Vorderbeinen einer Amphibienlarve auf andere Körperstellen, ehe Muskeln sich differenziert haben (Abb. 10), so entstehen aus dem Transplantat Gliedmaßen mit ausschließlich brachialen Muskeln. Sie wachsen truncopetal in die neue Umgebung der Gliedmaße hinein. An der Entnahmestelle dagegen entwickeln sich ausschließlich truncofugale Muskeln, da deren Matrix, die ventrale Rumpfmuskulatur, bei dem operativen Eingriff unverändert ist. So lassen sich beide Arten von Muskeln, die bei diesen Tieren im gewöhnlichen Gang der Entwicklung nicht zu unterscheiden sind, auseinander wirren.

Außer gewissen Muskeln des Kopfes und Halses, welche später gemeinsam mit den Skeletteilen jener Regionen besprochen werden sollen, sind also die über den ganzen Körper verbreiteten Bewegungsapparate von den metameren Primitivorganen (Myotom und Sklerotom) ausgegangen. In der Entwicklung vieler Organismen ist dieser Entwicklungsgang trotz aller Komplikationen Schritt für Schritt zu verfolgen. Es ist freilich nicht sicher, daß in *allen* Fällen das embryonale Material die Verschiebungen tatsächlich erleidet. Wenn hier und da neue Materialien die

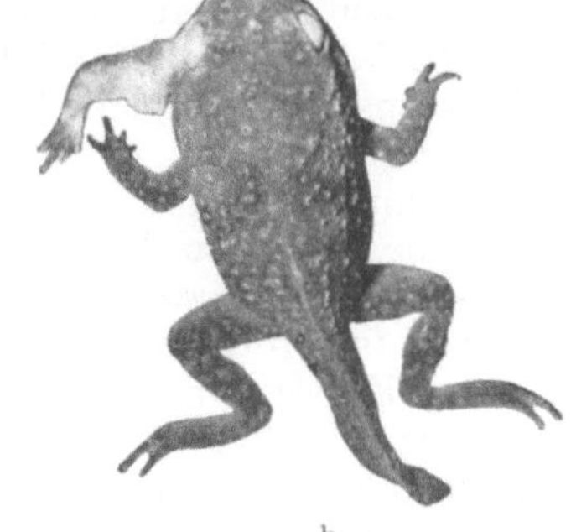

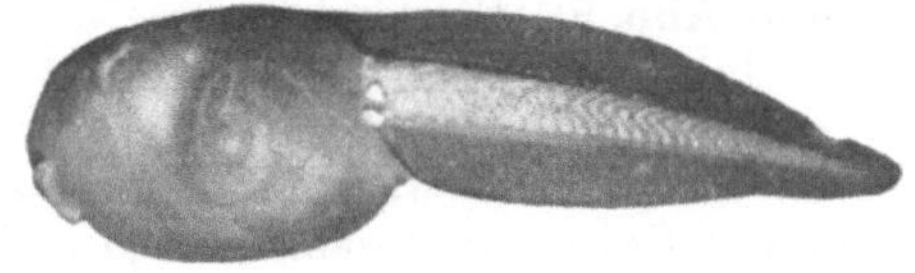

a   b

Abb. 10a u. b. Extremitätentransplantation bei der Unke (Amphibium). a Eine knospenförmige Anlage der vorderen Extremität ist oberhalb der normalen Knospe der hinteren Extremität frisch eingepflanzt (an der Schwanzwurzel, oberhalb des Afters). Gesamtlänge der Larve 13 mm. b Eine unterhalb des Auges eingepflanzte Knospe ist zu einem Arm herangewachsen (pentapode Unke während der Metamorphose).

Erzeugung alter Formen übernehmen sollten (z. B. wenn Gliedmaßenmuskeln aus dem parietalen Blatt des ventralen Mesoderm entstehen statt aus Ursegmenten, wie behauptet wird), so gehört das vielleicht in das Kapitel der „Imitationen", von denen wir bereits sichere Fälle kennen.

II. Das Material des Bewegungsapparates und seine Verwendung beim Aufbau der Konstruktionsteile.

Der Bewegungsapparat ist ein *architektonisches Ganzes*, an dem die verschiedenen *Baumaterialien*, die Gewebe der Histologie, Bindegewebe, Knochen, Knorpel, Muskel, Sehne, auch Fett, ihre ganz bestimmte, nicht entbehrliche Stelle einnehmen. Sinngemäß gliedert man das Ganze zunächst in den *bewegten*, passiven Teil des Bewegungsapparates, das *Skelet*, und den *bewegenden* aktiven Teil, die *Muskulatur*. Beide gehören aufs engste zusammen, da gerade beim Menschen nicht einmal die einfachste statische Leistung durch den passiven Apparat allein, ohne Mithilfe der Muskeln vollzogen werden kann. Dies gilt an sich für alle höheren Wirbeltiere, die auf 2 oder 4 Beinen, über den Erdboden erhoben, stehen, gehen oder laufen. Die Haltung des Tieres, sein Habitus, ist ebensosehr eine Funktion seiner lebendig gespannten Muskeln, als der Form seines Skeletes, die durch diese Muskeln zusammengehalten wird. Die Leistung der Muskeln ist also nicht nur Bewegung, sondern auch Haltung und Stellung, und gerade beim Menschen ist der, jeder Person eigene, Umriß nicht nur durch das gegebene Gefüge und seine Maßverhältnisse bedingt, wie wir sie am Leichnam wiederfinden, sondern auch durch die besondere Form, die die vom Nervensystem beherrschte Muskulatur diesem Gefüge gibt.

So weist die Analyse des Bewegungsapparates von vornherein auf den lebenden Körper hin; erst aus dem lebendigen Zusammenwirken der Teile wird das Besondere jedes menschlichen Leibes ganz verständlich.

Das „Skelet" ist der passive Teil des Bewegungsapparates, ein Gerüstwerk starrer Teile, der „*Knochen*" des gewöhnlichen Sprachgebrauches. Sie sind in mannigfacher Weise teils beweglich, teils unbeweglich aneinandergefügt. Wie aber das einzelne knöcherne Skeletorgan, der Knochen, aus verschiedenartigem Material, nicht nur Knochengewebe, aufgebaut ist, so nehmen am Gefüge dieser *Knochenverbindungen* sehr verschiedene Gewebe, mit verschiedenen mechanischen Eigenschaften teil, vorzüglich auch solche, die nicht starr, sondern biegsam oder sonstwie formbar sind. So unterscheiden wir am Skelet *starre*, unbildsame Teile und Baumaterialien und *bildsame*, unstarre Teile aus entsprechendem Baumaterial. Alle diese Materialien haben ihre eigene Bedeutung und erst alle zusammen ermöglichen es dem Skelet, seinen statischen und kinematischen Funktionen gerecht zu werden. Die Fülle der Gestalten in Form und Material ist außerordentlich; funktionell Verschiedenes wird oft auf ähnliche, funktionell Gleiches auf verschiedene Weise aufgebaut und ausgestaltet.

Ein Überblick über die Hauptgewebe der Stütz- und Bindesubstanzen schließt sich am besten einem Blick auf ihre Entwicklung an. Der Embryo der Wirbeltiere besteht zu einer gewissen frühen Zeit aus epithelartigen Zellagen (den Keimblättern und ihren ersten Sonderungen), die zwischen sich nur feine Spalten freilassen. Aus dem mittleren Keimblatt (Mesoderm) lösen sich nun Scharen von Zellen los — viele Teile des Mesoderms werden dabei ganz oder fast ganz aufgelöst —, und diese Zellmassen schieben sich zwischen die vorhandenen Teile ein. Erst hierdurch gewinnt der Embryo Körper und Fülle, und zwar mit geringen Mitteln, denn die ausgewanderten Zellen lassen weite, die Zellen an Masse gewaltig übertreffende Lücken zwischen sich frei, die mit einer sehr wasserreichen und weichen Gallerte erfüllt sind, der „Grundsubstanz", die an manchen Stellen wohl auch eine wahre bewegliche Flüssigkeit sein kann.

Dieses *Mesenchym* genannte Gewebe ist nicht nur das erste, embryonale Stütz- und Bindegewebe, sondern gleichzeitig ein unerschöpflicher Behälter formbildender Fähigkeiten und werdender Gestaltung. Nicht nur alle Binde- und Skeletgewebe und die daraus aufgebauten Organe des Bewegungsapparates, auch ein großer Teil der Muskulatur selbst und vieles andere hat seinen Mutterboden in diesem Mesenchym. Es ist ein Bildungsgewebe, ein *Blastem*. Das gilt für das Mesenchym als Ganzes. Aus ihm kristallisieren die Organe des Bewegungsapparates gleichsam heraus. Zunächst erscheinen Verdichtungen des Mesenchyms, Zellanhäufungen, welche die Form der Organe andeutungsweise vorbilden und *deren* Blasteme also *Teilblasteme* sind. Fast alle Organe des Bewegungsapparates durchlaufen ein solches *Blastemstadium*. Zeitlebens bleibt Mesenchym erhalten, besonders in der Umgebung der feinsten Blutgefäße und in den blutbildenden Organen. Wir werden diesem ungemein reaktionsbereiten und differenzierungsfähigen Gewebe immer wieder begegnen.

Bei der Ausbildung der besonderen Stütz- und Bindesubstanzarten sind zwei *Faserarten* bedeutsam, die überall im Mesenchym entstehen und sehr bald nach der Ausbildung des Mesenchyms dessen Grundsubstanz erfüllen. Diesen Fasern, meist unter dem Ausdruck „Grundsubstanz" mitbegriffen, werden die mechanischen Leistungen, bald allein, bald in Gemeinschaft mit der besonders weiter- oder umgebildeten Hüllgallerte übertragen. So werden bei allen Wirbeltieren die Zellen, das Protoplasma, von der mechanischen Beanspruchung befreit. Die Zellen bleiben aber Erhalter und Erbauer der mechanisch wirksamen Teile, sie durchsetzen die mechanischen Apparate, machen sie zu eigentlich lebendigen Organen, und alle Regeneration und aller Umbau ist an sie gebunden.

Kollagene und elastische Fasern. Die beiden Faserarten sind die *kollagenen* und die *elastischen Fasern*. Die ersteren bestehen aus Fibrillen, sehr feinen Fäden, deren Dicke geringer ist, als daß sie im Mikroskop bestimmbar wäre; ihre Länge ist unbekannt. In

der kollagenen Faser sind die Fibrillen verschieblich. Der Anblick einer entspannten, dann
stets etwas geschlängelten Faser gleicht einer Haarlocke. Für das Verständnis des Bewegungsapparates bedeutsam ist die große Festigkeit der kollagenen Faser gegen Zug, erst bei großen
Belastungen (rund 500 Atm. = 500 kg je Quadratzentimeter) erfährt sie bleibende Veränderungen und reißt, wobei sie höchstens um 5% gedehnt wird. Sie ist also praktisch nicht dehnbar und sehr fest aber biegsam, und sie ist es, die überall im Körper und in den Geweben
benutzt wird, um Zugkräfte aufzunehmen und zu übertragen.

Die *elastischen* Fasern sind verhältnismäßig dicke (bis $^1/_{100}$ mm beim Menschen) glashelle
homogene Fäden, die untereinander zusammenhängen und ein vollständig geschlossenes
Netzwerk bilden. Da alle mit Stützsubstanzen erfüllten Räume des Körpers untereinander
in Verbindung stehen, so hängen auch die elastischen Netze des Körpers vollständig zusammen. In mechanischer Hinsicht steht die elastische Faser im Gegensatz zur kollagenen.
Sie ist elastisch wie Gummi, außerordentlich dehnbar (bis 100%), zieht sich nach der Dehnung
wieder federnd zusammen, wobei daran zu denken ist, daß sie im unversehrten Körper eine
nicht unbeträchtliche Anfangsdehnung und Anfangsspannung hat, um die sie, wie jeder
technische Federapparat, federnd herumschwingt.

Bindegewebe. Ein Überblick über die Arten der faserhaltigen Stützsubstanzen
läßt zunächst die *geformten* von den *ungeformten* unterscheiden. Das Mesenchym,
das Urskelet, der Mutterboden aller Skeletgewebe, hat keine eigene Form, sondern
bildet das Negativ der anderen Teile und Organe. In ihm bilden sich die eigentlich
mechanischen Konstruktionsteile, Knochen, Bänder, Sehnen usw. aus, die aber
immer in einem Rest ihres Mutterbodens eingebettet liegen bleiben, in das *lockere,
faserige Bindegewebe*, das man auch *interstitielles Bindegewebe* nennt, da es
zwischen dem besonderen Gewebe der Organe, seien es nun Drüsenschläuche,
Muskel- oder Nervenfasern, liegt und alle Organe durchdringt. Es ist eine Weiterbildung des embryonalen Bindegewebes und besteht aus einem Zellnetz, den
Fibrocyten, und der aus den Fasern und der gallertig-flüssigen Grundsubstanz
(im engeren Sinne) bestehenden Zwischenzellmasse (Grundsubstanz im weiteren
Sinne). Es hat neben seiner mechanischen Funktion noch mancherlei Aufgaben,
spielt im Wasserhaushalt eine Rolle, ist Träger der Blutgefäße und von undifferenzierten Mesenchymzellen in deren Umgebung und dient dadurch dem Körper
bei der Abwehr von Schädlichkeiten (Infektion, Entzündung) und ist vor allem
auch der Mutterboden für Neubau und Wiederaufbau (Regeneration, Heilung)
der Organe des Bewegungsapparates. Neben den Fibrocyten enthält es noch
andere Zellarten, unter anderem Wanderzellen, die z. T. mit denen des Blutes
übereinstimmen.

Von diesem ungeformten Bindegewebe führt eine Reihe von Übergangsformen
zu immer faserreicheren und strafferen Bindegeweben, die, schon mehr eine
Eigenform erkennen lassend, unter anderem auch die Hüllen der Organe sowie die
Lederhaut bilden. Während im lockeren Bindegewebe die kollagenen Fasern
Maschen bilden, verlaufen sie in der straffen Form vielfach parallel.

Fettgewebe. Eine besondere Besprechung erfordert das Fettgewebe. In jedem
lockeren Bindegewebe finden wir Fettzellen, große kugelige, von einer Membran
umschlossene Zellen, deren Hauptmasse ein Fetttropfen in ihrem Inneren darstellt.
Sie können einzeln oder in Reihen im Gewebe liegen, treten aber vielfach zu
kleinen Läppchen zusammen, die, von Gefäßen reich versorgt, durch interstitielles,
lockeres oder strafferes Bindegewebe gegliedert, oft umfangreiche Gewebekörper
aufbauen. Sie sind sehr wasserreich (Fett:Wasser = 1:7). In der Unterhaut,
unter dem Bauchfell, können ungeheure Massen von Fett gestapelt werden
(Fettleibigkeit). Diese Fettmassen können, wie jedem das tägliche Leben und
seine menschliche Umgebung zeigt, sich ansammeln und wieder schwinden. Sie
sind *Speicherfett*.

Fett kommt aber noch in anderer Funktion vor. Dort, wo sich im Körper
Räume und Spalten finden, die bei Bewegungen ihre Form und Größe wechseln,
bringt er weiche, lappige Fettorgane unter, die auch bei starker Abmagerung nur

wenig angegriffen werden und daher als *Baufett* bezeichnet werden können. Sie finden sich an den Gelenken und in deren Umgebung (Abb. 37) und an anderen Stellen, z. B. Wangenfettpfropf (Abb. 359), Ballen. Der Augapfel ist in eine Gelenkpfanne aus Fett gebettet. Diese Organe aus Baufett bilden einen wichtigen Teil des Bewegungsapparates selbst, sie machen es zum Teil erst möglich, daß der Mensch, der doch eine zusammenhängende Gewebemasse ist, sich überhaupt so formbar zeigt, wie wir es an uns selbst täglich erleben (S. 61).

Das Fettgewebe ist außerordentlich reich an Blutcapillaren. Diese Blutcapillaren dienen dem Hin und Her im Stofftransport und können das Fettgewebe zu einem ausgesprochenen *Resorptionsorgan* machen (Näheres siehe Bd. 3, unter Lymphgefäßsystem, Allgemeines).

Die *geformten Stützsubstanzen* bilden die eigentlichen Konstruktionsteile des passiven Bewegungsapparates mit einer ihrer besonderen Leistung entsprechenden Gestalt. Das Kennzeichen dieser Gewebe ist, daß sie eine wirklich und unzweifelhaft *feste* Grundsubstanz haben, in der kollagene Fibrillen oder Fibrillenbündel in irgendeine „Kittsubstanz" eingelagert sind, oft in solcher Menge, daß jene an Menge fast verschwindet und ferner, daß sie nur eine einzige Zellart besitzen, die den Fibrocyten des lockeren Bindegewebes entspricht, endlich, daß sie teils beim Wachstum, immer beim Umbau und der Wiederherstellung, eines aus dem ungeformten Bindegewebe entstehenden Blastems bedürfen.

Sehnengewebe. Die erste Form dieser Gewebe ist das Sehnengewebe. Es handelt sich um parallele Bündel

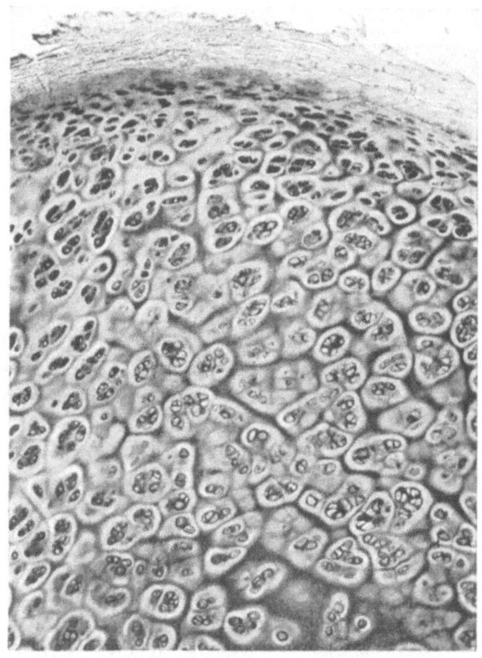

Abb. 11. Hyaliner Knorpel. Oberes Horn des Schildknorpels. Toluidinblau. 44/1. Präparat und Photogramm von Prof. PETERSEN, Würzburg.

kollagener Fibrillen, durchtränkt von einer Schleimlösung oder Gallerte und so dicht gepackt, daß sie optisch völlig homogen erscheinen (wenigstens auf dem Querschnitt, in der Aufsicht ist das optische Phänomen verwickelter). In diesen Sehnenbündeln liegen Zellen, langgestreckt mit flügelartigen Verzweigungen, in großer Anzahl. Diese fadendünnen Bündel, zu gröberen Bündeln durch Bindegewebe zusammengefügt, bilden die Sehnen der Muskeln, die Bänder der Gelenke; sie kommen auch als einander kreuzende Lagen von Fäden in den Fascien (s. S. 62) und den Membranen vor. Überall, wo es gilt, Zugkräfte bei vorhandener Biegsamkeit zu übertragen, finden wir dieses Gewebe; seine Anwesenheit verrät die das Gewebe beanspruchenden Zugkräfte und ihre Richtung.

Gerade die aus Sehnenfäden aufgebauten Strukturen sind individuell ungeheuer verschieden, und es ist sicher, daß der einzelne Mensch selbst, durch die formbildenden Fähigkeiten seines lebendigen Leibes diese Strukturen unter dem Einfluß und der Leitung der Belastungen ausformt und durcharbeitet. Die Ausbildung der zugfesten Strukturen und des mechanischen Systems überhaupt ist von der Größe, d. i. von der Masse des Tieres, oder auch des Körperteiles, und der *absoluten* Größe der angreifenden Kräfte abhängig. So sehen wir in einer Muskelfascie deshalb die Sehnenfäden sehr verschieden verteilt und verschieden ausgebildet, weil ein derberes Bindegewebe auch schon recht fest ist und es sich vielfach erübrigt, besondere Sehnenfäden einzuziehen.

Knorpel. Die Bezeichnung Knorpel bedeutet an und für sich nur ein Gewebe von einer festen, aber schneidbaren Konsistenz. Im Knorpel unterscheiden wir Zellen und Grundsubstanz. Die Zellen, außerordentlich wasserreich, sind rundlich, ohne Ausläufer, und liegen in Höhlen der Grundsubstanz. Diese besteht aus einer steifen Gallerte eines zu den Schleimarten gehörigen Polysaccharid-Eiweißkomplexes, dem Chondromucoid, und in sie hinein sind große Mengen kollagener Fibrillen gelagert. Die Anordnung dieser Fibrillen und der relative Anteil des Chondromucoids an der Masse wechselt im Knorpelstück in gesetzmäßiger Weise. Dies bedingt seine Architektur.

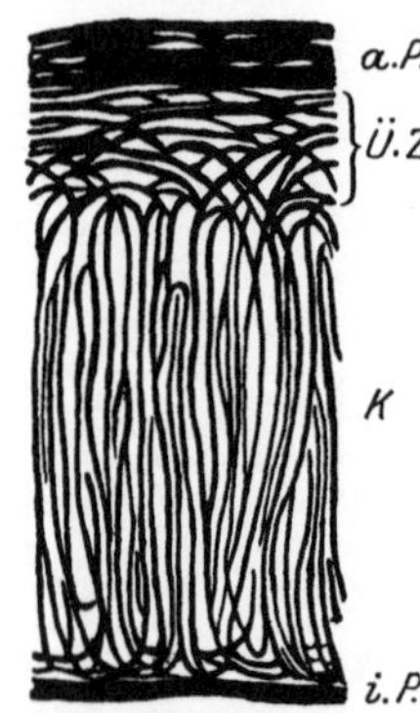

Abb. 12. Fibrillenzüge im Luftröhrenknorpel des Rindes. Im Knorpel selbst (*K*) laufen die Fibrillenzüge senkrecht zur Oberfläche. In der subperichondralen Übergangszone (*Ü.Z.*) biegen sie arkadenförmig in die tangentiale Richtung im äußeren (*a. P.*) und inneren Perichondrium (*i. P.*) um. (Nach BENNINGHOFF: Verh. anat. Ges. 1922, Abb. 2.)

Das Bauelement des Knorpels ist die *Knorpelkugel,* das Chondron, die sich zu eiförmigen und spindeligen Gebilden abwandeln kann. Eine Knorpelkugel enthält innen die Zellen, jede Zelle ist mit einer Wickelung von zugfesten Fibrillen in der Grundsubstanz umgeben. Zwei oder mehr Zellen sind wieder durch Wickelungen zusammengeschlossen, mehrere wieder durch neue Wickelungen, und so können recht umfangreiche und komplizierte Knorpelkugeln („Territorien") aufgebaut werden. Den Wickelungen parallel gehen färbbare Zonen (Abb. 11). Jede Knorpelkugel beginnt ihr Dasein als einzellige und wird durch Zellteilung zur vielzelligen. Dies bedingt das für die Wachstumsmechanik unseres Skelets außerordentlich wichtige Wachstum von innen heraus (Wachstum durch Einbau, intussusceptionelles Wachstum). Zwischen den Kugeln finden sich Zwischenschichten durchlaufender Fibrillenzüge (Interterritorien). An der Außenfläche des Knorpels gehen die Fibrillen in tangentiale Richtung über (Abb. 12). So bildet die ganze Struktur eine Einheit, die bei jedem Teil in mannigfacher Weise abgewandelt werden kann.

Die Knorpelzellen sind, mechanisch betrachtet, druckresistente Körperchen: die Zellen haben infolge ihres hohen Wassergehaltes den Charakter von Flüssigkeiten, sie sind inkompressibel, und werden durch die umgebende steife Grundsubstanz mit den eingelagerten zugfesten Fibrillen in ihrer Form gehalten. Knorpel behält deshalb bei Druckbeanspruchung seine Form. Die Bedeutung wird klar aus dem Vergleich mit dem Fettgewebe. Auch dieses besteht aus flüssigkeitserfüllten Blasen, den Fettzellen, hat aber keine steife Grundsubstanz, ist deshalb zwar inkompressibel, nicht volumveränderlich, wohl aber weitgehend verformbar (Beispiel: der Fettkörper in der Achselhöhle, Abb. 38).

Knorpel kommt in zwei Verwendungen vor: als *freier Knorpel,* z. B. Gelenkknorpel, und als von Bindegewebe *umhüllter Knorpel,* z. B. Kehlkopfknorpel, Rippenknorpel. Aus umhülltem Knorpel können ganze Skelete aufgebaut werden (Haifische). Die Umhüllung, die *Knorpelhaut, Perichondrium,* besteht in ihren äußeren Schichten aus einem dichten Geflecht kollagener und elastischer Fasern, die inneren, frei von elastischen Fasern, werden mehr und mehr in Knorpelgrundsubstanz eingeschlossen, so daß zwischen Perichondrium und Knorpel keine scharfe Grenze besteht (Abb. 11 u. 12). Durch die Kombination des druckfesten Knorpelgewebes mit der zugfesten Perichondriumhülle entsteht ein hartes druck- und biegungsfestes Skeletstück. Das Perichondrium ist dabei unentbehrlich. Wird es entfernt, so verliert der Knorpel seine Biegungsfestigkeit, er bricht, wenn er gebogen wird. Durch die Tangentialfasern, die sich auch im freien Knorpel finden, unter der freien Oberfläche, ist der Knorpel außer gegen Druck auch gegen leichte Verzerrung, wie sie bei Biegung und bei Walkung auftritt, resistent. Gewalkt wird z. B. der Gelenkknorpel bei der reibungsfreien, aber wegen des Gelenkdruckes ihn leicht deformierenden Bewegung. Der Wirkung von Schub-(Scher-)kräften dagegen vermag er nicht zu widerstehen, sondern geht zugrunde, während er unter Druck gebildet werden und bestehen kann.

Wenn die Chondromucoidgallerte die Fibrillen vollkommen durchtränkt („maskiert"), wird der Knorpel durchscheinend, glasig, *Hyalinknorpel*. In besonderen Knorpelstücken finden sich dichte Netze elastischer Fasern, *elastischer Knorpel* (z. B. Ohrknorpel). Unter der Bezeichnung *Faserknorpel* werden verschiedene Formen zusammengefaßt. Gemeinsam ist ihnen eine Grundsubstanz ähnlich der des Hyalinknorpels, in welcher aber die Fibrillen in dicken Bündeln geordnet sind, zwischen denen verstreut einzellige Knorpelkugeln liegen. Manche Formen haben durch die Parallelordnung der Faserbündel Ähnlichkeit mit dem Sehnengewebe (Disci articulares, Labra glenoidalia), andere mehr mit echtem Knorpel (Zwischenwirbelscheiben, Symphysenknorpel).

Knochen. Die meisten Wirbeltiere, Knochenfische, Amphibien, Reptilien, Vögel, Säugetiere und der Mensch verwenden zum Aufbau der starren Teile ihres Bewegungsapparates den *Knochen*. Die Knochensubstanz ist nahe verwandt mit dem Zahnbein (Dentin), ja bis auf die Lage der Zellen

Abb. 13 a u. b. Odontoblasten (a) und Osteoblasten (b). Schema. Die rechte Seite der Abbildungen ist von Zellen entblößt gedacht. Die feinen Poren im Knochen (b) sind quergetroffene Ausläufer der Knochenzellen.

zur Grundsubstanz (Abb. 13) handelt es sich um ein gleichartiges Gewebe. Die Zellen des Knochens (Knochenzellen, Osteocyten) sind die typischen verzweigten und untereinander verbundenen Zellen (Fibrocyten) des mesenchymalen Systems. Die Grundsubstanz, in der sie in Hohlräumen (Knochenhöhlen und -kanälchen) liegen, besteht aus kollagenen Fibrillenbündeln und einer Hüllsubstanz (Kittsubstanz), an die die Kalksalze gebunden sind.

Das Zahnbein zeigt denselben Bau, die Zellen liegen jedoch außerhalb der Grundsubstanz und strecken nur Fortsätze hinein. Zahnbein besitzen auch die Knorpelfische an Zähnen und Schuppen. In der Entwicklung läßt sich vielfach nachweisen, daß Knochen zuerst als Zahnsockel und im Zusammenhang mit den Zähnen gebildet wird (Abb. 14 a).

Das Skelet des Menschen und aller der oben genannten Tiere ist ein *Knochen-Knorpelskelet*. Bei vielen, insbesondere niederen Wirbeltieren ist das knorpelige Primordialskelet viel vollständiger und bleibt, besonders am Schädel, in großer Ausdehnung, z. B. auch am Schädeldach, erhalten, wo es beim Menschen ganz fehlt. Auf diese Knorpel, das Skelet vervollständigend, legen sich die Knochen wie ein Mantel auf oder an ihn an: *Deckknochen* (Abb. 14). Beim Unterkiefer, auch des Menschen, ist diese Beziehung in der Entwicklung erhalten, der MECKELsche Knorpel wird nicht ersetzt, sondern zunächst durch den zahntragenden Knochen ergänzt. Das übrige Knorpelskelet wird größtenteils in Knochen umgewandelt und durch Knochen ersetzt: *Ersatzknochen*. Teile des Knorpelskelets bleiben auch beim Menschen erhalten, z. B. die knorpeligen Überzüge der Gelenke, Rippenknorpel, Knorpel der äußeren Nase.

Die Entwicklung des Skelets durchläuft beim Menschen also folgende Stadien: Das Mesenchym erfüllt zunächst alle Spalten zwischen den Organanlagen. In ihm erscheinen die Blasteme, aus denen die Knorpelteile werden (Vorknorpel): *Blastemskelet* (fälschlich häutiges Skelet genannt). Die Blasteme wandeln sich in Knorpel um, und es erscheinen einige Deckknochen, im Mesenchym tauchen überall kollagene Fasern auf, die an einigen Stellen als Membranen die primordialen Knorpel vervollständigen (Schädeldach): primordiales Stadium aus Knorpel, Häuten und Belegknochen. Endlich werden die Knorpelteile durch Knochen ersetzt (Ersatzknochen): bleibendes Skelet. Natürlich schieben sich diese Stadien ein wenig ineinander, an dem einen Teil kann die Bildung des bleibenden Skelets schon eingeleitet sein, während am anderen Teile noch Blasteme vorhanden sind. Dabei gilt die Regel, daß das Kopfende dem Schwanzende, der proximale Teil dem distalen in der Entwicklung vorausgeht.

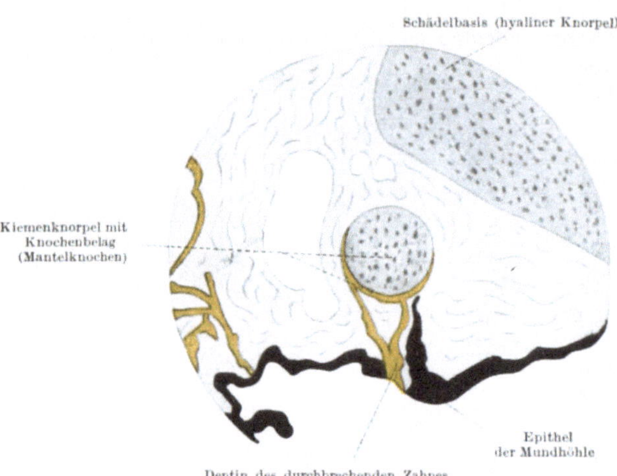

Abb. 14 a.   Zahn und Mantelknochen, Forellenembryo, Mundhöhle.

Zahlreiche Experimente (an Amphibienextremitäten) haben gezeigt, daß die frühen Blasteme harmonisch-äquipotentielle Systeme sind, d. h. daß sie, in beliebigem Verhältnis verkleinert oder geteilt, doch ein typisch verkleinertes Ganzes bilden (Abb. 29). Das die Extremitätenknospen erfüllende Mesenchym ist also wie eine Art Mutterlauge, aus der die Teile des Bewegungsapparates auskristallisieren. Welche Teile des Blastems Muskel, Sehne, Knorpel, Band werden, ist also nicht festgelegt, sondern das Schicksal jedes Teiles ist eine Funktion seiner Lage im Ganzen. Dabei werden die allgemeinsten Bestimmungen, proximal-distal, dorsal-ventral, medial-lateral, kranial-caudal zunächst festgelegt und gerade die des Materials (Knochen, Band, Muskel) scheint mit am spätesten vor sich zu gehen. Wir haben also in dem Bildungsblastem zu Beginn der Ausgestaltung in die einzelnen Funktionsteile keine Organ- und Materialanlagen vor uns, die getrennt wären und sich gegeneinander verschöben, sondern es werden Teile des Materials hier als Knorpel, dort als Band oder Gelenkkapsel ausgebildet. Dabei bleibt die

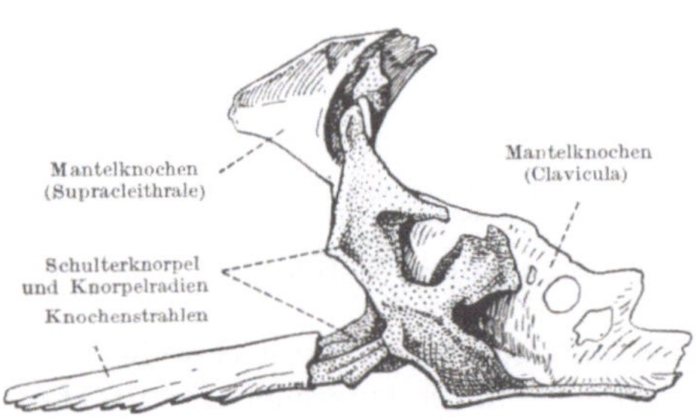

Abb. 14 b.   Deck- oder Mantelknochen des Schultergürtels des Störs (Acipenser sturio).

gestaltende Fähigkeit des Körpers auch beim Menschen gerade im Bereiche des passiven Anteils des Bewegungsapparates lange erhalten, eben weil in dem ungeformten interstitiellen und einhüllenden Bindegewebe der material- und formbildende Mutterboden zeitlebens vorhanden bleibt.

Verknöcherung. Die Ausbildung des Knochengewebes geht überall in derselben Weise vor sich. Zellen des Mesenchyms sondern sich, ohne ihren Zusammenhang mit dem Mutterboden aufzugeben, aus dem Netz heraus, lagern sich zusammen und bauen als Osteoblasten zwischen sich Knochenbälkchen auf; ein Teil der Zellen wird in Lücken der Grundsubstanz eingeschlossen, dies sind die Knochenzellen (Abb. 13 b). Dabei werden kollagene Fasern aus der Umgebung in den Knochen hinein genommen; geschieht das in großem Ausmaß, so spricht man von Bindegewebsverknöcherung (z. B. bei den Schädeldachknochen, vielfach beim perichondralen Knochen).

Wird nun ein Knorpelmodell in Knochen übergeführt, so hat man 2 Vorgänge dabei zu unterscheiden, die man als *perichondrale* und als *enchondrale* Knochenbildung zu bezeichnen pflegt. Das Knorpelstück wird von außen, vom Perichondrium her, mit einer Knochenschale umhüllt, diese umschließt das Stück am Schaft (Diaphyse) wie eine Manschette, aus welcher die knorpeligen Enden (Epiphysen) herausragen (Abb. 15 a). Diese Manschette ist der *perichondrale* Knochen, und er wächst sowohl in die Dicke wie in die Länge. Im Innern wird der Knorpel zerstört (Abb. 15 b), an seine Stelle tritt die *primäre Markhöhle*, und die Zerstörung, von Capillarschlingen, Mesenchym und besonderen großen, mehrkernigen Freßzellen (Chondroklasten) in gemeinsamer Arbeit vollzogen, rückt immer weiter gegen die Epiphyse vor. Diese sitzt in der perichondralen Knochenmanschette, wie das Ei im Eierbecher. An ihrer Diaphysenseite ist sie zerfressen, und hier wird nun der sog. enchondrale Knochen gebildet, indem stehenbleibende Zungen und Vorsprünge verkalkter Knorpelgrundsubstanz in Knochensubstanz gefaßt, von ihr umklammert und mit anderen ähnlichen Knochenbälkchen und der perichondralen Manschette verbunden werden. So wird an

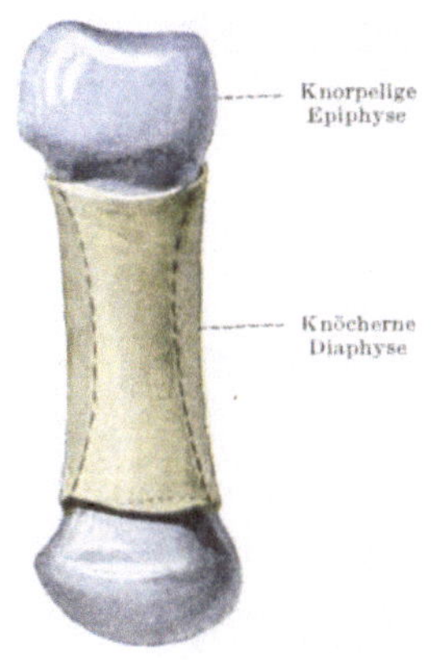

Abb. 15 a. Anlage eines Röhrenknochens mit Dia- und Epiphysen (Phalanx des Fingers, Schema). Perichondraler Ersatzknochen der Diaphyse: gelb.

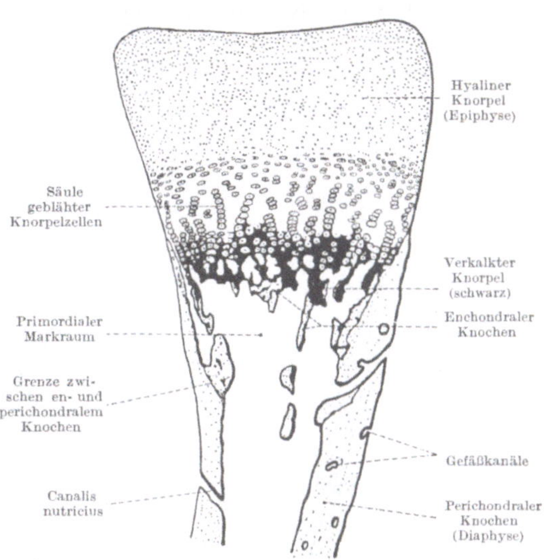

Abb. 15 b. Längsschnitt durch die Epi- und Diaphyse der Fingerphalanx eines menschlichen Fetus (s. Abb. 15 a).

dem noch dünnen Ende der Knochenröhre nicht nur ein Gerüstwerk geschaffen, sondern die Epiphyse wird auch durch zahlreiche Klammern in der Diaphyse festgehalten. Das Knorpelende wächst von innen heraus, durch Einbau weiter, von unten her wird es ständig aufgefressen und durch die wachsende Manschette immer weiter hinauf umfaßt, es läuft vor dieser Zerstörung durch sein Wachstum gleichsam davon, und so wächst das ganze System ständig, ohne daß sich an der Anordnung im ganzen etwas ändert. Auf diesem Wachstumsmechanismus der Röhrenknochen beruht wesentlich das Längenwachstum des Körpers, und der Knorpel ist so nicht nur erstes Modell des künftigen Knochens, sondern auch sein Wachstumsorgan. Die krankhafte Abwandlung der Skeletentwicklung und ihre groben Störungen haben es vorzugsweise mit diesen Vorgängen zu tun, und die groben Verkrüppelungen der menschlichen Gestalt haben hier größtenteils ihre Ursache.

Wichtig für das Verständnis des Knochenwachstums ist, daß die Knochensubstanz selbst nicht durch Einbau, sondern nur durch Anbau, Auflagerung neuer Substanz wachsen kann (appositionelles Wachstum). Es wächst aber die Form als solche harmonisch aus (Abb. 16 a) und so ist mit dem *Aufbau* auch immer ein *Abbau*, eine Zerstörung des Knochens durch Osteoklasten verbunden (Abb. 18). Die Markhöhle erweitert sich nach allen Seiten, der periostale Knochen wird in radiärer Richtung zerstört, der enchondrale in der Richtung der Längsachse.

In der Epiphyse treten nach einiger Zeit *Knochenkerne* auf, d. h. Markhöhlen und ein enchondrales Knochengerüst (Abb. 252), das schließlich die Oberfläche erreicht und dann durch periostalen Knochen vervollständigt wird. Dabei bleibt der Gelenkknorpel erhalten und eine Knorpelscheibe zwischen Epiphyse und Diaphyse, die *Epiphysenscheibe*, das eigentliche Organ für das Längenwachstum, das bis zu dessen Abschluß (20—25 Jahre) bestehen bleibt (Abb. 285). Die kurzen Knochen verhalten sich wie die Epiphysen (Abb. 7). Ihre Knochenkerne und die der Epiphysen, sowie das Verhalten der Epiphysenscheibe zeigt die Röntgenplatte, und das Studium dieser Vorgänge durch das Radiogramm gehört zu den wesentlichen Hilfsmitteln der Kinderheilkunde, an denen das normale Wachstum kontrolliert wird.

Im fertigen Skelet finden wir mannigfach geformte knöcherne Skeletstücke, unter denen man kurze, lange und platte Knochen zu unterscheiden pflegt. Diese Unterscheidung trifft Wesentliches des konstruktiven Aufbaues.

Das fertige knöcherne Skeletstück besteht aus der Knochenhaut (Beinhaut, Periost), der Rindenschicht (Corticalis, Compacta) und dem System der Markräume, die von einem Maschenwerk aus feinen Knochenbälkchen durchzogen werden (Abb. 20). Die Corticalis ist besonders bei großen Tieren

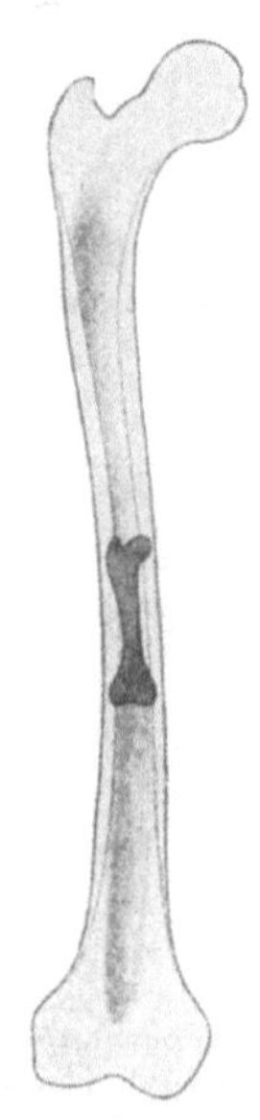

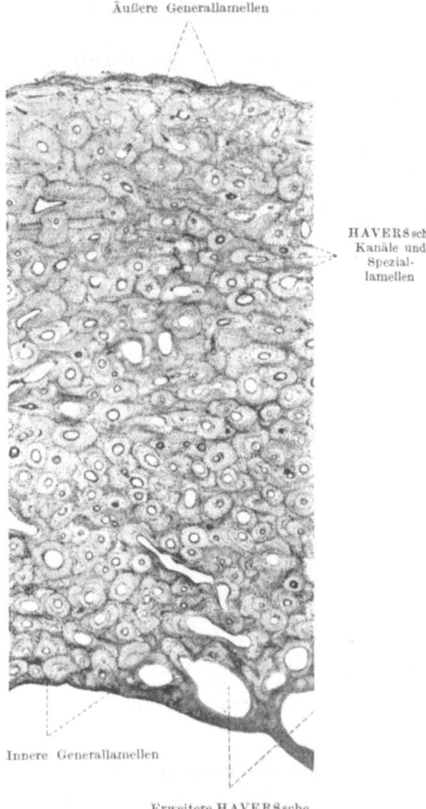

Abb. 16a. Oberschenkelknochen eines 48 cm langen Fetus in den bei gleicher Verkleinerung gezeichneten gleichen Knochen eines Erwachsenen eingelegt. (Aus FISCHEL: Lehrbuch der Entwicklung des Menschen. Berlin: Springer 1929.)

Abb. 16b. Querschnitt durch die Compacta des Schaftes des Oberschenkelknochens, Mensch. Entkalkter Knochen, Schnitt mit Thionin nach SCHMORL gefärbt.

vielfach eine dichte und dicke Knochenmasse, daher „Compacta", die als Material in Technik und Handwerk vielfach verwandt wird (Knöpfe, Messergriffe usw.).

Bau der Compacta. Der *Knochen* des Erwachsenen ist *Lamellenknochen* (Abb. 16b u. 17). Er wird schichtweise abgelagert und durch den wechselnden Verlauf der Fibrillen werden die Schichten besonders deutlich. Solche Lamellen liefert das Periost, sie umgreifen dann größere Teile der Außenfläche als äußere Generallamellen. Innere Generallamellen nennt man die Auskleidung des Markraumes. Zwischen beiden liegt die Hauptmasse der Compacta. Ihr Bauelement ist das *Osteon* (Knochenröhrchen oder -zylinder, Abb. 17). Die Compacta ist von einem Netz von Gefäßkanälen durchzogen, die aus weiteren, längsverlaufenden und engeren querverlaufenden bestehen. Die längsverlaufenden HAVERSschen Kanäle besitzen eine konzentrisch geschichtete Knochenwand: die aus HAVERSschen oder Speziallamellen aufgebauten Osteone, HAVERSschen Systeme. Die querverlaufenden Kanäle besitzen in der Regel keine eigene geschichtete Wand, sondern durchbohren die Lamellen: VOLKMANNsche, durchbohrende Kanäle. Die HAVERSschen Kanäle enthalten je eine Arterie und Vene in undifferenziertem Mesenchym (Abb. 18c).

Im Knochen wird dauernd umgebaut. Aus den undifferenzierten Mesenchymzellen der HAVERSschen Kanäle entstehen Riesenzellen, die den Knochen abbauen *(Osteoklasten)* und einen Resorptionsraum schaffen, der mit Mesenchym ausgefüllt wird (Abb. 18a u. b). An seiner Wand lagern dann *Osteoblasten*, die ebenfalls aus Mesenchymzellen hervorgegangen sind, lagenweise neue Knochensubstanz ab, bis in dem Resorptionsraum ein neues HAVERSsches System fertig ist (c). Durch Zerstörung und Neubau paßt sich die Substanz im ganzen den Anforderungen der Belastung an, und die Spuren sieht man im *Breccienbau*

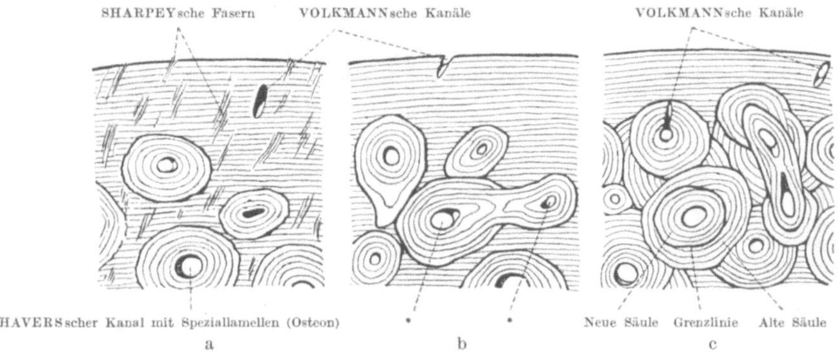

Abb. 17a—c. Lamellensysteme in der Substantia compacta, Schema. a Äußere Generallamellen mit eingeschalteten HAVERSschen Lamellen. b Dasselbe. 2 HAVERSsche Kanäle * * sind außerhalb der Schnittebene verbunden zu denken. c Interstitielle Lamellen.

des menschlichen Knochens[1] (Abb. 16 u. 17). Reste von äußeren und inneren Generallamellen und zahlreiche große und kleine Bruchstücke von Osteonen sind zwischen die Osteone eingekeilt und bilden eine Füllmasse (Interstitiallamellen, Schaltlamellen). Gerade beim Menschen sind regelmäßige Osteone an den meisten Knochen sehr selten. Die meisten zeigen exzentrisch liegende Kanäle, unregelmäßige und von der einen oder anderen Seite her bereits wieder angefressene Konturen. Die einzelnen Lamellensysteme sind von „Kittlinien" begrenzt, die durch Abtragen alter und Auflagerung neuer Lamellen entstanden sind.

Die Bezeichnung der HAVERSschen Systeme als Bauelemente der Compacta, als Osteone, darf nicht zu der Vorstellung verführen, daß es sich bei ihnen um in sich abgeschlossene, selbständige Gebilde handelte, wie es auf Schnitten aussieht. Die Osteone sind nicht etwa abgegrenzte Zylinder mit freien Enden, die selbständig nebeneinander liegen wie die Zigaretten in der Packung und nur durch Schaltlamellen wie durch eine Kitt- und Füllsubstanz zusammengehalten würden. Vielmehr bilden sie insgesamt ein zusammenhängendes Netzwerk, dadurch daß sie einerseits in der Längsrichtung sich unter spitzen Winkeln gabelig verzweigen, andererseits durch Querverbindungen miteinander zusammenhängen (Abb. 17b u. c). Die Form des Netzes ist von Ort zu Ort, auch im gleichen Knochen, verschieden, immer aber sind die Längszüge sehr viel ausgesprochener als die queren, so daß im ganzen die Compacta eine Längsstruktur aufweist. Die Durchmesser der HAVERSschen Systeme schwanken zwischen 0,2 und 0,5 mm, ihre unverzweigten

---

[1] Breccie ist ein aus Trümmern zusammengesetztes Gestein. Eine künstliche Breccie ist z. B. der Terrazzofußboden.

Abschnitte sind etwa 10mal so lang, ausnahmsweise bis fast 1 cm. Verfolgt man HAVERSsche Systeme über längere Strecken, so findet man außer den Querverbindungen und Verzweigungen, daß sie sich in Schaltlamellen fortsetzen können und mit ihnen enden oder wieder in HAVERSsche Systeme übergehen. Das ist Folge des ständigen Umbaues des Knochens, der immer nur an umschriebenen Stellen erfolgen kann, da sonst die Bruchsicherheit des Knochens gefährdet würde. Die funktionelle Bedeutung der Netzstruktur ist im einzelnen nicht bekannt,

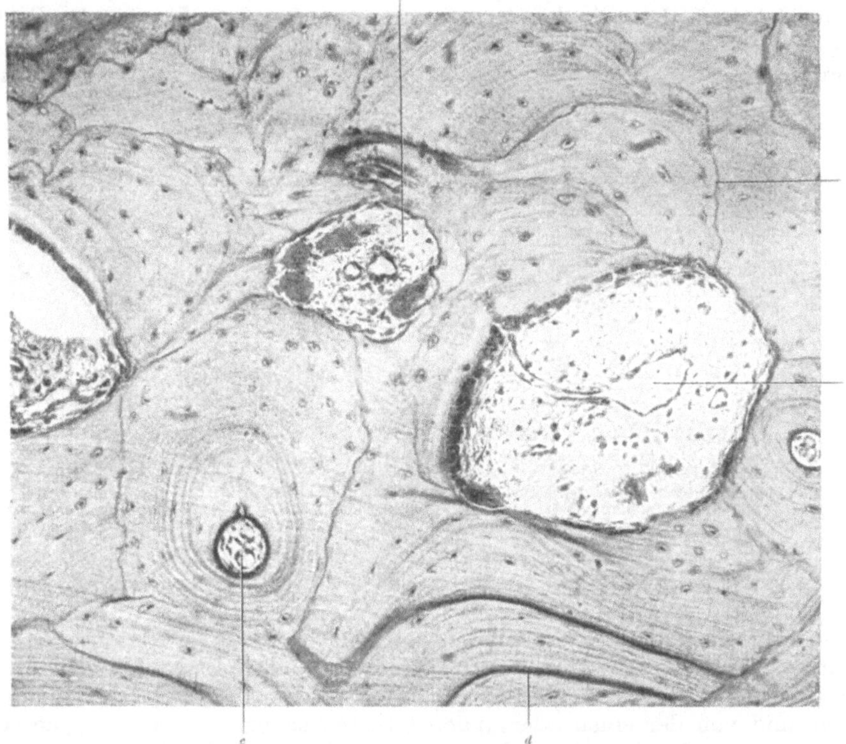

Abb. 18. Umbau in der Compacta. Daumengrundphalanx eines 6jährigen Kindes. 150/1. *a* 1. Stadium des Bauplatzes mit den großen Osteoklasten; *b* 2. Stadium des Bauplatzes: Resorptionsraum von Mesenchym mit Blutgefäßen ausgefüllt, links Anbaufläche mit Osteoblasten; *c* Schlußstadium, HAVERSscher Kanal mit fertiggebildetem Lamellensystem, exzentrisch gelegen; *d* Kittlinien. [Aus PETERSEN: Roux' Arch. **112**, 122 (1927).]

über die der Längsanordnung s. S. 42. Die Querverbindungen ergeben sich zunächst aus der Notwendigkeit der Gefäßversorgung. Darüber hinaus werden sie auch eine funktionelle Bedeutung gewinnen.

Der feinere Bau der Lamellensysteme wird von dem Bauprinzip der Kreuzung des *Fibrillenverlaufes* in benachbarten Schichten beherrscht (Abb. 19b). Die kollagenen Fibrillen verlaufen beim Osteon in Spiralen um dessen Achse herum (Abb. 19a). Im einzelnen ist die Schichtung der Lamellen außerordentlich verwickelt und keineswegs so regelmäßig wie man bisher annahm. Als Grundtypus eines Osteons kann man einen Wechsel von Lamellen mit steil und flach verlaufenden Fibrillen aufstellen. Dabei ist jede Lamelle eine Doppellamelle mit in gleicher Steigung, aber entgegengesetztem Steigungssinn (Rechts- und Linksschraube) verlaufenden Anteilen. Die verschiedenen Anteile, Lamellen mit flach und steil verlaufenden Fibrillen, wechseln an Menge, verschwinden aber wohl niemals ganz,

so daß man zwischen den steil verlaufenden Fibrillen immer noch feine Bänder
von Lamellen mit flacher Steigung nachweisen kann. Dabei reichen diese Bänder
selten weiter als über einen Quadranten des Rohres, und auch die an Masse
überwiegenden Lamellen sind selten gleichmäßig um das ganze Rohr herum zu
verfolgen. Das Bauprinzip der sich kreuzenden Fibrillenlagen bewirkt eine besondere Versteifung und Verfestigung des Materials. Bei den durch die Belastungen
gesetzten Formänderungen innerhalb des Knochens sind die Formänderungen
benachbarter Lamellen nicht gleichartig; es entstehen dadurch Flächen-
pressungen zwischen den Lamellen, die das Material im ganzen versteifen.
Holzkonstruktionen der Technik („Sperr-
holz") beruhen, allerdings innerhalb einer
viel höheren Größenordnung, auf dem
gleichen Prinzip. Im ganzen verhält sich

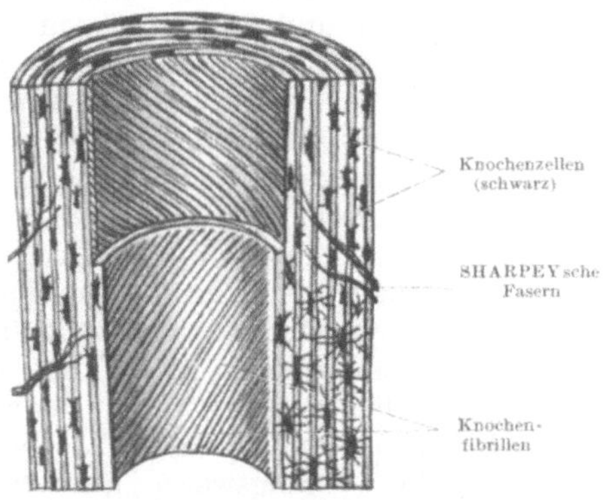

Abb. 19 a. HAVERSsche Säule (Osteon). Schema. Das Lumen
ist erweitert gedacht, Säule der Länge nach halbiert, die
innerste Lamelle zur Hälfte abgetragen. Auf dem Schnitt
rechts unten sind die Ausläufer der Knochenzellen wiedergegeben, sonst nur die Zellkörper (Knochen„höhlen" oder
-„körperchen").

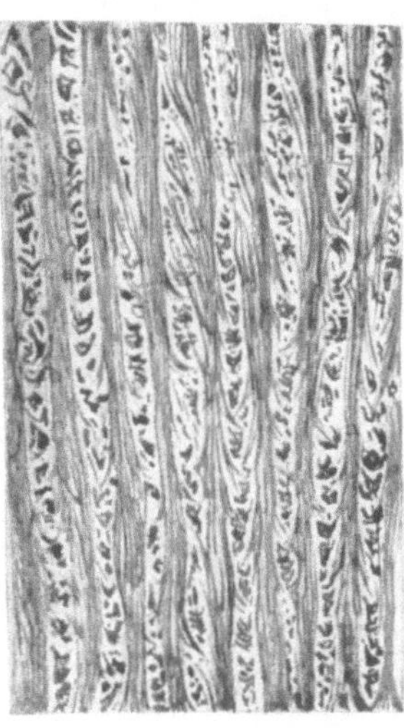

Abb. 19 b. Fibrillenbündel und Lamellen eines HA-
VERSschen Systems. Längsschnitt vom Femur.
(Nach WEIDENREICH: MÖLLENDORFFS Handbuch
der mikroskopischen Anatomie, Bd. II/2, S. 418.)

der Knochen jedoch annähernd wie eine homogene Substanz; es ist nicht
das einzelne Teilchen irgendeiner besonderen Beanspruchung besonders angepaßt, sondern die Teilchen der Breccie wirken zusammen und bringen
so den Knochen auf eine höhere Gesamtfestigkeit. Dabei ist die Struktur
im einzelnen Knochen verschieden und den vorherrschenden Belastungen, Biegung, Knickung, Verwindung angepaßt, aber nicht im einzelnen Osteon und
Osteonbruchstück, sondern als Resultante der Verschiedenheiten aller einzelnen
Bauteile.

Spongiosa. Die Spongiosabälkchen (Abb. 20) enthalten im allgemeinen keine
HAVERSschen Systeme. Sie sind ebenfalls aus Bruchstücken aufgebaut, doch mit
zusammenhängenden Lamellen überkleidet, die sich der Form des Spongiosateiles
anschmiegen. Auch in der Spongiosa wird bis ins höchste Alter hinein dauernd
umgebaut. Im Alter überwiegt jedoch im ganzen Knochen der Abbau.

Die **Knochenhaut,** das Periost, ist ein wichtiger Bestandteil des knöchernen
Skeletteiles, mechanisch und biologisch. Sie besitzt ein reiches Gefäßnetz, das
von hier aus in die an der Oberfläche als VOLKMANNsche Kanäle sich öffnenden
Binnenräume eindringt. Außen besteht die Knochenhaut aus sich kreuzenden
Lagen starken kollagenen und elastischen Bandgewebes (Pars fibrosa), nach
innen zu wird das Gewebe zarter und zellreicher (Cambiumschicht, BILLROTH).
Zu dieser Binnenschicht gehören die Osteoblasten, die aber nur nachweisbar

sind, solange Knochen angebaut wird, nach Schluß der Bauperiode verschwinden sie wieder im Bindegewebe.

Vom Periost aus, zuweilen von der derben Außenschicht her verfolgbar, laufen Fasern in den Knochen hinein, die SHARPEYschen durchbohrenden Fasern. Sie sind immer sehr zahlreich in den äußeren Generallamellen vorhanden und verlaufen durch die Lamellen hindurch. Sie werden bei der Knochenbildung aus den vorhandenen Fasern in den Knochen einbezogen und führen stets auch elastische Fasern. Mit ihnen befestigt sich das Periost am Knochen.

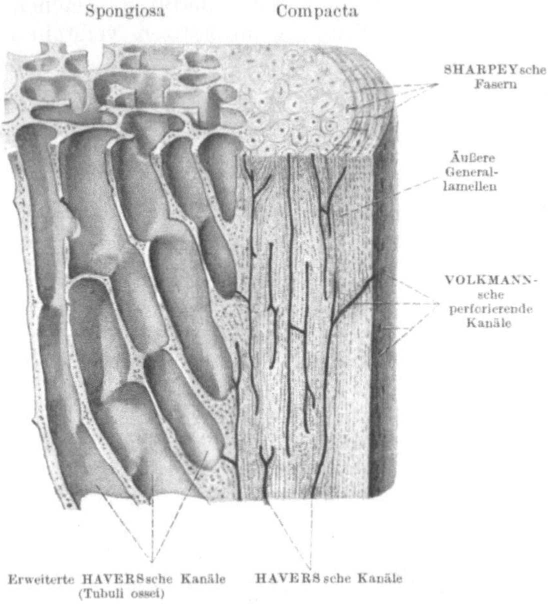

Das Periost umhüllt den Knochen vollständig mit dem überall dicht anliegenden Fasergewebe. An diesem greifen die Bänder und Sehnen an, indem sie sich in das Fasersystem verflechten. Eine solche Übertragung ist sehr sicher und wirksam; wer die Hose faßt, hat auch das Bein, das drinnen steckt. Auch an der Periostfläche wird dauernd abgetragen und neugebaut. An Stelle der Generallamellen tritt der sekundäre Periostknochen, der aus verflochtenen groben Faserbündeln, vorzugsweise SHARPEYschen Fasern, besteht. Solcher Knochen findet sich vielfach an den Rauhigkeiten. Die großen Sehnen und Bänder setzen sich

Spongiosa				Compacta

SHARPEYsche Fasern

Äußere Generallamellen

VOLKMANNsche perforierende Kanäle

Erweiterte HAVERSsche Kanäle			HAVERSsche Kanäle
(Tubuli ossei)

Abb. 20. Stück eines Röhrenknochens, schematisch.
(Aus TOLDT: Anatomischer Atlas 1914, S. 11.)

mit Faserknorpel am Knochen an (s. S. 53). An den Rauhigkeiten treten besonders viele Gefäße und auch Nerven in den Knochen ein.

Typen der Knochen. Die verschiedenen oben genannten Typen der Skeletteile zeigen auch eine typische Architektur. Der *kurze Knochen* (Abb. 57) besteht fast nur aus Spongiosa. Nur an wenigen Stellen ist die Corticalis dicker und eine wirkliche Compactaschicht vorhanden. Ein größerer zusammenhängender Markraum fehlt, ein dichtes System von Spongiosateilen durchzieht das Innere (s. z. B. Abb. 60 u. 192). Ein erheblicher Teil der Außenfläche ist gewöhnlich als Gelenkfläche mit einem Knorpelüberzug entwickelt. Nicht nur unter dem Knorpel, sondern auch an den übrigen Außenflächen ist die die Markräume nach außen abschließende Knochenlage gewöhnlich sehr dünn. Sie ist nicht dicker als ein Blatt Papier. Dieser Bau wird nur verständlich, wenn man die dicken Knorpelschichten der Gelenke und vor allem das Periost hinzurechnet. Dieses, aus sich kreuzenden Lagen starken Bindegewebes aufgebaut, ist um ein Vielfaches dicker als die Corticalis. Im ganzen betrachtet ist der kurze Knochen also ein aus derben Bandmassen und Knorpelscheiben aufgebautes Gebilde, das einen aus Spongiosa aufgebauten Druckkörper im Innern umschließt. Die typische Belastung der kurzen Knochen (z. B. Fußwurzel, Wirbelkörper) ist die auf Druck.

Der *lange Knochen* (Abb. 16a) besteht aus einer Compactaröhre, Diaphyse, die an beiden Enden in einen kurzen Knochen aus Spongiosa, die Epiphyse, übergeht. Auch hier ist das Periost mit zur Konstruktion zu rechnen. Die Markhöhle des Schaftes zeigt meist nur ganz feine Spongiosabälkchen (Spinnwebenspongiosa), die ein Stützgerüst für das darin befindliche Fettmark bilden.

Die *platten Knochen*, z. B. Schädelknochen (Abb. 359), Rippen, besitzen außen und innen eine kräftige Corticalis aus Compacta (Abb. 60); diese beiden Platten sind durch kräftige Streben, Platten und Pfeiler miteinander verbunden, wodurch eine außerordentliche Festigkeit erzielt wird.

Die Binnenräume des Knochens kann man in die Gefäßkanäle (HAVERSsche und VOLK-MANNsche) sowie in Markräume einteilen. Die Markräume enthalten gelbes Fettmark oder rotes, blutbildendes Mark. Beim Erwachsenen enthalten die sämtlichen Rumpfknochen, Wirbel, Rippen, Brustbein, Schulter- und Beckengürtel, die Schädelknochen, von den Gesichtsknochen nur der aufsteigende Ast des Unterkiefers, rotes Knochenmark in allen Hohlräumen (nur der Schaft des Schlüsselbeins enthält Fettmark). Die Diaphysen aller Knochen der freien Extremität enthalten Fettmark, die Epiphysen meist rotes Mark.

Funktioneller Bau des Knochens. Im lebendigen Getriebe ist der Knochen nicht die bloße Form aus Hartsubstanz wie in den Skeletpräparaten, sondern ist ein lebendiges Organ. Die Knochensubstanz enthält lebendige Zellen, an den Gelenkflächen finden sich Beläge aus Knorpel (Gelenkknorpel), der ganze Knochen ist bis an die Gelenkknorpel heran vom Periost umgeben, und im Inneren findet sich das Knochenmark. Für die mechanische Leistung des Knochens ist das Mark ohne Bedeutung und bleibt hier außer Betracht. Das Periost mit seinen vorwiegend in der Längsrichtung geordneten kollagenen und elastischen Fasern spielt sicherlich für die Biegungsfestigkeit des Knochens eine Rolle, aber über deren Ausmaß ist nichts Genaueres bekannt. Es ist Ernährungshaut des Knochens, insofern es ein Blutgefäßnetz enthält, von dem aus das Gefäßsystem der HAVERSschen Kanäle gespeist wird, in den kurzen und platten Knochen sowie in den Epiphysen der Röhrenknochen auch das Mark. Das Periost enthält außerdem das zellige Keimgewebe, das Knochen zu bilden vermag und z. B. bei der Heilung eines Knochenbruches unentbehrlich ist.

Der Gelenkknorpel gewährleistet die reibungsfreie Bewegung im Gelenk. Seine von der Gelenkschmiere, Synovia, überzogene Oberfläche ist in vollkommenstem Grade glatt. Sind die Gelenkknorpel durch krankhafte Veränderung zerstört und schleift bei den Bewegungen im Gelenk nunmehr Knochen auf Knochen, so geschehen die Bewegungen unter fühl- und hörbarer Reibung und die Knochen werden abgeschliffen, wobei die sich berührenden Oberflächen spiegelblank poliert werden. Der Knochen vermag nicht wie der Knorpel der Beanspruchung zu widerstehen, der die Gelenkflächen bei den Bewegungen gegeneinander ausgesetzt sind. Wohl aber ist er druck-, zug- und schubfest, daher auch biegungsfest. Dies beruht zu einem wesentlichen Teil auf seinem Kalkgehalt, der seinerseits von der Beanspruchung des Knochens abhängig ist. Der ruhiggestellte, außer Funktion gesetzte Knochen verliert alsbald in weitem Maße seine Mineralsubstanzen. Untersuchungen mit Phosphorisotopen haben gezeigt, daß der Phosphor im Knochen ständig ausgetauscht wird. Für die übrigen Moleküle ist das gleiche anzunehmen. Das Material, aus dem der Knochen aufgebaut ist, wird also ständig ausgetauscht, wie es bei allen Geweben und Organen der Fall ist. Das Ausmaß und der Ablauf dieses Vorganges hängt weitgehend davon ab, daß der Knochen in Funktion steht, für den Gesamtorganismus etwas leistet. Wird er davon ausgeschaltet, durch eine Erkrankung oder einen fixierenden Verband, so werden ihm die Substanzen entzogen, die dann im Haushalt des Organismus an anderer Stelle nötiger gebraucht werden.

Kein Knochen ist massiv gebaut, sondern hohl, als Röhre oder aus dem zarten Balkenwerk der Spongiosa. An Knochensubstanz ist nur so viel vorhanden, als für die Leistung des Knochens unbedingt erfordert wird, alles andere ist Hohlraum, von Knochenmark erfüllt oder, an einigen Schädelknochen, von Luft. Der Knochen ist *Leichtbau*, nicht Massivbau, er stellt eine *Minimum-Maximumkonstruktion* dar, d. h. er ist so gebaut, daß mit einem Mindestmaß an Material und Energie ein Höchstmaß an Leistung erzielt wird. Wären die Knochen massiv gebaut, so wäre sehr viel mehr von dem lebendigen Material Knochensubstanz nötig, es würde für den ständigen Materialaustausch sehr viel mehr an Phosphor, Kalk usw. gebraucht, und die sehr viel größere Zahl von

Knochenzellen würde für ihre Lebensbetätigung entsprechend höhere Anforderungen an den Gesamtstoffwechsel des Organismus stellen. Vor allem wäre
das Gewicht der Knochen sehr viel größer, und um diese schwereren Knochen
zu halten und zu bewegen, müßten die Muskeln viel mächtiger sein, sie würden
eine sehr erhebliche Steigerung des Stoffwechsels verlangen, Vergrößerung des
Herzens und seiner Tätigkeit, größeren Verdauungs- und Atmungsapparat.
Kurzum, der ganze Körper müßte ganz anders gebaut sein, nach völlig anderen
Prinzipien, als wir sie bei den Lebewesen auf unserer Erde finden. Die Bewohner der Erde, Tiere wie Pflanzen, sehen wir, wenn wir sie vom technischen

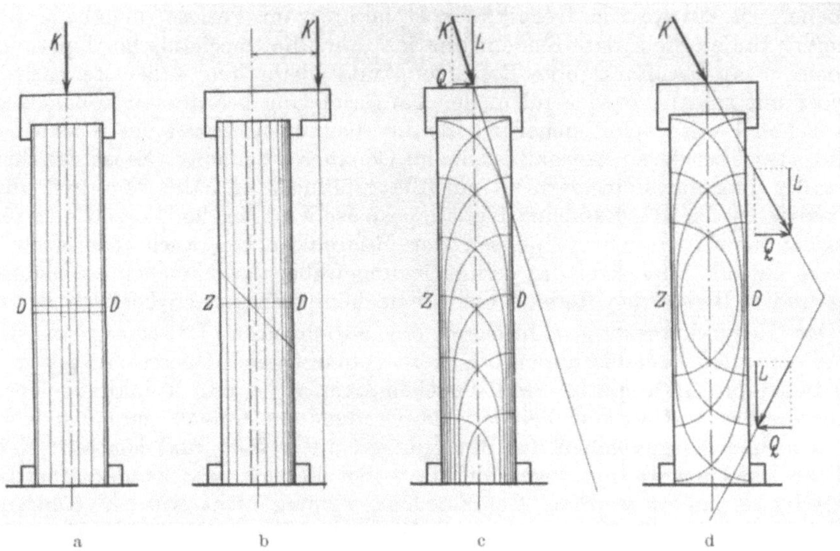

Abb. 21 a—d. Schema des Trajektorienverlaufes bei verschiedener Belastung einer Säule. Näheres s. Text. *Z* und *D*
Zug- und Druckseite; *L* und *Q* Längs- und Querkomponente der nach dem Parallelogramm der Kräfte zerlegten
schräggerichteten Kraft *K*. (Nach PAUWELS: Anat. Nachr. 1, Abb. 1.)

Gesichtspunkt betrachten, nach dem Prinzip der Leichtbauweise durchkonstruiert. Der Knochen kann als Beispiel dafür dienen, an ihm läßt sich dieses
Prinzip am anschaulichsten darlegen.

Wird ein massiver Körper belastet, so treten in ihm Spannungen in bestimmten Richtungen auf. Die Hauptspannungsrichtungen werden als *Trajektorien* bezeichnet. Wird
z. B. eine Säule (Abb. 21a) durch eine Kraft *K* axial auf Druck beansprucht, so verlaufen
die Drucktrajektorien geradlinig parallel der Achse. Wirkt die Kraft nicht in der Achse,
sondern exzentrisch parallel zu ihr, so wird die Säule außer auf Druck auch auf Biegung
beansprucht, die Trajektorien verlaufen wieder geradlinig, parallel der Achse, jedoch sind
es jetzt auf der Seite, die bei der Biegung konkav würde, Druckspannungen, auf der entgegengesetzten Zugspannungen. Die Spannungen sind ungleich verteilt, auf der Druckseite
sind sie größer als auf der Zugseite (Abb. 21b), und in der „Null-Linie" (dick gestrichelt)
finden sich überhaupt keine Spannungen. Die Säule könnte deshalb ohne Verlust an Biegungsfestigkeit hohl sein, eine Röhre (Fahrradrahmen, hohler Stamm der alten Weide, Grashalm). Wirkt die Kraft nicht in Richtung der Säulenachse, sondern schräg zu ihr (*K* in Abb. 21c),
so wird die Säule zusätzlich durch eine quergerichtete Schubkraft (Scherkraft) beansprucht.
Dadurch ändert sich das Bild der Trajektorien vollständig, sie verlaufen nicht mehr geradlinig, sondern in Bögen, die sich rechtwinklig überschneiden, wobei die Scheitel der
Winkel in die Richtung zeigen, in der die Biegung geringer wird. Abb. 21d zeigt das Bild der
Trajektorien, wenn auch noch auf das andere Ende der Säule eine Kraft in schräger Richtung
wirkt. So verlaufen im Prinzip die Trajektorien z. B. im Oberschenkelknochen. Die wirkliche Anordnung zeigt Abb. 22b. Die Trajektorien können mathematisch berechnet werden
(graphische Statik), bis zu einem gewissen Grade kann man sie auch sichtbar machen, durch

das Lackverfahren (Abb. 22b) oder durch den spannungsoptischen Versuch (Abb. 25). Auf solchen Berechnungen und Verfahren beruhen die modernen Leichtbauten der Technik (Funktürme, hohe Kranen).

Die kurzen Knochen, z. B. die Wirbelknochen, werden auf Druck beansprucht. Unter seiner Wirkung führt der ständige Umbau der zunächst unregelmäßig angeordneten Spongiosa zu einem „biegungsfreien Fachwerk", d. h. die

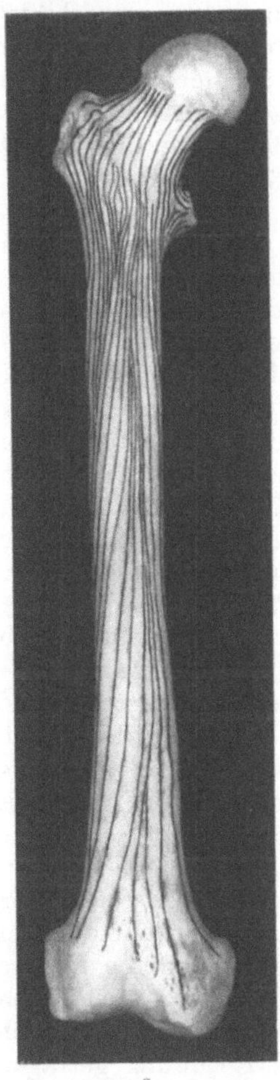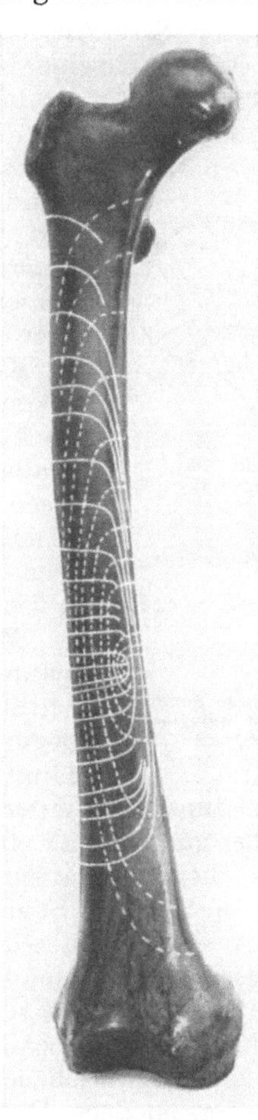

Abb. 22a u. b. Oberschenkelknochen, Längsstruktur der Compacta und Trajektorien bei der Belastung. a Spaltlinien, durch Einstechen einer Ahle in den entkalkten Knochen gewonnen; b nach Überziehen des Knochens mit Lack und nachträglicher Belastung. Sprünge im Lack geben die Hauptspannungsrichtungen an. (Nach PAUWELS: Anat. Nachr. 1, Abb. 3.)

Bälkchen der Spongiosa werden durch Abbau und Anbau von Knochensubstanz so eingestellt, daß sie lediglich auf Druck und Zug beansprucht werden, nicht auch auf Biegung. Die Hauptzüge verlaufen als Druckbalken geradlinig in der Richtung der Druckkraft und sind durch dazu senkrechte Züge verbunden, welche das Einknicken der Druckbalken verhindern. Diese Anordnung entspricht den Hauptspannungsrichtungen, ist eine trajektorielle Struktur.

Die spongiosaerfüllten Gelenkenden der langen Knochen zeigen die gleiche Anordnung der Spongiosabalken, die gleiche Spongiosaarchitektur, wie die kurzen Knochen, soweit sie nur oder wenigstens ganz überwiegend auf Druck

beansprucht sind (unteres Ende des Radius und der Tibia, Fingerknochen).
Dort aber, wo durch Muskelzug oder infolge der äußeren Form (Schenkelhals) noch eine querwirkende Schubkraft hinzukommt und dadurch der
Knochen auf Biegung beansprucht wird, verlaufen die Spongiosabälkchen nicht
geradlinig, sondern in Bögen, die sich senkrecht überschneiden (Abb. 23, 253). Seit
80 Jahren sieht man in dieser Anordnung im Schenkelhals das typische Beispiel
einer trajektoriellen Struktur, die hier besonders klar ausgebildet ist, weil der
Schenkelhals vorwiegend in einer bestimmten Ebene auf Biegung beansprucht wird.

Die Compacta dagegen ist nicht trajektoriell gebaut, denn sie besteht aus
den längsgerichteten Osteonen (S. 35). Trotzdem ist sie funktionell günstig
gebaut, günstiger als wenn sie trajektoriellen Bau hätte, und zwar aus folgendem
Grunde: Bei allen Röhrenknochen wird die Knochen-
röhre, außer auf Druck in ihrer Längsrichtung,
hauptsächlich auf Biegung beansprucht wie der
Spazierstock, auf den ich mich stütze, da stets noch
unter der Wirkung des Muskelzuges bzw. der Wirkung
des Körpergewichtes eine schräg zur Röhrenachse
wirkende Schubkraft hinzukommt. Die Spannungstrajektorien verlaufen demnach nicht geradlinig und
parallel, sondern in sich rechtwinklig überschneidenden
Bögen (Abb. 21c u. d). Die Abb. 24b zeigt sie im
Schema bei Betrachtung der Röhre senkrecht zu der
Ebene, in der die Biegungsbeanspruchung erfolgt.
In der Biegungsebene selbst, die in der Abb. 24c mit
der Ebene des Papieres zusammenfällt, sind die
Spannungstrajektorien hauptsächlich in der Längs-
richtung orientiert (vgl. Abb. 22b). Mit Änderung der
Biegungsebene ändert sich entsprechend die Lage der
Hauptspannungsrichtungen in der Wand der Knochen-

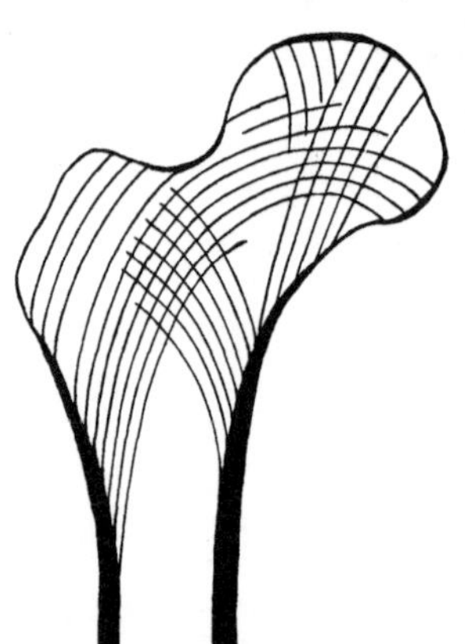

Abb. 23. Menschliches Femur,
Hauptrichtungen der Spongiosa.
(Nach H. v. MEYER.)

röhre. Die reine Längsstruktur der Compacta (Abb. 22a) ist also keine trajektorielle
Struktur, ist aber günstiger als eine solche, da sie stets die Hauptspannungen aufnimmt, mag die Biegungsbeanspruchung erfolgen in welcher Ebene auch immer,
während die trajektorielle Struktur die Hauptspannungen nur in einer bestimmten Ebene aufnehmen würde; in jeder anderen Biegungsebene würden
die in der Längsrichtung laufenden Hauptspannungen auf die schräg bzw. quer
gerichteten Trajektorienbögen treffen, nicht aber auf eine Längsstruktur. Der
besonders starken Biegungsbeanspruchung in bevorzugten Ebenen, z. B. des
Schienbeins in der Sagittalebene, ist außerdem durch die Querschnittsform der
Röhre und die verschiedene Dicke der Wand Rechnung getragen.

Im ganzen betrachtet weisen also die Knochen einen ihrer funktionellen
Beanspruchung entsprechenden Bau auf. Auch nach krankhaften Verbiegungen
oder Gelenkversteifungen (Ankylosen) wird durch allmählichen Umbau eine
entsprechende neue funktionelle Struktur ausgebildet. Der Bau ist kein Massivbau, sondern ein Leichtbau nach dem Prinzip der Minimum-Maximumkonstruktion, wenn auch, wie im biologischen Geschehen nicht anders zu erwarten, die
optimalen Strukturen im mathematischen Sinne wohl nie erreicht werden.
Die in der Anlage noch nicht funktionell geordnete Spongiosa wird unter der
Beanspruchung durch ständigen Umbau zu einem biegungsfreien Fachwerk
ausgestaltet, das zugleich trajektorielle Struktur ist. Die aus Gründen ihres
Wachstums längsorientierte Compacta der Röhrenknochen zeigt niemals trajektoriellen, wohl aber einen funktionell günstigen Bau.

Obwohl die Röhrenknochen durch den Bau ihrer Compacta der Biegungsbeanspruchung, die die entscheidende und kritische Beanspruchung für sie

darstellt, widerstehen, ist darüber hinaus eine weitere Sicherung gegeben durch die Anordnung der Muskulatur. Durch Form und Lage der Ursprungsflächen und Ansätze der eingelenkigen Muskeln wird der Durchbiegung entgegengewirkt, und zweigelenkige Muskeln übernehmen die Rolle von Gegenzügen gegen die biegende Kraft. Abb. 25 zeigt schematisch im spannungsoptischen Versuch die Wirkung solcher Zuggurtung am Beispiel des Tractus iliotibialis (Musc. tensor fasciae latae). In diesem Modell wird durch den Gegenzug des Tractus ilio-tibialis die bei der Biegungsbeanspruchung auftretende Druckspannung im

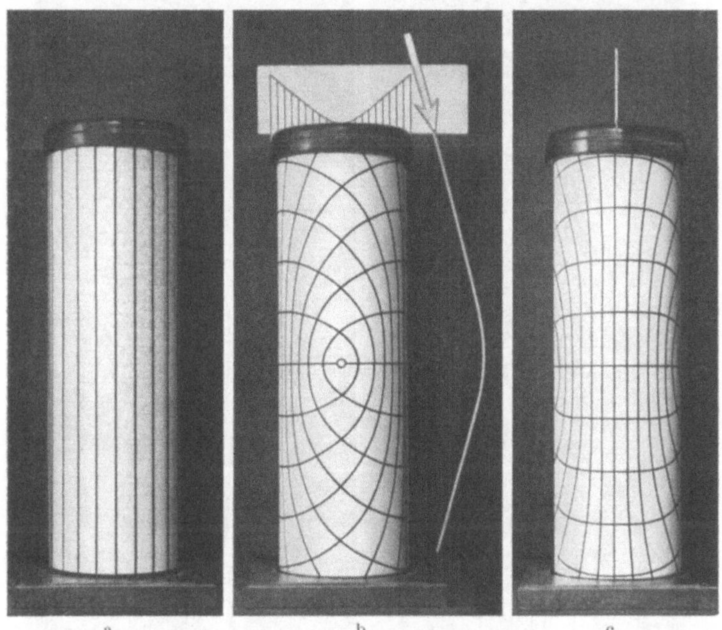

Abb. 24 a—c. Schema des Oberschenkelschaftes. a Längsrichtung der Osteone; b und c Trajektorien aus der Biegung; b Ansicht senkrecht zur Biegungsebene; c in der Biegungsebene. (Aus PAUWELS: Anat. Nachr. 1, Abb. 6.)

Femurschaft von 83 auf 48 kg/cm² herabgesetzt, die größte Zugspannung von 69 auf 8 kg/cm².

Im Rahmen dieser technischen Betrachtungen soll nicht unerwähnt bleiben, daß selbst die Unterteilung von Arm und Bein in Ober- und Unterarm bzw. -schenkel eine bean-spruchungserniedrigende Bedeutung hat gegenüber einer ungeteilten Röhre, neben dem Gewinn an größerer Bewegungsfreiheit. So wird durch die Unterbrechung der Beinsäule im Kniegelenk und durch dessen besondere Ausgestaltung (Verbreiterung der Knochen-enden, Ligamentum collaterale fibulare) die Druck- und Biegungsbeanspruchung einer ungeteilten Beinsäule von rund 350 kg/cm² an der Stelle des Kniegelenkes auf eine reine Druckbeanspruchung von nur etwa 10 kg/cm² herabgesetzt.

Ganz besonders einleuchtend ist die Abhängigkeit des Knochens von seiner Beanspruchung bei allen Umgestaltungen, welche bei Verletzungen und Defor-mierungen nötig werden. Bei der Heilung eines Knochenbruches wird zunächst Knorpel gebildet, aber nur, wenn auf die Bruchstelle lediglich Druckkräfte wirken. Knochen wird nur an spannungsfreien Stellen gebildet. Die Spongiosa-architektur nimmt innerhalb der geheilten Bruchstelle eines Knochens die Form an, welche den veränderten mechanischen Bedingungen entspricht. Noch deut-licher ist die Plastizität des Knochens bei Veränderungen, die nicht den Knochen direkt, sondern das Glied im ganzen betreffen, welchem er angehört. So kann die Lähmung von einzelnen Muskeln ganz andere Belastungsverhältnisse für den Knochen zur Folge haben wie in der Norm. Die Compacta schwindet

dann an der weniger beanspruchten Seite des Knochens und verstärkt sich
an der Stelle, welche erhöhter Beanspruchung ausgesetzt ist. In gekrümmten
und verbogenen Gliedern verdickt sich die Compacta des Knochens, wie im
Röntgenbild zu sehen ist, sukzessive an der konkaven, stärker belasteten Seite;
auch die Spongiosaarchitektur formt sich entsprechend um. Überall ist in solchen

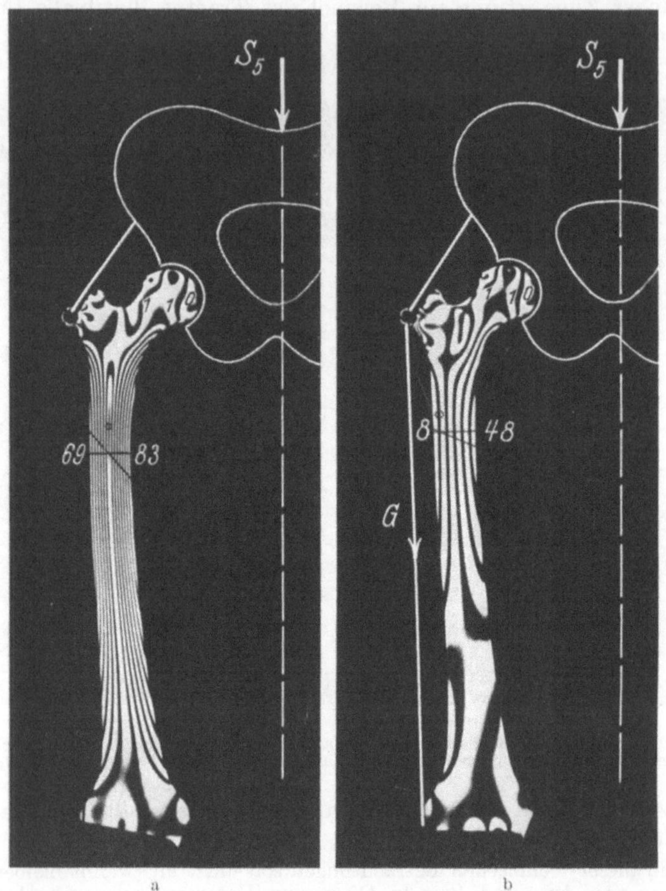

Abb. 25 a u. b. Schematische Darstellung der Beanspruchungserniedrigung des Oberschenkelschaftes durch die Zuggurtungswirkung des Tractus iliotibialis im spannungsoptischen Versuch. Dunkle Linien: Linien gleicher Spannungsrichtung. Ihre Zahl, von der Null-Linie gerechnet, gibt für jeden Querschnitt die Größe der Beanspruchung
an. Abb. a: ohne, b: mit Zuggurtung (G). S_5 Körpergewicht. Weiße Linie vom Becken zum Trochanter maior:
Musc. glutaeus medius und minimus. Weiße Linie G in b: Tractus iliotibialis.
[Nach PAUWELS: Z. Anat. **114**, 148 (1949/50).]

Fällen der physikalisch so harte Knochen — biologisch betrachtet — eine wachsweiche, formbare Masse, welche den modellierenden Impulsen der Beanspruchung
aufs genaueste folgt. Die „Zweckmäßigkeit" des Geschehens wird dadurch häufig
in ihr Gegenteil verkehrt. Denn sie ist eine *blind*waltende, soweit der Organismus
als Ganzes in Frage kommt. Krumm gewordene oder sonstwie deformierte
Knochen werden beispielsweise so stabilisiert, daß eine Rückverwandlung zur Norm
immer schwieriger wird, solange die Bedingungen andauern, welche den Anlaß
zur Deformität gaben. Dies haben sich die Orthopäden zunutze gemacht. Denn
der Arzt braucht nur künstliche Bedingungen zu schaffen, welche den Knochen
unter geeignete Beanspruchung versetzen (z. B. mittels Ersatz gelähmter Muskeln

durch funktionierende: Muskel- und Nerventransplantationen), so richtet sich der Knochen kraft seiner biologischen Plastizität wiederum selbst zurecht und nähert sich der Norm, soweit es die Begleitumstände gestatten *(funktionelle Orthopädie)*.

Gleichwohl ist die Knochenarchitektur im gewöhnlichen Gang der Dinge nur teilweise *individuell* erworben. Das meiste erhält der menschliche Embryo durch *Vererbung* mit auf den Weg. Für die gröbere Form geben gewisse Entwicklungsanomalien den besten Einblick in die Abgrenzung der Kompetenzen zwischen Vererbungsgeschehen und Gewinn des Individuums durch eigenen Erwerb. Es kommt bei menschlichen Embryonen vor, daß durch eine Spaltung der unteren Extremität, deren Ursache unbekannt ist, beide Unterschenkelknochen voneinander getrennt werden (Abb. 26). Dabei hat sich gezeigt, daß die Muskelanlagen nur bei einem Knochen (der Fibula) liegen, weil sie sich offenbar an dieser Seite bilden und durch den Spalt wie durch einen künstlich gesetzten Schnitt verhindert werden, den anderen Knochen (Tibia) zu erreichen. Dieses Naturexperiment liefert einen Knochen, dem die übliche Umgebung von Muskeln fehlt, obgleich diese Muskeln alle — nur an anderer Stelle als in der Norm — vorhanden sind. Auch kann der Knochen, weil er vom Fuß losgetrennt ist, nicht als Stütze benutzt werden. Trotzdem hat er im allgemeinen die ihm zukommende Form. Diese ist also nicht durch die Umgebung, speziell die Muskeln diktiert, sondern erblich überkommen. Nur die feinere Skulpturierung ist nicht oder noch nicht vorhanden. Wir wissen aus anderen Beobachtungen (individuelle Schwankung), daß letztere in den Details von Fall zu Fall erworben wird.

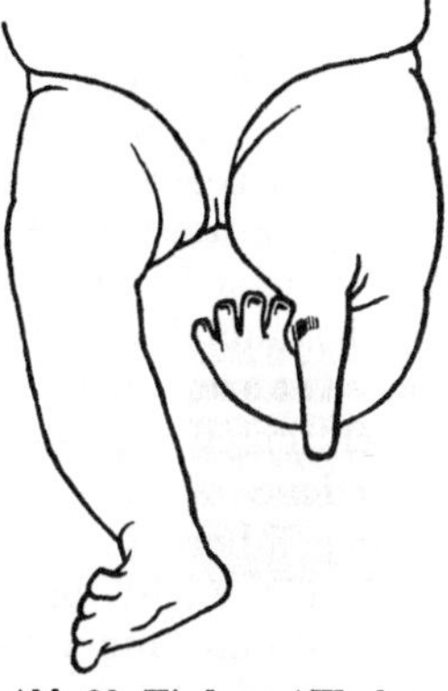

Abb. 26. Kind von 4 Wochen; das linke Schienbein ist vom übrigen Unterschenkel isoliert und steckt in einem besonderen, mit Haut überzogenen Zapfen. Der Fuß hängt am Wadenbein, ist um den Zapfen herumgebogen (4zehig). (Nach KECK: Morphologisches Jahrbuch, Bd. 48, Tafel III.)

Die Träger dieser Fähigkeit sind die Zellen. Die undifferenzierten Mesenchymzellen, aus denen Osteoblasten und Osteoklasten hervorgehen, haben die Reizbarkeit (Irritabilität), welche auf Einflüsse von außen — Gebrauch und Nichtgebrauch — durch entsprechende Tätigkeit zu reagieren erlaubt. Sie gehört zu den Grundeigenschaften des Protoplasmas. Das „blinde" Walten der Kräfte, welches für die Irritabilität des Protoplasmas generell gilt, finden wir auch beim Knochen wieder. An Stellen, welche in der Richtung der Spannungen bei der Beanspruchung liegen, bauen Osteoblasten auf; Osteoklasten bauen ab an Stellen außerhalb der Spannungsrichtungen. Es ließe sich also ein Schema einer rein mechanischen Steuerung aufstellen (wie dies auch geschehen ist), welche die Bildung der Knochen im groben und feinen kraft dieser Eigenschaft ihrer Zellen so leitet, wie es die Beanspruchung ergibt. Wenn aber *Druckkräfte* nicht die Gelenkenden treffen (wie es die Belastungen beim Stehen und Gehen tun), sondern wenn sie auf die periostale Knochenoberfläche einwirken, wird der Knochen nicht umgebaut, sondern nur abgebaut. So kommt es, daß selbst geringe Druckeinwirkungen wie die pulsatorische Bewegung von Arterienwänden, die sich Knochen anlegen, den Knochen angreifen, usurieren (Sulci arteriosi am Schädel, Impressio aortica an der Wirbelsäule) — ganz zu schweigen von den Pulsationswirkungen etwa eines Aortenaneurysma auf das Brustbein und die Wirbelsäule. Für die Architektur des normalen Knochens ist dies Verhalten von Bedeutung, weil benachbarte Gefäß- oder Nervenstämme und Muskelbäuche auf diese Weise häufig Rinnen, Einkerbungen oder Dellen erzielt haben, in welchen sie eingebettet und geschützt liegen. Alle die geschilderten Vorgänge haben wie alles lebendige Geschehen den ständigen raschen Molekülaustausch in den chemischen Bausteinen des Organismus zur Voraussetzung. Das Rätsel der Anpassung an die Beanspruchung, der „funktionellen Anpassung", liegt in den biologischen Eigenschaften des Zellprotoplasmas, auf welches alle Erscheinungen zurückgeführt werden können, so daß an Stelle der vielen Unbekannten die eine tritt. Daß diese elektive Eigenschaft uns unbekannt ist und damit auch der letzte *Grund* der Zweckmäßigkeit des Knochenbaues, lehrt die Anatomie dieser Organe gerade so eindringlich, wie sie die Zweckmäßigkeit als Tatsache außer Zweifel stellt.

III. Knochenverbindungen.

(Allgemeine Bänder- und Gelenklehre.)

Knochenverbindungen sind die wichtigen Stellen, an denen die einzelnen Skeletelemente aneinandergefügt sind. In den Knochenverbindungen finden die Bewegungen der Skeletmaschinerie statt, und solche Stellen wollen wir

Bewegungsstellen nennen. Wir brauchen nur unsere Hand zu betrachten, zu befühlen und die Finger spielen zu lassen, um zu sehen, was gemeint ist. In vielen Verbindungen, auch wenn sie mit den Bewegungsstellen gleichartig gebaut sind, finden aber nur minimale Bewegungen statt, sie dienen dazu, manche Teile des Skelets zu einem elastisch-formbaren, federnden Gebäude zu machen, und wir nennen solche Stellen *Stoß-* oder *Federfugen*. Die Fugen des Fußgewölbes mögen hier als Beispiel dienen.

Damit haben wir die Funktion der Verbindungen gekennzeichnet. Ihrem Bau nach unterscheidet man die *Synarthrose*, kontinuierliche Verbindung durch formbares Gewebe, und die *Diarthrose*, Trennung durch einen Spalt, der allerdings ringsum wieder durch Gewebe (Gelenkkapsel) abgeschlossen ist. Die Diarthrosen sind das, was man *Gelenke* nennt, die Synarthrosen nennt man auch Hafte oder Nähte; *Band-* und *Knorpelhafte* werden nach dem Verbindungsmaterial unterschieden. Dabei können Stoßfugen und Bewegungsstellen sowohl als Synarthrose wie als Diarthrose ausgebildet werden, so daß durch ähnliche Konstruktionsmittel funktionell Verschiedenes, durch verschiedene Mittel funktionell Gleichartiges erreicht wird.

Bestandteile des Gelenkes. Am *Gelenk* ist gegenüber der Hafte die Gelenk*spalte* das Kennzeichnende. Zwei Knochenenden sind mit *Knorpel* überkleidet und durch einen Spalt im Gewebe getrennt; diese *Gelenkhöhle* kann sehr verschiedene Ausdehnung haben, sie reicht im allgemeinen weiter als der Knorpelüberzug, so daß wenigstens von dem einen der beiden Knochen noch ein nicht mit Knorpel, sondern mit Periost überzogener Teil in die Gelenkhöhle hineinreicht. Die Höhle ist durch die *Gelenkkapsel* nach außen abgeschlossen; diese ist in der Regel durch straffe Faserzüge, *Gelenkbänder*, verstärkt. Die Innenseite der Kapsel und der Überzug der in die Höhle hineinragenden periostbekleideten Fläche werden von der *Synovialhaut* ausgekleidet. Knorpelflächen und Kapsel schließen beim unversehrten Gelenk dicht aufeinander, es bleibt nur ein feiner, mit der Gelenkschmiere, *Synovia*, einer fadenziehenden, schleimartige Eiweißkörper enthaltenden Flüssigkeit, einem Produkt der Synovialhaut, gefüllter Spalt. Das Wesentliche an dem Begriff Spalt, Höhle, Diarthrose, ist die Unterbrechung des geweblichen Zusammenhanges.

Im Gelenk berühren 2 Skeletteile einander mit bestimmt gestalteten korpelüberzogenen Flächen, sie bilden an dieser Stelle ein *Bewegungspaar* (kinematisches Paar). Form und Berührungsart dieser Flächen bestimmt großenteils die besondere Funktion des Gelenkes. Meist paßt Fläche auf Fläche, wobei die stets vorhandenen Inkongruenzen durch die elastische Formbarkeit des Gelenkknorpels und durch Fettkörper (Zotten und Falten der Synovialhaut) ausgeglichen werden. Auch Berührungen der Flächen, die nach der Gestalt der Gelenkprofile eigentlich linear sein müßten (etwa wie das Rad den Boden berührt, vgl. Kniegelenk), werden durch die Formbarkeit des Knorpels unter dem auf dem Gelenk ruhenden Druck zu Berührungs*flächen*.

Das Gelenk kann seiner Aufgabe nur nachkommen, wenn seine Flächen in Berührung gehalten werden (Schluß des Paares, Flächenschluß). Bei den Gelenken der Technik wird das dadurch bewirkt, daß die beiden berührenden Gelenkflächen einander mehr oder weniger vollständig umschließen (Umschlußpaar, Zwangschluß). Das ist bei tierischen Gelenken sehr selten (Kiefergelenk von Raubtieren) der Fall, beim Menschen nur am Hüftgelenk angedeutet. In den menschlichen Gelenken berühren die Gelenkflächen einander meist nur an einer kleinen Stelle (Berührungspaare). Sie fallen auseinander, wenn sie nicht durch eine Kraft aufeinandergepreßt werden (Kraftschluß). Dies besorgt die Spannung der Muskulatur, zuweilen auch Bänder.

In den Mittelpunkt der Analyse eines Gelenkes unter dem Gesichtspunkt seiner Funktion pflegt man die *Form der Gelenkenden* zu stellen, insbesondere die Form ihrer Knorpelflächen. Bei Gelenken, an denen ausgedehnte Knorpelflächen einander berühren, ist die Form dieser Flächen auch zunächst das Wichtigste. Man sieht aber mit Erstaunen, daß die Ausbildung dieser Flächen außerordentlich wechselt, daß die Flächen oft recht unregelmäßig sind und bei jeder genauer untersuchten Person andere Gestalten haben. Das gilt z. B. für das Grundgelenk (Carpo-Metacarpalgelenk) des Daumens, und doch merkt man am lebenden Menschen nichts davon. Die Art, wie die einzelnen Menschen ihren Daumen bewegen und verwenden, ist im großen und ganzen dieselbe und sehr weitgehend von der Übung abhängig. Die Gestaltung der Berührungsflächen unserer kinematischen Paare ist eben nur ein Teil der konstruktiven Anordnung des betreffenden Teilabschnittes unseres Bewegungsapparates und bei verschiedenen Gliedern von verschiedener Bedeutung für deren Kinematik. So wird in manchen Gelenken bei der Bewegung der Flächenschluß ganz aufgehoben.

Wenn wir eine Bewegung betrachten, so müssen wir zunächst feststellen, welchen Teil wir als in Ruhe, welchen als in Bewegung befindlich betrachten wollen. Wir legen also das *Grundglied* (oder Bezugsglied) und das *Bewegungsglied* unseres Paares fest.

Wenn wir dann eine Bewegung machen oder machen lassen, so ist die Muskulatur der Motor und *führt* das Bewegungsglied relativ zum Grundglied in einer bestimmten Bahn. An der Gestalt dieser Bahn wirken nun die Gelenkflächen und die Gelenkbänder mit im Verein mit den Muskeln; auch diese Einrichtungen sind *Führungsmittel*, die an der Form der gemachten Bewegung ihren Teil haben. Wenn man sich nun bemüht eine möglichst große Zahl verschiedenartiger Bewegungen zu machen, so merkt man bald, daß mancherlei Bewegungen *nicht* möglich sind. Wenn man z. B. mit der Zeigefingerspitze Kreise beschreibt und den Finger an einem Punkt eines solchen Kreises festhält, so ist die Stellung des Nagels, der seine Wölbung z. B. ein wenig schräg nach der Kleinfingerseite sehen läßt, nun nicht mehr zu verändern (etwa durch Drehung des Fingers um seine Längsachse).

Wir gehen von dem aus, was wir *nicht* können. Diese *Grenzen der Beweglichkeit* werden wiederum durch alle Führungsmittel bestimmt, durch die Gelenkflächen, die Bänder *und* die Muskulatur, die an vielen Gelenken — gerade auch am Finger — nur in ganz bestimmter Weise benutzt werden kann. Ihr Bewegungsgesetz liegt im Zentralnervensystem verankert; dies schickt seine Impulse nur in ganz bestimmten Kombinationen zu den Muskeln. Beweglichkeit ist also die Summe der möglichen Bewegungen, und sie wird ebensosehr durch das Nichtkönnen wie durch das Können gekennzeichnet.

Wir wollen nun den Anteil des *Gelenkes* an dieser Beweglichkeit erfassen. Seine Rolle ist eine rein mechanische und die Funktionsanalyse eines Gelenkes ist ein Teil der Mechanik, speziell der Lehre von den Bewegungen, der Kinematik *(Gelenkmechanik, Gelenkkinematik)*. Um die Beweglichkeit eines Gelenkes, eines Berührungspaares im Zustande des Schlusses (s. oben) zu kennzeichnen, benutzt man den mathematischen Begriff des *Freiheitsgrades*.

Von zwei vollkommen frei gegeneinander beweglichen Körpern hat der eine relativ zum anderen 6 Freiheitsgrade; d. h. daß 6 Angaben nötig sind, um die Stellung des einen Körpers relativ zum anderen vollständig zu kennzeichnen („er hat 6 freie Koordinaten"). Wenn ich aber Bewegungsglied und Grundglied mit je einer Fläche in Berührung bringe und halte, so wird die Beweglichkeit des Paares im Vergleich mit den vorher völlig losen Teilen eingeengt. Dies ist das Wesen des Gelenkes: es engt die Beweglichkeit der beiden Glieder gegeneinander ein, regelt sie, schafft *Führungsmittel*, die der Muskulatur ihre Aufgabe erleichtern, ja sie zum Teil erst möglich machen.

Wird das Gelenk durch Krankheit oder Verletzung verändert, so entsteht oft ein „Schlottergelenk", die beiden Teile des Gliedes sind viel freier gegeneinander beweglich als früher, der Patient kann vieles, was Menschen mit gesundem Glied nicht können. Aber das ist oft viel übler als eine Versteifung, bei der die Beweglichkeit beider Teile gegeneinander völlig verschwindet. So behandelt man geradezu Schlottergelenke, indem man sie operativ in günstiger Stellung zur Versteifung bringt.

Ein Gelenk, d. h. der eine Partner des Paares relativ zum anderen, hat also immer weniger als 6 Freiheitsgrade. Die wichtigsten Beweglichkeiten, die Gelenke ermöglichen, sind die von 1, 2 und 3 Freiheitsgraden.

Es muß hier noch einmal darauf hingewiesen werden, daß diese Feststellungen der bestimmt geregelten und durch die Zahl der Freiheitsgrade gekennzeichneten Beweglichkeit eines Gelenkes nur gilt, solange die Führungsmittel des Gelenkes (Flächenkontakt, Band- und Muskelspannung) wirken. An manchen Gelenken nutzt der Körper die Möglichkeit aus, das Gelenk ganz oder teilweise durch Aufhebung seines Schlusses auszuschalten. Das ist natürlich nur beim Kraftschluß- und nicht beim Umschlußpaar möglich. So kommen manche Stellungen der Wirbelsäule nur unter Aufhebung der Flächenberührung der Wirbelgelenke zustande. Die Kinematik unseres Körpers ist eben etwas sehr viel anderes als Maschinenkinematik.

Bei der Behandlung der speziellen Bewegungsapparate wird auf die Kinematik der einzelnen Gelenke eingegangen werden. Hier seien aus der Fülle der Konstruktionsmittel, die dem Körper zu Gebote stehen, nur einige wenige besonders wichtige behandelt.

Scharniergelenk. Das Scharniergelenk (Ginglymus, Trochoidgelenk) kommt dadurch zustande, daß eine Umdrehungsfläche[1] als Hohlform und als Vollkörper ausgebildet ist; beide Flächen werden miteinander in Kontakt gebracht, sie passen genau aufeinander, und der Hohlkörper dreht sich um den Vollkörper oder der letztere in dem ersteren. Jedes Rad, jede Türangel zeigt das Prinzip. Ein solches Paar hat nur *einen* Freiheitsgrad: der Winkel, den beide Glieder miteinander bilden, bezeichnet vollständig die Stellung beider Glieder zueinander. Es heißt zwangsläufig, weil es nur eine einzige Bewegungsart zuläßt. Die Technik verwendet es hauptsächlich. Die geometrische Form der Bewegung ist ganz durch das Gelenk vorgeschrieben, die Muskulatur bestimmt nur das Hin und Her der Bewegung und Geschwindigkeit und Kraft des Ablaufes. Eine Verschiebung der Gelenkflächen längs der Achse wird durch Bänder („Kollateralbänder") oder durch die Form der Gelenkflächen, meist durch beides verhindert.

Ein Scharnier bleibt ein Scharnier, gleichgültig wie die Achse zum Knochen liegt; durch die Befestigung des Scharniers an der Schmal- oder Langseite eines Kastendeckels wird ja der Mechanismus nicht geändert. Es ist deshalb unnötig, danach besondere Gelenkformen (z. B. Radgelenk) zu unterscheiden. Für die Wirkung der Gelenkvorrichtung im Verbande der Glieder ist natürlich die Lage der Achse von ausschlaggebender Bedeutung. Die Feststellung dieser Lage macht einen Hauptteil der Analyse des Gelenkmechanismus aus (vgl. z. B. den Abschnitt Sprunggelenke).

Wenn man die Erzeugende einer Umdrehungsfläche bei einer Umdrehung parallel der Achse verschiebt, so entsteht eine Schraubenfläche. Auch ein Bewegungspaar mit Schraubenflächen ist zwangläufig und seine Stellung durch *eine* Winkelangabe vollständig gekennzeichnet (1 Freiheitsgrad). Einige der Scharniere des menschlichen Körpers zeigen Schraubenflächen von sehr geringer Steigung. Das zu berücksichtigen ist meist durchaus überflüssig. Die durch die Formbarkeit der das Gelenk aufbauenden Gewebe bedingte allgemeine leichte Schlotterung der Gelenke (A. Fick) liegt schon in der Größenordnung dieser Schraubensteigung. Außerdem handelt es sich bei den Bewegungen stets um Bruchteile einer Umdrehung (meist stark *unter* 180°). Das Wesentliche ist der Zwanglauf um *eine* Achse; dabei können die Punktbahnen stets als Kreise behandelt werden. Es kommt überhaupt bei der Gelenkmechanik grundsätzlich darauf an, das Wesentliche zu erfassen, und den konstruktiven Sinn

---

[1] Man kann sich eine Umdrehungsfläche entstanden denken durch Rotation einer beliebig gestalteten Linie um eine beliebig dazu liegende Achse. Die Technik stellt solche Flächen auf der Drehbank her.

der ganzen Anordnung der Teile zu durchschauen. Als Beispiel sei wieder auf die Analyse des unteren Sprunggelenkes hingewiesen.

Wenn man 2 Scharniere hintereinanter schaltet, so gewinnt das jetzt durch ein *Zwischenglied* vom Grundglied getrennte *Bewegungsglied* 2 Freiheitsgrade. An einer solchen Vorrichtung, die wir z. B. beim Fuß verwirklicht sehen, läßt sich diese Art der Beweglichkeit am besten erläutern.

In der Abb. 27 liegt die 1. Achse in der Papierebene, die 2. steht senkrecht dazu. Die Stellung des Zwischengliedes zum Grundglied wird durch einen Winkel, z. B. an einer Scheibe, die am Stativ fest ist, gemessen, die des Bewegungsgliedes zum Zwischenglied ebenso durch einen Winkel an einer Scheibe, die am Zwischenglied fest ist. Damit ist die Lage dieses letzteren Gliedes offenbar vollständig bestimmt. Wir haben also 2 Angaben, 2 Freiheitsgrade. Lassen wir beide Gelenke gleichzeitig in Tätigkeit treten, so bewegt sich die Spitze *S* auf einer Fläche, die, wenn wir sie ausmodelliert denken, die Form der Haut einer zusammengebundenen Wurst hat (Kreisring). Eine solche Beweglichkeit der Spitze *S* nennen wir *flächenläufig*, die Fläche ihre *Verkehrsfläche*. Bringen wir jetzt an der Spitze *S* einen Stab unter rechtem Winkel zum Bewegungsglied fest an und halten die Spitze an einem Punkte der Fläche an, so ist die Stellung des Stabes bestimmt. Er bildet naturgemäß eine Tangente der Fläche. Überziehen wir jetzt die Fläche mit einem Liniensystem (Gradnetz oder Koordinatennetz), so ist der Winkel, den diese Tangente mit dem Koordinatennetz bildet, für jede Stellung von *S* bestimmt. Dies ist das Kennzeichen einer Beweglichkeit von 2 Freiheitsgraden, gegenüber einer solchen von 3 Freiheitsgraden. Wir kommen gleich darauf zurück.

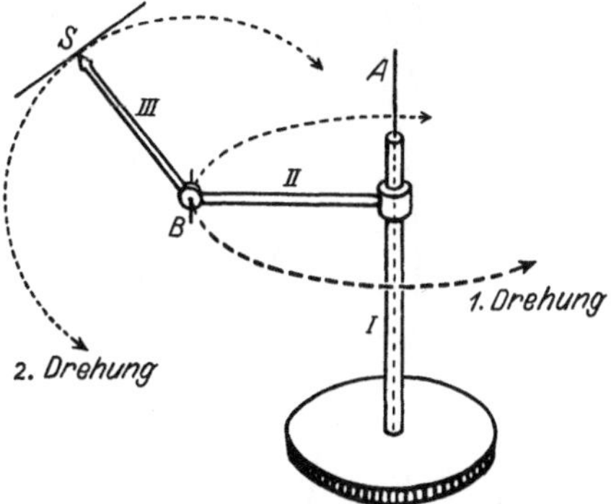

Abb. 27. Modell zur Erläuterung der Beweglichkeit mit 2 Freiheitsgraden (2 Scharniersysteme). Das Zwischenglied (*II*) ist gegen das Grundglied (*I*) um die feststehende Achse *A* drehbar, das Bewegungsglied (*III*) gegen das Zwischenglied um die Achse *B*, die mit dem Zwischenglied bewegt wird. Das Zwischenglied hat gegen das Grundglied einen Grad der Freiheit, ebenso das Bewegungsglied gegen das Zwischenglied, die Spitze *S* des Bewegungsgliedes gegen das Grundglied also 2 Freiheitsgrade.

Kugelgelenk. Beim Kugelgelenk ist das Wesentliche, daß nach dem Einsetzen der Kugel in die Pfanne (beim Schluß des Gelenkes) die beiden Mittelpunkte der einander berührenden Kugelflächen zusammenfallen. Wir haben also 2 Glieder, Grund- und Bewegungsglied, aber im Gegensatz zum Scharnier nicht eine gemeinsame *Achse*, sondern einen gemeinsamen *Punkt*, den Gelenkmittelpunkt. Dieser Punkt des Bewegungsgliedes steht relativ zum Grundglied fest, während alle anderen Punkte sich auf Kugelflächen um diesen Mittelpunkt herum bewegen. Die Punkte des Bewegungsgliedes sind also wiederum flächenläufig, ihre Verkehrsflächen sind Kugelflächen. Solche nicht zwangläufigen Gelenke, wie das Kugelgelenk, spielen im Körper des Menschen die Hauptrolle, im Gegensatz zu den zwangläufigen Bewegungspaaren, wie sie die Technik verwendet. Wir nennen sie *freiläufige Paare*. Die Bewegungslehre der Technik ist Zwanglauflehre, die des tierischen und menschlichen Körpers Freilauflehre. Die Art des Freilaufes wird durch den Begriff des Freiheitsgrades bestimmt, und so gewinnt dieser mathematische Begriff für die tierisch-menschliche Kinematik eine so große Rolle.

Wenn wir die durch ein Kugelgelenk gewährten 3 Freiheitsgrade uns anschaulich machen wollen, so denken wir an einen Menschen, der auf der Erdoberfläche steht. Wir brauchen 3 Angaben, Länge und Breite seines Ortes und die Richtung, wohin seine Nase zeigt, also 3 Winkel, Länge, Breite und die Windrose. Abb. 28 zeigt diese 3 Winkel am Kugelgelenk, den Winkel η, der die Drehung um die feste Polarachse angibt (Länge), ϑ, der die Drehung um eine in der Äquatorebene bewegliche Achse (Breite) angibt, und ϱ, den „Raddrehungswinkel", für die Drehung um eine wieder auf dieser letzteren senkrechte — bewegliche — Achse.

Jetzt wird auch der Unterschied gegenüber der Beweglichkeit mit 2 Freiheitsgraden deutlich. Legt man durch den Endpunkt des bewegten Gliedes die Tangente an die Kugelfläche (in Abb. 28 durch die schraffierte Platte dargestellt), so sind bei der durch das Kugelgelenk gewährten Beweglichkeit von *3* Graden der Freiheit die Winkel η, ϑ, ϱ voneinander unabhängig, während für eine von *2* Graden die Beziehung gilt, daß mit η und ϑ auch ϱ gegeben, also $\varrho = f\,(\eta, \vartheta)$ ist. Die besondere Form dieser Abhängigkeit (Gleichung) macht dann das besondere Bewegungsgesetz des Körperteiles aus. Genauer studiert wurde diese Gesetzlichkeit zuerst am Auge (LISTINGsches Gesetz), sie gilt aber auch für die Finger und wahrscheinlich auch für die Hand. Hierbei wird das Bewegungsgesetz nicht durch den Gelenkapparat (am Fingergrundgelenk ist es ein Kugelegelenk), sondern durch die besondere Benutzung der das Gelenk bewegenden Muskulatur bestimmt, d. h. durch das Zentralnervensystem. Auch hier wird wiederum deutlich, wie mit verschiedenen Mitteln Ähnliches erreicht werden kann, und wie der lebendige Organismus von dieser Möglichkeit Gebrauch macht.

Noch aus anderem Grunde kann die volle Ausnutzung der im Gelenk an sich gegebenen Bewegungsmöglichkeit eingeschränkt sein. Solche *Gelenkhemmung* wird bedingt entweder dadurch, daß die Knochenenden aneinanderstoßen (Knochenhemmung, z. B. Olecranon und Humerus), oder daß ein Band sich spannt (Bandhemmung, z. B. Ligamentum iliofemorale am Hüftgelenk). Auch Weichteile können einschränkend wirken (Weichteilhemmung, z. B. Wade und Oberschenkel bei starker Beugung des Kniegelenkes). Auch Muskeln können, abgesehen von ihrer aktiven Tätigkeit, passiv eine Bewegung bremsen (Muskelhemmung, z. B. Beugung im Hüftgelenk bei gestrecktem Kniegelenk).

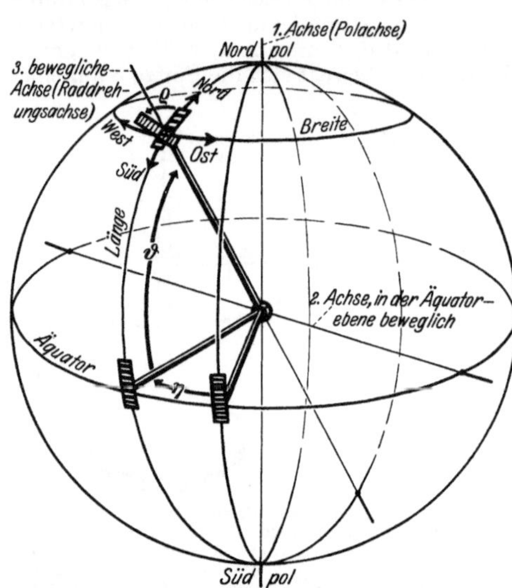

Abb. 28. Schema der Beweglichkeit mit 3 Freiheitsgraden (Kugelgelenk). 1. Bewegung (Pfeil η): Drehung um die feststehende 1. Achse (Polachse) um den Betrag des Winkels η (1. Freiheitsgrad). 2. Bewegung (Pfeil ϑ): Drehung um die bei der 1. Bewegung mitbewegte 2. Achse um den Betrag des Winkels ϑ (2. Freiheitsgrad). 3. Bewegung (Raddrehung, Pfeil ϱ): Drehung um die bei der 1. und 2. Bewegung mitbewegte Achse um den Betrag des Winkels ϱ (3. Freiheitsgrad). — Um eine plastische Vorstellung zu gewinnen, denke man sich das Bild als Schema vom rechten Hüftgelenk, Bein und Fußplatte eines liegenden Menschen. Die 3 Bewegungen entsprechen dann 1. der Abduktion, 2. der Hebung (Beugung im Hüftgelenk), 3. der Außenrotation.

und Oberschenkel bei starker Beugung des Kniegelenkes). Auch Muskeln können, abgesehen von ihrer aktiven Tätigkeit, passiv eine Bewegung bremsen (Muskelhemmung, z. B. Beugung im Hüftgelenk bei gestrecktem Kniegelenk).

Im übrigen hat die Mechanik jedes Gelenkes und ihre Ausnutzung durch das Leben ihre Besonderheit. Die Hauptbeweglichkeiten sind jedoch der Zwanglauf mit 1, und der flächenhafte Freilauf mit 2 oder 3 Freiheitsgraden, und ihr sicheres Verständnis ist der Schlüssel zu jeder Art von Gelenkbeweglichkeit am menschlichen Körper. Praktisch ist die Lehre von den Gelenken und ihren Leistungen besonders wichtig, da ihre Störung fast stets mit empfindlichen Einbußen an Sicherheit der Bewegungs- und Arbeitsfähigkeit verbunden ist. Das geht so weit, daß zuweilen lieber durch Versteifung eines Gelenkes auf dieses überhaupt verzichtet wird, indem man die Bewegung den proximal und distal liegenden Gelenken mit zuschiebt, als daß man Unsicherheiten und Störungen der Bewegung in einem ganz oder teilweise zerstörten Gelenk duldet.

In den Aufbau der Gelenkformen, vor allem der Gelenkflächen, teilen sich ererbte Entstehungsregel und individuelle Ausgestaltung unter dem Einfluß der Funktion (funktionelle Anpassung). Die Form ist im wesentlichen fertig, lange ehe das Gelenk benutzt wird, und auch die Art der Benutzung ist im großen und ganzen als ererbte Funktionsregel gegeben.

Bei Amphibien läßt sich am Schultergelenk experimentell das Material der Pfanne verkleinern; es bildet sich dann eine Zwergpfanne, während der Kopf normale Dimensionen hat. Er paßt nicht in die Pfanne (Abb. 29). So erklären sich wahrscheinlich auch die „kongenitalen Luxationen", die beim Menschen in gewissen Gelenken nicht selten sind (Hüftgelenk).

Die feinere Ausgestaltung der Gelenke, die Umformung atypisch angelegter und pathologisch deformierter Gelenke und die Ausbildung von echten Gelenken in Pseudarthrosen geschieht auch beim einzelnen Individuum durch Wechselwirkung zwischen den Teilen des Bewegungsapparates und durch den Einfluß der Funktion, vor allem der Belastung und der Bewegung.

Kopf und Pfanne eines Gelenkes kann man dadurch nachahmen, daß 2 Gipszylinder durch Schnüre so gegeneinander bewegt werden, wie die Knochen durch ihre zugehörigen Muskeln: die Enden schleifen sich dann gegeneinander zu Kopf und Pfanne ab. Das Modell zeigt, wie die beiden Teile aufeinander wirken und einander belasten. Die Umgestaltung eines lebendigen Gelenkes unter dem Einfluß der Funktion führt zu prinzipiell gleichartigem Resultat, aber auf andere Weise. Es wird nichts mechanisch abgeschliffen und in Formen gedrückt, schon deshalb, weil solche Umgestaltungen immer auch mit Ausbildung neuer Teile und neuen Materials verknüpft sind. Die Belastung setzt einen Reiz, der zur Umbildung führt. Könnte sie direkt formen, so müßte sie dabei das Material über die Elastizitäts- und Festigkeitsgrenze belasten, d. h. zerstören. Die Gleichartigkeit des Erfolges ergibt sich daraus, daß die mechanische Abschleifung im Modell zu Abtragungs- und Belastungs*minimumformen* führt. Auch der Luftwiderstand formt den fallenden Tropfen zu *der* Gestalt, die den kleinsten Widerstand bietet. Ähnliche Form besitzt der Querschnitt des Vogelflügels und die Tragfläche des Flugzeuges. Die Widerstandsminimumform ist die einzige, die eine eindeutige Beziehung zwischen Form und Belastung ergibt. Wirkt die Belastung also formend, gleichviel, ob direkt oder als formbildender Reiz, so müßte notwendig *die* Form herauskommen, die allein eine eindeutige Beziehung zwischen den beiden Faktoren ergibt. Im lebendigen Geschehen greifen aber mannigfache andere Faktoren ein, die die Sachlage verwickelter machen. So kann die Belastung erst formbildend wirken, wenn ein Material da ist und eine Konstruktion, an der sie angreift, ohne sie zu zerstören. Die letzten Rätsel der Formbildung bleiben immer in den geheimnisvollen Fähigkeiten des lebendigen Protoplasmas verankert.

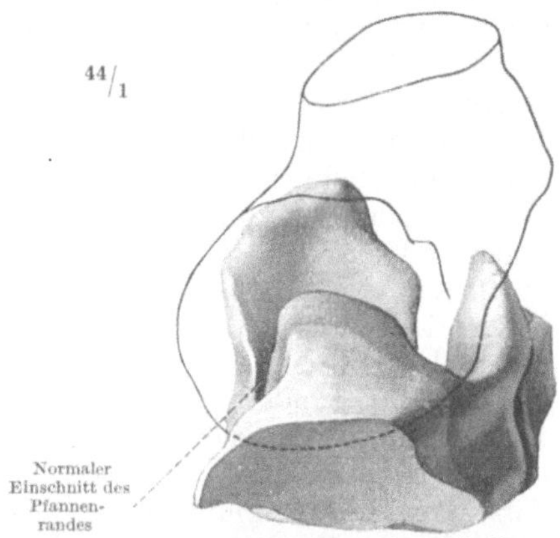

44/1

Normaler
Einschnitt des
Pfannen-
randes

Abb. 29. Experimentell deformiertes Schultergelenk, Unke (Bombinator). Wachsplattenmodell. Die früheste Anlage des Schultergürtels ist durch einen künstlichen Eingriff so verkleinert worden, daß eine Zwergpfanne (plastisch gezeichnet) entstanden ist. Der Humerus hat dagegen seine normale Größe behalten. Hier ist der Kontur des Humeruskopfes schematisch an die gleiche Stelle gezeichnet, an welcher der normale Kopf steht; der Größenunterschied zwischen Kopf und Pfanne springt in die Augen. In Wirklichkeit weicht der Kopf aus (Luxation) oder er wird deformiert und eingekeilt (Ankylose).

In bezug auf den feineren Bau der Gelenke sei hier noch einiges nachgetragen. Der *Gelenkknorpel* ist ein Rest des Primordialskeletes, und seine Verbindungsfläche mit dem Knochen zeigt das Bild der enchondralen Verknöcherungslinie. Jedoch ragt der Knorpel nicht nur mit Zacken und Spitzen zwischen die Arkaden des Knochens hinein, sondern die Verbindung ist noch auf andere Weise gefestigt. Bei der Gelenkbewegung wird der Knorpel, unter oft erheblichem Druck, gewalkt und verzerrt (S. 31). Der Knochen ist fest und macht die Formänderung des Knorpels nicht mit. Die Grenze der Struktur liegt nun zwar an der Kittlinie zwischen Knorpel und Knochen, nicht aber die Grenze der Festigkeit. Die tiefste Schicht des Knorpels ist nämlich verkalkt, dadurch starr, und so fällt die Grenze der Festigkeit zwischen dem relativ bildsamen und dem starren Material nicht mit der Strukturgrenze zusammen, sondern in den Knorpel hinein. Die Fibrillenzüge des Knorpels laufen stetig durch diese Grenze hindurch.

4*

An den Seiten der Gelenkflächen, dort, wo der Knorpel nicht mehr der Pressung und Walkung durch die Gelenkfläche ausgesetzt ist, ist er regelmäßig als Faserknorpel ausgebildet. Von der Schaftseite her strahlt das Periost in diesen Faserknorpel ein, so daß der Knorpel unmittelbar und kontinuierlich mit der für die mechanische Gesamtleistung des Knochens unentbehrlichen Periosthülle zusammenhängt. Sind beide Gelenkflächen durch eine Zwischenscheibe (Discus articularis) getrennt, so bestehen die Gelenkflächen ebenfalls aus Faserknorpel. Dieser verhält sich zum Knochen nicht anders als der Hyalinknorpel (enchondrale Abtragungsfläche), in der Tiefe geht er vielfach in Hyalinknorpel über.

Bei der Zubereitung unserer Sammlungsknochen durch Fäulnis (Maceration) werden die Weichteile, außen und innen, völlig zerstört, mit ihnen der Knorpel. Dessen verkalkte Schicht bleibt aber stehen, und so zeigen die ehemals knorpelbedeckten Flächen eine glatte Oberfläche. Diese Oberfläche ist also die Grenze zwischen unverkalktem und verkalktem Knorpel, als freie Fläche mithin ein Kunstprodukt, wie denn der ganze macerierte und getrocknete Knochen ein in vieler Hinsicht irreführendes Kunstprodukt ist.

An der *Gelenkkapsel* wird der äußere, derbe fibröse Teil, Stratum fibrosum, unterschieden, zu dem auch die Gelenkbänder und die in die Kapsel einstrahlenden Sehnen gehören, und das Stratum synoviale, die die Binnenfläche überziehende Synovialhaut. Sie enthält meist sehr viel Fettgewebe, ist dadurch weich und biegsam. Große und kleine Fettfalten springen ins Innere vor und füllen die wechselnden leeren Räume bei der Bewegung aus, dienen zugleich als Resorptionsorgane. Die Binnenfläche besteht aus einem sehr zarten Bindegewebe mit vielen Zellen, deren Leiber meist eine zusammenhängende Protoplasmahaut bilden. Wo Bänder und Sehnen unter Druck auf dem Knorpel gleiten, fehlt die Synovialhaut, und die Binnenfläche ist von spiegelnder Glätte wie der Knorpel. Die *Gelenkzotten* sind sehr verschieden große, bald einfache, bald verzweigte Fortsätze der Innenhaut. Ein reiches Gefäßnetz ernährt und heizt die oft dicht unter dünner Haut liegenden Gelenke. Diese Netze liegen in allen Schichten der Kapsel und springen oft in Gefäßknäueln und Falten vor. Auch Nerven sind reichlich vorhanden. Die Gelenke gehören zu den empfindlichsten Teilen des menschlichen Körpers.

Eine Art der *Synarthrosen* sind die *Synchondrosen* (Knorpelhafte, z. B. Zwischenwirbelscheiben). Sie bestehen, soweit sie nicht reine Zuwachsorgane sind, aus Faserknorpel. Der Knochen grenzt zunächst mit einer enchondralen Abtragungslinie an Hyalinknorpel, und aus diesem wachsen die derben Faserbündel eines bildsamen Faserknorpels heraus. Im Inneren der Knorpelhaft finden sich im späteren Leben mit Flüssigkeit gefüllte Hohlräume. Synarthrosen sind auch die *Synostosen*, knöcherne Verbindungen von Knochen, z. B. der Schädelknochen nach Verknöcherung der Nähte.

Die *Syndesmosen*, Bandverbindungen der Knochen, benutzen zur Festheftung zunächst das Periost. Am macerierten Knochen sind an den Ansatzstellen vielfach Rauhigkeiten sichtbar. Durch dicke und harte Periostpolster sind diese Stellen mit dem tastenden Finger am intakten Knochen oft noch deutlicher und leichter fühlbar. Da das Periost den Knochen ringsherum einschließt, so bedarf es an und für sich keiner besonderen Befestigung in der Knochensubstanz selbst. Der Vergleich mit dem Bein und der Hose, an der die Hand anpackt (S. 38), kann hier wieder gemacht werden. Der Bau der Rauhigkeiten ist allerdings sehr verwickelt. Zahlreiche Höhlen (Abtragungslöcher und Öffnungen HAVERSscher Kanäle) gehen in den Knochen hinein, zwischen ihnen sind frühere Löcher durch grobfaserigen Knochen (sekundären Periostknochen, PETERSEN) wieder ausgefüllt, in welchen Fasern des Periosts und solche der von außen kommenden Bänder als SHARPEYsche Fasern einstrahlen.

Band- und Sehnenansätze am Knochen. Sehr viele *Bänder* setzen am Knochen durch Vermittlung von Faserknorpel an. Dieser Zustand ist aus der Entwicklung verständlich. Das Band oder die Sehne (z. B. die Achillessehne) setzt zunächst, d. h. noch viele Jahre nach der Geburt, am primordialen knorpeligen Skeletstück an. Die Ansatzzone, in der die Sehnenfasern in den Knorpel übertreten, ist als parallelfaseriger Faserknorpel entwickelt. Gegen diese Zone rückt nun der von innen kommende enchondrale Verknöcherungsprozeß vor und macht schließlich in der Zone des Faserknorpels selbst Halt. Die Grenze ist eine typische enchondrale Abtragungsfläche; sie ist durch besonders lange und spitze Knorpelzacken ausgezeichnet. Auch hier fällt die Strukturgrenze nicht mit der Festigkeitsgrenze zusammen, denn die tiefste Schicht des Faserknorpels ist verkalkt.

Verkalkungszonen finden sich auch an Faserbündeln, die mit sekundärem Periostknochen am Knochen ansetzen. Faserknorpelige Ansätze, in Gesellschaft mit Abbau- und Anbaustellen von außen und innen, kommen an manchen Tuberositäten durcheinander vor. Der Bau solcher Stellen ist dann außerordentlich verwickelt.

Bei der Maceration bleiben auch hier die verkalkten Knorpel- und Bandteile am Knochen erhalten und verleihen solchen Stellen einen glatten Überzug. Die wahre Natur dieser Stellen ist nur am Knochen mit erhaltenen Weichteilen, dem vollständig erhaltenen Skeletorgan, zu untersuchen.

IV. Die Skeletmuskeln und ihre Hilfsapparate.

(Allgemeine Muskellehre.)

Bau des Muskels. Die Skeletmuskeln erfüllen *zwei Aufgaben*: 1. sie bewegen die Glieder, führen Bewegungen aus; 2. sie halten die Glieder in den Stellungen, die sie während der Bewegung durchlaufen und am Ende der Bewegung bekommen haben (z. B. Halten des seitwärts gehobenen Armes). Mit diesen beiden Funktionen geht die Verminderung der Biegungsbeanspruchung der Knochen einher (S. 43). Über Punkt 2 s. S. 67. — Hier ist jetzt nur von den Muskeln als Motoren im Bewegungsapparat die Rede. Ihr histologisches Bauelement, das diese Funktion vollzieht, ist die *quergestreifte Muskelfaser* oder Skeletmuskelfaser (Abb. 30—32). Sie ist ein, im Verhältnis zu den übrigen histologischen Bauelementen des Körpers, umfangreiches Gebilde, bis zu 15 cm lang, dabei bis höchstens 0,08 mm dick. Sie entwickelt sich aus einer einzigen Zelle (Myoblast), die durch Kernteilungen ohne Plasmateilung und Vermehrung des Plasmas zu einem Plasmodium wird. In einem und demselben Muskel kommt sie in sehr verschiedener Länge und Dicke vor.

Die Muskelfaser ist außen umhüllt vom *Sarkolemm* (s. S. 55) und besteht, wenigstens an den Skeletmuskeln des menschlichen Körpers, zum weitaus größten Teil aus den Muskelfibrillen. Diese sind ein Produkt des Protoplasmas des Myoblasten, das sich zusammen mit zahlreichen wandständigen Kernen als *Sarkoplasma* auch in der fertigen Faser findet.

In der Seitenansicht und im Längsschnitt zeigt die Faser eine über die ganze Breite gehende Querstreifung. Fasert sich die Binnenmasse zu Fibrillen auf, so zeigt sich, daß jede Fibrille für sich quergestreift ist (Abb. 30b).

Die Muskelfasern bilden mit Bindegewebe zusammen das Muskel„fleisch“ des gewöhnlichen Sprachgebrauchs. Die Muskelmasse beträgt im Mittel 32% des Körpergewichts bei der Frau und 36% beim Mann, kann aber bei Athleten über die Hälfte des Gesamtgewichts erreichen.

Die Muskelfasern sind eingeordnet in ein System von Bindegewebe, das *Perimysium*. Es verbindet die Muskelelemente miteinander und ermöglicht ihre Verschieblichkeit gegeneinander. Gleichzeitig ist es Ernährungsorgan, denn es führt die Gefäße an die Fasern heran, und auch die Nerven sind darin eingelagert, bis sie schließlich mit ihren Endverzweigungen in die einzelnen Fasern eintreten.

Man erkennt dieses System am besten am Querschnitt des Muskels (Abb. 33). Er ist durchzogen von größeren und kleineren Septen, die die Muskelfasermassen in größere und kleinere Bündel, die *Fleischfasern*, aufteilen. Man unterscheidet in manchen (nicht in allen) Muskeln *Bündel 1., 2.* und *3. Ordnung,* je nachdem wenige Muskelfasern durch Bindegewebssepten zu einem dünnen Bündel zusammengefaßt sind, diese dünnen Bündel zu gröberen Bündeln abermals

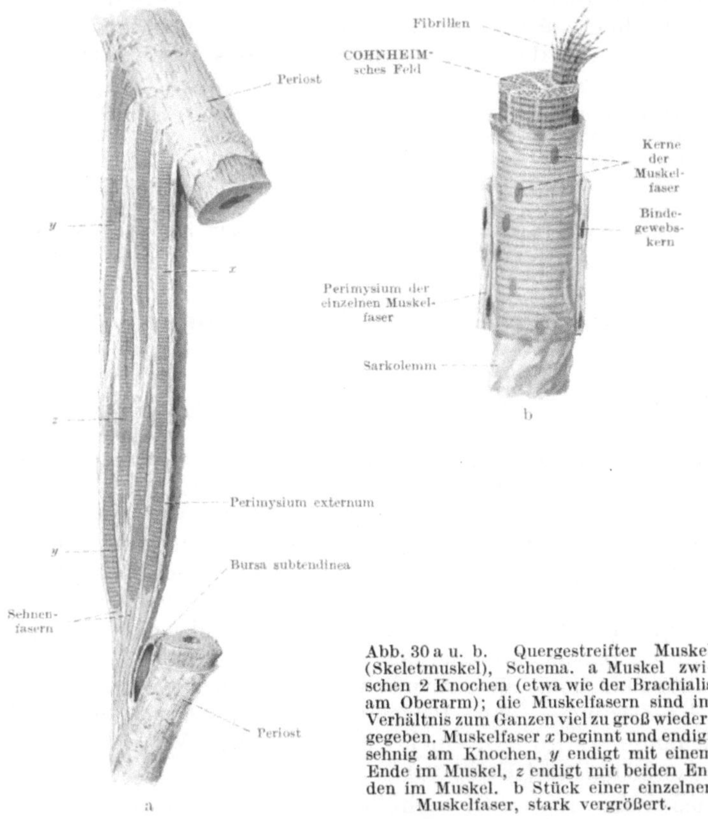

Abb. 30 a u. b. Quergestreifter Muskel (Skeletmuskel), Schema. a Muskel zwischen 2 Knochen (etwa wie der Brachialis am Oberarm); die Muskelfasern sind im Verhältnis zum Ganzen viel zu groß wiedergegeben. Muskelfaser *x* beginnt und endigt sehnig am Knochen, *y* endigt mit einem Ende im Muskel, *z* endigt mit beiden Enden im Muskel. b Stück einer einzelnen Muskelfaser, stark vergrößert.

vereinigt werden und schließlich mehrere gröbere Bündel sich zu groben Bündeln zusammenschließen. Auf dem Querschnitt ergibt sich daraus eine ineinander geschachtelte Felderung des Muskels (Abb. 33). Dieses System von Bindegewebe heißt *Perimysium internum,* als Perimysium der einzelnen Muskelfasern (Endomysium) dringt es mit allerfeinsten Fasern in die kleinsten Bündel ein. Außen schließt es sich als *Perimysium externum* um die äußersten Fleischfasern zusammen.

Die Faserbündel der verschiedenen Ordnungen sind die Strukturen, welche beim Muskelfleisch äußerlich als gröbere oder feinere Bündel zu sehen sind und welche sich z. B. beim Kauen eines zähen Bratens zwischen den Zähnen einkeilen. Wir sprechen dann gewöhnlich von „Fasern". Sie sind nicht zu verwechseln mit den eigentlichen vom Sarkolemm umhüllten, mikroskopisch kleinen Muskelfasern (Abb. 30 b). Es ist allgemein üblich und ist auch in diesem Buch nicht zu umgehen, bei der Detailbeschreibung der Muskeln das Wort Faser im Sinne des gewöhnlichen Sprachgebrauches (*nicht* im rein wissenschaftlichen Sinn) anzuwenden. Es handelt sich meistens in Wirklichkeit um Faserbündel 1. Ordnung (Abb. 30 a). Auf dem

Präpariersaal ist nach Darstellung der Fascien (s. unten) die Oberfläche des Muskels selbst freizulegen. Dabei wird auch das Perimysium externum entfernt, indem zwischen je 2 „Fasern" der Übergang in das Perimysium internum durchtrennt wird. Bei grobfaserigen Muskeln läuft man Gefahr, den eindringenden Septen des Perimysium zu folgen und in den Muskel selbst hineinzugeraten.

Außer Blutgefäßen und Nerven liegen im Perimysium internum noch *Muskelspindeln*. Es sind spannungsempfindliche Organe, die in sehr verschiedener Anzahl in den verschiedenen Muskeln vorkommen (s. Sinnesorgane).

Auch das *Sarkolemm* kann man zu dem System des inneren Muskelbindegewebes rechnen. Es bildet eine Hülle feinster argyrophiler und kollagener

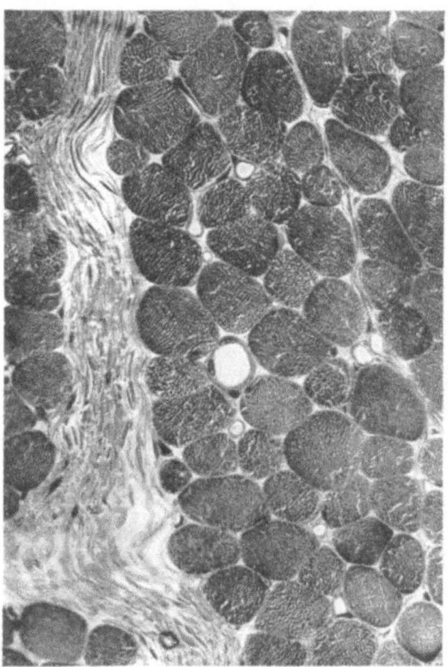

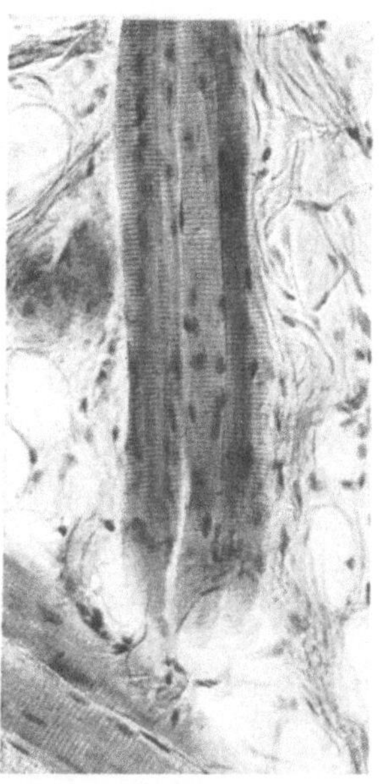

Abb. 31. Skeletmuskel, quer. M. lumbricalis, 6jähriges Kind. 240/1. Präparat und Photogramm von Prof. PETERSEN †.

Abb. 32. Skeletmuskel, längs. Nasenflügel. 220/1. Präparat und Photogramm von Prof. PETERSEN †.

Fibrillen um den protoplasmatisch-fibrillären Inhalt der Faser und umschließt diesen wie der Strumpf das Bein. Das Perimysium der einzelnen Faser ist nicht völlig von dieser letzten Hülle abzugrenzen. So wie das Sarkolemm die Muskelfaser, umschließen die stärkeren Septen die Fleischfasern mit beweglichen Maschen kollagener Fasern, nach Art fest anliegender Strümpfe. Das ganze System macht die Formänderung des Muskels mit, und so wird bei der Muskelbewegung das ganze mehr oder minder umfangreiche Bündel abwechselnd lang und dünn und kurz und dick. Die wenigsten Muskelfasern laufen im Muskel von einem Ende bis zum andern durch, sondern enden und entspringen innerhalb des Perimysiums (Abb. 30a).

Die Fleischfasern laufen in mehr oder minder breiten oder strangförmigen *Endsehnen* zusammen. Im Ruhezustand sind die kollagenen Fibrillenbündel der Sehne leicht gewellt infolge der Wirkung ihnen beigesellter elastischer Fasern. Bei Beginn der Bewegung werden die kollagenen Bündel zunächst gestreckt, wodurch die Bewegung „weich eingeleitet" wird. Fehlte die Wellung, so müßte jede Bewegung sofort ruckartig beginnen. Der größte Teil dieser Sehnenfasern hängt unmittelbar mit den Muskelfasern zusammen. Das Sarkolemm läuft über den spitz oder abgerundet endenden Inhalt in ein Bündel kollagener

Fibrillen aus, wodurch für jede Muskelfaser eine eigene Sehne formiert wird. Durch Zusammentreten dieses Bündels mit übrigen gleichartigen Bündeln baut sich die ganze Sehne nach und nach auf.

Das Ende der im Sarkolemmstrumpf steckenden Faser ist besonders reich an Sarkoplasma und Kernen, und die Fibrillen sind schwieriger erkennbar. Dieser Umstand, verbunden mit der an dem sarkoplasmareichen Ende besonders leicht durch Wasserentzug eintretenden Schrumpfung, gibt zu Täuschungsbildern Anlaß, die längere Zeit die Anschauung aufkommen ließen, daß hier am Ende die Muskelfibrillen sich unmittelbar in Sehnenfibrillen fortsetzten Tatsächlich erfolgt die Übertragung der Muskelkräfte im ganzen System durch die strumpfartig umhüllenden Bindegewebsmaschen.

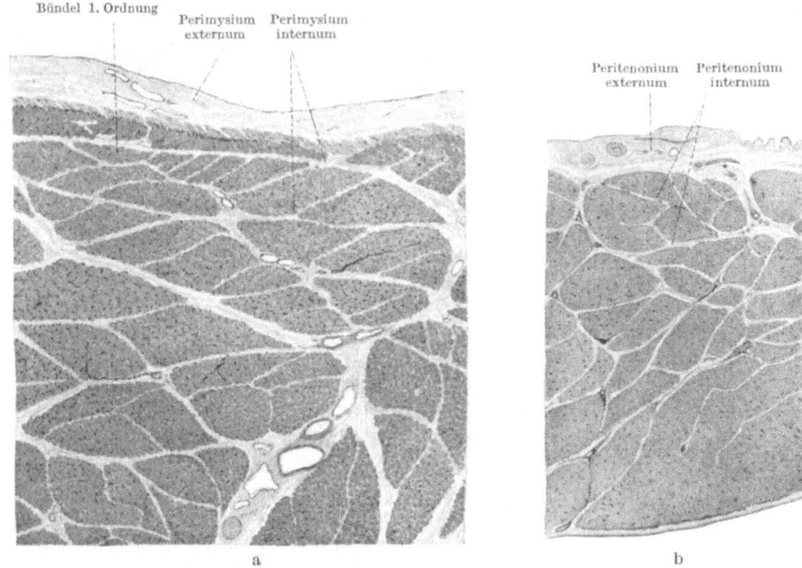

Abb. 33 a u. b. Übersichtsbilder über Querschnitte eines Zehenstreckers und seiner Sehne bei der gleichen Vergrößerung, 8jähriger Knabe. a Muskel. b Sehne.

Muskelformen. Muskel und Sehne zusammen geben dem Muskel die Form. Man unterscheidet den Muskelbauch *(Venter)*, Ursprung *(Origo)* und Ansatz *(Insertio)* des Muskels. Ursprung ist die Anheftungsstelle am proximalen Skeletstück, Ansatz die am distalen. Als *Punctum fixum* für den Muskel wird das Skeletstück bezeichnet, gegen welches das andere, *Punctum mobile*, bewegt wird. In Wirklichkeit gibt es bei den Bewegungen nur selten einen feststehenden, fixen Punkt. Auch werden bei vielen Bewegungen Punctum fixum und Punctum mobile vertauscht.

Von besonderer Bedeutung ist die Länge und die *Anordnung der Fasern im Muskel*. Der Ausschlag einer Muskelbewegung ist gleich dem Betrag, um den der Muskel sich von der Ausgangslage der Bewegung bis zur Endlage verkürzt (Hubhöhe). Die Faserbündel, welche den Muskel aufbauen, sind in ihrer Länge unabhängig von der Gesamtlänge des Muskels, aber abhängig von dem Ausmaß der Bewegung: ihre Länge ist ungefähr doppelt so groß als die gewöhnliche Verkürzung des Muskels bei seiner Bewegung; sie ist also in den verschiedenen Muskeln verschieden groß. Bei parallel in dem geraden Verlauf zwischen Ursprung und Ansatz liegenden Fasern ist der Ausschlag am größten. Es gibt nur wenige Muskeln, deren Fasern in dieser Art angeordnet sind, z. B. der Musculus sartorius (Abb. 92).

Für die Kraft, die der Muskel entwickeln kann, ist die Zahl der ins Treffen geführten Fasern maßgebend. Die Spannung jeder Einzelfaser ist proportional ihrem Querschnitt, nicht ihrer Länge. Die Summe der Querschnitte aller Fasern eines Muskels nennt man seinen *physiologischen Querschnitt*.

Hinzu kommt, daß in vielen Muskeln die beiden Enden erheblich dünner sind als die Mitte, z. B. wenn die beiden, oder auch nur das eine Ende in längere Sehnen auslaufen. In allen diesen, d. h. den meisten Fällen, laufen die Fasern spitzwinklig zur Sehne (Abb. 36). Durch diese geringe Abweichung von der Richtung der Wirkung kommt ein geringer Kraftverlust zustande (s. S. 63). Dieser Verlust wird aber gewaltig überkompensiert durch die Möglichkeit, die Kraft von sehr viel mehr Fasern an der Sehne zur Wirkung zu bringen. So sehen wir denn solche „*Fiederungen*" fast bei allen längeren Muskeln entwickelt. Muskeln von kleinem Volumen können so einen sehr großen physiologischen Querschnitt haben, der Ausschlag ist zwar gering (was durch kurze Hebelarme ausgeglichen wird), aber die Kraft sehr erheblich (bestes Beispiel die Musculi interossei der Hand).

Lange Muskeln, die gefiedert sind, nähern sich in ihrer Wirkung kurzen dicken Muskeln. Im Organismus ist die Fiederung in den mannigfachsten Kombinationen angewendet, z. B. wie bei einer Vogelfeder durch Vereinigung zweier Fiederzeilen an einer zentralen Sehne (Musculus bipennatus, Abb. 36) oder zahlreicher gefiederter Keile in einem Muskelindividuum (Musculus deltoides, Abb. 241). Es gibt *zweiköpfige* Muskeln (Musculus biceps, Abb. 248) und *zweibäuchige* Muskeln (Musculus biventer s. digastricus, Abb. 109), je nachdem 2 Muskelbäuche durch Sehnenverbindungen neben- oder hintereinander geschaltet sind. Es kommt auf den zur Verfügung stehenden Raum an, ob innerhalb gewisser Grenzen für den gleichen mechanischen Zweck lange oder kurze, schlanke oder plumpe, flache oder runde Muskeln zur Verwendung kommen; denn der innere Bau kann bis zu einem gewissen Grade die Bedingungen der äußeren Form korrigieren.

Auch die Anordnung des Muskelbauches zur Sehne ist vom verfügbaren Platz abhängig (z. B. M. semimembranosus). Der Muskelbauch verläuft im allgemeinen geradlinig oder leicht gebogen. Hingegen kann die Sehne um ein Skeletstück als Drehpunkt *(Hypomochlion)* herumgebogen sein, wodurch die Richtung der Muskelwirkung geändert wird. Maßgeblich ist dann nur die Richtung der Strecke vom Hypomochlion zum Ansatzpunkt *(wirksame Endstrecke)*. Lange Sehnen haben oft den Zweck, den Effekt der Muskelarbeit wie mit Transmissionsriemen auf weitere Strecken zu übertragen und in eine andere Richtung zu leiten. Der Muskelbauch, die eigentliche Kraftmaschine, wird in solchen Fällen dahin gestellt, wo das Gewicht am wenigsten hinderlich ist. Die Leichtigkeit und Geschicklichkeit der Finger beruht zum Teil darauf, daß an den Fingern selbst nur Sehnen liegen, die meisten und schwersten Muskelbäuche befinden sich am Unter- und Oberarm nahe dem Ellenbogen, die Hand ist entlastet.

Es ist bereits (S. 22 ff.) geschildert worden, wie das Muskelmaterial von der Stelle seiner Entstehung im Ursegment sich durch den Körper ausbreitet (Abb. 9). Die metameren Muskelanlagen bestehen aus parallel angeordneten Haufen von quergestreiften Muskelfasern (Abb. 5 u. 6). Sie geben nur an wenigen Stellen des Körpers Anlaß zur Entstehung kurzer metamerer Muskeln. Gerade am Geburtsort der Muskulatur neben dem Achsenskelet sind noch heute beim Menschen alle Übergänge von solchen metameren Muskeln zu höheren Formen, zu *Muskelindividuen*, zu finden. Ich verweise auf die Beschreibung der tiefen Rückenmuskeln. Die höchsten Formen spindeliger Muskelindividuen bieten die Extremitäten. Von Fall zu Fall bildet sich zwischen Skelet und Muskulatur eine bestimmte mechanische Beziehung, welche den Anforderungen des Bewegungsapparates an der betreffenden Stelle entspricht. Die Form der Knochen und der zugehörigen Muskeln ist aufs feinste aufeinander abgestimmt, wie die spezielle Betrachtung der einzelnen Muskeln zeigen wird.

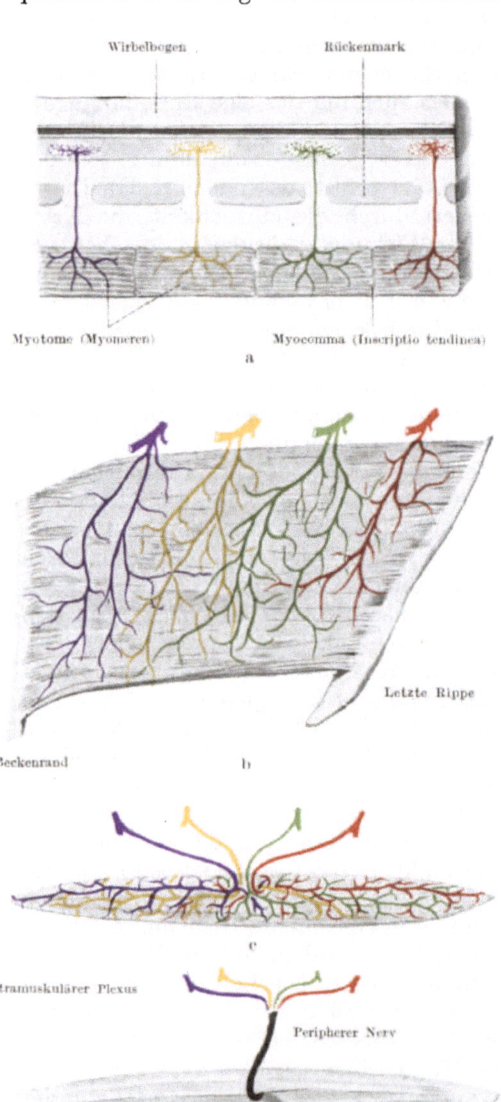

Abb. 34 a—d. Entstehung eines plurisegmentalen Muskelindividuums aus 4 getrennten Myomeren, Schema. a Embryonaler Körper, Horizontalschnitt. b Rumpfmuskel (Musculus quadratus lumborum, Mensch; nach EISLER). Es gehen nur Seitenäste der Spinalnerven in den Muskel. c Langer Rückenmuskel mit intramuskulärem Nervenplexus. d Extremitätenmuskel. Der intramuskuläre Plexus ist nicht eingetragen (er würde c entsprechen).

Morphologische Einheit und funktionelle Vielheit. Die morphologische Ausgestaltung der Mukulatur zu einzelnen scharf abgegrenzten Muskelindividuen bringt nicht auch die funktionelle Einheit jedes dieser Individuen mit sich. Funktionell kann jeder einzelne Muskel in eine Vielheit von Muskelteilen zerlegt werden. Je nach der für eine Bewegung aufzuwendenden Kraft kontrahieren sich mehr oder weniger Teile des Muskels oder auch der ganze Muskel. So ist es auch möglich, daß verschiedene Portionen eines Muskels ganz verschiedene Bewegungen bewirken (z. B. Deltoideus, Trapezius). Mit morphologischer Einheit geht funktionelle Vielheit einher, und zwar durch die Wirkung des Nervensystems.

Muskel und Nerv. Der Skeletmuskel ist das Erfolgsorgan der motorischen Nerven, die in den Vordersäulen des Rückenmarks entspringen und in den ventralen Nervenwurzeln verlaufen (Abb. 5). Anfänglich gehen sie als gesonderte Fäserchen zu den Muskelbildungszellen der Ursegmente (Myoblasten). Später sammeln sie sich zu einem geschlossenen Nervenstämmchen; jedes Muskelsegment hat sein eigenes metameres Nervenstämmchen (Abb. 34, die Nerven zu 4 Muskelsegmenten sind je mit einer schematischen Farbe gekennzeichnet). Die Myoblasten wachsen zu Muskelfasern aus, welche in der Längsrichtung des Körpers von einem Ende des Segments zum andern verlaufen und beiderseits an der Bindegewebsschicht befestigt sind, welche die Muskeln voneinander trennt (Zwischensehne, Myocomma s. Inscriptio tendinea). Jede Muskelfaser bekommt ihre Nervenfaser, und zwar so, daß von *einer* Nervenfaser eine Anzahl Muskelfasern versorgt werden (10 bis mehrere 100, je nach der feineren oder gröberen Arbeit der Muskeln). Wenn aus mehreren Muskelsegmenten Material für die Bildung eines größeren Muskels abgegeben wird (Abb. 34b), so vermischt sich allmählich das metamere Muskelgewebe zu einer neuen Einheit, die wir ein *Muskelindividuum* nennen. Die Nerven bleiben aber mit ihren Wurzeln im Rückenmark und an ihren Austrittsstellen zwischen den Wirbeln zeitlebens getrennt. Der Nerv ist der Ariadnefaden in dem Gewirr von Muskelverlagerungen, an welchem zu verfolgen ist, in welcher Richtung und in welchem Maß sich die kurzen metameren Muskeln verbunden haben. Schließlich hat

jeder Muskel je nach der Stärke der inneren Verschiebung ein mehr oder minder verflochtenes System von Nerven in seinem Innern: *intramuskuläre Nervenstrecke* oder *intramuskulärer Plexus* (Abb. 34b u. c). Der Muskel ist, wenn z. B. violette Elemente unseres Schemas durch mehr als die halbe Länge ausgebreitet sind, von den violetten Zellen im Rückenmark aus

erregbar, ebenso aber auch von den roten, grünen oder gelben. Betrachtet man also das
Rückenmark, so können *verschiedene* Erregungsstellen *vikariierend* füreinander eintreten; im
primitiven Zustand müssen dagegen alle 4 gleichzeitig funktionieren, um auf eine Muskel-
strecke von der gleichen relativen Ausdehnung zu wirken, welche das höher entwickelte
Muskelindividuum einnimmt. Es kann sogar ein und dieselbe Muskelfaser mit motorischen
Endplatten *verschiedener* Segmente beschickt sein. Betrachtet man den Muskel in Abb. 35 c.
so ist auf dessen Querschnitt verschiedenes segmentales Material gemischt. Die Segmente
können einzeln oder gemeinsam wirken; ein und derselbe Muskelquerschnitt kann also von
ganz verschiedenen Stockwerken des Zentralorgans erregt und verschiedene Muskelquerschnitte können von dem gleichen Stockwerk des Zentralorgans inneviert werden. Ich nenne
deshalb das intramuskuläre Nervengeflecht: *Kombinationsplexus.* Der Intimbau des Rückenmarks wird uns erst die volle Einsicht in die neuen Möglichkeiten geben, welche für die
Muskelbewegungen durch die Umbildung der Myomeren in *plurisegmentale Muskelindividuen*
erreicht sind.

Ein sehr günstiges Objekt für das Studium der intramuskulären Nervenverteilung sind
die Extremitätenmuskeln der Selachier, welche aus metameren Knospen entstehen (DOHRN-

sche Knospen) und zeitlebens äußerlich aus schmalen
Muskeln (Musculi radiales) zusammengesetzt sind
(Abb. 119); letztere kommen scheinbar durch Verlängerung solcher Knospen ohne weitere Veränderung zustande. In Wirklichkeit findet aber eine
innere Umgestaltung der Musculi radiales statt, die
daraufhin kein metameres, sondern plurisegmentales
Material enthalten. Die näheren Umstände inter-
essieren uns hier nicht. Das Resultat ist besonders
übersichtlich, da alle Muskelstreifen wie die Saiten
eines Instrumentes nebeneinander liegen. Wie diese
auf Anschlag anklingen, so kontrahieren sich die
Muskelstreifen je nach dem Nerv, welcher normalerweise vom Rückenmark aus oder im Experiment
durch den elektrischen Strom gereizt wird. In
Abb. 35 ist auf Querschnitten durch Musculi radiales
eingetragen, wie sich 4 bestimmte Nerven a—d
(durch verschiedene schematische Farben markiert)
auf die einzelnen Muskeln verteilen[1]. Man stelle
sich vor, daß es Querschnitte von Muskelindi-

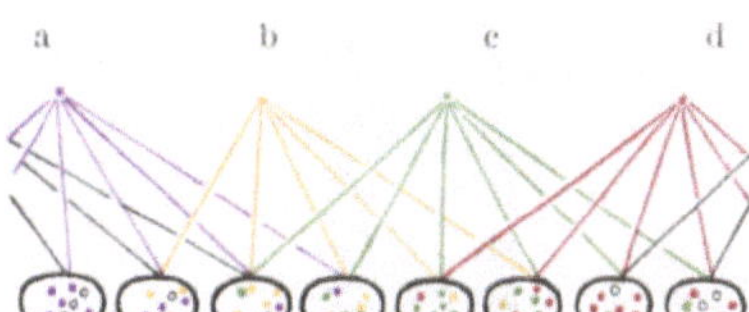

Abb. 35. Nervenversorgung der Flossen-
muskeln eines Selachiers, Schema. Querschnitte
durch 8 Muskelindividuen (Musculi radiales).
Die Anzahl der bunten Punkte auf den Querschnitten zeigt an, wie zahlreich die Nervenfasern des betreffenden Nervs sind, welche das
Individuum versorgen. Die Farben sind die
gleichen wie in Abb. 34, aber der Verlauf der
Nervenfasern ist hier rein schematisch von
einem Punkt im Rückenmark aus durch Strahlen angegeben, ohne Rücksicht auf den wirklichen Verlauf der Nerven. (Aus BRAUS:
Jenaische Zeitschrift Bd. 47, Tafel 24.)

viduen wie in Abb. 34 c u. d sind. Die verschiedenen oben geschilderten Möglichkeiten der
Erregung des gleichen Muskelquerschnittes durch einen Kombinationsplexus sind an den
schematischen Farben deutlich abzulesen. Bei den Muskeln der höheren Tiere liegen die
Individuen zu sehr überschichtet, um beim Lebenden mit gleicher Deutlichkeit verfolgen zu
lassen, wie die Nerven intramuskulär ausgebreitet sind. Doch ist die Präparation der intramuskulären Nervengeflechte in den Muskelindividuen imstande zu zeigen, daß die Verlagerungen ganz entsprechend sind. In den meisten Fällen ist die metamere Folge noch zu erkennen; die Grenzen der metameren Territorien im Muskel sind immer überlagert, meist so
stark, daß ein Nerv ausfallen kann, ohne daß eine Lücke in der intramuskulären Innervations-
folge entsteht. Dadurch ist der Muskel gegen lokalen Nervendefekt gesichert.

Für die Beweglichkeit der höher organisierten Muskelindividuen gegen ihre Umgebung
resultiert aus der inneren Umgestaltung des Materials noch ein besonderer Vorteil. Die
beteiligten Nerven rücken zusammen und bilden ein einziges Kabel, welches am extramusku-
lären Plexus dicht an der Wirbelsäule beginnt und beliebig verlängert werden kann (Abb. 34 d).
Der Muskel kann viel ausgiebigere Kontraktionen machen, es kann aber auch eine Verschiebung des Muskels in toto durch größere historische Zeitfolgen hindurch Platz greifen (Wanderung von Muskeln, Abb. 9). Man nennt die Eintrittsstelle des Kabels, welche gleichzeitig
die Einlaßpforte für die Gefäße zu sein pflegt, *Area nervovasculosa* (Muskelhilus, Abb. 36).

Hilfsorgane des Muskels. Das zum Muskel gehörige Bindegewebe mit der
Sehne, die sich aus ihm entwickelt, formt gleichsam die Hand des Muskels, die
das Skelet ergreift und bewegt. Dieses ganze System gehört zum Muskelorgan,
dem Motor der Bewegungsmaschine, und es macht die Formänderung und die
Bewegung des Muskels mit. Zum Muskel gehören aber noch eine Reihe von

---

[1] Es gibt Kontroversen über diese Befunde, die ich (BRAUS) nicht für berechtigt halte. Es
kann hier davon abgesehen werden, weil die Grundtatsache nicht mehr bestritten wird, daß bei
Squaliden (eigentliche Haie) ein Muskelstreifen von mehreren metameren Nerven (3—7)
beschickt ist.

Hilfsorganen, die vor allem sein freies Spiel im Körper, das Hin und Her seiner Form und seines Materials gegenüber den in ihrer Lage bleibenden übrigen Teilen ermöglichen. Es sind Einrichtungen, auf denen überhaupt die Möglichkeit beruht unseren Körper zu bewegen, und die wir allgemein mit dem Namen *Verschiebevorrichtungen* bezeichnen wollen.

Solche Vorrichtungen sind außer den Gelenken vor allem die dünnen Schichten ganz lockeren Bindegewebes zwischen den einzelnen Muskeln, dann aber besondere Einrichtungen wie die *Schleimbeutel* (Bursae mucosae s. synoviales), spaltartige, bis handtellergroße Höhlen im Gewebe, z. B. zwischen Knochen und Haut, zwischen Knochen und Muskeln oder Sehnen, zwischen Gelenkkapsel und Muskelsehne usw. Sie sind von einer zarten Haut umschlossen, die dem Stratum synoviale der Gelenkkapseln entspricht, und enthalten eine geringe Menge Synovia. In der Nähe der Gelenke hängen sie oft mit diesen zusammen und sind Ausstülpungen und Nebenräume der eigentlichen Gelenkhöhle. Sie sind z. B. das Mittel des Körpers, um Muskelzüge um einen Knochen oder ein Band herumzuleiten und ihm eine andere Richtung zu geben. So gleitet der Musculus obturator internus (Abb. 244) in einem Bogen von fast 360° um das Sitzbein herum; der große Gesäßmuskel (Glutaeus maximus) faßt um das Bein herum in die Oberschenkelfascie; dort, wo er über den Trochanter maior gleitet, liegt ein großer Schleimbeutel.

Sehnenscheiden, Vaginae tendinum, sind um Sehnen herumgelegte Schleimbeutel. In vielen Fällen liegt die Sehne völlig in der Scheide, nur durch eine schmale gefäßführende Falte von Synovialmembran wie durch ein Gekröse (Mesotenon) mit der Wand verbunden, stellenweise auch ganz frei durch die Scheide hindurchlaufend.

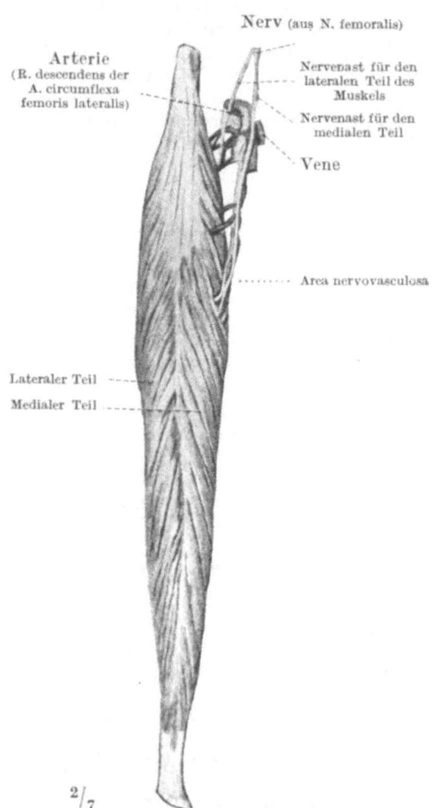

Abb. 36. Area nervovasculosa oder Hilus des doppelt gefiederten Musculus rectus femoris, Oberschenkel, Mensch. Der Muskel hat eine zweite Area auf der Hinterfläche (für die lateralen Fiedern).

An vielen Stellen, besonders wo der Zug der Sehne im Bogen umgeleitet wird (Hand, Fuß, Finger, Zehen) liegen die zarten Sehnenscheiden in *osteofibrösen Kanälen*. Ein derber Bandkanal ist dann innen als Schleimbeutel, teils mit glatten, teils mit von Synovialmembran überzogenen Wänden ausgebildet.

An Stellen, an denen eine Sehne seitlichem Druck ausgesetzt ist, z. B. an einem Hypomochlion (S. 57) oder über einem gebeugten Gelenk, z. B. Kniegelenk, entsteht ein *Sesamknorpel* oder *Sesamknochen*. Ein Teil der Sehne, d. h. des vom Muskel bewegten Zugorgans, ist dabei in anderem Material, meist einer Knorpelart ausgeführt. Dieser Knorpel kann enchondral verknöchern. Das knöcherne Sesambein ist in die Gelenkkapsel eingeschlossen und schleift mit einer Knorpelfläche auf dem Gelenkknorpel. Die Einlagerung eines Sesambeines in die Sehne kann dem Muskel ein größeres Moment (s. S. 63) verschaffen, indem es den Abstand des Zugorgans von der Gelenkachse vergrößert (z. B. die Kniescheibe).

Im übrigen liegen die Muskeln und ihre Sehnen in Verschiebeschichten aus lockerem Bindegewebe eingebettet. Sie finden sich zwischen benachbarten Muskeln. Meist wird ihnen kaum Beachtung geschenkt. In Wirklichkeit handelt es sich um außerordentlich wichtige mechanische Organe. Sie bestehen aus sehr verschieblichen, ganz lockeren Maschensystemen kollagener Fasern mit zarten weitmaschigen elastischen Netzen darin. Nerven und Gefäße ziehen durch sie hindurch, in charakteristischem Verlaufe, oft unter Windungen, die dann in anderer Lage der Organe verschwinden. Alles ist darauf angelegt, eine sehr reibungsschwache und ohne Schädigung der Struktur verlaufende Formbarkeit des Gewebes herzustellen.

Die Beschaffenheit dieser Bildungen kann voll nur am lebensfrischen und warmen Objekt erkannt werden, da die Konservierungsmittel, aber auch schon die Kälte die Konsistenz der Grundsubstanz des Bindegewebes völlig verändern.

In diesen Verschiebeschichten spielt auch das *Fett* eine hervorragende Rolle. Nicht nur, daß in den verschiedenen toten Winkeln des Bewegungsapparates Speicherfett deponiert wird, wie z. B. regelmäßig dort, wo sich der Muskelbauch zur Sehne verschmälert, es werden auch Fettzellen in die verschieblichen Gewebe selbst eingelagert, in Reihen und Platten, wo sie zur Formbarkeit dieser Gewebe beitragen (Abb. 37). Von besonderer Bedeutung sind die bildamen Fettsäcke oder Fettkörper (Corpora adiposa). Es handelt sich um lap ige, sehr weiche und formbare Körper, die oft von einer zusammenhängenden zarten Bindegewebshaut umschlossen werden. Der bekannteste dieser Körper ist das Corpus

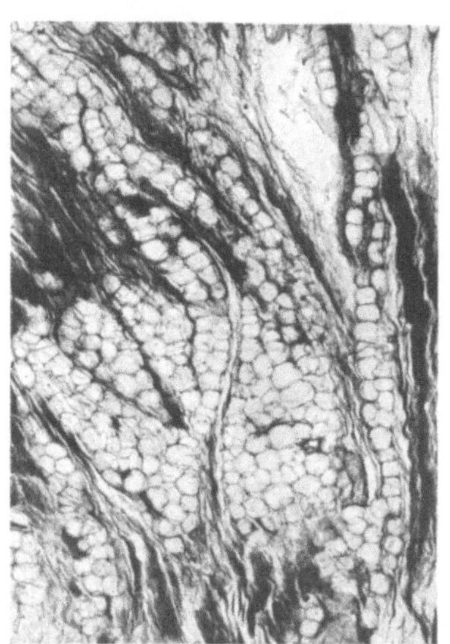

Abb. 37. Fettgewebe aus der Umgebung der Gelenkkapsel des Kiefergelenkes. Gefrierschnitt, Hämatoxylin. 44/1. Präparat und Photogramm von Prof. PETERSEN †.

adiposum buccae (Abb. 370). Gleiche Bildungen kommen an den verschiedensten Stellen vor. So zwischen dem Trochanter maior und dem Musculus glutaeus medius, wo ein solches Corpus adiposum in Konkurrenz mit dem Schleimbeutel tritt (ist das eine Organ klein, so das andere groß), am Schultergelenk zwischen dem Deltoides, dem Knochen und dem Ursprung der Muskeln am Coracoidfortsatz. Überall ist die Rolle die gleiche. Das Fett dieser Organe wird auch im Hunger nicht oder erst spät angegriffen.

Hierher gehört auch der *axillare Fettkörper*, welcher den Binnenraum der Achselhöhle (Abb. 130) zwischen Muskeln, Knochen und Gefäßnervenbündel ausfüllt. Da die Fettzellen, die ihn bilden, wie überall mit flüssigem Fett gefüllt sind, das wie alle Flüssigkeiten form-, aber nicht volumveränderlich ist, paßt er sich der wechselnden Gestalt des Raumes bei den verschiedenen Stellungen des Armes genau an. Abb. 38 zeigt seine extremen Formen bei Adduktions- und Elevationsstellung des Armes und mag als Beispiel für die Verformung aller solcher Fettkörper dienen.

Die Funktion der *Verschiebeschichten* tritt erst richtig in Erscheinung, wenn sie zerstört werden. Dann tritt das ein, was der Chirurg „Verwachsungen" nennt. Verwachsen, d. h. in kontinuierlichem Gewebezusammenhang, sind die

Teile natürlich von vornherein. Worum es sich handelt ist, daß an Stelle der Verschiebeschicht ein derbes unbildsames Narbengewebe tritt. Eine schwere Einbuße der Beweglichkeit des Gliedes ist die Folge. Das kommt vor bei Verletzungen und Verbrennungen. Nach letzteren wird unter anderem die Verschiebeschicht der Haut gegen die Unterlage (Subcutis) zerstört und durch Narben ersetzt. Wenn eitrige Entzündungen (Phlegmonen) sich in den Verschiebeschichten ausbreiten, so tritt nach deren Heilung oft starres Narbengewebe an die Stelle des lockeren Bindegewebes, ja es gibt Systemerkrankungen dieser Verschiebeorgane, die den Menschen nach und nach in eine unbewegliche und bejammernswerte Figur verwandeln. In solchen Fällen sind z. B. die Gelenke selbst frei, aber die Umgebung der Kapsel und ihre bildsamen Teile, ja das ganze Verschiebegewebe zwischen Muskeln und der Haut verwandelt sich in straffes, derbes, unbildsames Gewebe. Geradeso wie an jeder Maschine die Beweglichkeitsstellen maßgebend sind für deren Funktion, so auch beim menschlichen Körper. Diese beschränken sich hier aber nicht auf Gelenke und sonstige Spaltorgane, sondern wegen des kontinuierlichen Zusammenhanges aller Körperteile müssen sie überall vorhanden sein, damit die Glieder und alle Körperteile sich mit der spielenden Leichtigkeit bewegen können, die wir an uns selbst wahrnehmen und selbstverständlich finden, die wir aber um so schmerzlicher vermissen, wenn sie verlorengeht.

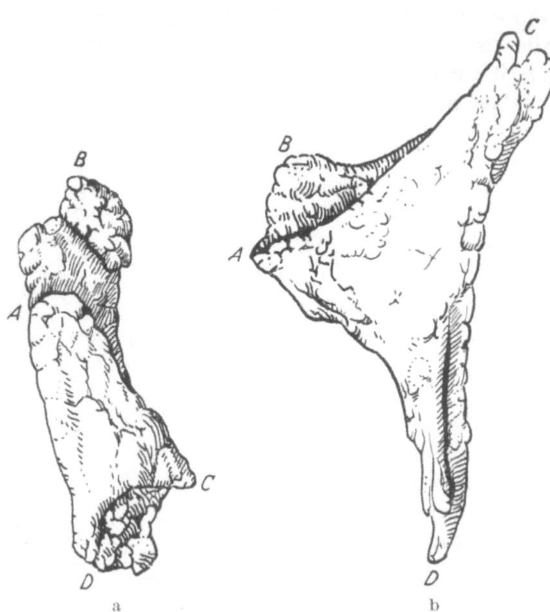

Abb. 38 a u. b. Axillarer Fettkörper. a Bei Adduktion, b bei Elevation des Armes. Die Buchstaben *A*, *B*, *C*, *D* bezeichnen einander entsprechende Punkte der Präparate. Aus Z. Anat. **106**, 590 (1935).

Als Hilfsorgane der Muskeln werden auch die *Fascien* bezeichnet. Es sind dies Membranen aus straffem Bindegewebe, häufig mit Sehnenfäden durchwebt. Man unterscheidet 1. Fascien der einzelnen Muskeln, 2. Gruppenfascien und 3. allgemeine Körperfascien.

Genaugenommen handelt es sich ebensosehr um Vervollständigungen des Skelets, wie um Hilfsorgane der Muskeln. Gehen wir aus von der *Gruppenfascie*. In diesem Falle werden mehrere Muskeln gruppenweise durch eine Fascie wie in eine Röhre eingeschlossen (Muskelloge), indem die Fascie sich als Septum intermusculare am Knochen festsetzt. Bei der Bewegung der Muskeln macht die Fascie die Bewegung *nicht* mit, sondern in der aus Knochen und Fascie gebildeten Röhre gleitet der Muskel mit Hilfe von Verschiebeschichten hin und her. Dies ist der dem Anfänger zunächst etwas schwierige Unterschied zwischen Fascie und Perimysium externum. Das letztere geht mit, die erstere bleibt stehen. Bei der *Einzelfascie* handelt es sich um eine Röhre, in der ein einzelner Muskel hin- und hergleitet. Sie dient dazu, den Muskel in seiner Form zu halten, der nicht kontrahierte Muskel hat beim Lebenden infolge seiner weichen Konsistenz keine Eigenform. Die *allgemeinen Körperfascien* umhüllen die Gesamtmuskulatur des Rumpfes oder der Extremität. Sie liegen unter der Haut, durch eine Verschiebeschicht (Unterhautbindegewebe) von ihr getrennt.

Die Fascien werden in der Nähe der Muskelursprünge, die Septa intermuscularia meist in ihrer ganzen Ausdehnung als Ursprungsfeld für Muskelfasern benutzt. Sie teilen diese Rolle mit den Membranae interosseae. Sie heißen dann aponeurotische Fascien (eine breite Sehne heißt Aponeurose, z. B. bei den Bauchmuskeln).

V. Allgemeine Muskelmechanik.

Bei seiner Erregung entwickelt der Muskel sehr erhebliche Kräfte, die um so größer sind, je mehr Muskelfasern dabei gespannt werden. Wir haben die Summe der Querschnitte aller Fasern als *physiologischen Querschnitt* des Muskels bezeichnet, und dieser ist maßgebend für die Gesamtkraft. Diese ist also die Funktion einer Fläche, nämlich des Querschnittes des Muskels bzw. der Summe der Querschnitte seiner einzelnen Muskelfasern, nicht der Länge oder des Volumens des Muskels. Die Maximalspannung beträgt beim Menschen 11,1 Atm. (11,1 kg je Quadratzentimeter). Solche Flächenkräfte heißen *Spannungen*, ihr Maß ist die Kraft je Flächeneinheit. Im einzelnen Muskel ist die Richtung der einzelnen Fleischfasern, wie wir gesehen haben, nicht dieselbe, sie setzen unter verschiedenem Winkel an der Sehne an. So ist bei der Berechnung der Gesamtspannung des Muskels nicht die Summe aller Einzelspannungen in Rechnung zu setzen, vielmehr deren Resultierende.

Diese Überlegung gilt für alle spindelförmigen Muskeln, vorzüglich aber für die fächer- oder fiederförmigen und die mit breiter Ursprungsfläche. Wirken alle Fasern gleichzeitig und mit derselben Spannung, so summieren sie sich in der angegebenen Weise. Dies ist aber nicht die regelmäßige Art, in der die Muskeln benutzt werden. Sie enthalten vielmehr eine Fülle von Kombinationsmöglichkeiten. Die Spannung der einzelnen Bündel eines Muskels kann eine sehr verschiedene sein, von Null bis zum Maximum, so daß die resultierende Gesamtwirkung außerordentlich wechselt. Nicht nur das Zusammenwirken der einzelnen Muskeln eines Gliedes, auch das Zusammenwirken der einzelnen Teile aller Muskeln mit größerer Ursprungsfläche ist unendlichem Wechsel unterworfen. In jedem Muskel stecken die mannigfachsten Wirkungen auch der Richtung nach, er besteht aus vielen Wirkungseinheiten, und die anatomische Gliederung der Muskulatur in Muskelindividuen ist für ihre Benutzung nicht ohne weiteres maßgebend.

Gliedermechanik. Die Wirksamkeit der Muskeln an der menschlichen Skeletmaschine, die Muskelmechanik, ist die Statik und Dynamik des menschlichen Körpers, denn durch die Muskelkräfte wird diese Maschine nicht nur in Bewegung gesetzt, sondern auch zusammengehalten. Einige allgemeine Betrachtungen über diese „Gliedermechanik" (v. RECKLINGHAUSEN) mögen noch vorausgeschickt werden.

Es handelt sich in der Gliedermechanik um *Drehungen* um ruhende und bewegliche Achsen, und für die Wirksamkeit eines Muskels bei der Drehung ist sein *Moment* maßgebend. Nur in wenigen Fällen zieht der Muskel in der Richtung der Tangente an den Kreis, den sein Ansatzpunkt beschreibt, d. h. senkrecht zum Hebelarm. Meist ist seine Zugrichtung schief dazu. Bequemer ist es, den wahren „Arm des Moments" dadurch aufzusuchen, daß man vom Drehpunkt aus die Senkrechte auf die Zugrichtung des Muskels fällt (Abb. 39 a), und diese Größe mit der Spannung des Muskels zu multiplizieren. Man sieht alsbald, daß dieser Arm bei verschiedenen Stellungen des Gelenkes verschieden groß, also abhängig ist von der Stellung des Gelenkes. Als Ausgangsstellung nimmt man z. B. die, in der das 2. Glied die gerade Verlängerung des 1. bildet, dann gibt der Winkel ψ

die Gelenkstellung an, bei der der Muskel im Augenblick der Untersuchung wirkt.
Sein Moment ist also abhängig (eine Funktion) von ψ, in einer Formel ausgedrückt
$M = f(\psi)$. Man kann diese Beziehung in einer Kurve ausdrücken, indem man
als Abszisse das Maß des Winkels, als Ordinate die Größe des Momentes wählt.
Es genügt auch, nur die Länge des Armes aufzutragen. Eine solche *Momenten-
kurve* ist für jeden Muskel, der das Gelenk überzieht, kennzeichnend.

Neben den Muskelspannungen wirkt auf die Glieder immer deren *Schwere* ein.
Sie greift am Schwerpunkt des Gliedes an. Dessen Lage im Verhältnis zu den
Gelenkachsen ist also von Bedeutung. Die *Massenverteilung* in den Gliedern des
Körpers ist ein sehr bedeutsamer Faktor für seine Mechanik. Die Schwere hat
also auch ein *Moment* (Abb. 39 b), es setzt sich zusammen aus dem Gewicht des
sich drehenden Körperteiles (Kraft) und der Entfernung des Drehpunktes von der
Richtung der Schwerkraft durch den Schwerpunkt (Schwerelinie).

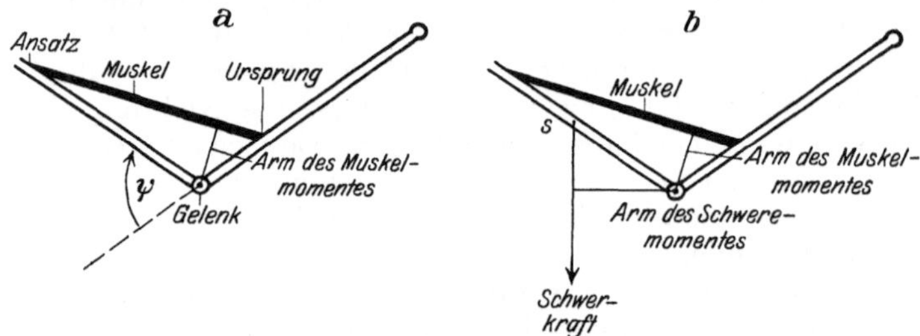

Abb. 39 a u. b. Drehungsmoment des Muskels (a) und der Schwerkraft (b). *S* Schwerpunkt des bewegten Gliedes.
In dem System der Abb. 39 b herrscht Gleichgewicht, wenn das Muskelmoment (Spannung × Arm des Momentes)
= dem Schweremoment (Schwere × Arm) ist.

Wenn ein Glied in einer Stellung verharren soll, so müssen die Momente der angreifenden
Kräfte, Muskeln und Schwere, sich aufheben. Für alle Probleme des *Gleichgewichtes* ist also
das Moment des Muskels maßgebend, man nennt es daher das *statische Maß* des Muskels.

Neben dem statischen Maß des Muskels gibt es noch ein *kinetisches Maß*, das sich nicht
auf Probleme des Gleichgewichtes zwischen Muskeln und Schwere bezieht, sondern auf die
Bewegung, die der sich kontrahierende Muskel hervorruft. Es wird bestimmt durch die
Winkelbeschleunigungen, die der Muskel den Gliedern der Kette, z. B. den einzelnen Abschnitten des Armes, in den verschiedenen Gelenken erteilt. Stets gerät, wenn nicht andere
Muskeln fixierend eingreifen, die *ganze* Kette, der *ganze* Arm, in Bewegung, auch in den Gelenken, die der Muskel selbst nicht überspringt, denn die einwirkende Kraft löst Trägheits-
widerstände aus. So bewirkt eine Kontraktion des Brachioradialis nicht nur eine Beugung
des Armes im Ellbogengelenk, sondern auch eine Bewegung des Oberarmes im Schultergelenk
nach hinten (Streckung). Das wird besonders deutlich, wenn auch noch die Schwere angreift,
etwa wenn die Hand bei herabhängendem Arm ein Gewicht hält. Die Last steigt dann,
durch den Brachioradialis gehoben, senkrecht empor. Man kann also aus dem Drehungssinn
des Momentes die kinetische Wirkung des Muskels, die Wirkung auf die ganze Kette von
Gliedern, nicht ohne weiteres ablesen.

Muskelsysteme. Die vorstehenden Bemerkungen betreffen die Mechanik des
einzelnen Muskels am Gelenk. Die Glieder sind aber stets eingehüllt in *Muskel-
mäntel*, die sie von allen Seiten umgeben. Auf die Wirkungsprinzipien solcher
Muskelsysteme wollen wir jetzt noch einen Blick werfen.

Gehen wir zunächst vom Scharniergelenk aus, so setzt sich das System aus
2 Muskelgruppen zusammen, die man nach der Richtung der Arme ihrer Momente
als *Strecker* und *Beuger* in bezug auf dieses Gelenk zu nennen pflegt. Die Muskeln
mit gleichem Drehungssinn (gleicher Richtung des Moments), also z. B. alle
Beuger, bezeichnet man als *Synergisten*, die Muskeln mit entgegengesetztem
Moment als *Antagonisten*.

Man kann diese Begriffe auch gebrauchen in bezug auf eine bestimmte *Bewegung*, sei
sie nun gewollt oder sonstwie veranlaßt. Dann kann ein Muskel *Agonist* oder *Antagonist*

der Bewegung sein, d. h. er wirkt in ihrem Sinne oder ihr entgegen. Hierfür ist das *kinetische Maß* des Muskels maßgeblich.

Im einzelnen ist das Problem sehr verwickelt, und man muß alle Umstände genau in Betracht ziehen, bevor man ein Urteil darüber gewinnt, wieweit man den Muskel aus seiner Lage und seinen Ansätzen als Motor beurteilen kann. Nur bei eingelenkigen Muskeln und in bezug auf das übersprungene Gelenk ist die Rolle des Muskels *bei der Bewegung* eindeutig. Im allgemeinen kann ein Muskel durch seine Kontraktion alle die Bewegungen hervorrufen, bei denen er kürzer wird.

Nun bewegt sich der Körper in Wirklichkeit nicht so, daß er einen oder mehrere Muskeln benutzt oder ein Gelenk bewegt, oder einer Kette von Gliedern eine durch Winkel und Strecken definierte Haltung gäbe. Vielmehr sind die Bewegungen *biologisch geordnet*. Ein Beispiel möge zeigen, was gemeint ist: Sagt man zu einer Person, sie möge ihren Arm halb abduzieren, etwas nach vorn heben, im Ellenbogen im rechten Winkel beugen, zur Hälfte pronieren, im Handgelenk dorsal flektieren und die Finger bei abduziertem Daumen strecken, so wird auch der anatomisch gut Unterrichtete kaum wissen, was das für eine Haltung ist; sagt man ihm aber, er solle seine Hand so halten, als wenn er einem anderen einen leichten Backenstreich geben wollte, so weiß er sofort, was das ist. Auch die zunächst gegensätzlich scheinenden knickenden Wirkungen der Muskeln an der mehrgliederigen Kette sind biologisch gleichsinnig, z. B. bei Zusammenklappen und Ausstrecken des Armes. Ebenso ist im Zentralnervensystem, das letzten Endes den ganzen Apparat beherrscht, die Ordnung biologisch und nicht mechanisch. Zwei Systeme sind zu unterscheiden, das System der bewußten, willkürlichen Bewegungen (zu dem aber auch alle geübten und gelernten unbewußt ablaufenden gehören) und das Koordinationssystem (extrapyramidales System einschließlich Kleinhirn). Das erstere kann nicht arbeiten, ohne daß das zweite mitwirkt, indem es die wirkliche Bewegung gleichsam physiologisch und mechanisch aufbaut. Aber auch dieses System ist keine unterbewußte Rechenmaschine, sondern der Aufbau der Bewegung aus ihren Muskel- und Schwerekomponenten wird durch Einkorrigieren des bewegten mechanischen Apparates zustande gebracht, mittels der ständig einlaufenden Sinneserregungen (kinästhetischer Sinn), die vom Bewegungsapparat während seiner Tätigkeit und durch diese veranlaßt, ausgehen.

Über den Muskel als Sinnesorgan s. Bd. 3, Organe der Tiefensensibilität.

Die Glieder sind sehr häufig so in das Muskelsystem eingespannt, daß 2 entgegengesetzt wirkende Muskeln nahezu am selben Punkt des Skeletteiles angreifen. Der Knochen hängt mit der betreffenden Stelle in einer *Muskelschlinge* und man kann dieses Konstruktionsprinzip als die „Führung in der Schlinge" bezeichnen. Es ist leicht einzusehen, daß eine sicher geführte Bewegung beider Schenkel der Schlinge bedarf, da das Glied sonst schleudern würde. An Scharniergelenken tritt dieses Prinzip am einfachsten hervor. Am Ellenbogen z. B. können die Ansätze von Brachialis und Triceps als Beispiel dienen. Agonist und Antagonist wirken also zusammen, wenn der Knochen in Bewegung gesetzt oder aber das Gelenk festgestellt werden soll.

An einem freiläufigen Gelenk (mit 3 Freiheitsgraden) tritt die Bedeutung des Antagonismus noch deutlicher hervor, weil hier die Zwangsführung durch das Gelenk wegfällt und die Führung im wesentlichen Aufgabe der Muskeln ist. Ein solches Gelenk, z. B. das Schultergelenk, steckt völlig in einer Muskelmasse, in einem *Muskelkegel*, der bis nahe an das Gelenk heranreicht (Abb. 96). Aus jeder Stellung heraus sind Drehungen um alle Achsen möglich, die durch den Gelenkmittelpunkt gelegt werden können. Das Prinzip der Führung in der Schlinge kann man beliebig durchgeführt denken. Die Bedingung für das Gleichgewicht ist, daß die Summe aller Drehungsmomente, einschließlich dem der Schwere, gleich Null ist. Am lebenden Körper halten sich *alle* Muskeln im Gleichgewicht, alle sind in der Bewegungslosigkeit in Spannung. Sie haben also ein Drehungsmoment. Jeder dieser Muskeln hängt durch seine Nerven am Zentralorgan und die Bewegung geht so vor sich, daß dieses Gleichgewicht gestört wird, und zwar ebensowohl durch Erhöhung wie durch Erniedrigung der Spannung. Denn ganz regelmäßig gehört zum Spannungszuwachs im Agonisten eine Spannungsabnahme im Antagonisten der intendierten Bewegung.

Die Einzelheiten dieses Vorganges sind sehr verwickelt, da die Bremsung der Bewegung von vornherein gleichsam einkalkuliert werden muß. Wir können einen ziemlich harten Körper zerbeißen, ohne daß bei seinem Zusammenbrechen die Kiefer aufeinanderprallen und wir uns die Zähne zertrümmern. Andererseits ist jedem bekannt, daß ein unerwartetes Nachgeben eines Körpers, z. B. beim Ziehen an einem Seil, das dann plötzlich zerreißt, gerade wegen des Ausbleibens der Bremsung, Unglücksfälle herbeiführen kann.

Tonus. Wir haben also den Muskelkegel mit seinem vom Zentralnervensystem beherrschten Spiel von Zunahme und Abnahme der einzelnen Muskelmomente: ein Spiel von Form- und Spannungsänderungen, dem der in dem Kegel steckende Knochen folgt. Die bewegten Massen sind dabei ganz wesentlich durch die Muskulatur selbst bedingt, die die Hauptmasse gerade der Extremitäten bildet. Die Muskulatur spielt vom Spannungsniveau aus nach oben und unten. Dieses *allgemeine Spannungsniveau* steigt und fällt im ganzen unter verschiedenen, nicht immer von den Bewegungsaufgaben selbst abhängenden Bedingungen und heißt der *Tonus* der Muskulatur. Er ist in keiner Weise von der Spannung der Muskulatur abzusondern, nur ist seine nervöse Regulation verwickelter.

Kinetisches Grundelement. Wenn man sich ein Bild vom Nervmuskelspiel in einem ganzen Gliede oder richtiger im ganzen Körper machen will (denn tatsächlich ist bei fast jeder Bewegung der ganze Körper beteiligt), so kann man sich den Apparat etwa nach Art einer großen Orgel vorstellen. Die Pfeifen entsprechen den Muskelelementen und die komplizierte Tastatur mit ihren Registern und Koppeln und ihren Variationsmöglichkeiten entspricht dem Innervationsapparat. Gerade wie dort niemals eine Pfeife allein tönt, sondern immer Kombinationen meist recht zahlreicher Pfeifen, so auch in der Muskulatur. Die immer wechselnden Kombinationen in der Spannungszunahme und -abnahme, im Festhalten und Lockerlassen der Einheiten sind imstande, jede Bewegung auf das feinste abzuschattieren. Im Muskel finden wir dabei das Formspiel und das Spannungsspiel. Zwischen lang und dünn bis zu kurz und dick spielt die Gestalt des Muskels hin und her, und der Spannungsstand ist dabei in weitem Maße vom Formzustand unabhängig. Wie der Muskel dieses voneinander unabhängige Form- und Spannungsspiel zustande bringt, ist fraglich. Die Wirkungseinheit, das *kinetische Grundelement* der Muskulatur, dessen sich der Körper zur Erzielung verschiedener Spannungen bei verschiedener Länge bedient, ist eine sehr kleine Gruppe paralleler Muskelfasern, vielleicht eine Fleischfaser. In der Tat ist auch der stärkst gefiederte Muskel aus solchen Bündeln paralleler Fasern aufgebaut, Einzelfasern kommen nicht vor. Die verschiedene Spannung kann dadurch herbeigeführt werden, daß die Zahl der erregten Grundelemente in jedem Bündel geändert, der ganze Muskel funktionell in eine Anzahl Einzelmuskeln zerlegt wird.

Für das Getriebe der Muskulatur des Körpers ist also nicht so sehr das Muskelindividuum, der „Muskel" der Anatomie, z. B. M. deltoides, maßgeblich als vielmehr das *kinetische Grundelement*. Die Grundelemente sind in verschiedener Art und Zahl zu Einzelmuskeln, den Muskelindividuen, zusammengefaßt. Für das zwangläufige Gelenk gilt dabei in der Muskelanordnung das Grundprinzip der Beuge- und Streckseite, für das freie Gelenk der Muskelkegel, der das Gelenk allseitig umhüllt. Diese Prinzipien werden nun in der mannigfaltigsten Weise abgewandelt und die Analyse des Baues ist nur nach biologischen Gesichtspunkten möglich.

Einige leitende Begriffe sind auch hierbei förderlich. Man kann nicht beliebige Bewegungen und Benutzungen des Apparates analysieren, sondern muß sich an die „typischen" halten, die im Laufe der individuellen Entwicklung gelernt werden. Dahin gehören die Arten der Fortbewegung und der Nahrungsaufnahme. Man erkennt bald, daß die Apparate auf solche typischen Benutzungen hin gebaut sind, aber immer auch in sehr mannigfacher Weise anders benutzt werden können. Man wird also ein Maximum der Wirkung bei bestimmten Benutzungen finden, es wird aber gleichsam abgebogen durch die Notwendigkeit, sie für anderen Gebrauch freizuhalten.

Gegenüber vielen Tierkörpern zeichnet sich gerade der menschliche Körper dadurch aus, daß er über eine sehr große *Benutzungsfreiheit* verfügt, er ist einer der am freiesten gebauten Bewegungsapparate im Reiche der Wirbeltiere.

Bei jeder Bewegung hat man ferner im Auge zu behalten, welche Phase den eigentlichen Zweck und Erfolg herbeiführt. So kommt man zur Unterscheidung der *vorbereitenden Bewegung* von der *Arbeitsbewegung*. Ein Beispiel bietet die Kaumuskulatur, die ganz auf die Leistungen beim Schließen des Mundes eingestellt ist, während das Öffnen typisch vorbereitende Bewegung ist.

Bewege- und Haltemuskeln. Bisher ist nur davon die Rede gewesen, daß die Muskeln Bewegungen bewirken. Das ist nicht ihre einzige Aufgabe im Rahmen des Bewegungsapparates. Jede Bewegung geschieht von einer bestimmten Stellung oder Haltung aus, das Gehen vom Stehen aus, das Strecken von der Beugestellung aus. In dieser Ausgangshaltung und -stellung werden Körper und Glieder gehalten durch Muskeln, und auch während jeder Bewegung werden sie in jeder neu erreichten Stellung gehalten. Hebe ich z. B. im Sitzen bei übereinandergeschlagenen Knien den Unterschenkel langsam bis zur Streckstellung im Kniegelenk, so würde er der Schwere folgend immer wieder heruntersinken, würde er nicht in der jeweils erreichten Stellung gehalten. Außer der Bewegefunktion haben die Muskeln Haltefunktion. Jeder Muskel kann bewegen und halten, aber in verschiedenem Grade. Die meisten sind entweder vorwiegend Bewegemuskeln oder vorwiegend Haltemuskeln. Ganz allgemein läßt sich sagen: die zweigelenkigen Muskeln, d. h. die Muskeln, die zwei oder mehr Gelenke überspringen, sind ausgesprochen Bewegemuskeln, die eingelenkigen Haltemuskeln. So ist für die Streckung im Kniegelenk der zweigelenkige M. rectus (vom Becken zum Schienbein) Bewegemuskel, Haltemuskeln sind die eingelenkigen Vasti (vom Oberschenkel zum Schienbein). Wie hier, so überwiegen allgemein die Haltemuskeln an Masse erheblich über die Bewegemuskeln, das äußere Zeichen ihrer großen Bedeutung für die Ermöglichung und den Ablauf der Bewegungen. Außer durch das anatomische Merkmal der Ein- und Mehrgelenkigkeit unterscheiden sich die beiden Muskelarten durch ihren Stoffwechsel, durch ihr Verhalten gegenüber manchen chemischen Stoffen, z. B. Acetylcholin, und durch die Zahl der in der Zeiteinheit ihnen zugehenden nervösen Impulse. Bei manchen Säugetieren sind die Haltemuskeln von dunklerer Farbe als die Bewegemuskeln („rote" und „weiße" Muskeln). Beim Menschen sind diese Unterschiede nicht so ausgesprochen. Daß bei ihm die Bewegemuskeln auch Haltefunktion haben und umgekehrt, ist wohl durch das labile Gleichgewicht beim aufrechten Gange und die dadurch erforderte vielseitigere Muskeltätigkeit bedingt.

Aktive und passive Insuffizienz. Die Eingelenkigkeit der Haltemuskeln bringt die wichtige Eigenschaft mit sich, daß sie in keiner Stellung des Gliedes „insuffizient" werden, keine Kraft mehr entwickeln können. Die Verkürzung des Muskels bei seiner Kontraktion geht nicht beliebig weit, sondern nur bis zu einer bestimmten Endlänge, richtiger Endkürze. Je mehr der Muskel vor

der Kontraktion gedehnt, in die Länge gezogen ist, desto größer ist das Ausmaß
seiner Verkürzung bis zum Erreichen der Endkürze. Je mehr er sich seiner Endkürze nähert, desto schwächer wird seine Kontraktion, desto geringere Kraft
kann er bei weiterer Verkürzung entwickeln, bis schließlich mit Erreichung der
Endkürze jede Kraftentfaltung aufhört. Der Muskel erschöpft sich in seiner
Wirkung, wird unzulänglich durch die eigene Verkürzung, wird *aktiv insuffizient*. Das ist an der eigenen Hand leicht zu beobachten. Will ich die Hand
kräftig zur Faust schließen, so mache ich unwillkürlich zunächst eine Streck-
bewegung im Handgelenk, wodurch die Fingerbeuger gedehnt werden. Je mehr
das Handgelenk gebeugt wird, desto mehr nähern sich die Fingerbeuger ihrer
Endkürze, desto schwächer wird der Faustschluß infolge ihrer zunehmenden
aktiven Insuffizienz. Bringe ich von vornherein das Handgelenk in äußerste
Beugestellung (durch Druck auf den Handrücken mit der andern Hand), so
ist der Faustschluß überhaupt unmöglich, da die Fingerbeuger infolge der Handstellung dank ihres Tonus schon in Endkürze stehen, durch außer ihnen selbst
liegende Momente unzulänglich geworden sind *(passive Insuffizienz)*. Im normalen
Bewegungsgeschehen wird durch die nervöse Regulation der Bewegungen aktive
wie passive Insuffizienz der Muskeln vermieden. Anders bei Lähmungen, z. B. bei
Lähmung der Handstrecker. Insuffizient werden, aktiv wie passiv, können nur die
mehrgelenkigen Bewegemuskeln, die Haltemuskeln sind so angeordnet, daß sie
unter allen Umständen suffizient bleiben.

Beim Aufbau des Bewegungsapparates des Körpers kombinieren sich mehrere zu lösende
Aufgaben: 1. die Wirkung, die erzielt werden soll, 2. die Massenverteilung, die eingehalten
werden muß, und 3. die Umrißlinie, die nicht überschritten werden darf.

Die historische Betrachtung des Organismus faßt den menschlichen Körper auf als
Variation des Themas Wirbeltier, speziell Säugetier, noch spezieller Primat. Sie denkt sich
ihn Schritt für Schritt im Laufe der Geschichte der Erde und der Wandlungen ihrer Fauna
aus anderen Zuständen umgebaut. Durch die historische Bindung wird die Fülle der an sich
gegebenen Baumöglichkeiten eingeengt. Die Lösung „Mensch" ist als Lösung einer konstruktiven Aufgabe nur begreifbar im Hinblick auf den Apparat als Ganzheit. Er ist eine
Funktionseinheit und er ist eine Baueinheit, in allen seinen Teilen und in seinem Material,
den aktiven und passiven Bestandteilen. Der Einzelteil ist nur als Teil eines Ganzen sinnvoll
und verständlich.

B. Spezielle Bewegungsapparate der dorsalen Rumpfwand: Rücken.

I. Typus des Wirbels und seine Modifikationen.

Im Rücken liegt die Stütze des Rumpfes, die Wirbelsäule, die sich ihrerseits auf dem Becken erhebt und den Kopf trägt. Neben dem Becken, dem Hinterhauptteil des Schädels, den der Wirbelsäule zunächst liegenden Enden der Rippen und den Teilen des Schultergürtels, welche insgesamt am Aufbau des Rückens mitbeteiligt sind (Abb. 121), ist die Wirbelsäule weitaus am charakteristischsten für ihn. Sie setzt sich zusammen aus Wirbeln, *Vertebrae*, und dokumentiert dadurch die Zugehörigkeit des Menschen zu den „Vertebraten"; ihnen ist als uralter Besitz stets die primitive embryonale Metamerie und außer bei den niedersten Formen *der Wirbel* als Repräsentant der einzelnen Metameren gemeinsam (S. 18ff.). Aus dem historisch gegebenen Material hat der Wirbeltierkörper in der Wirbelsäule ein Stützorgan geschaffen, welches einen bestimmten Typus „Wirbel" in steter Wiederholung des ihm eigenen Aufbaues variiert, je nach der Stelle, an welcher er zur Verwendung kommt. Bei aller Wandelbarkeit im einzelnen, welche aus der Einwirkung der benachbarten Körpergegend verstanden werden muß, bleibt allen Wirbeln eine gemeinsame Grundform, an welcher zäh festgehalten wird. Wir betrachten zuerst diesen Grundtypus und seine Bedingungen, um dann die Modifikationen verstehen zu können.

Nehmen wir als Beispiel einen bestimmten Wirbel, etwa den in Abb. 40 abgebildeten 6. Brustwirbel, so stellen wir als erstes fest, daß er aus *einem* Knochenstück besteht. Man unterscheidet an diesem als Hauptteile den Körper, *Corpus*, und den Bogen, *Arcus*.

Der *Körper* ist ein kurzer Zylinder. Er hat eine obere (kraniale) und eine untere (caudale) Endfläche, ferner eine vordere (ventrale) und eine hintere (dorsale) Seitenfläche. Die Endflächen sind mittels der Zwischenwirbelscheiben mit je dem nächstfolgenden (höheren und tieferen) Wirbelkörper verbunden, die Seitenflächen liegen frei als äußere und innere Oberflächen der Wirbelsäule zutage. In der Aufsicht auf die Endflächen (Abb. 40c) ist die Vorderfläche unseres Wirbels stark konvex, die Hinterfläche leicht konkav ausgebogen. In der Seitenansicht (a) ist die Vorderfläche leicht konkav, die Hinterfläche nur wenig ausgehöhlt oder plan (vgl. dazu die entsprechende Form eines Lendenwirbels, Abb. 45b). Dies rührt daher, daß die Ränder der Endflächen etwas vorgewulstet sind und wie Gesimse über die Seitenflächen vorspringen. Die Endflächen sind in einer schmalen Randzone („Randleiste") glatt, im übrigen meist von zahllosen feinen Löchern durchsetzt, da hier die Corticalis mehr oder weniger vollständig fehlt und die Spongiosaräume nur durch eine Knorpelplatte gedeckt sind (Abb. 40c). Die Seitenflächen tragen viele Löcher für Gefäße, besonders für Venen. Ein unpaares Venenloch an der Hinterfläche ist das größte (Abb. 59). Außerdem hat die Seitenfläche jederseits oben und unten eine überknorpelte Gelenkgrube, an welche sich die Köpfchen je der nächst höheren und tieferen Rippe anlehnen: *Fovea costalis superior et inferior* (vgl. dazu Abb. 61).

Der *Bogen* hat jederseits eine Wurzel, *Radix*, welche dünner ist als das anschließende Seitenstück. Die beiden Seitenstücke sind dorsalwärts durch das unpaare Schlußstück (Wirbelplatte) verbunden. Jedes Seitenstück hat einen

oberen und unteren Gelenkfortsatz, *Processus articularis superior et inferior*,
mit je einer überknorpelten Gelenkfläche, *Facies articularis superior et inferior*.
Diese Gelenkflächen dienen der Gelenkverbindung mit je dem nächstfolgenden
oberen und unteren Wirbelbogen (vgl. die Lendenwirbel, Abb. 57).   Außerdem

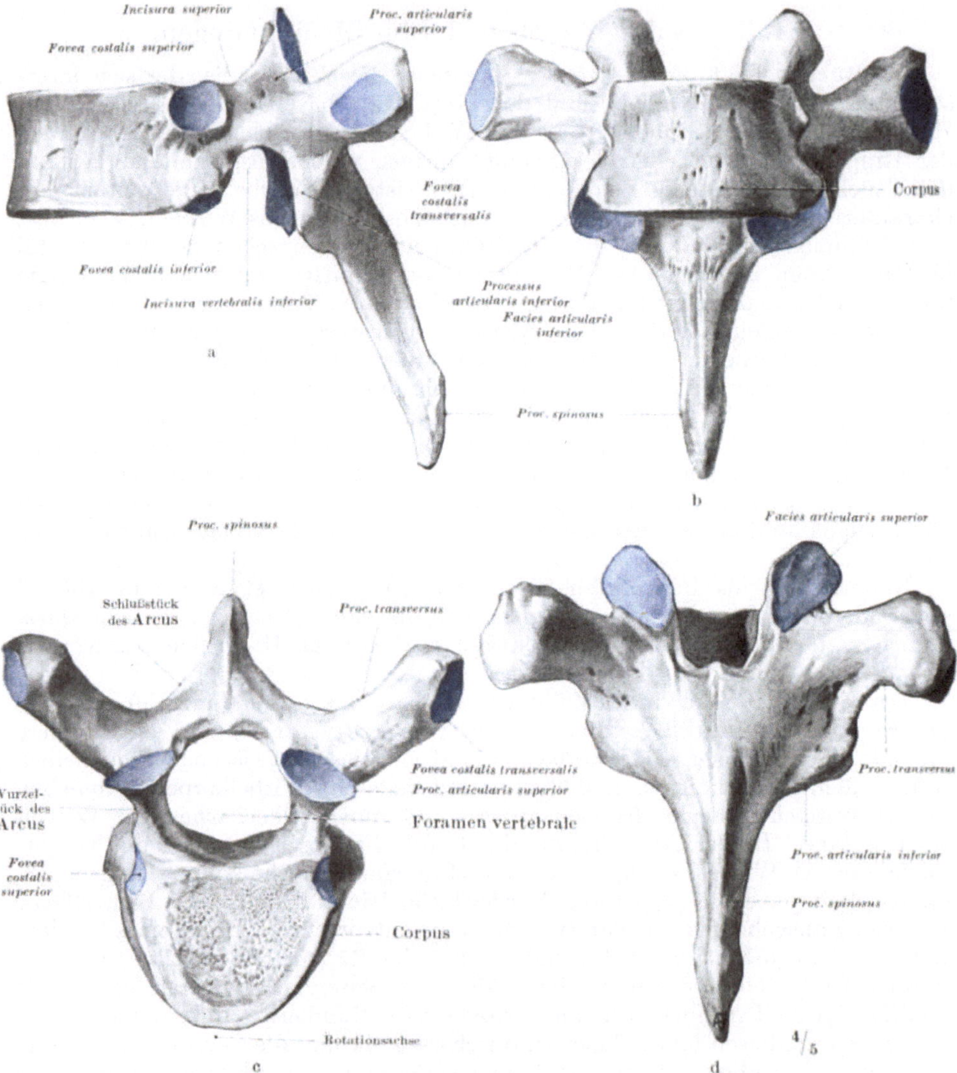

Abb. 40 a—d. Brustwirbel. a von der Seite; b von vorn; c von oben; d von hinten.

geht von jedem Seitenstück ein Querfortsatz des Wirbels, *Processus transversus*,
ab mit je einer Gelenkfläche für die zugehörige Rippe, *Fovea costalis transversalis*,
welche jedoch am 11. und 12. Brustwirbel fehlt.   Das Schlußstück hat einen
unpaaren Fortsatz, den Dornfortsatz, *Processus spinosus*.

Das Wurzelstück des Bogens, Radix, ist nur halb so hoch wie die Höhe des
Wirbelkörpers. Es ist an der oberen Hälfte des Körpers befestigt und läßt die
untere Hälfte frei (Abb. 40 a). Da die Gelenkfortsätze gegenüber den Wurzelstücken

beträchtlich nach oben und unten ausladen, so bleibt oberhalb und unterhalb der Radix jederseits ein Knochenausschnitt frei, *Incisura vertebralis superior et inferior*. Je ein oberer und unterer Ausschnitt zweier Nachbarwirbel vereinigen sich zu einem *Zwischenwirbelloch, Foramen intervertebrale* (dieses wird durch Bänder noch eingeengt, vgl. Abb. 59). Es führt in den *Wirbelkanal, Canalis vertebralis*, der durch die Aufeinanderfolge der Wirbelbögen bzw. der Wirbellöcher, *Foramina vertebralia*, entsteht und das Rückenmark beherbergt.

Zwischen dem Wirbelkörper, dem Querfortsatz und derjenigen Rippe, welche mit beiden Wirbelteilen gelenkig verbunden ist, befindet sich das *Foramen costotransversarium* (Abb. 60).

Die Verschiedenheit der Wirbel der einzelnen Abschnitte der Wirbelsäule untereinander ist sehr groß. Man überzeuge sich zunächst an den Abb. 43 u. 45, wie sehr ein Hals- und Lendenwirbel, *Vertebra cervicalis et lumbalis*, von dem beschriebenen *Brustwirbel, Vertebra thoracalis*, abweicht. Außerdem ist die Abweichung der einzelnen Wirbel innerhalb eines Abschnittes nicht unbedeutend. Am typischsten sind im allgemeinen die mittleren Wirbel des betreffenden Abschnittes, während die am Anfang und Ende stehenden Mischcharaktere zwischen den Eigenmerkmalen der beiden Nachbarabschnitte aufweisen. Alle Verschiedenheiten stehen in gesetzmäßiger Beziehung zu den Beanspruchungen eines jeden Wirbels. Wir verzichten auf die Einzelbeschreibung jeder Wirbelart und -unterart in Worten. Dagegen soll der allgemeine und spezielle biologische Charakter der Wirbel und ihrer Teile im folgenden analysiert werden. Daraus wird der aufmerksame Leser die Form eines jeden Einzelwirbels ableiten können. Man versuche

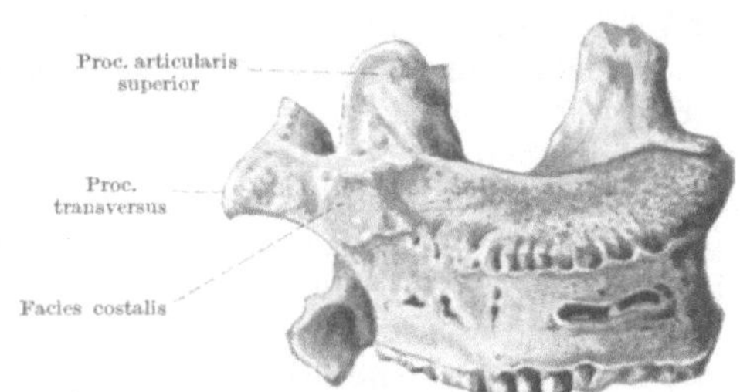

Abb. 41. 12. Brustwirbel eines etwa 13jährigen Kindes ohne die „Randleisten".

dies nach Lektüre der S. 74—78 zunächst an Hand der charakteristischen Typenbilder in Abb. 40—46, welche die Detailbeschreibung ersetzen sollen, und mache sich von diesen ausgehend die Unterschiede der Wirbel innerhalb der einzelnen Abschnitte klar.

Ossifikationstermine. Die Verknöcherung des Wirbels beginnt am Ende des 2. Fetalmonats (oder später) gleichzeitig an *drei* gesonderten Stellen der knorpligen Anlage. Während die enchondrale Verknöcherung bei der Diaphyse der Röhrenknochen an *einem* Punkt beginnt, wuchert hier das osteogene Gewebe mit den Gefäßen ganz früh an *drei* Stellen ein, und zwar verknöchert der Körper enchondral, die beiden Bogenhälften perichondral. So vollzieht sich die Konsolidierung des Knorpels durch eingelagerten Knochen an den wichtigsten Stellen besonders schnell und vorteilhaft, weil größere Knochenballen im Knorpel wie Felsbrocken im Mörtelwerk mittelalterlicher Festungstürme dem Ganzen große Widerstandskraft verleihen. Ein Knochenkern liegt im Zentrum des Körpers, je einer seitlich im Anfangsstück des Bogens (Abb. 76). Das unpaare und die paarigen Stücke verdrängen den Knorpel allmählich ganz und vereinigen sich während des 3.—6. Lebensjahres miteinander ventral vom Rückenmark, die paarigen untereinander dorsal vom Rückenmark während des 1. bis 3. Jahres. Bei den Wirbeln der Brustregion ist die Verschmelzung zuerst vollzogen; von da aus schreitet sie nach oben und unten allmählich fort. Im jugendlichen, besonders im kindlichen Alter weisen die Ränder der Wirbelkörper tiefe Rinnen auf (Abb. 41), in welche sich entsprechende Leisten der Knorpelplatten auf Ober- und Unterfläche des Wirbelkörpers einlagern. Vom 8. Lebensjahr ab verknöchern die Ränder dieser beiden Knorpelplatten gesondert als platte ringförmige „Randleisten" (Epiphysen) und verschmelzen vom 18. Lebensjahr ab mit dem knöchernen Wirbelkörper. Innerhalb des Epiphysenringes bleibt der Knorpel erhalten. In diesem Bereich wird meist keine knöcherne Corticalis gebildet. Dazu kommen noch Knochenkerne der Fortsätze der Wirbel (Apophysenkerne). Schließlich ist der Wirbel *ein* Knochen und geweblich das endgültige feste Glied der Kette.

Übrigens tritt der Knorpel selbst im häutigen (bindegewebigen) Vorstadium in verschiedenen Zentren separiert auf, die aber durch die bindegewebige Zwischensubstanz verbunden sind. Die Festigkeit des einzelnen Wirbels in sich ist durch alle Stadien der historischen und individuellen Entwicklung gewahrt, mag das Material geweblich aus Bindegewebe, Knorpel, Knochen oder aus Mischungen dieser Gewebsarten bestehen; freilich ist der vollkommenste Grad der Festigkeit erst dann erzielt, wenn der Wirbel total verknöchert ist, ein Zustand, auf welchen alle vorausgehenden Umbauprozesse beim Menschen abzielen.

Die Verknöcherung der Enden der Wirbelfortsätze vollzieht sich nach Art der Epiphysen im allgemeinen zwischen dem 8. und 15., die Vereinigung der separaten Knochenkerne mit dem Wirbel im 16.—25. Lebensjahr. Die Rippenrudimente verknöchern nur ausnahmsweise wie echte Rippen von eigenen Knochenkernen aus.

Im Kindesalter weisen die Vorderflächen der Wirbelkörper besonders der mittleren Brust- bis oberen Lendenregion weite Gefäßkanäle auf (HAHNsche Kanäle, Abb. 41).

Der Wirbel hat die doppelte Aufgabe, dem Rumpf ein Stützelement und dem Rückenmark ein Schutz zu sein. Es ist dies dadurch möglich, daß von Anfang an das Rückenmark dicht hinter der Chorda liegt (Abb. 5). Solange die Chorda als Stützstab funktioniert, beschränken sich die Anfänge der Wirbelbildung auf den Schutz des zentralen Nervensystems. Bei den Neunaugen z. B. ist nur eine Folge von Knorpelplättchen vorhanden, welche speziell die Austrittsstellen der Nerven aus dem Rückenmark schützen. Sowie aber die Chorda vom Knorpel verdrängt und ihre Aufgabe vom Wirbel mit übernommen wird, fällt die genannte Doppelaufgabe *demselben* Skeletelement zu; dadurch wird der Wert für den Schutz des Zentralorgans gesteigert, dessen Sicherung wiederum die Vorbedingung für die höhere Organisation des ganzen Körpers ist. Die Wirbelkörper. welche wesentlich die Stütze zu übernehmen haben, bewegen sich mit ihren oberen und unteren Endflächen bis zu einem gewissen Grad gegeneinander um eine Führungslinie, die etwa der ursprünglichen Lage der Chorda entspricht. Da sich das Rückenmark ganz nahe dieser Linie befindet, hat es eine neutrale Lage; es kann bei Bewegungen nicht gezerrt werden. Diese günstige, in der Grundorganisation des Wirbelkörpers von Anbeginn an gegebene Konstellation, von welcher der Wirbeltypus seinen Ausgang nahm, ist weiter gefestigt durch geeignete Formung der Wirbelbogen. Diese sind zwar anfangs isolierte Stücke (s. Neunaugen), welche schließlich wie Ziegel eines Daches Schutz geben könnten: sobald sie jedoch mit dem Wirbelkörper eins geworden sind, muß ihre Lichtungsweite dem Rückenmark genügend Platz lassen. Bei *knorpligen* Wirbelsäulen (Haie usw.) ist der Raum für das Rückenmark außerordentlich groß. Beim *knöchernen* Wirbel wird möglichst an Raum gespart, so daß zwischen Inhalt und Wand der Bogen gerade genug Spielraum für die Bewegung der Wirbel bleibt und das Rückenmark doch nirgends gedrückt werden kann. Da das Rückenmark mit seinen Nerven vom Schädel nach dem Steißbein zu an Masse allmählich abnimmt, so verjüngt sich im allgemeinen dementsprechend der Durchmesser der Bogen*lichtungen, Foramina vertebralia.* Gerade umgekehrt verhalten sich die Wirbel*körper,* deren Belastung vom Kopf nach dem Becken zu immer mehr zunimmt, so daß sie im Halsteil die kleinsten, im Lendenteil die größten Durchmesser haben. Masse des Körpers und Lichtung des Bogens stehen bei den einzelnen Wirbeln im umgekehrten Größenverhältnis zueinander.

Es ergibt sich noch eine andere, besonders bedeutungsvolle Aufgabe für die Wirbelbogen aus der Einheit des Wirbels. Die Bogen übernehmen die *Führung und Hemmung* der Bewegung mittels besonderer Stellen, der Gelenkflächen, von denen jederseits eine etwas erhöht angebracht ist *Processus articulares* (Abb. 40—45). Je nach der Stellung der Gelenkflächen ist nämlich die Bewegung der Wirbelkörper gegeneinander, die an sich wie in einem Kugelgelenk in den verschiedensten Richtungen erfolgen könnte, auf ganz bestimmte Richtungen beschränkt (Führung) und innerhalb dieser Richtungen nur bis zu einem gewissen Ausschlag möglich (Hemmung). Bei der aufrechten Körperhaltung kommt hinzu, daß schräg gerichtete Gelenkflächen benachbarter Wirbel je mehr sie sich der Horizontalen nähern (Abb. 43), um so mehr eine Komponente der lastenden Körperschwere mit abfangen und die Zwischenscheiben zwischen den Wirbelkörpern entlasten. Die Stellung der Gelenkflächen ist in den verschiedenen Abschnitten der Wirbelsäule sehr verschieden.

Im allgemeinen läßt sich sagen, daß alle *Fortsätze der Wirbel* von Muskeln eingenommen und als Hebelarme für ihre Leistung weiter ausgebildet werden. Der Dornfortsatz, *Processus spinosus*, ist ein unpaarer Fortsatz, welcher den Wirbelkanal nach der gefährdetsten Stelle, der Oberfläche des Rückens zu, schützt (Abb. 9). Die Spitzen der Dornen liegen so oberflächlich, daß sie außer im Nacken stets unter der Haut zu fühlen oder sogar — je nach Dicke der Haut und Region des Rückens — zu sehen sind (Abb. 81). Der Querfortsatz, *Processus transversus*, stützt jederseits die Rippe, so daß diese nicht nur mit dem Wirbelkörper, sondern auch mit diesem Fortsatz verbunden ist (Abb. 9 u. 60). Ursprünglich hat *jedes* Metamer Rippen, wie noch jetzt bei den Schlangen zu sehen ist, die ihre Rippen statt der Extremitäten zum Kriechen benutzen und im Vollbesitz dieser Skeletteile geblieben sind. Meist gehen die Rippen auf größere Strecken verloren, womit eine freiere Beweglichkeit der Wirbelsäule für die betreffende Körperregion (Hals, Lende) möglich wird. Nur Reste der Rippen bleiben übrig, und zwar solche Stücke, welche für *Muskelansätze* (und für Bandansätze) in Betracht kommen; es ist klar, daß die Rippe den günstigsten Hebelarm für die Bewegung der Wirbel bildet. Es ist gerade so, wie man einen Menschen leicht herum drehen kann, wenn man die Hand des ausgestreckten Armes packt, während es viel schwerer ist, ihn durch Griff am Körper selbst zu drehen. In der Lendenwirbelsäule ist die Partie der Rippe, die stehen bleibt, besonders groß. Sie verwächst mit dem Querfortsatz und tritt scheinbar an dessen Stelle (Abb. 42c). De facto läuft der Querfortsatz des Lendenwirbels wie auch der des 12. Brustwirbels (Abb. 44) in 3 Höcker aus. Nur mit dem vordersten (Tuberculum laterale) verschmilzt das Rippenrudiment. Die beiden anderen bleiben frei: *Processus accessorius* und *Processus mamillaris* (Abb. 45). Der Processus mamillaris ist dem oberen Gelenkfortsatz angelehnt. Der Name Processus accessorius ist sehr unglücklich, aber aus früherer Zeit eingebürgert; der Höcker ist keine neue Zutat, sondern ein alter Besitz, der die alten Beziehungen zu Nachbarknochen und -muskeln beibehält, wie sich noch des Näheren zeigen wird. In der Halswirbelsäule verwächst ebenfalls ein Rippenrudiment mit dem Querfortsatz, doch ist es kürzer und verschmilzt nur partiell mit letzterem, um Gefäßen Platz zu lassen, die an dieser Stelle längs den Wirbelkörpern verlaufen (Abb. 42 u. 43). Der Halswirbel ist infolgedessen an beiden Seiten durchbohrt; das Loch entspricht dem Foramen costotransversarium der Brustwirbel. Der Querfortsatz des Halswirbels hat 2 Endhöckerchen, *Tuberculum anterius et posterius,* von denen das vordere dem Rippenrudiment entspricht, während das hintere aus Rippenrudiment und Querfortsatz gemeinsam gebildet wird (Abb. 42). Man nennt das *ganze* Gebilde *Processus costotransversarius* des Halswirbels. In den Seitenteilen des Kreuzbeins (Os sacrum) sind ebenfalls Rippenrudimente enthalten.

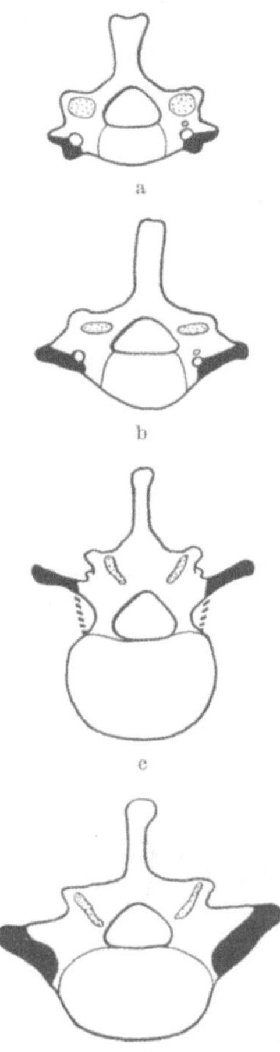

Abb. 42a—d. Rippenanteile der Hals- und Lendenwirbel des Menschen, Schema. Rippenrudiment schwarz, Facies articularis superior punktiert. a 5. Hals-, b 7. Hals-, c 1. Lenden-, d 5. Lendenwirbel. Am 1. Lendenwirbel bleibt das Collum costae unentwickelt, daher in c gestrichelt. (Nach HAYEK: Morph. Jahrb. 60, 379 u. 396 [1928].)

II. Verschiedenheiten der Wirbel im einzelnen.

Es gibt in der Regel 7 Halswirbel, *Vertebrae cervicales*, 12 Brustwirbel, *V. thoracales*, 5 Lendenwirbel, *V. lumbales*, die getrennt sind und bleiben. Es folgen noch 5 Kreuzbeinwirbel, *V. sacrales*; da das Kreuzbein, *Os sacrum*, als Schlußstein in den Beckenring eingefügt ist, sind die 5 Kreuzwirbel zu einem Knochenstück verschmolzen, ebenso meist 4 (auch 3, 5 oder 6) rudimentäre Steißwirbel, *V. coccygeae*. Das sind insgesamt etwa 33 Wirbel. Die erste Gruppe nennt

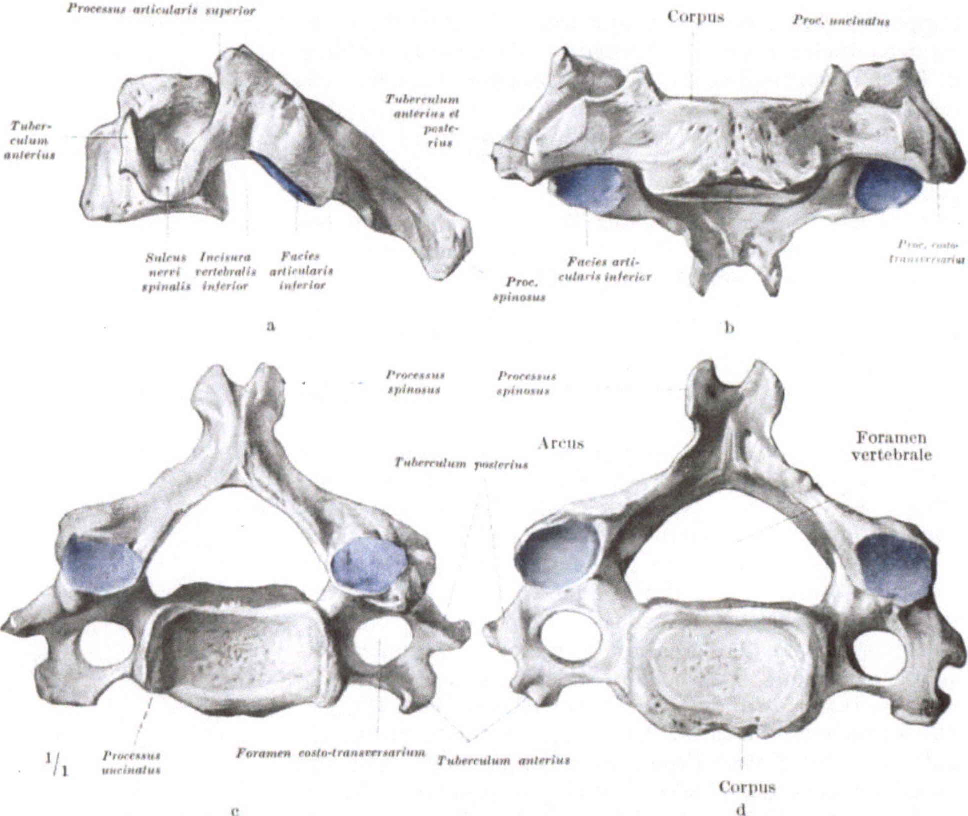

Abb. 43a—d. 5. Halswirbel. a von der Seite; b von vorn; c von oben; d von unten.

man auch präsacrale Wirbel (24 Stück). Wir verfolgen anschließend im Detail die Merkmale durch die verschiedenen Gruppen, deren Bedeutung aus dem Vorhergehenden abzuleiten ist oder noch durch die übrigen Beziehungen zu passiven und aktiven Bestandteilen des Bewegungsapparates aufgehellt werden wird. Die Diagnose einer jeden Wirbelkategorie für sich wird leicht aus Abb. 40 bis 46 gestellt werden können. Von den beiden ersten Halswirbeln, *Atlas* und *Epistropheus*, sehe ich zunächst ab, weil sie ihrer Eigenart wegen eine besondere Betrachtung erfordern (Drehwirbel für den Kopf).

Der Wirbelkörper, *Corpus*, nimmt im allgemeinen vom Schädel gegen das Becken an Höhe, Fläche und Masse allmählich zu; beim 4.—6. Brustwirbel besteht gegenüber den vorhergehenden Stillstand oder sogar geringe Abnahme dieser 3 Eigenschaften. Beim Kreuzund Steißbein begrenzen knöcherne *Lineae transversae* oberflächlich und im Innern die ursprünglichen Körper; beim Steißbein ist der Zusammenhang oft nur knorplig.

Ein Horizontalschnitt durch den Wirbelkörper ist bei den Halswirbeln viereckig, bei den Brustwirbeln dreieckig, bei beiden mit abgerundeten Ecken, bei den Lendenwirbeln bohnenförmig. Die oberen und unteren Oberflächen (nach den Zwischenwirbelscheiben zu) nähern sich, je größer die Körper sind, um so mehr einer planen Fläche. Nur an den Halswirbelkörpern ist die Krümmung erkennbar, welche den Kugelbewegungen dieser Wirbel gegeneinander entspricht. Die obere Fläche hat jederseits eine nach aufwärts gerichtete Leiste, Proc. uncinatus (Abb. 43b u. c) und ist dadurch konkav von rechts nach links, die untere ganz wenig von vorn nach hinten (Abb. 43a u. b). Die beiden einander zugewendeten Flächen legen sich ineinander wie die Höhlungen zweier Hände beim Handschlag. Die Zwischenwirbelscheibe füllt den Zwischenraum aus (Voll- oder Füllgelenk). Sie weist im Gebiet zwischen Proc. uncinatus und nächstem Wirbel eine Spalte auf, die bis zum Nucl. pulposus reichen und sich so mit der der Gegenseite verbinden kann. In diesen Fällen läuft eine feine Spalte durch die ganze Zwischenwirbelscheibe von rechts nach links durch.

Die Vorderflächen der Körper sind gegenüber den Rändern etwas eingezogen, das Innere ist spongiös (Abb. 57). Über die Gelenkpfannen für die Rippen s. S. 69.

An dem Wirbelbogen, *Arcus*, unterscheiden wir die Wurzel, *Radix*, von dem eigentlichen, durch Fortsätze verstärkten Bogenstück (Seitenstücke und Schlußstück). Er umschließt mit der Rückfläche des Wirbelkörpers das Foramen vertebrale.

Je größer das Foramen vertebrale, und je kleiner der Wirbelkörper ist, um so mehr muß die Radix des Bogens seitlich ausladen, um den Kanal zu weiten; bei Umkehr dieser Größenverhältnisse ändert sich entsprechend die Stellung der Radix. Bei den Halswirbeln verläuft sie stark lateralwärts (Abb. 43c), bei den Brustwirbeln mehr oder weniger sagittal (Abb. 40c), bei den Lendenwirbeln rein sagittal (Abb. 45b).

Das *Foramen vertebrale* wechselt infolgedessen seine Form. Bei den Hals- und Lendenwirbeln ist es dreiseitig, im ersteren Fall relativ groß, im letzteren Fall kleiner. Bei den Brustwirbeln ist es rund. Der Sacralkanal ist frontal abgeplattet. Die Durchmesser nehmen von den Hals- zu den Brustwirbeln ab, bei den obersten Lendenwirbeln wieder etwas zu und sind am Kreuzbein am kleinsten. Die Zunahme in der Lendengegend, welche das Kaliber des Wirbelloches an dieser Stelle dem unteren Halswirbel nähert oder darüber hinausführt, hat ihre Ursache darin, daß an beiden Stellen die Nervenursprünge für die Extremitäten liegen (Intumescentiae des Rückenmarkes). Das Rückenmark (bzw. die frei im Wirbelkanal eingeschlossenen Nerven) fordern bei Bewegungen einen gewissen Spielraum zwischen sich und dem Knochen, um Abscherungen zu vermeiden. Da Hals- und Lendenwirbel eine größere Beweglichkeit als andere Wirbel haben, so wirken beide Faktoren in der gleichen Richtung.

Die vier überknorpelten Gelenkfortsätze eines jeden Wirbels, *Processus articulares*, haben bei den Halswirbeln Gelenkflächen, welche plan, ein wenig nach hinten geneigt und so zueinander gestellt sind, daß die Flächen rechts und links fast in der gleichen Flucht liegen wie bei Ausschnitten aus einer *Ebene* (Abb. 43a u. c). Bei den Brustwirbeln sind sie gleichfalls plan, aber stark gesenkt, fast frontal gestellt und gegeneinander geneigt (Abb. 40a u. c). Sie sind Ausschnitte aus der Wand einer *Kugel*fläche, deren Zentrum nach vorn vom Rückgratkanal liegt. Bei den Lendenwirbeln stehen die Gelenkflächen senkrecht, fast sagittal und gehören einer *Zylinder*fläche an, deren Achse nach hinten vom Rückgratkanal liegt (Abb. 45). Die Gelenkflächen des oberen von zwei Lendenwirbeln stecken in denen des unteren, wie ein zylindrischer Zapfen in einem Hohlzylinder sitzt. Der untere Gelenkfortsatz des letzten Brustwirbels steht bereits so (Abb. 44). Das Sacrum trägt an seinem oberen Ende, *Basis*, Gelenkfortsätze, die zu denen des letzten Lendenwirbels passen und wie diese mehr frontal stehen; die übrigen sind verwachsen, aber auf der Hinterfläche als Höcker in der Flucht einer *Crista sacralis articularis* zu erkennen (medial von den Löchern der Hinterfläche, Abb. 46). Nach unten ist der Arcus nicht mehr geschlossen; es entsteht eine Lücke auf der Hinterfläche, *Hiatus sacralis*, die um so weiter nach oben hinauf greift, je mehr Sacralbogen von der Rückbildung betroffen sind. Die freien Enden der Cristae articulares heißen *Cornua sacralia*. Das untere Ende des Sacrum, *Apex*, wird nur vom Wirbelkörper gebildet. Beim Steißbein ist am obersten Wirbel der obere Gelenkfortsatz noch angedeutet, *Cornu coccygeum* (Abb. 46); sonst besteht es aus Körperrudimenten ohne Bogenreste.

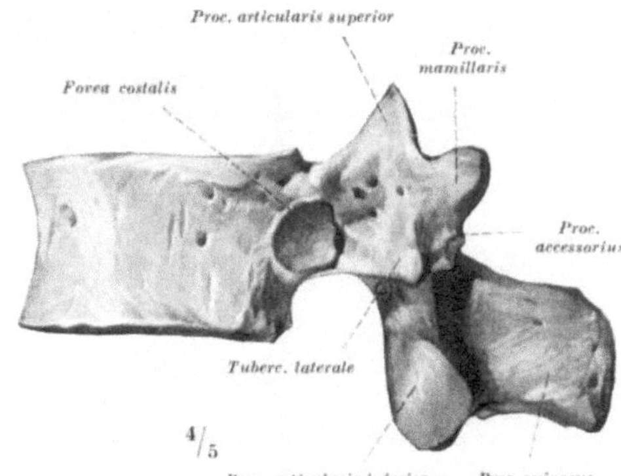

Abb. 44. 12. Brustwirbel.

Die Querfortsätze, *Processus laterales,* und die *vertebralen Rippenenden* sind bei den Brustwirbeln voneinander getrennt, bei den Hals-, Lenden- und Sacralwirbeln miteinander verschmolzen, endlich bei den Steißwirbeln in Wegfall gekommen. Bei den Halswirbeln (Abb. 43 c u. d) besteht ein *Foramen costotransversarium,* welches beim 1.—6. Halswirbel von der Arteria vertebralis durchsetzt wird. Das *Tuberculum anterius (ventrale)* und *Tuberculum posterius (dorsale)* sind für die Halswirbel charakteristisch, nur ist gewöhnlich das vordere beim 7. Halswirbel sehr klein oder ganz reduziert, weil keine Muskeln an ihm entspringen. Infolgedessen springt beim 6. Halswirbel das Tuberculum anterius (ventrale) relativ vor; es ist aber auch wegen der an ihm entspringenden und ansetzenden Muskeln absolut größer als bei den übrigen und durch die Haut sowohl lateral wie medial vom Musculus sternocleidomastoideus gegenüber dem unteren Schildknorpelrand zu fühlen. (Man kann übrigens auch die höheren Querfortsätze bis zum 3. Wirbel von diesen Stellen aus am Hals palpieren, die oberen Wirbelkörper von der Mundhöhle aus.) Der Querfortsatz des 6. Halswirbels ist deshalb besonders wichtig, weil beiderseits die große Halsschlagader, Arteria carotis, vor ihm liegt; sie kann auf seinem Tuberculum anterius komprimiert werden (1. Nothilfe). Auf diese Weise kann bei Verletzungen schnell eine starke Blutung bis zum chirurgischen Eingriff hintangehalten werden: *Tuberculum caroticum* (CHASSAIGNACscher Höcker).

Die Querfortsätze der ersten Brustwirbel stehen fast genau transversal, die der übrigen schräg nach hinten (Abb. 40 c).

An den Brustwirbeln sind die Rippen an 2 Stellen angefügt, welche flache Knorpelpfannen, *Foveae costales,* tragen (Abb. 40 u. 44), eine am Körper für das Rippenköpfchen und eine nahe der Spitze des Querfortsatzes für einen besonderen Rippenhöcker (Tuberculum costae, Abb. 60). Die letztere ist immer einheitlich, die erstere nicht. Das Köpfchen der 1., 11. und 12. Rippe artikuliert am Körper des 1., 11. und 12. Brustwirbels mit einer einheitlichen Fovea costalis (Abb. 44). Alle übrigen Rippen fügen sich mit ihrem Köpfchen zwischen *zwei* Wirbel ein, gehören jedoch genetisch im wesentlichen nur dem *kranialen* Abschnitt des caudalen dieser beiden Wirbel zu. Ein vom Rippenköpfchen zur

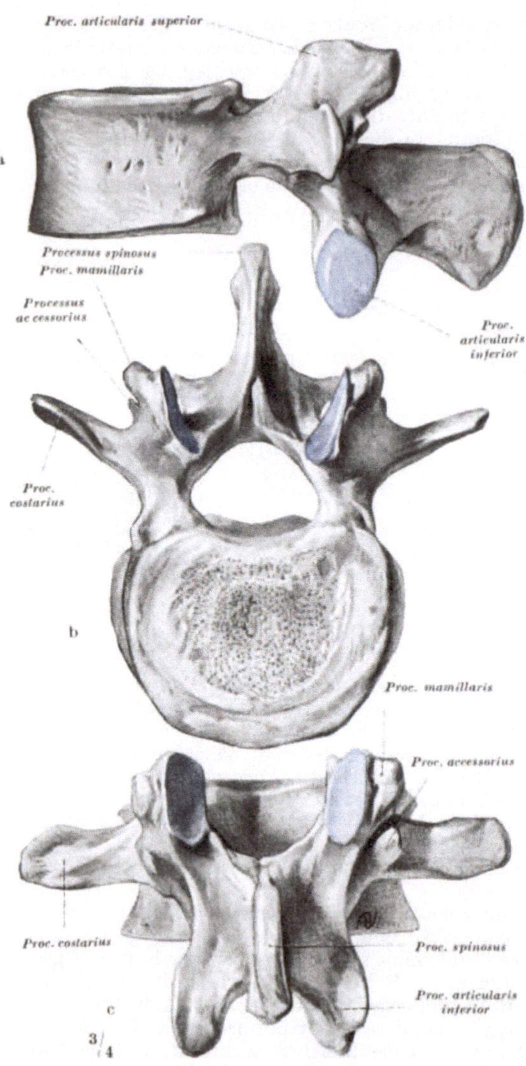

Abb. 45 a—c. 2. Lendenwirbel. a von der Seite; b von oben; c von hinten.

Zwischenwirbelscheibe ziehendes Band trennt die Gelenkhöhle in 2 Kammern (Abb. 61). Deshalb hat von 2 Nachbarwirbeln der untere an seinem kranialen Rand und der obere an seinem caudalen Rand eine Fovea für die gleiche Rippe. Jede entspricht einem halben Rippenköpfchen (Halbpfanne). Die Rippe lehnt sich stets an den Querfortsatz ihres Mutterwirbels an, also an den Querfortsatz des unteren der beiden Wirbel, welche das Köpfchen der betreffenden Rippe tragen. Es ergeben sich daraus an den Körpern der verschiedenen Brustwirbel diagnostisch wichtige Unterschiede der Gelenkfacetten, die wir als Ganz- und Halbpfannen bezeichnen, je nachdem sie ein ganzes oder ein halbes Rippenköpfchen tragen. Der 2.—9. Brustwirbel hat *beiderseits zwei* Halbpfannen (für die 2.—10. Rippe, Abb. 40 a), der 1. Brustwirbel hat ebenfalls *zwei* Foveae, eine Ganz- und eine Halbpfanne (für die 1. und

2. Rippe), der 11. und 12. Brustwirbel hat nur *eine* Fovea, und zwar je eine Ganzpfanne (für die 11. und 12. Rippe, Abb. 44), der 10. Brustwirbel hat ebenfalls *eine* Fovea, und zwar eine Halbpfanne (für die 10. Rippe).

Die Rippenrudimente der Lendenwirbel, *Processus costarii*, sind verschieden stark zurückgebildet; bei den oberen ist auch das Collum costae verloren gegangen (Abb. 42). Sie sind wie die Rippen der unteren Brustwirbel nach der Mitte der Körper verschoben. Der *Processus accessorius*, d. h. ein äußerlich sichtbarer Rest des eigentlichen Querfortsatzes (Abb. 42 u. 45 b u. c), ist nicht immer deutlich. Namentlich an den unteren Lendenwirbeln ist er in die Umgebung einnivelliert, aber die zugehörigen Muskeln gehen immer an die betreffende Stelle, die an Muskelansätzen und an Rauhigkeiten erkennbar bleibt. An der Außenfläche des oberen Gelenkfortsatzes findet sich ein besonderer Nebenhöcker für Muskeln, *Processus mamillaris* (Abb. 45 b u. c). Er pflegt nur bei den oberen Lendenwirbeln deutlich zu sein.

Das Kreuzbein ist wesentlich gefestigt durch die Verschmelzung derjenigen Wirbelteile, welche den Processus costarii und accessorii der Lendenwirbel entsprechen. Man nennt sie am Kreuzbein *Partes laterales* (Abb. 46 a). Die *Crista sacralis lateralis* an der Hinterfläche des Knochens, außen von den Kreuzbeinlöchern, setzt sich aus einer Flucht prominierender Spitzen der Processus accessorii zusammen und ist oben meist deutlicher als unten. Jeder Sacralwirbel besitzt Rippenrudimente, welche in den Partes laterales stecken. Sie treten regelmäßig im 5.—7. Fetalmonat als separate Knochenkerne bei den 3 ersten Sacralwirbeln auf (Abb. 70); sie vereinigen sich zu der Pars lateralis, welche die wichtige Gelenkfläche des Kreuzbeins für das Hüftbein, *Facies auricularis* (Abb. 46 c), zu tragen hat. Bei den folgenden Wirbeln ist die Verknöcherung in separaten Zentren individuell wechselnd und immer stark verspätet, doch ist wohl immer Rippenmaterial bei ihnen im Seitenrand des Kreuzbeins vorhanden, wie das Vorkommen der vorderen Kreuzbeinlöcher wahrscheinlich macht. Die Kreuzbeinlöcher, *Foramina sacralia*, sind die notwendige Folge der Concrescenz der Seitenfortsätze der Wirbel untereinander. Es muß dabei

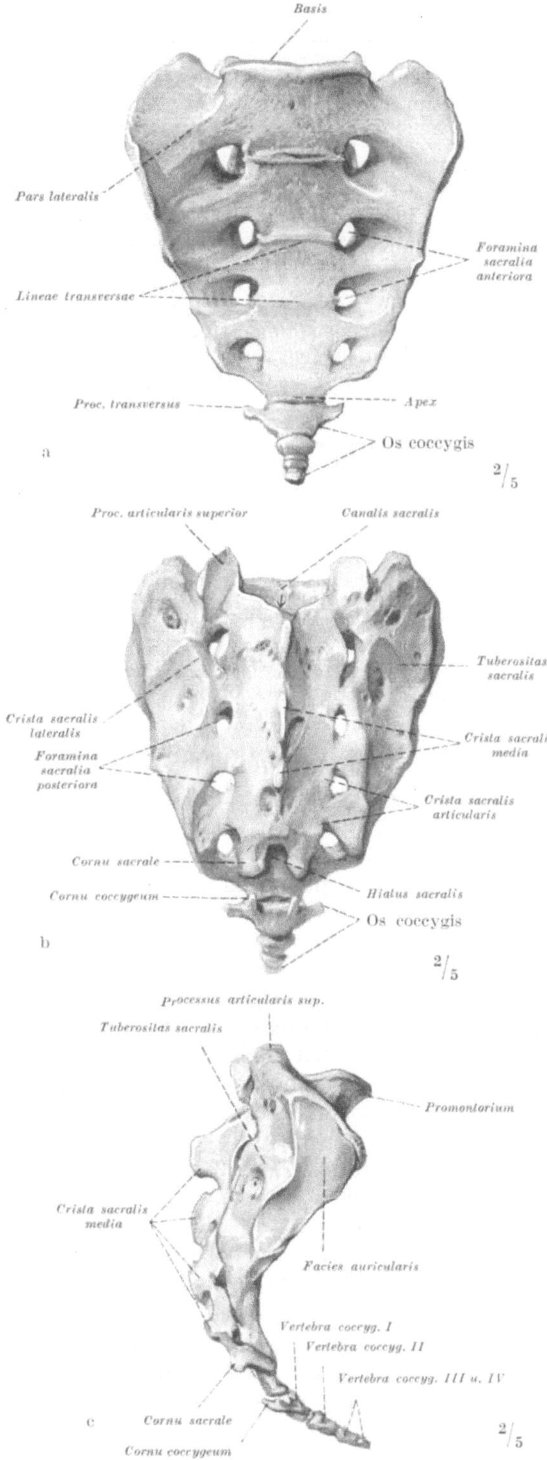

Abb. 46 a—c. Kreuzbein, Os sacrum. a von vorn; b von hinten; c von der Seite.

für die Nerven und Gefäße, welche die Zwischenwirbellöcher passieren, ein Weg dorsalwärts und ventralwärts ausgespart bleiben (Abb. 61 u. 62, Pfeile). Die Kreuzbeinlöcher haben also nur indirekt etwas mit den Zwischenwirbellöchern zu tun, doch sind sie durch die Verstärkungsbänder der Rippengelenke vorgebildet (die Ligamenta costotransversaria anteriora und posteriora liegen an entsprechender Stelle und werden beim Ossifikationsprozeß einbezogen). Die transversal gestellte Knochenlücke aller übrigen Wirbel (For. intervertebrale) wandelt sich beim Kreuzbein in ein T-Rohr um; sein Sagittalschenkel erreicht die Vorderfläche des Sacrum als Foramen anterius, die Hinterfläche als Foramen posterius, der Transversalschenkel ist das ursprüngliche Zwischenwirbelloch. Nach der Lage der Kreuzbeinlöcher ist daher zu vermuten, daß die costale Komponente bis zum caudalen Ende des Knochens reicht.

Die Dornfortsätze, *Processus spinosi*, sind bei den Halswirbeln gablig (Abb. 43a), außer beim 7. Dieser, länger als die vorhergehenden, reicht als erster der Wirbeldornen bis unmittelbar unter die Haut, ist daher leicht abzutasten und fast immer zu sehen *(Vertebra prominens)*. Die Vertebra prominens springt aus der Flucht der Halsdornen vor wie eine vorgebaute Haustreppe aus der Häuserflucht; an diesen Dorn stößt der Finger des Untersuchers, welcher von oben her der Nackenrinne folgt. Der 7. Halswirbeldorn ist der *erste* tast- und sichtbare Dorn in der Reihe. Der am stärksten vorspringende ist häufig der nächste, der 1. Brustwirbeldorn.

Bei den Brustwirbeln sind die Dornfortsätze viel länger, einheitlich, und stark abwärts abgebogen (Abb. 40a), so daß die Spitze bis in das Niveau des *übernächsten* Querfortsatzes reichen kann. Daran ist bei der Zählung der Wirbel stets zu denken. Bei Rumpfbeuge sind die Dornen deutlich sichtbar. Selbst in dieser Stellung überdecken sie sich wie Dachziegel, um so mehr natürlich in jeder anderen Stellung der Wirbelsäule (Abb. 58).

Bei den Lendenwirbeln sind die Dornfortsätze sehr stark, beilförmig, gerade nach hinten gerichtet (Abb. 45a). Hier kann zwischen Dorn und Bogen zweier Nachbarwirbel eine Punktionsnadel unschwer in den Wirbelkanal geführt werden, besonders wenn in Rumpfbeugestellung die Distanzen vergrößert sind (Lumbalpunktion, vgl. die schraffierten Stellen in Abb. 48).

An der Hinterfläche des *Kreuzbeins* sind meist die 4 obersten Dornen noch erkennbar und gemeinsam als *Crista sacralis media* bezeichnet (Abb. 46b u. c), doch können alle fehlen, so daß der Sacralkanal nicht knöchern, sondern nur bindegewebig geschlossen ist. Dazwischen kommen alle Übergänge vor.

III. Die tiefen Rückenmuskeln als aktive Bewegungsfaktoren.

Nirgends ist es leichter, die Knochen zu einem Ganzen zu verbinden als bei der Wirbelsäule. Trotzdem wäre es falsch, zu glauben, die Tragsäule im lebendigen Körper sei durch das Ineinandergreifen ihrer Wirbel, durch Bänder und Bandscheiben passiv in sich gestützt, wie es bei einem Knochenmann im Theatrum anatomicum mittels Filzscheiben und Draht üblich ist. Die ,,Tragsäule" wird vielmehr zum nicht geringen Teil selbst getragen durch das aktive Element des Rückens, die Muskeln. Es geht dies schon daraus hervor, daß bei Übermüdungen anschließend an die Muskelerschlaffung Verbiegungen und dauernde Verkrümmungen der Wirbelsäule beobachtet werden (langes Sitzen bei Kindern). Frauen, welche andauernd die Muskeltätigkeit durch ein starres Korsett ersetzen, können schließlich ohne dieses nicht mehr auskommen, weil der aktive Faktor (Rückenmuskeln) geschädigt und nicht mehr imstande ist, den passiven (Wirbelsäule) genügend zu unterstützen. Noch bedeutungsvoller ist selbstverständlich die Muskulatur für alle Haltungen der Wirbelsäule bei der Bewegung des Körpers. Wir betrachten deshalb, ehe wir die Zusammenfügung der Wirbel und die Form der Wirbelsäule besprechen, die für das Verständnis dieser Dinge unentbehrlichen Muskeln und beginnen mit denjenigen, welche den Wirbeln am nächsten liegen.

Rückenmuskeln.

Ursprung = o (origo); Insertion = i (insertio); C, Th, L = Nervus cervicalis, thoracalis, lumbalis.

I. Autochthone Rückenmuskeln (Erector trunci). Innervation: Rami *dorsales* der Spinalnerven.
    A. Kurze Muskeln.
        1. Mm. interspinales (S. 81) [Ri. dorsales der entsprechenden Segmente].
            o und i: Kranialer bzw. caudaler Rand der Dornfortsätze, am Hals deren beide Gabelzinken. Kommen an allen Wirbeln mit Ausnahme der mittleren Brustwirbel (4.—10.) vor, am Sacrum Rudimente.

2. M. sacrococcygeus posterior. Rudiment (S. 81).
3. Mm. intertransversarii (dorsales, die ventralen s. Nr. 15) (S. 81) [Ri. dorsales der entsprechenden Segmente].
>o und i: *hintere Gruppe* der *Lenden*portion: Processus mamillares et accessorii der Lendenwirbel.
>*hintere Gruppe* der *Hals*portion: hintere Höcker der Querfortsätze der Halswirbel.
4. M. obliquus capitis superior (S. 84) [$C_1(C_2)$].
>o: Querfortsatz des Atlas.
>i: Seitenteil der unteren Nackenlinie.
5. M. rectus capitis posterior minor (S. 84) [C_1].
>o: Tuberculum posterius atlantis.
>i: medial unterhalb der unteren Nackenlinie am Planum nuchale.
6. M. obliquus capitis inferior (S. 84) [$C_{1,2}$].
>o: Dornfortsatz des Epistropheus.
>i: Querfortsatz des Atlas.
7. M. rectus capitis posterior maior (S. 84) [C_1].
>o: Dornfortsatz des Epistropheus.
>i: Planum nuchale am mittleren Drittel der Linea nuchae inferior.
8. Mm. rotatores (S. 84) [Ri. dorsales der entsprechenden Segmente].
>*Rotatores breves:*
>o: oberer und hinterer Teil der Querfortsätze der Brustwirbel, Gelenkfortsätze der Halswirbel.
>i: Außenfläche der Bogenbasis.
>*Rotatores longi:*
>o: Querfortsätze aller Wirbel (außer Atlas und Hinterfläche des Sacrum), an den Lendenwirbeln Proc. mamillares.
>i: Dornfortsätze.

B. Lange Muskeln.
>a) Nach Art der Rotatores: *Transversospinales System.*
>>9. M. multifidus (S. 85) [C_3—L_5].
>>o: Hintere Kreuzbeinfläche herab bis zum 4. Foramen sacrale post., Lig. sacroiliacum posterius, Crista iliaca, Fascia lumbodorsalis; Processus mamillares der Lendenwirbel, Querfortsätze aller Brustwirbel, Gelenkfortsätze des 7.—4. Halswirbels.
>>i: Dornfortsätze der Lendenwirbel, der Brustwirbel und des 7.—2. Halswirbels, Spangen der Wirbelbogen.
>>10. M. semispinalis (S. 85).
>>*Pars cervicis et thoracis* [$C_{3-6}(C_7)$] u. [$(Th_3)Th_{4-6}$].
>>o: Querfortsätze aller Brustwirbel.
>>i: Dornfortsätze der 5—6 oberen Brustwirbel und des 7.—2. Halswirbels.
>>*Pars capitis* = M. transverso-occipitalis [C_{1-4}].
>>o: Querfortsätze des (8.) 6.—1. Brust- und 7.—4. Halswirbels, Proc. articulares letzterer.
>>i: Schuppe des Occipitale, medial zwischen oberer und unterer Nackenlinie.
>b) Nach Art der Interspinales: *Spinales System.*
>>11. M. spinalis (S. 87).
>>*Pars thoracis* [$Th_{6-}(Th_{9,10})$].
>>o: Dornfortsätze oberer Lenden- (1.—3.) und unterer Brustwirbel (12.—10.).
>>i: Dornen des 8.—2. Brustwirbels. Der 9. Wirbel wird meistens übersprungen.
>>*Pars cervicis* [Ri. dorsales der entsprechenden Segmente].
>>o: Dornfortsätze oberer Brustwirbel (2., 1.) und unterer Halswirbel (7., 6.).
>>i: Dornfortsätze des 4.—2. Halswirbels. Der 5. Wirbel bleibt meistens frei.
>>*Pars capitis* (nur als Varietät):
>>o: Dornfortsätze oberer Brust- und unterer Halswirbel.
>>i: Hinterhauptsbein in der Nähe der Protuberantia occipitalis externa.
>c) Nach Art der Intertransversarii: *Sacrospinales System.*
>>12. M. iliocostalis (S. 88).
>>*Pars lumborum:* [$(Th_9)Th_{10}$—L_1].
>>o: Darmbeinkamm, Crista sacralis lateralis, Fascia lumbodorsalis.
>>i: Processus costarii der oberen Lendenwirbel und tiefes Blatt der Fascia lumbodorsalis, Winkel (Anguli) der unteren 6 oder 9 Rippen.
>>*Pars thoracis* [$(Th_1)Th_{2-9}(Th_{10})$].
>>o: Winkel der 12.—7. Rippe, medial von den Anheftungen des Iliocostalis lumborum.

i: Winkel der 6 oder 5 oberen Rippen.

Pars cervicis (stets mit der Pars thoracis zusammenhängend) $[(C_8)Th_{1-2}(Th_3)]$.

o: Winkel der (7.) 6.—3. Rippe, medial von den Anheftungen des Iliocostalis thoracis.

i: Querfortsätze des 6.—4. (3.) Halswirbels (hintere Höcker).

13. M. longissimus (S. 89).

Pars lumborum: $[L_{1-5}]$.

o: mit Aponeurose von 4 oberen Kreuzbeinwirbeln, von der Crista sacralis lateralis, vom Lig. sacroiliacum posterius longum und vom hinteren Teil der Crista iliaca.

i: die lateralen zu den Processus costarii und zu dem tiefen Blatt der Fascia lumbodorsalis, die medialen zu den Processus accessorii der Lendenwirbel.

Pars thoracis $[(Th_2)Th_{3-12}]$.

o: von der oberflächlichen Aponeurose des Sacrospinalis, von obersten Dornen des Kreuzbeins, der Lenden- und der unteren Brustwirbel; akzessorische Zacken von den Querfortsätzen der unteren 6 oder 7 thorakalen Wirbel (Proc. mamill. des 1. oder 2. Lendenwirbels).

i: laterale Insertionen zu den Winkeln der 12.—2. Rippe, mediale zu den hinteren Höckern der Querfortsätze aller Brustwirbel.

Pars cervicis $[(C_3)C_4—Th_2]$.

o: von den Querfortsätzen der oberen 4—6 Brust- und der unteren Halswirbel.

i: Querfortsätze des 5.—2. (1.) Halswirbels (hintere Höcker).

Pars capitis $[C_{1-3}(C_4)]$.

o: an den Querfortsätzen oberer Brustwirbel (3.—1.) und unterer Halswirbel (7.—3.).

i: Processus mastoides des Schläfenbeins.

d) *Spinotransversales System.*

14. M. splenius (S. 91) $[(C_1)C_{2-4}(C_5, _6)]$.

Pars cervicis:

o: Dornfortsätze des 5. (6.) bis 3. Brustwirbels.

i: hinterer Höcker des Querfortsatzes des 1.—3. Halswirbels.

Pars capitis:

o: Dornfortsätze des 3.—1. Brustwirbels. Dorn des 7. Halswirbels, Nackenband von Vertebra prominens bis 3. Halsdorn.

i: lateraler Abschnitt der Linea nuchae superior, Proc. mastoides.

II. Rückenmuskeln *ventraler* Abkunft. Innervation: Rami *ventrales* der Spinalnerven.

15. Mm. intercostarii (intertransversarii ventrales, die dorsalen s. Nr. 3). (S. 95) [Ri. ventrales der entsprechenden Segmente.]

o und i: Processus costarii der Lendenwirbel (laterale Gruppe); vordere Höcker der Querfortsätze der Halswirbel (vordere Gruppe).

16. M. rectus capitis lateralis (= Intercostarius capitis) S. 95) $[C_1]$.

o: vordere Spange des Querfortsatzes des Atlas.

i: Processus jugularis des Occipitale.

17. Mm. levatores costarum (S. 95) $[$segmental C —Th$_{11}]$.

o: Querfortsätze des 7. Halswirbels und der oberen 11 Brustwirbel.

i: Winkel je der nächsten und (bei den letzten 4 Rippen) je der übernächsten Rippe.

18. M. serratus posterior superior (S. 96) $[Th_{1-4}]$.

o: Nackenband, Dornen des 6. und 7. Hals-, des 1. und 2. Brustwirbels.

i: 2.—4. (5.) Rippe (jenseits der Insertionen des Iliocostalis).

19. M. serratus posterior inferior (S. 96) $[Th_{9-11}]$.

o: Fascia lumbodorsalis in der Höhe oberer Lenden- und unterer Brustwirbel.

i: 12.—9. (10.) Rippe (jenseits der Insertionen des Iliocostalis).

20. Extremitätenmuskeln (oberflächliche Rückenmuskeln, s. Schultermuskeln).

1. Autochthone Rückenmuskeln (Erector trunci).

Frühere Betrachtungen haben uns gelehrt, daß es Rückenmuskeln gibt, welche stets und immer dem Rücken eigen waren zum Unterschied von sehr verschiedenartigen anderen Muskeln, welche in dieses Gebiet erst nachträglich eindrangen. Jene Eigenmuskeln des Rückens bilden zwei große Muskelzüge, welche auf jeder Körperseite zwischen die Dornfortsätze einerseits und die

Querfortsätze und Rippen andererseits eingelagert sind. Der eine ist der *mediale*, der andere der *laterale* autochthone Muskeltrakt (mediale und laterale Rückenmuskeln, Abb. 9). Sie sind in nächster Nähe des Skelets noch aus sehr primitiven, kurzen Muskeln zusammengesetzt und bergen in sich alle Übergänge zu komplizierter gebauten Muskeln. Indem wir die Muskulatur von innen heraus aufbauen, gehen wir vom einfachsten Typus aus und erheben uns allmählich zum höchsten Individuum der zur Verwendung kommenden Muskeln.

Wir lernen hier die schönsten Belege für die Muskelentstehung kennen (s. die theoretische Darstellung S. 58). So hat diese Muskulatur des Menschen außer der unmittelbaren Bedeutung für das Gebiet des Rückens eine viel ausgedehntere für die Gestaltung unserer Muskeln überhaupt. Bei der Beschreibung der Einzelmuskeln sei wegen vieler Details auf die Tabelle verwiesen.

a) *Kurze Muskeln: Die Grundtypen der tiefen Rückenmuskeln* (Tabelle S. 78/1—8).

Die niederen Wirbeltiere (Fische, geschwänzte Amphibien, Abb. 47) haben eine rein metamere Rückenmuskulatur; deshalb kann man bei jedem Eßfisch die durch das Kochen erweichten Zwischensehnen mit der Gabel lösen und die Muskeln in Scheiben (Metameren) zerlegen. Die Zwischensehnen haben beim Skelet des Menschen Befestigung an den benachbarten Knochen gefunden; metamere Muskelfasern gehen deshalb von einem Wirbel oder Wirbelderivat zum nächstfolgenden.

Die Musculi interspinales (Tabelle S. 78/1, Abb. 49) gehören zum medialen Muskeltrakt. Sie kommen zwischen allen Wirbeln des Hals- und Lendenteiles vor (Abb. 48 zeigt in jedem Abschnitt nur 2 Repräsentanten statt aller). Sie sitzen zwischen den Wirbeldornen und entfalten eine relativ beträcht-

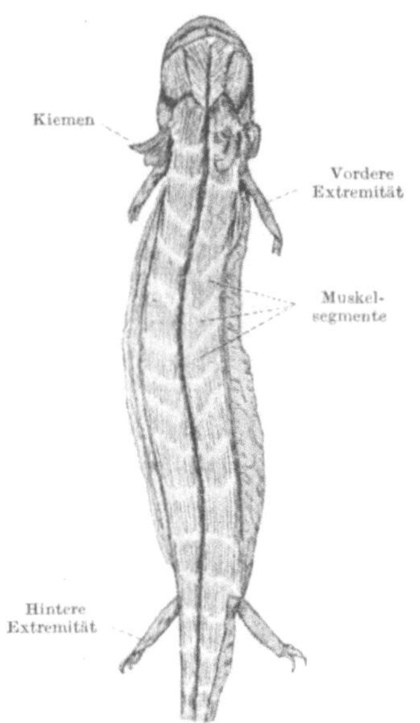

Abb. 47. Rückenmuskulatur eines geschwänzten Amphibs (Menobranchus lateralis).

liche Hebelkraft, da diese Muskelapophysen weit nach hinten ausladen. Die wirksamsten Befestigungsstellen sind für sie die Spitzen der Dornen. Bei den gabelförmig gespaltenen Halsdornen gibt es infolgedessen 2 Interspinales. An der Brustwirbelsäule sind sie bedeutungslos geworden und meistens verschwunden, weil die Dornfortsätze zu stark abwärts geneigt und ganz in den Dienst einer anderen Art kurzer Muskeln getreten sind (Rotatores). Ebensowenig kommen sie für das Kreuzbein in Betracht; doch finden sich Reste gelegentlich zwischen Kreuz- und Steißbein innerhalb des folgenden Muskels.

Musculus sacrococcygeus posterior (Tabelle S. 79/2). Der Muskel ist ein Rudiment, in welchem außer Fasern des vorigen vielleicht auch Reste der übrigen kurzen Muskeln stecken.

Musculi intertransversarii (Tabelle S. 79/3). Es sind metamere Muskeln des lateralen Muskeltraktes. Solche haben sich in den gleichen Körperregionen erhalten wie die Interspinales bei dem medialen Trakt. Die Intertransversarii tragen ihren Namen, weil sie an den Querfortsätzen Posto gefaßt haben. Infolgedessen sitzen sie bei den Halswirbeln an den Tubercula posteriora und bei den Lendenwirbeln an den Processus accessorii und mamillares (Abb. 48). Da es an den Rippenrudimenten dieser Knochen auch Intertransversarii *ventralen*

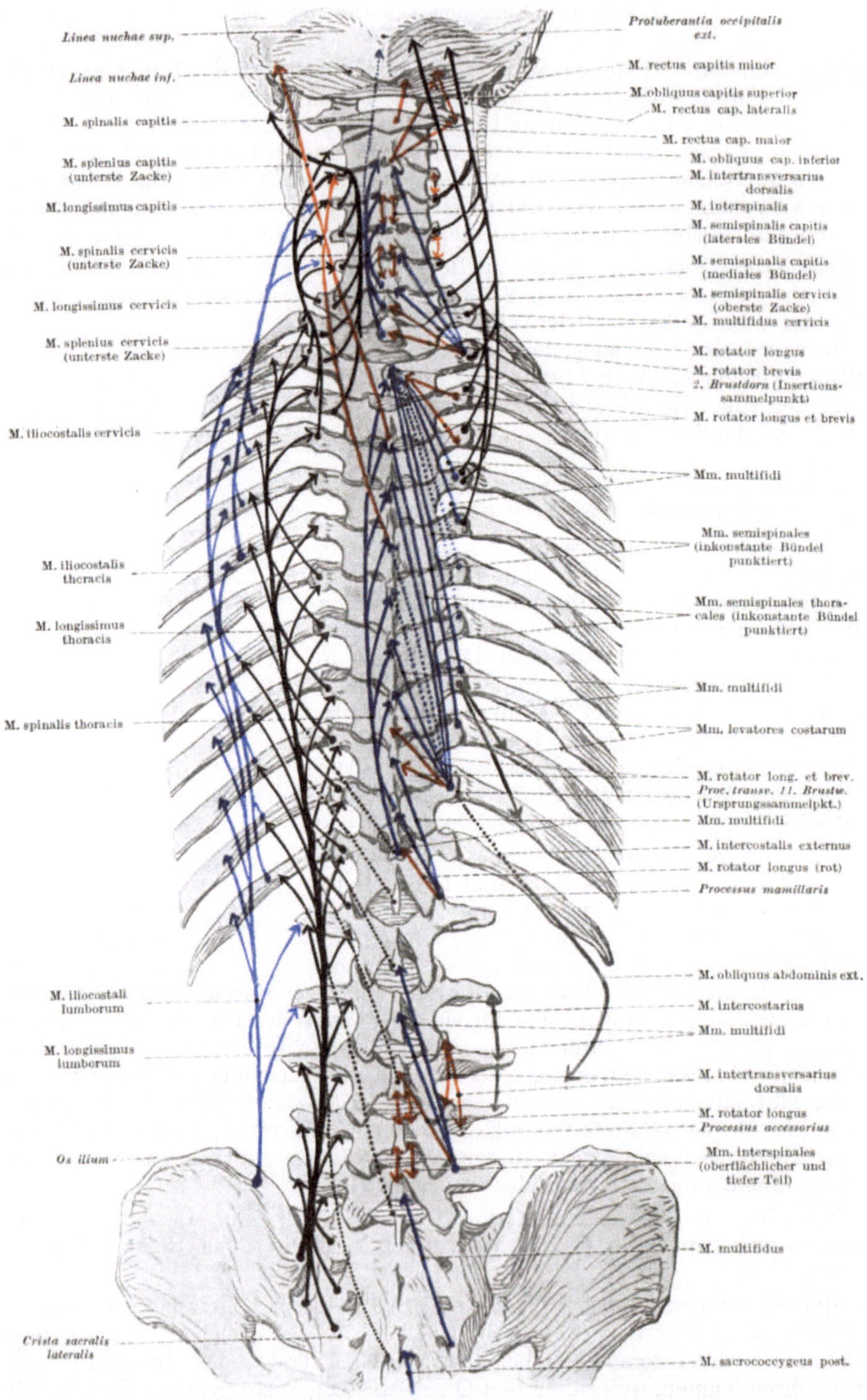

Abb. 48. Lineares Schema für die tiefen Rückenmuskeln. Rechts: kurze Muskeln rot, Multifidus und Semispinalis thoracis et cervicis blau, Semispinalis capitis und Muskeln ventraler Abkunft schwarz. Links: Spinalis und Iliocostalis blau, Longissimus schwarz und Splenius rot. Die Insertion der Muskeln als Pfeilspitze.

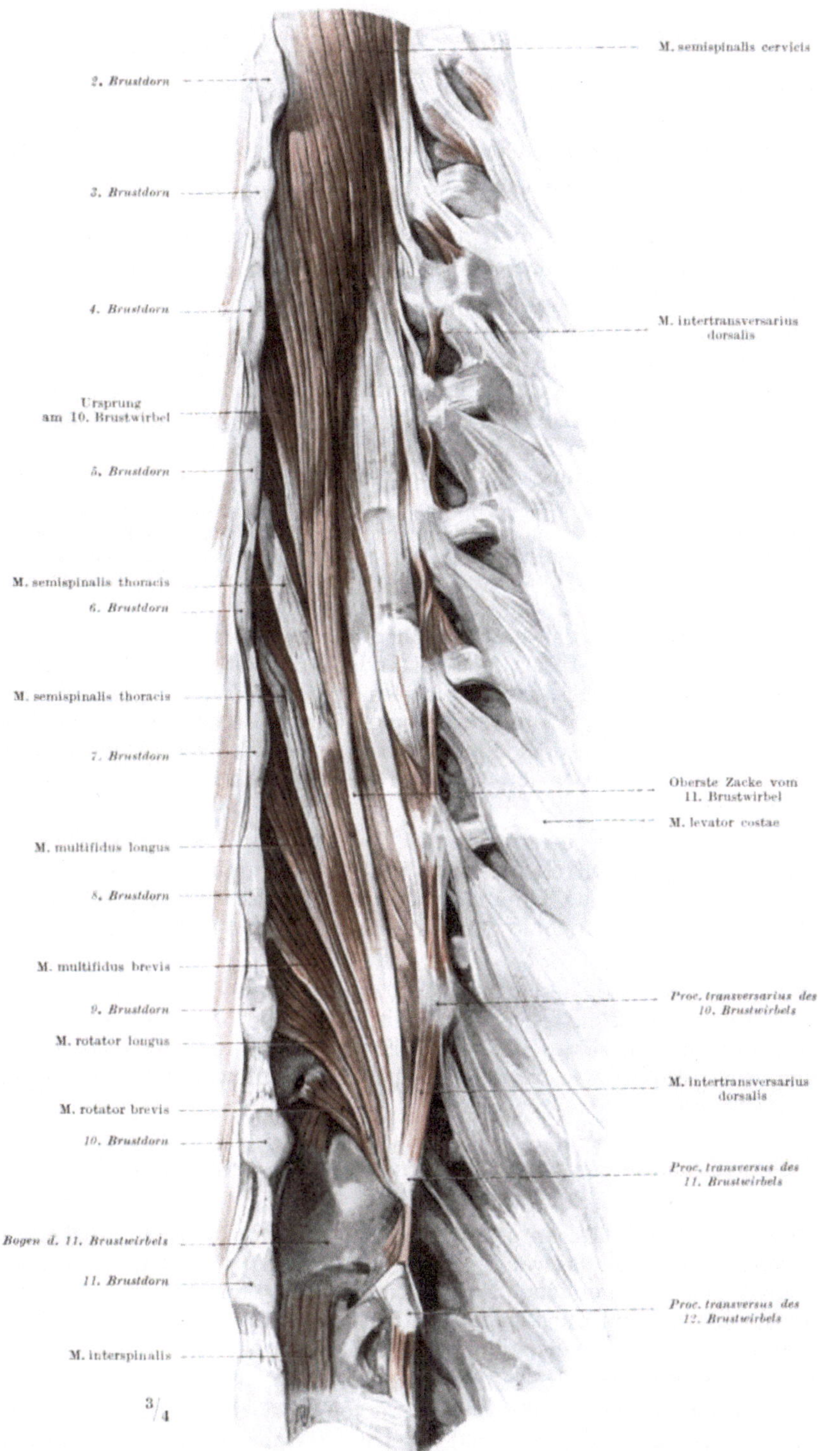

Abb. 49. Ein Büschel aller transverso-spinalen Muskeln mit Ursprung vom 11. Querfortsatz. Kranialwärts ist die Oberfläche des Semispinalis dargestellt. Die oberste Zacke, welche vom 11. Querfortsatz entpringt, geht in diesem Fall diffus in den Semispinalis thoracis über und ist nicht an einen bestimmten Dorn zu verfolgen (Insertion oberhalb des 5. Brustdorns). Die Levatores costarum sind nicht rot überdruckt. In diesem Fall sind ausnahmsweise Mm. intertransversarii bis hinauf zum 5. Querfortsatz vorhanden (gewöhnlich nur bis zum 10.).

Braus-Elze, Anatomie. I. 3. Aufl.

6a

Ursprungs gibt, so werden die *dorsalen* Muskeln dieser Art als Mm. intertransversarii dorsales von den ventralen Muskeln gleichen Namens unterschieden (Abb. 90). Die ventralen sind richtiger als *Musculi intercostarii* zu bezeichnen.

Der **Musculus obliquus capitis superior** (Tabelle S. 79/4, Abb. 134, 330 u. 367) ist der oberste Intertransversarius des Halses zwischen Atlas und Hinterhaupt (Abb. 48). Alle übrigen kurzen dorsalen Muskeln zwischen den beiden obersten Wirbeln (Atlas, Epistropheus) und dem Schädel, zu welchen der Obliquus superior gehört, entstammen der medialen Muskelsäule (Abb. 9).

Der **Musculus rectus capitis (posterior) minor** (Tabelle S. 79/5, Abb. 134) ist der oberste M. interspinalis (Abb. 48). Er inseriert am Planum nuchale des Schädels (Abb. 330 u. 367), welches nicht wie das Schädeldach von außen abgetastet werden kann, sondern ganz mit Muskelansätzen bedeckt tief unter dem Haaransatz des Nackens liegt (Abb. 55). Der Muskel inseriert unterhalb der Linea nuchae inferior an einer Stelle, welche einem Dornfortsatz entspricht.

Der 2. Interspinalis (zwischen Epistropheus und Atlas) ist durch die später zu besprechende Drehbewegung des Atlas um den Zahn des Epistropheus seiner eigentlichen Insertion am Dorn des Atlas verlustig gegangen. Denn ein solcher Muskel würde eine ausgiebige Rotation des Atlas verhindern. Er hat sich aber in veränderter Form in den beiden folgenden Muskeln erhalten.

Musculus obliquus capitis inferior, M. obliquus atlantis (Tabelle S. 79/6, Abb. 134). Er ist mit der Insertion so weit lateralwärts verschoben (Abb. 48), daß er eine erhebliche Hebelwirkung auf den weit ausladenden Querfortsatz des Atlas erlangt und für die Drehung sehr wichtig ist. Er ist der einzige Muskel, welcher den Atlas mitsamt dem Kopf dreht, ohne gleichzeitig den Schädel zu heben oder zu senken (wie es alle übrigen Drehmuskeln tun, welche am Schädel selbst angeheftet sind).

Musculus rectus capitis (posterior) maior (Tabelle S. 79/7, Abb. 134). Der Muskel hat eine ähnlich kräftige Hebelwirkung wie der Obliquus inferior durch eine theoretisch sehr bedeutsame Umänderung erreicht. Er überspringt den Atlas und geht an das Planum nuchale des Schädels (Abb. 330 u. 367). Er dreht den Kopf *mitsamt dem Atlas.*

Musculi rotatores (Tabelle S. 79/8, Abb. 49). Es sind metamere Muskeln, welche den Interspinales nahe verwandt sind (mediale Muskeln), aber mit der Ausbildung des Querfortsatzes ihren Ursprung stark lateral verschoben haben. Der Vorgang ist ähnlich wie beim Obliquus capitis inferior, nur mit entgegengesetzter Richtung.

b) Lange Muskeln nach Art der Rotatores: Transversospinales System
(Tabelle S. 79/9—10).

Die *langen* tiefen Rückenmuskeln gehören wie die kurzen Muskeln teils dem medialen, teils dem lateralen Trakt an (Abb. 9), die hier bis auf einige Stellen scharf getrennt geblieben sind. Die mediale Gruppe hat Bestandteile, welche unter den kurzen Muskeln an die Rotatores, und andere, welche an die Interspinales anknüpfen. Wir nennen wegen charakteristischer Beziehungen zum Knochen die ersteren *transversospinales* System, die letzteren *spinales* System.

Das transversospinale System beruht auf einer Weiterführung des gleichen Prozesses, welcher aus dem Material zweier Ursegmente die Rotatores longi entstehen ließ im Gegensatz zu den unisegmentalen Rotatores breves. Flossen statt zweier Metameren 3 oder 4 zusammen, so überspringt der betreffende Muskel 2 bzw. 3 Wirbel. Wir nennen solche Muskeln *Multifidi.* Verschmelzen mehr als 4 metamere Muskelchen zu einem langen Muskel, so nennen wir ihn *Semispinalis.*

Musculus multifidus (Tabelle S. 79/9, Abb. 49, 50 u. 90). Je nachdem das einzelne Element des Muskels 2 oder 3 Wirbel überspringt, werden Multifidi *breves* und *longi* unterschieden. Sie existieren über die ganze Wirbelsäule hin. Man nennt sie einzeln: Multifidi (im engeren Sinn) und alle insgesamt ebenfalls: M. multifidus (im weiteren Sinn). Die einzelnen Muskeln dieses Typus benutzen an den Lendenwirbeln als Ursprung die einstigen Nebenhöcker der Querfortsätze, welche neben die Gelenkfortsätze gerückt sind: Processus mamillares; an den Halswirbeln entspringen sie an den Processus articulares selbst. Das gleiche tun die Rotatores longi und am Hals die gleich zu beschreibenden Semispinales. In diesen Beziehungen kommt die genetische Zusammensetzung der Knochen klar zum Ausdruck. Es wechseln nur die üblichen Bezeichnungen der Knochen, nicht die *wirklichen Beziehungen* zwischen Muskeln und Knochen. Denn der Ursprung am Processus transversus, der an den Brustwirbeln klar erkennbar ist, ist an den übrigen Wirbeln immer an dem Äquivalent dieses Fortsatzes oder seiner Derivate zu finden (s. Abb. 48; es sind nur einzelne Repräsentanten eingezeichnet statt der an *allen* Wirbeln existierenden Muskeln dieser Art).

Musculus semispinalis (Tabelle S. 79/10, Abb. 121 u. 134). Diese Form kommt nur am Brust-, Hals- und Kopfteil des Rückens vor und bedeckt hier den Multifidus Im Lendenteil fehlt sie; hier liegt der Multifidus im medialen Trakt zu oberst (Abb. 50). Die Semispinales sind daran zu erkennen, daß sie 5 und mehr, gewöhnlich 6—7 Wirbel überspringen. Der oberste Semispinalis der Brustgegend ist derjenige, welcher am obersten Brustwirbel inseriert, der oberste Halsmuskel dieser Art reicht bis zum Dorn des Epistropheus. Der Atlas ist zugunsten seiner Drehfähigkeit von allen Insertionen an seinem Dornrudiment befreit. Die Semispinales, welche am Schädel inserieren, werden als Pars capitis, auch als M. transverso-occipitalis bezeichnet; sie benutzen dort den oberen Teil des Planum nuchale, zwischen Linea nuchae superior und inferior (Abb. 330 u. 367).

Ursprungssammelpunkt. Die Bedeutung des ganzen transversospinalen Systems wird durch eine andere Betrachtung klarer, welche nicht schichtweise eine dieser Gruppen nach der anderen ins Auge faßt (was bei der Präparation nötig ist, wenn alle Repräsentanten derselben

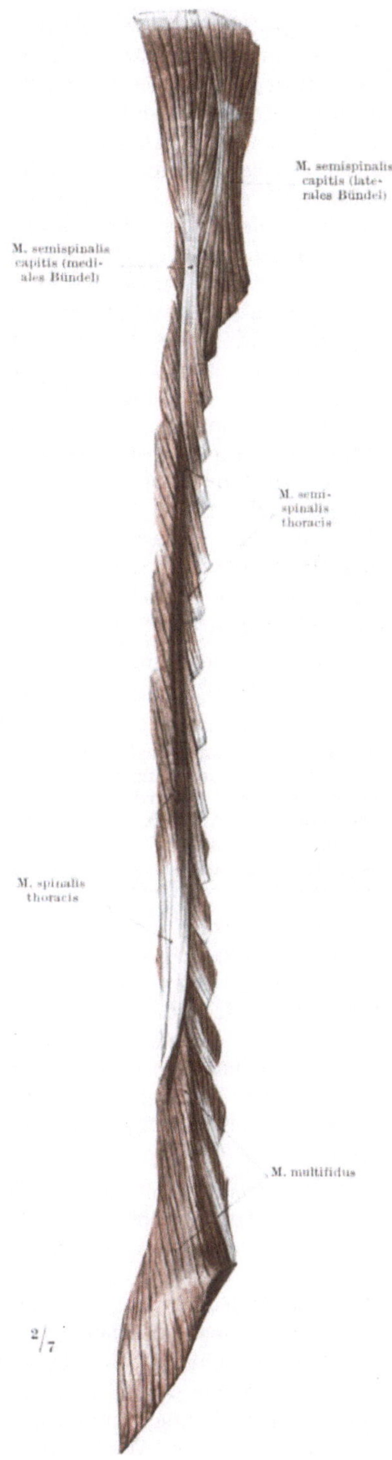

Abb. 50. Gesamter medialer Tractus der rechten Seite der tiefen Rückenmuskeln. In der natürlichen Form isoliert (s. Abb. 90 u. 55 in situ dargestellt).

Art dargestellt werden sollen), sondern welche entweder von einem Ursprungs-
oder einem Insertions*sammelpunkt* ausgeht. Ich wähle für die *Ursprünge* den Querfortsatz des 11. Brustwirbels, an welchem meist der letzte Semispinalis thoracis entspringt (Abb. 48, rechts und Abb. 49). Nimmt man die Rotatores hinzu, so geht
von diesem Querfortsatz ein *Radienbüschel* aus, welches sukzessive den 10. und
9. Brustwirbel erreicht (Rotatores), weiter zum 8. und 7. Brustwirbel aufsteigt
(Multifidi), gelegentlich den 6. und 5. und regelmäßig den 4. und 3. Brustwirbel ergreift (Semispinales). Man kann sich die Wirkung vorstellen wie die einer vielfingerigen Hand, die vom Querfortsatz als fester Armstütze ausgeht, fast alle Wirbel
der Brustgegend angreift und nach der betreffenden Seite festhält. Da ebenso
vom gegenüberliegenden Querfortsatz des 11. Brustwirbels alle genannten Wirbel
von der anderen Seite gehalten werden, so ist hier ein aktiver Apparat von
enormer *statischer* Bedeutung zustande gekommen: die Wirbel werden durch
Anspannung der beiderseitigen Muskelbüschel gehalten — in welcher Stellung
sie sich gegeneinander auch befinden mögen — wie ein aus einzelnen Teilen
(Stangen) aufgebauter Mastbaum, der von beiden Seiten Stück für Stück von
festgespannten Tauen (Wanten) gestützt wird. Das ist eine der wichtigsten
Aufgaben der tiefen Muskeln und speziell des medialen Tractus. Hier liegt die
Erklärung dafür, daß im Leben die passiven Apparate (Bänder, Gelenke) allein
nicht imstande sind, den Körper zu tragen. Denn es ist nicht nur beim 11. Brustwirbel, sondern bei *allen* Wirbeln jederseits ein solches Muskelbüschel vorhanden,
das sich in schräger Fläche schichtweise neben seinem Nachbarn aufbaut.

Man denke sich, um auf das erste Bild zurückzugreifen, von *jedem* Querfortsatz oder
dessen Äquivalent eine vielfingerige Hand nach den entsprechenden Dornen greifen. Wie
man in schräger Stellung Hand auf Hand schichten kann, so liegen diese Büschel in der
Tiefe der Rückenmuskulatur dachziegelförmig übereinander. Denkt man sich etwa auf der
rechten Körperseite die Hände in unserem Vergleich so gestellt, daß der kleine Finger dem
Rotator brevis, der Ringfinger dem Rotator longus, der Mittelfinger dem Multifidus brevis
entspricht usw., so wird bei der Betrachtung der *Büschel* jede einzelne *Hand* gleichzeitig
vorgenommen (Abb. 49), bei der üblichen *Schichten*darstellung dagegen immer der korrespondierende *Finger aller* Hände gleichzeitig freigelegt, z. B. alle Daumen, alle Zeigefinger
usw. Dabei ist der beschränkten Verbreitung der Rotatores breves und Semispinales für die
einzelnen Regionen Rechnung zu tragen.

Die Rotatores breves sind eine spezialistisch ausgebildete Gruppe, deren
Hauptaufgabe in der Rotation liegt. Doch sind die Kompetenzen keineswegs
scharf geschieden; denn das ganze Muskelbüschel eines jeden Querfortsatzes
hat eine rotierende Komponente. Andererseits wächst die Zahl der langen
Muskeln, je mehr wir nach dem Kopf aufsteigen (Semispinalis thoracis et cervicis),
und es wächst damit die Sicherung gegen das Abgleiten der einzelnen Wirbel
voneinander, welches, je höher die Säule ist, um so eher eintreten könnte, und
um so gefährlicher für den Inhalt des Kanals wäre. Von den Beziehungen zum
Kopf selbst (Semispinalis capitis) soll unten noch die Rede sein.

Insertionssammelpunkt. Betrachtet man umgekehrt den Insertionssammelpunkt der transversospinalen Muskeln kurzer und langer Art, z. B. am 2. Brustdorn (Abb. 48, rechts), so ist ohne weiteres klar, daß die genannten Muskeln nicht
nur stützen, sondern auch tragen. Denken wir uns den betreffenden Wirbel
durch andere statische Einrichtungen in seiner Lage fixiert, so hängen an ihm
die darunterliegenden Wirbel in Muskelschlingen von verschiedener Länge. Jede
Schlinge besteht aus den beiden transversospinalen Muskeln gleichen Namens,
zwischen welche der Wirbel mit seinen Querfortsätzen eingeschaltet ist. Schon
durch ihren Tonus haben sie große Tragkraft, da in Wirklichkeit nicht *eine*
Schlinge an jeden Wirbel geht wie bei unserem Beispiel, sondern von mehreren Wirbeln entsprechend viele Schlingen den einzelnen Wirbel umgreifen.

Die feinere Regulation ist sofort durch entsprechende Kontraktion der Muskeln jeder Seite möglich.

Mag man also die Wirkung vom Ursprung nach der Insertion oder umgekehrt von der Insertion nach dem Ursprung hin betrachten, immer ist sie bedeutungsvoll. Es können die verschiedenen Teile der Wirbelsäule, wenn wirklich das eine Mal die eine, das andere Mal die andere Richtung bevorzugt wird, kompensatorisch füreinander eintreten. Der Regel nach wirkt aber der Muskel gleichzeitig auf Ursprung und Insertion, d. h. jeder Wirbel steht in tonisch oder contractorisch gespannten Muskelschleifen, die ihn nach oben und unten fixieren. Es ist wichtig, sich die ungeheure Mannigfaltigkeit der mechanischen Möglichkeiten und die *Reserven* klarzumachen, die für jeden Teil der Wirbelsäule und für das Ganze zur Verfügung stehen. Man nennt die Gesamtheit der tiefen Rückenmuskeln *Erector trunci* = Aufrichter des Rumpfes. Die bisher besprochenen medialen Komponenten sind in der Tat die eigentlichen Faktoren, welche die Aufrichtung der Wirbelsäule möglich gemacht haben und garantieren. Das Geheimnis liegt in der sukzessiven Verlängerung der statisch wirksamen Muskelbüschel, welche aus dem historisch gegebenen reichen Schatz der metameren Muskelkästchen bestritten wird (Abb. 34).

Der Semispinalis capitis (Abb. 48, rechts, schwarz) ist der Lage nach mit dem transversospinalen System zusammenzustellen, da seine Ursprünge unten außen (an den Querfortsätzen von Brust- und Halswirbeln), seine Insertionen mehr medial (am Schädel) liegen. Seiner Entstehung nach ist aber der größte Teil aus dem lateralen Muskeltrakt abzuleiten und mit dessen Longissimus nahe verwandt, wie dort klarzulegen ist. Hier sei nur erwähnt, daß der Muskel in 2 nebeneinander gelagerte Bündel zerfällt, die inkomplett voneinander getrennt sind. Das mediale Bündel hat 1 oder 2 Zwischensehnen, die als letzte Reste des metameren Aufbaues übrig sind (Abb. 50). Die Anzahl der Ursprünge ist auf die oberen Brustwirbel beschränkt (in Abb. 48 sind alle gezeichnet). Der laterale Zug des Semispinalis capitis hat eine viel größere Zahl von Ursprüngen (von Brust- und Halswirbeln), ist breiter und aus viel mehr Einzelmuskelchen zusammengesetzt. Auch er hat eine Zwischensehne (Abb. 50). Der Semispinalis capitis bedeckt vollständig den Semispinalis cervicis (Abb. 55).

c) Lange Muskeln nach Art der Interspinales: Spinales System
(Tabelle S. 79/11).

Musculus spinalis (Tabelle S. 79/11, Abb. 50, 90 u. 134). Wie unter den kurzen Muskeln die Interspinales, so laufen unter den langen die Bündel des Spinalis von Dorn zu Dorn. In der Halsgegend sind häufig Varietäten eines Interspinalis zu finden, bei welchen ein Muskelchen nicht den nächsten, sondern den zweiten folgenden Dorn erreicht (Interspinalis longus). Der echte Spinalis besteht aus 2 oder viel mehr verschmolzenen metameren Muskeln, findet sich aber vor allem in der Brustgegend, ferner fast ausnahmslos, wenn auch meist schwach entwickelt, in der Halsgegend und nur als Varietät beim Kopf. In der Brustgegend wird meist der 9. Brustwirbel übersprungen, in der Halsgegend der 5. Halswirbel (Abb. 48, links, blau). Nach oben und unten setzt sich der Muskel an etlichen Dornen an, und zwar bilden die Muskelbündel übereinander gelagerte Bogen, von denen der innerste einen Wirbel überspringt (in Abb. 48 sind die am häufigsten vorkommenden Insertionen sämtlich eingetragen).

Der mediale Muskeltrakt im ganzen. Überblicken wir den medialen Muskeltrakt im Zusammenhang (Abb. 50), so ist an der Gesamtform besonders die Stärke in der Lumbal- und Cervicalgegend und die relative Schwäche in der Brustregion charakteristisch. Dies steht in Korrelation mit der Gesamtform der Wirbelsäule und kann erst später erläutert werden (s. Rücken als Ganzes). Von den Teilen des medialen Muskeltraktes sehen wir in der Lendengegend bis auf das Sacrum hinab den Multifidus lumborum frei vorliegen. Über ihn ist in der Brustregion medial der Spinalis thoracis und lateral der Semispinalis thoracis geschichtet. In der oberen Brust- und in der ganzen Halsgegend ist nur der Semispinalis capitis zu sehen. Der Semispinalis cervicis, Spinalis cervicis, Multifidus thoracis et cervicis und sämtliche kurzen Muskeln sind nur durch sachgemäße Abtragung der oberflächlichen Muskeln zu finden und dabei oft so unvollkommen geschieden, daß künstliche Trennungen nötig fallen. Das ist ein Merkmal primitiver Muskeln, deren Differenzierung noch nicht die Abgeschlossenheit einheitlicher Muskelindividuen wie etwa bei den Extremitäten erreicht hat.

Das charakteristischste Merkmal des ganzen medialen Muskeltrakts ist die transversospinale Richtung weitaus der meisten Fasern. Denn die Spinales und Interspinales kommen kaum gegen diese Faserrichtung in Betracht. Der Außenrand hat Säge- oder Treppenform, weil hier die Ursprünge von Querfortsatz zu Querfortsatz klettern; der Innenrand ist ähnlich gestaltet, wenn auch weniger ausgesprochen. Dies ist nur dann sichtbar, wenn der Muskel in sich gehärtet ist, also in einer Stellung betrachtet wird, welche dem Zustand im Leben möglichst entspricht (Abb. 50).

d) Lange Muskeln nach Art der Intertransversarii: Sacrospinales System
(Tabelle S. 79/12—13).

Die früher beschriebenen Intertransversarii des lateralen Muskelzuges sind nur spärliche Überreste einer gewaltigen Muskelmasse, welche lateralwärts weit auf die Rippen ausladet. Das rührt daher, daß die dorsale Muskulatur den Hauptstützpunkt für ihren Tractus lateralis nicht in Wirbeln oder Rippen, sondern in dem *stabilen Beckenring* gefunden hat. Die Überleitung war dadurch gegeben, daß das Kreuzbein gerade mit dem aus Rippenrudimenten geborenen Seitenteil die eigentliche Beckenschaufel, *Os ilium*, trägt (s. *Pars lateralis*, Abb. 45). Das ist die Brücke für die Überwanderung. Der eine Teil der Muskulatur hält mit seinem Ursprung noch die angrenzenden Partien von Kreuzbein, Beckenschaufel und die Verbindungen zwischen beiden besetzt (M. longissimus), der andere ist ganz auf das Ilium, also einen Extremitätenknochen, verschoben (M. iliocostalis, Abb. 48). Der laterale Muskeltrakt (Gesamttrakt) zerfällt also hier in einen lateralen und medialen Untertrakt (Abb. 51). Was der Übergang auf einen breiten stabilen Knochen bedeutet, sieht man aus dem mächtigen Anschwellen gerade der Lumbalpartie des ganzen Systems. Es dient namentlich zu Bewegungen des Rumpfes nach der Seite zu, für welche die Rippen wirkungsvolle Hebelarme bieten.

Musculus iliocostalis (Tabelle S. 79/12, Abb. 51, 90 u. 134). Er ist bei niederen Säugetieren (Ameisenigel Echidna) noch im Besitz sämtlicher Zwischensehnen und sieht so aus wie ein Längsstreifen, den man sich aus der lateralen Partie der primitiven Rückenmuskulatur eines niederen Wirbeltieres herausgeschnitten denke (Abb. 47). Die Zwischensehnen sind an Rippen angeheftet, so daß die Muskeln noch von Rippe zu Rippe wirken können. Die stärkere Ausnutzung des Stützpunktes am Hüftbein ist in höheren Zuständen dadurch erreicht, daß möglichst viele Muskeln vom Hüftbein Ursprung nehmen und nur ihre Insertion auf die Rippen oder auf deren Äquivalente verlegt ist (Pars lumborum, Abb. 48, links, blau). Durch die Opferung der Zwischensehnen werden lange Muskelfasern erzielt, welche an der Rippe einen Hebelarm zur Verfügung haben, mit dem sie die Wirbelsäule leicht und schnell regieren können. Der Lage der Muskeln nach wären die verschiedensten Bewegungen möglich, da die langen Rippenhebel, wie sie auch stehen mögen, Angriffspunkte genug für eine Verlagerung

nach dem Beckenkamm zu bieten. Aber
die Hemmungen und Führungen in den
Wirbelgelenken treffen für die verschiedenen Abschnitte der Wirbelsäule aus
diesen zahlreichen Möglichkeiten eine
bestimmte Auswahl.

Der Lendenteil des Muskels erschöpft sich in der Mitte des Brust-
korbs. Es folgt weiter oben die Pars
thoracis mit Insertionen an den oberen
Rippen (1.—6.), welche scheinbar die
Reihe der Insertionen aus der Pars
lumborum ununterbrochen fortsetzen
(Abb. 51). In Wirklichkeit besteht eine
Trennung im Innern des Muskels. Denn
die Ursprünge des Iliocostalis thoracis
kommen von den unteren Rippen
(Abb. 48) und formen den Muskelbauch,
der in dem Maß anschwillt als die Pars
lumborum abnimmt. Dasselbe wiederholt sich zwischen Pars thoracis und
Pars cervicis; nur ist hier die Trennung
selten so scharf wie meistens zwischen
Lenden- und Brustteil (in Abb. 48 ist
eine vollkommene Trennung in beiden
Fällen gezeichnet). Der Halsteil inseriert an den Rippenrudimenten der betreffenden Halswirbel, und zwar an
den Tubercula posteriora. Er ist oft
sehr schmächtig. Einen Kopfteil gibt
es nicht.

Musculus longissimus (Tabelle
S. 80/13, Abb. 51 u. 134). Er ist komplizierter in seinem Inneren aufgebaut
als der Iliocostalis. Äußerlich ist er ein
Unterabschnitt des lateralen Gesamt-
trakts, welcher medial vom Iliocostalis
liegt und in der Lendengegend nur
künstlich von jenem abzuspalten ist
(Abb. 51; dabei weisen Gefäße und
Nerven, die zwischen beide Muskeln
eingeschaltet sind, den Weg). Er verjüngt sich nach oben zu, erreicht aber
mit einem besonderen Abschnitt den
Kopf. Der innere Bau ist im Halsteil
(Pars cervicis) am einfachsten. Er
gleicht hier ganz dem Bauprinzip des
Spinalis und Iliocostalis dieser Gegend,
wenn man dieses Prinzip auf die *Querfortsätze* anwendet. Denn die Ursprünge
der Pars cervicis kommen von Querfortsätzen oberer Brustwirbel und von den

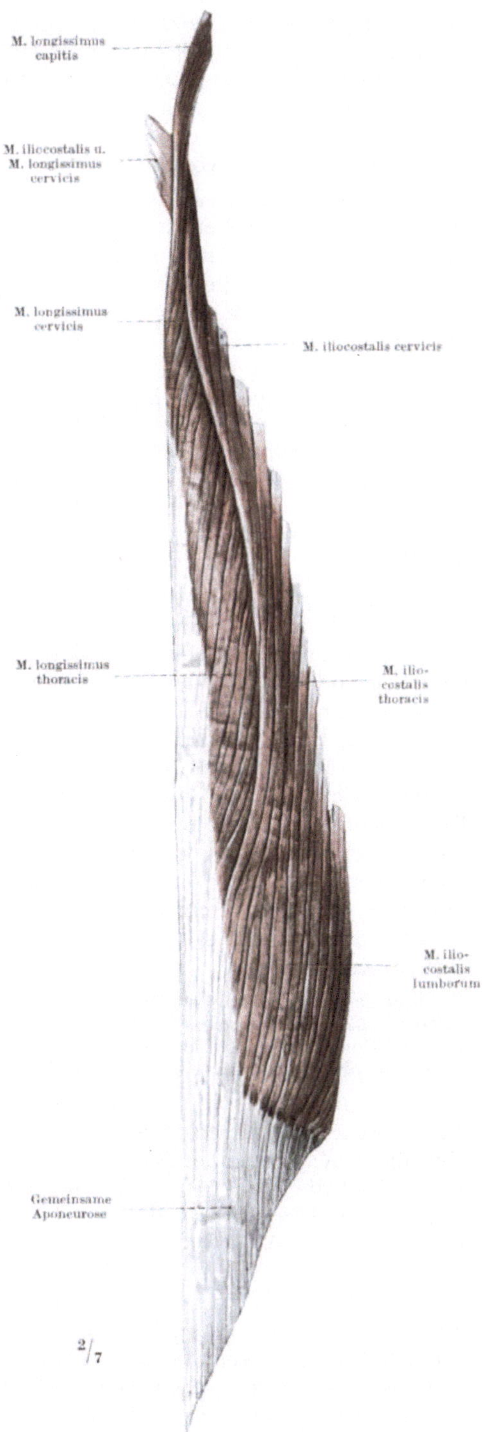

Abb. 51. Sacrospinalis, lateraler Tractus der tiefen
Rückenmuskeln (mit Weglassung des Splenius). In der
natürlichen Form isoliert. Siehe Abb. 55 in situ.

jenen entsprechenden *hinteren* Höckern unterer Halswirbel. Die Insertionen gehen an die hinteren Höcker oberer Halswirbel (Abb. 48, links, schwarz). Ganz ähnlich verhält sich die Pars capitis. Doch ist ihre Insertion nicht am morphologischen Äquivalent eines Querfortsatzes befestigt, das im Os occipitale des Schädels steckt, sondern sie ist am Schädel weit lateralwärts bis an den Warzenfortsatz verschoben (Abb. 48 u. 330).

Parallele zwischen Longissimus und Iliocostalis. Die Kompliziertheit des inneren Gefüges im Lenden- und Brustteil beruht darauf, daß hier statt *eines* Ursprunges und *einer* Insertion je zwei existieren können, also insgesamt je *vier* Anheftungen an vielen Skeletsegmenten (Wirbel plus Rippe, Abb. 48, links, schwarz). Geht man vom Beckenring aus, so ist hier eine relativ starke Annäherung an das Bauprinzip des Iliocostalis lumborum zu erkennen. Bei diesem gehen die Insertionen an die rudimentären Rippen, die Processus costarii der Lendenwirbel. Der Longissimus hat in der Lendengegend Insertionen an denselben Processus costarii der Lendenwirbel (Pars lumborum) und weiter oben an sämtlichen Rippen (Pars thoracis). Diese *lateralen Insertionen* sind Wiederholungen des gleichen Baustils, der im Iliocostalis gefunden wurde. Sie haben aber ihre Besonderheit, weil der Muskel gleichzeitig *mediale Insertionen* hat, und zwar an den Querfortsätzen der Brustwirbel bzw. den Processus accessorii der Lendenwirbel, welche einem Teil der Querfortsätze entsprechen (Abb. 42). Darin wiederholt sich das gleiche Prinzip, welches die Nackenpartie des Longissimus kennzeichnet und welches mit der Spinalisarchitektur verglichen wurde. Es äußert sich auch darin, daß an der Brustwirbelsäule Ursprünge von den *Querfortsätzen* kommen und daß diese Ursprünge (wie beim Iliocostalis) in der *Lenden*gegend einer funktionell wertvolleren Befestigung des Ursprungs am stabilen Beckenring Platz gegeben haben. Die Beckenursprünge sind beim Longissimus an der Seitenpartie des Kreuzbeins, also an den Resten der Querfortsätze befestigt (Crista sacralis lateralis, Abb. 48), welche den betreffenden Stellen der Brustwirbel und den Processus accessorii der Lendenwirbel entsprechen, haben aber außerdem in der ganzen Nachbarschaft am Kreuzbein, an der Beckenschaufel und an den Verbindungsbändern zwischen beiden neue Befestigungspunkte gewonnen. Immerhin sind sie nicht so weit verschoben wie der Iliocostalis, der von den sacralen Rippenrudimenten weg bis auf den Beckenkamm gerückt ist.

Man nennt aus alter Gewohnheit die Ursprünge an den Querfortsätzen der Brustwirbel „akzessorische" Ursprünge. Genetisch betrachtet sind diese gerade die älteren Ursprünge. Der funktionell wichtigste Ursprung am Becken ist dagegen genetisch der weiter fortgeschrittene, neu hinzugekommene, in Wirklichkeit also akzessorische.

Der Longissimus wiederholt in den bisher besprochenen Punkten die innere Architektur des Iliocostalis in zweierlei Formen. Die lateralen Insertionen sind bloße *Kopien* seines Bauprinzipes an den Rippen selbst, die medialen Insertionen und die Ursprünge von den Querfortsätzen (bzw. von der Crista sacralis lateralis) sind freie Anwendungen desselben Prinzipes auf ganz andere Knochen, nämlich auf die Wirbel. Da beides im gleichen Muskelbauch vereinigt ist, wirkt der Muskel auf Rippe und Wirbel zugleich und stärkt infolgedessen die Vereinigung beider Knochen zu einem geschlossenen Hebelsystem. Denn in dem Augenblick, wo der laterale Greifpunkt eine Rippe in Bewegung setzt, kann der mediale durch Insertion und Ursprung den zugehörigen Querfortsatz eines Brustwirbels entsprechend bewegen. Die Vereinigung von Rippe und Wirbel ist an ihrem gefährdetsten Punkt durch die Innenarchitektur des Longissimus gesichert. Es ist dabei nicht zu vergessen, daß bei starken Inanspruchnahmen alle Nachbarwirbel und -rippen durch die Nachbarzacken des Muskels mit in

Bewegung gesetzt werden können, was auf eine Dämpfung plötzlicher Stöße oder Rucke hinauskommt.

Gemeinsame Aponeurose des Longissimus und des Sacrospinalis. Es gibt schließlich noch Ursprünge des Lenden- und Brustteils an Wirbeldornen und an den Dornrudimenten des Kreuzbeins (in Abb. 48 mit punktierten Linien angegeben). Sie sind fast ausschließlich sehnig und nichts anderes als Teile der oberflächlichen Aponeurose, welche für den Muskelbauch des Iliocostalis und des Longissimus gemeinsam ist (Abb. 51). Die Zugrichtungen der lateralen Insertionen werden in der gemeinsamen Aponeurose als verstärkte Streifen sichtbar, welche den Dornfortsätzen der unteren Brustwirbel, Lendenwirbel und der Crista sacralis medialis entsprechen, weil diese die gegebenen Stützpunkte in der Richtung jener Muskelzacken sind.

Man kann diese Streifen künstlich herausspalten, wenn sie nicht durch die Funktion verselbständigt sind. Darin gibt es zahllose Varietäten. Es erklärt sich auch der häufige Zusammenhang des Longissimus mit dem Spinalis thoracis aus diesen Beziehungen. Für die Aktion des Longissimus ist sein Halt an den Dornen wichtig, weil er in der entsprechenden Region (Lende) keine Ursprünge an den Querfortsätzen hat und weil bei der Länge und Stärke des Muskelbauches gerade eine mediale Verankerung vor passiver Verschiebung nach der Seite schützt.

Der Lenden- und Brustteil des Longissimus sind untrennbar verwachsen. Zwischen Brust- und Halsteil ist meist, zwischen Hals- und Kopfteil immer eine Grenze zu finden.

e) Spinotransversales System (Tabelle S. 80/14).

Musculus splenius (Tabelle S. 80/14, Abb. 52, 96 u. 114). Der einzige Muskel, welcher von Dornfortsätzen zu Querfortsätzen verläuft (spino-transversal), ist der Splenius *cervicis*. Der Splenius *capitis* hat die gleiche Faserrichtung wie der Splenius cervicis und überdeckt ihn teilweise (Abb. 48, links, rot); er ist auf dem Planum nuchale des Schädels bis an die oberste Grenze, Linea nuchae superior, vorgedrungen, nimmt deren laterales Drittel und noch den Warzenfortsatz ein (Abb. 55 u. 367).

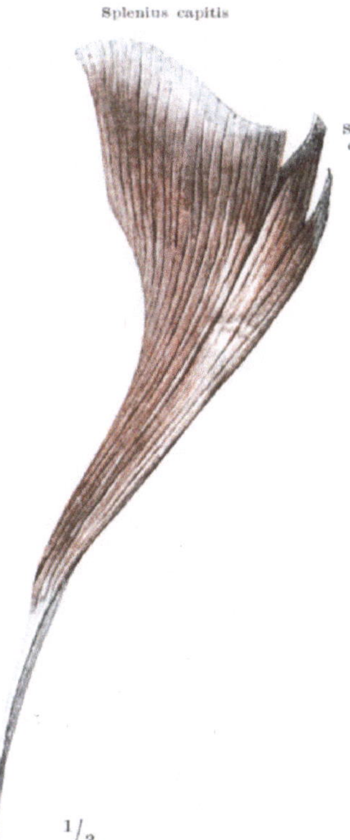

Abb. 52. Splenius der rechten Seite. In der natürlichen Form isoliert. Profilansicht (vgl. Abb. 55).

Der Muskel legt sich über den Semispinalis und alle von diesem verdeckten Anteile des medialen Muskeltraktes hinüber. Es bleibt vom Semispinalis nur eine dreieckige Stelle neben der Mittellinie sichtbar (Abb. 55, innen von der weißen Konturlinie des Splenius). Der Splenius hält auf diese Weise die tieferen Muskeln zusammen. Es ist charakteristisch, daß am Hals, der gefährdetsten, weil beweglichsten Stelle, der Zusammenhalt durch einen aktiv wirkenden Muskel gesichert ist. Weiter unten ist der Zusammenhalt rein passiv bewirkt (durch die Fascia lumbodorsalis s. S. 94).

Trotz der topographischen Beziehung zu medialen Muskeln ist der Splenius seiner Herkunft nach ein rein lateraler Muskel. Wir haben beim Brust- und Lendenteil des Longissimus gesehen, wie laterale Muskeln an Dornen Ursprung gewinnen. Wie sich die Entwicklung des Splenius vollzogen hat, ist allerdings noch unklar. Sicher ist aber wie bei den Ursprüngen des Longissimus die Beziehung zu den Brust- und Halsdornen sekundär.

Der Muskel ist sehr breit (Abb. 52). Er fängt vom 6. oder 5. Brustwirbel ab aufwärts alle Bewegungen der anderen Körperseite auf, welche die

Wirbeldornen treffen und leitet sie gegebenenfalls auf Hals und Kopf seiner Seite weiter.

Durchlaufende Spirallinien der tiefen Rückenmuskeln. Betrachten wir in Abb. 48 die Faserrichtung des transversospinalen Systems der *rechten* Brustkorbhälfte (blau), so gibt es im Splenius der *linken* Körperseite (rot) Fortsetzungen, welche nach oben in der gleichen Richtung weiterlaufen. Auf der rechten Körperseite kann man sich die Linie nach unten fortgesetzt denken durch den schrägen Bauchmuskel (Obliquus abdominis externus), der bis zur *rechten* Beckenschaufel hinabsteigt. In die Spirallinie, die rechts vom Becken durch rechten Obliquus, rechten Levator costae, rechten Multifidus oder Semispinalis nach links durch beide Splenii bis zum Hals und Kopf zu verfolgen ist, sind Wirbeldornen und Rippen eingeschaltet und fest verankert. Kontrahiert sich der gesamte Spiralzug (Abb. 53), so drehen sich Rumpf, Hals und Kopf nach links, also bei den rechts liegenden Anteilen der Spirale nach der anderen Körperseite, bei den links liegenden Anteilen nach der gleichen Körperseite (Nase nach links). Der linke Obliquus, Semispinalis und rechte Splenius formen die entgegengesetzte Spirale. Wenn wir mit feststehendem Becken uns so weit umdrehen, daß der Blick möglichst nach rückwärts gerichtet ist, so vollzieht sich die Bewegung in einer dieser Spiralen. Andere Muskeln

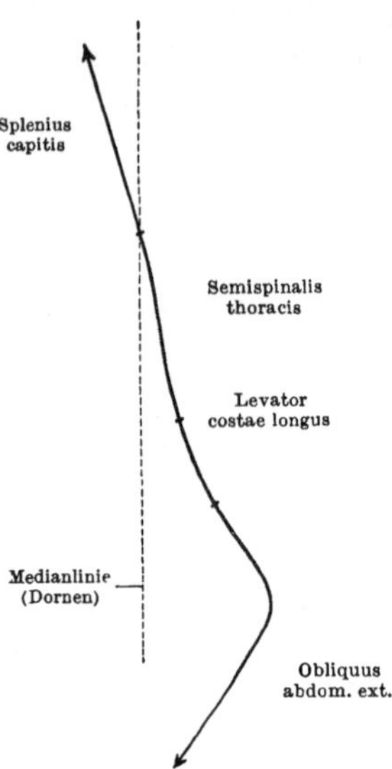

Abb. 53. Durchlaufende Spirale der tiefen Rückenmuskeln.

können dabei helfen. Es kann durch Gegendrehung des Beckens nach der andern Seite der Rücken in sich torquiert sein und ein höchst lebendiges Bild der Oberfläche bieten (Abb. 81). Muskelwege, die aneinander anschließen wie in jenen Spirallinien, durchläuft der Willensimpuls wie *einen* Muskel (kinematische Ketten). Die Vorbedingung dafür liegt in der Fortsetzung der Faserrichtung. Wir erkennen hier, welchen Vorteil die jetzige Lage des Splenius, die dem lateralen System, von dem er abstammt, ursprünglich fremd ist, für die Rotationsbewegungen unseres Körpers einbrachte.

Man überzeuge sich auch nach Abb. 48, daß der linke Splenius capitis (rot) und der rechte Semispinalis capitis (schwarz) parallel miteinander laufen; beide wirken zusammen. Der Semispinalis und Splenius der *gleichen* Körperseite wirken dagegen bezüglich der Drehung entgegengesetzt (der erstere dreht die Nase nach der anderen, der letztere nach der gleichen Körperseite, Abb. 54): sie heben sich in ihrer Wirkung auf. In einem Fall wird eine intensive *Bewegung*, im letzteren eine energische *Feststellung* des Kopfes durch Kombinationswirkung von Muskeln erreicht.

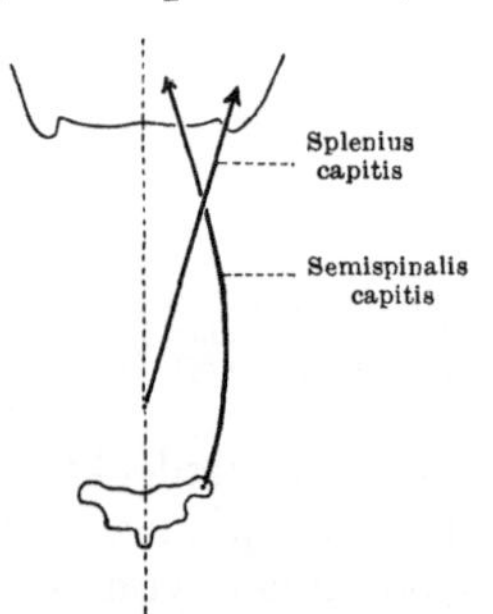

Abb. 54. Fasern des Splenius und Semispinalis capitis der gleichen Körperseite in natürlicher Lage. (Schädelbasis und 6. Brustwirbel wie in Abb. 48.)

Es ist von größter Wichtigkeit, die Richtungen der tiefen Rückenmuskeln über *beide* Körperhälften zu verfolgen. Daraus allein wird die korrespondierende Faserrichtung von anatomisch getrennten Muskeln und ihr Zusammenspiel verständlich.

Der laterale Muskeltrakt im ganzen. Überblicken wir den lateralen Muskeltrakt im Zusammenhang, so sehen wir am besten vom Splenius ab, weil dieser zu

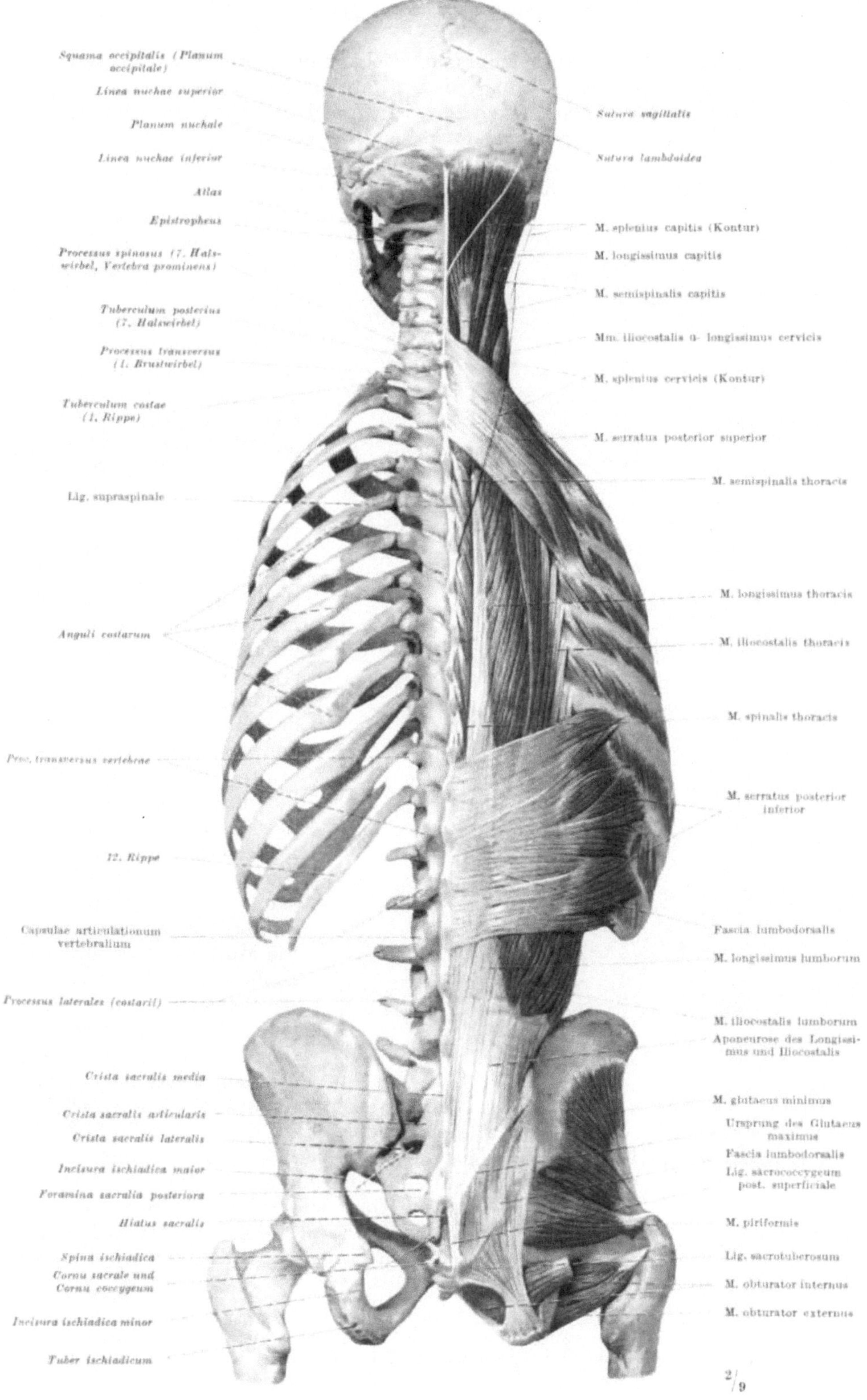

Abb. 55. Die tiefen Rückenmuskeln in situ, in der natürlichen Form. Der Splenius ist herausgenommen, daher der Zwischenraum zwischen Serratus posterior superior und Erector trunci. Von der Fascia lumbodorsalis sind rechts 2 Streifen erhalten, welche den beiden Serrati als Ursprungsaponeurosen dienen; sonst ist die Fascie entfernt.

sehr vom Schema dieses Muskelzuges abweicht und getrennt zu merken ist. Es bleibt der Sacrospinalis (Abb. 55), dessen laterale Komponente (Iliocostalis) an den vorspringenden Muskelzacken für die Rippen kenntlich ist, während die mediale Komponente (Longissimus) äußerlich nur gegen den Kopf hin Insertionszacken aufweist. Alle anderen Architekturdetails verstecken sich im Innern des Muskels und können erst durch analysierende Präparation dargestellt werden.

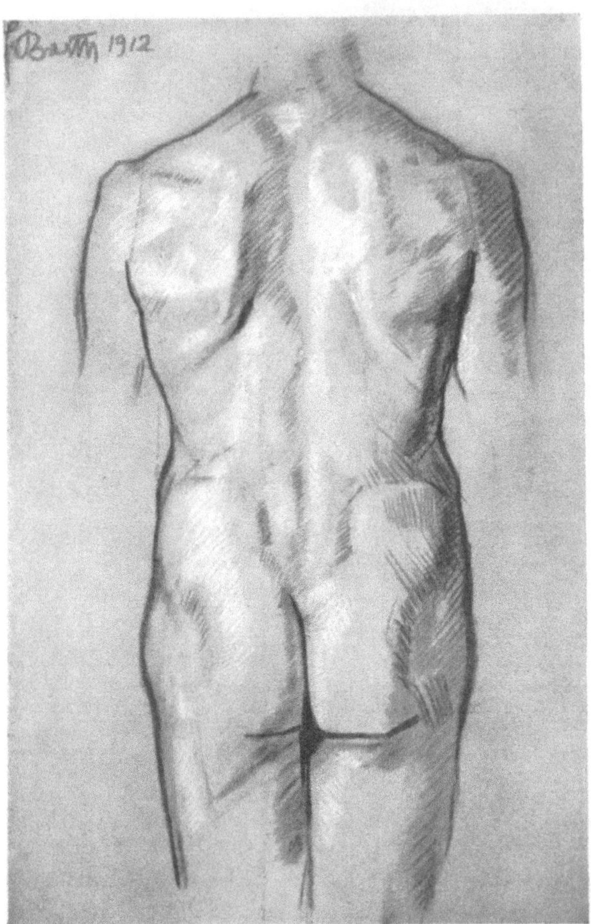

Abb.. 56 Oberfläche des Rückens zur Erläuterung des Muskelreliefs s. Abb. 125.

Führung der tiefen Rückenmuskeln: Fascia lumbodorsalis. Die gesamten Eigenmuskeln des Rückens, die wir bisher besprochen haben, füllen die Rückenrinnen aus, welche zu beiden Seiten der Wirbelbogen, zwischen Wirbeln und Rippen liegen (Abb. 55). In den flachen Rückenrinnen des Neugeborenen liegen medialer und lateraler Trakt nebeneinander, nicht, wie beim Erwachsenen, der laterale über dem medialen. Die Rinnen samt ihrem muskulösen und sonstigen Inhalt (Nerven- und Gefäßästchen) werden von der *Fascia lumbodorsalis,* der Muskelbinde der gesamten autochthonen Rückenmuskulatur, gegen die darüber liegenden Muskeln beiderseits abgeschlossen. Sie formt mit der Wirbelsäule einen osteofibrösen Kanal (Abb. 90), in welchem die Muskeln insgesamt wie in einer Röhre liegen. Am deutlichsten ist die „Führung" für die Muskeln auf dem Querschnitt durch die Lendengegend zu erkennen (Abb. 101). Die Fascia lumbodorsalis beginnt hier mit einem *tiefen Blatt* (auch *Lig. lumbocostale* genannt) von den Seitenfortsätzen der Wirbel, liegt auf der Unterfläche des Longissimus und Iliocostalis, biegt am lateralen Rand des letzteren in ihr *oberflächliches Blatt* um und erreicht mit diesem die Wirbeldornen der Lendenwirbelsäule und des Kreuzbeins. Nach dem Kopfe zu wird die Fascie zunehmend dünner und löst sich in der Höhe des M. serratus posterior superior in lockeres Bindegewebe zwischen Trapezius und Splenius auf. Mechanisch vertritt sie dort der Splenius (S. 91).

Die Führung durch die Fascie hält alle Muskeln in einer Loge fest beisammen. Die Form der Muskeln ist deshalb im ganzen nur zu verstehen, wenn die Lage beibehalten wird, welche im Leben durch die „Führung" gewährleistet wird. Dies ist bei den in diesem Buch abgebildeten naturgetreuen Modellen durch geeignete technische Behandlung des Originals geschehen. Gewöhnlich geht bei den Muskeln während der Präparation an der Leiche die natürliche Form so gut wie ganz verloren.

Fascia „lumbodorsalis" wird die Muskelbinde deshalb genannt, weil sie in der Lenden- und Brustgegend am meisten auffällt. Dies ist dadurch bedingt, daß in diesen Teilen des Rückens solche Muskeln, welche nachträglich eingewandert sind, an der Fascie Ursprung genommen und gerade durch diese Befestigung den Weg in der Richtung auf die Wirbeldornen hin gefunden haben. Diese Fascie wird hier zur *Aponeurose* für oberflächliche Muskeln (z. B. Serrati, Abb. 55, Latissimus dorsi, Abb. 125). Dies wird später im einzelnen zu besprechen sein.

Der Erector trunci im Oberflächenbild des Rückens. Die gesamte Eigenmuskulatur des Rückens ist durch den Einschluß und die Führung in einem osteofibrösen Kanal in allen Stellungen des Körpers genau lokalisiert. Trotz übergelagerter Muskeln, die in der Brust- und Halsgegend am meisten auftragen, ist der Muskelstrang deutlich im *Oberflächenbild* des Körpers ausgedrückt (Abb. 56). Man sieht über dem Kreuzbein und in der Lendengegend zwei Muskelbäuche (gesamte autochthone Muskeln, Erector trunci, Abb. 125), zwischen welchen die Wirbeldornen bei aufrechter Haltung gewöhnlich in einer Furche eingesunken sind, während sie bei Ventralflexion vorspringen.

Das Muskelfleisch des Erector trunci setzt sich gegen die gemeinsame Aponeurose in einer nach oben konkaven Linie ab (Abb. 55). Diese Linie begrenzt die „Lendenraute" des Oberflächenbildes nach oben zu (Abb. 125). Nach der Seite zu sind oft Rippen und Rippenansätze des Iliocostalis sichtbar. Nach oben zu leuchtet die Form des Gesamtzuges durch. Im einzelnen ist oft der Semispinalis thoracis neben den Brustdornen zu sehen und selten vom Semispinalis capitis eine kleine Stelle neben dem Trapeziusursprung am Kopf (vgl. Abb. 125).

2. Rückenmuskeln ventraler Abkunft (Tabelle S. 80/15—20).

Musculi intercostarii, M. intertransversarii ventrales (Tabelle S. 80/15, 16; Abb. 90). Die ventralen Rumpfmuskeln haben als Intercostalmuskeln in der vorderen Rumpfwand große Verbreitung. Rippenrudimente an Hals und Lende, welche mit den Wirbeln verschmolzen sind (Abb. 42), haben Reste von Intercostalmuskeln in engere Beziehung mit der Wirbelsäule selbst gesetzt. Sie heißen gewöhnlich Mm. intertransversarii, wie die dorsalen Muskeln der gleichen Stelle (Tabelle S. 80/15 u. S. 79/3, Abb. 48, Lendengegend rechts schwarz und rot). Richtiger ist es, die ventralen Muskelchen *Intercostarii* zu nennen. Bei den Halswirbeln verbinden sie die den Rippen entsprechenden Vorsprünge, nämlich die vorderen Höcker, und werden als vordere Gruppe unterschieden von der hinteren Gruppe, den Intertransversarii, welche dorsalen Ursprungs ist. Beide haben identische Wirkung. Ein Intercostarius ist auch der *M. rectus capitis lateralis* (Abb. 48, rechts, schwarz, Abb. 330). Da die Querfortsätze der Halswirbel und der Processus jugularis des Hinterhauptes stark seitlich ausladen, so ist die Hebelwirkung des an sich kleinen Muskelchens im Sinn einer seitlichen Neigung von Hals und Kopf nicht unbeträchtlich.

Bei den Lendenwirbeln ist an den Processus costarii die entsprechende Muskelgruppe zu finden. Sie heißen hier auch laterale Gruppe, weil die dorsalen Muskeln weiter medial liegen (Tabelle S. 80/15 u. S. 79/3). Auch hier ist die Mitwirkung bei der Seitenbiegung des Rumpfes beträchtlich (Abb. 48, es sind nur zwei Repräsentanten der überall zwischen den Lendenwirbeln vorhandenen Muskeln angegeben, welche in Wirklichkeit den ganzen Zwischenraum zwischen den Seitenfortsätzen ausfüllen, Abb. 90, links).

Musculi levatores costarum (Tabelle S. 80/17, Abb. 48 u. 90). In der Brustregion haben oberflächliche Zwischenrippenmuskeln mit ihren Ursprüngen auf den Querfortsätzen der Brustwirbel Fuß gefaßt. Sie können hier von den Wirbeln aus auf die Rippen wirken. Die kurzen Muskeln dieser Art sind noch metamer, die langen im unteren Teil der Brust gehen durch 2 Segmente bis zur übernächsten Rippe (Abb. 48, rechts, schwarz; es ist nur eine Gruppe gezeichnet; die Übertragung des Muskelzugs vom transversospinalen System auf den Obliquus abdominis externus und umgekehrt wird durch diese Muskeln vermittelt, Abb. 53).

Musculi serrati posteriores (Tabelle S. 80/18, 19, Abb. 55). Sie entsprechen Komplexen von Levatores, welche zu flachen Muskelplatten vereinigt sind. Sie haben den Weg noch weiter als die Levatores costarum auf die *Oberfläche* des Erector trunci genommen und durch Vermittlung von dessen Fascie die Wirbeldornen erreicht (Abb. 9). Der obere Serratus hat die Richtung der Levatores und geht an obere Rippen, die er erst lateral vom Iliocostalis erreichen kann, weil er oberflächlicher als dieser liegt (Abb. 55). Die Hebelwirkung ist deshalb beträchtlich. Der Serratus inferior (caudalis) hängt oft durch eine besondere sehnige Platte, welche in die Fascia lumbodorsalis eingewebt ist, mit dem Serratus superior (cranialis) zusammen. Ob er durch Umordnung der Fasern aus letzterem hervorgegangen ist oder ob er einem Intercostalis internus entspricht, ist unsicher. Er zieht beim Menschen schräg nach außen und oben zu den unteren Rippen und ist meist viel mächtiger, als oberflächlich zu sehen ist. Denn von seinen 4 breiten Bäuchen überdeckt der oberste zum großen Teil den 2., dieser den 3. usw. (in dem der Abb. 55 zugrunde liegenden Objekt ist der Muskel nicht typisch ausgebildet; solche Abweichungen sind häufig). Beide Serrati posteriores (dorsales) zusammen ziehen, besonders bei Beugung der Wirbelsäule nach der Gegenseite, die oberen und unteren Rippen in entgegengesetzter Richtung auseinander, wirken also auf den Brustkorb erweiternd wie auf einen Harmonikazug.

Musculi extremitatis superioris. Zu den ventralen Muskeln rechnen auch die oberflächlichen Rückenmuskeln, welche von der Extremität her eingewandert oder zu dieser hin von den Rumpfmuskeln abgeschwenkt sind (Abb. 9, rechts, hellgelb und orange). Sie gehören sämtlich zur *vorderen* Extremität, reichen aber trotzdem bis zum Becken herab und sind sehr wichtige Bestandteile des Rückens geworden, die auf die Wirbel und Rippen beträchtliche Wirkungen ausüben. Ihre Hauptbedeutung ruht aber auf den Beziehungen zur Gliedmaße, bei welchen sie deshalb abgehandelt werden (s. Schultermuskeln).

IV. Bänder und Gelenke zwischen den einzelnen Wirbeln und zwischen Wirbeln und Rippen als passive Bewegungsfaktoren.

Allgemeines. Die Bewegung der Wirbel gegeneinander wird teils von Muskeln ausgeführt, welche direkt an den Wirbeln angreifen, teils von solchen, welche durch Vermittlung der vertebralen Rippenenden indirekt auf die Wirbel wirken. Die letzteren haben die größere Hebelkraft. Aber die Richtung und Ausdehnung der Wirbelbewegung ist außer von diesen aktiven Apparaten in hohem Maße abhängig von passiven. Als solche kommen in Betracht die Wirbelverbindungen und Wirbelrippenverbindungen. Bänder und Gelenke geben je nach ihrer speziellen Anordnung Bewegungen, welche von den Muskeln ausgeführt werden, nur in ganz bestimmten Richtungen frei und verhindern sie nach anderen Richtungen (Führung). Dazu gehört auch die Übertragungsmöglichkeit der Bewegung eines Knochens auf einen anderen, z. B. der Rippe auf den Wirbel, da diese durch die Art der Verbindung zwischen beiden bestimmt ist. Bei den möglichen Bewegungen ist wieder der Anschlagspunkt, bei welchem die

Bewegung im äußersten Fall zum Stillstand kommen muß (Hemmung), durch Bänder oder Knochen festgesetzt. Es hemmen auch Muskeln, welche passiv so lange gedehnt werden, bis sie nicht weiter nachgeben können. Für die im Leben übliche Ausschlagsgröße der meisten Bewegungen sind die Muskeln, welche durch die aktive Bewegung gedehnt werden, sogar wichtiger als die Bänder, weil der Muskelschmerz Extrembewegungen hindert. Nur bei letzteren setzt die Sicherung durch Bandhemmungen u. dgl. ein. Innerhalb der passiven Apparate, welche diesen verschiedenen Aufgaben dienen, haben bestimmte wieder eine besondere Bedeutung. Sie sind an den Bogen der Wirbel lokalisiert; unter ihnen sind die Gelenkfortsätze besonders wichtig. Sie

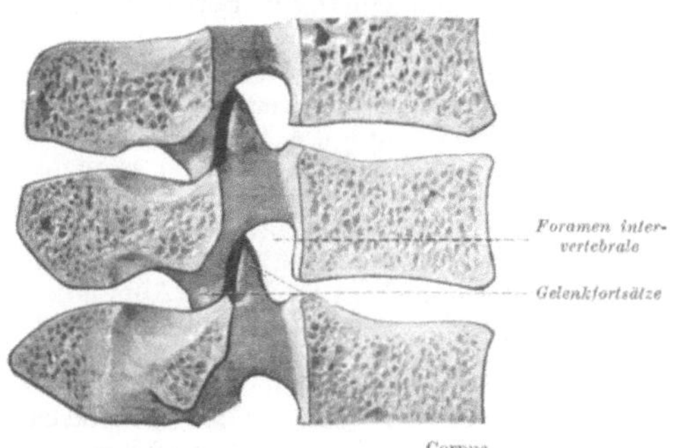

Abb. 57. Lendenwirbel, median halbiert in der natürlichen Lage.

stemmen sich keilförmig gegeneinander, so daß die Schneide des einen Keils neben der Basis des anderen liegt, und daß die einander zugewendeten Flächen um so mehr gegeneinander gepreßt werden, je stärker die Belastung ist (Abb. 57). Wie bedeutungsvoll die Bogen im ganzen für die Einschränkung der Bewegungen

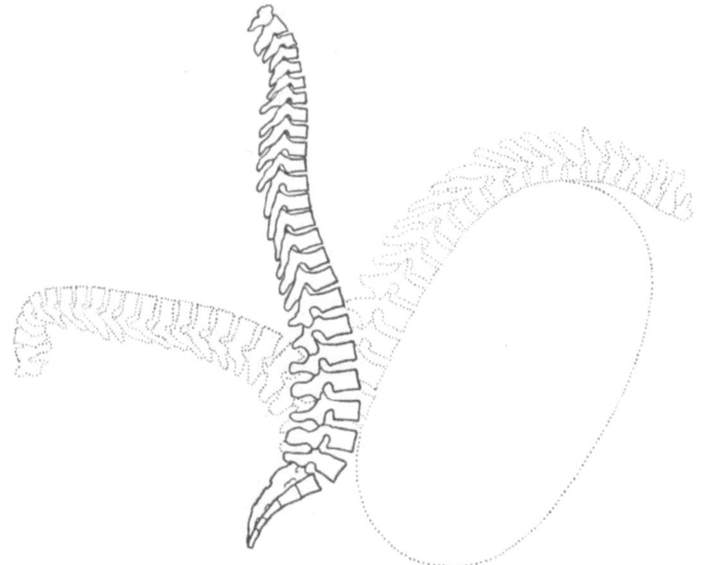

Abb. 58. Wirbelsäule mit extremer Vor- und Rückbeugung (Umzeichnung nach H. VIRCHOW). Die maximalen Ausschläge sind an einem Bänderpräparat festgestellt.

sind, wird an Präparaten klar, bei welchen die Bogen abgesägt und die Wirbelkörper mit ihren Verbindungen allein bewegt werden: „Körpersäule". Es läßt sich die Körpersäule bei festgestelltem Becken von ihrer elastischen Ruhelage in senkrechter Stellung aus nach vorn und nach hinten so weit umbiegen, daß das obere freie Ende bis in Beckenhöhe, also in die gleiche Horizontale mit dem festgestellten Ende zu liegen kommt. Bei erhaltenen Wirbelbogen ist die maximale Biegung nach vorn und hinten weit weniger ausgedehnt (Abb. 58).

Die von den Körpern abgetrennten Bogen mit ihren Verbindungen lassen noch viel beträchtlichere Exkursionen zu als die Körpersäule; man kann ein solches Präparat zum Kreis zusammenbiegen, weil die Bandzüge zwischen den Knochen elastisch sind *(Ligamenta flava)*. Für die Feststellung der Wirbel kommen also nur die Bogen und Körper in ihrem natürlichen Zusammenhang in Betracht. Zerstörungen der Körper führen zu Einknickungen der Wirbelsäule (Buckel, Gibbus).

Wenn wir beim Bücken den Körper extrem nach vorn neigen, so wird dabei das Becken in den Hüftgelenken mitbewegt (Abb. 79). Dadurch wird die Exkursionsmöglichkeit erhöht. Widerstand leisten nur die Muskeln an der Hinterseite des Körpers (von der Kniekehle hinauf bis zum Schädel), welche um so mehr gedehnt werden, je weiter die Beugung nach unten getrieben wird. Durch Übung kann diese Muskelhemmung erheblich herabgesetzt werden. Turnvorschriften bevorzugen solche Übungen mit Recht, da sie die Elastizität des Körpers erhalten oder erhöhen. Beim Biegen des Körpers nach rückwärts ist die Spannung der Bauchmuskeln im Wege (Abb. 80). Die Bauchdecken sind weiter von der Wirbelsäule entfernt als die Rückenmuskulatur und hemmen deshalb stärker. Da das Hüftgelenk außerdem nach hinten nicht beweglich ist, so ist zu dem Jongleurkunststück, den Kopf rückwärts zwischen die Beine zu stecken, eine extreme Dehnbarkeit der Bauchmuskeln, der Wirbel- und der vorderen Hüftgelenksbänder erforderlich; sie wird bei der Bewegung selbst dadurch zum Maximum gesteigert, daß die Hände von hinten die Unterschenkel umfassen und mit Gewalt den Kopf hinterrücks den Beinen nähern und zwischen ihnen hindurch nach vorn ziehen.

1. Die Verbindungen der Wirbel durch Faserknorpel und Bänder.

Verbindungen der Wirbelkörper („Körpersäule"). Die „Körpersäule" ist aus den knöchernen Wirbelkörpern, den Zwischenwirbelscheiben und 2 Längsbändern zusammengesetzt. Die Zwischenwirbelscheibe, *Fibrocartilago (Discus) intervertebralis* (Abb. 61 u. 63) ist aus Faserknorpel gebildet. Im Innern ist aus einem Überrest der Chorda, welcher zu einem halbflüssigen Gewebe weiter entwickelt ist, der *Nucleus pulposus* entstanden (Abb. 6 u. 7). Auf ihm ruht der Wirbelkörper wie auf einem Wasserkissen (Abb. 59 b). Kippt der Wirbel nach vorn um, so verschiebt sich die Flüssigkeitsperle nach dem Wirbelkanal zu und umgekehrt, wie das Wasser im Wasserkissen von den Stellen des stärksten Druckes weggedrückt wird. Die Ruhelage des Nucleus ist bei Wirbeln, welche nach allen Seiten gleichmäßig bewegt werden können, zentral (Lendenwirbel, Halswirbel), sonst leicht exzentrisch (bei Brustwirbeln dorsal von der Mitte).

Ist der Nucleus pulposus ein Druckpolster, so der Faserknorpelring um ihn herum, der *Anulus fibrosus*, eine Zugkonstruktion gegen das Abgleiten der Wirbelkörper voneinander. Die Fasern selbst, vorwiegend an den knöchernen Epiphysenringen befestigt, sind in konzentrischen Lagen angeordnet, die abwechselnd glänzend und matt aussehen wie ein Damastmuster. In beiden Fällen beruht dies darauf, daß die Fasern der einen Schicht entgegengesetzt denen der folgenden Schicht verlaufen. Man sieht an der Oberfläche die zweite Schicht teilweise durch die oberste hindurch (Abb. 59 a). Die sich kreuzenden Fasersysteme fangen jede Beanspruchung der Säule auf, weil immer Fasern in Richtungen liegen, welche den wirksamen Komponenten entsprechen. Die Zwischensubstanz zwischen den Fasern ist Knorpelgrundsubstanz und deshalb druckresistenter als Bindegewebe. Gegen den Knochen geht sie in eine dünne hyaline Knorpelscheibe über, welche die Wirkung starker Druck- und Zugkräfte bremst, ehe sie den Knochen selbst treffen.

Bis zum Abschluß der Wachstumsperiode der Wirbelsäule, bis etwa zum 25. Lebensjahr, sind die Zwischenwirbelscheiben vascularisiert.

Am gefährdetsten sind die Ränder der Wirbelkörper, die zertrümmert werden, wenn diese Knochen zu stark gegeneinander kippen. Dagegen besteht eine besondere Schutzvorrichtung in den Längsbändern, *Ligamenta longitudinalia*. Kippt der Wirbelkörper nach hinten um, so wird das vordere Band gespannt, kippt er nach vorn um, so spannt sich das hintere (Abb. 59). Beide sind besonders wirksam, weil sie vom Zentrum des Kissens weit weg liegen. Das vordere ist breit (Abb. 59 und 61), denn ihm liegt die Aufgabe zu bremsen allein ob. Das hintere findet Unterstützung in allen Bogenverbindungen der Wirbel untereinander; deren Hebelwirkung ist um so größer, je weiter die betreffende Verbindung nach hinten am Bogen liegt. Das hintere Längsband ist wegen dieser mächtigen Beihilfen selbst schmächtig und nur an den Zwischenwirbelscheiben verbreitert (Abb. 63), mit welchen es gerade so wie das vordere Band verschmolzen ist. Die Stabilität gewinnt dadurch nicht unbedeutend. Die beiden Längsbänder erstrecken sich über die ganze Länge der Wirbelsäule.

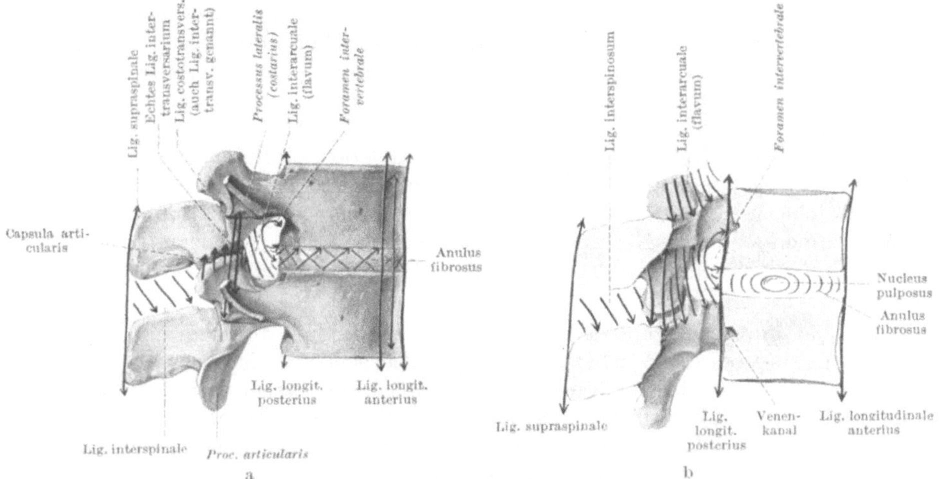

Abb. 59 a u. b. Bänder der Lendenwirbelsäule, lineares Schema der Faserrichtungen. a Seitenansicht, b Medianschnitt zweier Wirbel.

Verbindungen der Wirbelbogen. Die *Bänder der Bogen*, welche das Klaffen der Zwischenräume verhindern und dadurch auch die Bewegungen der Körpersäule hemmen, sitzen an den Fortsätzen der Wirbel fest. Zwischen den Dornen spannen sich die *Ligamenta interspinalia* (Abb. 84), zwischen den Querfortsätzen die *Ligg. intertransversaria* aus. Bei den Lendenwirbeln sind die echten Bänder der letzteren Art an den Processus accessorii befestigt, während die von dort zu den Processus costarii gehenden Bänder gleicher Wirkung von Wirbelrippenverbindungen abstammen (Ligg. costotransversaria, Abb. 59 a). Die Ligg. interspinalia vereinigen sich über die Dornspitzen weg zu einem *Lig. supraspinale*, welches besonders wirksam ist, weil es am weitesten von den Wirbelzentren entfernt liegt. Am Halsteil gewinnt es besondere Bedeutung. Denn dort setzt es sich von der Vertebra prominens aus als hohe, zwischen die Gabeln der Halsdornen und zwischen die beiderseitigen Nackenmuskeln eingefügte Platte bis zur Schädelbasis fort: *Ligamentum nuchae* (Abb. 84 u. 134).

Bei Tieren spielt das Nackenband eine besondere Rolle, weil dort das Schädelgewicht nicht von der Wirbelsäule getragen wird, sondern allein durch die Muskeln gehalten werden müßte, wenn nicht im Nackenband eine automatische Haltevorrichtung bestünde. Es ist bei ihnen aus unzähligen elastischen (gelben) Fasern gebildet, welche parallel angeordnet sind und selbst einem Raubtierschädel mit seinen großen Zähnen und Knochenwiderlagern oder dem behörnten Wiederkäuerschädel das Gleichgewicht zu halten vermögen, indem sie an langen Dornfortsätzen und dem weit ausladenden Hinterhaupt ansetzen. Will das Tier den Kopf bewegen, so vermag der aktive Muskelzug, solange er wirkt, das Gleichgewicht zwischen Kopfgewicht und Zug des Nackenbands zu stören. Hört er auf, so ist automatisch der Schädel in der betreffenden Stellung ausbalanciert. Auch hier wird Muskelkraft, welche stärkeren Nahrungsverbrauch voraussetzt und dem Körperhaushalt teurer zu stehen kommt als Bänderwirkung, nur während der Bewegung verwendet und in den Ruhestellungen gespart. Beim Menschen balanciert der Kopf bei aufrechter Körperhaltung auf der Wirbelsäule. Deshalb ist unser Nackenband nur ein Rudiment. Sind wir genötigt den Kopf länger in anderer Stellung zu halten, so haben die Nackenmuskeln die Last zu tragen. Das Nackenband ist aber als dünne Platte zwischen den tiefen Nackenmuskeln immer noch deutlich und setzt sich bis zur Oberfläche der Rückenmuskulatur fort (zwischen die Trapezii). Die einzelnen elastischen Fasern entspringen an den Halsdornen und von der ihnen entsprechenden Crista des Hinterhauptes. Im übrigen ist die Platte beim Menschen mehr ein lockeres Septum zwischen den beiderseitigen Muskeln, in welches jene elastischen Fasern büschelförmig einstrahlen.

Auch zwischen den Bogen der Wirbel verlaufen elastische (gelbe) Bänder, *Ligg. interarcualia* s. *flava* (Abb. 59). Sie lassen nur das *Foramen intervertebrale* für den Durchtritt von Gefäßen und Nerven frei (Abb. 59). Diese elastischen Züge tapezieren den Zwischenraum zwischen den knöchernen Bogen so aus, daß in keiner Stellung Quetschfalten entstehen können, wie es bei Bändern aus kollagenem Bindegewebe möglich wäre. Die elastische Faser ist, solange sie an beiden Enden Befestigung und Halt hat, in jeder Stellung gerade und verbindet die Befestigungspunkte auf dem kürzesten Wege. Die inneren Widerstände, welche die elastischen Zwischenbogenbänder der Dehnung entgegensetzen, kommen auch der Hemmung von Bewegungen der „Körpersäule" zugute. Insofern unterstützen sie die Bandapparate, die aus straffem Bindegewebe bestehen.

Elastische und kollagene Fasern, welche in jedem Bindegewebe gemischt vorkommen, sind bei der Wirbelsäule in spezialistischer Weise verwendet, indem reines elastisches Gewebe den Vorrang bekommt, wo es wesentlich auf die Eigenschaft ankommt, Dehnungen wieder auszugleichen (Zwischenbogenbänder, Nackenband), reines kollagenes Gewebe dagegen, wo bloß passiver Widerstand gegen Dehnungen gefordert wird (alle reinen Hemmungsbänder; zu ihnen gehört auch die folgende Kategorie von Bändern).

2. Die Wirbelrippenverbindungen.

Die Rippe ist so an der „Körpersäule" der Wirbel und an den Querfortsätzen der Bogen befestigt, daß sie sich um ihre eigene Achse drehen kann (Doppelpfeil Abb. 60). Ihre Bewegung kommt lediglich dem Brustkorb zugute und wird uns bei diesem beschäftigen. Für die Wirbelsäule ist die negative Seite ausschlaggebend, daß nämlich die Rippe *sonst unbeweglich* am Wirbel befestigt ist und wie ein langer Hebel jede Bewegung — außer um ihre Achse — ungeschwächt auf den Wirbel übertragen kann und umgekehrt an jeder Bewegung des Wirbels teilnimmt. Diese Beziehung zwischen Rippe und Wirbel ist durch ein Naturexperiment klargelegt: an der Lenden- und Halswirbelsäule, wo der Brustkorb fehlt, bleiben trotzdem diejenigen Rippenteile erhalten, welche mit den Wirbeln zusammen einen Bewegungsmechanismus bilden.

Die Bänder, welche Rippe und Wirbel miteinander verbinden, erfüllen die doppelte Aufgabe: zu *verhindern*, daß bei der Übertragung von Bewegungen der Rippe auf den Wirbel und umgekehrt Kraft verloren geht, und zu *ermöglichen*, daß das vertebrale Rippenende gegen den Wirbel beweglich bleibt. Befände sich zu Seiten des Wirbels je eine unbewegliche, starrwandige Röhre, in welcher sich die Rippe als Zapfen drehte, so wäre die Doppelaufgabe am einfachsten gelöst. Einzig die Bewegung des Zapfens um die eigene Achse wäre in der Röhre freigegeben; die Röhre selbst und mit ihr der Wirbel müßten sich dagegen mitbewegen, sobald der Zapfen irgendeine andere Bewegung macht.

Bei der Wirbelrippenverbindung ist im Prinzip das gleiche durch eine Kombination von Knochen und Bändern erreicht, welche ähnliches leistet wie ein Zapfengelenk, aber nicht so starr ist und bei Stößen nachgeben kann. Die

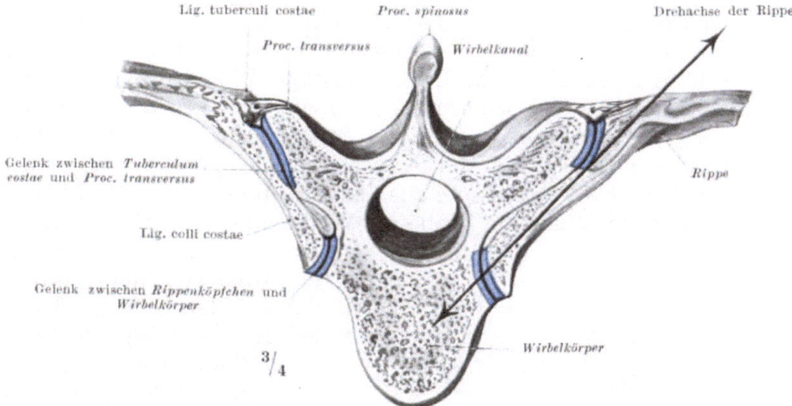

Abb. 60. Wirbelrippenverbindung und Gelenkspalten. Horizontalschnitt.

Bänder werden dabei durch die Zwischenrippenmuskeln unterstützt. Es geht bei der Übertragung etwas an Kraft verloren, aber das kommt der Bruchsicherheit zugute. Von der starren Wand der Röhre ist an 2 Stellen je eine knöcherne

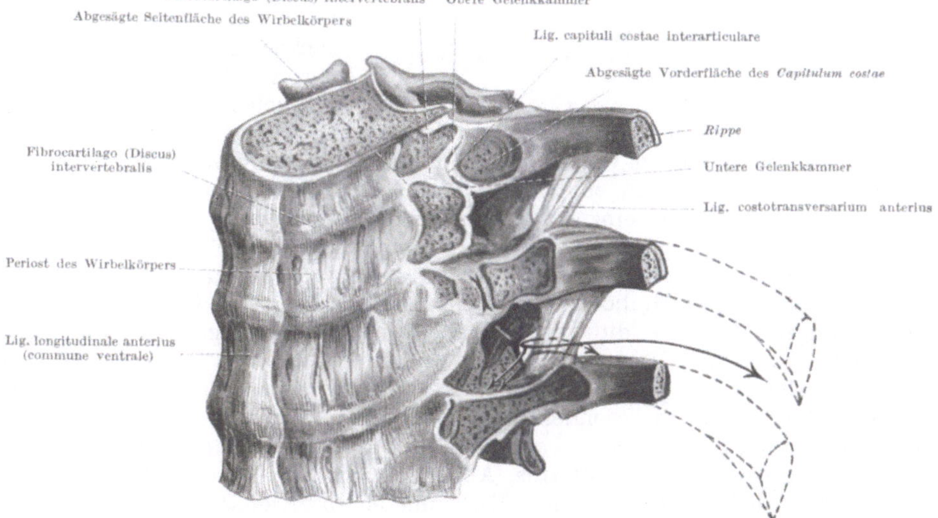

Abb. 61. Wirbelrippenverbindung. Ansicht schräg von vorn. Von den Wirbelkörpern und von den Rippenköpfchen ist so viel abgefräst, daß die Gelenkkammern geöffnet vorliegen. Der 3fache Pfeil entspricht den 3 Ästen des aus dem Canalis intervertebralis austretenden Spinalnerven: Ramus ventralis (s. intercostalis) nach außen, R. dorsalis nach hinten, R. visceralis (s. communicans) nach vorn.

Stützfläche vorhanden: am Querfortsatz und am Wirbelkörper (bzw. an 2 benachbarten Wirbelkörpern, Abb. 61). Alles übrige ist durch Bänder ersetzt, die an *zwei* Wirbeln ihren Halt haben: 1. an dem Wirbel, dessen Querfortsatz der Rippe als Widerlager dient und 2. an dem nächsthöheren Wirbel.

Verbindungen der Rippe mit dem zugehörigen Wirbel. Es gibt Bänder zum Rippen*köpfchen*, zum Rippen*hals* und zum Rippen*höcker* (Abb. 60), also überhaupt jede mögliche Kombination. Die Verbindungen des *Köpfchens* liegen teils oberflächlich und gehen radiär zu den beiden Wirbeln und der Zwischenwirbelscheibe, mit welcher die Rippe artikuliert: *Lig. capituli costae radiatum* (Abb. 62, Pfeilspitzen nach links); teils gehen Faserzüge von einer Knochenleiste des Rippenköpfchens zwischen den Gelenkflächen zur Zwischenwirbelscheibe und liegen so unter dem Lig. radiatum versteckt, *Lig. capituli costae interarticulare* (Abb. 61 u. 62, Pfeilspitzen nach rechts). Die Fasermasse zwischen Rippenhals und Vorderkante des Querfortsatzes heißt *Lig. colli costae* (Abb. 60), das Band zwischen Rippen*höcker* und Spitze des Querfortsatzes *Lig. tuberculi costae* (Abb. 63). Letzteres liegt in der Kapsel des Gelenkes zwischen Rippe und Querfortsatz und ist als Verstärkung aus dieser Kapsel entstanden (Abb. 60). Die genannten Bänder befestigen die Rippe am Wirbel und ermöglichen doch die Drehung um eine Achse, die in der Richtung der Ansatzlinie der Bänder, d. h. des Rippenhalses liegt (Doppelpfeil).

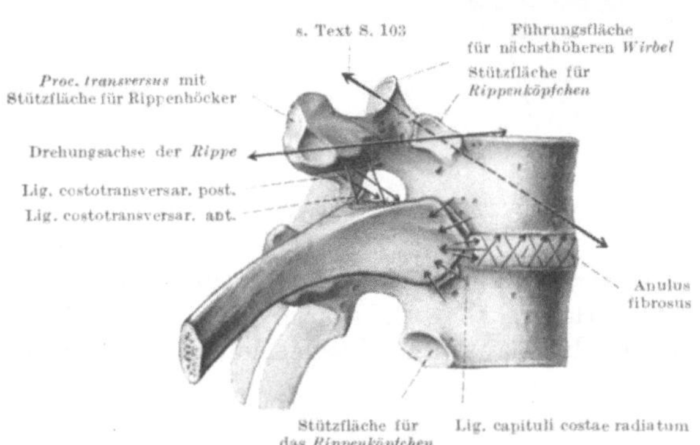

Abb. 62. Wirbelrippenverbindung. Lineares Schema der Faserrichtungen.

Verbindungen der Rippe mit dem nächsthöheren Wirbel. Die Verbindungen der Rippe mit dem Querfortsatz des nächsthöheren Wirbels verstärken die Befestigung der Rippe an der Wirbelsäule nach der gefährdetsten Seite hin. Denn die meisten Muskelzacken greifen vom Sacrum her an die Rippen an und versuchen die Rippen beckenwärts zu ziehen (Abb. 48). Demgegenüber ist die Rippe am nächsthöheren Querfortsatz wie an einem Galgen aufgehängt. Man nennt diese Bänder *Ligamenta costotransversaria* (Abb. 62), ein Name, der leicht mißverstanden werden kann, weil diese Bänder nicht die einzigen Verbindungen zwischen Rippen und Querfortsätzen sind (s. die im vorigen Abschnitt genannten). Sie haben noch die besondere Aufgabe, eine zu starke Drehung der Rippe um die eigene Achse zu hemmen. Wenn der M. iliocostalis und M. longissimus mit Hilfe der Rippenbefestigungen (Abb. 48) die Wirbelsäule nach der Seite biegen, so muß eine zu starke Drehung der Rippen unmöglich sein, weil sonst die Kraft der Muskeln nicht für die Biegung des Rumpfes wirksam wird. Das besorgen alle Wirbelrippenverbindungen, insbesondere aber die Ligg. costotransversaria, von welchen das vordere (Lig. costotransv. anterius, Abb. 62) mehr der Senkrechten, das hintere (Lig. costotransv. posterius, Abb. 63) mehr der Waagerechten genähert ist. Es wird dadurch der schrägen Richtung der Insertionszacken der genannten Muskeln Rechnung getragen.

3. Die Gelenke zwischen den Wirbeln und die ihnen eigenen Führungen.

Die *Gelenkverbindungen* der Wirbel untereinander, die „kleinen Wirbelgelenke", sind von allen Verbindungen der Bogen (einschließlich der mit den Bogen verbundenen Rippen) am wichtigsten für die *Führung* der Bewegungen. Alle bisher besprochenen Verbindungen beschränken oder befördern die Exkursionen der „Körpersäule". Die Gelenkfortsätze geben ihnen eine bestimmte *Richtung*, welche für die verschiedenen Teile der Wirbelsäule verschieden ist. Je zwei sind durch eine Gelenkkapsel miteinander verbunden, *Capsula articularis* (Abb. 84), welche so viel Spielraum läßt, daß die Gelenkflächen aufeinander hin und her rutschen können (Schiebegelenk).

Gelenkverbindung der Brustwirbel untereinander. An den Brustwirbeln stehen die Gelenkfortsätze so, daß die beiden Gelenkflächen in einer Kreislinie liegen, welche man um einen Punkt nahe dem vorderen Rand des Wirbelkörpers beschreiben kann (Abb. 40 c). Man denke sich, daß dieser Kreisbogen in einer Ebene liegt, welche zu den Gelenkflächen senkrecht steht und deshalb schräg gerichtet ist (gestrichelter Doppelpfeil, Abb. 62). Das Zentrum des Kreises im vorderen Längsband der Wirbelkörper ist der Drehpunkt, um welchen der

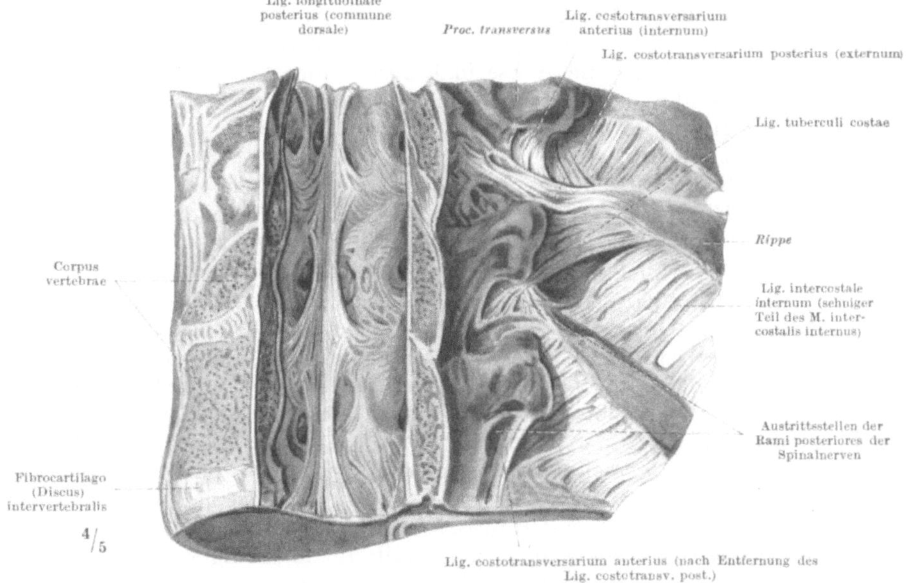

Abb. 63. Wirbelrippenverbindung. Wirbelkanal hinten und links eröffnet. Ansicht von hinten.

Wirbel rotieren kann, wenn sich der menschliche Körper um eine senkrechte Achse dreht (Längsrotation, Abb. 81). Der Wirbel kann um den gleichen Punkt nach vorn oder hinten gekippt werden (Flexion nach vorn und hinten, Abb. 79 u. 80), wenn die Drehung um eine horizontale Achse vor sich geht. Eine geringe Bewegung um die ventrodorsale Achse führt dazu, daß die Gelenkflächen voneinander entfernt werden und der Flächenschluß aufgehoben wird. Eine Bewegung der Brustwirbelsäule nach der Seite (laterale Flexion) ist nur in ganz geringem Grade ausführbar, doch summieren sich bei der Zahl der Wirbel diese Bewegungen, so daß sie die Brustwirbelsäule in einen gleichmäßigen Bogen überführen können. Dies wenigstens beim aktiven Seitwärtsbiegen. Beim passiven Biegen (Zug am Arm bei festgestelltem Becken) bleibt in der Regel die Brustwirbelsäule gerade gestreckt. Die Wirkung der an jedem einzelnen Wirbel angreifenden Teile der aktiven Muskulatur des Erector trunci tritt in diesem Unterschied deutlich in Erscheinung. Am häufigsten tritt wegen der schiefen Stellung der Bewegungsebene (Abb. 62) eine Zwischenbewegung zwischen Rotation und Lateralflexion ein, für deren Ausmaß das gleiche gilt wie für die reine Lateralflexion. Ausgiebigere Rotationsbewegungen sind nur im Bereiche des 9.—12. Brustwirbels möglich.

Gelenkverbindungen der Lendenwirbel (und der unteren Brustwirbel) untereinander. Bei den Lendenwirbeln fehlt die Längsrotation fast vollkommen. Die Gelenkflächen stehen bei ihnen fast in der Sagittalebene (Abb. 45 u. 59). Die oberen Fortsätze umfassen die unteren des nächsthöheren Wirbels. Dies findet sich schon bei dem letzten Brustwirbel (Abb. 44), so daß der Gelenk- und Bewegungstypus der Lende bereits zwischen Brust und Lende beginnt. Die Gelenkfortsätze können entweder im gleichen Sinn nach aufwärts und abwärts gleiten (kranial und caudal), oder der rechte kann sich nach abwärts und gleichzeitig der linke nach aufwärts schieben. Immer wird dabei der Flächenschluß aufgehoben. Im ersteren Fall kommt es in der Lendengegend zur Flexion unseres Körpers nach vorn oder hinten (Abb. 79 u. 80), im letzteren zur Lateralflexion in der Lende (Abb. 271). Beide Male wird der Körper um eine horizontale Achse bewegt, welche man sich durch die betreffende Zwischenwirbelscheibe gelegt denke; im 1. Fall verläuft die Achse in frontaler, im 2. Fall in sagittaler Richtung. Um eine senkrechte Achse, welche durch die „Körpersäule" geht, ist keine Drehung (Längsrotation) möglich, ohne daß die Gelenkflächen voneinander abgehebelt werden.

Die Lateralflexion der unteren Brust- und Lendenwirbel ist so ausgiebig, daß die letzten Rippen bis hinter den Darmbeinkamm gesenkt werden können, wie man durch Abtasten des Brustkorbes bei Seitwärtsneigung des Rumpfes leicht fühlen kann. Dabei wirken außer den seitlichen Teilen der schrägen Bauchmuskeln und dem Quadratus lumborum die seitlichen tiefen Rückenmuskeln, welche am Becken entspringen und von da aus eine große Hebelkraft auf die Rippen und Querfortsätze der Wirbel ausüben können (Iliocostalis und Longissimus).

Gelenkverbindungen der Halswirbel untereinander. Einen mehr indifferenten Bewegungstypus ermöglichen die Gelenkfortsätze der Halswirbel. Je mehr sich ihre Flächen der Horizontalen nähern, um so allseitiger können sich die Halswirbel gegeneinander verschieben. Immerhin führt die leichte Neigung der Flächen dazu (Abb. 43a), daß bei Flexionen nach vorn jeweils die höheren Wirbelkörper treppenartig vor den niederen vorspringen. Dies wirkt abscherend auf die Zwischenwirbelscheiben und ist deshalb nur in geringerem Maße möglich. Lateralflexionen, d. h. Neigungen des Kopfes zur Seite, werden zwar im einzelnen durch die weit ausladenden Seitenfortsätze beschränkt, summieren sich aber zu einem beträchtlichen Gesamtausschlag, namentlich bei den unteren Halswirbeln. Längsrotationen sind vielleicht in geringem Maße möglich, werden aber von manchen Autoren bestritten. Sicher sind weitaus die ausgiebigsten Rotationsbewegungen und Flexionen nach vorn und hinten in den Gelenken zwischen Atlas und Epistropheus sowie zwischen Atlas und Schädel lokalisiert. Neben ihnen spielen alle übrigen Bewegungen der Halswirbelsäule eine mehr akzessorische Rolle mit Ausnahme der Seitenneigung, die hauptsächlich durch die Halswirbel ausgeführt wird.

Falten der Gelenkkapseln. Die Gelenkflächen der kleinen Wirbelgelenke stehen nicht in ganzer Ausdehnung miteinander in Berührung, sondern nur teilweise. Die Gelenke klaffen also, und die Bewegungen geschehen nicht bei vollem Flächenschluß. In den klaffenden Gelenkraum springt von kranial und medial her eine gefäß- und fettführende Falte der Gelenkkapsel hinein, die bei Verengerung der Spalte ausweichen, bei Erweiterung schwellen kann. So wird, wie in vielen anderen Gelenken auch, die Entstehung eines luftleeren Raumes bei den Bewegungen vermieden. Das Gesagte gilt beim Erwachsenen regelmäßig für die Halswirbelsäule, meist auch für die Lendenwirbelsäule, für die Brustwirbelsäule nur ausnahmsweise.

4. Drehwirbel (Atlas, Epistropheus) und Drehgelenke für den Kopf.

Die beiden obersten Wirbel, *Atlas* und *Epistropheus (Axis)* sind durch ihre Namen als *Träger* und *Dreher* des Kopfes charakterisiert. Sie haben sich in die Aufgabe, den Kopf wie in einem Kugelgelenk zu bewegen, so geteilt: in dem Gelenk zwischen Schädel und Atlas, *Articulatio atlantooccipitalis*, ist die Beugung nach oben und unten möglich, Nicken des Kopfes[1]; in dem Gelenk zwischen Atlas und Epistropheus, *Articulatio atlantoepistrophica*, erfolgt das Drehen des Kopfes nach den Seiten zu, Rotation. Die Neigung nach der Seite (Lateralflexion) ist in geringem Maße in jedem der beiden Gelenke, in höherem durch Kombination beider möglich. Die beiden Wirbel sind als „Drehwirbel" für den Kopf spezialisiert. Versteht man unter „Drehen" im eingeschränkteren

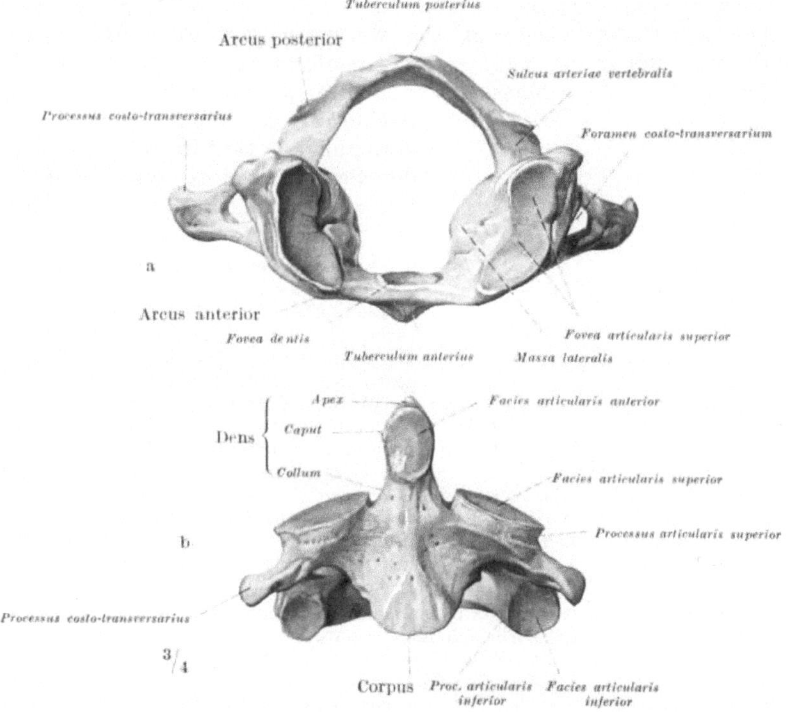

Abb. 64a u. b. a Atlas von oben; b Epistropheus (Axis) von vorn.

Sinne des Wortes nur das „*Umwenden des Kopfes*" (Horizontaldrehung, Rotation), so ist gar nicht der Schädel selbst drehbar, sondern nur der *Atlas*, dem dabei der Schädel folgen muß. Jeder der beiden obersten Wirbel hat die für seine Spezialaufgabe adäquate Form gefunden, so daß sie von den übrigen Wirbeln sehr stark abweichen.

Grundlegend für die Form beider Drehwirbel ist der Zapfen des Epistropheus, *Dens* (Abb. 64b). Er ragt vom Corpus senkrecht in die Höhe und wird vom Atlas umschlossen (Abb. 66). Statt des Körpers hat der Atlas einen tiefen Ausschnitt des Foramen vertebrae, welcher für den Zapfen des Epistropheus bestimmt ist und die Gelenkfläche, *Fovea dentis*, für ihn trägt (Abb. 64a). Der Zapfen ist an der Vorder- und Hinterseite mit einer besonderen Gelenkfläche versehen, mit welcher er an der vorderen Spange des Atlas, *Arcus anterior*,

---

[1] „Nicken" wird hier in dem doppelten Sinn der Abwärts- und Aufwärtsbewegung gebraucht, letztere entsprechend dem antiken ἀνανεύειν = Verneinen, einer Ausdrucksbewegung, welche noch jetzt in Südeuropa weit verbreitet ist. Durch Abwärtsnicken zu bejahen ist überall üblich.

und an einem Querband, *Ligamentum transversum* (Abb. 67), artikuliert. Letzteres verhindert zugleich, daß der Zapfen in das Rückenmark hineingelangen kann; Luxation des Zapfens infolge von schweren Verletzungen führt zur Zertrümmerung des Rückenmarkes. Der Atlas dreht sich um diesen Zapfen hin und her wie die Nabe eines Rades um die Achse. Die Drehung, welche hier zustande kommt, hat also einen ganz anderen morphologischen Untergrund als die Rotationen aller sonstigen Wirbel. Der Atlas selbst ist Träger für den Kopf und teilt diesem die Radbewegungen mit. In Beziehung dazu stehen die breiten Ausladungen nach den Seiten, *Massae laterales* (Abb. 64a), welche die nötige Basis für den Schädel ergeben und den Atlas neben seiner Ringform charakterisieren. Der Querfortsatz springt am weitesten von allen Halswirbeln vor (Abb. 55); seine Spitze ist zwischen Warzenfortsatz und Kieferwinkel durch die Haut zu fühlen. Jede Massa lateralis trägt auf der Oberseite eine Gelenkfläche für den Schädel, welche die Mitbewegungen vermittelt und Rotationen des Schädels selbst ausschließt; auf der Unterseite hat jede Massa lateralis eine Gelenkfläche für den Epistropheus (Abb. 67).

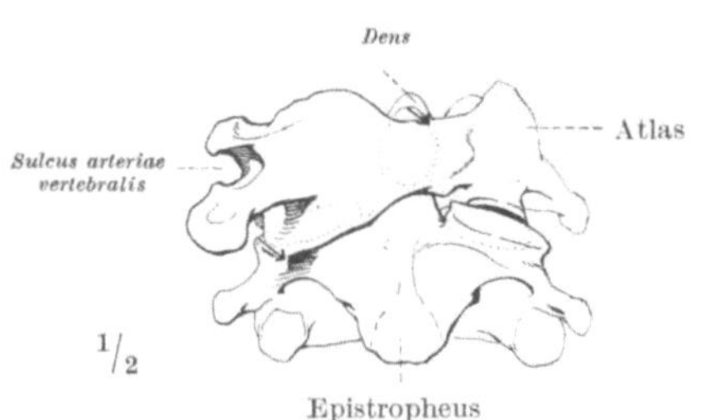

Abb. 65. Rotation (Horizontaldrehung) zwischen Atlas und Epistropheus. Letzterer von vorn. Die Pfeile geben die Höhendifferenz an, um welche der Atlas beim Drehen hinabgesunken ist.

Sicher wissen wir, daß der Wirbelkörper des *Atlas* und der Körper der in den Schädel eingehenden, über dem Atlas befindlichen rudimentären nächsten Wirbelanlage, des *Proatlas*, den Dens aufbauen; dies ist in der Entwicklungsgeschichte des Menschen zu verfolgen, während die Wirbelanlage noch bindegewebig ist. Später tritt ein separater, mitunter paariger Knochenkern auf, welcher dem Atlaskörper entspricht (Abb. 76), und ein weiterer dem Körper des Proatlas entsprechend *(Ossiculum terminale)*. Von der Chorda, welche vom obersten Wirbelkörper aus in den Schädel eintritt und in diesem nach vorn bis zur Sattelgrube zu verfolgen ist, erhält sich häufig zeitlebens ein Rest zwischen Spitze des Dens und Schädelbasis, im sog. „*Ligamentum*" apicis (Abb. 68), während die Chorda im Schädel selbst bei der Verknöcherung verschwindet.

Der *Arcus anterior* des Atlas entsteht aus der hypochordalen Spange, welche an den übrigen Wirbeln in die Zwischenwirbelscheibe eingeht. Das *Querband des Atlas* (Ligamentum transversum, Abb. 66) ist ein Teil einer modifizierten Zwischenwirbelscheibe.

Am hinteren Bogen des Atlas ist der Rest eines Dorns als *Tuberculum posterius* sichtbar. Die Arteriae vertebrales, welche das Foramen costo-transversarium passieren, gewinnen den Eintritt in den Schädel und zum Gehirn durch dasselbe Loch wie das Rückenmark (Foramen occipitale magnum). Sie gehen dem Gelenkhöcker des Atlas aus dem Wege in einem Bogen, welcher im *Sulcus arteriae vertebralis* abgedrückt ist (Abb. 64a u. 65), der zu einem Kanal geschlossen sein kann. Zwischen dem Querfortsatz des Epistropheus und des Atlas verlaufen sie in einem seitlich ausladenden Bogen, so daß sie bei Bewegungen in beiden Drehgelenken nicht gezerrt werden und der Blutstrom nicht abgedrosselt wird. Außerdem vereinigen sich beide Arterien im Schädel und gleichen dadurch für das Gehirn schädliche Druckschwankungen der Blutsäule aus, welche etwa bei extremen Bewegungen durch die Drehgelenke einseitig veranlaßt werden könnten.

Am *Dens* des *Epistropheus* (Abb. 64b) unterscheidet man *Apex, Caput* und *Collum*. Die Unterfläche des Wirbels und seine sonstige Konfiguration entspricht den Halswirbeln. Einzig die oberen Gelenkhöcker müssen der Radbewegung entsprechend geformt sein. Sie bilden flache Rollen, auf deren höchster Wölbung die konvexen unteren Gelenkfortsätze des Atlas wie auf einer Schneide ruhen. Beide Gelenkflächen berühren sich in jedem der beiden Gelenke nur in einer Linie. Bei der Radbewegung um die vertikale Achse rutscht alternierend der eine Atlashöcker vom oberen Epistropheushöcker nach vorn und der andere nach hinten um etwa 2 mm Höhe hinab (Abb. 65). Übrigens summieren sich ähnliche Bewegungen sämtlicher Halswirbel so, daß der menschliche Körper bei scharfer Seitendrehung des Kopfes deutlich kleiner wird. Legt man wie beim Messen der Körperhöhe eines Menschen, der mit Blick geradeaus an die Wand gestellt ist, einen rechten Winkel dem Scheitel an und hält den Winkel fest an die Wand gepreßt, läßt den Kopf in der gleichen Horizontalebene seitlich drehen, so fühlt die Versuchsperson, wie der Kontakt mit dem Winkel verlorengeht.

Die *Bandapparate* (Abb. 66 u. 67) der beiden Gelenke bestehen aus den Gelenkkapseln für die sechs Gelenkkammern und aus besonderen Bändern, welche für eine Gelenkkammer allein oder für mehrere zugleich hemmend eingreifen. Die Selbständigkeit dieser Gelenkverbindungen zwischen Schädel und Atlas,

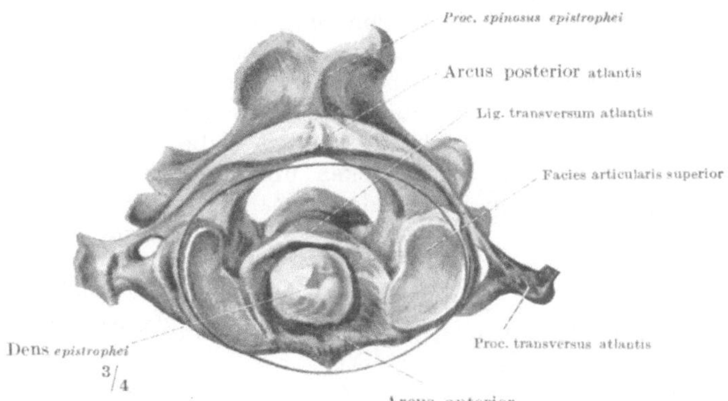

Abb. 66. Articulatio atlantooccipitalis und A. atlanto-epistrophica von oben. 1. Die beiden Atlantooccipitalgelenke sind durch eine schematische Hilfslinie zur Ellipse ergänzt. 2. Radgelenk zwischen Zahn des Epistropheus und geschlossener Ringhülse (aus Arcus anterior, Massae laterales und Querband des Atlas bestehend).

Atlas und Dens, Atlas und Epistropheus bedeutet mit ihren Führungs- und Hemmungseinrichtungen eine nicht unerhebliche Einschränkung der Beweglichkeit. Die Vereinigung der getrennten Gelenke zu einer einheitlichen Gelenkhöhle, wie sie bei den verschiedenen Säugetieren in sehr verschiedenem Maße,

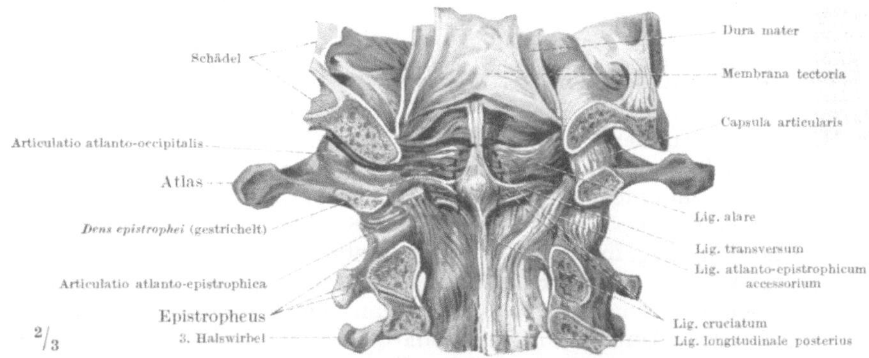

Abb. 67. Hintere Verstärkungsbänder der Drehgelenke. Wirbelkanal von hinten geöffnet. Membrana tectoria und Dura mater in die Höhe geklappt.

bei einigen vollkommen durchgeführt ist, bringt eine freiere Beweglichkeit mit sich. Wenn der Kopf zum schnellen Erhaschen der Beute dienen muß, ist die Beweglichkeit in den Drehgelenken ausgiebig und eine einheitliche Gelenkhöhle weitgehend ausgebildet. Beim Menschen haben die Hände die Zufuhr der Nahrung übernommen. Die geringere Beweglichkeit des Kopfes ist ausgeglichen durch die Präzision der Bewegung im einzelnen z. B. für die Blickbewegungen, die sich aus Augen- und Kopfbewegungen zusammensetzen. Sogar die obere Gelenkfläche des Atlas und entsprechend die Hinterhauptskondylen sind oft durch Querlinien in zwei Facetten zerlegt (Abb. 64a), aber eine wirkliche Kammerung dieses Gelenkes in zwei Unterabteilungen ist nicht eingetreten.

Das obere Gelenk, *Articulatio atlantooccipitalis*, besteht aus 2 sandalenförmigen, konkaven Gelenkflächen des Atlas, auf welchen die entsprechend geformten, konvexen Hinterhauptskondylen (Abb. 330) ruhen. Man kann sich beide Sandalengelenke als Stücke *eines* Ovals denken, dessen Mitte ausgespart ist, um dem Zahn des Epistropheus und dem Rückenmark Platz zu lassen (Abb. 66). In der Tat funktioniert die Gelenkverbindung zwischen Atlas und Schädel wie ein einziges *Ellipsoid- (oder Ei-)gelenk*. Von den Bewegungen in einem solchen Gelenk ist nur die Bewegung um die Längsachse der Ellipse ohne Deformation der Gelenkknorpel möglich; Schädel und Atlas bewegen sich um diese Achse am ausgiebigsten, allerdings auch ein wenig um die Querachse der Ellipse.

Der Schädel dreht sich beim Nicken um eine Linie, welche dicht hinter dem Gehörgang quer durch die vorderen Ränder der beiden Warzenfortsätze läuft. Er ist auf dem Atlas so ausbalanciert, daß die Nackenmuskulatur und der Sternocleidomastoideus durch eine geringe Spannung dem Übergewicht des vor der Achse liegenden Gesichtsteils des Schädels die Waage halten (Abb. 314). Erschlafft die Muskulatur im Sitzen bei aufrechtstehendem Kopf, so fällt dieser nach vorn („Einnicken"). Anders beim Säugling, bei dem das Übergewicht im Hinterkopf liegt und deshalb der Kopf nach hinten überkippt.

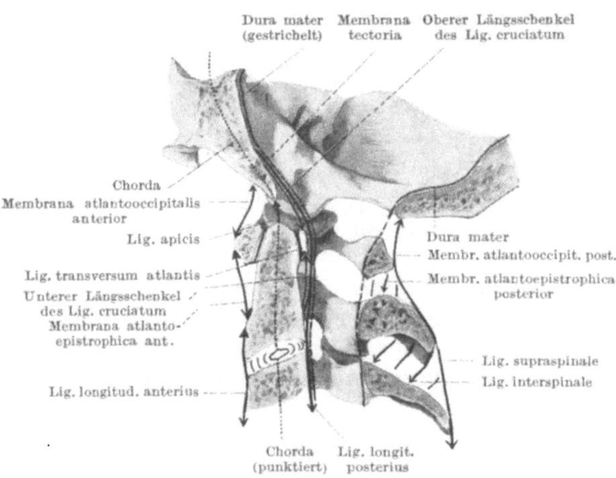

Abb. 68. Drehgelenke. Lineares Schema der Faserrichtung ihrer Bänder. Sagittalschnitt durch die Schädelbasis und die obersten 3 Wirbel.

Die Hemmung der Bewegung des Schädels nach vorn wird außer durch das Anstoßen des Kinnes an den Hals bzw. die Brust wie bei allen Wirbeln durch die Bandverbindungen der Wirbelbogen besorgt. Der hintere Bogen des Atlas ist mit dem des Epistropheus und dem Schädel durch Membranen verbunden, welche den Ligg. interarcualia (flava) entsprechen. Außerdem sind aus den Längsbändern der „Körpersäule" besondere Apparate hervorgegangen. Die hinteren bekommt man zu Gesicht, wenn der Wirbelkanal von hinten eröffnet wird (Abb. 67). Unter der derben Hülle des Rückenmarks, der Dura mater, wird die *Membrana tectoria* gefunden, eine Fortsetzung und Verbreiterung des Lig. longitudinale posterius der Wirbelsäule bis zum Schädel. Unter dieser liegt das Kreuzband, *Lig. cruciatum*, dessen Querschenkel von dem oben beim Radgelenk erwähnten Querband *(Lig. transversum)* gebildet wird und dessen Längsschenkel Schädel und Epistropheuskörper verbindet. Membrana tectoria und Längsschenkel des Kreuzbandes hemmen wie die Bogenverbindungen die Beugung des Kopfes nach vorn. Sie sind beim Menschen verhältnismäßig lang und dem aufrechten Gang angepaßt.

Beim Menschen ist eine Neigung des Kopfes nach vorn von der Mittelstellung aus bis höchstens 20° möglich; nach hinten läßt sich der Hinterkopf bis höchstens 30° von der Mittelstellung aus überkippen. Hemmend wirken bei der Rückbeugung die *Membrana atlantoepistrophica anterior* und *Membrana atlantooccipitalis anterior*, welche dem vorderen Längsband der Körpersäule entsprechen

(Abb. 68), aber wie die Membrana tectoria zu breiten flachen Bändern umgestaltet sind. Ein mittlerer Streifen ist gewöhnlich verstärkt und am wirksamsten.

Man kann eine Nickbewegung, welche auf das Kopfgelenk beschränkt bleibt, an der steifen Nackenhaltung erkennen und sie so unterscheiden von der weichen Neigung, welche mit der *ganzen* Halswirbelsäule ausgeführt wird.

Von hinten wirken auf den Schädel alle an ihm befestigten Muskeln, auch die oberflächlichen Rückenmuskeln, welche zur Extremität gehören (Abb. 125). Es kommt darauf an, ob die Halswirbel durch die tiefen Muskeln fixiert oder freigegeben werden (Abb. 48); im einen Fall sind nur die Drehwirbel, im anderen Fall ist der Hals mitbeteiligt. Die kurzen Muskeln (Musculi recti und obliqui capitis) dirigieren die präzise Gleitbewegung des Schädels auf dem Atlas. Vorn wirken tiefe und oberflächliche Muskeln des Halses, unterstützt durch die Schwerkraft des Kopfes und das Gegengewicht der Nackenmuskeln, welche nur so viel Spielraum geben, als für die betreffende Kopfstellung gerade nötig ist.

Kopfwenden. Die Drehbewegung des Atlas um den Zapfen des Epistropheus (Abb. 66) findet ihre Hemmung und Führung in den *Ligg. alaria* (Abb. 67). Sie entspringen seitlich am Schädel, mit einem kleinen Teil auch am Atlas und heften sich unter dem Kreuzband breit unterhalb der Spitze und an den Seitenflächen des Dens an. Sie beschränken außerdem im Atlantooccipitalgelenk eine Neigung des Kopfes nach der Seite. Die Gesamtexkursion des Kopfes beim Kopfwenden im Drehgelenk von einer Extremstellung in die andere beträgt höchstens 60°. Das Extrem ist erreicht, wenn das eine Flügelband um den Zahn des Epistropheus nach vorn, das andere nach hinten bis zur völligen Spannung gewickelt ist. Es besteht dabei die Tendenz, den Kopf nach der anderen Seite hintenüberzulegen, was weniger auf die schräge Stellung der Flügelbänder, als auf die schräge Angriffsrichtung der Drehmuskeln zurückzuführen ist.

Nach der gleichen Körperseite drehen der Rectus capitis maior, Obliquus inferior (atlantis), Longissimus und Splenius capitis, nach der entgegengesetzten Körperseite vielleicht der Semispinalis (Abb. 48, 53, 54), besonders aber von den oberflächlich liegenden Muskeln der Kopfteil des Trapezius und der Sternocleidomastoideus. Für die Bewegung nach einer Seite stehen also jeweils 6—7 Muskeln, 4 von der gleichen und 2—3 von der anderen Körperseite zur Verfügung, die jede Abstufung und Nuancierung der Bewegung mit geringen oder starken Kräften erlauben.

5. Bandapparate am caudalen Ende der Wirbelsäule.

Am Ende des Kreuzbeins und an den Steißbeinwirbeln existieren Bänder, welche durch die Rückbildung der Wirbelbogen andere Situationen zur Oberfläche gewinnen und deshalb besonders benannt werden. Für die passive Beweglichkeit des Steißbeins haben sie eine gewisse Bedeutung (s. Becken).

Ligamentum sacrococcygeum anterius heißt das Analogon des Lig. longitudinale anterius der Wirbelkörper auf dem Steißbein. Die Äquivalente des Lig. longitudinale posterius am Steißbein nennt man *Ligamentum sacrococcygeum posterius profundum.* Das zwischen Cornu sacrale und Cornu coccygeum, rudimentären Gelenkfortsätzen, ausgespannte Band heißt *Ligamentum sacrococcygeum articulare* (Abb. 90 u. 227). Die Bänder der Wirbelbogen sind zu einer $^1/_2$—1 cm dicken Bandmasse umgewandelt, die vom Hiatus canalis sacralis hauptsächlich zum 2. Steißwirbel zieht und den Hiatus sacralis verschließt. Sie liegt oberflächlich auf dem Lig. sacrococcygeum posterius profundum und heißt deshalb *Ligamentum sacrococcygeum posterius superficiale* (Abb. 84 u. 227). Das *Lig. sacrococcygeum laterale* ist eine kräftige Bandverbindung zwischen der Pars lateralis des Kreuzbeins und der Seitenfläche des 1. Steißwirbels (Abb. 227). Seine Fortsetzung ist das *Lig. coccygeum laterale* zwischen den Seitenteilen der beiden ersten Steißwirbel. Die beiden zuletzt genannten Bänder sind unverknöcherte Teile des Wirbelsystems. Wenn sie verknöchern, so kommt ein 5. Kreuzbeinloch zustande, welches der vordere Ast des 5. Sacralnerven passiert.

6. Varietäten der Wirbelsäule.

Bei der Wirbelsäule sind Variationen nicht nur an sehr verschiedenen Stellen lokalisiert und an manchen dieser Stellen besonders häufig, sondern sie haben zum Teil auch große praktische Bedeutung. Theoretisch sind die Beziehungen zu der

Verhältnissen der Norm darzulegen. Die Zahl der Wirbel kann *im ganzen* vermehrt oder vermindert sein. Diese Schwankung betrifft entweder das *Ende* der Wirbelsäule, an welchem statt 4 Coccygealwirbel mehr oder weniger vorkommen (6—3). Oder die craniovertebrale Grenze schwankt. Es kann z. B. der Atlas in den Schädel einbezogen und dadurch die Zahl der Wirbel von vorn her vermindert sein. Ob auch *innerhalb* der Reihe ein Schwanken der Zahl durch Ein- oder Ausschaltung von Wirbeln möglich ist, ist zweifelhaft. Die meisten Fälle, in welchen anscheinend die Zahl variiert, weil bestimmte Wirbelsäulen-*abschnitte* eine größere oder geringere Zahl von Wirbeln aufweisen (z. B. 6 Lendenwirbel statt 5), kommen auf Kosten der Nachbarabschnitte zustande und haben auf die Gesamtzahl der Wirbel keinen Einfluß. Diese Atypie der einzelnen Abschnitte der Wirbelsäule ist eine Erscheinung für sich und von besonderer theoretischer und praktischer Bedeutung.

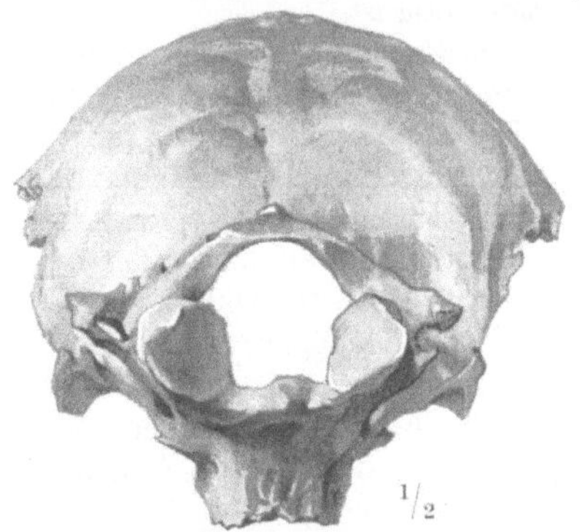

Abb. 69. Assimilation des Atlas. Rechts ist das Foramen transversarium nicht geschlossen, links wohl. Der linke hintere Bogen des Atlas ist in das Occipitale einnivelliert, der rechte verwachsen, aber freistehend.

Beim menschlichen Embryo sind über 40 Ursegmente gezählt worden (Abb. 8 u. 145). Dies ist nicht die Höchstzahl, da die vordersten in der Reihe sich umbilden und verschwinden (4—5), ehe die hintersten sichtbar werden. Würden alle Ursegmente Wirbel produzieren, so wäre die Gesamtzahl der Wirbel beträchtlicher als die gewöhnliche Zahl (33). Der wesentliche Ausfall beruht darauf, daß der menschliche Embryo zwar einen Schwanz besitzt (Abb. 8 u. 234), aber diesen verliert, ehe sich Wirbel gebildet haben. Geschwänzte Menschen mit Schwanzwirbeln gibt es nicht. Bei Embryonen, die größer als 12 mm sind, ist der äußerlich sichtbare Schwanz bis auf einen dünnen Faden geschwunden, der in sehr seltenen Ausnahmen als Anhang ins postfetale Leben herübergenommen wird („weiche" Schwänze). Gewöhnlich gehen die 6 letzten Ursegmente mit dem Schwanzfaden verloren; die vorderen werden zu Coccygealwirbeln. Da die Zahl der Segmente schwankt, so ist auch die Zahl der Coccygealwirbel schwankend und ihre Ausbildung manchem Wechsel unterworfen.

Theoretisch sind die Verhältnisse besonders interessant, weil die definitive Zahl durch Variabilität im *individuellen* Leben entschieden wird. Denn es bilden sich immer mehr Ursegmente als später Wirbel existieren, deren Zahl von dem Maß der Rückbildung der Schwanzsegmente in dem betreffenden Individuum abhängt. Wird der Schwanz bei dem Embryo in atavistischer Weise weniger rückgebildet als in der Norm, so entstehen die höheren Zahlen, wird er in progressiver Weise stärker abgebaut, so resultieren niedere Zahlen von Coccygealwirbeln. Der Wechsel in der Zahl ist potentia durch das Mehr oder Weniger der Ursegmente bestimmt. Dies ist für die später zu erwähnenden Fälle wichtig, bei welchen es den Anschein hat, als ob in der ontogenetischen Entwicklung keine Veränderungen möglich wären, sondern alle Varietäten von vornherein bestimmt seien. Da die Wirbel erst relativ spät angelegt werden, dürfte zu dieser Zeit meistens das definitive Stadium erreicht sein; sehr wohl kann aber das Bildungsmaterial der Wirbel, das sehr früh determiniert ist, vorher Veränderungen erlitten haben, die mikroskopisch nicht zu erkennen sind.

Assimilation des Atlas in den Schädel. Die vordersten Ursegmente (mindestens 4) der Gesamtreihe bilden Skeletmaterial, welches sich nicht zu freien Wirbeln formt, sondern in das Os occipitale des Schädels einbezogen wird (s. Kapitel Kopf). Der 1. Halswirbel der menschlichen Anatomie ist stammesgeschichtlich erst der 5. (oder 6.) der Gesamtreihe. Bei vielen niederen Wirbeltieren ist jetzt noch dieser Zustand erhalten, bei anderen (Störarten) wird eine viel größere Anzahl von Wirbeln in den Schädel einbezogen. Bei den Reptilien, Vögeln und Säugetieren ist die Zahl der inkorporierten Segmente konstant. Die Einbeziehung erfolgt in der individuellen Entwicklung, ehe ein knöcherner Wirbel geformt ist, betrifft also das *Material*, nicht die Wirbel als morphologische Gebilde. Ein Teil des Materials wird dabei dem Zahn des Epistropheus zugeschlagen. Es kommen beim Menschen Fälle vor, in welchen am Occipitale des Erwachsenen deutlich Konturen oder Formbestandteile eines Atlas unterschieden werden können. Am auffallendsten sind Schädel mit darin steckendem vollständigen, wie angeklebten Atlas (Abb. 69). Der freie Atlas ist dem Schädel einverleibt, „assimiliert", so daß 1 Wirbel mehr im Occipitale steckt als gewöhnlich, so wie bei Assimilation des

5. Lendenwirbels an das Os sacrum dieses aus 6 Wirbeln zusammengesetzt ist statt aus 5. Andererseits kommen Fälle vor, in denen bei normalem Atlas in der Umgebung des Foramen occipitale magnum Bogen- und Querfortsatzteile eines Wirbels, dessen Anlage normalerweise in das Os occipitale und in den Dens epistrophei einbezogen wird, kenntlich sind, des *Proatlas*. Tritt auf solche Weise die Wirbelnatur dieser Schädelgegend in Erscheinung, so spricht man von *Manifestation* des letzten, normal einverleibten Occipitalwirbels.

Mit einer Vermehrung oder Verminderung der Wirbelzahl ist nicht notwendig eine Verlängerung oder Verkürzung der Wirbelsäule und des Körpers verknüpft. Es hängt dies mehr von der Länge der einzelnen Wirbel ab. Die Giraffe hat nicht mehr Halswirbel als der Mensch und alle anderen Säuger.

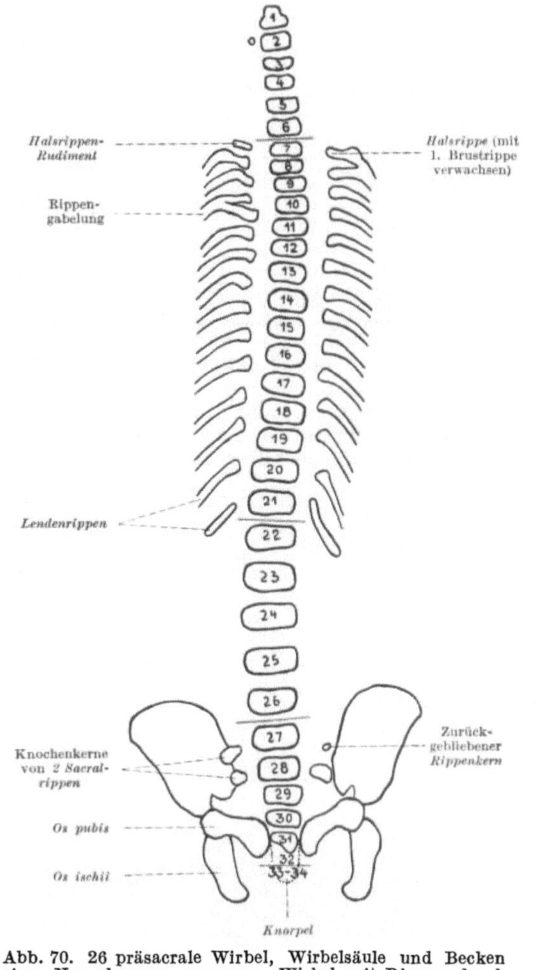

Halsrippen. Die häufigste Varietät der einzelnen Wirbelsäulenabschnitte ist die Vermehrung der Thorakalwirbel durch überzählige Rippen, die durchschnittlich bei 6% der Menschen vorkommt. 13 Rippen sollen nach einer russischen Statistik bei jedem 12. oder sogar bei jedem 3.—4. Menschen (Dorpat, Petersburg) zu finden sein. Da Rippenrudimente in allen Wirbeln stecken (S. 73), ist das Wiederauftreten von Rippen eine atavistische Varietät. Verminderungen gegen die Normalzahl sind seltener. In dem einen Fall ist der Thorakalteil der Wirbelsäule vergrößert, in dem anderen verkleinert. Die Wirbelzahl der angrenzenden Abschnitte (Hals-, Lendenteil) kann entsprechend verringert oder vermehrt sein; sie kann auch scheinbar unverändert bleiben, weil die Grenze gegen den Schädel und speziell diejenige gegen das Becken variabel ist. In Abb. 70 ist bei einer kindlichen Wirbelsäule die höchste bekannt gewordene Zahl präsacraler Wirbel abgebildet. Es sind 26 statt 24. Davon haben 15 Wirbel Rippen

Abb. 70. 26 präsacrale Wirbel, Wirbelsäule und Becken eines Neugeborenen von vorn. Wirbel mit Rippen durch roten Querstrich gegen Wirbel ohne Rippen abgegrenzt, ebenso Lenden- und Kreuzwirbel, sowie Kreuz- und Steißwirbel. Die letzten Wirbel noch knorplig (punktiert). Neben dem 2. Halswirbel ein atypischer Knochenkern. [Umzeichnung nach SIEGLBAUER: Verh. anat. Ges. 1914 u. Morph. Jb. 49 (1914).]

(statt 12). Der Halsteil hat einen Wirbel weniger, der Lendenteil geradesoviel wie in der Norm, entspricht aber dem 22.—26. Wirbel (anstatt dem 20.—24.).

Der Charakter der Varietät ist am deutlichsten bei den *Halsrippen* ersichtlich. Beim 7. Halswirbel des Erwachsenen kann das Rippenrudiment vergrößert, aber in kontinuierlicher Verbindung mit dem Wirbel sein (Abb. 71 u. 72, linke Seite); bei demselben Individuum kann auf der anderen Seite ein beweglicher Rippenrest vorkommen (Abb. 71, rechte Seite, u. 72). Es gibt beim 7. Halswirbel alle Zwischenformen zwischen solchen unvollkommen und völlig ausgebildeten Halsrippen (Abb. 70 bis 72); sie kommen meist beiderseits vor, aber rechts und links in verschiedener Ausbildung (Abb. 70). Sie können je nach ihrer Länge mit der 1. Rippe oder mit dem Sternum verbunden sein. Die Zwischenstufen heißen *cervicothorakale* Übergangswirbel.

Beim Embryo sind oft schon die ersten sichtbaren Anlagen verschieden ausgebildet, möglicherweise ist die Ausbildungsstufe der Varietät von vornherein determiniert. Ich verweise jedoch auf die Ausführungen hierzu bei den Coccygealwirbeln (S. 110).

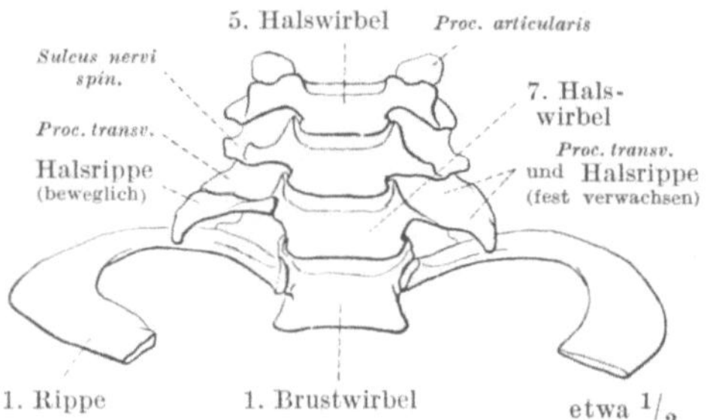

Auch beim 6. Halswirbel kommen Halsrippen als Varietäten vor.

Die 1. normale Rippe oder sogar die 2. kann zurückgebildet sein, wobei dann die 1. typisch ausgebildete Rippe entsprechend weiter caudalwärts steht; bei ausgebildeten Halsrippen ist sie entsprechend weiter kranialwärts zu finden als in der Norm. Meistens ist die jeweilig 1. voll ausgebildete Rippe so gestaltet wie die 1. Rippe der Norm, gleichgültig, ob sie zu einem Hals- oder Brustsegment gehört. Der Wirbel des betreffenden Segmentes ist so geformt wie der normale 1. Brustwirbel,

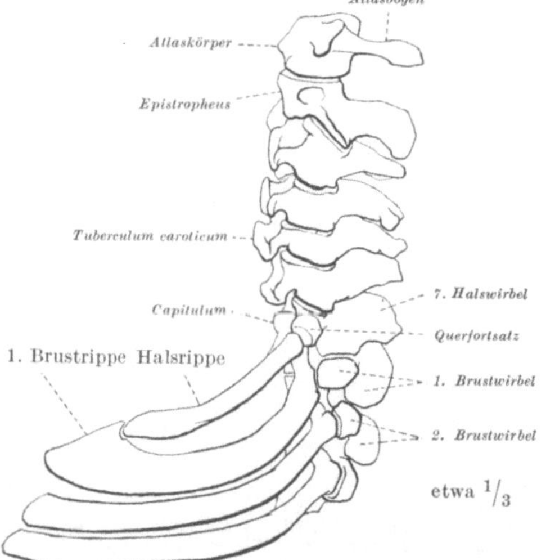

Abb. 71.   Halsrippenreste.

und die Nachbarwirbel imitieren die Nachbarn des letzteren trotz der ganz verschiedenen Herkunft des Materials. Der gleiche Vorgang wurde bereits bei den Verschiebungen der Craniovertebralgrenze konstatiert und erläutert (S. 110).

Mit diesen Imitationen hängt zusammen, daß die großen Gefäße und Nervenstämme, welche in der Norm über die 1. Rippe verlaufen (Arteria und Vena subclavia, Plexus brachialis), ganz oder teilweise über der Halsrippe gefunden werden, je nachdem diese voll oder nur als Stummel entwickelt ist. Zirkulationsstörungen, Reiz- oder Lähmungserscheinungen können leicht eintreten. Bei Asymmetrien findet man einseitige Verwachsung mit anderen Rippen oder von anderen Rippen untereinander; infolgedessen sind Halsrippen oft mit skoliotischen Verkrümmungen der Wirbelsäule verbunden (Abb. 70). Skoliosen kommen auch bei Einschiebung von Wirbelfragmenten (S. 114) in die Reihe der normalen Wirbel vor.

Abb. 72. Ausgebildete Halsrippe. Tuberculum caroticum am 5. Halswirbel.

Lendenrippen. An der Grenze zwischen Brust- und Lendenabschnitt der Wirbelsäule gibt es *thorakolumbale* Übergangswirbel. Sie variieren nicht nur in den Merkmalen, welche durch die Anheftung von Rippen direkt bestimmt sind, sondern im Gesamthabitus, für welchen die Form der Gelenkfortsätze ein guter Maßstab ist. Eigentliche Lendenwirbel können Gelenkfortsätze nach Art der Brustwirbel aufweisen oder Brustwirbel können Gelenkfortsätze nach Art der Lendenwirbel besitzen.

Die Schwankungen der oberen und unteren Grenze des thorakalen Wirbelabschnittes laufen auf eine Verminderung der Segmente des Brustkorbes hinaus, welche mit dem aufrechten Gang des Menschen im Zusammenhang steht. Je stabiler und breiter der Brustkorb wird, um so leichter wird das Äquilibrium auf dem Lendenstiel, wie an der Gesamtform des Thorax gezeigt werden soll (S. 195). Die Hals- und Lendenrippen sind atavistische, die Reduktionen oberer und unterer Rippen progressive Variationen; das gleiche gilt für die entsprechenden Wirbelmodifikationen.

Kreuzbeinvarietäten. Ein besonderer Faktor für die Variabilität der Wirbel-säule ist die Art der Befestigung zwischen unterer Extremität und Kreuzbein. Der Beckenring, der später genauer zu beschreiben ist (s. untere Extremität), setzt sich außer aus dem unpaaren, der Wirbelsäule zugehörigen Element, dem Kreuzbein, aus paarigen, der Gliedmaße entstammenden Elementen, den Hüft-beinen zusammen (Ossa coxae). Gewöhnlich verbinden sich die Hüftbeine mit dem 25. und 26. Wirbel durch Vermittlung von deren costaler Komponente (Abb. 70, hier ausnahmsweise aus Rippenrudimenten des 27. und 28. Wirbels). Nur etwa 92% aller Menschen hat die Normalzahl von 24 präsacralen Wirbeln. Wird ein Lendenwirbel in das Kreuzbein einbezogen, so verändert sich ent-sprechend die Form des Wirbels. Man spricht von einer *Sacralisation* des Lenden-wirbels. Sie besteht häufig halbseitig (*lumbosacraler* Übergangswirbel, Abb. 73) und ist oft der Anlaß zu skoliotischen Verkrümmungen der ganzen Wirbelsäule. Die Anlage ist sehr früh in der Entwicklung an dem Zurückbleiben des costalen Knochenkerns zu erkennen (Abb. 70, linke Körperseite).

Die Zahl der Wirbel, welche zum Kreuzbein ver-schmelzen, kann durch Zuwachs oder Verlust am vor-deren Ende vermehrt oder vermindert sein (das sechs-wirbelige Kreuzbein ist bei Männern häufiger als bei Frauen; das vierwirbelige ist sehr viel seltener). Doch kann auch die typische Fünfzahl gewahrt bleiben, weil ein ebenso starker Verlust oder Zuwachs am sacro-coccygealen Ende stattfindet. Es gibt auch *sacrococcy-geale Übergangswirbel*. Die bis zu 35,5% der Fälle ge-fundene Vermehrung der Kreuzbeinwirbel auf 6 ist auf die Variabilität beider Enden, der Lenden- und Steiß-grenze, zu beziehen.

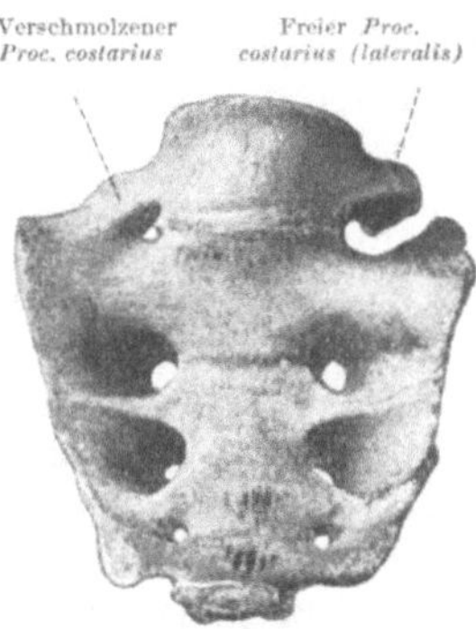

Abb. 73. Lumbosacraler
Übergangswirbel.

Bei Defekt eines Kreuzbeinflügels (einseitige Unterdrückung der costalen Komponente) wird das Becken asymmetrisch verengt; bei Mangel beider Kreuzbeinflügel ist die Verengung hochgradiger, aber symmetrisch (siehe Näheres beim Becken).

Die stufenweise Verschiebung der Grenzen der einzelnen Abschnitte der Wirbelsäule verläuft nach einer bestimmten Regel. Drückt man die individuelle Verteilung der Wirbel durch eine Formel aus (in welcher cv cervicale, th thorakale, l lumbale, s sacrale, cc coccygeale Wirbel bezeichnet), so ergeben sich folgende 4 Hauptstufen:

   I. 1—7 cv, 8—21 th, 22—26 l, 27—31 s, 32—35 cc,
   II. 1—7 cv, 8—20 th, 21—25 l, 26—30 s, 31—34 cc,
   III. 1—7 cv, 8—19 th, 20—24 l, 25—29 s, 30—33 cc,
   IV. 1—7 cv, 8—18 th, 19—23 l, 24—28 s, 29—32 cc.

Die Hauptstufen sind so ausgewählt, daß die Zahl der Coccygealwirbel (4 cc) gewahrt ist, und daß trotzdem die Gesamtzahl der Wirbel abnimmt (von 35 auf 32). Das ist nur scheinbar ein Widerspruch zu dem auf S. 110 Gesagten; denn die Zahl der Steißwirbel wird nur dadurch aufrechterhalten, daß jeweils vorn ein Sacralwirbel für den hinten ausscheidenden Coccygeal-wirbel eintritt. Auch die Zahl der Kreuz- und Lendenwirbel (5 s, 5 l) ist in dieser Auswahl konstant. Die allmähliche Abnahme der Gesamtzahl äußert sich in einem sukzessiven Aus-scheiden letzter Brustwirbel (21—19 th). Die Stufe III entspricht der Norm, das seltene Objekt der Abb. 70 steht Stufe I sehr nahe. Für Stufe II liegen zahlreiche Beobachtungen vor, auch Zwischenstufen zwischen III und IV sind bekannt, die IV sehr nahe kommen, für IV selbst liegt aber noch keine Beobachtung vor. Von Halsrippen ist bei dieser Betrachtung abgesehen. Deshalb erscheint die Zahl der Halswirbel auf allen Stufen konstant (7 cv).

Aus der Häufigkeitsskala der Beobachtungen ergibt sich, daß meistens 2 Veränderungen miteinander kombiniert auftreten, nämlich die Verschiebung der unteren Thoraxgrenze nach oben zusammen mit Verschiebung des Beckens nach oben (kranialwärts). Die Wirbelsäule des Menschen hat die Tendenz, die Zahl ihrer Glieder vom Ende her zu verringern. Die Kosten der Verminderung trägt wesentlich der untere Thoraxabschnitt (Formel I—IV), der vom 21-bis annähernd zum 18. Segment verdrängt wird. Auf die ursächliche Beziehung zum auf-rechten Gang wurde oben hingewiesen.

Eine andere Beobachtungsreihe hat ergeben, daß häufig alle Grenzen der einzelnen Wirbelsäulenabschnitte gleichsinnig entweder nach kranial oder nach caudal verschoben sind, also z. B. Halsrippen kombiniert sind mit Verlust der normalen 12. Rippe am 19. Wirbel und Verringerung der präsacralen Wirbel auf 23. Diese kranial bzw. caudal gerichteten Variationen treten familiär auf.

Die Verminderung der Segmente ist keineswegs mit einer Verkürzung der Gesamtwirbelsäule oder gar des ganzen Körpers identisch; denn durch Längenwachstum der einzelnen Elemente kann die Verminderung der Zahl ausgeglichen werden. Zahlreiche Wirbel sind beim Menschen ein atavistisches Merkmal, Körperlänge ist dagegen ein progressives Merkmal. Bei Menschenaffen (Orang) ist eine stärkere Vorwanderung des Beckens gegen den Brustkorb eingetreten als beim Menschen; daraus resultiert die plumpe Körperhaltung, der Mangel an „Taille".

Der Schwanz wird bei allen Affen, welche gehen können oder hängen, rückgebildet. Denn er hat nur Bedeutung als Steuer oder als Gegengewicht beim Springen und als Greiforgan beim Klettern. Da nicht feststeht, wie die Lage des Beckens war, als die Schwanzwirbelsäule bei den Vorfahren des Menschen in Verlust ging, so ist nicht sicher, ob die jetzigen Coccygealwirbel wirkliche Schwanzwirbel sind oder ob sie (bzw. wie viele von ihnen) durch Freiwerden von solchen Sacralwirbeln entstanden sind, welche bei der Verschiebung des Kreuzbeins nach vorn in Coccygealwirbel umgewandelt wurden.

Segmentvarietäten. Mit den Variationen der Wirbelsäule gehen entsprechende Variationen der Muskeln, Gefäße, Nerven und der Haut einher. Findet sich z. B. das Tuberculum caroticum (S. 76) nicht am 6. Halswirbel, sondern am 5. (Abb. 72), so entspringt die letzte Zacke des M. scalenus anterior am 5. statt am 6. Halswirbel, ebenso setzt der M. longus colli und entspringt der M. longus capitis (Abb. 111) am 5. statt am 6. Wirbel. Außerdem tritt die Arteria vertebralis in das Querfortsatzloch nicht des 6., sondern des 5. Wirbels ein. Auch an den Nerven finden sich entsprechende Abweichungen. Wie ebenso andere Beobachtungen lehren, variiert nicht der einzelne Wirbel für sich allein, auch nicht die Wirbelsäule, auch nicht das einzelne Ursegment (S. 18), sondern es variieren die ganzen Körpersegmente mit allen ihren Anteilen. Die Varietäten der Wirbelsäule sind *Segmentvarietäten*.

Die Varietäten können beidseitig oder einseitig sein, das gleiche Segment kann sich also rechts und links verschieden verhalten. So kann, abgesehen von der Asymmetrie der Übergangswirbel, die Zahl der Wirbel rechts und links verschieden sein dadurch, daß auf der einen Seite die Hälfte eines Wirbels eingeschaltet ist *(Intercalation eines Halbwirbels)*.

V. Die Wirbelsäule als Ganzes in Ruhe und Bewegung.

Die Wirbelsäule als Feder. Der aufrecht stehende Körper des Menschen ist durch eine ganz andere Ruhelage der Wirbelsäule bedingt, als der Vierfüßler sie hat. Dessen Wirbelsäule weist 2 typische Biegungen auf: eine kurze nach dorsal konkave am Übergang vom Hals- zum Brustteil und eine lange nach dorsal konvexe im Brust-, Lenden- und Kreuzteil (Abb. 74). Der untere Schambeinrand des Beckens steht parallel der Längsachse des Körpers. Beim Menschen hingegen ist die zweite lange dorsal konvexe Krümmung unterbrochen durch eine nach dorsal konkave Krümmung im Bereich der unteren Brust- und der Lendenwirbelsäule, so daß im ganzen 4 Krümmungen vorhanden sind; 2 dorsal konkave im Hals- und im Lendenteil (Abb. 84 u. 75a, schraffiert), 2 dorsal konvexe im Brust- und im Kreuzabschnitt. Am Übergang von der Lenden- zur Kreuzbiegung findet sich ein nach vorn vorspringender scharfer Knickpunkt, das für den Menschen charakteristische *Promontorium*. Mit der Lendenbiegung geht eine Vorwärtsdrehung des Beckens einher: der untere Schambeinrand steht nicht mehr parallel der Längsachse des Körpers, sondern im Winkel zu ihr.

Die Lendenbiegung mit der Konkavität nach hinten, welche bis in den untersten Teil der Brustregion hineinreicht (Abb. 75a, schraffiert), hat noch ihren besonderen Vorteil, der bei ganz nach hinten gekipptem Becken und gerader Lendenwirbelsäule verlorengehen würde. Der Brustkorb ruht auf der Lendenwirbelsäule wie eine Last, welche durch den Widerstand einer gebogenen Feder getragen wird (Abb. 75 b, ausgezogene Linie). Dadurch wird das labile Gleichgewicht für die aufrechte Körperstellung auf die einfachste Weise hergestellt. Die Lendenwirbelsäule ist der *federnde Stiel* für den kompakten *Brustkorb* und dessen Inhalt. Elastizität des Ganges — ähnlich wie dies die Federn des Wagengestells für den Kutschkasten bewirken — und große Beweglichkeit in der Lendengegend sind die Folge. Der Brustkorb selbst wird so geräumig wie möglich, indem die Wirbelsäule vom 10.—9. Brustwirbel ab

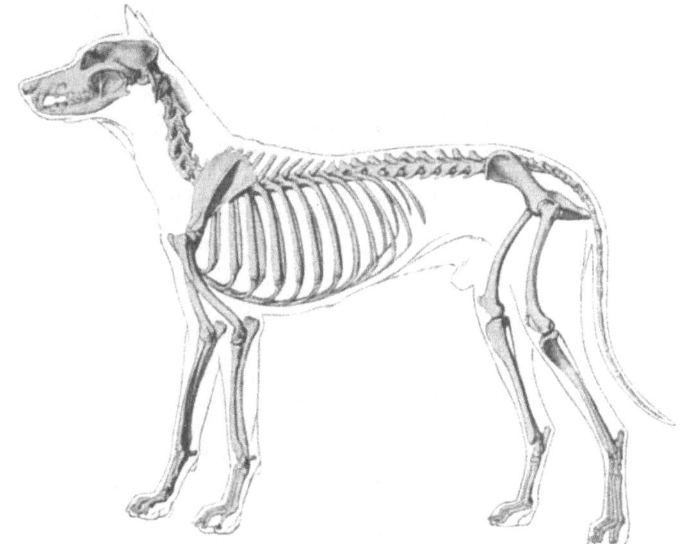

Abb. 74. Skelet des Hundes.
(Aus ELLENBERGER-BAUM: Handbuch der vergleichenden Anatomie der Haustiere, 16. Aufl. 1926.)

umorientiert und nun umgekehrt mit ihrer Konvexität nach hinten gerichtet ist, soweit der Brustkorb reicht. Bei einer einfach gebogenen Feder (Abb. 75, punktiert) wäre dieser Raumgewinn nicht möglich. Beim Hals wiederholt sich das gleiche Spiel wie bei der Lende. Er ist der *federnde Stiel* für den *Kopf*; deshalb schaut die Halswirbelsäule wie die Lendenpartie mit der Konkavität nach hinten (Abb. 75a, schraffiert). Die Halsfeder ist dünner als die Lendenfeder, weil sie nur einen Teil dessen zu tragen hat, was auf der anderen lastet. Geräumigkeit der Brust- und Bauchhöhle sowie Festigkeit der Gesamtkonstruktion sind zwei große Vorteile, welche bedingt haben, daß die Krümmung der Brustwirbelsäule mit der Konvexität nach hinten beibehalten, ja verstärkt ist gegenüber dem Vierfüßler (Abb. 74).

Bei den Vögeln, den einzigen Lebewesen, die außer dem Menschen *dauernd* auf 2 Beinen gehen können (auch die Menschenaffen haben nur vorübergehend aufgerichtete Haltung), sind die Massenverteilungen ganz andere. Dort steht nur der Hals als freie Feder auf dem Rumpf; denn dieser hängt wie eine Schaukel in den Hüftgelenken, weil das Hüftgelenk so hoch und die Brust so tief steht, daß der Schwerpunkt des Rumpfes tiefer als die Hüftgelenksebene liegt. Vögel tragen den Schwerpunkt unter dem Unterstützungspunkt, der Mensch trägt ihn oberhalb dieses Punktes (Abb. 1). Vögel schlafen daher im Stehen. Die Halswirbelsäule vieler Vögel hat eine ganz ähnliche, mehrfach gebogene Form wie die Wirbelsäule des Menschen im ganzen. Darin liegt eine Bestätigung für den durch Abb. 75a erläuterten Vorteil, welchen eine Kette entgegengesetzt gebogener Stücke für die Stabilität der aufrechten Stellung hat.

Wirbelsäule bei Kind und Greis. Die Wirbelsäule des Fetus und Neugeborenen hat zwar Andeutungen des Promontorium und der typischen Krümmungen (Abb. 76 a), aber die eigentliche Ausbildung entsteht erst im Anschluß an das aufrechte Sitzen und Stehen. Anfänglich ist der Rücken *im ganzen* nach hinten ausgebogen. Das Kind lernt zuerst den Kopf balancieren, später den ganzen Rumpf. Die Halskrümmung entsteht vor der Lendenkrümmung. Doch gleichen sich die Krümmungen beim Liegen aus. Denn fast $1/_4$ der Gesamtlänge der Wirbelsäule wird von den Bandscheiben gebildet, die ungleichmäßig komprimiert werden, solange der Körper aufrecht steht, aber die alte Form allmählich wieder einnehmen, sobald die Belastung aufhört. Auch später spielt dies eine Rolle, z. B. bei dem scheinbaren Wachstum, welches am Ende eines langen Krankenlagers eingetreten ist. Im allgemeinen nehmen die Zwischenwirbelscheiben, besonders die dicken zwischen den Lendenwirbeln, erst mit der Pubertät ihre definitive Keilform an. Dann ist auch die Krümmung der Wirbelsäule stabilisiert. Doch wirkt die Kompression immer noch mit. Wir werden am Tage je nach der Dauer des Aufrechtsitzens und -stehens 2—4 cm kürzer oder sogar mehr; davon kommt etwa die Hälfte auf die Gelenke der unteren Extremität, deren Knorpel sofort beim Aufstehen etwas nachgeben, der Rest kommt auf die Wirbelsäule, die allmählich während des Tages kürzer wird. Die Wirbelkörper sind nur in der Brustgegend etwas keilförmig, sonst kommen die Krümmungen der Wirbelsäule ausschließlich auf Rechnung der Zwischenwirbelscheiben. Nimmt man sie heraus und türmt die Körper ohne sie aufeinander, so ergibt sich eine einzige große Krümmung, deren Konvexität nach hinten schaut. Dies ist auch die Greisenform der Wirbelsäule, weil abgesehen vom Versagen der Muskulatur durch Schwund der Zwischenwirbelscheiben im Alter ähnliches zustande kommt wie bei der künstlichen Entfernung.

Biegung der Wirbelsäule mit der Konvexität nach hinten heißt: *Kyphose*, mit der Konkavität nach hinten: *Lordose*, seitliche Ausbiegung: *Skoliose*.

Die Form der Muskeltrakte als Ausdruck verschiedener Betätigung. Vergleicht man mit der Form der ruhenden Wirbelsäule bei aufrechter Körperstellung die Form der tiefen Rückenmuskulatur, so prägt sich im medialen Trakt (Abb. 50) deutlich die gleiche Gesamtkonstruktion wie beim passiven Apparat aus. Entsprechend den beiden Tragfedern (Lumbodorsal- und Cervicalteil der Wirbelsäule) ist der Strang dick, entsprechend dem stabilen Brustkorb ist er dünner. Anschwellen, Abschwellen und Anschwellen vom Kreuzbein nach dem Schädel zu sind Longitudinalwellen des aktiven Systems, welche den Transversalwellen des passiven Systems entsprechen (Vorbiegung, Rückbiegung und Vorbiegung, Abb. 75). Die vorwärts gebogenen Teile sind die freien Stiele für Brust und Kopf, welche zwar durch das Gewicht des Getragenen ausbalanciert und in ein *passives* Äquilibrium gebracht, gleichzeitig aber durch den medialen Muskeltrakt *aktiv* in dieser Lage befestigt, gehalten werden können. Der passive Faktor bedingt die *Stellung*, der aktive die *Haltung* der Wirbelsäule. Im Leben arbeiten beide Faktoren so vollkommen miteinander, daß einer allein die normale Form dauernd nicht aufrecht erhalten kann.

Ganz anders ist die Form des lateralen Muskeltrakts, speziell des sacrospinalen Systems (Abb. 51). Hier sehen wir allmähliches Abschwellen in *einer* statt in mehreren Kurven. Die Form entspricht nicht der Eigenform der Wirbelsäule, sondern den Gewichtsverhältnissen des *ganzen* Stammes, welche wirksam werden, sobald das labile Gleichgewicht gestört ist. Fällt der Körper nach vorn oder nach der Seite, so kann diese Muskulatur durch doppelseitige oder einseitige

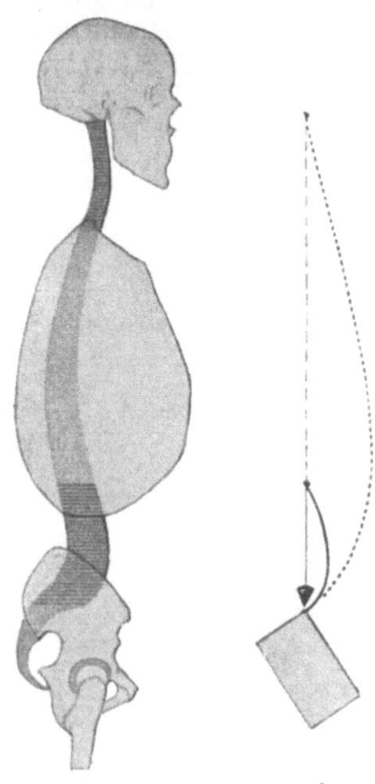

Abb. 75a u. b. Die Wirbelsäule als Feder. a Vereinfachte Kopie von Abb. 84. b Schema des Beckens und einer durch Gegengewicht ausbalancierten frei schwebenden Feder (die große punktierte Feder ist eine Vergrößerung der kleinen ausgezogenen Feder).

Aktion den Sturz verhüten oder bei entsprechendem Antrieb durch die Wirkung vorderer Muskeln (am Bauch und Hals) eine gewollte Körperbeugung nach diesen Richtungen freigeben und regulieren. Sie ist also eine Haltemuskulatur für den Stamm (Verbeugung, Bücken). Je weiter oben, um so geringer ist das Gewicht, welches sie zu tragen hat, sobald der über jenem Niveau liegende Körperabschnitt aus dem Lot nach vorn oder seitwärts abweicht. Um so geringer ist auch der Querschnitt des lateralen Muskeltraktes. Je weiter unten, um so größer ist das zu tragende Gewicht bei den gedachten Störungen der labilen Gleichgewichtslage, um so größer aber auch der Querschnitt der Muskulatur. Menschen, welche durch Muskelerkrankungen (progressive Muskelatrophie) ihr sacrospinales System allmählich einbüßen, können sich nur so vor dem Vornüberfallen schützen, daß sie den Schwerpunkt des Rumpfes weit nach hinten verlegen und das Kreuz ganz hohl machen. Denn das Übergewicht nach vorn wird, solange die Bauchmuskeln bestehen, schon durch deren Tonus erzwungen.

Asymmetrie der Wirbelsäule. Außer Biegungen der Wirbelsäule in der Sagittalebene gibt es auch ganz geringe in der Frontalebene (Abb. 77). Sie sind individuell und wechselnd, hängen zum Teil mit der größeren Länge des einen, gewöhnlich des linken Beines zusammen, und sind vielfach professionell akzentuiert. Kaum je stehen die Wirbeldornen beim Lebenden genau in einer geraden Linie. Unterstützt werden Abweichungen aus der Symmetrieebene durch die schräge Lage der einzelnen Muskelzacken im medialen und lateralen Muskeltrakt (Abb. 48) und durch die schräge Stellung der Gelenkflächen in der Brustwirbelsäule (Abb. 40a). Bei Ermüdung der Muskeln kann sich der Körper einseitig ausruhen, wenn die Brustwirbel ein wenig seitlich flektiert und nach der betreffenden Seite rotiert werden; dadurch kommen die Gelenkfortsätze in engere Berührung miteinander, die Kapseln und Bänder werden gespannt und leisten mit dem betreffenden Abschnitt der Zwischenwirbelscheibe oder der Wirbelkörper selbst genügenden passiven Widerstand; die Muskeln feiern. Es ist die bekannte schiefe Stellung bei anhaltendem Schreiben oder bei krummem Sitzen auf der Schulbank.

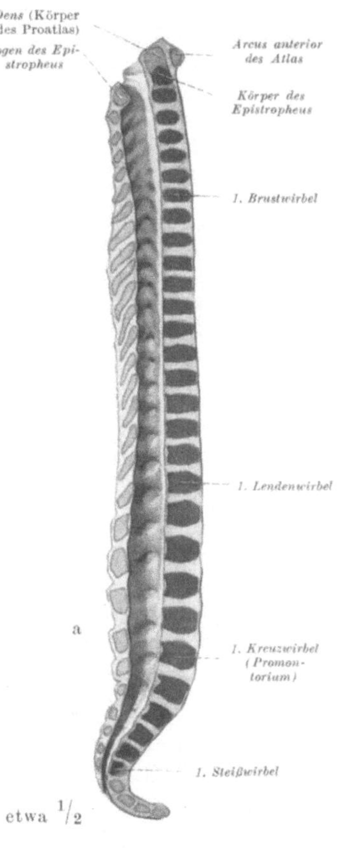

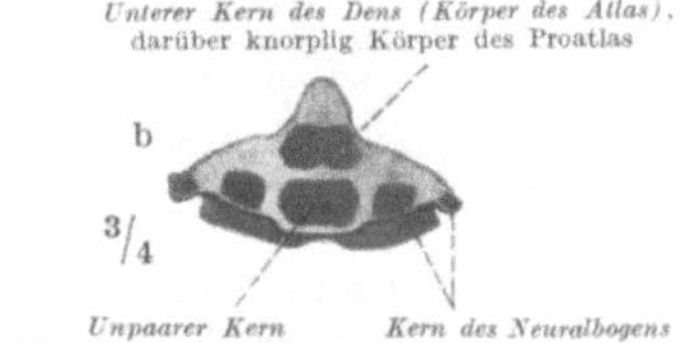

Abb. 76a u. b. Wirbelsäule des Neugeborenen. Knochenkerne schwarz, Knorpel grau. a Sagittalschnitt; b Frontalschnitt durch den Epistropheus (im Beginn der Entwicklung liegen im Dens 2 getrennte Kerne nebeneinander; davon noch eine Andeutung sichtbar).

Die pathologische *seitliche* Verbiegung der Wirbelsäule, *Skoliose*, hat ihr größtes Ausmaß prozentual am häufigsten in der Brustwirbelsäule. Das Gleichgewicht wird durch Gegenkrümmungen in der Lenden- und Halswirbelsäule hergestellt (Abb. 78). Die Ursache kann sehr verschiedenartig sein. Bei geringer Verkürzung eines Beines und Schrägstellung des Beckens wird die Körperlast schon normal nach der gehobenen Beckenseite hinübergelegt, um die Muskeln dieser Seite zu entlasten (Abb. 77); die Folge ist eine kompensatorische Gegenkrümmung der oberen Brust- und Halswirbelsäule. Diese kann primär oder sekundär betroffen sein. Die pathologischen Krümmungen sind exzessive Grade der normalen Asymmetrien. Immer ist die schlangenförmige Biegung eine deutliche Illustration für die normalen Biegungen in der *Medianebene* (Abb. 75); denn die mechanische Ursache ist, wenn einmal *eine* Biegung eingetreten ist, für die folgenden gleich, mögen sie in der Median- oder Frontalebene erfolgen. Bei der Skoliose sind nur die Folgen für den übrigen Körper außerordentlich groß, weil keine Symmetrie mehr möglich ist. Denn der Wirbelkörper weicht nach der konvexen Seite zu aus, die Querfortsätze und mit ihnen die vertebralen Rippenenden werden dadurch schräg gestellt. In der einen Rumpfhälfte wird die durch den Wirbel stark nach hinten getriebene Rippe vorn ziemlich gerade gestellt, während in der anderen Rumpfhälfte die nach vorn getriebene Rippe in engem Bogen das Brustbein erreicht, welches möglichst in der Mittellinie stehenbleibt, und in welchem sich die Spannungen ausgleichen. Der Brustkorb ist also schwer deformiert (Rippenbuckel), obgleich (richtiger „weil") das Brustbein ungefähr an seiner Stelle stehengeblieben ist, und man sich dadurch leicht täuschen läßt. Die Konsequenzen der abnormen Biegungen in der Frontalebene und in allen anderen Ebenen, außer der medianen, beweisen wie ein Experiment, daß die normale Krümmungsform in der Medianebene, so wie sie geworden ist, allein die annähernd symmetrische Entfaltung des Stammes, seiner Anhangsorgane und Binnenräume gewähren konnte und so günstige Gleichgewichtszustände entstehen ließ.

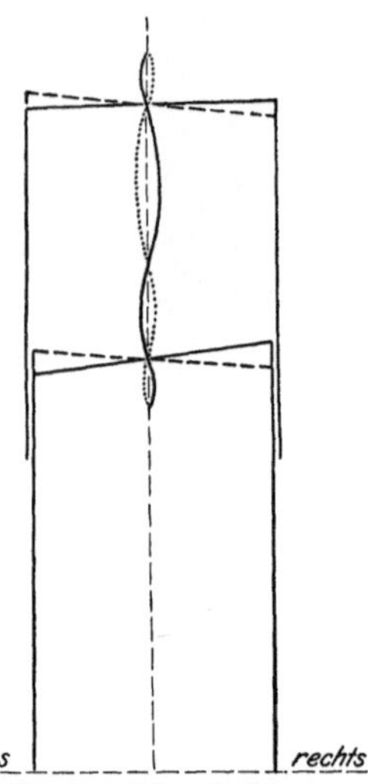

Abb. 77.   Frontale Ausbiegungen (Lateralkrümmungen) der Wirbelsäule (normale Asymmetrie). Schema nach C. HASSE. Körper in Ansicht von hinten. Der gewöhnlichere Typus der Wirbelsäule (bei längerem linken Bein) mit punktierter Linie (vgl. Abb. 118), der seltenere mit ausgezogener Linie. Die horizontalen Linien bedeuten die Querachsen des Körpers in der Schulter- und Beckengegend: beim gewöhnlichen Typus gestrichelte Linie, beim selteneren ausgezogene Linie (bei hochstehender rechter Beckenhälfte steht jedoch meistens die rechte Schulter eine Spur niedriger als die linke, es pflegen also die untere gestrichelte und die obere ausgezogene Querlinie des Schemas kombiniert zu sein).

Sicherung des Ganzen durch die komplexen Einzelteile. Der reiche Wechsel von starren und nachgiebigen, von passiven und aktiven Komponenten, welcher den Bewegungsapparat des Rückens auszeichnet, sichert die Wirbelsäule und in ihr das Rückenmark gegen Stöße und Zerrungen. Die exponierten Bogen sind gegen direkte oder indirekte Splitterung geschützt, weil sie aus kompakten Knochenspangen bestehen, die versteckteren Wirbelkörper sind gegen in die Tiefe wirkende Kompressionen durch ihre größere Masse, ihre funktionelle Innenarchitektur und die als Puffer wirkenden Zwischenwirbelscheiben gesichert (Fall eines schweren Gegenstandes auf Schulter und Rücken und Vornüberknickung). Das Rückenmark nimmt die neutrale Zone ein, welche am wenigsten durch Kompressionen der Körper oder Splitterung der Bogen in Mitleidenschaft gezogen wird. Wenn jedoch ein Stoß die Wirbelsäule so trifft, daß ihre Teile nicht ausweichen können, z. B. bei im Fallen steif gehaltener Wirbelsäule und während des Aufprallens mit dem Gesäß auf den Boden, so kann sie in den Schädel hineingetrieben werden wie der Stiel eines Hammers, den man durch Aufstoßen auf eine feste Unterlage tiefer in den Hammerkörper hineinpreßt.

Die komplexe Zusammensetzung hat ihre besondere Bedeutung für die *Bewegungen* des Rückens und des Körpers. Generell sind sie elastisch und federnd, im einzelnen von ungeheuerem Reichtum der Form, was sich von jeher die Kunst zunutze machte. Der Rückenakt (von agere, bewegen, Abb. 56) ist das schwerste, aber auch das reichste Feld von Formproblemen für den analysierenden und nachschaffenden Beobachter, für Arzt und Künstler.

Zwangslauf und Kraftschluß bei Bewegungen des Rückens. Wie bei der ruhenden Form gehen wir auch bei der bewegten aus von dem lebendigen Zusammenwirken der passiven und aktiven Komponenten. Nirgendwo ist das

Verständnis von der Rücksicht auf die gesetzliche Verknüpfung beider abhängiger als bei den Bewegungsproblemen. Greifen wir die Form der Gelenkflächen heraus. Am Gelenk zwischen Atlas und Epistropheus gibt es Gelenkflächen, welche sich nur in einer Linie berühren können (S. 106). Aber auch die übrigen Gelenkflächen stehen, obgleich sie sich der Form nach fest aneinander legen könnten, tatsächlich bei Bewegungen oft nur an einem Punkt oder in einer Linie in Kontakt. Der Mechanismus ist nicht „zwangsläufig" wie die Kurve, welche der Eisenbahnzug auf dem Schienenstrang nehmen muß, sondern ist im mechanischen Sinne „kraftschlüssig", d. h. es bedarf bestimmt gerichteter Kräfte, welche unabhängig von der Gelenkfläche die Richtung bestimmen (S. 46). Dies sind die Muskeln. Der schließliche Effekt ist ein Kompromiß zwischen der aus der Gelenkform sich ergebenden Führung und Hemmung und den führenden und hemmenden Kräften der Muskeln und Bänder, ein Resultat, welches zwar größeren Kraftverbrauch als der zwangsläufige Mechanismus einer Maschine oder eines Automaten, aber größere Vielseitigkeit der Bewegung im Gefolge hat. Der menschliche Organismus arbeitet wie Unternehmer, welche statt komplizierter Maschinen unzählige Menschenhände zur Ausführung schwieriger Aufgaben benutzen. Wie die Ägypter ihre Monumentaldenkmäler auf großen Strecken mit einfachen toten Mitteln, aber unzähligen lebenden Kräften, die immer am rechten Fleck angreifen mußten, transportierten und aufrichteten, so überwindet der menschliche Körper die Mängel des statischen Apparates dadurch, daß am richtigen Ort immer Muskeln bereit stehen, welche führend und korrigierend eingreifen. Bei der Wirbelsäule fehlt es nicht an ganz oder fast ganz zwangsläufigen Verbindungen (Zapfengelenk für die Raddrehung des Atlas, Abb. 66, Übertragung der meisten Rippenbewegungen auf die Wirbel, S. 100). Die meisten sind aber rein kraftschlüssig.

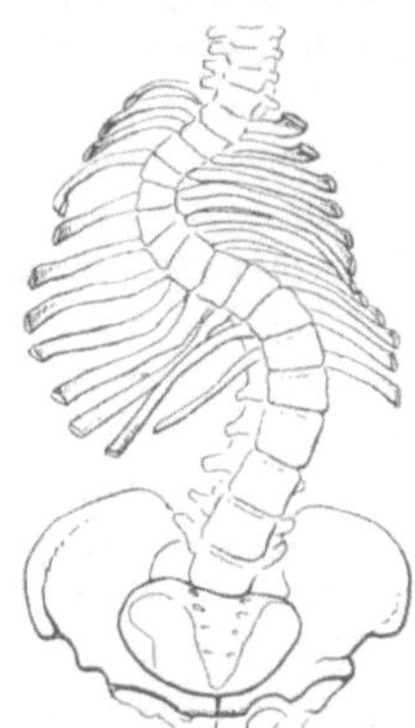

Abb. 78. Skoliose nach Kocher. (Umzeichnung von H. Strasser: Lehrbuch der Muskel- und Gelenkmechanik, Bd. II, 1913, Abb. 136, verkleinert.)

Mögliche und wirkliche Bewegungen. Die Aufgabe wird unübersehbar, wenn man von den Bewegungs*möglichkeiten* der einzelnen Muskeln, Bänder und Gelenke auszugehen und zu konstruieren versucht, welche Gesamtbewegung sich für den Rücken ergeben könnte. Sie hat auch wenig praktischen Wert, weil durchaus nicht alle Bewegungsmöglichkeiten der Muskeln und Knochen wirklich ausgenutzt werden. Es kommt z. B. darauf an, ob die Innervation der Muskeln vom zentralen Nervensystem aus einzelne kleine Abschnitte überhaupt isoliert in Bewegung setzen kann oder sie zu innervieren gewohnt ist, oder ob sich nur eine größere Strecke, wenn nicht gar das System im ganzen bewegen kann. Die Aufgabe ist also nicht auf die in dem Skeletmuskelapparat gegebenen Bedingungen beschränkt.

Man geht deshalb zweckmäßiger von den *wirklichen Bewegungen* des Rückens *am Lebenden* aus und sucht für sie in den Knochenmuskelanordnungen die Erklärung ihres Zustandekommens. Die Kenntnis der Bewegungsapparate setzt uns dann in den Besitz einer Art Landkarte, auf welcher wir die Bewegungen, welche tatsächlich erfolgen, wie die Truppenbewegungen und Schlachtenhandlung in einem Kriege ablesen können. Die Richtungslinien der Muskelsysteme und -zacken (Abb. 48), die man auch nach der Methode Leonardo da Vincis durch Schnüre wiedergeben kann, ist das Wegenetz, welchem der Wille — uns unbewußt — entlang fährt. Er bevorzugt gewisse Wege; es sind die *Hauptstraßen*, die zunächst für eine bestimmte Zweckhandlung gewählt werden. Ist aber aus irgendeinem Grunde diese Hauptstraße gesperrt oder unbequem, so wählt der Wille *Nebenstraßen* und erreicht oft auf Umwegen das gleiche Ziel. Wer also die Karte der Muskeln zu lesen versteht, wird an der Art, wie eine Bewegung ausgeführt wird, sehen, welche Straße von dem Impuls benutzt wurde. Die Gelenke und Bänder spielen dabei teils die Rolle von Brücken, durch welche der Übergang von einer Straße in die andere möglich ist, teils die Rolle von Straßensperren. Ihre Einrichtung muß beim Ablesen der Karte immer mit vor Augen stehen, dann wird das eigentliche Getriebe der Bewegung durchsichtig. Es kommt also bei der Analyse einer bestimmten Bewegung darauf an, beim *Lebenden* genau zu beobachten, welche Muskeln und Knochen beteiligt sind. Die Stellung der Knochen vor, während und nach der Bewegung und die Veränderung der Muskeln während der Kontraktion ist durch Gesicht und Gefühl (Abtasten) zu bestimmen. Zu beiden gehört in erster Linie die Kenntnis der *Form*. Wir legen deshalb besonderen Wert auf die oft vernachlässigten Formen, welche die Muskeln im Leben haben (Abb. 50—52, 55ff.). Bei den Knochen ist die Form nicht weniger wichtig; sie ist dort durch die Härte des Materials stabilisiert und früh bekannt geworden. Wer die Ruheform im Blick und Gefühl hat, wird die Bewegungsform davon unterscheiden und aus ihr wie nach einer Karte ableiten können, welche Wege und Mittel der Wille benutzt, um sich auszuwirken. Oft ist es praktisch von besonderer Bedeutung zu wissen, wo es *keine* Wege auf unserer Karte gibt, d. h. wo Muskeln fehlen oder Gelenke und Bänder trennen. Denn die bestehenden Wege sind so mannigfaltig und dicht, daß sich auf ihnen fast jede Nuance in der Richtung einer Bewegung auswirken kann.

Diese Methode ist bei allen Bewegungen für jede Stelle unseres Körpers anwendbar. Wir benutzen sie zunächst hier zur Analyse einiger der wichtigsten Bewegungen des Rückens. Er ist für das Gesamtproblem des Stehens, Gehens, Sitzens usw. ein besonderer Faktor. Es wird deshalb in anderen, diesen allgemeinen Körperbewegungen gewidmeten Abschnitten späterer Kapitel noch auf ihn zurückzukommen sein. Die Fülle der Bewegungen des Rückens ist keineswegs ganz durchforscht; es kommt hier nur auf das Wichtigste an.

Ventralflexion. Die *Biegung* des Körpers aus der aufrechten Körperhaltung *nach vorn* führt beim Hals und Kopf bis zur Berührung des Kinns mit der Brust und bei der Brust, Lende und dem Becken, entsprechende Übung vorausgesetzt, bis zur Berührung des Bodens mit den Fingerspitzen des gestreckten Armes. Die Beine sind dabei im Knie überstreckt und im ganzen nach hinten gelegt, damit die nach vorn verschobene Masse des Körpers über den Füßen im Gleichgewicht bleibt. Sucht man den Boden mit den Fingerspitzen so zu erreichen, daß man die gerade Streckung der Beine aufgibt und im Knie beugt, so gehen die oberen Enden der Oberschenkel mit dem Becken aus dem gleichen Grunde nach hinten (Abb. 79). Es kann, je mehr im Knie gebeugt wird, um so mehr an Vorneigung des Rumpfes gespart werden, wie bei Leuten mit etwas steifem Rücken, die sich bücken, regelmäßig zu sehen ist (besonders bei alten Leuten). Denn Schwankungen der Flexionsgröße der Wirbelsäule sind zahlreich und hängen von der Übung und dem Körperbau im allgemeinen ab. Der maximale Anteil der Wirbelsäule an den Biegungen nach vorn und hinten ist aus Abb. 58 zu ersehen. Der Rücken wird beim Vornüberbeugen rund; denn die Brustwirbelsäule verstärkt ihre nach hinten gerichtete Konvexität, die Lenden- und Halswirbelsäule werden entgegengesetzt zur Ruhehaltung ein wenig ausgebogen oder bis zur Geraden gestreckt (Abb. 79). Oft ist die Krümmung gleichmäßig; denn die „Körpersäule" der Wirbel entspricht der Seite eines Ovals, dessen Längsachse oben zwischen 4. und 5. Halswirbel hindurchgeht,

unten aber das Promontorium nicht ganz erreicht (punktierte Hilfslinie). Bei
stärkerer Biegung pflegt aber bei vielen Menschen eine Delle an der Grenze
zwischen Brust- und Lendenteil zu bestehen (Abb. 79); oberhalb von ihr springen
die Brust- und unterhalb die Lendendornen stärker vor. Diese Delle ist oft
durch den Teil der Lendenkrümmung bedingt, welcher in die unteren Brustwirbel hineinfällt und wegen der anderen Stellung der·Gelenkflächen nicht so
vollständig ausgeglichen werden kann wie bei den Lendenwirbeln.

Der Kopf und der Hals können allein oder gemeinsam nach vorn gebeugt
werden; ihre Biegungen kommen mit der Lendenbeugung kombiniert vor,

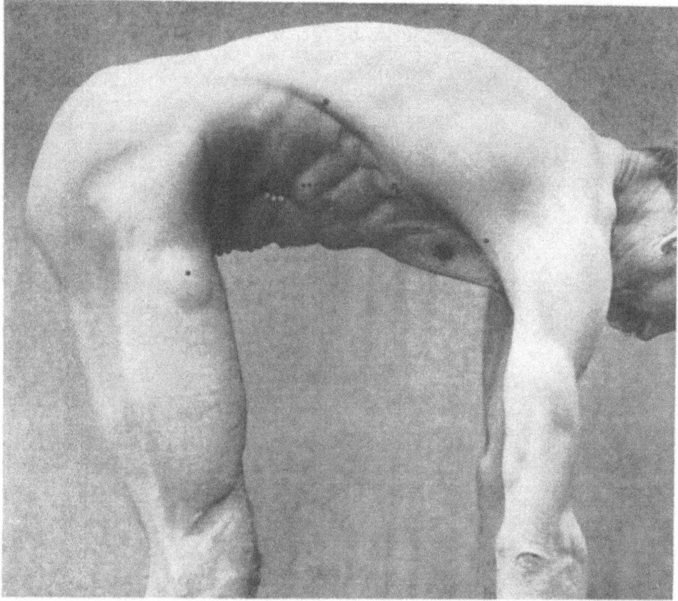

Abb. 79. Ventralflexion. Photographie eines muskelkräftigen, sehr mageren Mannes. In der oberen Profillinie
springen vor von rechts nach links: Vertebra prominens, Dornen der Brustwirbel; in der Lendengegend: die Len-
dendelle. o Rand des M. latissimus dorsi (Pars iliaca); oo Pars costalis des Latissimus [etwas tiefer die Zacken des
Serratus anterior (lateralis)]; ooo Sulcus recti (Außenrand des Rectus abdominis); • Wulst des Tensor fasciae latae;
•• Zacke des Obliquus abdominis externus.

oder letztere ist allein möglich. Meistens pflanzt sich selbst eine leichte Kopf-
bewegung bis zu den Lendenmuskeln fort; solche Bewegungen gehören mit zu
den individuellen Ausdrucksbewegungen des Körpers (Grazie).

Die Ventralflexion gibt dem Körper, besonders den Armen eine andere Stellung zum
Boden und eine Möglichkeit der Betätigung an Dingen in solchen Niveaus, welche bei aufrechter Körperstellung nicht erreichbar sind. Die Blickrichtung wird entsprechend verlagert
und der Sehhorizont eingeengt. Die „Verbeugung" ist die in die Ausdruckssprache des Körpers
übertragene Tatsache eingeschränkter Aktionsbereitschaft in dieser Stellung (Abhängigkeit
von der Außenwelt, Devotion).

Bei leichter Biegung nach vorn bleibt die Längsrinne der Lendengegend
bestehen, weil zu beiden Seiten die Erectores trunci vorspringen. Longissimus
und Iliocostalis sind im ruhigen Stehen nicht gespannt, beginnen sich aber sofort mit Einsetzen der Beugung zu kontrahieren. Je weiter die Beugung getrieben wird, um so deutlicher treten die 5 Lendendornen hervor und um so mehr
flachen sich die Erectores ab. Sie bleiben dabei straff gespannt, wie der tastende
Finger fühlt.

Verdickung und Spannung eines Muskels sind eben nicht gleichbedeutend (s. Oberarmmuskeln). Gerade beim Vornüberbeugen springen anfangs die Lendenmuskeln vor, weil sie

noch auf eine relativ kurze Strecke zusammengezogen sind. Sie sind aber aktiv weniger gespannt als bei forciertem Bücken, bei dem der Raum, den sie einnehmen, immer größer und ihre passive Dehnung stärker wird.

Das Relief der Muskeln und des Skelets bewirkt besonders bei der Frau am Übergang des Rückens in das Gesäß eine rautenförmige Figur der Körperoberfläche *(Venusraute)*. Beim Mann ist die Raute seitlich abgestumpft; die Figur sieht sechseckig statt viereckig aus

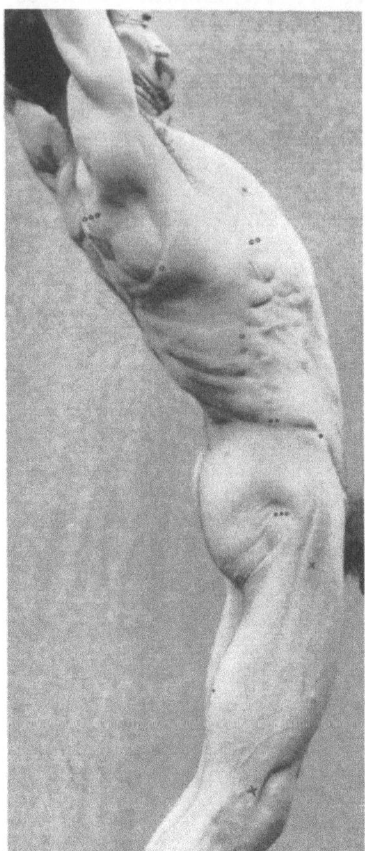

(Abb. 56). Im ruhigen Stehen ist die obere seitliche Ecke des Sechsecks mit den Wirbeldornen durch eine Linie verbunden, welche der Grenze des Muskelbauches des Sacrospinalis entspricht (Abb. 125). Sie verschwindet als erste beim Vornüberbeugen, weil der Muskelbauch in das Niveau der Raute einnivelliert wird. Der Beckenrand, welcher die laterale Grenze des Sechsecks bildet, und der hintere untere Darmbeinstachel (Abb. 121), welcher in dem Grübchen am unteren Ende dieser Grenze zu fühlen ist, markieren diese Stellen nicht mehr, wenn die Beugung forciert wird; denn die Muskeln des Gesäßes werden ebenfalls durch den Zug abgeplattet, so daß alle Unebenheiten geglättet werden. Schließlich springen die Knochen vor, anstatt vertieft zu liegen wie in der Ruhe, in welcher die an solchen versteckten Knochen angeheftete Haut Rinnen und Grübchen bildet. Bei der Frau sind die Grübchen tiefer wegen des größeren Fettreichtums der Haut in der Umgebung, die Figur ist nicht so sehr durch die Details der Muskulatur beherrscht wie beim Mann und deshalb einfacher, rautenförmig.

Der größte Teil des Rückens ist durch die oberflächlichen Muskeln bedeckt, die zur Schulter gehören; diese Muskeln sind beim Bücken gedehnt (z .B. der Latissimus in Abb. 79), manche auch aktiv gespannt, weil sie die Schulter bei herabhängendem Arm halten und das *seitliche* Herabrutschen des Schulterblattes am Brustkasten hindern.

Dorsalflexion. Die *Biegung* des Körpers aus der aufrechten Körperhaltung *nach hinten* (Dorsalflexion, weniger gute Bezeichnung: Extension) ist am freiesten möglich zwischen dem Kreuzbein und den beiden untersten Lendenwirbeln, ferner zwischen den oberen Lendenund unteren Brustwirbeln, drittens in der Halswirbelsäule. Beim Brustteil ist die nach vorn gerichtete Konkavität wohl abgeflacht, aber nicht ganz verschwunden. Beim Lendenund Halsteil ist die Konkavität im Rücken vertieft; es kommen hier bei der Extrembewegung direkte Einknickungen zustande, und Querfalten der Haut bezeichnen äußerlich die Hauptbiegungspunkte. In starker Rückwärts

Abb. 80. Dorsalflexion (derselbe Mann wie in Abb. 79). o Ränder des Latissimus dorsi (durch den Muskel schimmern die Rippen durch); oo Zacken des Serratus anterior; ooo Trapezius (stärkste Zusammenziehung, charakteristisch für Armhebung); • Spina iliaca anterior superior; •• Weichenwulst; ••• Trochantergrube; × Tractus iliotibialis (MAISSIATI).

biegung bei aufrechter Haltung werden Beine und Becken vorwärts geschoben, um den Körper im Gleichgewicht zu halten (Abb. 80).

Die Rückenstrecker werden im Lendenteil sehr bald weich und schlaff, weil sie passiv zusammengeschoben werden. Die oberflächlichen und tiefen Muskeln der vorderen Körperwand tragen die Körperlast, die Schultermuskeln bestimmen die Lage der Extremität.

Der Rumpf kann in der Lende nach hinten und unabhängig davon weiter oben nach vorn gebeugt werden. Dieses Zickzack setzt die Knickungen in der unteren Extremität fort, da das Hüftgelenk eine Hebung des Oberschenkels nach vorn und das Kniegelenk eine Beugung des Unterschenkels nach hinten freigibt. Beim Springen bricht der zickzackförmige Wechsel solcher Körperbiegungen den Anprall des Körpers auf den Boden. Bei straff gestrecktem Körper und gestreckten Beinen ist selbst Herabhüpfen von geringen Höhen (wie von einer Treppenstufe) auf die Füße recht schmerzhaft für den Rücken. In extremen Fällen können die Folgen ähnlich sein wie beim Fall auf das Gesäß unter gleichen Bedingungen (s. S. 118).

Lateralflexion. Die *Biegung* des Körpers *nach der Seite* ist an denselben Stellen am ausgiebigsten möglich wie bei der Dorsalflexion. Die Krümmung der Dornenreihe liegt meist in einer gleichmäßig gebogenen Linie (S. 103); es kommen aber entsprechend jenen Stellen kleine Knickungen vor, am ehesten in der Lendengegend. Die Muskulatur der konkaven Körperseite ist schlaff und bei höheren Graden der Rumpfbiegung gestaucht (die Haut entsprechend in Querfalten gelegt, Abb. 164); die Muskulatur der konvexen Körperseite ist zwar gedehnt, aber doch dabei aktiv gespannt, straff (s. Oberarmmuskeln).

Wird aus der vorwärts oder rückwärts gebeugten Körperstellung heraus eine Seitenbeugung der Wirbel angeschlossen, eine Kombination, welche infolge der schrägen Richtung der Muskelzacken sehr leicht zustande kommt (Abb. 48), so wird die Wirbelsäule scheinbar torquiert. Das hängt damit zusammen, daß die Wirbelsäule in den genannten Ausgangsstellungen nur nach einer Seite gekrümmt ist (während in der aufrechten Stellung Konvexität und Konkavität wechseln, Abb. 58). Macht man in ein Kartenblatt leicht divergierende Knicke und biegt es in allen Knicklinien nach der gleichen Richtung, so erhält man die gleiche *scheinbare* Rotation. Bei unserem Körper gehen bei solchen Verwindungen Schulter und Kopf aus der Frontalebene nach hinten oder vorn heraus. Das Individuum korrigiert dies gewöhnlich durch

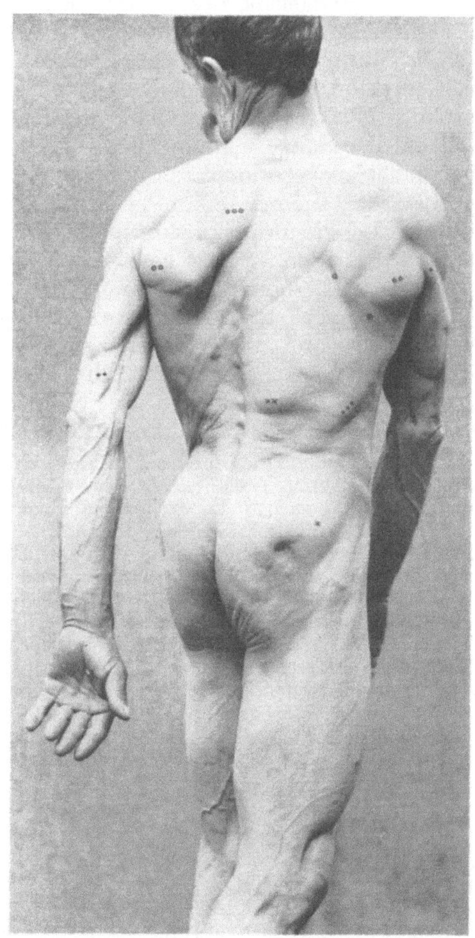

Abb. 81. Torsion des Körpers (derselbe Mann wie in Abb. 79 u. 80). Das Becken ist nach rechts, die Brust, die Schultern und der Kopf sind nach links gedreht. o Rhomboides-Serratuslinie; oo Teres maior; ooo Rhomboides; • bogenförmige Strecke des langen Tricepskopfes; •• Caput mediale des Triceps; ••• Rand des Latissimus; × Glutaeus medius; × × entspannter lateraler Trakt des Erector trunci, schlaff herabhängend.

leichtes Vor- und Zurücknehmen der betreffenden Hüfte (Becken). Diese Ausgleichsbewegung ist am Lebenden bei seitlichen Rumpfbiegungen häufig zu konstatieren.

Torsion. Die *Drehung* (Kreiselung, Umwendung) des Rumpfes um die *Längsachse* (Torsion, Rotation, Abb. 81) setzt sich aus sehr verschiedenen Teilbewegungen zusammen. Als Torsionshebel werden die Fortsätze der Wirbel, das Becken, der Brustkorb, die Schulter und der Kopf benutzt. Der Kopf ist schließlich bei feststehenden Füßen so weit gedreht, daß das Gesicht schräg rückwärts und die Blicklinie genau nach hinten gerichtet werden kann; denn die Seitenbewegung der Augäpfel fügt zu der Gesamttorsion mit 135° noch 45° hinzu. Die

Drehfähigkeit der Wirbelsäule selbst ist individuell sehr verschieden und oft nach der einen Seite weniger ausgiebig als nach der anderen. Der Gesamtumfang innerhalb der Wirbelsäule beträgt beim Lebenden nach jeder Seite durchschnittlich 82°, beim Rücken ohne Kopf nur etwa 45° (alle Wirbelverbindungen mit und ohne Radgelenk des Atlas). Ein Wirbelsäulenpräparat ohne Rippen und Brustbein ist erheblich stärker torsionsfähig.

Die Muskeln des medialen Traktes sind auf derjenigen Seite, von welcher weggedreht wird, gespannt. Sie liegen mehr in der Tiefe. Die oberflächlicheren lateralen Muskeln sind auf der Seite, nach welcher hin gedreht wird, kontrahiert und auf der Seite, von welcher weggedreht wird, schlaff (Abb. 81). Besonders das spinotransversale System (Splenius) setzt die Drehbewegung der medialen Muskeln der anderen Seite spiralig fort (Abb. 53). Aber auch das sacrospinale System (Longissimus, Iliocostalis) hilft durch die Hebelwirkung auf Querfortsätze und Rippen. So ist gewöhnlich auf der einen Rückenseite die *Tiefe* entspannt (schlaff) und die *Oberfläche* gespannt (straff), auf der anderen Seite ist es gerade umgekehrt. Dies kann sich ändern, wenn der Körper Widerstand findet, weil dann die transversospinalen Fasern der Tiefe auch auf der Seite wirken, nach welcher gedreht wird; sie wirken nämlich vom Dorn nach dem Querfortsatz, wenn obere Dornen festgehalten und darunter liegende Wirbel drehbar sind (Insertionssammelpunkt, Abb. 48).

Das Becken und der untere Teil der Wirbelsäule lassen sich entgegen Schultern und Kopf drehen (Abb. 81); manche Artisten vermögen auf diese Weise die Hände gegen die Füße um 180° gedreht nach rückwärts auf den Boden zu setzen.

Die Schultermuskulatur der Seite, nach welcher der Rücken gedreht wird, ist kontrahiert, um die Schulter zurückzunehmen (Abb. 81). Der Kopf wird vom Trapezius und Sternocleidomastoideus der anderen Körperseite und von den tiefen Drehmuskeln bewegt.

Die Gesäßmuskeln (Glutaei) beteiligen sich am Drehen des Beckens, und zwar ihre nach hinten liegenden Teile auf der abgewandten Seite, die lateral und vorn liegenden auf der gleichen Seite, nach welcher gedreht wird (rechter Glutaeus medius in Abb. 81 kontrahiert). Über diese Wirkungen und über die stark beteiligte Muskulatur von Bauch, Brust und Hals wird bei den betreffenden Körpergegenden gehandelt werden.

Da bei allen Bewegungen der Wirbelsäule die Rippenhebel eine große Rolle spielen, so kann auch die Atembewegung auf die Wirbelsäule wirken. Atemgymnastik ist bei der Korrektur von leichten Deviationen der Wirbelsäule von großem Einfluß.

C. Spezielle Bewegungsapparate der ventrolateralen Rumpfwand: Brust, Bauch, Hals.

I. Rippen und Brustbein als passive Bewegungsfaktoren.

1. Allgemeines: Die Matrix für die Rippen und das Brustbein.

Entstehung der Rippen. Auf der bindegewebigen (häutigen) Entwicklungsstufe der Wirbelsäule bildet sich als Stütze für die Rumpfwand von jedem Wirbelkörper aus beiderseits ein ventrolateral gerichteter Fortsatz: Rippenfortsätze (Abb. 82 u. 83). Indem sie verknorpeln, sondern sie sich vom Wirbelkörper, der im Processus transversus eine besondere Fortsetzung als Träger der Rippe entwickelt (Abb. 9). Die bewegliche Befestigung an der Wirbelsäule, deren Detail früher beschrieben ist (S. 100 ff., Abb. 60—63), kommt durch die Verknöcherung der Rippe zur Vollendung. Die Ossifikation geht von einem Knochenkern aus, der am Ende des 2. Fetalmonats im vertebralen Ende der Rippe entsteht und langsam gegen das andere Ende fortschreitet. Dieses ist inzwischen gegen die ventrale Mittellinie des Körpers vorgedrungen. Die Verknöcherung, die rein enchondral verläuft, macht vor dem Ende der knorpligen Rippenanlage halt. So kommt es, daß die Rippen zeitlebens einen knöchernen und einen knorpligen Teil besitzen: *Os costale* und *Cartilago costalis* (Abb. 84). Dadurch bieten die Rippen ein charakteristisches Beispiel dar für den Ausbau der mesenchymalen Skeletanlage in verschiedenen Materialien Knochen, Knorpel, Bänder, Gelenkspalten) je nach der Leistung, welche die einzelnen Anteile unter der Beanspruchung zu erfüllen haben.

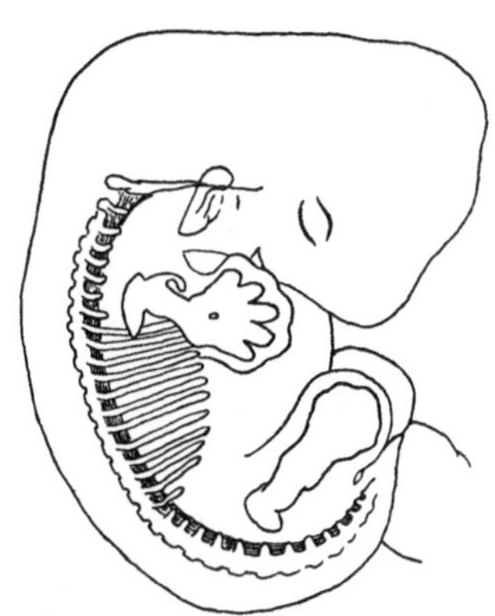

Abb. 82. Rippenfortsätze der Wirbel, häutige (blastematische) Periode der Entwicklung, menschlicher Embryo, 11 mm Länge. (Aus KEIBEL-MALL: Handbuch der Entwicklungsgeschichte des Menschen, Bd. I, S. 334, Abb. 232, vereinfacht.)

Es ist bestritten worden, daß die Rippen Fortsätze der Wirbel seien auf Grund der Tatsache, daß der Rippenknorpel als separates Knorpelzentrum getrennt vom Wirbelknorpel angelegt wird. Solche selbständigen Knorpelherde bedeuten aber nicht immer, daß das Material ein besonderes ist. Sie sind nichts anderes als vorauseilende Manifestationen in einem Blastem, das *seiner ganzen Ausdehnung* nach die Fähigkeit hat, Knorpel zu bilden. Dies ist bei Amphibien für die Knorpelzentren des Schultergürtels bewiesen durch die experimentelle Isolierung von Blastemstücken, welche von den Zentren entfernt liegen; die von den Zentren abgetrennten Blastemstücke verknorpeln in normaler Weise, sind also vom Knorpelzentrum nicht abhängig (s. obere Extremität, Schultergürtel). Für die Rippe ist ähnliches wahrscheinlich; denn es gibt rudimentäre Rippen, welche nur aus einem ventralen Stück bestehen, bei welchen also trotz Fehlens der Verknorplungsstelle in der Nähe der Wirbelsäule die Entwicklung doch vor sich geht (Bauchrippe bei der Unke). Beim Menschen ist die Fortsetzung der Sternalleiste, welche der 8. und 9. Rippe entspricht, ohne von diesen erreicht zu werden, auf diesem Wege verständlich (s. unten).

Die Annahme, daß die Rippe historisch ein Fortsatz des Wirbels sei, wurzelt wesentlich in der Vorstellung, daß die Septen (Inscriptiones) der muskulösen Körperwand, welche an den Wirbeln Anheftung finden (Abb. 6), nur dann durch einen Skeletstab befestigt werden können, wenn dieser mit der Wirbelsäule in festem Verband steht. Gerade die Anfänge des Bildungsprozesses setzen Einheit zwischen Wirbel und Rippe voraus. Es steht damit in gutem Einklang, daß die früheste Anlage der Rippe in der individuellen Entwicklung vom Wirbel aus kontinuierlich in die Bauchwand vorwächst (Abb. 82 u. 83 a).

Außer den Rippenfortsätzen gibt es noch besondere Hämalfortsätze der Wirbel (*ventrale* Bogen), welche im Schwanz die Aorta gerade so umscheiden wie die Neuralfortsätze (*dorsale* Bogen oder Wirbelbogen schlechthin) das Rückenmark umgeben. Bei den verschiedenen

Tierklassen stehen die Rippen in sehr wechselnder Beziehung zu diesen Bogenbildungen. Beim Menschen fehlen die unteren Bogen: die Rippen, die wahrscheinlich von ihrer Basis ausgingen, haben sich auf die Basis der dorsalen Bogen verschoben. Bei Amphibienembryonen läßt sich ein ähnlicher Verschiebungsprozeß noch in seinen einzelnen Phasen nachweisen. Die Verlagerung der meisten Rippenköpfchen an die Grenze zwischen 2 Wirbeln (S. 76) ist ein ähnlicher Vorgang.

Meistens sind die Rippen bei niederen Wirbeltieren mit 2 Zinken am Winkel befestigt. Bei Säugern ist in dem Höcker, mit welchem sich die Rippe an den Querfortsatz des Wirbels

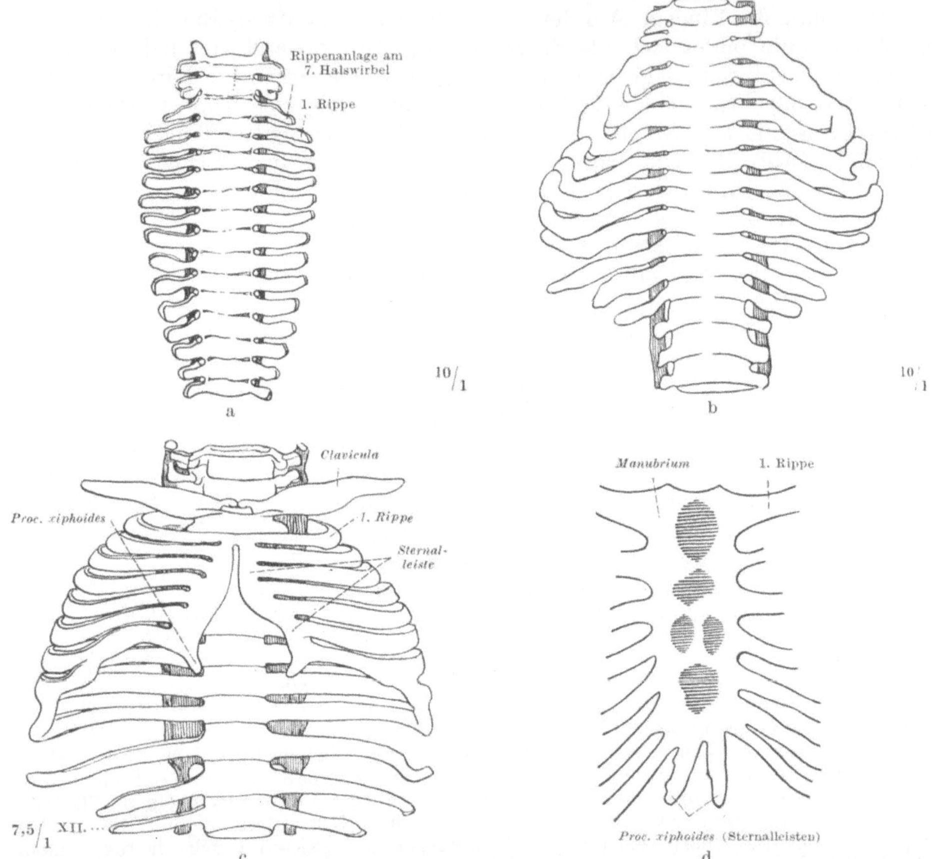

Abb. 83a—d. Entwicklung des Sternum. a blastematöses Thoraxskelet eines menschlichen Embryo von 9,2 mm Länge, von vorn. Etwas jüngeres Stadium als Abb. 82. Die beiderseitigen Rippenfortsätze enden frei. b knorpeliges Thoraxskelet eines Embryo von 15 mm Länge. Enden der 4 ersten Rippen zur Sternalleiste verbunden. c knorpeliges Thoraxskelet eines Embryo von 22,2 mm Länge. d Brustbein eines Neugeborenen, Knochenkerne schraffiert. [a, b, c nach REITER: Z. Anat. **111**, 680, 688, 698 (1942). d nach eigenem Präparat, Aufhellung nach O. SCHULTZE.]

anlehnt (Tuberculum costae, Abb. 85), ein Rest der 2. Zinke erhalten. Die Befestigung des Rippenköpfchens an den Wirbelkörpern ist aber zur Hauptsache geworden; infolgedessen ist die Rippe viel einfacher gestaltet als im ursprünglichen Zustand. Die historische Entwicklung hat hier von größerer Komplikation der Form zur Vereinfachung geführt, während gewöhnlich das Entgegengesetzte statthat.

Außer der Hauptossifikation (Diaphyse) kommen zur Zeit der Pubertät noch epiphysäre Nebenkerne zur Anlage (eine am Rippenköpfchen, zwei am Tuberculum costae), die erst spät mit der Rippe verschmelzen.

Entstehung des Brustbeins. Wenn die Rippenanlagen eine gewisse Länge im Embryo erreicht haben, verschmelzen die Enden der 1.—7. Brustrippe jederseits miteinander zu einer Leiste: *Sternalleiste* (Abb. 83b). Sie ist anfangs bindegewebig (häutig) und verknorpelt später. Die Enden der 8.—10. oder nur der 8.—9. Brustrippe lehnen sich je an die vorhergehende Rippe an (Abb. 87). Sie treten nicht zu einer Sternalleiste zusammen. Dagegen wächst die Sternalleiste über die Vereinigungsstelle mit der 7. Rippe caudalwärts hinaus (Abb. 83 b, Proc. xiphoides). Die paarigen Sternalleisten vereinigen sich, sobald das Herz von seiner Entstehungsstätte im Hals in den Thorax hinabgestiegen ist, vom kranialen Ende anfangend (Abb. 83 b) zum unpaaren Sternum. Bei der Verknöcherung (6. bis letzten Fetalmonat, Abb. 83 d) treten oft noch paarige Knochenkerne auf. Doch korrespondieren sie meist nicht mit der Zahl der beteiligten Rippen und sind oft von vornherein unpaar. Dies ist immer beim kranialsten der Fall, welcher zum *Manubrium* wird. Im 12.—25. Lebensjahr verschmelzen die übrigen 5—7 Knochenkerne zum einheitlichen *Corpus sterni* (Abb. 87), welches oft bis ins hohe Alter an Erhabenheiten die ursprüngliche Zusammensetzung aus einzelnen Stücken erkennen läßt. Der caudale Teil des Sternum bleibt manchmal ganz knorplig und entsprechend den paarigen Sternalleisten geteilt (Abb. 83 c, Proc. xiphoides). Das ist der Teil, welcher ursprünglich von der 8. und 9. Rippe gebildet wurde, als diese noch nicht rudimentär waren, sondern die Mitte des Körpers erreichten. Meistens verschmelzen die beiderseitigen Stücke zu einem einzigen schwertförmigen Skeletstück, das vom 6. Lebensjahr ab von seiner Basis aus partiell verknöchert: *Processus xiphoides* (Abb. 87). Zwischen dem zweigeteilten und einheitlichen Zustand des Schwertfortsatzes gibt es die verschiedensten Zwischenformen (Gabel mit verschiedenen langen Zinken, Durchlochung). Rippen, Sternum und Brustwirbel zusammen sind das Skelet des *knöchernen Brustkorbes* (*Osteothorax* oder *Thorax* schlechthin, Abb. 84 u. 87).

Bleibt die Vereinigung der Sternalleisten zum Sternum aus, so können, wie gelegentlich im Schwertfortsatz (Abb. 87), auch ein oder mehr Löcher im Sternum bestehen; im extremen Fall ist das Brustbein gespalten (Fissura sterni congenita). Dann liegt das Herz unmittelbar unter der Haut, seine Pulsationen sind ohne weiteres sichtbar.

Das Wort: Brustkorb oder Thorax ist sowohl für die ganze, aus Hart- und Weichteilen zusammengesetzte Wandung im Gebrauch, welche die Brusthöhle unmittelbar umschließt, wie auch für die Hartteile der Wand allein (beim Fetus: Chondrothorax, beim Erwachsenen: Osteothorax).

Über Ossa suprasternalia und andere Reste des *Episternum* s. Schultergürtel.

2. Die gröbere Form der Rippen und ihre Beziehung zum Brustkorb.

Zahl und Verschiedenheiten der Rippen. Der Mensch hat 12 Rippenpaare, die zu den Brustwirbeln gehören. Doch stecken in den übrigen Regionen der Wirbelsäule, auch im Kreuzbein, noch Rippenrudimente in den Wirbeln selbst. Sie sind bei den betreffenden Wirbeln beschrieben, denen sie als integrierender Bestandteil einverleibt sind (S. 73 u. 76). Von den 12 Rippenpaaren, die ihre Selbständigkeit bewahren, sind 7 am Brustbein angefügt, *Costae sternales s. verae*, manchmal auch 8 (rechts häufiger als links). Die übrigen, *Costae abdominales s. spuriae*, zerfallen in 2 Untergruppen. Die einen fügen sich so aneinander, daß von je 2 Rippen die Knorpelspitze der caudalen sich an den Unterrand des Knorpels der kranialen anlehnt (Abb. 87). Sie bilden den *Arcus costarum* (daher auch *Costae arcuariae* genannt). Zu ihnen gehört meistens die 8. bis 10. Rippe, doch kann die 8. zu den Costae sternales, die 10. zu der folgenden Unterabteilung gehören. Diese besteht gewöhnlich aus der 11.—12. Rippe, die frei in die Bauchwand hineinragen: *Costae fluctuantes.* Außer der 1. Rippe die vom Schlüsselbein verdeckt ist, sind alle übrigen durch die Haut tastbar und bei mageren Individuen und besonders bei Kindern auch sichtbar (Abb. 80). Man zählt sie, indem man in der Mamillarlinie (S. 8) die Fingerkuppe von oben

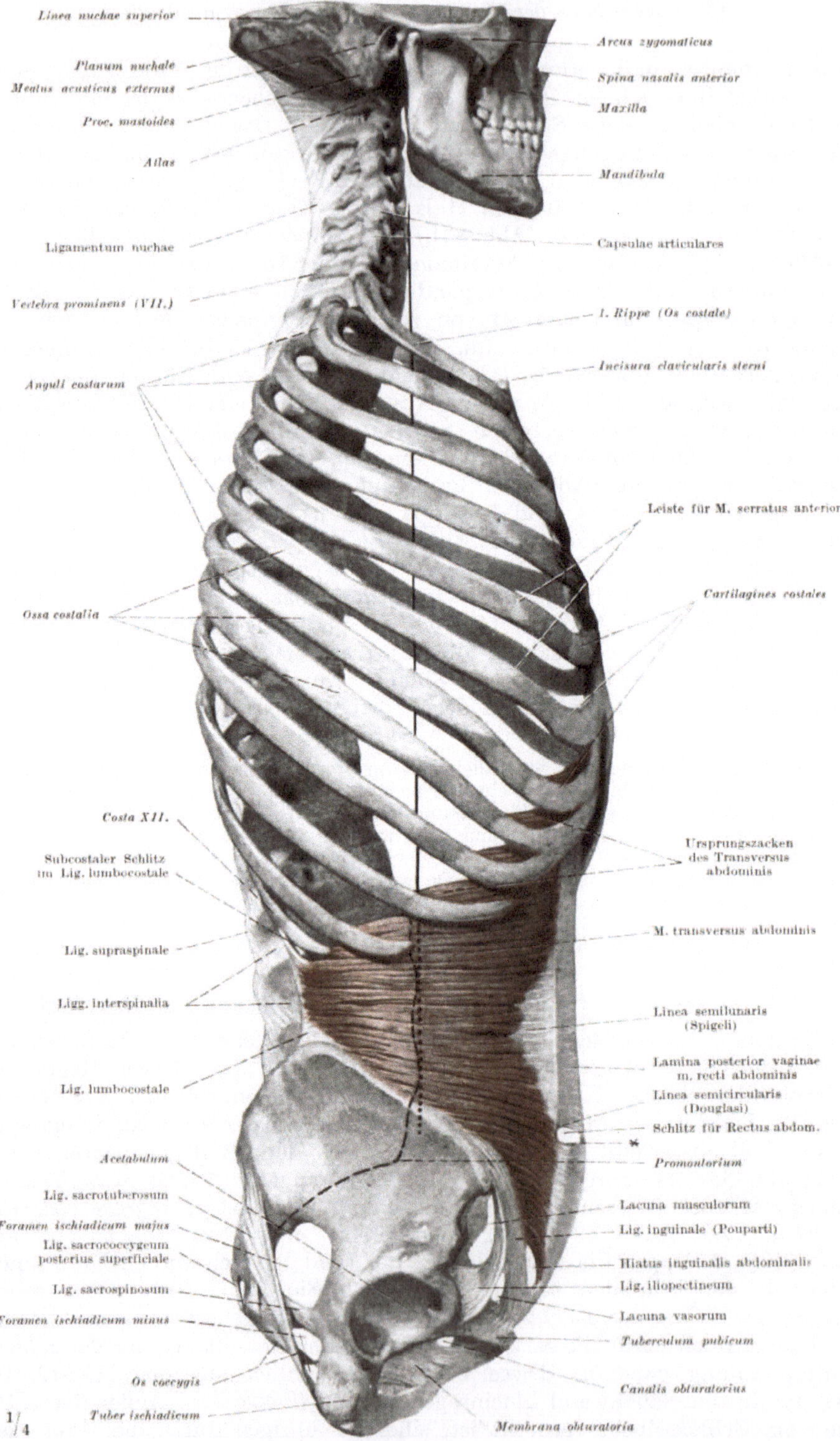

Abb. 84. Rumpf von der Seite. Natürliche Lage der Knochen und natürliche Form der Muskeln wie im unversehrten Körper (1. Seitenbild, tiefste Schicht eines in situ gehärteten und durch eine besondere Methode montierten Muskeltorso). Die 10. Rippe ist bereits Costa fluctuans. Vorderer Kontur der Wirbelsäule hinter M. transversus abdominis und Hüftbein gestrichelt. Schultergürtel entfernt. * Oberer Rand des Transversusanteiles am vorderen Blatt der Rectusscheide (vgl. Abb. 87 u. 89).

nach unten von Zwischenrippenraum zu Zwischenrippenraum gleiten läßt. (Die erste deutlich fühlbare Rippe ist die zweite der Reihe. Sie setzt stets am Angulus sternalis [S. 133] an und ist daran mit Sicherheit als die zweite zu bestimmen.)

Von den 12 Rippen ist die 7. am längsten, die 1. und letzte sind die kürzesten. Das Längenmaß der 12. ist sehr schwankend; sie kann ganz fehlen oder besonders bei Vorkommen einer Lendenrippe so lang wie die 11. Rippe der Norm sein. Es kommt hier der gleiche Verkürzungsprozeß wie an der Wirbelsäule zum Ausdruck. Durch Reduktion der letzten Rippen wird beim aufrechten Gang größere Beweglichkeit in der Lende erzielt (S. 112). Die größeren individuellen Zahlen sind in allen diesen Verhältnissen die atavistischen (Rückschlagsform), die kleineren die progressiven (Zukunftsform).

Dreifache Biegung der meisten Rippen. Das Skelet bildet um den Inhalt der Brusthöhle einen Käfig aus Stäben von eigentümlich geschwungener Form. Die Rippenstäbe werden vorn durch das Brustbein und hinten durch die Wirbelsäule zusammengehalten. Alle Skeletteile und die zwischen ihnen eingeschalteten Weichteile bilden zusammen denjenigen Teil der Brustwand, welchen man *Brustkorb (Thorax)* nennt. Die Brustwand im ganzen enthält außerdem noch Skeletteile und Muskeln, welche sich auf den Brustkorb wie ein Mantel darauflegen (Schultergürtel, Extremitätenmuskeln, Abb. 9, vgl. auch Abb. 87 mit 89).

Man erhält ein Modell der Rippenform, wenn man einen geraden bandförmigen Streifen aus Plastilin in 3 Richtungen biegt, 1. über die Fläche, 2. über die Kante und 3. um die eigene Längsachse. Die Rippe verläuft infolge ihrer Flächenkrümmung (1.) um den Brustraum herum. Infolge ihrer Kantenkrümmung (2). senkt sich das sternale Ende gegenüber dem vertebralen so sehr, daß es beim aufrecht stehenden Menschen in eine Horizontalebene mit dem Köpfchen der übernächsten oder einer noch weiter entfernten Rippe zu liegen kommt (Abb. 84). Die Achsendrehung oder Torsion (3.) führt dazu, daß besonders bei den oberen Rippen die Fläche am sternalen Rippenende viel stärker schräg gerichtet ist als nach dem vertebralen Ende zu (Abb. 85). Über die Krümmungen der 1. und 12. Rippe s. S. 131.

Von vorn gesehen gleicht die Gesamtform des Brustkorbes einem abgestumpften Kegel (Abb. 87 u. 111). In die Basis schneidet von beiden Seiten der Rippenbogen ein, welcher durch die Costae arcuariae gebildet wird. Von der Seite gesehen ist die Gesamtform dagegen längsoval (Abb. 84 u. 112). Der hintere Kontur des Ovals kommt dadurch zustande, daß die mittleren Rippen nach hinten entsprechend der dorsal gerichteten Konvexität der Brustwirbelsäule weiter vorspringen als die oberen und unteren. Der vordere Kontur des Ovals wird oben durch das Brustbein gebildet, welches schräg nach unten vorn verläuft, unten durch den Rippenbogen und die Costae fluctuantes, welche schräg nach hinten zurückweichen. Die Begrenzung des Brustovals ist also speziell durch die Form der Rippen bedingt. Ihre schräge Lage in diesem Oval ist die Voraussetzung für die harmonikaartige Verkürzung der Längsachse des Brustkorbes bei der Atmung; sie wird erst später im Zusammenhang mit den anderen dabei beteiligten Faktoren des näheren dargelegt werden können. Es ist für die Ruhestellung des Brustkorbes deutlich, wie durch die Rippen eine ganz andere Form der Brusthöhle erzeugt wird als die plattzylindrische Form, welche die Weichteile der Bauchwand für die Bauchhöhle bedingen (Abb. 84). Doch sind letztere an den Rippen direkt oder indirekt aufgehängt. Die Form der Bauchwandung ist also mitbedingt durch den Rahmen, welchen oben die Rippen bilden (unten wird ein Rahmen vom Becken geliefert).

Die Unterabschnitte der einzelnen Rippe. An der Rippe (Abb. 85) unterscheidet man Körper *(Corpus)*, Hals *(Collum)* und Köpfchen *(Capitulum)*.

Das Köpfchen hat 2 Gelenkfacetten für die beiden Wirbel, mit welchen es artikuliert; sie werden durch eine Knochenleiste geschieden, welche mit der Zwischenwirbelscheibe verbunden ist (Lig. interarticulare, Abb. 61 u. 85). Die 1., 11.
und 12. Rippe haben nur eine Gelenkfacette, da sie nur mit einem Wirbel
gelenkig verbunden sind (S. 76).

Der Hals der Rippe geht vom Köpfchen aus schräg nach hinten (Drehachse
Abb. 85). In diesem Verhalten liegt der Ausgangspunkt eines doppelten Vorteils

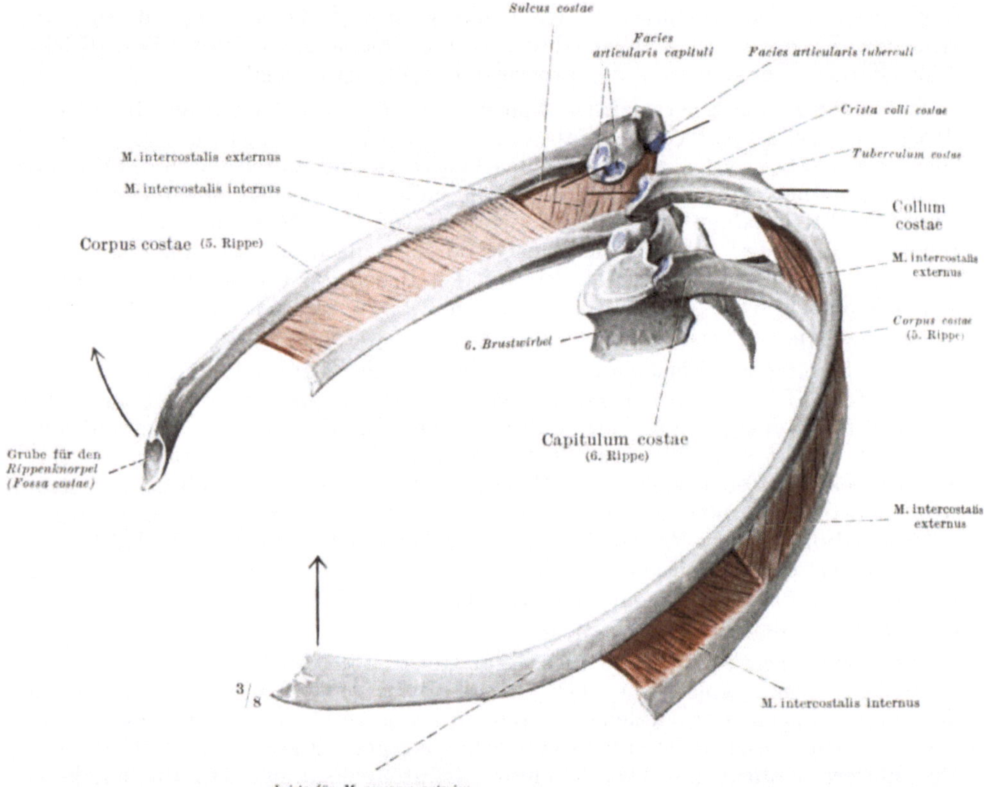

Abb. 85. 5. und 6. Rippe mit Intercostalmuskeln, in natürlicher Lage und Form (Muskeltorso Mittelstellung
des Thorax). Die Drehachsen für die Rippen eingezeichnet, sie divergieren nach hinten außen. Die vorderen
Pfeile geben die Richtung der Rippenhebung an. Die aponeurotische Fortsetzung des Intercostalis internus ist
fortgelassen. Die 6. Rippe jederseits vorn weggelassen, ebenso die vorderen Hälften der Intercostalmuskeln und
der 5. Brustwirbel.

für die Gesamtkonstruktion des Brustkorbes und unseres Körpers überhaupt.
Die erste Folge ist das Zustandekommen des *Sulcus pulmonis*. Jede Rippe
biegt nämlich am Rippenwinkel, *Angulus costae*, wieder nach vorn um. Die
Rippenwinkel der einzelnen Rippen entfernen sich von oben nach unten immer
mehr von der Wirbelsäule. Infolgedessen entsteht vorn zu beiden Seiten der
Wirbelsäule eine von den Rippen ausgekleidete Längsrinne, die oben schmal
und nach unten immer breiter wird. Sie erweitert den Brustraum beträchtlich
und birgt den hinteren Teil der Lunge (daher ihr Name: Sulcus pulmonis).
Das Entscheidende ist, daß die Brusteingeweide nicht nur vorn von der Wirbel-
säule, sondern neben und sogar hinter diese zu liegen kommen (Abb. 84). Die
Rückenmuskulatur findet dorsal in der Rinne zwischen Wirbel und Rippen
Platz. Die Körpersäule selbst ist in das Innere des Brustkorbes vorgetrieben.

Man kann sagen, daß darin eine Vorbedingung für die aufrechte Körperhaltung gegeben war (Abb. 75a). Denn je weniger exzentrisch der Träger zur Last steht, um so leichter läßt sich das labile Gleichgewicht einhalten.

Die 2. Folge der Schrägstellung des Rippenhalses äußert sich in der Art der Rippenwirbelverbindung und in den Bewegungen der Rippe selbst. Die Schrägstellung der Rippenhälse entspricht der Stellung der Querfortsätze der Brustwirbel, die ebenfalls schräg nach hinten gerichtet sind (Abb. 40c). Am 1. Brustwirbel ist der Querfortsatz noch fast rein quer gerichtet wie an den Halswirbeln (Abb. 43). Bis zum 5. Brustwirbel hin wird die Schrägstellung allmählich stärker. Die Rippe hat einen Höcker, *Tuberculum costae*, der unten überknorpelt ist und mit dieser Stelle am Querfortsatz des Wirbels artikuliert, *Facies articularis tuberculi* (Abb. 85). Die Rauhigkeit darüber dient zur Bandbefestigung zwischen Rippe und Querfortsatz (Lig. tuberculi costae, S. 102). Alle Befestigungen, welche die Rippe am Wirbel besitzt, ermöglichen ihr, wenigstens bei der 2.—5. oder 6. Rippe, eine Zapfendrehung in dieser Schrägstellung um die Achse des Halses (Abb. 85, vgl. S. 100); die Rippe beschreibt infolge der Rippenkrümmung mit dem sternalen Ende einen Kreisbogen, wie mit einem Schreibhebel (S. 143). Diese Bewegung ist ausschlaggebend für die Hebung des Brustbeins und des Brustkorbes im ganzen. Das Brustbein wird bei jeder Rippendrehung nach oben und nach vorn getrieben. Von der 6., jedenfalls von der 7. Rippe an, also bei den Rippen, an denen die Pars costalis des Zwerchfells entspringt, ist die Bewegung der Rippen anders. Die Gelenkflächen an den Querfortsätzen sind nicht hohl wie an den oberen, sondern fast plan, fehlen am 11. und 12. Brustwirbel (Abb. 44), oft auch am 10., und können bei den übrigen sehr klein sein. Sie schauen nicht mehr nach lateral und vorn, sondern nach lateral und oben. Die zugehörigen Rippen machen keine Zapfendrehung, sondern das Tuberculum costae wird an ihnen in einer Schiebebewegung nach hinten und oben geführt. Dadurch wird auch der Angulus costae nach hinten und oben bewegt und das vordere Ende der Rippe nach oben und vor allem nach außen. Die Beziehung zu den Atmungsbewegungen wird später im Zusammenhang dargestellt werden (S. 144).

Erste und letzte Rippe. Die 1. Rippe (Abb. 87) hat eine viel stärkere Kantenkrümmung als alle übrigen, aber keine Flächenkrümmung und keine Drehung um die eigene Längsachse. Ihr Hals steht rein lateral, nicht schräg nach hinten. Tuberculum costae und Angulus fallen zusammen. Die ganze Rippe liegt mit ihrer Fläche fast genau in einer schiefen Ebene, die am 1. Brustwirbel beginnt und vorn etwa in der Höhe der Zwischenwirbelscheibe zwischen 3. und 4. Brustwirbel das Brustbein erreicht (Abb. 84). Die vorderen Enden der beiden ersten Rippen heben und senken sich, indem sie sagittale Kreisbogen beschreiben, deren Zentrum im Rippenköpfchen liegt. Dazu kommt bei sehr vielen Menschen eine Kippbewegung, die man sich klarmachen kann, indem man mit der rechten Hand das linke Handgelenk umfaßt und mit der linken das rechte, und dann bei stillstehenden Händen die Ellenbogen hebt und senkt. Die Bewegung ist im ganzen eine wesentlich andere als bei den übrigen Rippen (s. S. 144).

Die letzte Rippe hat eine Flächenkrümmung, fast keine Kantenkrümmung und keine Torsion.

Rippenknorpel. Niemals erreicht die knöcherne Rippe das Sternum, sondern stets besteht das sternale Ende der Rippe aus Knorpel. Auch die Spitzen der Costae fluctuantes sind knorplig. An den oberen Rippen setzen diese Rippenknorpel, *Cartilagines costarum*, die Richtung der Rippenknochen zum Brustbein hin unverändert fort. Die Knorpel der unteren Rippen dagegen sind gebogen. Der Scheitel des Bogens liegt stets im Bereiche des Knorpels, nie an der Knorpel-Knochengrenze (Abb. 84 u. 87). Mit dem Sternum sind die Rippenknorpel in echten Gelenken verbunden (S. 133).

Manche Rippenknorpel besitzen Querverbindungen, die in sich eine Gelenkspalte tragen: *Articulatio interchondralis* (Abb. 87). Fast regelmäßig ist das zwischen der 6. und 7. Rippe, seltener zwischen 5. und 6. oder 7. und 8. Rippe zu finden. Die längsten Rippenknorpel erfahren dadurch eine Verstrebung und das Herz einen besonderen Schutz.

Es gibt Abnormitäten, bei welchen einzelne Rippen partiell gespalten oder benachbarte Rippen eine Strecke weit oder ganz zu einer vereinigt sind (Abb. 70). Bei der Rippenzählung am Lebenden ist an solche Fälle zu denken.

Die 1. Rippe kann sehr kurz und ihr Knorpel besonders steif sein. Es kann in solchen Fällen die operative Entfernung des Knorpels nötig werden, um Beschwerden der Atmung zu beseitigen. Die 1. Rippe kann ganz fehlen; auch Totaldefekt anderer Rippen ist beobachtet.

3. Das feinere Relief und die innere Struktur der Rippen.

Das Relief der Rippe ist außer durch Beziehungen zum Brustkäfig selbst (Gelenk- und Bandhöcker, Gelenkflächen) durch die Weichteile beherrscht, welche die Zwischenräume zwischen den Rippen einnehmen, also zum Brustkorb selbst gehören, außerdem durch Muskeln, welche zur oberen Extremität oder zum Hals zu rechnen sind, aber sich mit dem einen Ende an den Rippen befestigen. Die spezielle Anordnung der in Betracht kommenden Befestigungsstellen ist bei den einzelnen Muskeln nachzusehen.

Ich verweise vorläufig auf die Abb. 85, 111 u. 112, auf welchen die Muskeln bzw. Muskelansatzstellen bezeichnet sind.

Die 2.—9. Rippe zeigen nicht weit von der Knorpel-Knochengrenze entfernt eine mehr oder minder deutliche Leiste, den. Ursprungszacken des M. serratus anterior entsprechend (Abb. 84, 85 u. 87). Wirbelsäulenwärts von der Leiste sind die Rippen meist, besonders deutlich die 5.—8., abgeflacht (Abb. 84 u. 87): Auflagerungsfeld des M. serratus anterior (S. 242).

Der Hals der Rippe ist am oberen und unteren Rand zugeschärft, *Crista colli superior et inferior*, der Körper wesentlich am unteren Rand bis zur Axillarlinie hin. Von da ab hat die Rippe abgerundete Kanten. Der in eine napfförmige Vertiefung des Knochens (*Fossa*, Abb. 85) eingepflanzte Knorpel ist plumper als der Knochen. Die genannten Zuschärfungen der Knochenränder sind bedingt durch Auskehlungen an der Außenfläche oben und an der Innenfläche unten: *Sulcus costae superior et inferior*; von ihnen existiert am Körper nur die letztere. Die Rippe ist am breitesten in der Gegend des Rippenwinkels (Abb. 55), weil hier an der Außenfläche Zacken von Rückenmuskeln befestigt sind (Serrati posteriores, Iliocostalis), und weil der laterale Rand der gesamten tiefen Rückenmuskulatur an diese Stelle angelehnt ist (Abb. 90).

In die 1. Rippe haben sich die große Armarterie und -vene, welche über sie schräg hinwegziehen, eine Vertiefung gegraben: *Sulcus arteriae et venae subclaviae* (Abb. 87); zwischen beiden inseriert ein Halsmuskel (Scalenus anterior) am *Tuberculum scaleni (Lisfranci)*.

Die Rippe hat eine von rotem Knochenmark erfüllte Spongiosa, die von einer harten Corticalis umgeben ist. Das Periost läßt sich auf der Außenfläche leichter als an der Innenfläche abheben. Es bleibt bei Rippenbrüchen oft intakt und hält die gebrochenen Enden zusammen. Trotz der Sprödigkeit des Knochens ist die Rippe im Zusammenhang mit den übrigen Körperteilen recht elastisch. Es kommt das auf Rechnung der Knorpeleinschaltung zwischen Rippenknochen und Brustbein, vor allem aber der Rippenwirbelverbindung, welche einen starken Stoß auf die Brust in eine extreme Zapfendrehung des Rippenhalses umsetzt und dadurch bremst.

Der Rippenknorpel ist hyalin, neigt aber zur Entartung. Vom 16. Jahr ab können faserige Strukturen auftreten (Asbestglanz), der Knorpel ist verdickt, gelblich und verkalkt schließlich. Besonders beim Manne ist die Verkalkung der Rippenknorpel, zumeist an der Knorpel-Knochengrenze beginnend, eine fast regelmäßige Erscheinung im höheren Lebensalter. Die Elastizität des Brustkorbes leidet dadurch beträchtlich. Echte Verknöcherungen sind im Alter nicht selten, besonders als perichondrale Auflagerungen. Bei der 1. Rippe beginnt die Verknöcherung schon vor dem 20. Lebensjahr.

4. Das Brustbein und die Rippen-Brustbeinverbindungen.

Das Brustbein, *Sternum*, sieht man beim Lebenden seiner ganzen Länge nach zwischen den Rändern der oberflächlichen Brustmuskeln (Extremitätenmuskeln) als Rinne zutage liegen (Abb. 93). Bei der Frau liegt es in der Tiefe des Busens.

Bei gewissen Berufen (Andrücken von Werkzeugen gegen die Brust) neigt der Brustbeinkörper und Brustkorb im ganzen zu Deformierungen. Das Extrem ist die *Trichterbrust* (Schusterbrust). Bei bestimmten Krankheiten verbiegen sich die Rippenknorpel nach außen, das Brustbein wird vorgetrieben: *Hühnerbrust* (Pectus carinatum).

Die 3 Teile des Brustbeins, *Manubrium, Corpus, Processus xiphoides s. ensiformis* (Abb. 87), sind gewöhnlich durch Knorpel in heterokontinuierlichem Zusammenhang: *Synchondrosis sternalis superior et inferior* (Symphysis sterni cranialis et caudalis). Sie verknöchern oft im Alter. An der Synchondrosis superior ist die 2. Rippe so befestigt, daß ein Ligament im Innern der Gelenkkapsel vom Rippenknorpel zum Sternalknorpel verläuft und die Gelenkhöhle in 2 Teile scheidet (*Ligamentum interarticulare*, Abb. 137). Der 1. Rippenknorpel steht mit dem Manubrium in kontinuierlichem Zusammenhang. Alle übrigen Rippen, welche am Brustbein ansetzen, sind durch je ein Gelenk mit ihm verbunden: *Articulationes sternocostales*. Die Gelenke der 2.—5. Rippe liegen weiter voneinander als die eng gedrängten der 5.—7. Rippe, deren Lage die Verkürzung des Brustkorbes widerspiegelt.

Das Manubrium ist besonders breit, weil es außer den ersten Rippen die Clavicula zu tragen hat: *Incisura clavicularis* (Abb. 87). Den oberen Rand nimmt ein seichter Ausschnitt ein, *Incisura jugularis*. Diese Stelle ist meist leicht durch die Haut hindurch zu sehen, weil die Haut am Hals oberhalb des Brustbeins einsinkt: *Drosselgrube* (*Jugulum*, Abb. 93). Auf alle Fälle kann man die Incisura jugularis mit dem Finger abtasten. Es ist ein wichtiger Meßpunkt (Abb. 1 u. 2).

Bis etwa zum 12. Lebensjahr steht das Jugulum in gleicher Höhe mit der Vertebra prominens (Punctum suprasternale et cervicale der Anthropologen). Kinder haben infolgedessen einen relativ kurzen Hals und einen hohen faßförmigen Thorax. Die 1. Rippe und mit ihr der ganze Brustkorb senkt sich später so weit, daß das Punctum suprasternale in der Höhe der Zwischenwirbelscheibe zwischen 3. und 4. Brustwirbel (Abb. 84) oder etwas höher steht. Beim engbrüstigen (paralytisch-phthisischen) Habitus ist die Senkung größer, der Hals extrem lang. Die Faßform des kindlichen Brustkorbes wird mit fortschreitendem Alter durch die Abplattung des Thorax in der Richtung von vorn nach hinten, welche im Zusammenhang mit der aufrechten Körperhaltung steht, allmählich umgeändert. Der Thorakalindex (frontaler Durchmesser in Prozenten des sagittalen Durchmessers) ist bei menschlichen Feten demjenigen vierfüßiger Tiere ähnlich (Carnivoren 76, Hundsaffen 86), beträgt im 1.—5. Lebensjahr bereits 132, steigt um das 30. Lebensjahr bis annähernd 144 und sinkt im Alter bis auf 139. Beim Weib sind die Zahlen etwas niedriger, da ein mehr infantiler Habitus beibehalten wird (Maximum 140).

Über Ossa suprasternalia siehe Schultergürtel: Episternum.

Das Manubrium liegt entweder in der gleichen Flucht mit dem Körper des Brustbeins oder ist gegen das Corpus in der Synchondrosis superior etwas abgeknickt: *Angulus sternalis Ludovici*. Die Spitze des Winkels steht nach vorn und ist als Querleiste durch die Haut fühl- oder sichtbar. Man bestimmt danach die Lage der 2. Rippe. Bei der Einatmung findet eine Abflachung, bei der Ausatmung eine Verstärkung des Winkels statt, solange die Synchondrose beweglich ist. Die Differenz zwischen den Extremstellungen beträgt beim Mann 14° (beim Weib etwas weniger).

Länge und Breite des Brustbeinkörpers sind besonders variabel. Der Handgriff ist dagegen eine Konstante. Er hat bei beiden Geschlechtern relativ gleiche Größe; der Brustbeinkörper ist dagegen bei der Frau durchschnittlich kleiner und die Ansatzfläche für die 2.—7. Rippe ist kürzer als beim Mann.

Die Konstanz der Form des Handgriffs äußert sich auch bei Mißbildungen, z. B. bei Reduktion der 1. Rippe. Die Synchondrosis superior bildet sich dann am Ansatzpunkt des 3. Rippenpaares anstatt des 2. Dadurch behält das Manubrium gleiche relative Größe wie in der Norm, es ist aber aus anderem segmentalem Material gebildet — und genetisch betrachtet — eine Imitation des normalen Manubrium.

Der Schwertfortsatz ist der variabelste Teil des Brustbeins (s. Entwicklung S. 126). Er kann gegen das Corpus sterni zurücktreten; dann entsteht in der Haut eine Grube: *Magengrube* (Herzgrube, Scrobiculus cordis, Abb. 92; beide Bezeichnungen sind topographisch nicht zutreffend). Oft liegt er im gleichen Niveau mit dem übrigen Sternum oder seine Spitze biegt nach vorn gegen die Haut um. Er kann in zwei Spitzen auslaufen oder von einem Loch durchbohrt sein (S. 127).

Bänder des Brustbeins. Das Periost des Brustbeins ist mit Verstärkungsbändern der Brustbein-Rippengelenke zu einer derben *Membrana sterni* vereinigt. Sie ist auf der Vorderseite des Brustbeins am stärksten, auf der Hinterseite gewöhnlich nur in der Medianlinie deutlich entwickelt, weil hier autochthone Thoraxmuskeln fest mit den Rändern des Sternum verwachsen sind (M. transversus). Die oberflächlichen Brustmuskeln auf der Vorderseite sind eingewanderte Extremitätenmuskeln (M. pectoralis maior, Abb. 9); sie haben auf der Oberfläche der Membrana sterni, nicht am Knochen selbst Fuß gefaßt. Die Verstärkungszüge der Gelenke sind wie bei den Rippenwirbelverbindungen strahlig angeordnet: *Ligg. sternocostalia radiata* (Abb. 137). Zwischen dem Schwertfortsatz und dem Rippenbogen gibt es jederseits Reste von ursprünglich dort vorhandenen Gelenk- und Bandverbindungen zwischen Rippen und Brustbein; man faßt sie als *Lig. costoxiphoideum* zusammen.

Die Gelenkhöhlen sind, wenn Reste der segmentalen Gliederung im Brustbeinkörper bestehen bleiben, ganz wie die Gelenke zwischen Rippenköpfchen und Wirbelkörper in 2 Unterabteilungen getrennt. Regelmäßig findet sich das trennende *Lig. sternocostale interarticulare* bei der 2. Rippe (Abb. 137), gelegentlich auch bei der 3. oder einer der folgenden. Oft sind statt der Gelenkspalten Synchondrosen vorhanden, besonders bei den zusammengedrängten caudalen Rippen.

II. Die autochthone ventrolaterale Muskulatur des Rumpfes als aktiver Bewegungsfaktor.

1. Übersicht über die genetische Gruppierung (Tabelle).

Jedes Myotom schiebt in der Entwicklung seinen Bauchfortsatz in die seitliche und ventrale Körperwand hinein (Abb. 5). Insofern ist die Muskulatur dieser Gegend ein Eindringling analog den Rippen, welche später vom axialen Skelet zur Stütze der Muskelmassen in der gleichen Richtung vorwachsen. Aber es handelt sich dabei nur um die Zuteilung des Materials, welches dem allen Skeletmuskeln ursprünglich gemeinsamen Depot der Ursegmente entstammt. Die Sonderung der einzelnen Muskelschichten und -individuen der ventrolateralen Rumpfwand aus diesem Material findet in der vorderen Körperwand selbst statt. Deshalb nennen wir die Muskeln *autochthone* Muskeln (Abb. 9, carmin). Sie unterscheiden sich grundsätzlich von anderen, ihnen aufgelagerten Muskeln, welche truncopetal von der vorderen Extremität eingewandert sind (orange) und von Abspaltungen der Rumpfmuskeln, welche sich truncofugal der Extremität zugesellen (gelb; vgl. S. 25).

Soweit Rippen vorhanden sind, kann die metamere Gliederung der ursprünglichen Myotomfortsätze ziemlich streng erhalten sein; denn die Rippen, welche in den Bindegewebssepten zwischen den Myotonen und ihren Bauchfortsätzen liegen, halten die aus letzteren entstehenden Muskeln getrennt (Intercostalmuskeln). Nur an der Innen- und Außenfläche der Rippen finden auch hier Verschmelzungen des metameren Materials statt. Wo Rippen fehlen (Bauchmuskeln), wird die Verschmelzung zur Regel, selbst da, wo Reste der Zwischensehnen erhalten sind (z. B. Inscriptiones tendineae des Rectus abdominis, Abb. 89).

Autochthone ventrolaterale Muskulatur des Rumpfes.

Ursprung = o (origo); Insertion = i (insertio). C, Th, L = Nervus cervicalis, thoracalis, lumbalis.

I. Eigentliche Brustmuskeln (Rippenmuskeln):

    1. M. transversus thoracis (S. 138) [Nn. intercostales 2—6].
        o: hintere Fläche des Proc. xiphoides, Corpus sterni, Knorpel der 7. (6.) Rippe.
        i: unterer Rand des 2.—6. Rippenknorpels (Knorpel-Knochengrenze).
    2. Mm. subcostales (S. 141) [Nn. intercostales].
        o, i: im hinteren Rippengebiet, mit Überspringung von Rippen.
    3. Mm. intercostales interni (S. 141) [Nn. intercostales].
        o, i: an Nachbarrippen vom Sternum bis Rippenwinkel, weiter dorsal aponeurotisch.
    4. Mm. intercostales externi (S. 142) [Nn. intercostales].
        o, i: an Nachbarrippen vom Tuberculum costae bis zum Beginn des Rippenknorpels, von da ab aponeurotisch bis zum Sternum.
    (Die oberflächlichen Brustmuskeln gehören zur oberen Extremität, siehe Schulter.)

II. Eigentliche Bauchmuskeln:

    A. Seitliche („breite") und vordere („gerade") Bauchmuskeln.

        5. M. transversus abdominis (S. 146) [(Th$_{5, 6}$) Th$_7$—L$_2$].
            o: Innenfläche der 6 unteren Rippen, tiefes Blatt der Fascia lumbodorsalis, Labium internum des Darmbeinkammes, Leistenband.
            i: Linea alba.
        6. M. obliquus abdominis internus (S. 151) [Th$_{10}$—L$_2$].
            o: oberflächliches Blatt der Fascia lumbodorsalis, Linea intermedia des Darmbeinkammes, Leistenband.
            i: unterer Rand der unteren Rippen (12.—10. oder 9.), Linea alba.
        7. M. obliquus abdominis externus (S. 153) [Th$_5$—Th$_{12}$ (L$_1$)].
            o: Außenfläche der 5.—12. knöchernen Rippe.
            i: äußere Lippe des Darmbeinkammes, Leistenband, Tuberculum pubicum, Linea alba.
        8. M. rectus abdominis (S. 161) [(Th$_{5, 6}$) Th$_7$—Th$_{12}$ (L$_1$)].
            o: vordere Fläche des 5.—7. Rippenknorpels und des Schwertfortsatzes.
            i: Schambein, Schambeinfuge.
        9. M. pyramidalis (S. 164) [Th$_{12}$ (L$_{1, 2}$)].
            o: Schambeinfuge vor der Insertion des Rectus abdominis.
            i: Linea alba.

    B. Tiefe Bauchmuskulatur.

        10. M. quadratus lumborum (S. 164) [Th$_{12}$, L$_1$—L$_3$].
            Pars ventralis (breit, mehr lateral):
            o: Labium internum des Darmbeinkammes, Ligamentum iliolumbale.
            i: 12. Rippe und 12. Brustwirbel, Ligamentum lumbocostale.
            Pars dorsalis (schmal, medial):
            o: Darmbeinkamm, Ligamentum iliolumbale.
            i: Processus laterales des 4.—1. Lendenwirbels, 12. Rippe.
            Pars intermedia (wechselnd):
            Fasern von Querfortsätzen der Lendenwirbel zur 12. Rippe.

III. Zu der ventrolateralen Rumpfmuskulatur gehörige Halsmuskeln.

    A. In den Brustkorb eingewanderte Halsmuskulatur.

        11. Diaphragma (S. 178) [N. phrenicus].
            o: rechts 4.—1., links 3.—1. Lendenwirbel, letzter Brustwirbel, Arcus lumbocostalis medialis des M. psoas maior, Arcus lumbocostalis lateralis des M. quadratus lumborum, Innenflächen der 7.—12. Rippe, hintere Fläche des Schwertfortsatzes.
            i: Centrum tendineum.

B. Seitliche und vordere Muskulatur des Halses (Intercostarii s. Tabelle S. 80).

12. M. scalenus anterior (S. 184) [C_5—C_7].
   o: Tubercula anteriora des 3.—6. Halswirbels, Spinalnervenrinne des 6. Halswirbels.
   i: Tuberculum scaleni der 1. Rippe.
13. M. scalenus medius (S. 184) [C_4—C_8].
   o: Tubercula anteriora aller Halswirbel, laterale Ränder der Spinalnervenrinnen.
   i: 1. Rippe hinter dem Sulcus A. subclaviae (2. —3. Rippe).
14. M. scalenus posterior (S. 184) [C_7 oder C_8].
   o: Tubercula posteriora der Querfortsätze des 5.—6. Halswirbels.
   i: laterale Fläche der 2. Rippe (3. Rippe).
15. M. sternothyreoideus (S. 186) [C_1—C_3].
   o: Hinterfläche des Manubrium sterni, des 1. und manchmal des 2. Rippenknorpels.
   i: Linea obliqua des Schildknorpels, Übergang lateraler Bündel in den M. thyreohyoideus.
16. M. thyreohyoideus (S. 186) [C_1—C_2].
   o: Linea obliqua des Schildknorpels.
   i: Körper der Hyoids (laterales Drittel) und anstoßende Hälfte des großen Zungenbeinhorns.
17. M. sternohyoideus S. 186) [C_1—C_3].
   o: hintere Fläche des Manubrium sterni, Kapsel der Articulatio sternoclavicularis.
   i: Unterrand des Zungenbeinkörpers nahe der Mittellinie.
18. M. omohyoideus (S. 186) [C_1—C_3].
   o: oberer Rand des Schulterblattes medial von dessen Incisur, Ligamentum transversum superius (zuweilen Wurzel des Coracoids, hintere Fläche des Schlüsselbeins: M. cleidohyoideus, und des Manubrium sterni).
   i: unterer Rand des Zungenbeinkörpers, mittels der Fascia colli media an der hinteren Fläche der Clavicula.
19. M. geniohyoideus (S. 186) [C_1—C_2].
   o: Spina mentalis mandibulae.
   i: Körper des Hyoids zwischen Mitte und Ansatz des kleinen Zungenbeinhorns.
      (Die oberen Zungenbeinmuskeln sind zum Teil Kopfmuskeln, s. diese; zu den autochthonen Halsmuskeln gehören auch die Zungenmuskeln, s. Bd. II: Mundhöhle.)

C. Subvertebrale Muskulatur des Halses.

20. M. rectus capitis anterior (S. 192) [C_1 (C_2)].
   o: Massa lateralis atlantis.
   i: Pars basilaris des Hinterhauptbeins, unmittelbar vor dem Foramen magnum.
21. M. longus colli (S. 192) [C_2—C_6].
   medialer vertikaler Teil:
   o: Ventralflächen der Körper des 3.—1. Brust- und des 7.—5. Halswirbels.
   i: Ventralflächen des Körpers des (4.) 3.—1. Halswirbels.
   oberer lateraler schräger Teil:
   o: Tubercula anteriora der Querfortsätze des 2.—5. Halswirbels.
   i: Tuberculum anterius atlantis, Körper des Epistropheus.
   unterer lateraler schräger Teil:
   o: Körper oberer Brustwirbel.
   i: Tubercula anteriora der Querfortsätze des 7.—6. (6.—5.) Halswirbels.
22. M. longus capitis (S. 192) [C_1—C_3].
   o: Tubercula anteriora der Querfortsätze des 3.—6. Halswirbels.
   i: Unterfläche der Pars basilaris des Hinterhauptbeins, zur Seite des Tuberculum pharyngeum.
      (Die subvertebralen Muskeln des kaudalen Abschnittes der Wirbelsäule — Sacrococcygeus anterior, Coccygeus, Levator ani — gehören zum Beckenboden; s. Bd. II.)

Vergleichung der Schichtenfolgen. Die autochthone Muskulatur der ventrolateralen Rumpfwand ist in der voranstehenden Tabelle nach genetischen Gesichtspunkten zusammengestellt. Sie gliedert sich bei den Säugetieren in jeder Körperregion in 3 Schichten, die bei der *Brust* von außen nach innen als *Inter-*

costalis externus, Intercostalis internus und *Transversus thoracis* bezeichnet werden und hier die gesamte autochthone Muskulatur umfassen (Tabelle S. 135/1—4; Abb. 9, rechte Seite; die Subcostales gehören mit dem Transversus der inneren Schicht an). Beim *Bauch* gibt es ebenfalls 3 Schichten, wenigstens in der seitlichen Bauchwand. Sie heißen *Obliquus externus, Obliquus internus* und *Transversus abdominis* (Tabelle S. 135/5—7, Abb. 9, linke Seite). Am *Hals* sind die entsprechenden Muskeln stark reduziert (*Scaleni*, Tabelle S. 136/12—14). Jede der 3 Lagen der Brust hat in ihrer Faserrichtung große Ähnlichkeiten mit der im gleichen Niveau liegenden Schicht des Bauches. Es darf aber daraus nicht geschlossen werden, daß die 3 Schichten auch genetisch miteinander identisch sind. Bei niederen Wirbeltieren entwickeln sich aus einer primitiven Muskellage, welche dem M. obliquus internus abdominis der menschlichen Anatomie am ehesten zu vergleichen ist, mehr Schichten als bei Säugern (bei Reptilien existieren zahlreiche übereinanderliegende Etagen). Es ist eine nachträgliche Reduktion eingetreten. Bei den Brustmuskeln haben sich 3 Schichten formiert, welche eine *andere* Stellung in der ursprünglichen Reihe einnehmen als die 3 Schichten der Bauchmuskeln. Am deutlichsten kommt dies in der Lage der Muskeln zu den Gefäß- und Nervenstämmen zum Ausdruck. Letztere liegen in der Brust zwischen Intercostalis externus und Intercostalis internus, im Bauch zwischen Obliquus internus und Transversus.

Seitliche Halsmuskeln	Brustmuskeln	Seitliche Bauchmuskeln
1.	Levatores costarum, Serrati posteriores, Intercostales externi longi	Obliquus externus
Scalenus anterior, medius et posterior		
2.	Intercostales externi (breves)	
3.	(Intercostalis intermedius)	Obliquus internus
4.	Intercostales interni	
5.	Transversus thoracis, Subcostales	Transversus abdominis

Striche: Lage der Gefäß- und Nervenstämme

Geht man von der Lage der Gefäß- und Nervenstämme aus (in der beigefügten Übersicht mit einer Horizontallinie markiert), so ergibt sich die vorstehende Gruppierung, in welcher die auf gleicher Horizontale eingetragenen Muskeln des Menschen einander entsprechen. Statt 3 Schichten sind Repräsentanten von *5* Schichten vorhanden.

Die oberflächlichen Brustmuskeln der Gruppe 1 sind zum Teil auf die Wirbelsäule übergewandert und deshalb bei den tiefen Rückenmuskeln besprochen (Tabelle S. 80/17—19), zum Teil eng der 2. Schicht angeschlossen. Im Bauchgebiet gibt es bei Amphibien und Reptilien allgemein 2 Muskeln, einen Obliquus externus superficialis und Obliquus externus profundus, die dem einheitlichen Obliquus externus abdominis der Säuger entsprechen. Letzterer ist in seinen primitiven Zuständen von Schaltsehnen, den alten metameren Grenzen, durchsetzt. Die meisten Säuger haben davon ansehnliche Reste; beim Menschen sind sie selten.

Der Obliquus internus des Bauches hat in der Brust keinen eigentlichen Partner außer in den Teilen des Intercostalis internus, welche als besonderer Muskel beschrieben worden sind und außen von dem Gefäßnervenbündel liegen (Intercostalis intermedius).

Der Transversus thoracis und die Subcostales der Brust sind Abspaltungen des Intercostalis internus nach innen zu. Diese ganze Gruppe (4 und 5) entspricht dem Transversus der Bauchwand.

Am Hals ist im Scalenussystem eine spezifische Weiterbildung von Resten der seitlichen Rumpfmuskeln zu erkennen; die einzelnen Individuen (Scalenus anterior, medius et posterior) sind aus verschiedenen Teilen der beiden oberflächlichen Schichten hervorgegangen.

Rectussystem. Die einzige Stelle, welche keine Schichtung aufweist, ist die ventrale Bauchmuskulatur: Rectus (Abb. 9). Das Rectussystem, das einst vom

Becken bis zum Unterkiefer reichte, ist durch die Entwicklung des Brustbeins in 2 getrennte Teile zerlegt worden. Der eine ist der *Rectus abdominis* (Tabelle S. 135/8), der andere die vordere Halsmuskulatur, die in zahlreiche Zungenbeinmuskeln spezialisiert ist (Tabelle S. 136/15—19). Der Pyramidalis (Nr. 9) gehört zum Rectussystem, ist aber nur ein Rudiment einer Muskulatur, die bei Kloaken- und Beuteltieren ihre höchste Entfaltung hat, weil sie mit besonderen Beutelknochen (Epipubis) den Beutel für die Jungen formiert. Von der Halsmuskulatur ist das *Diaphragma* (Nr. 11) erst nachträglich in den Brustkorb eingewandert; es ist mit seinem Nerven (Phrenicus) noch mit der Stelle am Hals in Verbindung, welche es einst einnahm. In seiner jetzigen Lage ist es den Bauchmuskeln angeschlossen und wird deshalb im Anschluß an diese aufgeführt.

Subvertebrale Muskeln. Die subvertebralen Muskeln des Halses (Tabelle S. 136/20—22) stammen von der autochthonen ventrolateralen Muskulatur ab, haben sich aber auf die Wirbelsäule verschoben und sind auf die *Vorderseite* der Wirbel gelangt. Andere Muskeln, welche den Weg auf die Hinterseite der Wirbel genommen haben, sind dadurch Bestandteile der Rückenmuskulatur geworden und bei dieser aufgeführt (Tabelle S. 80, Gruppe II). An den Brustwirbeln sind keine subvertebralen Muskeln vorhanden; bei den Lendenwirbeln gibt es einen Muskel, welcher ihnen ähnelt, aber eher einem Scalenus zu vergleichen ist (Quadratus lumborum, Tabelle S. 135/10). Von Resten der Schwanzmuskeln, welche reich an subvertebralen Komponenten sind, finden sich beim Menschen an sich sehr wenige; doch sind Abkömmlinge im beweglichen Beckenboden zur Bedeutung gelangt. (Sie werden bei diesem erwähnt werden, s. Bd. II, Eingeweide des Beckens: M. levator ani usw.).

Zwischen den autochthonen Bauch- und Brustmuskeln des Menschen ist eine weitgehende Arbeitsteilung durchgeführt. Die Brustmuskeln beschränken sich auf die leicht beweglichen Rippen, sind wesentlich Atemmuskeln und an Masse wenig entwickelt. Die Hauptmuskelmasse der Brust, welche der oberen Extremität angehört, ist wie ein Mantel breit über die ganze autochthone Muskulatur gelagert und nimmt den Raum weg, welcher für ihre höhere Entfaltung in Betracht käme (Abb. 9, rechts). Man unterschätzt aber gewöhnlich die Masse der Zwischenrippenmuskeln. Rechnet man die Querschnitte aller zusammen, so ist die Summe größer als der Querschnitt der mächtigen Gesäßmuskulatur (Glutaei); die Kraft ist also nicht unbeträchtlich. Um so größer ist die Wirkung der viel umfänglicheren Bauchmuskeln. Sie haben infolgedessen hauptsächlich die Aufgabe übernommen, den Rumpf gemeinsam mit der Rückenmuskulatur zusammenzuhalten und zu bewegen. Die Halsmuskeln der hier besprochenen Kategorie sind die schwächsten Muskeln des Systems; die Tätigkeit der Scaleni kommt der Haltung und Bewegung der Rippen, die der subvertebralen Muskeln mit den Scaleni zusammen kommt der Haltung und Bewegung von Hals und Kopf zugute.

Bei der Detailschilderung wird im folgenden von den zuinnerst liegenden Muskelindividuen aus sukzessive die muskulöse Körperwand aufgebaut; die Reihenfolge ist die gleiche wie in der Tabelle, auf welche von Muskel zu Muskel verwiesen sei. Im Text wird nur auf das Wesentliche eingegangen, spezielle Daten sind aus der Tabelle zu entnehmen.

2. Autochthone Brustmuskeln: Zwischenrippenmuskeln (Tabelle S. 135/1—4).

Musculus transversus thoracis (Tabelle S. 135/1). Er steht mit dem M. transversus abdominis in kontinuierlichem Zusammenhang, besonders beim Ursprung an der 6. Rippe, und setzt ihn innen vom Brustbein nach oben bis zur 2. Rippe fort (Abb. 86). Doch ist der Muskel sehr oft sehnig umgewandelt. Die fleischige untere Partie (Zacken an der 5. und 6. Rippe) ist am beständigsten. Die Zusammensetzung aus metameren Anlagen ist sehr stark verwischt. Wie beim Transversus abdominis sind die Fasern quer zur Längsachse des Körpers gerichtet, was beiden Muskeln den Namen gegeben hat. Beim Transversus thoracis sind aber die oberen, funktionell unwichtigsten Fasern im 2., manchmal auch 1. Zwischenraum fast parallel dem Brustbeinrand angeordnet. Das ist die alte Lage

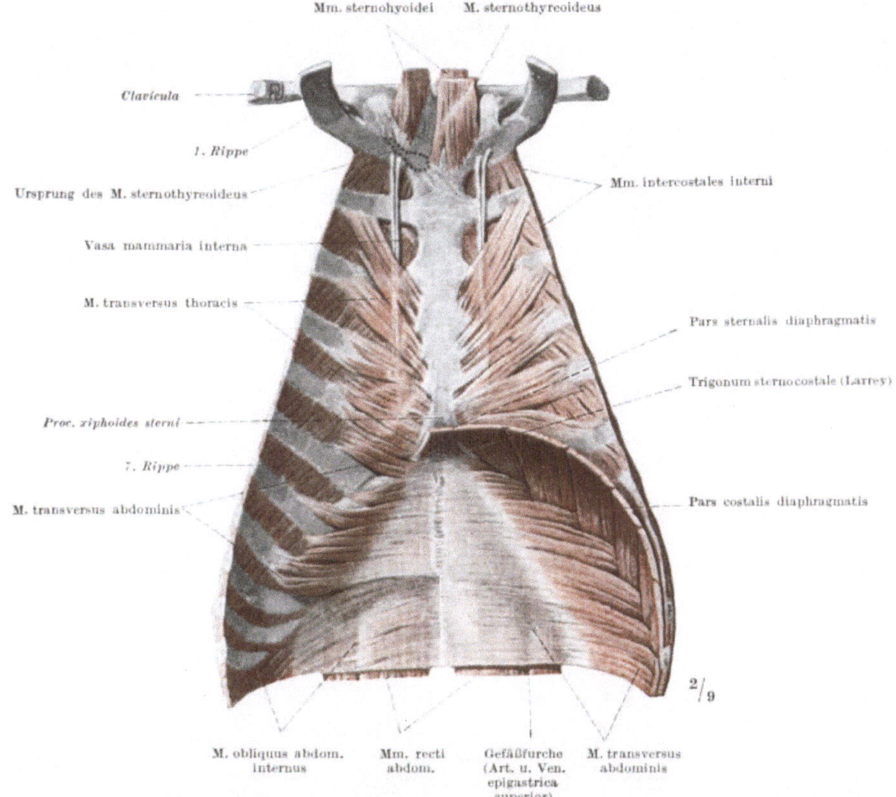

Abb. 86. Innenfläche der vorderen Brustwand. Links ist der Ursprung des Zwerchfells ganz und der Transversus abdominis von der 8. Rippe ab weggenommen. Die aponeurotischen Teile des Transversus abdominis und des Obliquus abdominis internus sind zur hinteren Rectusscheide vereinigt (Vagina m. recti abdominis, Lamina posterior).

der Fasern in den Myotomen und in deren Fortsätzen (Abb. 5 u. 6). Je mehr die Muskelzacken sich dem Bauche nähern, um so mehr haben sie die longitudinale Richtung aufgegeben, sind schräg zu den Rippen und schließlich in die Richtung der Rippenknochen selbst gestellt. Wie bei den tiefen Rückenmuskeln sind durch Fusion aus kurzen metameren Muskeln lange Züge entstanden, die man Zacken nennt (meist 5); sie überspringen bei den oberen Rippen meist 2 Zwischenrippenräume. Als Ursprung wird die Anheftung am Rand des Brustbeins (Körper und Schwertfortsatz) bezeichnet, die Insertion liegt an der Knorpel-Knochengrenze der Rippe. Die Muskelzacken divergieren vom Brustbein aus (deshalb ist der Muskel im ganzen dreieckig, auch *Triangularis sterni* genannt).

Beim Transversus abdominis ist die transversale Richtung zur ausschließlichen geworden. In der Brust haben wir alle Übergänge. Die Bedeutung der Querorientierung der Fasern liegt

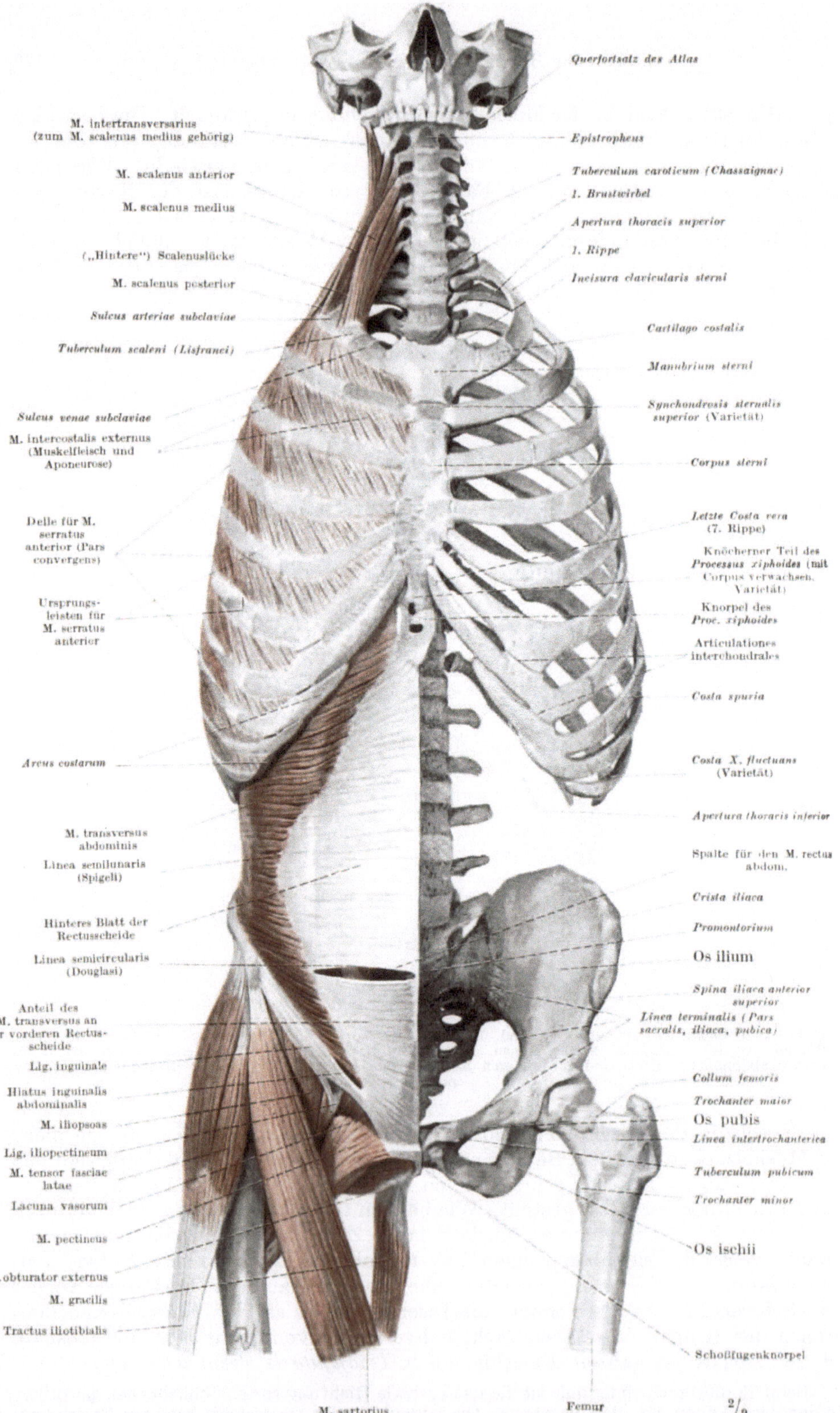

Abb. 87. Rumpf von vorn, natürliche Abstände der Knochen und natürliche Form der Muskeln wie im unversehrten Körper (1. Vorderansicht, Muskeltorso). Die Aponeurose des Transversus abdominis ist von den Aponeurosen der schrägen Bauchmuskeln isoliert (schematisch). In Wirklichkeit ist der Zusammenhang so fest, daß eine unversehrte Loslösung nicht gelingt. Schultergürtel und Unterkiefer entfernt.

in dem größeren Moment, welches die transversalen Muskelfasern für alle Querschnittsvermin-
derungen von Brust und Bauch gewinnen. Diese sind naturgemäß beim Bauch am ausgiebigsten möglich, in der Brust aber um so mehr gehemmt, je kürzer die Rippen sind. Deshalb ist
der Brustmuskel an den unteren Brustrippen am reinsten in die transversale Richtung hinein
gebildet und hier auch am konstantesten vorhanden. Die gleichnamigen Bauchmuskeln
setzen mit größerem Erfolg die zusammenschnürende Wirkung auf die beiden letzten Brustrippen, auf die Bauchrippen und die rippenfreien Bauchdecken fort.

Innervation. Rr. intercostales von Th 2 bis Th 6. Die einzelnen Zacken werden von
Fasern aus 2 oder mehr dieser Nerven beschickt, auch wenn sie nur einem Intercostalraum
angehören. Darin und in zahlreichen Schlingen feinster Nerven kommt die Umlagerung zum
Ausdruck, die zur transversalen Richtung führte.

Der Muskel liegt innen von sämtlichen Gefäßen des Brustkorbes (Vasa mammaria interna,
Vasa intercostalia) und trennt sie gegen das Brustfell ab. Selbst die sehnigen Partien, die oft
allein den Muskel vertreten, können wichtige Marken sein, um bei operativen Eingriffen in die
vordere Brustwand die Nähe des Brustfelles zu signalisieren.

Musculi subcostales (Tabelle S. 135/2). Sie kommen nur gegen den Angulus
costae und meist nur im unteren Teil des Brustkorbes vor. Es sind platte Muskelbäuche, deren Faserrichtung dem Intercostalis internus entspricht und diesen
Muskel unterstützt. Sie überspringen 1 oder 2 Rippen. Jeder Muskelbauch
pflegt nur von einem Intercostalnerven versorgt zu sein.

Wie bei gewissen tiefen Rückenmuskeln (M. rectus capitis maior, S. 84) sind hier längere
Muskeln entstanden, indem rein metameres Material in Nachbarsegmente vordrang. Das
sind seltene Fälle. Meist ist die Verlängerung mit Verlust der Metamerie verbunden; denn
dadurch entstehen besondere Vorteile für die Funktion (S. 59).

Musculi intercostales interni (Tabelle S. 135/3). Sie sind in allen Zwischenrippenräumen vorhanden (Abb. 86). In den unteren schließen sie sich ohne
Grenzen an den M. obliquus internus der Bauchwand an (Abb. 91), obgleich
beide Muskeln genetisch einander nicht voll entsprechen. Aber die Wirkung
und der Faserverlauf sind die gleichen geworden. Die Muskelfasern des Intercostalis internus entspringen an den oberen Rändern der Rippeninnenfläche
und inserieren an der nächst höheren Rippe weiter sternalwärts innen vom Sulcus
costae; sie verlaufen schräg aufsteigend von hinten unten nach vorn oben (Abb. 85
u. 90). Nach vorn reichen sie bis zum Rand des Brustbeins, spannen sich hier
zwischen den Cartilagines costarum (*Mm. intercartilaginei*, Abb. 91), die vordersten Fasern nicht mehr schräg, sondern senkrecht zur Rippe. Nach hinten
zu werden sie dünn und vom Rippenwinkel an bis zur Wirbelsäule rein sehnig
(Abb. 63). Die Sehnenfasern halten den schrägen Verlauf inne; sie liegen als
aponeurotische Membran im hintersten Teil der Zwischenrippenräume zwischen
den Gefäßen und Nerven und dem Bindegewebsüberzug der Pleura. Der übliche
Name: „*Fascia*" *intercostalis interna* für diese Aponeurose ist recht unglücklich,
weil mißverständlich.

Innervation: Rr. ventrales von Th 1 bis Th 11. *Blutzufuhr:* Aa. intercostales aus der
A. subclavia und Aorta thoracica; Rami intercostales anteriores aus der A. mammaria
interna und A. musculophrenica.

Es gibt innen von den Rippen einzelne Muskelfasern, welche sich von einem Intercostalis
internus zum nächsten begeben. Feine Nervenästchen werden in der gleichen Weise ausgetauscht. Die einzelnen Muskeln sind *nicht* rein metamer.

Vom Rippenwinkel ab oder noch weiter vorn dringen die Nervenstämme in das Muskelfleisch des Intercostalis internus hinein. Die außen von ihnen liegende Schicht des Internus
ist dünn aber gut isolierbar. Man hat ihr einen besonderen Namen gegeben: *Musc. intercostalis intermedius.* Diese Schicht entspricht allein dem Obliquus internus der Bauchwand.

Zwischen dem Muskelfleisch des Intermedius und dem Hauptmuskel (Intercostalis internus
im engeren Sinne) befindet sich ein prismatischer Zwischenraum, dessen Basis nach oben
gerichtet und durch den Sulcus costae gebildet ist; in ihm liegt in Fett eingebettet der Gefäß-
nervenstrang. Weiter nach der Wirbelsäule zu liegt das Gefäßnervenbündel ebenfalls medial
zum aponeurotischen Teil des Intermedius. Nahe dem Brustbein anastomosieren die Gefäße
mit Ästen der Arteria und Vena mammaria interna, die zwischen Intercostalis internus und
Transversus thoracis liegen (Abb. 86).

Musculi intercostales externi (Tabelle S. 135/4). Sie finden sich wie die Interni in allen Zwischenrippenräumen, sind aber sonst in ihren Merkmalen den Interni entgegengesetzt. Sie verlaufen schräg von hinten oben nach vorn unten. Der Ursprung liegt an der nächst höheren, die Insertion an der nächst tieferen Rippe. Der Ursprung ist außen vom Sulcus inferior an der Crista costae befestigt. Das Muskelfleisch der Intercostales externi erreicht das Brustbein nicht (Abb. 87), sondern wird nach vorn immer dünner; von der Knorpelknochengrenze der Rippen ab ist es durch Sehnenzüge vertreten, die oft Lücken frei lassen *(„Fascia" intercostalis externa)*; der Internus liegt in den Lücken zutage oder schimmert durch die sehnige Membran durch, am meisten im obersten Zwischenrippenraum. Nach der Wirbelsäule zu verdickt sich der Intercostalis externus, erreicht aber nur den Querfortsatz, und läßt ein kleines Dreieck frei, das vom M. levator costae bedeckt wird (Abb. 90).

Die Fleischfasern des Muskels sind nicht so lang wie die schräge Entfernung von 2 Rippen in der Richtung, in welcher die Muskeln liegen. Das restliche Stück ist sehnig. Die Sehnen der gefiederten Muskelchen liegen bald der oberen, bald der unteren Rippe zugewendet: alternierende Sehnen durchsetzen den ganzen Muskel. Oft greifen die sehnigen Insertionen auf die Außenfläche der Rippen über.

Innervation und *Blutzufuhr* wie bei den Interni. Die Externi haben je einen separaten Nervenast von einem jeden Intercostalnerv.

Die Musculi intercostales sind metamere Muskeln. Hier ist das alte Myotom seinem charakteristischen Bestand nach rein erhalten wie in den kurzen tiefen Muskeln des Rückens. Es bestehen auch direkte Zusammenhänge mit letzteren. Die Intertransversarii ventrales der Hals- und der Lendengegend sind Teile der Intercostalmuskeln selbst („Intercostarii"), welche nur dadurch auf der Wirbelsäule Fuß gefaßt haben, daß ihre Knochenunterlage (Rippen) dieser einverleibt worden ist.

Die Levatores costarum und in höherem Grade die Serrati posteriores sind aus Intercostalmuskeln durch Überwanderung auf den Rücken entstanden. Als Matrix kommt wahrscheinlich nicht das System der metameren Intercostales externi in Betracht, sondern ein Muskel, welcher bei Amphibien und Reptilien als M. obliquus externus superficialis bezeichnet wird (S. 137). Von ihm gibt es beim Menschen gelegentlich noch Reste an der Seite des Brustkorbes (unter dem Serratus anterior und Rhomboides). Es sind Muskeln mit der gleichen Faserrichtung wie der Externus, die aber über eine oder mehrere Rippen hinwegziehen: *Mm. intercostales externi longi* (s. supracostales). Die Ausbildung und die Faserrichtung sind individuell sehr variabel. Fügt man alle Varietäten zusammen, so ergibt sich eine Muskelplatte, die von der 3.—9. Rippe und nach hinten bis zu den Serrati posteriores reicht. Sie läßt noch die Brücke für die Genese der Serrati erkennen. Über die Beziehung dieser ganzen Gruppe zu den übrigen Schichten s. S. 137.

3. Gemeinsame Wirkung der Zwischenrippenmuskeln und Bewegung der Rippen.

Die Bewegung des Thorax im ganzen kann erst später behandelt werden, wenn sämtliche beteiligte Faktoren zusammengestellt sind. Als eine Vorarbeit ist hier die gemeinsame Wirkung der autochthonen Rippenmuskeln der ventralen Brustwand auf die Rippen zu erörtern. Diese Muskeln verlaufen schräg von einer Rippe zur anderen, und zwar so, daß sich die Faserrichtungen überkreuzen (Abb. 85).

Da die Intercostales externi zum unteren Rippenknochen eines jeden Zwischenrippenraumes ein größeres Moment als zum oberen haben, so heben sie jeweils die nächst untere Rippe gegen die nächst höhere. Die Intercartilaginei, d. h. die vorderen Teile der Interni, haben die gleiche Wirkung. Die zwischen den Rippenknochen liegenden Teile der Intercostales interni und besonders der Transversus thoracis senken die Rippen. Dadurch wird der ganze Brustkorb gesenkt und sein Quer- und Tiefendurchmesser verkleinert.

Sternocostaler und lateraler Typus. Man kann *2 Typen der Rippenbewegung* unterscheiden. In einem Falle bleiben die Rippen einander annähernd parallel; es wird dann das Brustbein mitbewegt: *sternocostaler Typus.* Im anderen Fall divergieren oder konvergieren die Rippen miteinander, wie am deutlichsten zu sehen ist, wenn der Lebende den Rumpf nach der Seite biegt und nun passiv auf der verkürzten Seite die Rippen zusammengeschoben, auf der anderen gespreizt sind: *lateraler, rein costaler Typus.* Bei Tieren ist der laterale Typus besonders bei der Flankenatmung aktiv, die deshalb bei den unteren Rippen zur Entfaltung kommt, weil das Brustbein und die vorderen Rippen beim Vierfüßler den Rumpf auf den Vorderbeinen zu tragen haben und deshalb wenig beweglich sind (Tragrippen). Beim Menschen sind alle Rippen außer der 1. nach beiden Typen

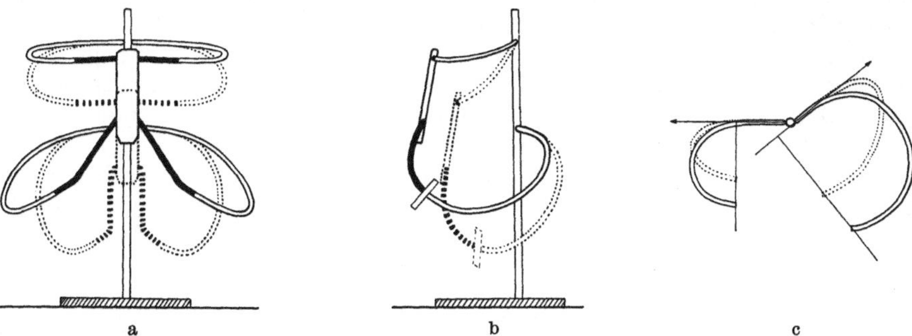

a   b   c

Abb. 88 a—c. Bewegungsart der 1. und der 4. Rippe des Menschen. Schema unter Zugrundelegung des Modells von R. FICK. Ausgezogen: Einatmungsstellung, punktiert: Ausatmungsstellung, schwarz: Rippenknorpel. a Ansicht von vorn, b von der Seite, c von oben. In Abb. c ist links im Bilde nur die 1., rechts nur die 4. Rippe dargestellt, und zwar nur die Rippenknochen ohne Knorpel und Sternum. In Abb. b zeigt ein Papierstreifen an dem Ende des Rippenknochens der unteren Rippe den Winkelunterschied an zwischen den Bewegungen von Rippenknochen und Sternum, der durch Verwindung des Rippenknorpels und Drehung im Sternocostalgelenk ausgeglichen werden muß. In Abb. c bedeuten die Pfeile die Drehungsachsen der Wirbel-Rippengelenke, die darauf senkrechten Linien die Ebenen der Kreisbögen, welche die vorderen Enden der Rippenknochen bei der Bewegung um die Drehungsachsen beschreiben.

aktiv beweglich. Beim sternocostalen Typus sind die Musculi intercostales externi und interni infolge der entgegengesetzten Faserrichtung Antagonisten, beim lateralen Typus sind sie großenteils Synergisten.

Rippenring: Vergrößerung des Tiefen- und Querdurchmessers des Thorax. Es ist von besonderer Wichtigkeit für die Wirkung der Rippenmuskeln, den zwangläufigen Bewegungsmechanismus der Rippe selbst zu kennen, der auf der Form und Lage der knöchernen und knorpligen Rippe und auf der Art ihrer Verbindungen mit der Wirbelsäule, mit dem Brustbein und der Rippenknorpel und -knochen untereinander beruht. Zwei korrespondierende Rippen mit dem zwischengeschalteten Stück Wirbelsäule und Brustbein nennt man einen *Rippenring.* (In Abb. 85 denke man sich das 6. Rippenpaar nach vorn ergänzt und ein ihm entsprechendes Stück aus dem Brustbein herausgesägt.) Die Bewegung des Rippenringes ist bei der 1. Rippe anders als bei den übrigen Rippen. Dies ist bedingt durch die Richtung der Drehungsachse zur Medianebene des Körpers oder, mit anderen Worten, durch die Richtung des Rippenhalses, durch welchen die Drehungsachse läuft (Abb. 60), zur Wirbelsäule. Bei der 1. Rippe steht der Hals rein quer wie der Querfortsatz des 1. Brustwirbels, bei den übrigen Rippen schräg nach hinten wie die zugehörigen Querfortsätze (Abb. 40, 60, 72 u. 84). Wird die 1. Rippe gehoben und gesenkt, so beschreibt das vordere Ende des Rippenknochens um die quere Drehungsachse einen Kreisbogen. Der Mittelpunkt des Kreises ist ein Punkt der Achse. Die Ebene des Kreises steht senkrecht auf der Achse, und wegen deren rein querer Richtung parallel zur Medianebene des Körpers (Abb. 88c). — Bei der 2.—5. Rippe beschreibt das vordere Ende des Rippenknochens ebenfalls einen Kreisbogen. Auch hier ist der Mittelpunkt des Kreises in der Drehungsachse gelegen. Da aber diese Achse schräg steht, so steht auch die Ebene des Kreises schräg zur Medianebene (Abb. 88c).

Aus der verschiedenen Stellung der Ebene des Kreises, welchen das vordere Ende des Rippenknochens der 1. und der 2.—5. Rippe (und ebenso jeder andere Punkt des Rippenknochens) beschreibt, ergibt sich der verschiedene Erfolg für die Gesamtform des Thorax im Bereich der 1. und der tieferen Rippen. Wird die 1. Rippe gehoben, so entfernt sich das vordere Ende des Rippenknochens auf der Kreisbahn von der Wirbelsäule, bei der 2.—5. Rippe wird es infolge der schrägen Stellung des Kreises zugleich auch nach außen geführt. Im Bereich der 1. Rippe wird daher der Thorax nur in der ventro-dorsalen Richtung vertieft, im Bereich der unteren Rippen außerdem zugleich in der queren Richtung erweitert (Abb. 88a u. c). Meist kommt jedoch bei der 1. Rippe noch die Kippbewegung (S. 131) hinzu, die eine quere Erweiterung bedingt. Die Schiebebewegung der 6.—12. Rippe (S. 131) bringt eine Erweiterung der unteren Brustkorbhälfte nach hinten und außen mit sich (Abb. 113).

Daß das vordere Ende des Rippenknochens nach außen geführt werden kann, ist nur dadurch möglich, daß der Winkel des Rippenknorpels (Abb. 88a) gestreckt wird. Aber noch in einem anderen Sinne wird der plastische Rippen-knorpel bei der Hebung der Rippen beansprucht, und zwar bei allen Rippen: während die Rippenknochen eine echte Rotationsbewegung ausführen, erfährt das Sternum nur eine gerade Parallelverschiebung (Abb. 88b). Der Ausgleich dieser verschiedenen Bewegungsarten findet nur zum Teil durch eine Dreh-bewegung der Knorpel in den Knorpel-Brustbeingelenken statt, zum anderen Teile durch Verwindung des Knorpels selber. Wäre die ganze Rippe knöchern (oder haben die Knorpel ihre Plastizität verloren), so wäre die Hebung der Rippen nur in dem sehr geringen Grade möglich, welchen die Gelenkverbindungen mit dem Sternum zulassen.

Sowie eine Bewegung der Rippen durch aktive Muskelkraft beendigt ist, federt der Rippenring wieder in die Ausgangsstellung zurück. Da alle Rippen-ringe im Brustbein direkt oder indirekt verbunden sind, ist das Resultat für den Gesamtbrustkorb immer ein Kompromiß aus den Einzelbewegungen der Rippenringe, die im wesentlichen mit wenig Kraftverlust sich ergänzen. Die beiden letzten Rippen führen diese Bewegungen nur unvollständig aus; bei ihnen ist die Verbindung mit den übrigen Rippen und durch diese mit dem Brustbein zugunsten der größeren Beweglichkeit des Körpers (Torsion) geopfert.

Diejenige Stellung der Rippen, bei welcher alle Spannungen im gegenseitigen Gleichgewicht stehen *(Gleichgewichtslage)*, ist eine Mittelstellung zwischen stärkster Hebung und Senkung. Wird durch Muskelwirkung diese Lage, welche auch die Lage bei der Leiche ist, verlassen, so federt der Brustkorb in sie zurück; es wird die Muskelwirkung von der Extremstellung aus eine Strecke weit nach *jeder* Richtung (Hebung und Senkung) durch passive Kräfte elastischer Natur unterstützt — eben bis zur Mittelstellung — und weiterhin durch sie gebremst.

Man hat vielfach irrtümlich die Lage des Brustkorbes bei der Leiche mit der Stellung des Zwerchfells bei ihr parallelisiert. Das Zwerchfell steht in stärkster Extremstellung (Exspiration) wie nie beim Lebenden. Der Brustkorb aber steht in der Gleichgewichtslage; diese ist keine extreme Ex- oder Inspirationsstellung, sondern eine *Mittelstellung*. Es gilt dies wenigstens für jede Körperhaltung, bei welcher die Last der Bauchwand und der Eingeweide vom Brustkorb mitgetragen wird. Abnorme Veränderungen der Rippenknorpel (Starrheit) beeinflussen die Bewegungsmöglichkeiten ganz beträchtlich.

Bei Wiederbelebungsversuchen an Scheintoten (Erstickten, Ertrunkenen) kann durch Druck auf den unteren Brustkorbumfang eine nachfolgende inspiratorische Bewegung hervorgerufen werden. Hier federt der Brustkorb ohne alle Muskelbeihilfe des Patienten in die Mittelstellung zurück. Der Erfolg dieser Methode bei gelungenen Wiederbelebungen ist ein Beweis dafür, daß es eine passive Inspiration gibt.

Ausfüllung der Zwischenrippenfenster. Ehe wir uns der Frage zuwenden, in welcher Weise die Rippen von den Rippenmuskeln bewegt werden, ist die Gemeinsamkeit der Muskelwirkung noch von einer anderen Seite her zu beleuchten. Die Zwischenrippenmuskeln vertreten für die Brustwand elastische Membranen. Die außerordentliche Dehnbarkeit des ganzen Käfigs für die Brustorgane muß auch für die Zwischenwände zwischen den einzelnen Stäben gelten. Die *Spatia intercostalia* sind vorn weiter als hinten, oben weiter als unten (Abb. 87). Am weitesten ist der 3. oder 4. Intercostalraum (Abb. 107), dann folgt der 2. und 1. Die ersten 5 sind weit genug, um die ganze Dicke des Zeigefingers aufnehmen zu können; der 7.—10. sind vom Rippenwinkel aus nach vorn sehr viel enger. Die Weite schwankt je nach der Phase der Atmung (Ein- und Ausatmung) und je nach der Haltung des Rumpfes, bei seitlicher Rumpfbeuge werden die Zwischenrippenräume auf der gebogenen Seite verengert, auf der gestreckten erweitert, bei Streckung der Brustwirbelsäule werden sie erweitert, bei Beugung verengert. Handelte es sich bei so wechselnden Verhältnissen um passiv regulierte Verschlußmembranen in den Zwischenfenstern, so wäre die Spannung allein von der Länge der elastischen Fasern abhängig. Bei Muskelfasern dagegen ist eine Spannung in jeder beliebigen Stellung durch entsprechende Kontraktion des Muskels möglich. Würden die Fasern senkrecht zu den Rippen verlaufen, so würden sie bei Annäherung der Rippen aneinander bald insuffizient werden. Da sie schräg zu den Rippen ziehen, können sie auch bei äußerster Annäherung der Rippen gespannt bleiben. Die Überkreuzung der Fasern der Intercostales externi und interni ist besonders günstig für eine starke Flächenspannung. Wird der Druck im Innern des Brustkorbes vermindert oder erhöht, so sinken die Zwischenrippenwände beim Lebenden weder ein noch wölben sie sich nach außen vor, sondern die Wand bleibt in jeder beliebigen Stellung *plan* und *glatt*. Die Eigenheit des Muskelgewebes erzielt auf diese Weise eine Ausebnung der Brustkorbwand, die in der Technik nur bei festen Wänden erreicht wird, beim Körper aber mit größter Verschieblichkeit der einzelnen Teile kombiniert ist. Dem Atemmechanismus geht keine Kraft verloren, wie es der Fall wäre, wenn die Wände des Brustkorbes zwischen den Rippen merklich nachgäben, sondern die gesamte Druckdifferenz, die im Innern des Brustkorbes beim Einatmen gegen die äußere Luft auftritt, kommt der Bewegung der Lunge und damit der Atmung selbst zugute. Deshalb beruht eine der wichtigsten Aufgaben der Intercostalmuskeln in dieser gemeinsamen Tätigkeit, die Zwischenrippenfenster zweckentsprechend zu füllen.

Manche Autoren sehen darin sogar ihre einzige Aufgabe. Es ist jedoch für viele Tiere, welche kein Zwerchfell haben, z. B. für die Vögel, sicher, daß die Intercostalmuskeln auf die Rippen wirken und damit die bei den Vögeln mit den Rippen verwachsenen Lungen wie einen Blasebalg bewegen. Bei den Säugern hat ihnen das Zwerchfell einen beträchtlichen Teil dieser Aufgabe abgenommen. Trotzdem haben die Intercostales eine bestimmte Wirkung auf die Rippen; sie wird ganz unzweifelhaft in solchen pathologischen Fällen betätigt, in welchen das Zwerchfell und die übrigen Atemmuskeln gelähmt sind. Inwieweit die Rippenmuskeln bei der gewöhnlichen Atmung oder bei sonstigen Bewegungen des Brustkorbes (Rumpfbeuge, Bewegung der Arme) tätig sind, ist von sehr wechselnden Bedingungen abhängig, die später erörtert werden.

Infolge der verschiedenen Breite der einzelnen Rippen und der verschiedenen Weite der Zwischenrippenräume (Abb. 84) ergeben sich zahlreiche individuelle Eigentümlichkeiten des Osteothorax, welche der Arzt bei der Untersuchung der Lungen durch die Perkussion beobachten muß. Verwechslungen zwischen solchen Varianten und zwischen vermeintlichen Lungendämpfungen sind sonst möglich. Die üblichen Skelete geben keine Vorstellung von der Wandelbarkeit der Form, da es üblich ist, bei der Montierung der Knochen die Verschiedenheiten der Rippenabstände auszugleichen. Unsere Abbildungen geben sie getreu den wirklichen Maßen wieder.

4. Autochthone Bauchmuskeln (Tabelle S. 135/5—10).

Die weiche Bauchdecke hat das Besondere, ganz frei von Skeletteilen zu sein, außer dem Rahmen, in welchen sie eingespannt ist. Breite Muskel- und Sehnenplatten mit ihren Fascien sind die einzigen Bauelemente dieses Teiles des Bewegungsapparates. Der Brustkorb und der Körper im ganzen verdanken ihre Beweglichkeit wesentlich dem Vermögen der weichen Bauchdecke, in hohem Maß *nachzugeben*. Dieser Gewinn übersteigt den Mehraufwand an Arbeit, der dem Brustkorb dadurch zufällt, daß er bei der aufrechten Körperhaltung des Menschen die Hauptlast der Bauchdecke zu tragen hat. Die geringere Widerstandsfähigkeit gegenüber äußeren Gewalten, welche mit dem Mangel von Skeletteilen verknüpft ist und welche die lebenswichtigen Baucheingeweide stärker als die Brusteingeweide gefährden könnte, wird einigermaßen durch eine besonders starke Reflexerregbarkeit der Bauchdeckenmuskulatur ausgeglichen. Bei *kontrahierten* Muskeln wird im allgemeinen den Eingeweiden durch einen Schlag auf den Bauch kein Schaden zugefügt; in diesem Zustand fängt die Bauchwand den Stoß wie eine Gummiplatte auf und verteilt ihn so, daß Zerreißungen nicht zu befürchten sind, es müßte denn die Gewalt eine ganz außerordentliche sein, so daß auch Skeletteile nicht widerstehen könnten. Bei schlaffen Muskeln kann eine von außen einwirkende Gewalt innere Organzerreißungen und -quetschungen verursachen bei intakt bleibender Bauchdecke. Es kommt deshalb sehr darauf an, ob wir auf einen von außen kommenden Schlag oder Stoß gefaßt sind und instinktiv die Abwehrkontraktion einleiten können. Eine entsprechende Körperhaltung (Zurücknehmen des Bauches) ist ein weiterer Schutz. Der Mensch gleicht die Gefahr, welche die aufrechte Körperhaltung und exponierte Stellung der Bauchdecke für ihn im Vergleich mit dem Vierfüßler mit sich bringt, durch den Nutzen dieser Haltung aus, welchen auch für diese Körpergegend der freiere Blick und die Abwehrbereitschaft der Arme und Hände bei allen instinktiven Reaktionen schaffen.

Bei Entzündungen innerer Organe, z. B. bei Blinddarmerkrankungen, ist eine erhöhte Reaktionsfähigkeit der Bauchdecke als Schutz gegen schmerzhafte Berührungen bemerkbar und den Ärzten als Frühsymptom solcher Erkrankungen bekannt. Die Bauchdecke ist dauernd kontrahiert und von vornherein gesichert gegen jeden Versuch, sie einzudellen (Bauchsperre, „Défense").

Es gibt in der Bauchwand nur autochthone, dieser Gegend von jeher eigene Muskeln, keine eingewanderten Extremitätenmuskeln wie an Brust und Rücken. Sie bilden eine Gruppe seitlicher und vorderer Bauchmuskeln (eigentliche Bauchdecke) und schieben sich an der Wirbelsäule vor die Seitenfortsätze der Lendenwirbel (tiefe Bauchmuskulatur, M. quadratus lumborum, s. Erklärung zu Abb. 9). Die Bauchdeckenmuskeln greifen stellenweise sehr ausgiebig auf die unteren Rippen über. Deshalb werden die nicht mit dem Brustbein artikulierenden Rippen auch Costae abdominales genannt.

a) Seitliche und vordere Bauchmuskeln (Tabelle S. 135/5—9).

Musculus transversus abdominis (Tabelle S. 135/5). Er entspringt von der Innenseite der 6 untersten Rippen, von den aus Rippen hervorgegangenen Seitenfortsätzen der Lendenwirbel und setzt sich auf die Beckenwand und das Leistenband fort (Abb. 84). Oben schließt er an den Transversus thoracis an der meist gemeinsam mit ihm an der 6. Rippe befestigt ist. Der Bauchmuskel kann gelegentlich den Brustmuskel bis zur 5. Rippe verdrängen (Abb. 86) oder dieser jenen bis zur 7. Rippe. Der Faserverlauf, der beim Tranversus thoracis alle Übergänge vom longitudinalen bis zum transversalen behalten hat, ist am Bauch rein transversal geworden. Damit ist die Kraft der Muskelfasern des

Transversus abdominis für die Einschnürung des Bauches ungebrochen zur Verfügung. Nur die untersten, vom Leistenband entspringenden Fasern laufen schräg abwärts (Abb. 89). Die Sehnenfasern bilden eine breite Sehnenplatte (Aponeurose) und verbinden sich in der Bauchmittellinie, *Linea alba*, mit denen des Muskels der anderen Körperseite. Muskelfleisch und Sehnen formen weite Muskelsehnenröhren, welche vom Stammskelet aus den Bauchinhalt umscheiden (Abb. 101).

Mit dem Verlauf im einzelnen steht die ganze Form des Muskels im Einklang. Er ist die bestimmende Innenwand eines platten schlauchförmigen Sackes, der Bauchwand, der am Rand des Brustkorbes aufgehängt ist und dessen Boden vom Becken gebildet wird. In der Profilansicht haben Transversus abdominis und Brustkorb die Form eines kurzen Schlauches mit oliven- oder eiförmigem Ansatzstück (Abb. 84). Der Brustraum ist gegen den schlauchartigen Bauchsack durch einen beweglichen Zwischenboden, das Zwerchfell, abgegrenzt. Dieses sondert zwar die Brust- von den Baucheingeweiden, so daß sie sich bei ihren Bewegungen nicht wie bei zwerchfellosen Tieren vermischen können, hindert aber nicht, daß die relative Lage des Höhleninhaltes zur Körperwand in hohem Grade verschieblich ist. Je nachdem der schlauchförmige Fortsatz des Systems im ganzen weiter oder enger wird und je nach der Stellung von Rippen und Brustbein, kann der *Gesamt*inhalt mehr in den Brustkorb zu und stärker in diesen hineingedrängt oder umgekehrt aus diesem heraus nach unten verschoben werden. Für die Gewichtsverteilung in Brust und Bauch ist die Lage der Tangente von Wichtigkeit, welche man an den vordersten Punkt der Hals- und Lendenkrümmung legt (Abb. 84); sie halbiert bei mittlerer Stellung des Brustkorbes und mittlerer Größe der Bauchhöhle den Abstand des vorderen Konturs der ventralen Körperwand von dem hinteren Kontur der Lendenwirbelsäule. Man ersieht daraus, wie stark die Wirbelsäule in die Bauchhöhle vorgeschoben ist.

Es gibt Artisten, welche wirklich den Gesamtinhalt der Bauchhöhle in den stark emporgehobenen Thorax hineinzutreiben vermögen, so daß die Bauchhöhle bis auf die Nieren und den gekröselosen Zwölffingerdarm und Dickdarm leer ist. Die Bauchwand springt dann unter dem Rippenbogen gegen die Wirbelsäule so stark zurück, daß man eine Faust unter den Rippenbogen legen kann. — Auch bei stark abgemagerten Menschen besteht ein fast rechtwinkliger Knick zwischen Brust- und oberer Bauchwand, weil hier der Muskelschlauch durch den Luftdruck dauernd eingetrieben ist. Bei nicht zu fetten Menschen und schlaffer Bauchdecke kann man beim Durchtasten die Wirbelsäule und auf ihr die große Bauchschlagader (Aorta abdominalis) fühlen und letztere komprimieren.

Beitrag des Transversus abdominis zur Rectusscheide. Der Transversus abdominis ist ein platter Muskel. Das Muskelfleisch geht vorn und hinten in flache Sehnen, Aponeurosen, von beträchtlicher Größe über. Vorn ist die Grenze zwischen Muskel und Sehne halbmond- oder dachfirstförmig: *Linea semilunaris (Spigeli)* (Abb. 87 u. 91). Der Bogenscheitel ist nach außen gerichtet und steht etwa in Nabelhöhe. Die Aponeurose, die an der Linea semilunaris beginnt und bis zur Linea alba reicht, ist ein Bestandteil der Rectusscheide, *Vagina m. recti* (Abb. 101). Der Transversus abdominis hilft deren hinteres Blatt bilden, sogar sein Muskelfleisch liegt teilweise hinter dem Rectus und wird von diesem bedeckt (Abb. 89). Die hintere Rectusscheide reicht aber nur bis zu einer Stelle, welche 4—5 cm oder weniger unterhalb des Nabels liegt; von dort aus geht die Transversusaponeurose mit den ihr angeschlossenen Fasern der schrägen Bauchmuskeln *vor* den Rectus (Abb. 87 u. 89). Auf diese Weise endet die hintere Rectusscheide mit einem scharfen Rand: *Linea semicircularis (Douglasi)* (Abb. 102 u. 103). Es kommt allerdings häufig vor, daß einzelne Sehnenfasern auch weiter unterhalb hinter dem Rectus bis zur Linea alba verlaufen oder in

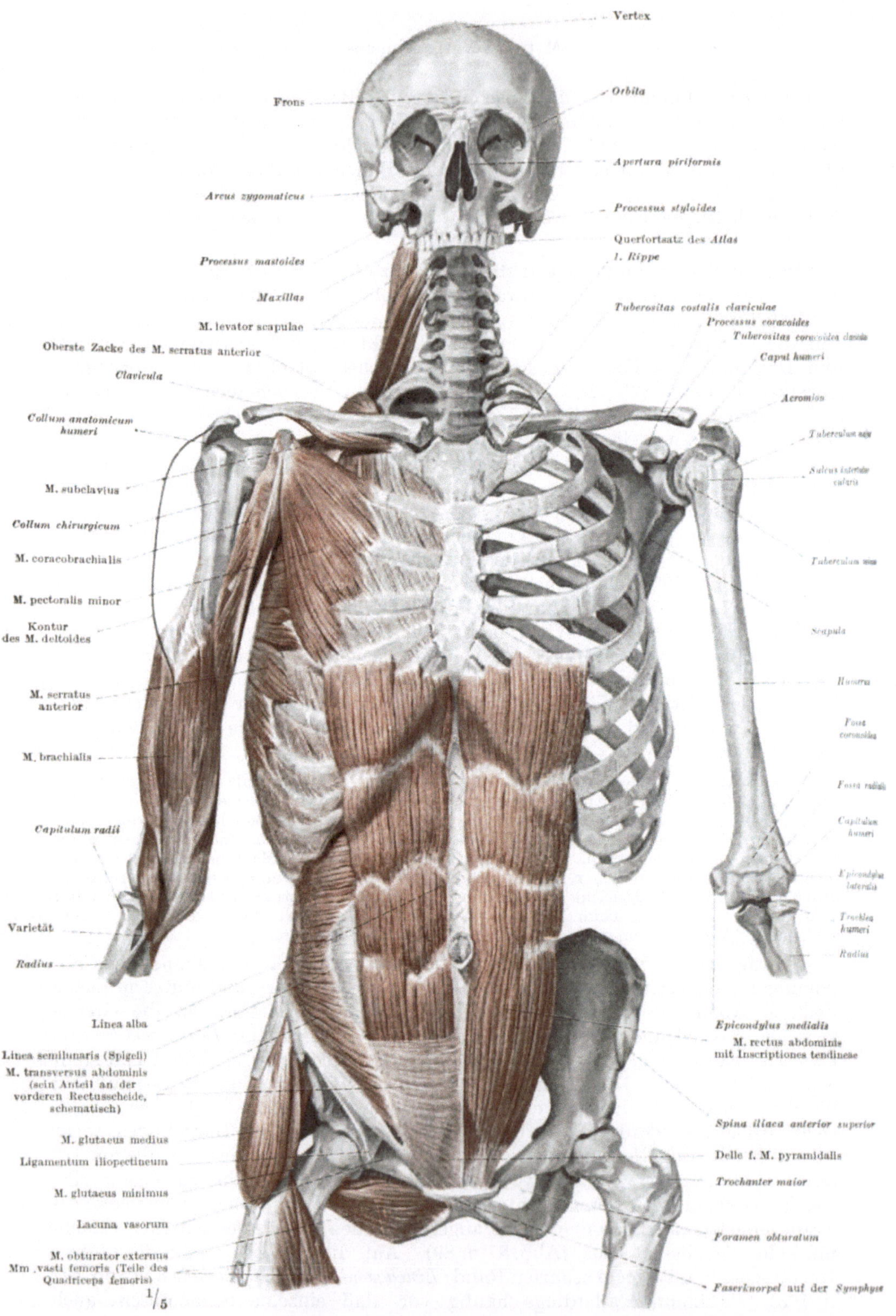

Abb. 89. Rumpf von vorn, natürliche Abstände der Knochen und nat. Form der Muskeln (2. Vorderansicht, Muskeltorso, s. Abb. 87). Von der linken Rumpfwand sind alle Muskeln außer dem Rectus abdominis weggenommen. Der Schultergürtel ist erhalten. Die Aponeurose des Transversus abdominis ist aus der Rectusscheide schematisch isoliert (die übrigen seitlichen Bauchdeckenmuskeln entfernt).

das Bindegewebe vor dem Bauchfell ausstrahlen; in diesem Fall ist der Übergang ein allmählicher.

Ligamentum lumbocostale. Die Grenze zwischen Muskelfleisch und Aponeurose am hinteren Rand des Transversus abdominis fällt mit dem Rand der tiefen

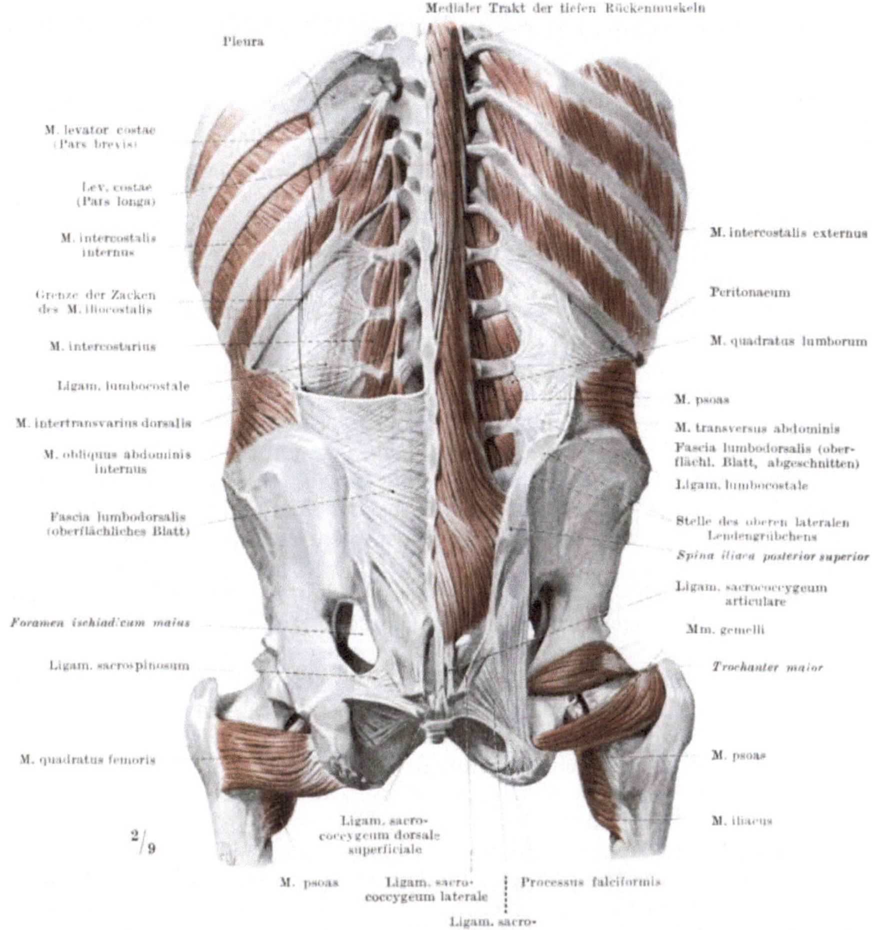

Abb. 90. Lendengegend, natürliche Lage und Form des Skelets und der Muskeln (1. Rückenbild, tiefste Schicht, Muskeltorso). Links ist der mediale und laterale Trakt der tiefen Rückenmuskeln entfernt, die leere Führungsröhre teilweise erhalten. Rechts ist der mediale Trakt (Spinalis, Multifidus, Rotatores) stehen geblieben, aber das ganze oberflächliche Blatt der Röhre entfernt. Außerdem sind rechts die Mm. intertransversarii entfernt, so daß in allen Zwischenräumen zwischen den Processus costarii der Lendenwirbel der M. psoas und M. quadratus lumborum sichtbar sind (in einem Zwischenraum bezeichnet). Links ist die sehnige Partie des M. intercostalis internus im obersten und im folgenden Zwischenrippenraum weggenommen und die Pleura parietalis dadurch freigelegt. Links ist auch der Ansatz des M. iliacus entfernt.

Rückenmuskeln zusammen (M. iliocostalis, Abb. 90). Die Beziehung zu letzteren ist ähnlich wie vorn bei der Rectusscheide. Denn die tiefen Rückenmuskeln liegen in einer Fascienloge, welche von den Wirbeln und der Fascia lumbodorsalis gebildet wird (Abb. 90, links, Abb. 101). Von den Seitenfortsätzen (Rippenrudimenten) der Lendenwirbel zieht die Fascia lumbodorsalis um die tiefe Rückenmuskulatur herum und setzt sich oberflächlich bis zu den Dornfortsätzen fort. Der Teil der Fascie, welcher auf der Ventralfläche der Rückenmuskeln liegt, das tiefe Blatt, wird auch *Ligamentum lumbocostale* genannt. An diesem ist der Transversus befestigt; es ist zur Sehne (Aponeurose) des Transversus geworden, ebenso wie am Bauch das tiefe Blatt der Rectusscheide Aponeurose des Transversus ist. Die Sehnenfasern entspringen strahlig von den Spitzen der Processus costarii der Lendenwirbel und haben Verbindungen mit der letzten Rippe und dem Beckenrand (Abb. 90, rechts). Nach dem Bauchfell und den Eingeweiden zu liegt der M. quadratus lumborum vor der Sehne.

Die Sehnenfasern, aus denen der Transversus hinten hervorgeht, lassen häufig Spalten frei, welche entweder zwischen der letzten Rippe und dem Muskel liegen oder zwischen den Sehnenbüscheln der einzelnen Lendenwirbel. Soweit diese Lücken nicht vom Bauch her durch den Quadratus lumborum gedeckt sind, liegt vor ihnen der Fettkörper, in welchen die Niere eingelagert ist (Capsula adiposa renis). Es kommen gelegentlich an diesen Stellen Ausstülpungen von Fett oder — als große Raritäten — Hernien vor (obere lumbale Brüche). Sie sind nach außen nur vom M. latissimus dorsi und von der Haut bedeckt.

Fascia transversalis. Beziehungen zum Leistenring. Die Innenfläche des M. transversus abdominis und seiner ventralen Aponeurose ist von der *Fascia transversalis* überzogen, welche sich zwischen ihn und das Bauchfell (Peritonaeum) einschiebt (Abb. 101). Von der DOUGLASschen Linie ab bis zum Becken liegt die Fascia transversalis der Hinterfläche des Rectus an. Sie ist mit dem subserösen Bindegewebe des Bauchfells verbunden und gegen dieses nicht verschieblich. Daraus erklärt sich ihr Übergang in die Gegend *hinter* dem Rectus unterhalb der Linea semicircularis. Besonders straff ist die Fascie unmittelbar oberhalb des Nabels, hier auch *Fascia umbilicalis* genannt (Abb. 102).

Eine besondere Bedeutung kommt der Fascia transversalis am unteren Rand des M. transversus zu. Das Becken besitzt hier einen tiefen Ausschnitt, der vom vorderen Beckenstachel (Spina iliaca anterior superior) bis zur Beckenfuge (Symphyse) reicht. Diesen Ausschnitt passieren Muskeln und Gefäße, welche vom Innern des Beckens zum Bein verlaufen. Die Bauchmuskulatur bildet einen bogenförmigen Abschluß des Ausschnittes im Beckenknochen, den ich im ganzen *Arcus inguinalis* nenne. Die einzelnen Muskeln der vorderen Bauchwand verhalten sich zu diesem Bogen verschieden. Der M. transversus selbst ist nur wenig beteiligt, die Fascia transversalis dagegen in hohem Maße. Von den anderen Muskeln ist am stärksten der M. obliquus abdominis externus (Tabelle S. 135/7) in Anspruch genommen. Wir werden sehen, daß seine Aponeurose einen Sehnenstreifen, das *Ligamentum inguinale* oder *Leistenband*, bilden hilft, welches die Hauptstütze des Arcus inguinalis ist (Abb. 100). Es ist hier schon in Betracht zu ziehen, weil der M. transversus und besonders die Fascia transversalis am Leistenband Anschluß gefunden haben. Zwischen Arcus und Knochen bleibt gerade so viel Platz frei, wie für die eingelagerten Muskeln und Gefäße erforderlich ist.

Der M. transversus entspringt mit seinen untersten Fasern nur vom äußeren Viertel bis Drittel des Leistenbandes (Abb. 84, 87 u. 89). Von da ab spannt sich das Muskelfleisch unabhängig vom Leistenband zur Linea alba herüber. Doch gewinnt die Fascia transversalis auf der *ganzen* Länge des Leistenbandes mit diesem Beziehung. Es besteht also zwischen unterem Muskelrand und Leistenband ein muskelfreies, nach der Bauchhöhle zu von der Fascia transversalis bedecktes Feld (muskelfreies Leistenfeld, Abb. 104). Dies kommt dadurch zustande, daß sich die untersten Bündel des Transversus und Obliquus internus dem Samenstrang anschließen und als *M. cremaster* (Abb. 91) in den Hodensack ziehen. Er ist imstande, den Hoden etwas in die Höhe zu ziehen.

Die Fascia transversalis geht am Leistenband in die *Fascia iliaca* über. Dies ist die Fascie desjenigen Muskels, welcher unter dem Arcus inguinalis aus dem Becken heraustritt (M. iliopsoas, Abb. 100). Der Muskel füllt den osteofibrösen Kanal zwischen Becken und Arkade der Bauchwand nur teilweise aus. Deshalb verläßt die Fascia iliaca bereits in der Mitte des Leistenbandes die Arkade und folgt dem medialen Rand des M. iliopsoas bis zum Beckenrand (Abb. 102 u. 103). Ein Höcker, die *Eminentia iliopectinea* an der Verbindungsstelle von Scham- und Hüftbein, bezeichnet die Ansatzstelle der Fascie an dem Knochen. Man bezeichnet den vom Leistenband abzweigenden Teil der Fascie als *Ligamentum iliopectineum*; doch ist dieses ,,Band" nichts anderes als ein Stück der Fascia iliaca, welches durch Sehnenfasern des (inkonstanten) Psoas minor verstärkt ist (s. Hüftmuskeln, Kapitel: Becken und Hüfte).

Überblicken wir diese Fascienbeziehungen, so ergeben sich *drei* Kanäle (Abb. 103, Pfeile). Der eine liegt oberhalb des Leistenbandes; es ist der oben bereits erwähnte *Canalis inguinalis*. Zwei liegen unterhalb des Leistenbandes und sind durch das Lig. iliopectineum voneinander getrennt. Der laterale dient dem Durchtritt des M. psoas und des M. iliacus: *Lacuna musculorum* (auch der Nervus femoralis liegt in dieser Loge). Der mediale Kanal wird von Gefäßen und gelegentlich von einem Lymphknoten eingenommen: *Lacuna vasorum.* Die letztere wird bei der Besprechung des *Schenkelkanals* noch besonders zu betrachten sein (S. 175).

Innervation des M. transversus abdominis: (Th 5, 6) Th 7 bis L 2). Die Nerven treten in die Außenfläche des Muskels ein und bilden innerhalb des Muskels Geflechte. Sensible Äste verlassen den Muskel an der Innenseite und gehen zum Bauchfell. *Blutzufuhr* aus der A. iliaca externa durch A. circumflexa ilium interna und A. epigastrica inferior, aus der A. mammaria interna durch A. musculophrenica und A. epigastrica superior.

Musculus obliquus abdominis internus (Tabelle S. 135/6). Er ist der mittlere der 3 seitlichen Bauchmuskeln (Abb. 101). Die beiden schrägen Bauchmuskeln liegen auf dem Transversus so darauf, daß in der oberen Bauchhälfte die Resultante der Faserrichtung beider transversal steht, wie beim Transversus. Insofern unterstützen beide Muskeln die einschnürende Wirkung des Transversus auf den Inhalt der Bauchhöhle und sind Verstärkungen für ihn. Das Besondere ist ihre Wirkung auf die Rippen, die zwar den oberen Teilen des Transversus nicht abgeht, bei den Obliqui aber zur vollen Entfaltung kommt, besonders beim Obliquus externus. Die schräge Bauchmuskulatur wird durch Vermittlung der Rippen, die als lange Hebel wirken, ein unterstützender Faktor außer für die Atmung besonders für die Drehung des ganzen Körpers um seine Achse (Torsion) und für die Rumpfbeuge nach der Seite und nach vorn. Die schrägen Muskeln nutzen die große Freiheit in der Bewegung aus, welche die Reduktion der Lendenrippen mit sich bringt. Der Form nach sind beide Muskeln mit ihren Sehnen platt. Sie sind über die Fläche gebogen; die Form ihrer Krümmung richtet sich nach dem Transversus.

Der Obliquus internus ist kleiner als der Transversus und als der Obliquus externus. Er hat mit seinem Ursprung am oberflächlichen Blatt der Fascia lumbodorsalis Befestigung gewonnen und benutzt dieses als Sehne (Abb. 90, 101 u. 114). Am Darmbeinkamm (vordere zwei Drittel der Gesamtlänge) entspringt der Muskel zwischen den Anheftungen des Transversus und Obliquus externus. Er folgt ziemlich genau dem höchsten First des Knochens: *Linea intermedia* (Abb. 238). Am Leistenband reicht der Ursprung bis gegen die Mitte des Bandes abwärts. Von diesen Ursprungsstellen spannen sich die Muskelfasern mit ihren sehnigen Fortsetzungen fächerförmig zu den Insertionsstellen am Brustkorb und an der Linea alba aus (Abb. 91), ohne irgendwo auf oder unter Skeletteilen zu liegen. Die Insertion des Obliquus internus ist an den 2 oder 3 letzten Rippen zu finden (Abb. 111 u. 112); hier geht er ohne scharfe Grenze in den M. intercostalis internus über. Die oberflächlichen Teile dieses Brustmuskels entsprechen genetisch dem Obliquus internus (M. intermedius,

S. 137). Es kommen auch manchmal Schaltsehnen im Obliquus vor als Fortsetzungen der Costae fluctuantes. Sie sind bindegewebig gebliebene Teile der
Rippenanlagen.

Beitrag zur Rectusscheide. Weiter abwärts hat der Obliquus internus keine
fleischige Insertion. Sein Muskelbauch besteht aus divergierenden Fasern. So

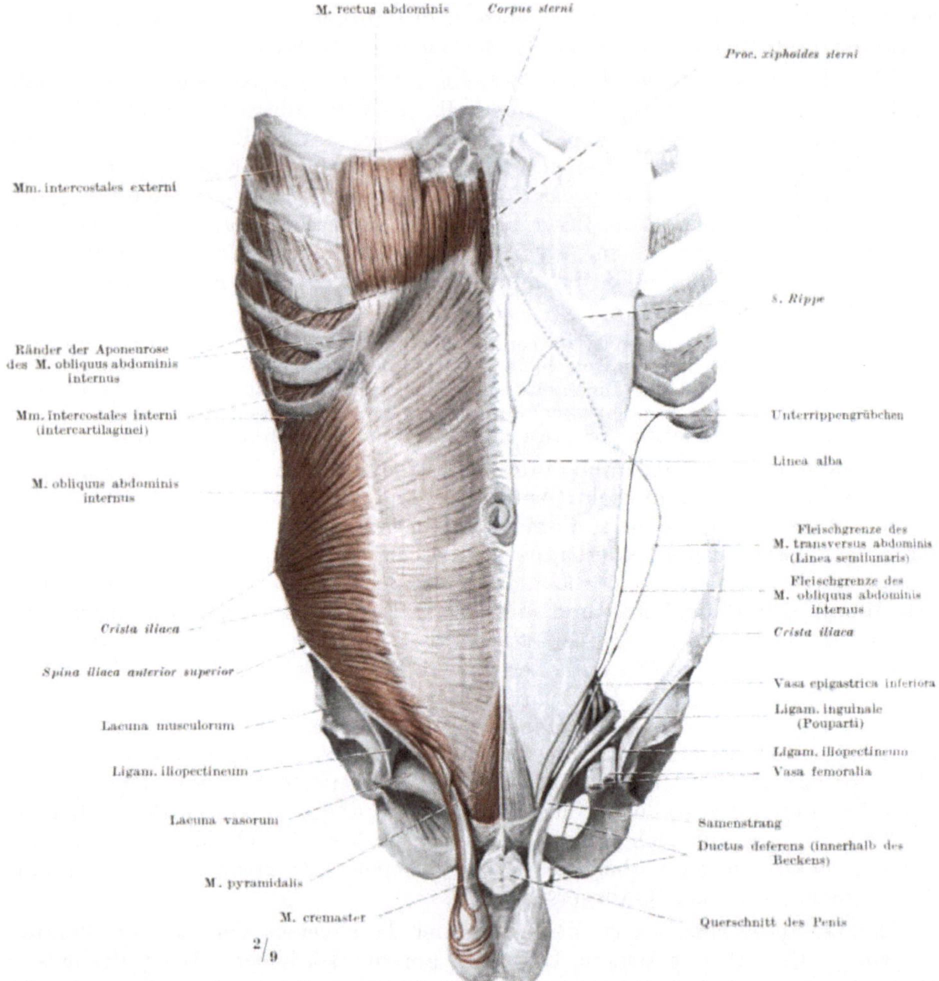

Abb. 91. Bauch, natürliche Lage und Form des Skelets und der Muskeln (3. Vorderansicht, Muskeltorso, s. Abbildung 87 u. 89). Auf der rechten Bauchseite sind der M. obliquus abdominis internus, M. rectus und M. pyramidalis stehen geblieben, links Rectus und Pyramidalis wegen der Beziehungen zu den Fleischgrenzen des Obliquus
internus und Transversus angedeutet (nicht koloriert).

kommt es, daß nur die obere Hälfte des Muskels schräg aufsteigende Fasern hat,
die sich mit denen des Obliquus externus kreuzen wie die beiden Systeme der
Intercostales. Die untere Hälfte des Obliquus internus geht allmählich in die
gleiche Richtung wie der Transversus und Obliquus externus über und ist dann
von der Wirkung dieser Muskeln nicht verschieden. Zum Leistenkanal verhält
sich der Obliquus internus ganz wie der Transversus; er verläßt da, wo sein
Ursprung zu Ende ist, das Leistenband und läuft mit dem unteren Rand seines
Muskelfleisches oberhalb des Leistenkanales. An dieser Stelle ist er mit dem

Transversus oft so innig im Zusammenhang, daß eine Trennung schwierig ist; aber der Innervation nach kann sie immer streng durchgeführt werden. Unter dem unteren Rand schaut der M. cremaster heraus, welcher vom Transversus kommt, aber oft auch vom Obliquus internus Fasern erhält (Abb. 91).

Die Muskelfasern hören nach vorn in einer langgezogenen S-förmigen Grenzlinie auf (Abb. 91); hier findet der Übergang in die Aponeurose statt. Die Muskelfasern erreichen nirgends den Rand des Rectus, außer gelegentlich nahe dem Becken, wo sie etwas vor den Rectus gehen können; sie liegen ihm sonst oberhalb des Nabels näher als unterhalb. Der schmale Streifen der Aponeurose zwischen Muskelfleisch und lateralem Rectusrand ist bei fettarmen Menschen mit gut entwickelter Muskulatur von außen oft bis hinab zum Leistenband als Furche sichtbar, weil sie nur durch die dünne Aponeurose des Obliquus externus von der Haut getrennt ist (Sulcus recti, Abb. 79, 92, 93 u. 95).

Die Aponeurose des Obliquus internus beteiligt sich an der Bildung der Rectusscheide unter den gleichen Bedingungen wie die Transversussehne. *Unterhalb* der Linea semicircularis Douglasi verläuft sie wie die des Transversus *vor* dem Rectus (Abb. 87). *Oberhalb* der DOUGLASschen Linie teilt sie sich in 2 Blätter (Abb. 101). Das hintere Blatt ist mit den Sehnenfasern des Transversus verwoben, das vordere mit denen des Obliquus externus. Isoliert man die Sehnenblätter des Obliquus internus, so sieht man, daß von der 10. Rippe an das hintere Blatt sehr bald in lockeres Bindegewebe übergeht, während die kranialsten Fasern des vorderen Blattes schräg zur obersten Schaltsehne des Rectus ziehen (Abb. 91). Der obere Rand des hinteren Blattes reicht also nicht ganz so weit wie der des vorderen. Es bleibt zwischen ihm und dem Rippenbogen nebst Schwertfortsatz ein kleines Dreieck frei, in welchem die hintere Rectusscheide allein vom Transversus gebildet ist.

Die Sehnenfasern des Obliquus internus allein oder auch diejenigen des Transversus können in der Nähe des Beckenrandes *vor* dem M. pyramidalis verlaufen. Dann ist dieser vom M. rectus nur durch seine eigene dünne Fascie getrennt. Es können aber auch beide Faserkategorien oder ein Teil von ihnen, hauptsächlich Transversusfasern, zwischen Rectus und Pyramidalis hindurchschlüpfen (Abb. 91). Dann ist der Pyramidalis nach außen nur von der Aponeurose des Obliquus externus bedeckt und also in die vordere Rectusscheide eingelassen.

Die Fascie des Obliquus internus trennt den Muskel auf seiner Außenfläche vom Obliquus externus, auf seiner Innenfläche vom Transversus abdominis; letztere ist stark entwickelt. Sie besteht aus besonders dichtem, filzigem Bindegewebe, in welchem die Fortsetzungen der 6 unteren Intercostalnerven und die beiden ersten Lumbalnerven verlaufen.

Innervation des M. obliquus internus: Th 10 bis L 2 (oft auch von Th 8, Th 9). Die Nerven treten in die Unterfläche des Muskels ein, bilden aber vorher schon Nervenschlingen miteinander. *Blutzufuhr* wie beim Transversus abdominis. Außerdem Äste der unteren Intercostalgefäße.

Musculus obliquus abdominis externus (Tabelle S. 135/7). Er ist der oberflächlichste und größte Bauchmuskel (Abb. 92 u. 96). Die 5.—12. Rippe, manchmal auch der Processus costarius des 1. Lendenwirbels haben auf der Außenfläche eine individuell verschieden ausgeprägte Knochenkante, von welcher je eine Zacke des Muskels (und des Serratus anterior) entspringt (Abb. 84 u. 112). Er kann ausnahmsweise auch an höheren Rippen entspringen. Bei vielen Säugern, auch bei Halbaffen reicht er regelmäßig bis zur 1. Rippe nach oben. Er ist seiner Herkunft nach ein exquisit thorakoabdominaler Muskel, ist aber unter der Einwirkung der Extremitätenmuskeln (Pectoralisgruppe) auf die unteren Rippen zurückgedrängt. Seine Ursprungszacken decken sich ein wenig dachziegelförmig von oben nach unten und alternieren mit den Ursprungszacken des M. serratus anterior (5.—9. Rippe) und des M. latissimus dorsi (10.—12. Rippe), unter welche sie sich schieben. Oft sind sie mit diesen Muskeln durch Schaltsehnen

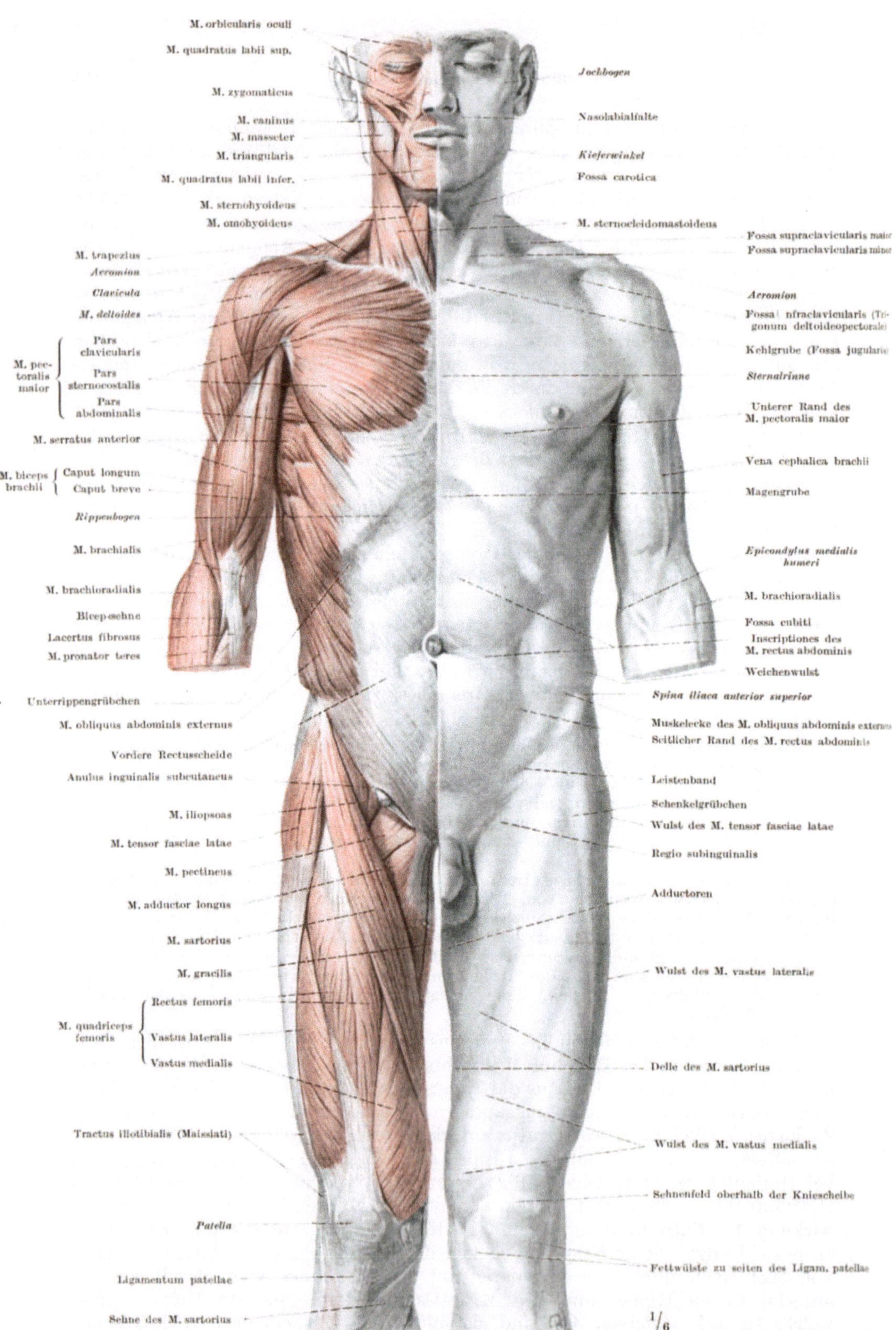

Abb. 92. Vorderansicht, linke Körperseite: Relief der Haut; rechts: oberflächliche Muskelschicht (4. Bild, Muskeltorso, s. Abb. 87, 89 u. 91).

oder unmittelbar fleischig verbunden. Bei Kontraktionen springt die Linie, in welcher die Zacken alternieren, als staffelförmiger Kontur deutlich hervor (Sägelinie des „Serratus", Abb. 94). Diese Linie bildet im ganzen einen S-förmigen Bogen, dessen Konvexität unten nach dem Rücken und oben nach dem Nabel zu gerichtet ist (Abb. 96).

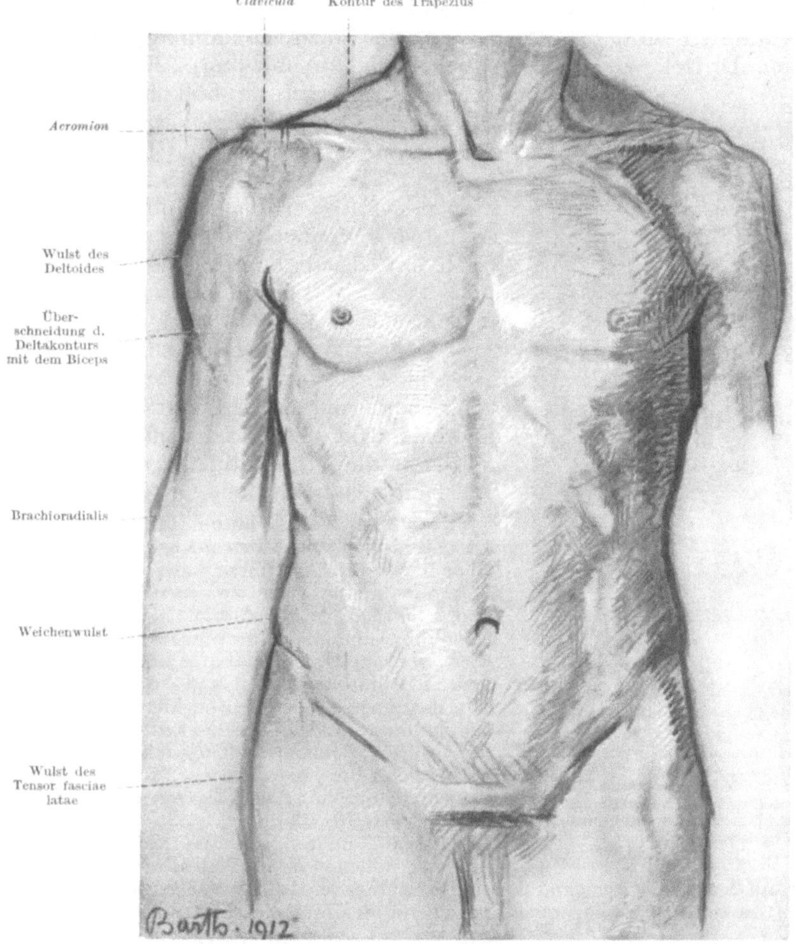

Abb. 93. Vordere Rumpfwand. Zur Erläuterung der Muskeln usw. s. Abb. 92.

Der Faserverlauf der Muskelplatte ist im oberen Teil gerade entgegengesetzt dem das Obliquus internus. Die Fasern des Externus beginnen in allen Teilen des Muskels hinten oben und verlaufen nach vorn unten. Sie gleichen darin den Intercostales externi. Daß sie aber diesen nicht schlechthin gleichzusetzen sind, geht schon daraus hervor, daß am Brustkorb der Obliquus externus stellenweise auf dem Muskelfleisch der Intercostales externi liegt. Beide Muskeln kommen also hier übereinander an der gleichen Stelle vor.

Der Obliquus gehört zum Teil in eine oberflächlichere Schicht als die Intercostales externi. Nur vom Rippenbogen ab entspricht die tiefe Lage der Muskelfasern des Obliquus externus den Intercostales externi. Eine scharfe Scheidung in einen Obliquus abdominis externus superficialis und profundus ist bei Amphibien und Reptilien vorhanden, bei Säugern aber am Bauch verschwunden. Nur im Bereich der Rippen besteht sie noch. Hier ist in der Entwicklung des menschlichen Embryo am Thorax eine einheitliche oberflächliche Schicht von Muskelanlagen beobachtet worden, aus welcher der Obliquus externus und die Serrati posteriores hervorgehen. Beide sind Überbleibsel jenes Obliquus abdominis externus superficialis. (Über andere Muskeln dieser Art und über Zwischensehnen im Obliquus ext. s. S. 137.)

Weichenwulst. Trigonum lumbale (Petiti). Der hintere untere Rand der Muskelplatte führt schräg von der letzten Rippe zum oberen Beckenrand. Der Muskel inseriert an der äußeren Lippe des Darmbeinkammes, am mittleren und vorderen Drittel bis zum Darmbeinstachel (Abb. 238a). Es ist für diese

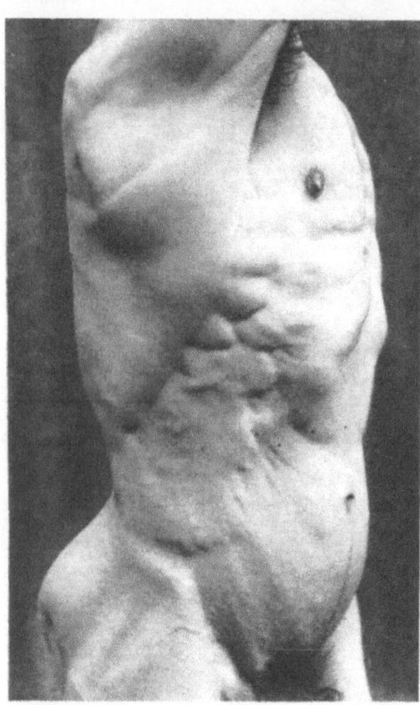

Abb. 94. Rumpf von der Seite, Photographie eines muskelkräftigen, sehr mageren Mannes. Zur Erläuterung des Muskelreliefs vgl. Abb. 96. Die Arme sind in die Höhe gehoben (Hände vor der Stirn gekreuzt). . Teres maior (der Latissimus schlägt sich um ihn herum). .. Trigonum inguinale.

Stelle charakteristisch, daß die Muskelplatte, solange sie nicht kontrahiert ist, über den Beckenrand hinabsinkt und ihn nach außen verdeckt. Durch die Haut sieht und fühlt man den unteren Muskelrand als einen horizontal verlaufenden Wulst, den *Weichenwulst* (Abb. 93). Tastet man in die Tiefe, so fühlt man den Knochenrand und konstatiert, daß er beträchtlich höher — nach dem Brustkorb zu — liegt als der Muskelrand (Abb. 96 u. 274). Der Knochenrand hat eine ganz andere Richtung wie der horizontale Weichenwulst, denn er steigt von vorn nach hinten allmählich an. Man darf ihn deshalb nicht mit dem Weichenwulst identifizieren.

Da wo der Muskel hinten aufhört, schließt bei muskelkräftigen Menschen oft der M. latissimus an. Es bleibt aber in etwa $^3/_4$ der Fälle, besonders bei der Frau, eine kleine Lücke zwischen beiden frei: *Trigonum lumbale Petiti* (Abb. 241). In ihr liegt der M. obliquus abdominis internus frei vor. Das Dreieck wird vorn vom Obliquus abdominis externus, hinten vom Latissimus und unten vom knöchernen Beckenrand begrenzt. Es ist oft über der Mitte des Darmbeinkammes am Lebenden erkennbar (Abb. 125). Die seitliche Bauchwand besteht innerhalb des PETITschen Dreiecks nur aus 2 Komponenten anstatt aus 3 und hat hier außer an der oberen lumbalen Pforte (S. 150) ihre relativ dünnste Stelle. An diesem Punctum minoris resistentiae können Abscesse, welche von der Wirbelsäule kommen und beim Liegen auf der Seite gern dem oberen Beckenrand entlang kriechen, nach der Haut zu durchbrechen, in seltenen Fällen auch Brüche (untere lumbale Hernie, PETITsche Hernie).

Das Muskelfleisch geht vorn neben dem seitlichen Rectusrand in einer fast geraden, senkrecht verlaufenden Flucht in die Aponeurose über (Abb. 96). Es kommt vor, daß die Linie gestaffelt ist, weil gelegentlich die einzelnen von den Rippen entspringenden Portionen auch an der Muskelsehnenverbindung gegeneinander abgesetzt sind (Abb. 94). Dies hängt mit der Fähigkeit mancher Menschen zusammen, die einzelnen Zacken unabhängig von den Nachbarn zu bewegen. Im allgemeinen wird die Muskelplatte mehr im ganzen kontrahiert. Sie bricht unten im rechten Winkel zur vorderen senkrechten Grenze ab und läuft in der gleichen Höhe mit dem oberen Darmbeinrand horizontal auf diesen zu. Die „Muskelecke" zwischen horizontalem und vertikalem Rande des Muskelfleisches, welche meist durch die Haut sichtbar ist, liegt 3—5 cm medial vom vorderen Darmbeinstachel (Spina iliaca anterior superior) auf einer Linie, welche den letzteren mit dem Nabel verbindet (Linea spinoumbilicalis).

In der Gegend der Muskelecke liegt der McBurney*sche Punkt*, zwischen lateralem und mittlerem Drittel der eben genannten Linie, und der Lanz*sche Punkt*, zwischen rechtem und mittlerem Drittel der Verbindungslinie der Spinae iliacae anteriores superiores.

Antiker Leistenschnitt. Beim antiken Leistenschnitt, einer von den Bildhauern des Altertums bevorzugten Stilisierung der unteren Bauchbegrenzung, bricht die Weichenwulstlinie eckig am Darmbeinstachel um und setzt sich hier nach der Symphyse zu in die Leistenlinie fort. Es war üblich, diese Bruchstelle möglichst nach innen zu legen und dem Bauch einen stark gegliederten Abschluß zu geben (Abb. 95). Nach meiner Meinung sind bei solchen Typisierungen rein künstlerische Bedürfnisse maßgebend, welche nicht vom anatomischen Modell aus ganz zu verstehen sind, sondern die plastische Wirkung des Kunstwerkes als Nach- und Neuschöpfung betreffen. Es ist kaum anzunehmen, daß die Muskelecke des Obliquus externus zu Verlegung des Brechpunktes des antiken Leistenschnittes nach innen Anlaß gab. Wenigstens zeigt die ganze Orientierung des Muskelreliefs in der Umgebung, insbesondere am Oberschenkel, daß der antike Stil den Darmbeinstachel selbst nach innen verlegte.

Beitrag zur Rectusscheide; Unterrippengrübchen. Die Aponeurose des Obliquus externus setzt mit ihren Sehnenfasern die Richtung der Muskelfasern fort. Alle verlaufen stark schräg nach abwärts, nur die obersten Sehnenfasern liegen fast quer. Die Gesamtsehne schließt an den medialen Rand des Muskelbauches an; ein dreieckiges Stück (*Trigonum inguinale*, Abb. 94) liegt zwischen Muskelecke, vorderem Darmbeinstachel und dem Rectusansatz am Schambein. Die Fasern des Trigonum ziehen zum Teil zum Leistenband, alle anderen verlaufen *vor* dem Rectus zur Bauchmittellinie.

Überall, wo die beiden Obliqui allein oder zusammen mit dem Transversus die Rectusscheide bilden, sind die Sehnenfasern miteinander fest verwoben. In der Linea alba überkreuzen sich die Züge von rechts und links miteinander (Abb. 98). Die Sehnenfasern der *vorderen* Rectusscheide treten zum Teil in die *hintere* Rectusscheide der anderen Körperseite über und umgekehrt. Die Linea

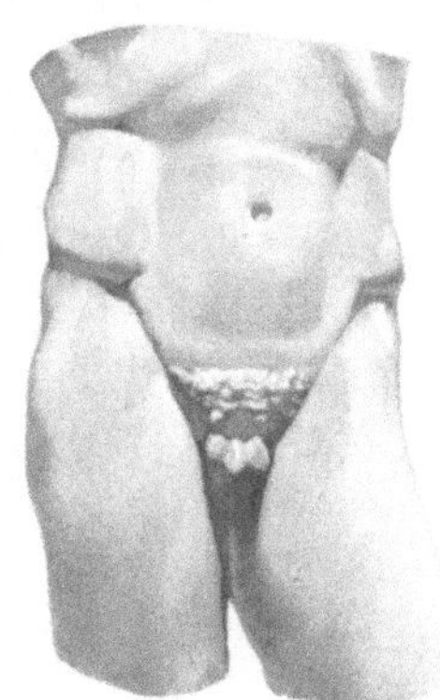

Abb. 95. Antiker Leistenschnitt. Diadumenos Farnese (Britisches Museum, London; aus Sybel: Weltgeschichte der Kunst, 1888, S. 195).

alba ist infolgedessen sehr widerstandsfähig, aber auch ziemlich breit (1—2$^{1}/_{2}$ cm, Abb. 89), weil die Durchflechtungen der Fasern entsprechenden Platz einnehmen. Dies gilt vom Brustbeinende bis zur Höhe der Douglasschen Linie (also 4—5 cm unterhalb des Nabels). Da von hier ab alle Sehnen vor den Rectus treten, so liegen unterhalb der Douglasschen Linie alle Überkreuzungen im gleichen Niveau und die Linea alba wird entsprechend schmal. Die Haut sinkt über dem oberen Teil als vertiefte Furche ein, über den unteren Teil geht die Außenfläche glatt hinweg (Abb. 93).

Die Haut über der Linea alba ist häufig besonders pigmentiert (Abb. 94) oder auch stärker behaart.

Da im größten Teil der Linea alba die Sehnenfasern der beiden Obliqui externi schräg von oben zusammentreten und sich verflechten (Abb. 98), die Sehnenfasern der Obliqui interni dasselbe schräg von unten her tun (Abb. 91), so entstehen kleine rautenförmige Figuren, die von je 2 Externus- und 2 Internussehnen begrenzt werden. Durchtretende Nerven- und Gefäßästchen sind auf diese Weise umschlossen. Die Lücken können in abnormen Fällen durch den andrängenden Bauchinhalt erweitert werden: Hernien der Linea alba. Die rautenförmige Öffnung für den Nabelstrang ist durch besondere zirkuläre Fasern ausgeglättet und wird nach der Geburt durch konische Verdickungen des Bindegewebes der Haut verstopft, nach der Bauchhöhle zu vom unteren Rande der Fascia umbilicalis (S. 150) überdeckt.

Die Aponeurose des Obliquus externus bedeckt neben dem Rectus am unteren Rippenbogen eine Stelle des Obl. internus, die ebenfalls aponeurotisch ist. Der tiefliegende Transversus wird durch die beiden sehnigen Platten hindurch von außen sichtbar, weil seine Wirkung hier die beiden Aponeurosen und die Haut grubenförmig einzuziehen vermag: *Unterrippengrübchen* (Abb. 91 u. 92). Es ist von der antiken Plastik besonders hervorgehoben und mit der Stilisierung des Rippenbogens zum oberen Abschluß der Weichen benutzt worden (Abb. 95).

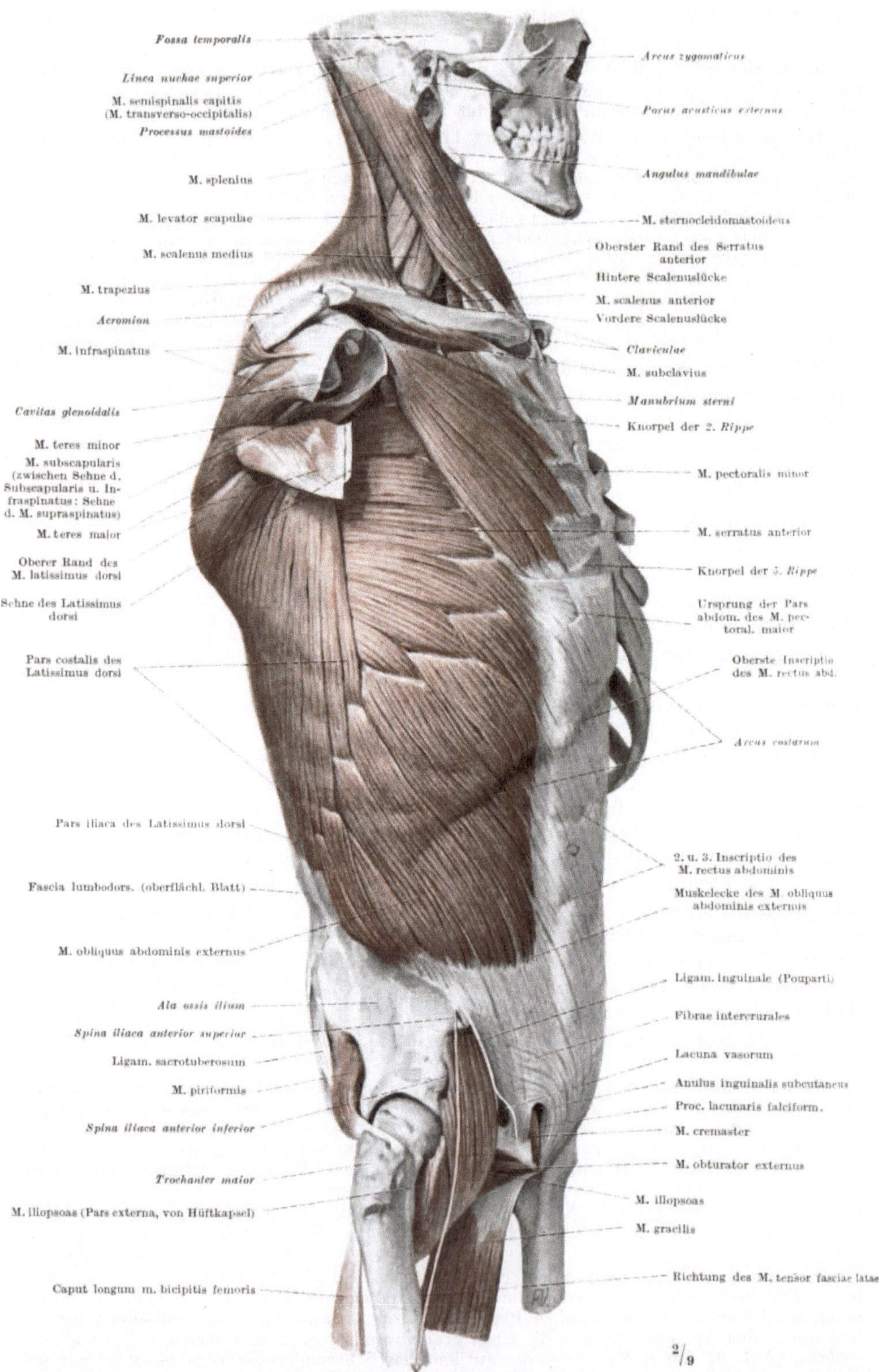

Abb. 96. Rumpf von der Seite, natürliche Abstände der Knochen und natürliche Form der Muskeln (Ansicht ein wenig schräg von vorn, Muskeltorso, siehe reine Seitenansicht, Abb. 84 u. 114). Der rechte Humerus ist entfernt; die Muskeln, welche den Humeruskopf umgreifen und am Schaft inserieren, befinden sich in natürlicher Lage und Form, wie wenn der Knochen vorhanden wäre. Unter dem Ende des Acromion die Sehne des M. supraspinatus, darunter die Sehne des Caput longum bicipitis abgeschnitten.

Leistenband und äußere Öffnung des Leistenkanales. Die Grundlage der Grenzfurche zwischen Bauch und Oberschenkel (Abb. 93 u. 94) bildet ein strangförmiger Streifen, eine Leiste, die stets mit dem Finger getastet werden kann. Sie ist durch kurze, straffe Bindegewebszüge fest mit der Haut verbunden, so daß die *Leistenlinie* oder *Leistenfurche* entsteht, die um so tiefer ist, je mehr Fett sich oberhalb und unterhalb von ihr unter der Haut befindet. Bei hochgradig Abgemagerten kann der Streifen wirklich als Leiste durch die dünne Haut sichtbar sein. Bei der Frau besteht äußerlich etwas tiefer als die Leistenlinie eine andere Linie, die *Schenkellinie,* welche durch die Hebung des Oberschenkels nach vorn bedingt ist, entweder allein oder neben der Leistenlinie vorkommt und nicht mit ihr verwechselt werden darf (Abb. 97) Die Leiste selbst, welche von der Spina iliaca anterior superior zum Tuberculum pubicum verläuft, wird

im lateralen Drittel von einem straffen Faserzug, im übrigen von dem Umschlagsrande der Aponeurose des M. obliquus abdominis externus gebildet. Man nennt sie *Leistenband, Ligamentum inguinale Pouparti* (Abb. 100). Der straffe Faserzug (Abb. 98) ist eine kräftige Verstärkung in der Fascie des M. iliopsoas (Abb. 87), der Fascia iliaca. Von ihm nehmen die untersten Bündel des M. transversus und obliquus internus ihren Ursprung (Abb. 89 u. 91), und in ihn strahlen diejenigen Sehnenfasern des M. obliquus externus ein, die den Muskelbündeln zwischen Muskelecke und Spina iliaca anterior superior zugehören (Abb. 98). Der Faserzug setzt sich teils in das Lig. iliopectineum fort, teils in den Umschlagsrand des M. ob-

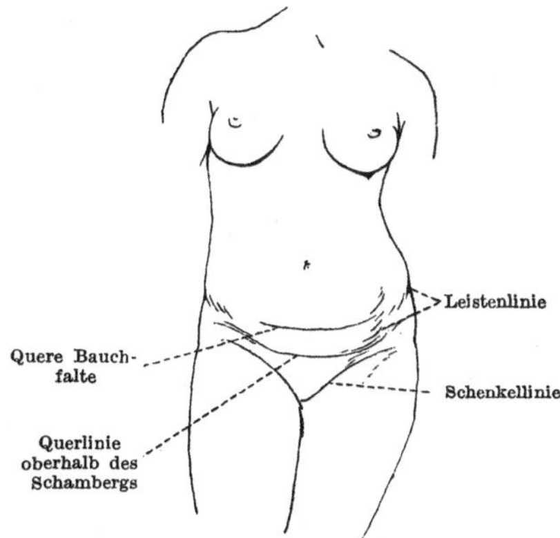

Abb. 97. Leisten- und Schenkellinie der Frau. (Aus RICHET: Anatomie artistique, 1890, S. 188.)

liquus externus (Abb. 87). Dieser Umschlagsrand kommt dadurch zustande, daß die Sehnenfasern, welche die obere Begrenzung des Crus inferius des Leistenringes bilden (Abb. 98), am vordersten Ende des Tuberculum pubicum (Abb. 87) ansetzen, die abwärts folgenden weiter rückwärts am Tub. pubicum und Pecten oss. pubis, mit anderen Worten: die kranialsten Sehnenfasern des Crus inferius setzen am weitesten vorn, die caudalen zunehmend weiter hinten am Schambein an. Die umgebogenen Endabschnitte der Sehnenfasern bilden das *Lig. (lacunare) Gimbernati* (Abb. 98).

Um sich den Umschlag der Sehnenfasern des Obliquus externus klarzumachen, lege man die Hand flach auf den Leib. Die Finger zeigen den Verlauf der Sehnenfasern des Obliquus externus, wie sie in kranio-caudaler Folge am Becken ansetzen würden. Supiniert man jetzt so weit, daß der kleine Finger dahin zu liegen kommt, wo vorher der Zeigefinger lag, so ist der Umschlag vollzogen, die Vola bildet eine Rinne, und die nach oben schauenden volaren Flächen der Finger stellen das Lig. lacunare Gimbernati dar.

Das Lig. inguinale wird gefestigt dadurch, daß außen an ihm die Fascia superficialis abdominis und vor allem die Schenkelfascie, Fascia lata, angeheftet ist, die dadurch von den seitlichen Bauchmuskeln mitgetragen und gegebenenfalls mitgespannt wird. Auf der Innenseite ist ihm ein Faserzug aufgelagert, der sich von der Gegend der Spina iliaca anterior superior zum Schambein erstreckt, *Tractus iliopubicus,* nach den Seiten und nach oben fächerförmig ausstrahlt und mit seinen aufwärts gebogenen Fasern den inneren Leistenring begrenzen hilft (Abb. 103). Alle Teile zusammen wurden oben bereits als „Arcus inguinalis" definiert; von diesen ist das Leistenband selbst der wichtigste Bestandteil.

Die von der Muskelecke des Obliquus externus ausgehenden Sehnenfasern weichen zu einem Schlitz aneinander, dessen unteres Ende die äußere Öffnung des Leistenkanales, den *Anulus inguinalis subcutaneus*, bildet (Abb. 98, rechte Körperseite). Die Fasern, welche unterhalb des Schlitzes verlaufen, nennt man *Crus inferius*; die oberhalb verlaufenden Fasern, welche ohne Grenze in die allgemeine Externusaponeurose verstreichen, *Crus superius*. Beide Schenkel sind zusammengeheftet durch Sehnenfasern, welche schräg zu ihnen verlaufen, *Fibrae intercrurales* (Abb. 98). Die äußere Öffnung des Leistenkanales wird durch oberflächliche Fasern, die vom unteren Rande des Lig. inguinale aufwärts umbiegen, zum „Anulus" inguinales ausgerundet. Tiefe Sehnenfasern des Obliquus externus der anderen Körperseite gelangen zum Tuberculum pubicum,

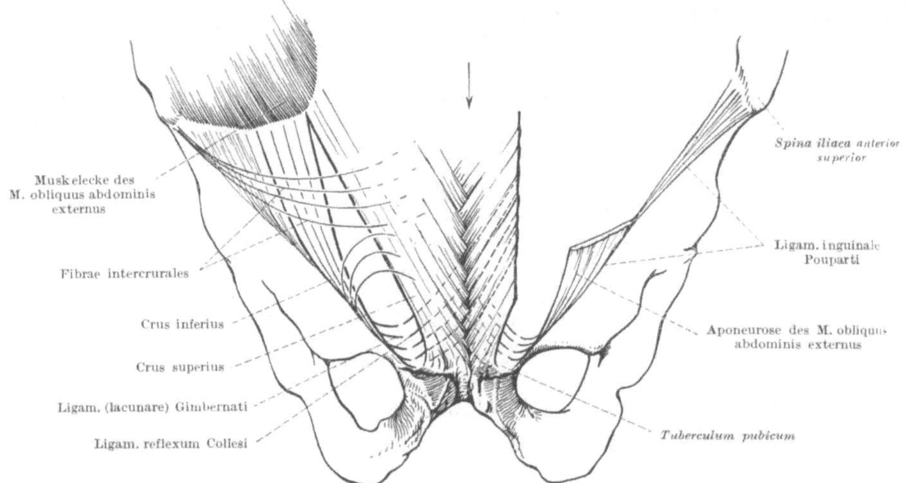

Abb. 98. Aufbau des Leistenbandes und der äußeren Umgrenzung des Leistenkanals, halbschematisch.

bis an den Ansatz des Lig. (lacunare) Gimbernati, in dessen Fasern sie zum Teil übergehen. Man nennt sie *Ligamentum reflexum Collesi* (Abb. 98). Crus inferius, Ligamentum Gimbernati und Ligamentum Collesi formen eine schräg absteigende Rinne, in welcher der Samenstrang eingebettet liegt. Weiteres siehe Leistenkanal.

Die Verwendung der Bezeichnungen Lig. lacunare Gimbernati und Lig. reflexum Collesi ist leider nicht einheitlich. Meist werden beide zusammen Lig. reflexum Collesi genannt, obwohl das eine dem gleichseitigen, das andere dem gegenseitigen M. obliquus externus zugehört. Als Lig. lacunare Gimbernati wird dann der beim Anulus femoralis zu erwähnende Processus falciformis lacunaris bezeichnet. Ich bin P. EISLER gefolgt, von dem die eingehendste Untersuchung dieser Gegend stammt (Muskeln des Stammes in BARDELEBENS Handbuch der Anatomie).

Den M. obliquus externus bedeckt auf der Vorder- und Hinterfläche je eine Fascie. Die letztere ist gemeinsam mit der vorderen Fascie des Obliquus internus und bei diesem erwähnt. Die oberflächliche Fascie, *Fascia superficialis abdominis*, ist eine dicke filzige, mit dem Perimysium externum zusammenhängende Bindegewebsschicht, welche über der Aponeurose dünner und dort mit den Sehnenfasern unverschieblich verwachsen ist. Sie ist reichlich mit elastischen Fasern durchsetzt und sieht deshalb gelbgrau aus. Am Hiatus des Muskels setzt sie sich trichterförmig auf den Samenstrang fort, zusammen mit Sehnenfasern des Muskels selbst. Nur wenn man diese Fasern und die Fascie entfernt, kann man den Hiatus als scharf begrenzte Öffnung künstlich darstellen (Abb. 96). Bei der Palpation am Lebenden fühlt man die scharfen Ränder des Hiatus, weil man mit der Fingerkuppe den Fascientrichter in den Leistenkanal hineindrängt. Die Fascie setzt sich nach unten am Leistenband an.

Mit dem Fascientrichter ist die Fortsetzung des Obliquus externus auf den Samenstrang nicht zu Ende. Es geht von der Spitze des Trichters eine besondere Faserhaut, die *Fascia cremasterica*, in den Hodensack über (s. Bd. II, Hüllen des Hodens).

Außer der Fascia superficialis des M. obliquus externus gibt es noch eine Fascie, welche zur Haut zu rechnen und besonders unterhalb des Nabels gegen die Muskelfascie gut abgegrenzt ist. Sie wird manchmal als oberflächliches Blatt der Fascia superficialis bezeichnet. Der Name *Fascia subcutanea* ist zutreffender. Sie schließt das Unterhautfettgewebe auf seiner Unterfläche ab. Bei sehr fetten Menschen lagert sich in der Unterbauchhaut eine erstaunliche Speckschicht ab (bis 15 cm Dicke). Die Spalte zwischen Fascia subcutanea und Fascia superficialis der Muskeln enthält nur wenig oder gar kein Fett; in ihr liegen die oberflächlichen Nerven und Gefäße. Bei tiefgehenden Verletzungen oder Incisionen kann aus diesem Grunde bei fetten Individuen oft jede Blutung ausbleiben. Nach der Linea alba zu blättert sich die Fascia subcutanea in verschiedene Schichten auf, die sich alle an ihr befestigen. Deshalb wird bei fetten Leuten die Haut längs der Linea alba zu einer besonders tiefen Rinne eingezogen. Auch am Leistenband ist die Fascia subcutanea zugleich mit der Fascia superficialis abdominis befestigt, doch setzen sich oberflächliche Züge auf die Schenkelfascie (Fascia lata) fort.

Wie dicht die Befestigung der beiden Fascien am Leistenband und an der Linea alba sein kann, wird durch pathologische Infiltrationen bewiesen, welche ihren Sitz vor den Bauchmuskeln der einen Körperseite haben, aber von dort weder auf den Schenkel noch auf die andere Körperseite übergreifen. Nur zwischen Symphyse und Tuberculum pubicum am oberen Beckenrand ist eine kleine Lücke, wie Urininfiltrationen des Hodensackes beweisen, welche dahin neigen, in der Bauchwand emporzusteigen.

Bei großen Vierfüßlern mit schweren Eingeweiden (Rind, Elefant) liegt vor den Bauchmuskeln eine dicke elastische Fascie („gelbe Bauchhaut"), welche den Dauerdruck der Eingeweide wie eine Hängematte auffängt und auf Thorax und Becken überträgt; sie hat die intermittierende Wirkung der Atmung durch ihre Elastizität auszugleichen. Sie ist allgemein als die gelbe Haut des gekochten Rindfleisches (Bauchstück) bekannt.

Eine besondere elastische Fortsetzung der Fascia subcutanea auf das männliche Glied ist das *Ligamentum fundiforme penis*.

Innervation des M. obliquus externus: Th 5—12 (eventuell L 1). *Blutzufuhr:* Wie beim Obliquus internus, außerdem A. thoracalis lateralis aus der Axillaris.

Musculus rectus abdominis (Tabelle S. 135/8). Neben der Bauchmittellinie bildet jederseits nur *ein* Muskel die ganze Dicke der Bauchwand (S. 137). Es ist ihm allerdings gegen die Symphyse zu ein kleiner, inkonstanter Muskel vorgelagert (Pyramidalis, s. unten), der praktisch ohne Bedeutung ist. Statt der Schichtung der seitlichen Bauchmuskulatur herrscht große Einfachheit. Der Rectus ist ein langer platter Muskel von Bandform (Abb. 89 u. 248). Er beginnt mit fleischigen Zacken etwas verbreitert am Brustkorb und reicht mit seinen Ursprüngen gewöhnlich bis zur 5. Rippe hinauf; die Lage ist thorakoabdominal. Gelegentlich gehen beim Menschen Muskel- oder Sehnenfasern an höher gelegene Rippen. Bei niederen Säugern (Monotremen) reicht er sogar bis zum Schultergürtel. Erst bei den anthropoiden Affen ist die obere Brustkorbhälfte wie beim Menschen für die aufgelagerten Extremitätenmuskeln (Pectoralisgruppe) reserviert. Der Rectus ist (wie auch der Obliquus externus) auf den unteren Thoraxteil beschränkt worden.

Die Insertion am Becken ist stark verschmälert und auf eine kurze Strecke sehnig. Manche Muskelfasern endigen schon oberhalb des Beckens und unterhalb des Nabels in der Linea alba und tragen mit dazu bei, daß dieser Teil der Linie schmal und kaum vertieft ist. Die Sehnenfasern, welche am Schambein und an dem ihm aufgelagerten Knorpel der Schambeinfuge befestigt sind (Abb. 100), nehmen die vordere Kante des Beckens bis zum Tuberculum pubicum hin ein. Auf der Vorderfläche steigen sich überkreuzende Sehnenfasern beider Recti vor dem Schambein herab und strahlen in das Aufhängeband des männlichen Gliedes ein *(Ligamentum suspensorium penis)*.

Der Rectus weist außer der ursprünglichen Gesamtform auch noch Zwischensehnen auf: *Inscriptiones tendineae*; allerdings sind nicht alle erhalten, welche beim Embryo die Myotome voneinander sondern. Am Aufbau des Muskels sind 6—9 oder mehr Myotome beteiligt. Es können 5 Inskriptionen vorkommen, meistens sind es 4 oder 3, ausnahmsweise nur 2 oder 1. Sie gehen selten genau quer durch den ganzen Muskel hindurch, meistens gezackt und schräg oder nur durch einen Teil des Muskels, manchmal in treppenförmigen Absätzen (Abb. 89). Auf der Hinterfläche des Muskels sind sie weniger deutlich als vorn. Die Muskelfasern ziehen von einer Inskription zur nächstfolgenden in der Längsrichtung des Muskels und des ganzen Körpers; sie bewahren die alte Lage, welche ursprünglich alle Muskelfasern in den Myotomen einnehmen (Abb. 5 u. 6). Der Rectus ist auch in dieser Hinsicht ein äußerst interessantes Relikt historisch einfacher Muskelverhältnisse.

Die Situation ist für die Erhaltung solcher Einrichtungen günstig, weil Skeletteile für die Anheftung von Muskeln fehlen. Es ist aber trotzdem ein erheblicher innerer Umbau des Muskels zustande gekommen, wie aus der Innervation abzulesen ist. Denn das zwischen 2 Inskriptionen eingeschaltete Muskelmaterial ist nicht wie beim Embryo metamer (von *einem* Spinalnerv versorgt), sondern aus verschiedenen Segmenten gemischt. Die Nervenästchen verflechten sich zu Schlingen, ehe sie in die Hinterfläche und in den lateralen Rand des Muskels eintreten. Es ist also nicht nur ein Verlust von Schaltsehnen eingetreten, sondern auch ein Umbau der vorhandenen Metameren (Pseudametamerie).

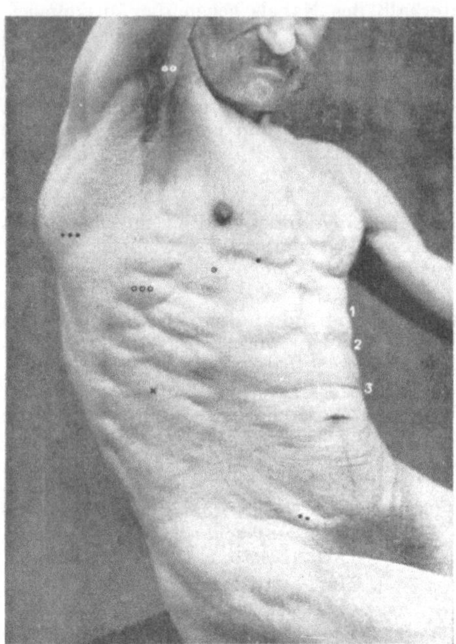

Abb. 99. Vordere Rumpfwand bei zurückgelehntem, durch Kontraktion des Rectus abdominis in der Schwebe gehaltenem Körper (Photographie eines muskelkräftigen, sehr mageren Mannes). o Pars abdominalis des M. pectoralis maior. oo M. coracobrachialis und Gefäßnervenbündel der Achselhöhle. ooo 8 Zacken des Serratus anterior. . Unterer horizontaler Rand der Pars sternocostalis des M. pectoralis maior. .. Austritt des Samenstranges aus dem Leistenkanal. ... M. latissimus dorsi, die Scapula an den Brustkorb andrängend. M. obliquus abdominis externus. *1—3* Inscriptiones tendineae m. recti abdominis.

Die Lage der Zwischensehnen richtet sich einigermaßen nach den Knickpunkten der benachbarten passiven Teile des Bewegungsapparates. Wenn beispielsweise 3 Zwischensehnen vorkommen (Abb. 89), so liegt die oberste im Niveau der vordersten Spitze der 8. Rippe, d. h. der 1. abdominalen Rippe, welche als solche keine unmittelbare Verbindung mit dem Brustbein hat. Die 2. liegt im Niveau der 1. Costa fluctuans (Unterrand der 10. Rippe, Ende des Rippenbogens). Die 3. entspricht dem Nabel. Gibt es eine 4. Inscriptio, so liegt sie in der Höhe der Linea Douglasi; doch fehlt gerade diese in den häufigen Fällen mit 3 Zwischensehnen. Es scheint, daß der Zug des Transversus an diesen Knickpunkten des Körpers (Abb. 79) konservierend auf die Zwischensehnen wirkt, während alle übrigen zugrunde gehen. Man hüte sich, beim Lebenden den unteren Rand des Pectoralis maior mit einer Rectusinskription zu verwechseln (Abb. 99).

Die Zwischensehnen des Rectus sind bis zu 1 cm breit und liegen bei kräftigen Individuen so sehr gegen das Muskelfleisch vertieft, daß sie durch die Haut zu sehen sind (Abb. 99). Da die oberste Inscriptio im Niveau der Spitze des Schwertfortsatzes quer von einem Rippenbogen zum anderen läuft, so ist die Form des unteren Brustausschnittes beim Lebenden nicht wie am Skelet die eines gotischen Spitzbogens, sondern mehr einem romanischen Rundbogen genähert. Man denke sich in Abb. 89 die spitz zusammenlaufenden Rippenbogen, welche durch die Recti durchschimmern, dort horizontal verbunden, wo die beiden obersten Inskriptionen sie schneiden. Die antike Plastik hat die Rundbogenlinie zum Abschluß des Bauches gegen die Brust besonders hervorgehoben und stilisiert. In der Natur sind die Zustände wechselnd. Es hängt viel davon ab, ob der Schwertfortsatz starr oder beweglich ist und ob er bei dem betreffenden Individuum oberflächlich im Niveau der Haut oder tiefer liegt.

Die einzelnen Abschnitte des Rectus können von manchen Menschen isoliert zur Kontraktion gebracht werden, besonders von hysterischen Personen in unwillkürlicher und dauernder Weise („Phantomtumoren"). Es kommt auch vor, daß solche isolierte Kontraktionen Erkrankungen der Eingeweide begleiten. So ist z. B. der Abschnitt zwischen 1. und 2. Inscriptio vorwiegend vom 8. Brustnerven versorgt, zu dessen Wurzeln die sensiblen Nerven des Magens enge Beziehung haben. Ein Magenkrebs kann sich dem Arzt früh durch partielle Kontraktion des linken Rectus abdominis verraten, wenn am Magen selbst noch keine Beschwerden bestehen.

Die Inskriptionen sind mit der Linea alba verankert und deshalb relativ festgestellt. Der Muskel ist im ganzen nicht frei verschieblich, was durch die Muskelinsertion am unteren Teil der Linea alba und noch durch andere Beziehungen zu seiner Umgebung bedingt wird (s. Rectusscheide). Die Verankerungen mit der Linea alba verhindern speziell ein Auseinanderweichen der beiden Recti lateralwärts. Nur wenn sie gelockert sind, kann ein Abrutschen der Recti von der Wölbung des Bauches nach beiden Seiten stattfinden, z. B. wenn ein durch Krankheit geschwächter Mensch sich ohne Hilfe der Arme aus der Rückenlage aufzurichten sucht oder wenn die Bauchwand durch häufige Schwangerschaft überdehnt ist. Dabei wölben sich die Baucheingeweide zwischen den Recti vor (Diastase der Musculi recti).

Die Rectusscheide, *Vagina musculi recti*, ist ursprünglich eine Fascie und dient auch jetzt als Loge für den Muskel, welche ihn in seiner Lage fixiert (Führung). Sie ist in der bei den schrägen Bauchmuskeln näher beschriebenen Anordnung sehnig umgewandelt. Es gibt nur 2 Stellen, an welchen die Rectusscheide nicht sehnig ist. Beide liegen auf der Hinterseite des Muskels, die eine am oberen Ende, zwischen Muskel und Rippen, die andere am unteren Ende, zwischen DOUGLASscher Linie und Becken (Abb. 103). Hier wird der Muskel nur von Fascien bedeckt.

Die Inscriptiones tendineae sind mit dem vorderen Blatt der Rectusscheide, also mit den sie bildenden Sehnen der breiten Bauchmuskeln fest verwachsen. Diese Befestigungen verhindern eine Verschiebung des Rectus im ganzen gegen seine Scheide. Durch diese Befestigungen ist es möglich, daß Teile des Rectus für sich allein oder mit Teilen der breiten Bauchmuskeln wirken können; sonst würden sie sich durch die passive Dehnung der nicht innervierten Teile des Muskels ihrer Wirkung selbst berauben. Auf der Hinterfläche des Rectus sind die Inskriptionen nicht mit der Rectusscheide verbunden. Auch überall sonst ist das Perimysium externum des Muskels gegen die Rectusscheide verschieblich.

Wie fest der Abschluß ist, beweisen gleichsam experimentell die Ergüsse bei Entzündungen u. dgl.; sie bleiben an der Vorderfläche des Muskels zwischen den Zwischensehnen abgekammert und können Geschwülste vortäuschen. An der Hinterfläche des Muskels ist das nicht möglich. Ein Vordringen von Ergüssen von hinten nach vorn ist ebenfalls behindert; hieraus geht die Dichte der Seitenbefestigung des Muskelrandes hervor. Die Sichtbarkeit der Inskriptionen durch die Haut bei muskulösen, fettarmen Individuen wird dadurch begünstigt, daß die vordere Rectusscheide an die vertieft liegenden Sehnen angelötet und an diesen Stellen dadurch etwas in die Tiefe versenkt ist (Abb. 96 u. 99).

Hinter der Insertion des Rectus am Becken verbreitert sich die Linea alba zu einer ungefähr dreieckigen Platte, welche mit ihren Seitenrändern oft

bogenförmig am oberen Rand des Schambeines auf den inneren Leistenring zu ausstrahlt: *Adminiculum lineae albae* (Abb. 103). Diese aponeurotische Verstärkung
der hinteren Rectusfläche ist von der eigentlichen Rectusscheide dadurch unterschieden, daß sie nicht dem Muskel eng anliegt, sondern am Knochen so weit
entfernt von der Rectusinsertion befestigt ist, daß zwischen beiden ein mit Fett
gefüllter Zwischenraum übrig bleibt. Dieser Raum ist von den beiden Seiten
des Adminiculum zugänglich, manchmal aber auch von der Mitte des Dreiecks,
wenn nämlich die seitlichen Bogenfasern hier ganz auseinander weichen (kleines
dunkles Dreieck in Abb. 103).

Innervation: Th 7—12, oft Th 6 und L 1, ausnahmsweise Th 5. Da die Nerven von der
lateralen Seite des Muskels mit 12—25 einzelnen Ästchen in den Rand des Muskels selbst
oder in seine Hinterfläche eintreten, so wird bei Verletzungen an dieser Stelle um so mehr von
den funktionell wichtigen Nerven zerstört, je ausgedehnter die Wunde in der Längsrichtung
ist (chirurgischer Lateralschnitt). Werden Stücke des Muskels durch Lähmung der Nerven
ausgeschaltet, so können diese dem Zug der nicht gelähmten Teile keinen Widerstand entgegensetzen. Da in solchen Fällen die passiven Befestigungen auf die Dauer meistens nicht
genügenden Halt geben, so wird der *ganze* Muskel überdehnt. Der laterale Rand längs der
Mitte des Muskels ist, obgleich die seitlichen Muskeln hier nicht mehr fleischig und die Aponeurosen sehr dünn sind (Abb. 91, linke Körperseite), für große Längsschnitte auch deshalb
sehr ungeeignet, weil bei Durchschneidung dieser Sehnen die schrägen Bauchmuskeln still-
gelegt werden. Es wird also die gesamte Bauchmuskulatur tiefgreifend geschädigt (Bauch-
brüche). *Blutzufuhr:* A. epigastrica superior und inferior. Die Gefäße verlaufen in der
Längsrichtung, gerade senkrecht zu den Nervenästchen, die sich der Querrichtung nähern.
Die Vasa superiora und inferiora anastomosieren in Nabelhöhe (meistens im Innern des
Muskelfleisches); dadurch treten die Stromgebiete der A. subclavia und A. iliaca (Hals- und
Beckenarterien) in Verbindung. In dem Fett zwischen Adminiculum und Sehne des Rectus
liegen Anastomosen zwischen den Aa. epigastricae inferiores der rechten und linken Körper-
seite.

Musculus pyramidalis (Tabelle S. 135/9, Abb. 91). Er zieht von seinem Ursprung am Schambein verschieden hoch an der Linea alba in die Höhe und kann
diese spannen, wenn die Recti erschlafft sind. Ist der Muskel gut ausgebildet,
so ist er 7—8 cm lang, oft ist er kleiner bis zu gänzlichem Mangel, dabei häufig
rechts und links verschieden ausgebildet. Er ist höchstwahrscheinlich das Rudiment eines bei Kloaken- und Beuteltieren stark entwickelten Muskels, der die
Wand des Beutels für die Eier (Schnabeltier) und für die Jungen bildet. Bei
Insektenfressern ist der Pyramidalis noch sehr groß, auch beim Menschen reicht
er noch in seltenen Fällen bis zum Schwertfortsatz.

Er ist am häufigsten in die vordere Rectusscheide, und zwar zwischen die zu den beiden
Obliqui gehörigen Sehnenfasern eingeschlossen. Über andersartiges Verhalten s. S. 153.
Der Rectus besitzt in allen Fällen an seiner Oberfläche eine seichte Vertiefung für den Muskel
(Abb. 89). *Innervation* durch Th 12 oder Th 12 und L 1, ausnahmsweise auch L 2. *Blutzufuhr*
wie beim unteren Teil des Rectus.

b) Autochthone Bauchmuskeln der hinteren Bauchwand
(Tabelle S. 135/10).

Musculus quadratus lumborum (Tabelle S. 135/10). Er nimmt den recht-
eckigen Raum zwischen oberem Beckenrand und unterster Rippe ein (Abb. 100)
und ist außer an diesen Knochen noch an den Processus costarii (laterales) der
Lendenwirbel befestigt. Der Muskel steht in engster Beziehung zu der Gruppe
der M. intercostarii des Rückens (Abb. 90). Doch ist bei ihm das metamere Material, welches bei jenen Muskeln noch getrennt ist, verschmolzen.
Die Nervenverteilung zeigt zwar Andeutungen der einstigen Metamerie
(Abb. 34 b), aber die Muskelzüge sind besonders im Vorderteil des Muskels
zu langen Fasern umgebildet, welche direkt vom Becken zur letzten Rippe
ziehen und einen breiten Bauch bilden, welcher die Rippe ausgiebiger zu
bewegen vermag als kurze Muskeln. Diese *Pars ventralis* verläuft iliocostal

(Abb. 100). Fasert man den Muskel auf, so findet man eine besondere Partie
auf der Hinterseite, die *Pars dorsalis*. Ihre Muskelzüge sind kürzer und gehen
vom Becken quer oder schräg zu den Lendenwirbeln: iliotransversal (Abb. 274).
Es gibt außerdem häufig eine selbständige Portion im Innern des Muskels:

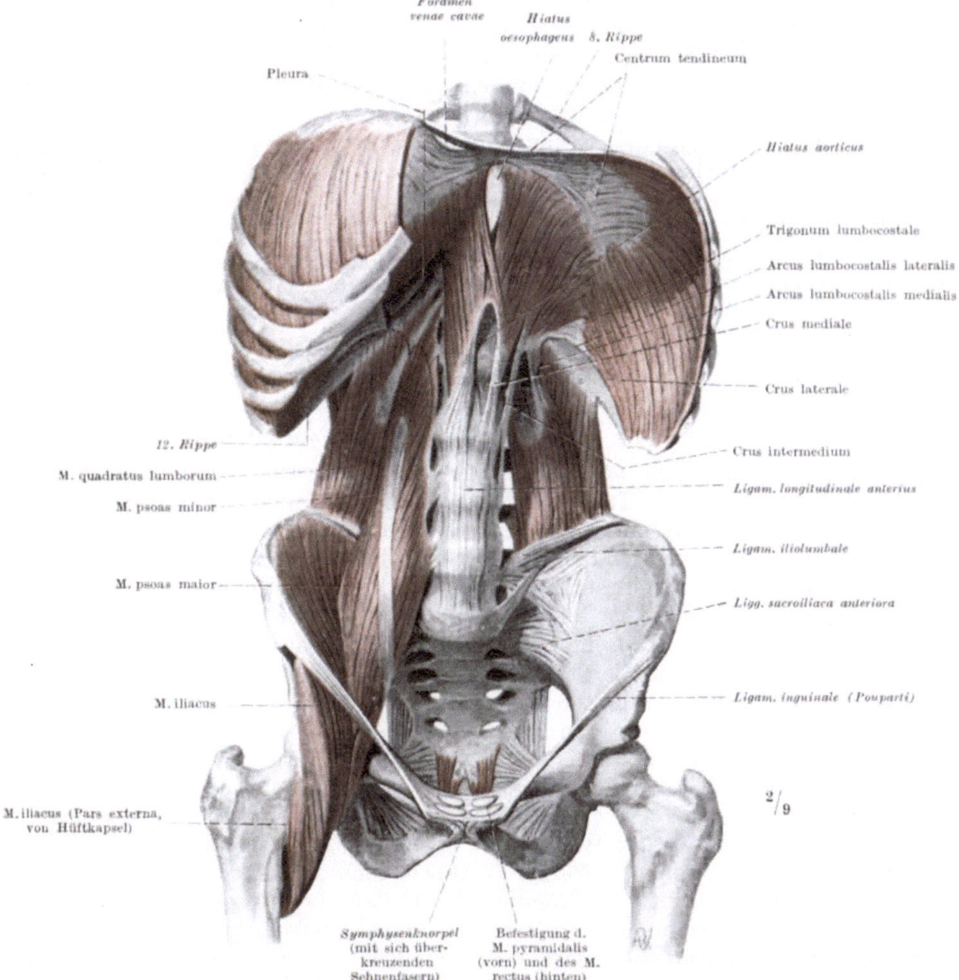

Abb. 100. Hintere Bauchwand und Zwerchfell, natürlicher Abstand der Knochen und natürliche Form der Muskeln
(Muskeltorso); man beachte die asymmetrische Form des Beckens und die Abweichung der Symphyse nach der
linken Körperseite (gegenüber dem Promontorium). Auf der rechten Körperseite ist ein Stück des Diaphragma
oberhalb der Arcus lumbocostales weggeschnitten (die beiden Arcus punktiert), so daß der Quadratus und Psoas
ganz frei liegen. Zwischen Kreuz- und Steißbein der M. sacrococcygeus anterior (nicht bezeichnet).

Pars intermedia, welche zwischen den beiden beschriebenen Gruppen einge-
schaltet und versteckt liegt. Nur bei schwacher Entwicklung einer der beiden
Außengruppen, z. B. der ventralen, sind die intermediären Züge oberflächlich
sichtbar. Sie verlaufen *transversocostal* und bevorzugen den besonders starken
Seitenfortsatz des 3. Lendenwirbels. (Die iliocostalen und transversocostalen
Züge sind in Abb. 238a durch Pfeile angedeutet.) Der Muskel neigt in allen
Teilen zu Irregularitäten.

Der Quadratus liegt mit seiner Hinterfläche auf dem tiefen Blatt der Fascia lumbodorsalis, an welchem der Musculus transversus abdominis entspringt (Ligamentum lumbocostale genannt, Abb. 101). Seine Vorderfläche ist gegen die Bauchhöhle zu von der Fascia lumbalis bedeckt, welche am lateralen Rand des Quadratus mit der Fascia lumbodorsalis zusammenhängt und medial bis zur Lendenwirbelsäule fortgesetzt ist. Sie ist eine dünne Zwischenschicht zwischen dem Quadratus und den Eingeweiden (Niere, Colon, eingebettet in subperitonaeales Fett). Ihr oberer Rand hängt mit einem der sehnigen Ursprungsbögen des Zwerchfells zusammen (lateraler HALLERscher Bogen, siehe Zwerchfell).

Die Beziehung des Quadratus zu den Muskeln von Brust und Hals ist nicht ganz klar gestellt. Er kann als Scalenus des Beckens bezeichnet werden, weil seine Lage zu den Rippenrudimenten und Nerven der Lendenwirbelsäule ähnlich ist wie bei Teilen der Scalenusgruppe am Hals. Von den Mm. subcostales der Brust und den subvertebralen Muskeln des Halses, mit welchen er äußerlich übereinzustimmen scheint, unterscheiden ihn die Lagebeziehungen zu den Lumbalnerven. Diese liegen ventral zum Quadratus und nicht dorsal wie die entsprechenden Spinalnerven zu jenen Muskeln. Der benachbarte M. psoas hat genetisch mit dem Quadratus nichts zu tun; er stammt von der Extremität und ist von dieser aus in den Rumpf eingewandert (truncopetal).

Innervation: Th 12, L 1—3. Der Muskel ist besonders reich an Muskelspindeln. *Blutzufuhr:* A. subcostalis, Aa. lumbales aus Aorta, A. iliolumbalis aus A. hypogastrica.

5. Gemeinsame Wirkung der Bauchwandmuskeln (Bauchpresse).

Schmale (gerade) und breite (schräge) Muskeln. Die bisher geschilderten Bauchmuskeln setzen mit Teilen des Brustkorbes und des Beckens die Bauch*wand* zusammen. Vorn und seitlich bezeichnet man sie als „weiche Bauchdecke", soweit sie nur aus Muskeln besteht. Die Skeletteile des Brustkorbes und Beckens geben durch ihren Zusammenhang mit der Wirbelsäule der Bauchdecke oben und unten einen Rahmen und halten die Zu- und Austrittspforten der Bauchhöhle offen. Zwischen den beiden Skeletrahmen, den Rippen und dem Brustbein oben und dem Becken unten, hat die Bauchmuskulatur einen beträchtlichen Spielraum für ihre Bewegungen. Dazu kommt noch, daß sowohl der Brustkorb an seinem unteren Rand wie das Becken an seinem oberen Rand je einen großen Ausschnitt besitzen, in welchen die Bauchdecke eingefügt ist. Sie ist also nicht nur für die *Form und den Inhalt des Bauches* an sich, sondern ganz besonders für die *Haltung und Bewegung des ganzen Körpers* von Bedeutung. Da die Bauchdecke von der Wirbelsäule entfernter liegt als die tiefen Rückenmuskeln, hat sie den Vorteil stärkerer Hebelwirkung, die sie mit Hilfe der Rippen und des Beckens ausübt. Es kommt hinzu, daß die hintere Bauchwand im Quadratus lumborum einen autochthonen Bauchmuskel und im Psoas einen ihr beigesellten Extremitätenmuskel besitzt, welche zusammen den tiefen Rückenmuskeln ganz nahe liegen und deren Wirkungen unmittelbar ergänzen (Abb. 101).

Ich behandle hier nur die zylindrische Wandung des Bauchsackes, nicht seinen Deckel und Boden. Zwerchfell und Beckenboden (die beiden Diaphragmata, Abb. 100 u. 229) werden wohl nebenbei berücksichtigt; erst in späteren Kapiteln wird ihre Hauptaufgabe dargestellt werden. Insbesondere sind die *Atmungsbewegungen* so sehr vom Zwerchfell bedingt, daß sie — obgleich die Bauchdecke eine große Rolle bei ihnen spielt — erst später in einem besonderen Abschnitt behandelt werden sollen.

Wir können die Muskelkomponenten der Bauchwand in „schmale" (oder „gerade") und „breite" (oder „schräge") Individuen gruppieren. Zu ersteren gehören die Recti vorn und die Quadrati (und Psoae) hinten, zu letzteren die 3 seitlichen Bauchmuskeln. Von ihnen sind die beiderseitigen Transversi gurtartig um den Leibesinhalt herumgelegt und fast ausschließlich für die speziellere Aufgabe benutzt, die Bauchhöhle zu verengern oder zu erweitern. Die beiden

schrägen Muskeln unterstützen einmal diese spezielle Aufgabe jederseits, da
sie gemeinsam eine dem Transversus entsprechende Resultante erzielen und
also in der Gefolgschaft des Transversus bleiben. Andererseits beteiligen sie
sich an der generellen Aufgabe der Bauchmuskulatur, den Rumpf zu halten
und zu bewegen; in diesem Fall treten sie in die Gefolgschaft der geraden Muskeln,
die fast ausschließlich für die letztere Aufgabe reserviert sind. Wir wollen
zunächst jede dieser Aufgaben für sich betrachten und wollen analysieren, wie
sie durch die genannten Muskeln mittels entsprechender Gruppierung gelöst

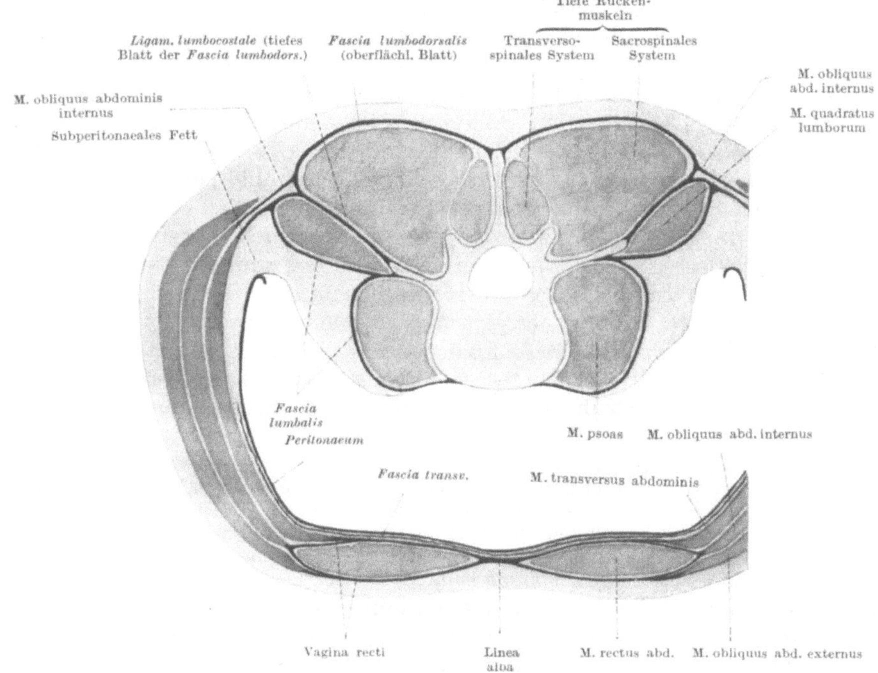

Abb. 101. Rumpfquerschnitt durch den 3. Lendenwirbel (oberhalb Nabel). Nach einem Gefrierschnitt. Fascien
und Sehnen halbschematisch.

ist. Zum Schluß wird sich zeigen, daß ein Kompromiß zwischen beiden die
Gesamtform des Bauches in jeder Stellung zustande kommen läßt.

Die *aufrechte Stellung* des Körpers in Ruhe und Bewegung ist in hohem Maß
eine gemeinsame Leistung der Wirbelsäule und der tiefen Rückenmuskulatur
(S. 78). Letztere liegt als breites Band jederseits in der dorsalen Nische zwischen
Dornen und Rippen bzw. Rippenrudimenten. In *gleicher Breite* mit dem sacrospinalen System des Rückens zieht jederseits ventral auf der Lendenwirbelsäule die Quadratus-Psoasgruppe vom Brustkorb abwärts und ebenso in der
Bauchdecke der Rectus (Abb. 101 u. 248). Die Wirbelsäule steht mit allem,
was sie zu tragen hat, wie ein Mast zwischen je 2 Dreiergruppen von Muskel-
bändern, von welchen die oberflächlichen und tiefen Bauchmuskeln zwar einzeln
weniger wirksam wären als die dorsalen Muskeln, aber durch Zusammenarbeit
und Hebelwirkung letzteren doch die Waage halten. Neigt sich die Wirbelsäule
in ihrem beweglichsten Teil, der Lendenpartie, mit der Körperlast nach irgendeiner Stelle, so muß auf der einen Seite eine Verkürzung und auf der anderen
Seite eine Verlängerung der 6 haltenden Muskelbänder stattfinden. Man sollte

erwarten, daß bei Rumpfbeuge nach vorn sich die geraden Bauchmuskeln kontrahieren und die Rückenmuskeln entsprechend nachgeben, bei Rumpfbeuge nach hinten umgekehrt, und daß bei Rumpfbeuge nach der Seite die dorsalen und ventralen Muskelbänder der einen Körperseite gemeinsam gegen diejenigen der anderen Seite arbeiten. Entscheidend ist jedoch, daß der Körper bei diesen Bewegungen durch seine Schwere wirksam wird, sobald er die labile Gleichgewichtslage der aufrechten Körperhaltung verläßt. Es ergibt sich deshalb das scheinbare Paradoxon, daß die Rumpfbeuge nach vorn in Wirklichkeit durch *Rücken*muskeln ausgeführt wird, weil sie allein dem Gewicht des Rumpfes entgegenwirken können. Die geraden Bauchmuskeln geben zur gewollten Rumpfbeuge nach vorn nur den Anstoß und verkürzen sich nur so weit, daß ihre Länge der jeweiligen Stellung angepaßt ist. Die Rückenmuskeln sind also die aktiven Muskeln für die ruhige, aufrechte Stellung, welche durch Vornüberstürzen am meisten gefährdet ist, wie bei den Stehversuchen eines Kindes. In der Ruhestellung ist alles so im labilen Gleichgewicht, daß die Rückenmuskeln und die ebenfalls benötigten Gesäßmuskeln (Glutaeus maximus) schlaff sind. Aber bei der geringsten Störung gleichen sie durch ihre Kontraktion das Übergewicht nach vorn aus. Umgekehrt wird bei der Rumpfbeuge nach hinten das Gewicht des Rumpfes durch die geraden *Bauch*muskeln gehalten und die Rückenmuskeln geben nur den ersten Impuls. Bei der Rumpfbeuge nach der Seite wirken die dorsalen und ventralen Muskeln der *gegenüberliegenden* Körperhälfte gemeinsam. Dies ist aber alles anders, sobald der Körper aus der Horizontallage (Rücken-, Bauch- oder Seitenlage) in eine dieser Stellungen überzugehen versucht. Dann ist das Körpergewicht mitzuheben; in diesem Falle arbeitet immer diejenige Muskelgruppe, nach welcher die Bewegung hinführt.

Aus der Rückenlage richten alle geraden Bauchmuskeln auf (im Verein mit den Iliopsoae und schrägen Bauchmuskeln, s. unten). Diese Bewegung ist ohne Zuhilfenahme ·der Arme schwierig und oft für schwere oder geschwächte Menschen unmöglich. Die volle Wirkung der Recti und die Lage der Zwischensehnen ist bei ihr am schönsten durch die Haut zu beobachten (Abb. 99). Abnormitäten der Recti (Diastase) werden sofort sichtbar. Die Kontraktion der Bauchmuskeln tritt in Rückenlage schon ein beim Heben des Kopfes von der Unterlage.

Doppel- oder einseitige Mitarbeit der Obliqui. Die beiden schrägen Bauchmuskeln jeder Seite unterstützen die beiden geraden (Recti und Quadrati), wenn die rechts- und linksseitigen Muskeln, also alle 4 Obliqui *gemeinsam* wirken. *Jeder* Obliquus externus zieht mit großer Kraft den Brustkorb auf seiner Seite nach vorn und nähert Brustkorb und Becken einander; die Obliqui interni greifen, wenn *die Rumpfbeuge nach vorn im Gange ist*, mit dem oberen, aufsteigenden Teil an den Spitzen der unteren Rippen an und ziehen sie nach unten und rückwärts (Abb. 114). Beide Bewegungen knicken den Rumpf nach vorn ein wie ein offenes Taschenmesser; sie sind besonders wichtig in allen Fällen, in welchen dies *gegen* die Körperschwere geschehen muß (Erheben aus der Horizontallage, Aufheben einer Last). Bei der Rückneigung des aufrecht stehenden Menschen werden die Recti, welche das Gegengewicht halten, von den Obliqui externi unterstützt (Abb. 80); die Interni können in diesem Fall nicht mitwirken.

Ganz anderes leisten die schrägen Muskeln, wenn sie beim aufrecht stehenden Körper *einseitig* benutzt werden. Der Obliquus externus und internus der *gleichen* Körperseite sind dann Antagonisten und nicht Synergisten wie bei der Rumpfbeuge nach vorn. Bei der einseitigen Aktion kommt die Drehung des Körpers um die eigene Achse zustande (Torsion, Abb. 81). Der rechtsseitige Obliquus externus z. B. dreht die Vorderfläche des Rumpfes nach der linken Seite hinüber (Vornehmen der rechten Schulter) und setzt die Spiralbewegungen fort, die am Rücken vom linken Splenius und von den rechten transversospinalen Muskeln ausgeführt werden kann (Abb. 53). Der rechtsseitige Obliquus internus macht die entgegengesetzte Torsion (Drehung der Vorderfläche des Rumpfes nach der gleichen Körperseite, Zurücknehmen der rechten Schulter). Wirken aber *rechter* Externus und *linker* Internus zusammen, so unterstützen sie sich. Bei Drehungen des Körpers ist deshalb meistens auf der einen Seite die oberflächliche Muskulatur, auf der anderen Seite die tiefe gespannt; die anderen Schichten bleiben schlaff. Am Lebenden ist das durch aufmerksame Beobachtung mit Auge und Finger deutlich feststellbar (man vergleiche für die Torsionswirkung der Obliqui die beiden Abb. 96 u. 114).

Bauchpresse. Die 2. Aufgabe der Bauchmuskeln, welche hier zu betrachten ist, besteht im Ausgleich des intraabdominalen Druckes. Der von den Baucheingeweiden ausgehende Druck auf die Bauchwand hält gewöhnlich die Waage dem von dem Tonus der Bauchdecken auf die Eingeweide geübten Gegendruck. Wird durch starke Kontraktion der Bauchmuskeln auf die Baucheingeweide ein erhöhter Druck ausgeübt und zugleich von seiten des Zwerchfells und des Diaphragma pelvis ein entsprechender Gegendruck, so nennen wir das *Bauchpresse* (Prelum abdominale). Sie tritt in Tätigkeit beim Austreiben von Kot und Urin und wirkt bei der Frau mit bei der Geburt des Kindes. Für die Bauchpresse wirken diejenigen Abschnitte der weichen Bauchdecken, welche in die Bauchausschnitte des Brustkorbes und Beckens hineingreifen, um so mehr, je mehr sie dadurch an Fläche gewinnen. Die Reduktion der unteren Rippen und des Brustbeines und die Form der ventralen Beckenabschnitte steht in engster Beziehung zur Länge der Muskelfasern in der Bauchdecke und dient deren Doppelaufgabe (Bewegung des Körpers im allgemeinen und der Bauchpresse im speziellen).

Bei der Wirkung der Bauchdecke als Bauchpresse kommt es darauf an, wie sich die übrigen Wände der Bauchhöhle verhalten. Gibt die hintere Fläche der zylindrischen Bauchwand nach oder tun dies die beiden Verschlußmembranen (oberes und unteres Diaphragma), so ist die Wirkung der Bauchdecke ergebnislos. Das obere Diaphragma (Zwerchfell) ist viel schwächer als die Bauchdeckenmuskeln. Eine wirklich volle Ausnützung der Bauchpresse kommt deshalb erst zustande, wenn die Atemluft durch Sperrung der Stimmritze in den Lungen zurückgehalten wird. Die Lungen geben dann wie aufgeblasene Luftkissen dem Zwerchfell einen zwar elastischen, aber ausreichenden Widerhalt. Das untere Diaphragma (Beckenboden, Abb. 229) wird besonders reguliert, indem die Muskeln des Afters oder der Harn- und Geschlechtsorgane jedesmal diejenige Pforte öffnen und offenhalten, durch welche der ausgetriebene Bauchinhalt passieren soll. Die hintere Bauchwand kann die Bauchpresse durch Vorwärtsbewegung der Lendenwirbelsäule unterstützen (auch das Beugen des Rumpfes im ganzen befördert ihre Kraft). Die Faktoren, welche zusammenarbeiten, um als „Bauch"-presse zu wirken, sind also oft über den Rumpf weit verstreut. Die Bezeichnung darf nur auf das Objekt der Wirkung (Bauch), nicht auf den Sitz der wirkenden Kräfte bezogen werden.

Gibt das Zwerchfell nach, so können die Muskeln der Bauchdecken auf den Inhalt der *Brusthöhle* wirken. Dies wird bei den Atmungsbewegungen beschrieben werden. Mit der „Bauch"presse hat dies nach unserer Definition nichts zu tun.

Die Art von Druck und Gegendruck des Bauchinhalts und der Bauchdecke bedarf noch einer Betrachtung. Da die Baucheingeweide verschieblich sind, so findet wie in Flüssigkeiten nach hydrostatischen Gesetzen eine *gleichmäßige* Verteilung des allgemeinen intraabdominalen Druckes innerhalb der Bauchhöhle statt. Es kommt hinzu, daß das Gewicht der Baucheingeweide von der Bauchwand mit zu tragen ist. Deshalb ruht bei *aufrechter* Körperhaltung auf allen Punkten eines jeden Horizontalniveaus die gleiche Last, aber die verschiedenen Horizonte sind von oben nach unten zunehmend belastet. Beim Vierfüßler und bei der Rumpfbeuge des Menschen nach vorn hat die weiche Bauchdecke im ganzen eine erhöhte Belastung zu tragen. Die Bauchdecken haben deshalb bei aufrechter Haltung die Tendenz, sich unterhalb des Nabels stärker vorzuwölben als oberhalb. Bei vorgebeugtem Körper und beim Vierfüßler sind sie gleichmäßiger beansprucht. Der Transversus abdominis wirkt dieser Belastung entgegen und überträgt sie auf den Brustkorb, das Leistenband und das Becken. In der unteren Partie der Bauchwand wird er bei aufrechter Haltung besonders wirksam, da seine Hubhöhe hier wegen des Umweges *vor* dem Rectus besonders groß ist. Hierin liegt der Vorteil der Struktur der Rectusscheide und der Ausrichtung der Muskelfasern in den breiten Bauchmuskeln für unseren Organismus. Es sind die Recti kaum beteiligt; sie sind stets für die Bewegungen des Rumpfes bereit.

Beim Vierfüßler wirken die Recti wie Traggurte in der Längsrichtung des Körpers unter automatischer Beihilfe der oberflächlichen „gelben" Bauchfascie. Bei der aufrechten Körperhaltung werden dagegen die Recti möglichst ausgeschaltet, weil sonst die Hebung des Thorax bei der Atmung eingeschränkt wäre. Die breiten Bauchmuskeln sind weiter hinten an den Rippen befestigt und ziehen sie deshalb weniger nach unten, als es die Recti tun würden. Die Mittelstellung des Brustkorbes (S. 144) wird durch elastisches Federn der Skeletteile bedingt und reicht aus, um die Längsspannung der Bauchdecken auszugleichen.

Der intraabdominale Druck ist sehr wechselnder Art, je nach dem Füllungszustand der Baucheingeweide. Er kann höher sein als der Atmosphärendruck, also positiv, kann aber bis Null und tiefer sinken. Die dehnbare Bauchdecke erleichtert die Aufnahme größerer Nahrungsmengen in *einer* Mahlzeit, deren Verdauung dann allmählich erfolgen kann. Tritt die Bauchpresse in Kraft, so können die oft mit Gasen gefüllten Eingeweide komprimiert und die Blutmengen innerhalb der großen Bauchgefäße weggedrängt werden. Zirkulationsstörungen und nicht unbeträchtliche Spannungen der Bauchdecke begleiten auch die Blähungen und das Aufstoßen.

Mittels der Bauchwandmuskeln kann man ohne äußere Hilfe die Eingeweide aktiv massieren, namentlich wenn die einzelnen Teile der Recti sukzessive kontrahiert werden. Durch Übung ist ein wellenförmig fortschreitendes Einschnüren der gesamten Bauchdecke zu erreichen.

Die einzelnen Bauchwandmuskeln müssen die beiden Aufgaben, denen sie dienen, so vereinigen, daß ihre Flächen die Berührung miteinander nicht verlieren. Rectus und Obliquus externus suchen sich bei der Rumpfbeuge nach vorn in den kürzesten Weg zwischen der unteren Brustkorbhälfte und dem Schambein einzustellen. Die Rectusscheide unter dem Einfluß der breiten Muskeln, besonders unter der schnürenden Wirkung des Transversus, welche dem intraabdominellen Druck entgegenwirken, ist dem im Wege. Denn sie beschreibt in dieser Stellung einen flachen Längsbogen, dessen Konvexität nach der Wirbelsäule zu gerichtet ist (Abb. 79). Diesen Weg nehmen notgedrungen auch der Rectus und Obliquus; sie paralysieren deshalb einen Teil der Kraft der anderen Muskeln, welche jene in ihrer nach innen konvexen Lage erhalten müssen. Die Folge ist, daß die Bauchdecke nach innen eingezogen wird, und zwar mit bestimmten Knickstellen, an welchen der Rectus aponeurotisch bleibt, während sonst die Zwischensehnen verloren gingen. Die Haut schiebt sich an diesen Stellen zusammen. Die Hauptquerfalte liegt in Nabelhöhe; sie ist als feine Linie der Haut auch in jeder anderen Stellung angedeutet. Nebenfalten bilden sich manchmal oberhalb des Nabels. Bei Rumpfbeuge nach der Seite liegt die Hauptknickung seitlich in der Höhe der DOUGLASschen Linie (unterste Inscriptio des Rectus).

Die Form des Bauches als Folge der Muskelaufgaben. Einem ähnlichen Kompromiß verdankt der ganze Bauch seine Form. Auf einem Querschnitt ist er in den Weichen am stärksten gekrümmt; die vordere Bauchwand ist viel flacher (Abb. 101). Der Bauchsack ist also von vorn nach hinten stark abgeplattet; außerdem ist er durch die Wirbelsäule eingeengt, die von hinten weit in das Innere vorspringt. Das Ganze ist darauf abgestimmt, daß der intraabdominale Druck in der seitlichen Bauchwand (Weiche) weniger Widerstand findet als vorn. Der seitliche Kontur ist im einzelnen beeinflußt durch den individuellen Zustand der breiten Muskeln. Eine leichte Einziehung besteht meistens an den untersten Rippen (Abb. 93). Es ist die Stelle, an welcher der Transversus unter den Rippen herauskommt (Abb. 84); sie ist durch alle Schichten und die Haut hindurch sichtbar. Nach unten zu ist bei kräftigem Obliquus externus sein Weichenwulst für den Seitenkontur maßgebend (Abb. 93).

Der Abstand des obersten Punktes des Darmbeinkammes, welcher sich unter dem Weichenwulst verbirgt (Abb. 96 u. 274), von der nächsten Rippe (11.) beträgt durchschnittlich knapp 5 cm, schwankt aber zwischen 3 und 7 cm. Der Nabel steht ungefähr in der Mitte zwischen Spitze des Schwertfortsatzes und Schambein (seine Projektion auf die Wirbelsäule trifft die Bandscheibe zwischen 3. und 4. Lendenwirbel), bei der Frau durchschnittlich etwas höher als beim Mann, wechselt aber bei beiden Geschlechtern in seiner Lage individuell nicht unbeträchtlich.

Alle Formbeziehungen der Bauchdecke wechseln bei den Bewegungen des Körpers. Immer ist maßgebend für die jeweilige Form der Ausgleich, welcher zwischen den Bewegungseinflüssen auf das Skelet und dem Gegendruck auf den Bauchinhalt statthat.

Einschnüren der „Taille" durch Korsett oder Leibriemen (Hosengurt) verändert den weichen Kontur des Bauches total. Die unteren Rippen werden nach innen gedrängt; die künstliche Schnürfurche ist breiter und reicht höher hinauf als die leichte Einziehung des normalen Körperkonturs, die außerdem nie nach vorn eine Fortsetzung hat. Die schädlichen Folgen der Schnürfurche für Atmung und Baucheingeweide werden später erwähnt werden. Die „Taille" wird bei der Frau durch die ihr eigene Fettauflagerung im Weichenwulst betont. Es ist auch ohne die Vertiefung, welche durch den Einfluß der Kleidung entsteht, lediglich durch jene Überhöhung, die den Hautüberzug und nicht den Skeletmuskelapparat angeht, möglich, daß der Seitenkontur des Bauches eingezogen erscheint. Die deutschen Maler des Mittelalters haben diese Geigenform des Konturs bei der Frau besonders gern wiedergegeben.

6. Leistenkanal und innere Schenkelpforte.

Der Leistenkanal, Canalis inguinalis, gehört seiner ganzen Länge nach und mit beiden Öffnungen zur Bauchwand. Vom Schenkelkanal, *Canalis femoralis*, hat nur die innere Öffnung, *Anulus femoralis*, Beziehungen zur Bauchhöhle und zu den geschilderten Teilen der Bauchwandung. Bei der großen Bedeutung beider Kanäle für das Verständnis zahlreicher normal- und pathologisch-anatomischer Beziehungen der Eingeweide zur Bauchwand (insbesondere für die Lehre von den „Brüchen", *Hernien*) ist hier das wichtigste über ihren Bau und ihre Lage zusammengestellt. Es kommt auf eine Zusammenfassung zu einem Gesamtbilde an; manche Erklärung für die Details ist bei den einzelnen Bauchmuskeln in den vorhergehenden Abschnitten nachzusehen.

Beide „Kanäle" tragen ihren Namen insofern mit Unrecht als sie beim normalen erwachsenen Menschen *kein* Lumen besitzen. Es sind schwachwandige Stellen (Loca minoris resistentiae), welche in einer ganz bestimmten Richtung und Begrenzung die Wege vorbilden, auf denen Brüche zustande kommen können. Die „Kanäle" sind also in der Norm nur *potentiell* vorhanden. Die aufrechte Stellung des Menschen ist die Ursache dafür, daß die potentiellen Kanäle, welche ganz unabhängig von dieser Stellung entstanden sind, zu schwachen Punkten und — in pathologischen Fällen — zu wirklichen Kanälen werden.

Den Leistenkanal benutzt in der Norm der männliche Hoden am Ende des intrauterinen Lebens, um in den Hodensack hinabzusteigen. Hinter ihm schließt sich der Kanal wieder, enthält aber Verbindungen des Hodens mit dem Bauchinnern, welche dieses Organ wie ein Kabel nach sich zieht (Samenstrang, Abb. 91). Es gehören dazu auch bestimmte Fortsetzungen der Bauchwand selbst auf den Samenstrang, nämlich außer dem M. cremaster ein trichterförmiger Fortsatz der Fascia superficialis des Obliquus abdominis externus und ein ebensolcher der Fascia transversalis. Beide Fascientrichter sind mit der Spitze nach außen gerichtet und so ineinander gesteckt, daß die Ränder

der Trichter an der Bauchwand und die Spitzen am Samenstrang angewachsen sind. Es ist nicht möglich zwischen Wand des Leistenkanals und Samenstrang durchzukommen, ohne diese Fascientrichter zu sprengen. Der Descensus testiculi ist ein normales Vorbild für die atypische Bresche, welche etwa ein Bruch an dieser Stelle hervorzubringen vermag (äußerer Leistenbruch, s. unten).

Der *Leistenkanal* liegt oberhalb des Leistenbandes (Abb. 103, gebogener Pfeil). Er ist ungefähr 4 cm lang, beim Weib etwas länger. Seine Vorderwand wird von der Aponeurose des M. obliquus abdominis externus, seine Hinterwand von der Fascia transversalis und ihren Verstärkungen (Falx [aponeurotica] inguinalis und Lig. interfoveolare) gebildet. Obliquus internus und Transversus haben keinen Teil an der Wandung des Leistenkanals, sie enden oberhalb von ihm mit bogenförmigem Rande, so daß von hier ab bis zum Lig. inguinale die Fascia transversalis nicht mehr von Muskulatur bedeckt ist (Abb. 104: muskelfreies Leistenfeld). Die beiden Enden des Leistenkanals heißen äußerer und innerer Leistenring, *Anulus inguinalis subcutaneus s. externus* und *Anulus inguinalis abdominalis s. internus*. Die relativ große Länge des Leistenkanals gegenüber der Muskelschicht der Bauchdecke, die an der betreffenden Stelle nicht mehr als 6—7 mm dick ist, erklärt sich durch den schrägen Verlauf des Kanals. Der innere Leistenring liegt oberhalb der *Mitte* des Leistenbandes, der äußere nur $1^1/_4$ cm lateral und oberhalb seines Ansatzes am Tuberculum pubicum. Der Winkel, den die Achse des Kanals mit dem Leistenband bildet, beträgt 15°. Die *innere Öffnung* des Leistenkanals, die wie der Kanal selbst auch nur potentia existiert, ist auf der Innenfläche der Bauchwand an folgendem zu erkennen (Abb. 102): Es existieren im Bauchfell 3 Grübchen auf jeder Körperseite, die individuell sehr verschieden deutlich sind. Man kann sie nach Falten des Bauchfells bestimmen, welche die Grübchen gegeneinander begrenzen und welche bei zweckentsprechender Lagerung der Bauchwand nicht zu verkennen sind. Eine unpaare Falte liegt in der Bauchmittellinie: *Plica umbilicalis media* (sie enthält das Ligamentum umbilicale medium, den Rest des Urachus); ferner 2 seitlich von der Blase aufsteigende und mit der ersteren früher oder später zum Nabel zusammentretende Falten: *Plicae umbilicales laterales* (sie enthalten Reste der Nabelarterien, die Ligamenta umbilicalia lateralia). Zwischen diesen Falten liegen, oberhalb der Harnblase, die *Foveae supravesicales*. Es gibt noch ein äußeres Faltenpaar: *Plicae epigastricae* (sie enthalten die Gefäße gleichen Namens, welche das Blut zur unteren Bauchwand leiten und weiter oben in eine Längsfurche des Rectus abdominis eingelagert sind). Zwischen den Plicae umbilicales laterales und Plicae epigastricae liegen die *Foveae inguinales mediales* und außen von den Plicae epigastricae die *Foveae inguinales laterales*. Diese letzteren, also die äußeren Leistengrübchen entsprechen dem Anulus inguinalis abdominalis. Man erkennt dies auch daran, daß an dieser Stelle der Samenleiter, *Ductus deferens*, durch das Bauchfell sichtbar oder mindestens auf dem Beckenknochen tastbar ist; er läuft bis zum hinteren unteren Pol der Harnblase und mündet in die Harnröhre ein.

Der Ductus deferens ist der wichtigste Bestandteil des Samenstranges. Außer ihm gehören zu letzterem noch Gefäße (Vasa spermatica interna), welche sich am inneren Leistenring mit ihm vereinigen. Der Treffpunkt aller Bestandteile des Samenstranges liegt lateral von der Plica epigastrica (Abb. 91 u. 102). Die Erklärung ergibt sich aus dem Descensus testiculi (siehe Bd. II, Geschlechtsorgane).

Die Fovea inguinalis medialis spielt in der Bruchlehre ebenfalls eine Rolle, sogar eine noch wichtigere als das äußere Leistengrübchen. Brüche entstehen durch das Vordringen von Darmschlingen, welche das Bauchfell zu einem Blindsack ausstülpen und vor sich herdrängen (Bruchsack). Die *äußeren schrägen* oder *indirekten* Leistenbrüche benutzen den Leistenkanal seiner ganzen Länge nach, drängen also das Bauchfell in der Fovea inguinalis lateralis vor sich her. Die *inneren, geraden* oder *direkten* Leistenbrüche kürzen diesen relativ langen Weg dadurch ab, daß sie den äußeren Leistenring möglichst senkrecht zur Fläche der Bauchwand zu erreichen suchen (direkt, d. h. quer durch die Bauchwand hindurch). Sie stülpen die Fovea inguinalis medialis vor und wandeln sie zum Bruchsack um. Der Bruchsack beginnt also bei den äußeren Leistenbrüchen lateral von der Plica epigastrica, bei den inneren Leistenbrüchen medial von ihr. Diese Lage zu den Blutgefäßen ist sehr charakteristisch. Die angeborenen Brüche passieren den gleichen Weg wie der Hoden, wenn sich der Kanal für diesen nicht geschlossen hat. Es sind äußere Brüche. Wegen der übrigen Charaktere der beiden Brucharten muß auf die klinischen Lehrbücher verwiesen werden.

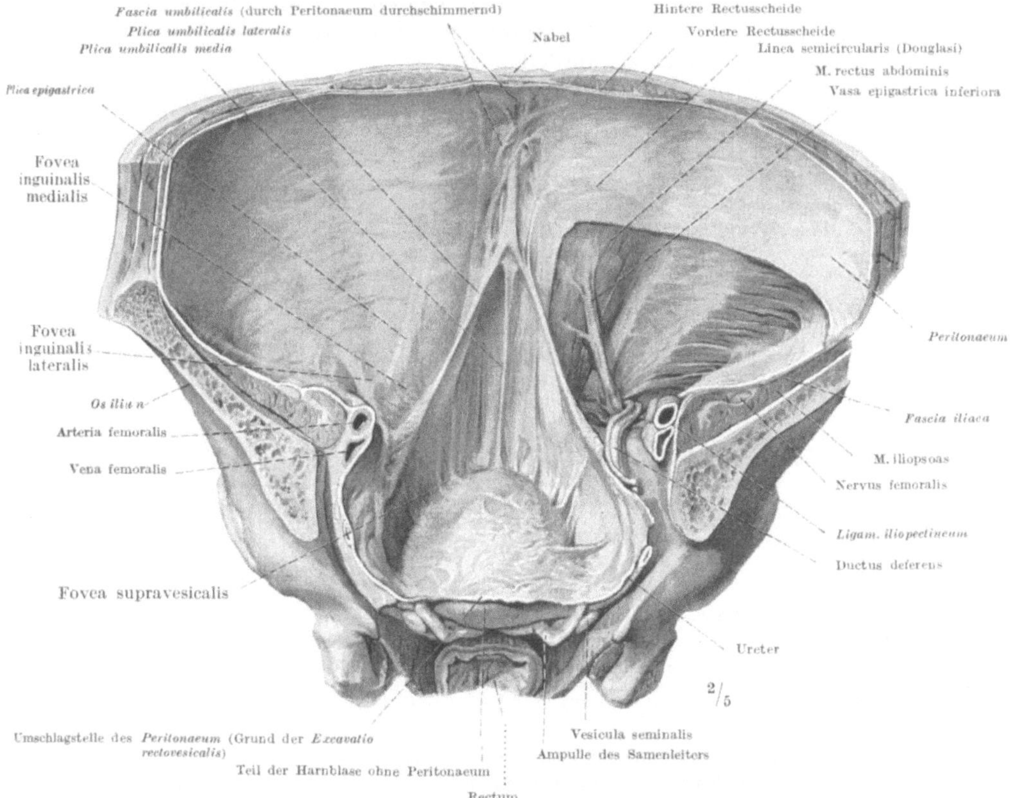

Abb. 102. Bauchwand eines Mannes von innen. Querschnitt durch die Bauchdecke in Nabelhöhe. Das Becken ist frontal durchsägt, die hintere Wand mit dem Mastdarm entfernt. Nur das anale Ende des letzteren ist stehen geblieben. Das Peritonaeum ist erhalten bis auf ein großes Fenster, welches rechts ausgeschnitten ist. Innerhalb des Fensters ist auch die Fascia transversalis entfernt. Links schimmert der Ductus deferens durch das Bauchfell hindurch, rechts ist er teilweise freigelegt.

Die *Fovea inguinalis medialis* ist die schwächste Stelle der vorderen Bauchwand. Ihr entspricht außen der *Anulus inguinalis subcutaneus*, und es fehlen in ihrem Bereich alle muskulösen Bestandteile der Bauchwand: Obliquus internus und Transversus hören schon oberhalb von ihr auf, und die Aponeurose des Obliquus externus weicht zur Bildung des Anulus subcutaneus auseinander. Der Defekt der Muskulatur, das individuell sehr verschieden große *muskelfreie Leistenfeld* (Abb. 104), wird mehr oder weniger gedeckt durch die Verstärkungen teils bindegewebiger, teils muskulöser Art (Abb. 103), die individuell sehr verschieden ausgebildet sind. Die muskulöse Verstärkung wird vom M. tranversus geliefert. Von seinem unteren Rande können sich feine Bündel ablösen, die mit ihren Sehnenfasern schräg über das muskelfreie Feld hinweg in Richtung auf das Tuberculum pubicum ziehen, *M. interfoveolaris*. Zu den bindegewebigen

Verstärkungen gehört die *Falx aponeurotica inguinalis*, eine mehr oder weniger breite und hohe Faserplatte mit sichelförmigem Rande, die an den Seitenrand des M. rectus angeschlossen ist. Ferner die mediale Ausstrahlung des *Tractus iliopubicus* (S. 159). Gelegentlich kommt noch das *Lig. interfoveolare* (HESSEL-BACHsches Band) hinzu. Seine Fasern verlaufen in cranio-caudaler Richtung, parallel zum Rectusrand. Es ist in seiner Ausbildung abhängig von der Ausdehnung der Falx inguinalis und der aufsteigenden Fasern des Tractus iliopubicus, die den inneren Leistenring medial begrenzen. Sind beide Bildungen sehr ausgesprochen, so fehlt das Lig. interfoveolare, sind sie wenig ausgebildet, so können sie von ihm ersetzt werden.

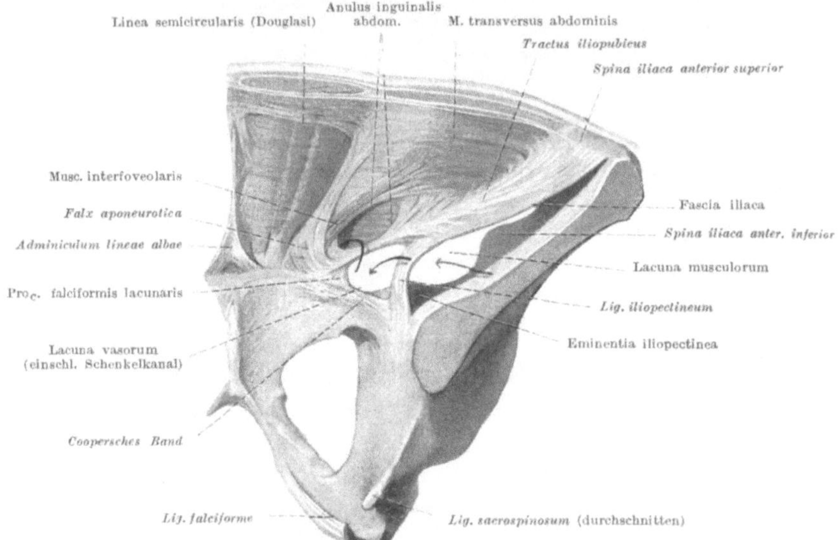

Abb. 103. Bauchwand von innen (vgl. Abb. 104). Das Bauchfell und der Inhalt des Beckens und der Kanäle entfernt. Die innere Öffnung des Leistenkanals etwas schematisiert. Der M. interfoveolaris verläuft ventral von den aufgebogenen Fasern des Tractus iliopubicus, nicht dorsal, wie irrtümlich gezeichnet.

Anulus inguinalis abdominalis s. praeperitonaealis. Entfernt man von innen her das Bauchfell und die Fascia transversalis von der hinteren Bauchwand, so wird künstlich der *innere Leistenring* begrenzt. Denn es wird dabei der trichterförmige Fortsatz der Fascia transversalis an seinem Rande durchschnitten (NUHNscher Fascientrichter). Am deutlichsten liegt der künstliche Rand zutage, wenn auch der Inhalt des Leistenkanals (Samenstrang) ausgeräumt wird (Abb. 103). Dann erst sieht man wirklich eine Öffnung, *Hiatus*, welche schräg von lateral nach medial und vorn in die Bauchdecke hineinführt. Sie ist außer von dem Faserring, *Anulus inguinalis abdominalis*, noch von einem besonderen Verstärkungszug begrenzt, welcher ebenfalls zur Fascia transversalis gehört, dem *Tractus iliopubicus* (S. 159). Nach oben ist der Faserring meist sehr zart und unvollständig.

Durch den Anulus abdominalis gelangt der Samenstrang unmittelbar unter die Aponeurose des Obliquus externus, welche allein mit der Haut die vordere Wand des Leistenkanals bildet. Gegen den äußeren Leistenring hin formen die umgebogenen Fasern des Obliquus externus (Lig. Gimbernati, Abb. 98) eine Rinne für ihn.

Bei Leistenbrüchen wird die an sich schwache Stelle der Bauchwand gedehnt und weiter geschwächt. Die BASSINIsche Operation versucht das Übel an der Wurzel zu packen; bei ihr wird der Samenstrang so verlagert, daß er vom inneren Leistenring nicht schräg, sondern direkt geradeaus durch die Bauchwand hindurchgeht. Es läßt sich dann der untere Rand des Musculus obliquus abdominis internus und des Musculus transversus bis zum Leistenband und Beckenrand hinabziehen und mit diesen vernähen, so daß die Stelle dem Druck gelockerter und der Schwere folgender Eingeweideschlingen widersteht (bei Hochstand der Muskelränder wird der bei Leistenbrüchen stark ausgebildete Cremaster benutzt um die Lücke zu decken). Der Samenstrang liegt vor der Muskelplombe, welche jetzt das sonst muskelfreie Dreieck zwischen dem Leistenband und dem Dach des Leistenkanals ausfüllt; seine Lage zur Aponeurose des Musculus obliquus externus bleibt unverändert. Durch diese künstliche Korrektur der Lage des Muskelfleisches wird die wesentlichste Ursache des Locus minoris resistentiae scharf beleuchtet.

Anulus inguinalis subcutaneus. Die *äußere Öffnung* des Leistenkanals (Abb. 92, 98) ist beim Mann durch die Haut hindurch leicht zu fühlen, wenn man mit der Fingerspitze die Haut des Hodensackes einstülpt. Beim Manne hat meistens die Fingerspitze in der Öffnung gerade Platz. Die Fingerkuppe drängt dabei den

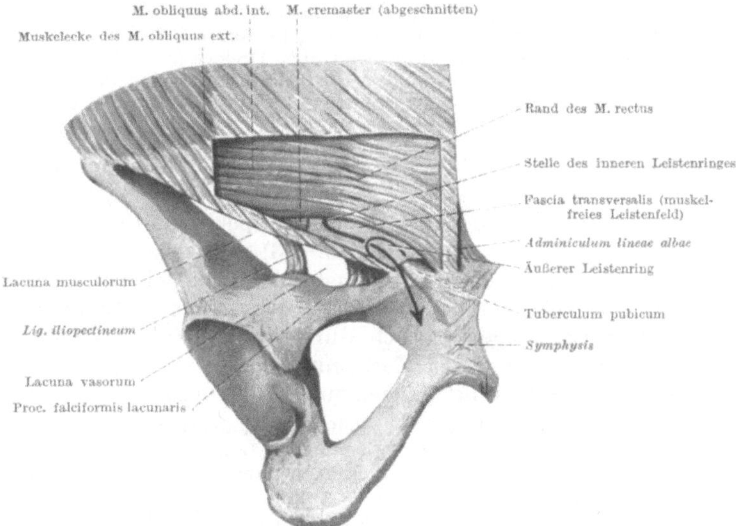

Abb. 104. Bauchwand von außen. Aus der Aponeurose des M. obliquus abdominis externus ist ein Stück herausgeschnitten, um den unteren Rand des M. obliquus internus (und transversus) und das muskelfreie Leistenfeld zu zeigen. Samenstrang als Pfeil eingetragen.

äußeren Fascientrichter (Fascia superficialis) in den Leistenkanal hinein. Trägt man die Fascia superficialis und die Sehnenfasern ab, welche vom Musculus obliquus abdominis externus auf den Fascientrichter übergehen, so wird künstlich der Anulus inguinalis subcutaneus als scharfer Faserrand geschaffen, der nach oben vom Crus superius, nach unten vom Crus inferius begrenzt wird. Der Anulus wird vollends deutlich, wenn der Leistenkanal ganz ausgeräumt ist. Beim Lebenden ist der austretende Samenstrang an dieser Stelle bei mageren Personen zu sehen (Abb. 99); auf alle Fälle kann man den Ductus deferens über den Beckenknochen rollen und dabei als strucknadeldicken, harten Strang durchtasten.

Bei der Frau ist der Leistenkanal (und ebenso die äußere Öffnung) sehr viel enger. In ihm liegt das *Ligamentum teres uteri*, ein Bindegewebsstrang, welcher von der Gebärmutter zu den großen Schamlippen zieht. Leistenbrüche sind wegen der Enge des Kanals viel seltener als beim Manne.

Anulus femoralis. Die *innere Schenkelpforte, Anulus femoralis*, führt in den Schenkelkanal, welcher *unterhalb* des Leistenbandes liegt (Abb. 103). Leisten- und Schenkelkanal sind aufs schärfste durch das POUPARTsche Band getrennt und deshalb nicht miteinander zu verwechseln. Es folgt aus dieser Lage, daß die Schenkelpforte den Weg zur unteren Extremität öffnet, wenn sie aus den normalen potentiellen in den abnormen reellen Zustand übergeführt wird. Denn das Leistenband ist die äußere Grenze zwischen Rumpf und Schenkel. Diese lineare Grenze ist nach dem Beckenknochen zu ideell durch eine Ebene zu vervollständigen, welche man sich durch Leistenband und Schambeinrand gelegt denkt (Abb. 100). Tatsächlich wird die Ebene nicht von einer abschließenden Membran, sondern von der *Lacuna musculorum* und der *Lacuna vasorum* eingenommen, d. h. 2 Pforten, von welchen die erstere Muskel und Nerven, die letztere vor allem Gefäße zum Bein passieren läßt (Abb. 91, 103, Pfeile). In der Gefäßlücke liegt zu innerst (medial) der Anulus femoralis. Die Begrenzungen werden von Teilen der vorderen Bauchwand gebildet und deshalb hier beschrieben.

In pathologischen Fällen kann auch die Muskelpforte den Weg vom Bauchinnern zum Schenkel freigeben. Hauptsächlich Senkungsabscesse, die von der Wirbelsäule ausgehen — bis zu deren Brustteil hinauf —, begeben sich bei aufrechter Körperhaltung der Schwere folgend längs dem Musculus iliopsoas durch die Lacuna musculorum hindurch und werden am Oberschenkel nächst dem Leistenband sichtbar; bis dahin liegen sie ganz versteckt. Sie können auch andere Wege gehen, z. B. zum PETITschen Dreieck (S. 156). Abscesse des Musculus iliacus selbst können den ganzen Muskel zerstören und entlang dem Nervus femoralis, der ja ebenfalls in der Lacuna musculorum liegt (Abb. 102), die ganze Lücke ausfüllen.

Die Schenkelpforte liegt in der Lacuna vasorum medial von den Gefäßen (Arteria et Vena femoralis, Abb. 102), zunächst dem Ligamentum (lacunare) Gimbernati (Abb. 98), welches durch eine kleine dreieckige Faserplatte mit sichelförmigem Rande mit der Fascie des M. pectineus verbunden ist *(Processus falciformis lacunaris,* s. unten) (Abb. 103). Sie begrenzt medialwärts die Pforte; ihre straffen Fasern sind nicht imstande auszuweichen. Deshalb werden Eingeweide, welche sich an dem Bande vorbeidrängen (Schenkelbruch, am häufigsten bei der Frau), gelegentlich durch die scharfe Kante eingeklemmt; sie können erst nach operativer Zertrennung des Bandes reponiert werden, anderenfalls werden sie brandig (eingeklemmter Bruch).

Den Zwischenraum zwischen dem Proc. falciformis lacunaris und den großen Blutgefäßen passieren Lymphgefäße, zu diesen gehört ein Lymphknoten, der oft gerade in der Lücke liegt und zwerchsackartig oberhalb und unterhalb oder nur auf einer Seite des Bandes vergrößert sein kann (ROSENMÜLLERscher Lymphknoten). Außerdem wird die Lücke von Bindegewebszügen der Fascia transversalis und der an sie anschließenden Fascia iliaca ausgefüllt: *Septum femorale (Cloqueti).* Räumt man die Fascie weg und entfernt den gesamten Inhalt der Lacuna vasorum, so zeigt sich, daß sie *unten* von der Fascia pectinea umscheidet wird, welche mit der hinteren Gefäßscheide und den Bindegewebszügen auf dem Schambeinrand verschmilzt (letztere heißen Lig. *Cooperi,* Abb. 103). *Über* der Lacune liegt das Leistenband mit dem Tractus iliopubicus. Diese beiden Schenkel begrenzen speziell den Schenkelring. Der Anulus ist nach dem Oberschenkel zu in einen Trichter fortgesetzt, dessen Spitze geschlossen und abwärts gerichtet ist. Lateral von den Gefäßen dient zur Begrenzung der Lacuna vasorum gegen die Lacuna musculorum die Fascie des Musculus iliopsoas (Lig. iliopectineum, Abb. 87), welche aber von der Schenkelpforte durch die Gefäße getrennt liegt.

Senken sich Abscesse zwischen dem Bauchfell und der Fascia iliaca nach abwärts (präfascial), so gelangen sie nicht in die Lacuna musculorum, sondern in die Lacuna vasorum, liegen aber lateral von den Gefäßen, zwischen diesen und dem Ligamentum iliopectineum (nicht medial zwischen Gefäßen und Proc. falciformis lacunaris wie die Schenkelbrüche). Nur die letztere Stelle ist ein Punctum minoris resistentiae für Brüche.

Die Grundlage des *Processus falciformis lacunaris* wird gebildet von einer kleinen dreieckigen Faserplatte mit lateral konkavem Rand, die an das Lig. Gimbernati, also an die umgeschlagenen Fasern der Aponeurose des M. obliquus abdominis externus angeschlossen ist. Die Fasern des Lig. Gimbernati sind nicht linienhaft, sondern flächenhaft am Tuberculum pubicum angeheftet. Von den letzten seiner breiten Sehnenfasern, den ursprünglich caudalsten, durch den Umschlag lateralsten, lösen sich zarte Sehnenfäden ab, die nicht am Knochen ansetzen, sondern in das Lig. pubicum Cooperi umbiegen, einen straffen Sehnenstreifen in der Fascie des M. pectineus an dessen Ursprung am Pecten ossis pubis (Abb. 251). So überspannen sie den spitzen Winkel zwischen dem Lig. Gimbernati und dem Pecten bzw. dem ihm aufgelagerten COOPERschen Bande und begrenzen dadurch die Lacuna vasorum (Abb. 96, 104). Während das Lig. Gimbernati in Rückenlage annähernd horizontal liegt, steht der dreieckige Zwickel fast senkrecht. Diese Verhältnisse werden nur klar, wenn man die Präparation nicht von vorn her vornimmt, sondern von innen. Zum Proc. falciformis lacunaris wird der

Zwickel vervollständigt durch wechselnde Faserzuschüsse vom Lig. inguinale, dem Tractus iliopubicus, dem Lig. reflexum Collesi, der Falx inguinalis und den anderen variablen Bildungen dieser Gegend, Lig. interfoveolare usw., die zur Fascie des M. pectineus ziehen. Im ganzen erscheint daher der Proc. falciformis lacunaris als eine dreieckige Faserplatte in dem spitzen Winkel zwischen Lig. inguinale und Fascia pectinea bzw. Beckenrand (Abb. 104).

7. Zur ventrolateralen Rumpfmuskulatur gehörige Halsmuskeln
(Tabelle S. 135/11—22).

a) Die Entstehung der verschiedenen Gruppen.

Halsmetameren, Verwerfungen. Die ventrolateralen Rumpfmuskeln, welche beim Bauch und der Brust beschrieben wurden, setzen sich ursprünglich in ununterbrochenem Zuge vom Becken bis zum Unterkiefer fort. Beim Menschen greifen der Rectus und Obliquus externus abdominis wohl auf den Brustkorb über (thorakoabdominale Muskeln), ohne aber — außer in seltenen Ausnahmen — die obersten Rippen und den Schultergürtel zu erreichen. Die teilweise Zusammengehörigkeit des Musculus transversus abdominis mit dem Musculus transversus thoracis und das gelegentliche Emporsteigen des letzteren bis zum oberen Rand des Brustkorbes sind Überbleibsel der ursprünglichen Kontinuität der Reihe.

Bei niedersten Wirbeltieren (Fischen) ist diese Kontinuität die Regel. Bei niedersten Säugern (Monotremen) ist nur der Schultergürtel zwischen die thorakoabdominalen Muskeln und die Halsmuskeln eingeschaltet.

Die ursprünglich kontinuierliche Reihe der ventrolateralen Muskulatur, welcher die ununterbrochene Serie der Myotome beim Embryo entspricht (Abb. 145), wird bei Säugern nicht nur in wechselndem Grad unterbrochen, sondern es tritt auch regelmäßig eine sehr charakteristische, in diesem Umfang ganz einzigartige Verwerfung von Muskelmaterial ein. Die Scheidewand zwischen Brust- und Bauchhöhle, welche auch bei vielen Nichtsäugern in variabler Anordnung existiert, aber *nie muskulös* ist, wird bei den Mammaliern in eine Muskelplatte verwandelt, deren Material *aus der Halsgegend* stammt. Diese Platte schiebt sich, obgleich sie viel höher gelegenen Metameren entspricht, zwischen den Transversus abdominis und Transversus thoracis ein, die dadurch erst gegeneinander begrenzt werden (Abb. 86). Die Ursache der Verwerfung liegt in dem Hinabsteigen des Herzens, welches am Hals entsteht, nachträglich in die Brusthöhle einwandert und das Muskelmaterial vom Hals aus mitgenommen hat. Die Bedeutung für die Organisation der Säuger liegt in der Wirkung, welche eine *muskulöse* Scheidewand (Diaphragma) zwischen Brust- und Bauchhöhle auf die Druckverhältnisse in beiden gewinnen kann. Denn durch die Bewegung dieser Scheidewand kann die eine Höhle auf Kosten der anderen vergrößert werden und umgekehrt. Da beide Höhlen geschlossen sind, wird unter sonst gleichen Verhältnissen mit der Vergrößerung eine Verringerung, mit der Verkleinerung eine Erhöhung des Innendruckes verbunden sein. Der intraabdominale und vor allem der intrathorakale Druck stehen bei Säugern unter dem Einfluß des muskulösen Diaphragma, des Zwerchfelles, und können — was sonst unmöglich wäre — einander gegensätzlich sein. Bei allen Nichtsäugern herrscht dagegen immer in der ganzen Leibeshöhle der gleiche Druck. Das Druckgefälle zwischen intrathorakalem und intraabdominalem Druck übt eine Wirkung aus auf die verschiedensten Organe von Brust und Bauch bis in die feineren Details ihres Aufbaues hinein (z. B. Leber) und ist deshalb von fundamentaler Wichtigkeit.

Wegen der Beziehung des definitiven Zwerchfelles zu Brust und Bauch wird dieses hier im Anschluß an die vorhergehenden Abschnitte zuerst behandelt; es folgen dann die am Hals verbliebenen ventrolateralen Rumpfmuskeln.

Bei Säugerembryonen ist der Descensus des Herzens und des Zwerchfells sehr deutlich zu beobachten. Die Herzanlage ist auch beim Menschen zunächst im Kopfbereich gelegen. Während das Herz in der Halsgegend liegt, tritt ein Mesodermlager caudal vom Herzbeutel auf: *Septum transversum*; es liegt in der Höhe des 5. Cervicalnervs (Embryo 5 mm). Die Muskulatur wird aber erst sichtbar, wenn das Septum mit dem Herzen in der Brustgegend angelangt ist (Embryo 9 mm). Doch gibt es folgende Indizien dafür, daß das Muskelmaterial nicht in der Brust, sondern weiter oben am Hals entstanden ist. Die benachbarten Myotome der Brustgegend geben kein Material an das Septum transversum ab. Dagegen schließt die Muskelmasse im Augenblick ihrer Entstehung räumlich an die Anlage der unteren Zungenbeinmuskeln an; diese Muskeln repräsentieren die ventralen Rumpfmuskeln am Hals (Rectussystem des Halses). Die Innervation des Zwerchfells aus dem 3.—5. Cervicalnerv stimmt mit der anfänglichen Lage des Septum transversum und dem Anschluß der Muskelanlage an das Rectussystem des Halses überein. Von derselben Stelle ist eine andere Muskelanlage als truncofugaler Muskel an die vordere Extremität gelangt (Musculus subclavius, Abb. 9). Meistens laufen auch beim Menschen Nervenäste für den Musculus subclavius mit dem Nervus phrenicus für das Zwerchfell zusammen. Alle Nervenäste, welche in das Zwerchfell aus Intercostalnerven eintreten, sind sensibel; sie haben mit der Entstehung des Muskels nichts zu tun.

b) In den Brustkorb eingewanderte Halsmuskulatur
(Tabelle S. 135/11).

Zwerchfell, Diaphragma (Tabelle S. 135/11). Die Muskelfasern entspringen von der Lendenwirbelsäule und von Sehnenbögen über der vor ihr liegenden Muskulatur, dem Musculus quadratus lumborum und Musculus psoas *(Pars lumbalis)*, von allen abdominalen Rippen und von der 7. sternalen Rippe *(Pars costalis)*, schließlich von dem Schwertfortsatz des Brustbeins *(Pars sternalis)*. Alle vereinigen sich sehnig in der Mitte der Muskelplatte zum *Centrum tendineum*, einer Sehnenplatte, die der unpaaren Pars sternalis einen vorderen Fortsatz entgegenstreckt und mit 2 seitlichen Flügeln jederseits zwischen den Rippen- und Lendenteil eingeschoben ist (Abb. 105).

Die *Pars lumbalis* des Zwerchfells reicht rechts weiter an der Lendenwirbelsäule hinab als links (4. anstatt 3. Lendenwirbel) und ist mit ihren Ursprungssehnen in das Ligamentum longitudinale anterius der Wirbelkörper verwebt (Abb. 100). Es entstehen 2 Pfeiler, *Crura medialia*, welche senkrecht vor der Wirbelsäule, parallel zu dieser, in die Höhe steigen und zwischen sich im *Hiatus aorticus* die Aorta durchlassen; sie überkreuzen sich (nicht immer!) und weichen, indem sie nach oben vorn auf das Centrum tendineum zulaufen, nochmals auseinander, damit die Speiseröhre passieren kann: *Hiatus oesophageus*. Die *Crura intermedia* liegen seitlich hinter den mittleren Pfeilern, sind viel schmaler und nur durch eine feine Spalte von letzteren geschieden. Sie entspringen seitlich am 2. Lendenwirbel oder von dem inneren Sehnenbogen der folgenden Pfeiler. Diese, die *Crura lateralia*, sind die breitesten Teile des Lendenteils und schließen ihn nach beiden Seiten ab. Die Lage des ganzen Lendenteils richtet sich nach der Wirbelsäule, welche in den Bauchraum vorspringt (Abb. 101 u. 105); die vor ihr liegenden mittleren Pfeiler stehen deshalb viel weiter vorn als die seitlichen Pfeiler. Die letzteren haben sich besonders entwickelt, weil der Ursprung ein System von sehnigen Brücken (HALLERsche *Bögen*) besetzt hat, welche jederseits über den Musculus psoas und Musculus quadratus herüberführen. Diese beiden Muskeln schieben sich auf diese Weise von der Bauchhöhle hinter dem Zwerchfell eine kurze Strecke weit in die Brusthöhle hinauf. Der Psoas ist von dem *Arcus lumbocostalis medialis* (innerer HALLERscher Bogen) überspannt, welcher vom Körper des 2. Lendenwirbels zur Spitze des Seitenfortsatzes dieses Wirbels zieht. Der Quadratus lumborum wird vom *Arcus lumbocostalis lateralis* (äußerer HALLERscher Bogen) überbrückt, welcher von der Spitze dieses Seitenfortsatzes zur Spitze der letzten Rippe zieht (Abb. 100, beide Bogen auf der rechten Körperseite punktiert). Das Crus laterale entspringt fleischig von beiden Sehnenbogen ihrer ganzen Länge nach und ist nur gegen das Crus intermedium durch eine feine Spalte getrennt (Abb. 105). Außen vom Crus laterale beginnt die Pars costalis des Zwerchfells. Doch besteht hier oft eine dreieckige Spalte: *Trigonum lumbocostale* (BOCHDALEKsche Spalte), welche unter Umständen große Dimensionen annehmen und abnorme Beziehungen zwischen Brust- und Bauchhöhle vermitteln kann. Außer den genannten großen Pforten (für Aorta und

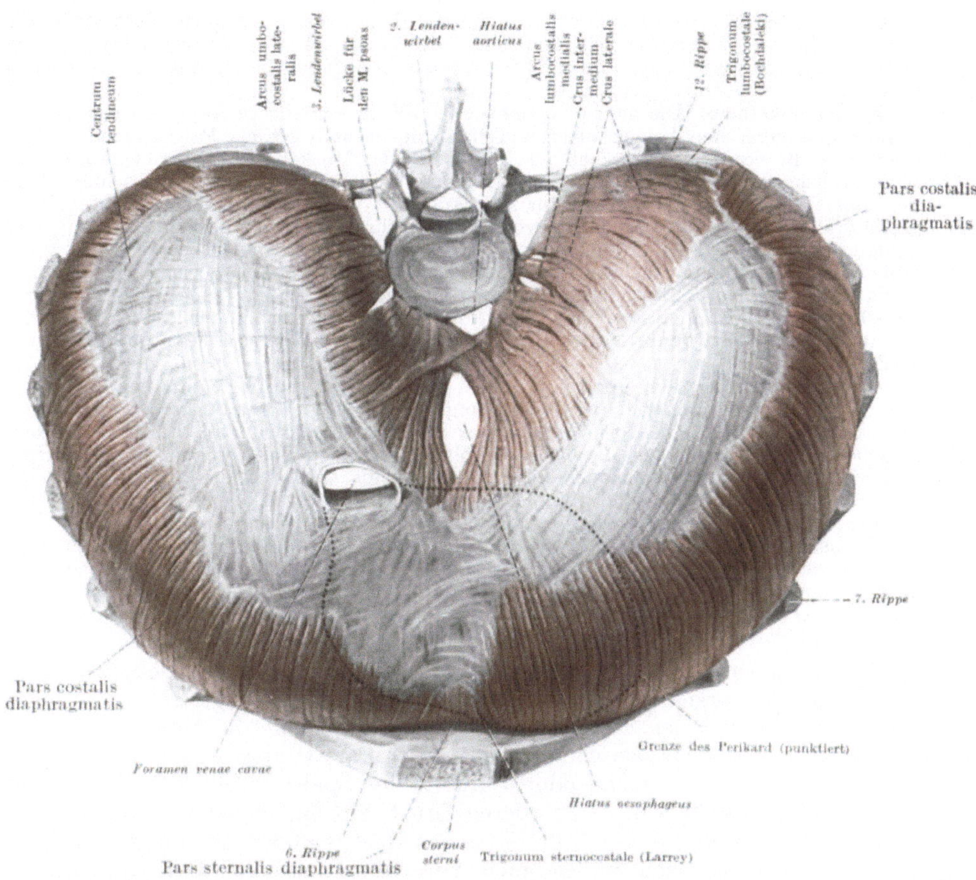

Abb. 105. Zwerchfell in natürlicher Lage und Form, vom Brustraum aus gesehen.

Oesophagus) besteht noch eine dritte, welche im Centrum tendineum, rechts von der Medianebene, liegt: *Foramen venae cavae.*

Bei manchen Säugern (Nagern) ist die Pars lumbalis an besonderen unpaaren Knochenvorsprüngen der Lendenwirbel befestigt und dadurch besonders wirksam; es finden sich unter ihnen die schnellsten Läufer (Hase).

Die Ursprünge der Crura lateralia sind auf die Fascien des Musculus quadratus und Musculus psoas übergewandert. Die Fascien sind an den betreffenden Stellen aponeurotisch verstärkt und in die beiden HALLERschen Sehnenbögen umgewandelt.

Der Hiatus aorticus ist außer für die Hauptschlagader noch für den Durchlaß des größten Lymphganges des Körpers (Ductus thoracicus) bestimmt. Die Pforte ist sehnig umrandet und so weit, daß die Pulsation der Arterie nicht gehindert ist. — Der Hiatus oesophageus umschließt außer der Speiseröhre noch die beiden Nervi vagi. Die Umrandung ist muskulös und nur locker mit der Speiseröhre verbunden. Bei operativer Durchschneidung des Oesophagus am Magen muß die Speiseröhre mit einem Faden angeschlungen und festgehalten werden, weil die Befestigung am Zwerchfell ihrer Eigenkontraktion nicht standhält; deshalb entschlüpfte bei der ersten Totalexstirpation des Magens (BILLROTH) die Speiseröhre in das hintere Mediastinum. — Das Foramen venae cavae enthält die untere Hohlvene und ein feines Ästchen des N. phrenicus.

Feinere Spalten des Lendenteils. Es gibt außerdem noch eine Reihe kleinerer Gebilde, welche das Zwerchfell passieren; sie benutzen die feinen Spalten zwischen den Pfeilern des Lendenteils, welche oft nur an diesen Einschlüssen erkennbar sind (oder die Spalte zwischen Pars costalis und Pars sternalis, s. unten).

Zwischen Crus mediale und Crus intermedium verläuft beiderseits der Nervus splanchnicus maior vom Brustsympathicus; rechts liegt mit ihm die Vena azygos, links die Vena hemiazygos zusammen. Der Nervus splanchnicus minor aus dem Brustsympathicus geht auch durch diesen Spalt oder er geht für sich allein durch das Muskelfleisch des Crus intermedium hindurch. Zwischen Crus intermedium und Crus laterale verläuft der Grenzstrang des Sympathicus. Es kommen Abweichungen von diesen Regeln vor.

Zwerchfellhernien. Die ganze Lendenpartie des Zwerchfells ist ihrer Anlage nach selbständig gegenüber den beiden übrigen Teilen, die deshalb oft als Pars sternocostalis zusammengefaßt werden. Wahrscheinlich trennt sich das Muskelmaterial für beide Abschnitte schon früh beim Descensus diaphragmatis; das Material für den lumbalen Abschnitt begibt sich vom Septum transversum aus für sich längs der Wirbelsäule hinab. Das kann daraus geschlossen werden, daß es ebenfalls vom Nervus phrenicus versorgt wird. Scheinbar entwickelt sich die lumbale Muskulatur in loco; denn sie wird beim Embryo zuerst vor der Wirbelsäule sichtbar. Von dort wächst sie dem sternocostalen Abschnitt entgegen. Die Vereinigung erfolgt zwischen dem äußeren Rand des Crus laterale und der 12. Rippenzacke. Ist sie unvollständig, so bleibt hier eine Lücke. So kommt das Trigonum lumbocostale (Bochdaleki) zustande. Fehlt die Quadratusarkade oder die 12. Rippenzacke, so ist der Defekt besonders groß.

Unmittelbar unter dem BOCHDALEKschen Dreieck liegt die Niere; die nahe Distanz erleichtert die Überleitung von Brustfelleiterungen auf dieses Organ auf dem Lymphweg und umgekehrt. Bei Ausbleiben des Verschlusses der Zwerchfellanlage an dieser Stelle können Baucheingeweide bruchartig in die Brusthöhle vordringen *(angeborene Zwerchfellhernien)* und die Lunge komprimieren oder die Brusteingeweide auf die andere Brustseite drängen. Kleinere erworbene Brüche sind hier nicht so leicht möglich, weil der Muskeldefekt bei ihnen auf die senkrecht stehende Partie des Zwerchfells beschränkt bleibt, welche sich der Brustwand anschmiegt und deshalb genügend Widerstand bietet (Abb. 106). Es kommen aber kleine Zwerchfellhernien vor, wenn Eingeweide sich durch einen abnorm weiten Canalis oesophageus oder einen akquirierten Einriß der Muskelbrücke zwischen dem Speiseröhren- und Aortenschlitz vordrängen *(erworbene Zwerchfellhernien)*. Sie können auch zwischen Pars costalis und Pars sternalis in das vordere Mediastinum gelangen.

Die *Pars costalis* des Zwerchfells alterniert mit den Ursprungszacken des Musculus transversus abdominis (Abb. 86, rechts). Sie steigt treppenförmig mit Zacken innen von den Knorpeln der 12.—7. Rippe in die Höhe. Die oberste Zacke ist durch einen Zwischenraum von der Pars sternalis getrennt: *Trigonum sternocostale* (MORGAGNIsche oder LARREYsche Spalte, Abb. 86 u. 105). Durch sie verlaufen Gefäße von der vorderen Brust- zur Bauchwand (Vasa epigastrica superiora), die sich auf die Hinterseite des Rectus abdominis fortsetzen (in sehr seltenen pathologischen Fällen auch Parasternalhernien). Der Rippenteil des Zwerchfells steht anfangs senkrecht wie der Lendenteil und schwenkt erst weiter oben in die Horizontalebene ein, in welcher die Muskelfasern das Centrum tendineum erreichen. Die Ursprungspartie des senkrechten Teiles ist bindegewebig mit der Brustwand verlötet (Abb. 106). Weiter oben liegen 2 Brustfellblätter (rot) zwischen Thorax und Muskel, die am untersten Punkt ineinander übergehen. Sie sind durch eine capillare Spalte voneinander getrennt (Sinus phrenicocostalis), sehr schlüpfrig und deshalb leicht gegeneinander verschieblich, was der Beweglichkeit des Zwerchfells an dieser Stelle zugute kommt. Ganz ähnlich ist der senkrechte Teil der Pars lumbalis gegen die hintere Brustwand bis hinab zum 12. Brust- und manchmal 1. Lendenwirbel verschiebbar.

Die *Pars sternalis* ist weitaus die kleinste Partie des Zwerchfells und individuell sehr verschieden entwickelt. Sie entspringt von der *Hinter*seite des Schwertfortsatzes (Abb. 111). Der Musculus transversus thoracis schließt mit seinen Ursprüngen zu beiden Seiten des Schwertfortsatzes dicht an den

Zwerchfellursprung an, ebenso die Aponeurose des Transversus abdominis, welche an der Linea alba und mit dieser an die *Vorder*fläche des Fortsatzes angeheftet ist (Abb. 86).

Zwerchfellkuppeln und Herzsattel. Das Zwerchfell im ganzen erhebt sich nach der Brusthöhle zu mit einer rechten und linken *Kuppel* (Abb. 106). Zwischen beiden liegt eine sanfte, leicht nach links geneigte Vertiefung, auf welcher das Herz ruht: *Herzsattel.* Unter der rechten Kuppel befindet sich die Leber, unter

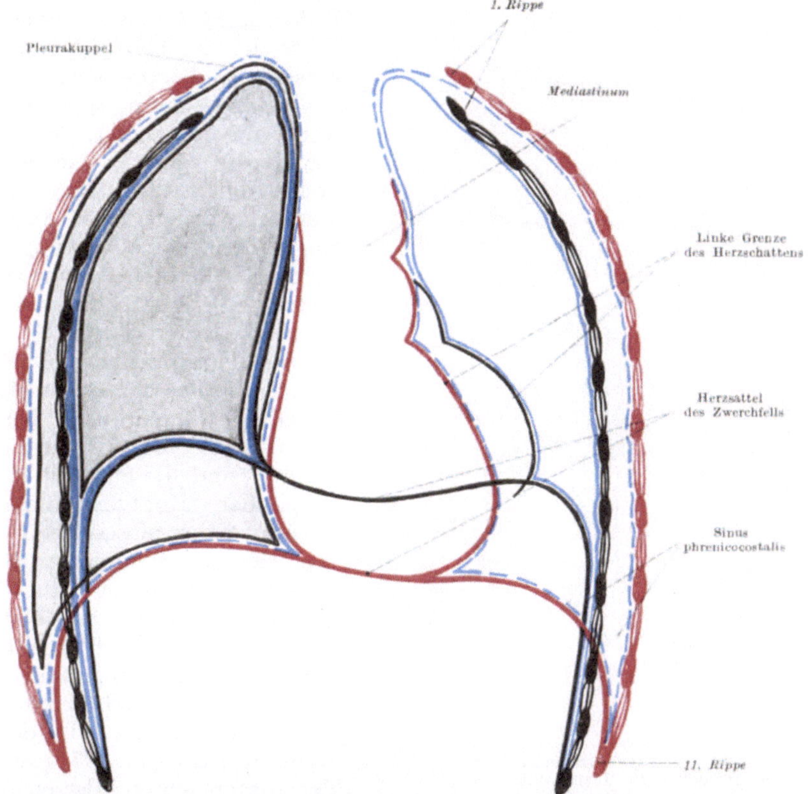

Abb. 106. Frontalschnitt durch Thorax und Zwerchfell bei tiefer Exspiration (schwarz) und tiefer Inspiration (rot). Nach stereoskopischen Röntgenaufnahmen (28jährig) von Prof. A. HASSELWANDER. Blau: Pleura parietalis, Pleura pulmonalis schwarz. Rechte Lunge dunkelgrau (Exspiration) bzw. hellgrau (Inspiration).

der linken der Magen. Die verschiedene Festigkeit der beiden Organe bedingt den verschieden hohen Stand der Kuppeln, von denen die rechte sich um einen Intercostalraum höher als die linke erhebt. Doch kann starke Blähung des Magens oder der Flexura coli sinistra den Höhenunterschied ausgleichen und sogar umkehren.

Herz und Magen sind (außer von den dünnen Membranen des Herzbeutels und Bauchfells) nur durch das Centrum tendineum voneinander getrennt, also durch die dünnste Stelle des Zwerchfells. Die nahe Nachbarschaft erklärt manche pathologische Beziehung zwischen beiden Organen, z. B. Herzbeschwerden bei beginnenden Magenerkrankungen. Der Herzbeutel ist mit der mittleren Partie des Centrum tendineum fest verbunden (Abb. 105), punktierte Linie). Das Foramen venae cavae liegt innerhalb des Herzbeutels. Die ganze übrige Oberfläche wird vom Brustfell überkleidet mit Ausnahme eines Streifens in der Medianebene, in welchem der Hiatus aorticus und Hiatus oesophageus liegen. Fast an die ganze Unterfläche ist das Bauchfell angeheftet, welches sich von ihr an die Leber, den Magen und die Milz umschlägt (das Nähere s. Bd. II, Eingeweide, Bauchfell).

Stand des Zwerchfells bei der Leiche und beim Lebenden. Die Stellung des Zwerchfells bei der *Leiche* ist konstant. Sie ist eine Extremstellung, welche hauptsächlich dadurch bedingt ist, daß der auf die Bauchwand wirkende Luftdruck das nach dem Tode tonuslose Zwerchfell empordrängt. Die rechte Zwerchfellkuppel ragt durchschnittlich bis zur Höhe des 4. Rippenknorpels, bei jugendlichen Individuen sogar bis zum 3. Rippenknorpel empor; bei älteren Personen ist infolge der größeren Starrheit des Brustkorbes selten die 5. Rippe überschritten. Links ist der Stand bis zur Höhe eines Intercostalraumes niedriger. Trotz der Erschlaffung des Zwerchfellmuskels sind seine Fasern passiv aufs äußerste gespannt, solange die Brustwand unverletzt ist, weil im Brustraum trotz seiner Verkleinerung immer noch unteratmosphärischer Druck herrscht; dringt Luft durch die geringste künstliche Öffnung im Brustkorb oder Zwerchfell ein, so fällt das Zwerchfell schlaff herab unter Verlust seiner typischen Form.

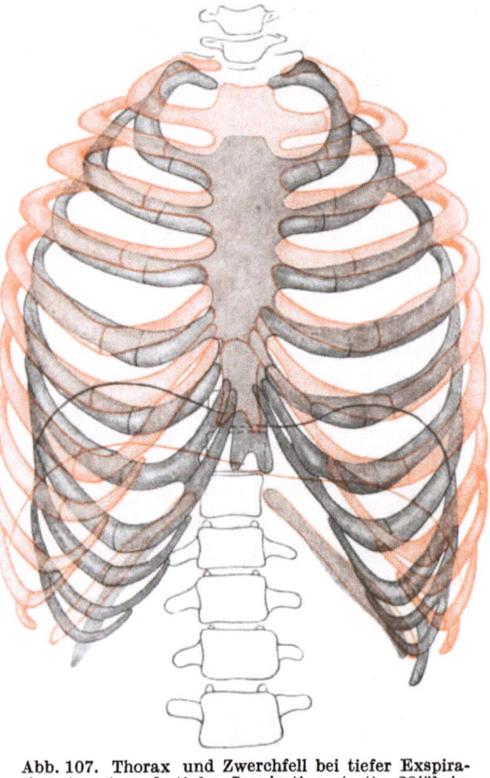

Die Kontraktion des Zwerchfells beim *Lebenden* führt zu einer Formänderung, die man nach den Befunden an der Leiche niemals vermuten konnte, und die erst mit Hilfe stereoskopischer Röntgenaufnahmen und nachfolgender plastischer Rekonstruktion der so gewonnenen Raumbilder erkannt worden ist (Abb. 108). Wir gehen von den Extremstellungen starker Inspiration und Exspiration aus, bei ruhiger Atmung sind die Formveränderungen und Exkursionen entsprechend geringer. In der Exspirationsstellung (Abb. 107, grau) steht bei der untersuchten Person die rechte Zwerchfellkuppel in Höhe des 4. Intercostalraumes, die linke in Höhe der 5. Rippe, der Herzsattel in Höhe der

Abb. 107. Thorax und Zwerchfell bei tiefer Exspiration (grau) und tiefer Inspiration (rot), 28jährig, weiblich. Köpfchen und Hals der 1. Rippe decken sich nicht infolge der inspiratorischen Streckung der Wirbelsäule. Nach Röntgenstereoaufnahmen von Prof. A. HASSELWANDER.

Mitte des 10. Brustwirbels. Bei tiefer Inspiration (Abb. 107, rot) haben sich die Kuppeln und der Herzsattel gesenkt und haben sich die Kuppeln abgeflacht, die rechte Kuppel steht nun in Höhe des oberen Randes der 6. Rippe an deren Knorpel-Knochengrenze, die linke in Höhe des unteren Randes des 6. Rippenknorpels, der Herzsattel in Höhe des unteren Randes des 11. Brustwirbels. Die Senkung beträgt also etwa $1^1/_2$ Intercostalraum bzw. $1^1/_2$ Wirbelhöhe. Gleichzeitig ist durch die Mm. intercostales externi der Thorax im ganzen gehoben und erweitert worden (vgl. Abb. 88), die Hebung ablesbar am Stande des Proc. xiphoides, der in der Exspiration in Höhe des 11. Brustwirbels stand und in der Inspiration um einen Wirbel höher steht. Bei tiefer Inspiration steht demnach der Proc. xiphoides und damit der Ursprung der Pars sternalis des Zwerchfells höher als der Herzsattel, und zwar etwa $1^1/_2$ Wirbel höher, mit anderen Worten: die Pars sternalis, die in der Exspirationsstellung nach *auf*wärts zum Herzsattel des

Centrum tendineum zog wie alle Muskelbündel des ganzen Zwerchfells, verläuft
bei der Inspirationsstellung nach *ab*wärts zum Herzsattel! Die Form der Ge-
samtkuppel muß sich also viel weitgehender verändert haben als die ventrodorsale Projektion (Abb. 107) annehmen läßt. Die Aufklärung bringt die stereo-
skopische Röntgenaufnahme bei transversalem Strahlengang, besonders deutlich die nachfolgende plastische Rekonstruktion (Abb. 108). Danach sind bei
tiefer Inspiration die beiden Zwerchfellkuppeln in der Richtung von ventral
nach dorsal alles andere als gleichmäßig rund gewölbt wie in der Frontalansicht
(Abb. 107), vielmehr zeigt ihre Profillinie die Form eines stumpfen Winkels,

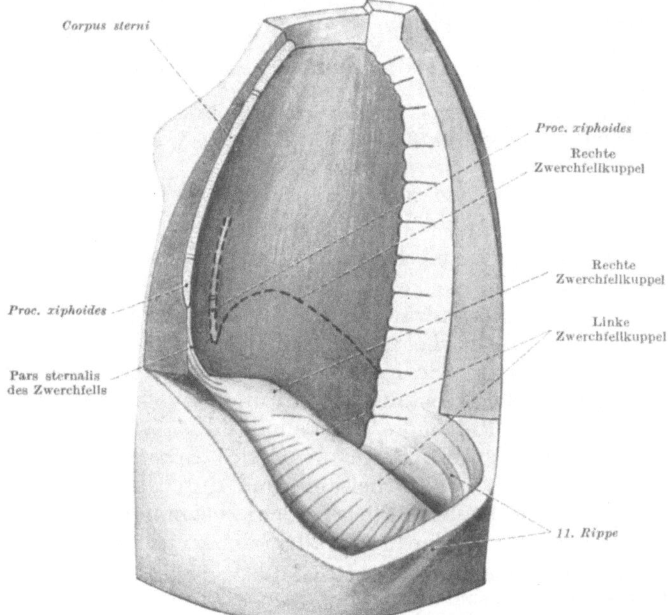

Abb. 108. Zwerchfell bei tiefer Inspiration. Plastische Rekonstruktion nach stereoskopischen Röntgenaufnahmen.
Linke Thoraxhälfte weggenommen. Nach A. HASSELWANDER: Z. Anat. **114**, 389 (1949). — Die Exspirationsstellung
von Sternum und Zwerchfell gestrichelt eingezeichnet.

dessen Scheitel gebogen ist, dessen Schenkel aber gerade verlaufen. Dabei steht
die rechte Kuppel um fast $1\frac{1}{2}$, die linke um fast $2\frac{1}{2}$ Wirbelhöhen tiefer als die
Spitze des Proc. xiphoides, richtiger als der Einschnitt zwischen den beiden
Spitzen, in die der Proc. xiphoides der untersuchten Person sich gabelt (Abb. 107).
Der höchste Punkt des Herzsattels steht etwas tiefer als die rechte Kuppel
(Abb. 108). Die Pars sternalis des Zwerchfells, die von der Hinterfläche des
Proc. xiphoides entspringt (vgl. Abb. 111a), hat sich also tief nach abwärts gesenkt und der vorderen Körperwand unterhalb des Proc. xiphoides angelagert,
so daß der Brustraum vorne um $1\frac{1}{2}$ Wirbelhöhen nach abwärts vergrößert
worden ist. An dieser Verlängerung der Vorderwand der Brusthöhle kann nach
dem Ausmaß nicht bloß die kurze Pars sternalis beteiligt sein, sondern muß
noch der vordere Abschnitt des Centrum tendineum teilnehmen. Außerdem
lehrt die Abb. 108, daß auch der vom Knorpel der 7. Rippe entspringende Teil
des Zwerchfells nach abwärts gerichtet verlaufen muß, da das Centrum tendineum tiefer steht als der Ursprung, zumindest links. Bei tiefer Inspiration,
d. h. bei annähernd maximaler Kontraktion des Zwerchfells unter gleichzeitiger
Hebung des Thorax, wird also die Pars sternalis und die anschließende

Ursprungsportion von der 7. Rippe, also fast die ganze ventrale Partie des Zwerchfells tief unter das Niveau des Proc. xiphoides gesenkt, sozusagen heruntergeklappt bis zur Anlagerung an die vordere Rumpfwand.

Eine Wunde (z. B. ein Schußkanal oder Dolchstich) kann je nach ihrer Richtung und Länge und je nach der In- oder Exspirationsstellung im Augenblick der Verletzung von *derselben* Stelle der Haut aus bloß in die Brusthöhle oder durch das Zwerchfell hindurch auch in die Bauchhöhle führen (Abb. 106). Am zweifelhaftesten in diesem Sinne sind Verletzungen der vorderen Brustwand im 5. und 6. Zwischenrippenraum.

Auf der Unterseite der rechten Zwerchfellkuppel kann eine (oder auch 2—3) mehr oder weniger hohe radiär verlaufende scharfe Leiste vorspringen, die aus Muskelbündeln besteht. Sie bedingt eine entsprechende Furche an der Konvexität der Leber („Zwerchfellfurche" der Leber). An der linken Zwerchfellkuppel habe ich diese Leisten nie gesehen. Die Lungenfläche der Zwerchfellkuppel bleibt immer glatt.

Innervation: Nervus phrenicus aus C 3—C 5 (selten C 6 oder sogar C 2 und C 7); wahrscheinlich nie aus C 4 allein, sondern aus wechselnden Kombinationen, an welchen immer C 4 und einer oder mehrere der genannten Halsnerven beteiligt sind. *Blutzufuhr:* A. perica·diacophrenica und A. musculophrenica aus der A. mammaria interna; A. phrenica superior aus der Aorta thoracica und A. phrenica inferior aus der Aorta abdominalis.

c) Seitliche und vordere Muskulatur des Halses
(Tabelle S. 136/12—19).

Musculi scaleni, Treppenmuskeln (Tabelle S. 136/12—14). Sie bilden eine eng zusammengehörige Gruppe, welche die Intercostalmuskeln oberhalb des Brustkorbes als eng zusammengedrängter Haufen fortsetzt (Abb. 87). Die Rippenrudimente, welche in die Halswirbel aufgenommen sind, tragen noch die Ursprünge der Scaleni. Die Wirkung der Scalenusgruppe auf die obersten Rippen ist die gleiche wie diejenige der Intercostales externi und Levatores costarum. Es sind im einzelnen längere und kräftigere Muskelindividuen als jene Brustmuskeln. Deshalb sind sie wichtig für die Bewegungen des Brustkorbes (Rippenheben). Andererseits können sie die Halswirbelsäule und durch sie den Kopf bewegen, sei es nach vorn, wenn die beiderseitigen Scaleni zusammenwirken, sei es seitlich beugend oder drehend, wenn eine Seite allein innerviert wird.

Ein Teil des Muskelmaterials, welches bei der Rückbildung der Halsrippen disponibel wurde, ist als thorakofugale Muskulatur auf den Schultergürtel verschoben: M. rhomboides, levator scapulae, serratus anterior (Abb. 9, hellgelb). Diese Extremitätenmuskeln sind ihrer Herkunft nach Geschwistermuskeln zu den Scaleni; sie stehen auch in ihrer Innervation in engster Beziehung zu ihnen.

Es ist strittig, ob der Scalenus anterior, dessen Faserrichtung den äußeren Muskelschichten entspricht, wirklich zu diesen gehört; vielleicht ist er aus Intercostales interni entstanden. Die Richtung der Muskelfasern sagt für diese Frage wenig aus, weil der Brustkorb beim Menschen abgeplattet und die 1. Rippe stark gesenkt ist; dieses und andere Momente können sehr wohl eine Umorientierung der Muskelfasern bewirkt haben.

Der *Scalenus anterior* ist ein selbständiger Muskel, welcher von den beiden übrigen durch die *Scalenuslücke* scharf getrennt ist, eine dreieckige Spalte, an deren Basis die 1. Rippe liegt (Abb. 87 u. 114). Die Lücke ist ausgefüllt durch die große Schlagader und die Nerven, welche zur oberen Extremität verlaufen (A. subclavia und Plexus brachialis). Der Scalenuslücke entsprechen weniger auffallende kleine Pforten in der Brust- und Bauchwand, welche seitlich durch die Intercostal- und Bauchmuskeln kleine Nerven- und Gefäßästchen zur Haut durchlassen (z. B. zwischen den oberen Zacken des Obliquus abdominis externus). Beim Hals ist das Gefäßnervenbündel bedeutend stärker, weil zu ihm nicht nur die Haut gehört, sondern die gesamte Muskulatur des Armes, welche in dieser Gegend entstanden ist. Die Topographie der Pforten in der Körperwand illustriert, daß der Scalenus anterior dem vorderen (ventralen) Teil der gesamten schrägen Bauch- und Brustmuskulatur, der Scalenus medius und Scalenus posterior dem hinteren (dorsalen) Teil dieser Muskulatur entsprechen.

Es gibt noch eine 2. Spalte, welche *vor* dem Scalenus anterior, zwischen ihm und dem Sternocleidomastoideus liegt. Diese Spalte beherbergt die Vena subclavia (Sulcus venae subclaviae, Abb. 87).

Nur die hintere der beiden Lücken liegt innerhalb der Scalenusgruppe; sie ist die einzige wirkliche Lücke in den Scaleni (Scalenuslücke schlechthin). Doch ist es üblich, beide Spalten nach den Scaleni vordere und hintere Scalenuslücke zu nennen.

Muskeln und Gefäße geben der 1. Rippe ein bestimmtes Relief (S. 132). Das Schlüsselbein bedeckt von vorn größtenteils die Scalenuslücken; wenn es stark hinabgedrückt wird, werden sie umfänglicher sichtbar. In dieser Stellung wirken Schlüsselbein und 1. Rippe wie die beiden Branchen einer Schere gegeneinander und klemmen die Gefäße und Nerven zwischen sich ein. Die Arterie wird zuerst betroffen. Man überzeuge sich durch folgenden Versuch: Man schiebt die eine Hand so weit wie möglich nach hinten auf das Gefäß hinunter; das Schlüsselbein nimmt dann die erwähnte Stellung von selbst ein. Es zwängt die Subclavia so stark ein, daß der Pulsschlag an der betreffenden Handwurzel, den man mit der anderen Hand kontrolliert, nicht mehr zu fühlen ist. Bei starken Zerreißungen des Armes kann der Arzt durch Herabdrücken der Clavicula des Patienten rasch die Blutung zum Stehen bringen (Nothilfe gegen Verblutung).

Der Scalenus anterior entspringt an den unteren Halswirbeln (besonders kräftig am Tuberculum caroticum des 6. Halswirbels, s. S. 76), der *Scalenus medius* an allen Halswirbeln, der *Scalenus posterior* nur an den untersten. Die Insertionen an den Rippen steigen außen an den 2—3 obersten Rippen hinab und gelangen dabei gleichzeitig mehr nach hinten (Abb. 111 u. 112). Medius und Posterior sind nicht immer deutlich voneinander getrennt; sehr charakteristisch für einen selbständigen Posterior ist die Wendung nach vorn um den Außenrand des Medius herum (Abb. 87).

Bei vielen Säugetieren, vor allem den Raubtieren, steigt das Scalenussystem weiter am Thorax abwärts (bis 9. Rippe, Katze). Das Absteigen der Zacken an den Rippen hat den Muskeln den Namen „Treppenmuskeln" gegeben.

Innervation: Scalenus anterior C 5—7; Scalenus medius C 4—8; Scalenus posterior C 8 oder C 7. Der oberste von C 2—3 versorgte Teil des Scalenus medius ist nichts anderes als ein Intertransversarius des Nackens (Tabelle S. 80/15) und nur oberflächlich dem Scalenus angeheftet. *Blutzufuhr:* Äste der Subclavia (A. cervicalis ascendens, A. vertebralis, A. thyreoidea inferior, A. cervicalis profunda). *Varietät:* Es gibt häufig einen Scalenus minimus, der vom letzten Halswirbel selbständig zur 1. Rippe oder zur Pleura verläuft (s. Befestigungen der Pleura an der Wirbelsäule, Bd. II). Außerdem sind nicht selten überzählige Scaleni zwischen die gewöhnlichen eingeschaltet (Abb. 134) oder nach hinten von ihnen auf dem Serratus posterior gelegen.

Die Rectusgruppe des Halses (Tabelle S. 136/15—19). Das dem Rectus der Bauchwand entsprechende System von Muskeln des Halses zerfällt in 5 Individuen, welche zwischen Brustbein, Schildknorpel (Cartilago thyreoidea), Zungenbein (Os hyoides) und über dieses hinaus bis zum Kinn (γενειον) verlaufen. Die einzelnen Namen bezeichnen Ursprung und Insertion eines jeden Muskels ähnlich wie chemische Namen Aufschluß über die Konstitution geben, sind sie — wenn auch unhandlich im Sprachgebrauch — wegen des konkreten Inhaltes einprägsam. Die 5 Muskeln heißen: *Musculus sternothyreoideus, Musculus thyreohyoideus, Musculus sternohyoideus, Musculus omohyoideus, Musculus geniohyoideus.*

Historische Entstehung der Individuen. Die in den Namen ausgedrückte Anordnung geht aus der historischen Entwicklung hervor, welche so verlief, daß sich eine dem Rectus abdominis ähnliche Muskelmasse mit ihren Zwischensehnen an querverlaufenden Skeletspangen des Halses anheftete. Dadurch zerfiel sie in einzelne Muskeln, von denen ursprünglich jeder zwischen 2 Inskriptionen lag, welche das Skelet erreichten. Nicht alle Zwischensehnen tun dies. Viele gehen zugrunde, wie auch beim Rectus abdominis; andere bleiben regelmäßig oder individuell bestehen, z. B. regelmäßig eine im Sternothyreoideus und im Omohyoideus; im Sternohyoideus gelegentlich mehr als eine. Als Skeletspangen kommen ursprünglich alle Kiemenbogen in Betracht, welche einer hinter dem anderen um den vorderen Teil des Darmes herumlaufen (Abb. 315) und deren eigene Muskulatur noch am Hals existiert. Denn die Kiemenbogen wurden reduziert bis auf solche Teile, welche das Rectussystem zur Anheftung braucht und welche deshalb als Skeletstützen für den Mund (Unterkiefer und Zungenbein) und für den Kehlkopf (Schildknorpel usw.) verwendbar waren. Die eigentliche Kiemenmuskulatur, welche zum *Kopf* gehört, ist auf diese Weise mit dem Rectussystem, einem Teil der *Rumpf*muskulatur, in engste örtliche und funktionelle Beziehung getreten. Beide zusammen bilden die Halsmuskeln *insgesamt*, welche praktisch (z. B. beim Präparieren) gemeinsam behandelt werden. Für die theoretische Darstellung halte ich es für wichtig, beide Gruppen getrennt aufzuführen, weil die zahlreichen Verwerfungen und Umgruppierungen im definitiven Zustand der Halsmuskulatur die Innervation u. a. m. verständlich und einprägsam sind, sobald die Herkunft der Gruppen klar vor Augen steht. Über die Kiemenmuskelanteile der Halsmuskulatur siehe unter Kopfmuskeln.

Die tiefsten Teile des Halsrectus sind am ausgiebigsten an Skeletteile angeheftet. Ein Muskel geht vom Brustbein zum Schildknorpel, *M. sternothyreoideus*, der anschließende vom Schildknorpel zum Zungenbein, *M. thyreohyoideus*. Die oberflächliche Schicht überspringt dagegen den Schildknorpel und geht direkt vom Brust- zum Zungenbein, *M. sternohyoideus*. Das Zungenbein selbst wird von keinem der Muskeln übersprungen, obgleich dies ursprünglich auch vorkommt. Aber beim Menschen ist wegen der aufrechten Körper- und Kopfhaltung das oberste Stück des Rectussystems ganz zwischen Zungenbein und Unterkiefer (Kinn) eingeschaltet, *M. geniohyoideus* (Abb. 364). Am Zungenbein macht die Halsoberfläche bei geradeaus gerichtetem Kopf einen rechtwinkeligen Knick, da hier die horizontale Partie des Halses mit der vertikalen zusammenstößt. An dieser Stelle liegt das Zungenbein unmittelbar unter der Haut und kann durch diese leicht getastet werden.

In der Nachbarschaft des Geniohyoideus liegen noch andere, zum Halsrectus gehörige Muskeln, die vom Zungenbein entspringen, aber nicht an Skeletteilen, sondern in der Zunge selbst inserieren. Sie bilden das Zungenfleisch (s. Bd. II, Zungenmuskeln; ich verweise besonders auf das für die Ableitung der Zungenmuskeln in Bd. II gegebene Bild des Haies, das für die Entstehung des Rectussystems des Halses im ganzen sehr anschaulich ist).

Der *M. omohyoideus* (Abb. 109) ist aus einer seitlichen Partie des M. sternohyoideus hervorgegangen, welche mit ihrem Ursprung vom Brustbein auf dem Wege über den Schultergürtel bis zur Scapula (Omoplata) vorgedrungen ist. Nicht selten sind auf diesem ganzen Wege noch Fasern zurückgeblieben, welche vom Brustbein, Schlüsselbein oder vom Rabenschnabelfortsatz entspringen (*M. cleidohyoideus* usw.). In der Norm ist nur der äußere Rand der ganzen Platte stehen geblieben als ein sehr schlanker Muskel, der nur als Fascienspanner funktioniert und dieser Spezialaufgabe durch Lage und Länge aufs engste angepaßt ist.

In topographischer Hinsicht werden alle Halsmuskeln, welche in der Nähe der Mittellinie liegen, in 2 Gruppen zerlegt: *Untere und obere Zungenbeinmuskeln (infra- und suprahyal).* Die 1. Gruppe wird ausschließlich von eigentlichen Rumpfmuskeln gebildet und hier behandelt. Die 2. Gruppe besteht aus Kopfmuskeln mit Ausnahme des M. geniohyoideus, den ich von dieser Gruppe hier allein beschreibe. Die unteren Zungenbeinmuskeln liegen zum Teil versteckt hinter dem großen Kopfwender (M. sternocleidomastoideus, Abb. 92), die oberen nur hinter dem dünnen *Platysma* und der Glandula submandibularis.

Lage und Wirkung der Individuen. Die Ursprünge am Manubrium sterni und an den Rippen liegen auf der Hinterseite der Knochen; der Sternothyreoideus greift weiter hinab als der Sternohyoideus (Abb. 86). Die Lage zum Skelet ist entgegengesetzt derjenigen des Rectus abdominis; denn dieser ist auf der Vorderfläche von Brustbein und Rippen befestigt. Während bei Amphibien noch ein durchlaufender Rectus hinter dem Schultergürtel über die ganze vordere Körperwand hindurchzieht, ist bei höheren Tieren und beim Menschen die Kontinuität unterbrochen. Es hängt vielleicht mit der Entstehung der oberen Brustbeinkante aus dem Episternum zusammen, daß die Halsgruppe des Rectus Beziehungen zu der Unterfläche des Sternum bewahrte (s. Schultergürtel S. 206), während der Bauchrectus sich auf der Vorderfläche des Thorax mächtiger entwickeln konnte, ohne den Brustinhalt zu beengen.

Die flachen bandförmigen Muskelbäuche der Sternohyoidei konvergieren, die der Sternothyreoidei divergieren nach oben; letztere sind auch etwas breiter, so daß die oberflächlichen Muskeln nicht vollständig die tiefen decken (Abb. 92 u. 109). Unter ihnen liegen die Halseingeweide, speziell die Schilddrüse und die Luftröhre, welche am Lebenden leicht durchzutasten ist. Ist die Schilddrüse verhärtet oder vergrößert (Kropf), so ist auch sie zu fühlen; sie veranlaßt starke Verbreiterungen oder Verlagerungen der Muskeln. Der *Thyreohyoideus*, welcher

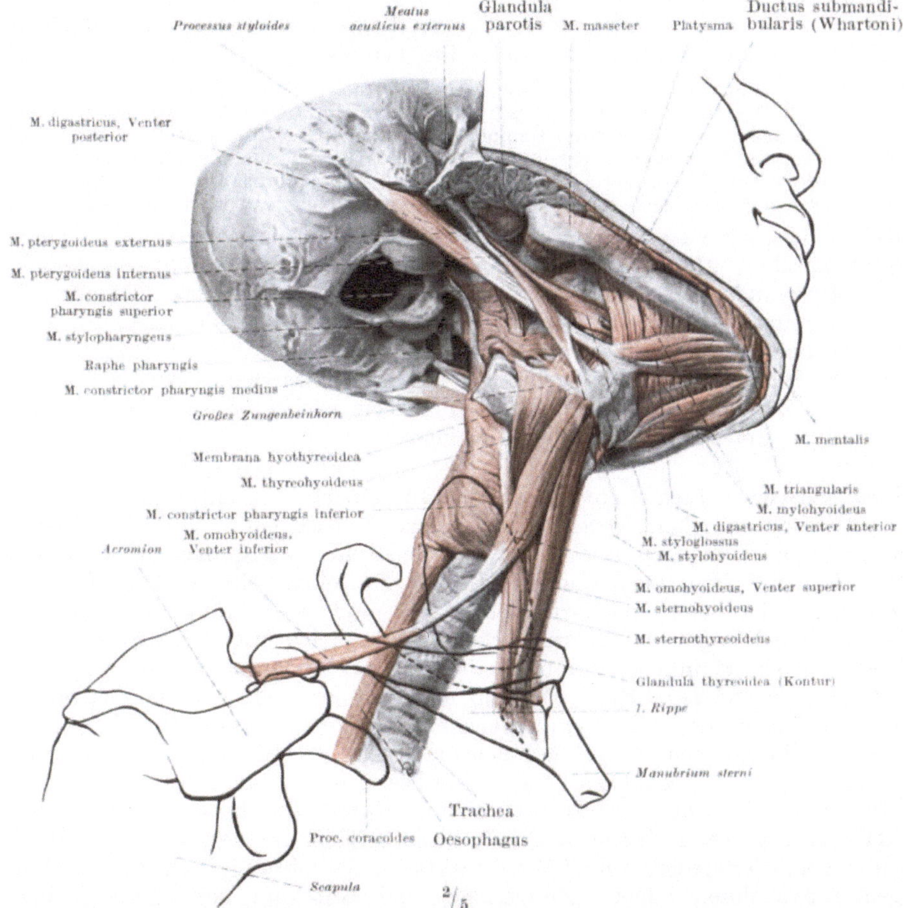

Abb. 109. Halsmuskeln (Rectusgruppe, kraniale Halsmuskeln, Pharynxmuskeln). Kopf etwas nach links geneigt, Wirbelsäule und Glandula submandibularis entfernt. Brustschulterskelet und Glandula thyreoidea nur als Konturen (durchsichtig gedacht). Die Muskeln in der natürlichen Lage. (Der M. sternothyreoideus setzt sich in diesem Fall mit einigen Fasern in den M. thyreohyoideus kontinuierlich fort; außerdem ist er hier mit dem M. constrictor pharyngis inferior schaltsehnig verbunden. Beides ist in der Abbildung außen vom oberen Bauch des Omohyoideus dicht über dem medialen Kontur der Glandula thyreoidea gezeichnet.)

unter dem Sternohyoideus und Omohyoideus liegt, bedeckt seinerseits die Membran, welche den oberen Eingang des Kehlkopfs nach außen schützt *(Membrana hyothyreoidea)*.

Die Ansatzpunkte der Muskeln am Zungenbein sind aus Abb. 356 zu ersehen. Die beiden *Geniohyoidei* liegen dicht in der Mittellinie beisammen und sind nur durch eine dünne Bindegewebslage voneinander getrennt. Ich sehe hier vom *Omohyoideus* ab, weil er als Fascienspanner gemeinsam mit den Halsfascien zu betrachten und zu verstehen ist (s. S. 191).

Die *Wirkung* der Zungenbeinmuskeln auf das Zungenbein und die Halseingeweide kommt wesentlich dem Schluckakt, dem Sprechen, Singen usw.

zugute (s. Bd. II, Pharynx). Für den Unterkiefer und die Öffnung des Mundes hat die hier behandelte Muskulatur die Aufgabe, das Zungenbein festzustellen. Sie reguliert auch die Art, in welcher der Unterkiefer gesenkt wird; sie tritt besonders in Tätigkeit, wenn die Öffnung des Mundes gegen einen Widerstand erfolgt und sichert endlich für jede beliebige Körperlage die Möglichkeit, ihn zu öffnen, also auch entgegen der Schwere.

Die Wirkung auf das Brustbein und die Rippen ist nur gering; immerhin kontrahieren sich die Muskeln bei tiefer Einatmung.

Innervation: Aus C 1—3, manchmal auch C 4 (Thyreohyoideus und Geniohyoideus nur aus C 1 und C 2, letzterer auch aus Nervus hypoglossus). Die Nerven kommen aus der Ansa hypoglossi, die Äste zum Thyreo- und Geniohyoideus aus dem N. hypoglossus direkt. *Blutzufuhr:* Die unteren Zungenbeinmuskeln aus A. thyreoidea superior und Ramus hyoid. der A. lingualis, der Genioglossus aus A. sublingualis und A. submentalis, der hintere Bauch des Omohyoideus aus A. cervicalis superficialis, A. transversa colli, A. transversa scapulae.

Halsfascien. Die Fascien des Halses sind außerordentlich vielgestaltig und individuell wechselnd. Man unterscheidet gewöhnlich drei: *Fascia colli superficialis, media und profunda* (Abb. 110). Die oberflächliche Fascie steht im Zusammenhang mit 2 Extremitätenmuskeln (Sternocleidomastoideus und Trapezius), welche oberflächlicher als die bisher geschilderten Halsmuskeln liegen und bei der Extremität im einzelnen zu beschreiben sind. Die mittlere Fascie gehört zu den unteren Zungenbeinmuskeln. Die tiefe Fascie bedeckt die Wirbelsäule und die ihr angeheftete (subvertebrale) Muskulatur, welche im nächsten Abschnitt behandelt wird.

Diese Fascien bilden nicht nur Logen für einzelne Muskeln, sondern sind als Membranen zwischen benachbarten Muskeln ausgespannt; sie sind mechanisch wichtige Führungen und Zügel für die Muskelbewegungen. Da Wirbelsäule und Kopf, Brustkorb und Gliedmaße, Halseingeweide und Kiefer vom Hals aus in der verschiedenartigsten Weise und selbständig gegeneinander regiert werden können, so ist die Dicke und Faserrichtung der Fascien innerhalb einer jeden Membran, besonders bei den beiden äußeren, von Punkt zu Punkt sehr verschieden. Es ist deshalb nicht immer leicht, sie im Zusammenhang zu verfolgen oder scharf zu begrenzen. Dies gilt besonders für die mittlere Fascie; die Einteilung in 3 Fascien hat also im allgemeinen etwas Schematisches. Doch ist im Auge zu behalten, daß sie für bestimmte Stellen des Halses genau zutrifft. Denn die unter der Beanspruchung durch die Muskeln entstandenen Membranen begrenzen Zwischenräume; diese erfüllen an gewissen Stellen die Aufgabe von Gleitspalten und haben praktische Bedeutung, weil Eiterausbreitungen u. dgl. ihnen folgen. Zungenbein und Kehlkopf bewegen sich beim Schlucken, Sprechen, Husten usw. auf und nieder und gleiten in den von den Halsfascien gebildeten Spalten. Diese sind mit lockerem Bindegewebe oder an ausgeweiteten Stellen mit Fett ausgefüllt, so daß den nötigen Bewegungen ohne Zwang Spielraum gelassen ist. Dazu tragen auch Nachbarspalten bei, welche Raum schaffen bei Verschiebungen der verdickten Teile des Eingeweiderohrs, z. B. des Kehlkopfs. Die Blutgefäße werden gegen die Bewegungen besonders gesichert und für Drüsen werden Nischen geschaffen, in welchen sie geschützt liegen. Gerade die unteren Zungenbeinmuskeln spielen bei den Bewegungen der Eingeweide eine besondere Rolle, so daß zweckmäßig die Fascienblätter, die ihnen entsprechend am deutlichsten gesondert sind und im Omohyoideus einen besonderen Spanner erhalten haben, hier beschrieben werden.

Die beiden großen Speicheldrüsen, Glandula submandibularis und Glandula parotis, liegen in Nischen, welche gerade so wie die Logen für den Sternocleidomastoideus und den Trapezius durch 2 Blätter der oberflächlichen Fascie gebildet werden. Zwischen den letztgenannten Muskeln ist die Fascia superficialis dünn und von Löchern für durchtretende

Gefäße (Venen usw.) durchsetzt; sie sinkt besonders oberhalb des Schlüsselbeins hinter das Niveau der beiden Muskeln zurück. Die Haut folgt als sog. „Salzfäßchen", *Fossa supraclavicularis maior* (Abb. 92). Die Glandula thyreoidea erhält in der Fascia media eine besondere Scheide (äußere oder Fascienscheide), welche deutlich getrennt ist von dem eigentlichen Bindegewebsüberzug der Drüse (innere Scheide oder Drüsenkapsel).

Spatien zwischen den Fascien. Zwischen Fascia superficialis und Fascia media liegt das *Spatium suprasternale* (Abb. 110), ein mit Fett und Venen gefüllter dreieckiger Raum, dessen blind endigende Spitze gegen das Brustbein gerichtet ist. Er ist begrenzt durch die beiden Kopfwender (Sternocleidomastoidei, Abb. 92). Die Basis des Dreiecks liegt in der Höhe der Schilddrüse oder höchstens des Ringknorpels (Kehlkopf) und ist hier abgeschlossen. Die Seiten reichen als *Recessus laterales* bis an den äußeren Rand des Kopfwenders, wo sie blind

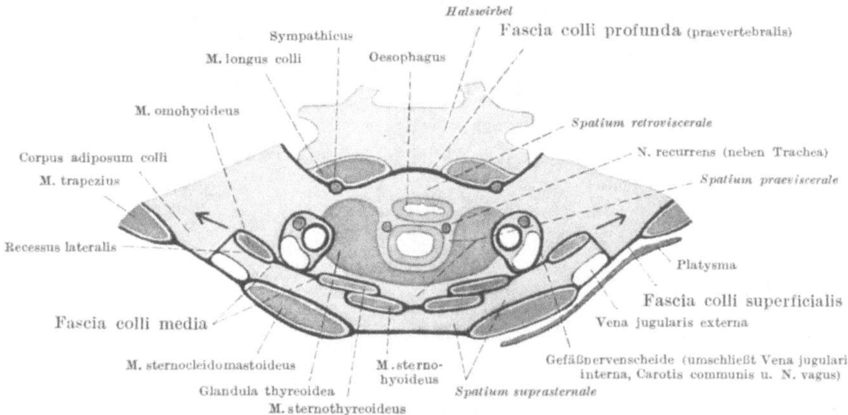

Abb. 110. Querschnitt durch den Hals in der Höhe der Schilddrüse (die Vena jugularis externa ist bereits unter die Fascia superficialis getreten). Die Zwischenräume (Spatia) sind schematisch erweitert wiedergegeben.

endigen (Abb. 110). Der Raum ist allseitig geschlossen und nur durch die eingelagerten Venen je nach deren Füllung veränderlich. Er ist ein elastisches Polster zwischen Luftröhre bzw. Fascia media und oberem Eingang des Brustkorbes.

Zwischen Fascia media und Halseingeweiden befindet sich das *Spatium praeviscerale*, zwischen Speiseröhre und Fascia profunda das *Spatium retroviscerale*. Beide hängen mit dem Brustinnenraum zusammen, das vordere mit dem Mediastinum anterius, das hintere mit dem Mediastinum posterius. Das vordere ist durch die Schilddrüse, welche in ihm liegt, stark eingeengt. Das hintere ist besonders verschieblich und leicht imstande, Eiterungen, welche vom Verdauungskanal ausgehen, in den Brustkorb weiterzuleiten (retropharyngeale Abscesse).

Der Halssympathicus ist mit der tiefen Fascie verlötet und deshalb durch das Spatium retroviscerale von der Gefäßnervenscheide und vom N. vagus, welcher innerhalb der Scheide liegt, deutlich getrennt (Abb. 110; in Wirklichkeit liegen beide Nerven einander sehr nahe).

Die Chirurgen unterscheiden neuerdings ein drittes Spatium vor der Schilddrüse, welches besonders geeignet ist, um bei Kropfoperationen gegen die unteren Arterien der Glandula thyreoidea vorzudringen, ohne bei deren Unterbindung den Nervus recurrens zu gefährden. Dieses Spatium liegt zwischen M. sternothyreoideus und M. sternohyoideus; es reicht bis zur Gefäßnervenscheide und ist allseitig abgeschlossen.

Als *Linea alba colli* wird der für die Orientierung beim Luftröhrenschnitt (Tracheotomie) wichtige Streifen der Fascia colli media zwischen den beiden Musculi sternohyoidei bezeichnet.

Fascienspanner als Gefäßmuskeln. Das große Blutgefäßnervenbündel des Halses liegt zu beiden Seiten der Halseingeweide und umfaßt in einer gemeinsamen Bindegewebsscheide die große Schlagader (Arteria carotis communis, medial), die tiefe Halsvene (Vena jugularis interna, lateral) und hinter beiden den Nervus vagus. Das ganze Bündel bleibt stehen, während sich die Eingeweide auf und nieder bewegen. Am gefährdetsten ist die Vena jugularis interna,

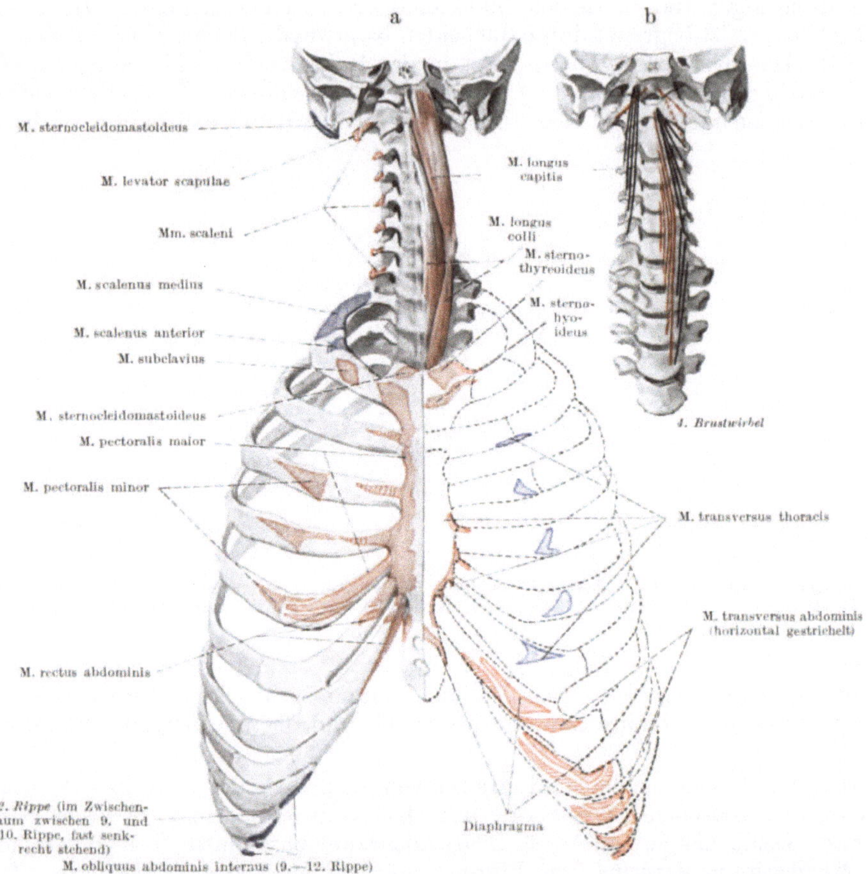

Abb. 111a u. b. a Ursprünge (rot) und Insertionen (blau) der Brust- und Halsmuskeln am Stammskelet. Ansicht von vorn. Links ist das Skelet durchsichtig gedacht (gestrichelte Konturen): Befestigungen der Muskeln an der Innenseite. Es ist die subvertebrale Longusgruppe eingetragen. Rechts sind die inkonstanten Teile der Ursprünge (Pectoralis maior) vertikal gestrichelt. Serratus anterior und Obl. abd. ext. weggelassen (vgl. Abb. 112). b Faserrichtung der Longusgruppe, Schema. Schädelbasis mit Hals- und oberen Brustwirbeln. Rechte Seite: Faserrichtung des Longus capitis; linke Seite: Faserrichtung des Longus colli. Auf beiden Seiten ist die Richtung des Rectus capitis anterior eingetragen.

deren dünne Wand leicht eingedrückt wird. Dann wäre der Abfluß des Blutes vom Kopf gehindert. Es gibt meistens noch eine zweite venöse Bahn, die Vena jugularis externa, welche äußerlich sichtbar vor dem Sternocleidomastoideus liegt, aber weiter unten in die tiefe Vene einmündet. Beide Venen werden durch besondere Fascienmechanismen offen gehalten. Die Fascia colli media ist zwischen beiden Mm. omohyoidei wie ein dreieckiges Segel ausgespannt, dessen Basis unten an den Schlüsselbeinen und dem oberen Brustkorbrand befestigt ist und dessen Spitze bis zum Zungenbein hinauf reicht. Die Fascie umscheidet die Omohyoidei, Sternohyoidei und Sternothyreoidei (Abb. 110). Vom Rand des

Omohyoideus aus gehen einzelne Brücken weiter bis auf die Scaleni und den Levator scapulae. Der Omohyoideus wird durch die Fascie in einer Richtung gehalten, welche sehr verschieden ist von der geraden Verbindungslinie zwischen Ursprungs- und Ansatzpunkt des Muskels. Die Zwischensehne bildet einen stumpfen Winkel, dessen Scheitel nach der Halsmitte und nach der Haut zu gerichtet ist (Abb. 109). Der untere Bauch *(Venter inferior)* des Muskels steht

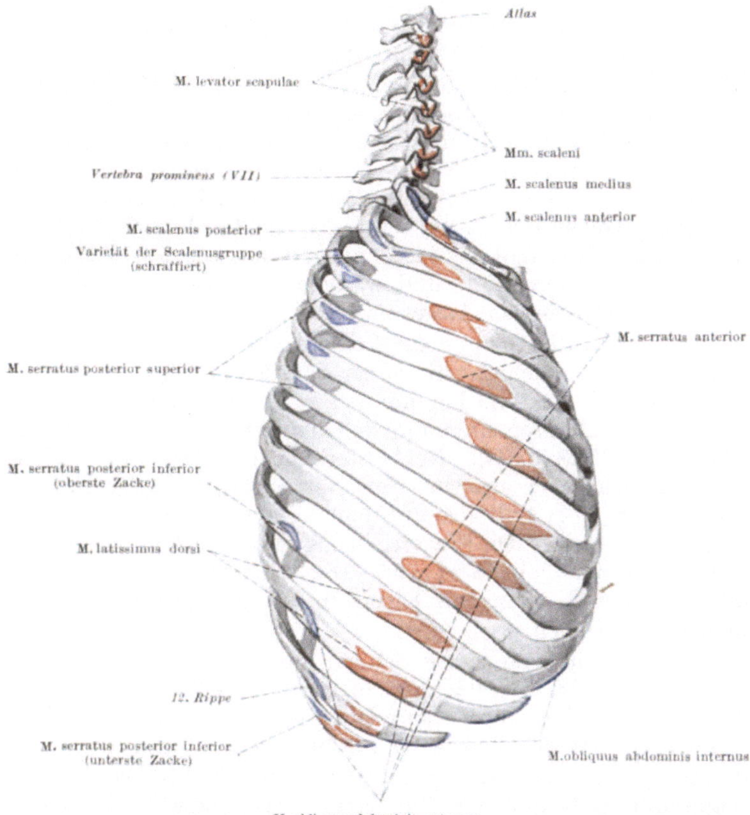

Abb. 112. Wie Abb. 111a, Ansicht von der Seite. Die Insertionen des Splenius an den oberen Halswirbeln sind weggelassen. Die Insertionen eines überzähligen Scalenus (S. 185) sind blau schraffiert.

mehr oder minder horizontal, der obere Bauch *(Venter superior)* vertikal. Zwischen Venter inferior und Schlüsselbein ist nur ein kleiner Zwischenraum übrig *(Trigonum omoclaviculare,* Abb. 373), der aber sehr stark erweitert werden kann, wie in der Stellung der Abbildung. Da der Muskel aus der geknickten Lage in die gestreckte überzugehen sucht, sobald er sich kontrahiert, so kann das dreieckige Fasciensegel zwischen beiden Omohyoidei durch sie kräftig gespannt werden (in der Richtung der Pfeile, Abb. 110). Die vordere Wand der Vena jugularis interna ist mit der Fascie verlötet und wird durch die Fascie so bewegt, daß das Lumen der Vene sich öffnet. Der Muskel ist zum *Gefäßmuskel* geworden. Die Vena jugularis externa wird ebenfalls entfaltet an der Stelle, an welcher sie durch die Fascia media hindurchtritt. Auf sie wirkt auch die Fascia superficialis unter dem Einfluß des Kopfwenders.

Die Bewegungen der Venenwände durch die quergestreiften Omohyoidei geschehen gerade so unbewußt wie die Wirkungen der glatten Eigenmuskeln der Gefäße.

d) Subvertebrale Halsmuskeln (Longusgruppe, Tabelle S. 136/20—22).

Am Hals haben die Myotome den Weg auch auf die *Vorder*fläche der Wirbelsäule gefunden; sie haben sich ferner von den Halswirbeln auf die Körper der obersten 3 Brustwirbel verschoben. Die Richtung auf die Ventralfläche der Wirbel ist beim Wachstum der Myotome des menschlichen Embryo deutlich zu sehen. Man nennt die schmale lange Muskelmasse, welche sich jederseits in die Rinne zwischen Körper und Querfortsätze der Wirbel einschmiegt, die *Longusgruppe* (Abb. 111a). Sie liegt *subvertebral (prävertebral)*.

Die Muskelmasse (Tabelle S. 136/20—22) ist in sich gefiedert und ganz ähnlich gebaut wie die tiefen Rückenmuskeln. Denn nur eine Partie ist unverändert aus dem vordersten Halsmyotom hervorgegangen: *Musculus rectus capitis anterior* (Tabelle S. 136/20). Er fügt sich zwischen Hinterhauptbein und Atlas ein als kurze breite Muskelplatte; gelegentlich geht er auf den Epistropheus über und enthält dann schon Teile von 2 Myotomen (Abb. 111b, rot gestrichelt). Bei den übrigen Teilen des Longussystems ist die Verschmelzung mehrerer Myotome zu langen Muskeln geradeso ausgeprägt wie am Rücken. Die Anordnung der Fasern ist schräg, und zwar dienen Wirbelkörper und vordere Höcker der Querfortsätze als Ansatzpunkte.

Äußerlich läßt sich die Gruppe der Longi außer in den Rectus anterior noch in 2 Muskeln zerlegen, welche nicht immer deutlich getrennt sind, aber dadurch voneinander unterschieden werden können, daß die Insertionen des einen nur zu Wirbeln, die des anderen nur zum Schädel gehen: *Longus colli* und *Longus capitis* (Tabelle S. 136/21 u. 22). Der erstere liegt tiefer, unmittelbar auf dem Ligamentum longitudinale anterius der Wirbelsäule und ist mit diesem verbunden, der letztere liegt teilweise auf dem Longus colli und auf der Membrana atlantooccipitalis anterior. Die Faserrichtung geht aus dem Schema Abb. 111b und den Angaben der Tabelle hervor. Die Unterteilung des Longus colli in 3 Teile entspricht der Richtung der Fasern im Innern des Muskels und unterliegt mannigfachen Variationen.

Das Muskelfleisch ist von vielen Sehnen durchsetzt (Abb. 111a). Bei beiden Longi sind Schaltsehnen oberflächlich in dem oberhalb des 6. Halswirbels liegenden Abschnitt deutlich; sie entsprechen den Stellen, an welchen die Ränder des Schildknorpels auf der Fascia colli profunda auf- und abgleiten.

Das Longussystem neigt den Kopf nach vorn (Rectus capitis anterior und Longus capitis) und beugt den Hals nach vorn, nach der Seite oder dreht ihn (Longus colli), je nachdem die Muskeln beiderseits oder einseitig wirken. Die Muskelbündel sind zum Teil Synergisten, zum Teil Antagonisten zu den dorsalen Kopf-, Hals- und Brustmuskeln bei den Haltungen und Bewegungen des Kopfes und der Wirbelsäule im Stehen und Gehen; sie können Bewegungen des oberen Teiles der Brustwirbelsäule bei der Atmung unterstützen.

Innervation: C 1—6. *Blutzufuhr:* A. vertebralis in allen Abschnitten; in dem unteren Abschnitt auch A. cervicalis ascendens und profunda, obere Intercostalgefäße, in dem oberen Abschnitt A. pharyngea ascendens.

III. Die vordere Rumpfwand als Ganzes in Ruhe und Bewegung.

Arbeitsteilung zwischen Rücken und vorderer Rumpfwand. Die vordere Körperwand (Hals, Brust, Bauch) kann als integrierender Bestandteil des Rumpfes sehr erheblichen Anteil an allen Körperhaltungen und -bewegungen haben. Es kommen zu den bisher beschriebenen autochthonen Bestandteilen der Rumpfwand noch Extremitätenmuskeln hinzu (Schultermuskeln), welche eine ganz beträchtliche Entfaltung auf der Brust und auf dem Rücken gewonnen haben und deshalb an den Wirkungen der eigentlichen Rumpfmuskeln mitbeteiligt sind. Sie werden in dem hier anschließenden Abschnitt beschrieben. Überblickt man die wirkliche Betätigung *aller* Muskeln im *ruhigen* Stehen, Gehen und Sitzen und abstrahiert von denjenigen Möglichkeiten, welche potentiell im Bewegungsapparat schlummern, aber erst bei komplizierteren Tätigkeiten aktiviert werden, so ist die Rückenmuskulatur mehr für die *Haltung des Rumpfes*, die Brust-, Bauch- und Halsmuskulatur mehr für die Einwirkung auf die Eingeweide, besonders für die *Atmung* benutzt. Der Vorteil dieser Arbeitsteilung liegt darin, daß jeweils eine der beiden großen Rumpfflächen für die betreffende Tätigkeit relativ frei, für sie bereit ist. Er entspringt aus der aufrechten Körperhaltung des Menschen, in welcher das labile Körpergewicht mitbenutzt wird, um die jeweilige Stellung zu regulieren und die Muskeln zu entlasten.

Es können allerdings jederzeit, sowie größere Anforderungen auftreten, Rückenmuskeln mit zur Atmung und vordere Rumpfmuskeln mit zur allgemeinen Körperhaltung und -bewegung benutzt werden. Die Mitbeteiligung der letzteren ist für die einzelnen Muskeln und Muskelgruppen in der Einzelbeschreibung hinreichend auseinandergesetzt, ebenso die Einwirkung der Bauchmuskeln auf den Bauchinhalt (Bauchpresse, S. 169 usw.). Die Form des Halses wird beim Kopf und die Beziehung der Halsmuskeln zu den Halseingeweiden wird im Zusammenhang erst bei letzteren behandelt werden (Schlucken usw., Bd. II). Hier ist alles zusammenzustellen, was an Teilen des Bewegungsapparates für die Hauptaufgabe der vorderen Körperwand, *die Atmung*, benutzt wird und wie sie benutzt werden.

Form des Brustkorbes in der Ruhe. Von der größten Bedeutung ist die *Form des Brustkorbes* (Thorax). Der Thorax besteht aus einer Fülle einzelner Skeletstücke und Muskeln, die so zusammengefügt sind, daß er in der Ansicht *von vorn* und im *Frontalschnitt* kegelförmig aussieht, mit etwas nach außen gebauchten Seitenwänden (Abb. 87, 106 u. 111). Die vordere Wand des Kegels hat unten einen Ausschnitt, in welchen die weiche Bauchdecke eingefügt ist; weil die Rippen hier von vorn nach hinten zurückweichen, hat der Thorax in der *Profilansicht* die Form eines Eies (oder einer Olive, Abb. 84 u. 112). Flächen- und Profilansicht unterscheiden sich auch deswegen so sehr, weil der Brustkorb stark von vorn nach hinten abgeplattet ist. Je mehr dies der Fall ist, um so mehr nähert sich der Schwerpunkt des Rumpfes beim aufrechten Stehen der Wirbelsäule (Abb. 1). Bei Vierfüßlern springt dagegen das Brustbein kielförmig vor (Abb. 148). Die Wirbelsäule andererseits nähert sich beim Menschen dem Mittelpunkt des Thorax von der anderen Seite, da sie von hinten in den Brustkorb und in die Bauchhöhle eingeschoben wird (Abb. 75 u. 101); dies ist auch für die Form und Lage der Lungen und der Rückenmuskeln von Bedeutung (S. 130). Daß unser Brustkorb auf dem *Querschnitt* Nierenform hat (mit der Wirbelsäule am Hilus der Niere), ist also eine Folge des aufrechten Ganges. Oben hat der Brustkorb eine von den beiden ersten Rippen, dem Manubrium sterni und der Wirbelsäule umgrenzte relativ enge Öffnung: *Apertura thoracis superior* (Abb. 118), welche schräg steht und durch welche die Kanäle für Luft und Nahrung, außerdem Gefäße und Nerven hindurchgehen. Unten ist zwar eine sehr weite Öffnung der Brustkorbwand, *Apertura thoracis inferior*, durch Rippenbogen und freie Rippen, durch Brustbein und Wirbelsäule umrahmt, aber die Apertur ist durch das Zwerchfell so verschlossen, daß die Speiseröhre, Gefäße und Nerven nur durch gewisse Löcher und Spalten in diesem besonders beweglichen Boden des Brustkorbes hindurchgelassen werden (Abb. 100).

Im ganzen ist der Brustkorb demnach ein abgeplatteter stumpfer Kegel, in welchen von hinten die Wirbelsäule und von unten der Rippenbogen tief einschneiden und dessen Basis, das Zwerchfell, bis zur halben Höhe des Kegels emporgewölbt ist. Trotz mancher Abweichungen ist die Kegelform für die Frontansicht des Menschen typisch. Sie wird beim Lebenden zum Teil verdeckt durch den aufliegenden Mantel von Skeletteilen und Muskeln des Schultergürtels, welcher der Brust im allgemeinen gerade die *umgekehrte* Form gibt, wie die des Brustkorbes selbst. Denn der kegelförmige Thorax verjüngt sich nach oben, die Brust im ganzen verbreitert sich dagegen nach den Schultern zu (Abb. 89 u. 93). Trotzdem ist es leicht, den Brustkorb durch die darüber gelagerten Gebilde hindurchzusehen. Denn in alle Spalten zwischen letzteren sucht der Luftdruck die Haut nach dem Brustkorb zu hineinzudrängen (Infra- und Supraclaviculargruben), und die Form der Brustmuskeln (Pectorales) folgt aus der gleichen Ursache während der Muskelruhe der Form des Brustkorbes. Die hintere Begrenzung der oberen Apertur, welche schräg von vorn nach hinten ansteigt, ist für das geübte Auge konstruktiv aus der Führung der seitlichen Nackenlinien leicht abzuleiten. Der Rippenbogen und die Stellung der freien Rippen sind im Relief der Vorderfläche und im Seitenkontur des Rumpfes festgelegt und ergeben die Form der unteren Apertur. Der nackte Mensch ist so durchsichtig für jeden, der auf diese Dinge achtet, daß der Arzt nie versäumen sollte, *mit dem Auge* die Form des Lebenden genau zu studieren.

Hier begegnen sich naturwissenschaftliches und künstlerisches Studium der Form. Da alles im Körper konstruktiv zusammenhängt, so muß das Verborgenste irgendwo in der Haut (d. h. der Oberflächenplastik) spürbar werden. Das Wort GOETHES: „Es ist nichts in der Haut, was nicht im Knochen ist," ist für alle Systeme richtig. Das instinktive Verständnis der Menschen für Formen ist sehr groß; der Rapport zwischen Künstler und Publikum beruht zum Teil darauf, daß die Linien im Kunstwerk, die vom Künstler von innen heraus konstruiert sein müssen, vom Beschauer auch als naturgegeben empfunden werden. Wie der Künstler kann besonders der Arzt das Auge durch das Studium der Details des Körpers für die Bauprinzipien und deren Auswirkung auf der Körperoberfläche schärfen. Die Betrachtung des nackten Menschen ist dazu unentbehrlich; eine nicht zu geringe Distanz und gute (nicht diffuse) Beleuchtung sind erforderlich.

Außer der Inspektion mit dem Auge ist die Palpation mit dem tastenden Finger imstande, die Form des Brustkorbes beim Lebenden festzustellen. Am vorzüglichsten, aber oft nur für den Fachmann verständlich, ist das Röntgenbild, welches in allen zweifelhaften Fällen befragt werden sollte; dadurch sind erst die Erfahrungen an der Leiche für den Lebenden kontrollierbar geworden. Ich stütze mich bei der Analyse der Atmungsbewegungen wesentlich auf die Beobachtungen am Röntgenschirm. Bei der üblichen Betrachtung von vorn (Frontalansicht) hat der gut gebaute Brustkorb im Röntgenbild mit den beiden Höhlen für die Lungen und dem Mittelpfeiler des Mediastinum die Form eines Spitzbogenfensters mit etwas gedrückter Spitze (Frühgotik, Abb. 113 e).

Atemtypen. Das *Ziel* der Atmung ist, durch die Atemzüge einen Teil der verbrauchten Luft aus den Lungen zu entfernen und durch frische zu ersetzen. Das durchschnittliche Quantum beträgt einen halben Liter je Atemzug und die Zahl der Atemzüge 16—20 je Minute. Diese Zahlen kennzeichnen die *ruhige* Atmung. Bei stärkeren Anstrengungen, vielen körperlichen Verrichtungen und psychischen Veränderungen nehmen Atemtiefe und -frequenz zu; reicht der Körper mit dem Mehr nicht aus, so spricht man von *Dyspnoe*. Gewöhnlich genügt eine relativ geringe Ventilation der Lungen, um den zum Leben erforderlichen Sauerstoffbestand des Blutes zu erhalten und die schädliche Kohlensäure zu entfernen. Von dem halben Liter Luft, welchen jeder Atemzug in die Lungen befördert, wird die Gesamtluft, welche sich in den Luftwegen und den Lungen befindet (etwa 4 Liter), nur um $^1/_2\%$ reicher an Sauerstoff und ärmer an Kohlensäure, als sie vor dem betreffenden Atemzug war. Da jedoch diese geringe Veränderung in *jeder* Atemphase bewirkt wird, genügt die Gesamtsumme, um das Blut, welches aus der Lunge ab- und dem Körper zufließt, *ständig* genügend sauerstoffreich zu erhalten. Die einzelne Ventilation ist auf ein Minimum an Muskelarbeit beschränkt, und der Effekt für das Blut, das gleichmäßig viel Sauerstoff erhält, von der *Einzel*bewegung möglichst unabhängig.

Die Atembewegungen sind sehr verschieden, je nachdem die Atmung *ruhig* oder *forciert* ist. Nur die gewöhnliche „ruhige" Atmung stellt geringe Anforderungen an den Bewegungsapparat, der in diesem Fall ein viel kleineres Quantum Luft zu befördern hat und deshalb mit viel weniger Muskeln auskommen kann als bei Steigerung der Tiefe der Atemzüge. Denn der Sauerstoffverbrauch ist bei allgemeinen Körperbewegungen oft auf das 8—10fache des gewöhnlichen Quantums gesteigert.

Die beiden Atemphasen. Alle Typen haben das gemeinsam, daß sie in irgendeiner Weise den Brustraum, in welchem die beiden Lungen luftdicht eingeschlossen liegen, zu vergrößern vermögen. Da die Lungen durch Luftröhre, Nase und Mund mit der äußeren Luft in Verbindung stehen, so lastet auf ihrem Innern ständig der Druck der Atmosphäre. In dem Augenblick, in welchem der Brustkasten vergrößert wird, müssen die Lungen sich durch den atmosphärischen Druck ausdehnen; täten sie es nicht, so würde ein negativer Druck zwischen ihnen und der Brustwand entstehen. Die Lungen werden durch die Vergrößerung des Brustkorbes gleichsam angesaugt; sie saugen ihrerseits die Luft von außen an wie eine Saugpumpe das Wasser: *Inspiration*, Inspirium (Abb. 106; man vergleiche das Zwerchfell mit einem Pumpenstempel). Die Muskeln verbrauchen bei der Vergrößerung des Brustraumes so viel an Kraft, wie zur Dehnung der Lunge nötig ist. Arbeit der Atemmuskulatur und Elastizität des Lungengewebes, Elastizität des Thorax und Gewicht der Arme beherrschen das Spiel der Kräfte beim ganzen Luftwechsel. Denn die inspiratorisch gedehnte Lunge versucht in die Ruhelage zurückzuschnellen. Alle Bewegungen, welche den Brustkorb zu verkleinern vermögen, werden durch die Elastizität der Lunge unterstützt: *Exspiration*, Exspirium. Die inspiratorische und exspiratorische Phase sind die beiden fundamentalen Bewegungsvorgänge der Atemmechanik.

Die *wirksamste* Kombination von allen unserem Körper für die *Inspiration* zur Verfügung stehenden Einrichtungen, welche wir in den speziellen Kapiteln kennengelernt haben, ist eine aktive Spannung des Zwerchfells mit gleichzeitiger Erschlaffung der Bauchdecken, eine aktive Hebung der Rippen und Streckung der Wirbelsäule. Das Zwerchfell findet dann keinen Widerstand durch den intraabdominalen Druck, sondern erweitert den Thorax nach unten, da sich der Boden des Brustraumes senkt. Die Rippen dagegen erweitern den Brustkorb nach oben, je mehr sie sich heben. Beide Mittel führen zu einer Ausdehnung des Brustraumes in der *Längs*richtung. Die Rippenbewegungen vergrößern ihn gleichzeitig in die *Breite* und *Tiefe*, wie beim Rippenmechanismus im einzelnen nachgewiesen wurde (Abb. 88).

Verlängert wird der Thorax außerdem durch Streckung der Brustwirbelsäule; in der Tat wird der Mensch bei kräftiger Einatmung um einige Millimeter größer Die Vergrößerung des Brustkorbes betrifft in diesem Falle *alle* Richtungen seines Innenraumes.

Eine möglichst wirksame *Exspiration* wird durch aktive Spannung der Bauchdecken bei Erschlaffung des Zwerchfells, durch aktives Senken der Rippen und stärkere Krümmung der Wirbelsäule erzielt.

Bei der wirksamsten In- und Exspiration können sämtliche Muskeln beteiligt sein, welche an den Rippen und Wirbeln befestigt sind oder den Bauch bilden, mögen sie als Unterstützungspunkte für die Entfaltung ihrer Kräfte den Rumpf, die Gliedmaßen oder den Kopf beanspruchen und deren Muskeln mit in Tätigkeit versetzen, um die Unterstützungspunkte festzustellen. Es gibt nur wenige Muskeln, welche die Atmung nicht irgendwie zu fördern vermöchten, die Atembewegungen gehören potentiell zu den universellsten des Körpers.

Reguläre und auxiliäre Atemmuskeln. Die aktiven und passiven Bewegungseinrichtungen, welche bei der Atmung wirksam werden können, gliedern sich in *reguläre* und *auxiliäre* Atemmuskeln. Um zu verstehen, wie und wann sie eingreifen, müssen wir von einem Zustand ausgehen, in welchem das Spiel der Kräfte im *Gleichgewicht* ist. Rippen, Wirbelsäule und Brustbein sind miteinander so verbunden, daß der Thorax als Ganzes unter dauernder elastischer Spannung steht. Die Bandverbindungen, die Knorpel und die schmalen knöchernen Rippenspangen sind soweit nachgiebig und biegsam, daß sie diese Spannung zulassen, was besonders bei Jugendlichen deutlich ist, bei denen es durch eine Gewalteinwirkung auf den Thorax zu Zerquetschung der Brusteingeweide kommen kann, ohne daß dabei Rippen brechen. Die elastische Spannung wird noch vermehrt durch den Zug der Bauchmuskeln und durch den Unterdruck im Thorax, der auf die ganze Wand einen Zug von etwa 12,5 kg ausübt. Dazu kommt das Gewicht von Schultergürtel und Armen, obwohl der Thorax davon weitgehend entlastet ist dadurch, daß die Schultermuskeln zum Teil bis auf die Wirbelsäule gewandert (Abb. 9) und außerdem am Kopf befestigt sind; so wird nicht nur eine größere Wirkung dieser Muskeln für die Extremität erzielt, sondern für den Brustkorb der besondere Vorteil gewonnen, daß nicht er, sondern Wirbelsäule und Kopf größtenteils das Gewicht der Gliedmaße zu tragen haben (Abb. 96 u. 109, mittels des M. levator scapulae, rhomboides, trapezius, sternocleidomastoideus). Es gehört mit zu den vitalen Vorbedingungen der aufrechten Körperhaltung, daß zahlreiche Muskeln am Rücken und Kopf vorhanden waren, um den Schultergürtel zu tragen, als sein Gewicht bei der Aufrichtung des Körpers die Brustwand zu belasten drohte. Beim Lebenden genügt unter normalen Verhältnissen der Tonus dieser Muskeln, um Schultergürtel und -muskeln genügend zu lüpfen; bei Dyspnoe kontrahieren sie sich aktiv, oder sie werden passiv entlastet durch Aufstemmen der Arme auf eine feste Unterlage (Tischrand, Stuhlrücken), was schwer nach Luft ringende Patienten nicht selten zeigen. Sinkt dagegen bei starker Anstrengung der Arme die Last des Schultergürtels und seiner Muskeln auf den Brustkorb hinab, um einen festen Stützpunkt zu haben, so sistiert auch beim Gesunden die Atmung.

Umgekehrt kann durch tiefes Inspirium der Thorax gehoben und festgestellt werden. Der Laokoon ist dafür das klassische Beispiel. Sein „beklemmtes Seufzen" ist nicht nur ein psychisches, sondern auch ein lebenswahres mechanisches Symptom höchster Spannung im LESSINGschen Sinne.

Mehr als die Schulter- und Brustmuskeln wiegt die Gesamtheit der Bauchdecken und Bauchorgane, die zwar vom Becken gestützt, aber in der aufrechten Stellung größtenteils vom Brustkorb getragen werden. Ihr Gewicht und der elastische Zug der Lunge stehen bei einer *mittleren Stellung* des Thorax mit der Federkraft des Brustkorbes im Gleichgewicht.

In- und exspiratorische Muskeln. Die Mittelstellung ist die wahre Gleichgewichtslage. Aus ihr wird der Thorax *inspiratorisch* in erster Linie durch die Intercostalmuskeln bewegt. Die Rippen werden wie der Zug einer Ziehharmonika gehoben. Die oberen Rippen sind dabei durch den Tonus der Scaleni als Stützpunkt festgestellt.

In *zweiter* Linie heben die Scaleni und ebenso die Serrati posteriores superiores durch eigene Kontraktion den oberen Teil, das Diaphragma den unteren Teil des Brustkorbes, und zwar indirekt: Durch die Senkung der Zwerchfellkuppel wird das Paket der Baucheingeweide niedriger und zugleich breiter und drängt die unteren Rippen nach außen (Abb. 113 e u. f). Als *auxiliäre* Muskeln können die beiderseitigen Brustschultermuskeln (Serratus anterior,

Pectoralis maior et minor, Latissimus) und Halsmuskeln (Sternocleidomastoideus, Sternohyoideus, Sternothyreoideus) eingreifen; doch ist dazu erforderlich, daß Kopf und Wirbelsäule durch andere Muskeln (Strecker) festgestellt und daß die Arme unter Umständen durch die Hände an einem festen Gegenstand so fixiert sind, daß sie nicht nachgeben, sondern einen festen Stützpunkt sichern. Das Aufstemmen der Arme bei Dypsnoe kann also in doppelter Hinsicht die Atmung fördern.

Läßt der Muskelzug nach, so geht der Brustkorb voh selbst in die Gleichgewichtslage (Mittelstellung) zurück. Andere Muskeln übernehmen die *exspiratorische* Senkung aus der Gleichgewichtslage nach unten. Es sind die Intercostales interni, Serrati posteriores inferiores und Transversi thoracis, also sehr versteckt liegende Muskeln. Läßt die Wirkung der Exspiratoren nach, so federt der Brustkorb von selbst in die Gleichgewichtslage zurück.

Als *auxiliäre* Exspiratoren greifen die vorderen und hinteren Bauchmuskeln, vor allem die Recti abdominis ein.

Die Tätigkeit der Muskeln ist nicht so scharf getrennt, wie man nach dieser Analyse der In- und Exspiratoreń beim wirksamsten Atemtypus denken sollte; wie bei allen antagonistisch wirkenden Muskeln reizt die Kontraktion der einen Gruppe reflektorisch die andere, so daß nicht nur von der Gleichgewichtslage, sondern von *jeder* Stellung aus aktive und passive Kräfte zusammenarbeiten.

Kennzeichen der costalen und abdominalen Atmung. Man faßt alle genannten Bewegungen, weil an ihnen die *Rippen* beteiligt sind, zusammen als den *costalen* (sternocostalen oder thorakalen) Typus der Atmung. Unter *abdominalem* Typus wird diejenige Bewegung verstanden, welche *ohne direkte Beteiligung der Rippen* verläuft. Die Bauchmuskeln und speziell das Zwerchfell, an welche die Bezeichnung „abdominal" zu denken verleitet, wirken auch bei der costalen Atmung mit. In diesem Fall ist das Kennzeichen für die Benennung eben die Wirkung auf die *Rippen*. Es ist aber möglich, daß sich das Zwerchfell kontrahiert, *ohne* die Rippen zu bewegen. Diese müssen dabei durch den Tonus aller an ihnen befestigten Muskeln, insbesondere durch die Intercostales und Serrati posteriores, fixiert sein. „*Abdominal*" heißt die Art der Atmung, bei welcher die Rippen stille stehen, weil die *Bauchdecken* um so mehr nach außen ausweichen, je mehr sich das Zwerchfell senkt und weil man diese *passive* Vorwölbung des Bauches am Lebenden *deutlich sieht* (besonders gut in der Profilansicht).

Die Bewegung ist oft auf das Epigastrium beschränkt. Der Arzt zählt die Atemzüge unbemerkt vom Kranken durch vorsichtiges Auflegen der Hand auf diese Stelle, etwa unter der Bettdecke, um nicht durch psychische Faktoren den Rhythmus zu verändern. Die Vergrößerung des Brustraumes vollzieht sich bei der abdominalen Atmung nur in *einer* Richtung, in der Längsachse des Thorax.

Bei dem costalen Typ müssen nicht unbedingt alle Rippen bewegt werden, also nicht unbedingt der Thorax als Ganzes. Die Bewegung kann beschränkt sein auf die eine Thoraxhälfte, z. B. bei einer einseitigen Brustfellentzündung auf die gesunde Thoraxhälfte. Oder sie ist beschränkt auf die unteren Rippen, während die oberen in Ruhe bleiben: *Flankenatmung*, umgekehrt bei *oberer Rippenatmung* (Abb. 113 d und a). Oder es werden nur einige Rippenringe von der Bewegung ausgeschaltet, z. B. bei Bruch einer Rippe, besonders nach Anlegung eines Heftpflasterstreifens über die Bruchstelle um die Thoraxhälfte herum. Überhaupt hat jede Rippe trotz ihrer Einfügung in das Ganze des Thorax eine gewisse Selbständigkeit der Bewegung. Nur durch die Möglichkeit, einzelne Anteile des Thorax unabhängig von den anderen zu bewegen, ist die Atmung bei den verschiedenen Rumpfhaltungen garantiert (vgl. S. 199).

Ruhige und forcierte Atmung. Die *ruhige Atmung* kann eine rein abdominale Bewegung in diesem Sinne sein (d. h. ohne Bewegung der Rippen). Das Zwerchfell senkt sich, indem es sich kontrahiert, mit beiden Kuppeln und entfernt sich von der Brustwand (Abb. 106 u. 108). Denn im Exspirium liegt die senkrecht stehende Zwerchfellpartie ringsum der Brustwand an. Die Spalte zwischen beiden *(Sinus phrenicocostalis)* ist ausgekleidet vom Brustfell (Abb. 106, rot). In dem Maß,

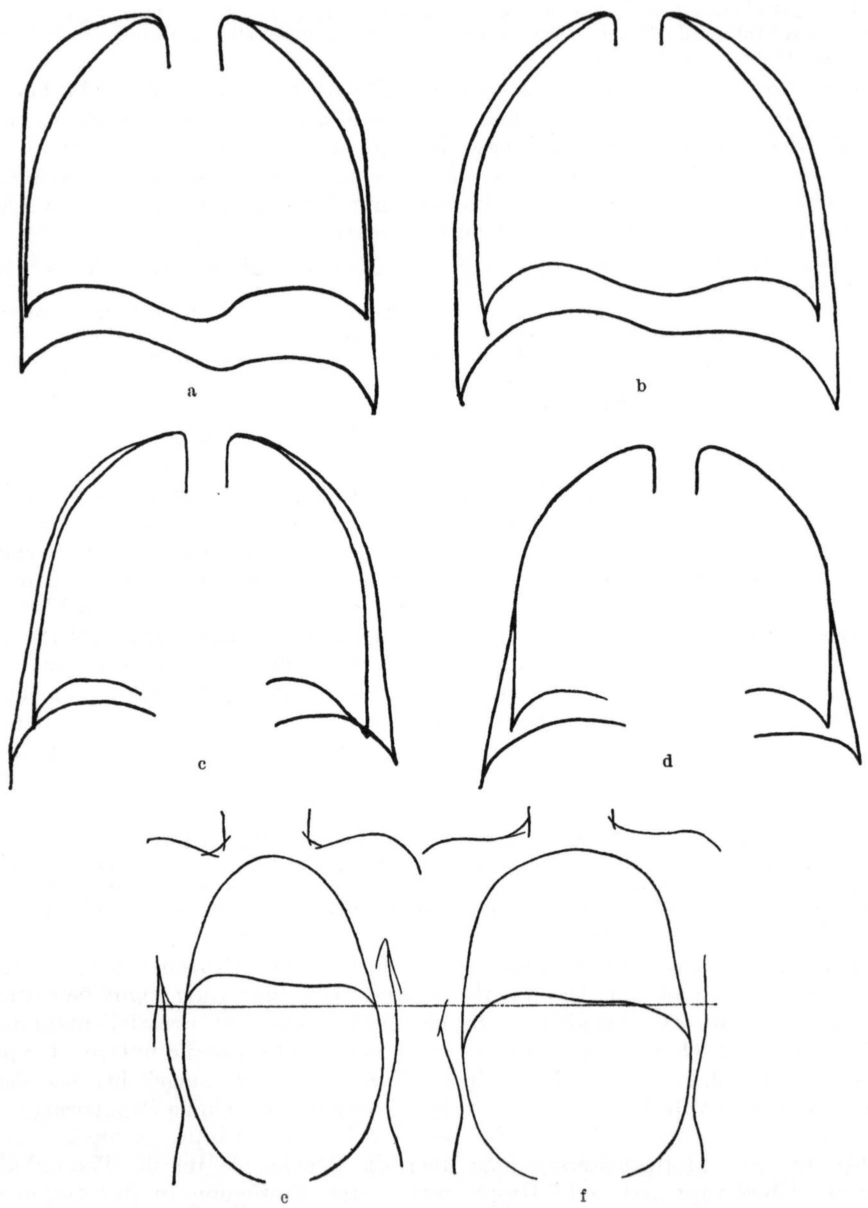

Abb. 113a—f. Inspiration und Exspiration, Umrisse nach Röntgenbildern. a obere Rippenatmung; b gleich-mäßige Rippenatmung; c schwache Flankenatmung; d ausgesprochene Flankenatmung; e und f Eingeweideraum der Brust und des Bauches in extremer Ausatmungsstellung (e) und extremer Einatmungsstellung (f) bei Rückenlage. Pausen der Röntgen-Fernaufnahmen (2 m) von einem kräftig gebauten Jüngling bei forcierter kombinierter Atmung. [Abb. a—d aus v. HAYEK: Die menschliche Lunge. Springer-Verlag 1953, Abb. 10; e und f aus HASSELWANDER: Erg. Anat. **23** (1921), Abb. 40 u. 41.]

in welchem sie sich öffnet, schlüpft der untere Lungenrand (blau) in sie hinein, so daß nie ein luftleerer Raum entstehen kann. Man spricht zwar von einem

Komplementär,,raum" und versteht darunter den Platz, welcher durch die stärkste Abwicklung des Zwerchfells an seinem Ursprung von den Rippen geschaffen werden kann. Dieser ,,Raum" ist aber immer nur potentia vorhanden. Weitet sich die capillare Spalte zu einem wirklichen Raum, so muß er gefüllt sein durch die Substanzen, welche sein Zustandekommen bewirken und seinen Inhalt darstellen (geblähte Lunge, pathologische Ergüsse). Die Ansaugung der Lunge durch das Zwerchfell (und die Brustwand überhaupt) verläuft unter dem Bild einer Adhäsion der Pleurablätter (blau an rot, Abb. 106). Die Lunge wird beim ruhigen Atmen nur so weit gedehnt, daß die Zwerchfellkuppeln um 2 cm sinken und daß entsprechend viel vom Sinus phrenicocostalis geöffnet wird. Der Komplementärraum wird dadurch nur wenig beansprucht.

Bei tiefen Atemzügen *(forciertes Atmen)* kann die Verschiebung des unteren Lungenrandes in den Sinus hinein bis zu 7 cm betragen; es bleibt aber immer noch ein Rest der Spalte uneröffnet. Nur bei gleichzeitiger starker Hebung der Rippen kann der Komplementärraum aktiv ganz geöffnet werden, weil dadurch das Zwerchfell an Hubhöhe gewinnt. Bei forcierter Atmung setzt deshalb sofort die Rippenatmung ein, um das Zwerchfell in seiner Eigenwirkung zu unterstützen und den Brustraum im ganzen stärker zu vergrößern. Sie ist eine *gemischte* Atembewegung *(costoabdominaler Typus).* Die Wirkung dieser forcierten gemischten Atmung auf die Form von Brust- und Bauchraum ist auf Abb. 113 e u. f an der Zunahme des Brustraumes in der Längs- und Querrichtung deutlich zu erkennen. Die Tiefenzunahme ist nur in der Profilansicht deutlich. In Wirklichkeit ist die Zunahme in der Längsrichtung noch erheblich größer durch das Herabtreten der vorderen Partie des Zwerchfells bis zur Berührung mit der vorderen Körperwand (Abb. 108). Mit ihr tritt das Herz entsprechend tiefer und gibt den Lungen, besonders der linken, noch weiteren Raum. Zudem wird durch die Senkung des Zwerchfells das Mediastinum, die Scheidewand zwischen beiden Thoraxhälften (Abb. 106) gedehnt und verschmälert, so daß sich die Lungen auch nach der Medianebene zu etwas ausdehnen können.

Bei pathologischen Ergüssen in den Brustraum (pleuritisches Exsudat, Eiter, Blut, Luft) wird der Komplementärraum ganz eröffnet, indem das Zwerchfell *passiv* hinabgedrückt wird.

Stürmische aktive Abwicklungen des Zwerchfells von der inneren Brustwand kann man in günstigen Fällen außen am Körper wahrnehmen, weil die Zwischenrippenwände etwas nachgeben. Sie sinken in einer fortschreitenden Welle ein, welche bei guter Beleuchtung auf der Haut einen leichten Schatten wirft (GERHARDT-LITTENsches Phänomen).

Beide *Geschlechter* haben an sich die gleiche Atmungsart. Doch ist beim Mann der abdominale Typus durchschnittlich reiner zu finden als bei der Frau. Individuelle Verschiedenheiten (Angewöhnung, äußere Verhältnisse) spielen eine große Rolle, weil die costale Atmung jederzeit bereit steht, um in die abdominale einzugreifen. Besonders leicht erfolgt der Wechsel bei schnürenden Kleidungsstücken (Korsett, Rock- und Hosenbünde), welche die unteren Rippen nach innen drängen; die Atmung ist bei der Frau besonders oft costal (oder costoabdominal), weil bei ihr diese Momente besonders häufig zutreffen. Dieser Typus fällt bei ihr besonders auf, weil Brüste und Kleidung oft die Bewegungen des Brustkorbes deutlicher erscheinen lassen. Im Schlaf überwiegt bei beiden Geschlechtern die costale Atmung.

Die *Körperhaltung* beeinflußt die Mechanik der Atmung, weil der Druck der Baucheingeweide auf das Zwerchfell sowie die Eigenschwere und Belastung des Brustkorbes bei den verschiedenen Stellungen sehr verschieden wirken. In Rückenlage sind die Zwerchfellkuppeln der hinteren Bauchwand genähert, in Bauchlage der vorderen (vgl. Bd. II, Abbildung am Ende von ,,Situs der Bauchhöhle"). Die *ruhige* Atmung ist am wenigsten beeinflußt; sie kann immer rein abdominal sein. Die *forcierte* Atmung (gemischter Typus) ist stark veränderlich. Bei aufrechtem Stand des Menschen ist die Exkursion der Rippen nach den Seiten und die Senkung des Zwerchfells geringer als in Rückenlage, in welcher das Zwerchfell höher steht. Je höher das Zwerchfell steht, um so leichter kann es sich senken, weil seine Fasern in dieser Ausgangsstellung die größte Verkürzungsmöglichkeit haben; die hintersten Fasern haben die günstigste Ausgangsstellung von allen. Bei Rückenlage des Menschen senkt sich deshalb das anfangs gehobene Zwerchfell im Inspirium besonders stark. Der Brustkorb ist bei Rückenlage durch sein Gewicht im anteroposterioren Durchmesser abgeflacht und hat deshalb in dieser Lage eine stärkere inspiratorische Hubhöhe als im Stehen.

Die Beteiligung der Rippen äußert sich besonders als *laterale* Atmung (S. 143) und ist auf dem Röntgenschirm in der Durchleuchtung von vorn oder hinten deutlich zu sehen.

Beim *Liegen auf der Seite* ist die der Unterlage aufliegende Thoraxhälfte von der costalen Atmung ausgeschlossen, die Rippen stehen still. Auf der freien Seite bewegen sie sich um so ausgiebiger. Die Bewegungen des Zwerchfells sind bei Rechts- und Linkslage verschieden, da Herz und Leber der Schwere folgend sich nach links stärker senken können als nach rechts und die Stellung des Zwerchfells daher verschieden beeinflussen.

Patienten mit einseitiger Schmerzhaftigkeit der Brust (Rippenfell, Lunge) liegen auf der erkrankten Seite und stellen so die schmerzauslösenden Rippen fest.

Alters- und Habitusvarianten des Brustkorbes (s. S. 133, 201) beeinflussen die Atmung ebenfalls sehr stark. Der Thorax des Säuglings hat inspiratorischen Typ: die Rippen verlaufen nur wenig schräg, der sagittale Durchmesser ist sehr groß. Die Atmung ist abdominal. Der sagittale Durchmesser ist um so größer als das noch vorwiegend knorpelige Sternum nach außen gewölbt und die Wirbelsäule noch nicht in den Thoraxraum hineinverlagert ist. Die Anguli costarum und damit die Sulci pulmonum (S. 130) sind kaum angedeutet, die Querfortsätze der Brustwirbel stehen noch fast frontal statt schräg nach hinten, und sind in der Profilansicht von den Rippen nicht verdeckt. Mit der Aufrichtung des Körpers beim Sitzen- und Stehenlernen senken sich Brustbein und Rippen, und gegen Ende des 2. Lebensjahres bekommt der Brustkorb eine Form, die der des Erwachsenen schon sehr ähnlich ist.

Im höheren Alter sinkt die Federkraft des Brustkorbes, besonders die Elastizität der Rippenknorpel. Da auch die Elastizität der Lunge nachläßt, tritt das Zwerchfell *tief* und wird oft ganz flach. Die Atmung ist erschwert. Frequente Atemzüge von gemischtem Typus sind die Regel.

Ein *schmaler* Thorax mit herabhängenden Rippen und kleiner unterer Apertur ist als „flache Brust" bekannt, er bedingt *Hoch*stand des Zwerchfells. Es steht nicht absolut hoch wie beim Kind, weil dort der ganze Brustkorb hoch steht, sondern es steht im Vergleich zu den Rippen, also relativ höher als sonst. Bei stärkeren Graden ist diese Form nicht mehr normal: *paralytisch-phthisischer Habitus*. Sind bei dieser Thoraxform die Baucheingeweide durch Schwäche der Bauchdecken oder Nachgiebigkeit des Beckenbodens gesenkt, so kann das Zwerchfell im Stehen stark nach abwärts verlagert sein. Das Thoraxgewölbe gleicht im Röntgenbild einem hohen Spitzfenster der Spätgotik: *asthenischer Habitus*. Im Liegen erst rückt das Zwerchfell in die eigentliche Hochlage.

Am stärksten beeinflußt ist bei flacher Brust die obere Apertur, welche abgeflacht und kürzer im Tiefendurchmesser ist als gewöhnlich. Die Lungenspitze wird von der 1. Rippe stranguliert, besonders wenn der Rippenknorpel frühzeitig verknöchert.

Bei *breitem* Thorax mit großer unterer Apertur steht das Zwerchfell relativ tief und ist abgeflacht. Der Brustraum gleicht im Röntgenbild einem romanischen

Rundbogenfenster. Werden die Rippen in diesem Zustand starr, so ist die Atmung erschwert: starre Dilatation, *emphysematischer Habitus*.

Es gibt zahllose *Varianten im Spiel der Atemmechanismen*, sobald ungewöhnliche Anforderungen an den Körper gestellt werden oder pathologische Zustände auf den Mechanismus einwirken. Die Kombinationen von Muskeln, welche die Bewegung übernehmen, müssen von Fall zu Fall beobachtet und aus den speziellen Bedingungen verstanden werden. Die Aufgabe dieses Kapitels war für uns — wie bei der Bewegung aller übrigen Muskeln — weniger die, alle Möglichkeiten im Detail zu erwägen, weil das ins Uferlose führt, sondern die üblichsten Wirkungen zu analysieren. Was die Atemmechanismen *können*, ihre allgemeinen *Potenzen*, ist aus den Detailbeschreibungen zu entnehmen. Was sie gewöhnlich tun, ihre engere *Bedeutung* für die *üblichen* Anforderungen des Lebens, ist in dem oben Mitgeteilten hinreichend beschrieben; es können danach per analogiam kompliziertere Bewegungen leicht abgeleitet werden. Die eigentlichen Bewirker des Muskelspiels sind die Nerven, welche ihre Impulse vom Zentralnervensystem empfangen. Das Nervensystem bestimmt — uns unbewußt — was geschieht, indem es jeweils bestimmte Muskelkombinationen in Bewegung setzt (s. Atemzentrum, Gehirn, Bd. III).

Bei Tiefstand des Zwerchfells kommt am ehesten Abflachung vor, eine Form, die sich im Frontalschnitt zur Kuppel verhält wie die Sehne zum Bogen. Früher glaubte man, daß die normale Senkung des Zwerchfells immer so weit ginge. Es ist aber charakteristisch für einen wohlgebauten Brustkorb, daß bei ruhiger Atmung *keine* Formveränderung des Zwerchfells, sondern nur eine Senkung der Kuppeln statthat. Man kontrolliert dies auf dem Röntgenschirm am Verhalten des *phrenicocostalen Winkels*, d. h. der Nische, welche das Zwerchfell und die seitliche Brustwand miteinander bilden (Abb. 106). Beim ruhigen Atmen steigt dieser Winkel auf und ab, *ohne seine Winkelgröße merklich zu verändern*. Bei forcierter Atmung wird der Winkel größer, weil das Zwerchfell abgeflacht ist und sich die Rippen nach auswärts bewegen.

Die *paradoxe* Stellung des Zwerchfells (Hoch- statt Tiefstand bei Inspiration) kann durch verschiedene Ursachen bedingt sein. Besonders deutlich ist sie bei vermindertem Tonus des Muskels (Lähmung), weil dann der intraabdominale Druck das Übergewicht bekommt. Die costale Atmung leidet ebenfalls, weil die Vergrößerung des Brustraumes ausgeglichen wird durch Nachsteigen des nach oben gedrängten gelähmten Zwerchfells.

Bei Röntgenbildern ist das Centrum tendineum nicht voll sichtbar, weil der Wirbelsäulen- und Herzschatten im Wege sind. Bei schräger Durchleuchtung und kleinem Herzen kann man jedoch soviel von ihm sehen, um sicher zu sein, daß es bei ruhigem Atmen *fast gar nicht*, bei forcierter Atmung *stark* bewegt wird. Besonders bei schräger Durchleuchtung stehen die Zwerchfellkuppeln in sehr verschiedenen Niveaus ähnlich 2 Bergkuppen, die sich in der Landschaft je nach dem Standort des Beschauers gegeneinander verschieben. Die Stellung der Zwerchfellpfeiler ist besonders zu beachten. Bei schräger Durchleuchtung steht einer mit der Fläche senkrecht, der andere parallel zur Richtung der Strahlen. Man sieht deshalb den ersteren gar nicht, den letzteren als einen Streifen, der die betreffende Kuppel nach unten verlängert.

Thoraxumfang und Konstitutionsindex. Wegen der Beziehungen der Brustkorbform zur Atmung wird für die Beurteilung des Normalen ein gewisser Wert auf den größten *Thoraxumfang* und besonders auf die Differenz zwischen diesem Maß bei tiefster In- und Exspiration gelegt. Es ist ein konstitutionelles Merkmal von starker individueller Variation. Beim gesunden Erwachsenen sollte der Brustumfang auch bei Exspiration *größer* als die halbe Körpergröße sein. Seine relative Größe ist beim Kind die gleiche wie bei dem Erwachsenen, nur in den Entwicklungsjahren (10.—17. Jahr) übersteigt der Brustumfang die halbe Körpergröße nicht, weil dann die Streckung des Körpers vorübergehend im Tempo überwiegt (S. 15). Weniger ist auch hier nicht günstig für die Lungenkapazität, die mit jedem Zentimeter Umfang um 79 cm^3 steigt und fällt (bei großen Umfängen sogar um 112 cm^3).

D. Spezielle Bewegungsapparate der oberen Extremität.

I. Die Schulter und die zu ihr gehörigen Teile des Stammes (Brustschulterapparat).

1. Der ursprüngliche Typus des Schultergürtels als Vorläufer des Zustandes beim Menschen.

Definition des Brustschulterapparates. Beide Extremitäten sind in ihrer besonderen Weise mit dem Rumpf verankert. Die Hüftbeine, welche zur unteren Extremität gehören, sind mit dem Kreuzbein zu einem Ring, dem Becken, vereinigt. Dort sind Wirbelsäule und Extremität in feste Verbindungen getreten. Bei der oberen (vorderen) Gliedmaße ist dagegen nur an *einer* Stelle des Brustbeins eine knöcherne Verbindung zwischen Rumpf- und Extremitätenskelet vorhanden (Abb. 9). Dagegen stehen sehr ausgiebige Muskelverbindungen zwischen Extremität und Rumpf im Vordergrund. Sie sind entweder von der Extremität aus auf den Rumpf bis zur Wirbelsäule und zum Brustbein vorgedrungen (truncopetale Muskeln, orange) oder umgekehrt vom Rumpf zur Extremität gewandert (truncofugale Muskeln, gelb). So ist die wesentliche Verankerung der vorderen Extremität am Stamm unseres Körpers eine *muskulöse*; die Wirbelsäule, der Brustkorb, der Schädel und selbst das Becken sind dem Arm und der Hand als Unterstützungspunkte für die Gliedmaßenmuskeln tributär geworden. Diese Art der Verankerung erlaubt eine große Verschieblichkeit der Plattform, auf welcher die frei aus dem Rumpf herausragende Extremität aufgebaut ist, nämlich des Schultergürtels gegen den Stamm unseres Körpers (vgl. Verschiebung von Clavicula und Scapula in Abb. 144a). In diametralem Gegensatz dazu steht die Unverschieblichkeit des Beckens, welches nur durch Bewegungen des Stammes selbst gekippt oder gedreht werden kann. Arm und Hand können kraft der Muskelbefestigungen am Stamm große Exkursionen beim Greifen und Tasten vollführen wie der Ausleger eines *fahrbaren* Drehkrans. Der größte Teil des Schwergewichts der Muskelmaschinerie ist wie bei dem Kran auf die Plattform, auf den Schultergürtel, verlegt, welcher durch die Befestigungen am Rumpf so verschoben werden kann, daß von den verschiedensten Punkten am Rumpfe aus die Bewegungen reguliert werden können. Dieses mechanische Prinzip kommt auch der Feinheit der Bewegungen zugute. Arm und Hand sind möglichst wenig mit Muskelmassen beschwert. Die Finger sind gänzlich muskelfrei. Sie bewegen sich nur durch den Antrieb feiner Sehnen wie durch Transmissionsriemen; die leichteren Muskelmaschinen liegen in der Handplatte, die schwereren am Arm und die schwersten auf dem Rumpf. Die Hand ist in Verbindung mit den Möglichkeiten, die der aufrechte Gang zu diesen Eigenmerkmalen der oberen Gliedmaße hinzufügte, zu einer Art akzessorischen Sinnesorganes geworden, mit welchem wir unsere Orientierung im Raume nötigenfalls allein vollziehen können, wenn Auge und Ohr versagen. Beim Bein und Fuß haben ähnliche Einrichtungen durch den aufrechten Gang eine Einschränkung erfahren. Dagegen führten knöcherne Verankerungen des Beckens wie bei einem *feststehenden* Kran zur Sicherung des Standes und Ganges des Menschen.

Solche Überlegungen erläutern die Wichtigkeit der Plattform gegenüber dem Gestänge in den freien Gliedmaßen selbst. Ich stelle deshalb die Beschreibung des Schultergürtels an erste Stelle und behandle die freie Gliedmaße (Arm und Hand) in einem anschließenden besonderen Abschnitt. Es fügen sich, wie erwähnt, Teile des Schultergürtels an das Brustbein und Teile seiner Muskeln an den Brustkorb an (Vorder-, Seiten- und Hinterfläche). Dadurch gewinnt dieses Kapitel engste Beziehung zu den vorhergehenden. Denn die Extremitätenmuskeln verdecken äußerlich die vordere und hintere Rumpfregion. Wir finden sie an der Brust, am Hals und Rücken, ja selbst in den Randpartien des Bauches. Bei der Präparation werden sie in allen diesen Regionen berücksichtigt werden müssen, ehe man zu den eigentlichen Stammuskeln vordringen kann. Hier sind dagegen alle zur Extremität gehörigen Elemente zusammengefaßt und als *Brustschulterapparat* bezeichnet, weil damit das wichtigste Merkmal ihrer Lage hervorgehoben ist.

Wir gewinnen durch diese Art der Betrachtung erst einen Einblick in die eigentlichen Bau- und Formprinzipien eines ungemein wichtigen Apparates, der nicht voll verstanden werden kann, wenn seine Teile nach regionären Gesichtspunkten bald an dieser, bald an jener Stelle und außer allem genetischen und funktionellen Zusammenhang behandelt werden.

Zum Brustschulterapparat gehören der Schultergürtel, seine Derivate (S. 207) und sämtliche Muskeln, die an diesen Skeletteilen befestigt sind; nicht dazu rechne ich das Brustkorbskelet und die autochthonen Brustmuskeln (s. S. 125 u. 134).

Einheitlicher Schultergürtel bei Haien. Bei niederen Wirbeltieren (Haien) ist jede Hälfte des Schultergürtels ein einfacher knorpliger Reif; die eine ist rechts, die andere links in die Rumpfmuskulatur eingelassen und durch sie gehalten (Abb. 115a). Jederseits fügt sich an die Mitte des Reifs das Skelet der freien Gliedmaße an, wie sich der Oberarmknochen, *Humerus*, an den Schultergürtel der höheren Tiere anschließt; die beiden Hälften sind beim erwachsenen Tier in der ventralen Mittellinie durch derbes Bindegewebe fest verlötet (Abb. 115a). So deutlich wie in solchen primitiven Zuständen ist der Schulter,,gürtel" bei keinem anderen Wirbeltier. Denn später wird die Einheit des Materials (Knorpel) ersetzt durch eine Mehrheit von Knochen der verschiedensten Art, welche ihre besondere Bedeutung im Rahmen des Ganzen haben. Trotzdem ist die Gürtelform im wesentlichen Umriß bei allen Wirbeltieren und beim Menschen unverkennbar, wenn man die Einzelteile in ihrer natürlichen Ruhelage betrachtet (Clavicula und Scapula, Abb. 114 u. 118).

Harmonisch-äquipotentielles System. Daß der embryonale Schultergürtel von einzelnen Zentren aus anstatt in continuo verknorpeln kann, ist kein Gegenbeweis gegen seine Einheitlichkeit. Man muß sich auf Grund experimenteller Isolierungen von Gürtelstückchen bei Amphibien (Unke) vorstellen, daß hinter dem mikroskopischen Bild diskreter Knorpelkerne ein *einheitliches* Schultergürtelblastem versteckt liegt; in diesem scheiden bestimmte Stellen die Grundsubstanz früher ab als die anderen; nur deshalb fallen sie bei der mikroskopischen Betrachtung besonders auf (vgl. S. 125). Außerdem wird die in sich geschlossene Einheitlichkeit der Anlage durch ein anderes Resultat der Experimente positiv erhärtet. Ein nicht zu kleines Stück des Schultergürtelblastems entwickelt sich, wenn es an eine andere Stelle des Körpers transplantiert wird und dort zur Entfaltung kommt, zu einer *vollständigen* Gürtelhälfte der betreffenden Körperseite. Diese ist allerdings kleiner als gewöhnlich, aber wohl proportioniert wie ein gut gewachsener Zwerg. Man nennt eine solche Anlage ein *harmonisch-äquipotentielles System.* Den gleichen Sachverhalt findet man bei jungen Seeigeleiern, für welche der Ausdruck zuerst geprägt wurde: isolierte Fragmente von solchen haben, jedes für sich, die Potenz — deshalb „äquipotentiell" — sich zu einem liliputanischen Ganzindividuum von „harmonischer" Körperform zu restituieren. Die Anlage des Humerus, welche in unserem Fall durch die experimentelle Zerschneidung nicht getroffen ist, entwickelt sich zu normaler Größe; sein Kopf paßt nicht in den verkleinerten Schultergürtel (Abb. 29). Hier offenbart sich die selbständige formative Kraft und Einheit des Schultergürtels gegenüber dem Skelet der freien Gliedmaße.

Ersatzknochen: Scapula und Coracoid. Der Knorpel des primitiven Schultergürtels wird in der nächsthöheren Stufe zum Teil durch verschiedene Ersatzknochen beseitigt. Ich nenne nur zwei, welche auch beim Menschen vorkommen (es gibt in Wirklichkeit mehr): die *Scapula* bildet sich in dem dorsalen, das *Coracoid* in dem ventralen Teil einer jeden Gürtelhälfte; die Pfanne für den

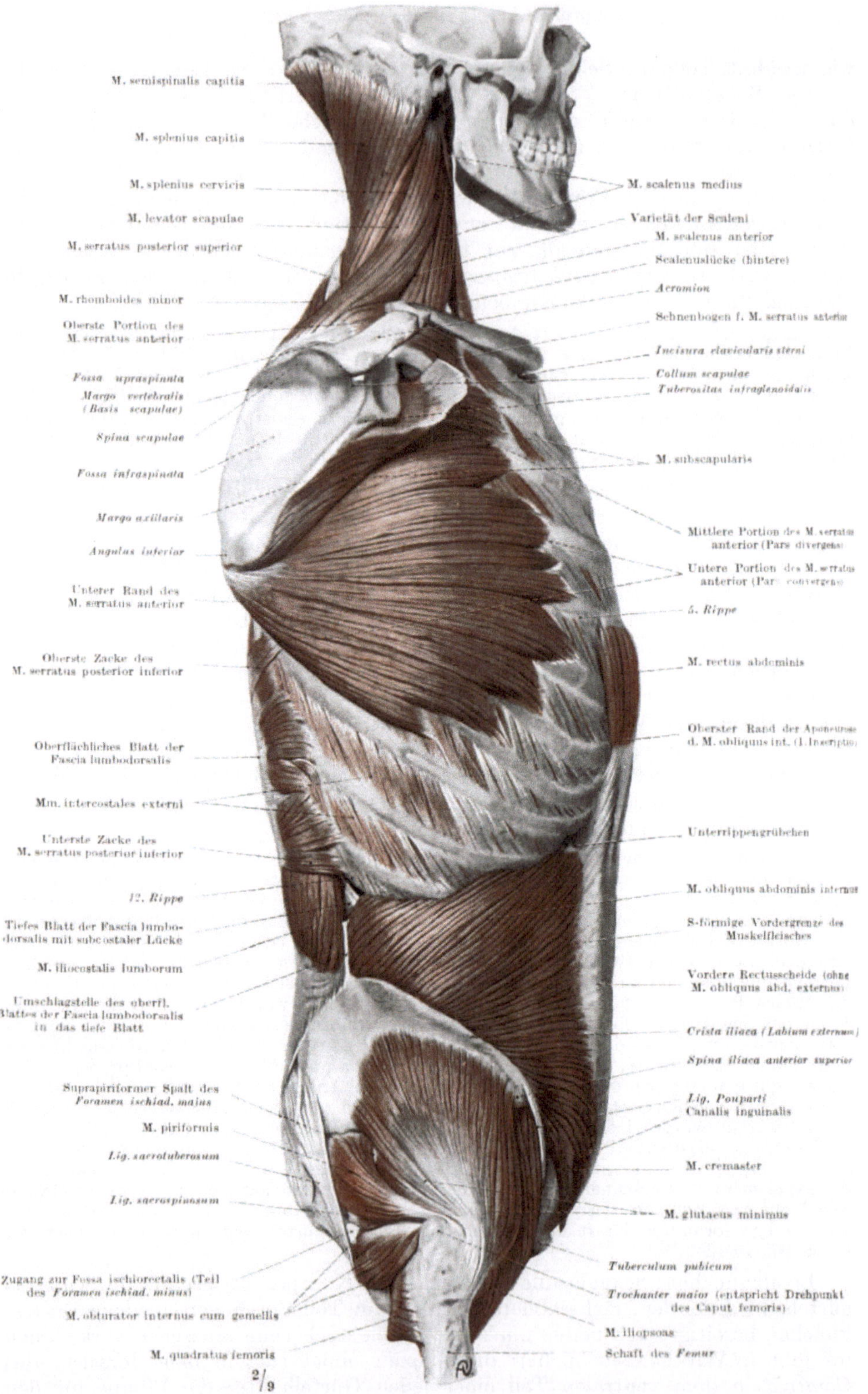

Abb. 114. Rumpf von der Seite, natürliche Lage der Knochen und Muskeln (2. Seitenbild, vgl. Abb. 84; schräg von der Seite gesehen und etwas anders montiert in Abb. 96). — Der rechte Arm ist entfernt, der Schultergürtel ist ganz freigelegt. Mit dem M. obliquus abdominis externus ist auch dessen Aponeurose entfernt (schematisch; in Wirklichkeit ist sie mit der übrigen vorderen Rectusscheide innig verwachsen und ohne Verletzung der Aponeurose des M. obliquus abdominis internus nicht wegzupräparieren).

Humeruskopf gehört noch zur Scapula (Abb. 115b). Das Coracoid umschließt mit einen Deckknochen, der Clavicula, ein Fenster, das durch eine bindegewebige Membran verschlossen ist *(Foramen obturatum)*.

Kranial von ihm liegt ein Abschnitt, welcher wegen seiner Lage *Procoracoid* heißt. Er hat nur indirekte Bedeutung für die höheren Wirbeltiere, weil er die Unterlage bildet für die Entstehung von Deckknochen, welche später das Procoracoid verdrängen.

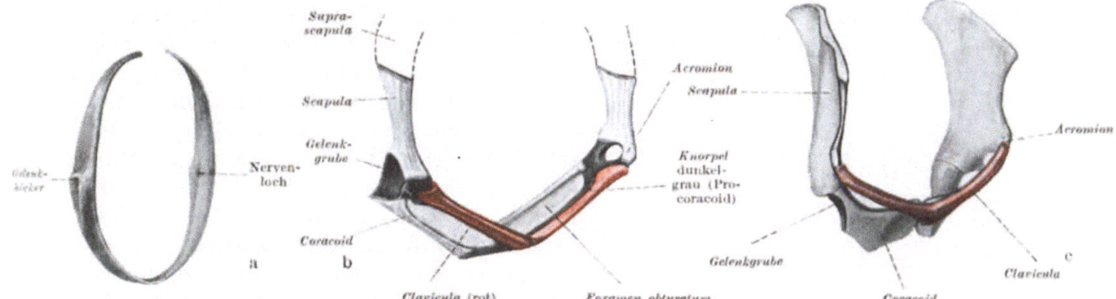

Abb. 115a—c. Schemata des Schultergürtels, schräg von vorn und rechts gesehen. a Selachier (Hai): Hyaliner Knorpel grau (statt der Gelenkpfanne ist ein Gelenkhöcker für die freie Extremität — Flosse — vorhanden). b Amphib (Anure): Knorpel dunkelgrau, Ersatzknochen hellgrau, Deckknochen rot. c Niederes Säugetier (Monotremen). Ersatzknochen hellgrau, Deckknochen rot (Episternum weggelassen, vgl. Abb. 116a).

Auf der 3. Stufe (Reptilien, Vögel, Säuger) wird die Vereinigung des Schultergürtels mit dem Brustbein besonders ausgebildet (Abb. 116). Ich nenne alle zum Gürtel gehörigen Skeletstücke *zonal*, alle zum Brustkorb gehörigen *costal*. Die bisher besprochenen Ersatzknochen sind zonale Elemente. Von ihnen übernimmt einzig das Coracoid (weiß) die Verbindung mit dem costalen Sternum (gelb, Abb. 116a). Bei niederen Säugern (Monotremen) ist es ein großes kräftiges

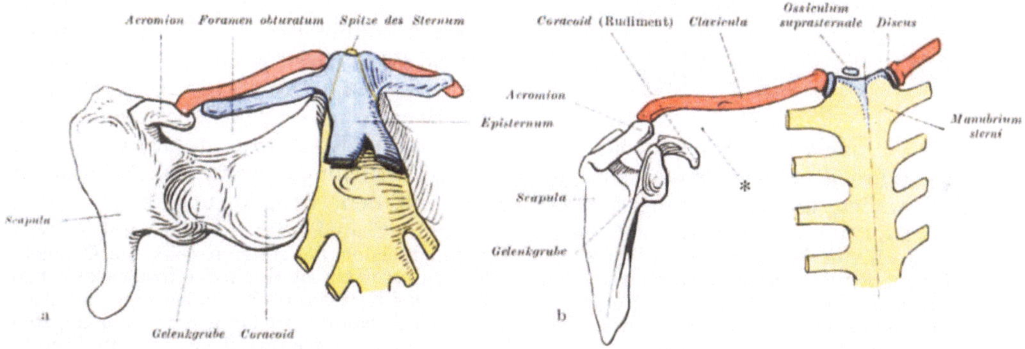

Abb. 116a u. b. Brustschulterapparat, ventrale Ansicht, etwas schräg von rechts. Primärer Schultergürtel weiß, Rippen und Brustbein gelb, Episternum blau, Clavicula rot. a Monotremenembryo (Echidna, Stad. 48a von SEMON). Die Claviculae sind noch nicht vereinigt wie in Abb. 115c. Nach einem Wachsplattenmodell. b Mensch, schematisch. Rechts von der Medianlinie (gestrichelt) ist ein anderer Fall als links abgebildet. * verweist auf die Stelle des früheren Foramen obturatum.

Skeletstück, beim Menschen ist es reduziert auf einen kleinen Bezirk, welcher nur erhalten bleibt, weil unentbehrliche Muskeln und Bänder an ihm befestigt sind. Aus dem gleichen Grund sucht das Rudiment Anschluß an die Scapula und ist zum *Processus coracoides, Rabenschnabelfortsatz*, des menschlichen Schulterblattes geworden (Abb. 116b).

Beim Embryo ist die Anlage verhältnismäßig groß; sie reicht noch bis in die Nähe des Brustbeins. Kurz nach der Geburt ossifiziert der Rabenschnabelfortsatz selbständig; er ist

bis zum 16.—18. Lebensjahr durch eine Knorpelfuge von der Scapula geschieden (Abb. 117).
Der Termin der Verschmelzung erinnert an die Epiphysen. Die Verknöcherung des Raben-
schnabelfortsatzes hat aber mit Epiphysen nichts zu tun, sondern ist eine den *Haupt*ver-
knöcherungen selbständiger Skeletstücke gleichwertige Ossifikation, wie aus dem frühen
Termin ihres ersten Entstehens und dem ganzen morphologischen Zusammenhang hervorgeht.
Die echten Epiphysen des Schulterblattes treten viel später auf (16. Lebensjahr).

Deckknochen: Clavicula und Episternum. Die durch Knorpel vorgebildete
Brustschulterverbindung (weiße Knochen in Abb. 115 u. 116) hat bei Reptilien,
Vögeln und Säugern eine komplette Parallele in *Deckknochen,* welche sowohl
costal wie zonal gebildet werden und eine besondere Verankerung des Gürtels
an der Brust darstellen. Man nennt sie
auch *dermal,* weil sie nicht auf dem Boden
des Knorpels, sondern in der Bindegewebsschicht der Haut (Derma) entstehen. Man
kann in der weiteren Entwicklung verfolgen, wie der dermale Knochen wächst
und Anschluß an den Knorpel findet,
indem er sich nach diesem hinschiebt.
Bei den Amphibien sind in der Entwicklung dermale Knochen dem knorpligen
Schultergürtel von vornherein aufgelagert;
man erkennt aber ihre Besonderheit an
der topographischen Situation, besonders
an der Lage außen vom Perichondrium
(Deckknochen). Der wichtigste dieser
Knochen ist für uns das *Schlüsselbein,
Clavicula*; er liegt wie eine Dachrinne
(rot) dem vorderen Rand des knorpligen Schultergürtels auf (Procoracoid,
Abb. 115b). Zu diesen zonalen Deckknochen kommt bei Reptilien zum ersten-
mal ein deutliches costales Element hinzu,
das *Episternum* (Abb. 116, blau). Es liegt
zum Brustbein gerade so oberflächlich wie

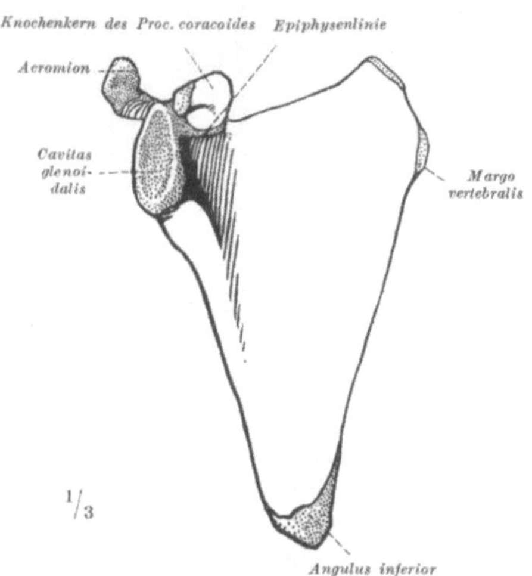

Abb. 117. Schulterblatt im 11. Lebensjahr. Knor-
pel punktiert, Knochen weiß. (Im Knorpel des
Angulus inferior scapulae und des Acromion tritt
im 15.—18. Lebensjahr je ein Knochenkern auf.
Ferner erscheint je einer im 16.—18. Jahr im
Margo vertebralis, auf der Oberfläche und in der
Epiphysenlinie des Proc. coracoides, schließlich in
der Fossa glenoidalis.)

die Clavicula zum Procoracoid. Clavicula (rot) und Episternum (blau) vereinigen
sich zum *dermalen Brustschulterapparat* und übernehmen, wenn das Procoracoid
schwindet, die Verbindung der Extremität mit dem Brustkorb.

Die Clavicula stützt sich auf einen Vorsprung der Scapula, das *Acromion*, welches von
jetzt ab eine besondere Wichtigkeit hat. Bei den meisten Säugetieren geht das Coracoid
bis auf den Rabenschnabelfortsatz verloren. Das Schlüsselbein ist als einzige Brücke zwischen
Scapula und Brustbein übrig (Homo, Abb. 116b). Das Episternum hat in seiner vollen Ausbildung T-Form; von ihm sind nur individuell wechselnde Rudimente übrig, am regelmäßigsten
je ein Stück seines horizontalen Armes, welches als bindegewebige Zwischenscheibe im Sternoclaviculargelenk persistiert und für dieses Gelenk besondere Bedeutung hat (*Discus* Abb.116b).
Andere Reste, *Ossicula suprasternalia* (Abb. 138), oberer Rand und einspringende Teile des
Manubrium sterni, entsprechen dem vertikalen Schenkel des Episternum, fehlen aber oft
ganz. Die folgende Tabelle und die schematischen Farben in den beigegebenen Abb. 115
u. 116, die auch in der Tabelle vermerkt sind, veranschaulichen den Prozeß am besten. Wohl
jeder hat die Bekanntschaft eines gut ausgebildeten Coracoides mit gleichzeitiger Existenz
der Clavicula, ähnlich dem Schema Abb. 115a beim Vogel gemacht. Seine Flugwerkzeuge
benötigen starker Verbindungen mit dem Brustkorb. Bei der Gans werden die beiden zu
einem Knochen verwachsenen Schlüsselbeine („Furcula") von den Kindern benutzt, die aus
dem Sternum einen Springbock verfertigen. Die Furcula wird zu den Hörnern des Bockes
verwendet, die derben Coracoide werden entfernt.

Im folgenden sind *sämtliche Bestandteile des Brustschulterapparates* und
das Brustbein (Sternum) nach den im vorhergehenden dargelegten Gesichts-

punkten klassifiziert (die *selbständigen,* regelmäßig vorkommenden Knochen des endgültigen Zustandes sind kursiv gedruckt):

Brustschulterapparat des Menschen.

	Zonale Bestandteile	*Costale* Bestandteile
Ersatzknochen	*Scapula* mit Acromion, Coracoid (Processus coracoides) (weiß)	*Sternum* (gelb)
Deckknochen	*Clavicula* (rot)	Episternum: Discus articularis, Ossicula suprasternalia? Teile des Manubrium? (blau)

Der Meinung anderer Autoren, daß die Clavicula ein Ersatzknochen sei wie die Scapula und das Coracoid, kann ich nicht zustimmen. Knorpelreste, welche bei manchen Säugern in der Anlage des Schlüsselbeines vorkommen, betrachte ich als Rudimente des Procoracoides oder als Neubildungen (das gleiche gilt für Knorpelanlagen der Ossicula suprasternalia). Beim Menschen entsteht das Schlüsselbein aus einem Gewebe, welches von derjenigen Art Knorpel deutlich verschieden ist, die sonst als Vorläufer von Ersatzknochen auftritt. Nur die beiden Enden sind rein knorplig präformiert. Auch ist die Ossifikation, welche an 2 Stellen in der 6. Fetalwoche sichtbar wird, die früheste unseres Körpers überhaupt. Das Schulterblatt und die übrigen Ersatzknochen der oberen Extremität (Humerus, Radius, Ulna) folgen erst in der 7.—8. Fetalwoche, die kleineren sogar viel später. Am Schädel sind aber gerade die Deckknochen gegenüber den Ersatzknochen daran kenntlich, daß sie in der Entwicklung vorauseilen. Alle Verknöcherungszentren, welche früher als die Ersatzknochen des knorpligen Schädels entstehen, gehören dort zweifellos zu Deckknochen. Wegen der genetischen Verwandtschaft pflegen angeborene Defekte der Deckknochen des Schädels mit einem Defekt an der Clavicula verknüpft zu sein *(Dysostosis cleidocranialis).*

Das Schlüsselbein des Menschen hat mittlere Größe. Bei Fledermäusen, bei welchen es dem viel größeren Druck der Flügel zu widerstehen hat, ist es verhältnismäßig viel dicker. Bei ausschließlicher Benutzung der vorderen Extremität zum Laufen (Pferd, Rind) fehlt die Clavicula ganz. Die einzigen Reste des Schultergürtels, die Scapulae, hängen frei in den Muskeln, die wie ein Gurt um die vorderen Rippen ziehen (Tragrippen). Beim Menschen kommen Entwicklungshemmungen des Schlüsselbeines bis zum völligen Mangel vor.

2. Die beiden endgültigen Schultergürtelknochen: Schlüsselbein und Schulterblatt.

Der *Schultergürtel des Menschen, Cingulum extremitatis superioris,* ist auf 2 Knochen beschränkt (Abb. 118), die aus der geschilderten komplizierten Vorgeschichte zu großer Einfachheit der Form und Lage gelangt sind, eine Vereinfachung, welche der Aufhängung des Armes und seinen Bewegungen zugute kommt.

Das Schlüsselbein, *Clavicula* (griech. *Kleis*) ist mit dem derberen, auf dem Querschnitt stumpf dreieckigen Ende dem Brustbein und mit dem abgeplatteten, auf dem Querschnitt ovalen Ende dem Schulterblatt zugewendet. Man nennt das eine *Extremitas sternalis,* das andere *Extremitas acromialis.* Der Knochen folgt mit seiner medialen Hälfte vom Brustbein aus der Form des Brustkorbes in nach vorn konvexem Bogen; nach der Schulter zu ist die laterale Hälfte in einem nach vorn konkaven Bogen weitergeführt (Abb. 118). Die Form im ganzen ist einem langgezogenen S vergleichbar. Man sieht die beiden Schlüsselbeine ihrer ganzen Länge nach gut durch die Haut durch (Abb. 93). Bei gutem Körperbau und herabhängenden Armen stehen sie fast horizontal, ein wenig nach außen ansteigend. Die geschwungene Form bringt es mit sich, daß die Schulterblätter gut der Hinterfläche des Brustkorbes angeschmiegt liegen. Zwischen den beiden Claviculae liegt die *Drosselgrube, Jugulum,* die dem oberen Brustbeinrand entspricht.

Die Clavicula ist an 2 Gelenken beteiligt, deren Gelenkflächen entsprechend geformt sind wie die Knochenenden, *Facies articularis acromialis* und *sternalis*. Die Details der Knochenoberfläche sind auf Abb. 89, 122 u. 123 nachzusehen; sie werden bei den Muskel- und Bandanheftungen beschrieben, zu denen sie gehören.

Über die Ossifikation des Schlüsselbeines vgl. S. 207.

Das Schulterblatt, *Scapula*, ist unter dem Einfluß der Muskeln zu einem breiten platten Knochen geworden (in der Jägersprache „Blatt" genannt). Auf der Oberfläche, welche der Rückenhaut zugewendet ist, erhebt sich ein hoher derber Kamm, *Schultergräte*, *Spina scapulae*. Sie schiebt sich als knöcherne

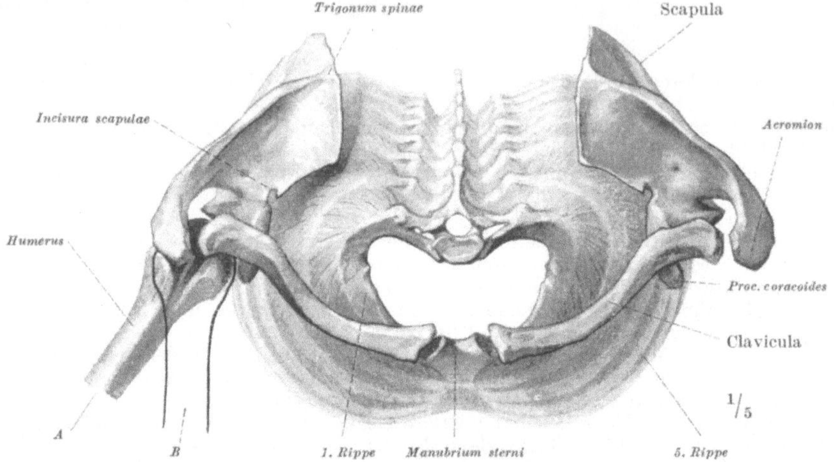

Abb. 118. Schultergürtel, Cingulum. Ansicht von oben auf den oberen Eingang des Brustkorbes (Apertura superior thoracis). — Natürliche Lage der Knochen (Muskeltorso). Der Brustkorb ist nicht perspektivisch gezeichnet, sondern die letzte sichtbare Rippe ist in die Ebene der 1. Rippe hineinprojiziert. — Die Brustwirbelsäule ist ein wenig nach links ausgebogen (physiologische Skoliose; vgl. Abb. 77). — Der zur Horizontalen erhobene Humerus ist hier durch reine Bewegung im Schultergelenk von *A* nach *B* adduziert (um 30°).

Scheidewand zwischen 2 Muskelgruppen, welche oberhalb und unterhalb von ihr liegen und beträchtliche Größe haben, weil sie den Kamm als Ursprungsfläche mitbenutzen. Man sieht und fühlt die obere Kante der Spina scapulae durch die Rückenhaut hindurch (Abb. 56). Sie ist eine wichtige Marke für die Projektion innerer Organe nach außen (s. Bd. II, Brusteingeweide). Im übrigen ist der Knochen gegen die Haut durch Muskeln bedeckt und geschützt. Doch sieht man die Konturen trotzdem; alle Ränder bleiben tastbar (vgl. Abb. 125, rechts und links).

Vergleicht man mit dem menschlichen Schulterblatt den schmalen säbelförmigen Knochen eines Vogels, z. B. der Gans, so überschaut man mit einem Blick die ungeheure Veränderung, welche Breitenentfaltung und Muskelkämme an diesem Skeletstück bei den Säugetieren hervorgebracht haben. Wir werden sehen, daß diese Momente wesentlich in der Entfaltung von Rotationsmuskeln für die Drehung des Humerus um die eigene Achse begründet liegen. Die übrigen Muskeln sind insofern beteiligt, als die zur Platte verbreiterte Scapula an ihren Rändern und an ihrem Kamm auch für sie viel ausgedehntere Angriffsflächen bietet als die Umrißlinie eines schmalen Knochens. Die Bezeichnungen für die Ränder und Flächen ergeben sich sehr einfach aus der Lage des Knochens in der Normalstellung des Körpers; sie sind aus den Abb. 114, 121 u. 163 zu entnehmen.

Am Oberrand des Knochens existiert für einen Nerven ein Einschnitt, *Incisura scapulae* (Abb. 118 u. 163), welcher gelegentlich durch eine Knochenbrücke zu einem Loch im Knochen abgeschlossen sein kann. — Solche Nerven, welche durch den Schultergürtel passieren, heißen *diazonale Nerven*. Beim Becken geht regelmäßig der Nervus obturatorius durch den Gürtel hindurch. Geht der Nerv, wie gewöhnlich, durch einen Einschnitt kranial vom Schultergürtel zur Extremität, so heißt er *prozonal*. Die meisten Extremitätennerven gehen mit den Gefäßen hinter dem Schultergürtel (caudal von dem Schlüsselbein, zwischen diesem und der 1. Rippe) hindurch und heißen *metazonal*.

Die Gräte des Schulterblattes setzt sich nach außen in die Schulterhöhe oder Grätenecke, *Acromion*, fort und leitet zu der Verbindung mit dem Schlüsselbein über. Während sich die Clavicula bei einer primitiven Scapula an einen einfachen Fortsatz anlehnt (Abb. 116a), ist mit der Entstehung der Spina scapulae diese ganze Partie aus dem Niveau der Scapula herausgerückt. Das Acromion ladet so weit seitlich aus, daß es als Schutzdach über das Schultergelenk herübergreift (Abb. 114). Man fühlt den Knochen auf der Schulter (Abb. 121 u. 125). Es geht der Deltamuskel durch seine Wölbung noch über das Acromion hinaus über den Humeruskopf hinweg und verwischt dadurch den Vorsprung des Acromion bei bloßer Betrachtung.

Ist der Deltamuskel geschwunden oder der Humeruskopf nach innen verschoben (Luxation), so wird das Acromion ganz anders deutlich. Man sieht dann durch die Haut, daß es plattenartig vorspringt. Diese seine wirkliche Eigenform ermöglicht ihm, das Schultergelenk zu schützen, ohne direkt mit ihm in Verbindung zu stehen.

Für die Verbindung der Scapula mit der Clavicula ist die Ausladung des Acromion deshalb wichtig, weil dadurch in aufrechter Körperhaltung die Clavicula über den Haken- oder Rabenschnabelfortsatz, *Processus coracoides*, gestellt ist (Abb. 89). Man kann die Stellung der beiden Fortsätze der Scapula, des Acromion und des Processus coracoides, mit dem Daumen und Zeigefinger der Hand nachahmen, welche man von hinten so über die Schulter der gleichen Körperseite eines anderen Menschen legt, daß der Daumen vorn innen vorsteht (Rabenschnabelfortsatz) und der Zeigefinger nach außen gerichtet ist (Schulterhöhe). Man vergesse aber nicht, daß der Rabenschnabelfortsatz *unterhalb* des Schlüsselbeines liegt. Er ist in der Tiefe unter dem Deltamuskel und in der Fossa infraclavicularis versteckt (Abb. 92). Der Processus coracoides und die Clavicula sind durch Bänder so verbunden, daß das Gewicht von Arm und Hand vom Gelenkende des Schlüsselbeines weg auf den Befestigungspunkt der Bänder am Knochen verlegt worden ist (Abb. 143a, Lig. coracoclaviculare).

Bei der aufrechten Körperstellung würde sonst das Gelenk zwischen Clavicula und Scapula sehr belastet sein — ganz anders als beim Vierfüßler —, weil der Humerus und durch ihn das ganze Gewicht des Armes an der Scapula hängt. Es gehört mit zu den Voraussetzungen der Aufrichtung des Körpers, daß das Schlüsselbein vermöge seiner Bandbefestigungen speziell am Processus coracoides das Schulterblatt und das Armgewicht tragen kann. Die Bewegungen des Schulterblattes, die den ganzen Arm mitbetreffen, bekommen dadurch erst größere Freiheit. Auch wird das Gewicht des Armes um so leichter getragen, je mehr sein Befestigungspunkt vom Acromion gegen den Brustkorb verschoben ist. Das Nähere wird erst nach der Beschreibung der Muskeln zu erörtern sein.

Die Gelenkfläche der Scapula für das Schultergelenk, *Cavitas glenoidalis* (Abb. 116), ist die einzige Stelle, an welcher der Knochen nicht abgeplattet, sondern im Besitz der ursprünglichen Dicke ist. Die dicke Partie ist kurz und verengt sich ziemlich schnell am Übergang zur Platte. Man nennt die Stelle deshalb *Hals, Collum scapulae* (Abb. 114). Auf der dorsalen Oberfläche des Schulterblattes reicht die Spina scapulae nicht bis an die Gelenkpfanne heran, so daß das Collum scapulae hier besonders deutlich ist. Der Zwischenraum zwischen Spina und Gelenkpfanne hat das Aussehen eines halbmondförmigen Ausschnittes. Das Collum ist an dieser Stelle nicht von Muskeln bedeckt (Abb. 123). Es bleibt ein Raum ausgespart, welcher Gefäßen und Nerven zum

Durchtritt von der Fossa supraspinata zur Fossa infraspinata dient. Solche freien Knochenstellen zwischen den Muskelfeldern sind beim Rumpf selten (z. B. Sulcus costalis der Rippen), bei den Extremitäten aber wegen der gedrängten Form häufiger und für die Orientierung der Gefäßnervenbahnen wichtig.

Die peripheren Leitungsbahnen der Extremitäten, Blutgefäße und Nerven, richten sich nach den Zwischenräumen, welche zwischen den Teilen des Bewegungsapparates übrigbleiben. Indem wir hier von Fall zu Fall diese Lücken konstatieren, gewinnen wir das Ausgangsmaterial für die Beschreibung jener Kabel, die wie Zufuhrleitungen eines Gebäudes (Elektrizität, Wasser, Gas) möglichst wenig von dem Raum wegnehmen, der für die eigentlichen Funktionen, d. h. bei der Extremität für die Haltungen und Bewegungen bestimmt ist. Die Formbeziehungen zwischen Bewegungsmechanismus und peripherem Leitungssystem beruhen auf einem Kompromiß zwischen den vitalen Bedingungen beider Apparate. Der eine kann immer erst ganz durch den anderen verstanden werden.

Cleidoscapularer Winkel. Der Winkel, welchen die Clavicula und die Spina scapulae einschließen (mit der Spitze im Acromion, Abb. 118) beträgt 30—45°. Ursprünglich ist der Schultergürtel an dieser Stelle unbeweglich und gerundet (Abb. 115a). Durch die Differenzierung einzelner Knochen ist ein Gelenk und eine Abknickung zustande gekommen, welche der Abplattung des Brustkorbes beim Menschen folgen konnte. Die Bewegungen des Gelenkes vollziehen sich innerhalb der genannten Winkelgrößen (cleidoscapularer Winkel). Denkt man sich die beiden Claviculae nach vorn und die Spinae scapularum nach hinten je bis zu einem idealen Schnittpunkt verlängert, so resultiert eine rhombische Figur. An ihr erkennt man, wie sehr die ursprüngliche Spangenform des Schultergürtels abgeändert und dem Brustkorb und seinen Bewegungen angepaßt ist.

Die *Ossifikation der Scapula* beginnt im 3. Fetalmonat mit einem Knochenkern neben dem Collum. Über den Kern des Processus coracoides und die Epiphysenkerne s. S. 206 und Abb. 117. Der obere Abschnitt der Gelenkfläche des Schulterblattes hat seinen eigenen Epiphysenkern *(Os infracoracoideum)*.

3. Die Brustschultermuskeln als aktive Bewegungsfaktoren.

a) Übersicht über die genetische Gruppierung (Tabelle) und über
die Richtung der Bewegungen (Nomenklatur).

Die Herkunft der Schultermuskeln aus verschiedenen Quellen ist bei der allgemeinen Ableitung der Körpermuskulatur beschrieben (Abb. 9, rechts). Die Einteilung der Muskeln in der hier folgenden Tabelle ist nach den dort entwickelten genetischen Gesichtspunkten vorgenommen; denn aus diesen ist die

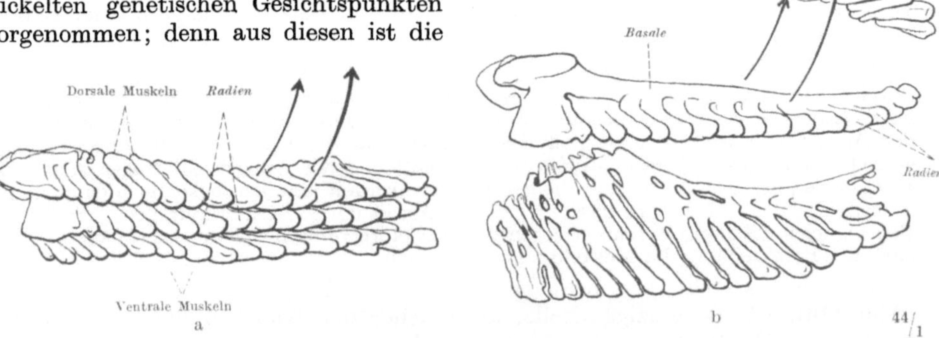

Abb. 119a u. b. Beckenflosse eines Haiembryos (hintere Extremität). Nach einem beweglichen Wachsplattenmodell. a 2 Muskelschichten mit dem Skelet dazwischen, in natürlicher Lage. b Die Muskelschichten künstlich nach oben (in der Richtung der Pfeile) und nach unten vom Skelet weggeklappt. In Wirklichkeit folgt das Skelet der Kontraktion der betreffenden Muskelschicht. Zahlreiche Brücken zwischen den Muskelstreifen der ventralen Schicht an deren basalen Enden.

jetzige Schichtung der Muskeln und die Art ihrer Verwendung abzuleiten und allein zu verstehen. Am Oberarm werden wir die eigentliche Armmuskulatur (autochthone M.) noch in ihrer ursprünglichen Anordnung finden. Jedermann weiß, daß der Biceps auf der einen Seite des Armes gelegen ist und die Extremität in entgegengesetzter Richtung bewegt, wie der ihm gegenüberliegende Muskel, der Triceps. Diese ursprünglichsten Muskeln, die wir *Mm. brachiales* nennen, sind bei niederen Wirbeltieren (Haien) bei Vorder- und Hintergliedmaßen vom Gürtel aus über die freie Extremität in langen, parallel geordneten Streifen fortgesetzt und in Zahl und Lage möglichst den zahlreichen Längsstäben des Skelets angepaßt (Abb. 119). Die vielfingerigen Extremitäten (Flossen) dieser Fische besitzen in ihnen einen sehr einfachen Hebe- und Senkmechanismus.

Schultermuskeln

(Insertionen am Schultergürtel und Humerus).

o = Ursprung (origo), i = Insertion (insertio), N. = Nervus.

I. Eigentliche Armmuskeln (Mm. brachiales). Insertion am Humerus (mit Ausnahme von Nr. 9).
   A. Dorsale Gruppe (Mm. brachiales dorsales).
      a) Insertion am Tuberculum majus humeri und in dessen Fortsetzung.
         1. M. supraspinatus (S. 216) [N. suprascapularis].
            o: Fossa und Fascia supraspinata.
            i: Tuberculum majus humeri (obere Facette), Gelenkkapsel.
         2. M. infraspinatus (S. 218) [N. suprascapularis].
            o: Fossa und Fascia infraspinata.
            i: Tuberculum majus humeri (mittlere Facette).
         3. M. teres minor (S. 219) [N. axillaris].
            o: Margo axillaris scapulae zwischen Ursprung des Teres maior und Tuberositas infraglenoidalis.
            i: Tuberculum majus humeri (untere Facette).
         4. M. deltoides (S. 220) [N. axillaris].
            o: laterales Drittel des vorderen Randes des Schlüsselbeines, äußerer Rand des Acromion und unterer Rand der ganzen Spina scapulae.
            i: Tuberositas deltoidea (Mitte des Oberarmes).
      b) Insertion am Tuberculum minus und an dessen Crista.
         5. M. subscapularis (S. 224) [Nn. subscapulares].
            o: Facies costalis scapulae und Sehnenblätter von Lineae musculares, Fascia subscapularis.
            i: Tuberculum minus humeri, proximaler Teil der Crista tuberculi minoris Gelenkkapsel.
         6. M. teres maior (S. 225) [N. thoracodorsalis].
            o: Dorsalfläche des unteren Winkels der Scapula.
            i: Crista tuberculi minoris, gemeinsam mit M. latissimus dorsi.
         7. M. latissimus dorsi (S. 227) [N. thoracodorsalis].
            o: hintere Fläche des Angulus inferior scapulae (unbeständig), Dornfortsätze des 7.—12. Brustwirbels, Fascia lumbodorsalis, mediales Drittel des Darmbeinkammes, (9.) 10.—12. Rippe.
            i: Crista tuberculi minoris humeri, mehr kranial und lateral als die Sehne des Teres maior.
   B. Ventrale Gruppe (Mm. brachiales ventrales).
         8. M. coracobrachialis (S. 230) [N. musculocutaneus].
            o: am Coracoid gemeinsam mit dem Caput breve des Biceps brachii.
            i: mediale Fläche des Humerus in der Verlängerung der Crista tuberculi minoris, gegenüber der Insertion des Deltoides, Septum intermusculare mediale.
         9. M. pectoralis minor (S. 231) [Nn. thoracales anteriores].
            o: Vorderenden der knöchernen (2.) 3.—5. Rippe, sehnige Fortsetzungen auch auf die Rippenknorpel und auf die Aponeurosen der Musculi intercostales externi.
            i: Processus coracoides scapulae Fascia coracoclavicularis.
       10. M. pectoralis maior (S. 232) [Nn. horacales anteriores].
            o: 1. Pars clavicularis: mediale Hälfte oder 2 Drittel der Vorderfläche des Schlüsselbeines.
              2. Pars sternocostalis: Membrana sterni auf der Vorderfläche des Brustbeines und Knorpelstücke der 2.—7. Rippe.

3. Pars abdominalis: vorderes Blatt der Scheide des M. rectus.
i: Crista tuberculi maioris humeri, der Schlüsselbeinteil in oberflächlicher Lage zum distalen, die übrigen Teile in tiefer Lage zum proximalen Abschnitt der Crista.

II. Eingewanderte Rumpfmuskeln (Mm. thoracales). Insertion am Schultergürtel.
    A. Dorsale Gruppe (Mm. thoracales dorsales).
        11. M. rhomboides (S. 238) [N. dorsalis scapulae].
          o: Nackenband, Dornfortsätze des 6.—7. Halswirbels und 1.—4. (5.) Brustwirbels, Ligg. interspinalia.
          i: Margo vertebralis scapulae unterhalb der Spina.
        12. M. levator scapulae (S. 239) [N. dorsalis scapulae].
          o: hintere Höcker der Querfortsätze des 1.—4. Halswirbels (die 3. und 4. Ursprungszacke fehlt oft).
          i: oberer medialer Winkel des Schulterblattes bis zur Spina.
        13. M. serratus anterior (S. 241) [N. thoracalis longus].
          o: Seitenflächen der 1.—9. Rippe, Sehnenbogen zwischen 1. und 2. Rippe.
          i: *Pars superior:* oberer innerer Winkel der Scapula. *Pars intermedia:* Margo vertebralis scapulae. *Pars inferior:* unterer Winkel des Schulterblattes.

    B. Ventrale Gruppe (Mm. thoracales ventrales).
        14. M. subclavius (S. 244) [N. subclavius].
          o: Vorderfläche des 1. Rippenknorpels lateral vom Lig. costoclaviculare.
          i: lateraler Abschnitt der Unterfläche des Schlüsselbeines (Sulcus subclavius), zuweilen Acromion oder Processus coracoides.
        15. M. omohyoideus (S. 245) [Ansa hypoglossi, C_1—C_3].
          o: oberer Rand des Schulterblattes medial von dessen Incisur, Ligamentum transversum (superius), (zuweilen Wurzel des Coracoides, Hinterfläche des Manubrium sterni, hintere Fläche des Schlüsselbeines; im letzteren Fall M. cleidohyoideus genannt).
          i: unterer Rand des Zungenbeinkörpers.

III. Kopfmuskeln bzw. gemischte Kopfrumpfmuskeln (Mm. craniales s. craniothoracales). Insertion am Schultergürtel.
        16. M. trapezius (S. 245) [N. accessorius und 2.—4. Cervicalnerv].
          o: Linea nuchae superior, Protuberantia occipitalis externa, Nackenband, Dornfortsätze und Ligg. supraspinalia des 1.—11. (12.) Brustwirbels.
          i: laterales Drittel des Schlüsselbeines, Acromion, oberer Rand der Spina scapulae und mediales Ende des unteren Randes der Spina.
        17. M. sternocleidomastoideus (S. 248) [N. accessorius und 2. Cervicalnerv].
          o: Vorderfläche des Manubrium sterni, mediales Viertel oder Drittel der Clavicula.
          i: Proc. mastoides des Schläfenbeines, Linea nuchae superior des Hinterhauptbeines bis gegen die Mittellinie.

An der Schulter des Menschen sind die Abkömmlinge beider Gruppen (Mm. brachiales dorsales et ventrales, Tabelle S. 211/I A u. B) daran zu erkennen, daß ihre *Insertionen* am Humerus befestigt sind. Es gibt davon, wie wir bei der Detailbeschreibung sehen werden, eine einzige Ausnahme (Nr. 9), die ihre besonderen Gründe hat. Die *Ursprünge* der eigentlichen Armmuskeln sind zum Teil am Schultergürtel (Scapula und Clavicula) befestigt. Es sind das im wesentlichen kleine und in der Tiefe liegende Muskeln, welche uns zuerst beschäftigen werden, weil sie die einfacheren und älteren Verhältnisse darbieten und auch am meisten die feinere Skulptur des Skelets beeinflussen. Zum Teil sind die Muskelursprünge weit über den Schultergürtel hinaus auf den Rumpf ausgedehnt: thoracopetal (Abb. 9, orange). So haben sich die schon mehrfach erwähnten Muskeln gebildet, welche weite Strecken des Rückens und der Brust besetzt halten und dort oberflächlich liegen. Aus dem Schema Abb. 120 ist zu ersehen, wie diese oberflächlichen großen autochthonen Muskeln der Schulter sich über andere Extremitätenmuskeln schieben können, welche erst später an den Schultergürtel herangewachsen sind. Die letzteren inserieren am Schultergürtel, *zonale* Muskeln, und sind daran von den eigentlichen Armmuskeln zu unterscheiden. Sie fehlen in der freien Gliedmaße völlig. Sie haben 2 Quellen. Eine große Abteilung der zonalen Muskeln ist vom Rumpf aus an den Schultergürtel getreten, also thoraco*fugal* gewachsen (Abb. 9, hellgelb). Diese Muskeln heißen *Mm. thoracales* (Tabelle S. 211/II A u. B). Die dorsale Gruppe inseriert auch beim Menschen vollzählig an der Scapula, die ventrale Gruppe ursprünglich ganz an der Clavicula, doch ist ein Muskel in der Regel nachträglich auf die Scapula übergewandert (Nr. 15). Die andere Quelle zonaler Muskeln gehört ursprünglich ausschließlich zum Kopf. Wir nennen die von ihm stammenden Muskeln *Mm. craniales*. Doch sind ihnen meistens nachträglich große Bestandteile von thorakalem Material einverleibt, deshalb *Mm. craniothoracales* genannt (Tabelle S. 212). Diese Muskeln

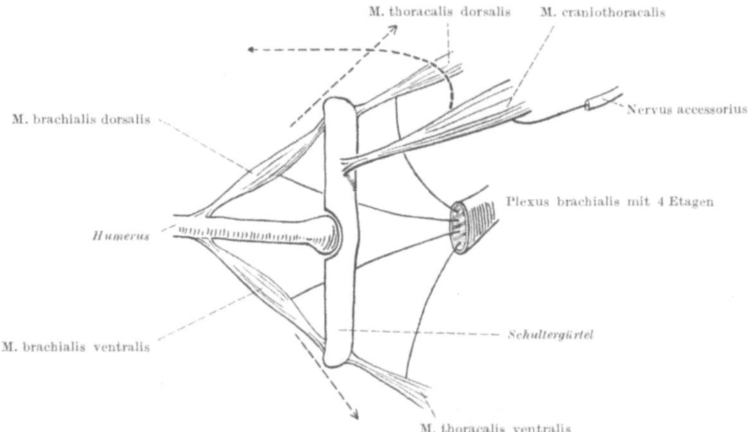

Abb. 120. Fünf verschiedene Muskeltypen der Schulter und die dazugehörigen Nerventypen (Schema). Schultergürtel von kranial gesehen.

inserieren auch am Schultergürtel (Abb. 120) und halten ihre Insertion an dessen oberem, dem Kopf zugewendeten Rand oder in der Nähe davon zähe fest. Die Ursprünge sind nicht auf den Schädel beschränkt, sondern breiten sich weit über Nacken und Rücken aus. Daher kommt es, daß sie mit den Ursprüngen von truncopetalen Eigenmuskeln der Extremität am Rücken zusammentreffen. Sie liegen oberflächlicher als diese und oberflächlicher als die dorsalen thorakalen Muskeln (der gebogene Pfeil im Schema Abb. 120 zeigt die Richtung der Ursprungsverschiebungen an).

Nerven als Ariadnefäden im Gewirr der Schultermuskeln. Außer experimentellen Eingriffen beim Embryo, welche die Muskeln verschiedener Herkunft künstlich sondern, indem den Anlagen der Weg des Auswachsens abgeschnitten wird (S. 24), ist das Nervensystem der Ariadnefaden, nach welchem die Muskelverschiebungen erkannt werden können. Bei der Schulter des Menschen sind wir auf dieses Hilfsmittel angewiesen. (Über die Bezeichnungen „dorsal" und „ventral" s. auch S. 23.) Daß die Insertionen der Schultermuskeln zäh die ursprüngliche Befestigung am Skelet beibehalten haben, ist erst durch die Analyse der Nerven festgestellt worden. Denn generell trifft das nicht zu. Aber bei der Schulter ist die insertive Befestigung, weil sie die ursprüngliche ist, ein sehr einfaches Mittel zur Orientierung in den starken Verwerfungen der Schichten. Die Nerven sind bei ihrem Austritt aus der Wirbelsäule noch genau so geschichtet, wie es ursprünglich die Muskeln waren. Hier genügt ein schematischer Überblick, um aus der Schichtung der Nervenfasern klarzumachen, in welcher Weise die Schichtenfolge der Schultermuskeln durch die Wanderungen der Ursprungsbefestigungen verändert ist. Im Schema Abb. 120 ist statt des vielgliederigen Nervengeflechtes für die Muskeln der ganzen Extremität (Plexus brachialis) nur ein Nervenstamm angenommen, der quer durchschnitten ist. Im ganzen unterscheiden wir 4 Etagen von Nervenfasern, 2 dorsale und 2 ventrale; je die innere Abteilung geht mit Nervenfäden zu

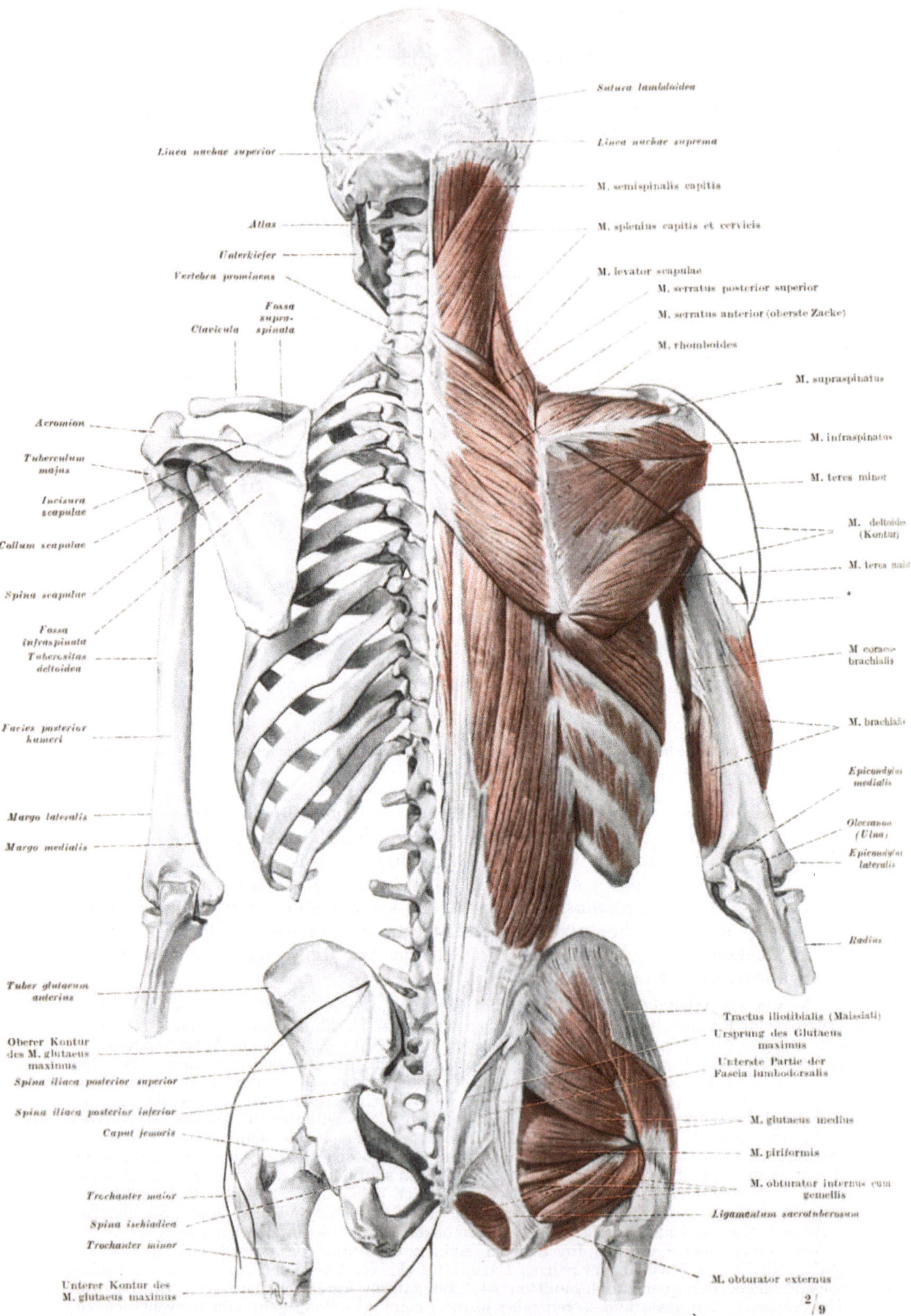

Abb. 121. Tiefe Rückenmuskeln, einige Schulter- und Beckenmuskeln. Natürliche Form und Lage (Muskeltorso; in Abb. 55 ist die folgende Schicht in der Ansicht von hinten abgebildet). Der Serratus posterior inferior und die Fascia lumbodorsalis sind weggenommen. * An dieser Stelle entspringen Fasern des M. brachialis von der Unterfläche des M. deltoides.

den Musculi brachiales, je die äußere zu den Musculi thoracales. Nur reine Musculi craniales
haben eine davon ganz unabhängige Innervation (Nervus accessorius, ein Kopfnerv). Die
den beiden oberen und den beiden unteren Etagen des Plexus brachialis zugeordneten Muskelschichten liegen anfänglich in der gleichen Ebene. Aber die beiden Mm. brachiales schieben
sich so über die Mm. thoracales hinweg (Pfeile), daß die mit den inneren Nervenetagen verbundenen Muskeln *über* die zu den äußeren Etagen gehörenden zu liegen kommen. Die
Kopfmuskeln, welche wie ihr Nerv weiter kranial und deshalb in einem ganz anderen Niveau
liegen als die vom Plexus versorgten Muskeln, schieben sich zu oberst über die beiden dorsalen
Muskelstreifen (gebogener Pfeil). Die Folge ist, daß wir bei der Behandlung der Mm. brachiales von tief liegenden zu ganz oberflächlichen Muskeln geführt werden, daß die Mm.
thoracales, die wir anschließen, zum Teil unter den letzteren versteckt zu suchen und die
Mm. craniothoracales des Menschen immer am oberflächlichsten zu finden sind.

Beziehung der Muskelvarietäten zu den Verschiebungen. Die Verschiebungen des Muskelmaterials sind beim menschlichen Embryo nur an verhältnismäßig wenigen Stellen unmittelbar zu sehen (z. B. beim Latissimus und Pectoralis, welche nach dem Becken zu auswachsen).
Auch bei Amphibien, wo experimentell Verschiebungen sichergestellt sind, ist mikroskopisch
wenig von ihnen zu bemerken. Sie vollziehen sich in Frühstadien, in welchen die Zellen
mit dem Mikroskop noch nicht als Muskelzellen erkennbar sind. Es gibt aber auch
beim Menschen deutliche indirekte Anzeichen lebhafter Verschiebungen des ersten Anlagematerials in den besonders zahlreichen Varietäten derjenigen Schultermuskeln, welche am
weitesten vorgedrungen sind. Kein Gebiet der Körpermuskulatur ist so reich an individuellen
Abweichungen von der Regel wie die Extremitätenmuskeln, welche die Oberfläche von Brust
und Rücken bedecken. An der Brust ist die Eigenmuskulatur des Brustkorbes durch die aufgelagerten Extremitätenmuskeln reduziert und zum Teil verdrängt. Auch spielen hier die
Umformungen des Schultergürtels eine Rolle. Das ganze Gebiet verhält sich wie Stellen der
Erdrinde, bei welchen starke Verschiebungen der geologischen Schichten den Zusammenhang
zerrissen haben, so daß abgesprengte Teile selbständig werden können. Ähnlich ist das Zustandekommen von neuen Muskelindividuen zu deuten, welche nicht selten als Variationen
neben den üblichen Schultermuskeln gefunden werden. Die wichtigsten werden in der Detailbeschreibung bei den Muskeln, denen sie zugehören oder benachbart sind, aufgeführt.

Bezeichnung der Bewegungsrichtungen in der Schulter. Die Bewegungen,
welche von den Schultermuskeln ausgeführt werden, betreffen das Schlüsselbein
oder das Schulterblatt und dadurch *mittelbar* den Arm. Oder aber der Arm wird
durch die Insertionen am Humerus *unmittelbar* bewegt. Außer den üblichen
Ausdrücken für die seitlichen Bewegungen (Ab- und Adduktion) und die Drehung
(Rotation) des ganzen Armes sind besondere Benennungen nötig für die Bewegung nach vorn, *Anteversion* (Anteduktion, Flexion), und nach hinten, *Retroversion* (Retroduktion, Extension). Wird der Arm über die Horizontale gehoben,
so heißt das *Elevation*. Man kann aus der Anteversion und Abduktion in die
Elevation übergehen, aber nicht aus der Retroversion.

b) Dorsale Gruppe der eigentlichen Armmuskeln (Mm. brachiales dorsales).
Tabelle S. 211/1—7.

Die Angehörigen der dorsalen Gruppe (Tabelle S. 211/I A) zerfallen in 2 Untergruppen, von denen die eine (a) auf der Oberfläche der Scapula, also der Rückenhaut zunächst liegt. Die andere (b) liegt gerade auf der anderen Seite des Schulterblattes, auf dessen Unterfläche versteckt; doch sind Muskeln aus dieser Gruppe
am Rand der Scapula über deren Unterfläche hinaus ebenfalls unter die Haut
gelangt. Die Insertionen bleiben aber beisammen liegen, so daß die zur zweiten
Unterabteilung gehörenden Muskeln an ihren Insertionen am *Tuberculum minus
humeri* und an dessen *Crista* zu erkennen sind. Diese Muskeln sind, mit Ausnahme des Latissimus dorsi, eingelenkig und die ausgesprochenen Haltemuskeln
des Schultergelenkes. Sie bilden um das Gelenk einen dicht anschließenden
Muskelkegel, der in keiner Stellung des Gelenkes insuffizient werden kann.

Die Insertionen der Mm. brachiales am Humerus und die Wirkung der Muskeln veranlassen mich, die Ansatzpunkte an diesem Knochen und den Oberarmkopf bereits hier zu
beschreiben; die dazu nötige allgemeinste Kenntnis des Oberarmknochens muß vorausgesetzt

werden. Zur Orientierung dienen Abb. 89 u. 121—123. Bei der Schilderung der Armknochen wird näher auf den Humerus eingegangen werden.

Musculus supraspinatus (Tabelle S. 211/1. Der Muskel hat die Form eines dreiseitigen Prismas. Die Sehne bildet sich im Innern; sie tritt an der Spitze

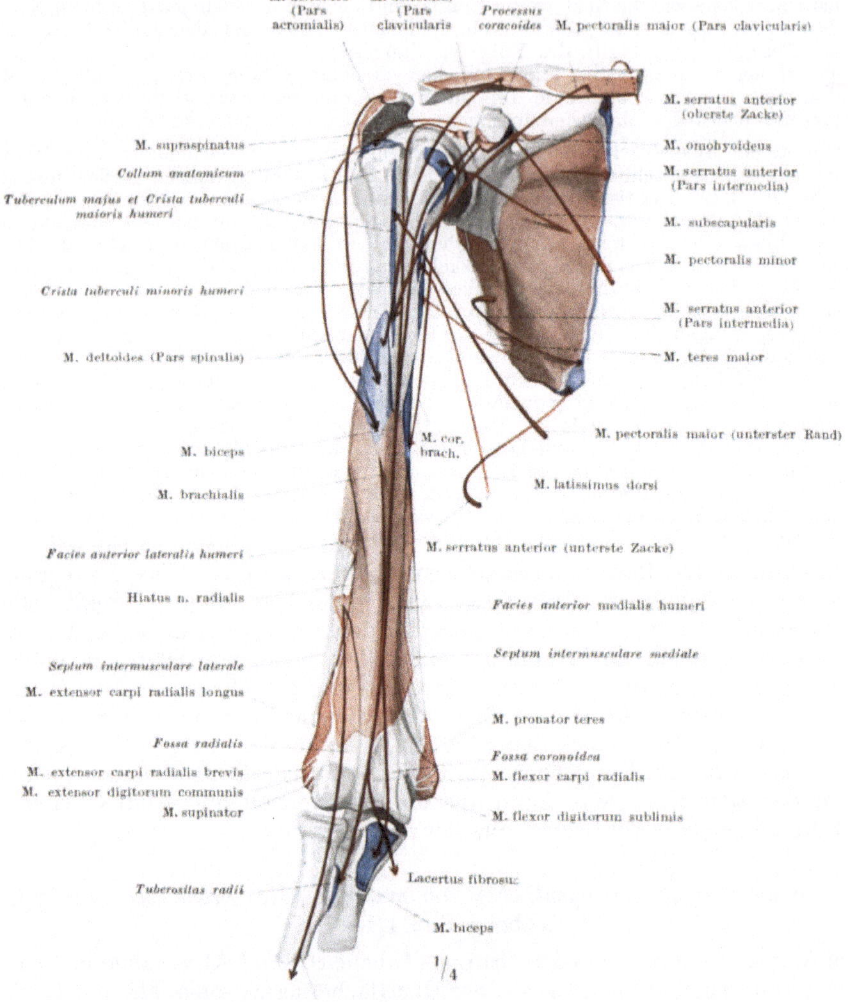

Abb. 122. Ursprünge (rot) und Insertionen (blau) der Schulter- und Oberarmmuskeln. Ansicht von vorn (Muskeltorso). Die Pfeile geben die genauen Richtungen der Hauptmuskelzüge an, Pfeilspitze auf Insertion gerichtet. Die Namenverweisungen sind an die Pfeile gezogen; man suche von dort aus die zugehörige Ursprungs- und Insertionsstelle auf.

des prismatischen Muskelkörpers frei zutage. Er füllt die Fossa supraspinata des Schulterblattes gerade aus (Abb. 121) und entspringt an den Knochenflächen, welche diese Grube begrenzen mit Ausnahme der Ränder und der Partie der Fläche, welche zum Collum scapulae gehört (Abb. 123). Die Muskelgrube im Knochen ist durch eine Fascie, welche am Rand der Scapula und der Crista befestigt ist, zu einer osteofibrösen Loge für den Supraspinatus abgeschlossen. Aus ihr schaut seitlich nur die platte, bandförmige Sehne heraus (Abb. 96 u. 161).

Sie hat eine enge Spalte zwischen dem Schultergürtel und der Kapsel des Schultergelenkes zur Verfügung, durch welche sie wie ein Transmissionsriemen das *Tuberculum majus* des Humerus erreicht. Dieser Muskelhöcker liegt auf der Außenfläche des Oberarmknochens, wenn der Arm in Normalstellung herabhängt. Er hat 3 Facetten (für Supraspinatus, Infraspinatus und Teres minor).

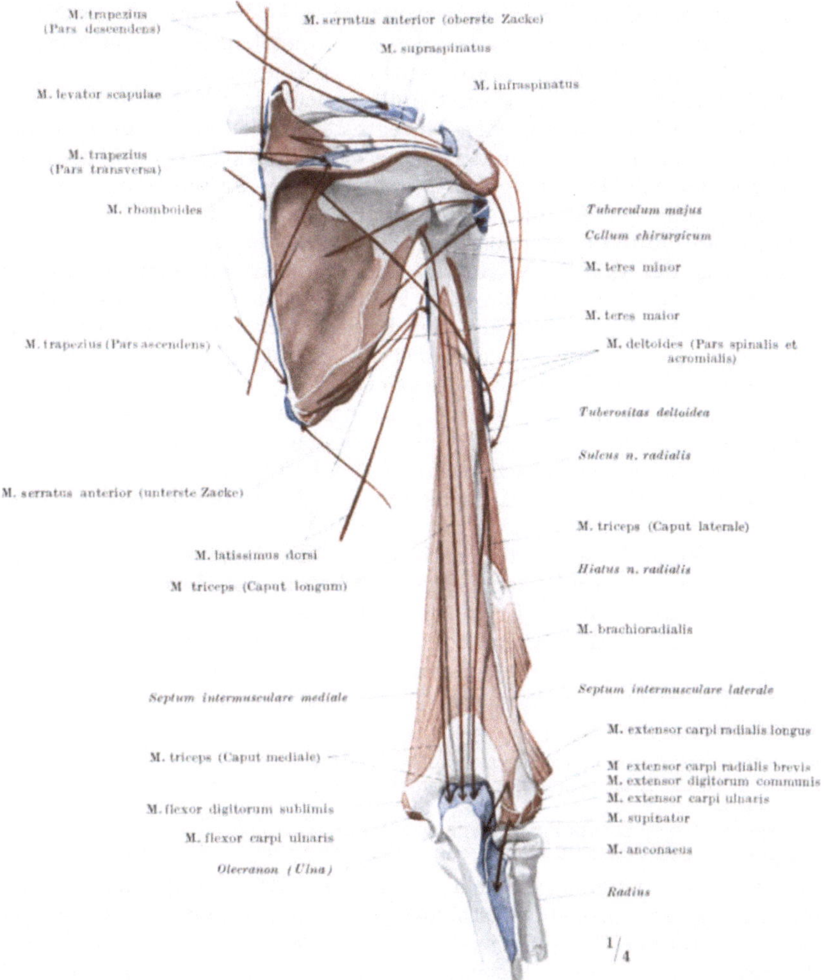

Abb. 123. Ursprünge (rot) und Insertionen (blau) der Schulter- und Oberarmmuskeln. Ansicht von hinten (s. Abb. 122).

Die Facette für den Supraspinatus liegt zu oberst und schaut am meisten nach vorn (Abb. 122).

Die Sehne trennt auf ihrem Wege die Gelenkkapsel und -spalte von einem Schleimbeutel, *Bursa subacromialis* s. *subdeltoidea* (Abb. 124), welcher infolgedessen nie mit dem Schultergelenk in Verbindung stehen kann, solange die Sehne intakt ist (in sehr seltenen Fällen kommt seitlich von der Sehne eine Verbindung vor).

Selbststeuerung der Kapselfalten durch den Supraspinatus. Der Muskel hält den Humeruskopf in der Pfanne, besonders bei erhobenem Arm. Infolge seiner Richtung (Abb. 122 u. 123, Pfeile, Abb. 161) abduziert er den Oberarm und unterstützt die Wirkung des Deltamuskels (Tabelle S. 211/4). Ist dieser gelähmt, so kann der Supraspinatus allein den Arm etwas nach außen heben, wenn auch nicht mit großer Kraft, da das Mißverhältnis zwischen Größe und Hebelarm des Muskels und der Schwere des Armes zu groß ist. Immer ist er ein sehr versteckter Muskel, auch wenn er kontrahiert oder durch Überbenutzung vergrößert ist. Denn die Loge, in welcher er liegt, wird vom Trapezius (Tabelle S. 212/16) nach der Haut zu ausnivelliert. Eine wesentliche Bedeutung für die Norm liegt in der Regulierung der Gelenkkapsel des Schultergelenkes bei den Bewegungen des Armes. Die Kapsel ist außerordentlich geräumig, weil sie für jede der großen Exkursionen des Armes im Schultergelenk Raum geben muß, ohne zu zerreißen. Wie der Schneider an den bewegtesten Teilen eines gut sitzenden Anzuges Stoff zugeben muß, so ähnlich ist es von der Natur bei der Kapsel dieses Gelenkes geschehen. Die Folge ist, daß immer Falten entstehen, sobald die Bewegung die betreffende Stelle nicht spannt. In Abb. 124 liegt eine solche Falte am unteren Gelenkabschnitt. Verschiebt sich beispielsweise der Gelenkkopf von der dort gezeichneten Stellung aus um den Drehpunkt und kommt sein *oberer* Abschnitt an die Pfanne zu liegen, so wird durch Verstreichen der Falte der untere Teil der Kapsel verlängert und dem Humeruskopf Platz gemacht; dafür wird der obere Abschnitt der Kapsel, von welchem der Humeruskopf wegrollt, in Falten gelegt. Die Gefahr liegt darin, daß die Falten nach innen in das Gelenk vorgedrängt und eingeklemmt werden, was bei der Empfindlichkeit der Kapsel unerträglich wäre. Im Falle des Supraspinatus würde die zuletzt beschriebene Falte auftreten, weil er den Arm seitlich hebt und weil bei seiner Kontraktion die Partie der Kapsel oberhalb des Gelenkkopfes am stärksten zusammengeschoben wird. Doch wird die Gefahr des Einklemmens sehr einfach durch eine Selbststeuerung vermieden. Der Muskel inseriert nämlich mit seiner Sehne nicht nur am Humerus, sondern auch an der Gelenkkapsel selbst. Er zieht infolgedessen die Falten, welche in der Kapsel durch seine Wirkung auf den Knochen entstehen, automatisch *nach außen*, vom Gelenkspalt weg. (In der Stellung der Abb. 124 würde die dort gezeichnete Falte in entsprechender Weise durch den M. subscapularis nach außen gezogen.)

Die zahlreichen Muskeln, welche sich um das Schultergelenk gruppieren (Abb. 96), und ähnlich alle Muskeln, welche anderen geräumigen Gelenken benachbart sind, versehen die gleiche Aufgabe.

Innervation: N. suprascapularis. Segmentale Nerven: C 5, C 6. *Blutzufuhr:* A. transversa scapulae aus A. subclavia und A. circumflexa scapulae aus A. axillaris.

Musculus infraspinatus (Tabelle S. 211/2). Er nimmt die Fossa infraspinata ein, die viel größer ist als die Fossa supraspinata. Um den gleichen Betrag ist der untere Grätenmuskel größer als der obere. Die Ursprungsfläche hält die Scapula und Spina mit Ausnahme der Ränder und der Partie der Fläche besetzt, welche nach dem Collum zu gelegen ist (Abb. 123).

Die ansatzfreie Stelle des Knochens dient zum Teil als Gefäß-Nervenstraße und schließt unter der Spina an die entsprechende Partie der Fossa supraspinata an. Sie führt von der Incisura scapulae, wo die Nerven und Gefäße eintreten, um den Knochen herum, ist aber ganz zugedeckt durch die beiden Grätenmuskeln. Auf der Unterfläche des Infraspinatus ist manchmal ein Fascienstreifen zu einer Brücke differenziert, welche sich zwischen dem Muskel und dem Gefäßnervenbündel einschiebt. Sie überbrückt das Collum scapulae (*Ligamentum transversum inferius*, S. 258).

Die Grenze der muskelfreien Partie der Scapula gegen den übrigen Knochen bricht bei Verletzungen leichter als andere Stellen des Knochens.

Der Infraspinatus ist mit dem Teres minor zusammen in die sehr starke *Fascia infraspinata* eingehüllt, welche an dem Rand der Spina und an dem Margo axillaris der Scapula befestigt ist. Sie schließt die untere Grätengrube zu einer Loge ab. Da sich Nachbarmuskeln (Latissimus, Teres maior, Deltoides) über die Ränder der Loge legen, so ist sie nur zum Teil durch die Haut sichtbar und liegt vertieft in dieser (Abb. 94 u. 241). Nur in besonderen Haltungen des Armes springt der Infraspinatus vor (Abb. 132), aber nie so deutlich wie die Nachbarn. Die Loge hat die Form eines Dreiecks. Die Grenze gegen den Teres minor ist äußerlich nicht zu sehen. Häufig kann man auch mit dem Messer nur schwer beide Muskeln trennen. Ihrer Innervation nach sind sie scharf geschieden.

Muskellängen und Momente des Infra- und Supraspinatus. Entsprechend der großen Ursprungsfläche ist der Infraspinatus in 3 Teile gesondert: *Pars superior, intermedia, inferior.* Die obere kommt von der Spina, die untere aus der Nähe des Margo axillaris, beide sind parallelfaserig. Die Pars intermedia entspringt zwischen ihnen und hat konvergente Fasern, die an einer Sehne im Innern fiedrig inserieren (Abb. 121). Sie wird von den beiden langfaserigen Randteilen bedeckt. Je nachdem eine ausgiebige, wenn auch schwache oder eine kurze, aber kräftige Bewegung gemacht werden soll, wird eine von diesen Fasergruppen bevorzugt. Die Wirkung überträgt sich mit breiter Insertionssehne, die mit der Gelenkkapsel und mit den Sehnen der Nachbarmuskeln verwachsen ist, auf die mittlere Facette des Tuberculum majus. Diese Facette steht bei Normalstellung des Armes nach außen hinten (Abb. 121, links). Dreht man den Arm zunächst möglichst nach innen, so kommt von dieser Ausgangsstellung aus erst die *Außenrotation* durch den Infraspinatus und Teres minor voll zur Geltung.

Man sieht sie am besten, wenn man den Arm maximal eleviert und gleichzeitig im Ellenbogen beugt. Der Unterarm gibt dann wie ein Hebelzeiger an, wie stark der Oberarm rotiert wird. Die Hand steht bei Außenrotation in dieser Stellung über dem Hinterkopf und wird bei der Innenrotation über dem Kopf hinweg nach vorn geführt. Die maximale Drehung nach außen beträgt etwas mehr als einen Viertelkreisbogen. Wird der Arm nur bis zur Horizontalen abduziert, so beträgt die maximale Drehung einen halben Kreisbogen.

Zum Unterschied vom Supraspinatus, dessen Angriffsrichtung zum Humerus mit fortschreitender Abduktion kaum verbessert wird (geringes Moment S. 63), ist beim Infraspinatus und Teres minor die Wirkung deshalb sehr groß, weil die Sehne bei Innenrotation wie bei einem Kreisel um den Knochen gewickelt wird und bei Außenrotation mit voller Kraft abrollt (großes Moment).

Innervation und *Blutzufuhr:* wie beim Supraspinatus.

Bursae synoviales: eine konstant zwischen Pars superior und Spina scapulae; eine inkonstant zwischen Endsehne und Gelenkkapsel, die bei alten Leuten manchmal in Kommunikation mit der Gelenkhöhle steht.

Doppelte Sicherung der Abduktion und Außenrotation. Der Innervation nach gehören Infra- und Supraspinatus zusammen und erhalten ihren Nerven vom oberen Rand der Scapula; Teres minor und Deltoides (Tabelle S. 211/3 u. 4) bilden eine davon getrennte Gruppe, die ebenfalls zusammen, aber vom unteren Rand der Scapula her innerviert ist. Versagt bei den Bewegungen der Schulter die Nervenleitung, so ist die Wahrscheinlichkeit gering, daß beide Kabel an den verschiedenen Rändern des Knochens gleichzeitig betroffen werden; es wird deshalb entweder der Infraspinatus *oder* der Teres minor, die gewöhnlich zusammen arbeiten, für die Außenrotation, und der Supraspinatus *oder* Deltamuskel für die Abduktion zur Verfügung bleiben. Die doppelte Sicherung dieser Bewegungen beruht darauf, daß für jede Bewegung 2 Muskeln zur Verfügung stehen und daß die Innervation gekreuzt ist nach dem Schema:

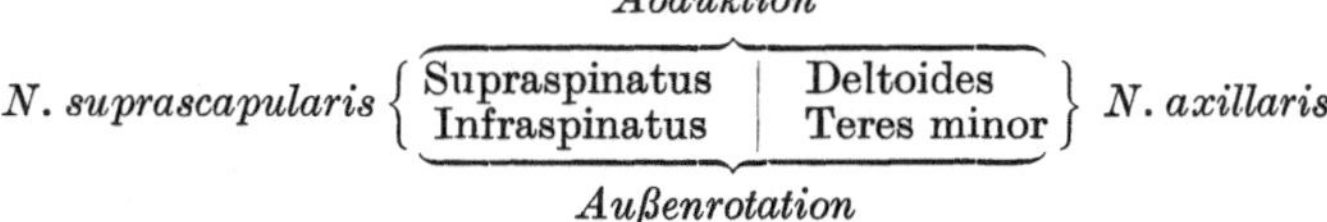

Musculus teres minor (Tabelle S. 211/3). Die Größe des Muskels ist individuell sehr wechselnd. Er ist immer dem Infraspinatus so eng angeschlossen (Abb. 121), daß ein Teil der Muskelfasern außer vom Rand der Scapula von dem Bindegewebsseptum entspringt, welches zwischen den beiden Muskeln eingepreßt liegt. Nach diesem kann man sie trennen; doch kommt es vor, daß der Innervation nach Teile oberhalb des Septum, welche in den Infraspinatus einverleibt sind, aus dem Anlagematerial des Teres minor stammen. Der Muskel kann vollständig fehlen oder nur durch einen Bindegewebsrest vertreten sein. Die Sehne, welche an der unteren Facette des Tuberculum majus humeri. inseriert (Abb. 123), ist mit der Kapsel und der Sehne des Infraspinatus verschmolzen. Die Wirkung auf die Kapsel ist die gleiche wie beim Ober- und Untergrätenmuskel, die Wirkung auf den Knochen besteht in Außenrotation wie beim Infraspinatus. Wegen der Fascie siehe auch letzteren.

Innervation: N. axillaris. Segmentaler Nerv: C 5. *Blutzufuhr:* A. circumflexa scapulae.

Musculus deltoides (Tabelle S. 211/4). Der Muskel hat seinen Namen wegen des alten Vergleiches seiner Form mit dem griechischen Buchstaben. Das Delta steht umgekehrt, mit der Spitze nach unten. Am deutlichsten ist die Figur, wenn der losgelöste Muskel plan ausgebreitet wird. In situ ist der Muskel so um die Schulter herum gelegt, daß er von keiner Stelle aus ganz zu übersehen, sondern ein Teil immer perspektivisch stark verkürzt ist. Die sichtbaren Stücke, mag man den Körper von vorn, von der Seite oder von hinten betrachten, sehen für sich auch dreieckig aus, wenn der Arm herabhängt. Der Muskel ist wegen seiner oberflächlichen Lage leicht durch die Haut hindurch zu sehen (Abb. 56, 92, 93 u. 126).

Der Muskel entspringt am Schlüsselbein, an der Schulterhöhe und der Gräte des Schulterblattes mit Sehnen, die bald im Muskelfleisch verschwinden. Der Ursprung an dem äußeren Drittel des Schlüsselbeines (Abb. 122) ist oft am Knochen durch eine besondere Rauhigkeit markiert, die der Unkundige mit einer pathologischen Wucherung verwechseln kann. Zu hinterst an der Spina, wo diese sich zu einem dreieckigen Auslauf am Margo vertebralis verbreitert (*Trigonum spinae*, Abb. 118), ist die Sehne oberflächlich am besten und regelmäßigsten sichtbar. Das Muskelfleisch weicht hier meistens so weit vom Befestigungspunkt der Sehne am Knochen zurück, daß der Wulst des kontrahierten Muskels schon ziemlich weit vom Trigonum aufhört (Abb. 125).

Dieser Teil des Muskels entspringt häufig von der Fascie des Infraspinatus, die deshalb durch sehnige Züge verstärkt zu sein pflegt.

Von der Ursprunglinie, die ihrer ganzen Länge nach durch die Haut sichtbar oder wenigstens fühlbar ist, hängt der Muskel wie ein Vorhang über das Schultergelenk und die diesem zunächstliegenden Muskeln herab (Abb. 121). Die kugelige Rundung des Muskels ist nicht durch den Humeruskopf bedingt, der weiter nach innen liegt, sondern durch das Tuberculum majus, welches ganz unter dem Muskel versteckt, aber in seinen groben Umrissen durch ihn tastbar ist (Abb. 89 u. 124). Da der Humerus mehr unter der vorderen Hälfte des Muskels liegt, so ist diese besonders kugelig gewölbt; die hintere Hälfte ist mehr plan ausgebreitet und folgt darin der Form der Scapula (vgl. Abb. 92 u. 125).

Das Tuberculum minus humeri ist beim herabhängenden Arm auch vom Deltamuskel bedeckt. Da es am Knochen gerade nach vorn schaut und kleiner ist als die laterale Muskelapophyse, so kann man es am vorderen Rand des Muskels weniger genau fühlen.

Ist der Humeruskopf aus seiner Lage gerückt (Luxation), so verliert der Deltoides seine Wölbung, ein Beweis dafür, daß der Knochen für die Wölbung eine wichtigere Komponente ist als die Dicke des Muskels.

Die Insertion des Deltoides am Humerus liegt etwa in der Mitte des Oberarmes an der Außenkante des Knochens und hat selbst die Form eines auf der Spitze stehenden Deltas, *Tuberositas deltoidea* (Abb. 122 u. 123). Eine Knochenleiste, die *Crista tuberculi maioris*, an welcher ein ventraler Muskel inseriert

(Pectoralis maior, Tabelle S. 211/10), läuft bis gegen die Insertion des Deltamuskels hin und ist oft bis zu ihr selbst verlängert. In dieser Beziehung zum Tuberculum majus ist — außer in der Innervation — die Zugehörigkeit des Muskels zu den bisher behandelten 3 Muskeln ausgedrückt. Die Insertion kann mit der Sehne des großen Brustmuskels (Tabelle S. 211/10) zusammenhängen. Die Haut hat eine Einsenkung an dieser Stelle, welche mit einer quergestellten Linie über der Sehne des Muskels beginnt, weil man die tiefliegende Spitze des Insertionspunktes nicht sieht (Abb. 166). Die kleine Insertionsfläche und die große Ursprungslinie stehen in einem sehr starken Mißverhältnis zueinander.

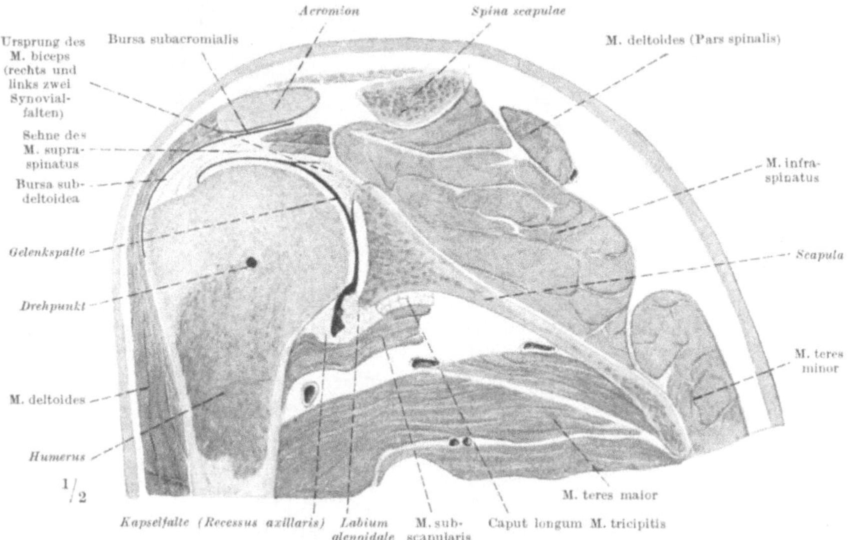

Abb. 124. Schulter, Gefrierschnitt, senkrecht zur Ebene der Gelenkpfanne. (Der Schnitt hat die Pfanne etwas dorsal von ihrem längsten Durchmesser getroffen.) Der platte Sehnenquerschnitt oberhalb des Acromion gehört zum M. trapezius.

Nur durch einen sehr komplizierten Innenbau des Muskels können alle Muskelfasern mit ihren Sehnen auf die kleine Ansatzstelle am Humerus wirken.

Die Mechanik des Muskels ist durch die aufrechte Körperhaltung des Menschen vor eine Aufgabe gestellt, die nur in beschränktem Maße gelöst ist. Die meisten Bewegungen des Muskels müssen die Schwere des Gliedes überwinden. Nur die Rotationen um die Längsachse, welche von der vorderen und hinteren Randpartie allein besorgt werden, wenn auch in sehr geringem Maße, brauchen dies nicht. Der Muskel hat Bewege- und Haltefunktion zugleich auszuüben. Was es für ihn heißt, das Armgewicht zu tragen, das zeigt die schmerzhafte Probe der Kinder, den Arm möglichst lange waagrecht zu halten und die Willenskraft zu wägen, die das erfordert. So kommt es, daß die mittlere Partie des Muskels, *Pars acromialis*, sich ihrem Bau nach scharf von den Randpartien, *Pars clavicularis* und *Pars spinalis*, unterscheidet. Die von der Clavicula und Spina scapulae entspringenden Portionen sind parallelfaserig und schieben sich unter die Pars acromialis (Abb. 92 u. 125); indem sie möglichst an der lateralen Kante des Humerus inserieren, haben sie das größte Moment für die Rotation, jedoch nur bei adduziertem Arm. Die Pars clavicularis dreht ein wenig nach innen, die Pars spinalis nach außen. Die Pars acromialis abduziert, wenn sie allein wirkt; sie antevertiert mit der Pars clavicularis zusammen, sie retrovertiert gemeinsam mit der Pars spinalis (vgl. Pfeile Abb. 122 u. 123) und bewirkt auf diese Weise die Pendelbewegung

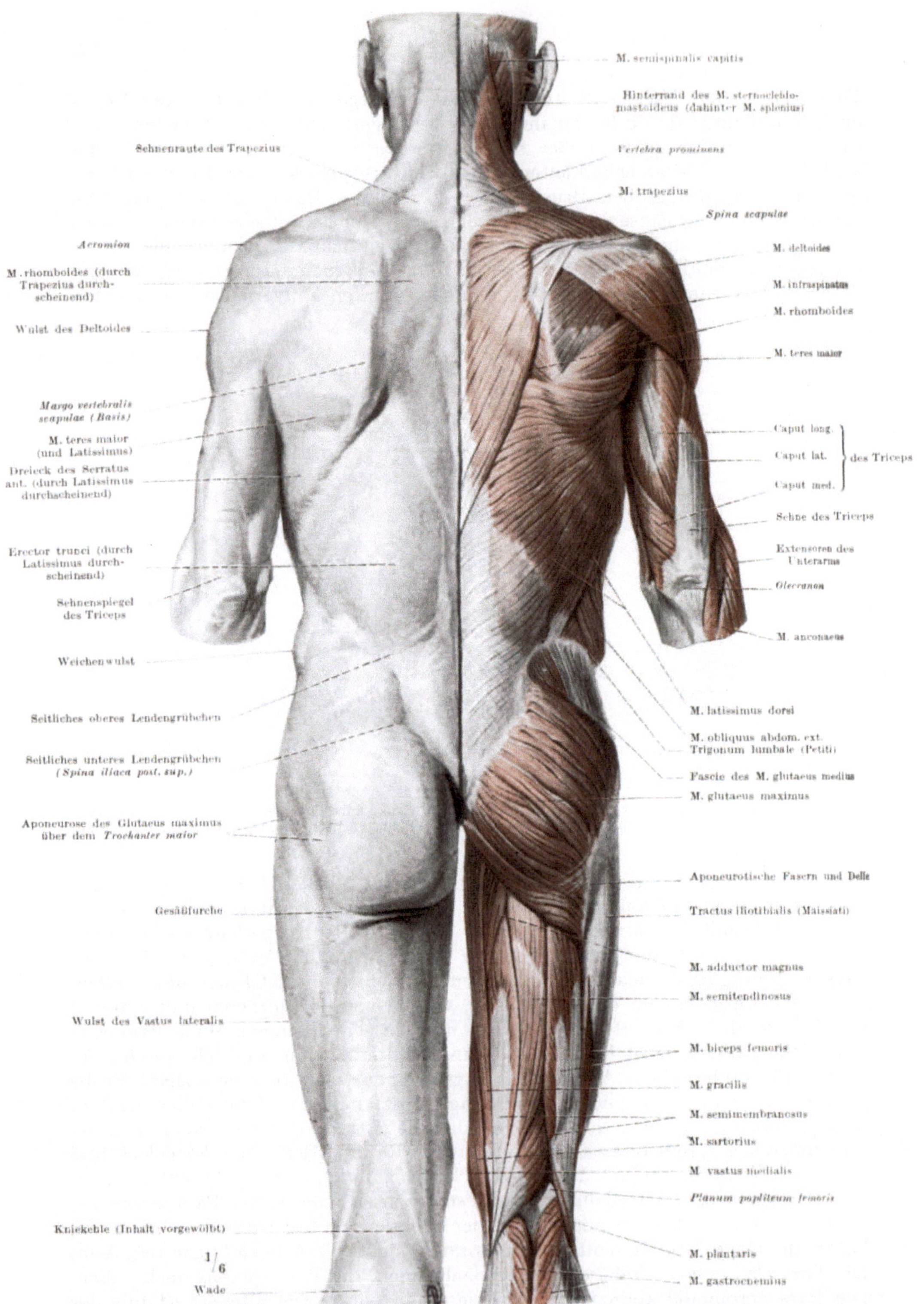

Abb. 125. Rücken, oberflächlichste Schicht der Muskeln und Relief der Haut. (Muskeltorso, vgl. tiefere Schichten Abb. 55, 90 u. 121.) Die Beziehung der Trochantergrube zum Skelet ist aus Abb. 121 links zu ersehen. Rhombus sacralis (bei der Frau: „Venusraute") ist ein nach oben vom Muskelfleisch des Erector trunci (durch die Sehne des Latissimus hindurchschimmernd, rechts) abgegrenztes Sehnenfeld; Rhombus lumbalis heißt das größere Feld, welches bis zum Muskelfleisch des Latissimus selbst reicht. Der Rhombus sacralis zeichnet sich im Hautrelief ab (links).

des Armes beim Gehen. Immer hat die Pars acromialis die Last des Armes zu tragen, solange der Mensch steht. Für die Bewegung hat sie nur ein geringes Moment. Darum ist der Muskel auf größte Kraft gebaut, um trotz des geringen Momentes möglichst der Aufgabe zu genügen, den Arm im Schultergelenk bis 90⁰ zu abduzieren.

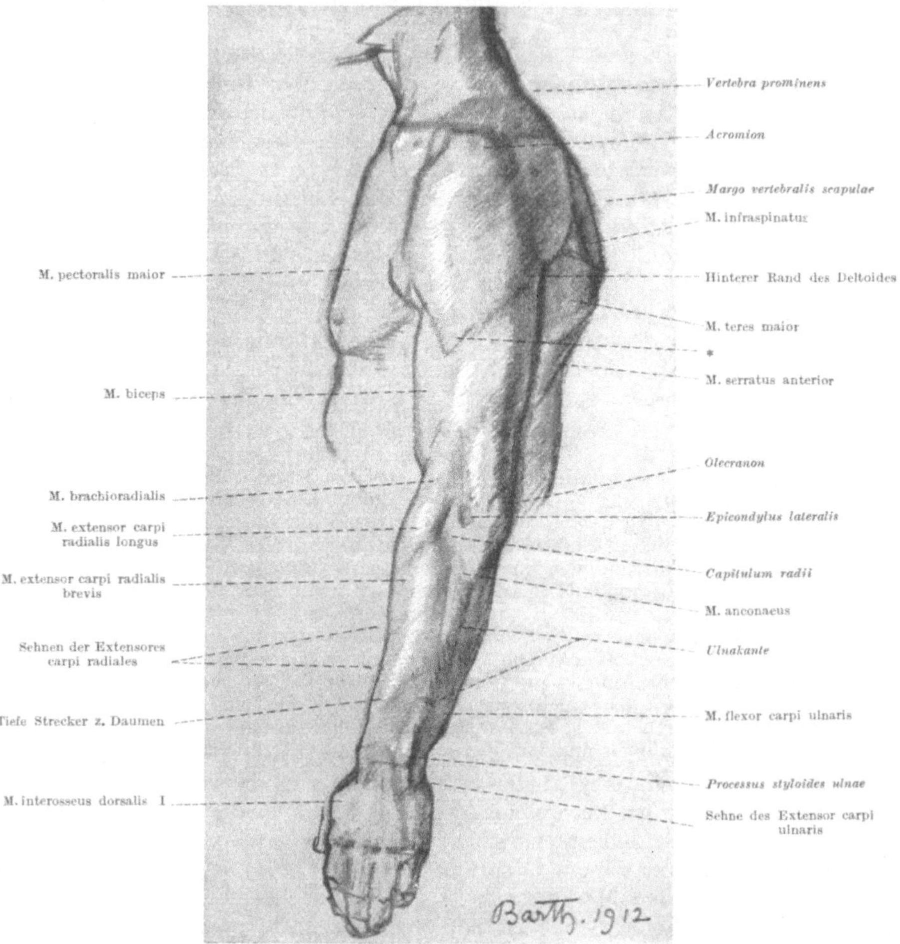

Abb. 126. Arm von der Seite, Mittelstellung des Unterarmes zwischen Pro- und Supination. * Spitze des Deltamuskels, schematisch. Sie liegt im gleichen Niveau mit dem Unterrand des Pectoralis maior (die wahre Plastik dieser Stelle in Abb. 166). Der Vorderrand des Unterarmes hat einen sehr unruhigen, der Hinterrand einen sehr ruhigen Kontur (vgl. die verursachenden Muskeln in Abb. 175).

Vom Ursprung des Muskels senken sich 3—5 Sehnenpfeiler, an welchen die Muskelfasern inserieren, in die Tiefe des Fleisches. 2—4 Sehnenblätter schieben sich von der Insertion in den Muskel ein und alternieren mit den Sehnenpfeilern, die von oben kommen. Auch sie sind Sammelpunkte für Muskelfasern. Auf der Unterfläche des Muskels breitet sich die Endsehne weit nach oben hin aus und endet mit vielen Zacken, an denen die Muskelbündel fiederig ansetzen. So setzt sich die Pars acromialis anstatt aus wenigen langen, aus vielen kurzen Muskelfasern zusammen, welche je zu Bündeln im Innern des Muskels sehnig vereinigt sind und gleichsam Muskeln im Muskel bilden. Der physiologische

Querschnitt wächst durch diese Fiederung beträchtlich. Durch die Haut sieht man oft die Niveaudifferenzen, welche zwischen den kontrahierten Muskelbündeln entstehen (Abb. 127 u. 132).

Ein großer Teil der Kraft des Deltoides dient dazu, den Humeruskopf in die Pfanne zu drücken und Stöße, z. B. beim Sturz, auf die Scapula weiterzuleiten. Sie werden dort durch die Muskelzüge gebremst, in welchen das Schulterblatt hängt.

Antagonistisch wirkende Teile des Deltamuskels. Überblicken wir die Leistungen des Muskels, so fällt auf, daß er an *sämtlichen* Bewegungen des Armes im Schultergelenk beteiligt ist. Nur für die Elevation des Armes kann er außer der Haltefunktion nichts Wesentliches leisten; aber diese Bewegung findet auch nicht nur, wie wir sehen werden, im Schultergelenk statt. Der Deltoides ist eines der besten Beispiele für die Vielseitigkeit der Leistungen von Muskelfasern, die in dem *gleichen* Individuum vereinigt sind; an antagonistischen Wirkungen fehlt es nicht, da Adduktion und Abduktion, Innen- und Außenrotation, Ante- und Retroversion je nach den Teilen des Muskels und den Teilkombinationen, die innerviert werden, zustande kommen können.

Die dünne *Fascie* des Deltoides geht an den Rändern des Muskels in die Fascie der Nachbarmuskeln über (Latissimus, Tabelle S. 211/7, Pectoralis maior, Tabelle S. 211/10, Trapezius, Tabelle S. 212/16; s. Näheres bei diesen).

Innervation: N. axillaris. Segmentale Nerven: (C 4), C 5, C 6. Da der Nerv vom Hinterrand des Muskels aus auf dessen Unterfläche verläuft und mit Ästchen sukzessive nach vorn in ihn eintritt, so sind chirurgische Eingriffe am *vorderen* Rand durch Längsschnitt in der Richtung der Muskelfasern relativ unschädlich (Ort der Wahl). Je mehr sich ein tiefgehender Schnitt oder eine Verletzung dem Hinterrand nähert, ein um so größeres Stück des Nerven und damit des Muskels wird gelähmt und unbrauchbar (es ist größte Vorsicht beim Eindringen auf den Humeruskopf nötig, um den Nerven zu schonen). *Blutzufuhr:* A. circumflexa humeri posterior und A. thoracoacromialis aus A. axillaris; R. deltoideus der A. profunda brachii aus A. brachialis. *Bursae synoviales:* Unter dem Deltoides liegt ein großer Schleimbeutel, welcher bei herabhängendem Arm bis 3 cm über den Rand des Acromion hinabreicht, *Bursa subdeltoidea* (Abb. 124). Er erstreckt sich als *Bursa subacromialis* bis unter das Schulterdach (Acromion, Ligam. coracoacromiale und Coracoid). Gewöhnlich bilden sie einen einheitlichen Schleimbeutel, sie können aber auch getrennt sein. Über die Lage der Sehne des Supraspinatus zu dem Schleimbeutel s. S. 217. Mit dem Schultergelenk kommuniziert er nicht (außer in seltenen Ausnahmen und bei Verrenkungen im Gelenk).

Musculus subscapularis (Tabelle S. 211/5). Der Muskel ist der erste einer besonderen Untergruppe, zu welcher außer ihm die beiden folgenden gehören (Tabelle A, b). Er hält den ursprünglichen Platz der ganzen Gruppe, die Unterfläche der Scapula, mit seinem Ursprung inne (Abb. 161), ja er ragt mit seinem unteren Rand über den Margo axillaris des Knochens einige Zentimeter breit hinaus (Abb. 114). Seine Sehne ist entsprechend breit, zieht schräg zur Richtung des Margo axillaris scapulae zum Humerus und setzt am Tuberculum minus an, außerdem auch noch ein Stück weit an der Crista, welche den Muskelhöcker fortsetzt (Abb. 122), und an der Gelenkkapsel.

Das Tuberculum minus humeri dient nur diesem Muskel und ist deshalb nicht in Facetten unterteilt. — Der Muskel ist nur bei hochgradiger Magerkeit in der Achselhöhle sichtbar (Abb. 128); immer ist der das Schulterblatt überragende dicke Rand fühlbar, wenn man von der Achselhöhle aus den Margo axillaris abtastet. Er ist die Führungslinie, welche den palpierenden Finger zum Schultergelenk hinleitet.

Die Scapula ist auf ihrer Unterfläche muldenartig vertieft, *Fossa subscapularis* (Abb. 163). Sie schließt mit der Fascie des Muskels, welche ringsum an den Rändern des Knochens befestigt ist, eine Loge für ihn ein. Nur der vertebrale Rand bleibt für die Ansätze dorsaler thorakaler Muskeln frei (Serratus, Tabelle S. 212/13). Die osteofibröse Tasche ist nach dem Schultergelenk zu für den Austritt der Sehne des Subscapularis offen.

Man nennt auch die 3 Fascien der beiden Gräten- und des Unterschulterblattmuskels zusammen *Fascia scapularis*. Sie schließt die dem Knochen zunächst liegenden Muskeln in 3 scharf abgegrenzte Logen ein, deren einziger Zugang (außer kleinen Löchern für Gefäße und Nerven) an dem Austritt der Sehnen am Schultergelenk liegt. Wie dicht der Abschluß der osteofibrösen Wände ist, zeigt sich bei Blutergüssen in der Nähe des Gelenkes; das Blut kann wohl in die Logen hinein gelangen, wird aber dort deponiert und dringt deshalb nicht bis unter die Haut des Rückens vor.

Der Muskel selbst ist dreiseitig geformt (Abb. 161) und so dick, daß er die Unterfläche der Scapula hinreichend abpolstert, um bei den Bewegungen zu verhindern, daß die Ränder des Knochens auf dem Brustkorb schleifen. Es wird sich zeigen, daß zwischen Schulterblatt und Rippen eine sehr schmächtige Muskelplatte eingeschoben ist (Serratus, Tabelle S. 212/13), welche auf diese Weise vor Druckläsionen durch die Scapula geschützt ist. Der Subscapularis rotiert aus jeder Ausgangsstellung ohne anderweitige Mitbewegung, den Humerus nach innen, ist also Antagonist des Infraspinatus und Teres minor. In erster Linie ist er der Haltemuskel für die Innenrotationsstellung. Ist er gelähmt, so steht der Oberarm in extremer Außenrotationsstellung. Mit Supraspinatus, Infraspinatus und Teres minor hat der Subscapularis die Insertion an der Schultergelenkkapsel gemeinsam, deren Bedeutung früher erläutert wurde (S. 218).

Die Fossa subscapularis ist von 3—7 schräg aufsteigenden Knochenleisten durchzogen, welche Spinae in statu nascendi sind und die Ursprungsfläche des Muskels vergrößern: *Lineae musculares* (Abb. 163). Es entspringen Sehnenblätter an ihnen und die zwischen und an je 2 Sehnenblättern befestigten Muskelfasern formieren gefiederte Muskelchen (Abb. 161), aus welchen sich der Gesamtmuskel aufbaut (ähnlich wie der Deltoides aus seinen Teilmuskeln). Die Randpartien sind auch hier parallelfaserig und überdecken nach der Insertion zu die Sehne, welche sich früh aus der Portio intermedia bildet. Der Ursprung läßt am Knochen eine Stelle frei (Abb. 122); die Muskelfasern erreichen auf diese Weise eine Länge, welche der Größe des Bewegungsumfanges im Gelenk entspricht.

Die muskelfreie Stelle korrespondiert mit einer ebensolchen auf der Außenseite des Schulterblattes, welches hier Brüchen am ehesten ausgesetzt ist. Es liegen auf der Unterfläche des Knochens keine Gefäße und Nerven innerhalb der muskelfreien Stelle, ein Hinweis darauf, daß die entsprechende Stelle auf der anderen Seite nicht ursächlich durch das Gefäßnervenbündel bedingt, sondern nur als freie Straße von ihm ausgenutzt ist. Außer vom Knochen entspringen Muskelfasern auch von der Fascie, welche die Loge abschließt.

Innervation: Nn. subscapulares. Segmentale Nerven: (C 5) C 6—8. *Blutzufuhr:* Aa. subscapulares aus A. axillaris. *Bursa synovialis:* Am oberen Rand des Muskels liegt zwischen ihm und der Scapula ein Schleimbeutel, der sich auf der ventralen Fläche der Sehne bis zur Basis des Proc. coracoides erstrecken kann. Er kommuniziert meistens mit dem Schultergelenk. Er kann in 2 Bursae getrennt sein: *Bursa subcapsularis* und *subcoracoidea* (Abb. 142).

Musculus teres maior (Tabelle S. 211/6, Abb. 121 u. 161). Die ursprüngliche Zugehörigkeit des Muskels zu dem vorhergehenden äußert sich außer in der gemeinsamen Innervation und der Nachbarschaft der Insertionen auch gelegentlich darin, daß die Muskeln nicht getrennt sind oder daß zwischen ihnen als Varietät ein besonderer Muskel vorkommt *(M. subscapularis minor)*. Die Spaltung der einheitlichen Anlage in 2 Muskeln ist in solchen Fällen ausgeblieben oder irregulär verlaufen. Der Ursprung des Muskels liegt beim Menschen nicht auf der Unterfläche des Schulterblattes, sondern ist ganz auf die Außenfläche gerückt und nimmt hier eine ovale Fläche am Angulus inferior scapulae ein (Abb. 123). Jedoch ziehen oberflächliche Bündel, welche oberhalb des Angulus inferior von der Fläche der Scapula entspringen, zum distalen Teil der Sehne, so daß der Eindruck erweckt wird, als sei der Muskel in sich schraubig gedreht, wie es beim M. latissimus dorsi wirklich der Fall ist, mit welchem der Teres maior genetisch und funktionell eng zusammenhängt.

Sehr häufig hat der Latissimus an der Spitze des Angulus inferior scapulae einen Ursprung (Abb. 123 u. 125). Dieser Teil des Muskels liegt dann dem Teres maior ganz entsprechend. Das Gros des Latissimus ist aber eine Ausbreitung von dieser schmalen Muskelpartie aus über den ganzen Rücken; selten fehlt das Ursprungsfaszikel an der Scapula, welches der ursprünglichsten Portion des Muskels entspricht.

Der Latissimus ist um den Teres maior herumgelegt (Abb. 94 u. 125). Bei herabhängendem Arm ist der Teres maior mit der Endsehne des Latissimus von oben nach unten außen um den langen Kopf des M. triceps brachii herumgeklappt (Abb. 96). Man hat die Lage der beiden Muskeln zueinander als „Umarmung" (embrassement) bezeichnet. Sie wickeln sich auseinander, wenn der Arm erhoben wird (Abb. 94).

Die Falte des Muskels und die Latissimusfalte, die sie umfaßt, hat die Aufgabe, dem langen Kopf des Triceps als Hypomochlion zu dienen (s. unten).

Aktiv ist der Muskel imstande, den Arm nach medial zu retrovertieren und zu adduzieren, besonders wenn er in entgegengesetzter Ausgangsstellung steht (Anteversio, Abductio). Er springt besonders bei auf den Rücken gekreuzten Armen vor („Gelehrtenmuskel"). Auch eine drehende Wirkung (Innenrotation) ist möglich.

Beim Lastentragen zieht der Teres maior den Angulus inferior scapulae gegen den Humerus, spannt dadurch den Deltoides und Supraspinatus und macht sie leistungsfähiger (ein entspannter Muskel ist insuffizient). Bei Lähmung des Teres maior versagen Deltoides und Supraspinatus und die Last muß von der Gelenkkapsel getragen werden, was Schmerzen zur Folge hat.

Die Form des Teres maior ist wegen der wechselnden aktiven und passiven Beanspruchungen sehr verschieden; niemals ist er selbst wirklich rund, wie sein lateinischer Name andeutet. Aber die deutliche Vorwölbung, welche er dem Relief der Körperoberfläche am unteren Rand des Schulterblattes bei einigermaßen gut entwickelten Muskeln verleiht, hat eine rundliche Form, weil nur der Teil des Muskels sichtbar ist, welcher hinter dem Rand des Deltamuskels liegt (Abb. 125). In Wirklichkeit ist das Muskelfleisch überall ziemlich gleich dick, die Insertionssehne ist sehr stark, aber kurz (Abb. 161).

Laterale und mediale Achsellücke. Der Teres maior und Teres minor liegen an ihren Ursprüngen am Schulterblatt eng beisammen, entfernen sich aber nach der Insertion zu voneinander, da der erstere innen, der letztere außen vom Humerus vorbeigeht (Abb. 123, Pfeile). In die Spalte, welche so breit ist wie der Durchmesser des Oberarmknochens, schiebt sich der lange Kopf eines Oberarmmuskels, des M. triceps, ein, welcher vom Tuberculum infraglenoidale (infraarticulare) der Scapula entspringt (Abb. 161). Zwei Lücken bleiben offen, welche von der Hinterseite der Schulter in die Achselhöhle führen und deshalb *laterale* und *mediale Achsellücke* heißen. Die äußere liegt dem Humerus zunächst (auch *humerale*, viereckige Achsellücke genannt). Sie ist viereckig und wird außen vom Humerus, oben vom Teres minor, innen vom Triceps und unten vom Teres maior begrenzt. Die innere Achsellücke liegt der Scapula zunächst (auch *scapulare*, dreieckige Achsellücke genannt). Sie ist dreieckig und wird außen vom Triceps, innen oben vom Teres minor, innen unten vom Teres maior umrandet. Die Haut sinkt, wenn sie fettarm ist, über der medialen Achsellücke ein (Abb. 132).

Die Grube liegt in der Mitte des Hinterrandes des Deltoides, der von diesem Punkte aus oft eckig abzubrechen scheint, wenn er nach dem Trigonum spinae zu nicht muskulös, sondern sehnig ist. Der lange Tricepskopf stützt sich an der Kreuzungsstelle mit dem Teres maior auf diesen und umgekehrt. Jeder Muskel benutzt den anderen als Hypomochlion, wenn sie innerviert werden. Der Teres als der kürzere leistet mehr Widerstand, während der Triceps durch ihn ein wenig aus der geraden Richtung gebracht wird. Er schlüpft im Bogen um den Teres herum zwischen innerer und äußerer Achsellücke hindurch (Abb. 81, rechts).

Der Inhalt der äußeren Achsellücke besteht aus: Nervus axillaris, Art. circumflexa humeri posterior mit Begleitvenen und Lymphgefäßen. Der Inhalt der inneren Achsellücke ist rein vasculär: Art. circumflexa scapulae mit Begleitvenen und Lymphgefäßen.

Der Teres maior hat seine eigene, gegen die Infraspinatusloge gesonderte *Fascie.* Sie ist sehr dünn, da die Dehnbarkeit des Muskels sonst leiden und die Hebung des Armes eingeschränkt sein würde. Mit der Fascie des Latissimus hängt sie zusammen.

Innervation und *Blutzufuhr* wie beim vorigen. Segmentale Nerven: C 6, C 7. Der Nervenast des N. subscapularis zum Teres maior ist der unterste Ast (R. thoracodorsalis). Er versorgt auch den Latissimus. Bei abduziertem Arm liegt er so oberflächlich, daß er bei Operationen leicht verletzt werden kann (Mammaexstirpation). *Bursae synoviales:* Zwischen der Endsehne und dem Knochen und meistens auch zwischen ihr und der Endsehne des Latissimus liegt je ein Schleimbeutel (also zu beiden Seiten der Teressehne neben dem Humerus). Die Lage und Ausdehnung des zweiten hängt von dem Grade der Verwachsung der Endsehnen ab.

Musculus latissimus dorsi (Tabelle S. 211/7). Die gemeinsame Abstammung mit dem Teres maior geht aus den Befunden bei Embryonen und aus der Innervation hervor; die Insertion am Humerus ist noch die ursprüngliche: oft sind dort die Sehnen beider Muskeln im Zusammenhang. Ein kleiner Teil des Latissimus, *Pars scapularis,* entspringt fast regelmäßig von der untersten Spitze des Angulus inferior scapulae, also neben dem Teres maior (Abb. 123). Aber die Hauptmasse des Muskels ist durch Vermittlung der Fascia lumbodorsalis an den Dornfortsätzen der unteren Hälfte der Brustwirbel, aller Lendenwirbel und am Darmbeinkamm befestigt (Abb. 125). Man nennt die zu den Wirbelursprüngen gehörige Partie *Pars vertebralis,* die andere *Pars iliaca.* Zacken von den untersten 3 oder 4 Rippen, welche mit den unteren Ursprungszacken des M. obliquus abdominis externus alternieren, werden als *Pars costalis* zusammengefaßt (Abb. 96 u. 112).

Das oberflächliche Blatt der Fascia lumbodorsalis ist zum Teil zur Ursprungssehne für den Muskel geworden. Er ist am Körper eng der Wölbung des Brustkorbes angeschlossen, so daß die Rippen, obgleich sie unter ihm liegen, oft im Hautrelief sichtbar sind (Abb. 36); bei mageren Menschen kann bereits die 6. Rippe (und alle folgenden) durchschimmern (Abb. 94).

Der Muskel hat die größte Flächenausbreitung von allen Muskeln des Körpers; der äußere schräge Bauchmuskel und der Trapezmuskel (Tabelle S. 212/16) sind die nächst größten. Er liegt wie diese beiden fast ganz oberflächlich unter der Haut und ist deshalb auch beim Lebenden in jeder Stellung gut zu überblicken. Der obere Rand der Pars vertebralis reicht beim Menschen besonders hoch hinauf. Er steht bei normaler aufrechter Stellung horizontal und läuft über den Angulus inferior des Schulterblattes und die ihn bedeckenden Muskeln hinüber (Abb. 125 u. 127). So hilft er mit, das Schulterblatt gegen den Brustkorb zu drängen.

Nach dem Becken zu ist das Muskelfleisch des Latissimus gegen die Aponeurose mit einer sehr charakteristischen, bogenförmigen Kurve abgesetzt (Abb. 125). Sie ist sehr selten durch die Haut hindurch zu sehen. Etwas tiefer als diese Linie hört das Fleisch des tiefen Rückenstreckers (Erector trunci) mit einer scharfen Grenze auf, welche gut durchschimmert. Diese Linie begrenzt die Venusraute *(Rhombus sacralis).* Ist dagegen der Rand des Latissimusfleisches sichtbar, so besteht eine andere Rautenfigur im Relief der Körperoberfläche, die größer ist als die eigentliche Venusraute *(Rhombus lumbalis,* vgl. Erklärung zu Abb. 125).

Auch die Pars costalis ist in manchen Stellungen beim Lebenden sehr deutlich (Abb. 79). Gewöhnlich verbergen sich ihre Zacken unter der Pars iliaca; bei der Leiche müssen sie hier gesucht und isoliert werden. Die Modellierung des

Überganges vom Brustkorb auf die Schulter wird durch den unter dem Muskel liegenden Serratus anterior (Tabelle S. 212/13) bewirkt, dessen unterer Rand oft sogar durch den Latissimus und die Haut hindurch sichtbar ist. Weiter nach oben folgt der Rand dem Teres maior, wie bei diesem beschrieben wurde (Abb. 56).

Es ist sehr wichtig, sich das Oberflächenbild des lebenden Körpers durch den Vergleich mit naturgetreuen Situsbildern der Muskeln in der Weise einzuprägen, daß man, wie im Fall des Latissimus, nicht nur den Muskel selbst ins Auge faßt, sondern auch alle darunter liegenden Muskeln; denn irgendwann äußern sie sich in der Nivellierung des Latissimus und der Haut; dadurch entstehen wichtige Hinweise auf die jeweilige Lage bei den Bewegungen.

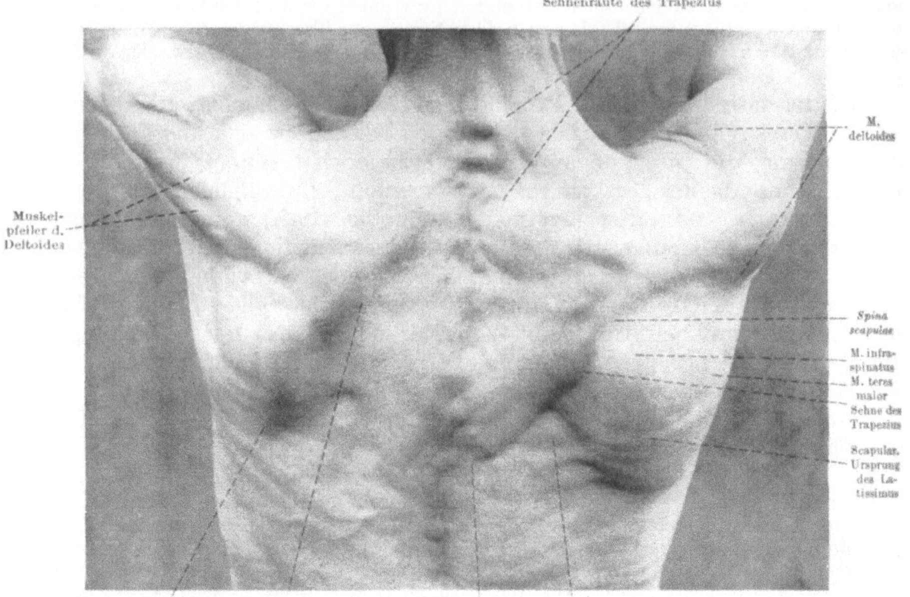

Abb. 127. Schultern von hinten. Muskelkräftiger, sehr magerer Mann (Photo). Die Hände sind auf den Hinterkopf gelegt.

Der Latissimus ist beim Lebenden besonders „durchsichtig" in diesem übertragenen Sinn. Er ist auch seiner absoluten Stärke nach besonders stark abgeplattet und stellenweise nur einige Milimeter dick, aber wechselnd von Punkt zu Punkt und gegen den Ansatz am Humerus sehr verdickt, weil hier die Fasern zusammentreten.

Die am weitesten kranial an der Wirbelsäule entspringenden Fasern inserieren am weitesten distal am Humerus und umgekehrt. Die schraubige Drehung, welche die Folge ist, wird deutlich nahe der Insertion. Die Sehne ist flach, ziemlich lang und breit. Sie ist gegen den Muskel umgeklappt (Abb. 96). Bei erhobenem Arm gleicht sich die Falte der Sehne aus wie beim Teres maior (S. 226).

Überspringen zahlreicher Gelenke. Die langen Fasern der Pars iliaca und die beiderseits angrenzenden der Pars vertebralis und costalis haben eine sehr starke Exkursionsmöglichkeit. Ihre wirksamste Ausgangsstellung ist die Extrem-stellung der Gelenke bei senkrecht erhobenem Arm. Den adduzierten Arm kann der Latissimus zusammen mit der Pars spinalis des Deltoides und dem Caput longum des Triceps brachii nach hinten und medial ziehen und gleichzeitig nach innen rotieren, bis der Handrücken auf das Gesäß zu liegen kommt („Fracktaschenmuskel"). Der Latissimus überspringt die Scapula, ja die am Becken fußenden Fasern überspringen außerdem die ganze lumbale und thorakale Wirbelsäule. Bei energischer Streckung des Rumpfes mit durchgebogenem Kreuz

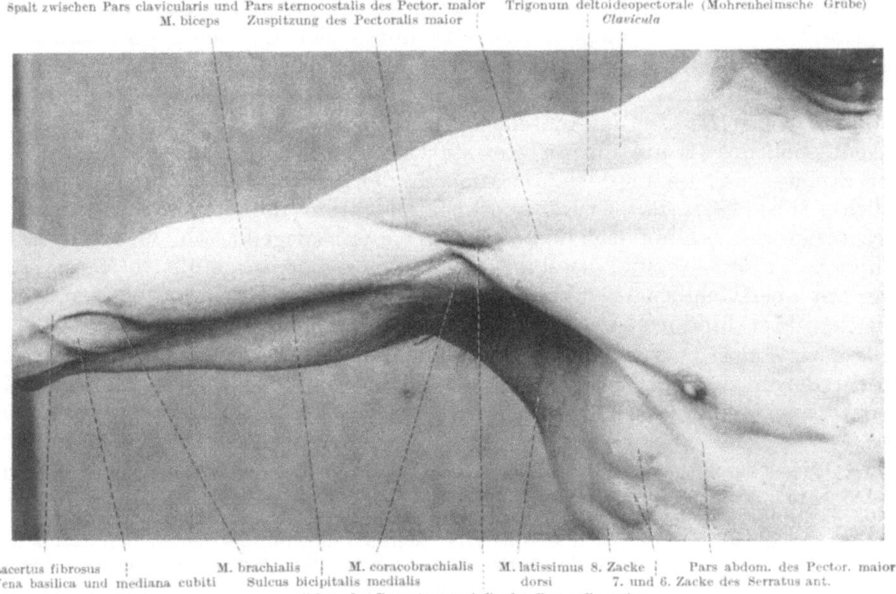

Abb. 128. Schulter von vorn, Oberarm nach außen bis zur Horizontalen gehoben (Abduktion). Muskelkräftiger, sehr magerer Mann.

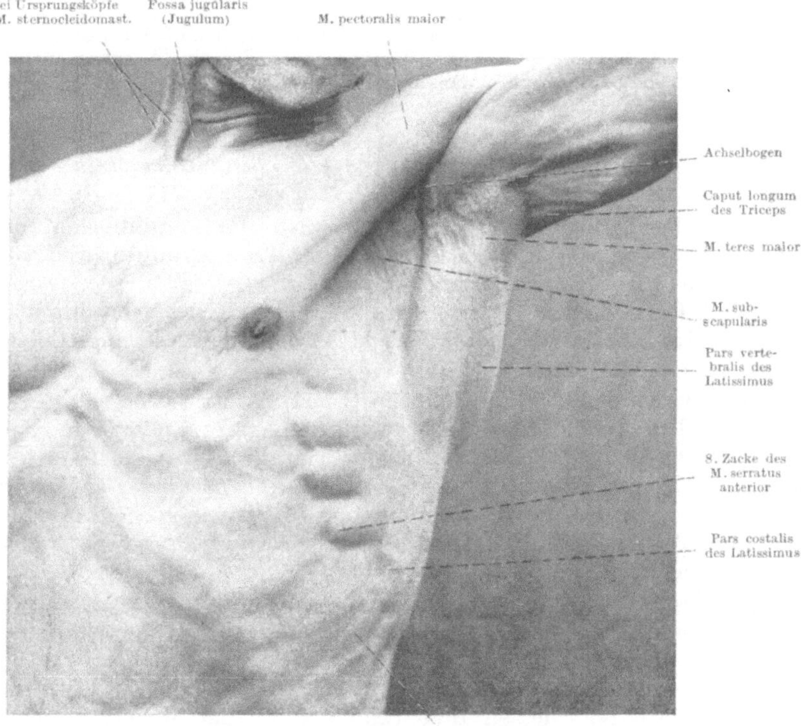

Abb. 129. Schulter schräg von vorn, Oberarm über die Horizontale erhoben (Elevation). Muskelkräftiger, sehr magerer Mann.

sind daher beide Latissimi beteiligt, da sie durch den Arm auf die Schulter wirken und diese kräftig nach hinten und unten ziehen. Beide Latissimi sind auch bei forcierter Exspiration tätig, beim Hustenstoß fühlen die aufgelegten Hände deutlich ihre Kontraktion („Hustenmuskel").

Hintere Achselfalte. Die Achselgrube wird von 2 Hautfalten begrenzt, die bei Abduktion des Armes um 45° am stärksten vorspringen. Die Grube ist in dieser Stellung am tiefsten; sie ist auch in der Horizontalstellung des Armes deutlich (Abb. 128 u. 129), wird aber bei Elevation immer seichter, weil die Falten zurückweichen und sich dem Brustkorb anschmiegen (Abb. 99, 128 u. 129). Die hintere Falte ist vom Latissimus und Teres maior ausgefüllt; ersterer liegt in ihr am oberflächlichsten (Abb. 96). Man kann den Muskel an dieser Stelle durch die Haut hindurch fassen.

Die *Fascie* des Latissimus ist filzig und nach innen ohne scharfe Grenze mit dem Perimysium externum des Muskels und nach außen mit der Subcutis verwebt. Sie geht in die Fascie des Trapezius, Teres maior und Pectoralis maior über.

Muskulöser Achselbogen. Die Insertionssehne ist durch Fasern am Knochen verankert, welche in das Periost ausstrahlen und oft den Sulcus intertubercularis des Humerus unter der Sehne des M. biceps (Oberarm) auskleiden. Außerdem verbinden nicht selten Muskelzüge, welche oberflächlich zum Biceps quer über die Achselhöhle hinüberziehen, den Rand des Latissimus mit dem Rand des Pectoralis maior (Abb. 131). Sie haben meistens engere Beziehungen zum Pectoralis und zu Fascienzügen (LANGERscher Bogen, S. 237). In seltenen Fällen ist ein solcher muskulöser Achselbogen durch die Haut sichtbar (Abb. 129). Über die Verbindung der Insertionssehne mit dem Caput longum des Triceps s. S. 303.

Die Beziehungen des Latissimus zum Trigonum lumbale Petiti sind beim Obliquus abdominis externus geschildert (S. 156). Er bedeckt den Serratus posterior inferior und die Lücken des Ligamentum lumbocostale (obere Lumbalhernien S. 150).

Innervation: R. thoracodorsalis des N. subscapularis, siehe bei Teres maior. Segmentale Nerven: C 6, C 7, C 8. *Blutzufuhr:* R. thoracodorsalis aus A. subscapularis (Axillaris), außerdem Ästchen von Intercostalarterien und von beiden Aa. circumflexae humeri. *Bursa synovialis:* Über den Schleimbeutel an der Insertion siehe Teres maior.

c) Ventrale Gruppe der eigentlichen Armmuskeln
(Mm. brachiales ventrales). Tabelle S. 211/8—10.

Den bisher geschilderten 7 autochthonen dorsalen Muskeln der Schulter stehen nur 3 ventrale Muskeln der gleichen Art gegenüber, weil von den ventralen Skeletteilen des Schultergürtels vieles weggefallen ist. Dafür sind aber von den 3 Repräsentanten dieser Gruppe diejenigen, welche durch Überwanderung auf den Brustkorb Ersatz für die verlorenen Ursprungsstellen gewonnen haben, um so voluminöser.

Musculus coracobrachialis (Tabelle S. 211/8). Er ist der einzige Muskel der Gruppe, welcher im Prinzip die ursprüngliche Lage zum Gürtel und zum Humerus bewahrt hat. Wie bei den dorsalen Muskeln alle (selbst die Pars scapularis des Latissimus) vom dorsalen Teil des Schultergürtels (Scapula) entspringen und am Humerus inserieren, so ist der Coracobrachialis einerseits am Rudiment des ventralen Teiles des Schultergürtels (Rabenschnabelfortsatz), andererseits am Humerus befestigt.

Sein Ursprung an der Spitze des Processus coracoides ist mit dem kurzen Kopf des Biceps verschmolzen und mit der Insertionssehne des Pectoralis minor (Tabelle S. 211/9) so verankert, daß beide Sehnen eine Strecke weit parallel laufen und vereinigt sind (Abb. 89). Der Bicepskopf bedeckt den Coracobrachialis, doch ragt dessen Innenrand vor, da der Muskel breiter ist als der Biceps. Bei herabhängendem Arm ist er ganz in der Achselhöhle verborgen. Bei abduziertem oder eleviertem Arm wird er durch die Haut als spindelförmiger

Wulst sichtbar, weil er dann neben dem Biceps mehr an die Oberfläche tritt (Abb. 128, in Abb. 129 vom Achselbogen überquert).

Beim Kruzifixus haben die Künstler des Mittelalters ihn besonders getreu nachgebildet. Er ist ein sehr wichtiger Leitmuskel für das Gefäßnervenbündel der Achsel, welches seinem Innenrand entlang läuft und als Strang sicht- oder fühlbar ist.

Die Insertion am Humerus liegt in dessen Mitte in der Höhe des Ursprunges des Brachialis (s. Oberarm), medial davon (Abb. 89). Zwischen Knochen und Muskel bleibt ein schmaler Spalt offen, durch welchen die Sehne des Latissimus durchschlüpft (offene Spalte in der Abbildung). Meistens spannt sich eine fibröse Arkade, welche die Latissimusinsertion überbrückt vom Tuberculum minus bis an die Insertionsstelle des Coracobrachialis aus.

Statt dieser Sehnenbrücke kommen Muskelfasern vor, so daß der Coracobrachialis durch diesen zweiten Kopf am Humerus angeheftet ist.
Die *Fascie* des Muskels gehört mit zu der Gruppenfascie des Oberarmes.

Der Muskel setzt die Richtung des Bandapparates, an welchem der Arm hängt (Lig. coracoclaviculare, Abb. 142, 143), gegen den Humerus zu fort; in seiner *geraden* Fortsetzung liegt bei supiniertem Vorderarm der Radius, der Träger der Hand. Er ist im wesentlichen Haltemuskel. Durch seine Lage und Richtung hält er den Humeruskopf im Gelenk, besonders bei Abduktion und Adduktion gegen Widerstand, er verhütet zusammen mit dem Supraspinatus das Abgleiten des Humeruskopfes von der Gelenkpfanne (Subluxation) nach unten.

Innervation: N. musculocutaneus. Dieser Nerv durchbohrt den Muskel (Abb. 89) (deshalb auch die Bezeichnungen: *Musc. perforatus* und *Nervus perforans*); doch ist das nicht immer der Fall. Segmentale Nerven: C 6, C 7 (C 8). *Blutzufuhr:* Aa. circumflexae humeri aus A. axillaris. *Bursa synovialis:* Ein zum Muskel gehöriger Schleimbeutel schiebt sich am Ursprung zwischen die Hinterfläche des Coracobrachialis und den Subscapularis ein, *Bursa m. coracobrachialis.*

Musculus pectoralis minor (Tabelle S. 211/9). Der Muskel gehört scheinbar nicht zu dieser Gruppe, da er nicht am Humerus, sondern an einem Teil des Gürtels inseriert. Aber er entsteht beim menschlichen Embryo aus einer gemeinsamen Anlage mit dem Pectoralis maior (Tabelle S. 211/10). Unter den häufigen Varietäten findet man auch beim Erwachsenen gelegentlich den P. minor neben dem P. maior am Humerus befestigt (Tuberculum majus und Crista tuberculi maioris).

Bei niedersten Säugern (Monotremen) ist der ihm vergleichbare Muskel wie der Coracobrachialis zwischen Schultergürtel und Humerus ausgespannt. Bei den übrigen Säugetieren sind große Schwankungen in den Befestigungen und im Verhalten zum Pectoralis maior beobachtet. Erst bei den Primaten ist der Zustand wie beim Menschen durchgeführt, daß der Ursprung auf die Rippen und die Insertion auf den Gürtel verschoben ist. Der totale Stellungswechsel des Muskels, welcher bei keinem Muskel des Körpers so tiefgreifend und deutlich zu verfolgen ist, macht die individuellen Varietäten der mannigfachsten Art verständlich.

In der Norm ist der Muskel ganz in die Reihe derjenigen Muskeln eingetreten, welche den Schultergürtel bewegen. Er entspringt mit platten dünnen Sehnen ziemlich weit außen von der 3.—5. Rippe und zieht infolgedessen steil ansteigend zum Rabenschnabelfortsatz in die Höhe (Abb. 89). Zwischen Pectoralis minor und Subclavius (Tabelle S. 212/14) ist eine Lücke gelegen, *Spatium clavipectorale* (Abb. 96). Sie ist mit einer Fascienplatte gefüllt, deren Durchtrennung dem Chirurgen von vorn einen wichtigen Zugang zur Achselhöhle eröffnet. Nach der Haut zu ist der Pectoralis minor ganz vom Pectoralis maior bedeckt. Ist der laterale Rand des letzteren schwach ausgebildet (Fehlen der Portio abdominalis) oder ist der Pectoralis minor breiter als gewöhnlich, so wird seine Randpartie bei erhobenem Arm außen vom Pectoralis maior sichtbar. Der Pectoralis minor dreht bzw. senkt durch die Insertion am Coracoid das Schulterblatt und damit mittelbar auch den Arm. Die Senkung der Scapula ist äußerlich an der Bewegung des Acromion nach vorn und unten zu verfolgen. Sie ist trotz geringen eigenen Ausschlages selbstverständlich am erhobenen Arm besonders merkbar, der wie ein Hebel die Bewegung vergrößert. Der Muskel wirkt antagonistisch zur Pars descendens des Trapezius und zu der am Angulus inferior scapulae ansetzenden unteren Portion des Serratus anterior (Abb. 140).

Die einzelnen Rippenzacken des Pectoralis minor decken sich kulissenartig von unten nach oben. Die oberste ist in Wirklichkeit die breiteste, ist aber von der folgenden so stark überlagert, daß sie an der Oberfläche oft am schmalsten aussieht.

Die *Fascie* des Pectoralis minor hüllt den Muskel ein, setzt sich aber von seinem oberen Rand aus bis zum M. subclavius (Tabelle S. 212/14) und zum Schlüsselbein fort; sie verschließt auf diese Weise das Spatium clavipectorale. Am unteren Rand des Muskels ist die Fascie bis zur Haut der Achselhöhle und zu der mit ihr zusammenhängenden *Fascia axillae* zu verfolgen (Abb. 130). Man bezeichnet die Gesamtausbreitung der Fascie als *Lamina profunda* der *Fascia pectoralis*. (Die Lamina superficialis dieser Fascie wird beim Pectoralis maior beschrieben.) Sie ist dadurch, daß der Pectoralis minor in sie eingelassen ist, beweglich und kann in ihrem oberen und unteren Teil gespannt werden. Da Venen mit der Fascie verbunden sind, so ist sie für die Blutbewegung nicht unwichtig (nach Art des Omohyoideus, S. 191). Den oberen sehr derben Teil nennt man wegen seiner Befestigungen, *Fascia coracoclavipectoralis* und den unteren, zur Achselhöhle ziehenden Teil *Ligamentum suspensorium axillae* (Abb. 130); der wichtigste Faktor für die Einbuchtung der Haut in die Achselhöhle hinein ist aber gewiß nicht der Fascienzug, sondern wie an vielen anderen Stellen der äußere Luftdruck.

Abgesehen von den Stellen, wo Gefäße und Nerven durchtreten, ist die Fascie im ganzen eine geschlossene Scheidewand, welche medial an den Rippen und den Fascien der Zwischenrippenmuskeln befestigt ist und lateral am Processus coracoides und der Fascie des Coracobrachialis plus kurzen Bicepskopfes ansetzt. Wie gut der Abschluß einerseits gegen den Pectoralis maior und andererseits gegen die Achselhöhle ist, geht wie in einem Experiment aus pathologischen Ergüssen hervor: Eiteransammlungen machen gewöhnlich an der Fascie halt und werden deshalb in solche außen und innen von der Fascie unterschieden (Abscesse unter dem Pectoralis maior und Abscesse in der Achselhöhle, vgl. Abb. 130).

Innervation: Nervi thoracales anteriores. Segmentale Nerven: C 6, C 7, C 8. *Blutzufuhr:* A. thoracoacromialis aus A. axillaris, auch Zweige aus Intercostalarterien. — Über die Beziehungen zum Achselbogen s. S. 236.

Musculus pectoralis maior (Tabelle S. 211/10). Beim menschlichen Embryo überschreitet anfänglich die Anlage des Muskels kaum die 1. Rippe. Sie breitet sich allmählich bis zur 6. Rippe aus, welche im definitiven Zustand die letzte zu sein pflegt; manchmal erreicht der Muskel nur die 5. oder sogar die 7. Rippe. Von den Portionen des Muskels entsteht also die *Pars clavicularis* zuerst (Abb. 92); sie reicht vom Gürtelskelet zum Humerus und ist ein typischer autochthoner Armmuskel. Wie der Latissimus breitet sich auch der Pectoralis maior in der Entwicklung des Menschen sekundär auf den Rumpf aus: *Pars sternocostalis* und *Pars abdominalis*. Letztere ist nicht immer vorhanden. Über ihre Beziehungen zu anderen variablen Muskeln der Brustgegend siehe „Achselbogen" (S. 236).

Die *Pars clavicularis* ist individuell sehr verschieden breit, sie entspringt je nach ihrer Größe von der inneren Hälfte oder den inneren zwei Dritteln des Schlüsselbeines (Abb. 122) und kann bis unmittelbar an den Ursprung der Pars clavicularis des Deltoides heranreichen. Zwischen ihrem lateralen Rand und dem angrenzenden Deltoides bleibt eine entsprechend wechselnde dreieckige Spalte übrig, deren Basis am Schlüsselbein liegt. Sie heißt *Trigonum deltoideopectorale*. Die Haut sinkt an dieser Stelle ein wenig ein, weil sie durch den atmosphärischen Druck gegen die in der Tiefe liegende Brustkorbwand gedrängt wird: *Fossa infraclavicularis* (MOHRENHEIMsche *Grube*, Abb. 92 u. 133).

Die Grube verstreicht infolgedessen sofort, wenn pathologische Einschiebsel zwischen Brustkorb und Brustmuskel auftreten (Tumoren der Achselhöhle, Luxation des Humeruskopfes usw.); sie ist ein Indicator für das Verhalten der Tiefe. In die Grube senkt sich eine Hautvene hinein *(Vena cephalica brachii)*, welche oft sogar durch die Haut durchschimmert. Sie kann für die Grenzbestimmung sehr wichtig sein, denn es kommt vor, daß sich die beiden Nachbarmuskeln so weit nähern, bis sie völlig verschmelzen.

Die Fasern der Pars clavicularis verlaufen parallel und inserieren an dem distalen Teil der Crista tuberculi maioris des Humerus bis gegen die Insertion des Deltoides hin. Sie schieben

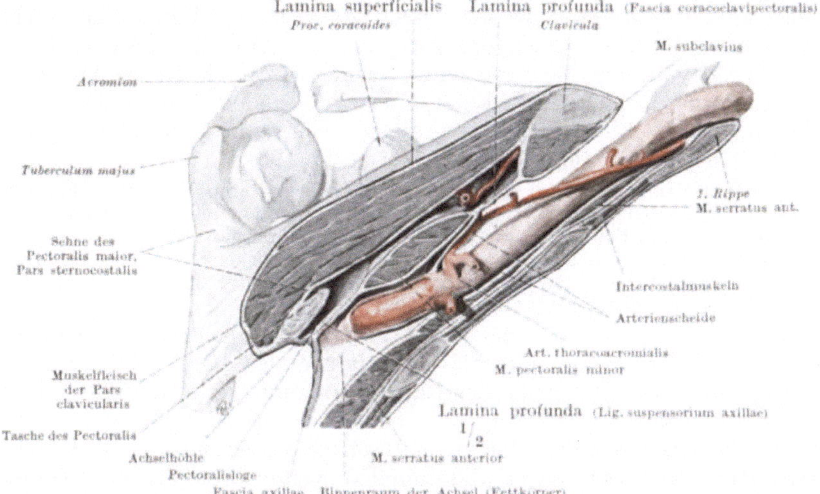

Abb. 130. Fascia pectoralis (Lamina superficialis und profunda). Die Schnittrichtung wird am ehesten verstanden an der Hand der Abb. 89: Gefrierschnitt durch das Schlüsselbein und die Brustkorbwand senkrecht zu den Rippen (d. h. schräg zur Medianebene des Körpers). Fortsetzung des Pectoralis minor zum Proc. coracoides gestrichelt. Die Arteria axillaris ist der Länge nach getroffen, an einer kleinen Stelle freigelegt, sonst mit ihrer Bindegewebsscheide bedeckt. Die Abstände der Lamina profunda vom Pectoralis maior und von den Gefäßen vergrößert (halbschematisch).

sich unter den Rand des Deltoides, welcher ein dreieckiges Stück des Muskelstreifens überdeckt; die Pars clavicularis sieht infolgedessen im Hautrelief zugespitzt aus (Abb. 128). In Wirklichkeit stehen ihre Ränder annähernd parallel.

Gegen die Pars sternocostalis läuft regelmäßig eine Grenzspalte durch den ganzen Muskel hindurch, *Sulcus interpectoralis*, welche oft auf der äußeren Oberfläche durch die Haut sichtbar ist (Abb. 128).

Die untersten Ausläufer des Platysma (s. Kopf) legen sich über die Pars clavicularis, manchmal über die MOHRENHEIMsche Grube und den angrenzenden Teil des Deltoides (Abb. 373). Die Fasern sind sehr dünn, können aber deutlich vorspringen, wenn der Mund plötzlich aufgerissen wird (Schrecken).

Die *Pars sternocostalis* entspringt von einer sehnigen Membran auf der Vorderfläche des Brustbeins *(Membrana sterni anterior)*. In ihr überkreuzen sich die Ursprungssehnen des rechten und linken großen Brustmuskels; sie vereinigen sich hier mit den Verstärkungsbändern der Rippengelenke am Brustbein. Die Haut ist an der Membran mit derben Faserzügen befestigt und formt eine senkrecht stehende Rinne, *Sternalrinne* (Abb. 93), weil sie zu beiden Seiten um die Dicke der beiden Pectorales gehoben ist. Je kräftiger die Brustmuskulatur eines Menschen entwickelt ist, um so ausgeprägter ist die Sternalrinne. Die Ursprünge an den Rippen lassen meist die 1. Rippe frei, weil diese vom Schlüsselbein bedeckt ist. Bei den folgenden sitzen die Muskelfasern in wechselnder Fülle an den Rippenknorpeln (Abb. 111) und liegen unter den vom Brustbein entspringenden Fasern versteckt. Nur die untersten Ursprünge von der 6., manchmal 5. oder 7. Rippe, werden oberflächlich sichtbar (Abb. 92). Die gesamten zur Pars sternocostalis gehörenden Faserbündel konvergieren nach der Insertion zu und schichten sich dort fächerartig übereinander. Sie sind an einer Sehne angeheftet, welche am unteren Rand der Pars clavicularis sichtbar ist. Die ganze Muskelmasse des Pectoralis maior füllt die vordere Achselfalte aus und ist in ihr faßbar.

Bei mageren Menschen erscheint der Sehnenspiegel der Pars sternocostalis als eine Delle in der vorderen Achselfalte (Abb. 128). Die Faserbündel erzeugen, wenn sie kontrahiert werden, bei mageren Leuten Kontraktionsfurchen in der Haut.

Die *Pars abdominalis* schließt sich dem lateralen Rand der Pars sternocostalis an und umgreift ihn nach der Insertion zu (Abb. 92). Der muskulöse Ursprung auf der vorderen Rectusscheide reicht bis zur Höhe der Knochen-Knorpelgrenze der 5. Rippe, selten tiefer hinab; doch sind sehnige Fasern, die zu ihr gehören, bis zur Linea alba zu verfolgen. Sie kann ganz fehlen. In seltenen Fällen ist sie durch die Haut sichtbar (Abb. 128).

Je nach der Entfaltung der Pars abdominalis und der unteren Rippenursprünge der Pars sternocostalis deckt der Pectoralis maior den Pectoralis minor mehr oder weniger vollständig bei erhobenem Arm. Bei herabhängendem Arm ist letzterer ganz versteckt, wenn nicht abnorme, nicht seltene Defekte des großen Brustmuskels vorliegen; auch bei erhobenem Arm kann höchstens der laterale Rand des Pectoralis minor sichtbar werden. — Bei Hemmungsmißbildungen fehlt oft die ganze Pars sternocostalis.

Die Fasern aller unterhalb der Pars clavicularis gelegenen Muskelteile schieben sich mit ihrer Sehne auf die Unterfläche der Pars clavicularis und inserieren gegenüber der Insertion des Latissimus und Teres maior. Wir begegnen einer ähnlichen Erscheinung wie bei jenen dorsalen Muskeln. Denn auch beim Brustmuskel inseriert der am Rumpf caudal entspringende Komplex von Fasern (Pars sternocostalis et abdominalis) weiter proximal am Humerus als der am Rumpf kranial befestigte (Pars clavicularis, Kreuzung der beiden Pectoralispfeile in Abb. 122). Durch die Überkreuzung der Insertionsfasern entsteht eine Tasche, die in der Richtung auf das Schultergelenk zu offen ist, aber distalwärts blind endigt (Abb. 130). Sie pflegt mit etwas Fett gefüllt zu sein. Die Einrichtung hat wie beim Latissimus und bei den oberflächlichen Bündeln des Teres maior die Folge, daß bei der Erhebung des Armes eine zu starke passive Dehnung des Pectoralis maior hintangehalten wird. Die fächerförmig übereinandergelegten Muskelbündel wickeln sich bei der Anteversion und Abduktion des Oberarmes voneinander ab. Ist der Arm über die Horizontale eleviert, so stehen die bei herabhängendem Arm *zu oberst* inserierenden Muskelfasern der Pars abdominalis und Pars sternocostalis mit ihren Befestigungspunkten am Humerus *tiefer* als die übrigen. Das Fett in der Sehnentasche des Muskels kann dabei ausweichen und wieder in den Hohlraum zurücktreten, je nachdem der Arm gehoben wird oder sinkt. Der Muskel ist infolge der Übereinanderschichtung der Fasern gegen die Insertion hin weitaus am dicksten.

Die *Gesamtform* des Pectoralis maior ist ganz abhängig von der Stellung des Armes. Hängt er herab, so ist der Muskel fast viereckig (Abb. 93). Je nach dem Tonus, der individuell verschieden ist, prägt sich die Wölbung und die untere Kante des Muskels stärker oder weniger stark aus. Es gibt Männer, bei welchen die Brust beiderseits durch etwas schlaffe, aber voluminöse Brustmuskeln oder durch dem Muskel aufgelagertes Fett ähnlich einem flachen Frauenbusen vorgewölbt ist. Mit der Wölbung durch die Brustdrüse der Frau hat das nichts zu tun, obgleich beim Mann auch eine rudimentäre Mamma vorkommen kann.

Selbst bei mageren Leuten ist doch die Muskelplatte kräftig genug, um die Rippen zu verdecken. Sie bestimmt die schräg abgedachte Form der oberen

Brustgegend (Abb. 126). Nach unten schneidet sie mit einer queren Linie ab, welche annähernd parallel den Inscriptiones des Rectus abdominis steht und deshalb leicht mit ihnen verwechselt wird; sie ist kenntlich daran, daß sie weiter oben als jene liegt (Abb. 99).

Der große Brustmuskel geht aus der viereckigen in die dreieckige Form über, sobald der Arm gehoben wird (Abb. 128), die Basis des Dreiecks liegt am Brustbein, die Spitze am Oberarm. Die Umänderung kommt zustande durch die Aufrichtung der lateralen, an den Deltoides grenzenden Kante (Abb. 92), welche in die gleiche Fluchtlinie mit der Ursprungslinie an der Clavicula zu stehen kommt.

Die männliche Brustdrüse hat selten eine solche Größe, daß sie eine äußerlich sichtbare Vorwölbung bedingt. Sie bleibt stets auf die unmittelbare Umgebung der Brustwarze beschränkt (s. Bd. III, Integument). Die Darstellung der Brust bei Hermaphroditen in der antiken Plastik knüpft an Scheinzwitter an, welche Geschlechtsorgane von *vermeintlich* männlichem Typus besitzen (s. Bd. II, Entwicklung der äußeren Genitalien). Mit den hier berührten Vorwölbungen der Männerbrust besteht keine Beziehung. Die äußere Ähnlichkeit mit dem Busen der Frau rührt daher, daß die Haut in der Sternalrinne straff befestigt ist und nicht abgehoben werden kann. Alle Schwellungen zu beiden Seiten, auch solche pathologischer Art, vertiefen die Rinne, welche hier vorgebildet ist.

Für die *Wirkung* des Pectoralis maior kommt in Betracht, daß bei herabhängendem Arm ein Teil der Fasern absteigend, ein Teil quer und ein Teil aufsteigend verläuft (Abb. 92). Die absteigenden Fasern umfassen die ganze Pars clavicularis und einen Teil der Pars sternocostalis. Sie sind also nicht nur am Schultergürtel, sondern auch am Brustkorb befestigt und können deshalb den Arm gegen die Schulter, aber auch den Schultergürtel gegen den Brustkorb bewegen. Dies tritt besonders beim Heben der belasteten Schulter hervor.

Der rein körperliche Druck beim Tragen einer Last auf der Schulter ist wahrscheinlich die Ursache, daß eine geringe Hebung beider Schultern zu einer Ausdrucksbewegung geworden ist; sie gehört mit zu der unterwürfigen (devoten) Haltung (vgl. Mimik und Physiognomik, Kapitel: Kopf).

Bei abduziertem Arm gelangen die absteigenden Fasern in die gleiche Horizontallage wie die queren und bringen mit diesen den Arm in Anteversion (z. B. beim Schwimmen). Der Muskel hebelt sich dabei mit großer Kraft vom Brustkorb ab und ist so deutlich wie kein anderer Körpermuskel durch die Haut zu sehen und zu fassen. Bei eleviertem Arm wirken alle Teile des Muskels zusammen, um den Arm nach vorn zu senken (z. B. beim Säbelhieb). Ist der Arm mit der Hand fixiert, so ist umgekehrt die Bewegung des Körpers gegen den Arm hin das Wesentliche (z. B. beim Klettern). Die Beziehung des Pectoralis maior und der übrigen am Brustkorb angehefteten Extremitätenmuskeln für die Atmung ist früher erwähnt (auxiliäre Atemmuskeln, S. 197). Die quer und absteigend verlaufenden Fasern vermögen bei herabhängendem, mit der Hand fixiertem Arm die Schulter nach vorn zu senken.

Die Haut hat beim ruhenden, also verkürzten Muskel gewöhnlich *Stauchungsfalten*, die den seitlichen Brustkontur nach oben verlängern (Abb. 93, 157 u. 158).

Der große Brustmuskel ist sehr wichtig für eine Art der künstlichen Atmung, bei welcher die Arme des Patienten extrem abduziert und retrovertiert werden. Die Pectorales sind dann passiv gespannt und ziehen die Rippen auseinander. Wird die Bewegung rhythmisch wiederholt, so werden die Lungen ausgiebig gelüftet und die natürliche Atmung kann selbst nach langer Pause (Scheintod) wieder erwachen.

Vordere Achselfalte. Bei Erhebung des Armes springt der Pectoralis zuerst besonders vor (Abduktion, Abb. 128), weicht aber beim Übergang in die Elevation entsprechend der Stellung des Humerus medianwärts zurück (Abb. 129). Die vordere Achselfalte, welche vom Pectoralis gefüllt wird, verstreicht infolgedessen, je höher der Arm gehoben wird; die hintere Achselfalte bleibt dagegen bestehen, da der Latissimus, der in ihr liegt, mit seiner Pars costalis weiter lateral entspringt als der Pectoralis. Die Achselgrube vertieft sich bei Abduktion des Armes anfangs (bis der Arm um 45° abduziert ist), besonders wenn gleichzeitig die Muskeln in den Achselfalten kontrahiert werden, und flacht sich dann immer mehr ab. Ihr Boden wird schließlich durch den Humeruskopf nach vorn gedrängt und rückt in das Niveau der Umgebung (Abb. 99). Bei herabhängendem Arm ist die Haut der Achselgrube *entspannt* und der palpierende Finger kann am höchsten am Brustkorb hinauftasten (bis zur 3. Rippe). Dies ist die *Explorationsstellung*. Sie ist besonders wichtig für die Untersuchung des Schultergelenks (S. 258). Bei gehobenem Arm ist die Haut *gestrafft*, aber der Inhalt der Achselgrube nähert sich ihr und ist von vorn für das Messer gut zugänglich: *Operationsstellung*.

Die vordere Achselfalte setzt bei herabhängendem Arm die Richtung der 4. Rippe in der vorderen Brustwand lateralwärts fort.

Musculus sternalis, muskulöser Achselbogen. Die *Varietäten* der Muskulatur sind in der Brustgegend besonders zahlreich. Sie resultieren zum Teil aus unvollkommenen Trennungen oder Verschiebungen der Muskelanlagen auf irregulären Bahnen. Wir sahen, daß der Muskel beim menschlichen Embryo in der Nähe der Clavicula liegt und von dort aus caudalwärts wächst; der Pectoralis minor spaltet sich aus der gemeinsamen Anlage ab und ist ganz anders orientiert als sie. Nimmt man an, daß bei solchen Prozessen eine atypische Loslösung von Teilen der Anlage eintritt, so ist eine Verwerfung leicht denkbar. Die übliche Stratigraphie der Brustmuskeln kann deshalb durch Muskelindividuen mehr oder minder selbständiger Art unterbrochen sein, welche zwischen dem Pectoralis maior und minor, vor ersterem oder zur Seite von letzterem (lateral) liegen.

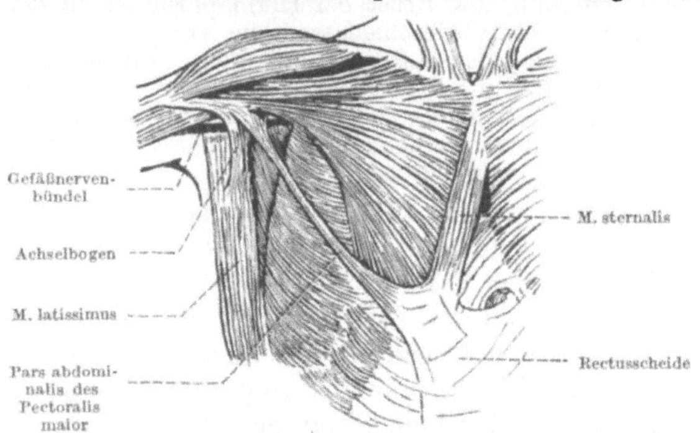

Abb. 131. M. sternalis, muskulöser Achselbogen und selbständige Pars abdominalis des M. pectoralis maior bei dem gleichen Menschen (Umzeichnung nach G. S. HUNTINGTON).

Eine andere Quelle von Muskelvarianten wird nicht aus individuellen Störungen der Entwicklung, sondern aus altem Erbgut der Säuger gespeist. Es gibt ursprünglich einen Hautmuskel, *Panniculus carnosus*, der bei fast allen Säugern besonders entfaltet und zur ausgiebigen Bewegung der Rumpfhaut benutzt ist, z. B. beim Abwehren von Insekten. Beim Menschen ist diese Muskulatur überflüssig geworden, weil die Hand solche Bewegungsfreiheit erlangt hat, daß sie fast alle Stellen der Körperoberfläche erreichen kann; es kommen aber individuell Reste vor, welche an der seitlichen Brustwand zwischen dem lateralen Rand des Pectoralis minor und dem Vorderrand des Latissimus in breiten Zügen über die Fascie des Serratus anterior gegen die Achselhöhle ziehen. Eine besondere Differenzierung dieser Züge ist der *muskulöse Achselbogen*, welcher vom Rand des Pectoralis maior zum Latissimus zieht und an letzterem sehnig an·eheftet ist (S. 230, Abb. 129 u. 131). Er überbrückt das Gefäßnervenbündel und den M. coracobrachialis, welche aus der Achselhöhle zum Oberarm ziehen. Da mit dem Achselbogen gelegentlich Muskelzüge zusammenhängen, welche wie die *Pars abdominalis* des *Pectoralis maior* von der vorderen Rectusscheide entspringen (Abb. 131), so kann die Pars abdominalis mit Wahrscheinlichkeit als ein weiterer Rest des Panniculus carnosus gelten. Als ein dritter Rest wird ein nicht selten beobachteter Muskel angesprochen, welcher vor der Fascie des Pectoralis maior parallel dem Sternalrand ein- oder doppelseitig vorkommt: *Musculus sternalis* (in $4^{1}/_{2}$% der Fälle, Abb. 131). Er hängt oft mit dem M. sternocleidomastoideus (Tabelle S. 212/17) zusammen und wird von vielen Autoren zu diesem gerechnet; er kann aber auch sehnig mit anderen Resten des Hautmuskels verbunden sein. Bei seiner Kontraktion, die gemeinsam mit dem Pectoralis maior erfolgt, entsprechend der gemeinsamen Innervation, kann er beim Lebenden als Längswulst durch die Brusthaut sichtbar sein.

Es kommt vor, daß die Nervenäste zu den 3 genannten Muskeln zu *einem* besonderen Nervenstamm der Pectoralisgruppe gehören. Dann ist ein Zweifel an ihrer Abstammung aus dem Panniculus carnosus, der aus der Pectoralisgruppe hervorgegangen ist, nicht möglich. In anderen Fällen ist schwer zu entscheiden, ob nicht individuelle Verwerfungen dazu geführt haben, daß Muskelzüge die alten Bahnen des Hautmuskels einnehmen, ohne zu ihm zu gehören. Solche Imitationen kombinieren sich wahrscheinlich mit echten Überbleibseln des Panniculus. Daß der Latissimus mit abgespaltenem Material beteiligt sein kann, wurde bei diesem Muskel erwähnt und ist durch die Innervation belegt. Es kann aber auch Material des Hautmuskels in den Vorderrand des Latissimus eintreten. Eine sehnige Trennung zwischen ihm und dem Achselbogen besteht dann nicht.

Die *Fascie* auf der Oberfläche des großen Brustmuskels wird bezeichnet als *Lamina superficialis fasciae pectoralis* (Abb. 130), weil sie mit der Lamina profunda, welche auf seiner Unterfläche liegt und beim Pectoralis minor beschrieben wurde, zusammenhängt und den Muskel einhüllt. Die oberflächliche Fascie ist ein dünnes, filziges Blatt, welches unverschieblich mit dem Perimysium externum verwachsen ist. Eine Fetteinlage zwischen beiden besteht nicht, dagegen liegt Fett zwischen der Fascie und der Haut, namentlich bei der weiblichen Brustdrüse.

Verschieblichkeit und Fett dienen als differentielle Merkmale der prämuskulären Schichten, wenn es sich darum handelt, den Sitz und die Ausdehnung von Erkrankungen zu bestimmen, welche sich auch in das Muskelfleisch einnisten (Carcinom der Mamma). Wie fest geschlossen die Loge ist, welche der Pectoralis maior einnimmt, können Eiteransammlungen lehren, welche oft in der Loge festgehalten und sehr versteckt unter dem Muskel bleiben. Die oberflächliche Fascie des Pectoralis geht in die Fascie des Deltoides über.

Die *Fascia axillae* hängt unter dem äußeren Rande des Pectoralis maior mit der Lamina profunda der Fascia pectoralis zusammen (Lig. suspensorium axillae, Abb. 130) und zieht herüber zur Fascie des Latissimus, in welche sie übergeht. Sie ist von zahlreichen Lücken für Blut-, Lymphgefäße und Nerven siebförmig durchlöchert (Lamina cribrosa axillae).

LANGERscher Achselbogen und Armbogen. Entfernt man die Lamina cribrosa, so ergibt sich ähnlich wie bei der Fossa ovalis der Fascia lata ein ovales Fenster mit verstärkten Rändern. Der proximale (regelmäßigere) Rand liegt in der Rumpfwand und wird *fascialer Achselbogen* (LANGERscher *Bogen*) genannt; der distale gehört zum Arm, deshalb *Armbogen* genannt. Die Fascia axillae kann auch muskulös verstärkt sein durch Fasern, welche auf oder in ihr liegen (muskulöser Achselbogen). Über die genetischen Beziehungen zum Panniculus carnosus ist oben berichtet.

Innervation: Nn. thoracales anteriores. Segmentale Nerven: (C 5), C 6—C 8, Th 1. *Blutzufuhr:* A. thoracoacromialis und A. thoracalis lateralis aus A. axillaris und Ästchen von Intercostalarterien. *Bursa synovialis:* Ein Schleimbeutel liegt zwischen dem tiefen Blatt der Insertionssehne und dem Humerus, nach der Sehne des Latissimus zu. Der untere Recessus des Schultergelenkes (*Vagina mucosa intertubercularis*, Abb. 142) reicht nahe an diesen Schleimbeutel heran, ohne aber mit ihm zu verschmelzen.

d) Dorsale Gruppe der eingewanderten Rumpfmuskeln (Mm. thoracales dorsales). Tabelle S. 212/11—13.

Die eingewanderten Rumpfmuskeln sind bei der Schulter von den eigentlichen (autochthonen) Armmuskeln daran zu unterscheiden, daß sie am Schultergürtel und nicht am Humerus inserieren. Die einzige Ausnahme, der Pectoralis minor, gehört trotz seiner Insertion am Processus coracoides, also am Gürtel, doch nicht hierher; er ist in der Tabelle unter Nr. 9 aus den früher angegebenen Gründen eingereiht (S. 231). Die dorsale Gruppe der Schultermuskeln thorakaler Abkunft inseriert an dem dorsalen Teil des Schultergürtels, dem Schulterblatt. Die Ausbreitung der 3 Repräsentanten dieser Gruppe (Tabelle S. 212/11 bis 13) ist aber nicht die gleiche. Zwei (Tabelle S. 212/11—12) haben sich dorsalwärts entwickelt und überdecken deshalb die tiefen Rückenmuskeln (Abb. 9, Rhomboides). Der 3. (Tabelle S. 212/13) hat dagegen durch eine Schwenkung um den feststehenden Insertionspunkt an der Scapula die vorderste Partie der ventralen Körperwand gewonnen (Abb. 9, Serratus anterior). Der Funktion nach ist er zum Antagonisten der beiden ersteren geworden, ähnlich wie bei den dorsalen brachialen Schultermuskeln antagonistische Gruppen durch die verschiedene Situation zum Schulterblatt (Außen- und Innenfläche) zustande gekommen sind.

Beim menschlichen Embryo liegt die Anlage des Serratus „anterior" (Tabelle S. 212/13) anfänglich mit der Anlage des Levator scapulae (Tabelle S. 212/12) zusammen am *dorsalen* Rande der Scapula; er wächst erst allmählich nach vorn gegen das Brustbein hin aus und verdient dadurch erst seinen Beinamen in der menschlichen Anatomie, der rein topographisch und nicht genetisch verstanden werden muß. Mit anderen „vorderen", wirklich ventralen

Muskeln hat der dorsal von der Gliedmaße entstandene Serratus „anterior" nichts zu tun.
— Man muß im Auge behalten, daß alle thorakalen Muskeln der Extremität — ihrem
Ursprung nach — zur *vorderen* Körperwand gehören. Das bleibt an ihren Nerven zeitlebens
kenntlich. Dorsal und ventral heißen die Gruppen nur in bezug auf den Schultergürtel
und die Extremität, die selbst ja auch genetisch ganz zur *ventralen* Körperhälfte gehört.
Indem aber Teile der dorsalen thorakalen Gruppe sich über die autochthonen Rückenmuskeln hinwegschieben (Abb. 9), werden sie topographisch noch in einem anderen Sinne
dorsal, d. h. sie liegen nun in der *dorsalen Körperhälfte.* Genetisch bleiben sie deshalb doch

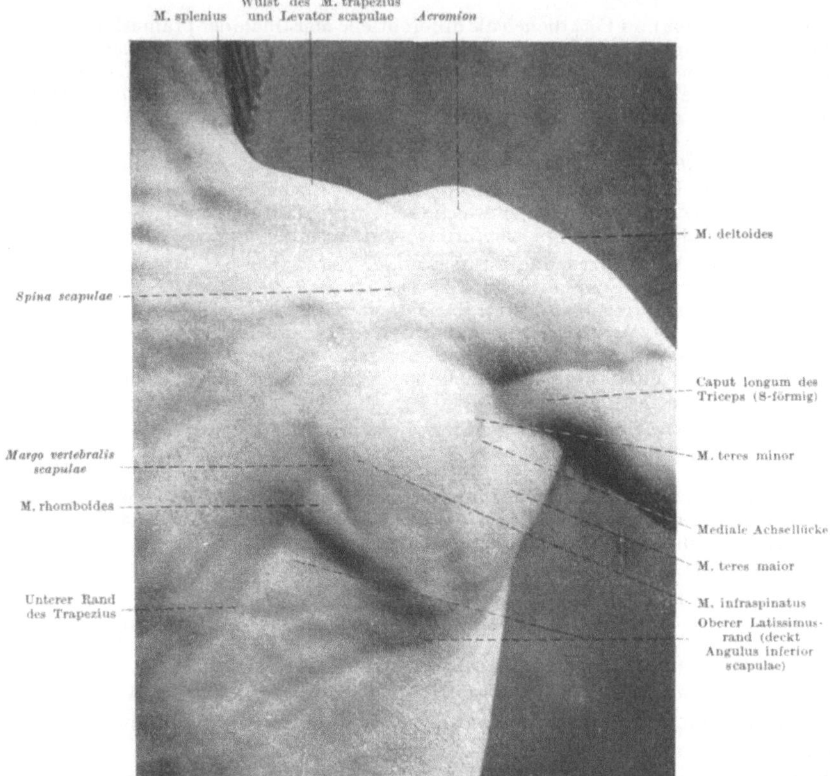

Abb. 132. Schulter bei abduziertem Arm. Muskelkräftiger, sehr magerer Mann.

ventrale Muskeln, gerade so wie diejenigen unserer jetzigen Rückenmuskeln, welche über
die autochthonen Rückenmuskeln hinweg die Dornen der Rückenwirbel erreicht haben
(z. B. Serrati posteriores, Abb. 9 und Tabelle S. 80, Abteilung II).

Musculus rhomboides (Tabelle S. 212/11). Der Name des Muskels ist sehr
charakteristisch. Die Rautenform kommt durch die parallele Lage von Muskelbündeln zustande, die sehnig höher an der Wirbelsäule entspringen, als das
Schulterblatt in der Ruhe steht, und schräg abwärts zum vertebralen Rand des
Schulterblattes verlaufen (Abb. 123); dort inserieren sie außen vom Trigonum
spinae ab bis gegen den Angulus inferior (Abb. 121 u. 134).

Nur nach dem Angulus zu konvergieren Muskelfasern, sonst ist die parallele Lage der
Fasern regelmäßig und die Dicke des Muskels gleichmäßig. An der Scapula quillt jedoch
das Muskelfleisch in den Raum vor, welcher zwischen der vom Serratus anterior bedeckten
Unterfläche der Schulter und dem Brustkorb frei bleibt (Abb. 134). Die Insertion ist deshalb
wulstig; sie ist die dickste Stelle des Muskels. Eine Fettmasse, welche anschließend an den
Rhomboides den übrigen Teil des genannten Raumes ausfüllt, richtet sich in ihrer Größe
nach dem Platz, welchen der Muskel je nach den Bewegungen der Schulter einnimmt. Häufig

sind alle Muskelfasern an einer Sehne befestigt, welche sich vom Trigonum spinae längs dem Schulterblattrand bis zum Angulus inferior herüberspannt, oder nur der Rhomboides maior inseriert an einer entsprechend kürzeren Sehne. Der Muskelzug wird durch sie besonders dem letzteren Punkte zugeleitet.

Durch Gefäße, welche den Muskel nicht weit vom oberen Rand durchsetzen, wird er in einen schmalen *Rhomboides minor* und einen breiten *Rhomboides maior* zerlegt, eine Teilung, die ohne wesentliche Bedeutung und oft undeutlich ist.

Die Rautenform des Muskels ist an der Profilierung der Haut des Rückens zu erkennen, obgleich der Rhomboides durch den Trapezius (Tabelle S. 212/16) fast ganz bedeckt wird. Besonders die untere Kante des Muskels pflegt kenntlich zu sein, weil der Trapezius über sie herüber in ein etwas anderes Niveau zurücksinkt (Abb. 125). Ein kleines Stück dieser Kante liegt unmittelbar unter der Haut in einem Dreieck, welches durch den äußeren Rand des Trapezius, den oberen Rand des Latissimus und die Basis scapulae abgegrenzt ist (Abb. 132).

Der Unterrand des Rhomboides liegt mit demjenigen des Serratus anterior in einer Flucht (Abb. 134). Der Margo vertebralis scapulae ist zwischen diese beiden Muskeln, die hüben und drüben an ihn festgeheftet sind, wie eine knöcherne Inscriptio eingelassen und wird von ihnen an den Thorax angedrückt.

Unter dem Rhomboides liegt der Serratus posterior superior (Abb. 134); die Sehnen beider sind an den Wirbeldornen oft verwachsen. Man erkennt beim Präparieren den Serratus daran, daß er an die Rippen geht und daß sein oberer Rand über den Rhomboides hinausragt. Der Rhomboides liegt mit seiner unteren Hälfte unmittelbar auf den tiefen Rückenmuskeln.

Fortbewegung und Drehung des Schulterblattes. Rhomboides und Serratus anterior, welche die Basis scapulae zwischen sich fassen, wirken als ein muskulöses Aufhängeband des Schulterblattes, welches die Stellung des Knochens in bezug auf die Wirbelsäule reguliert. Wir unterscheiden bei den Änderungen der Lage des Schulterblattes *Fortbewegungen* (Lageveränderungen) und *Drehungen* (Stellungsveränderungen). Beide Bewegungsarten können kombiniert sein. Die breite Fläche des Brustkorbes bietet Raum genug dazu. Der Rhomboides veranlaßt eine Fortbewegung nach der Wirbelsäule zu und dreht gleichzeitig so, daß der obere äußere Winkel des Schulterblattes (Verbindung des Acromion mit der Clavicula) als Drehpunkt feststeht und die Basis schräg nach oben geführt wird. Für den abduzierten Arm bedeutet das unter bestimmten Voraussetzungen eine aktive Senkung (Adduktion z. B. bei Druck auf einen Bergstock).

Innervation: N. dorsalis scapulae. Segmentale Nerven: C 4, C 5. *Blutzufuhr:* R. descendens oder A. transversa colli aus A. subclavia und Ästchen von den benachbarten Intercostalarterien.

Musculus levator scapulae (Tabelle S. 212/12). Er verläuft bei Normalstellung in einer fast sagittalen Ebene von den Querfortsätzen der obersten Halswirbel (Abb. 89) zur Basis scapulae, zieht in dieser Ebene schräg nach hinten (Abb. 121) und windet sich schließlich spiralig um den Splenius cervicis herum (Abb. 114). Der Rand des Splenius ist ein Stützpunkt für den Muskel.

Die Ursprungszacken sind leicht trennbar, aber eng aneinandergepreßt, da der Platz zwischen Splenius und Scalenussystem, welchen sie einnehmen, kärglich ausgemessen ist. Die oberste, am Atlas entspringende Zacke ist am größten und überlagert die übrigen 3, von denen 1 oder 2 untere zartsehnig sind oder ganz fehlen können (Abb. 89). Die Insertion läßt die oberste Spitze der Scapula ganz frei, umfaßt aber mit massivem Muskelfleisch die Oberfläche des anstoßenden Margo vertebralis und reicht mit kurzer Sehne bis zum Trigonum spinae hinab (Abb. 123). Der Muskelbauch ist sonst schlank und parallelfaserig. Zwischen ihm, der Fascie des Supraspinatus und den Insertionssehnen der Scaleni an den obersten Rippen liegt ein vom Trapezius überdeckter Fettkörper, welcher sich nach der Größe der Lücke zwischen diesen Begrenzungen richtet und seine Form je nach der Haltung der Schulter wechseln kann.

Der Levator scapulae wird vom Trapezius (Tabelle S. 212/16) größtenteils bedeckt; nur die Ursprungspartie ist im *äußeren Halsdreieck* sichtbar und überkreuzt, von vorn gesehen, schräg den Rand des Trapezius (Abb. 133). An den Muskel schließt der Scalenuswulst unmittelbar an. Bei Trapeziuslähmungen ist der Levator oft sehr schön seiner ganzen Ausdehnung nach sichtbar, besonders wenn er kontrahiert wird. Man sieht aber auch am Relief des normalen Trapezius die Unterpolsterung, welche ihm der Levator verleiht und welche mit dazu wirkt, den unteren seitlichen Halskontur zu verbreitern (Abb. 132).

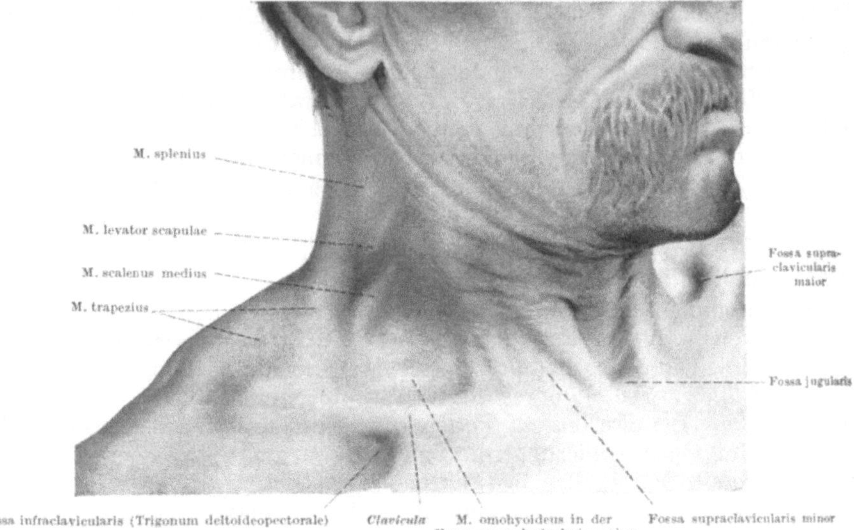

Abb. 133. Äußeres Halsdreieck (Regio colli lateralis). Muskelkräftiger, sehr magerer Mann; vgl. die freigelegten Muskeln in Abb. 96 (der Omohyoideus ist weggenommen, in Abb. 241 dargestellt).

Die Scapula ist mit ihrem inneren oberen Winkel am Levator wie an einem Bande aufgehängt (Abb. 123, Pfeil). Der Muskel hebt das Schulterblatt im Sinn einer fast reinen Fortbewegung nach dem Kopfe zu. Doch kommt die Gesamthebung der Schulter (etwa 10 cm) nur zusammen mit dem Trapezius zustande.

Bei Lähmung des Trapezius ist dies deutlich; denn die Schulter kann dann nie so hoch gehoben werden wie auf der normalen Seite. Eine ganz geringe Rotation der Scapula um die Acromioclavicularverbindung ist mit der Hebung durch den Levator verbunden.

Innervation: N. dorsalis scapulae (Plexus brachialis) und ein oder mehrere Äste aus dem Plexus cervicalis. Segmentale Nerven: (C 2), C 3—5. *Blutzufuhr:* A. cervicalis ascendens, A. vertebralis und A. transversa colli.

Varietäten: Es gibt auf beiden Seiten des Levator atypische Verbindungen oder Einschiebungen, von denen die hinteren zum Rhomboides und Serratus anterior, die vorderen zur Scalenusgruppe herüberführen. Alle zusammen sind Überreste des genetischen Zusammenhanges dieser Muskeln. Der Levator entspringt von den oberen Halswirbeln geradeso wie der Scalenus posterior von den unteren; er ist eine seriale Fortsetzung dieses Muskels (Abb. 112). Gewöhnlich sind seine Insertionen an die Extremität gelangt — das entspricht der Norm —, daneben können Bündel wie beim Scalenus an die Rippen gehen. Diese atypischen Muskeln sind Teile des Levator, die den Charakter der Scaleni angenommen haben (Abb. 134). Nach vorn kann der Levator durch Vermehrung seiner unteren Ursprungszacken bis zur Vereinigung mit dem Serratus anterior vergrößert sein. Auch der Rhomboides hat gelegentlich atypische Ursprünge, welche bis zu den oberen Halswirbeln hinaufreichen. Bei ihm und dem Levator kann es vorkommen, daß sie vom Schädel entspringen, der erstere mit einer

Zacke vom Hinterhauptbein, der letztere vom Warzenfortsatz. Die Ursprünge des einen von Dornfortsätzen, des anderen von Querfortsätzen sind dann am Schädel noch in ursprünglicher Weise vereinigt.

Musculus serratus anterior (Tabelle S. 212/13). Er ist einer der ausgedehntesten Muskeln des Körpers, liegt aber zum Teil sehr versteckt und wird deshalb oft

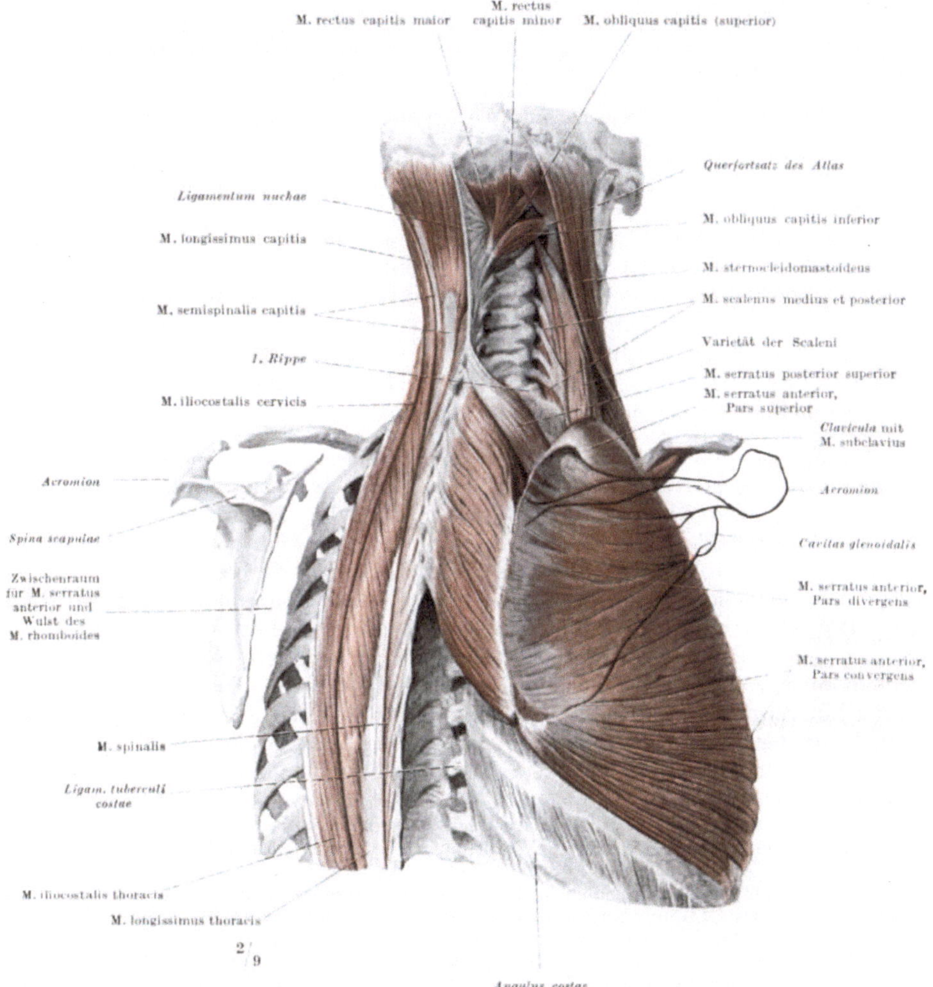

Abb. 134. Einige Rücken- und Schultermuskeln in natürlicher Lage und Form (Muskeltorso). Das rechte Schulterblatt nur als Kontur eingezeichnet (durchsichtig gedacht), das linke im richtigen Abstand vom Brustkorb.

für viel kleiner gehalten als er ist. Insbesondere ist die Schulter im Wege, unter die er sich schiebt, indem er von den Rippen aus gleichsam das Schlüsselbein überspringt und seine Insertion bis zum vertebralen Rand der Scapula vorträgt (Abb. 114). Klappt man das Schulterblatt so weit zur Seite, daß man von vorn her darunter sehen kann oder nimmt man es ganz weg (Abb. 134), so liegt der Muskel frei vor; von dieser großen Fläche ist aber weitaus der größte Teil durch andere Muskeln überdeckt (Abb. 241).

Die Muskelplatte ist verschieden dick und verschiedenartig gefasert. Danach kann man 3 Teile unterscheiden, welche kontinuierlich ineinander übergehen.

Die *Pars superior* entspringt von der 1. und 2. Rippe (Abb. 112) und einem beide verbindenden Sehnenbogen, welcher aus der Fascie des M. intercostalis externus herausgebildet wurde und die Muskel- und Sehnenfasern der Zwischenrippenmuskeln überbrückt, so daß diese frei beweglich bleiben (Abb. 114).

Die Körper der Rippen, besonders der zweiten, haben am Ansatz des Sehnenbogens eine besondere Tuberositas (S. 132, Abb. 84 u. 87).

Die Pars superior ist aus parallelen Muskelfasern zusammengesetzt, dick und kurz (Abb. 134). Der M. subscapularis stemmt sich gegen sie. Das Muskelfleisch inseriert am oberen inneren Winkel der Scapula auf der Unterfläche des Knochens (Abb. 122) und macht alle dessen Bewegungen mit. Daher ragt die Pars superior bei Rückenlage des Menschen, in welcher die Schlüsselbeine und die Schulterblätter stark kranialwärts rutschen, bis in das äußere Halsdreieck hinein und wird dort an der Leiche bei der Präparation des Halses sichtbar. Sie bleibt aber durch ihre Fascie vom Halsdreieck getrennt. Bei aufrechter Körperstellung sinkt sie vom Ursprung nach der Insertion zu eher etwas ab. Der obere Rand steht aber immer sehr hoch (Abb. 134).

Die *Pars intermedia* ist am dünnsten; ihre Fasern verlaufen von der 2. (manchmal auch 3. oder sogar 4.) Rippe ab divergent an einen schmalen Streifen der Basis scapulae (Unterfläche des Knochens, Abb. 122). Je kleiner die Ursprungsfläche ist und je ausgedehnter die Insertion, um so mehr entfernen sich die Muskelfasern nach der Scapula zu voneinander. Oft sind große Spalten zwischen ihnen frei, die aber stets durch die Fascie des Muskels verschlossen bleiben.

Da sowohl die Pars superior wie die Pars intermedia je mit einer Ursprungszacke von der 2. Rippe entspringen, so ist die Gesamtzahl der Ursprungszacken des Serratus anterior (lateralis) um eine größer als die Anzahl der Rippen, an welche er angeheftet ist.

Die *Pars inferior* schließt mit ihrem deutlich gesägten Ursprungsrand, welcher dem ganzen Muskel den Namen gegeben hat (Serratus = Sägemuskel, Abb. 114), an die Pars intermedia an und reicht gewöhnlich bis zur 9. Rippe hinunter. Auf sie folgt bei den anschließenden Rippen der costale Ursprung des Latissimus, der gelegentlich statt des Serratus die 9. Rippe besetzen kann (z. B. Abb. 112); oder umgekehrt der Serratus nimmt statt des Latissimus die 10. Rippe ein. An der 9. Rippe oder an der Fascie in der unmittelbaren Nähe von ihr können auch von beiden Muskeln Zacken entspringen. Die Fasern der Pars inferior konvergieren nach der Scapula zu. Deshalb ist die Insertion am unteren Winkel auf der Unterfläche des Knochens die dickste Stelle des Muskels überhaupt, während die einzelnen Ursprungszacken dünner sind.

Darin verhält sich die Pars inferior gerade umgekehrt wie die Pars intermedia. Die Muskelfasern in den Zacken, welche von der 4.—7. Rippe entspringen, sind am längsten (Abb. 114). Sie legen sich alternierend zwischen die Ursprünge des M. obliquus abdominis externus hinein (Abb. 96).

Die Spitze einer jeden Ursprungszacke des Serratus schiebt sich unter die nächst höhere Ursprungszacke des Obliquus und die Spitze einer jeden Obliquuszacke unter die zunächst höhere Serratuszacke. Oberflächlich sind beide Muskeln oft verwachsen. Dem Serratus entspricht am knöchernen Thorax eine deutliche Delle, die in der Ansicht von vorn im Kontur des Brustkorbes besonders hervortritt (Abb. 87 u. 89; siehe auch verlorenes Profil Abb. 134, links). Die Muskelplatte füllt die flache Mulde aus und ebnet so die Seite des Thorax zu einer einheitlich gekrümmten Fläche.

Die *Ursprungslinie des ganzen Muskels* am Thorax (Abb. 114) ist S-förmig; die Pars inferior formt eine gegen das Brustbein konvexe Kreisbogenlinie von großem Durchmesser; die Pars superior und Pars intermedia führen diese Linie in umgekehrtem Sinne (konkav) bis zur 1. Rippe fort. Der konkave Kreisbogen hat einen viel kleineren Durchmesser als der konvexe.

Der vom Körper abgelöste und ausgebreitete *Gesamtmuskel* ist ein Viereck mit unregelmäßig großen und schief zueinander stehenden Seiten. Er ist innerhalb unseres Körpers ganz nach dem Brustkorb geformt, dem er sich seiner ganzen Ausdehnung nach anschmiegt. Er deckt die Rippen und Intercostalmuskeln, oben auch die Ansätze der Scaleni und hinten die Insertion des

Serratus posterior superior zu. So kommt es, daß er die Innenfläche der Achselhöhle austapeziert. Er selbst wird vom Latissimus, Teres maior, Subscapularis,
den beiden Pectorales und dem Inhalt der Achselhöhle so zugedeckt, daß in
Normalhaltung nur 3 Zacken (von der 6.—8. Rippe) an ihrem Ursprung unmittelbar unter der Haut liegen. Man sieht sie deutlich am Lebenden, wenn
man den Arm über die Horizontale heben läßt (Abb. 94.u. 99).

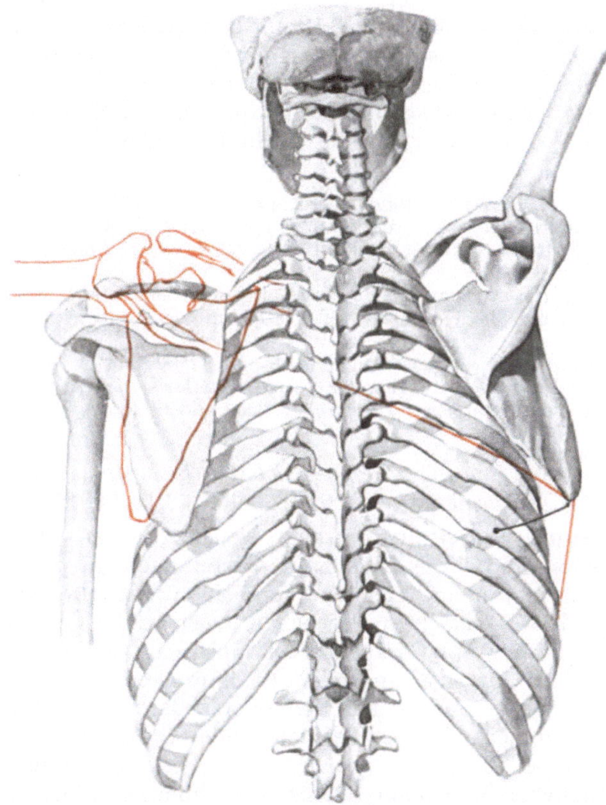

Abb. 135. Abduktion und Elevation des Armes (Muskeltorso, Stellung nach MOLLIER, Festschrift v. KUPFFER,
Beilage B, Abb. 7 u. 8). Beim elevierten Arm ist die Rhomboides-Serratuslinie eingetragen (rot). Der auf den
unteren Scapularwinkel zielende Pfeil gibt den Weg an, welchen das Schulterblatt von der Ruhestellung aus in
die neue Lage durchschritten hat.

Die erstaunliche Tatsache, daß Muskelfasern, welche unten am Brustkorb liegen, den
Arm in ein Niveau heben, das viel höher liegt als sie selbst, wird verständlich werden, wenn wir
die Gelenkverbindungen und Bewegungsmöglichkeiten des Schulterapparates studiert haben.
    Auch da, wo der Muskel vom Latissimus bedeckt ist, schimmert er doch durch; er be-
herrscht die Nivellierung des Überganges der Lende zur Schulter. Man sieht deshalb durch
die Rückenhaut eine dreieckige Stelle des Latissimus stärker gewölbt, welche vom oberen
Rand des Latissimus, dessen lateralem Kontur und der durchschimmernden Unterkante
des Serratus begrenzt ist (Abb. 56). Es ist für die Bewegungen der Schulter von Bedeutung,
dieses Dreieck zu kennen. Die wichtige Linie, welche vom Unterrand des Serratus anterior
und des Rhomboides gebildet wird, ist leicht zu finden, wenn man von der Basis des Dreiecks ausgeht. Sie ist bei mageren, aber muskelkräftigen Leuten sehr deutlich und gibt sofort
Aufschluß über die Lage der beiden Muskeln (Abb. 81, rechte und linke Seite). Wir nennen
sie *Rhomboides-Serratusschlinge*, weil der Angulus inferior scapulae von den beiden Muskeln
„in der Schlinge geführt" wird (S. 65).

Rhomboides-Serratusschlinge. Es wurde schon beim Rhomboides erwähnt, daß
er mit dem Serratus anterior eine gemeinsame Muskelplatte darstellt, in welcher

Braus-Elze, Anatomie. I. 3. Aufl.   16a die Basis scapulae eingelassen ist (Abb. 134). Beide zusammen pressen in jeder beliebigen Stellung des Schulterblattes die Basis des Knochens gegen den Brustkorb an und verhindern als *Synergisten* mit Unterstützung des Latissimus das flügelförmige Abstehen des Schulterblattes. Der Gesamtmuskelzug ist ferner imstande, auf die Rippen und auf die Wirbel zu wirken, also die Atmung und die Körperhaltung zu beeinflussen. Der Serratus anterior im ganzen zieht die Scapula nach vorn, ohne sie merklich zu drehen. Die Pars inferior für sich dreht um den oberen äußeren Winkel (Abb. 135). Das Acromion rückt ein wenig kranialwärts (1,5—2 cm). Diese geringe Hebung ist im Gesamtgetriebe der Bewegungen unwichtig. Die Fortbewegung und Drehung finden im Rhomboides ihr Gegenspiel. Die Vorwärtsbewegung der Scapula ist unerläßlich für die Anteversion des Armes, die Drehung für die Abduktion (Abb. 135, links) und die Elevation.

Auch wenn die beiden Muskeln antagonistisch arbeiten, unterstützen sie sich, weil der eine um so größere Exkursionen ausführen kann, je mehr der andere sich vorher zusammengezogen hat. Der Antagonist verbessert die *Ausgangsstellung* für die eigentlich wirksame Bewegung.

Die *Fascie* des Serratus anterior ähnelt der Fascie der benachbarten breiten Muskeln (Pectoralis maior, Latissimus); auch die Fascien des Rhomboides und Levator scapulae sind gut ausgeprägt.

Innervation: N. thoracalis longus. Segmentale Nerven: C 5—7 (C 8). *Blutzufuhr:* A. thoracalis lateralis, R. thoracodorsalis der A. subscapularis und A. thoracalis suprema aus A. axillaris. Äste von Intercostalarterien. R. descendens der A. transversa colli aus A. subclavia.

e) Ventrale Gruppe der eingewanderten Rumpfmuskeln (Mm. thoracales ventrales). Tabelle S. 212/14, 15.

Die ventrale Gruppe besteht aus Muskeln, welche von der ventralen Körpermuskulatur ausgingen und ihrer Lage zum Gürtel nach an dessen ventralem Abschnitt Anheftung gewannen. Der eine der beiden Muskeln (Abb. 9, M. subclavius, Tabelle S. 212/14) ist beim Menschen meist an der Clavicula befestigt, greift aber gelegentlich auf das Coracoid über und bleibt dabei im Rahmen der ursprünglich ventralen Gürtelbestandteile. Er kann aber auch in das dorsale Gebiet vordringen, das Acromion und den oberen Rand der Scapula bis zur Incisura scapulae gewinnen. Das ist bei dem anderen Muskel, M. omohyoideus (Tabelle S. 212/15), die Regel. Er wurde bereits bei dem Rectussystem des Halses als ursprünglicher M. cleidohyoideus bezeichnet (S. 186); denn auch bei ihm kommen individuell beim Menschen Befestigungen vor, die auf den ventralen Teil des Gürtels beschränkt sind (Clavicula). Es sind das Seltenheiten. In der Regel ist die sekundäre Befestigung an der Scapula allein vorhanden.

Musculus subclavius (Tabelle S. 212/14). Der Muskel ist seiner äußeren Form nach spindelig, entspringt mit seiner zylindrischen kurzen Sehne an der Knorpelknochengrenze der 1. Rippe und zieht in dem schmalen Spalt zwischen Rippe und Schlüsselbein (fast parallel dem letzteren) nach außen (Abb. 89 u. 96). Er ist in eine seichte Längsgrube des Knochens, *Sulcus subclavius*, eingelassen und mit einer derben Fascie bedeckt, welche den Sulcus zu einer osteofibrösen Loge vervollständigt (Abb. 130). Die Insertion erfolgt mit breitem, schräg zugestutztem Muskelbauch in einer langgestreckten Zeile. Innerlich ist der Muskel gefiedert. Er kann deshalb mit relativ großer Kraft wirken, obgleich er nur sehr schmächtig ist; aber sein Moment für die Näherung der Clavicula an die 1. Rippe ist gering, da er fast in der Richtung des Knochens verläuft. Er sichert die Sternoclavicularverbindung, indem er das Schlüsselbein gegen das Brustbein zieht und die passiven Einrichtungen des Gelenkes unterstützt, welche eine Luxation verhindern.

Bei Verletzungen der Clavicula können das Muskelfleisch mit seinen vielen Faserbefestigungen und die derbe Fascie von Wichtigkeit für das Gefäßnervenbündel werden, welches unter dem Muskel über die 1. Rippe hinweg in die Achselhöhle und zur Extremität verläuft. Meistens wird es durch den Muskel vor Splitterverletzungen behütet.

Die *Fascie* des Subclavius ist mit der Lamina profunda der Fascia pectoralis und also mit der Fascie des Pectoralis minor vereinigt (Abb. 130).

Besonders derb sind die Verstärkungszüge zwischen Coracoid und Clavicula in diesem Blatt: *Fascia coracoclavicularis.* Sie liegt vor dem Subclavius, der hinter ihr sehr versteckt sein kann. Sie wird von manchen auch als Ligament bezeichnet, ist aber wohl zu unterscheiden von dem echten Ligamentum coracoclaviculare, zwischen dessen beide Abteilungen der Subclavius eingeschlossen ist (s. S. 257).

Innervation: N. subclavius aus Plexus brachialis (s. über seine Beziehung zum N. phrenicus S. 178). Segmentaler Nerv: (C 4), C 5—6. *Blutzufuhr:* A. transversa scapulae aus A. subclavia. *Bursa synovialis:* In der Nische zwischen Insertion an der Clavicula und dem Processus coracoides liegt die *Bursa supracoracoidea* (die Stelle ist aus Abb. 142 ersichtlich).

Musculus omohyoideus (Tabelle S. 212/15). Der Muskel hat für den Schultergürtel nur untergeordnete Bedeutung.

Er ist wichtiger für den Hals (Halsrectus). Dort ist dargelegt, daß er wesentlich als Fascienspanner und „Gefäßmuskel" funktioniert (S. 188 u. 190). Indirekt kann die Fascia colli media (Abb. 110) auch auf das Schlüsselbein und die 1. Rippe wirken, an welchen sie befestigt ist. Als auxiliäre Atemmuskeln kommen deshalb selbst die dünnen Omohyoidei in Betracht.

f) Kopfmuskeln bzw. gemischte Kopfrumpfmuskeln der Schulter
(Mm. craniales s. craniothoracales). Tabelle S. 212/16 u. 17.

Bei menschlichen Embryonen ist die Gruppe der vom Kopf abstammenden Extremitätenmuskeln anfangs eine einheitliche Anlage, welche neben dem Nervus vagus, einem Gehirnnerven, liegt. Sie zerfällt erst bei Embryonen von 9 mm Länge in 2 Teile (Abb. 136 u. 365). Der eine befestigt sich am sternalen Ende des Schlüsselbeines und am Brustbein; er wird zum M. sternocleidomastoideus (Tabelle S. 212/17). Der andere befestigt sich am acromialen Ende des Schlüsselbeines, am Acromion und an der Spina scapulae, sein Ursprung wächst vom Kopf aus über den ganzen Hals und die Brustregion des Rückens; dieser Teil wird zum M. trapezius (Tabelle S. 212/16).

Der Trapezius der Reptilien, Vögel und Säuger nimmt bei seinem Wachstum über den Rücken hin thorakales Muskelmaterial in sich auf. So erklärt sich, daß er nicht nur von einer Abspaltung des Vagus, dem Nervus accessorius, versorgt wird, wie bei Fischen und Amphibien, sondern auch von spinalen Halsnerven. Auch der Sternocleidomastoideus bleibt kein reiner Kopfmuskel, ist aber weniger mit Rumpfmaterial gemischt als der Trapezius. Beide Muskeln können sich mit den Anheftungen am Schädel beim erwachsenen Menschen noch berühren. Gelegentlich hängen sie ausgedehnter zusammen. Gewöhnlich ist aber eine breite Spalte zwischen ihnen entstanden, deren Spitze nach dem Schädel zu gerichtet und deren Basis vom Schlüsselbein geformt ist. Wir nennen sie *äußeres Halsdreieck, Trigonum colli laterale* (Abb. 92 u. 133). Obgleich es teilweise vom Platysma (Abb. 373) überbrückt wird, sinkt doch die Haut in die Spalte etwas ein, *Fossa supraclavicularis maior* (Abb. 133, linke Seite). Die Grube ist im Volksmund als „Salzfäßchen" bezeichnet, wenn sie — wie beim Mädchen im Entwicklungsalter — besonders tief ist (franz. «coin d'amour»).

Musculus trapezius (Tabelle S. 212/16). Der rechte und linke Muskel zusammen haben Rautenform. Breitet man den einzelnen Muskel aus, so ist er dreieckig mit schräg abgestumpfter Spitze am Insertionsende. Die Basis des Dreiecks liegt an der Wirbelsäule. Die Muskelfasern verlaufen von der großen Ursprungslinie aus in sehr verschiedener Richtung nach der relativ kleinen Insertionslinie hin (Abb. 125 u. 140). Man kann descendente, transversale und ascendente Muskelfasern unterscheiden, die ohne scharfe Grenzen ineinander übergehen, aber ihrer Wirkung nach selbständige Muskeln sind.

Die *Pars descendens* entspringt von der Linea nuchae superior und Protuberantia externa des Hinterhauptbeines (Abb. 330), dem Nackenband bis zum 6. Halswirbeldorn und inseriert am lateralen Drittel des Schlüsselbeines mit Ausnahme des acromialen Endes (Abb. 123). Sie umgreift spiralig den Semispinalis capitis, Splenius und Levator scapulae und schmiegt sich der Fascie dieser Muskeln eng an (Abb. 96). Die Fläche ist am Ursprung dorsal, an der Insertion ventral gerichtet. Sie liegt wie der Trapezius im ganzen unmittelbar unter der Haut und bestimmt beim Lebenden wesentlich die Kegelform der Nackenbasis.

Der Ursprung am Schädel ist eine schmale sehnige Platte, die aber stark verbreitert sein kann (Abb. 125). Sie ist sehr dünn, manchmal durchlöchert oder defekt. Das Muskelfleisch ist nach der Schulter zu besonders dick und kann zusammen mit dem Wulst des

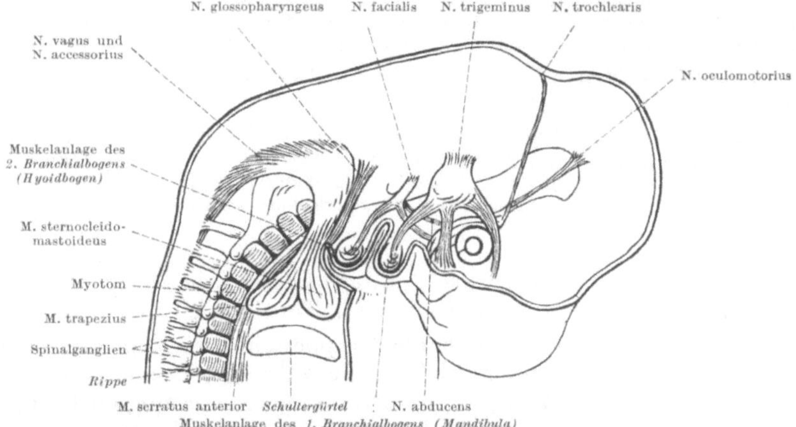

Abb. 136. Muskel- und Nervenanlagen des Kopfes und vorderen Rumpfes, menschlicher Embryo von 9 mm Länge (nach einem Wachsplattenmodell von WARREN H. LEWIS, aus KEIBEL-MALL: Entwicklungsgesch. Bd. I, S. 511).

Levator scapulae, welcher den Vorderrand kreuzt und vertebralwärts unter der Pars descendens liegt, den unteren Nackenkontur stark vorwölben (Abb. 132). Bei gut entwickelter Muskulatur gibt schon der Tonus des ruhenden Trapezius dieser Linie eine sanfte Wölbung (Abb. 56).

Junge Mädchen haben statt dessen oft eine durchlaufend *konkave* Konturlinie. Dies läßt auf schwache Muskeln und schmalen Brustkorb mit tiefstehendem Schultergürtel schließen. Diese Form ist von den Künstlern des Quattrocento und von den Präraffaeliten der Neuzeit (England) stilisiert worden.

Die *Pars transversa* entspringt vom 7. Halsdorn bis 2. oder 3. Brustdorn und inseriert am acromialen Ende der Clavicula, am Acromion und oberen Rand der Spina scapulae. (Abb. 123). Ein Sehnenspiegel der Ursprungsportion geht in den der anderen Seite über und hat mit diesem zusammen Rautenform wie der Muskel im ganzen. Die Sehnenraute ist als Vertiefung durch die Haut sichtbar (Abb. 56 u. 125). In ihrer Mitte liegt die Spitze des 7. Halswirbeldorns (Vertebra prominens). Es können auch 2 Dornen vorspringen; dann gehört der untere zum 1. Brustwirbel, und die seitliche Spitze der Sehnenraute ist den beiden Dornen entsprechend abgestumpft. Das angrenzende Muskelfleisch des Trapezius ist der dickste Teil des Muskels und springt deshalb bei der Kontraktion besonders vor (Abb. 80).

Man sieht im Relief der Haut die Pars transversa und Pars ascendens in der Ruhe oft besser als die Pars descendens. Vom Niveau der Schulter ab hängen die beiden zuerst genannten Muskelteile der rechten und linken Körperseite wie ein gleichschenkliges Dreieck mit der Spitze nach abwärts, daher der treffende alte Name *Mönchskappenmuskel (Cucullaris)*.

Die Pars transversa bedeckt den oberen Teil des Rhomboides, den Serratus posterior superior und den Supraspinatus. Zwischen der Fascie des letzteren und der Unterfläche des Trapezius liegt ein Fettpolster, welches die wechselnde Größe der Spalte passend ausfüllt.

Die Insertion der Pars transversa ist sehnig. Am Acromion liegt eine Sehnenplatte, welche die Befestigung übernimmt, direkt unter der Haut; der Knochen ist hier ganz frei von überlagernden Muskeln. Die Abgrenzung zwischen Acromion und Muskel ist bei Bewegungen des Schulterblattes sehr charakteristisch und bildet oft äußerlich einen deutlichen Knick (Abb. 132).

Die *Pars ascendens* entspringt vom 2. oder 3. Brustwirbeldorn, reicht rechts bis zum letzten Brustdorn, links meist nicht so weit abwärts (11. oder 10. Dorn). Bei Linkshändern scheint das Umgekehrte der Fall zu sein. Die unterste Spitze des Ursprungs ist sehnig (Abb. 125). Die dreieckige Sehnenplatte setzt sich schräg gegen den Muskelbauch ab und bildet mit dem Dreieck der anderen Seite eine Raute, welche je nach dem verschiedenen Höhenniveau der beiden Dreiecke mehr oder minder ausgeprägt ist. Wegen der sehnigen Spitze sieht das untere Ende des Muskelfleisches durch die Haut abgestumpft aus (Abb. 127).

Die Insertion der Pars ascendens ist am medialen und unteren Rand des Trigonum spinae der Scapula befestigt (Abb. 123). Es entsteht auch hier ein dreieckiges Sehnenfeld, welches auf dem Knochen liegt, so daß dieser durch die Haut sichtbar bleibt (Abb. 125). Die ganze Insertionslinie des Trapezius hebt sich infolgedessen beim Lebenden deutlich von der Umgebung ab (Abb. 127). Die Pars ascendens tritt besonders hervor, wenn man die Hand auf einen Stockgriff legt und den Stock stark gegen den Boden drückt.

Die Sehne ist oft mit den darunter liegenden Sehnen des Infraspinatus und Deltoides verankert. Dieser gemeinsame Sehnenspiegel bewirkt eine ovale Delle im Oberflächenrelief, welche im Niveau des Infraspinatus liegt und sich zwischen den Bauch des Trapezius und Deltoides einschiebt (Abb. 127). Die Pars ascendens überdeckt den unteren Teil des Rhomboides außer dessen unterster Spitze und ein kleines Stück des Latissimus (Abb. 132). Die Form des Rhomboides (besonders der untere Rand), ist immer durch den Trapezius hindurch wahrzunehmen (Abb. 56).

Die geschilderten *5 sehnigen Stellen* des Muskels sind sehr charakteristisch. Ebenso die plastische Form, in welcher die Nacken- und Brustkrümmungen der Wirbelsäule und die Gesamtkonfiguration der Schulter zum Ausdruck kommen. Man präge sich diese genau nach den Muskelbildern ein (Abb. 125, 140 u. 241). Der Muskel wird dann am Lebenden leicht erkennbar sein.

Der Trapezius ist in erster Linie Haltemuskel für die Scapula und damit für das ganze System Schultergürtel plus Arm. Ist er gelähmt, so sinkt die Schulter nach vorn und abwärts und das Schulterblatt steht ab (Scapula alata, S. 255), sämtliche Bewegungen des Armes sind gestört, zum Teil sogar unmöglich, z. B. die Elevation. Die Lähmung keines anderen der Schultermuskeln ist von so ausgedehnten Folgen, zumal der Trapezius auch aktiv an jeder Bewegung der Schulter teilhat (S. 254).

Die Einzelwirkung der 3 Teile und ihre Gesamtwirkung. Alle Teile des Trapezius ziehen für sich den Schultergürtel, Scapula und Clavicula, nach hinten auf die Wirbelsäule zu (Abb. 140, 3 rote Pfeile im Trapezius), sie vergrößern dabei den cleidoscapularen Winkel (Abb. 118). Die Pars transversa bewirkt eine reine Fortbewegung des Schulterblattes in dieser Richtung *ohne* Drehung. Die beiden anderen Portionen ermöglichen Fortbewegung *plus* Drehung.

Die Pars descendens adduziert und hebt die Schulter (Hebung mit dem Levator scapulae zusammen bis 10 cm). Sie bewegt das acromiale Ende der Clavicula und damit den oberen äußeren Winkel der Scapula schräg aufwärts (Antagonist: Pectoralis minor, Abb. 140), unterstützt dadurch die drehende Wirkung der Pars ascendens (und des Serratus anterior). Die Drehung der rechten Scapula von hinten gesehen erfolgt entgegen dem Uhrzeiger, der obere innere Winkel wird der Wirbelsäule genähert. Die Gelenkfläche für den Humerus kommt infolgedessen etwas nach hinten und — wie bei der Wirkung der Pars inferior des Serratus anterior — schräg nach außen oben zu stehen. Dies äußert sich hauptsächlich am Humerus und an den Bewegungen des Armes (Abduktion). Sie werden später im Zusammenhang mit den Gesamteinrichtungen der Schulter besprochen.

Wirken alle Teile des Trapezius zusammen, so vereinigen sich die hebenden und senkenden Impulse der Pars ascendens und descendens mit der Pars

transversa zu einer reinen Fortbewegung auf die Wirbelsäule zu. Mit der adduzie-
renden Gesamtarbeit des Muskels kann sich die Hebung durch die Pars descendens kombinieren zu einer Drehung des Schulterblattes nach hinten um den
unteren Winkel. Die Stellungsänderung der Gelenkfläche für den Oberarm ist
gleichgerichtet, mag die Pars ascendens allein oder der Gesamtmuskel wirken;
aber der Gesamtmuskel gibt einen etwas stärkeren Ausschlagswinkel der Drehung.
Das ist für die oben berührte Frage der Bewegungen des Armes von Wichtigkeit (das Maximum der Gesamtdrehung durch den Trapezius, gemessen an der
Bewegung des Armes, beträgt etwa 15°, um welche der Arm abduziert wird).

Die *Fascie* des Trapezius ist gut ausgebildet, geht aber mit filzigen Fasern
in die Subcutis über.

Die sehnigen Teile der Pars descendens pflegen besonders fest mit der Fascie und diese
mit der Subcutis verwachsen zu sein. Bei sorgfältiger Präparation kann jede dieser Schichten
isoliert dargestellt werden. Vom Anfänger wird die dünne Ursprungssehne häufig übersehen,
weil sie mit der angehefteten Fascie für eines gehalten wird. Die Fascie hat ein tiefes Blatt,
welches vom Rand der clavicularen Portion auf die Unterfläche des Muskels übergeht. Der
Muskel liegt zwischen oberflächlichem und tiefem Blatt in einer Fascienloge gerade so wie
der Sternocleidomastoideus. Beide Fascienlogen stehen durch ein Fascienblatt in Verbindung, welches das äußere Halsdreieck überspannt: die oberflächliche Halsfascie (Fascia
colli superficialis, Abb. 110).

Innervation: N. accessorius (R. externus) und wechselnde Anteile der Cervicalnerven
C 3, C 4 (C 2). Die Grenze der Anteile der Kopf- und Rumpfnerven im Muskel ist nicht
sicher bekannt. Bei isolierten Verletzungen des Accessorius ist die Pars descendens des
Trapezius am stärksten geschädigt. *Blutzufuhr:* A. transversa colli (oder vikariierend die
A. cervicalis superfic.) und A. transversa scapulae, aus A. subclavia, Rr. dorsales aus Aa. inter-
costales, A. occipitalis aus A. carotis externa. *Bursae synoviales:* ein Schleimbeutel liegt
auf dem 7. Halswirbeldorn, einer zwischen Trigonum spinae der Scapula und Sehne der
Pars ascendens.

Musculus sternocleidomastoideus (Tabelle S. 212/17). In vielen Fällen ist sein
Ursprung in eine Pars sternalis und clavicularis geschieden. Die erstere entspringt ganz vorn am Rand des Manubrium (Abb. 111) und ist durch die Haut
gut sichtbar (Abb. 133). Zwischen der rechten und linken Sternalportion sinkt
die Haut grubenförmig ein zur *Fossa jugularis (Jugulum)*. Die claviculare
Portion verbirgt sich zum Teil hinter der sternalen, kann aber, wenn sie schmächtig ist, zwischen ihrem Innenrand und dem Außenrand der Pars sternalis einen
dreieckigen Spalt freilassen, *Fossa supraclavicularis minor*. In der Tiefe dieser
Grube liegt die gemeinsame Schlagader für den Hals und Kopf (Arteria carotis
communis). Umgekehrt kann die Pars sternalis auf die Clavicula fortgesetzt sein
und die Pars clavicularis teilweise oder ganz bedecken (Abb. 92). Eine Grenze
ist jedoch fast immer deutlich. Nach der Insertion am Warzenfortsatz und
der Linea nuchae superior zu (Abb. 367) überdecken die Fasern der Pars sternalis diejenigen der Pars clavicularis regelmäßig, doch sind beide Teile hier
nur künstlich zu trennen (Abb. 96). Der Muskel ist also einheitlich und nur
gegen seinen Ursprung zu verschieden stark gesondert. Dies hängt mit der
Wirkung auf den Brustkorb und Schultergürtel zusammen. Die Trennung der
beiden Teile ist immer so weit durchgeführt, daß der eine imstande ist, für sich
die Clavicula zu heben, allerdings mit geringer Kraft, weil der Ansatz nahe dem
Drehpunkt im Sternoclaviculargelenk liegt. Diese Bewegung betrifft den Schultergürtel allein ohne Beteiligung des Brustkorbes. Der andere Teil hebt unmittelbar das Brustbein; das Schlüsselbein geht entweder passiv mit oder wird gleichzeitig aktiv vom erstgenannten Teil gehoben, um den Brustkorb zu entlasten.
Diese Bewegung gilt dem Brustkorb allein; der Schultergürtel ist indirekt
beteiligt, weil keine Bewegung der 1. Rippe möglich ist, ohne daß er gelüftet wird.

Beziehung zur Atmung und zu Brüchen der Clavicula. Die Wirkungen des Muskels kommen
nur in Ausnahmefällen für den Brustkorb in Betracht. Sie sind unökonomisch, weil lange

Muskeln für kurze Ausschläge unnötig viel Arbeit leisten. Bei Lähmung der Intercostalmuskeln (Rückenmarksquetschung) ist jedoch eine ausreichende Ersatzatmung durch die Sternocleidomastoidei beobachtet.

Für das Schlüsselbein spielt der Sternocleido eine besondere Rolle, sobald es bricht (einer der häufigsten Knochenbrüche). Wegen der exponierten Lage liegt bei *unmittelbarer* Einwirkung der äußeren Gewalt auf den Knochen seine Bruchstelle in der Mitte; ebenso auch bei *mittelbarer* Einwirkung eines Stoßes, z. B. beim Auffallen auf die vorgestreckte Hand, weil die Wirkung auf den einzigen Strebepfeiler für die Extremität, eben die Clavicula, fortgeleitet wird und den Übergang der beiden entgegengesetzt gerichteten Krümmungen des Knochens am ehesten zersplittert. Ist der Knochen in oder nahe der Mitte zerbrochen, so ist der Sternocleido der einzige an der Clavicula befestigte Muskel, dessen Knochenanheftungen normale Lage behalten. Alle übrigen Muskeln verlieren ihre normale Einwirkung auf den Knochen, weil beim Herabsinken das Gewicht des Armes das distale Fragment nach vorn unten zieht und die Ursprünge und Insertionen der Muskeln gegeneinander ganz atypisch gestellt werden. Nur der Sternocleido kann noch arbeiten, aber da ihm das Gegengewicht der Schulter am anderen Ende des Schlüsselbeines fehlt, so stellt sich das sternale Fragment durch ihn in die Höhe. Diese für Schlüsselbeinbrüche typische Aufrichtung des sternalen Endes der Clavicula („Reiten“ auf dem distalen Fragment) ist schwer auszugleichen, so daß nach der Heilung Verkürzungen des Armes sehr häufig zurückbleiben. Der ganze Vorgang ist ein sehr deutlicher Beweis dafür, wie notwendig die Festigkeit des Knochens im Spiel der Kräfte ist (wie bei einer Waage die Ausbalancierung der Belastungen nur durch die Stabilität des Waagebalkens möglich ist).

Kopfwenden. Der Muskel ist schraubig um den Hals herum gedreht; seine Fläche ist am Ursprung nach vorn, an der Insertion lateral gerichtet. Infolgedessen ist die Wirkung auf den Kopf sehr stark. Nur falls der Kopf durch andere Muskeln festgestellt ist, kommt die eben erwähnte Bewegung des Brustkorbes oder Schultergürtels in Betracht. Sonst wickelt sich die Schraubentour des Muskels, wenn er kontrahiert wird, ab, bis er gerade gerichtet ist. Man sieht ihn schließlich durch die Haut auf der betreffenden Seite senkrecht vom Jugulum ab in die Höhe steigen. Die Folge ist, daß der Kopf mit der Nase nach der anderen Körperseite zu gewendet und nach der gleichen Seite geneigt ist. Der claviculare Teil des Trapezius hat die gleiche Funktion.

Die gemeinsame oder alternierende Wirkung der Rückenmuskeln (Splenius, Longissimus und Semispinalis capitis, Recti und Obliqui capitis) mit dem Sternocleido und Trapezius auf die Drehung des Kopfes, ist auf S. 109 erörtert. Die Insertion des Sternocleido am Kopf liegt größtenteils hinter der gemeinsamen Querachse der beiden Atlantooccipitalgelenke (Abb. 330). Ist die Halswirbelsäule unbeweglich, so kippen der Sternocleido der rechten und linken Seite zusammen den Kopf *nach hinten* (dies ist besonders deutlich bei tetanischen Krämpfen und bei knöcherner Ankylose der Wirbelverbindungen). Die Bewegung ist entgegengesetzt dem Kopfnicken nach vorn. Letzteres kann nur bei günstiger Ausgangsstellung des Kopfes durch den Muskel unterstützt werden. Die beiderseitigen Muskeln sind z. B. in Rückenlage des Menschen beim Erheben des Kopfes wirksam, weil dabei die ganze Halswirbelsäule nach vorn gebogen und das Kinn durch andere Muskeln nach vorn gezogen wird. Bettlägerigen geschwächten Kranken wird dies unter Umständen sehr schwer oder unmöglich; die krampfhaften Zusammenziehungen des Sternocleido machen sich bei ihnen besonders bemerkbar. Der oft gebrauchte Name „Kopfnicker“ ist also nur in sehr bedingtem Sinne zutreffend. Der bessere Name ist „Kopfwender“.

Muskulöse Unterlage und Loge. Die Schraubentour des Muskels wird zur Geraden ausgeglichen, wenn er sich bei der Innervation von der Muskelunterlage abhebelt. Er stützt sich auf zahlreiche Muskeln. Es sind von den Rückenmuskeln der Splenius, von den Extremitätenmuskeln der Levator scapulae, von den Halsmuskeln der hintere Bauch des Digastricus mandibulae und der Omohyoideus; außerdem liegt das Gefäßnervenbündel des Halses (Arteria carotis, Vena jugularis interna und Nervus vagus) unter dem unteren Teil des Muskels. Überdeckt wird er außer durch seine Fascie größtenteils von dem dünnen Platysma (Abb. 373). Der vordere Rand des Muskels ist immer mit dem Winkel des Unterkiefers verbunden. An dieser Stelle hängt die Fascie der Glandula parotis mit der Fascie des Muskels zusammen. Beim Lebenden geht deshalb der vordere Kontur scheinbar vom Kieferwinkel aus und verläuft von dort zum Jugulum (Abb. 133).

Der Muskel ist ein Grenzstreifen zwischen dem äußeren und inneren Halsdreieck (Abb. 373). Er liegt in einer Fascienröhre (Loge) eingeschlossen, welche zur oberflächlichen Halsfascie gehört (Abb. 110) und als Führung für den Muskel dient.

Die Fascie spannt sich nach vorn zum gleichen Muskel der anderen Seite, nach hinten zum vorderen Rand des Trapezius aus. Zwischen ihr und der Fascia colli media besteht eine Spalte, welche aber nicht weit über den lateralen Rand des Sternocleido hinausragt und dort blind endigt, weil die beiden Fascien verschmelzen. Diesen Recessus überdeckt der untere Teil des Sternocleido. Im oberen Teil ist die Fascie fest mit der Insertionssehne des Muskels verwachsen. Die Sehne bei der Präparation zu reinigen ist recht mühsam.

Innervation: N. accessorius (R. externus) meist unentwirrbar gemischt mit Ästen von C 1, C 2 (auch C 3, C 4 oder selbst mit Ästen des N. hypoglossus). *Blutzufuhr:* R. sternocleidomastoideus aus A. carotis externa oder A. occipitalis, Zweige von anderen Ästen der A. carotis externa (A. auricularis posterior, A. thyreoidea sup.) und meist auch von Ästen der A. subclavia (A. cervicalis superfic., A. transversa colli).

Varietäten: Zahlreiche Muskelzüge verschiedener Anordnung in dem Raum zwischen Sternocleido und Trapezius sind auf den ursprünglichen Zusammenhang des Blastems beim Embryo und auf Störungen bei der Spaltung der gemeinsamen Anlage zurückzuführen (Abb. 365). Befestigungen an Halswirbeln statt am Schädel kommen vor, auch quer verlaufende, dem Schlüsselbein parallele Muskelchen.

4. Band- und Gelenkverbindungen des Brust-Schulterapparates als passive Bewegungsfaktoren (die beiden Schlüsselbeingelenke und das Schultergelenk).

Die 17 im vorigen Abschnitt beschriebenen Muskeln sind keine mechanischen Einheiten, sondern viele von ihnen enthalten infolge der fächerförmigen Ausbreitung Komponenten, welche sehr verschiedenartig oder sogar entgegengesetzt zueinander wirken. Es kommen hinzu Wirkungen von Muskeln, welche vom Schultergürtel entspringen und statt am Oberarm, wie die besprochenen Muskeln, ihrerseits am Unterarm inserieren (Biceps und Triceps, s. Muskeln der freien Gliedmaße); sie überspringen 2 Gelenke (Schulter- und Ellenbogengelenk) und bewegen beide. Ja es gibt Fernwirkungen von Muskeln, welche wie der Brachialis nur das Ellenbogengelenk überspringen und doch die ganze Gliedmaße im Schultergelenk durch Mitwirkung anderer Kräfte (Schwerkraft, Trägheit) bewegen können (vgl. S. 64). Ähnlich verhalten sich die zahlreichen Unterarmmuskeln, die mehrere Gelenke überqueren — darunter das Ellenbogengelenk, aber nicht das Schultergelenk —, und doch für Schulterbewegungen bedeutsam werden können.

Aus dieser Fülle von aktiven Komponenten der Bewegung trifft der passive Apparat eine bestimmte Auswahl. Denn für die tatsächlichen Bewegungen der normalen Schulter sind die führenden und hemmenden Wirkungen der Knochen- und Bandhaften geradeso bedeutsam wie die in den Muskeln steckenden Möglichkeiten. Die Auswahl, welche aus allen potentiellen Möglichkeiten des aktiven Apparates durch den passiven getroffen wird, ergibt als Endresultat die wahre Summe aller *wirklichen* Bewegungen.

Von den beiden Knochen einer jeden Schultergürtelhälfte, Schlüsselbein und Schulterblatt, ist nur das erstere mit dem übrigen Skelet durch das *Sternoclaviculargelenk* in Verbindung (Abb. 118). Das andere Ende der Clavicula ist durch das *Acromioclaviculargelenk* mit der Scapula verbunden. Obgleich das Schulterblatt nur in Muskeln auf dem Brustkorb hängt, so werden doch seine Bewegungen durch das Schlüsselbein und seine Gelenke geführt. Denn Bewegungen des Schlüsselbeines in jedem der Gelenke an seinen beiden Enden werden

direkt oder indirekt die Stellung des Schulterblattes beeinflussen müssen. Das
3. Gelenk, das Schultergelenk, liegt zwischen Scapula und Humeruskopf *(scapulo-
humerales Gelenk)*. Bewegungen des Oberarmknochens und damit des ganzen
Armes sind deshalb nicht nur im Schultergelenk selbst, sondern durch Vermittlung des Schulterblattes auch in den beiden Schlüsselbeingelenken ausführbar
(Abb. 144a u. b). So bekommen die am Schultergürtel befestigten Muskeln ihre
Wichtigkeit für die Bewegungen der freien Gliedmaße, deren Hebelausschläge
um so größer werden, je mehr die Basis der ganzen Extremität, der Schultergürtel selbst, bewegt wird. In der Tat wird sich zeigen, daß an der stärksten

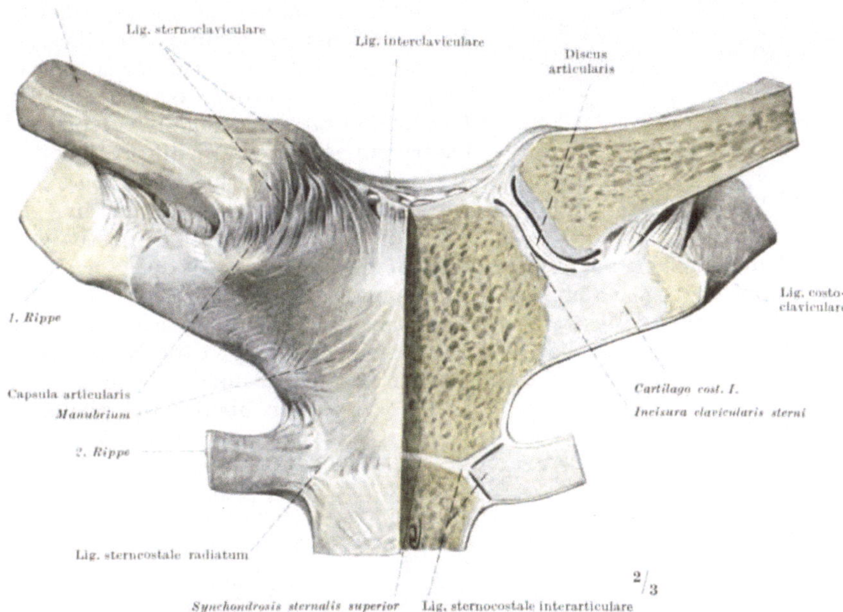

Abb. 137. Articulatio sternoclavicularis. Links sind durch einen Sägeschnitt die Vorderflächen der Skeletteile
entfernt und die Gelenkhöhlen eröffnet.

Bewegung des Armes, der Elevation über die Horizontale, beide Schlüsselbeingelenke ganz besonderen Anteil haben. Die Einzel- oder Zusammenarbeit der
3 genannten Gelenke bildet im Verein mit dem geschilderten aktiven Apparat
ein System, welches für die Gliedmaßenbewegungen äußerst wichtig ist. Wir
müssen auch hier zuerst die einzelnen Bausteine gesondert analysieren, ehe
wir das Ganze verstehen können.

a) Das sternale Schlüsselbeingelenk, Articulatio sternoclavicularis.

Es ist ein zweikammeriges Gelenk. In seinem Innern liegt eine faserknorpelige
Zwischenscheibe, Discus articularis, eingeschlossen, ein Rudiment des Episternum (S. 206). Die Extremitas sternalis des Schlüsselbeines artikuliert nur
mit dem Discus, welcher ihr in Form und Größe genau entspricht (Abb. 137).
Am Manubrium sterni besteht eine *Incisura clavicularis sterni*, in welcher ebenfalls nur der Discus, nicht die Clavicula selbst gleitet. Infolge dieses Einschiebsels
ist das Gelenk zweikammerig. Da außerdem die Gelenkkapsel, *Capsula articularis*, relativ weit ist, so ist die Beweglichkeit viel größer, als nach der flachen
Form der Gelenkflächen an den Knochen selbst zu erwarten wäre. Praktisch

kommt die Bewegung in diesem Doppelgelenk derjenigen eines Kugelgelenkes gleich. Das ist der Vorteil, den die Einverleibung des Episternumrestes für die Bewegungen des Armes im Gefolge hat.

Bei Zerreißungen des Gelenkes entsteht der Nachteil, daß der luxierte Knochen, welcher leicht wieder an seine richtige Stelle gebracht werden kann, hier sehr schwer durch Verbände bis zur Ausheilung zu befestigen ist; denn der Discus begünstigt erneute Verschiebungen. — Häufig ist bei muskelkräftigen Männern das sternale Ende des Schlüsselbeines so dick und prominent, daß dadurch Verwechslungen mit einer Entzündung oder Verrenkung im Gelenk hervorgerufen werden können.

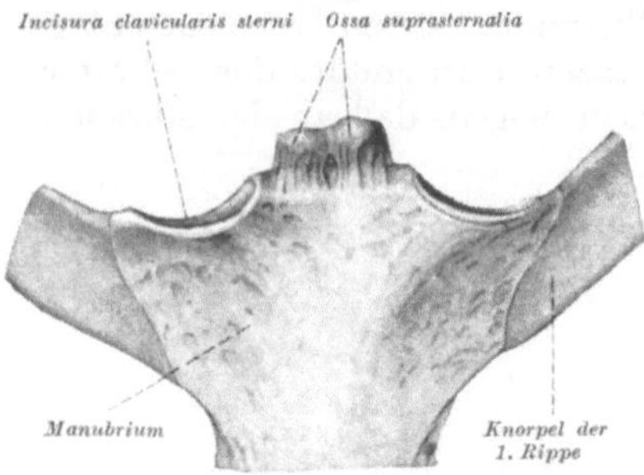

Abb. 138. Ossa suprasternalia. Nach einem Trockenpräparat. Varietät (Erwachsener).

Durch besondere *Hemmungsbänder* wird die Größe der Bewegung nach bestimmten Richtungen bis zu bestimmten Anschlägen festgelegt. Die vordere Kapselwand ist zum *Ligamentum sternoclaviculare* verstärkt. Seine Fasern steigen steil an, die medialen laufen in einem leichten Schraubengang zur Kante der Clavicula empor (Abb. 137) und sind so kurz, daß die Clavicula aus ihrer annähernd horizontalen Ruhelage nur wenig gesenkt werden kann. In der Normalstellung des Menschen liegt also der Knochen seiner *Extremstellung* sehr nahe. In derselben Weise wirkt das *Ligamentum interclaviculare*, welches zwischen den medialen Enden der beiden Schlüsselbeine ausgespannt, also gegen die Kapselwand verselbständigt ist. Die straffe Fasermasse ist mit oberflächlich liegenden Schlingen am oberen Brustbeinrand befestigt und enthält in sich eingeschlossen die *Ossa suprasternalia* (Abb. 138), falls solche vorhanden sind (S. 206). Die Horizontalfasern des Bandes sind so kurz, daß die Schlüsselbeine sich gegenseitig im Gleichgewicht halten. Sinkt die eine Clavicula, so steigt die andere entsprechend in die Höhe (Abb. 139a). Für Bewegungen größeren Ausmaßes muß das Brustbein entsprechend schräggestellt werden,

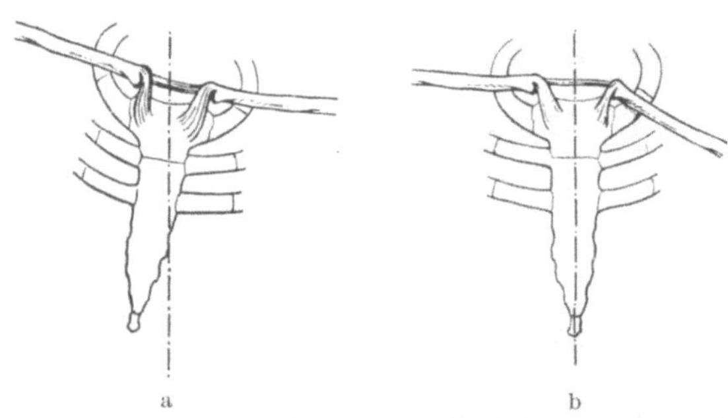

a   b

Abb. 139 a u. b. Neigung des linken Schlüsselbeines nach abwärts (Schema; Umzeichnungen nach MOLLIER). a unter Aufrichtung des rechten Schlüsselbeines und Schrägstellung des Brustbeines (normal), b des linken Schlüsselbeines allein (pathologisch).

weil sonst das Lig. sternoclaviculare der Seite, auf welcher das Schlüsselbein gesenkt wird, überdehnt würde oder reißen müßte.

Sinkt in pathologischen Fällen das Schlüsselbein einseitig (Abb. 139b), so stützt es sich auf den Knorpel der 1. Rippe; es wird diesen meistens eindrücken und unter allen Umständen das Gefäß-Nervenbündel des Armes zwischen 1. Rippe und Schlüsselbein einklemmen (S. 185). Aus solchen hochgradigen Störungen läßt sich entnehmen, wie bedeutungsvoll die Bänder für den normalen Zustand sind. — Mit der Anordnung der Hemmungsbänder hängt zusammen, daß sich das Schlüsselbein in der Ruhelage mit seiner caudalen Ecke gegen den Discus und das Brustbein stemmt, so daß hier die Gelenkspalten zusammengepreßt sind. Entzündliche Ergüsse sammeln sich deshalb meist in der kranialen Abteilung der Spalten und verursachen dem Patienten beim Aufrichten des Schlüsselbeines besonderen Schmerz.

Das *Ligamentum costoclaviculare* (Abb. 137), ein ebenfalls gegen die Kapsel selbständiges Band, ist im Gegensatz zu den beiden besprochenen straffen Bändern aus ziemlich lockeren Fasern zusammengesetzt, welche dem Schlüsselbein beträchtlichen Spielraum lassen. Infolgedessen ist es von seiner Ruhelage aus wesentlich nach oben beweglich. Das acromiale Ende kann um 10 cm in die Höhe steigen. Mehr gestattet auch der M. subclavius nicht, welcher bei Hebung des Schlüsselbeines passiv gedehnt wird. Die Spiraltour des Lig. sternoclaviculare wickelt sich ab, wenn bei Hebung die Richtung kranio-dorsal genommen wird, bei kranio-ventraler Richtung nimmt sie zu. Jedoch wird die Hemmung der Bewegung nach vorn ebenso wie nach oben hauptsächlich vom Lig. costoclaviculare bewirkt.

Verkehrsebene des distalen Schlüsselbeinendes. Immerhin ist das Schlüsselbein so weit im sternalen Gelenk beweg-lich, daß es mit seinem acro-mialen Ende ein Oval von etwa 10 cm Höhe und 12 cm Breite zu beschreiben vermag. Das ist die Linie, welche das äußere Ende des Knochens wie ein Schreibhebel auf-zeichnet, wenn man ihn die gleichen Bewegungen wie beim Lebenden ausführen läßt (Abb. 140). Innerhalb dieses Ovals kann jeder Punkt vom distalen Ende des Knochens erreicht werden: *Verkehrsebene des Schlüsselbeines.* Die Ruhe-lage liegt der unteren Extrem-stellung nahe, so daß die Clavi-cula auch bei Zerschneidung aller Muskeln fast horizontal stehen bleibt. Außerdem kann sich das Schlüsselbein im ster-nalen Gelenk um seine eigene Achse drehen (Rotation um etwa 22°). Es besitzt also wie ein echtes Kugelgelenk 3 Grade der Freiheit.

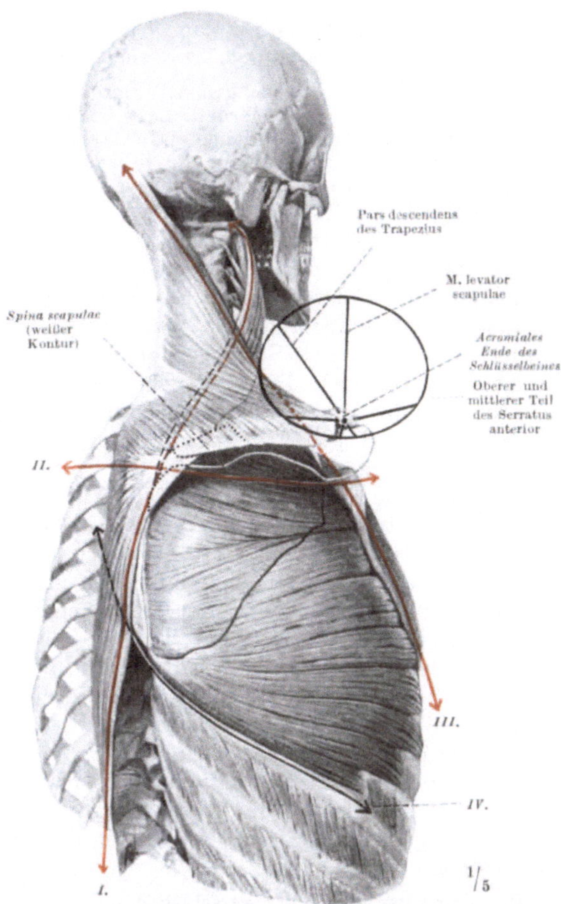

Abb. 140. Die Verkehrsebene des distalen Schlüsselbeinendes (schwarz) und die wichtigsten Muskelschlingen des Schultergürtels. *I—III.* Die 3 Muskelschlingen (rot), welche das Schulterblatt ver-schieben (ohne Drehung). Bewegung vorwiegend im Sternoclavi-culargelenk. *IV.* Die Serratus-Rhomboidesschlinge (schwarz) dreht das Schulterblatt. Bewegung vorwiegend im Acromioclaviculargelenk (vgl. mit Abb. 134, wo der Rhomboides durch Wegnahme des Trapezius freigelegt ist; das Schulterblatt ist wie dort durchsichtig gedacht); Muskeln in natürlicher Lage (Muskeltorso); Verkehrsebene nach den Messungen von S. MOLLIER eingetragen.

Die Bänder des sternalen Schlüsselbeingelenkes sind so stark, daß sie allein die Last von Schulter und Arm zu tragen vermögen (4—5 kg). Nur für die feinere Einstellung und Haltung des Schlüsselbeines kommen Muskeln in Betracht, wesentlich der Trapezius; aber bei Trapeziuslähmung kann doch wegen des passiven Apparates nie das Schlüsselbein allein abwärts sinken. Für Lähmungen der Tragmuskeln der Clavicula (Trapezius, Levator scapulae) ist vielmehr das Ausweichen des Knochens *nach vorn* (ventral) charakteristisch, weil nach dieser Richtung die Last des Armes ungehemmt wirken kann.

Die auf das Schlüsselbein wirkenden 3 Muskelschlingen. Es gibt eine Reihe von Muskeln, welche innerhalb der ovalen Verkehrsebene des Schlüsselbeines bestimmte Richtungen für den Knochen angeben. Man kann sich diese vom

Ruhepunkt des acromialen Endes der Clavicula aus wie die 8 Hauptrichtungen einer Windrose vorstellen (Abb. 140, schwarze Linien in der Verkehrsebene; es sind nur 6 Linien gezeichnet). Um in diesem Vergleich zu sprechen, kann man sagen, der Levator scapulae bewegt sie nach Norden, die obere Portion des Trapezius nach Nordwesten, die obere und mittlere Portion des Serratus anterior nach Osten, Pectoralis minor nach Südosten, untere Portion des Trapezius nach Süden, mittlere Portion des Trapezius nach Westen.

Es fehlen nur für 2 Richtungen (SW und NO in unserem Bilde) unmittelbar wirkende Muskeln. Die Richtung SW bringt das Schlüsselbein in Konflikt mit dem Brustkorb (1. Rippe), für einen Muskel der anderen (NO) fehlt die Möglichkeit einer Insertion am Skelet. Aber auch diese Richtungen können durch Kombinationswirkung von Muskeln eingeschlagen werden, ebenso wie alle Zwischenrichtungen zwischen den eingezeichneten Hauptrichtungen (NNW usw.).

Die 6 wichtigsten Muskelzüge (rote Doppelpfeile, Abb. 140) sind so angeordnet, daß die Richtung je eines von ihnen in der direkten Fortsetzung der Richtung eines anderen liegt. Es existieren also 3 Muskelschlingen, in welche die Clavicula so eingehängt ist, daß sie unmittelbar nach 6 Richtungen bewegt werden kann (weil jede Schlinge von der Ruhelage aus 2 entgegengesetzte Ausschläge hervorbringt). Die *erste* Schlinge (I) steht vertikal und besteht aus dem Levator scapulae und der unteren Portion des Trapezius (Pars ascendens). Die *zweite* Schlinge (II) steht horizontal und besteht aus den beiden oberen Portionen des Serratus anterior und der mittleren Portion des Trapezius (Pars transversa). Die *dritte* Schlinge (III) läuft schräg von hinten oben nach vorn unten und besteht aus der oberen Partie des Trapezius (Pars descendens) und dem Pectoralis minor. Abb. 140 erläutert besser als weitläufige Beschreibungen wie genau die Richtungen der genannten Muskelportionen bei natürlicher Lage der Muskeln im Körper einander entsprechen. Da sie nur zum Teil direkt auf das Schlüsselbein wirken, zum Teil indirekt durch Vermittlung der Scapula die Clavicula bewegen, so ist die Richtung, welche der Knochen durch sie erhält, nicht bei allen identisch mit der Muskelrichtung. Die entsprechenden Ausschläge des Schlüsselbeines sind in Abb. 140 mit schwarzen Linien in die Verkehrsebene eingetragen. Es kommt hier darauf an, sich diese wichtigsten Wirkungsweisen der Muskeln auf das proximale Schlüsselbeingelenk vorzustellen, weil daraus nicht nur die Bewegungen des Schlüsselbeines, sondern im Zusammenhang damit gewisse Bewegungen der Schulter und des Armes im ganzen zu verstehen sind.

Der Trapezius gehört mit verschiedenen Teilen jeder der 3 Schlingen an, der Serratus anterior zweien von ihnen; es kommt eben bei diesen Muskeln auf die Richtung der einzeln innervierbaren Muskel*portionen*, nicht auf die ganzen Muskelindividuen an.

Außer den 3 Hauptschlingen gibt es noch Muskeln, welche deren Bewegungen unterstützen, z. B. den Sternocleido, den Pectoralis maior und Subclavius, welche direkt am Schlüsselbein angreifen, und viele andere, welche durch Vermittlung der Scapula oder der Armknochen indirekt die Clavicula bewegen können.

b) Das acromiale Schlüsselbeingelenk, Articulatio acromioclavicularis.

Es enthält häufig, aber nicht immer einen Discus articularis und kann also auch zweikammerig sein. Immer steht die Clavicula ein wenig höher (kranial) als das Acromion, so daß das Gelenk leicht durch die Haut abzutasten ist. Die Gelenkflächen, welche im allgemeinen elliptische Form haben, sind sehr wechselnd ausgebildet, was Größe und Krümmung angeht. Daher verdankt das Gelenk seine Beweglichkeit weniger diesen Flächen, als vielmehr der Breite der Faserknorpel und Faserpolster (Discus oder Teile eines solchen), welche in die Knochenlücke eingeschaltet sind. Es nähert sich einem Füllgelenk mit dickem

Gewebskissen und wenigen Spalten, einem bei niederen Tieren häufigen Typus, welcher starke Exkursionen ermöglicht (Periarthrose).

Ist eine gut ausgebildete Zwischenscheibe vorhanden, so kann sie dem Discus des sternalen Schlüsselbeingelenkes ganz ähnlich sehen, obgleich es sich dort um das Rudiment eines alten Skeletstückes, hier um eine Neubildung handelt (Heterogenese). Die Funktion ist gleich. Denn auch beim acromialen Schlüsselbeingelenk ist die Bewegung tatsächlich gleich der eines Kugelgelenkes.

Die Kapsel ist verstärkt durch eingewebte Faserzüge, die besonders auf der kranialen Seite stark ausgebildet sind, *Ligamentum acromioclaviculare* (Abb. 141), aber auch auf der caudalen Seite gut entwickelt sein können; diese Fasern hemmen zu starke Exkursionen nach den abgeplatteten Seiten der Knochen zu. Das Gelenk hat keine eigenen Muskeln, es tritt nur bei den Verschiebungen der Scapula in Tätigkeit. Dabei wird es wesentlich geführt und auch gehemmt durch das Lig. coracoclaviculare (Abb. 142).

Führung des Schulterblattes auf dem Brustkorb. Die Scapula hängt an dem äußeren Ende des Schlüsselbeines und gleitet, während sie sich im acromialen Schlüsselbeingelenk bewegt, gleichzeitig auf dem Brustkorb. Ihre costalwärts gewendete Fläche ist mit einem Muskelkissen ausgefüttert (Subscapularis und Serratus anterior, Abb. 134). Die hintere und seitliche Fläche des Thorax ist in der Ausdehnung der Scapulabewegungen frei von Muskulatur (vgl. Abb. 112) zwischen den Ansätzen der Serrati posteriores (blau) und den Ursprüngen des Serratus anterior (rot). Auf dieser muskelfreien Gleitfläche gleitet nicht der Knochen der Scapula unmittelbar, sondern der ihm unterliegende Serratus anterior, der durch ein lockeres Verschiebegewebe mit der Gleitfläche verbunden ist. Bei dem Gleiten der Scapula macht die Clavicula Winkel- und Drehbewegungen. Die Verschiedenheit der Bewegungen wird ausgeglichen durch das Acromioclavicular-Gelenk (Abb. 144). Dadurch sind die Gleitbewegungen auf dem Brustkorb trotz des Abwechselns von harten Rippen und weichen Zwischenrippenräumen gleichmäßig und geschmeidig. Man fühlt bei Verschiebungen der Scapula besonders den Angulus inferior im unteren Teil der Achselhöhle als harten Höcker. Die vertebrale Kante der Scapula wird durch die Muskeln an den Brustkorb angedrückt. Sind diese gelähmt, so steht sie flügelförmig vom Brustkorb ab und die Haut drängt sich gegen die Unterfläche der Scapula vor (*Scapula alata*; diese Stellung beweist bei Beginn des Armhebens eine Trapezius-, bei Fortsetzung des Hebens eine Serratuslähmung). Auch in pathologischen Fällen bleibt immer die Scapula mit dem Brustkorb in Kontakt. Die Muskelwirkung übernimmt bei der Scapula die Führung und Hemmung, welche in anderen Gelenken in viel höherem Grad von den Gelenkflächen und Bändern besorgt werden. Daher kann das acromiale Schlüsselbeingelenk verhältnismäßig primitiv gebaut sein.

Die beiden auf das acromiale Gelenk wirkenden Muskelschlingen. Stellen wir uns zunächst vor, daß das Schlüsselbein in seinem sternalen Gelenk festgestellt sei, so ist im acromialen Gelenk nur ein Pendeln des Schulterblattes um das Acromion möglich, und zwar in einer Gleitfläche, welche hinten mit der dorsalen Brustkorbwand identisch ist und seitlich in das Niveau des acromialen Endes der Clavicula fortgesetzt zu denken ist. Das Pendeln wird durch 2 Muskelschlingen besorgt, von welchen die wichtigste aus dem Rhomboides und der unteren Portion des Serratus anterior besteht (Abb. 140, *IV.*). Besonders die caudalen Kanten beider Muskeln bilden eine durchlaufende Linie, in welche der Angulus inferior scapulae eingeschaltet ist und welche seine Bewegungskurve darstellt, wenn er um das acromiale Schlüsselbeingelenk pendelt (Abb. 134). Diese wichtige, der Art dieser Bewegung genau angepaßte Kurve

ist durch die darüber liegenden Muskeln (Trapezius und Latissimus) und durch
die Haut meist gut sichtbar (Abb. 56). Außerdem kommt noch die bereits beim
sternalen Schlüsselbeingelenk erwähnte Muskelschlinge, welche aus dem Levator
scapulae und der unteren Portion des Trapezius besteht (Abb. 140, *I*.), auch
für das acromiale Gelenk in Betracht. Ist nämlich das sternale Gelenk festgestellt, so kann diese Muskelschlinge lediglich im acromialen Gelenk bewegen
und die gleiche Pendelbewegung wie die Rhomboides-Serratusschlinge hervorrufen. Der Ausschlag beträgt, wenn man den im Schultergelenk und allen Armgelenken versteiften ausgestreckten Arm als Markierungshebel benutzt, für die
Rhomboides-Serratusschlinge unter günstigsten Bedingungen 52°. Wir werden
sehen, daß nur ein Teil davon für die Hebung des Armes verwendet wird und
dazu unentbehrlich ist. Die Levator-Trapeziusschlinge, der man früher eine
große Bedeutung für das Pendeln selbst beimaß, erzielt im acromialen Gelenk
höchstens 5° (dazu im sternalen Gelenk 10°, zusammen 15°); sie hat wesentlich
die Aufgabe, die Scapula gegen den Brustkorb festgedrückt zu halten, wenn
die Pendelbewegung zu einer Hebung des Armes benutzt wird und nun die Last
des erhobenen Armes dahin wirkt, das Schulterblatt flügelförmig vom Brustkorb abzuhebeln. Sie arbeitet also beim Pendeln im acromialen Schlüsselbeingelenk in der Norm nur indirekt mit.

Von den 4 Muskelschlingen sind die anderen beiden, welche beim sternalen Gelenk beschrieben wurden, für das acromiale Gelenk nicht wesentlich; umgekehrt bewegt die Rhomboides-Serratusschlinge hauptsächlich im letzteren, weniger im sternalen Gelenk. Nur die
Levator-Trapeziusschlinge ist für beide Gelenke gleich wichtig.

Gemeinsame Wirkung der Muskelschlingen auf die beiden Schlüsselbeingelenke.
In Wirklichkeit ist bei den Bewegungen der Schulter in den seltensten Fällen
das sternale Schlüsselbeingelenk festgestellt, sondern es kombinieren sich mit
den Pendelbewegungen des Schulterblattes im acromialen Gelenk *Rotationen*
des Schlüsselbeines um seine eigene Achse sowie *Exkursionen* des acromialen
Endes der Clavicula *innerhalb* der ovalen *Verkehrsfläche*, welche beim sternalen
Gelenk ermittelt wurde. Es sind dann alle 4 Muskelschlingen und eventuell
viele andere auxiliäre Muskeln gleichzeitig tätig. Meistens wird die Drehung
des Schulterblattes gar nicht um das acromiale Ende des Schlüsselbeines stattfinden, sondern um irgendeine Stelle der Scapula selbst, welche je nach Bedarf
durch die beteiligten Muskeln festgehalten wird (Abb. 135). In welcher Weise
das im einzelnen geschehen kann, wurde im speziellen Teil mitgeteilt (Drehung
oder Fortbewegung der Scapula S. 239 ff.). Liegt der Drehpunkt des Systems
nicht im Acromion, sondern an einer anderen Stelle der Scapula, so verhalten
sich Schlüsselbein und Schulterblatt wie ein Exzenter. Die Clavicula als Exzenter-
stange überträgt ihre Bewegungen auf die Scapula und umgekehrt, so daß das
Resultat der Gesamtbewegung nur durch das Verhalten *beider* Schlüsselbeingelenke verstanden werden kann. Da verschiedene Stellen des Schulterblattes
als Drehpunkt in Betracht kommen (z. B. auch der vom Acromion maximal
entfernte Angulus inferior), so ist die Exzentrizität des Systems je nach den
verwendeten Muskeln sehr verschieden, wie wenn bei einer Dampfmaschine
verschiedene Kurbelarme und dadurch verschiedene Übersetzungen eingeschaltet
werden. Hier zeigt sich besonders deutlich, wie nötig es ist, die Skelet- und
Muskelteile im Zusammenhang zu betrachten. Denn die Führung des Mechanismus ist wesentlich muskulös, wenn sie auch an die Ausschlagsbreite der
Gelenke und die Wirkung des Luftdruckes gebunden ist. Unser Organismus
verdankt dieser Muskelführung eine ungeheure Mannigfaltigkeit der Schulterbewegungen trotz relativ einfacher Apparate, während in der Technik nur durch
sehr komplizierte Maschinen ähnliches zu erreichen wäre.

Dem stehen in unserem Körper die Nachteile gegenüber, welche durch Schädigungen der Muskeln für den ganzen Mechanismus entstehen. Da für das Schultergelenk das gleiche gilt, wird erst bei den Gesamtbewegungen der Schulter auf diesen Punkt näher einzugehen sein. Gelenke mit Knochen- und Bänderführung sind weniger mannigfaltig in ihren Leistungen als diejenigen mit vorwiegender Muskelführung, aber auch durch Lähmungen oder Zerreißungen der Muskulatur weniger gefährdet.

Bewegungen des Schulterblattes um eine vertikale und um horizontale Achsen. Im speziellen ist darauf zu achten, daß bei gleichzeitiger Bewegung der beiden Schlüsselbeingelenke zweierlei Modifikationen gesondert oder kombiniert vorkommen. Erstens kann sich der cleidoscapulare Winkel ändern (Abb. 144b). In diesem Fall dreht sich die Scapula im acromialen Gelenk um eine *vertikale* Achse (Gesamtausschlag 42—50°).

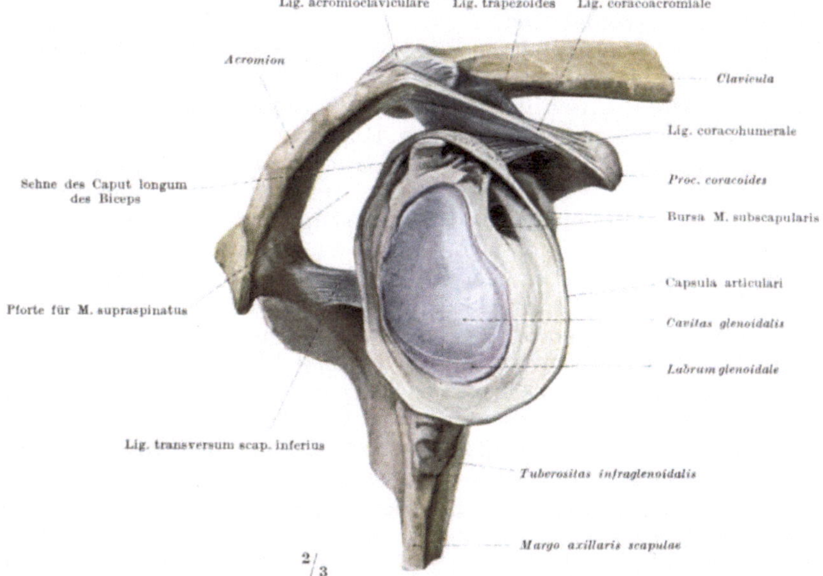

Abb. 141. Pfanne und Dach des Schultergelenkes.

Wird der Winkel größer, so sieht die Gelenkfläche der Scapula für den Humerus mehr nach vorn, wird er kleiner, so sieht sie mehr nach außen. Das Schulterblatt unterstützt auf diese Weise Bewegungen des horizontal stehenden Humerus nach vorn oder nach hinten. Es ist festgestellt worden, daß wesentlich die untere Portion des Serratus anterior die Gelenkfläche der Scapula so dreht, wie es der *Vergrößerung* des cleidoscapularen Winkels entspricht. Alle übrigen Bestandteile der 4 Muskelschleifen *verkleinern* den cleidoscapularen Winkel.

Die 2. Modifikation ist die Bewegung der Scapula um eine *horizontale* Achse. Diese kann in einer Frontalebene liegen; dann schwingt der Angulus inferior des Schulterblattes in dorsoventraler Richtung. Oder die Achse kann in einer Sagittalebene liegen; dann schwingt der Angulus in mediolateraler Richtung. Zwischen diesen beiden Extremen gibt es alle Übergangsstellungen der horizontalen Achse. Die Beteiligung der Muskeln ist entsprechend kompliziert, aber für jeden Einzelfall aus Lage und Richtung bestimmbar.

In der Nähe des acromialen Schlüsselbeingelenkes, aber anatomisch völlig von ihm getrennt, liegt das *Ligamentum coracoclaviculare* (Abb. 142). Wir besprechen es hier, weil es für die Beweglichkeit des genannten Gelenkes von ausschlaggebender Bedeutung ist. Nur dadurch, daß das Gewicht des Armes durch die Bandverbindung der Clavicula mit dem Coracoid von diesem und nicht vom Acromion getragen wird (Abb. 143), ist das acromiale Schlüsselbeingelenk genügend entlastet. Der Bandapparat ist infolgedessen immer besonders stark. Er zerfällt in 2 Teile, das *Lig. trapezoides* und *Lig. conoides.* Sie schließen den Ansatz des M. subclavius zwischen sich, der aber oft so reduziert ist, daß er schon vor dem Bandapparat aufhört (Abb. 142). Der Zwischenraum ist dann mit Fett oder einem Schleimbeutel gefüllt. Man gelangt in der Richtung des Muskels fortschreitend am sichersten in ihn hinein. Das Lig. conoides liegt nach hinten, es ist dreieckig; seine Spitze liegt nach dem Proc. coracoides zu, die Basis ist an der Clavicula befestigt. Das Lig. trapezoides steht quer zur Achse der Clavicula, so daß man von vorn auf seine Kante sieht. Seine wirkliche Fläche wird erst sichtbar, wenn die Nische zwischen ihm und dem Lig. conoides ganz ausgeräumt ist.

Das *Ligamentum coracoacromiale* (Abb. 141 u. 142) ist ebenfalls ohne direkte Beziehung zu einem der benachbarten Gelenke; seine biologische Bedeutung führt uns über zum Schultergelenk. Das Band stellt eine derbe Verbindung zwischen Processus coracoides und Acromion her. Beide Knochenvorsprünge mit der Bandmasse zusammen sind ein osteofibröses Schutzdach für das Schultergelenk; das Dach springt so weit vor, daß der Gelenkkopf des Humerus von oben her gedeckt wird. Unter ihm schlüpft die Sehne des M. supraspinatus hindurch, um das Tuberculum majus des Humerus zu erreichen (Abb. 96). Zwischen Humeruskopf und Schulterdach ist die *Bursa subacromialis* eingeschaltet (Abb. 124), welche bei Hebung des Armes in irgendeiner Richtung *ähnlich einem Gelenk* funktioniert. Der Humeruskopf artikuliert also nicht nur an der Pfanne der Scapula, sondern auch an dem Schulterdach. Bewegungen des Armes im Schultergelenk können die Horizontale nicht wesentlich überschreiten, da der Humerus bei Elevation gegen das vorspringende Dach des genannten osteofibrösen Apparates anstößt und gehemmt wird. In der Regel ist die untere Partie der Gelenkkapsel des Schultergelenkes so kurz, daß die Bewegung des Humerus, falls die zunächst einsetzende Muskelhemmung überwunden wird, durch die Kapsel gehemmt wird, ehe der Anschlag am Schulterdach erfolgt. Wird jedoch die Kapsel überdehnt, so bietet das Schutzdach immer noch eine Hemmung (doppelte Sicherung).

Man zählt zu den „Bändern der Scapula" außer dem Lig. coracoacromiale auch noch ein *Lig. transversum scapulae superius* und ein *Lig. transversum scapulae inferius*, von welchen das letztere inkonstant ist. Sie bilden ligamentöse Brücken über Durchlässen von Nerven und Gefäßen. Das obere Band überquert die Incisura scapulae am Margo superior des Knochens (Abb. 142); es kann verknöchert sein und umscheidet dann statt der Incisur ein Foramen. Eine Gefäßnervenstraße führt von dieser Stelle dem muskelfreien Collum scapulae entlang in die Fossa infraspinata (S. 218); sie wird bei vielen Individuen außerdem an der Basis der Spina scapulae vom Lig. transversum scapulae inferius überspannt (Abb. 141).

c) Das Schultergelenk, Articulatio humeri.

Es ist das ausgeprägteste Kugelgelenk unseres Körpers. Der Kopf des Oberarmknochens ist vom Schaft aus medialwärts gerichtet und liegt deshalb so zwischen den Muskeln versteckt, daß man ihn durch die Haut von außen nicht sehen oder fühlen kann (Abb. 89).

Der einzige Zugang besteht von der Achselhöhle aus, wenn man mit der Fingerkuppe längs dem Margo axillaris des Schulterblattes und des M. subscapularis vordringt; der Ellenbogen muß dabei möglichst dem Rumpf genähert sein, damit die Haut und Muskeln erschlaffen. Indirekt ist der Humeruskopf an der Stellung des Tuberculum majus zu erkennen, welches dem Kopf gegenüber steht und also bei der typischen Ruhelage des Armes genau nach außen gerichtet ist. Die Wölbung des M. deltoides beruht zum großen Teil auf der Unterfütterung durch diesen Knochenvorsprung. Bei Luxation des Humeruskopfes nach innen verschwindet deshalb die Deltoideswölbung.

Der überknorpelte Gelenkkopf des Humerus ist bei massigen Knochen ziemlich genau eine halbe Kugel, bei grazilen Knochen etwas länger als breit. Die Halbkugel wird durch alle Muskeln, die am oberen Ende des Knochens inserieren, so gehalten, daß die Drehung um das Kugelzentrum stattfinden kann (letzteres liegt in der Tiefe, Abb. 124; die Stelle projiziert sich in der Ansicht von vorn gerade auf das Tuberculum minus). Der Kopf rollt unter der Wirkung dieser Muskeln in der jeweiligen Bewegungsebene um den zentralen Drehpunkt wie ein Rad um seine Achse. Aber der Umfang des Kopfes gleitet auf der Pfanne nicht wie ein Wagenrad, welches sich frei vom Boden abwickelt, sondern welches sich dreht *und zugleich rutscht*, z. B. beim Fahren auf Glatteis („Drehgleiten").

Die überknorpelte Fläche der Scapula, *Cavitas glenoidalis* (Fossa articularis), ist klein im Verhältnis zur Größe des Kopfes. Obgleich die Pfanne durch einen

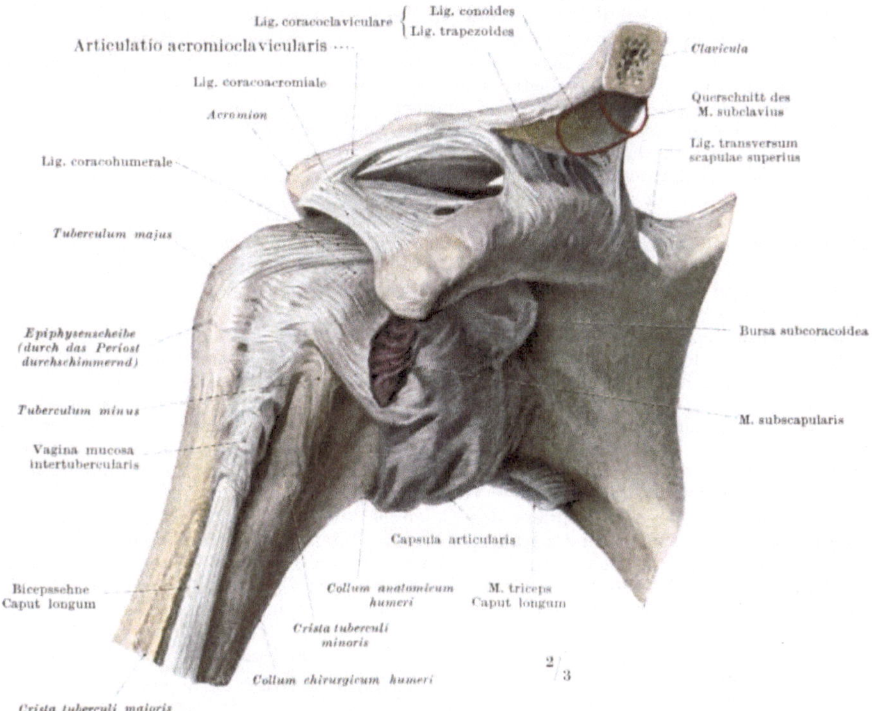

Abb. 142. Schultergelenk von vorn, Schlüsselbein durchsägt und in die Höhe gehoben, Humerus ein wenig abduziert (Falten der Kapsel und der Vagina mucosa intertubercularis sind für diese Stellung typisch). Das distale Ende des M. subclavius ist als roter Kontur eingetragen.

biegsamen faserknorpeligen Reifen, der sich den Rändern des Knochens anschmiegt, *Labrum glenoidale* (Abb. 141), vergrößert ist, kommt bei vollem Kontakt nur ein kleiner Teil der Fläche des Humeruskopfes mit der Pfanne in Berührung.

Die überstehenden Teile des Kopfes liegen nicht der Pfanne, sondern der *Kapsel* und den ihr aufgelagerten Sehnen an (z. B. in Abb. 124 der des Supraspinatus). Die Bewegung im Schultergelenk wird dadurch sehr frei; allerdings balanciert auch die Kugel auf der kleinen flachen Pfanne entsprechend lose. Da die Kapsel sehr weit sein muß, um den Bewegungen des Kopfes genügenden Spielraum zu geben (sie ist bei manchen Individuen so weit, daß 2 Humerusköpfe in ihr Platz haben würden), so ist die ganze Festigkeit des Gelenkes den Muskeln übertragen. Man sieht auf Abb. 96, wie genau die beteiligten Schultermuskeln den Knochen umfassen und eine adäquate Hohlform für ihn bilden. Sie wird ergänzt durch den im Bilde nicht gezeichneten Deltoides. In jeder Stellung des Humerus formieren sie eine wechselnde muskulöse bzw. sehnige Vervollständigung der Gelenkfläche (Abb. 96). Die sie bildenden Muskeln haben ausgesprochen die Funktion von Haltemuskeln: sie halten den Humerus in jeder Stellung, ohne passiv insuffizient zu werden (vgl. auch S. 65, „Muskelkegel"). Solange ihr Mechanismus intakt ist — aber auch nur dann — ist ein Abgleiten des Kopfes von der Pfanne unmöglich. Die Gefahr liegt darin, daß Muskeln überrumpelt werden können, wenn die Beanspruchung des Gelenkes unerwartet geschieht.

Beim Aufstellen von macerierten Knochen zu einem Skelet wird herkömmlicherweise der Humerus mit Ösen drehbar an der Cavitas glenoidalis befestigt. Die Drehung findet dann um den betreffenden Punkt der Oberfläche des Caput statt, an welchem die Öse sitzt. Die Bewegung in unserem Körper ist aber ganz anders, da bei allen Bewegungen sämtliche Punkte das Caput gegen die Pfanne gleiten, weil der Drehpunkt nicht auf der Oberfläche, sondern im Zentrum der Kugel liegt (Abb. 124). Bei Gelenkpuppen ist das viel natürlicher wiedergegeben, besonders an den von Künstlern benutzten Gliederpuppen. Für die Orthopädie beruht die Hauptschwierigkeit, fehlerhafte Stellungen des Schultergelenkes zu korrigieren, gerade darauf, daß der Drehpunkt zentral im Knochen liegt. Das läßt sich durch Apparate nicht nachahmen außer bei einem vollkommenen Ersatz (Kunstarm). Soll ein defektes Schultergelenk unterstützt werden, so ist dies bloß durch *periphere* Scharniere möglich; diese schränken aber durch ihre Lage die natürlichen Bewegungsmöglichkeiten ganz erheblich ein. Es kann wohl ein Punkt der Oberfläche des Gelenkkopfes feststehen, wenn sich nämlich der Kopf um diese Stelle wie der Kreisel um seine Spitze dreht. Solche Bewegungen sind möglich, sind aber wohl zu unterscheiden von Rotationen des Armes um seine Längsachse (S. 261).

Die Cavitas glenoidalis (Fossa articularis) hat etwa 6 cm^2 Fläche und könnte deshalb, rein rechnerisch betrachtet, durch Luftdruckwirkung ungefähr ebenso viele Kilogramm tragen, während der im Schultergelenk abgelöste Arm mit allen Weichteilen nur etwa 4 kg wiegt. Der Luftdruck tritt aber ganz zurück hinter der Haltewirkung der Muskeln. Präpariert man bei der Leiche die Muskeln ab, so wird die weite Kapsel so verschieblich, daß der Kopf nicht mehr in der Pfanne haftet, auch wenn die Kapsel nicht verletzt ist; bei Muskellähmungen erfolgt ähnliches („falsche" Luxation). Die Muskeln haben außerdem die Aufgabe, zu verhindern, daß der Humeruskopf von der Pfanne abgleitet, ferner daß die Kapsel Falten gegen das Innere des Gelenkes hin bildet. Das ist beim Schultergelenk besonders hervorzuheben, weil die Kapsel so weit und deshalb faltenreich ist (Abb. 124 u. 142). Durch gleichzeitige Insertion der Muskeln, welche den Knochen bewegen, an der Kapsel, wird automatisch jede entstehende Falte nach außen vom Gelenkinnern weggerichtet (S. 218). Sind Muskelansätze zerrissen und schiebt sich bei Bewegungen eine Falte in den Gelenkspalt, so kann vorübergehende Luxation die Folge sein. Es gibt Leute, welche willkürlich den Schulterkopf aus- und einrenken können (habituelle Luxation).

Elevation lediglich durch den Schultergürtel bedingt. Als *Hemmungen* für das Gelenk wirken wie bei allen Gelenken in erster Linie die Muskeln, und erst bei Ausfall der Muskelhemmung diejenigen Teile der Kapsel, welche besonders kurz sind. Steht der Humerus zur Scapula im Winkel von 90° oder ein wenig mehr, so ist die untere Partie der Kapsel maximal gespannt, eine weitere Hebung des Armes im Schultergelenk ist deshalb nicht möglich, zumal das Schulterdach (Acromion, Proc. coracoides und Lig. coracoacromiale) als weiteres Hindernis in Reserve steht. Die weitere Erhebung über die Horizontale hinaus (Elevation) wird nicht mehr vom Humerus im Schultergelenk, sondern vom *Schultergürtel* ausgeführt (Scapula und Clavicula, Abb. 135, rechts). *Eine wesentliche Elevation im normalen Schultergelenk ist nach keiner Richtung möglich.* Im lebendigen Bewegungsgeschehen wird überhaupt keine Bewegung des Armes allein im Schultergelenk ausgeführt, sondern es beteiligt sich der Schultergürtel infolge einer uns unbewußten nervösen Muskelführung schon an den Bewegungen des Armes lange, ehe die Horizontale erreicht ist (Abb. 135, links). Man überzeuge sich am eigenen Körper durch Fixierung des unteren Winkels des Schulterblattes, welche man mit der Hand der anderen Körperseite durch die Haut leicht ausführen kann, daß jeder Versuch, den Arm von der Adduktionsstellung zu heben, zu einer *Drehung der Scapula* führt.

Alle Bewegungen werden durch den Muskelkegel der eingelenkigen Muskeln geführt und gehemmt (S. 247, Abb. 96). Sie sind je nach dem Spannungszustand jener Muskeln *regulierbar*. Nie erreicht der Humerus in der Norm, wenn er nach vorn gehoben wird, den Hakenfortsatz. Doch steht dieser als Anschlag bei übermäßigen Dehnungen der Kapsel in Reserve.

Verschiebt sich der Humeruskopf über die gewöhnlichen Anschläge hinaus, so muß die Muskulatur auf der entgegengesetzten Seite geschädigt sein. Die Verrenkung des Schultergelenkes nach vorn ist am häufigsten. Der Kopf steht dann unter dem Hakenfortsatz. Dabei

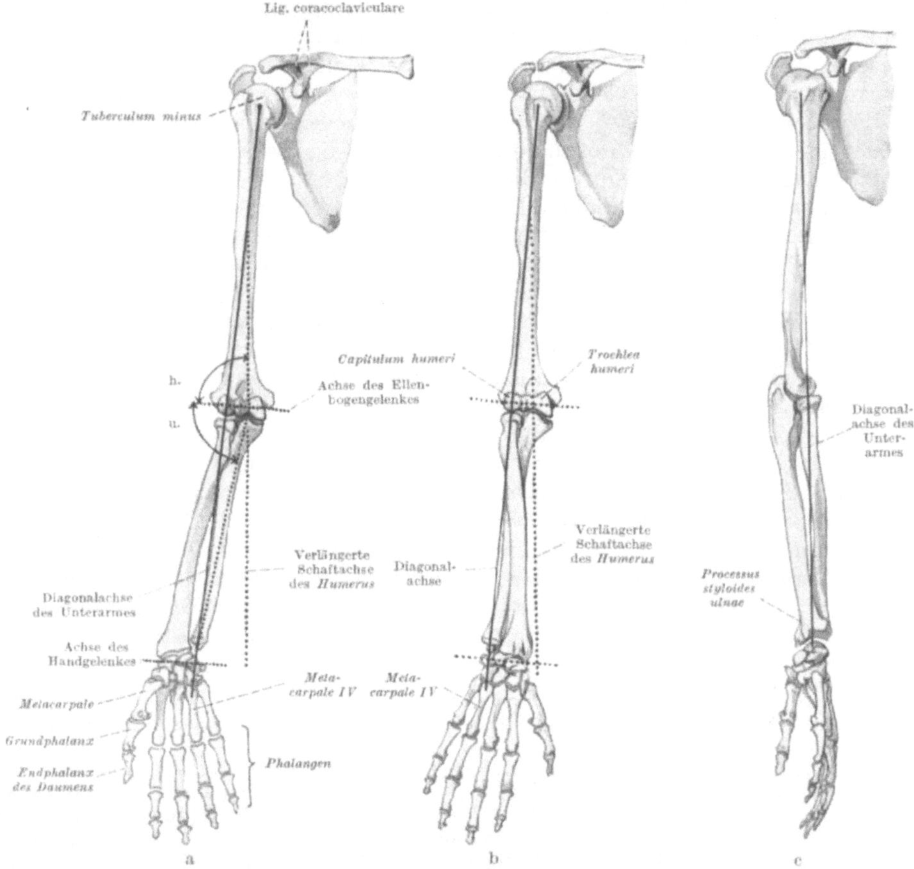

Abb. 143 a—c. Drehachse des Armes für Rotationen im Schultergelenk (zugleich Diagonalachse des Unterarmes für Pro- und Supination). a Supinationsstellung des Unterarmes, b Pronationsstellung, c „Hyperpronation" (Einwärtsrotation) des ganzen Armes; h. humeraler, u. ulnarer Cubitalwinkel.

reißt mindestens die Sehne des Supraspinatus; die über ihr liegende Bursa subacromialis tritt in Verbindung mit dem Gelenk. Das ist nur in pathologischen Fällen möglich, da in der Norm Gelenk und Schleimbeutel — seltene Ausnahmen abgerechnet — durch die Sehne vollkommen getrennt und voneinander unabhängig sind (Abb. 124). — Verschiebungen des Caput gegen das Schulterdach zu werden vor Berührung mit diesem auch durch die Kontraktion des Biceps und durch die lange Bicepssehne gehemmt, da diese durch die Kapsel hindurch über den Gelenkkopf hinwegzieht (Abb. 163).

Drehachse des Armes und Schaftachse des Humerus. Wenn sich der Arm im Schultergelenk um seine Längsachse dreht, *Rotation*, so folgt gewöhnlich die Achse nicht der Schaftachse des Humerus, sondern sie geht vom Drehpunkt des Caput humeri durch den Ansatz des Radius und weiter durch den Griffelfortsatz der Ulna (Abb. 143). Das ist die gleiche Achse, um welche sich am Unterarm die Pronation und Supination vollziehen (*Diagonalachse*, s. Unterarm).

Um zu unterscheiden, ob die Bewegung im Unter- oder Oberarm geschieht, beugt man den Unterarm im Ellenbogen. Jede Rotation im Schultergelenk ist dann durch den Hebelausschlag des Unterarmes unverkennbar (während bei Pro- und Supination nur im Unterarm der Hebelausschlag ganz unterbleibt). Bei gestrecktem Arm gehen beide Arten von Bewegungen weniger merkbar ineinander über. Der Humeruskopf würde sich, wenn er in der Verlängerung der Längsachse des Armes läge, bei der Rotation um einen Punkt seiner Oberfläche wie ein Kreisel um seine Spitze drehen. Da er aber schräg zu der Achse angesetzt ist, so findet ein Drehgleiten im Gelenk wie bei allen übrigen Bewegungen statt. Die Gelenkkapsel erlaubt bei herabhängendem Oberarm eine Rotation von über 90°, d. h. der im Ellenbogen gebeugte Vorderarm beschreibt mehr als einen Kreisquadranten. Wird die Bewegung ausgiebiger, so sind Gelenke des Schultergürtels beteiligt.

Gelenkkapsel und Gelenkhöhle. Der *Ansatz* der Schultergelenkkapsel am Skelet folgt am Schulterblatt dem äußeren Rand des Labrum glenoidale. Der Ansatzpunkt der Sehne des langen Bicepskopfes, *Tuberositas supraglenoidalis*, liegt innerhalb der Kapsel; der Ansatzpunkt des langen Tricepskopfes, *Tuberositas infraglenoidalis*, bleibt außerhalb (Abb. 141). Die Kapselwand umfaßt entweder die ganze Dicke des Labrum oder dieses springt mit seinem distalen Rand etwas in den Gelenkraum vor. Synovialzotten und -falten, die von der Innenwand der Kapsel ausgehen, tun das letztere (Abb. 124). Am Humerus ist die Kapsel so befestigt, daß die beiden Tubercula außerhalb des Ansatzes gelegen sind (Abb. 142). Die Befestigungslinie entspricht dem Collum anatomicum des Humerus. Bei herabhängendem Arm legt sich die Kapsel nach der Achselhöhle zu in eine typische Falte, *Recessus axillaris* (Abb. 124: der Nervus axillaris liegt in unmittelbarer Nähe). Sie erfordert bei völliger Ausrottung der Gelenkkapsel (Totalexstirpation z. B. bei Tuberkulose) besondere Beachtung. Bei erhobenem Arm verschwindet die Falte. Als *Ligamentum coracohumerale* werden Fasern bezeichnet, die von der Basis des Proc. coracoides hauptsächlich zum Tuberculum majus ziehen (Abb. 142). Sie bewirken eine beträchtliche Verstärkung der Gelenkkapsel (Abb. 141).

Die Lymphgefäße der Gelenkkapsel verlaufen längs der das Gelenk versorgenden Arterien zu tiefen Achsellymphknoten.

Die knorplige *Epiphysenscheibe* des Humerus steht nicht so schräg zur Längsachse des Knochens wie die Ansatzlinie der Kapsel. Sie liegt medial an einer kleinen Stelle *innerhalb* der Kapsel, sonst *außerhalb* (Abb. 142). Eiterungen, die von der Epiphysenplatte oder deren Resten ausgehen (Osteochondritis syphilitica) ergreifen deshalb, wenn sie medial lokalisiert sind, auch das Gelenk. Denkt man sich den Knochen an der Stelle seines größten Querschnittes zersägt, so entspricht die Fläche etwa der Epiphysenscheibe. Sie liegt in der Mitte zwischen Collum anatomicum und Collum chirurgicum. Die 3 Knochenkerne für das Caput humeri, Tuberculum majus und minus verschmelzen etwa im 5. Lebensjahr; dieser Komplex bleibt bis zum 20. Lebensjahr durch die Epiphysenplatte vom Schaft getrennt. Knorpelreste findet man viel länger.

Schleimbeutel. Das Schultergelenk hat außer der wandelbaren Achselbucht in der Regel 2 *Seitenkammern*. Immer ist eine röhrenförmige Fortsetzung der Gelenkhöhle längs der Bicepssehne vorhanden, *Vagina mucosa intertubercularis* (Abb. 142). Sie ist innerhalb des knöchernen Sulcus intertubercularis des Humerus vom Knochen selbst und straffen, die Rinne überbrückenden Fasern gebildet. Dieser, von einer glatten Intima ausgekleidete osteofibröse Kanal läßt die Sehne des langen Bicepskopfes hin- und hergleiten und gibt ihr die Führung, so daß sie nicht seitlich von der Kugel abgleiten kann. Die Fasern des Lig. coracohumerale benutzen sehr oft das fibröse Dach des Kanals als Ansatz und erreichen so auch das Tuberculum minus. Das distale Ende des Kanals geht in eine sehr zarte, leicht bewegliche Röhre über, eine Fortsetzung der Intima des Gelenkes. Sie ist an ihrem Ende ringsum mit der Sehne des Biceps verwachsen. Es kann also keine Synovia aus dem Gelenk austreten. Bei Bewegungen im Schultergelenk geht die dünnwandige Endpartie der Röhre wie ein in- und auseinander verschiebbares Perspektiv hin und her und gibt dadurch erst den nötigen Spielraum.

Man braucht bloß am Gelenkpräparat mit der Pinzette die Sehne bei dem Austritt aus der osteofibrösen Röhre zu fixieren, um sich zu überzeugen, daß dann die Bewegung des Humerus gegen die Scapula gehemmt ist. Die natürliche Doppelaufgabe, einen Abschluß zu bilden und doch Spielraum für die Bewegungen im Schultergelenk zu lassen, ist durch die Art der Befestigung der Vagina an der Bicepssehne vollkommen gelöst.

Eiterungen setzen sich mit Vorliebe in der Vagina intertubercularis dem Humerus entlang fort und sind dort bei Palpation durch den Deltamuskel hindurch an der Schmerzhaftigkeit am frühesten zu erkennen. Da der Sulcus durch sein fibröses Dach in die Höhe der Tubercula einnivelliert ist, kann man ihn als Rinne nicht fühlen.

Die andere Seitenkammer ist nicht konstant, aber doch meist mit dem Gelenk in Verbindung. Es ist die *Bursa musculi subscapularis* (Abb. 141), welche unter dem oberen Rand der Sehne des gleichnamigen Muskels liegt und meist mit einem zweiten Schleimbeutel, *Bursa subcoracoidea*, an der Wurzel des Hakenfortsatzes (Abb. 142) kommuniziert. Die Einmündung in das Gelenk (Abb. 141) liegt sehr weit oben und vorn, vor der Bicepssehne, oft zwischen Synovialzotten versteckt. Der Seitenraum ist von der schlitzförmigen, oft sogar fingerkuppengroßen Öffnung an etwa 2 cm tief. Doch kommen viele Variationen vor, auch in der Beziehung der beiden ursprünglich getrennten Schleimbeutel zueinander und zum Gelenk.

Sammelt sich in pathologischen Fällen viel Gelenkflüssigkeit an, so wächst damit die Gefahr einer Sprengwirkung plötzlicher Stöße. Der Arm kann durch einen Erguß in das Gelenk länger erscheinen als der gesunde (bis $1^1/_4$ cm).

Bewegende Muskeln. Für die Bewegung im Schultergelenk kommen unmittelbar 9 Muskeln in Betracht, deren Insertionen am Humerus befestigt sind (Tabelle S. 211/1—8 u. 10), mittelbar auch diejenigen, welche am Schultergürtel und Unterarm angreifen und deren Fernwirkung sich am Schultergelenk äußern kann. Wir besprechen im folgenden Abschnitt die Hauptbewegungen im Zusammenhang mit denen der Schulter im ganzen.

5. Der Brust-Schulterapparat als Ganzes in Ruhe und Bewegung.

Verkehrsraum der 3 Gelenke des Brust-Schulterapparates. Die beiden Schlüsselbeingelenke und das Schultergelenk sind *drei* Glieder eines Systems, dessen Haltung und Verschiebung für die Lage des Armes in der Ruhe und Bewegung von größter Wichtigkeit ist. Die 3 Glieder beeinflussen sich beständig; der Arm ist zwar durch das Schultergelenk nur mit dem Schulterblatt verbunden, wird aber durch jede Lageveränderung des Schlüsselbeines oder Rumpfes mitdirigiert. Isolierte, für die freie Extremität unverbindliche Lagen oder Bewegungen des Schultergürtels gibt es nicht; immer äußern sie sich am Arm und umgekehrt: es gibt keine Bewegung des Armes ohne Mitbewegung des Schultergürtels; reine Armbewegungen kommen im natürlichen Geschehen nicht vor. Da der Arm das wesentliche Ziel für die Ausnutzung der Bewegung und zur Ablesung derselben besonders geeignet ist, so beschäftigen wir uns mit seinen durch den Brust-Schulterapparat bedingten Haltungen und Bewegungen.

Infolge der Rundung des Brustkorbes wird der Humerus nie mit beiden Enden gleichzeitig die Brustwand berühren. Beim normalen Schultergelenk kann nur der Ellenbogen in Kontakt mit der Brustwand kommen. Ist bei luxiertem Schultergelenk der Kopf des Humerus in Kontakt mit ihr, so muß der Ellenbogen von ihr abstehen, ein charakteristisches Merkmal für die Schulterverrenkung.

Das distale Ende des Humerus (oder die Hand bei steifgehaltenem, gestrecktem Arm) wird im freiesten der 3 Gelenke, dem Schultergelenk, mit 3 Graden der Freiheit bewegt. Man denke sich eine Kugelschale, in deren Zentrum der Oberarmkopf liegt; die Hand am Ende des versteiften Armes vermag die Innenfläche der Kugel abzutasten, soweit die Hemmungen im Gelenk es erlauben (vgl. Abb. 28). Sie ist auf dieser Bahnkugel *flächenläufig* (2 Grade der Freiheit); außerdem ist sie in jeder Stellung um die eigene Achse im Schultergelenk drehbar (3. Grad der Freiheit). Durch die beiden Schlüsselbeingelenke kommt die Möglichkeit hinzu, sich frei im Raume zu bewegen, *raumläufig*; denn das Ende des gestreckten Armes kann innerhalb gewisser Grenzen die vom Schultergelenk vorgeschriebene Bahnkugel verlassen und jeden beliebigen Punkt außerhalb und innerhalb jener Ebene erreichen: *Verkehrsraum* der 3 Gelenke des Schulterapparates.

Durch die übrigen Gelenke des Armes und der Hand wird die Größe des zugemessenen Raumes für die ungehemmte Bewegungsfreiheit gesteigert. Sie schaffen zwar nichts prinzipiell Neues, erweitern aber, wie wir später sehen werden, den Spielraum, welchen der Brustschulterapparat gibt, nach dem *Innern* der Bahnkugel des Schultergelenkes hin ganz beträchtlich.

Beim Verkehrsraum des Brust-Schulterapparates tritt so recht hervor, daß unmöglich *ein* Muskel allein imstande und verantwortlich ist für eine bestimmte Lage oder Verlagerung. Je nach der verschiedenen Stellung der Glieder des Systems greifen verschiedene der zahlreichen bereit stehenden Muskeln ein, so daß das Einzelgetriebe immer nur im Zusammenhang des Ganzen zu verstehen ist. Meistens sind bei ganz einfachen Armbewegungen, die von der Schulter ausgehen, zahlreiche Muskeln oder Teile von solchen gleichzeitig beteiligt; es stehen außer den jeweils verwendeten andere in Reserve, welche jederzeit unterstützend oder vertretend eingreifen können. Nicht entfernt für alle Möglichkeiten läßt sich hier auseinandersetzen, wie die Bewegungsmaschine von Fall zu Fall arbeitet. Indem wir nur die wichtigsten Punkte besprechen und dabei auch die Veränderungen des Apparates hervorheben, welche durch Ausfall einzelner Glieder *(Lähmungen von Muskeln)* wie in einem Experiment zustande kommen, ist ein Schema aufgestellt, nach welchem auch für die übrigen Fälle verfahren werden kann. Wer die Form und Lage der Muskeln im einzelnen kennt und wer sie am Lebenden festzustellen vermag, wird aus der natürlichen Richtung der Fasern in den verschiedenen Stellungen des Gliedes schließen können, welche Wege dem Willen zur Verfügung stehen (Abb. 122 u. 123). Die Muskelrichtungen verhalten sich wie Straßen auf einer Landkarte, auf denen an sich eine Bewegung stattfinden *kann*. Bevorzugt werden die direktesten und gangbarsten Wege, aber auch Um- und Seitenwege führen zum Ziel. Nicht immer sind alle Wege, welche auf ein bestimmtes Ziel gerichtet sind, auch ohne weiteres gangbar. Die Gelenke und Bänder greifen hier ein wie Geleise und Blockierungen, die gewisse Richtungen begünstigen und andere verschließen. Unter diesem Bilde läßt sich jede Bewegung unseres Körpers verstehen; am leichtesten aber ist es zur Zeit auf den Brust-Schulterapparat anwendbar, so daß uns dieser zugleich als Beispiel für andere weniger genau erforschte Körperregionen dient.

Für die wissenschaftliche Forschung genügt es nicht, sich aus der Richtung der Muskeln und aus der Form der Gelenke und Bänder klarzumachen, wie bestimmte Bewegungen, welche man beobachtet, zustande kommen. Eine endgültige Lösung findet jedes Teilproblem erst durch Nachahmung der Bewegung im Modell und durch methodische Ausschaltung der einzelnen Komponenten im Natur- oder Tierexperiment.

Es gibt bekanntlich auch Bewegungen der Schulter, bei welchen der Arm nur mitgenommen wird, z. B. Achselzucken, Vor- und Rückwärtsschieben der Schulter. Sie sind hier nicht im einzelnen analysiert, weil sie weniger wichtig sind als die Armbewegungen. Bei den einzelnen Muskeln ist das Nähere darüber zu ersehen.

Die Schulter beim ruhig herabhängenden Arm und im Liegen. In der *normalen Ruhelage* des herabhängenden Armes wird der Arm von den Muskeln getragen, besonders von den am Schulterblatt entspringenden. Diese eigentlichen Schultermuskeln haben ausgesprochene Haltefunktion. Die kleinste Bewegung des Armes, auch die reine Rotation im Schultergelenk, stört die Gleichgewichtslage des dreigliedrigen Systems Clavicula-Scapula-Humerus (S. 263) und erfordert eine entsprechende Bewegung von Clavicula und Scapula. Man überzeugt sich leicht an sich selbst davon durch Auflegen der Finger auf die Clavicula oder, noch deutlicher, auf den unteren Winkel der Scapula. Erst recht bedingt jede ausgiebigere Bewegung des Armes infolge der mit ihr einhergehenden ausgesprochenen Schwerpunktsverlagerung eine Stellungsänderung der Scapula und die Notwendigkeit, sie in der neuen Stellung entgegen der Schwerkraft zu halten. Alle feineren Regulationen auch der Ruhelage fallen also der Muskulatur zu. Deshalb ist die Ruhelage bei Ausfall (Lähmung), auch nur eines der Schultermuskeln, meistens in sehr charakteristischer Weise gestört. Bei der Trapeziuslähmung z. B. bekommen der Pectoralis maior und Serratus anterior das Übergewicht und führen das Schlüsselbein nach vorn, so daß es die Brusthaut vordrängt. Das Gewicht des Armes zieht in der gleichen Richtung und nach unten. In der Ruhehaltung steht deshalb die Schulter tiefer und mehr nach vorn als auf der gesunden Seite.

Liegt der Mensch auf dem Rücken, so ist die Ruhelage eine andere, da dann die beiden Schlüsselbeine durch das Gewicht der Schultern nicht rein nach hinten, sondern gleichzeitig auf der schrägen Ebene des 1. Rippenpaares kopfwärts geführt werden. Die Schultern stehen gehoben wie beim Achselzucken.

Daher ist bei der Leiche im Liegen die oberste Zacke des Serratus steif nach oben gestellt und stets im äußeren Halsdreieck zu finden. Bei Seitenlagen sind sehr verschiedene Einstellungen des Schultergürtels möglich.

Drei Modi, den abduzierten Arm zu antevertieren. *Bewegungen* des Armes können — oft mit genau dem gleichen Endresultat — 1. im sternalen oder 2. im acromialen Schlüsselbeingelenk oder 3. im Schultergelenk zustande kommen. Besonders deutlich ist diese Gleichartigkeit der Wirkung der 3 Gelenke auf den Arm bei dem Übergang aus der Abduktion in die Anteversion. Denken wir uns, daß der seitlich bis zur Horizontalen erhobene Humerus um 30° nach vorn geführt wird, so kann dies in den beiden Schlüsselbeingelenken in der durch Abb. 144a u. b erläuterten Art geschehen; auch im Schultergelenk ist der gleiche Ausschlag möglich (Abb. 118). Beim 3. Typus wird die Bewegung A—B mit einem Knochen (Humerus, Abb. 118) ausgeführt, beim 2. Typus mit *zwei* Knochen (Humerus + Scapula, Abb. 144b II), beim 1. Typus mit *drei* Knochen (Humerus + Scapula + Clavicula, Abb. 144a II). Bei den normalen Bewegungen sind die 3 Typen kombiniert.

In den beiden Fällen der Abb. 144 liegt der Arm in der gleichen Ebene, welche das Schulterblatt einnimmt, *Scapularebene,* so daß Stöße, welche die ausgestreckte Hand treffen (Hinfallen) oder von ihr ausgeteilt werden (Boxen), von der Fläche der Gelenkpfanne voll aufgefangen werden. Das gleiche wird erreicht, wenn die Drehung im Rumpf gemacht wird (Wirbelsäule und Becken) und der Schultergürtel selbst ganz unbewegt bleibt. Rumpfdrehungen werden deshalb fast immer mit den beiden ersten Typen kombiniert (borghesischer Fechter). Fall Abb. 144a unterscheidet sich von Fall Abb. 144b durch die sehr verschiedene Stellung des Schlüsselbeines und des Schulterblattes zum Brustkorb. Infolgedessen ist z. B. die Wirkung des Luftdruckes und die damit

gegebene Fixierung der Scapula auf dem Thorax (S. 255) bei beiden Typen sehr
verschieden u. a. m. Beim 3. Typus (Abb. 118) stellt sich der Arm in einen um
so größeren Winkel zur Scapularebene, je mehr er sich dem Rumpf nähert;
Stöße werden deshalb bei diesem Typus hauptsächlich die Kapsel, weniger die
Pfanne treffen.

Die 3 Gelenke können wohl miteinander vikariieren oder ihre Wirkung
summieren. Das Prinzip, nach welchem von Fall zu Fall die Auslese aus den

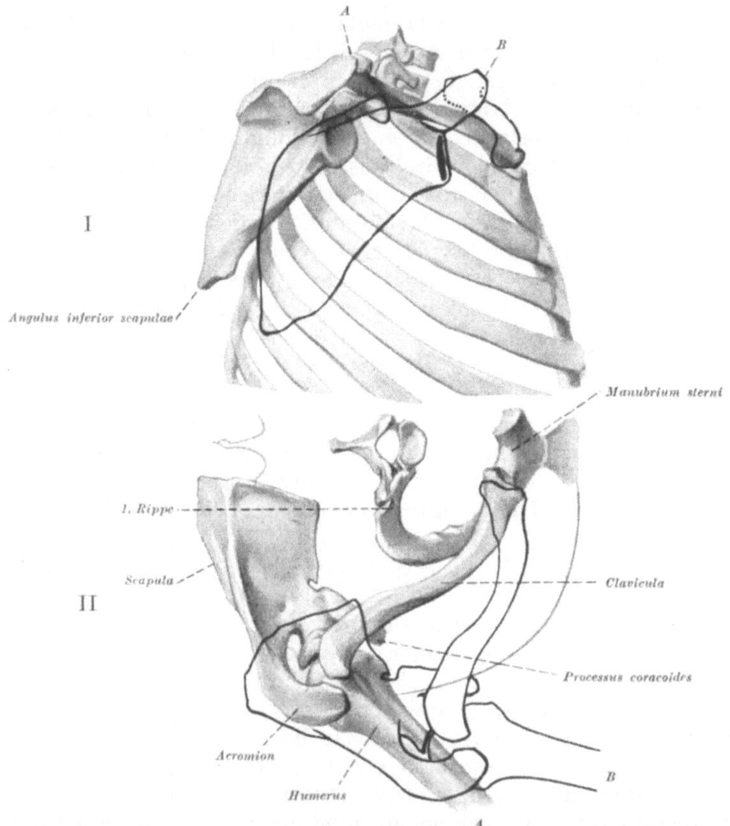

Abb. 144 a. Reine Bewegung im sternalen Schlüsselbeingelenk: Übergang des Armes aus Abductio in Anteversio um 30°. — I Ansicht von der Seite. — II Ansicht von oben. Von der Endstellung sind nur die Konturen
gezeichnet. Punkt A verschiebt sich nach B (in Ansicht I u. II). Der cleidoscapulare Winkel verändert sich bei
diesem Typus nicht. Man beachte, daß sich Schlüsselbein und Schulterblatt sehr stark gegen den Brustkorb
verschieben. (In II ist der untere sichtbare Kontur des Brustkorbes als Linie eingetragen, Projektion auf die
Papierebene, nicht perspektivisch, s. Abb. 118.)

3 Hauptmöglichkeiten und ihren zahlreichen Kombinationen getroffen wird,
beruht auf dem jeweiligen Gebrauch der Gliedmaße und der Gesamtstellung
des Armes beim Beginn der Bewegung.

Elevation des Armes. Außer den Armbewegungen, bei welchen alle *drei*
Gelenke des Schulterapparates beteiligt sein *können*, gibt es andere, bei welchen
nur bestimmte von ihnen in Frage kommen, andere *nicht*. Die wichtigste von
ihnen ist die Elevation. Wird der Arm über die Horizontale gehoben, was bis
zur Vertikalen nur in Außenrotationsstellung möglich ist, so wird jenseits der
Horizontalen die Bewegung in den beiden Schlüsselbeingelenken ausgeführt.
Allerdings kann eine Elevation vorgetäuscht werden, wenn der Oberarm

horizontal steht und der Unterarm im Ellenbogengelenk gebeugt wird, oder wenn eine Seitenneigung der Wirbelsäule nach der anderen Seite den Oberarm hebt.

Bei Erkrankungen der Gelenke oder Muskeln, bei manchen Menschen auch habituell. kann viel mehr durch die beiden zuletzt genannten Faktoren ersetzt und für den Unerfahrenen leicht durch die Kleidung verdeckt werden, so daß die Untersuchung einer jeden solchen Bewegung *am Nackten* Regel sein muß. Durch symmetrisches Emporheben *beider* Arme läßt sich am einfachsten das Mitwirken des Rumpfes ausschalten.

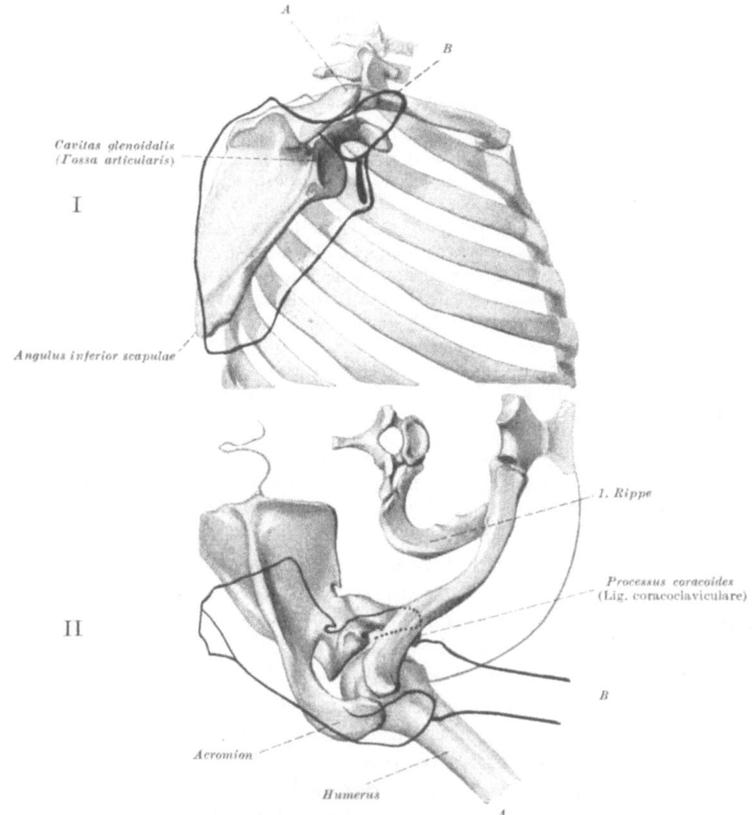

Abb. 144 b. Reine Bewegung im acromialen Schlüsselbeingelenk. Der Arm macht den gleichen Ausschlag von 30° wie in Abb. 144 a und in Abb. 118. — I Ansicht von der Seite, II Ansicht von oben. Der cleidoscapulare Winkel vergrößert sich bei diesem Typus. Man beachte die Stellungsveränderung des Schulterblattes, dessen Acromion um das acromiale Ende des Schlüsselbeines gleichsam herumläuft (Drehpunkt im Lig. coracoclaviculare); die Fläche der Scapula liegt in der Ausgangsstellung schräg dachziegelartig auf dem Brustkorb, in der Endstellung steht sie aufgerichtet in einer Sagittalebene. Die Verschiebung zum Brustkorb ist viel geringer als in Abb. 144 a.

Über die Ausführung der Bewegungen durch die *Muskeln* wollen wir uns durch Besprechen der wichtigsten Richtungen orientieren. Es ist besonders im Auge zu behalten, daß jede Muskelbewegung, welche es auch sei, sich an mindestens einem der 3 Gelenke des Brust-Schulterapparates äußern muß. Bei der Ermittelung der im Einzelfall beteiligten Muskeln ist also in der Praxis auszugehen von dem Gelenk, dessen Bewegung man durch die Untersuchung festgestellt hat, von den Muskelstraßen für das Schultergelenk (Abb. 122 u. 123) und von den Muskelschlingen, welche für die beiden Gelenke des Schlüsselbeines hauptsächlich in Betracht kommen (Abb. 140).

Muskeln für die Abduktion des Armes. Die *Abduktion* (Seitwärtshebung) des Armes bis zur Horizontalen scheint allein vom M. deltoides ausgeführt zu werden, wenn man nur auf die sichtbare Bewegung achtet. Unterstützt und bei Lähmungen bis zu einem gewissen Grade vertreten wird er von dem verborgenen Supraspinatus und langen Bicepskopf. Auch die Rhomboides-Serratus- und Trapezius-Serratusschlingen sind regelmäßig mitbeteiligt, um die Scapula zu fixieren, vor allem aber um durch Drehung der Scapula die Abduktion zu unterstützen. Die Fixation der Scapula wird bei der Kontraktion des Deltoideus notwendig, weil durch das Gewicht des abduzierten Armes ihr äußerer Winkel nach abwärts sinken und der Angulus inferior wie bei einem Winkelhebel wirbelsäulenwärts ausweichen würde. Gewöhnlich arbeitet auch der obere Trapezius mit und deshalb schwillt bei reiner Abduktion der seitliche Halskontur an (Abb. 132; bei Vorwärtsheben des Armes ist das nie der Fall).

Bei den Auskugelungen (Luxationen) des Schultergelenkes und den Brüchen des Humerus muß der Arm auf einer Dreieckschiene in Abduktionsstellung gelagert werden, damit im Falle der Versteifung des Gelenkes dieser Winkelhebelmechanismus, d. h. die Abduktion durch den Serratus ermöglicht wird.

Bei Trapeziuslähmung ist keine reine Abduktion des Armes bis zur Horizontalen möglich. Es fehlen 20°. Das ist ein charakteristisches Merkmal für den Ausfall dieses Muskels. Außerdem ist bei Trapeziuslähmung unverkennbar, wie bei der Abduktion des Armes das ganze Schulterblatt nach vorn gleitet, weil sein Haupthalt an der Wirbelsäule unterbrochen ist.

Ist der Serratus anterior (lateralis) gelähmt, so ist bei Abduktion des Armes ein gewisser Ersatz für ihn durch die Levator-Trapeziusschlinge möglich (Abb. 140, I, rot). Der untere Trapezius dreht im gleichen Sinne die Scapula im acromialen und im sternalen Schlüsselbeingelenk (um 10° im ganzen) wie der Serratus anterior (lateralis) und ermöglicht die Wirkung des Deltoides. Es ist trotz erhöhter Arbeit des letzteren bei Serratuslähmungen selten möglich, den Arm ganz bis zur Horizontalen zu abduzieren. Immer steht bei stärkerer Abduktion und Serratuslähmung die Basis scapulae vom Rücken ab (Scapula alata). Als diagnostisch besonders wichtiges Merkmal prägt man sich ein, daß bei der Serratuslähmung infolge des Versagens der Serratus-Rhomboidesschlinge die Bewegung des Angulus inferior scapulae nach vorn fehlt.

Muskeln für die Anteversion des Armes. Die *Anteversion* (Anteduktion, Vorwärtsheben des Armes bis zur Horizontalen) wird wie bei der Abduktion und aus denselben Gründen außer vom Deltoides und den beiden Bicepsköpfen von der Serratus-Rhomboidesschlinge bewirkt (Abb. 140, IV, schwarz), außerdem von der Trapezius-Serratusschlinge. Bei dieser Bewegung arbeitet der Pectoralis maior mit. Die Pars clavicularis dieses Muskels, die untere Portion des Serratus anterior und die Pars clavicularis des Deltoides ergänzen sich darin, daß sie den Arm in die Sagittalebene hineinstellen. Beide Schlüsselbeingelenke werden dabei beansprucht. Fällt einer der 3 Muskeln aus, so sind die beiden anderen imstande, durch Mehrarbeit den Ausfall zu decken.

Trotzdem ist für die Serratuslähmung, wenn auch der Arm bis zur Horizontalen antevertiert werden kann, gerade während der Anteversion folgende Erscheinung sehr charakteristisch und für die Muskelwirkung lehrreich. Der Pectoralis maior ergänzt hauptsächlich die entstandene Lücke. Er kann aber um so kräftiger wirken, je mehr der cleidoscapulare Winkel durch ihn vergrößert wird, weil sein Moment für den Ansatz am Humerus damit wächst. Das bedeutet für die Scapula starkes Abhebeln der Basis vom Rücken. Die Levator-Trapeziusschlinge (Abb. 140, I, rot), welche dies in der Norm verhindern würde, gibt das Schulterblatt zugunsten des Pectoralis frei. Die für Serratuslähmungen charakteristische „Scapula alata" tritt deshalb bei keiner Bewegung deutlicher hervor als bei Anteversion des Armes.

Muskeln für die Retroversion und Elevation des Armes. Die *Retroversion* (Retroduktion, Rückwärtsheben) des Armes ist im Schultergelenk und im sternalen Schlüsselbeingelenk rein nach hinten nur sehr beschränkt möglich. Im acromialen Schlüsselbeingelenk kann der Latissimus dorsi zusammen mit Deltoides und Caput longum des Triceps den Arm nach hinten bewegen (S. 228).

Die *Elevation* (Hochheben) des Armes über die Horizontale wird ausschließlich in den beiden Schlüsselbeingelenken hervorgerufen, weil der Humerus im

Schultergelenk allein nur um 90⁰ gehoben werden kann. Die Mitwirkung der Rhomboides-Serratusschlinge ist unerläßlich, weil nur der untere Teil des Serratus anterior, welcher konvergent zum unteren Winkel des Schulterblattes verläuft, das Schulterblatt im acromialen Schlüsselbeingelenk so dreht daß sich die Gelenkpfanne für den Humerus nach oben richtet (Abb. 135). Derselbe Muskel erzielt eine weitere Verschiebung der Gelenkpfanne im gleichen Sinne durch Rotation des Schlüsselbeines um die eigene Achse in seinem sternalen Gelenk.

Eine *vertikale* Elevation ist im *Schulterapparat* nur in Außenrotationsstellung des Armes möglich, in Innenrotationsstellung nur dadurch, daß die Wirbelsäule nach der anderen Körperseite geneigt wird.

Voraussetzung für die maximale Ausnutzbarkeit beider Schlüsselbeingelenke bei der Elevation ist ein intakter Trapezius. Denn nur dann können die Clavicula und der obere innere Winkel der Scapula so weit nach hinten gebracht werden, daß der Serratus anterior eine günstige Ausgangsstellung und genügenden Spielraum hat, um das Schulterblatt ausgiebig zu drehen und mit ihm die Gelenkpfanne für den Humerus richtig nach oben zu stellen. — Der Trapezius unterstützt mit seinem unteren Teil (Trapezius-Levatorschlinge, Abb. 140, I, rot) die Wirkung des Serratus, weil er die Scapula im gleichen Sinne dreht, so daß die Gelenkpfanne nach oben gerichtet wird und der im Schultergelenk versteifte Arm eleviert werden kann. Bei Serratuslähmung kann dieser Mechanismus vikariierend eintreten, aber nie einen vollen Ersatz bieten, weil der Trapezius sehr bald passiv insuffizient wird. Man erkennt den Ausfall des Serratus sofort daran, daß *der Angulus inferior nicht mehr nach vorn bewegt werden kann.* Denn der Ersatz durch den Trapezius dreht die Scapula in anderer Weise, nämlich durch Fixierung ihres Angulus inferior an Ort und Stelle. Dieser Unterschied ist durch die Haut leicht festzustellen. Durch den Trapezius läßt sich der Arm nur um etwa 15⁰ heben. Höhere Erhebungen können bei Serratuslähmung wohl durch ausgiebige Mitbenutzung des Rumpfes, aber nicht im Brust-Schulterapparat zustande kommen.

Muskeln für die Rotation des Armes. Die *Rotation* (Kreiselung) des Armes vollzieht sich um eine Achse, welche durch den Humeruskopf und den Griffelfortsatz der Ulna verläuft, d. h. um die gleiche Achse, um welche am Unterarm der Pronation und Supination stattfindet (Abb. 143a u. b). Man kann infolgedessen die Rotation nach innen beim gestreckten Arm zur *Hyperpronation* (Abb. 143c) und die nach außen zur *Hypersupination* ausnutzen, d. h. Pro- und Supination weiterführen, als es im Unterarm möglich ist. Diese Bewegung, soweit sie im Oberarm lokalisiert ist, wird von den Drehmuskeln, d. h. den meisten am Tuberculum majus et minus humeri und ihren Cristae befestigten Muskeln bei adduziertem und bis zur Horizontalen abduziertem Arm auf etwa 180⁰ gebracht, bei bis zur Vertikalen eleviertem Arm ist sie so gut wie unmöglich. Man überzeuge sich an sich selbst, indem man die Drehbewegungen mit rechtwinklig gebeugtem Unterarm ausführt. Im gewöhnlichen Bewegungsgeschehen wird bei leicht abduziertem Arm bei der Innenrotation die Schulter nach vorn genommen, bei der Außenrotation nach rückwärts. Daran sind *beide* Schlüsselbeingelenke beteiligt; denn die Gelenkfläche für den Humerus wird sowohl durch Drehung der Scapula im acromialen Gelenk, wie durch Vor- oder Rückverschiebung der Clavicula im sternalen Gelenk beeinflußt. Der wichtigste Muskel für die *Außen*rotation im sternalen Gelenk ist der Trapezius, im acromialen Gelenk der Rhomboides. Die *Innen*rotation wird in beiden Gelenken vom Serratus anterior, Pectoralis minor und Levator scapulae ausgeführt.

Die Beteiligung des Levator bei Innenrotation ergibt sich aus dem ovalen Kontur der Verkehrsebene (Abb. 140, schwarzes Oval). Denn das Schlüsselbein kann nur dann extrem nach vorn gestellt werden, wenn es aus der horizontalen Ruhelage längs dem Vorderrand des Ovals gehoben wird. Der Levator hebt es stärker als der obere Trapezius und auch mehr nach vorn als dieser. Fällt er infolge Lähmung seines Nerven aus, so ist die Folge vor allem an der Verschiebung des Acromion nach *hinten* erkennbar (bei Hebungen der Schulter oder des Armes und bei Innenrotationen des letzteren), welche die vikariierenden Muskeln nicht hintanhalten können.

II. Die freie obere Gliedmaße (Arm und Hand).

1. Definition der „freien" Gliedmaße, ihre Entstehung und Primitivform.

Schon in früheren Kapiteln ist die „freie Gliedmaße" vom Gliedmaßengürtel (Schultergürtel und Becken) unterschieden worden (S. 204). Arm und
Hand bei der oberen Extremität und Bein und Fuß bei der unteren sind gegenüber dem Schultergürtel und dem Becken dadurch gekennzeichnet, daß sie
aus dem Rumpf als ringsum greifbare „freie" Anhänge herausragen. Die Gürtel
sind dagegen der Rumpfwand eingelagert und nicht ringsum greifbar. Dieses
Merkmal der freien Gliedmaßen geht, wie wir unten sehen werden, auf ihre
erste Entstehung zurück und liegt in der Primitivform bereits klar zutage.
Wir teilen den Arm ein in *Oberarm, Brachium* und *Vorder-* oder *Unterarm, Ante-*
brachium. Die *Hand, Manus,* wird als etwas Besonderes vom Arm unterschieden.

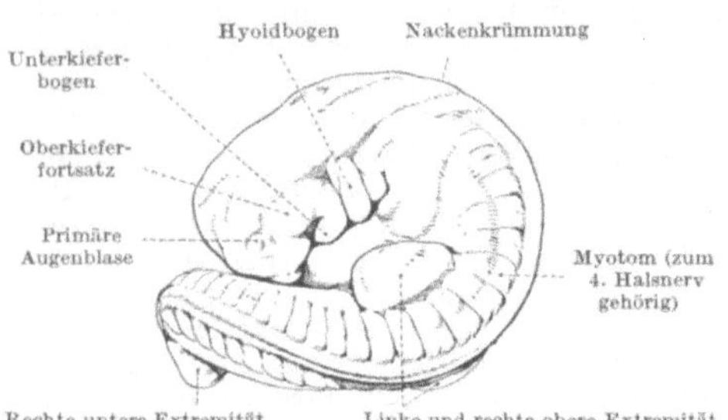

Abb. 145. Menschlicher Embryo von 4,02 mm größter
Länge, spiralig gedreht. (Aus HOCHSTETTER: Atlas,
Sammlung FISCHEL.) S. auch Abb. 8.

Im gewöhnlichen Sprachgebrauch wird darin verschieden verfahren. Oft versteht man unter „Arm" die ganze freie Glied-maße, also auch die Hand.

Flossen- oder paddelförmige An-lage. Beim menschlichen Embryo er-scheinen beide Extremitätenpaare als lappenförmige, horizontal gestellte Anhänge, welche dem Rumpf mit breiter Basis aufsitzen (Abb. 145). Ihre Form ist die gleiche wie bei den primitivsten Wirbeltierextremitäten, welche in der Fischflosse (am deut-lichsten bei den Haien) noch jetzt
funktioniert und dem durch Schwanzbewegungen vorwärts getriebenen Körper
das Gleichgewicht beim Schwimmen gibt; bei Fischerbooten und anderen ist
das gleiche Prinzip in den verstellbaren „Schwertern" angewendet. Durch die
breite Basis, welche immer mehreren Ursegmenten entspricht, kann Muskelmaterial in breitem Strom in die embryonale Gliedmaße hineingelangen; das ist
wahrscheinlich einer der Gründe dafür, daß die Flossenform der Extremität beim
Embryo nicht verloren geht, trotzdem die Definitivform eine ganz andere ist.

Bei der vorderen Extremität des Menschen sind es anfangs die cervicalen Segmente
C 4—8, also 5, denen sich später noch ein 6., das thorakale Th 1, zugesellt; dafür scheidet
aber C 4 nachträglich aus, wie wir aus der Innervation der Extremität wissen. Bei den
niedersten Landwirbeltieren scheint die Zahl der beteiligten Myotome nicht geringer als
8 gewesen zu sein; die kranialsten sind für die vordere Extremität der höheren Tiere verloren gegangen, wie jetzt noch C 4 in der individuellen Entwicklung des Menschen.

Man nennt die Weichteile der Extremitäten, weil sie von vielen Ursegmenten abstammen,
polymer. Die Polymerie der Fischflosse ist am deutlichsten, weil die Zahl der beteiligten
Segmente besonders groß zu sein pflegt. Aber das Prinzip beim Menschen ist das gleiche
und gibt zeitlebens den freien Gliedmaßen das innere Gepräge. Die Teilstücke, aus welchen
die Weichteile zusammengesetzt sind, bleiben in der feineren Ausbreitung der Muskelnerven
und Hautnerven zeitlebens erkennbar und haben große Bedeutung für den definitiven Zustand (metamere Zonen, Bd. III). Um diesen herstellen zu können, bleibt die Flossenform
der Extremität beim Embryo bestehen.

Im einzelnen gibt es Unterschiede im Verteilungsmodus der Muskelanlagen an die Extremitäten. Bei Haien gehen von jedem Myotom 2 Ströme von Muskelanlagen („DOHRNsche
Knospen") in die embryonalen Flossen. Bei den meisten Landwirbeltieren sind die mikroskopischen Bilder nicht so klar, vielleicht weil das Material nicht in solchen Mengen und
mehr allmählich (portionsweise) an die freie Gliedmaße abgegeben wird und deshalb der
Vorgang der mikroskopischen Sichtbarkeit entrückt ist. Bei der unteren Extremität des
menschlichen Embryo sind zellige Ausflüsse von 5 Myotomen festgestellt worden (Abb. 234).
Die breite Basis der flossenähnlichen Primitivform scheint auf jeden Fall nötig zu sein,
um das segmentale Material zu formieren. Die Nerven und Gefäße sind deutliche Zeugen dafür.

Entstehung des Stieles und der Handplatte. Im Innern der flossenähnlichen Primitivform bildet sich das Skelet der Gliedmaße. Voraussetzung dafür ist, daß die ersten Muskelanlagen eines jeden Myotoms sich in die dorsalen und ventralen autochthonen Extremitätenmuskeln getrennt haben: Tochterknospen (S. 24 u. Abb. 5); denn das Skelet liegt als Versteifung in der Horizontalebene zwischen beiden Gruppen, die als Heber und Senker der ursprünglichen Flosse funktionieren (Abb. 119).

Mit der Skeletbildung setzt bei den Embryonen der Landtiere die charakteristische Umgestaltung des Extremitätenlappens in die typische terrestrische Gliedmaße ein, die allen Vierfüßlern (Tetrapoden) im Unterschied zu den Fischen (Tetrapterygiern) eigentümlich ist. Kleine runde Knorpelzentren in der einheitlichen Vorknorpelanlage des Skelets, welche anfangs alle ziemlich gleich groß sind, fangen an, sich verschieden stark zu strecken, besonders diejenigen für den Oberarm bzw. Oberschenkel und Unterarm bzw. Unterschenkel (Abb. 150). Vor der 6. Fetalwoche ist ein Metacarpale der Hand (Abb. 82) noch so lang wie der Radius, tritt dann aber relativ immer mehr zurück. Die lappenförmige Platte, welche äußerlich noch ziemlich glattrandig ist, bekommt auf diese Weise einen Stiel (Abb. 150), dessen besondere Ausgestaltung erst die Gliedmaßen für das Leben auf dem Lande befähigt.

Der Stiel geht aus Material hervor, welches im Skelet als winziges Zentrum schon vorher vorhanden war, dessen Verlängerung aber erst aus der Flosse eine Hand und einen Fuß macht. Man kann deshalb nicht sagen, daß Hand und Fuß zuerst da seien. Sie entstehen erst nach Spezifizierung kleiner basaler Teile der Flosse zum Stiel aus dem verbleibenden Rest. Dieser „Rest" ist allerdings anfänglich weitaus am umfänglichsten und scheint bei Betrachtung der äußeren Form allein da zu sein, weil die Anlagen des Stieles im Innern verborgen liegen. Hand und Fuß stehen demnach in unseren freien Gliedmaßen der Urform (Flosse) zunächst und verdienen deshalb eine besondere Stellung gegenüber Arm und Bein, die dem Stiel entsprechen.

Die einzelnen Skeletabschnitte. Für den Stiel der Vorder- und Hintergliedmaßen ist charakteristisch (Abb. 150), daß ein unpaarer Skeletstab die Verbindung mit dem Extremitätengürtel übernimmt, Stylopodium: *Humerus* bzw. *Femur*; es folgt dann ein Paar von Skeletstäben, Zeugopodium: *Radius* und *Ulna* bzw. *Tibia* und *Fibula*. Aus der Hand- bzw. Fußplatte, Autopodium, welche von dem Stiel getragen wird, sprossen im allgemeinen 5 Finger bzw. Zehen hervor, deren Zahl vielfach reduziert sein kann, beim Menschen aber vollzählig vorhanden ist. Die Extremität ist *pentadactyl* (die Fischflosse dagegen polydactyl, Abb. 119); es wird uns noch beschäftigen, ob Reste von mehr als 5 Strahlen in der Hand oder dem Fuß der Pentadactylier enthalten sind (z. B. das Pisiforme S. 278). Die Skeletstücke, welche in dem äußerlich ungegliederten Handteller, *Palma*, liegen, nennen wir *Carpalia, Handwurzelknochen* und *Metacarpalia*, Mittelhandknochen; die Skeletstücke der Finger heißen *Phalangen*.

Beim Fuß haben wir entsprechend in der *Planta* die *Tarsalia, Fußwurzelknochen* und *Metatarsalia, Mittelfußknochen*, und in den Zehen ebenfalls *Phalangen*.

Nur die Finger und die Zehen mit den Phalangen sind bei terrestren Gliedmaßen äußerlich gegeneinander getrennt; die Metacarpalia und Metatarsalia sind durch Weichteile zu einem einheitlichen Komplex verbunden und liegen innerhalb des Handtellers (Abb. 181) bzw. des Fußes. Der Anfänger läßt sich leicht in diesem Punkt durch das Skelet täuschen und verwechselt an diesem Mittelhand- und Mittelfußknochen mit Phalangen.

Beim menschlichen Embryo ragt anfänglich überhaupt kein Skeletstück aus dem einheitlichen Kontur der Extremitätenplatte hervor (Abb. 82). Bei der Flossenplatte der Fische ist das zeitlebens so; dort kommen allerdings in Einzelfällen (Laufstrahlen u. dgl.) Isolierungen von Strahlen oder Strahlengruppen vor, die, ohne Vorläufer der Finger und Zehen zu sein, doch als Versuche in der gleichen Richtung betrachtet werden können. Für das Leben auf dem Lande sind die mit Hornkappen (Krallen) bewehrten Finger und Zehen zum Festhalten am Boden oder an anderen Unterlagen und als Waffe wichtig geworden und deshalb überall in den mannigfachsten Formen ausgebildet.

2. Knickungen und Drehungen der Gliedmaßenstiele
bis zur endgültigen Stellung und Form der Arme und Beine des Menschen.

Die Stiele der Extremitäten haben als Stützapparate beim Stehen und Gehen unter den anderen Schwereverhältnissen des Landlebens besondere Bedeutung und besondere Formen erlangt, die nur im Zusammenhang mit der Lebensweise

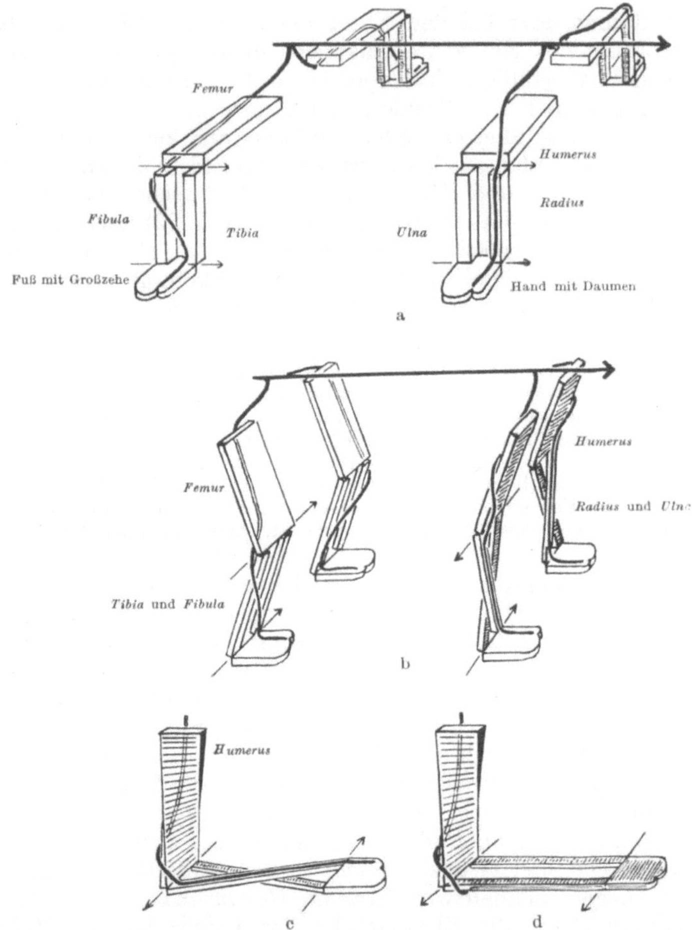

Abb. 146 a—d. Die verschiedenen Knickungen und Drehungen der Extremitäten: Kriechen und Gehen (Modell). Der dicke Pfeil bezeichnet die Längsachse des Rumpfes, Pfeilspitze kopfwärts. Die dünnen Pfeile geben die Drehachsen der Gelenke an. Bei den vorderen Extremitäten ist der Verlauf des Nervus radialis, bei den hinteren der Verlauf des Nervus ischiadicus bzw. Nervus peronaeus eingetragen (bzw. von Nerven, welche den genannten menschlichen Nerven entsprechen würden, vgl. dazu Erklärung zu Abb. 152). Ventrale Seite des Skelets schraffiert, dorsale Seite weiß. (Alle Knochen durch flache Brettchen dargestellt, damit die dorsalen und ventralen Seiten besonders kenntlich sind.) a Amphibien und Reptilien („Kriechtiere"); b Säugetiere; c Torsion des Humerus beim Menschen in Pronationsstellung des Unterarmes. d Dasselbe in Supinationsstellung.

zu verstehen sind; die wesentlichen Merkmale sind auch bei den anthropoiden Affen und beim Menschen vorhanden trotz des aufrechten Ganges und sind nur diesem besonders angepaßt. Die Entwicklung des menschlichen Embryo durchläuft noch jetzt die wesentlichsten Etappen des etwas verwickelten historischen Prozesses, den ich hier wegen der Konsequenzen für den Menschen skizzieren muß.

Stellung der Extremitäten bei „Kriech"tieren. Wenn sich aus einem Flossenlappen eine gestielte Paddel ähnlich einem Ruder formt, so wird durch eine Biegung und Torsion des Stieles leicht die Platte in Berührung mit dem Boden gebracht (Abb. 150a). In ähnlicher Weise stützen sich manche Fische auf, welche sich im Schlamm oder vorübergehend auf dem trockenen Boden auf ihren Flossen zu erheben vermögen. Bei den Amphibien und Reptilien, früher auch als „Kriechtiere" zusammengefaßt, liegt der Körper im allgemeinen mit dem Bauch auf dem Boden und erhebt sich nur während der Fortbewegung ein wenig und nicht ohne Anstrengung. Die Oberschenkel der 4 Beine stehen senkrecht vom Körper ab und die Unterschenkel sind so zum Boden hin abgeknickt, daß sie sich um eine zur Wirbelsäule *parallele* Achse drehen (Abb. 146a). Die 4 Füße sind mit entgegengesetztem Knick zum Unterschenkel abgebogen; die ventrale Seite dient als Sohle. Diese Stellung ermöglicht wohl ein Erheben vom Boden, aber nur ein mühsames Kriechen, weil die Parallelstellung der Gelenkachsen zur Richtung der Wirbelsäule für ein unmittelbares Vorbringen der Beine bei der geraden Fortbewegung — in der Richtung der Körperlängsachse — ungünstig ist. Schnelle Bewegungen sind wohl möglich, aber nur durch Springen (Frosch) oder durch Schlängelbewegungen des ganzen Körpers (Salamander, Abb. 147), bei welcher der Körper alternierend um einen Vorder- und Hinterfuß als Stützpunkt gedreht wird.

Die Extremität ist dabei ein auf dem Boden fixierter Angelpunkt einer Kurve, welche die *Rumpfmuskulatur* ausführt, nicht ein eigentlicher Motor für die Fortbewegung. Sie fällt daher auch bei Schlangen ganz weg; diese können sich blitzschnell fortbewegen trotz des Mangels an Gliedmaßen, weil die Rippen selbst die alternierende Anheftung am Boden übernehmen.

Kniehebel für den Gang. Der entscheidende Fortschritt des „Kriech"tieres zum wirklichen *Gang* (der übrigens beim Chamäleon unter den Reptilien schon geschehen ist), knüpft daran an, daß die Stylopodien (Humerus und Femur) nicht mehr horizontal vom Körper weg gesperrt stehen, sondern mit Ellenbogen und Knie in die Sagittalebene gestellt und dadurch *unter* den Körper gebracht werden (Abb. 146b). Jetzt ruht die Körperlast auf Säulen, die unter dem Schwerpunkt und nicht außerhalb angebracht sind; alles was an Muskelkraft der Extremitäten für das Aufrichten der Körpermasse gespart wird, ist für die aktive Fortbewegung des Körpers durch die Gliedmaßen selbst

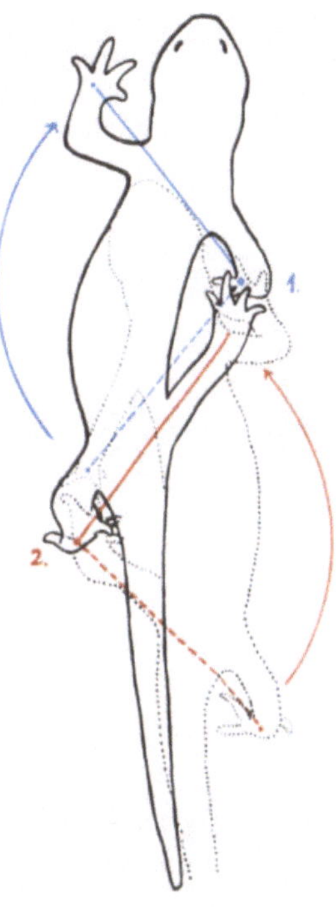

Abb. 147. Salamandra maculosa, kriechend, 2 aufeinander gepauste Bilder aus einer kinematographischen Serienaufnahme. 1. Bild mit punktierten, 2. Bild mit ausgezogenen Konturen. Um den Drehpunkt im rechten Vorderfuß (blau 1.) wird der Körper und der linke Vorderfuß herum geschwenkt (in der Richtung des blauen Pfeiles: 1. Phase), ebenso der Körper und der rechte Hinterfuß um den Drehpunkt im linken Hinterfuß (rot 2., Richtung des roten Pfeiles: 2. Phase). Die Verbindungslinie der Vorderfüße (blau: in Ausgangsstellung gestrichelt, in Endstellung ausgezogen) wird in der 1. Phase um etwas mehr als 90° nach vorn geklappt, ebenso die Verbindungslinie der Hinterfüße (rot). Die Bewegung des Rumpfes erfolgt dementsprechend in einer fortlaufenden Schlangenlinie.

verfügbar geworden. Diese entscheidende Veränderung ist um so leichter, je abgeplatteter der Rumpf auf beiden Seiten ist, wie es besonders schön beim Chamäleon gegenüber den übrigen Reptilien zu sehen ist. Dies gilt allgemein auch für Säuger, solange die Extremitäten einseitig zum Laufen benutzt werden. Die Gliedmaßen sind aber nur selten und nur bei sehr schweren Vierfüßlern (Nilpferd) vollkommen gestreckt; meistens sind die Ellenbogen im ruhigen Stand entgegengesetzt wie die Knie geknickt, erstere mit dem Scheitel nach hinten gerichtet, letztere nach vorn.

Ein zweiter Grund für die spiegelbildliche Knickung der beiden Gliedmaßenpaare ist die Bereitschaft dieser Haltung für ein gleichmäßiges Emporrecken des ganzen Körpers auf seinen 4 Beinen. Letztere sind ähnlich gestellt wie die seitlichen Verstrebungen am Balg der ausziehbaren photographischen Handkamera. In der Technik gebraucht man bei Pressen für derartige Streben den Ausdruck „Kniehebel". Versucht man in einem Modell wie Abb. 146a die Extremitäten spiegelbildlich zu knicken und zugleich so unter den Körper zu bringen, daß die Sohlen auf dem Boden bleiben und die Zehen nach vorn gerichtet sind, so müssen sich mit Notwendigkeit bei der vorderen Extremität, welche nach hinten geknickt wird, die Vorderarmknochen überkreuzen (Abb. 146b, Pronation). Ohne Überkreuzung müßte das Tier in dieser Stellung auf dem Handrücken laufen. Die Tastballen und die spezifische Differenzierung der Muskeln und Gelenke der Sohle begünstigen das Haften gerade dieser Seite des Fußes am Boden und veranlassen deshalb die Pronation des Unterarmes. Der Unterschenkel wird nicht proniert wie der Vorderarm; denn der Oberschenkel wird nach *vorn* gedreht (Abb. 146b, nicht nach

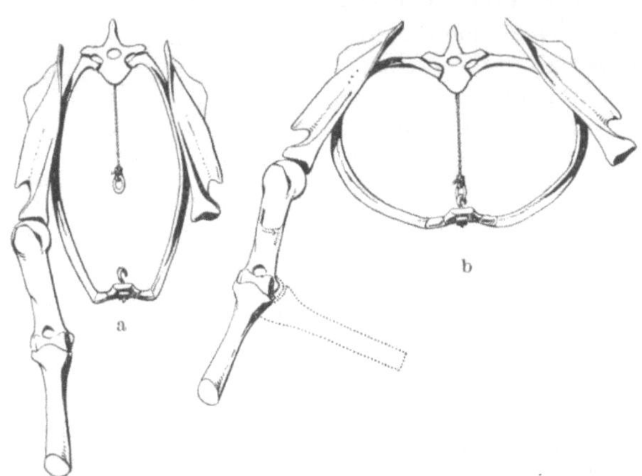

Abb. 148a u. b. Beziehung zwischen Thoraxform, Lage des Schulterblattes und Torsion des Humerus (nach einem Modell von MOLLISON). Ansicht von vorn (oben). a Größter Durchmesser des Thorax sagittal (Vierfüßler). Durch Anknüpfen des Hakens an den freihängenden Ring kann der Brustkorb im Modell abgeplattet werden. b Größter Durchmesser des Thorax frontal (Mensch). Die Schulterblätter werden automatisch mit verlagert. Der im Ellenbogen winkelig gebeugte Vorderarm kommt automatisch nach außen zu stehen. In der punktierten Stellung ist das vermieden durch Gegendrehung innerhalb des Humerus in der Richtung des Pfeiles (die gestrichelte Marke innerhalb des Humerus steht vor Ausführung der Torsion in der Verlängerung der ausgezogenen oberen Marke).

hinten wie der Oberarm). Man beachte, daß der Vierfüßler in dieser Stellung alle Gelenkachsen der Extremitäten *senkrecht* zur Medianebene des Körpers stehen hat, wie es für die geradlinige Fortbewegung am zweckmäßigsten ist. Das Hebelsystem der 4 Beine ist nunmehr für den Gang *aktiv* verwendbar geworden.

Auch das Kind nimmt die Kniehebelstellung ein, ehe es laufen gelernt hat. Wenn wir auch in aufrechter Stellung unsere Extremitäten gestreckt halten, so ist doch bei allen Bewegungen die spiegelbildliche Knickung von Armen und Beinen gleich der beim Vierfüßler. Ellenbogen und Knie sind so eingerichtet, daß wir sie gar nicht über die Streckstellung hinaus in anderer Richtung bewegen können als in der allen Vierfüßlern eigenen.

Torsion des Humerus. Mit der *aufrechten Haltung* kommt beim Menschen für den Oberarm noch etwas Spezifisches hinzu: *die Torsion des Humerus* (Abb. 146c). Der Brustkorb ist nicht seitlich, sondern von vorn nach hinten abgeplattet und wird deshalb, wie wir gesehen haben, besser auf der Lendenwirbelsäule balanciert. Für die Schulterblätter hat das im Gefolge, daß sie nicht seitlich liegen wie beim Vierfüßler (Abb. 148a), sondern dorsal auf der *frontal* gestellten Rückenfläche (b). Die Gelenkfläche für den Humerus schaut deshalb beim Menschen nicht ventrokranial wie beim Vierfüßler, sondern *ventrolateral*. Der Humeruskopf ist dementsprechend gedreht: in der Entwicklung des Menschen ist das Tuberculum majus nach vorne ventral gerichtet, beim Erwachsenen

schaut es lateralwärts! Die Drehung beträgt ungefähr 90⁰. Projiziert man
die Umrisse der proximalen und distalen Epiphyse des Humerus aufeinander und vergleicht man die Gelenkachsen beider miteinander, so zeigt sich,
daß der Knochen in sich gedreht ist (Abb. 149); denn die Achse der proximalen
Epiphyse (ausgezogene Linie) steht anfänglich senkrecht zu derjenigen der
distalen Epiphyse (gestrichelte Linie) und rückt erst durch die Torsion in die
gleiche Richtung mit ihr.

Diese Stufenleiter ist nicht nur für die individuelle Entwicklung des Menschen nachgewiesen, sondern führt auch von den anthropomorphen Affen über den prähistorischen
Menschen und über tiefstehende rezente Rassen bis zum Europäer (Abb. 149).

Die Bewegungsfreiheit nach vorn, welche für feine Greifbewegungen unter
der Kontrolle des Blickes wichtiger ist als ausgiebige Bewegungen nach der

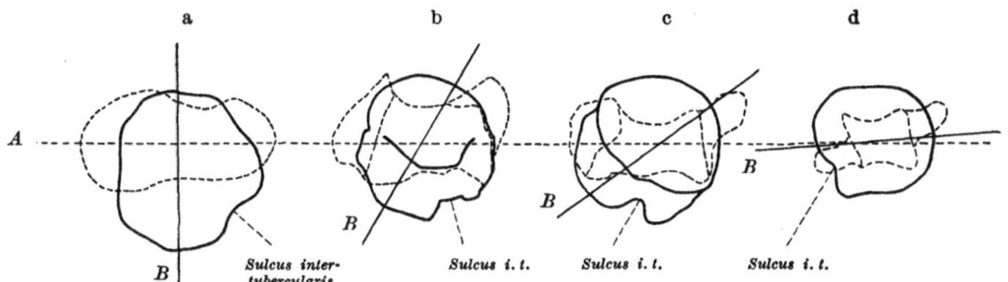

Abb. 149 a—d. Torsion des Humerus. Proximale Epiphyse mit ausgezogenem, distale Epiphyse mit gestricheltem
Kontur. Die distalen Epiphysen sind so gestellt, daß sie mit den Längsachsen in die durchlaufende Horizontale A
fallen. Die Längsachsen der proximalen Epiphysen B (durch Tuberculum majus) bilden mit der Linie A einen
Winkel, welcher in der Reihe a—d von 90⁰ bis fast auf 0⁰ sinkt. a Menschlicher Fetus, 8.—9. Woche. b Affe
(Cynocephalus). c Neandertaler. d Rezenter Mensch. Die 4 Objekte sind auf ungefähr die gleiche Größe gebracht
(a, c und d aus MARTIN nach LAMPERT, b nach eigenem Präparat).

Seite, ist für den Menschen durch die Torsion des Humerus gewahrt. Durch
die Verlagerung der Schulterblätter nach hinten würden sonst die Hände bei
gebeugtem Ellenbogen entsprechend auseinandergespreizt stehen und dorsalwärts freier beweglich sein als ventralwärts aufeinander zu (Abb. 148b). Wird
der Unterarm mit der Hand supiniert (Abb. 146d), so stehen beide Unterarmknochen wieder parallel (wie in Abb. 146a). Für die aufrechte Haltung ist der
Grund nicht mehr wirksam, welcher beim Vierfüßler die Sohle des Vorderfußes
an den Boden fesselt. Deshalb wird vom Menschen die *sekundär* erworbene
Parallelstellung der Unterarmknochen annähernd so häufig eingenommen wie
die gekreuzte Stellung.

Bei Vierfüßlern sind häufig beide Unterarmknochen in Pronationsstellung zu einem
Skeletstück verwachsen und fest in dieser Stellung fixiert.

Schraube des Nervus radialis am Humerus. Der schraubige Verlauf des Nervus radialis
um den Humerus in einer besonderen Rinne des Knochens (S. 280) hat die gleiche Richtung
wie die hier beschriebene Torsion des Humerus. Beide sind am rechten Humerus links-
gängig, am linken rechtsgängig wie bei Schraubengewinden (Links- und Rechtsschrauben).
Der Nerv ist aber unabhängig von der Torsion des Humerus in diese Lage gekommen; die
Schraube ist nur nachträglich durch sie stärker torquiert worden (Abb. 146c). Alle primitiven Gliedmaßen der Landtiere, auch die Flossen der Fische, haben Nerven, welche schräg
über die Achse der Extremität hinwegziehen (Abb. 152). Soweit die Nerven caudal vom
Gliedmaßengürtel verlaufen (metazonal, S. 209) und also von hinten (caudal) an den Glied-
maßenstiel herantreten, müssen sie schräg zu diesem liegen, wenn sie den vorderen Rand
der Platte erreichen wollen (Abb. 150). Bei der vorderen Extremität nimmt der dorsale
Nervus radialis diese Lage von Anfang an ein (Abb. 146a). Er liegt auch beim menschlichen
Embryo von vornherein so, lange ehe die Torsion des Humerus einsetzt. Scharf zu unterscheiden ist davon die schraubige Drehung des Nervus radialis um den Radius, welche besonders deutlich wird, nachdem das Schlußstadium des ganzen Prozesses, die Supination,
bei aufrechter Körperhaltung erreicht ist (Abb. 146d). Diese Schraube ist gerade umgekehrt
gewunden wie die am Humerus; sie läuft am rechten Radius wie eine rechte Schraube, am

linken wie eine linke. Eine Rinne für den Nerv wie beim Humerus existiert am Radius nicht, weil der Nerv nicht so unmittelbar auf der Knochensubstanz liegt und die Beziehung zwischen Nerv und Knochen nicht so alt vererbt ist wie zwischen Nerv und Humerus.

Schraube des Nervus peronaeus. Bei der hinteren Extremität ist der für die Vorderseite des Oberschenkels bestimmte dorsale Nerv, der Nervus femoralis, nicht caudal, sondern kranial zum Becken gelegen (prozonal). Deshalb kommt für ihn keine schräge Lage zum Femur in Betracht. Dagegen finden wir eine dem Radialis ähnliche Schraube bei dem dorsalen Nervus peronaeus, welcher metazonal zum Schenkel zieht und um die Fibula herumläuft (Abb. 146a). Diese Schraube ist dem Verlauf des Nervus radialis um den Humerus zu vergleichen (beide entsprechen auf der rechten Körperseite dem Gang von Linksschrauben), aber nicht der Schraube des Nervus radialis um den Radius, die entgegengesetzt gerichtet und erst ganz spät am gegenüberliegenden (kranialen) Rande der Extremität entstanden ist.

Die Schemata Abb. 152a u. b erläutern, wie der Verlauf des Nervus radialis und des Nervus ischiadicus-peronaeus zu der Extremitätenachse verstanden werden kann (vgl. Abbildungenerklärung). Die Drehungen und Verwindungen der Gliedmaßen führen dazu, daß alle anderen Nerven außer den genannten

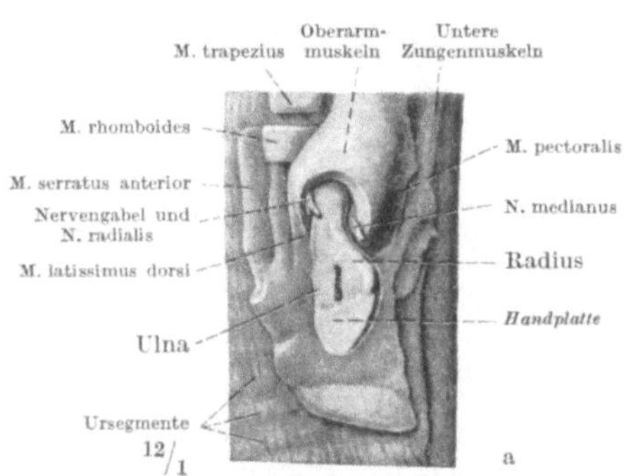

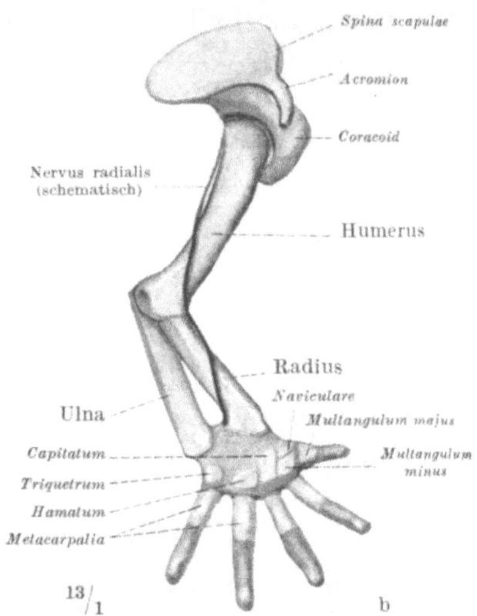

Abb. 150a u. b. Skelet der embryonalen oberen Extremität, Stellung wie beim aufrecht stehenden Erwachsenen, laterale Seite. a Menschlicher Embryo, 9 mm Länge, 4¹/₂ Wochen (Wachsmodell von BARDEEN und LEWIS 1902). Das Skelet ist auf der bindegewebigen Stufe. Muskelanlagen noch ohne Muskelfasern. b Menschlicher Embryo 16 mm Länge, etwa 6 Wochen (Wachsmodell von LEWIS 1902). Bindegewebiges Skelet dunkel, Knorpel hell. Muskeln weggelassen (Nervus radialis von mir eingetragen; vgl. b mit dem Situationsbild Abb. 82).

nicht mehr schräg zur Achse liegen, sondern sich in einen kürzeren Weg stellen und der Richtung der langgestreckten Knochen folgen können. Der gerade Verlauf ist aus dem schrägen, d. h. schraubigen, abzuleiten und nicht umgekehrt.

In der Entwicklung des menschlichen Embryo ist die allmähliche Ausbildung der Pronation, die gleichzeitig mit der stärkeren Knickung im Ellenbogen vor sich geht, zu verfolgen (Abb. 150a u. b). Der Radius schiebt sich mit seinem proximalen Ende um die Ulna herum (Circumductio) und ermöglicht dadurch die Einknickung nach hinten (analog dem Modell Abb. 146b). Die primäre Linksschraube des N. radialis um den rechten Humerus ist von vornherein ausgebildet und die sekundäre Rechtsschraube um den rechten Radius angedeutet; letztere wird erst im postembryonalen Leben komplett, wenn der Vorderarm supiniert wird.

Vergleich von oberer und unterer Extremität (prä- und postaxialer Rand). Es sind im vorhergehenden Radius und Tibia, Ulna und Fibula und Daumen und Großzehe als einander entsprechende Teile der Extremitätenpaare aufgefaßt. Die Richtigkeit dieser Vorstellung wird belegt durch den Verlauf der segmentalen Nerven innerhalb der Extremitäten. Andere Vergleiche, welche vielfach versucht worden sind, können mit dem Nervenverlauf nicht in Einklang gebracht werden und sind auch sonst nicht begründet. Es ist zweckmäßig, denjenigen Rand der Extremitätenanlage, in welchem Material des kranialsten Segmentes, das überhaupt beteiligt ist, angetroffen wird, als *präaxial*, den vom caudalsten Segment gebildeten Rand als *postaxial* zu bezeichnen. Die strittige Frage, wo die Achse der Extremität in deren Innern zu suchen sei, wird damit nicht berührt; nur so viel ist damit gesagt, daß die Achse irgendwo zwischen den beiden Rändern gelegen ist. Im Primitivstadium steht der präaxiale Rand, wie aus der ganzen Situation zu den Myotomen zu sehen (Abb. 145) und auch durch die feinere Untersuchung der Nerven zu belegen ist, kranial und der post-axiale

Rand caudal. Bei den folgenden Veränderungen der Lage der Gliedmaßen verändern die Ränder der Extremitäten und ihrer Unterabschnitte ihre Lage gegenüber dem Vorder- und Hinterende des Gesamtorganismus in einer komplizierten und für jede Extremität eigenartigen Weise. Immer aber läßt sich nach der Innervation der Weichteile feststellen, welches der prä- und welches der postaxiale Rand ist. Bei der vorderen Extremität liegen immer Radius und Daumen präaxial, Ulna und Kleinfinger postaxial, bei der hinteren Extremität Tibia und Großzehe präaxial, Fibula und Kleinzehe postaxial. Das ist der Beweis für die hier durchgeführte Theorie.

Hat man sich einmal in die hier gegebenen Anschauungen eingelebt, so wird das Verständnis der Topographie der Skelet- und Weichteile in beiden Gliedmaßen wesentlich gefördert, weil deren mannigfache Beziehungen zueinander auf Grund des geschilderten Entwicklungsganges entwirrbar sind. Die meisten Anordnungen von Nerven, Gefäßen u. v. a. lassen sich, wenn man sie für *eine* Extremität kennt, leicht auf die andere umrechnen. Es wurde hier auf den geschilderten Entwicklungsgang deshalb eingegangen, weil er die Bedeutung eines Dechiffrierschlüssels hat; der Kundige kann sich viele tote Gedächtnisarbeit damit ersparen.

3. Die Skeletstrahlen der Gliedmaßen: Vergleich der Elemente des Carpus und Tarsus.

Die 4 (ursprünglich 5) distalen Carpalia. Der strahlenförmige Typus des Skeletes, welcher in der Fischflosse einem Kamme mit ansitzenden Zähnen gleicht (Abb. 119), ist bei den Landtieren weniger ausgeprägt, aber doch in den 5 Strahlen der Finger und Zehen und in den an sie anschließenden Metacarpalia und Metatarsalia deutlich erkennbar. Sehr strittig ist die Frage, ob Fortsetzungen der 5 Strahlen in den Stiel der Extremitäten hinein konstatiert werden können.

Im Carpus und Tarsus des Menschen unterscheiden wir je eine proximale und distale Reihe von Skeletstücken. Im Carpus (Abb. 151 c) heißen die proximalen *Os naviculare, Os lunatum, Os triquetrum, Os pisiforme*; die distalen heißen *Os multangulum majus* (1), *Os multangulum minus* (2), *Os capitatum* (3), *Os hamatum* (4). Man sollte erwarten, daß entsprechend den 5 Strahlen auch 5 distale Carpalia statt der 4 genannten vorhanden wären. In der Tat sind bei manchen Reptilien embryonal oder dauernd 5 Stück nachgewiesen (Abb. 151 a). Entweder verschmilzt das Carpale distale IV mit dem Carpale distale V zum Hamatum oder es rückt das Carp. dist. IV durch eigene Vergrößerung an die Stelle des Carp. dist. V vor, nachdem letzteres geschwunden ist.

Auch beim menschlichen Carpus lassen sich die 5 Strahlen ursprünglich bis in die distale Reihe hinein aufweisen. Beim Tarsus ist es ähnlich; die Bezeichnungen der betreffenden Tarsalia sind in Abb. 152 b in Klammern zu den Namen der Carpalia hinzugesetzt.

Beim menschlichen Embryo sitzt anfänglich auf dem Hamatum (4) nur das 4. Metacarpale (Abb. 151 b); erst bei älteren Embryonen tritt auch das 5. Metacarpale mit dem Hamatum in Verbindung. Bei Erwachsenen trägt das Hamatum regelmäßig beide Metacarpalia (Abb. 151 c). Dies entspricht der 2. oben genannten Modalität (kompensatorisches Wachstum des Carpale distale IV).

Das Centrale und Intermedium. Abb 152 b gibt ein Schema (nach GEGENBAUR), nach welchem man sich die weitere Fortsetzung der 5 Skeletstrahlen in die proximale Carpal- und Tarsalreihe und in den Stiel der Extremität hinein gedacht hat. Man nennt der Lage nach das Naviculare *Radiale* und das Triquetrum *Ulnare*. Für die Rekonstruktion der zwischen beiden liegenden Strahlen ist in Abb. 151 b ein neues Element, *Centrale*, eingeführt, und das Lunatum ist zwischen den Knochen des Unterarmes gezeichnet (deshalb der Name *Intermedium* für dasselbe in der vergleichenden Anatomie). Centralia gibt es bei vielen Reptilien und Säugern in Ein-, Zwei- oder Mehrzahl. Der menschliche Embryo hat regelmäßig *ein* typisches Carpalelement dieser Art als Knorpelkern (Abb. 151 b). Es verschmilzt schon frühzeitig mit der knorpligen Anlage des

Naviculare; individuell kann es als Appendix des Naviculare bestehen bleiben (Abb. 151 c). Das andere Postulat des GEGENBAURschen Schemas ist erfüllt bei niederen Tetrapoden (Amphibien, Reptilien), bei welchen 3 Elemente zum Unterarm gehören: außer Ulna und Radius das partiell zwischen ihnen liegende Intermedium. Es rückt nachträglich ganz in die proximale Carpalreihe ein.

Auf Grund des genannten Materials ist ein Vergleich der Skeletstrahlen des Carpus und Tarsus mit der Fischflosse wohl durchführbar. In Abb. 152 a sind diejenigen Strahlen, welchen die pentadactyle Extremität entspricht, durch schwarze Konturen hervorgehoben. Das Skeletstück, welches sie mit dem Gürtel verbindet, ist dem Humerus vergleichbar. Man braucht sich nicht auf jedes Detail des in Abb. 152 gegebenen Vergleichs festzulegen, aber im wesentlichen ist die genetische Ableitung möglich.

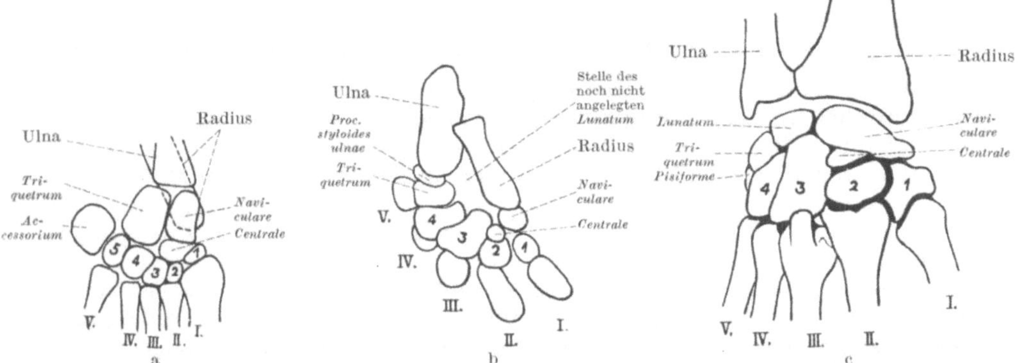

Abb. 151 a—c. Entstehung des Carpus, die distalen Carpalia (von präaxial nach postaxial) mit 1—5, die Metacarpalia mit I—V bezeichnet. Dorsalansicht. a Schildkröte. b Menschlicher Fetus, etwa 5 Wochen (Rekonstruktion von E. GRÄFENBERG: Anat. Hefte Bd. 30, 1906, Carpalia etwas anders als in Abb. 150 b). c Erwachsener Mensch, Varietät. Das Naviculare ist mit dem Centrale knöchern verschmolzen. Eine tiefe Furche läuft rings um die Verschmelzungsfläche (rein äußerliche Grenze).

Im Carpus des menschlichen Embryo liegt anfangs zwischen Radius und Ulna vorübergehend ein dreieckiges vorknorpliges Feld, in welchem das Intermedium entstehen sollte (Verweisungsstrich: Lunatum, Abb. 151 b). Statt dessen bildet sich das Lunatum an seinem definitiven Platz, und zwar zuletzt von allen Carpalia; das wird so gedeutet, daß das Gewebe in vorknorpeliger Form aus dem dreieckigen Feld des Unterarmes nachträglich in den Carpus eintritt (Abb. 150 b) und dann erst verknorpelt. Im Tarsus des Menschen ragt der Talus, welcher dem Intermedium partiell entspricht, dauernd zwischen Fibula und Tibia hinein.

Bei wasserlebenden fossilen Reptilien (Ichthyosaurier, Plesiosaurier u. a.) ist die Reihenbildung am deutlichsten. Deshalb ist sie auch als Anpassung an die Lebensweise, nicht als Erbteil früherer Zustände aufgefaßt worden. Aber die Landtiere haben so viel davon, daß an einer genetischen gemeinsamen Ursache nicht zu zweifeln ist.

Ungelöst ist die Frage, ob die *Achse* der Fischflosse, von welcher die Seitenstrahlen einreihig (uniserial) oder zweireihig (biserial) entspringen können, noch in den Extremitäten der Landtiere nachzuweisen sei. Die in Abb. 152 a eingetragenen Ziffern I—V geben nur in provisorischer Weise an, welchen Fingern sie etwa entsprechen dürften; nur so viel kann als sicher gelten, daß die Achse durch die Ulna (Fibula) und nahe dem postaxialen Rand verläuft (wie bei Fischen).

Präpollex, Postminimus. Man hat sich auch gefragt, ob nicht manchmal Reste von mehr als 5 Strahlen, insbesondere am postaxialen Rand der Extremitäten, als Rudimente erhalten sind. Das Pisiforme ist als solches aufgefaßt worden, von manchen Autoren auch das Ausgangsmaterial der Patella. Diese und andere Elemente bei Tieren *(Präpollex, Postminimus)* sind aber Sesambeine oder andere Verknöcherungen, die unabhängig vom kanonischen Bestand der Urextremität entstanden sind.

Nicht selten kommt es vor, daß bei der Verknöcherung des Carpus ein akzessorischer Knochenkern auftritt, der zur Bildung eines selbständigen kleinen Knochens oder zur Teilung eines der größeren Knochen führt. Da diese wechselnden Einschiebsel der menschlichen

Hand gelegentlich bei Röntgenuntersuchungen bemerkt und mit Verletzungen (Absprengungen) verwechselt werden können, gebe ich ein Bild (Abb. 153), welches alle Spaltungen und Vermehrungen der kanonischen Elemente, die in Einzelfällen beobachtet sind, vereinigt (wie das bekannte Phantom, welches alle Pferdeschäden an einem Roß aufweist). Es

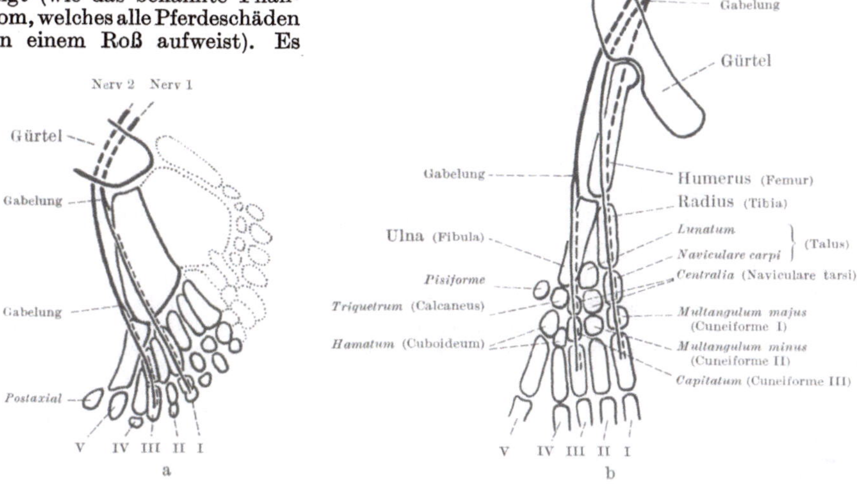

Abb. 152a u. b. Skeletstrahlen der vorderen (und hinteren) Extremität. Schema. Dorsalansicht. a *Polydactyle* Extremität (Brustflosse eines Haiembryo, Acanthias). Von den 3 Basalia, welche dem Schultergürtel ansitzen, ist das dem Humerus vergleichbare schwarz konturiert, die beiden für höhere Tiere nicht in Betracht kommenden sind mit ihren Strahlen gestrichelt. Von den schwarz konturierten Strahlen sind die mit I—V bezeichneten den 5 Fingern der Pentadactylier vergleichbar. Von den zahlreichen Nerven sind nur 2 gezeichnet. Jeder Nerv gabelt sich in einen dorsalen Ast für die Flossenheber und einen ventralen Ast für die Flossensenker (letzterer punktiert; vgl. die Muskulatur Abb. 119). b *Pentadactyle* Extremität (Kombination nach den im Text mitgeteilten Befunden am Carpus der Reptilien und Säuger). Nerv 1 folgt der gleichen Skeletreihe wie in a (1. Seitenstrahl: Radius, Naviculare, Multangulum majus, Daumen; die vorausgehenden Strahlen von a existieren in b nicht). Die Achse der Fischflosse, welche durch Strahl V zu denken ist, fällt in b in den Kleinfinger (s. dazu Text S. 278). Das Pisiforme liegt an Stelle des postaxialen Skeletstückes in a. Nerv 1 entspricht demjenigen des Plexus brachialis, der sich gabelt in den dorsalen N. radialis (ausgezogen) und den ventralen N. medianus (gestrichelt). Vgl. Nervengabel in Abb. 150a und Verlauf des N. radialis, Abb. 146 u. 150a. Nerv 2 ist am besten am Bein des Menschen realisiert: er entspricht dort dem N. ischiadicus, der sich oberhalb der Fibula teilt in den N. peronaeus (ausgezogen) und den N. tibialis (gestrichelt). Das Hauptkabel des Ischiadicus liegt am Oberschenkel ventral, trotzdem es dorsale Nerven enthält (Abb. 146a). Ähnliches kommt bei Reptilien auch am Oberarm vor (sog. N. crassus). Man stoße sich deshalb nicht daran, daß in Abb. 146 der Nerv am Oberarm und Oberschenkel auf entgegengesetzten Seiten liegt; es entspricht das der tatsächlichen Lage beim Menschen.

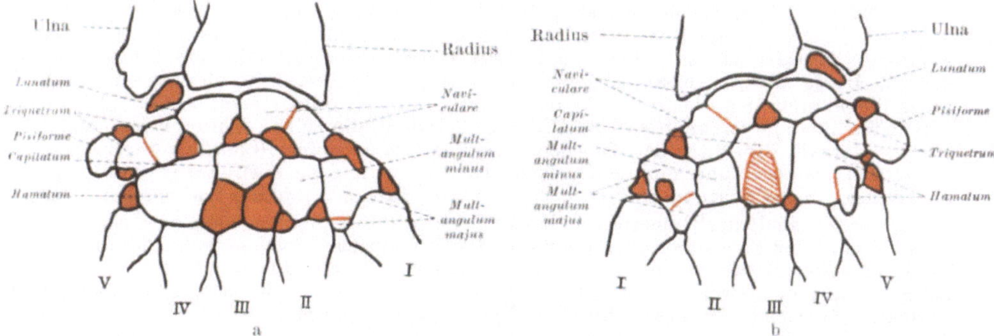

Abb. 153 a u. b. Überzählige Carpalia des Menschen, Schema (Umzeichnung nach PFITZNER, Z. Morph. Anthrop. 1900). a Dorsalseite. b Volarseite. Rechter Carpus mit 30 Carpalia. Alle Knochen sind in einer Fläche ausgebreitet. Die regelmäßig vorkommenden Elemente weiß, die wechselnden Elemente rot. Überschüssige Spaltlinien rot. Das ventral auf dem Capitatum liegende Accessorium (Subcapitatum) schraffiert. Es sind nur die Namen des normalen menschlichen Carpus angegeben. Von den variablen Stücken sind die am Rande gelegenen in beiden Abbildungen zu sehen; die übrigen sind entweder in a oder b, aber nicht in beiden sichtbar.

kann z. B. die senkrechte Spalte zwischen den beiden Teilen des Naviculare carpi (rot), die beim Fetus knorplig getrennt sind und gelegentlich separat verknöchern, im Röntgenbild für eine Fraktur gehalten werden.

4. Die 3 Armknochen: Humerus, Radius, Ulna.

a) Oberarm.

Der Humerus, der einzige Knochen des Oberarmes, ist zwischen 26 und 38 cm lang, je nach der Größe des Individuums, rechts durch Mehrgebrauch bei Rechtshändern ein wenig länger und massiger als links. Beim Mann ist er besonders robust. Sein oberer Gelenkkopf hat infolgedessen Grenzwerte des vertikalen und horizontalen Durchmessers (45—46 mm und 41—42 mm), die man geschlechtsdiagnostisch verwerten kann; denn unter diese Schwelle gehen männliche Humeri nicht herunter. Der Oberarmknochen ist das Schulbeispiel eines *geraden* Röhrenknochens. Das Mittelstück, *Corpus*, ist auf dem Querschnitt rund, an manchen Stellen wegen der Muskelmarken mehr dreieckig oder oval, bei manchen Rassen auch etwas abgeplattet.

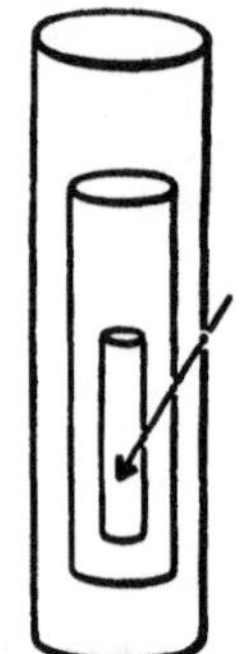

Abb. 154. Richtung des Canalis nutricius des Humerus, Schema. Drei verschiedene Größen des wachsenden Knochens ineinander gezeichnet. Die relative Stellung ist dadurch bedingt, daß das proximale Ende stärker wächst als das distale. Das Foramen nutricium als Punkt in der Mitte jedes der 3 Knochen markiert. Der Pfeil gibt die Richtung des Kanals an.

Die Details des *proximalen* Knochenendes, welches im Dienst des Schultergelenkes und der Brust-Schultermuskeln steht, sind früher geschildert. Zu erinnern ist daran, daß der Gelenkkopf, *Caput humeri* (Abb. 89), durch das *Collum anatomicum* gegen 2 Muskelhöcker abgegrenzt ist. Der eine, das *Tuberculum majus*, hat 3 Facetten (Ansätze des M. supraspinatus, infraspinatus und Teres *minor*, Abb. 122 u. 123), der andere, das *Tuberculum minus*, ist unfacettiert (Ansatz des M. subscapularis, Abb. 122). Zwischen den Tubercula und dem Humerusschaft liegt das *Collum chirurgicum* (Abb. 89). Man versteht darunter die Stelle, an welcher die Muskelhöcker aufhören und der Knochen zylindrisch wird; ihr Niveau liegt zwischen dem Ansatz des M. subscapularis und M. latissimus. Unten vorn nähern sich beide Colla bis zur Berührung. Der Knochen kann eher im unteren als im oberen Collum brechen, weil es den geringeren Querschnitt hat; dies ist die Wichtigkeit der Stelle für den Chirurgen und hat ihr den Namen gegeben. Die Epiphysenlinie des jugendlichen Knochens liegt etwa da, wo der Knochen den größten Querschnitt hat (Abb. 142). Von jedem Tuberculum setzt sich je eine Muskelleiste eine Strecke weit auf den Schaft fort: *Crista tuberculi maioris* (Insertion des M. pectoralis maior, Abb. 122) und *Crista tuberculi minoris* (Insertion des M. teres maior und M. latissimus). Zwischen den Tubercula und Cristae liegt vertieft der *Sulcus intertubercularis* (für die Sehne des langen Bicepskopfes, s. Armmuskeln, Abb. 142 u. 149).

Der Humerusschaft, Mittelstück, *Corpus*, trägt außen die *Tuberositas deltoidea* (Insertion des M. deltoides, Abb. 121 u. 122). Von hier an wird der Knochen distalwärts prismatisch. Eine vordere und 2 seitliche Kanten zerlegen die Oberfläche in eine *Facies anterior medialis,* F. *anterior lateralis* und F. *posterior* (Abb. 121 u. 122). Die laterale der beiden Seitenkanten, *Margo lateralis*, biegt nach oben auf die Facies posterior ab und begrenzt medialwärts die spiralige Knochenrinne für den Nervus radialis, *Sulcus nervi radialis* (Abb. 123; s. S. 275). Der *Margo medialis* (Abb. 121) geht gerade in die Höhe. Hinten neben ihm liegt etwas unterhalb der Mitte des Knochens das *Foramen nutricium* (Canalis nutricius dringt schräg von oben nach unten in die Knochensubstanz hinein, Abb. 154). Ein zweites Foramen mit gleicher Kanalrichtung kann neben der Crista tuberculi minoris vorkommen.

Das *distale* Ende des Humerus erhält sein Gepräge durch die Beziehung zum Ellenbogengelenk und zu den Beuge- und Streckmuskeln des Unterarmes. Das Verständnis für die feinere Skulptur wird erst weiter unten in zusammenhängender Betrachtung mit den Weichteilen zu gewinnen sein. Der Knochen lädt besonders medial in einem durch die Haut sicht- und fühlbaren Muskelhöcker aus (Abb. 89): *Epicondylus medialis* (ulnaris) (Ursprung vieler Beugemuskeln des Unterarmes: Mm. pronator teres, flexor carpi radialis et ulnaris, palmaris longus, flexor digitorum sublimis, flexor pollicis longus, Abb. 122 u. 123). Hinter dem Höcker verläuft der Nervus ulnaris im *Sulcus nervi ulnaris* (Abb. 168), in dem er leicht gedrückt werden kann („Mäuschen"). Der Margo medialis des Schaftes wird allmählich höher und setzt sich schließlich stark ansteigend in den Epicondylus medialis fort; er dient selbst als Muskelleiste. Der Margo lateralis läuft allmählicher in den *Epicondylus lateralis,* den Muskelhöcker für viele Streckmuskeln des Unterarmes, aus (Abb. 121; Ursprung der Mm. extensor carpi radialis longus et brevis, extensor digit. communis, anconaeus, Abb. 122 u. 123). Er liegt versteckt zwischen den Muskeln und ist äußerlich nicht sichtbar, aber leicht durch die Haut zu tasten. Zwischen beiden Epikondylen ist der Knochen so breit, daß medial die Gelenkrolle für die Ulna, *Trochlea humeri*, und lateral das Gelenkköpfchen für den Radius, *Capitulum humeri*, nebeneinander Platz haben (Abb. 89). Vorn liegt oberhalb der Trochlea die *Fossa coronoidea* und oberhalb des Capitulum die *Fossa radialis*, hinten oberhalb der Trochlea die *Fossa olecrani* (Abb. 185). In diese Gruben fassen die oberen Enden der Unterarmknochen beim Beugen und Strecken des Armes ein. Die Fossa olecrani kann mit der Fossa coronoidea durch eine Öffnung verbunden sein.

Die *Verknöcherung* beginnt perichondral in dem einheitlichen Knorpel der Humerusanlage (Diaphyse) während der 8. Fetalwoche. Die obere Epiphyse fördert das Längenwachstum mehr als die untere. Der Canalis nutricius ist infolgedessen schräg nach oben gerichtet (Abb. 154); denn die hinzukommenden äußeren periostalen Lamellen werden in einem höheren Niveau halbiert als die älteren, inneren Lamellen. Die proximale Epiphyse verknöchert mit einem Hauptkern erst nach der Geburt (1.—2. Lebensjahr, Abb. 156); 1—2 akzessorische Kerne für die Muskelhöcker folgen im 2.—5. Lebensjahr. Sie verschmelzen untereinander im 4.—6., mit der Diaphyse erst im 20.—25. Lebensjahr. Die untere Epiphyse hat mehrere separate Kerne (Abb. 185), die spät erscheinen (2.—10. Lebensjahr) und im 16.—18. Jahr miteinander und auch mit dem Schaft verschmelzen (der Kern des Epicondylus medialis zuletzt).

Die *obere* Epiphysenscheibe besorgt infolgedessen allein das spätere Wachstum. Auch nach dem Verschwinden des Knorpels bleibt die Stelle an der Anordnung der Knochenbälkchen noch lange kenntlich. Operative Eingriffe oder eitrige Einschmelzungen, die sie vor dem 20. Jahr, dem Abschluß des Wachstums, treffen, können Verkürzung des ganzen Humerus im Gefolge haben, während bei dem distalen Humerusende nach dem 17. Jahr nichts mehr zu befürchten ist.

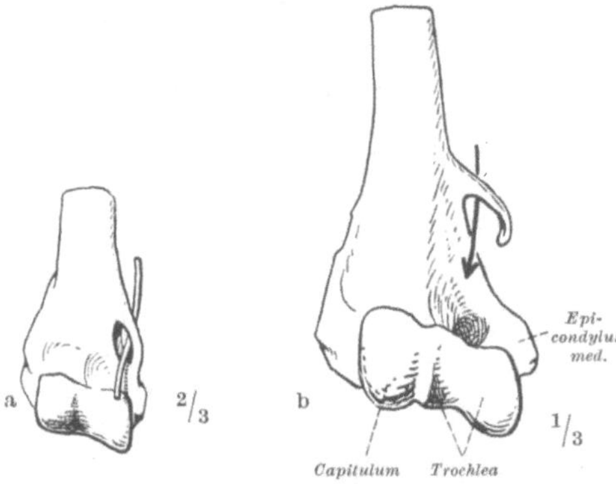

Lateral liegt die obere Epiphysenscheibe extrakapsulär (Abb. 142), medial intrakapsulär. Während der Geburt kann sie durch Manipulationen bei künstlicher Entbindung von der Diaphyse gelöst werden; sie ist in solchem Fall durch den überwiegenden Zug der Außenrotatoren (Tuberculum majus) verhindert, in richtiger Stellung wieder mit dem Schaft zu verwachsen.

Die *untere* Epiphysenscheibe liegt fast ganz innerhalb des Gelenkes (Abb. 185); sie ist für das Längenwachstum nicht so wichtig wie die obere und verschwindet früher. Die Hauptscheibe wird durch eine Linie bestimmt, die man vom unteren Rand des Epicondylus medialis zum oberen Rand des Epicondylus lateralis zieht; sie kann von Wichtigkeit sein für Knochenbrüche und erklärt, warum die in der Kapsel festgehaltenen Absprengungen sich kaum verschieben.

Processus supracondyloideus. Ein Relikt aus der Vorgeschichte ist der beim Menschen gelegentlich vorkommende *Processus supracondyloideus* (Abb. 155b). Viele Reptilien und Säuger haben 1 oder 2 Kanäle für den Durchtritt von Nerven und Gefäßen, *Canalis ect-* und *entepicondyloideus*. Besonders der letztere ist bei Säugern im Zusammenhang mit der Pronation des Unterarmes weit verbreitet (Abb. 155a). Eine Andeutung in Form eines fibrösen Stranges, der bei der Maceration verschwindet, ist beim Menschen sehr häufig. Der Nervus medianus zieht zwischen Knochen und Strang hindurch wie durch den einstigen knöchernen Kanal. Am macerierten Humerus sieht man nichts oder nur eine kleine, dem fibrösen Strang als Ansatz dienende Rauhigkeit. Knöcherne Spangen von größerer Ausdehnung sind selten. Die Kanäle sind theoretisch interessant, weil sie bezeugen, daß auch am Arm Nerven und Gefäße der einen Seite (Beugeseite) auf die andere (Streckseite) verlagert sein können, wenn es die Gestaltung des Skelets erfordert. Beim Oberschenkel liegt umgekehrt der dorsale N. peronaeus der ganzen Länge des Femur nach *ventral* (innerhalb des N. ischiadicus, Abb. 146).

Blutzufuhr: Außer dem *Canalis nutricius,* welcher wesentlich den Blutverkehr mit dem Knochenmark vermittelt, gibt es mehrere größere Gefäßporen in der Nähe der Epiphysenfugen: *metaphysäre Gefäße* für die Metaphyse, das an die Epiphyse angrenzende Gebiet der Diaphyse (Abb. 156). Sie liegen noch innerhalb der Diaphyse am Ansatzpunkt der Kapsel, ziehen im Innern des Knochens auf die Epiphyse hin und durchbohren manchmal

Abb. 155 a u. b. Canalis und Processus supracondyloideus. a Katze, injiziertes Blutgefäß (Art. brachialis) in dem Kanal. b Erwachsener Mensch, Varietät. Der Pfeil gibt den Verlauf des Nervus medianus und der Art. brachialis an.

den Fugenknorpel der jugendlichen Knochen. Andere gröbere Gefäße dringen da in die
Epiphyse ein, wo sie außerhalb der Kapsel liegt: *epiphysäre Gefäße*. Es gibt außerdem
unzählige feinste Poren für periostale Gefäße, welche in die Corticalis des Knochens
eindringen (VOLKMANNsche *Kanäle*, S. 37).

b) Unterarm.

Allgemeines über Radius und Ulna. Es gibt 2 Unterarmknochen, die *Speiche*,
Radius, und die *Elle*, *Ulna*. Sie sind in der Mitte etwa gleich dick. Doch wird
der Radius nach der Hand zu dicker, die Ulna
dünner. Umgekehrt wird die Ulna nach dem Ellenbogen zu dicker, der Radius dünner. Die Gesamtsumme der stützenden Knochensubstanz bleibt so
für jeden Querschnitt ungefähr gleich trotz der
ganz verschiedenen Ausgestaltung beider Knochenenden. Die Ulna ist oben dicker, weil sie hauptsächlich die Verbindung mit dem Humerus übernimmt, den sie hakenförmig umklammert. Der
Radius ist unten dicker, weil er ausschließlich die
Handknochen trägt. Diese Arbeitsteilung kommt
der Drehung des Unterarmes zugute (Pro- und
Supination).

Beide Unterarmknochen bilden in der Normalstellung des Armes mit dem Humerus einen fast
gestreckten Winkel, der nach außen offen und individuell verschieden groß ist (*Cubitalwinkel*; durchschnittliche Größe 170⁰ beim Manne und 168⁰ beim
Weibe, Extreme 154⁰ und 178⁰). Capitulum und
Trochlea steigen schief von innen nach außen an
und stehen schräg zum Schaft des Knochens
(Abb. 143a, Schaftachse punktiert). Die gerade
Fortsetzung des Humerus geht infolgedessen weiter
distal nicht parallel der Längsachse einer der Unterarmknochen, sondern durch das distale Ende der
Ulna oder meistens sogar innen von ihr in die Hand
hinein oder an der Hand vorbei. Diese Armstellung
entspricht dem X-Bein, Genu valgum. Wir bemerken die physiologische Schiefstellung des Unterarmes weniger leicht, weil bei der gewöhnlichen
Ruhelage des Armes in mäßiger Pronation (S. 374)
der Radius so um das distale Ende der Ulna herum-
geführt ist, daß er in die verlängerte Achse des
Humerus zu liegen kommt (wie in der vollen Pronation, Abb. 143b).

Künstler bevorzugen diese Stellung und verdecken für
den Unkundigen dadurch den X-Arm. Sehr deutlich ist er
oft bei Frauen und Mädchen, welche in extremen Fällen die
supinierten Unterarme horizontal vor dem Rumpfe so sehr einander nähern können, daß
sie sich vom Ellenbogen ab bis zur Kleinfingerspitze völlig berühren. Man hat die Schwierigkeit, die das Werfen von Steinen u. dgl. der Frau zu machen pflegt, mit dem hochgradigen
X-Arm in Zusammenhang gebracht.

Geringe Grade der X-Armstellung sind ohne Zweifel für den Gebrauch
des Armes günstig; denn die Diagonalachse des Unterarmes hat dadurch bei
gestrecktem Arm die gleiche Richtung wie die Rotationsachse des Oberarmes

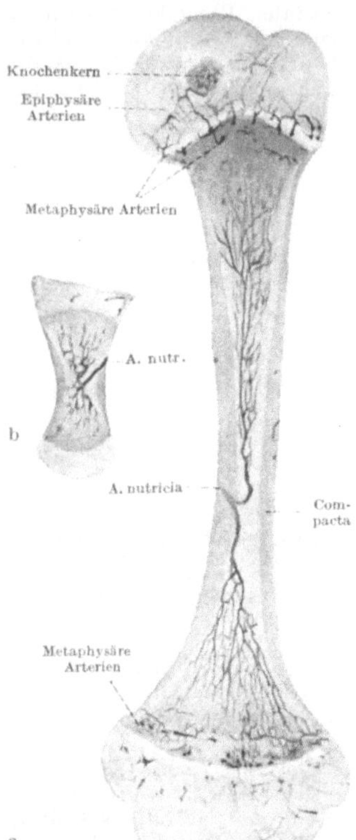

Abb. 156a u. b. Knochenarterien eines
neugeborenen Kindes. Injektion mit
Quecksilber, Röntgenaufnahme (nach
LEXER, KULIGA und TÜRK, Berlin
1904, Tafel 4 u. 9). a Humerus, in der
Compacta rechts 3 VOLKMANNsche
Kanäle teilweise injiziert. Vor allem
im oberen Knochenende zahlreiche
Rami perforantes, welche von den
metaphysären Arterien der Diaphyse
in die Epiphyse vordringen. Am unteren Ende sind sie auch vorhanden,
aber zarter. b Metacarpale des
Daumens.

(Abb. 143a). Kreiselbewegungen des gestreckten Armes vollziehen sich um die letztere; auf diese Weise ergänzen oder vertreten Rotationen im Schultergelenk die Pro- und Supinationen im Unterarm. Man nennt die Kombination beider Bewegungen *Hyperpronation* und *Hypersupination* (Abb. 143c). Doch machen wir keineswegs nur die extremen Ausschläge im Schulterapparat. Man erkennt sie, wenn man die Epikondylen des Humerus· genau betrachtet und befühlt: bewegen sie sich mit, so ist der Schulterapparat beteiligt, sonst nicht. Beugt man den Arm im Ellenbogen, so wird die Kreiselung des Oberarmes und Unterarmes in 2 ganz verschiedene Bewegungen zerlegt und der Unterschied zwischen beiden ist dann besonders sinnfällig (S. 262). Aber die Bedeutung des physiologischen X-Armes liegt gerade in der Streckstellung.

Auf dieser Stellung beruht es zum Teil, daß der Epicondylus medialis des Humerus besonders vorspringt. Denn abgesehen von seiner eigenen Größe ist er als Scheitelpunkt des Armwinkels der vorspringendste Punkt des inneren Armkonturs, mag der Unterarm stehen wie er will (Abb. 143a u. b). Er ist am Lebenden eine der augenfälligsten und wichtigsten Marken für die Untersuchung der Knochen (Abb. 157, 162 u. 164). Betrachtet man die beiden Epikondylen des Humerus vom Oberarm aus, so stehen sie quer zur Längsrichtung des Knochens und fast gleich hoch; in bezug auf den Unterarm stehen sie schräg zur Längsrichtung und ungleich hoch, der mediale höher als der laterale.

Der *cubitale Armwinkel* setzt sich aus verschiedenen Komponenten zusammen. Er ist nicht nur durch die oben erwähnte schräge Richtung des distalen Humerusendes gegen den Humerusschaft bedingt (oberer Quadrant des Cubitalwinkels, Abb. 143a), sondern auch durch die schiefe Stellung der proximalen Enden der Unterarmknochen gegen deren Achse (unterer Quadrant). Letztere kann die Abweichung des distalen Humerusendes für den gesamten Cubitalwinkel verstärken oder verkleinern. Auch andere Momente spielen mit.

Häufig ist eine starke X-Armstellung mit Überstreckung vergesellschaftet. Die pathetische Gebärde des Schauspielers oder Sängers, der den Arm gen Himmel streckt, enthüllt oft kraß ein körperliches Zuviel in dieser Richtung. Die klassische und klassizistische Kunst vermeiden streng, derartiges wiederzugeben.

Verbindet man beide Epikondylen miteinander, *Epikondylenlinie*, so fällt beim gestreckten Arm die oberste Kante der Ulna (Olecranon) in diese Linie; bei stärkster Streckung tritt sie etwas höher. Man erkennt daran indirekt, daß die Gelenkflächen der Knochen, die nicht unmittelbar zu fühlen sind, richtig zueinander stehen. Bei Brüchen oder Verrenkungen ist die abnorme Verlagerung der Gelenkflächen daraus zu folgern, daß das Olecranon aus der Epikondylenlinie stark herausgerückt ist, am häufigsten nach oben (proximal und dorsal). Doch ist immer nur die Streckstellung maßgebend. Denn in der Beugestellung verläßt auch in der Norm das Olecranon die genannte Linie, um unter sie (distal) und bei extremer Beugung unter und vor sie zu treten (distal und ventral).

Die Ulna ist als Maß direkt und indirekt viel benutzt worden, z. B. der Abstand zwischen dem Ellenbogen bei gebeugtem Arm und einem der Knöchel der Mittelhand. Die früher übliche „Elle" war nach ihr benannt; sie hatte örtlich wechselnde Länge (vlämische, preußische Elle usw.; die am Arm des Verkäufers abgemessenen Stoffe und Gewebe heißen „Ellenwaren"). Die mittlere Länge der Ulna beträgt 25—27 cm, des Radius 23—25 cm.

Die Membrana interossea, welche Ulna und Radius verbindet, ist ein wichtiger Bestandteil des Unterarmskelets, weil die Achse für die Pro- und Supination vom proximalen Ende des Radius durch sie hindurch zum distalen Ende der Ulna verläuft (Abb. 143a, ausgezogene Linie). Wir nennen sie deshalb *Diagonalachse* des Unterarmes. Die Membran besteht aus straffen bindegewebigen Faserzügen; sie liegen annähernd in der Richtung der diagonalen Achse (Abb. 167). Sie sind straff gespannt in der Mittelstellung der beiden Unterarmknochen zwischen Pronation und Supination. In dieser Stellung sind die Knochen am weitesten voneinander entfernt. In allen anderen Stellungen ist die Zwischenknochenhaut schlaff.

Für den Muskelhöcker des oberen Radiusendes (Tuberositas radii) und die an ihm befestigte Bicepssehne ist eine Lücke in der Membran ausgespart (Abb. 188). Eine besondere Verstärkung, *Chorda obliqua*, begrenzt den unteren Rand der Lücke und schließt zugleich ein weiteres Loch (oder eine Gruppe von Löchern) ab, welches Gefäßen zum Durchtritt auf die Dorsalseite dient. Die

Fasern der Chorda obliqua verlaufen gerade umgekehrt wie die der Membran im allgemeinen. Auch im distalen Abschnitt existieren Durchbrechungen für Gefäße und Abweichungen der Faserrichtung von der Diagonalachse. Es können auch sonst längs verlaufende Faserzüge den typischen Schrägfasern aufgelagert sein, besonders dorsal.

Die Membrana interossea ist die Grenzebene zwischen dorsalen und ventralen Weichteilen (Abb. 159b); sie ist überall von den Ursprüngen der beiderseitigen Muskeln in Anspruch genommen. Die beiden Knochen, die sie verbindet, liegen auch bei supiniertem Arm nicht genau in ihrer Ebene. Weder Radius noch Ulna sind gerade Röhrenknochen wie der Humerus, sondern in zweierlei Richtung gebogen, 1. sind sie nach links und rechts gekrümmt und mit der Konkavität einander zugewendet (in der Supinationsstellung). 2. ist die Ulna dorsalwärts, der Radius ein wenig volarwärts aus der Ebene der Membran herausgekrümmt. Es kommen aber viele Varianten vor. Bei der Pronation fassen die gekreuzten Knochen ineinander wie 2 ineinandergelegte Hände. Die Drehbewegung fällt deshalb viel ausgiebiger aus. Die Relation zwischen der Breite des Spatium interosseum und der Länge der Unterarmknochen ist immer ungefähr gleich, mögen die beiden Knochen im einzelnen (individuell und bei verschiedenen Rassen) noch so verschieden gekrümmt sein. Beide sind dreikantig mit einer scharf ausgeprägten Ansatzleiste für die Membran, *Crista interossea.*

Die *Detailformen* des Radius und der Ulna sind beherrscht durch die Beziehungen zu den Muskelbefestigungen und Gelenken, welche später im einzelnen zu behandeln sind. Hier seien die wichtigsten Bezeichnungen rein deskriptiv zusammengestellt.

Radius. Am *proximalen* Ende des *Radius* unterscheidet man das *Capitulum radii* (Abb. 89, rechte Seite) mit einer flachen, tellerförmigen Gelenkgrube auf der Stirnfläche, *Fovea capituli* (Abb. 185), in welche das Capitulum humeri hineinpaßt, und mit einer schmalen, bandförmigen Gelenkfläche, *Circumferentia articularis*, welche rings um das Speichenköpfchen herumläuft (Abb. 163). Beide sind überknorpelt. Das Capitulum ist gegen das Mittelstück, *Corpus*, abgesetzt durch das *Collum radii* (Abb. 168). Meistens ist das Köpfchen gegen den Schaft seitlich etwas abgeknickt, und zwar nach außen und rückwärts, *Collodiaphysenwinkel.* Diese Biegung hängt mit dem cubitalen Armwinkel (S. 283) und dem Ineinandergreifen der Unterarmknochen bei der Pronation zusammen.

Das *Mittelstück* des Radius, *Corpus*, trägt medial einen Muskelhöcker, *Tuberositas radii* (hinten Insertion des M. biceps brachii; vorn Schleimbeutel für die Sehne des Biceps, Abb. 188). Der Ulna zugewendet liegt die scharfe *Crista interossea*; sie scheidet die *Facies volaris* von der *Facies dorsalis*. Die *Facies lateralis* ist durch stumpfe Kanten gegen die beiden anderen abgegrenzt, *Margo volaris* et *dorsalis*. Der Querschnitt hat im allgemeinen prismatische Form (Abb. 159b). Ein *Foramen nutricium* liegt auf der Facies volaris am Ende des proximalen Drittels des Knochens. Der Kanal verläuft aufsteigend in die Knochensubstanz hinein, ist also gerade umgekehrt wie beim Humerus (für die Blutzufuhr zur Diaphyse des Knochengewebes selbst kommen gröbere *metaphysäre* Gefäße an beiden Enden und zahlreiche feine Periostalgefäße in Betracht, vgl. S. 281).

Das *distale Ende* des Radius ist auf der Beugefläche glatt, auf der Streckfläche rauh durch dorsale Längsrinnen für die Sehnen von Handmuskeln. Die Knochenfurchen sind durch Halbröhren aus Bindegewebe zu osteofibrösen Kanälen ergänzt, die als Gleithülsen in ganz bestimmten Beziehungen zu den Sehnen stehen und sie dirigieren. Man sieht und fühlt das durch die Haut am besten bei der langen, schräg zum Daumen verlaufenden Sehne (M. extensor pollicis longus), welche durch eine besonders hohe Knochenkante verhindert wird, aus ihrer Rinne abzugleiten (Crista in der Mitte der Dorsalfläche des Radius, Abb. 172). Wegen der einzelnen Beziehungen s. Abb. 168 u. 172 und den Abschnitt: dorsale Muskeln des Unterarmes.

Ein Ausschnitt an der medialen Seite des Knochens ist überknorpelt und dient dem Ellenköpfchen als Pfanne, *Incisura ulnaris*. Die distale Stirnfläche ist ebenfalls überknorpelt, und zwar in 2 Facetten (Artikulationsflächen für das Naviculare und Lunatum carpi, Abb. 191). Lateral wird die Gelenkfläche für die Hand vom Griffelfortsatz, *Processus styloideus radii*, überragt.

Man kann den Griffelfortsatz bei mageren Leuten sehen und bei allen Menschen fühlen. Von hier aus aufwärts läßt sich etwa handbreithoch die Außenfläche des Knochens durch die Haut abtasten; weiter oben ist er von Muskeln eingehüllt (Abb. 126, Vorderrand). Doch kann man wieder das Capitulum radii deutlich fühlen und zwar am eigenen Arm, indem man bei gebeugtem Ellenbogen die Kuppe des Zeigefingers auf den Epicondylus lateralis legt und die des Mittelfingers neben sie. Bei Pro- und Supinationsbewegungen rollt das

Capitulum radii unter dem Mittelfinger hin und her. Beim Patienten legt man den Mittelfinger auf den Epicondylus und tastet mit dem Zeigefinger. Besonders bei Verdacht auf Bruch des Knochens ist es wichtig, Bewegungen dieser Stelle mit Bewegungen des Griffelfortsatzes zu vergleichen.

Ossifikation. Die Verknöcherung des Radius beginnt perichondral in der Mitte der Diaphyse der einheitlichen Knorpelanlage in der 8. Fetalwoche (etwas später als beim Humerus). Der Kern der *distalen* Epiphyse erscheint im 2.—4. Lebensjahr, der *proximale* später (im Capitulum im 5.—7. Lebensjahr). Die Termine für das Verschwinden der Epiphysenscheibe fallen in die Pubertät; umgekehrt wie bei der ersten Ossifikation geht das proximale Ende jetzt dem distalen voran. Der Knochen wächst also vornehmlich am distalen Ende. Dem entspricht die Richtung des Canalis nutricius (S. 281; im 16.—20. Jahr verschmilzt die obere, im 19.—21. Jahr die untere Epiphyse mit dem Corpus. Es gibt manchmal akzessorische Kerne oben in der Tuberositas radii und unten im Processus styloides).

Ulna. Das *proximale Ende* der *Ulna* trägt einen tiefen Einschnitt. *Incisura semilunaris* (Abb. 163), welcher wie eine Zange die Rolle des Oberarmknochens umfaßt (Abb. 184). Eine Leiste teilt die Incisur in eine kleinere laterale und größere mediale Fläche (Abb. 187). Sie legt sich als Führung in die Kerbe der sanduhrförmigen Trochlea humeri. Der laterale Teil der Incisura semilunaris ist besonders klein, weil aus dieser Seite eine Höhlung ausgespart ist, *Incisura radialis*, in welche die Circumferentia articularis radii paßt. Beide Gelenkflächen tragen Knorpelüberzüge mit Ausnahme einer Querfurche in der Tiefe der Incisura semilunaris, die vom medialen Rand ausgeht (Abb. 187). Das vordere kleinere Horn der Halbmondpfanne heißt *Processus coronoides*, das hintere größere *Olecranon*. Beide vergrößern die Pfanne, das letztere ist gleichzeitig Muskelhöcker (M. triceps brachii) und je nach der Stärke der Muskulatur verschieden groß. Seine Hinterfläche ist durch die Haut sicht- und fühlbar (Abb. 126). Im allgemeinen hat der rezente Mensch ein kleineres Olecranon als die ihm zunächst stehenden Tierformen. Das Olecranon kann gegen das Corpus nach vorn oder hinten seitlich etwas abgeknickt stehen (ebenso auch das ganze proximale Ende der Ulna gegen den Schaft). Vorn unter dem Proc. coronoides sitzt eine Rauhigkeit, *Tuberositas ulnae* (Insertion des M. brachialis, Abb. 163 u. 167).

Das *Mittelstück* der Ulna, *Corpus*, geht allmählich in das proximale Ende über, die Grenze ist nicht scharf wie beim Radius. Die *Crista interossea* ist dem Radius zugewendet (Abb. 167) und stärker als bei jenem ausgebildet. Der Querschnitt ist prismatisch, die Querachse stellenweise fast doppelt so groß wie die Sagittalachse. Flächen und Kanten werden wie beim Radius bezeichnet (Abb. 167 u. 168), nur gibt es statt einer Facies lateralis eine *Facies medialis*. Gelegentlich ist unterhalb der Incisura radialis auf der Facies dorsalis eine *Crista m. supinatoris* deutlich. Das *Foramen nutricium* liegt wie beim Radius auf der Facies volaris, am Ende des proximalen Viertels des Knochens (über Richtung des Canalis nutricius und metaphysäre Gefäße gilt das gleiche wie beim Nachbarknochen).

Das *distale Ende* der Ulna ist dünner als das proximale Ende. Es trägt das *Capitulum ulnae*, ein überknorpeltes Gelenkköpfchen mit ähnlichen Einrichtungen wie das *proximale* (!) Gelenkköpfchen des Radius. Auch hier ist eine *Circumferentia articularis* gebildet, welche in die Incisura ulnaris des distalen Radiusendes hineinpaßt (Abb. 172). Die Stirnfläche ist nicht muldenförmig vertieft wie beim Radiusköpfchen, sondern konvex. Sie wird überragt vom *Processus styloideus ulnae*. Dorsal ist eine Sehnenrinne in das distale Ende der Ulna eingegraben (M. extensor carpi ulnaris).

Man fühlt und sieht den Griffelfortsatz und das Capitulum ulnae auf der Dorsalfläche des Unterarmes (Abb. 126 u. 164). Letzteres ist einer der besten Orientierungspunkte an der Handwurzel. Da die Ulna nicht so weit herabreicht wie der Radius, steht die Spitze des Processus styloides ulnae etwa $^1\!/_2$ cm weiter proximalwärts als beim Griffelfortsatz der Speiche (Abb. 181). Nur der Radius trägt die Handwurzel unmittelbar; die Ulna ist von ihr durch eine Knorpelscheibe getrennt (s. Handgelenk) und steht deshalb um den genannten Betrag, den man durch die Haut an ihrem Griffelfortsatz ablesen kann, gegen den Radius zurück.

Das Capitulum ulnae ist in Pronationsstellung des Unterarmes sehr gut als mehr oder minder prominierende Kugel zu sehen und zu fühlen, da der dorsale Teil seiner Circumferentia articularis nicht vom Radius bedeckt ist (Abb. 172) und unmittelbar unter der Haut liegt. Bei der Supination tritt der Radius auf diesen Teil, so daß die Circumferenz von der Oberfläche verschwindet. Statt ihrer tritt der Proc. styloides hervor. Er ist dann gegen den 4. Finger der Hand gerichtet (Abb. 126). Am eigenen Arm ist dies wegen der Supinationsstellung nur im Spiegel zu sehen.

Vom Proc. styloides bzw. dem Capitulum aus kann die Ulna bis zum Olecranon getastet werden, da ihre Crista dorsalis der ganzen Länge nach unmittelbar unter der Haut liegt; daher die Verwendung ihrer Dorsalkante als Waffe beim Ringkampf (Jiu-Jitsu). Erhebt man zur Abwehr den Arm über den Kopf, so liegt die Ulna zu oberst und pariert Schläge, die gegen den Kopf geführt werden. Die Elle bricht wegen ihrer oberflächlichen Lage auch viel eher durch *direkt* einwirkende Gewalten als die Speiche. Diese ist gegen solche Einflüsse geschützter, kann dafür aber leichter *indirekt*, durch Gewalteinwirkungen von der Hand her (beim Fall auf die vorgestreckte Hand) gebrochen werden.

Ossifikation. Die Diaphysenverknöcherung der Ulna setzt einige Tage später ein als beim Radius. Der distale Epiphysenkern erscheint im 5.—8. Lebensjahr, d. h. mindestens 1 Jahr später als er spätestens im Radius auftritt. Verschmelzung mit dem Schaft wie beim Radius. Das proximale Ende verknöchert größtenteils von der Diaphyse aus. Erst im 10.—12. Lebensjahr bildet sich ein separater Knochenkern im Olecranon. Deshalb ist letzteres bei kleinen Kindern sehr schwer zu fühlen. Verwachsung mit dem Schaft im 17. Jahr. Es kommen akzessorische Kerne im Processus styloides und in der Spitze des Olecranon vor.

5. Die Armmuskeln und langen Handmuskeln als aktive Bewegungsfaktoren.

a) Übersicht über die genetische Gruppierung (Tabelle) und über die Bewegungs-richtungen von Arm und Hand (Nomenklatur).

Biceps und Triceps als Beispiel einer einfachen Gruppierung. An der oberen freien Gliedmaße, insbesondere am Oberarm ist die Lage der Muskulatur von klassischer Einfachheit. Es gibt nur autochthone Gliedmaßenmuskeln, keine Vermischung mit Rumpf- oder Kopfmuskeln wie bei der Schulter. Die ursprüngliche Sonderung in Heber und Senker (dorsale und ventrale Extremitätenmuskeln, Abb. 119) ist am Oberarm fast unverändert erhalten. Zu der ventralen Gruppe gehört der auch dem Laien bekannte M. biceps, zu der dorsalen Gruppe der M. triceps, die hüben und drüben vom Oberarmknochen bei der Arbeit als Wülste vorspringen und deutliche Repräsentanten der beiden entgegengesetzt liegenden primitiven Armmuskelgruppen sind. Der Humerus selbst ist außer durch die distalen Epikondylen durch Septen aus straffem Bindegewebe verbreitert, welche zwischen den Muskelgruppen liegen, *Septa intermuscularia*, und seitlich am Knochen angewachsen sind (Abb. 122 u. 123). Das Skelet trennt am Oberarm, wenn man die Septa intermuscularia einrechnet, nach dem Ellenbogen zu als breite Platte ventrale und dorsale Muskeln voneinander und ähnelt darin der Urform. Man kann sich hier besser als irgendwo an den Extremitäten klar machen, welche Mannigfaltigkeit von Zuständen im Leben schon durch diese einfachste Muskelanordnung vermittelt wird. Dieser Zustand sei hier besonders analysiert, um eine Basis zu gewinnen, von welcher aus kompliziertere Gruppierungen, welche sonst an den Extremitäten die Regel sind, verstanden werden können (vgl. auch das auf S. 64—66 Gesagte).

Für Blick und Gefühl sind Biceps und Triceps, je nachdem sie arbeiten oder nicht, *gedehnt* oder *verkürzt, gespannt* oder *schlaff*. Es kommt aber ganz darauf an, wie beide Muskeln (die wir hier als Repräsentanten der ventralen und dorsalen Gruppe betrachten) sich *im gleichen Moment* zueinander verhalten. In der Beugestellung des Ellenbogengelenkes ist der Beuger (Biceps) verkürzt, der Strecker (Triceps) gedehnt, in der Streckstellung umgekehrt, je nachdem ob Ursprung und Ansatz einander genähert oder voneinander entfernt sind.

Ruhestellung, Einfluß der bloßen Muskelmassen. Hängt der Arm ruhig am Körper herab, so sind Beuger und Strecker schlaff, sie haben nur den dem lebendigen Muskel eigenen Tonus, einen vom nervösen Zentralorgan vermittelten leichten Spannungszustand. Vollkommen schlaff ist nur der gelähmte Muskel, der keine nervösen Impulse mehr erhält und deshalb tonuslos ist. Die Ruhestellung ist nicht eine Extremstellung, wie sie die Gelenke zulassen, am Arm nicht extreme Streckstellung, sondern eine Gleichgewichtslage zwischen Muskelmassen. Am Oberarm überwiegt die Masse der Beuger über den Strecker und damit der Tonus der Beuger über den des Streckers. Daher kommt es, daß unser Arm, wenn er am Körper herabhängt, trotz der Wirkung der Schwerkraft nicht völlig gestreckt, sondern im Ellenbogen ein wenig gebeugt ist (Abb. 126).

Kontraktion, Antagonismus. Aus der Ruhelage können die Muskeln unter dem Einfluß des Nervensystems ihre Spannung aktiv erhöhen, *sich kontrahieren.* Was daraufhin geschieht, hängt davon ab, in welchem Verhältnis die Spannungen von Beuger und Strecker zueinander stehen. Niemals kontrahiert sich der Beuger allein, sondern immer zugleich der Strecker, wovon man sich am eigenen Arm leicht überzeugen kann. Kontrahiert sich der eine Muskel stärker als der andere, so erfolgt eine Bewegung, z. B. Beugung. Dabei wird der Beuger verkürzt, der Strecker gedehnt. Kontrahieren sich beide mit gleicher Kraft, so kann keine Bewegung stattfinden, der Arm verbleibt in der Ausgangsstellung, beide Muskeln haben zwar ihre Spannung erhöht, aber ihre Länge ist unverändert geblieben. Ein Muskel kann also Spannung entwickeln und sich verkürzen oder Spannung entwickeln bei gleichbleibender Länge *(isometrische Kontraktion)*, je nachdem, wie sich der entgegengesetzte Muskel verhält, je nachdem ob die Spannungen verschieden oder gleich sind. Halten sie sich gegenseitig die Waage, sind sie im Gleichgewicht, so kann keine Bewegung erfolgen. Bewegung hat Aufhebung des Gleichgewichtes zur Voraussetzung, und jede Aufhebung des Gleichgewichtes führt notwendig zu Bewegung, wie bei allen Bewegungen in der Natur, bis ein neues Gleichgewicht zwischen den wirkenden Kräften hergestellt ist. Jedes Gleichgewicht setzt mindestens zwei entgegengesetzt wirkende Kräfte voraus, das Gleichgewicht zwischen Muskeln mindestens 2 Muskeln, die in entgegengesetztem Sinne auf das Gelenk wirken, in unserem Beispiel Beuger und Strecker des Ellbogengelenkes. In dieser Wirkung auf das Gelenk sind sie Gegenspieler, *Antagonisten.* Auch bei den kompliziertesten Muskelanordnungen beruht Bewegung und Ruhe immer auf antagonistischem Zusammenspiel.

Die Abb. 157 und 158 mögen das Gesagte noch veranschaulichen. In Abb. 157 sind Biceps und Triceps gleich stark gespannt (es wurde bei

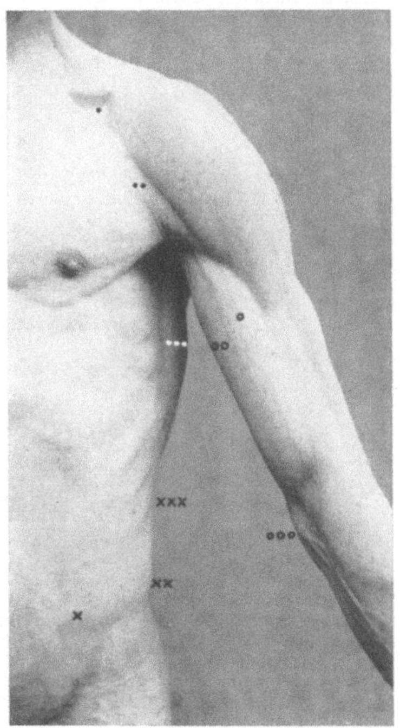

Abb. 157. Oberarmmuskeln gleich stark gespannt. Photographie eines muskelkräftigen, mageren Mannes. o Caput longum des M. biceps, durch scharfe Grenze in oberer Hälfte des Oberarmes vom folgenden getrennt. oo Caput breve des M. biceps (mit M. coracobrachialis). ooo Vena mediana cubiti. . Fossa subclavicularis (MOHREN-HEIMsche Grube). .. Pars clavicularis des M. pectoralis maior, durch Spalte getrennt von der Pars sternocostalis. Stauchungsfalten der Haut von der Achsel aufwärts über die Pars clavicularis ausstrahlend. ... Pars costalis des M. latissimus. Davor drei Serratuszacken. × Muskelecke des M. obl. abd. externus. × × Weichenwulst. × × × Muskelzacken des M. obl. abd. ext. Unterhalb der Brustwarze tritt deutlich die Pars abdominalis des M. pect. maior vor.

dem verwendeten Modell die Spannung der Oberarmmuskeln durch Zug am Handgelenk seitens des Assistenten gesichert). Beide Muskelgruppen arbeiten mit gleicher Kraft zusammen, sie sperren die Gelenke des Armes und vereinigen seine Einzelknochen zu einem in sich unbeweglichen Stabe, den wir durch Bewegungen im Schulterapparat nach Art eines Dreschflegels wie *einen* Knochen benutzen können und tatsächlich unter Ausnutzung der Zentrifugalwirkung auch in dieser Weise anwenden (etwa bei der „schallenden Ohrfeige"). Läßt der Triceps gegenüber dem Biceps in seiner Spannung nach, so erfolgt eine Beugebewegung, bis ein neues Spannungsgleichgewicht hergestellt ist (Abb. 158). Der Biceps ist jetzt verkürzt, der Triceps gedehnt, beide sind gespannt.

Es kann auch sein, daß der Biceps verkürzt, der Triceps gedehnt ist, aber beide schlaff sind. Hebt man den Oberarm in senkrechte Stellung (Elevation), so sinkt der Unterarm, falls der Triceps ebenfalls schlaff bleibt, infolge der Schwere herunter, bis er am Oberarm anstößt.

Es erübrigt sich, weiteres im einzelnen auszuführen. Meine Absicht wird erreicht sein klarzustellen, daß schon durch den einfachsten Fall der Gruppenanordnung der Muskeln des Oberarmes bestimmte und je nach dem Massenverhältnis und Spannungszustand der lebendigen Muskeln ganz verschiedenartige Wirkungen hervorgerufen werden, die in den Haltungen und Bewegungen des Armes zum Ausdruck kommen. Hier ist abgesehen von den Einzelmerkmalen derjenigen Muskeln, welche aus solchen primitiven Gruppen durch spezielle Differenzierung ihrer Ursprünge und Insertionen hervorgehen. Biceps und Triceps sind nur als Repräsentanten des allgemeinsten Typus gemeint. Was sie, ihre Teile und andere Angehörige der Gruppen durch die *Besonderheiten* ihrer Ansatzpunkte am Knochen dazu gewinnen, wird in der Detailbehandlung der Muskeln beschrieben. Das Grundsätzliche der Muskeln am Oberarm ist darin zu erblicken, daß Einrichtungen, die sämtlichen Skeletmuskelgruppen innewohnen, hier in relativer Einfachheit zutage liegen.

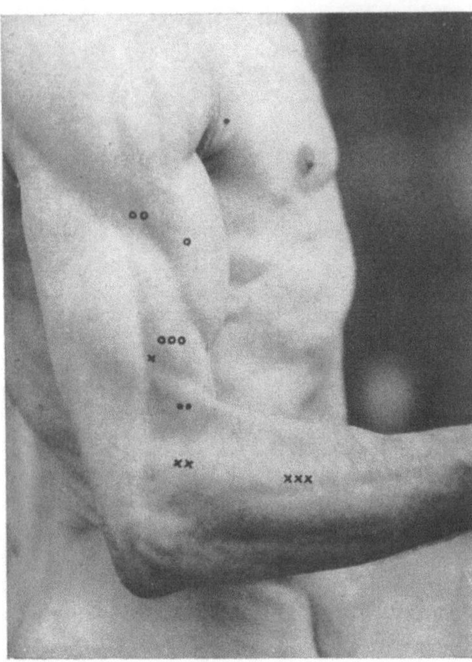

Abb. 158. Heben eines Gewichtes mit der Hand, Ober- und Unterarmmuskeln gespannt. Photographie eines mageren, muskelkräftigen Mannes. o M. biceps. oo Abgestumpfte Spitze des M. deltoides (Spitze versenkt, nicht sichtbar). ooo Oberflächenraute des M. brachialis. . Stauchungsfalten der Haut, von Achsel aufsteigend. .. M. brachioradialis. × Stelle, an welcher man eindringt, um N. radialis am Durchtritt durch Hiatus radialis zu reizen (vgl. mit Abb. 122). × × M. extensor carpi rad. longus. × × × M. ext. carpi rad. brevis. Der große Wulst weiter abwärts ist der M. ext. digit. communis.

Abänderung der ursprünglichen Lage, Schichtung in Untergruppen. Beim Unterarm, ja bereits im unteren Abschnitt des Oberarmes ist nicht mehr eine so scharfe Scheidung zwischen 2 genau einander gegenüberliegenden Muskelgruppen vorhanden wie am Oberarm (Abb. 159, rot und blau). Die Epikondylen des Humerus sind in spezifischer Weise von den beiden Muskelgruppen des Unterarmes ausgenutzt. Der Epicondylus medialis ist von den Ursprüngen der ventralen Gruppe bevorzugt worden. Deshalb drängen sich am Vorderarm die Flexoren (hellblau und blauviolett, Abb. 159b) mehr um die Ulna zusammen; denn diese entspricht dem medialen Rande der Extremität. Der Epicondylus lateralis ist dagegen Ursprungsort der dorsalen Muskeln geworden und lediglich von solchen in Anspruch genommen. Hier hat sich die dorsale Muskulatur weit ventralwärts verschoben, indem sie um den lateralen Epicondylus auf seine ventrale Fläche herumwanderte. Es drängt sich am Unterarm die dorsale Muskulatur in großen Massen um den Radius, während die Ulna einen viel geringeren Muskelmantel von ihr, einen um so dickeren von der ventralen Muskulatur bezieht. Ja es gibt Muskeln, welche ihrer Herkunft nach *dorsale* Muskeln sind, welche aber so weit verschoben sind, daß sie jetzt beim erwachsenen Menschen rein *ventral* liegen (rotviolett); sie wirken deshalb als *Beuger*, nicht mehr als Strecker! Ihre Wanderung ist beim menschlichen Embryo stufenweise verfolgt worden.

Seit jeher ist in der Anatomie der Name Strecker, Extensor, auch für solche, nachträglich zu *Beugern* gewordene Muskeln üblich. Nach diesem *genetischen*

Gesichtspunkt ist die Tabelle der Muskeln aufgestellt, die wir unseren speziellen Betrachtungen zugrunde legen (S. 293). Bei den Muskelgruppen des Ober- und Unterarmes ist dort jeweils notiert, ob es sich um dorsale oder ventrale Gruppen handelt. Im übrigen wird bei den einzelnen Gruppen später erläutert werden, wie sie sich auf die ursprünglichen beiden Hauptgruppen zurückführen lassen.

Die Muskulatur am Vorderarm ist stärker geschichtet als am Oberarm, und zwar in *oberflächliche* und *tiefe* Muskeln (Abb. 159b, hellblau und blauviolett, hellrot und dunkelrot). Die tiefen Muskeln, welche dem Skelet zunächst

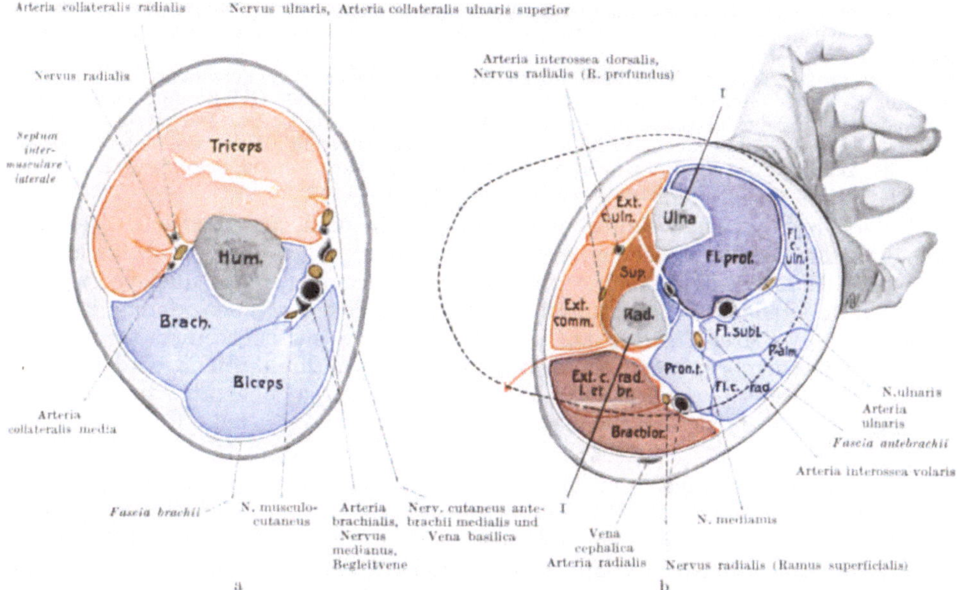

Abb. 159 a u. b. Querschnitt durch Ober- und Unterarm, Arm im Schultergelenk nach innen rotiert. Dorsale Muskeln rot (bzw. mit vorwiegendem Rot), ventrale Muskeln blau (bzw. mit vorwiegendem Blau). a Mitte des Oberarmes. Dorsalseite nach oben. b Obere Hälfte des Unterarmes. I—I entspricht der Ebene der Membrana interossea (Grenze zwischen dorsalen und ventralen Muskeln, außerhalb der Knochen von ventralen Muskeln wenig, von dorsalen stark überschritten). Der punktierte Kontur entspricht der Supinationsstellung („Normalstellung"); die dem lose herabhängenden Arm entsprechende halbe Pronationsstellung mit der ihr zukommenden natürlichen Form und Muskelanordnung ausgezeichnet. Der rote Pfeil bedeutet, daß in einem tieferen Niveau (gegen die Handwurzel zu) die dunkelrote Gruppe zwischen der hellroten und rotvioletten nach außen durchbricht. Der kleine Muskelquerschnitt zwischen Supinator und Ulna gehört zum Abductor pollicis longus, der zwischen A. interossea volaris und Radius zum Flexor pollicis longus.

liegen, sind die übersichtlicheren und werden deshalb, wie in früheren Kapiteln, zuerst behandelt; die oberflächlich liegenden Muskeln überspringen meistens mehr als ein Gelenk und werden im Anschluß an die oft eingelenkigen tiefen Muskeln beschrieben werden. Die Formbeziehungen zwischen Skelet und Muskulatur treten in dieser Reihenfolge am deutlichsten hervor; die äußere Körperform läßt sich dabei aus den einzelnen Hauptkomponenten, der passiven und aktiven Komponente (Skelet und Muskel) ableiten. Auch hierin haben die Gliedmaßen für das Verständnis vieles vor dem Rumpf voraus, weil Komplikationen wie die Formwirkung der Eingeweide fehlen.

Ausschließlich genetische Bedeutung der Wörter Extensor und Flexor. Es kann nicht stark genug betont werden, daß herkömmlicherweise die Bezeichnungen „Extensoren" und „Flexoren" nicht im physiologischen, sondern im *genetischen* Sinn angewendet werden. Extensor wird identisch mit dorsal, Flexor identisch mit ventral benutzt und die topographischen Ausdrücke wiederum beziehen sich lediglich auf die *ursprüngliche* Lage der beiden Hauptgruppen, *nicht* auf die jetzige Lage der einzelnen Abkömmlinge. Der morphologische Standpunkt ist ähnlich wie bei den Blutgefäßen, bei denen durchaus nicht jede

Arterie sauerstoffreiches (arterielles) Blut und jede Vene kohlensäurereiches (venöses) Blut
führt. Es gibt unter den Extremitätenmuskeln Extensoren, welche nur beugen und nie
strecken, und es gibt ventrale Muskeln, welche alles andere tun, nur nicht beugen!
      An der Hand, welche selbst nur kurze Muskeln trägt, um sie nicht zu beschweren, und
welche im übrigen durch die Sehnen der Armmuskeln wie durch Transmissionsriemen aus der
Ferne bewegt wird, konnten beim Menschen alle Muskeln dorsaler Herkunft gespart werden;
ausschließlich Muskeln *ventraler* Herkunft sind in ihr entwickelt (Tabelle S. 392). Sie sind
zum Teil — man kennt die einzelnen Stufen beim menschlichen Embryo — nach dem Handrücken zu gewandert und hier in den Zwischenknochenräumen der Mittelhand durch die Haut
zu sehen: Musculi interossei *externi*. Sie „dorsal" zu nennen, wie vielfach geschieht (BNA
und JNA), ist eine *Ausnahme* von den sonst bei den Extremitätenmuskeln üblichen genetischen Benennungen. Die Tyrannei dieser Inkonsequenz, welche durch das Beiwort „externi"
vermieden wird, aber schwer ausrottbar ist, hat schon viele zu schwerwiegenden Mißverständnissen verleitet.
      Es ist praktisch nicht unwichtig, überall den genetischen Weg der Natur im Auge zu
behalten, weil der Gesamtaufbau der Extremität, der Verlauf der Gefäße und Nerven und
die Endverteilung der letzteren nur auf diese Weise durchsichtig bleibt. Der jetzige Zustand
wird trotz aller Modifikationen aus seiner Geschichte heraus verständlich! Die bloße Betrachtung der momentanen Funktion würde ein scheinbares Chaos von topographischen Anordnungen der Skelet- und Weichteile zueinander unentwirrt lassen.

Unterscheidung der Schulter- und Armmuskeln nach der Insertion. Die Abgrenzung der Schultermuskeln (voriger Abschnitt) gegen die hier behandelten
Arm- und Handmuskeln ist durch die *Insertion* gegeben. Alle Muskeln, welche
an den Skeletteilen des Schultergürtels und des Oberarmes inserieren, können
keinen unmittelbaren Einfluß auf das Ellenbogengelenk oder eines der distaler
gelegenen Gelenke gewinnen. Allerdings tun sie es indirekt; denn wird in einer
Kette von Gliedern wie dem Arm *ein* Glied bewegt, so überträgt sich die Bewegung auf die ganze Kette (s. S. 64).

      Sehen wir von diesen Fernwirkungen ab und beschränken wir uns auf die
unmittelbaren Wirkungen der Muskeln auf die Knochenpunkte, an denen sie
befestigt sind, so sind nur Muskelinsertionen an Knochen des Unterarmes oder
der Hand imstande, eines der Gelenke zu bewegen, welche zum Ellenbogen
gehören oder weiter distalwärts liegen. Deshalb sind diese hier als Arm- und
Handmuskeln zusammengefaßt. Die Unterscheidung gegen die früher behandelten Schultermuskeln ist deshalb vorgenommen, weil das Skelet des Schulterapparates seine besondere genetische und funktionelle Bedeutung hat, welche
dort begründet wurde.

      In der Tabelle (S. 293) sind die Arm- und *langen* Handmuskeln zusammenbehandelt,
weil ihr Muskelfleisch gemeinsam im Stiel der Extremität (Ober- und Unterarm) liegt. Die
kurzen Handmuskeln (S. 392) sind davon unterschieden, weil ihr Muskelfleisch auf den Handteller beschränkt bleibt. Gemäß der Entwicklungsgeschichte der menschlichen Arm- und
Handmuskeln ist das ein primitives Unterscheidungsmerkmal.

      Überkreuzungen von Muskelindividuen. Es ist hervorzuheben, daß die *Ur-
sprünge* mancher Armmuskeln am Schultergürtel, speziell am Schulterblatt
(Biceps und Triceps), angeheftet sind. Dadurch haben sie unmittelbaren Einfluß auf das Schultergelenk. Die Trennung, welche den *Insertionen* nach klar
durchführbar ist, gelingt nicht nach den *Ursprüngen*. Bei den Bewegungs-
erscheinungen am Schulterapparat wurden infolgedessen auch der Biceps und
Triceps mehrfach berücksichtigt.

      Da Ursprünge von Armmuskeln am Schultergürtel sitzen, so überkreuzen
sie sich mit denjenigen Schultermuskeln, welche am Humerus inserieren
(Abb. 122, 123 u. 160). Wie das Schema zeigt, sind Überkreuzungen von Muskeln in der freien Gliedmaße noch viel ausgebildeter, weil sich die Ursprünge
der einen Gruppe von Arm- und Handmuskeln mit den Insertionen der anderen
Gruppe in ausgiebigster Weise verschränken. Man kann zwar auch hier noch
an den Insertionen vielfach die alten Beziehungen aufdecken, doch würde uns

das viel zu weit führen und der praktischen Verwertung nichts nützen. Es ist aber nötig, sich klar zu machen, daß Muskeln in den Extremitäten vorkommen, welche viele Gelenke überspringen, und daß die Lage des eigentlichen Muskelfleisches oft einem ganz anderen Extremitätenabschnitt angehört als der Befestigungspunkt der Sehne, welche die Bewegung ausführt und auf weite Strecken überträgt.

Die mehrgelenkigen Muskeln müssen oberflächlicher als die eingelenkigen liegen, um den letzteren Platz am Skelet freizulassen (Abb. 160). Die Situation ist ähnlich wie bei den Geleisen der Lokalzüge und Fernzüge in dem Bahnhof einer Großstadt; letztere sind nach außen verlegt, weil sie sonst von den Geleisen der ersteren vielfach überkreuzt und sogar durch einen regen Lokalverkehr unbenutzbar würden. Die Verbindung der Extremitätenmuskeln, deren Anlagen zunächst vom Skelet (Knorpel) getrennt liegen, mit diesem hat sich vollzogen, als die Stiele der Extremitäten noch kurz und die Längenunterschiede zwischen ein- und mehrgelenkigen Muskeln wenig ausgeprägt waren. Man darf nicht etwa die eingelenkigen Muskeln für die primitiveren halten, wie es bei den Rückenmuskeln tatsächlich der Fall ist.

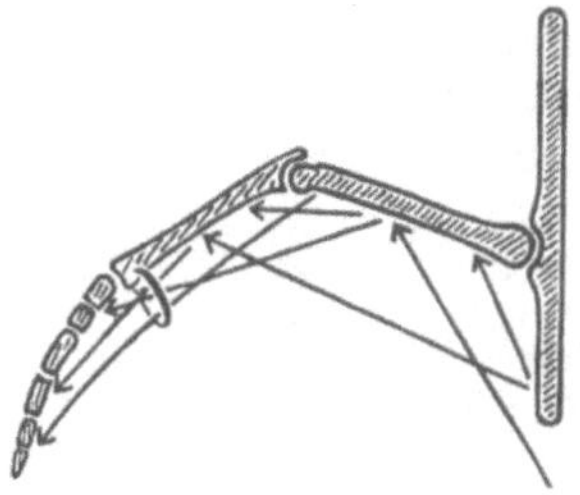

Ventral- und Dorsalflexion (Extension). Die Armmuskeln steigern vor allem die Bewegungsfähigkeit der Hand über das hinaus, was der Schulterapparat bereits für sie leistet. Wir haben gesehen, daß das Mehr nur ein Quantitatives sein kann (S. 264). Denn die Schultermuskeln geben dem Arm und der Hand an seinem Ende durch die Kombination der Bewegungen in den beiden Schlüsselbeingelenken und im Schultergelenk den maximalen Grad der Freiheit. Er ist „raumläufig", d. h. er kann in dem ihm zugemessenen Distrikt jeden Punkt erreichen, wie der Fisch im Wasser oder der Vogel in der Luft. Die Bewegungen, welche die Armmuskeln ausführen, steigern ganz erheblich die Größe dieses Distriktes. Die Raumläufigkeit wird zwar nicht qualitativ erhöht, weil

Abb. 160. Schultergürtel und freie Gliedmaße mit Muskeln (Pfeile), Schema. Vgl. mit Abb. 120. Es sind nur die ventralen Muskeln eingetragen, dorsale weggelassen. Die Figur zeigt lediglich das Prinzip der Muskelüberkreuzungen, ohne Rücksicht auf die wirklichen Ursprungs- und Ansatzverhältnisse bestimmter Muskeln.

das nicht mehr möglich ist; aber der zugemessene Raum wird ganz erheblich über das vom Schulterapparat gesetzte Maß hinaus vergrößert. Deshalb wird ein krankhaft versteifter Arm, welcher vom Schultergürtel aus normal bewegt wird, immer nur einen ganz beschränkten Teil von dem Raum bestreichen, den ein intakter Arm überall durchtasten kann. Um den Erscheinungen im einzelnen nachgehen zu können, welche für die Verwendbarkeit von Arm und Hand ausschlaggebend sind, müssen wir uns an scharfe Unterscheidungen der Bewegungsrichtungen gewöhnen und sie bei den Muskel- und Gelenkbeschreibungen zugrunde legen. Denn nur dadurch wird klar werden, in welcher Weise die freie Extremität die Leistungen ihres Schulterapparates steigert und inwieweit sich beide vertreten können.

Wir nennen alle Bewegungen, welche die Fläche der ursprünglichen Gliedmaßenpaddel (Abb. 145) einknicken, *Flexionen*. Biegt sich die freie Extremität nach der ursprünglichen Ventralseite, zu welcher der Handteller, *Vola*, gehört, so heißt die Bewegung *Ventral- oder Volarflexion*, nach der anderen Seite heißt sie *Dorsalflexion*. Man nennt allerdings häufig die letztere Bewegung ganz allgemein *Extension*. Zweckmäßiger ist davon in allen Fällen abzusehen, in welchen diese Ausdrucksweise vieldeutig ist. Beugen wir z. B. die Hand so stark wie möglich gegen den Unterarm im Handgelenk: Volarflexion, so beginnt von dieser Stellung aus bei entgegengesetzter Bewegung die Dorsalflexion und führt bis zu dem maximalen Ausschlag, von welchem aus der Handrücken dem Unterarm nicht weiter genähert werden kann. Wendet man den Ausdruck Extension für diese Bewegung an, wie es vielfach geschieht, so ist nie klar, ob nur der Teil der Bewegung bis zur wirklichen Strecklage der Hand gemeint ist, in welcher der Handteller in der Verlängerung der Unterarmebene liegt, oder auch der Teil der Bahn, welcher über die Streckstellung hinaus in dorsale Beugung übergeht. Ist dagegen eine Bewegung nur bis zur wirklichen Streckstellung möglich wie im Ellenbogen und an den Fingern, so ist die Bezeichnung Extension, Streckung, nicht mißverständlich.

Für die Bewegungen der Schulter habe ich die Ausdrücke Flexion und Extension ganz vermieden (obgleich sie auch dort vielfach gebraucht werden), weil sie ganz anderer Natur sind als die Bewegungen innerhalb der freien Extremität. In den Benennungen Anteversion, Retroversion, Elevation kommt das klar zum Ausdruck (S. 215).

Radiale und ulnare Abduktion, Adduktion, Opposition. Alle Bewegungen, welche die Ebene des ursprünglichen Gliedmaßenlappens (Abb. 145) nicht verlassen, nennen wir *Abduktionen*. Wird die Hand flach auf den Tisch gelegt und auf der Tischplatte nach dem Radius zu bewegt, so heißt diese Bewegung *radiale Abduktion*; die entgegengesetzte Richtung wird als *ulnare Abduktion* bezeichnet.

Es ist üblich bei Bewegungen des Oberarmes, die sich der ganzen Extremität mitteilen, die Richtung zum Körper hin *Adduktion* und nur die vom Körper weg *Abduktion* zu nennen, Namen, die ich beim Schulterapparat bereits verwendet habe. Es kann dort kein wesentliches Mißverständnis entstehen. Bei den Randbewegungen der Hand wird, um jedes Mißverständnis zu vermeiden, nicht von Ab- und Adduktion, sondern eindeutig von radialer bzw. ulnarer Abduktion gesprochen.
Bei niederen Tieren (Amphibien, Reptilien) sind vielfach auch im Ellenbogen Abduktionen möglich. Beim Menschen sind sie auf ein Minimum eingeschränkt (s. Ellenbogengelenk). Deshalb kommt wesentlich das Handgelenk für diese Bewegungen in Frage.

Bei den Randbewegungen der *Finger* wäre es an sich nicht unklar, von ulnaren und radialen Abduktionen zu sprechen, aber aus Gründen der Muskelmechanik ist dort eine andere Art der Bezeichnung weniger umständlich. Wenn man die Finger spreizt, so bleibt gewöhnlich der Mittelfinger stehen. Man legt durch ihn eine Achse und nennt alle Bewegungen von dieser Achse weg *Abduktionen* der Finger, alle Bewegungen auf sie zu *Adduktionen* der Finger. Dies ist die gebräuchlichste Ausdrucksweise; aber sie ist nur zu verstehen, wenn man sich dessen bewußt bleibt, daß ihr eine ganz andere Beziehung zugrunde liegt als bei den Ab- und Adduktionen etwa des Oberarmes.

Nur beim Mittelfinger ist das Wort Adduktion ungebräuchlich. Er geht von der maximalen radialen Abduktion in die ulnare Abduktion über und umgekehrt. Der Sprachgebrauch erkennt also bei seinen Randbewegungen nur Abduktionen an, ebenso wie wir sie für die Hand im ganzen anwenden.
Der Daumen und in ganz geringem Maß auch der Kleinfinger vermögen außer in Ab- und Adduktion auch in *Opposition* zu gehen. Man bezeichnet damit die Bewegung, bei welcher nicht der Rand des Fingers sich dem Rand des Nachbarfingers nähert wie bei den Adduktionen, sondern bei welcher die Volarfläche sich so wendet, daß sie der Volarfläche der übrigen Finger möglichst zugewendet ist, wie wir es beim Daumen tun, wenn wir ihn in die Hohlhand einschlagen und mit ihm die Kuppen der anderen Finger möglichst ausgiebig berühren (Abb. 216). Sie ist eine Kombination von Schwenkbewegung nach ulnar, Flexion und Rotation ulnarwärts um die Längsachse des Metacarpale (vgl. Abb. 218). Man achte von vornherein darauf, daß der Daumen zwischen Carpus und Metacarpus am beweglichsten ist. An dieser Stelle sind die übrigen Finger am wenigsten beweglich oder ganz unbeweglich.

Pro- und Supination (Hyperpro- und Hypersupination). Mit *Pro- und Supination* benenne ich Bewegungen *im Unterarm*. Die Pronation vollzieht sich so, daß der Unterarm aktiv und die von ihm getragene Hand passiv die Normalstellung verlassen und um eine Längsachse, welche den Unterarm durchzieht, so lange rotiert, bis die Handfläche gerade entgegengesetzt gerichtet ist wie in der Ausgangsstellung. Supination nennt man die rückläufige Bewegung zur

Normalstellung zurück. **Suppe** wird mit **supinierter** Hand gelöffelt, **Brot** mit **pronierter** Hand vom Tisch genommen. Man kann reine Pro- und Supinationen nur um die *Diagonalachse* des Unterarmes ausführen (Abb. 143); doch werden mit ihnen fast immer Bewegungen des Armes im Schultergelenk kombiniert (S. 378 ff.).

Man überzeuge sich bei gebeugtem Ellenbogen an der eigenen Hand, daß man nicht nur Pro- und Supinationen ausführen kann, wenn man die Kuppe des 4. Fingers auf die Tischplatte aufsetzt, sondern daß es gerade so gut geht, wenn man die Kuppe eines der 4 anderen Finger auf diese Weise fixiert und die Verlängerung der Diagonalachse in sie verlegt. Es kommt das nicht nur durch entsprechende Abduktion in der Handwurzel zustande, sondern auch dann, wenn die Handwurzel in der Normalstellung verharrt, z. B. bei Rotation der Hand um die Daumenkuppe.

Zweckmäßig ist bei solchen Versuchen der Ellenbogen zu beugen, weil damit am besten grobe Verwechslungen mit Bewegungen des Humerus ausgeschaltet werden. Scharf ist darauf zu achten, daß die Pro- und Supinationen in jeder beliebigen Stellung des Unterarmes ausgeführt werden können, und daß nur bei maximaler Streckung des Armes die Rotation des Oberarmes um seine Längsachse der Pro- und Supination des Unterarmes gleichgerichtet ist. Es ist aber auch in dieser Stellung nötig, beide Mechanismen scharf auseinanderzuhalten, weil das für die Praxis sehr wichtig ist.

Die *bei gestrecktem Arm* vom Humerus ausgehende Rotation wird *Hyperpronation* und *Hypersupination* genannt (S. 269, Abb. 166). Diese Ausdrücke könnten den Anschein erwecken, daß die Rotation des Oberarmes nur dann einsetzte, wenn die Pro- oder Supination im Unterarm abgelaufen ist. In Wirklichkeit kann sie sich in jeder Phase mit den letzteren kombinieren, sie steigern, vermindern oder ersetzen. Man prüfe das an sich selbst, indem man mit den Fingern der anderen Hand die Epikondylen des Humerus anfaßt und abwechselnd Rotationen und Pro- und Supinationen mit dem gestreckten Versuchsarm ausführt.

Armmuskeln und lange Handmuskeln.

(Insertionen am Unterarm und an der Hand.)

o = Ursprung (origo); i = Insertion (insertio); N. = Nervus.

A. Oberarmmuskeln.

  a) Vordere (ventrale) Gruppe.

    1. M. brachialis (S. 295) [N. musculocutaneus].

      o: distale Hälfte der Vorderfläche des Humerus von der Tuberositas deltoidea bis zur Kapsel der Articulatio cubiti, Septa intermuscularia (laterale et mediale).

      i: Tuberositas ulnae (bis herauf zur Gelenkkapsel) und Gelenkkapsel selber.

    2. M. biceps brachii (S. 298) [N. musculocutaneus].

      o: *Caput longum:* Tuberositas supraglenoidalis scapulae innerhalb des Schultergelenkes. *Caput breve:* Spitze des Proc. coracoides.

      i: Tuberositas radii, Fascia antebrachii (Lacertus fibrosus).

  b) Hintere (dorsale) Gruppe.

    3. M. triceps brachii (S. 301) [N. radialis].

      o: *Caput mediale:* hintere Humerusfläche distal vom Sulcus nervi radialis, Septa intermuscularia herab bis zum Epicondylus lateralis humeri.
Caput laterale: hintere laterale Fläche des Humerus. In der oberen Humerushälfte lateral vom Sulcus nervi radialis, hinauf bis zum Tuberculum majus; in der unteren Hälfte vom Septum intermusculare laterale.
Caput longum: Tuberositas infraglenoidalis scapulae.

      i: Olecranon ulnae, Fascia antebrachii über dem M. anconaeus, Hinterwand der Kapsel des Ellenbogengelenkes.

    4. M. anconaeus (S. 305) [N. radialis].

      o: dorsale Fläche des Epicondylus lateralis humeri, Lig. collaterale laterale des Ellenbogengelenkes, Sehnenblatt zwischen Extensor carpi ulnaris und Ext. digitorum communis.

      i: proximales Viertel der Dorsalfläche des Ulnaschaftes.

B. Vorderarmmuskeln.

  a) Tiefe Gruppe der ventralen Vorderarmmuskeln (Vorderfläche des Unterarmes).

    5. M. pronator quadratus (S. 310) [N. interosseus volaris].

      o: distales Viertel der Volarfläche der Ulna.

      i: distales Viertel der Volarfläche des Radius.

6. M. flexor digitorum profundus (S. 311) [N. medianus et ulnaris].
o: proximale zwei Drittel der Volarflächen von Ulna und Membrana interossea, umgreift die Tuberositas ulnae und reicht bis auf die Ursprungsaponeurose des Flexor carpi ulnaris am Margo dorsalis ulnae.
i: Basis der Endphalangen des 2.—5. Fingers.
7. M. flexor pollicis longus (S. 315) [N. medianus].
o: *Caput radiale:* Volarfläche des Radius distal von dessen Tuberositas bis zum Pronator quadratus, Membrana interossea. *Caput humerale* (inkonstant) mit dem Flexor digit. sublimis vom Epicondylus medialis humeri (auch von der Ulna).
i: Basis der Endphalanx des Daumens.
b) Oberflächliche Gruppe der ventralen Muskeln des Vorderarmes (Vorderfläche des Unterarms). Die humeralen Ursprünge der Muskeln dieser Gruppe (Capita humeralia) sind zu einem gemeinsamen Ursprungskopf (Caput commune) vereinigt.
8. M. flexor digitorum sublimis (superficialis) (S. 317) [N. medianus].
o: *Caput humerale:* Epicondylus medialis humeri, Processus coronoides ulnae. *Caput radiale:* in einer schrägen Linie am Radius, welche medial und proximal die Insertion des Pronator teres fortsetzt.
i: seitliche Knochenleisten in der Mitte der Mittelphalangen des 2.—5. Fingers
9. M. pronator teres (S. 318) [N. medianus].
o: *Caput humerale* (superficiale): Epicondylus medialis humeri, Septum intermusculare mediale brachii (Processus supracondyloideus). *Caput ulnare* (profundum): medialer Rand der Tuberositas ulnae. Inkonstant.
i: Rauhigkeit in der Mitte der Facies lateralis des Radius nahe dem Margo dorsalis.
10. M. flexor carpi radialis (S. 319) [N. medianus].
o: Epicondylus medialis humeri. Septa intermuscularia und oberflächliche Fascie des Unterarmes.
i: Volarfläche der Basis des Metacarpale II.
11. M. palmaris longus (S. 322) [N. medianus].
o: Epicondylus medialis humeri, Septa und Fascia antebrachii.
i: Palmaraponeurose.
12. M. flexor carpi ulnaris (S. 322) [N. ulnaris].
o: *Caput humerale:* Epicondylus medialis humeri, Septum intermusculare. *Caput ulnare:* Olecranon und obere zwei Drittel des Margo dorsalis ulnae, Fascia antebrachii.
i: Os pisiforme, mittels der Ligg. pisohamatum et pisometacarpeum am Os hamatum und Metacarpale V.
c) Tiefe Gruppe der dorsalen Muskeln des Vorderarmes (Hinterfläche des Unterarmes).
13. M. supinator (S. 324) [N. radialis].
o: Epicondylus lateralis humeri, Lig. collaterale laterale, Lig. anulare radii; Crista m. supinatoris ulnae.
i: Radius zwischen Tuberositas und Insertion des Pronator teres.
14. M. abductor pollicis longus (S. 325) [N. radialis].
o: Facies dorsalis ulnae im Anschluß an den Supinator, Membrana interossea, Facies dorsalis radii gegenüber der Insertion des Supinator und des Pronator teres.
i: Basis des Metacarpale I. Ursprungssehne des Abductor pollicis brevis (Multangulum majus).
15. M. extensor pollicis brevis (S. 327) [N. radialis].
o: Ulna im Anschluß an den vorigen (inkonstant), Membrana interossea, Radius nahe der Crista interossea im dritten Viertel.
i: Basis der Grundphalanx des Daumens.
16. M. extensor pollicis longus (S. 328) [N. radialis].
o: Facies dorsalis ulnae im dritten Viertel nahe der Crista interossea, im Anschluß an den Abductor longus, Membrana interossea.
i: Basis der Endphalanx des Daumens.
17. M. extensor indicis proprius (S. 329) [N. radialis].
o: distales Drittel der Facies dorsalis ulnae.
i: Dorsalaponeurose des Zeigefingers.
d) Ulnare Gruppe der oberflächlichen Schicht der dorsalen Vorderarmmuskeln (Hinterfläche des Unterarmes).

18. M. extensor digitorum communis (S. 331) [N. radialis].
  o: gemeinsames Sehnenblatt mit dem Extensor carpi radialis brevis vom Epicondylus lateralis hum., Lig. collaterale laterale, Lig. anulare radii, Fascia antebrachii.
  i: Dorsalaponeurosen des 2.—5. Fingers.
19. M. extensor digiti quinti proprius (S. 333) [N. radialis].
  o: wie beim vorigen.
  i: Dorsalaponeurose des 5. Fingers.
20. M. extensor carpi ulnaris (S. 334) [N. radialis].
  o: gemeinsam mit den vorigen am Epicondylus lateralis humeri, Lig. collaterale laterale, Margo dorsalis ulnae, Fascia antebrachii.
  i: Basis des Metacarpale V (Tuberositas ossis metacarpalis V).

e) Radiale Gruppe der oberflächlichen Schicht der dorsalen Vorderarmmuskeln (Vorder- und Seitenfläche des Unterarmes).

21. M. extensor carpi radialis brevis (S. 336) [N. radialis].
  o: im Anschluß an den Extensor dig. comm. vom Epicondylus lateralis humeri, Lig. collaterale laterale, Lig. anulare radii.
  i: Basis des Metacarpale III (Proc. styloides; häufig auch Metacarpale II).
22. M. extensor carpi radialis longus (S. 337) [N. radialis].
  o: im Anschluß an den Brachioradialis vom Margo lateralis humeri, Septum intermusculare laterale, Epicondylus lateralis.
  i: Basis des Os metacarpale II.
23. M. brachioradialis (S. 338) [N. radialis].
  o: Margo lateralis humeri bis etwa 10 cm oberhalb des Epicondylus lateralis (ausnahmsweise bis Mitte des Oberarmes), Septum intermusculare laterale.
  i: laterale Fläche des Radius, proximal vom Proc. styloides.

b) Vordere (ventrale) Gruppe der Oberarmmuskeln (Tabelle S. 293/1—2).

Musculus brachialis (Tabelle S. 293/1). Der Muskel ist sehr fleischig, von ziemlich gleichmäßiger Breite (breiter als der Humerus), da er nicht nur vom Knochen, sondern umfänglich von den ihn flankierenden Septa intermuscularia entspringt, besonders vom Septum intermusc. mediale (Abb. 122). Den Ansatz des Deltamuskels umgreift er mit 2 Ursprungszacken. Diese Stelle ist eine wichtige Marke, die man daran erkennen kann, daß sich in der Mitte des Oberarmes der äußere Armkontur über dem Ansatzpunkt des Deltamuskels einbiegt und daß hier die Tuberositas deltoidea des Knochens zu fühlen ist (Abb. 89). In diesem Niveau beginnt der Brachialis, endigt der Coracobrachialis und vereinigen sich oberflächlich die beiden Bicepsköpfe (s. Tabelle S. 293/2). Der Brachialis zieht wie der Schaft des Humerus schräg auf die Ulna zu und inseriert an der Tuberositas ulnae. Nach Analogie des M. brachioradialis könnte man ihn deshalb M. brachioulnaris nennen.

Knöcherne Inscriptio zwischen vorderem Deltoides und Brachialis. Bemerkenswert ist (Abb. 89), daß von den beiden Muskeln, neben denen der Brachialis am Humerus angeheftet ist, der Coracobrachialis mit ihm im stumpfen Winkel steht, dagegen der vordere Deltamuskel gleiche Richtung mit ihm hat (Pars clavicularis und vorderer Teil der Pars acromialis). Es geht ein geradliniger Muskelzug vom Acromion herab bis zur Ulna, in welchen die genannte Marke des Oberarmknochens wie eine Inscriptio fest eingeschaltet ist; oberhalb der Knochenmarke ist der Zug vom Deltamuskel, unterhalb vom Brachialis gebildet. Der Humerusschaft ist mit seiner Mitte festgestellt und kann nicht ausweichen, wenn der Muskelzug im ganzen zwischen Scapula und Vorderarm angespannt wird. Die Zusammenarbeit von Humerus, Schulter- und Ellenbogengelenk ist dadurch gesichert. Ein zweiter derartiger Zug geht vom Schulterblatt zum Olecranon. Er wird gebildet vom M. coracobrachialis (S. 230) und Caput mediale des M. triceps (S. 301). Wie fest der Humerusschaft in seiner Mitte durch die beiden Züge fixiert sein kann, wird durch ein gelegentliches Vorkommnis belegt,

bei welchem er nahe der Mitte unter dem starken Zug der übrigen Muskeln, die
an anderen Stellen des Knochens angreifen, sogar zerbricht.

Der Humerus wird häufiger als andere Knochen in immerhin seltenen Fällen lediglich
durch brüske Kontraktionen von Muskeln frakturiert; z. B. beim Peitschenknallen, Fehl-
schlag beim Tennisspielen usw.

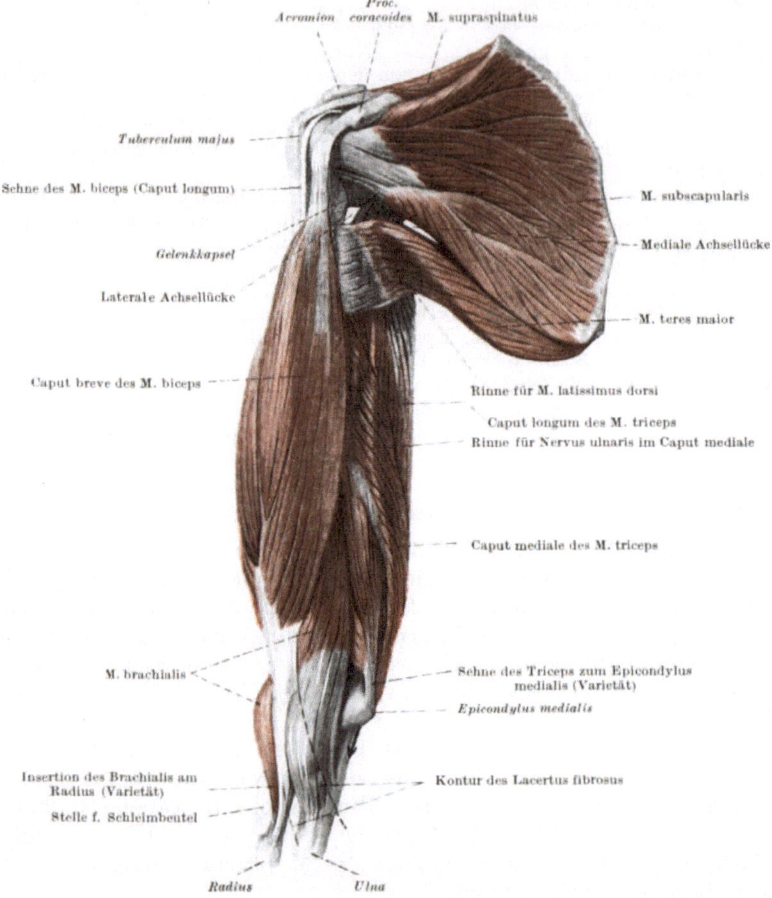

Abb. 161. Oberarm schräg von vorn und innen (Schulterblattfläche in voller Aufsicht). Natürliche Lage (Muskeltorso). Der Pfeil hinter dem Epicondylus medialis humeri entspricht dem N. ulnaris. Lig. coracoacromiale und
Clavicula weggenommen, um den M. supraspinatus voll freizulegen. Das Septum intermusculare mediale und
der M. coracobrachialis sind entfernt.

Gleitbahn des Biceps, Beziehung zum M. brachioradialis und N. radialis. Das
Muskelfleisch des Brachialis ist am dicksten über dem unteren Drittel des Oberarmes und spitzt sich erst vor der Insertion zu einer kurzen Sehne zu. Seine
Vorderfläche ist die vertiefte Gleitbahn für den Biceps (Abb. 170), der ihn nach
vorn zu bedeckt (Abb. 161). Doch ist der Brachialis auf den Seitenflächen des
Armes auch beim Lebenden sichtbar, besonders auf der Außenseite als charakteristische Raute (Abb. 158); auf der Innenseite liegt er in der Ellenbeuge vor,
weil hier das Bicepsfleisch zu Ende ist (Abb. 128).

Der Endteil des Muskels geht im Bogen über die Gelenkkapsel herüber,
haftet an ihr mit Zügen, welche an der Ulna inserieren, und verhindert, daß
Falten der Kapsel in das Gelenk eingeklemmt werden; er senkt sich dann zur

Ulna in die Tiefe. Aberrationen der Sehne oder besondere Muskelbäuche können ausnahmsweise an die Chorda obliqua oder an den Radius gehen (Abb. 161, Varietät).

Von der lateralen Seite her ist der Brachialis (Brachioulnaris) tief eingekerbt (Abb. 89). In diese Nische paßt sein Nachbar, der M. brachioradialis (Tabelle S. 295/23) hinein. Beide Muskeln fassen an dieser Stelle den Nervus radialis zwischen sich, nachdem die Nervenschraube die Rinne auf der Hinterseite des Humerusschaftes verlassen und durch eine Pforte im Lig. intermusculare laterale hindurch die Vorderseite des Armes gewonnen hat (Hiatus, Abb. 122 u. 123).

Die Grenze zwischen dem lateralen Rand des M. brachialis und dem M. brachioradialis ist meist verwischt dadurch, daß die Eigenfascien beider Muskeln an der Oberfläche ineinander übergehen. Um sicher in den engen Spalt zwischen beiden Muskeln und zu dem in seiner Tiefe laufenden Nervus radialis zu gelangen, geht man am besten so vor, daß man die Fascie von der Oberfläche des Brachioradialis gegen den Brachialis hin sorgfältig entfernt.

Die laterale Portion des Brachialis ist in der Regel vom Nervus radialis versorgt und kann ziemlich selbständig gegen das Gros des Muskels sein, das einem anderen Nervengebiet zugehört (Nervus musculocutaneus). Schneidet man an der Scheidelinie der Länge nach in den lebenden Muskel ein, so ist keine sonderliche Schädigung zu erwarten; der Chirurg kann mit Vorteil diesen Weg wählen, um durch das dicke Muskelfleisch hindurch auf das Ellenbogengelenk vorzudringen.

Wirkung des Brachialis. Der Brachialis ist ein eingelenkiger Muskel. Er beugt die Ulna gegen den Humerus im Ellenbogengelenk, das er überspringt. Er ist eines der schönsten Beispiele für eine unkomplizierte linienläufige Muskelwirkung, da das Gelenk ein Scharniergelenk ist und abduzierende Komponenten im Muskel fast ganz fehlen (nur die untersten lateralen Fasern enthalten eine radiale Komponente, s. Ellenbogengelenk). Er ist denn auch der wichtigste Muskel für die reine Flexion des Vorderarmes (nicht der Biceps, welcher diesen Anschein hat, weil er sich im Oberflächenbild mehr bemerkbar macht als der verstecktere Brachialis). Vor allem ist der Brachialis immer gleich wirksam, mag der Unterarm in Pro- oder Supination stehen, was dagegen für den Biceps und alle anderen Beugemuskeln einen großen Unterschied bedeutet.

Der Brachialis wirkt außerdem mittelbar auf das Schultergelenk, obgleich er zu ihm keine unmittelbare Beziehung hat, es also nicht etwa überspringt (s. S. 64). Aus den Bewegungen, die wir instinktiv machen, wenn wir irgendeinen Gegenstand mit der Hand erfassen, ist schon zu entnehmen, daß wir gewöhnlich den Brachialis nicht nur auf die Ulna allein, sondern auf Humerus und Ulna zugleich wirken lassen. Der Oberarm geht, weil ihn der Brachialis gegen den Unterarm zieht, nach hinten in Retroversion. Die Hand wird auf diese Weise bei der Flexion des Unterarmes nicht nach vorn vom Körper abgesperrt, was für den Gebrauch wenig günstig wäre, sondern sie bleibt nahe dem Körper, alles ist besser im Gleichgewicht, Lasten werden mit der Hand besser getragen, und beide Hände können in dieser Stellung unter der Kontrolle des Blickes gut zusammenarbeiten. Nur wenn wir den Humerus durch andere Muskeln in senkrechter Stellung fixieren, so daß er nicht nach hinten ausweichen kann, dann wirkt der Brachialis lediglich mit einem Ende, und zwar auf die Ulna; die Anstrengung beim Heben eines Gewichtes ist in dieser Stellung viel größer; sie wird deshalb zweckmäßig benutzt, wenn man den Brachialis und die anderen Beugemuskeln besonders scharf hervortreten lassen will (Abb. 158).

Innervation: N. musculocutaneus. Die laterale Randpartie in 75% der Fälle vom N. radialis, segmentale Nerven (des Musculocutaneus und des Radialis) C 5, C 6. *Blutzufuhr:* A. collateralis ulnaris sup. et inf. und direkte Rr. musculares aus A. brachialis, A. recurrens aus A. radialis. *Varietäten:* außer dem fast regelmäßigen Übergreifen des Ursprungs auf die Insertion des M. deltoides (Abb. 121 bei *) und M. coracobrachialis gibt es auch gelegentlich tief herabreichende Ursprünge auf die am Humerus entspringenden Flexoren des Unterarmes. Über Anomalien der Insertion siehe oben.

Musculus biceps brachii (Tabelle S. 293/2). Er ist wohl der bekannteste Muskel des menschlichen Körpers. Sein Bewegungsspiel ist durch die Haut deutlich sichtbar und wird allgemein benutzt, um die gute Ausbildung des Muskelsystems zu zeigen. Der Muskel springt, wenn er sich zusammenzieht, nicht nur wegen seiner Dicke stark vor, sondern hauptsächlich, weil er vom Humerus entfernt und von der Unterlage abgehoben wird, sobald der Ellenbogen gebeugt wird. Denn der Ursprung am Processus coracoides des Schulterblattes und die Insertion am Radius (Abb. 122) liegen bei gebeugtem Arm in einer Linie, die in einiger Entfernung vom Humerusschaft parallel zu ihm verläuft und bei rechtwinklig flektiertem Arm den maximalen Abstand vom Humerus erreicht. Der Abstand der Tuberositas radii vom Gelenkspalt beträgt 4—5 cm. Um diesen Betrag hebt sich der Muskel vom Knochen ab; den Zwischenraum füllt der Brachialis aus, auf dessen Vorderfläche der Biceps gleitet und der für seine eigene Kontraktion in dem vom Biceps freigegebenen Raum Platz hat. Der Muskelbauch des kontrahierten Biceps wird geradezu gegen die Haut vorgeschoben. Für die äußere Betrachtung des Lage- und Formwechsels ergibt das die günstigsten Bedingungen (Abb. 158).

Das wissen die Athleten sehr gut; sie schulen oft ganz einseitig die Schulter- und Oberarmmuskeln, weil an diesen das Muskelspiel augenfälliger demonstriert werden kann als an vielen dem Skelet anliegenden, versteckteren Muskeln. Ein harmonisch durchgebildeter Körper kennt monströse Muskelknollen nicht, wie man sie bei solchen Leuten gelegentlich sieht. Man findet abgesehen von den exzessiven Graden der Entwicklung verschiedene Typen des Biceps. Bei vielen Menschen (vor allem bei Männern) ist er kuglig, wenn er maximal verkürzt wird, bei vielen (vor allem Frauen und Kindern) wölbt er sich zu flachem Bogen; dazwischen gibt es viele Übergänge (mittlere Form, Abb. 126). Dies hängt von der relativen Größe des Muskelfleisches und der Sehnen ab (s. weiter unten).

Der Biceps hat gewöhnlich 2 Ursprungsköpfe, *Caput longum* und *Caput breve*, von denen der „lange" kürzere Muskelfasern hat als der „kurze" (Verhältnis etwa 3:4). Das Caput longum ist nur durch seine Sehne länger als das Caput breve. Die Ursprungssehne, welche unmittelbar über der Gelenkpfanne des Schulterblattes entspringt und durch eine eigene Knochenrinne um den Humeruskopf und -hals herumgeleitet ist, benutzt hier den Knochen als Hypomochlion und kommt erst am Schaft in die Richtung, welche der Wirkung des Muskels auf den Unterarm entspricht. Der Bogen, den sie um das obere Ende des Humerus beschreibt (Abb. 163), ist für das Schultergelenk wichtig; dort wurde bereits hervorgehoben, daß die Bicepssehne Verschiebungen des Humerus auf das Schulterdach hin hemmt. Das Caput longum abduziert den Oberarm im Schultergelenk und rotiert ihn einwärts (gerade umgekehrt wie den Radius, s. unten).

Die Ursprungssehne des Caput longum liegt vom Beginn ihrer embryonalen Differenzierung an im Schultergelenk eingeschlossen. Sie entspringt außen von dem Labrum glenoidale und von diesem selbst innerhalb der Kapsel an einem kleinen Vorsprung, der oft am Knochen wenig ausgeprägt ist (Abb. 124). Die Kapsel hat einen besonderen dünnhäutigen Fortsatz, welcher den Bewegungen der Bicepssehne Spielraum läßt (Vagina mucosa intertubercularis, Abb. 142).

Bei manchen Säugetieren liegt die Sehne außerhalb der Kapsel (Schnabeltier, Maulwurf, Pferd usw.).

Die runde, strickförmige Ursprungssehne verbreitert sich konisch da, wo sie den Sulcus intertubercularis verläßt. Der Fleischkörper des Muskels kann deshalb nicht am Knochen scheuern. Er ist in die trichterartige Höhlung der Sehne eingepflanzt.

Je länger die Sehne ist, um so steiler springt der obere Rand des Muskelfleisches bei Kontraktionen vor. Das gleiche gilt für den unteren Rand; denn dieser geht ebenfalls in eine lange Insertionssehne über, welche am Radius (Tuberositas) festgeheftet ist. Sind beide Sehnen lang und ist das Muskelfleisch kurz und dick, so wird der Biceps kuglig, wenn er verkürzt und straff ist. Gerade den unteren Rand des Muskelfleisches kann man bei nicht zu fetten Armen durch die Haut hindurch spielen sehen, wenn man den Muskel mehr oder weniger anstrengt (Abb. 162), besonders bei Pro- und Supinationsbewegung. Man sieht dabei, wie sich der Muskel unabhängig von der oberflächlichen Fascie hin und her verschiebt.

Das *Caput breve* entspringt vom Processus coracoides scapulae mit einer kurzen Sehne, die mit der des Coracobrachialis gemeinsam und mit welcher außerdem die Insertion des Pectoralis minor verankert ist (Abb. 122). Beide Muskeln, besonders der Coracobrachialis, werden vom übrigen Biceps passiv mitbewegt, gerade wenn sie selbst unverkürzt bleiben. Der Bicepskopf liegt zuvorderst und ist schmaler als der Coracobrachialis, dessen mediale Kante frei bleibt. Beide Köpfe des Biceps vereinigen sich in der Höhe der Tuberositas deltoidea. In seltenen Fällen kann man sie bis dahin getrennt durch die Haut sehen (Abb. 157). Die wirkliche Verschmelzung liegt immer mehr distal. Das Muskelfleisch des kurzen Kopfes reicht weiter auf den Unterarm zu als das des langen Kopfes und geht nur zum Teil in die gemeinsame Endsehne über. Ein Teil der Fasern (der geringere Teil des Caput breve) geht in eine flache Endaponeurose ein, den *Lacertus fibrosus* (Abb. 92, 161 u. 171). Der Biceps hat also 2 Ursprünge und 2 Insertionen. Der Lacertus zieht ulnarwärts und endigt in der oberflächlichen Fascie des Unterarmes, die mit den Flexoren aponeurotisch zusammenhängt. Man sieht und fühlt ihn beim Lebenden durch die Haut der Ellenbeuge schräg nach dem Innenrand des Unterarmes ziehen (Abb. 128 u. 162), jedoch nur in der Supinationsstellung, da er in der Pronationsstellung erschlafft ist. Er ist aus Fasern der oberflächlichen Armfascie entstanden, welche unter die Wirkung von Muskelfasern des Biceps gelangt und deshalb besonders ausgeprägt sind. Sie gehen ohne scharfe Grenze in die übrige Fascie über.

Der Lacertus ist ein wichtiges Mittel, das Niveau der Fascie festzustellen und prä- und subfasciale Gefäße und Nerven zu unterscheiden (s. die präfascialen Venen in Abb. 162). Bei dem Aderlaß (Venaesectio) war die Kunst die, den Lacertus nicht zu verletzen, weil unter ihm unmittelbar die große Schlagader liegt und bei zu tiefem Eingehen mitverletzt werden konnte (Arteria brachialis). Das ist bei intravenösen Injektionen an dieser Stelle auch heute noch beachtenswert.

Der *Gesamtmuskelbauch* des Biceps ist schräg auf die Ulna zu gerichtet. Darin stimmt er mit dem Brachialis überein. Der obere Teil ist verdeckt durch den Deltamuskel und Pectoralis maior, die wie ein Vorhang bis zum Rand der Achselhöhle über ihn herüberhängen (Abb. 92). Erst in der Ellenbeuge biegt die Hauptendsehne zum Radius hin ab und nimmt erst hier eine andere Richtung an als die Sehne des Brachialis. Sie inseriert an einer Knochenkante zu hinterst an der Tuberositas radii und ist vorn von der Knochenfacette durch einen Schleimbeutel geschieden, *Bursa bicipitoradialis* (Abb. 188 u. 190). Die Lage des Muskels bringt es mit sich, daß er mit einer starken ulnaren Komponente den Radius gegen die Ulna zieht und verhindert, daß die Gelenkverbindung der beiden Nachbarknochen in irgendeiner Stellung gelockert wird (Abb. 122, Pfeil).

Beiden Seiten des Muskels entlang ziehen Furchen, von denen besonders der *Sulcus bicipitalis medialis* tief und meist im Hautrelief gut ausgeprägt ist (Abb. 128). Er folgt nach oben dem M. coracobrachialis.

In ihm liegen Nerven und Gefäße, die man hier leicht abtasten kann (Nervus medianus und Arteria brachialis, Puls fühlbar, Abb. 159a). Eine oberflächliche Vene (Vena basilica brachii, Abb. 162) folgt regelmäßig dem Sulcus medialis, während eine andere (Vena cephalica brachii) dem Sulcus lateralis folgen kann, meist aber nur in seiner Nähe liegt.

Flexion und Supination. Die eigenartige schräge Richtung des Biceps zum Radius wird verständlich aus der Funktion des Muskels. Er ist nicht nur Beuger, sondern auch kräftiger Supinator. Die Sehne des Biceps wird bei Pronation um den Radius gewickelt und kann dann wie ein echter Rollentrieb den Knochen in die Supination zurückdrehen (Abb. 172 u. 184). Der Mechanismus ist gleich dem eines Kreisels, von dem die herumgewickelte Schnur abgezogen wird (natürlich ist die Kreiselung des Radius weniger ausgiebig).

Auf die kräftige Supination des Biceps sind viele Instrumente eingerichtet (Pfropfenzieher usw.). Man bohrt mittels Supinationsbewegungen, weil diese kräftiger sind als die Pronationen und fühlt dabei den Biceps arbeiten; freilich wird meist auch eine Adduktion des Humerus im Schultergelenk mitbenutzt und deshalb der gebeugte Ellenbogen adduziert. Wird durch andere Muskeln (Pronator teres, Tabelle S. 294/9) die Supinationswirkung gehemmt oder ist der Radius bereits supiniert, so kommt die Kraft des Muskels der Flexion allein zugute.

Die Bicepskugel steht am höchsten in der Supinationsstellung des Armes und sinkt sofort abwärts, wenn man den Arm, ohne den Flexionswinkel zu ändern, pronieren läßt. Bei vielen Menschen verschwindet die Kugel sogar in diesem Falle. Der Lacertus fibrosus wirkt in der Supinationsstellung auf die ulnare Seite des Armes und kompensiert zusammen mit dem Brachialis den einseitigen Zug des Biceps am Radius. Die Flexoren des Vorderarmes werden durch den Lacertus eingedellt (Abb. 162). Ihre Muskelbäuche werden durch diesen Fascienzug verhindert, durch ihr Gewicht am Innenrand der Ulna herabzusinken, wenn sie schlaff sind.

Der Biceps ist ein zweigelenkiger Muskel. Beide Köpfe überspringen Schulter- und Ellenbogengelenk. Die Wirkung auf die Bewegungen des Gesamtarmes in der Schulter (S. 268) ist bei maximaler Anstrengung um $^1/_3$ geringer als auf die Flexion und Supination des Unterarmes. Der Triceps kann umgekehrt für die Schulter mehr als für den Ellenbogen leisten (etwa die Hälfte mehr). Die Einzelleistungen des Biceps für das Ellenbogengelenk sind oben aufgezählt.

Innervation: Nervus musculocutaneus. Segmentale Nerven: C 5, C 6. *Blutzufuhr:* Rr. musculares aus A. axillaris; Rr. bicipitales aus A. brachialis. *Schleimbeutel:* Außer der obengenannten *Bursa bicipitoradialis,* welche gestattet, daß die Sehne bei Supination sich vom Knochen abhebt, ist noch eine *Bursa cubitalis interossea* zwischen der Sehne und der Ulna eingeschaltet. In der Membrana interossea bleibt eine Lücke frei, in welche die Tuberositas radii mit der Bicepssehne

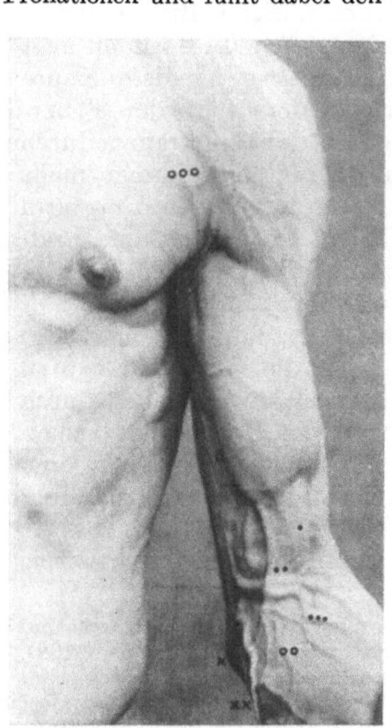

Abb. 162. Arm von vorn, fast rechtwinklig im Ellenbogen gebeugt. (Hand mit Gewicht beschwert.) Photographie eines muskelkräftigen, sehr mageren Mannes. o Sulcus bicipitalis medialis, medial vom aktiv gestrafften Biceps. . Sehne des Biceps. .. Lacertus fibrosus. oo Pronator teres. ooo Pars clavicularis des Pectoralis maior, darauf Achselfältchen. × Epicondylus medialis humeri. × × Delle im Fleisch der Flexoren des Unterarmes, hervorgerufen durch den Lacertus fibrosus. ... Vena mediana cubiti, in den Sulcus bicipitalis medialis als Vena basilica brachii fortgesetzt.

bei Pronation hineingezwängt wird. Die Chorda obliqua versteift den Rand der Lücke und bremst meist zu heftige Supinationen. *Varietäten und pathologische Zustände:* Das Caput longum kann fehlen oder vom Humerus entspringen. Relativ häufig (10% der Fälle) ist ein Caput tertium, das vom Humerus entspringt (Septum mediale); auch ein zweiter Kopf vom Humerus kommt vor. Die Insertion kann außer an den Radius auch an die Ulna gehen.

Bei Lähmungen der vorderen Muskelgruppe (N. musculocutaneus) ist die Funktion des Armes viel mehr gestört als bei Lähmung des Triceps. Letzteren kann das Gewicht des Unterarmes vertreten, das streckend wirkt. Weil das lebendige Gegengewicht fehlt, ist der Verlust der Beuger ein sehr empfindlicher Ausfall (s. Beugefunktion des Brachioradialis, Tabelle S. 295/23). — Bei der Radialislähmung ist die Supination des Radius nur durch den Biceps möglich, da dann seine Synergisten, vor allem der M. supinator (Tabelle S. 294/13), ausgeschaltet sind. Bei gestrecktem Arm kann der Biceps nicht supinieren. Man muß diese Stellung anwenden, wenn man den Supinator allein prüfen will. Bei Radialislähmung ist *nur* in Streckstellung Supination unmöglich! — Die Bursa bicipitoradialis kann, wenn sie anschwillt, den benachbarten Ramus interosseus volaris des N. medianus komprimieren und Muskelschwäche im Vorderarm hervorrufen. — Die Haut über dem Biceps ist dünn, glatt und beweglich; sie wird gern zur künstlichen Deckung von Defekten benutzt *(künstliche Nase)*.

c) Hintere (dorsale) Gruppe der Oberarmmuskeln (Tabelle S. 293/3—4).

Musculus triceps brachii (Tabelle S. 293/3). Der Muskel hat 3 Ursprungsköpfe, von welchen einer, *Caput mediale*, für sich allein eine tiefe Schicht unmittelbar

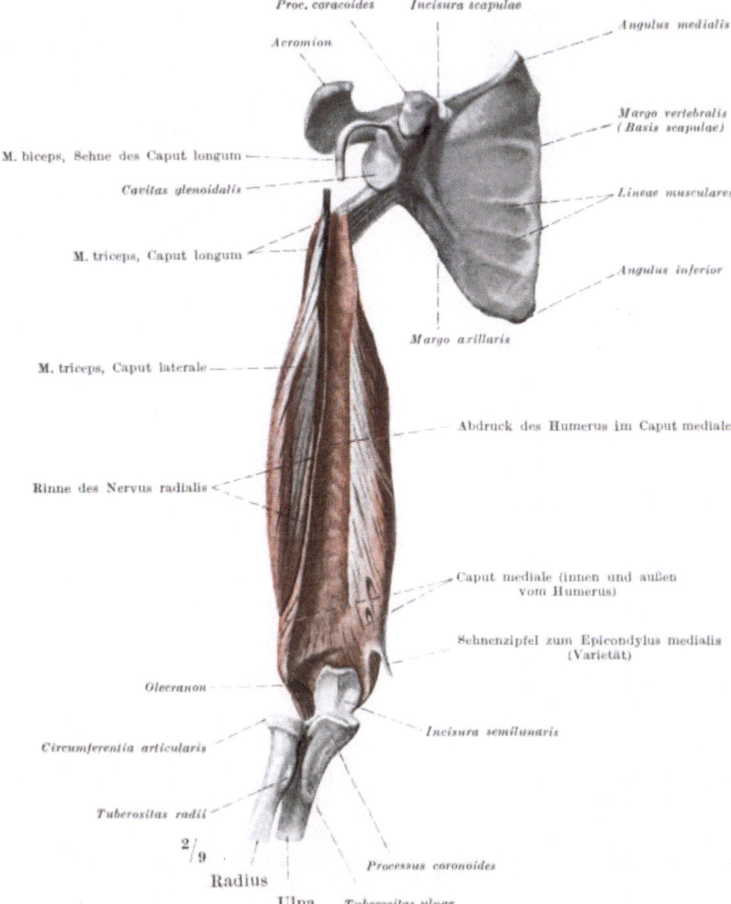

Abb. 163. Skeletseite des M. triceps (nach Wegnahme des Humerus), natürliche Lage der Knochen und des Muskels in Normalstellung des Armes (Muskeltorso). Atypischer Insertionszipfel des Caput mediale am Epicondylus medialis humeri.

auf dem Humerus bildet; die beiden anderen, *Caput laterale* und *Caput longum*, liegen oberflächlich und schichten sich über den tiefen Kopf.

Das *Caput mediale* ist zum größten Teil von den beiden anderen Köpfen verdeckt. Die Ursprungsfläche am Knochen ist sehr groß (Abb. 123); sie geht von der Spiralrinne für den Nervus radialis bis dicht an die Gelenkkapsel des Ellenbogengelenkes hinab und hält außer der Hinterfläche des Humerus auch die beiden Septa intermuscularia, besonders das ganze mediale, besetzt. Die Fleischfasern, welche auf dieser großen Fläche entspringen, sind fächerförmig angeordnet (Abb. 163). Am medialen Rand beginnen die längsten Fasern, die in der Richtung des Humerus verlaufen; der Nervenrinne entlang bis zum Epicondylus lateralis folgen dann immer kürzere Fasern, die immer mehr schräg und schließlich fast quer stehen (Abb. 123, Pfeile). Der Muskel umgreift deshalb das Olecranon nach der *radialen* Seite zu und liegt *außen* am Arm an einer kleinen Stelle frei zutage (Abb. 175).

Die Spitze des Epicondylus lateralis selbst ist frei von Ursprüngen und sinkt deshalb in den Wall von Muskeln ein, der sie umgibt. In der Haut ist der Knochen als *Grübchen* sichtbar. Vorsprünge des Skelets sind keineswegs immer Prominenzen in der Haut, wie man glauben könnte; der Epicondylus lateralis und medialis sind darin Beispiel und Gegenbeispiel (Abb. 164).

Die am weitesten oben am Humerus entspringenden Fasern des Caput mediale liegen in der gleichen Richtung wie die Fasern des M. coracobrachialis. In diesen, vom Processus coracoides zum Olecranon verlaufenden Muskelzug ist die Mitte des Humerus eingeschaltet. Über die Bedeutung des Zuges s. S. 295.

Die beiden anderen Köpfe des Triceps legen sich so über den Fächer des Caput mediale, daß man äußerlich von ihm nur die mediale Randpartie sieht (Abb. 125 u. 164); das unterste Stück des lateralen Randes liegt sehr versteckt, ist zwar außen am Arm an der Leiche immer zu finden (Abb. 175), am Lebenden aber nicht zu sehen. Caput „mediale" ist der Kopf deshalb genannt, weil er vor den beiden anderen voraus hat, daß er am medialen Rand des Oberarmes liegt; aber er ist keineswegs ein *rein* medialer Muskel, wie oft irrtümlich aus dem Namen geschlossen wird. Dieser gilt a potiori.

Das *Caput laterale* entspringt außen von der Nervenrinne des Humerus (Abb. 123). Seine Anheftung am Knochen ist nicht flächig wie beim Caput mediale, sondern linear (Abb. 163). Dieser Kopf liegt rein oberflächlich und ist durch die Haut ganz sichtbar (Abb. 125 u. 164).

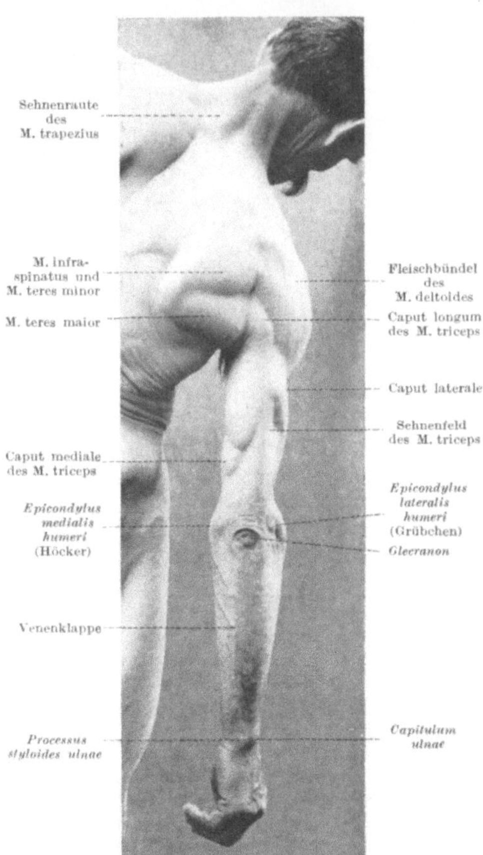

Abb. 164. Hinterseite des Armes in halb pronierter Stellung des Unterarmes (sehr magerer, muskelkräftiger Mann).

Der Muskel liegt rein lateral. Der Ursprungsstreifen kann bis zum Tuberculum majus heraufreichen, macht an der Insertion des Deltamuskels einen stumpfen Knick und geht abwärts auf das laterale Septum über. Er reicht distalwärts über den Hiatus im Septum hinab, durch welchen der Nervus radialis hindurchgeht, oft weiter, oft weniger weit.

Das *Caput longum* hat seinen Ursprung an der Tuberositas infraglenoidalis der Scapula unterhalb der Gelenkpfanne und außerhalb der Gelenkkapsel (Abb. 124). Die Ursprungssehne ist am Schulterblatt randständig (Abb. 163); neben der Sehne entspringt das Muskelfleisch manchmal direkt vom Periost und reicht gelegentlich über den Knochenhöcker hinaus am Achselhöhlenrand des Schulterblattes weiter auf den Angulus inferior scapulae zu (erreicht diesen sogar als seltene Variation). Der Kopf hat die längsten Muskelfasern, aber geringeren Querschnitt und deshalb weniger Kraft als das Caput laterale und

Caput mediale einzeln haben. Der Muskel schlüpft in der Adduktionsstellung des Armes von seinem Ursprung aus im Bogen von hinten medial nach vorn lateral zwischen Teres maior und Teres minor hindurch (Abb. 163 u. 164). Die Stelle ist nach außen vom Deltamuskel teilweise überdeckt. Es bleiben hüben und drüben vom langen Kopf kleine Lücken zwischen den angrenzenden Hart- und Weichteilen frei, welche Nerven und Gefäßen den Weg von der Achselhöhle zur Außenfläche der Scapula freigeben: *Achsellücken* (Abb. 161, s. die Beschreibung der Achsellücken, S. 226).

Der Triceps hat eine große oberflächliche *Sehnenplatte*, welche in die Insertionssehne am Olecranon übergeht. Bei aktiver Verkürzung des Muskelfleisches liegt das Sehnenfeld vertieft; es ist durch die Haut sicht- oder fühlbar (Abb. 164). Die Sehnenfasern setzen die Muskelfasern des Caput laterale fort (Abb. 125). Das Caput longum inseriert am Sehnenfeld seitlich, ebenso weiter distal das Caput mediale. Die Spitze des Sehnenspiegels liegt in dem Winkel zwischen Caput longum und Caput laterale und ist wie ein Zeiger nach dem Ursprung des langen Kopfes am Schulterblatt gerichtet. Wenn dieser Muskel durch Rotationen im Schultergelenk passiv um den Humerus herumgewunden wird, so steht die Spitze des Sehnenspiegels entsprechend schräg, in Normalstellung des Armes mehr gerade.

Bei adduziertem Arm ist die Ursprungsportion des langen Kopfes durch den Teres maior und die Sehne des Latissimus dorsi winklig abgebogen (Abb. 163). Dadurch kann er bei der Rückführung des Armes mitwirken (S. 228). — Vom ventralen Rande des langen Kopfes zieht ein sehniges Bündel zur Sehne des Latissimus, auf deren ventraler Fläche es sich fächerförmig ausbreitet. Es kann nach caudal und dorsal durch weitere sehnige Fasern verbreitert sein. Dieses „Caput minimum tricipitis" kann bei abduziertem Arm und angespannter Muskulatur durch die Haut sichtbar sein (Abb. 129). Es verstellt die Sehne des Latissimus und erhöht dadurch dessen Drehmoment bei Adduktion und bei Rückführung des Armes.

Die starke Endsehne, die am Olecranon festgeheftet ist (Abb. 123), ist sehr breit und dick. Beim Erwachsenen ist der Knochenvorsprung ein wirksamer Hebel; sein Moment nimmt aber von der rechtwinkligen Beugestellung im Ellenbogen bis zur völligen Streckung rasch ab. Im Gegensatz dazu wird das Moment der Beugemuskeln weniger vermindert, je spitzwinkliger die Beugung wird.

Eine Nebenausstrahlung der Tricepssehne geht ähnlich dem Lacertus fibrosus des Biceps in die Unterarmfascie über und liegt über dem M. anconaeus (Tabelle S. 293/4); der letztere ist mit den straffen derben Fasern so stark überdeckt, daß er von Anfängern bei der Präparation oft nicht gefunden wird.

Der einzige Streckmuskel des Ellenbogens. In der aufrechten Körperstellung des Menschen hat der Triceps vor den Beugemuskeln den Vorteil, daß ihn das Gewicht des Armes unterstützt. Bei Lähmung des Muskels kann ihn die Schwere so ersetzen, daß bei herabhängendem Oberarm die Funktion des Armes scheinbar nicht gestört ist. Sowie man den Oberarm hebt und nun versucht den Unterarm *gegen* die Schwere zu strecken, tritt der Defekt sofort zutage (z. B. beim Hutabnehmen). Sehr anschaulich ist in solchen Fällen, wenn der Unterarm bei erhobenem Oberarm zuerst durch fremde Hilfe passiv gestreckt und dann plötzlich losgelassen wird: der Unterarm fällt sofort hemmungslos, d. h. blitzschnell herunter. Der Triceps ist der einzige Strecker für den Ellenbogen (der Anconaeus hat nur sehr geringe Streckkraft).

Einige der Extensoren des Unterarmes, die vom Humerus entspringen, haben zwar auch eine geringe streckende Komponente, die wohl ein wenig den Triceps unterstützen, ihn aber nicht ersetzen kann. Im Gegensatz dazu hat die vordere Gruppe der Oberarmmuskeln für die Flexion im Ellenbogen viel ausgiebigere Synergisten unter den Unterarmmuskeln (s. Brachioradialis, Tabelle S. 295/23).

Beziehung zum Schultergelenk. Der lange Kopf ist zweigelenkig, die beiden kurzen Köpfe sind eingelenkig. Der lange Kopf ist vorwiegend Bewegemuskel, die beiden kurzen vorwiegend Haltemuskeln, bei den Säugetieren ist der erstere ausgesprochen „weißer" Muskel, die letzteren rote. Alle können zusammenarbeiten oder der lange Kopf wirkt allein. Letzterer kann für das Schultergelenk bei maximaler Anstrengung um die Hälfte mehr Arbeit aufbringen als für den Ellenbogen.

Der Humerus hängt zwischen dem Caput longum tricipitis, dem Deltoides und dem Coracobrachialis so, daß die Komponenten des Latissimus, Pectoralis maior oder von außen angreifende Kräfte, welche ihn nach unten ziehen und eventuell aus dem Schultergelenk luxieren würden, jeweils einen regulierbaren Widerstand in diesen Muskeln finden (vgl. Pfeile in Abb. 122 u. 123). Der Deltamuskel ist kegelförmig um den Oberarm herumgelegt und durch die breite Ursprungsfläche am Schultergürtel jederzeit bereit, den Gegendruck gerade an der Stelle zu verstärken, wo er am nötigsten ist. Der Coracobrachialis setzt als schmaler Streifen medialwärts den Kegel fort. Das freibleibende Segment kann der lange Kopf des Triceps der Masse nach nicht vollkommen ausfüllen, wohl aber durch seine Tätigkeit, weil er durch die Benutzung des Teres maior mehr nach vorn oder hinten gestellt werden kann. In dem Grade wie er den Teres maior als Hypomochlion benutzt, wechselt er seine Lage und Zugrichtung und leistet damit das gleiche wie ein breiter Muskel.

Zu den transversal gerichteten Drehmuskeln des Schultergelenkes, welche den Kopf des Humerus gegen die Pfanne anpressen (Abb. 96), kommt der geschilderte oberflächliche Muskelkegel hinzu, um den Humerus in der Längsrichtung des Knochens gegen das Schulterdach zu fixieren. Die Komponenten des Kegels sind kulissenartig geordnet, so daß die Drehmuskeln, welche am Humerus angreifen, zwischen ihnen passieren können.

Höchste Leistung, Insuffizienz, Übersuffizienz. Bei gebeugtem Ellenbogen ist der Muskel in allen Teilen gedehnt und in Bereitschaft zu stärkster Streckung (Fechterstellung in verhangener Auslage). Der einzige Angriffspunkt ist die Ulna, auf deren Streckung die Hauptkomponente des Muskels ungeschmälert hinzielt. Bei gestrecktem Ellenbogen und gleichzeitiger Bewegung des Schulterblattes nach hinten unten kann der lange Kopf um fast 7 cm zusammengeschoben werden, so daß er selbst bei gebeugtem Arm insuffizient wird. Wichtiger ist, daß gewöhnlich bei gestrecktem Ellenbogen die Knochen durch Anschlag des Olecranon an den Humerus eher arretiert werden, als die Beuge- und Streckmuskeln des Ellenbogens ihren höchsten Kontraktionsgrad erreicht haben (Übersuffizienz). Alle vermögen gemeinsam ihren Überschuß an Kraft zu energischer Versteifung des Gelenkes auszunutzen und verwandeln so den Arm bei allen Stützstellungen in einen festen Stab, wie wenn er durch *einen* durchlaufenden Knochen (anstatt durch mehrere) versteift wäre.

Alle Köpfe wirken zusammen auf den Unterarm. Das Caput longum liegt medial vom Knochenschaft, das Caput laterale auf und lateral von ihm; letzteres ist um so viel stärker, daß beide sich die Waage halten. Das Caput mediale ist gleichmäßig auf beide Seiten verteilt.

Nebenbewegungen, wie sie der Biceps bei der Supination des Radius ausübt, fehlen auf der Dorsalseite. Die Insertion an der Kapsel des Ellenbogengelenkes verhindert, daß bei erschlaffter Kapsel Falten ins Innere vorgedrängt und gequetscht werden.

Die radiale Nebenkomponente, die namentlich in den lateralen Schräg- und Querfasern des Caput mediale steckt (und des M. anconaeus, Tabelle S. 293/4), ist gegenüber dem ganzen Muskel unbedeutend. Sie wird beim Anconaeus und beim Ellenbogengelenk betrachtet werden.

Innervation: Nervus radialis. Segmentale Nerven C 6, C 7, C 8 (Th 1), und zwar Caput laterale: (C 6), C 7, (C 8), Caput longum: (C 6), (C 7), C 8, Caput mediale: (C 6), C 7, C 8. *Blutzufuhr:* A. circumflexa humeri posterior aus A. axillaris, A. profunda brachii und Aa. collaterales ulnares aus A. brachialis. *Schleimbeutel:* bei Erwachsenen liegt regelmäßig ein Schleimbeutel zwischen dem Olecranon und der Haut, *Bursa subcutanea olecrani* (1), nicht selten einer innerhalb der Sehnenfasern oberhalb des Olecranon, *Bursa intertendinea* (2), und seltener einer zwischen Sehne und Fett der Gelenkkapsel, *Bursa subtendinea* (3). Sie können bei dem gleichen Individuum zu zweit (1 und 2 oder 1 und 3) oder zu dritt vorhanden sein. Die oberflächliche Bursa ist sehr verschieden groß und oft gekammert. Bei Arbeiten, die Anstemmen des Ellenbogens gegen eine harte Wand oder dgl. verlangen, gehören Schwellungen dieses Schleimbeutels zu den häufigen Berufskrankheiten (Hygroma olecrani der

Minenarbeiter). Mit dem Gelenk haben die Schleimbeutel nichts zu tun. Gelenkschwellungen sitzen immer an ganz anderer Stelle (seitlich von der Tricepssehne). *Varietäten* des
Triceps sind im Gegensatz zu denen der ventralen Muskeln relativ selten. Erwähnenswert
ist der *M. epitrochleoanconaeus*, welcher den Sulcus nervi ulnaris hinter dem Epicondylus
medialis überbrückt. Geht man von der Dorsalseite aus auf den Nervus ulnaris ein, so kann
dieser anomale Muskel im Wege sein. Er ist vom Nervus ulnaris versorgt, steht also genetisch dem M. flexor carpi ulnaris nahe (Tabelle S. 294/12). Faserverlauf und Nachbarschaft bestimmen mich, ihn hier dem Caput mediale des Triceps anzureihen. Aponeurotische
Abzweigungen können das Caput mediale mit dem Epicondylus medialis verbinden; die
Pforte dient nicht dem N. ulnaris zum Durchtritt, sondern dieser läuft dorsal an ihr vorbei
(Abb. 161, Varietät, dahinter Pfeil).

Musculus anconaeus (Tabelle S. 293/4). Der Muskel schließt sich oft kontinuierlich an das Caput mediale des Triceps an, und zwar an das unterste Ende
der lateralen Portion (Abb. 175). Die Muskelfasern verlaufen wie bei jener fast
quer vom Epicondylus lateralis zur Ulna, nehmen aber, je weiter wir dem Muskel
distalwärts folgen, eine immer schrägere bis longitudinale Richtung ein (Abb. 173).

Der Ursprung läßt am Epicondylus lateralis die Spitze des Knochenhöckers
frei und setzt sich auf das Verstärkungsband der Gelenkkapsel und die Fascien
der hier entspringenden Streckmuskeln fort. Die Insertion erstreckt sich auf
das obere Viertel des Schaftes der Ulna und liegt hier neben dem Ursprung
des M. supinator (Tabelle S. 294/13). Der Muskel ist kurzbündelig und dick.
Aber da er unter der aponeurotischen Ausstrahlung des Triceps in die Unterarmfascie versteckt liegt, so sieht er im Oberflächenrelief platt aus. Eine dreieckige
Stelle kennzeichnet beim Lebenden die Lage und Form des Muskels (Abb. 126
u. 176). Die Basis des Dreiecks liegt zwischen dem Höcker des Olecranon und dem
Grübchen des Epicondylus lateralis; die Spitze fällt distalwärts auf die Ulnakante.

Der Anconaeus unterstützt den Triceps beim Strecken des Ellenbogens.
Er hat eine starke radiale Komponente, welche die Ulna gegen den Radius drückt
und den Schluß beider Knochen begünstigt. Ebenso wirkt der Biceps, aber
in entgegengesetzter Richtung. Am wichtigsten ist die Beziehung zur Gelenkkapsel, mit welcher der Ursprung verbunden ist. Falten in der Kapsel an dem
hier am weitesten distal vorgebuchteten Teil des Gelenkes werden nach auswärts gezogen, so daß sie nicht eingeklemmt werden können.

Der Muskel ist nachträglich auf die Hinterseite des Unterarmes verschoben und zur
Enklave der dorsalen Muskeln des Oberarmes zwischen den Streckmuskeln des Unterarmes
geworden.

Oft besteht zwischen Triceps und Anconaeus eine Lücke in der Muskulatur; der Nerv
für den Anconaeus kommt aber immer aus den Muskelästen des Caput mediale tricipitis.

Wenn man die Köpfe des Triceps „Anconaei" nennt, so heißt folgerichtig unser Muskel
Anconaeus quartus, ein Name, der früher allgemein üblich war und jetzt noch vielfach
benutzt wird.

Innervation: N. radialis. Segmentale Nerven: C 7, C 8. *Blutzufuhr:* A. interossea recurrens aus A. interossea dorsalis. *Schleimbeutel:* Zwischen der Unterfläche des Muskels und
der Gelenkkapsel, distal von den Ursprüngen an dieser, liegt ein Schleimbeutel, der beim
Erwachsenen meistens mit dem Gelenk kommuniziert.

d) Die Gruppenfascie des Oberarmes.

Außer den Fascien der einzelnen Muskeln gibt es Fascien, welche mehrere
Muskeln zusammen einhüllen, *Gruppenfascien*; sie sind an den Extremitäten
besonders entwickelt. Am Oberarm umgibt die *Fascia brachii* den ganzen Arm,
zerfällt aber in 2 Logen für die beiden Armmuskelgruppen (Abb. 159). Über
der vorderen Gruppe (blau) liegt die Fascie auf dem Biceps, proximal geht sie
in die Fascie des Deltoides und in die Fascia axillae über, zu beiden Seiten
bedeckt sie den Brachialis und inseriert an den Septa intermuscularia, distal
setzt sie sich in die Fascia antebrachii fort. Den Übergangsteil nennt man
Fascia cubitalis; sie ist durch den Lacertus fibrosus verstärkt. Die Muskeln

liegen also in einer osteofibrösen Loge, die nur nach der Schulter und nach dem Unterarm zu offen ist und ihnen eine röhrenförmige Führung gibt. Es existieren nur kleinere Öffnungen in der Fascia brachii für den Durchtritt der Hautgefäße und -nerven.

Für die hintere Muskelgruppe (rot) gibt es eine entsprechende Loge, da auch hier die Fascia brachii beiderseits an den Septa intermuscularia befestigt ist. Proximal setzt sie sich auf die Fascie des Deltoides und Infraspinatus fort. Mit der Sehne des Latissimus ist sie verwachsen. Distal ist sie in die Vorderarmfascie zu verfolgen.

Beide Führungen nehmen den Knochen in die Mitte und pressen sich lateral vom Humerus fest aneinander. Das laterale Septum ist dünn und bei muskelschwachen Menschen distal vom Hiatus für den N. radialis (Abb. 122 u. 123) so zart, daß es oft kaum nachgewiesen werden kann. Die Außenseite des Armes sieht infolgedessen gerundet aus. Die Innenseite hat eine äußerlich meist gut sichtbare Längsrinne über dem Septum mediale, weil hier beide Logen entfernter voneinander liegen.

In dem medialen Zwischenraum zwischen den beiden Muskelgruppen verläuft ein ganzes Bündel wichtiger Gefäße und Nerven (Abb. 159a, s. die dort notierten Namen).

e) Allgemeines über die Unterarmmuskeln.

Gesamtform des Vorderarmes. 19 verschiedene Muskeln drängen sich am Unterarm auf relativ sehr beschränktem Raum zusammen (Tabelle S. 293/5—23 [mit dem Anconaeus sind es 20]). Das Muskelfleisch liegt mehr im proximalen Teil, seine Fortsetzungen zur Hand sind sehnig. Deshalb ist der Vorderarm nicht zylindrisch wie der Oberarm, sondern er verjüngt sich konisch zur Handwurzel hin. Die Anordnung der ventralen und dorsalen Muskulatur ist anders als beim Oberarm (Abb. 159a u. b); denn die meisten ventralen Muskeln sind mit den Ursprüngen auf den Epicondylus medialis, die dorsalen auf den Epicondylus lateralis verschoben (Abb. 165). Solange die Muskelgruppen ihre primitive Lage haben — beim Oberarm —, sind die Durchmesser beim Arm gleich groß (muskelschwache Individuen) oder der ventrodorsale Durchmesser ist größer (muskulöse Individuen, Abb. 159a). Von der Ellenbeuge ab ist jedoch regelmäßig in Normalstellung des Armes der radioulnare Durchmesser größer. Die Gesamtform des Unterarmes entspricht einem von vorn nach hinten abgeplatteten Kegel.

Die Muskeln gruppieren sich innerhalb des Kegels um, sobald die Normalstellung (Supination) verlassen wird, also bei der Pronation. Der pronierte Unterarm sieht in der Ansicht von vorn runder aus als der supinierte (Abb. 159b, ausgezogener und gestrichelter Kontur), weil die Muskeln die Drehung der Unterarmknochen um die Diagonalachse mitmachen (Abb. 165b). Sieht man von vorn auf den pronierten Arm, so stehen im oberen Drittel des Unterarmes nicht nur die beiden Knochen (Abb. 143b), sondern auch viele Muskeln *hinter*einander, die sonst *neben*einander liegen.

Auf dem Querschnitt bleibt der elliptische Kontur in Wirklichkeit fast unverändert, nur steht die Achse der Ellipse entsprechend dem Grade der Pronation verschieden und erscheint für den Beobachter, der von *vorn* den Arm betrachtet, mehr oder minder verkürzt (Abb. 159b; die Vorderseite sieht in der Abbildung nach unten). In der Gleichgewichtslage, in der wir den ruhig herabhängenden Arm bei *Seiten*ansicht zu sehen gewohnt sind, wendet uns der pronierte Unterarm seine Breitseite zu und erscheint gerade so breit wie die Seitenfläche des Oberarmes (Abb. 126); denn bei letzterem haben wir in dieser Ansicht den dorsoventralen, beim Unterarm den radioulnaren Durchmesser, in beiden Fällen also die größten Abstände vor uns (man überzeuge sich, daß in beiden Querschnitten der Abb. 159 die längsten Durchmesser ungefähr gleich groß sind).

Lagewechsel der Muskeln bei Pro- und Supination. Die Situation der Muskeln wird in hohem Grade durch die Pro- und Supination der Knochen beeinflußt, auch wenn sie gar nicht aktiv an dieser Bewegung beteiligt sind. Um dies klar zu machen, greifen wir die Muskeln heraus, welche lediglich den Carpus bewegen (in Abb. 165 sind die natürlichen Richtungen dieser 5 Muskeln auf der Vorder- und Hinterseite des Unterarmes durch 2 schwarze und · 3 rote Linien — eine gestrichelt — übersichtlich wieder- gegeben; von den Namen können wir vorerst absehen, sie sind in der Figurenerklärung angeführt).

In jeder Stellung ist ein Teil der Muskellinien *randständig*, die ande- ren verlaufen *schräg* zum gegenüber- liegenden Rand der Hand; aber die Beziehung alterniert, denn die bei Supination schräg stehenden Muskeln (sich kreuzende rote und schwarze Linie in Abb. 165a) werden bei Pronation randständig (Abb. 165b) und umgekehrt. Daraus folgt, daß das auf der Vorderseite des Unterarmes zwischen den Mus- kellinien eingeschlossene Dreieck (grau) bei Pronation der Hand nach *hinten* umkippt; umgekehrt kippt das auf der Hinterseite des Unter- armes zwischen den Muskellinien eingeschlossene Dreieck (rot) bei Pronation nach *vorn* um.

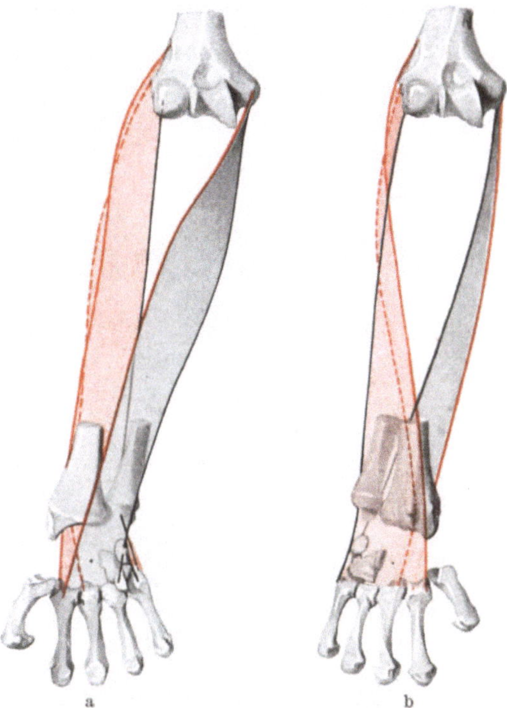

Abb. 165a u. b. Lage der Muskeln am Vorderarm. Von den Carpalia sind nur das Pisiforme und Hamatum ein- getragen (die einzigen, an welchen die abgebildeten Muskeln inserieren). Vom Epicondylus medialis humeri aus geht der M. flexor carpi radialis (rote Linie) und M. flexor carpi ulnaris (schwarze Linie). Vom Epicondylus lateralis humeri und etwas weiter oberhalb entspringen der M. extensor carpi radialis longus (ausgezogene rote Linie), der M. ex- tensor carpi radialis brevis (gestrichelte rote Linie) und der M. extensor carpi ulnaris (schwarze Linie). Die Muskellinien entsprechen der natürlichen Lage beim Lebenden. Die schwarzen Linien sind für die beiden ulnaren, die roten Linien für die 3 radialen Muskeln gewählt. a in Supina- tionsstellung. b in Pronationsstellung. Hand in bequemer Haltung (ein wenig ulnar abduziert). Der Mittelfinger liegt in der Pronationsachse.

In planimetrischen Darstellungen ist der Verlauf der schrägen Muskeln nicht in einem Bilde darzustellen; deshalb ist der Wechsel zwischen der verschiedenen Situation der Muskeln in Abbildungen nicht so deutlich wie am lebendigen Arm. Man wird sich leicht an sich selbst über- zeugen können, wie die randständigen und schrägen Lagen bei Pro- und Supina- tion beständig wechseln. Um aber für die Beschreibung einen festen Ausgangs- punkt zu haben, legt man ihr die *Nor- malstellung*, die Supination, zugrunde. Wesentlich ist, sich bewußt zu bleiben, daß jede andere Stellung für die Rich- tung der Muskeln Umänderungen im Ge- folge hat, welche verstanden sein müssen, ehe man den Muskel beim Lebenden finden und die Form des lebendigen Armes verstehen kann. Gerade die ungezwungene Ruhelage des herabhängenden Armes ist keine Supination, sondern eine Zwischenstellung zwischen Supina- tion und Pronation (Abb. 126). Für sie gilt also das übliche Ausgangsschema der Normal- stellung durchaus nicht. In Abb. 164 (Hypersupination) liegen beispielsweise die beiden Extensores carpi randständig und geradlinig an der Außenseite des Unterarmes dem Be- schauer zugewendet; in Abb. 126 (halbe Pronation) sind die gleichen Muskeln nur im oberen Drittel des Unterarmes zu sehen, weil sie sich weiter unterhalb spiralig um den Vorderkontur herum auf die nach dem Körper schauende Fläche des Unterarmes winden (vgl. mit Abb. 165a u. b).

Aus den weiter unten folgenden Einzelbeschreibungen der Unterarmmuskeln für die Normalstellung wird jeder sich an Hand der hier gegebenen Erläuterungen die Lage der Muskeln bei anderen Stellungen klar machen können. Dies im einzelnen hier auszuführen, würde viel zu umständlich sein.

Drei verschiedene Insertionsarten. Außer den oben herausgegriffenen Muskeln für die Bewegung des Carpus (Insertion direkt oder indirekt am *Metacarpus*, Abb. 165) gibt es unter den Unterarmmuskeln solche, welche lediglich die Unterarmknochen bewegen (Insertionen am *Radius*), und solche, welche die Finger bewegen (Insertionen an den *Phalangen*). Die Muskeln, welche am Radius inserieren, führen aktiv die Pronation und Supination aus (zusammen mit dem Biceps am Oberarm); sie sind die eigentliche Ursache für die Lageveränderung nicht nur der Knochen — deren passives Verhalten selbstverständlich ist — sondern auch aller Muskeln, welche zur Hand gehen. Die langen Fingermuskeln, welche an den Phalangen inserieren, gehen gemeinsam mit den Muskeln für den Carpus zur Hand. Ich sehe hier zunächst von den langen Muskeln für den Daumen ab und fasse nur die für die 4 anderen Finger bestimmten Muskeln ins Auge. Sie erleiden das gleiche Schicksal bei Pro- und Supinationen wie die Carpalmuskeln, d. h. die langen Fingermuskeln wechseln passiv ihre Lage. Man kann sich schematisch vorstellen, daß diese Muskeln innerhalb der Dreiecke angeordnet sind, die je von den Flexores und den Extensores carpi begrenzt werden

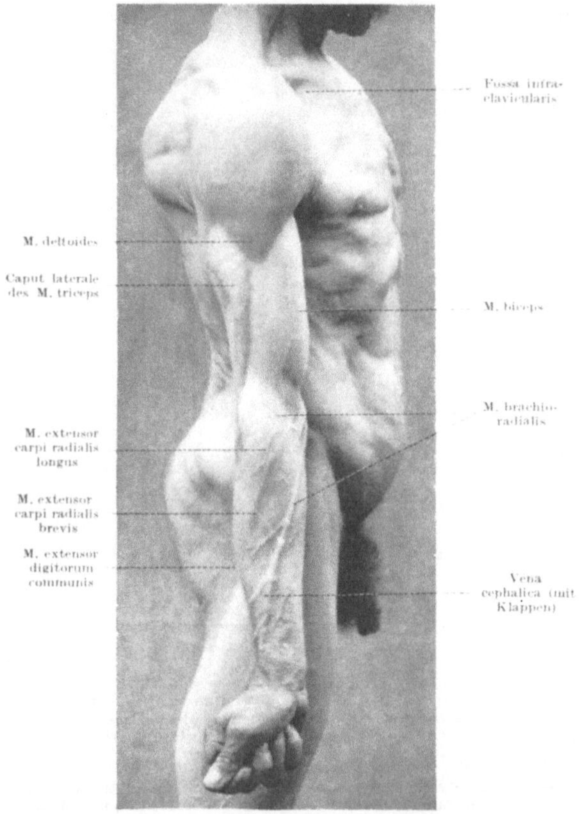

Abb. 166. Unterarm in Hypersupination, sehr magerer, muskelkräftiger Mann. Photo. Der Schultergürtel ist im ganzen gesenkt.

(Abb. 165). Das Flexorendreieck (grau) enthält die Sehnen der langen Fingerbeuger (Flexores digitorum) und das Extensorendreieck (rot) enthält die Sehnen der langen Fingerstrecker (Extensores digitorum). Die Muskelbäuche ragen etwas in die zwischen den roten und zwischen den schwarzen Muskellinien gelegenen, mit der Spitze distalwärts gerichteten weißen Dreiecke hinein; außerdem liegen in letzteren die am Radius inserierenden Unterarmmuskeln und die Ursprünge der langen Daumenmuskeln (s. unten).

Aus Abb. 165 ist ersichtlich, daß die langen Fingermuskeln ihre Richtung in weniger ausgeprägtem Maß als die Carpalmuskeln ändern. Die am Radius inserierenden Muskeln sind ebenfalls betroffen (Abb. 172); sie liegen so versteckt, daß man am Lebenden davon nichts sehen kann.

Die langen Daumenmuskeln. Im vorhergehenden sind 3 Kategorien von Unterarmmuskeln unterschieden worden, je nachdem sie inserieren 1. am Radius,

2. (am Carpus und) am Metacarpus, 3. an den Fingern. Zu der 3. Kategorie sind die langen Daumenmuskeln nachzutragen, deren Besonderheit in der großen Bewegungsfreiheit des Daumens begründet liegt. Das Metacarpale des Daumens ist mit dem Carpus wesentlich freier beweglich verbunden als bei den übrigen Fingern. Daher gibt es beim Daumen eine ganze Reihe von langen Muskeln mehr als bei den übrigen Fingern; außer denen, die zu den Phalangen gehen, sind solche für die Bewegungen des Metacarpale nötig. Die langen Daumenmuskeln der Dorsalseite (tiefe Strecker) werden von den Pro- und Supinationen besonders betroffen (passiv), weil ihre Sehnen ganz am Rand des Unterarmes liegen. Man überzeuge sich am eigenen Arm, wie die Sehnen, welche an der Wurzel des Handrückens die sog. *Tabatière* begrenzen (vgl. S. 328), zum Teil schon in der Normalstellung schräg zum Daumen ziehen, bei Pronation noch schräger gestellt und schließlich ganz um den Radius herumgewunden werden.

Der ventrale lange Daumenmuskel ist nicht davon berührt; er wird im Gegenteil bei der Pronation gerade gerichtet (wie der Flexor carpi radialis, Abb. 165).

Muskelschichten. Alle Muskeln des Unterarmes gehören ihrer Insertion nach einer der 3 genannten Kategorien an. Die dorsale und ventrale Hauptgruppe ordnen sich unabhängig davon in *Schichten*, die aus Angehörigen der verschiedenen Kategorien *gemischt* sind. Es wird Aufgabe der speziellen Beschreibung sein, bei jeder Schicht festzustellen, welcher der 3 Kategorien die in ihr enthaltenen Muskeln angehören. Die Muskeltabelle S. 293 ist nach den Schichten geordnet. Wir unterscheiden wie beim Oberarm in den Hauptgruppen je eine *oberflächliche* und *tiefe* Schicht. Bei den *ventralen* Muskeln ist die Schichtung am einfachsten. Die tiefe Schicht liegt dem Skelet nahe (Abb. 159b, blauviolett); ihr ist die oberflächliche Schicht (hellblau) wie einer Matratze aufgelagert. Bei den *dorsalen* Muskeln ist das Bild komplizierter, weil die tiefe Schicht (dunkelrot) relativ dünn ist, und weil die große oberflächliche Schicht weit über sie hinausragt. Letztere ist in 2 nebeneinander gelegene Gruppen zerfallen, eine *ulnare* oberflächliche Gruppe (hellrot) und eine *radiale* oberflächliche Gruppe (rotviolett). In der hier gegebenen Reihenfolge sind die Gruppen der Unterarmmuskeln in der Tabelle S. 293 aufgeführt (B, a—e).

Die Hauptgruppen und infolgedessen auch ihre Untergruppen liegen nicht genau dorsal und ventral zu den Unterarmknochen, wie bereits mehrfach erwähnt und aus der Beziehung zu den Epikondylen des Humerus abgeleitet wurde. Die Grenzlinien zwischen dorsalen und ventralen Muskeln sind auf der Vorder- und Rückseite des Skelets in Abb. 167 u. 168 eingetragen. Vergleicht man damit den Querschnitt durch das *proximale* Ende des Unterarmes (Abb. 159b), so versteht man, daß hier die Verschiebung am deutlichsten sein muß. Vor allem die dorsale tiefe Schicht (dunkelrot) und die oberflächliche radiale Gruppe (rotviolett) greifen ventralwärts weit um den Radius herum; auch die beiden ventralen Schichten (blauviolett und hellblau) reichen an der medialen Seite der Ulna dorsalwärts. Je weiter sich der Querschnitt von den Epikondylen des Humerus entfernt, um so ungestörter ist die dorsale und ventrale Lage der Hauptgruppen und ihrer Untergruppen. Dies ist aus dem Verlauf der Grenzlinien in Abb. 167 u. 168 zu entnehmen.

An der dorsalen und ventralen Seite der Handwurzel sind ganz bestimmte Führungen für die langen Handmuskeln angebracht (in Schema Abb. 160 für die ventralen Muskeln durch eine ringförmige Schlinge angedeutet), welche dafür sorgen, daß die eine Hauptgruppe dorsal, die andere ventral liegen bleibt, und daß jeder Einzelmuskel seine ihm zugewiesene Lage behält. In Wirklichkeit sind durch die Führungen an der Handwurzel alle Sehnen dicht an die Knochen angelagert und bleiben es auch, wenn die Hand flektiert oder abduziert wird. Sie werden deshalb in diesen Stellungen an der Handwurzel gebogen. Im Schema (Abb. 160) sind dagegen die beiden Befestigungspunkte eines Muskels an den Knochen bei der Flexion *geradlinig* miteinander verbunden. Wäre dies in Wirklichkeit so, so müßten die Muskeln, je weiter ihre Knochenpunkte von der Führung am Handgelenk entfernt sind, um so mehr von dem Skelet abgehebelt werden, sobald flektiert wird, und um so weiter würde die Schlinge an der Handwurzel werden. Das würde für die *Form* bedeuten, daß die Handwurzel bei jeder Bewegung im Handgelenk außerordentlich verdickt würde. Für die *Arbeit* der Muskeln wäre damit ein erheblicher Verlust verbunden; denn um das Maß,

um welches ihr Weg kürzer würde, wurden sie früher insuffizient und unfähig, sich weiter
zu kontrahieren. Beides wird durch die feste Lagebestimmung der Sehnen am Übergang
vom Unterarm zur Hand vermieden. Die betreffenden Einrichtungen werden später im
einzelnen geschildert.

Die Abgrenzung der tiefen gegen die oberflächliche Schicht wird von den Autoren bei
den ventralen Muskeln nicht einheitlich vorgenommen. Ich betrachte dasjenige Septum
als maßgebend, in welchem der Nervus medianus liegt (Abb. 159b) und rechne alle *volar*
von dem Nerv liegenden Muskeln zur oberflächlichen Gruppe.

Für die Form des Armes und für die Verteilung der Nerven und Gefäße ist die Schichtenfolge, welche hier geschildert und der Tabelle zugrunde gelegt ist, ganz besonders wichtig.
Die einzelnen Muskeln finden mit ihren Spezialaufgaben nur dann ihre volle Erklärung,
wenn wir sie an ihrem richtigen Platz aufsuchen, der ihnen durch Fascienblätter und Band-
führungen gesichert ist, und den sie nicht verlassen können, ohne ihre Tätigkeit zu schädigen
oder aufzuheben.

Im *distalen* Teil des Unterarmes findet eine *Verwerfung der dorsalen Schichten*
wie bei geologischen Straten statt. Da die radiale Gruppe am weitesten nach
volar verschoben ist (rotviolett, Abb. 159b), so daß ihre Einzelmuskeln, statt
Strecker zu sein, in Wirklichkeit im Ellenbogengelenk *beugen*, so divergieren die
beiden oberflächlichen Gruppen gegen die Handwurzel zu, und Bestandteile
der tiefen Gruppe können zwischen ihnen hindurch an die Oberfläche gelangen
(roter Pfeil).

Die dorsalen Muskeln (tiefe Strecker) für den Daumen brechen aus der Tiefe durch
(Abb. 168): Abductor pollicis longus, Extensor poll. brevis et longus). Beim ruhig herabhängenden Arm in Seitenansicht (Abb. 126) ist zu oberst am *vorderen Kontur* des Unterarmes die Ausbuchtung zu sehen, welche die radiale oberflächliche Gruppe bildet (Brachioradialis, Ext. carpi rad. longus et brevis); dann folgt eine gerade Strecke, welche den Sehnen
der genannten Gruppe entspricht, und weiter distal schließt sich die Verwerfung der Schichten
an: die tiefen Daumenstrecker formen ein Stück Kontur, welches ein wenig vorspringt, weil
sie an dieser Stelle oberflächlich liegen und um den Radius schräg herumgerollt sind. An
dieses Stück schließt ein distales Stück Kontur an, welches durch das Radiusende etwas
vorgetrieben ist.

Die ventralen Muskeln des Unterarmes haben keine derartige Komplikation der Schichten.
Ihr einziger langer Daumenmuskel bleibt in der tiefen Schicht liegen.

f) Die tiefe Gruppe der ventralen Muskeln des Unterarmes (Vorderfläche).
Tabelle S. 293/5—7.

Musculus pronator quadratus (Tabelle S. 293/5). Er gehört zu den Muskeln,
die am Unterarm (Radius) inserieren. Der viereckige Muskel nimmt das unterste
Viertel von Radius und Ulna ein; seine Fasern sind im Prinzip quer zur Richtung der beiden Knochen gestellt (Abb. 170).

Beim menschlichen Embryo reicht die Anlage weiter nach dem Oberarm zu und ist mit
dem anderen Pronator des Vorderarmes, dem Pronator teres (Tabelle S. 294/9), in Zusammenhang. Die Insertionen beider Muskeln am Radius sind immer noch relativ nahe beieinander;
bei Tieren, z. B. beim Hund (individuell auch beim Menschen), reicht der P. quadratus
weiter proximalwärts.

Der Muskel ist in Normalstellung des Armes um die Ulna herumgewickelt;
sein Ursprung greift etwas auf die dorsale Seite des Knochens über (Abb. 168,
nicht bezeichnet). Das Muskelfleisch ist in dieser Stellung passiv gedehnt und
jederzeit bereit, mit großer Kraft zu pronieren. Der Muskel drängt außerdem
die Gelenkflächen von Radius und Ulna gegeneinander und sichert den Kontakt
im unteren Radioulnargelenk, welches er bedeckt.

Bei heilen Knochen ist von einer Annäherung der Knochen nichts zu bemerken, wohl
aber bei Brüchen; die distalen Fragmente werden durch den P. quadratus aufeinander
zugeschoben; sie können infolgedessen nicht ohne weiteres in normaler Stellung mit den
proximalen Fragmenten zusammenheilen.

Der Muskel liegt sehr tief; alle übrigen Muskeln, auch die beiden anderen
Muskeln der tiefen Gruppe, liegen oberflächlich zu ihm. Seine *Fascie* (Abb. 171)

ist ziemlich derb, die Membrana interossea dagegen an seiner Dorsalfläche ziemlich dünn. Er liegt der Hinterfläche des Unterarmes näher als der Vorderfläche, weil die Masse der ventralen Muskeln und Sehnen dicker ist als die der dorsalen Sehnen.

Innervation: R. interosseus volaris des N. medianus. Man kann den Nerv des Muskels, der zwischen der Membrana interossea und dem Muskelfleisch liegt, wegen der Nähe des Pronators zur Dorsalseite elektrisch besser von dort aus reizen als von der Volarseite des Unterarmes aus. Segmentale Nerven: (C 7), C 8, Th 1. *Blutzufuhr:* Art. interossea volaris. *Varietäten:* Er fehlt selten, ist oft proximalwärts weiter als gewöhnlich (s. o.) oder distalwärts bis in die Vola manus und zum Thenar ausgedehnt. Er bedeckt dann auch das Handgelenk, das gewöhnlich nicht mit Muskelfleisch in Berührung ist. Eine verschiedene Schichtung der Muskelfasern, die in den tiefen Teilen des Muskels normal ist, kann auch oberflächlich Platz greifen, z. B. oberflächliche schräge Faszikel über tieferen quer gerichteten. Der ganze Muskel kann dreieckig statt quadratisch sein.

Musculus flexor digitorum profundus (Tabelle S. 294/6). Auf dem Pronator quadratus, der von manchen Autoren als besondere Unterschicht der tiefen Gruppe bezeichnet wird, liegt der Flexor profundus mit dem Flexor pollicis longus (Tabelle S. 294/7) in einer Ebene (Abb. 169). Beide nehmen mit ihren Ursprungsflächen die mittlere Partie der Vorderseiten von Radius und Ulna ein (Abb. 167). Sie gehören zu den langen Fingermuskeln, sind aber zugleich Beugemuskeln für die ganze Hand.

Der Flexor digitorum profundus entspringt wie der Pronator quadratus an der Ulna, dringt viel weiter als dieser um den medialen Rand des Knochens herum auf die Dorsalseite des Unterarmes vor, und setzt sich sogar auf die Ursprungsaponeurose des Flexor carpi ulnaris fort (Tabelle S. 294/12, Abb. 168).

Der proximale Ursprungsrand umgreift mit 2 Zacken die Insertion des M. brachialis an der Tuberositas ulnae (Abb. 167). Die laterale Zacke gehört dem oft selbständigen Muskelbauch an, der zum Zeigefinger verläuft, die ulnare Zacke gehört zu dem gemeinsamen Muskelfleisch für den 3.—5. Finger. Gewöhnlich kontrahiert sich bei Reizung des Medianus allein die radiale, bei Ulnarisreizung die ulnare Zacke.

Relative Insuffizienz, Richtung der Bewegung. Die Muskelbäuche gehen sehr früh in Sehnen über (Abb. 169). Da die Sehnen die Handgelenke, Grund- und Zwischengelenke der Finger überspringen, ehe sie an den Nagelgliedern inserieren, könnten sie der Lage nach immer auf alle diese Gelenke wirken; sie tun es auch tatsächlich, wenn man am Präparat an den Sehnen zieht. In Wirklichkeit kommt es ganz auf die Stellung der Hand im Handgelenk und auf die Stellung der einzelnen Fingerglieder an, ob und an welcher Stelle der lebendige Muskel die Hand oder Finger bewegt. Denn für stärkere Bewegungen in allen genannten Gelenken zugleich ist das Muskelfleisch in den meisten Stellungen insuffizient, weil die Fasern so kurz sind. Die *Richtung* der Bewegung ist bei den Fingern durch lange Sehnenscheiden, in welchen die Beugesehnen gleiten, eindeutig festgelegt (*reine* Beugung). Beim Handgelenk vermag unser Muskel nicht nur zu beugen, sondern er abduziert gleichzeitig die Hand ulnarwärts (Abb. 194 c). In welcher Art die verschiedenen Wirkungsmöglichkeiten der Hand und den Fingern beim Gesamtspiel der Muskeln und Gelenke zugute kommen, wird erst später bei der Zusammenfassung für Hand und Finger (in Ruhe und Bewegung) dargelegt werden können. Vom einzelnen Muskel aus ist das nie zu verstehen.

Die Muskelfasern selbst sind nur $5^1/_2$—$7^1/_2$ cm lang. Ihr Längenverhältnis zur Gesamtlänge beträgt etwa $^1/_5$—$^1/_9$. — Die Endphalanx allein zu bewegen ist den meisten Menschen unmöglich; doch können wir durch Übung den Muskel daran gewöhnen (Musiker). Unwillkürlich wird beim Beugen der letzten Fingerglieder die Hand in Dorsalflexion gestellt (z. B. beim Schreiben), weil dann der Flexor gedehnt und seine Leistung erhöht wird. Über die Adduktion der Finger s. S. 400.

Die Muskelbäuche und Sehnen liegen nebeneinander, nicht geschichtet wie beim oberflächlichen Beuger (Tabelle S. 294/8); letzterer bedeckt mit dem

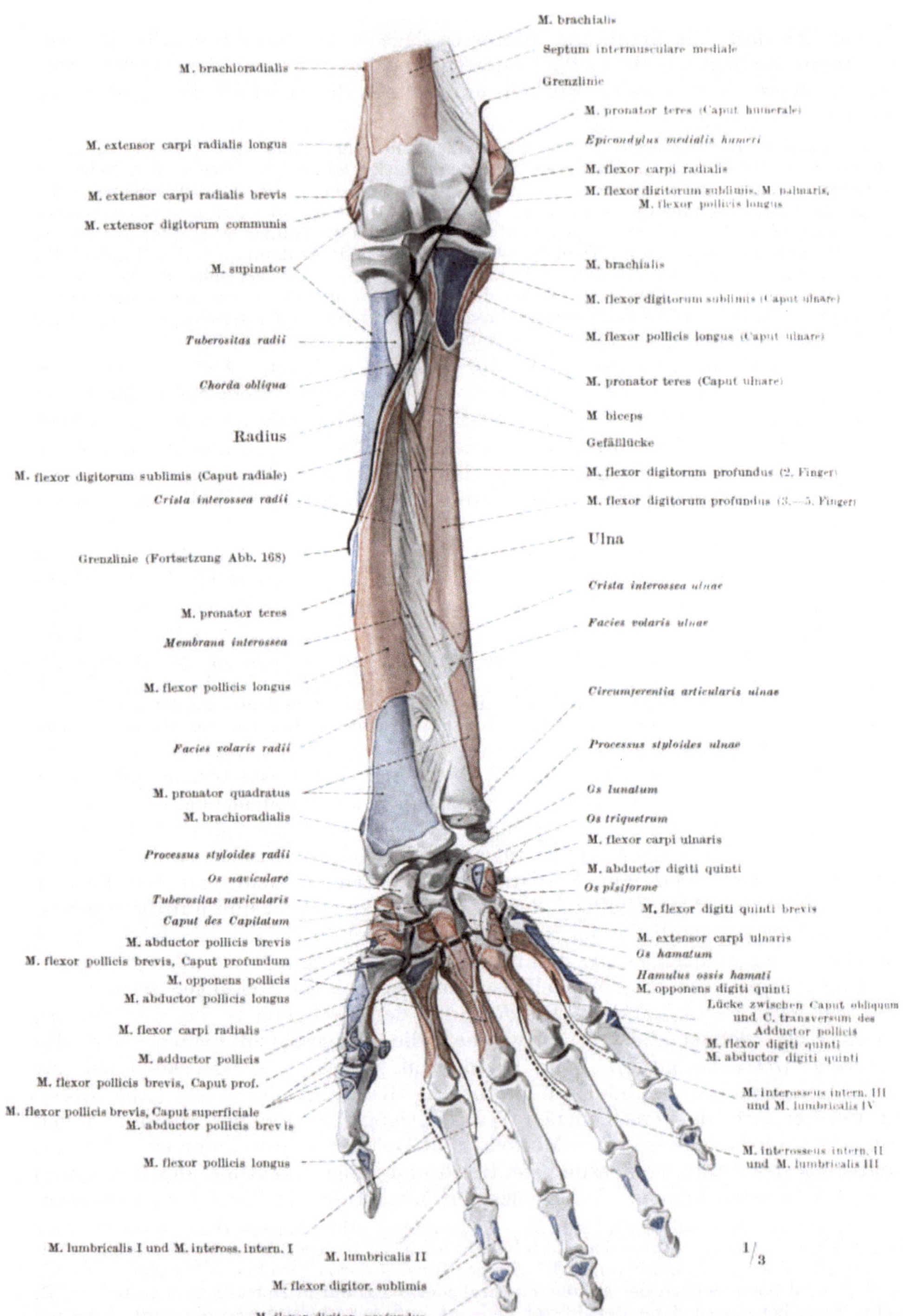

Abb. 167. Ursprünge (rot) und Insertionen (blau) an der Vorderseite des Unterarmes und der Hand. Unterarm in Normalstellung, Hand ein wenig ulnar abduziert. Die schwarze Grenzlinie scheidet die ventrale Muskulatur des Unterarmes von der dorsalen (Gebiet des N. medianus + N. ulnaris und des N. radialis). Die Ursprungsfelder der Mm. interossei externi rot schraffiert. Die Mm. interossei interni sind durch ausgezogene Pfeile, die Mm. lumbricales durch gestrichelte Pfeile wiedergegeben. Die Insertionsfelder am 3.—5. Finger entsprechen den am Zeigefinger beschrifteten Feldern. Das schmale Ursprungsfeld lateral neben der Insertion des Brachialis gehört zum Flexor dig. sublimis (Varietät, s. Abb. 170).

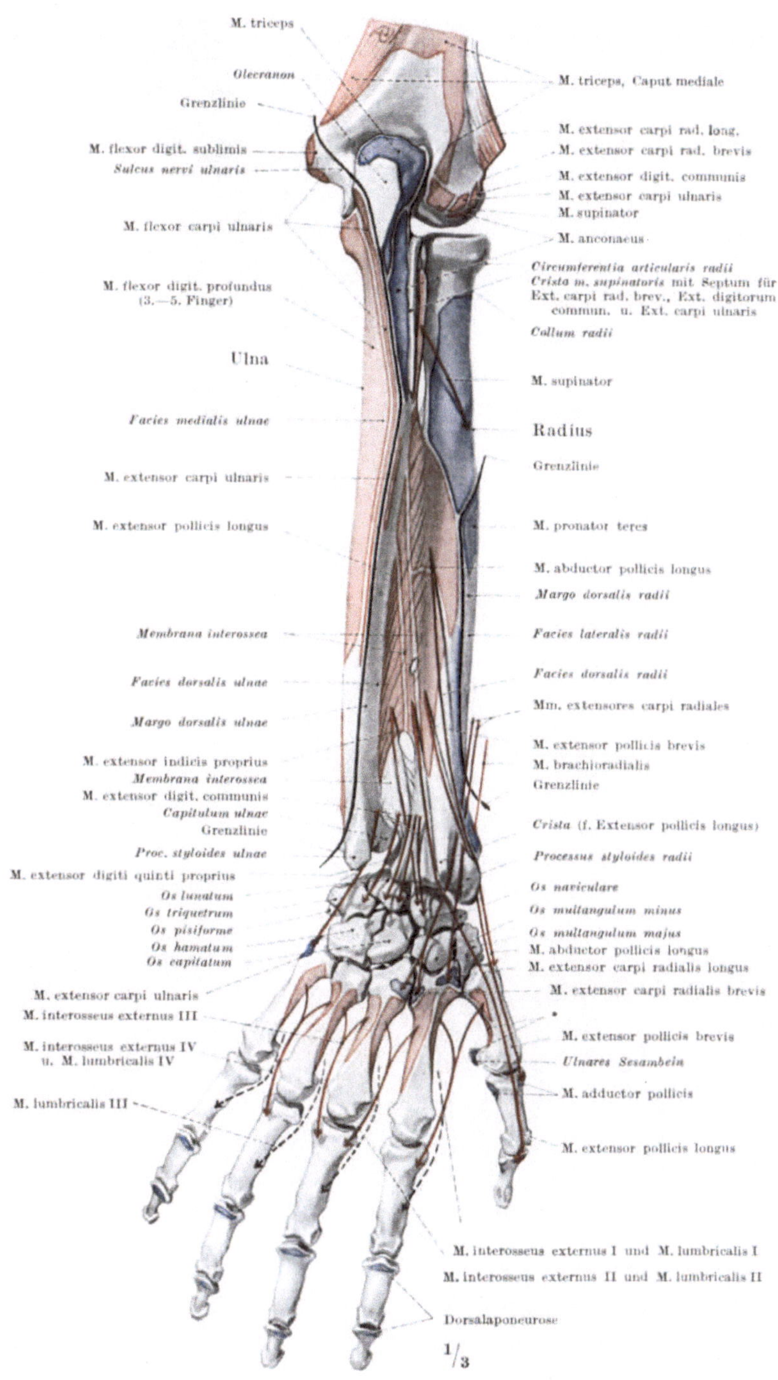

Abb. 168. Hinterseite des gleichen Präparates wie Abb. 167. Zwei Grenzlinien, welche die dorsale Muskulatur des Unterarmes (N. radialis) beiderseits gegen die ventrale Muskulatur scheiden. Die radiale Grenzlinie ist in Abb. 167 vorn oben fortgesetzt. Die Richtungen der langen Strecker an der Handwurzel sind mit roten Pfeilen angegeben, ebenso die Mm. interossei externi. Die Mm. lumbricales mit gestrichelten Pfeilen (Mm. interossei interni nicht angegeben). * s. Text S. 414.

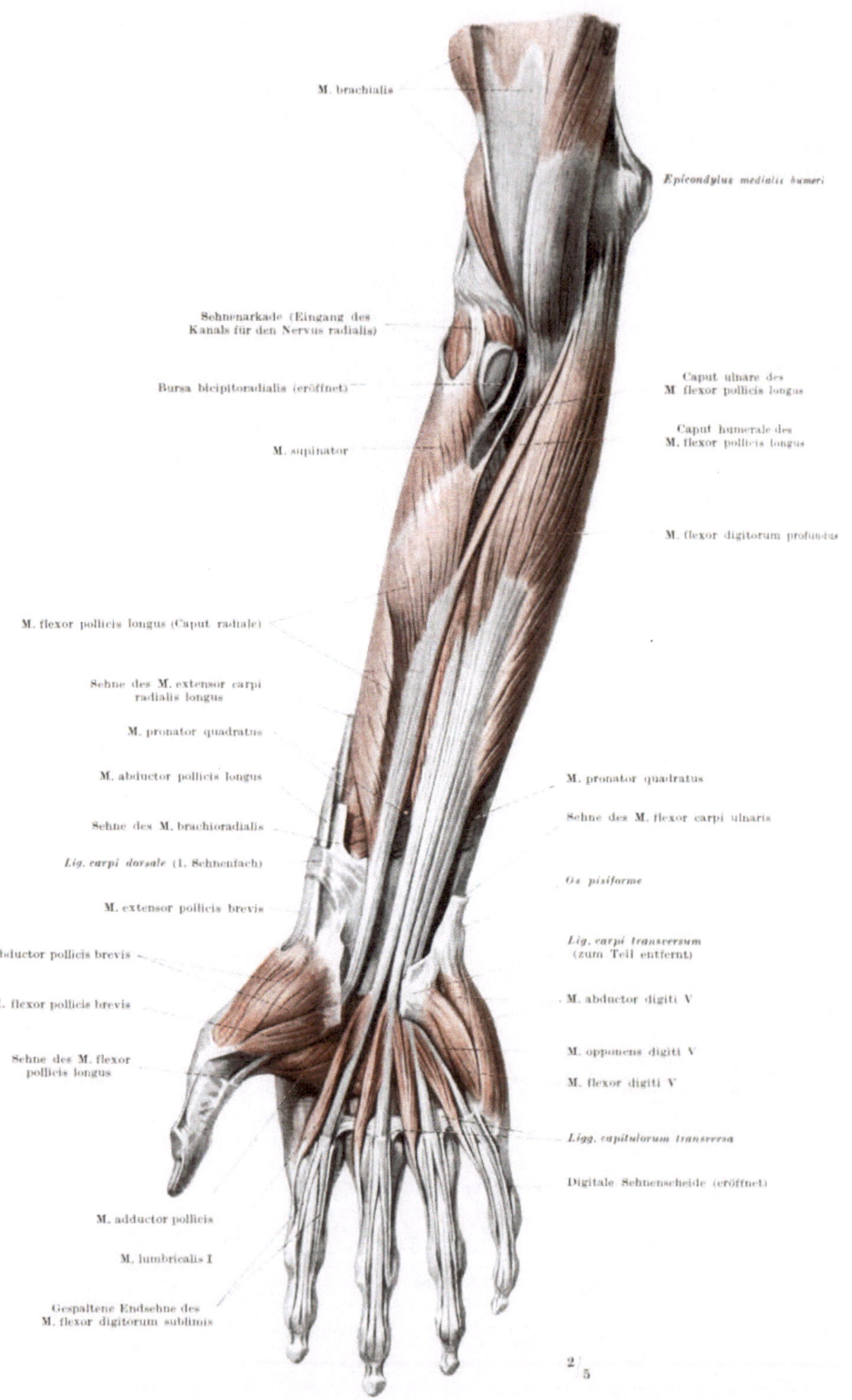

Abb. 169. Tiefe Gruppe der ventralen Vorderarmmuskeln (Vorderfläche des Unterarmes). Von den 4 Mm. lumbricales ist nur der erste bezeichnet. Unter ihm distal der M. interosseus externus I. (mit seiner Fascie bedeckt); auch Teile der übrigen Mm. interossei sind sichtbar (vgl. Abb. 208). Die oberflächlichen Muskeln sind entfernt bis auf die Endsehnen des Flexor digit. sublimis. Die Digitalscheiden der dreigliederigen Finger aufgeschnitten. Canalis carpi durch teilweise Entfernung des Lig. carpi transversum eröffnet.

Flexor carpi ulnaris zusammen völlig den Flexor profundus. An den Fingern läßt von der Mitte des Grundgliedes an der Flexor sublimis den Flexor profundus unbedeckt (Abb. 169). Man nennt ihn *M. perforatus* und den Flexor profundus *M. perforans*. Jede Sehne des Sublimis bildet nämlich eine geschlitzte Hülse durch welche die betreffende Profundussehne hindurchtritt (S. 318 u. Abb. 169 u. 213). Man kann sagen: weil der Flexor · profundus Beuger des Endgliedes ist, muß er Flexor perforans sein. Der Ausgangspunkt dieser Beziehung ist in der Kürze des Muskelfleisches zu erblicken: die schwere Kraftmaschine ist möglichst weit proximalwärts verschoben und die Hand nebst Fingern entlastet (S. 202).

Beim Auseinanderweichen der Sehnen des Flexor profundus in der Hohlhand entspringen von ihnen selbständige Muskelchen für die Finger, die *Lumbricales* (s. kurze Handmuskeln). Da die Sehnen beim Beugen der Finger, z. B. beim Faustschluß, proximalwärts gleiten, so haben die Lumbricales einen *transportablen* Ursprung. So hilft der Flexor diesen Muskelchen, daß sie bei gebeugten Fingern nicht insuffizient werden.

Es kommt vor, daß die Sehnen bis zu dieser Stelle verwachsen sind; gewöhnlich trennen sie sich viel höher am Unterarm (Abb. 169). Dies kommt der Beweglichkeit der einzelnen Finger unabhängig von den Nachbarn zugute.

Innervation: N. medianus und N. ulnaris. Die Nervenverteilung im Innern des Muskels ist sehr kompliziert. Der N. medianus ist nicht nur zum Muskelbauch für den Zeigefinger, sondern auch zu den übrigen Bäuchen zu verfolgen. Bei Verletzung des Ulnaris kann der Nerv durch den Medianus ausgiebig ersetzt werden; der Muskelbauch zum Zeigefinger wird allerdings *nur* durch den Medianus innerviert. Die Unkenntnis der feineren Nervenverteilung hat oft zu Mißverständnissen geführt, weil man glaubte, die Leitung des verletzten und unterbrochenen Ulnaris sei wieder hergestellt, während in Wirklichkeit nur die bis dahin latente Innervation durch den Medianus in Aktion trat. Am Zeigefinger kann man sich in dieser Beziehung nicht leicht täuschen; er bleibt bei Medianuslähmung gestreckt (Abb. 211). Segmentale Nerven: (C 7), C 8, Th 1. *Blutzufuhr:* Muskeläste der Art. ulnaris und Art. interossea volaris.

Musculus flexor pollicis longus (Tabelle S. 294/7). Der Muskel ist nur bei den höchsten Säugern selbständig gegen den Flexor profundus, sonst ist er in letzterem enthalten. Beim Menschen liegt zwischen beiden eine Rinne für ein Gefäßnervenbündel (Art. und Nervus intcross. volaris), die bis auf die Membrana interossea einschneidet und beide Muskeln trennt. Die Hauptmasse des Flexor pollicis entspringt von der Vorderfläche des Radius, *Caput radiale* (Abb. 167), und nimmt damit von vornherein die laterale Stellung ein, welche der Daumen hat. Er behält in jedem Falle die Situation zum Daumen, weil er bei der Pronation vom Radius mitgeführt wird. Er inseriert am Endglied des Daumens und bewegt es ganz selbständig, zusammen mit dem M. extensor pollicis longus, der ebenfalls am Endglied ansetzt (s. auch S. 419). An der Leichtigkeit, mit welcher das Endglied für sich gebeugt werden kann, unterscheidet sich der Daumen sehr auffällig von den übrigen Fingern. Unser Muskel beugt auch die Hand im Handgelenk und abduziert ein wenig radialwärts (Abb. 194c). Er beugt nur auf eine kleine Strecke, weil sein Muskelfleisch relativ kurz ist (4 bis 5 cm lange Fasern) und für größere Ausschläge zu früh insuffizient wird. Die Sehne geht aus dem Muskelfleisch hoch oben hervor; die Muskelfasern inserieren einseitig fiedrig an ihr (Abb. 169).

Es gibt sehr oft einen dünnen akzessorischen Ursprungskopf, der sich aus dem Muskelfleisch des Flexor digitorum sublimis (Tabelle S. 294/8) sondert und nahe dem Ursprung des radialen Hauptkopfes in diesen eintritt. Diese Fasern werden als *Caput humerale* unterschieden, da sie vom Humerus entspringen, oft auch von der Ulna (Abb. 167); die letzteren können einen besonderen Bauch bilden, *Caput ulnare*.

Am Daumen ist die Sehne zwischen die beiden Köpfe des Flexor pollicis brevis gebettet (Abb. 209).

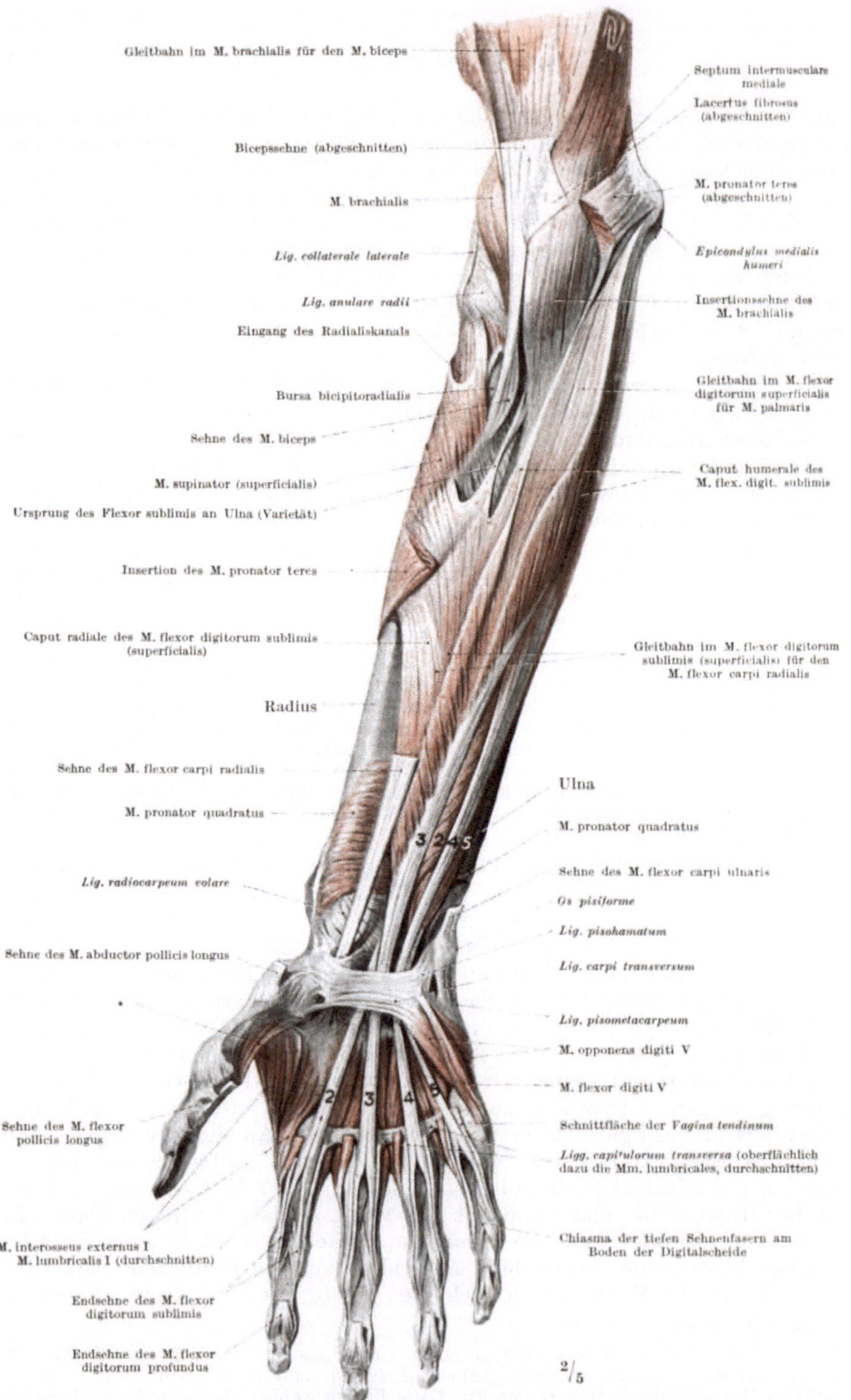

Abb. 170. Tiefe Schicht der oberflächlichen Gruppe der Beugemuskeln an der Vorderfläche des Unterarmes (die auf Abb. 169 folgende Schicht; doch sind der M. flexor digit. profundus und Flex. poll. longus in diesem Bild weggelassen). Der Canalis carpi ist durch das Lig. carpi transversum geschlossen, sein Inhalt ist nicht vollständig. Digitalscheiden geöffnet. Die Beschriftung des Zeigefingers gilt auch für die übrigen dreigliederigen Finger. Unter den Ligg. capitulorum transversa sind sämtliche Mm. interossei zu sehen, nach Entfernung des M. adductor pollicis, vgl. mit Abb. 208. * Teil des M. flexor pollicis brevis (sog. Interosseus internus des Daumens).

An der radialen Seite der oberflächlichen Muskelschicht ist der Flexor pollicis longus eine Strecke weit unbedeckt von anderen Muskeln (Abb. 171). Die Arteria radialis mit ihren Begleitvenen liegt hier zwischen ihm und der Haut. (Die ganze Strecke ist am Puls zu erkennen; man fühlt gewöhnlich den Puls etwas weiter distal und drängt dabei die A. radialis gegen den Pronator quadratus.)

Innervation: N. interosseus volaris aus N. medianus. Segmentale Nerven: C 8, Th 1. *Blutzufuhr:* Äste aus A. radialis, A. ulnaris und A. interossea volaris.

g) Die oberflächliche Gruppe der ventralen Muskeln des Unterarmes (Vorderfläche). Tabelle S. 294/8—12.

Musculus flexor digitorum sublimis (superficialis) (Tabelle S. 294/8). Er ist von den beiden vorigen geschieden durch ein Fascienblatt, in welchem der Nervus medianus liegt, der innig dem Flexor sublimis angeheftet ist und mit in die Höhe gehoben wird, wenn man den Muskel lüpft (Abb. 159b). Auch der N. ulnaris liegt eine Strecke lang zwischen beiden Muskelgruppen. Der Flexor sublimis wird von den übrigen Muskeln der oberflächlichen Gruppe überdeckt, aber nicht vollkommen. Im Oberflächenbild sind distal immer große Teile des Muskels sichtbar, weil sein Muskelfleisch weiter abwärts reicht als bei den darüberliegenden Muskeln und zwischen den Sehnen jener vorschaut (Abb. 171). Ein Streifen von ihm kann der ganzen Länge des Vorderarmes nach unter der Haut liegen, wenn nämlich der Palmaris (Tabelle S. 294/11) fehlt. Das ist in reichlich 10% der Fälle so. Der Flexor sublimis ist für sich eine besondere Unterabteilung der oberflächlichen Muskelgruppe.

Viele Autoren rechnen ihn zu der tiefen Gruppe, mit welcher ihn der humerale Kopf und individuell auch andere Muskelbäuche des Flexor pollicis longus verbinden. Die Fascie auf der Volarseite des Flexor sublimis ist am Lig. transversum carpi (Abb. 170) befestigt, während die Sehne des M. palmaris über dieses Band hinweg in die Hohlhand geht. Dadurch wird der Flexor sublimis mit der tiefen Gruppe im Hohlhandkanal vereinigt, der Palmaris aber nicht. Für die Fortleitung von Eitererergüssen (Phlegmonen) ist dies von Wichtigkeit, aber kein Kriterium für die Trennung der Schichten. Denn unzweifelhaft oberflächliche Muskeln verhalten sich bald wie der Palmaris (Flexor carpi ulnaris, Tabelle S. 294/12), bald wie der Flexor sublimis (Flexor carpi radialis, Tabelle S. 294/10).

Wirkung auf Handgelenk und Finger. Der Muskel bedeckt die ganze Vorderseite des Unterarmes und entspringt von *beiden* Unterarmknochen, dazu regelmäßig und ausgiebig vom Humerus (Abb. 167). Er liegt infolgedessen auf den tiefen Beugern der Finger und des Daumens.

Doch ist seine Lage verschieden von der des Flexor digit. profundus, der um die Ulnakante dorsalwärts reicht. Der Flexor sublimis liegt rein volar, nicht ulnar. Er läßt Platz für den Flexor carpi ulnaris (Tabelle S. 294/12), welcher sich medial eng an den Flexor sublimis anschmiegt und den Flexor profundus bis zur Ulnakante bedeckt.

Er ist der erste Muskel von den bisher beschriebenen, der regelmäßig und ausgiebig vom Epicondylus medialis des Humerus ausgeht. Dieser Teil überspringt auf seinem Weg zu den Mittelphalangen der Finger außer den Gelenken, über welche die tiefen Muskeln hinwegziehen, auch das Ellenbogengelenk. Aber die Mitwirkung an dieser Stelle ist minimal, da das Moment viel geringer ist als dasjenige der Oberarmbeuger (Brachialis usw.). Der Muskel ist vielmehr durch den Ursprung am Humerus und durch die distale Ausdehnung seines Muskelfleisches bis an den Unterrand des Pronator quadratus der längste Fleischmuskel des Vorderarmes und wird deshalb nicht so leicht insuffizient wie die übrigen. Man sieht meistens in der ulnaren Hälfte des Vorderarmes nahe der Handwurzel den unteren Rand des Muskelfleisches durch die Haut hindurch in die Höhe steigen, wenn der Muskel kontrahiert wird, um die Finger zu bewegen. Man überzeuge sich von dem Muskelspiel sowohl bei Flexion der Mittel- wie der Grundphalanx wie auch der ganzen Hand. Bei allen 3 Bewegungen kann der Muskel mitwirken; allerdings kommt es sehr darauf an, wie die Ausgangsstellung ist. Er ist keineswegs, wie der Fachname zu glauben verleitet, bloß Fingerbeuger. Die Richtung, in welcher er die Fingerglieder und die Hand zu bewegen vermag, ist gleich der vom Flexor profundus erzielten, außer am Endglied der Finger, welches unbewegt bleibt.

Am günstigsten ist für ihn als Ausgangsstellung die extreme Dorsalflexion im Handgelenk und in den Fingergelenken, weil er dadurch am stärksten gedehnt wird. Diese Stellung geben wir unwillkürlich der Hand, bevor wir eine Faust machen. Bei stark flektiertem Handgelenk ist er passiv so stark entspannt und passiv insuffizient, daß die Flexion der Finger fast alle Kraft verliert. Da die Sehnen von der Handwurzel zu den Fingern divergieren, so adduziert er die Finger auf den Mittelfinger hin (s. S. 400).

Die einzelnen Bäuche, Bifurcatio und Chiasma der Sehnen. Die einzelnen Muskelbäuche liegen nicht nebeneinander wie bei den tiefen Fingermuskeln, sondern in 2 Schichten. Darin äußert sich ihre Selbständigkeit, die der Einzelaktion der Finger zugute kommt. Oberflächlich ist der Bauch für den Mittel- und Ringfinger (Abb. 170, Nr. 3 u. 4) tiefer der für den Zeige- und Kleinfinger zu finden (Nr. 2 u. 5). Auch die Sehnen liegen anfangs so; erst in der Hohlhand treten sie nebeneinander. In der Mitte der Grundphalanx teilt sich jede Sehne für den Durchtrittt der Sehne des Flexor profundus. Zunächst verliert sie ihren bisher runden Querschnitt, indem sie auf ihrer Dorsalseite eine Rinne bildet, in die sich die Profundussehne einlagert. Die Rinne vertieft sich schnell und öffnet sich auf der Volarseite, indem die Sehne spitzwinkelig in zwei langgezogene, ausgehöhlte Schenkel auseinanderweicht (*Bifurcatio*, Abb. 170). Die beiden Schenkel setzen an den Seiten der Mittelphalangen an einer Leiste nahe ihrem Rande an (Abb. 167). Die dorsalen Sehnenanteile, welche die Ränder der Rinne für die Profundussehne gebildet haben, vereinigen sich unter Überkreuzung ihrer Fasern (*Chiasma*, Abb. 170) zu einer dünnen Sehnenplatte, die mit zwei Schenkeln sich den beiden volaren Schenkeln anschließt. Die Sehne des Flexor profundus tritt also nicht durch einen einfachen Schlitz in der Sublimissehne, sondern gleitet in ihr wie in einer Hülse, die erst auf der Dorsal-, dann auf der Volarseite geschlitzt ist.

Das Caput humerale speist die Muskelbäuche für den 3.—5. Finger und teilweise für den Zeigefinger, das platte, dünne Caput radiale geht nur in den Muskelbauch für den Zeigefinger ein. Letzterer hat oft eine Zwischensehne, die sein Muskelfleisch in einen proximalen und distalen Bauch zerlegt. Das Caput radiale entsteht beim Embryo später als das Caput humerale; es fehlt den Primaten. Beim Menschen ist es sehr wechselnd ausgebildet. Es kann fehlen oder statt zum Zeigefinger in einen der anderen Bäuche übergehen (in Abb. 170, zur Sehne des Mittelfingers). Die Sehne zum 5. Finger kann fehlen. Die Profundussehne ist dann der einzige Motor für den Minimus auf der Volarseite.

Zwischen Radius und Humerus ist eine Sehnenarkade ausgespannt, welche den proximalen Ursprung des Flexor sublimis von dem einen Knochen zum anderen hinüberleitet. Sie kann mit einem Zwischenpfeiler an der Ulna befestigt und dadurch in 2 Arkaden zerteilt sein (Abb. 170). Der Muskel entspringt kontinuierlich oder in Strängen von der Arkade. Sie überbrückt den Nervus medianus, die Arteria ulnaris und deren Begleitvenen. Durch die Gefäßnervenpforte können tiefe Eiterungen (Phlegmonen) des Unterarmes den Weg in die Fossa cubiti nehmen und von dort gegen den Oberarm in die Höhe steigen.

Innervation: Nervus medianus. Die Bäuche zum 2.—5. Finger haben einen gemeinsamen Nervenzweig, der Doppelbauch des Zeigefingers hat je einen besonderen Ast. Selten tritt ein Ast des N. ulnaris in den Muskel. Segmentale Nerven: C 7, C 8, Th 1. *Blutzufuhr:* Äste der A. radialis und ulnaris. *Schleimbeutel:* Selten kommt ein Schleimbeutel am Ursprung vor (in der Lücke zwischen Radius und Ulna).

Musculus pronator teres (Tabelle S. 294/9). Er inseriert am Radius; da er vom Humerus entspringt, proniert er nicht nur wie der Pronator quadratus, sondern er flektiert auch im Ellenbogengelenk. Der Ursprung ist auf den Epicondylus medialis humeri beschränkt oder reicht weiter am Humerus hinauf (Abb. 167), unter Umständen bis zum Ansatz des Coracobrachialis. Existieren

Reste eines Processus supracondyloideus (S. 281), so entspringt der proximale Teil des Muskels von ihnen.

Der Muskelbauch deckt die Insertion des Brachialis und den Ursprung des Flexor sublimis (Abb. 170). Mit letzterem und mit dem Flexor carpi radialis (Tabelle S. 294/10) ist er am Ursprung verwachsen. Nach der Insertion zu wird er vom M. brachioradialis (Tabelle S. 295/23) überdeckt. Der schräge obere Rand begrenzt mit ·dem Brachioradialis, mit dem er spitzwinklig zusammentrifft, die Grube der Ellenbeuge, *Fossa cubiti* (Abb. 171); in ihr fühlt (und sieht man bei mageren Individuen) einen Längsstrang, die Sehne des Biceps. Zwischen Bicepssehne und Pronator teres liegt die Pars medialis der Fossa cubiti, welche der Lacertus fibrosus des Biceps überdacht. Sie enthält die A. cubitalis (brachialis) mit ihrer Teilung in A. radialis und A. ulnaris und den Nervus medianus.

Die Sehne des Pronator teres ist platt wie die ganze insertive Endpartie des Muskels (Abb. 170). Sie ist um den *supinierten* Radius herumgewunden und dorsal befestigt (Abb. 168). Der Muskel dreht sich gerade entgegengesetzt um den Radius herum wie die Bicepssehne und wie der Supinator (Tabelle S. 294/13). Darin liegt die antagonistische Wirkung der beiden Befestigungsarten begründet. Da der Pronator teres schräg zur Diagonalachse des Unterarmes (Abb. 143a) gerichtet ist, so kann man sich seine Wirkung nach dem Parallelogramm der Kräfte in 2 senkrecht zueinander stehende Kräfte zerlegt denken. Die quer zum Radius gerichtete Komponente proniert wie der Pronator quadratus, und zwar um so mehr, je weiter der Epicondylus medialis humeri ausladet. Die längs gerichtete Komponente flektiert, und zwar um so mehr, je höher der Pronator teres am Humerus in die Höhe reicht. Ist der Radius nicht durch supinierende Muskeln festgestellt, so wird er durch den Pronator teres zuerst proniert und dann gebeugt.

Der Tonus des Pronator teres hält bei ruhig herabhängendem Arm den Supinatoren das Gleichgewicht, wenn der Unterarm halb proniert steht (Abb. 126). Einen Beweis dafür liefern Frakturen des Radius dicht oberhalb der Insertion des Pronator teres. Das proximale Stück des Radius stellt sich dann in extreme Supination, weil die Gegenwirkung des Pronator teres fehlt. Umgekehrt bleibt bei Fraktur dicht unterhalb der Insertion des Pronator teres die Ruhestellung unverändert.

Ein *Caput ulnare* ist nicht immer vorhanden und sehr verschieden stark ausgebildet, manchmal nur ein aponeurotischer Streifen, gewöhnlich aber ein dickes Muskelbündel (Abb. 172), das medial neben der Sehne des Brachialis entspringt (Abb. 167) und mit dieser zusammenhängt. Zwischen Caput humerale und Caput ulnare verläuft der Nervus medianus hindurch (Abb. 172). Er kann bei kräftig entwickelter Muskulatur zwischen den straff kontrahierten beiden Bäuchen eingeklemmt und geschädigt werden. Die A. cubitalis (brachialis) gibt am oberen Rand des Muskels einen Ast ab, die A. radialis. Beide nehmen den P. teres zwischen sich, und zwar verläuft die A. radialis über ihm, die A. cubitalis unter ihm. Das Caput ulnare s. profundum *schiebt sich zwischen N. medianus und A. ulnaris ein* und ist, falls es nicht fehlt, ein wichtiges Grenzbündel zwischen beiden. Die A. radialis mit dem R. superficialis des N. radialis überquert den Muskel nahe seiner Insertion. Dieses Gefäßnervenbündel ist selbst bedeckt vom M. brachioradialis, der an dieser Stelle auf dem P. teres liegt (Abb. 171).

Innervation: 2—3 Zweige aus dem Nervus medianus, die vor dem Durchtritt des Nerven in den oberen Rand des Muskels hineingehen. Segmentale Nerven: C 6, C 7. *Blutzufuhr:* Äste aus A. brachialis, radialis und ulnaris. Im Muskelfleisch (zwischen Caput humerale und ulnare) liegt eine Kollateralverbindung zwischen A. brachialis und A. ulnaris (A. collateralis ulnaris inf. und A. recurrens ulnaris anterior). *Varietäten:* Außer den oben erwähnten kann auch die Insertion distal vergrößert sein. In der Entwicklungsgeschichte des Menschen zieht sich die Anlage des Muskels relativ gegen den Pr. quadratus zurück, da die Unterarmknochen distal am stärksten wachsen.

Musculus flexor carpi radialis (Tabelle S. 294/10). Dieser und die folgenden beiden Muskeln (Tabelle S. 294/11 u. 12) liegen im Unterarm ganz oberflächlich und gehen vom Humerus zur Handwurzel (Abb. 171). Der Flexor carpi radialis zieht vom Epicondylus medialis humeri nach der Basis des Metacarpale II (Abb. 167). Der doppelfiedrige schlanke Muskelbauch wird schon in der Mitte des Vorderarmes sehnig. Seine Richtung ist kenntlich an der Sehne, die bei

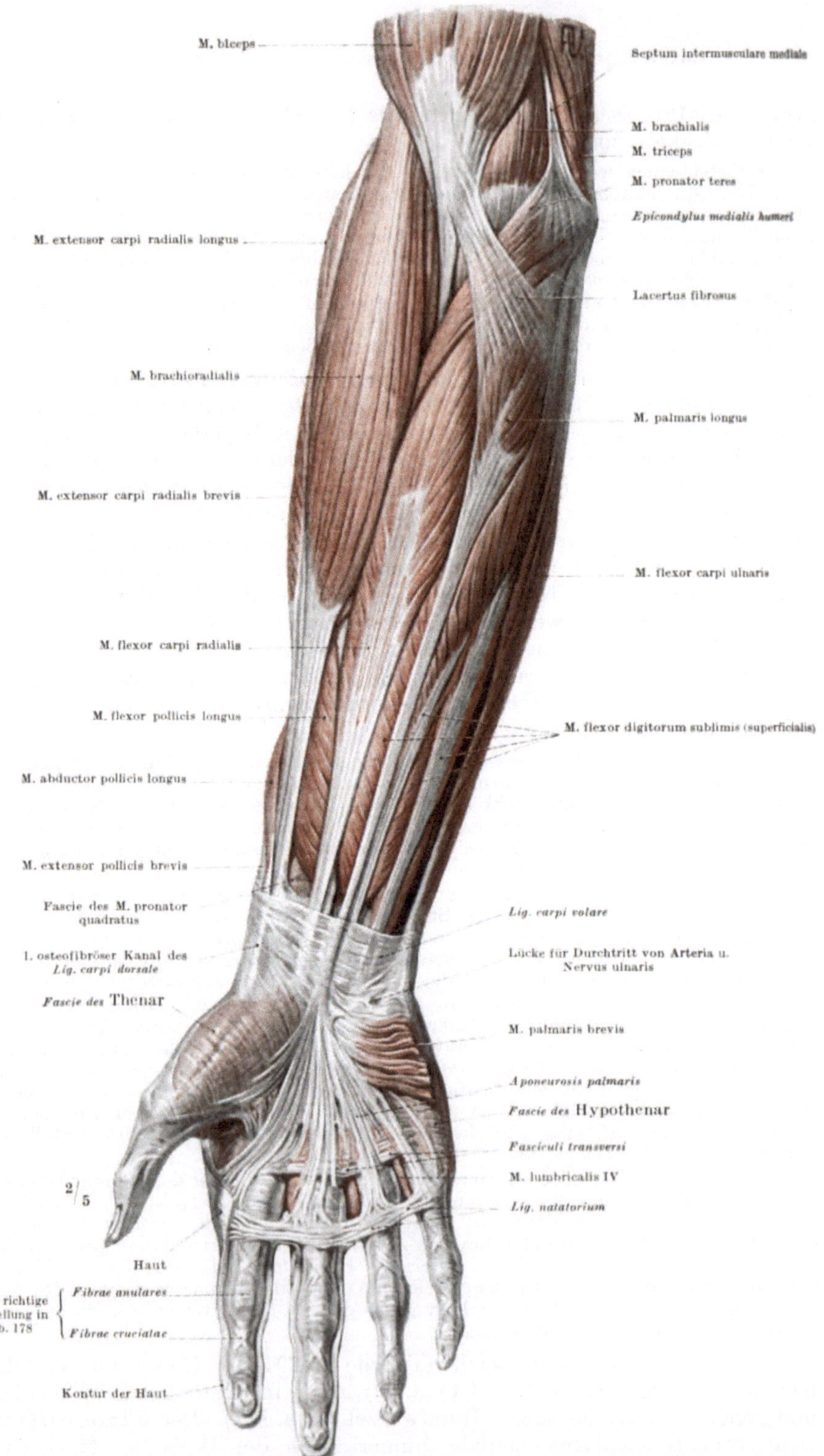

Abb. 171. Oberflächliche Schicht der Vorderarmmuskeln (die tieferen Schichten in der gleichen Stellung des Armes s. Abb. 169 u. 170). Der 1. M. lumbricalis ist durch das Stück Haut, welches erhalten wurde, bedeckt; die 3 folgenden in den viereckigen Fenstern der Palmaraponeurose sichtbar (nur der 4. bezeichnet). Vom Daumen, 4. und 5. Finger ist die Haut ganz abgetragen, vom 2. und 3. Finger nur auf der Vorderseite. Die fibrösen Sehnenscheiden an allen Fingern erhalten.

Volarflexion der Hand zwar nicht ganz so deutlich wie die des Palmaris vorspringt, aber immer gut zu sehen ist (Abb. 216), besonders wenn der Palmaris fehlt. Bei dorsalflektierter Hand wird die Haut über ihr gespannt und blutleer; der weiße Streifen in der Haut ist charakteristisch für die Lage der Sehne. Sie liegt an der Handwurzel unmittelbar außen von der Mitte, also vom radialen Rand des Vorderarmes recht weit entfernt.

Der Name Flexor carpi „radialis" soll den Muskel gegenüber dem Flexor carpi „ulnaris" (Tabelle S. 294/12) charakterisieren, nicht, wie vom Anfänger leicht mißverständlich angenommen wird, eine rein radiale Lage bezeichnen. Die Sehne ist ein sehr wichtiger Wegzeiger für das Eindringen in die Tiefe. Lateral von ihr liegt die Arteria radialis mit ihren Begleitvenen.

Medial von der Sehne des Flexor carpi radialis liegt der Nervus medianus (zwischen ihr und der Palmarissehne). Diese Lagebestimmung gilt nur für leichte Volarflexion der Hand und der Finger. Wird die Hand dorsal flektiert, und werden die Finger gestreckt, so drängen sich die Sehnen des Flexor sublimis gegen die Haut vor, und der Nervus medianus liegt ganz tief.

Die Hauptmasse der Muskelfasern entspringt in der Tiefe von Bindegewebssepten zwischen ihm und den Nachbarmuskeln (Pronator teres, Palmaris longus oder Flexor carpi ulnaris, Flexor digitorum sublimis). Die oberflächlichen Fasern haben am Epicondylus humeri nur ein sehr kleines Ursprungsfeld gerade auf der Spitze des Höckers (Abb. 167); sie entspringen auch von der Fascie des Unterarmes und aberrieren ausnahmsweise an die Bicepssehne, den Radius oder die Ulna. Die Sehne durchbohrt das Ligamentum carpi transversum gesondert von den übrigen Sehnen in einer dünnen, 6 cm langen Sehnenscheide (Abb. 170). Im Hohlhandkanal liegt die Sehne in einem besonderen Ausschnitt des Os multangulum majus auf der Volarfläche des Knöchelchens, der ligamentös zu einem Kanal abgeschlossen ist (Abb. 179 u. 193). Die Befestigung am Metacarpus kann individuell vom Metacarpale II auf das Metacarpale III und sogar Metacarpale IV übergreifen, auch oberflächlich auf das Ligamentum carpi transversum.

Wirkung auf Ellenbogen und Handgelenk. Die flektierende Wirkung auf das Ellenbogengelenk ist wie beim Flexor sublimis und den beiden folgenden Muskeln (Tabelle S. 294/11 u. 12) gering, weil das Moment ungünstig ist. Immerhin ist es nicht unwichtig, daß die gleichen Muskeln, welche die Hand und die Finger flektieren, die Beugung im Ellenbogen fördern. Die Hand wird für die gemeinschaftlichen Manipulationen beider Hände unter der Kontrolle des Blickes an den Körper herangebracht. Das ist nur bei gebeugtem Ellenbogen möglich.

Die Wirkung des Muskels auf das Handgelenk wird gekennzeichnet durch den Zug am Metacarpus II nach volar und ein wenig nach außen (Abb. 194c). Die Hand stellt sich in Volarflexion und schwache radiale Abduktion. Durch kombinierende Wirkung mit anderen Muskeln kann die eine oder andere dieser beiden Bewegungen verstärkt oder aufgehoben werden. In Abb. 165 ergänzen sich die durch rote Linien wiedergegebenen Muskeln zu rein radialer Abduktion, die den schwarzen Linien folgenden zu rein ulnarer Abduktion (der Drehpunkt der Hand im Carpus ist eingezeichnet); schwarz und rot zusammen flektieren, und zwar volarwärts oder dorsalwärts. Der Flexor carpi radialis entspricht der vorderen roten Linie dieser Abbildung. Außerdem unterstützt der Muskel die Pronation des Vorderarmes, besonders bei gestrecktem Arm und dorsalflektierter Hand.

Das ist die Erklärung dafür, daß wir bei gestrecktem Arm größere Kraft beim Pronieren haben als beim Supinieren, zumal dabei die Rotation im Oberarm nach innen mithilft, die kräftiger ist als die Rotation nach außen. Bei gebeugtem Arm ist dagegen das Supinieren wirksamer als das Pronieren. Die technischen Einrichtungen, die nur bei gebeugtem Arm benutzt werden, z. B. Türklinken, Bohrer, sind auf Supination eingerichtet.

Innervation: Ein Ast des Nervus medianus, der im oberen Drittel des Armes die Unterfläche des Muskels erreicht. Segmentale Nerven: (C 6), C 7, C 8. *Blutzufuhr:* Äste der A. radialis.

Musculus palmaris longus (Tabelle S. 294/11). Er ist der oberflächlichste aller Beuger (Abb. 171). Seine Sehne ist, falls der Muskel nicht fehlt, durch die Haut stets zu erkennen, besonders wenn man die Hand volar flektiert und bei gestreckten Fingern Daumen- und Kleinfingerballen einander möglichst zu nähern versucht. Sie liegt unmittelbar medial neben der Sehne des Flexor carpi radialis. Der Muskel fehlt in reichlich 10% der Fälle (nach anderen Statistiken sogar in 27%, doppelseitig in 22%). Auch wenn er vorhanden ist, ist er äußerst wechselnd ausgebildet; er kann fast ganz sehnig sein oder ist in 2 Bäuche mit einer Zwischensehne zerlegt. Auch Verdoppelung kommt vor. Fehlt er, so ist seine Ausstrahlung in der Hohlhand, die Palmaraponeurose, trotzdem vorhanden.

Bedeutung der Palmaraponeurose. Die Sehne überquert das Lig. carpi transversum der Hohlhand und gleitet in einer Duplikatur der oberflächlichen Armfascie (Lig. carpi volare, Abb. 171). Sie geht dann in die Palmaraponeurose über und spannt diese. Die Haut des Handtellers ist mit der Aponeurose fest verwachsen; sie wird durch den Muskelzug knochenhart und sehr widerstandsfähig. Die Aponeurose (S. 402) ist ein Widerlager für Gegenstände, die wir in der geschlossenen Faust halten; sie schützt die Tiefe der Vola so gut wie eine Knochenplatte, hat aber die größere Leichtigkeit voraus und kann sich den wechselnden Höhlungen der Handfläche anpassen. Beim Erschlaffen der Aponeurose wird gleichsam die Knochenplatte entfernt wie eine Rolltür, welche man wegschiebt.

Die Hand wird durch den Palmaris longus *rein* volar flektiert — alle anderen Flexoren der Hand haben Nebenkomponenten (Abb. 194 c).

Fehlt der Muskel, so ist die Palmaraponeurose nicht nur an den Ursprungssehnen der Thenar- und Hypothenarmuskulatur, wie gewöhnlich, sondern auch am Lig. carpi transversum der Handwurzel festgewachsen und kann vom anderen Ende her, nämlich durch Dorsalflexion der Finger gespannt werden. Mag dies auf die eine oder die andere Weise geschehen, immer werden bei gespannter Palmaraponeurose die Zipfel für die Finger in die Tiefe versenkt, und die Haut bildet längliche Gruben über ihnen, die an der Handinnenfläche gegen die Basis der Finger deutlich zu sehen sind (besonders beim 3. und 4. Finger). Zwischen den Zipfeln wird das Fett der Tiefe gegen die Haut durch den Druck der Aponeurose emporgetrieben. Die 3 Fettbällchen der menschlichen Hohlhand entsprechen viereckigen Fenstern der Aponeurose (Abb. 171), aus welchen sie emporquellen. In diesen Fettdepots liegen die Teilungsstellen der Gefäße und Nerven für die Finger.

Ursprünglich hat die Palmaraponeurose die Aufgabe, den Tastballen der Hohlhand eine feste Unterlage zu bieten, die für feines Fühlen (z. B. beim tastenden Gehen) notwendig ist. Beim Menschen ist das Tastgefühl in den Fingerspitzen am höchsten entwickelt und in der Handfläche nicht so stark ausgebildet; die Tastballen der Hohlhand sind rudimentär.

Innervation: Ein Ast des Nervus medianus dringt proximal in die Unterfläche des Palmaris longus ein. Auch ein Ast des Nervus ulnaris als Varietät. Segmentale Nerven: (C 7), C 8, Th 1. *Blutzufuhr:* Äste aus A. ulnaris. *Pathologie:* Es gibt krankhafte Schrumpfungen der Zipfel der Aponeurose, bei welchen ein Finger oder mehrere dauernd in die Hohlhand eingeschlagen werden (DUPUYTRENsche Kontraktur). Die Wirkung auf die Finger tritt hier in extremstem Maße heraus.

Musculus flexor carpi ulnaris (Tabelle S. 294/12). Der Muskel liegt von den Volarflexoren der Handwurzel am meisten ulnarwärts; er verdient seinen Namen auch deshalb, weil er die Ulna selbst bedeckt (was beim Flexor carpi radialis und Radius nicht der Fall ist). Das Caput humerale entspringt vom Epicondylus medialis humeri, von dem Bindegewebsseptum des Nachbarmuskels (Palmaris longus oder Flexor sublimis) und ist durch einen aponeurotischen Streifen mit der dorsalen Ulnakante verbunden, von welcher das Caput ulnare ausgeht (Abb. 168). Auch von der oberflächlichen Unterarmfascie entspringen Fasern des Muskels. Er ist nur in seinem vorderen Abschnitt fleischig (Abb. 171);

der ganze an der Ulnakante entspringende Teil ist eine aponeurotische Platte, welche leicht übersehen wird. Unmittelbar darunter liegt der Flexor digitorum profundus, der fleischig die Ulna umgibt (Abb. 169), aber gegen die Haut von der Ursprungsaponeurose des Flexor carpi ulnaris bis zum unteren Drittel der Ulna umhüllt ist. Nur durch die ausgedehnte Befestigung an der Ulna ist zu verstehen, daß der Flexor carpi ulnaris in allen Lagen eng dem Knochen angeschlossen bleibt, und daß sein Wulst zusammen mit dem Flexor profundus, der die Unterlage bildet, am Lebenden neben der Ulnakante deutlich ist (Abb. 176).

Der vordere, volare Rand des Muskels ist eine wichtige Marke. Er folgt einer geraden Verbindungslinie des Os pisiforme mit dem Epicondylus medialis humeri (Abb. 171). In dieser Richtung verlaufen der Nervus ulnaris und die Arteria ulnaris mit ihren Begleitvenen. Der Nerv liegt in dieser Linie von dem Knocheneinschnitt hinter dem Epicondylus medialis humeri ab (Sulcus n. ulnaris, Abb. 168). Er ist dort von dem oben genannten aponeurotischen Streifen, welcher das Caput humerale mit dem Caput ulnare verbindet, überbrückt. Der Nervenkanal liegt dorsal vom Humerus und leitet den N. ulnaris unter dem Ursprung des Flexor carpi ulnaris hindurch ventralwärts. Über dem Nervenkanal kann ein M. epitrochleoanconaeus liegen (S. 305). Die Gefäße gelangen erst weiter distal (von der Unterfläche des Flexor sublimis her) an den Vorderrand des Flexor carpi ulnaris. An der Handwurzel kann man den Puls der A. ulnaris fühlen, aber nicht so deutlich wie bei der A. radialis, weil das Gefäß etwas unter dem Muskel liegt, der hier stets daran kenntlich ist, daß Muskelfasern nur von ulnar her an die Sehne herantreten. Zwischen dem Lig. carpi volare (Abb. 171) und dem Lig. carpi transversum, also oberflächlich zu letzterem, geht das Gefäßnervenbündel zur Hohlhand.

Beziehung zum Erbsenbein. Die Sehne des Muskels wird zwar weiter distal als beim Flexor carpi radialis und Palmaris longus, aber doch nahe der Mitte des Vorderarmes partiell sichtbar. Sie ist erst dicht am Pisiforme durch die Haut greifbar, weil sie zum Unterschied von jenen Muskeln Fleischfasern bis nahe an die Handwurzel heran empfängt. Sie bleibt außerhalb des Hohlhandkanals, steht mit dem Lig. carpi volare et dorsale in Verbindung und inseriert am Hamulus ossis hamati und an der Basis des Metacarpale V unter Einschaltung des Os pisiforme, des Sesambeines des Muskels (Abb. 167). Steht die Hand in Volarflexion, so setzen die Bandverbindungen des Os pisiforme mit dem Carpus und Metacarpus (Lig. pisohamatum und Lig. pisometacarpeum, Abb. 170) gradlinig die Richtung der Sehne zu diesen Knochen fort. Ist die Hand dorsal flektiert, so biegt vom Pisiforme aus der Bandapparat rechtwinklig nach dem Carpus und Metacarpus dorsalwärts um und wirkt mit besonders günstigem Moment vom Erbsenbein als Hypomochlion auf die Hand.

Bei der Supination nähert sich die Sehne des Muskels der Ulna, bei der Pronation entfernt sie sich etwas von ihr. Denn der Radius nimmt bei der Pronation die Hand mit sich und innerhalb der Hand natürlich auch das Erbsenbein. Da die Sehne am Erbsenbein inseriert, macht sie dessen Verschiebung mit.

Wirkung auf die Hand. Die Volarflexion der Hand ist, wenn die Bewegung aus der Dorsalflexion heraus entwickelt wird, besonders kräftig; sie ist wirksamer als beim Flexor carpi radialis. Der Muskel nähert den ulnaren Handrand dem Unterarm; Volarflexion und ulnare Abduktion sind in dieser Bewegung vereinigt (Abb. 194). Jede Komponente kann durch Mitwirkung anderer Muskeln isoliert werden, z. B. wird bei gemeinsamer Wirkung des Flexor carpi radialis (Abb. 165, rot) und Flexor carpi ulnaris (schwarz) die radiale Abduktion des ersteren durch die ulnare Abduktion des letzteren aufgehoben, die gemeinsame Volarflexion dagegen wird summiert. Die langen Fingermuskeln können bei günstiger Ausgangsstellung stärker im Handgelenk flektieren als die Handwurzelmuskeln im engeren Sinne.

Man hüte sich, die Flexores carpi für die eigentlichen oder gar einzigen Handbeuger zu halten. Die langen Fingerbeuger haben unmittelbare Sehnenbefestigungen nur an den Phalangen der Finger, sind aber viel kräftigere Handbeuger als jene, weil sie bei ihrem Durchtritt durch den Canalis carpi an der Handwurzel das Lig. carpi transversum als Hypomochlion benutzen und weil der Abstand von der Drehachse und damit ihr Hebelarm besonders groß ist (Abb. 194 c). Es kommt eben gar nicht allein auf die Insertionen der Muskeln im engeren Sinn, sondern auf die Drehmomente an, welche durch irgendwelche Verknüpfungen der Muskeln mit den Knochen ausgelöst werden.

Gelegentlich ist die Sehne des Flexor carpi ulnaris außer mit dem 5. auch mit dem 4. und 3. Metacarpale in Verbindung. Da die Sehne des Flexor carpi radialis außer an das 2. auch an das 3. Metacarpale gehen kann, so stehen unter Umständen alle Mittelhandknochen der dreigliederigen Finger unter dem unmittelbaren Zug der beiden Flexores carpi. Auch wenn das nicht der Fall ist, müssen die Metacarpalia gemeinsam den beiden Muskeln gehorchen, weil die Knochen gegeneinander und gegen den Carpus so gut wie unbeweglich feststehen.

Die ulnare Abduktion im Handgelenk begleitet nur etwa die ersten 30° der Beugung, für die folgenden 60° wird sie durch die Hemmungsbänder des Handgelenkes ausgeschaltet und schließlich sogar wieder rückläufig, weil das Bewegungsfeld der Hand sich immer mehr einengt, je mehr die Hand gebeugt wird (Abb. 194 b). Bei Reizung mit starken faradischen Strömen erhält man daher reine Volarflexion. Darum ist der Muskel doch ein kräftiger Abductor. Der lateinische Name nimmt darauf keine Rücksicht.

Innervation: 2 Äste des N. ulnaris, die vom Nervenkanal hinter dem Ursprung des Muskels in seine Unterfläche eindringen. Als Varietät kommt ein 3. Ast aus dem N. medianus vor oder ein besonderer vom Medianus versorgter Muskelbauch. Segmentale Nerven: C 7, C 8, (Th 1). *Blutzufuhr:* Aa. collaterales aus A. brachialis und A. ulnaris.

h) Die tiefe Gruppe der dorsalen Muskulatur des Unterarmes (Hinterfläche).
Tabelle S. 294/13—17.

Musculus supinator (Tabelle S. 294/13). Der Muskel liegt unmittelbar auf den Knochen und ist einer der verstecktesten Muskeln des ganzen Armes, da er von sämtlichen Muskeln der beiden oberflächlichen Gruppen bedeckt ist. Die dünne Muskelplatte, welche am Humerus, dem Gelenk und an der Ulna neben dem Ansatz des Anconaeus entspringt (Abb. 173), ist um die Gelenkkapsel und um den Radius von hinten nach vorn herumgewickelt bis zur Insertion, die bis auf die Volarseite des Knochens reicht (Abb. 167 u. 168). Der Muskel beschreibt bei Pronation des Unterarmes um den rechten Radius die gleiche Linksschraube wie die Sehne des Biceps (Abb. 172). Der Pronator teres, der unmittelbar distal vom Supinator am Radius inseriert, läuft bei supiniertem Unterarm in entgegengesetzter Schraubentour um den Knochen herum (beim rechten Radius ähnlich einer Rechtsschraube), ist also Antagonist des Supinator. Beim Biceps und Pronator ist die Sehne, beim Supinator das Muskelfleisch selbst um den Knochen herumgelegt. Die Kraft, mit welcher sich der Muskel abwickelt und den Radius um seine Längsachse wie einen Kreisel dreht, ist besonders groß; sie ist im günstigsten Fall fast halb so groß wie bei dem vielfach größeren Muskelfleisch beider Bicepsköpfe. Der Weg, der zurückgelegt werden kann, ist aber beim Biceps viel größer, dessen supinatorische Wirkung durch die Länge der Muskelbäuche besonders ausgiebig und schnell erfolgen kann.

Der Supinator kann in *jeder* Stellung des Radius sehr energisch arbeiten; für den Biceps ist die Streckstellung des Armes ausgenommen, weil dann sein Moment gleich Null ist. Für die Differentialdiagnose zwischen der supinatorischen Tätigkeit beider Muskeln beim Lebenden ist das zu benutzen (Radialislähmung, S. 300).

Gerade so wie es einen langen und kurzen Pronator gibt (Pronator teres et quadratus), gibt es, wie wir sahen, einen langen und kurzen Supinationsmuskel, nämlich den Biceps und den Supinator.

Nerventunnel im Supinator. Der Muskel enthält einen Tunnel für den R. profundus des N. radialis, dessen dorsalwärts gewendete Schraube durch den Muskel hindurchführt (Rechtsschraube am rechten Radius, S. 275). Die obere Eintrittspforte für den Nerv ist meistens schräg umrandet (Abb. 172). Die Partie des Muskels, welche oberflächlich zum Nervenkanal liegt, ist schmaler als die hinter dem Nerv liegende. Der Nerv liegt daher auf dem oberen und unteren Rand des Muskels frei und ist nur in der Mitte auf eine Strecke von 3—4 cm (oder weniger) von Muskelfasern bedeckt (Abb. 173).

Innervation: Äste des R. profundus nervi radialis, die vor Eintritt in den Muskeltunnel abgehen und separat in die Unterfläche des Muskels hoch oben eindringen. Segmentale

Nerven: C 5, C 6, (C 7). *Blutzufuhr:* A. recurrens interossea und A. recurrens radialis. *Schleimbeutel:* Auf der Oberfläche des Muskels kommen variable Bursae synoviales vor, welche sie gegen die Scheuerung durch die darüberliegenden Extensoren schützen (immer ohne Beziehung zum Gelenk, da die Dicke des Muskels — bis zu $1^1/_2$ cm — dazwischen liegt). Proximal schließt an die Insertion unmittelbar die Bursa bicipitoradialis an (Abb. 170).

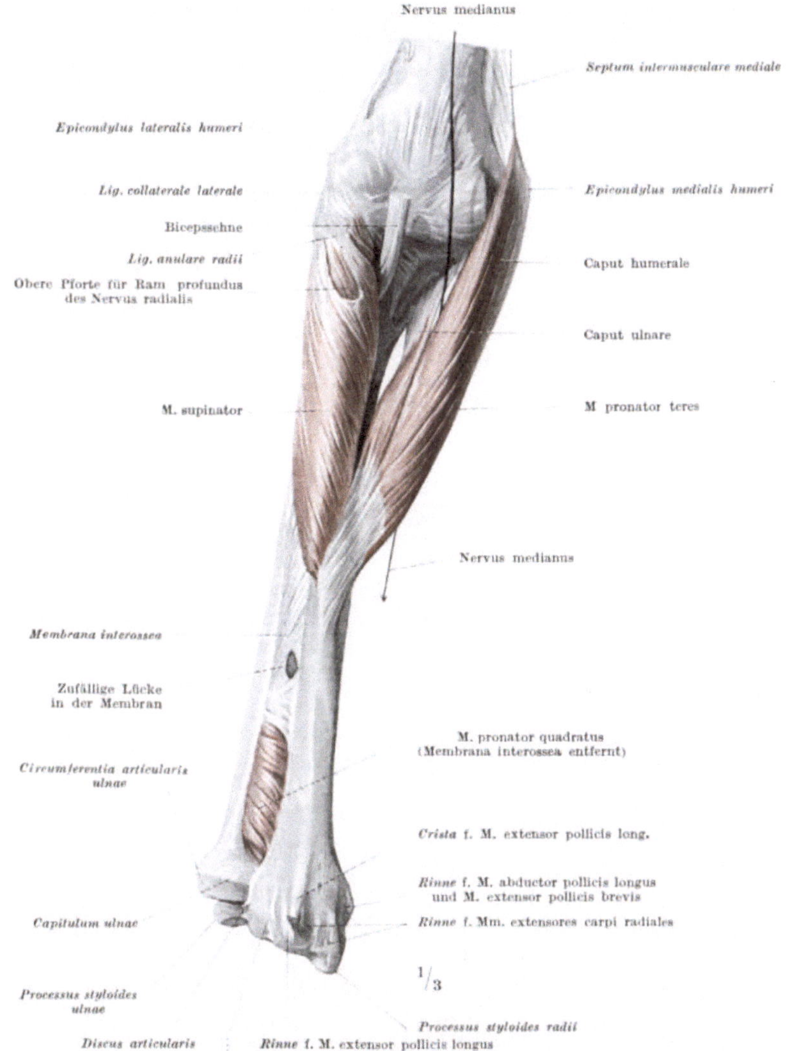

Abb. 172. Pro- und Supinatoren, Unterarm in Pronationsstellung. Legt man den eigenen Arm auf die Tischplatte mit der Handfläche nach unten und betrachtet man die Oberseite, so haben die Knochen die hier abgebildete Stellung. — Der untere Teil der Membrana interossea ist entfernt.

Musculus abductor pollicis longus (Tabelle S. 294/14). Jeder der 3 Daumenknochen hat seinen besonderen dorsalen Muskel (3 rote Pfeile, Abb. 168). Der Abductor longus inseriert am Metacarpale, der Extensor brevis (Tabelle S. 294/15) an der Grundphalanx, der Extensor longus (Tabelle S. 294/16) an der Endphalanx. Von besonderer Wichtigkeit ist die Führung, welche die Sehnen am distalen Radiusende mittels der dorsalen Rinnen des Knochens in einer ganz bestimmten

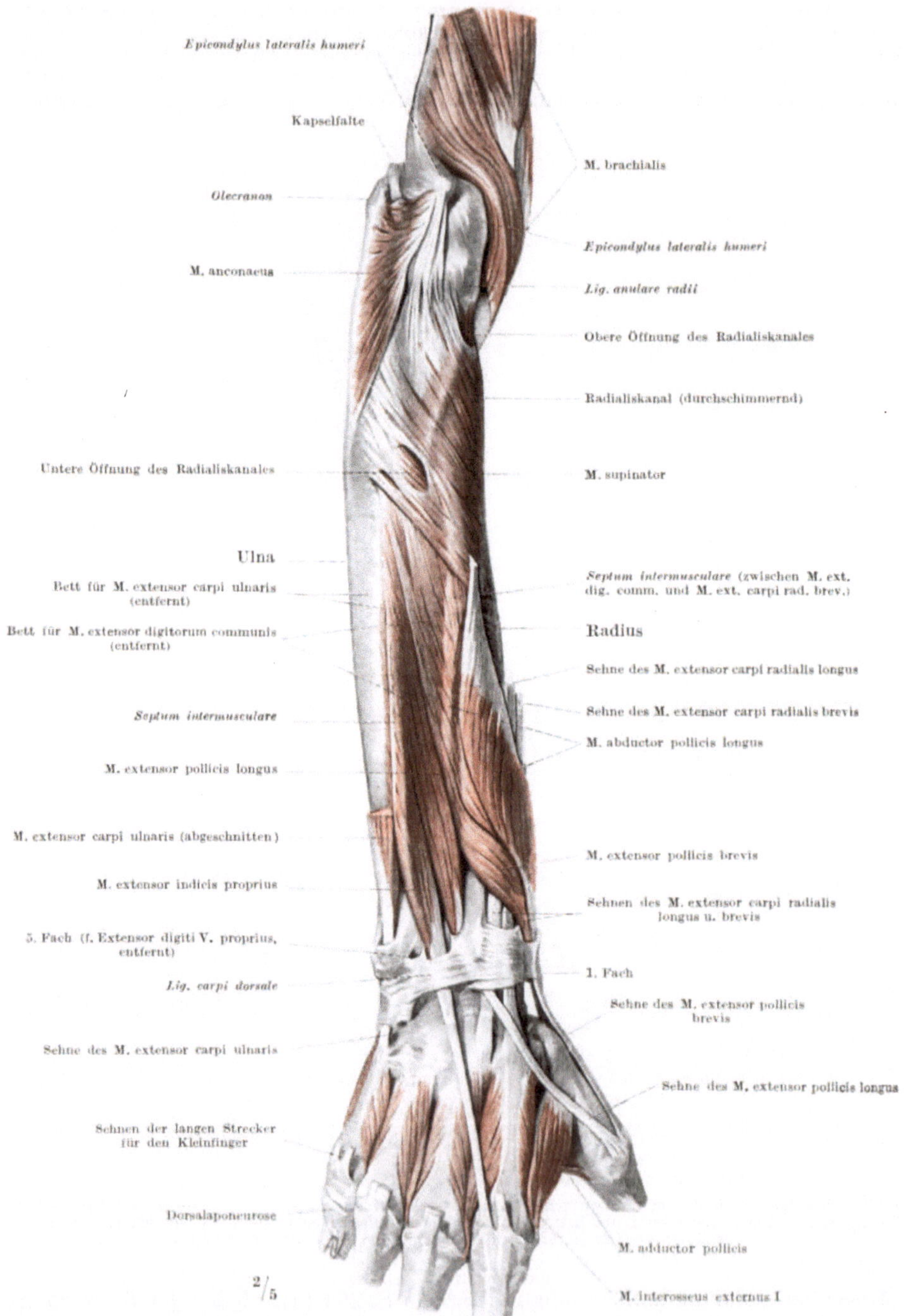

Abb. 173. Tiefe Gruppe der dorsalen Muskeln des Vorderarmes, Mittelstellung zwischen Pro- und Supination. Die langen Fingerstrecker der oberflächlichen Schicht sind entfernt, nur die Insertionen an der Dorsalaponeurose erhalten (am Kleinfinger bezeichnet). Die 4 Mm. interossei externi an der Hand dargestellt (der erste bezeichnet).

Richtung zu der Hand gewinnen (Abb. 172 u. 173). Sie werden später bei der Unterarmfascie genauer beschrieben.

Der Abductor longus entspringt im Anschluß an den Supinator vom Radius, von einem Septum intermusculare zwischen Extensor dig. communis und Extensor carpi radialis brevis (Abb. 173 u. 175), von der Ulna und der dazwischen liegenden Membrana interossea (Abb. 168). Er ist ein doppeltgefiederter platter Muskelbauch, der zur Hälfte von der oberflächlichen radialen Extensorengruppe bedeckt ist, zur Hälfte frei zwischen der lateralen und medialen Gruppe unter die oberflächliche Vorderarmfascie und die Haut tritt (Abb. 175). Er überquert mit den beiden anderen Daumenmuskeln die Sehnen der Extensores carpi radiales (Tabelle S. 295/21 u. 22); das Muskelspiel ist hier bei Abduktion des Daumens durch die Haut zu sehen.

Der Daumen wird vom Abductor nur im *Carpometacarpalgelenk* bewegt. Die Phalangen werden vom Metacarpale mitgenommen. Sie selbst können gestreckt oder volarflektiert sein, je nachdem andere Muskeln auf sie wirken. Ist aber die Sehne des Abductor pollicis longus mit der Sehne des Extensor pollicis brevis verwachsen, was nicht selten der Fall ist, dann wird die Grundphalanx des Daumens bei der Kontraktion des ersteren zwangsläufig mitgestreckt.

Die Führung an der Handwurzel im ersten osteofibrösen Kanal am Radius liegt so weit ventral (Abb. 171), daß der Abductor longus die Hand im Handgelenk *volar*, nicht dorsal flektiert. Den ventralen Muskeln gesellt sich in ihm ein dorsaler Muskel als Synergist hinzu. Er unterstützt die Wirkung der beiden *Flexores* carpi, beugt aber nur mit etwa $^1/_{10}$ der Kraft des schwächeren von beiden, des Flexor carpi radialis. Immerhin kann durch ihn bei Lähmung der Flexoren (Medianus- + Ulnarislähmung) noch eine leidliche Beugung der Hand im Handgelenk hervorgebracht werden. Seine Hauptaufgabe für die *reine* Volarflexion beruht darauf, daß er die stark abduktorische Komponente des Flexor carpi ulnaris aufzuheben vermag (Abb. 194c). Infolge der randständigen Insertion des Muskels ist seine Wirkung auf die Hand gleichzeitig abduzierend, und zwar wie beim Flexor carpi radialis im Sinne der radialen Abduktion (Abb. 194). Er ist der wichtigste Abductor der Hand, der Flexor carpi radialis hilft nur ein wenig mit. Das Drehmoment am Daumen ist so viel geringer als am Handgelenk, daß er — trotz seines Namens — viel wichtiger für letzteres ist.

Das Endstück der Sehne des Muskels liegt in dem osteofibrösen Kanal an der Wurzel des Daumenballens in der Verlängerung der Sehne des Brachioradialis (Abb. 171). Sie ist hier durch die Haut umgreifbar (zusammen mit der Sehne des folgenden Muskels, mit welcher sie die Tabatière nach außen begrenzt). Da die Endsehne des Brachioradialis nicht durch die Haut erkennbar ist, so bietet die Abductorsehne einen Ersatz für die Lagebestimmung der Arteria radialis, die bis dahin dem Rand des Brachioradialis gefolgt ist.

Innervation: R. prof. n. radialis. Mehrere Ästchen treten in die Oberfläche des Muskels hinein. Segmentale Nerven: (C 6), C 7, C 8. *Blutzufuhr:* A. interossea dorsalis und A. interossea volaris. Akzessorische Muskeläste aus A. radialis. *Schleimbeutel:* An der Kreuzung mit den Sehnen der Extensores carpi liegt auf diesen und unter dem Abductor ein Schleimbeutel, der die Reibung aufhebt. Ein zweiter unter dem Sehnenansatz und auf der Kapsel des Carpometacarpalgelenkes des Daumens. In der Mehrzahl der Fälle ist letzterer mit dem Gelenk in Verbindung (bereits beim Fetus). *Variation:* Aberrationen der Endsehne zu den Thenarmuskeln und zu dem Lig. carpi transversum kommen vor.

Musculus extensor pollicis brevis (Tabelle S. 294/15). Die Ursprünge der tiefen Muskeln, welche an den Abductor pollicis longus anschließen, liegen ulnarwärts von ihm; der letzte, der M. extensor indicis proprius (Tabelle S. 294/17), sitzt ausschließlich auf der Ulna (Abb. 168). Der Extensor pollicis brevis ist der einzige außer dem Abductor selbst, welcher am Radius befestigt ist. Der Ursprung dringt von da aus zwischen die Ursprünge des Abductor und Extensor pollicis longus (Tabelle S. 294/16) auf der Membrana interossea gegen die Ulna vor; doch erreicht er die letztere nicht immer.

Der Muskel ist schmal, parallelfaserig und ein Satellit des Abductor pollicis longus (Abb. 173); die gleichen Nervenäste versorgen ihn, und die Sehnen sind oft untrennbar verwachsen. Sie benutzen immer das gleiche Sehnenfach (1. Rinne im Radius, Abb. 172).

Von der Basis des Metacarpale pollicis ab wird die Sehne des Extensor brevis immer selbständig, da sie weiter distal als die Abductorsehne inseriert (an der Grundphalanx, Abb. 213). Der Muskel streckt den Daumen im Metacarpophalangealgelenk. Er wirkt wie der Abductor pollicis longus abduzierend auf das Carpometacarpalgelenk des Daumens und auf das Handgelenk.

Häufig ist die Sehne bis zur Endphalanx zu verfolgen; sie unterstützt dann den Extensor pollicis longus (Tabelle S. 294/16). Die Wirkung auf das Handgelenk ist ähnlich wie beim Abductor longus (Abb. 194 c).

Innervation, Blutzufuhr, Schleimbeutel wie beim vorigen. Segmentale Nerven: (C 7), C 8, (Th 1).

Musculus extensor pollicis longus (Tabelle S. 294/16). Der Muskel entspringt nicht mehr vom Radius, sondern von der Ulna, der Membrana interossea (Abb. 168) und von einem Septum intermusculare, das ihm mit dem folgenden und mit dem M. extensor carpi ulnaris gemeinsam ist (Abb. 173). Der Muskelbauch ist fiedrig, die Sehne wird oft viel höher oben sichtbar als bei den beiden vorhergehenden Muskeln. Sie hat an der Handwurzel ihren eigenen osteofibrösen Kanal (den 3. der Reihe, Abb. 173 u. 175) und benutzt eine durch die Haut fühlbare Crista in der Mitte des Radius als Hypomochlion (Abb. 172), um lateralwärts zum Daumen zu gelangen, an dessen Endphalanx sie inseriert (Abb. 213). Die Sehne ist bei fast allen Bewegungen des Daumens nach außen und hinten deutlich durch die Haut von der Handwurzel bis zum Nagelglied des Daumens zu sehen.

Tabatière. Sie ist besonders bekannt als eine der Grenzlinien der *„Tabatière"*, eines Grübchens der Haut zwischen ihr und der Sehne des Extensor pollicis brevis (für die Prise der Schnupfer). Sie überkreuzt die Sehnen der Extensores carpi weiter distal, als die Sehnen des Abductor pollicis longus und Extensor pollicis brevis es tun (Abb. 168, rote Pfeile), so daß erstere in die Tiefe der Tabatière zu liegen kommen (Abb. 175).

Der Muskelbauch liegt ganz im Gegensatz zur Sehne sehr versteckt; er ist von der medialen oberflächlichen Muskelgruppe bedeckt und bildet mit den Nachbarmuskeln ein Bett für sie (Abb. 173).

Die Tabatière wird oberflächlich gekreuzt von der Vena cephalica pollicis und dem sensiblen Endast des N. radialis (Ramus superficialis). In der Tiefe liegt die Arteria radialis. Unter den Sehnen der Extensores carpi kommt man auf das Os naviculare und Os multangulum majus.

Wirkung auf Daumen und Handgelenk. Der Muskel streckt das Endglied des Daumens und hat für den *Daumen* im ganzen die Bedeutung eines Adductor, weil die Sehne von dem Hypomochlion in der Mitte des Radius aus wirkt, wie man deutlich durch die Haut sehen kann. Stellt man die Hand in Volarflexion und den Daumen in Abduktion, so ist die Sehne von der Handwurzel ab fast rechtwinklig gegen die Richtung des Muskels am Unterarm abgeknickt. Man kann sich hier am eigenen Körper besonders leicht klar machen, wie die Führung am distalen Radiusende (Hypomochlion) über die Wirkung des Muskels entscheidet; denn das Muskelfleisch des langen Abductor und der Strecker des Daumens haben am Unterarm fast die gleiche Richtung, erst die Führung der beiden im 1. Sehnenfach vereinigten Muskeln macht aus ihnen *Abductoren* des Daumens; die eigene Führung im 3. Sehnenfach macht aus dem Extensor pollicis longus einen Antagonisten dazu, einen *Adductor* des Daumens.

Auch auf das *Handgelenk* wirkt der Extensor longus antagonistisch zu jenen; er flektiert im geringem Grade *dorsalwärts*, während jene volarwärts flektieren (Abb. 194c).

Innervation: R. profundus n. radialis. Die Zweige dringen in die Oberfläche des Muskels ein und versorgen auch den Extensor indicis proprius (Tabelle S. 294/17). Segmentale Nerven: (C 7), C 8, (Th 1). *Blutzufuhr* wie beim Abductor poll. longus. ,

Musculus extensor indicis proprius (Tabelle S. 294/17). Der Muskel liegt von der tiefen Gruppe am weitesten distal- und ulnarwärts und ist auf den Ursprung an der Ulna beschränkt (Abb. 168). Die Insertion an der Dorsalaponeurose des Zeigefingers ist die gleiche wie bei der Indexsehne des oberflächlichen Extensor digitorum communis (Tabelle S. 295/18), nur ulnarwärts von ihr (Abb. 173 u. 175). Die Sehne geht mit den Sehnen des Extensor communis durch das 4. Sehnenfach an der Handwurzel (Abb. 175). Die Wirkung ist gleich der des oberflächlichen Muskels (s. Dorsalaponeurose der Finger); doch ist gerade für den Zeigefinger die doppelte Versorgung wichtig, weil die beiden Muskeln verschiedenen Schichten der dorsalen Muskulatur angehören und vor gleichzeitiger Schädigung des Muskelfleisches selbst oder der Nerven besser gesichert sind als ein Muskel allein oder 2 Muskeln der gleichen Schicht. Auf das Handgelenk wirkt er dorsalflektierend und leicht ulnar abduzierend.

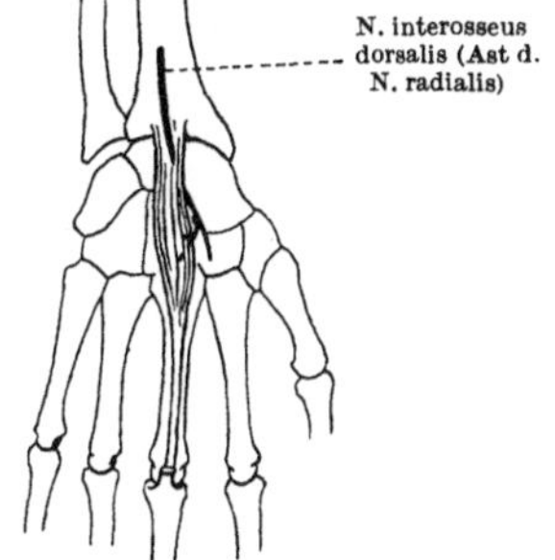

Abb. 174. M. extensor brevis des Mittelfingers (Varietät). Aus C. RUGE, Präp.-Übungen. Bd. I.

Musculus extensor digitorum profundus. Es kommen mannigfache Variationen des Muskels und der Sehne vor, die darauf hindeuten, daß ursprünglich ein größerer gemeinsamer Extensor digitorum profundus vorhanden war. Der Verlust für die übrigen Finger kommt der freieren Funktion des Zeigefingers zugute.

Bei den anthropoiden Affen besteht wie bei allen niederen Primaten entweder ein tiefer Extensor am 2.—4. Finger (Hylobates), oder er ist auf den 2. und 3. Finger oder wie beim Menschen auf den 2. Finger beschränkt. Beim Orang fehlt oft gerade diese Sehne. — Das häufigste Rudiment eines Systems *kurzer Fingerstrecker* ist beim Menschen ein *M. extensor brevis* des Mittelfingers, der in 10% der Fälle vorkommt (Abb. 174), und manchmal auch zum 4. und 5. Finger Sehnen abgibt. Charakteristisch ist der Muskelbauch auf den Handrücken beschränkt. Beim Fuß ist der entsprechende Muskel normal (Extensor digitorum brevis). In seltenen Fällen ist das Muskelfleisch auf den Unterarm zu verfolgen und in Verbindung mit dem M. extensor indicis proprius.

Es kommen Verbindungen der Sehnen des letzteren mit der Sehne des Extensor pollicis longus vor sowie ein besonderer Muskel, der mit gespaltener Sehne am Zeigefinger und am Daumen inseriert (M. extensor profundus pollicis et indicis, Abb. 175). Danach und nach der Innervation gehören beide zum ursprünglichen tiefen Strecker.

Die *Innervation* des Ext. indicis proprius und Ext. pollicis longus geschieht durch den gleichen Nervenast des Ramus profundus n. radialis. *Blutzufuhr* wie bei den vorigen.

i) Die ulnare Gruppe der oberflächlichen dorsalen Vorderarmmuskeln (Hinterfläche).
Tabelle S. 295/18—20.

Die Muskeln dieser Gruppe schließen wir am besten an die vorhergehenden an, weil sie unmittelbar auf ihnen liegen und ganz unverändert der Hinterfläche des Vorderarmes angehören (Abb. 159b, hellrot).

Alle Muskeln dieser Gruppe sind wie die der vorigen (tiefen) Gruppe von Ästen des R. profundus n. radialis versorgt. Die radiale Gruppe (Tabelle S. 295/21—23) wird dagegen von Ästen des Hauptstammes des N. radialis innerviert und nimmt abgesehen von ihrer dorsoventralen Lage (Abb. 159, rotviolett) auch durch ihre Innervation eine besondere Stellung den beiden übrigen Gruppen (Tabelle S. 294/c u. d) gegenüber ein. Es ist von großer praktischer Bedeutung, daß die radiale Gruppe ihre Äste oberhalb der Teilung des Nervus radialis, die am Ellenbogen stattfindet, bezieht. Diese Äste können bei Verletzungen, die den R. profundus allein treffen (z. B. bei Schußfraktur des Radius), intakt bleiben. Gelähmt sind in solchem Fall nur Muskeln der beiden anderen Gruppen (Tabelle S. 294/13—20).

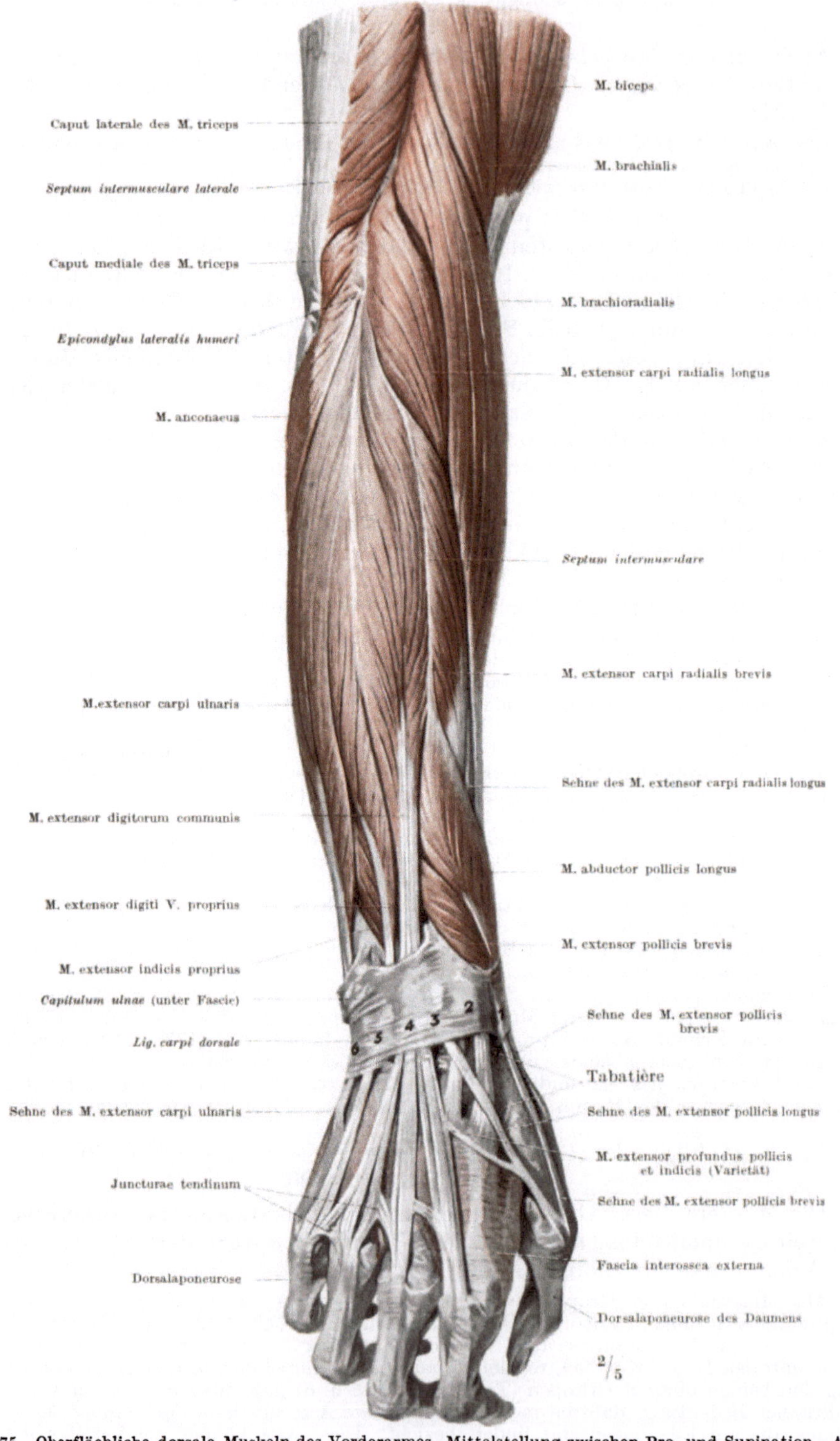

Abb. 175. Oberflächliche dorsale Muskeln des Vorderarmes. Mittelstellung zwischen Pro- und Supination. Am Daumen ein typischer M. ext. pollicis longus und außerdem ein M. ext. profundus pollicis et indicis (Varietät), der sich mit jenem vereinigt. Nr. 1—6: Die Fächer für die Sehnen der Strecker.

Musculus extensor digitorum communis (Tabelle S. 295/18). Der Muskel entspringt vom Epicondylus lateralis humeri mittels eines Sehnenblattes, das der ganzen Gruppe, zu welcher er gehört, und dem anstoßenden Muskel der folgenden Gruppe (Tabelle S. 295/21) gemeinsam ist, und nimmt deshalb am Knochen nur einen kleinen Platz ein (Abb. 168). Seine Ursprünge sind außerdem an der Gelenkkapsel und an dem aponeurotischen Teil der Unterarmfascie befestigt (Abb. 175). Der Muskel liegt in der Mitte des Unterarmes und verläuft gerade abwärts; er findet sich mit seiner ganzen Oberfläche frei unter der Unterarmfascie und unter der Haut, durch welche sein spindelförmiger Bauch bei mageren Individuen gut zu erkennen ist (Abb. 176). Die 4 Sehnen für den 2.—5. Finger, welche aus dem Muskelfleisch im distalen Drittel des Vorderarmes (oft schon

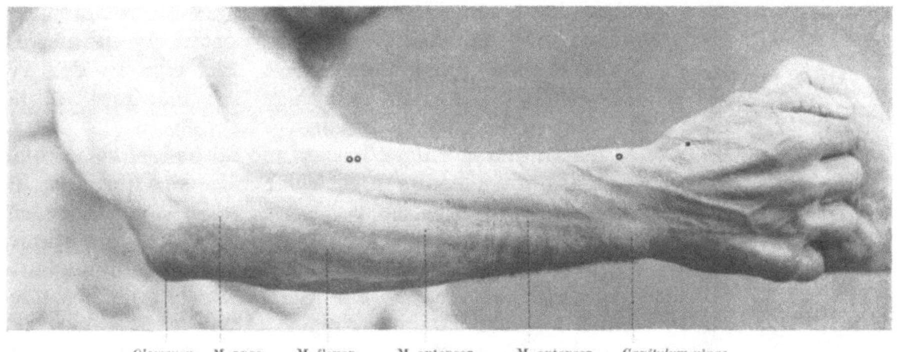

Abb. 176. Unterarm in Supinationsstellung. Oberarm abduziert und Rumpf zurückgelehnt, so daß die Rückseite des Unterarmes etwas schräg von unten eingesehen werden kann. Photographie eines sehr mageren, muskelkräftigen Mannes. o Sehnen des M. abd. poll. longus und M. extensor pollicis brevis; oo Muskelbauch des M. extensor digitorum communis (sein Sehnenfächer springt am Handrücken heraus); . Sehne des M. extensor pollicis longus (links daneben die Tabatière).

in der Mitte) hervorgehen, sind äußerlich weniger deutlich zu sehen. Sie liegen dicht nebeneinander in einer Schicht. Nachdem sie mit dem Extensor indicis proprius an der Handwurzel ein gemeinsames Fach in gemeinsamer Sehnenscheide passiert haben, divergieren sie sofort (4. Fach, Abb. 175). Der Sehnenfächer am Handrücken ist sehr leicht durch die Haut zu sehen (Abb. 126 u. 176).

Die Unterseite des Muskels liegt in einem Bett von straffen Bindegewebssepten, die ihn und den folgenden Muskel gegen die tiefe Gruppe (Tabelle S. 294/13—17) und gegen die benachbarten oberflächlichen Muskeln (Tabelle S. 295/20 u. 21) scharf abgrenzen und dem Muskelbauch als Führung dienen. Die Führung für die Sehnen unter dem Lig. carpi dorsale liegt gerade noch auf dem verbreiterten distalen Radiusende (Abb. 172).

Die Sehnen gehen je an der Basis der Grundphalanx in die Dorsalaponeurosen des 2. bis 5. Fingers über. Letztere werden bei der Hand beschrieben, weil kurze Handmuskeln (Interossei und Lumbricales) ebenfalls in sie einstrahlen und weil die Wirkung nur durch die Beteiligung letzterer verständlich ist.

Sehnenfächer und -brücken. Die 2. und 3. Sehne liegt in der Richtung des Metacarpale III. und IV. Die 1. und 5. Sehne ziehen schräg über den 2. bzw. 4. Zwischenraum zwischen den Metacarpalia hinüber zu ihrer Endaponeurose. Auf diesem Wege längs der Metacarpalia sind regelmäßig Verbindungsbrücken, *Juncturae tendinum*, zwischen den Sehnen vorhanden. Der *Sehnen*fächer kann eine fast ununterbrochene dreieckige Platte sein, wenn die Einzelsehnen und die Brücken zwischen ihnen breit und häutig sind. Je schärfer die Einzelsehnen heraustreten, um so schmaler sind die Brücken. Die Zahl der Sehnen ist sehr wechselnd, gewöhnlich 4, aber gelegentlich größer.

Die Sehne des Zeigefingers (II, Abb. 177) hat als Randsehne des Fächers nach der Daumenseite zu nie eine Brücke und nach der Mittelfingersehne zu nicht immer eine solche (b u. c). Ist sie vorhanden (bei *), so ist sie dünn und membranartig. Die Zeigefingersehne ist deshalb in ihren Bewegungen gegenüber den übrigen Sehnen besonders frei. Der zugehörige Teil des Muskelfleisches ist oft sehr weit hinauf vom übrigen Muskelbauch abgesetzt und ist immer in seiner Innervation deutlich unterschieden (ein besonderer Nervenast des R. profundus n. radialis versorgt diesen Teil). Außerdem besitzt der Zeigefinger in der Sehne

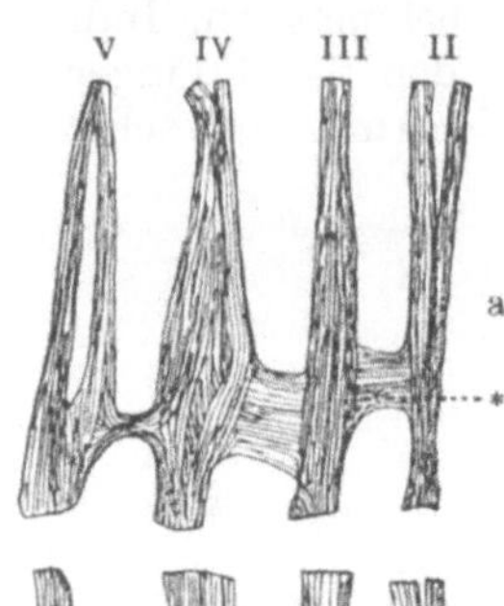

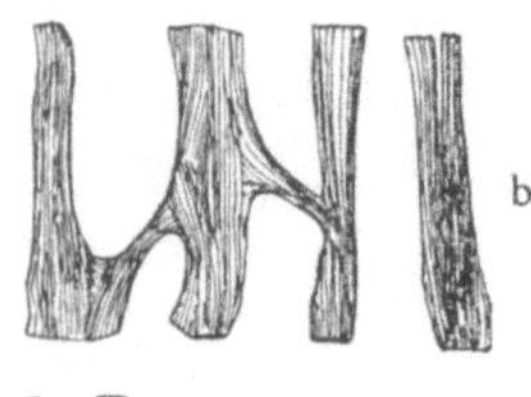

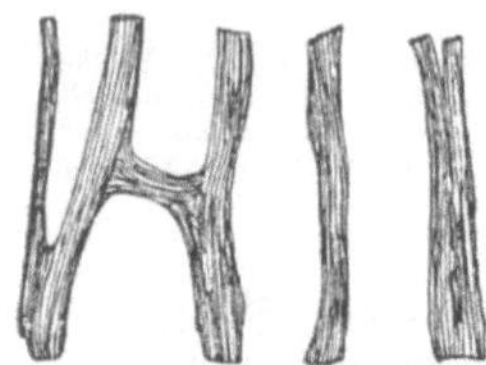

Abb. 177a—c. Juncturae tendinum des Sehnenfächers des M. extensor digitorum communis am Handrücken in einer Fläche ausgebreitet. Von 3 verschiedenen Individuen.

des M. extensor indicis proprius noch einen zweiten ganz selbständigen Motor, der einer anderen Muskelschicht mit tieferen Nervenzweigen angehört (allerdings vom gleichen R. profundus n. radialis innerviert). Dessen Sehne liegt am Unterarm tiefer und am Handrücken ulnar neben der des Extensor digitorum communis. Die Dorsalflexionen des Zeigefingers sind also in der verschiedensten Hinsicht bevorzugt und gesichert, ähnlich wie diejenigen des Daumens.

Die anderen Finger haben nur ausnahmsweise solche Freiheit, am ehesten noch die Sehne des Minimus. Bei ihr als Randsehne ist auch nur nach *einer* Seite eine Brücke möglich, und zwar zur Sehne des Ringfingers (IV, Abb. 177a—c). Diese ist konstant. Vom folgenden Muskel (Tabelle S. 295/19) kommt noch eine besondere Sehne an den kleinen Finger. Doch gehört sie nicht einer *besonderen* Muskelschicht an, wie die 2. Sehne des Zeigefingers.

Der Mittel- und Ringfinger (III u. IV) haben nur je eine Sehne, die in der Regel nach beiden Seiten durch Brücken mit den Nachbarsehnen verbunden sind. Beim Ringfinger (IV) sind sie am konstantesten; deshalb ist dieser Finger nur unvollkommen für sich beweglich (Klavierspielen). Beim Mittelfinger fehlt oft die Brücke nach der Zeigefingersehne zu, wie oben erwähnt, oder sie ist doch zart. Die Brücke zwischen der Sehne des Mittel- und Ringfingers ist dagegen straff und dick; sie fehlt selten (c).

Bei Zerschneidung der Sehnenbrücken kann die Absicht, größere Freiheit für die betreffenden Finger zu erreichen (Musiker), vereitelt werden, weil außerdem die Kapseln der Grundgelenke der Finger und die Bandverbindungen zwischen den Mittelhandknochen (Ligg. capitulorum transversa) die Dorsalflexionen hemmen können. Die Innervation des Muskelfleisches für den 3.—5. Finger und für den Ext. digiti V. propr. (Tabelle S. 295/19) geschieht durch die gleichen Nervenäste und unterscheidet sich dadurch von der separaten Versorgung des Bauches für den Zeigefinger durch einen besonderen Nervenast. Dies mag damit zusammenhängen, daß gewöhnlich der 3.—5. Finger gemeinsam bewegt werden, ist aber kein Hinderungsgrund, daß durch Übung jede Sehne für sich in Betrieb genommen werden kann.

Bei Anthropoiden sind so breite Membranen zwischen den Einzelsehnen ausgespannt, daß nur gemeinsame Fingerbewegungen möglich sind.

Die Volarflexionen unserer Finger sind durch die Brücken sehr wenig gehemmt, weil der gedehnte Muskel nachgibt. Bei mageren Händen sieht man die Brücken durch die Haut. Sie liegen bei volar flektierten Fingern in der Höhe der Knöchel des Handrückens (Abb. 176) und verschieben sich bei Streckung der Finger um etwa 2 cm proximalwärts auf das Handgelenk zu.

Wirkung auf die Finger. Außer der Streckung der Finger, welche im Detail bei den Handmuskeln behandelt wird (Dorsalaponeurose), spreizt der Extensor digitorum communis mit dem Extensor indicis proprius und Extensor digiti V. proprius zusammen die dreigliederigen Finger. Die *Abduktion* hört auf, wenn die Finger *in die Richtung der Mittelhandknochen* gelangt sind oder sie ein wenig überschritten haben. Geht die Bewegung von einer stärkeren Spreizung aus, so *adduzieren* die Fingerstrecker bis wieder jene Ruhelage erreicht ist. Daß die Ruhelage eine leichte Abduktion ist, wird beim Kleinfinger wie im Experiment durch die Ulnarislähmung bewiesen. Denn alle Muskeln des Minimus außer den beiden langen Fingerstreckern sind vom N. ulnaris innerviert. Ist dieser gelähmt, so bleibt die reine Wirkung der letzteren übrig. Die leichte Abduktionsstellung des Kleinfingers ist ein sehr charakteristisches Symptom der Ulnarislähmung. Die Sehne des Extensor communis geht etwas schräger an den Kleinfinger heran als die Sehne des Eigenstreckers (Abb. 175). Die Abduktionsstellung ist ein Kompromiß aus der Wirkung beider Sehnen.

Der Extensor communis ist zu kurz, als daß *gleichzeitig* in allen Gelenken, welche er überspringt, in dem für jedes Einzelgelenk höchst möglichen Grade volarwärts flektiert werden könnte. Beugt man die festgeballte Faust so stark wie möglich im Handgelenk, so öffnen sich die Finger von selbst, ein Handgriff, den die Buben sehr wohl kennen, um der geschlossenen Hand eines Kameraden einen versteckten Gegenstand zu entwinden. Außer dem passiven Widerstand der langen Strecker spielt die Insuffizienz der langen Beuger dabei eine Rolle. Gelähmte können mit Hilfe der passiven Wirkung der Strecker allmählich lernen, durch Kontraktion der Handgelenks*beuger* paradoxerweise ihre Finger ein wenig zu *strecken*. Der Unkundige kann das leicht für eine Wiederkehr der aktiven Streckmöglichkeit halten und muß sich hüten, daraufhin bei dem Patienten trügerische Hoffnungen zu erwecken.

Man überzeuge sich, daß bei maximaler Dorsalflexion der Hand und Finger die Mittel- und Endphalangen ein wenig volar flektiert sind. Es beruht das auf einem *passiven* Widerstand der beiden gedehnten langen Fingerbeuger, den die langen und kurzen Muskeln, welche aktiv die Dorsalaponeurose regieren, nicht überwinden können. Die langen Fingerbeuger ziehen in diesem Fall ihre Insertionspunkte volarwärts, ohne selbst aktiv kontrahiert zu sein, nur durch passive Überdehnung. Aktiv sind in diesem Fall allein die Strecker: sie *beugen* also die Finger, das entsprechende Paradoxon zu den „streckenden Beugern".

Wirkung auf das Handgelenk. Die *Hand* wird vom langen Fingerstrecker dorsal- und ein wenig ulnarwärts bewegt (Abb. 194c). Die Wirkung ist genau entgegengesetzt derjenigen des Flexor carpi radialis + Flexor pollicis longus auf das Handgelenk. Trotz der langen Sehnen und relativ kurzen Bäuche des Muskels ist die maximale Wirkung auf das Handgelenk beträchtlich. Dies tritt rein hervor bei Lähmung der eigentlichen Handwurzelstrecker (Extensores carpi, Tabelle S. 295/20, 21 u. 22); es ist dann immer noch halb so viel Kraft für die Dorsalflexion verfügbar, als wenn alle langen Hand- und Fingermuskeln zusammenwirken. Der Extensor digitorum communis ist also stärker als jeder andere einzelne Muskel, der im Handgelenk dorsal flektiert.

Der Extensor carpi radialis brevis (Tabelle S. 295/21) kommt ihm am nächsten; an dritter Stelle steht der Extensor indicis proprius seiner Leistung nach.

Bei Lähmungen der Strecker der Hand wird die Kraft im Handgelenk mit Vorteil gesteigert, wenn man normale Beugemuskeln mit den Sehnenansätzen jener vernäht. Die Flexoren sind zahlreicher und kräftiger als die Extensoren. Man kann also von ihrem Überfluß ohne merkbare Schädigung für die Hand etwas abzweigen und für ausgefallene Extensoren einsetzen. Derartige Überpflanzungen von gesunden Muskeln auf kranke sind gerade hier sehr gebräuchlich. Die Innervationszentren der Muskeln fügen sich durch Übung bald in die ganz andersartigen Ansprüche, welche nach der Überpflanzung an sie gestellt werden.

Innervation: R. profundus des N. radialis. Die Äste treten in die Unterfläche des Muskels ein. Segmentale Nerven: C 6, C 7, C 8. *Blutzufuhr:* A. interossea dorsalis (superior).

Musculus extensor digiti quinti proprius (Tabelle S. 295/19). Der langspindelförmige Muskel ist oberflächlich gut sichtbar (Abb. 175 u. 176). Er ist ganz unvollkommen vom vorigen abgespalten. Ursprung und Innervation sind die gleichen wie bei jenem; die Nervenäste treten proximal und distal vom ulnaren Rand des Extensor digitorum communis aus in das Fleisch des Extensor digiti V proprius ein. Eine künstliche Spaltung zwischen beiden Muskeln den Fasern

nach würde also die Nerven schädigen. In der Tat ist der Muskelbauch des
Extensor digitorum communis für den Zeigefinger der Innervation nach selbständiger als der Eigenmuskel des Minimus. Man unterscheidet ihn nur deshalb
von dem vorigen, weil ihm ein separates Fach für seine Sehne an der Handwurzel eigen ist (das 5., Abb. 175). Die Sehne liegt gerade über dem distalen
Gelenk zwischen Radius und Ulna (Abb. 191). Ihre Sehnenscheide ist am Radius
festgeheftet; sie entfernt sich bei Pronation mit dem distalen Ende des Knochens
vom Processus styloides ulnae. Auf diese Weise bekommt das Köpfchen der
Ulna Platz und wird oberflächlich prominenter als bei Supination. Die Sehne
ist gewöhnlich am Handrücken zweigeteilt (Abb. 175).

Wirkung, Innervation, Blutzufuhr wie beim vorigen. Er kann fehlen und ist dann im
Extensor communis stecken geblieben (Hemmungsbildung). Theoretisch ist interessant,
daß hier Abspaltungen des gleichen Muskels verschiedene Sehnenfächer benutzen, während
umgekehrt die Sehne des Extensor indicis proprius mit dem oberflächlichen Strecker trotz
ganz verschiedener Herkunft durch das gleiche Fach geht. Von den langen dorsalen Daumenmuskeln, die mit ihm aus dem tiefen Strecker stammen, ist der Extensor indicis proprius
dagegen getrennt; das letztere ist der gleiche, aber gesteigerte Vorgang, wie beim Eigen-
strecker des Kleinfingers. Es ist nicht genügend aufgeklärt, welche Bedeutung dem besonderen Verlauf des Extensor digiti V. proprius zukommt.

Musculus extensor carpi ulnaris (Tabelle S. 295/20). Der Muskel geht an das
Metacapale V; er ist der erste der 3 dorsalen Muskeln dieser Art, den wir
betrachten (Abb. 165, schwarze Linie). Er liegt am weitesten medial von allen
dorsalen Muskeln des Unterarmes (Abb. 175). Der Ursprung am Humerus ist
mit den beiden vorigen gemeinsam; er entspricht dem untersten Punkt des
Epicondylus lateralis (Abb. 168). Außerdem entspringt der Muskel von Fascienzügen, die von der Sehne des Triceps ausstrahlen und den Anconaeus bedecken.
Sein Muskelfleisch schmiegt sich hier eng dem Rand des Anconaeus an und
erreicht auf diesem Weg die hintere Kante der Ulna. Mit aponeurotischen Ursprüngen ist der Muskel oft bis zum Beginn des untersten Drittels der Ulna an
den Knochen angeheftet. Zwischen dem Flexor carpi ulnaris und Extensor
carpi ulnaris, deren sehnige Ursprünge an der Ulna unmittelbar nebeneinander
liegen, bleibt die hintere Ulnakante von Muskelfleisch frei. Sie wird von den
Sehnenfasern im Niveau der beiden aneinander stoßenden Muskeloberflächen
gehalten. Daher kommt es, daß die Innenseite des Unterarmes stets gleichmäßig gewölbt ist (Abb. 176, unterer Rand).

Die Form ist eine ganz andere als die an der Außenseite des Armes, wo der Radius von
Muskeln in verschiedenen Niveaus überhöht wird; daher ist der Kontur dort keine gleich-
mäßig fortlaufende Kurve, sondern eine mehrfach gebogene Linie (Abb. 126, Vorderrand;
Abb. 176, Oberrand).

Der Muskelbauch ist langgestreckt, spindelförmig. Er liegt in ganzer Ausdehnung oberflächlich und ist durch die Haut zu sehen (Abb. 176). Lateral
schließt er an den Extensor digiti V. proprius an. Die Sehne wird ziemlich weit
oben sichtbar, empfängt aber bis dicht an die Handwurzel von beiden Seiten
und aus der Tiefe Muskelfasern (Abb. 175). Das Muskelfleisch reicht bei keinem
der oberflächlichen Extensoren so tief herab wie bei ihm. Er ähnelt auch darin
dem Flexor carpi ulnaris.

Die Führung des Muskelbauches ist sehr stark ausgeprägt. Straffe Bindegewebsmem-
branen begrenzen seine Unter- und Seitenfläche gegen den Supinator, gegen die übrigen
Muskeln der tiefen Gruppe, denen er auflagert (außer dem Abductor pollicis longus) und gegen
die langen Fingerstrecker. Dieses Septum intermusculare und ein freier Streifen der Ulna
selbst bilden das eigene osteofibröse Bett für den Muskelbauch (Abb. 173).

Sehnenfach. Die Sehne ist durch ein besonderes Fach an der Handwurzel
auf der Hinterseite der Ulna fixiert (6. Fach, Abb. 175) und liegt hier in einer
Rinne zwischen Processus styloides und Capitulum ulnae (Abb. 191). Bei Pronation

des Vorderarmes ist der im Oberflächenrelief oft stark prominente Knorren (Capitulum ulnae) eingerahmt von den Sehnen des Extensor digiti V. proprius und des Extensor carpi ulnaris.

Der Griffelfortsatz liegt immer *medial* von den Extensoren (Abb. 168). Er ist zwischen den Sehnen des Extensor und Flexor carpi ulnaris zu fühlen und ist daran leicht erkennbar. Hier liegt beim Lebenden eine wichtige Marke für die Bestimmung·des Handgelenkes (Articulatio radiocarpea). Die Spitze des Processus styloides ulnae entspricht genau der Gelenkspalte, die hier allein zu fühlen ist, weil sie sonst von den Sehnen der langen Hand- und Fingermuskeln und dem Griffelfortsatz des Radius bedeckt und durch die Haut nicht zu erkennen ist.

Wirkung auf das Handgelenk und die Kleinfingerseite der Hand. Die Insertion an einem besonderen Höcker der Basis des 5. Metacarpale hat entgegengesetzte Beziehungen zu den beiden Kammern des *Handgelenkes.* Sie liegt *volar* zu dem Intercarpalgelenk (Abb. 167). Die Sehne, die von der Führung an der Hinterfläche der Ulna ab anfänglich *dorsal* zum Carpus liegt, wirkt deshalb auf die distale Carpalreihe gerade umgekehrt wie auf die proximale. Die letztere wird im Radiocarpalgelenk *dorsal* flektiert, die erstere wird im Intercarpalgelenk *volar* flektiert (s. Handgelenk).

Unser Muskel ist für die Dorsalflexion im Handgelenk fast unwirksam; jedenfalls tritt er weit zurück hinter die Wirkung des Extensores carpi radiales (Tabelle S. 295/21 u. 22), sogar der Extensor pollicis longus ist ihm in dieser Beziehung überlegen. Sind die übrigen Dorsalflexoren der Hand gelähmt, so kann der Muskel nicht einmal das Gewicht der Hand selbst über die Horizontale emporheben. Dagegen abduziert er sie ulnarwärts mit großer Kraft und ist also *fast ein reiner Abductor.* Er wird verstärkt durch die abduzierende Komponente des Flexor carpi ulnaris (Abb. 194). Der Abductor pollicis longus bewegt die Hand in entgegengesetzter Richtung wie unser Muskel (Abb. 194c). Beide sind Antagonisten reinster Form. Das hat für den Daumen die Bedeutung, daß er ohne Mitbewegung der ganzen Hand abduziert werden kann. Denn der Extensor carpi ulnaris ist imstande, die Hand so festzuhalten, daß die abduktorische Wirkung des Abductor pollicis auf das Handgelenk ausgeschaltet wird. Der Daumen wird dann allein im Carpometacarpalgelenk bewegt.

Ein anschauliches Beispiel für die aktive automatische Sperrung der Abduktionen im Handgelenk ist das Duchennesche *Phänomen:* man legt die Handfläche auf den Tisch und schiebt den Daumen auf der Tischplatte mit kräftiger Abduktionsbewegung von den anderen Fingern weg; betastet der Zeigefinger der anderen Hand während des Vorganges die Sehne des Extensor carpi ulnaris der Versuchshand an der Handwurzel dicht neben der Insertion, so fühlt man sehr deutlich, daß sich die Sehne bei jeder Abduktion des Daumens strafft. An sich hat der Extensor carpi ulnaris mit der Abduktion des Daumens gar nichts zu tun. Aber der Abductor pollicis longus, Extensor pollicis longus und Extensor pollicis brevis, welche die Daumenbewegung ausführen, haben sämtlich eine abduktorische Komponente und würden, wenn sie ungehindert wirken könnten, nicht nur den Daumen, sondern auch die .Hand im Handgelenk abduzieren. Das wird durch eine antagonistische Tätigkeit des Extensor carpi ulnaris unmöglich gemacht. Der ganze Vorgang verläuft uns völlig unbewußt.

Eine passive Aufgabe erfüllt die Sehne bei der Supination. Sie wird dabei zwischen den Griffelfortsatz der Ulna und die distale Verbreiterung des Radius eingeklemmt und bremst extreme Ausschläge bei plötzlichen Bewegungen.

Fast regelmäßig kommen Abzweigungen von Nebenzügen der Sehne bis zur Grundphalanx des 5. Fingers vor. Das Grundgelenk des Minimus ist gegenüber denen des 2. bis 4. Fingers verhältnismäßig beweglich. Der Extensor carpi ulnaris besorgt die immerhin minimale Dorsalflexion.

Innervation: Ein Ast des R. profundus n. radialis tritt an der Grenze zwischen oberem und mittlerem Drittel in die Unterfläche des Muskels ein (an der breitesten Stelle des Bauches). Segmentale Nerven: (C 6), C 7, C 8. *Blutzufuhr:* A. interossea dorsalis. *Schleimbeutel:* In 20% der Fälle liegt eine Bursa zwischen der Ursprungssehne des Muskels und der darunterliegenden Gelenkkapsel + Supinator.

k) Die radiale Gruppe der oberflächlichen dorsalen Vorderarmmuskeln (äußere Seiten- und Vorderfläche des Unterarmes). Tabelle S. 295/21—23.

Diese Muskelgruppe verdient ganz besondere Aufmerksamkeit, weil sie in vieler Beziehung eigenartig differenziert und von allen anderen Unterarmmuskeln unterschieden ist. Beim menschlichen Embryo liegt die gemeinsame Anlage rein dorsal, und die Innervation bleibt zeitlebens eine dorsale (durch den dorsalen Nervus radialis). Aber die Muskelanlagen verschieben sich mit den Ursprüngen nach der *Vorderseite* des Armes zu und dringen am Humerus *proximalwärts* vor. Sie liegen beim Erwachsenen an der Außen- und Vorderfläche des Armes (Abb. 159b, rotviolett) und reichen manchmal bis zur Mitte des Oberarmknochens hinauf. Sie berühren dann, indem sie sich zwischen die dorsale und ventrale Oberarmgruppe hineinschieben, die Insertion der Schultermuskeln (Tuberositas deltoidea, s. Brachioradialis, Tabelle S. 295/23). Schulter- und Unterarmmuskeln können an diesem Punkt unmittelbar ineinander übergehen unter Ausschaltung der Oberarmmuskeln. Daraus folgt, daß die Muskeln der radialen Gruppe beim Erwachsenen nur vom Humerus entspringen und sich dadurch von sämtlichen anderen Unterarmmuskeln unterscheiden. Es folgt weiter, daß sie *Flexoren* des Ellenbogens sind. Sie schichten sich dachziegelförmig übereinander und füllen bei gebeugtem Arm ein Dreieck aus, dessen Basis vom obersten Punkt am Humerusschaft zur Mitte des Unterarmes verläuft, und dessen Spitze am Epicondylus lateralis liegt (Abb. 158). Der Knick der Ellenbeuge auf der Beugeseite des Armes wird auf diese Weise ganz ausgefüllt. Je höher die Muskelgruppe am Humerus heraufreicht, um so unförmlicher wird die Verbreiterung des Ellenbogens bei gebeugtem Arm. Nicht der Muskelwulst der einzelnen Muskeln, sondern die Abhebelung von der knöchernen Unterlage bringt das hervor. Es gibt keinen größeren Gegensatz im Verhalten der Muskeln zum Knochen als etwa die konstante Beziehung des Extensor carpi ulnaris zur Ulna, die durch das osteofibröse Bett des Muskels in allen Stellungen gewährleistet ist, und die stets wechselnde Lage der oberflächlichen radialen Muskeln, besonders des Brachioradialis, zum Radius bei Beugungen im Ellenbogen. *Dorsale* Muskeln kommen hier, wie bereits früher hervorgehoben wurde (S. 288), in die gleiche Lage zum Ellenbogengelenk wie die ventralen Muskeln; sie üben infolgedessen ganz die gleiche *beugende* Wirkung wie letztere aus. Zwei Muskeln der radialen Gruppe (die Extensores carpi, Tabelle S. 295/21 u. 22) überspringen sowohl das Ellenbogen- wie das Handgelenk; sie wirken auf das eine beugend, auf das andere streckend, weil sie volar vom Ellenbogen und dorsal von der Handwurzel liegen.

Der Name „Extensor" bleibt funktionell für die Bewegungen im Handgelenk, auf welche das Beiwort „carpi" hinweist. Doch ist die Bezeichnungsweise unvollständig, da die „Extensores" carpi sämtlich auch Abductoren der Hand sind, was im Namen nicht zum Ausdruck kommt.

Musculus extensor carpi radialis brevis (Tabelle S. 295/21). Der Muskel liegt der ursprünglichen Lage der ganzen Gruppe noch am nächsten. Er schließt dicht an den Extensor digitorum communis an (Abb. 175) und entspringt wie dieser vom Epicondylus lateralis humeri und von der Gelenkkapsel (Abb. 167 u. 175). Der Muskelbauch zieht in der Richtung auf das mittlere Metacarpale der Hand hin, oberhalb dessen Processus styloides er inseriert. An der Handwurzel liegt er mit der Sehne des folgenden Muskels in einem gemeinsamen Fach und hat hier eine feste Führung (2. Fach, Abb. 173 u. 175).

Er folgt dem freien Knochenstreifen an der Außenfläche des Radius (Abb. 173); weiter oben liegt er auf dem Supinator und auf der Insertion des Pronator teres. Doch ist die Unterfläche unseres Muskels vom Muskelfleisch des Supinator und des medial angrenzenden gemeinsamen Fingerstreckers durch ein bindegewebiges Septum getrennt Der Muskel gleitet auf dem osteofibrösen Bett, welches von jenem Septum und dem Radius hergestellt ist, leicht auf und ab, da seine Muskelfasern nicht an der Unterlage entspringen.

Überdeckt ist der Ursprungsteil von dem dachziegelförmig übergreifenden Extensor carpi radialis longus (Tabelle S. 295/22). Im übrigen liegt der prismatische Muskelbauch frei unter der oberflächlichen Fascie der Haut. Die Vorwölbung sieht beim Lebenden wetzsteinförmig aus, weil die obere vordere Kante des Muskels nicht zu sehen ist (Abb. 175). Diese charakteristische Figur liegt außen in der oberen Hälfte des *Vorderarmes*.

Der Muskelbauch hat eine Rinne, in welche der Extensor carpi rad. longus hineinpaßt. Im mittleren Drittel des Vorderarmes geht das Muskelfleisch in die kräftige Sehne über, die aber äußerlich nicht sichtbar bleibt, weil der Abductor pollicis longus und Extensor pollicis brevis schräg über sie und die mit ihr vergesellschaftete Sehne des Extensor carpi radialis longus hinwegziehen (Abb. 175). Die beiden Extensores carpi liegen unter dem Muskelfleisch der langen Daumenmuskeln frei verschieblich wie in einem Tunnel. Am Handrücken werden beide Sehnen von der Sehne des Extensor pollicis longus gekreuzt; die Sehne des Extensor carpi rad. brevis wird an der Insertion von der Indexsehne des Extensor digitorum communis berührt.

Da der Muskel nicht weit von der Mitte der Hand angreift (Abb. 165, rot gestrichelte Linie, vgl. Lage zum Drehpunkt der Hand), so vermag er die Hand aus ulnarer Abduktionsstellung in die Mittelstellung zwischen Ulnar- und Radialabduktion zu führen. Dafür hat er einen um so größeren Einfluß auf jeden Grad von Dorsalflexion im Handgelenk (Abb. 194c). Er ist nach den langen Fingerstreckern der kräftigste Muskel dieser Art und übertrifft die beiden anderen Extensores carpi, vor allem den Extensor carpi ulnaris, dessen geringe dorsal flektierende Wirkung von ihm ausgeglichen wird. Außer für extreme Grade kann der Muskel für sich allein die Hand genügend dorsal flektieren. Für die Volarflexion im Ellenbogen kommt er nur wenig in Betracht.

Innervation: Der Nervenast aus dem R. profundus des N. radialis tritt hoch oben an die Vorderkante des Muskels und läuft dieser entlang. Segmentale Nerven: (C 6), C 7, (C 8). *Blutzufuhr:* A. collateralis radialis aus A. profunda brachii, A. recurrens aus A. radialis (weiter distal akzessorische Muskeläste aus A. radialis). *Schleimbeutel:* Eine Bursa liegt in 10% der Fälle zwischen dem Muskelbauch und dem darunterliegenden Supinator. An der Insertion liegt fast regelmäßig ein kleiner Schleimbeutel zwischen der Sehne und dem Griffelfortsatz des Metacarpale III.

Musculus extensor carpi radialis longus (Tabelle S. 295/22). Er überdeckt mit seinem Muskelbauch teilweise den vorhergehenden Muskel und reicht am äußeren Humerusrand und Septum intermusculare laterale 3—4 cm hoch über den Epicondylus lateralis humeri hinauf; sein volarer Rand wird dachziegelförmig vom Brachioradialis überlagert (Abb. 175). Im wesentlichen liegt der Muskelbauch oberflächlich und tritt im Hautrelief wie ein spitzer, distalwärts gerichteter Keil zutage (Abb. 126).

Die charakteristische Figur fließt oft mit der Wölbung des Brachioradialis zusammen. Sie liegt immer höher am Arm als der Vorsprung des Extensor carpi radialis brevis. Sie überhöht vorn den Epicondylus lateralis humeri. Das Grübchen, in welchem der Knochenvorsprung versenkt liegt, ist deshalb nur an der Hinterseite des Armes zu sehen (Abb. 164).

Der Muskel bedingt bei ruhig herabhängendem, halb proniertem Arm die Vorwölbung des vorderen Konturs in der Höhe des Ellenbogens, an welche distal der gerade Kontur der Sehnen anschließt (Abb. 126). Der konvexe Teil der Konturlinie zielt in seinem Auslauf in der Mitte des Vorderarmes auf das Metacarpale II, an dessen Basis der Extensor carpi radialis longus inseriert (Abb. 168); er richtet sich wie immer streng nach dem inneren Gefüge des Bewegungsapparates. Verlauf und Richtung des Muskels ist für den Kundigen von der Konturlinie ablesbar.

Die Sehne geht aus dem Muskelbauch bereits höher (Grenze zwischen oberem und mittlerem Drittel) als beim Extensor carpi radialis brevis hervor. Sie liegt in einer Rinne des Muskelfleisches des letzteren eingebettet und steht mit der Sehne des Brevis manchmal durch sehnige Züge in Verbindung. Der weitere Verlauf durch den Muskeltunnel der langen Daumenmuskeln und an der Handwurzel ist der gleiche wie beim Extensor carpi radialis brevis (Abb. 173 u. 175).

Der Muskel hat eine geringe beugende Wirkung auf das Ellenbogengelenk. Er versieht kräftig die radiale Abduktion und dorsale Flexion im Handgelenk (Abb. 194c). Achtet man auf die Antagonisten, so fällt auf, daß die langen Fingerbeuger (und der Flexor carpi ulnaris) das Handgelenk in entgegengesetzter Richtung bewegen. Die antagonistischen Muskelgruppen arbeiten *gemeinschaftlich* beim Faustschluß. Wir stellen dabei instinktiv die Hand in Dorsalflexion, damit die langen Fingerbeuger ihre maximale Kraft entfalten und die Finger energisch zusammenkrümmen können. Um die abduzierende Komponente auszuschalten, welche die Hand automatisch ulnarwärts bewegen müßte, sobald sich die langen Fingerbeuger kontrahieren, werden die Extensores carpi radiales gerade so stark angespannt, wie nötig ist. Man fühlt die Kontraktion beim Betasten ihrer Sehnen an der geballten Faust. Man nennt die beiden Muskeln deshalb „Faustschlußhelfer"; eine ihrer wichtigsten Tätigkeiten ist damit bezeichnet.

Die Extensores carpi radiales entfalten ihre stärkste Wirkung bei gebeugten Fingern. Bei gestreckten Fingern erfolgt die Hebung der Hand, wenigstens bis sie in einer Linie mit dem Unterarm steht, durch den Extensor digitorum communis.

Ihre Arbeit läßt sich für jeden vorkommenden Fall genau dosieren (wie etwa beim störenden Eingreifen der passiven Abduktion, wenn man einen Eimer trägt). Ein einzelner Muskel würde nicht so sparsam und sicher arbeiten. Nur diese beiden Spezialisten sind am Handgelenk verdoppelt (Abb. 165).

Innervation: Ein Ast aus dem Stamm des N. radialis tritt oberhalb des Ellenbogens in den vorderen Muskelrand. Segmentale Nerven: C 6, C 7, (C 8). *Blutzufuhr* wie beim vorigen. *Schleimbeutel:* Zwischen Muskel und Humerus oder M. supinator kommt ein Schleimbeutel vor (selten).

Musculus brachioradialis (Tabelle S. 295/23). Der Muskel geht nicht wie die Extensores carpi radiales zur Hand, sondern er inseriert am Unterarm (Abb. 168). Er folgt ventralwärts auf den vorhergehenden, dessen vorderen Rand er überdeckt. Er schiebt sich an der Außenseite des Humerus und auf dem Septum laterale bis an die Rinne des Nervus radialis hinauf (etwa 10 cm hoch über den Epicondylus lateralis, Abb. 122). Manchmal hängt der Ursprung sogar mit dem Deltamuskel zusammen.

Am Septum intermusculare laterale liegt er unten dem Caput mediale des Triceps und weiter proximal dessen Caput laterale gegenüber. Der volare Rand des Muskels macht sich beim Lebenden besonders bemerkbar, weil er die Haut der Ellenbeuge als kantige Leiste vordrängt, z. B. wenn ein Gewicht mit der Hand gehoben wird (Abb. 152). Aber auch sonst liegt der Muskel ganz oberflächlich bis zur Überkreuzung durch die langen Daumenmuskeln (Abb. 166). Der Muskeltunnel unter dem Abductor pollicis longus und Extensor pollicis brevis (Abb. 171) umfaßt auch den Brachioradialis.

Die Profilierung des Brachioradialis ist ähnlich kompliziert wie beim Sartorius des Oberschenkels. In beiden Fällen handelt es sich um lange riemenförmige Muskeln, die auf einer muskulösen Unterlage ruhen, und welche nach der Form des Muskelbettes ihre eigene Lage richten. Die Außenfläche des Brachioradialis steht am Oberarm in der Sagittalebene, wendet sich in der Ellenbeuge in die Frontalebene und erreicht in dieser Lage am Vorderarm die Außenkante des Flexor carpi radialis (Abb. 171). Gegen die Insertion zu kehrt die Vorderfläche in die Sagittalebene zurück. Die Sehne geht bereits im mittleren Drittel des Unterarmes aus dem Muskelfleisch hervor.

Bei Pronation des Unterarmes wird er durch die schraubige Drehung der oberflächlichen radialen Gruppe am weitesten ventralwärts verschoben. Denn die Insertionspunkte der Muskeln der ganzen Gruppe werden gegen die Ursprungspunkte bis zu 180° gedreht, da der Brachioradialis durch die Insertion am Radius *unmittelbar* mit diesem geht (Abb. 165b, vgl. das untere Radiusende), und da die Extensores carpi radiales durch die Hand, welche dem Radius angeheftet ist, mittelbar mitgenommen werden (rote Linie für Ext. carpi radialis longus). Der Brachioradialis ist deshalb bei Pronation am stärksten von den Muskeln seiner Gruppe um den Unterarm herumgewunden und in der Ansicht von außen und hinten nicht zu sehen (Abb. 176). In jeder Stellung kann er in den Extensores carpi radiales, je nachdem sie kontrahiert sind, ein Hypomochlion finden.

Flexion im Ellenbogen, Bedeutung für Pronation (und Supination). Der Muskel ist *eingelenkig*; er ist nächst dem Biceps und Brachialis ein kräftiger und wirklich bedeutungsvoller *Beuger* für das Ellenbogengelenk. Die anderen Vorderarmmuskeln, welche am Humerus entspringen (Flexores und Extensores!), haben nur ein geringes Moment für diese Bewegung; selbst der Pronator teres und Extensor carpi radialis longus kommen dem Brachioradialis nicht nahe. In extremer Streckstellung des Ellenbogengelenkes fehlt auch ihm das Moment für die Beugung. Seine größte beugende Kraft entfaltet er in Pronationsstellung des Armes. Er kann nur ganz wenig supinieren (20°) und nur, wenn die Ausgangsstellung extreme Pronation ist, er bringt den Unterarm in eine Mittelstellung zwischen Pro- und Supination.

Besondere Bedeutung hat der Muskel für die Herabsetzung der Biegungsbeanspruchung des Radius beim Heben eines Gewichtes. Durch den Ansatz seiner Sehne ganz am distalen Ende des Radius ist er besonders befähigt, als Gegenzug (S. 43) gegen das Gewicht zu wirken, das den Radius durchzubiegen trachtet.

Der alte Name Supinator longus paßt auf den Muskel am wenigsten. Ein wirklich langer Supinator ist der Biceps brachii.

Marke für Nerven und Gefäße. Der volare Rand des Muskels ist eine wichtige Marke. Am Ursprung gelangt man von hier in die tief eingeschnittene Rinne des Brachialis (Abb. 173), in welche sich der Brachioradialis keilförmig hineinlegt. Hier findet man in der Tiefe zwischen beiden Muskeln den Stamm des Nervus radialis mit kleineren Begleitgefäßen. Sehr häufig sind die Fascien beider Muskeln an dieser Stelle verwachsen (vgl. S. 297).

In der Ellenbeuge läuft der *volare Rand* spitzwinklig mit dem zugewendeten Rand des Pronator teres zusammen und begrenzt mit ihm die *Fossa cubiti* (S. 319). Der Nervus radialis liegt an dieser Stelle zwischen dem Brachioradialis und der Sehne des Biceps, die in der Längsrichtung die dreieckige Fossa cubiti halbiert und in eine *ulnare* und *radiale* Grube trennt. Der Außenrand der Bicepssehne wird am besten benutzt, um von hier aus in die laterale Grube und auf den Nervenstamm vorzudringen.

Innervation: Ein oder mehrere Äste des Hauptstammes des N. radialis gelangen *oberhalb des Ellenbogens* an die Unterfläche des Muskels und liegen hier relativ lang extramuskulär, ehe sie in das Muskelfleisch eindringen. Segmentale Nerven: C 5, C 6. *Blutzufuhr:* Die Aa. collateralis et recurrens radialis, welche die oberflächliche radiale Muskelgruppe versorgen (s. Tabelle S. 295/21 u. 22), liegen auf der Unterfläche des Brachioradialis neben dem Stamm des N. radialis und anastomosieren dort miteinander (Kollateralbahn für die A. brachialis). Akzessorische Muskeläste aus A. radialis. *Schleimbeutel:* An der Insertion liegt ein Schleimbeutel zwischen der Sehne und den sie überkreuzenden langen Daumenmuskeln, aber nicht zwischen Sehne und Knochen.

l) Die Gruppenfascie des Unterarmes und die Sehnenfächer der Handwurzel.

Die gesamten Vorderarmmuskeln werden von einer einheitlichen oberflächlichen Fascie eingehüllt, *Fascia antebrachii*. Die Zusammensetzung aus 2 getrennten Logen wie am Oberarm, die durch die beiden Septa intermuscularia deutlich geschieden sind, ist am Unterarm verwischt. Schon die Trennung am Oberarm ist nicht rein auf die ursprüngliche Zusammensetzung aus dorsalen und ventralen Muskeln beziehbar. Denn die radiale oberflächliche Gruppe der dorsalen Unterarmmuskeln, insbesondere der Brachioradialis und Extensor carpi radialis longus, liegen *ventral* vom jetzigen Septum laterale des Oberarmes (Abb. 122, 123 u. 175). Das Septum zwischen Brachialis und Brachioradialis dagegen, die *eigentliche Grenze* der ventralen und dorsalen Muskeln, ist außerordentlich dünn und unansehnlich.

Beim Unterarm haben sich zahlreiche, bei den Muskeln bereits beschriebene Septen zwischen den einzelnen Muskeln oder zwischen kleineren Gruppen von

Muskeln gebildet, die besonders an der Hinterseite wie feine weiße Streifen durch die oberflächliche Fascie hindurchschimmern. Keines von ihnen ist so ausgeprägt, daß es vor den anderen besonders zur Geltung käme. Die Emanzipation der einzelnen Komponenten, die ihre besondere Führung durch ein eigenes Fascienbett erreicht haben, hat also zu einer Auflösung der ursprünglichen scharfen Sonderung in eine einzige dorsale und ventrale Loge geführt. Nur an einer Stelle ist die Fascienscheide scharf. Die dorsale Kante der Ulna dient ihrer ganzen Länge nach als Anheftung der oberflächlichen Fascie. Sie ist hier aponeurotisch, weil nach der einen Seite die Fasern des Extensor carpi ulnaris, nach der anderen die des Flexor carpi ulnaris von ihr Ursprung nehmen. Hier ist also die dorsale und ventrale Muskulatur noch deutlich in 2 Logen geschieden. Die Grenze am Vorderrand des Brachioradialis gegen den Flexor carpi radialis, die eigentliche Scheide zwischen dorsalen und ventralen Muskeln am ursprünglichen lateralen Rand des Unterarmes, ist ebensowenig ausgeprägt wie am distalen Ende des Oberarmes.

Die Knochen liegen zur Fascia antebrachii exzentrisch, nicht ungefähr zentrisch wie der Humerus zur Oberarmfascie (Abb. 159a u. b). Auf jedem beliebigen Querschnitt durch den Unterarm liegen Radius und Ulna der Hinterfläche näher als der Vorderfläche, weil das Volumen der Muskeln auf der Vorderseite größer ist gegenüber denen auf der Rückseite. Man benutzt diese Situation bei der Faradisation des M. pronator quadratus (S. 311).

Die dorsale Kante der Ulna ist überall mit der Fascie verbunden und durch die Haut zu fühlen. Der Radius berührt die Fascie nur durch Vermittlung von Muskelinterstitien, und zwar auch nur an seinen proximalen und distalen Enden, die unvollkommen durch die Haut zu fühlen und zu sehen sind (Abb. 126). Sonst liegt er völlig eingehüllt in Muskeln von der Oberflächenfascie getrennt.

Die Fasern der Fascia antebrachii verlaufen im allgemeinen ringförmig; sie stehen senkrecht zur Längsachse des Unterarmes. Sie sind derb und kräftig, besonders im distalen Drittel, wo die angrenzenden oberflächlichen Muskeln sehnig werden. Im proximalen Teil der Fascie strahlen vom Biceps brachii der *Lacertus fibrosus* (Abb. 171) und von der Sehne des Triceps ähnliche Sehnenbündel in sie ein; außerdem haben die meisten oberflächlichen Flexoren und Extensoren Ursprünge von der Fascie, welche die tiefen Teile der Fascie in sehnige Züge umgewandelt haben. Diese verlaufen schräg oder parallel zur Längsachse des Unterarmes, also gerade entgegengesetzt wie die eigentlichen Ringfasern.

Fascia cubiti heißt in der Ellenbeuge der Übergang zwischen Oberarm- und Unterarmfascie, der nach beiden Seiten kontinuierlich vor sich geht. Die Sehne des Biceps mit dem darunter liegenden Muskelbauch des Brachialis drängt sich als Längswulst vor und teilt die Ellenbeuge, *Fossa cubiti*, in 2 seitliche Rinnen: *Sulcus cubitalis lateralis* und *Sulcus cubitalis medialis*. Die erstere ist nach dem Vorderarm zu vom Wulst des Brachioradialis, die letztere vom Wulst des Pronator teres begrenzt. Beide Muskelwülste laufen V-förmig zusammen; der genannte Längswulst zielt auf die Spitze der Figur (Abb. 171).

Über den Inhalt der Fossa cubiti und der Rinnen zu beiden Seiten der Bicepssehne siehe bei den genannten Muskeln (S. 319 u. 339).

Ligamentum carpi transversum und Canalis carpi. An der Handwurzel geht die Vorderarmfascie in die Fascie der Hand über. An dieser Stelle ist sie durch straffe fibröse Züge verstärkt, welche in der mannigfachsten Weise mit den Knochen in Verbindung treten und die Sehnen in osteofibrösen Kanälen führen und schützen. Die Volar- und Dorsalseite verhalten sich verschieden.

Volar ist aus dem *tiefen* Blatt der Fascie das *Ligamentum carpi transversum* gesondert (Abb. 170 u. 178), welches quer von den lateralen zu den medialen Vorsprüngen der beiden Carpalreihen verläuft, *Eminentia carpi radialis* und *ulnaris*.

Die Eminentia carpi radialis besteht aus der Tuberositas ossis navicularis und Tub. ossis multanguli maioris. Die Eminentia carpi ulnaris setzt sich aus dem Os pisiforme und dem Hamulus ossis hamati zusammen. Die Knochenvorsprünge sind am Lebenden leicht zu beiden Seiten der Handwurzel abzutasten (Abb. 181). Nach ihnen kann man die Lage des Lig. carpi transversum bestimmen. Dieses Band schließt die Halbrinne der vereinigten Carpalknochen zu einer einheitlichen osteofibrösen Röhre ab, welche nur nach dem Unterarm und nach der Hand zu offen ist: *Canalis carpi* (Abb. 193).

Ligamentum carpi commune. Das *oberflächliche* volare Blatt ist mit der Fascia antebrachii im Zusammenhang, ist aber durch sehnige Ausstrahlungen des M. flexor carpi ulnaris verstärkt und wird als besonderes *Ligamentum carpi volare* bezeichnet (Abb. 171). Es geht distalwärts in die Fascie der Vola über.

Die Sehne des M. palmaris longus ist, falls der Muskel nicht fehlt, ein gutes Unterscheidungsmerkmal zwischen Lig. carpi volare und Lig. carpi transversum; sie liegt zwischen beiden (ebenso der Nervus ulnaris und die Arteria ulnaris mit Begleitvenen), ihre Volarfläche ist aber mit dem Lig. carpi volare verwebt. Die Palmarissehne geht in die Handfascie über, die als Ausstrahlung der Endsehne betrachtet werden kann, *Aponeurosis palmaris* (S. 402). Radial von der Palmarissehne ist das Lig. carpi volare fest mit dem Lig. transversum verbunden.

Dorsal ist an der Handwurzel nur *ein* Fascienstreifen als Verstärkungsband ausgebildet, welcher mehrere, *nebeneinander* geordnete osteofibröse Fächer überdeckt. Es schließt an das Ligamentum carpi volare an und wird *Ligamentum carpi dorsale* genannt (Abb. 175); beide zusammen heißen *Ligamentum carpi commune*. Das Band im ganzen schützt die Handwurzel wie das Lederarmband der Arbeiter.

Sehnenscheiden. An der Handwurzel wird der Kanal von den Handwurzelknochen und dem Lig. carpi transversum gebildet (Abb. 193). An den Fingern ist an die Phalanx eine dachrinnenförmige bindegewebige Hülle angefügt, *Lig. vaginale*, die mit den Knochen eine bis zur Endphalanx durchlaufende Röhre bildet. Sie wird zusammen mit der Synovialhaut, der eigentlichen Sehnenscheide, kurzweg als Sehnenscheide bezeichnet. Im Bereich der Knochen ist diese Röhre durch derbe querverlaufende Fasern versteift (Fibrae anulares), im Bereich der Gelenke ist sie dünn und biegsam, nur durch wenige quere und gekreuzte Faserzüge verstärkt (Fibrae cruciatae, Abb. 178 u. 210).

Innerhalb der Sehnenscheiden sind Verbindungen zwischen dem äußeren und inneren Blatt nicht selten (Mesotenon, S. 60). Sie gehen von der Hinter- oder Vorder- oder einer der Seitenflächen an die Sehne heran. Sie sind membran- oder strangartig und enthalten feine Blutgefäße für die Ernährung der Sehnen. Nach künstlicher Sehneneinpflanzung werden sie nicht neu gebildet, die eingepflanzte Sehne wird nicht mit Blut versorgt und geht zugrunde. Innerhalb einer Sehnenscheide ist daher Sehnentransplantation nicht möglich.

Pathologische Erweichungen der Sehnenscheidenwand, sog. tendinöse Ganglien oder „Überbeine", sind nicht selten (s. S. 362).

Volar gibt es im eigentlichen Canalis carpi 2 nebeneinander liegende Sehnenscheiden für die langen Fingerbeuger (Abb. 178). Eine 3. tiefe kürzere für die Sehne des Flexor carpi radialis liegt separat in einer Knochenfurche, die ligamentös gegen den Kanal abgegrenzt ist (Abb. 179 u. 193). Die Sehnenscheide des Flexor pollicis longus reicht distal bis zur Nagelphalanx des Daumens, proximal bis zum Muskelfleisch des Flexor (Gesamtlänge 12—14 cm). Ähnlich ausgedehnt ist die Sehnenscheide für den Kleinfinger, welche aber 2 Sehnen (Flexor sublimis [superficialis] et profundus) umfaßt, und welcher außerdem im Handwurzelteil kurze Sehnenscheiden für die oberflächlichen und tiefen Sehnen des 4.—2. Fingers angeschlossen sind. Letztere reichen nur bis zur Mitte der Hohlhand: *carpale* Sehnenscheiden; sie sind gegen die Sehnenscheiden der 3 mittleren Finger durch die Mm. lumbricales getrennt. Die Sehnenscheiden der Finger, *Digitalscheiden*, und ihre Verstärkungen werden bei der Hand näher beschrieben werden.

Alle Digitalscheiden legen sich beim Embryo isoliert an. Diejenige des Daumens verschmilzt mit der carpalen Sehnenscheide. Die *Musculi lumbricales* trennen die carpalen und digitalen Scheiden. Sie entspringen von den Sehnen des Flexor digitorum profundus (Abb. 169). Ihre Befestigung an der Dorsalaponeurose der Finger und ihre charakteristische Wirkung ist nur aufrechtzuerhalten, wenn ihnen genügende Bewegungsfreiheit bleibt. Der Zwischenraum zwischen den digitalen und carpalen Sehnenscheiden vergrößert sich daher entsprechend dem Längenwachstum der Metacarpalknochen. Auch am Kleinfinger bleibt manchmal die Verbindung der carpalen und digitalen Sehnenscheide aus; seine Digitalscheide verhält sich dann beim Erwachsenen gerade so wie beim 2.—4. Finger.

Die Sehne des Flexor pollicis longus ist vom Canalis carpi bis zur Endphalanx von einer röhrenförmigen Sehnenscheide umschlossen. Bei den Flexores digitorum liegen nur im Bereiche der Finger die zusammengehörige Sehne des Flexor sublimis und profundus in einer Röhre. Im Canalis carpi ist die sackartige ulnare Sehnenscheide den 8 Sehnen gemeinsam (Abb. 179). Sie umgreift volar und dorsal das ganze Paket der Sehnen, hört aber an den Sehnen für den Zeigefinger auf, geht also nicht ringsherum. Obwohl sich von ulnar her ihr

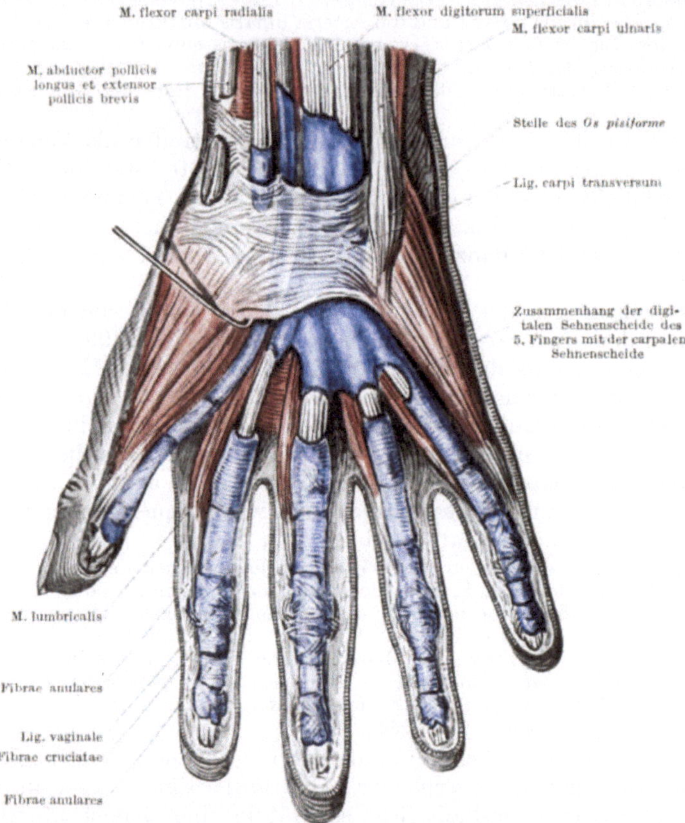

Abb. 178. Sehnenscheiden der Hohlhand. (Nach v. LANZ-WACHSMUTH: Praktische Anatomie, Teil 3, S. 194.)

Hohlraum mehr oder weniger weit zwischen die Sehnen des Flexor sublimis und profundus hineinschiebt, bleiben doch alle 8 Sehnen durch eine große Menge lockeren Verschiebegewebes verbunden, durch ein gemeinsames Sehnengekröse (Mesotenon), das radial in das Verschiebegewebe zwischen Sehnenscheide und Wand des Canalis carpi übergeht. Hier, in der Wurzel des Gekröses, liegen der *Nervus medianus* und die Blutgefäße für die Sehnen. — An einer oder beiden Sehnen des Zeigefingers kann die carpale Sehnenscheide selbständig und mit der digitalen wie bei den Randfingern in Zusammenhang sein. Dann fehlt die in Abb. 179 gestrichelte Verbindung mit der ulnaren Sehnenscheide, und diese hört schon an den Sehnen des Mittelfingers auf. — Das breite Mesotenon bringt es mit sich, daß man bei Praeparation von radial her nur in dieses gelangt, nicht in den Hohlraum der ulnaren Sehnenscheide.

Für die Kontinuität der Sehnenscheiden an den Randfingern der Hand (Daumen, Kleinfinger, Abb. 178) sind die Beobachtungen über eitrige Sehnenscheidenentzündungen ein Beweis. Der Prozeß schreitet nach altbekannten ärztlichen Erfahrungen an den *Randfingern* bis in den Canalis carpi und in die Nähe des Handgelenkes fort. Bei den 3 anderen Fingern ist das nur bei Vorliegen von Varietäten möglich; die Zwischenräume zwischen den digitalen und carpalen Sehnenscheiden bei diesen halten ihn auf (Länge 0,75—1,25 cm).

Bei Volar- und Dorsalflexionen der Hand und der Finger verschieben sich die Sehnen-scheiden im Canalis carpi mit. Sie reichen entsprechend weiter oder weniger weit am Unter-arm proximalwärts und in der Hohlhand distalwärts. Bei gestreckten Fingern endet z. B. die Ausbuchtung der ulnaren Sehnenscheide für den Ringfinger 4—6 cm jenseits des distalen

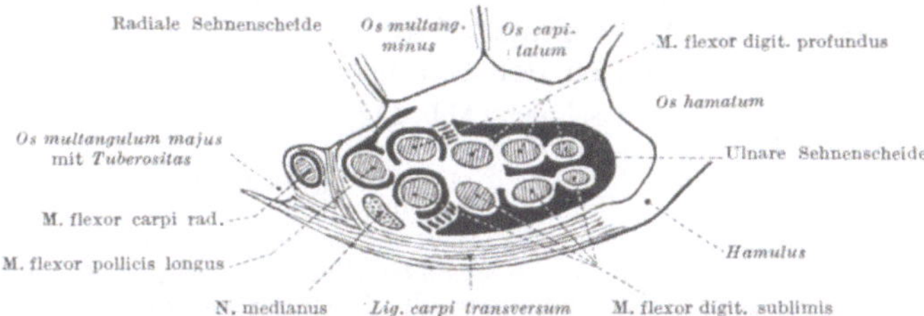

Abb. 179. Querschnitt durch den Canalis carpi, halbschematisch. Die Spalträume der Sehnenscheiden schwarz. (Nach CUNNINGHAM, Manual of pract. anatomy, mit Veränderungen.)

Randes des Lig. carpi transversum, bei gebeugten Fingern und bei Volarflexion der Hand überschreitet sie den Rand des Bandes kaum. Entsprechend hoch endet sie in letzterer Stellung am Unterarm.

Unter dem Lig. carpi *dorsale* gibt es *sechs* Sehnenfächer. Es sind osteofibröse Kanäle, welche aus Rinnen im Knochen (Abb. 172 u. 191) und aus bindegewebigen

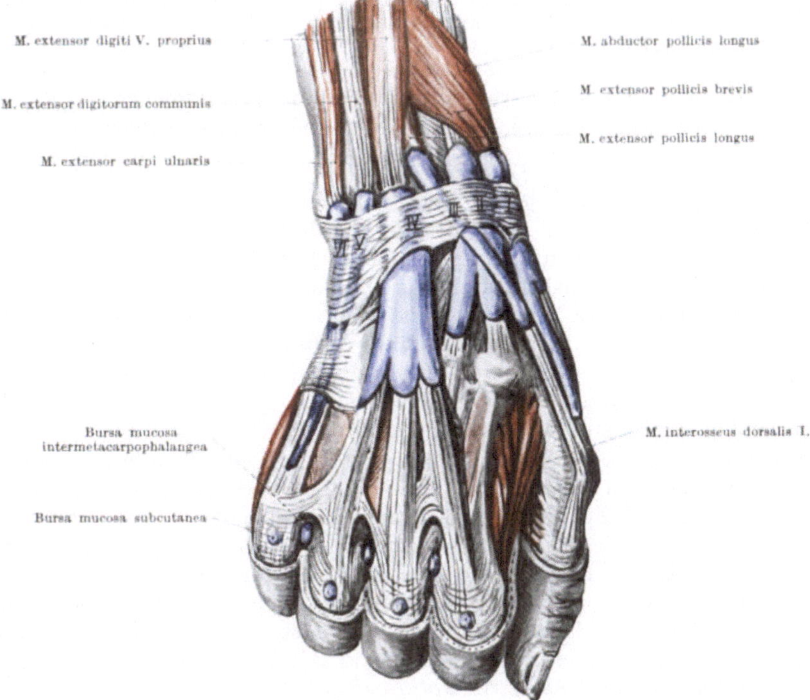

Abb. 180. Sehnenscheiden am Handrücken. (Nach v. LANZ-WACHSMUTH: Praktische Anatomie, Teil 3, S. 207.)

Septen bestehen; das gemeinsame Dach ist das Lig. carpi dorsale (Abb. 175), an welches die Septen fest anschließen. In jedem Kanal liegt (Abb. 180) — ganz anders wie beim volaren Canalis carpi — nur je eine Sehnenscheide. Es sind im allgemeinen 6 getrennte Scheiden vorhanden, doch kommunizieren sehr häufig die 2. und 3. Scheide an ihrer Überkreuzung miteinander. Manche Scheiden enthalten nur 1 Sehne, manche 2 oder mehr. Die Scheiden der langen Fingermuskeln reichen distalwärts über den Rand des Lig. carpi dorsale hinaus bis auf die Metacarpalknochen, diejenigen der Extensores carpi naturgemäß nur bis auf die distale Carpalreihe. Am längsten sind die Scheiden des Extensor pollicis brevis und Extensor digiti V. proprius. Proximal reichen Aussackungen der Scheiden oft bis zum Muskelfleisch der Extensoren.

Die 6 Fächer enthalten folgende Sehnen (Abb. 173 u. 175), 1. Fach: Abductor pollicis longus und Extensor pollicis brevis. 2. Fach: Extensor carpi radialis longus et brevis. 3. Fach: Extensor pollicis longus. 4. Fach: Extensor digitorum communis und Extensor indicis proprius. 5. Fach: Extensor digiti V. proprius. 6. Fach: Extensor carpi ulnaris.

Fach 1—4 liegen in Rinnen des Radius, Fach 5 auf der Kapsel des distalen Radioulnargelenkes zwischen Radius und Ulna, Fach 6 in einer Rinne der Ulna (Abb. 172 u. 191).

Beim Embryo und Neugeborenen sind innerhalb des 2. Faches die Sehnenscheiden für die beiden Extensores carpi radiales getrennt; oft ist auch beim Erwachsenen die Scheidewand noch teilweise, manchmal auch ganz erhalten. Auch die Sehnen im 1. Fach können getrennte Scheiden haben, jedoch nicht die Sehnen im 4. Fach.

Man darf die individuell schwankende Zahl der *Sehnenscheiden* (5—8) nicht mit der konstanten Zahl der *osteofibrösen Kanäle* (6) verwechseln. Bei den volaren Sehnen ist es ja die Regel, daß beide Zahlen einander nicht entsprechen. Die Führungen für die dorsalen Muskeln sind auch sonst viel spezialisierter als der volare Canalis carpi, der für die meisten ventralen Muskeln gemeinsam ist. Dem entspricht die starke Entwicklung der fibrösen Scheidewände zwischen den Muskelbäuchen der Extensoren des Unterarmes, die fast für jeden eine geschlossene Loge bilden.

Die *Lymphgefäße* der Sehnenscheiden an der Hand gehen teils oberflächlich zu oberflächlichen cubitalen und axillaren Lymphknoten, teils mit den Arterien zu tiefen cubitalen, brachialen und axillaren Knoten.

6. Band- und Gelenkverbindungen der Vorderarmknochen als passive Bewegungsfaktoren (Ellenbogen- und Handwurzelgelenke).

a) Allgemeines.

Die Elle und Speiche sind gegen den Humerus, gegeneinander und gegen den Carpus der Hand beweglich. Schon früher wurde beschrieben, daß die beiden Knochen sich gegeneinander um eine Diagonalachse drehen, welche proximal durch das Radiusköpfchen, distal durch das Ulnaköpfchen geht und dazwischen in der Membrana interossea zu denken ist (Abb. 143a). Die beiden Gelenke zwischen Radius und Ulna, in welchen die Bewegungen um die Diagonalachse stattfinden (Pro- und Supination), werden als *Articulatio radioulnaris proximalis* und *Articulatio radioulnaris distalis* unterschieden. Sie sind durch die ganze Länge der beiden Knochen voneinander getrennt.

Das proximale Radioulnargelenk steht anatomisch im Zusammenhang mit dem Gelenk zwischen dem Humerus und den beiden Vorderarmknochen, welches eine ganz andere Achse, Form und Bewegung hat als jenes. Man spricht von einer *Articulatio humeroulnaris* und *Articulatio humeroradialis*, je nachdem man die Beziehung des Humerus mit dem einen oder anderen der beiden Unterarmknochen und ihre bestimmten Besonderheiten ins Auge faßt. Aber die 3 funktionell ganz verschiedenen Gelenke sind räumlich zu *einem* Gelenk zusammengezogen und haben eine gemeinsame Kapsel und Bandverstärkung. Wir nennen sie im Ganzen *Ellenbogengelenk, Articulatio cubiti.*

Das distale Radioulnargelenk ist dagegen nicht mit dem Handgelenk verschmolzen (über eine gelegentliche Kommunikation wird noch berichtet werden). Hier fallen Trennung im Gebrauch und Trennung der Form und Wandungen zusammen. Die Ulna ist von der unmittelbaren Verbindung mit der proximalen Carpalreihe durch einen besonderen Zwischenknorpel, *Discus articularis*, ausgeschaltet (Abb. 191). Die Hand hängt am Radius, dieser an der Ulna und die Ulna schließlich hängt am Humerus (vgl. Schema Abb. 186b).

Der Radius, welcher die Hand allein trägt, ist mit der proximalen Carpalreihe verbunden in der *Articulatio radiocarpea* (Abb. 181). Diese einheitliche
Gelenkspalte zwischen dem ′Radius und Discus articularis einerseits und dem
Naviculare, Lunatum und Triquetrum andererseits ist anatomisch ein Gelenk
für sich. Ein zweites, gegen das vorige räumlich selbständiges Gelenk der Hand-

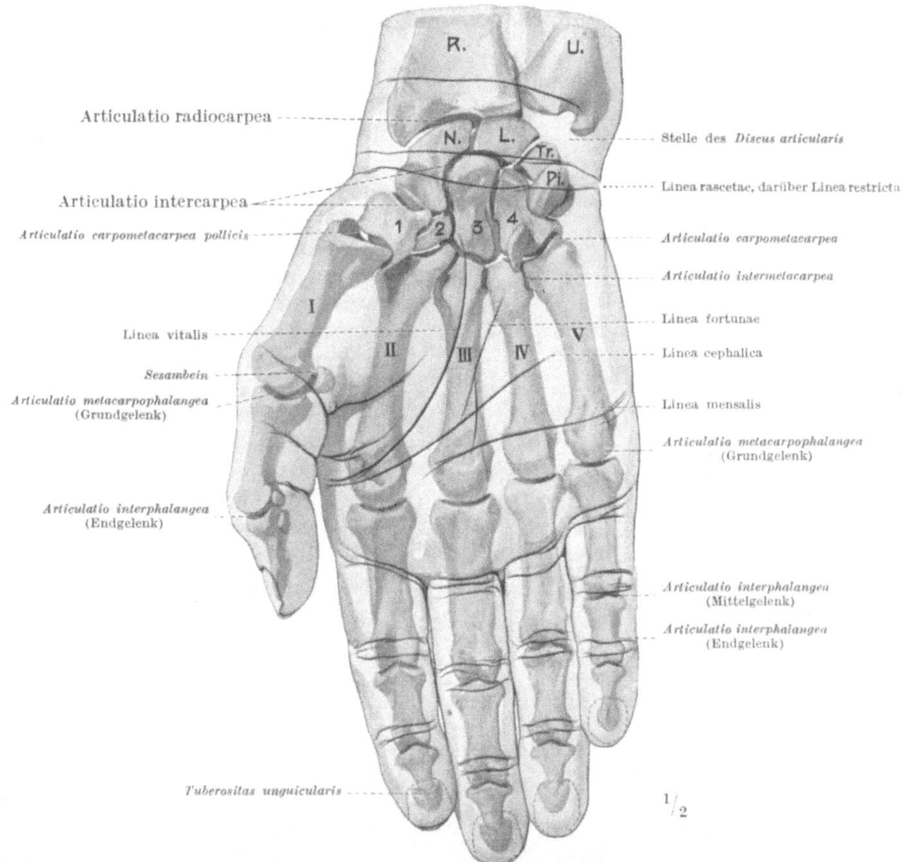

Abb. 181. Rechte Hand eines erwachsenen Mannes, Volarseite. Nach einer Röntgenaufnahme. Hautfalten
mit Quecksilber im Röntgenbild sichtbar gemacht. Ergänzt nach einem Abklatschbild der Falten derselben
Hand. Die Knochen nicht als Schatten wie im Röntgenbild, sondern nach dem Skelet in natürlicher Stellung
plastisch dargestellt, ohne Knorpelbelag. Nägel mit gestrichelten Linien. *R.* Radius; *U.* Ulna; *N.* Naviculare;
L. Lunatum; *Tr.* Triquetrum; *Pi.* Pisiforme; *1—4* die 4 distalen Carpalia (Multangulum majus, M. minus,
Capitatum, Hamatum); I—V die 5 Metacarpalia. Finger in „Normalstellung".

wurzel ist die *Articulatio intercarpea* (Abb. 181 u. 182). Diese Spalte ist einerseits durch proximale Carpalia (Naviculare, Lunatum und Triquetrum), andererseits durch die distalen Carpalia (Multangulum majus, Multangulum minus,
Capitatum und Hamatum) begrenzt.

    Es gibt noch eine 3. Art von Gelenken der Handwurzel, die *Articulationes carpometa-
carpeae* und *intermetacarpeae* (Abb. 181), die sogar teilweise mit der Articulatio intercarpea
kommunizieren. Trotz des räumlichen Zusammenhanges haben sie mit den Bewegungen
der Hand gegen den Unterarm nichts zu tun; das einzige wirklich für umfängliche Bewegungen wichtige Gelenk aus dieser Gruppe ist die selbständige *Articulatio carpometacarpea
des Daumens*, die aber lediglich den Bewegungen dieses Fingers dient. Ich berühre deshalb
die ganze Gruppe der Gelenke zwischen Carpus und Metacarpus hier nur kurz; ausführlicher
sind sie bei den Fingergelenken zu behandeln.

Das Handgelenk und seine beiden Kammern. Das Radiocarpal- und Intercarpalgelenk sind nur gemeinsam zu betrachten. Beide sind Kammern eines biologisch einheitlichen Gelenkes, des *Handgelenkes, Articulatio manus.* Die 3 proximalen Carpalia, welche — mit Ausnahme des Ursprunges des M. abductor pollicis brevis am Naviculare — frei von allen Ursprüngen oder Insertionen von Muskeln sind (Abb. 167 u. 168), sitzen in diesem Gelenk als einheitlicher knöcherner Meniscus, dessen Bewegungen von den distalen und proximalen Nachbarknochen reguliert sind. Die proximalen Carpalia stellen sich bei Bewegungen im Handgelenk zwischen jene beiden Knochenreihen entsprechend dem Raum ein, der für sie frei ist (Abb. 182, Os lunatum), wie etwa die Kugeln im Kugellager.

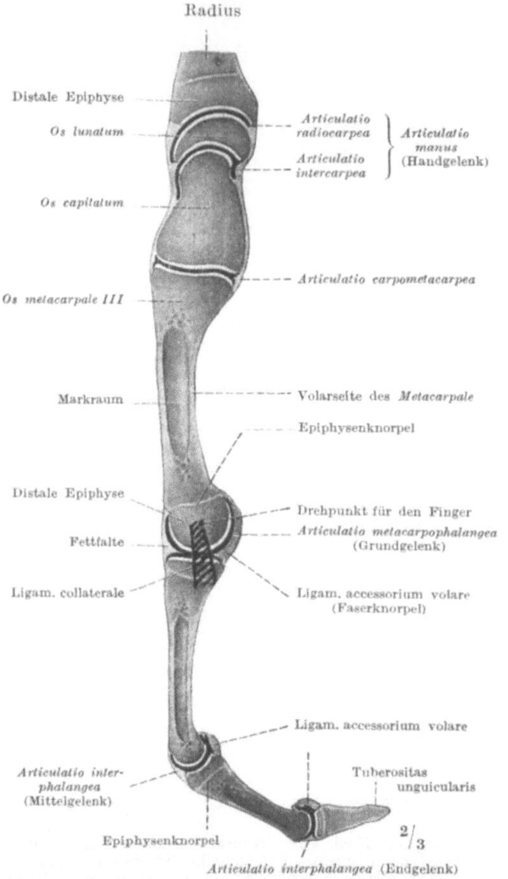

Man überzeugt sich am besten an der eigenen Hand, daß beispielsweise bei Volarflexionen dieser Meniscus sowohl gegen den Unterarm wie gegen die übrige Hand, also in der proximalen *und* in der distalen Gelenkspalte, bewegt wird (*nicht* im Radiocarpalgelenk allein, wie man früher vielfach irrtümlich glaubte); denn die schöne gebogene Linie des Handrückens (Abb. 207 b) wäre gar nicht möglich, wenn es sich um ein einfaches Scharnier handelte. Bei diesem entsteht immer ein deutlich sichtbarer Knick an der Oberfläche (am deutlichsten bei den Fingergelenken).

Durch die Bewegung an 2 nahe benachbarten Stellen sollten 2 Knicke resultieren, die aber durch die Haut zu einer einheitlichen Rundung ausgeglichen sind.

Alle denkbaren Kombinationen von räumlicher (anatomischer) und funktioneller Selbständigkeit oder Abhängigkeit der Gelenke kommen auf dem hier besprochenen, relativ beschränkten Gebiet vor:

Abb. 182. Sagittalschnitt durch die Hand und den Mittelfinger, 17 Jahre alter Mann (nach TOLDT, Atlas; das Lig. collaterale und der Drehpunkt der Grundphalanx schematisch von mir eingetragen).

1. Gelenke, die verschieden funktionieren und doch anatomisch eins sind; Beispiel: die im Ellenbogengelenk vereinigten Einzelabschnitte (proximales Radioulnargelenk, Humeroradial- und Humeroulnargelenk).

2. Gelenke, welche funktionell und anatomisch selbständig bleiben; Beispiel: das distale Radioulnargelenk.

3. Gelenke, welche anatomisch getrennt, aber funktionell einheitlich sind; Beispiel: Handgelenk (Radiocarpal- und Intercarpalgelenk).

Beteiligung der Pro- und Supination an den Handbewegungen. Die genannten vielgestaltigen Beziehungen haben ihren biologischen Zusammenhalt in einer eigentümlichen Verknüpfung, in welcher sie alle miteinander stehen, und die uns veranlassen muß, das Ellenbogengelenk und die Handwurzelgelenke hier zusammen zu behandeln. Um dies einzusehen, gehen wir am besten von Beobachtungen an der eigenen Hand aus. Wir unterschieden Flexionen und Abduktionen des Handgelenkes. Man kann mittels dieser Bewegungen die Hand im Handgelenk so im Kreise bewegen, daß ihr distales Ende, z. B. der gestreckte Zeigefinger, mit seiner Kuppe von innen eine Kugelfläche bestreicht (Bahnkugel oder Globus, Abb. 194b; die Bewegung ist flächenläufig). Der Abschnitt innerhalb der Bahnkugel, der durch Bewegungen im Handgelenk bestrichen werden kann (blau), ist durch die spezielle Form und Bandverbindung der beiden Gelenkkammern bestimmt. Außerdem aber können wir willkürlich die Hand um eine Längsachse drehen, z. B. um die Achse des Zeigefingers, *ohne gleichzeitig zu flektieren oder zu abduzieren*. Der Laie pflegt diese Bewegung irrtümlich im *Handgelenk* zu lokalisieren. Wäre dort eine Rotation entsprechend der des Oberarmes im Schultergelenk möglich, so könnte in der Tat die Hand im Handgelenk um ihre Längsachse gedreht werden wie in einem echten Kugelgelenk. Aber für das Handgelenk selbst ist charakteristischerweise eine entsprechende willkürliche Bewegung so gut wie ausgeschlossen. Die Gründe werden uns später beschäftigen. Die tatsächlich vorhandene Möglichkeit, die *Hand* willkürlich um eine Längsachse (beliebige Fingerachse) zu drehen, ist *an Ober- und Unterarm gebunden*.

Sobald die Rotationen der Hand mit Flexionen oder Abduktionen derselben verbunden sind, ist das Handgelenk mitbeteiligt, und zwar in ganz bestimmter, zwangläufiger Weise. Davon wollen wir vorläufig absehen (s. dazu S. 388). Hier genügt die einfache Beobachtung am eigenen Körper, welche lehrt, daß regelmäßig Pro- und Supinationen im Unterarm zu Hilfe genommen werden, wenn wir die Hand lediglich um die Längsachse (gleichgültig um welchen Finger) drehen, ohne sie sonst zu flektieren oder zu abduzieren. Man kontrolliert dies an sich, indem man die beiden distalen Enden der Unterarmknochen des Versuchsarmes mit den Fingern der anderen Hand fixiert. — Bei Menschen, deren Unterarmknochen infolge eines Bruches miteinander verwachsen sind, läßt sich wie in einem Experiment feststellen, daß reine Rotationen der Hand willkürlich nur in kleinstem Umfange möglich sind. Doch sind wohl gemischte Flexions- und Rotationsbewegungen oder Abduktions- und Rotationsbewegungen (um schräge Achsen im Handgelenk, s. S. 388) imstande, solchen Kranken die reinen Rotationen bis zu einem gewissen Grade zu ergänzen.

Vermehrung der Freiheit des Hand- und Ellenbogengelenkes um je einen Grad. Der 3. Grad der Freiheit eines Kugelgelenkes, die Rotation, entsteht in unserem Fall durch eine Kombination von Bewegungen, die im distalen Radioulnargelenk und im Ellenbogengelenk ausgeführt werden. Im letzteren kommt für die Bewegungen um die Diagonalachse des Unterarmes speziell das obere Radioulnargelenk in Betracht; wir werden aber sehen, daß auch die Gelenkabschnitte, die zwischen Humerus und Unterarmknochen liegen, immer mit in Tätigkeit sind, wenigstens das Humeroradial-Gelenk. Der Gelenkkomplex des Unterarmes *in seiner Gesamtheit* ist es, welcher die Hand in ihren Bewegungen so frei macht, wie sie es tatsächlich ist. Da es darauf ankommt, dies zu verstehen, so fassen wir von vornherein den Gesamtkomplex der Gelenke ins Auge, um bei der Einzelbetrachtung der Knochenverbindungen darauf hinweisen zu können, wie sie in die generelle Aufgabe hineinpassen.

Man kann sagen, daß bei Bewegungen der Hand jederzeit beide Radioulnargelenke zum Handgelenk hinzu geschlagen werden können, so daß die Hand sich wie in einem Kugelgelenk bewegt (mit 3 Graden der Freiheit). Umgekehrt können aber auch beide Radioulnargelenke zum Ellenbogengelenk hinzugeschlagen werden und hier eine höhere Freiheit erzeugen, als speziell dem Humeroulnargelenk, dem bestimmenden Faktor der Bewegungen im Ellenbogen, zukommt. Ich habe schon mehrfach darauf aufmerksam gemacht, daß wir die Pro- und Supinationen am reinsten darstellen, wenn wir im Ellenbogen beugen, in dieser Stellung den Oberarm festhalten und dann Unterarm mit Hand um die Längsachse drehen. Man kann dabei leicht jede Beteiligung in der Schulter ausschalten. Andererseits kann man im Ellenbogengelenk beugen und strecken (Flexion und Extension) und dabei alle Pro- und Supinationen ausschalten. Dafür, daß beide Tätigkeiten getrennt möglich und getrennt lokalisiert sind, ist dieser Versuch am eigenen Körper jederzeit Beweis genug. Die Flexionen im Ellenbogen erfolgen um eine horizontale Achse (Abb. 143, punktiert); die Diagonalachse für Pro- und Supinationen steht senkrecht dazu (ausgezogene Linie). Wird der Ellenbogen rein flektiert, so beschreibt die Kuppe

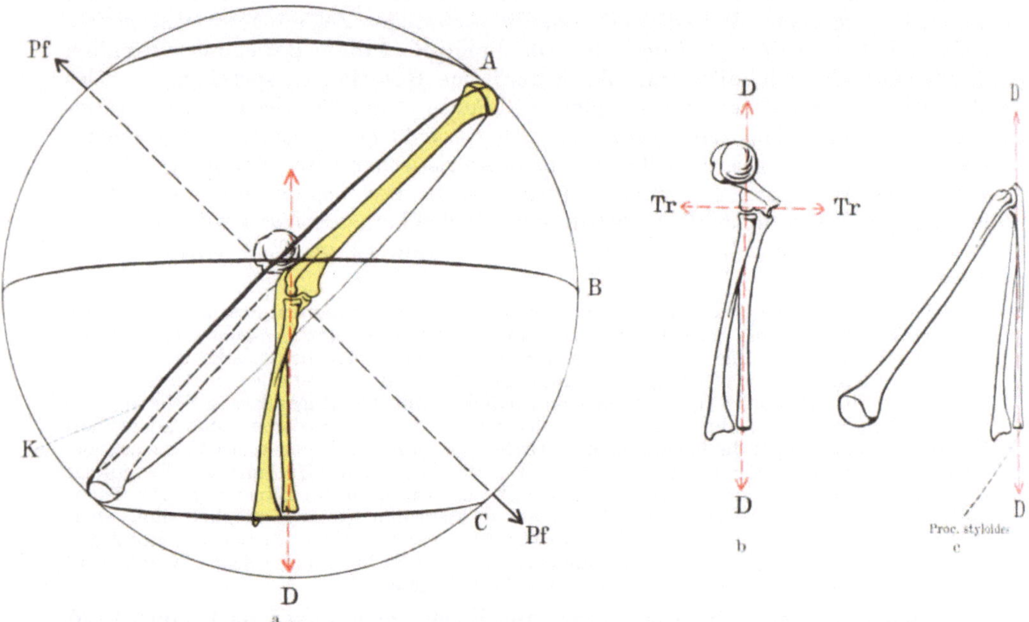

Abb. 183a—c. Kombinationen von Flexionen im Ellenbogen und Drehbewegungen um die Diagonalachse des Unterarmes (Pro- und Supinationen). (Mit Benutzung von Figuren aus FICK: Handbuch der Anatomie und Mechanik der Gelenke.) Ulna feststehend gedacht. a Drei verschiedene Stellungen des Humerus, eine getönt, die beiden anderen mit gestrichelten Konturen; die letzteren sind in b und c jede für sich gezeichnet. K der Kreisbogen, auf welchem sich der Humeruskopf bewegt, um von einer der 3 Stellungen in die andere zu gelangen; Pf—Pf die schräge Achse der Kreisbewegung K; D die Diagonalachse des Unterarmes (rot gestrichelt); Tr die dazu senkrecht stehende Achse des Ellenbogengelenkes (Achse der Trochlea humeri, rot gestrichelt).

eines beliebigen gestreckten Fingers wie ein Schreibhebel eine Kreislinie (linienläufig); wird der Unterarm pro- oder supiniert, so dreht sich der gestreckte Finger, in welchen die verlängerte Drehachse fällt, mit dem Unterarm um die eigene Achse, also um einen Punkt der Fingerkuppe. Wir können aber beide Bewegungen vereinigen, indem wir beispielsweise mit der Hand die Lehne eines Stuhles umfassen und um den Stuhl herumgehen, ohne die Faust zu lockern (Stellung der Knochen, wie in Abb. 183a, gelbe Tönung; Drehung um den rot gestrichelten Doppelpfeil, Diagonalachse des Unterarmes). Akrobaten machen die gleiche Armbewegung, wenn sie auf einer Hand aufgestützt den Körper horizontal freischwebend in der Luft um den Unterarm als Achse im Kreise drehen. Je nach dem Grad der Flexion im Ellenbogengelenk wird der Kreis größer oder kleiner (Annäherung von Punkt A an den Äquator B oder an den oberen oder unteren Pol der Kreisbahn der Abbildung; der mit C bezeichnete Kreis, welchen der nach abwärts gerichtete Humerus beschreibt — gestrichelter

Kontur —, würde gleich groß sein wie Kreis A). Der Oberarmkopf bestreicht jeden Punkt einer Kugelfläche, die man sich um das Ellenbogengelenk gelegt denkt, mit einem Radius gleich der Länge des Knochens (flächenläufig). Der Körper muß die Bewegung des Humeruskopfes auf dieser Bahnkugel mitmachen. Bewegungen im Schultergelenk und allgemeine Körperbewegungen können dazu kommen und den Ausschlag steigern oder vermindern. Davon sei aber hier abgesehen. Für uns ist entscheidend die Einsicht, daß die Freiheit des Humero-ulnargelenkes, welches an sich nur linienläufig ist, durch die Kombination mit den Radioulnargelenken gesteigert wird; aus einem Grad der Freiheit (linien-läufig) sind 2 geworden (flächenläufig).

Die Steigerung ist relativ die gleiche, wie wenn zum Handgelenk Pro- und Supination hinzukommt; die Gesamtbewegung der Hand ist aber um einen Grad größer, weil das Handgelenk für sich allein schon 2 Grade der Freiheit hat.

Solche Kombinationen aus Beugungen im Ellenbogengelenk und Pro- und Supinationen im Unterarm werden von uns instinktiv bei den mannigfachsten Verrichtungen angewendet, sobald die Hand fixiert gehalten wird, z. B. beim Niederdrücken einer Türklinke, Klavier-spielen, Geräteturnen usw.

Muskelanordnung und biologisch wichtige Gelenkkombinationen. Die Muskeln, welche wir geschildert haben, stehen fast alle in unmittelbarer Beziehung zu dem Gesamtkomplex der Gelenke, um welche es sich hier handelt, da sie meistens über *mehrere* Einzelgelenke hinwegziehen. Darin ist eine der wesentlichsten Ursachen zu erblicken für die Entwicklung der Zusammenarbeit des ganzen Systems, die vom zentralen Nervensystem dirigiert wird. Die Unterarmknochen haben sich ursprünglich überkreuzt, weil durch die Pronation die Fortbewe-gungen auf dem Boden und die Gewichtsverteilung des Körpers auf die Beine erleichtert wurde (Abb. 146b). Ja sie sind bei vielen Säugern in der pronierten Stellung verwachsen, also fixiert. Beim Menschen spielt die ursprüngliche Ursache keine Rolle mehr. Aber die *bewegliche* Verschränkung von Radius und Ulna ist geblieben, sie trägt als Mittelglied zwischen Ellenbogen und Hand eine Fülle neuer Möglichkeiten für die feinere Verwendung der Gliedmaßen in sich. Die anfangs nebensächliche oder sogar störende Beweglichkeit ist die Haupt-sache geworden und hat erst mit der aufrechten Körperhaltung und ganz be-sonders beim Menschen ihre volle Ausnutzung gefunden. Die Untersuchung der Band- und Gelenkverbindungen im einzelnen wird uns des näheren lehren, wie der passive Apparat mit dem aktiven harmonisch zusammenpaßt, um steuernd und hemmend die Tätigkeiten der Muskeln der Gesamtaufgabe dien-lich zu machen und wie die Muskeln wiederum die im passiven Apparat ge-gebenen Potenzen aktivieren oder auch unterdrücken.

Die anscheinend unnötig komplizierten Anordnungen der Unterarmmuskeln werden bei dieser Art der Betrachtung als notwendig erkannt. Man könnte z. B. meinen, die Flexionen und Abduktionen im Handgelenk würden viel zweckmäßiger statt durch die vielen dazu bereitgestellten Muskeln nur durch wenige, je einen Flexor und Extensor und je einen radialen und ulnaren Abductor, bewerkstelligt. Geht man aber von den biologisch wichtigsten Ver-wendungen der Hand aus, also in der Vierfüßlerstellung vom Tragen des Körpergewichtes auf dem Handteller (Abb. 146b) und in der aufrechten Körperhaltung vom Ergreifen der wichtigsten Werkzeuge mit der Faust (Hammer, Axt, Peitsche), so läßt sich rein rechnerisch zeigen, daß jeder der bestehenden Muskeln an seinem Platz den geforderten Kräften aufs Genaueste entspricht, und daß von der Natur die mechanisch sicherste und sparsamste Lösung für jene Stellungen gefunden ist. Die „Harmonie zwischen geleisteten und gefor-derten Kräften" (H. v. RECKLINGHAUSEN) beherrscht Arm und Hand als die vollkommensten Werkzeuge unseres Körpers am vollkommensten.

b) Articulatio humeroulnaris.

Das Ellenbogengelenk, *Articulatio cubiti*, umfaßt 3 Knochenverbindungen:
1. Articulatio humeroulnaris. 2. Articulatio humeroradialis. 3. Articulatio radioulnaris

proximalis. Die erste von ihnen ist die wichtigste für die Flexionen im Ellenbogengelenk. Die Ulna umfaßt die Trochlea humeri wie eine Zange (Abb. 184). Sie greift in die sanduhrförmig eingezogene Rolle (Abb. 185) noch mit einem besonderen Knochenkamm ein (Abb. 187).

Die *Führung* in diesem Gelenk ist hauptsächlich *knöchern.* Verstärkungen der Kapsel sind, wie wir noch sehen werden, nicht ohne Belang, aber sie haben nicht entfernt die Wichtigkeit wie bei anderen Gelenken, z. B. bei dem Sternoclaviculargelenk, dessen Bewegungen vorwiegend durch Bandapparate bestimmt sind. Das gleiche gilt für die Muskeln. Im Schultergelenk haben wir den

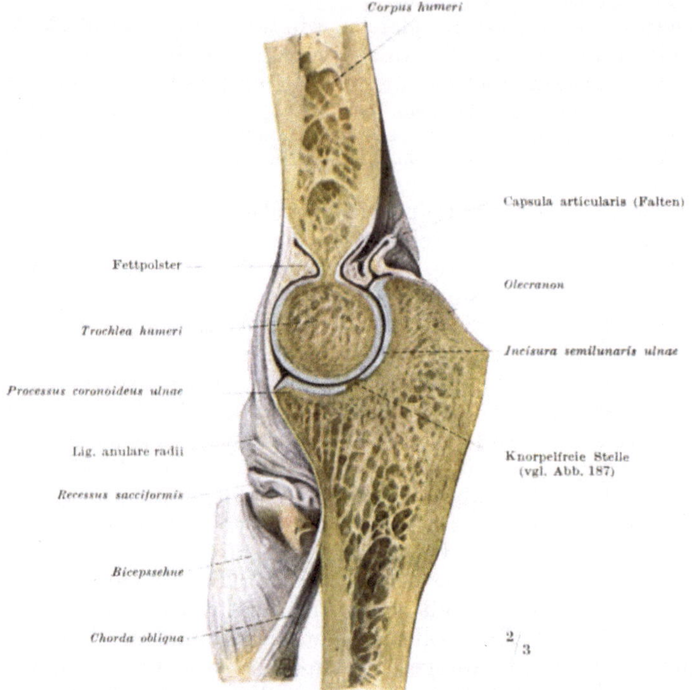

Abb. 184. Sagittalschnitt durch das Humeroulnargelenk, Streckstellung (die Schnittfläche ist bei gebeugtem Gelenk hergestellt; bei Streckstellung stehen die Flächen des Humerus und der Ulna etwas windschief zueinander). Unterarm in Supinationsstellung.

hauptsächlichsten Vertreter eines vorwiegend durch Muskeltätigkeit geführten Gelenkes kennengelernt. Diesen beiden Kugelgelenktypen gegenüber, deren Festigkeit vorwiegend — aber nicht ausschließlich! — auf Bändern und Muskeln beruht, ist ein Rollengelenk wie das Humeroulnargelenk beschränkter im Umfang der Bewegung, hat aber die größere Stabilität einer starren knöchernen Führung voraus. Sie ist zu vergleichen dem Scharnier eines Kastendeckels. Das Gelenk ist eines der reinsten Scharniergelenke, *Ginglymus,* unseres Körpers.

Zertrümmerungen des Knochens lösen natürlich die normale Stabilität der Führung. Die Ulna kann dann leicht von der Rolle abgleiten und isoliert am Humerus in die Höhe steigen. Die Ursache für die Absprengung des Processus coronoides liegt darin, daß der Stoß bei Fall auf den gebeugten Arm nicht in die Richtung des Humerusschaftes fortgeleitet wird. Viel häufiger wird beim Fallen auf den gestreckten Arm die Zange aus der Rolle herausgehebelt, dadurch daß sich das Olecranon in seiner Grube am Humerus anstemmt. Ulna und Radius verschieben sich dann nach hinten oder vorn vom Humerus, der Arm ist verkürzt. Lehrreich ist an diesen pathologischen Vorkommnissen, daß trotz der knöchernen Führung die Luxation im Ellenbogengelenk die zweithäufigste Verrenkung von allen Gelenken unseres Körpers ist (18%).

Am widerstandsfähigsten gegen rohe Kraft sind der Luxationsstatistik nach die Gelenke mit vorwiegender Bandführung (Typus: Sternoclaviculargelenk). Die Knochenführung ist ihnen in dieser Richtung unterlegen (Typus: Ellenbogengelenk), noch mehr die vorwiegende Muskelführung (Typus: Schultergelenk).

Geringe Abweichungen der Führung sind auf das Konto des *Knorpelbelages* der Gelenkflächen des Humerus und der Ulna zu setzen (bei der Trochlea und bei der Incisura ulnae je $1^1/_2$—2 mm, zusammen bis 4 mm dick). Ein geringes Wackeln durch verschiedene Belastung des Knorpelpolsters zeigt das distale Ende der Ulna wie ein Schreibhebel übertrieben groß an. Die Ausschläge betragen bis zu 2 cm. Sie sind für die Bewegungen des Armes im ganzen nicht unwichtig. Es wird deshalb auf sie in einem späteren Abschnitt näher einzugehen sein.

Ganz verschieden von den Abweichungen der exakten Knochenführung durch die Nachgiebigkeit des Knorpels ist eine praktisch ganz unwichtige, weil minimale Abweichung der Führung vom reinen Scharniertypus. Man bezeichnet das Humeroulnargelenk wohl auch als „*Schraubengelenk*" und legt dem oft viel zu viel Bedeutung bei. Richtig ist, daß Stifte, welche in die Zangenränder so weit eingeschlagen werden, daß sie bei Flexionen Ritze in der Trochlea hinterlassen, eine Schraubenlinie aufzeichnen. Die Gesamtverschiebung beträgt aber nur 2 mm, kommt also gegenüber den tatsächlichen Hebelausschlägen der Wackelbewegungen im Ellenbogengelenk (bis zu 2 cm, s. S. 376) gar nicht in Betracht.

Die Ellenbogenfurche in der Haut entspricht den Epikondylen des Humerus. Sie liegt 2 cm oberhalb der Gelenkspalte. Bei Streckung des Armes verschwindet sie bei den meisten Menschen.

Der Epicondylus lateralis liegt etwa 2 cm (18 mm), der Epicondylus medialis etwa 3 cm (28 mm) oberhalb der Gelenklinie. Man richtet sich beim Aufsuchen des Spaltes nach diesen Marken. Außerdem kann man bei mageren Leuten den Spalt des Humeroradialgelenkes von der Dorsalseite her unter dem Epicondylus lateralis direkt fühlen.

c) Articulatio humeroradialis.

Die *Articulatio humeroradialis* ist der eigenen Form nach ein wirkliches Kugelgelenk. Sie hat aber *nicht* die volle Freiheit der Bewegungen eines solchen. Der kugelige Gelenkkopf, das Capitulum humeri, sitzt am gleichen Knochen wie die Rolle für die Ulna (Abb. 185). Denkt man sich bei einem Kastendeckel von den beiden üblichen Scharnieren das eine durch ein Kugelgelenk ersetzt, so wird dadurch an der Freiheit der Bewegung des Deckels offensichtlich nichts geändert. Ebenso ist beim Arm das linienläufige Humeroulnargelenk der *allein*bestimmende Faktor, weil es *weniger* frei beweglich ist als das Humeroradialgelenk. Der Radius wird bei den Flexionen in letzterem nur mitgenommen. Man könnte ein Instrument konstruieren, welches die gleichen Bewegungen wie die Gelenkkombination des Ellenbogens und Unterarmes ermöglicht, und in diesem, wenn die Führung entsprechend gut konstruiert ist, die Verbindung des Humerus mit dem Radius ganz weglassen, ohne die Bewegungsmöglichkeiten zu ändern (Abb. 186b).

Die Muskeln, welche im Ellenbogen beugen, wirken entweder auf die Ulna oder den Radius oder auf beide zusammen. Mag wie bei einem Triebwagen die Ulna oder der Radius Triebrad sein, oder mögen sie beide zugleich angetrieben werden, die knöcherne Schienenführung liegt ausschließlich im Humeroulnargelenk.

Die Erklärung für die Kugelform des Capitulum humeri ist nach einer ganz anderen Richtung zu suchen als bei anderen Kugelgelenken. Im Ellenbogengelenk kommt es nicht darauf an, 3 Grade der Freiheit wie beim Schultergelenk zu erzielen, die doch nicht ausgenutzt werden könnten, sondern nur darauf, dem Radius Rotationen um die Achse seines Collum zu ermöglichen (Pro- und Supination), ohne die Mitbewegung mit der Ulna bei Flexionen zu stören.

Wäre die proximale Stirnfläche des Radius plan statt vertieft, so wäre die Pro- und Supinationsbewegung auch auf einer zylindrischen Fortsetzung der Humerusrolle möglich, aber die Berührung der Gelenkflächen in jeder Stellung wäre rein linear und sehr locker.

Indem das kuglige Capitulum humeri in die Fovea capituli radii wie in eine Pfanne eingreift
(Abb. 185), gewinnt der Radius eine Führung ähnlich Achsenlagern von Rädern, die auch
in der Technik angewandt werden. Der Humerus transportiert das Lager automatisch bei
allen Bewegungen im Ellenbogen so, daß der Radius der Ulna in alle Flexionsstellungen
folgen kann und immer frei beweglich um die eigene Collumachse bleibt. Seine Beweglichkeit
ist auf 2 bestimmte Achsen beschränkt (Abb. 183b, rot gestrichelt). Die horizontale der
beiden Achsen ist dem Radius durch die Humeroulnarverbindung aufgezwungen und in
dieser durch knöcherne Führung festgelegt. Die vertikale Achse entspricht dem eigenen
Anteil des Radius an der Diagonalachse des Vorderarmes für die Pro- und Supinationen und
ist in der Humeroradialverbindung ebenfalls durch knöcherne Führung gesichert. Die Bewegungen des Radius hat nur 2 Grade der Freiheit (statt 3 wie beim Schultergelenk).

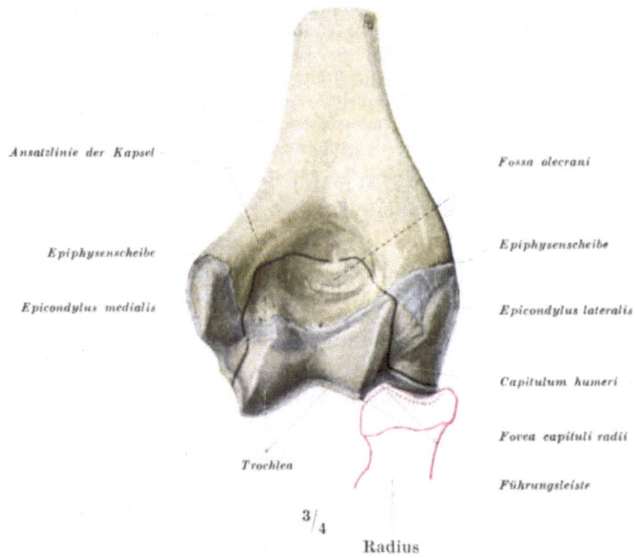

Abb. 185. Distales Ende des rechten jugendlichen Humerus, Dorsalseite. Die 4 Epiphysenkerne sind noch nicht
verwachsen (die beiden mittleren berühren sich in der Mitte der Trochlea; der laterale von beiden ragt in das
Capitulum humeri hinein).

d) Articulatio radioulnaris proximalis.

Die *Articulatio radioulnaris proximalis* ist die obere Hauptverbindung des
Radius mit seinem Nachbarknochen. Ihr gegenüber ist die geschilderte Art
der Humeroradialverbindung nur Beiwerk, zwar wichtig für die Sicherung,
aber nicht bestimmend für den Verlauf der Bewegung. Die Art der Führung
im oberen Radioulnargelenk ist nur zum geringsten Teil knöchern. Die Hauptsache ist die Bandführung. Die schmale überknorpelte Gelenkfläche, die um
das Köpfchen des Radius herumläuft, *Circumferentia articularis radii* (Abb. 163),
greift in einen entsprechenden überknorpelten Ausschnitt der Ulna ein, *Incisura
radialis ulnae* (Abb. 187). Sie läuft wie ein Rad in der Furche der Ulna. Die
Radachse geht durch die Mitte des Gelenktellers für den Humerus, *Fovea capituli*.

Das Radiusköpfchen wird in der Furche der Ulna festgehalten durch ein
Verstärkungsband der Gelenkkapsel, welches wir hier herausgreifen, um zunächst
klarzustellen, wie Knochen und Ligamente eine biologische Einheit bilden.
Dieses Band, das *Ligamentum anulare radii*, muß künstlich aus der Gelenkkapsel herauspräpariert werden, um es zu isolieren (Abb. 187). Die Beziehungen
zu anderen Teilen der Kapsel werden weiter unten berücksichtigt. Die Incisura radialis ulnae und das Ligamentum anulare radii formen gemeinsam einen
einheitlichen osteofibrösen Apparat, der als eng anschließender Ring das Rad

des Capitulum radii umfaßt und so fixiert, daß es sich nur um die eigene Achse drehen kann. Der Mechanismus ist ganz ähnlich dem Zapfengelenk des Zahnes des Epistropheus, der sich in einer osteofibrösen Hülse des Atlas um die eigene Achse dreht (S. 105). Man vergleicht solche Einrichtungen den Tür- oder Fensterangeln der Technik, bei welchen ein Zapfen, der senkrecht steht, sich in einer Hülse dreht (S. 48). Die allgemeine Bezeichnung dieser Gelenke unseres Körpers ist: *Zapfen-* oder *Drehgelenk, Trochus* s. *Articulatio trochoidea.*

Die Diagonalachse des Unterarmes ist die Verlängerung der Radachse (Abb. 143a), welche den Drehungen des Rades gehorchen muß. Der Radius beschreibt mit dem distalen Ende einen Kreis um das distale Ende der Ulna (Abb. 143b), weil er die Radachse nicht geradlinig fortsetzt, sondern weil er vom Collum radii schief nach außen abbiegt.

Die Radachse hat nach der Seite des Oberarmes die oben beschriebene Führung am Radiusköpfchen des Humerus. Außerdem besteht noch eine 2. Sicherung am Humerus. Die Trochlea ist gegen das Capitulum so abgeschrägt, daß eine schmale, sichelförmige *Führungsleiste* (Abb. 185) resultiert, an welcher die Trochlea und das Radiusköpfchen wie 2 senkrecht zueinander gestellte Kammräder aneinander gleiten. Die beiden Räder stehen, wie der Radius auch zum Humerus stehen mag, immer senkrecht aufeinander und führen sich um so besser aneinander, je stärker sie durch die Wirkung der Muskeln aufeinander gepreßt werden (M. biceps, M. pronator teres usw.).

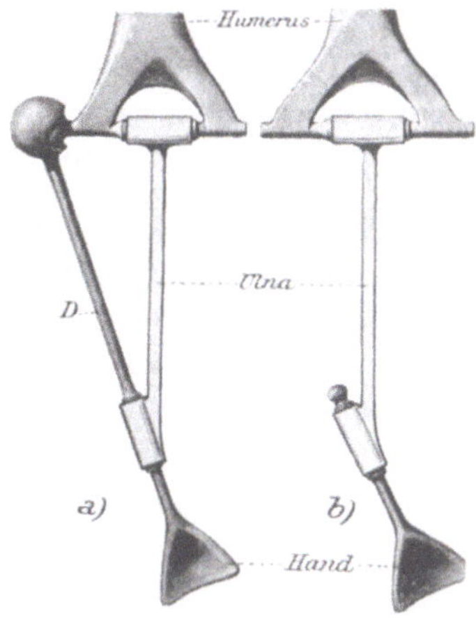

Abb. 186a u. b. Nachbildung der wesentlichen Bewegung im Ellenbogengelenk und in den beiden Radioulnargelenken durch ein frei konstruiertes Instrument. Die Hand sitzt unbeweglich an einem Stiel *D* (d. h. ohne Berücksichtigung des Handgelenkes). *D* entspricht der Diagonalachse, geht also proximal durch das Capitulum humeri, in der Mitte durch die Membrana interossea, distal durch den Discus articularis (vgl. mit Abb. 143a). Das distale Ende des Radius, welches außen von *D* liegen würde, ist nicht nachgebildet, weil es nur von *D* mitgenommen wird. a Der Handstiel *D* hat eine Führung am Humerus, welche ausgebildeter ist als in unserem Körper. b der Handstiel hat keine Führung am Humerus, nur an der Ulna. (PETERSEN: Anat. Anz. 52, 1919.)

Das Capitulum radii hat strenggenommen keinen kreisförmigen, sondern einen elliptischen Kontur. Die Inkongruenz mit dem kreisförmigen Ausschnitt der Ulna ist bedeutungslos, da sie durch die genannten Sicherungen und die Muskelwirkung im Leben spurlos ausgeglichen ist. Das Radiusköpfchen steckt in dem osteofibrösen Ring wie in einem Knopfloch, das so eng ist, daß beim Erwachsenen nur äußerst selten der Knopf aus dem Knopfloch herausgleiten kann. Bei Kindern ist das weniger selten, besonders beim Emporheben des Kindes an einer Hand, weil die ganze Körperlast die noch weiche Bandkomponente des Apparates aufs äußerste beansprucht.

Der Spielraum der Pro- und Supinationen im oberen Radioulnargelenk beträgt beim Lebenden 120—140°. Er wird nicht durch das untere Radioulnargelenk beeinträchtigt; denn man erzielt keine Steigerung der Pro- oder Supination, wenn man die beiden Unterarmknochen unterhalb des oberen Gelenkes durchsägt. Die Muskeln, welche je nach der Richtung der Bewegung passiv gedehnt oder zwischen Radius und Ulna eingezwängt werden, bestimmen die Grenzen des genannten Spielraumes.

Abb. 187. Oberes Ende der Ulna mit Ligamentum anulare radii. Der Radius ist entfernt. Das Bindegewebe, mit welchem die knorpelfreie Stelle der Incisura semilunaris ulnae bedeckt ist, wurde wegpräpariert.

e) Die Kapsel des gesamten Ellenbogengelenkes und ihre Verstärkungsbänder.

Die *Kapsel* des Ellenbogengelenkes, *Capsula articularis*, hüllt die 3 geschilderten Abteilungen des Gelenkes *gemeinsam* ein; sie enthält Verstärkungsbänder, die in die Kapselwand eingewebt sind an den Stellen, an welchen die Beanspruchung am größten ist. Das oben herausgegriffene *Ligamentum anulare radii* ist ein solches Band. Aber auch die reine Knochenführung zwischen Humerus und Unterarmskelet ist durch Verstärkungsbänder in der Kapsel des Ellenbogengelenkes gesichert. Diese, die *Ligamenta collateralia*, liegen zu beiden Seiten des Armes wie die Schienen eines Schienenverbandes. Abduktionen im Ellenbogen werden durch sie verhindert. Sie sind so stark, daß seitliche Verrenkungen, besonders medialwärts, äußerst selten sind.

Das *Ligamentum collaterale mediale s. ulnare* (Abb. 188) ist eine dreieckige Bandplatte, welche vom Epicondylus medialis humeri entspringt und mit breiter

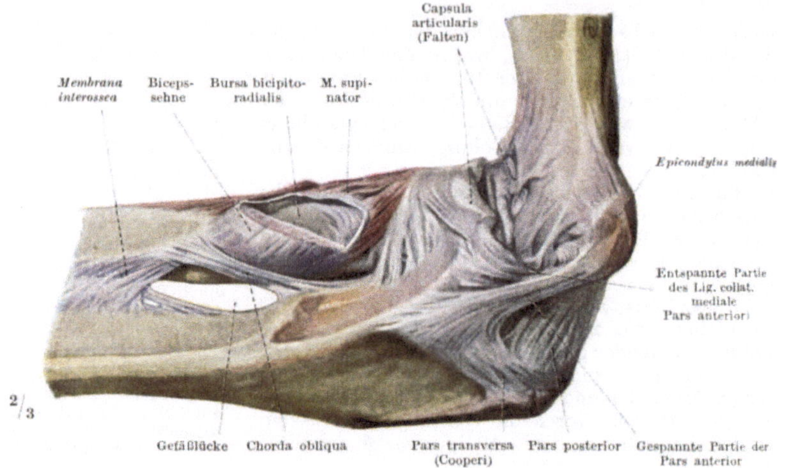

Abb. 188. Rechtes Ellenbogengelenk von der medialen Seite gesehen.

Basis an der Ulna inseriert. Der vordere Randstreifen, *Pars anterior*, entspringt am Epicondylus vor der Drehachse und ist besonders dick. Er ist am Processus coronoides ulnae befestigt; ein Teil von ihm ist gespannt, mag der Arm im Ellenbogen gestreckt oder gebeugt sein (Abb. 188 u. 190). Der hintere Randstreifen, *Pars posterior*, entspringt hinter der Drehachse, ist an der medialen Kante des Olecranon angeheftet und ist nur gespannt, wenn der Arm gebeugt wird. Beide sind verbunden an der Ulna durch die querverlaufenden Züge eines unteren Randstreifens, *Pars transversa* (COOPERscher Streifen), welcher sie gegeneinander versteift. Die Spannung der Randstreifen hemmt übermäßige Flexionen und Extensionen und bremst die Knochenanschläge, die vorn der Processus coronoides und vor allem hinten das Olecranon in den Vertiefungen des Humerus besitzen. Doch werden allzu brüske Flexionen, schon ehe die Band- und Knochenhemmung einsetzen, durch Dehnung der Streckmuskeln (Triceps) und durch Quetschung der Beugemuskeln (besonders des Brachialis) gemildert. Bei Extensionen fehlt die Muskelquetschung; Luxationen nach hinten sind daher von allen Ellenbogenverrenkungen am häufigsten.

Das *Ligamentum collaterale laterale s. radiale* liegt an der Seite des Radius, ist aber nicht am Radius befestigt (Abb. 189 u. 190). Eine Drehung des Knochens um seine Längsachse wäre sonst nur in ganz beschränktem Grade möglich.

Das Beiwort „radial" kann deshalb leicht mißverstanden werden. Das Beiwort „lateral" bezieht sich auf den Epicondylus humeri lateralis, von dem das Band entspringt. Es ist die bessere Bezeichnung von beiden.

Vom lateralen Epicondylus zieht das Band zum Ligamentum anulare radii, verflicht sich mit dessen Ringfasern und heftet sich mit ihnen vorn und hinten an der Ulna an. Auf diese Weise gibt das Lig. collaterale laterale dem Radius volle Freiheit bei der Pro- und Supination. Präpariert man es im natürlichen Zusammenhang mit dem Lig. anulare aus der Gelenkkapsel heraus, in die beide nur eingewebt sind, so ergibt sich ein ⌐. Der Querschenkel legt sich als Ringband um den Radius herum, der Längsschenkel läuft als laterales Seitenband zum Epicondylus lateralis humeri. So wird das Ringband als Knopfloch für das Radiusköpfchen nach dem Oberarm zu fixiert; außerdem haben die Unterarmknochen, besonders die Ulna, durch den Bandkomplex nach dem lateralen Epicondylus zu eine seitliche Führung und Hemmung für Flexionen im Ellenbogen. Daß die Beanspruchung nicht so groß ist wie beim Lig. collaterale mediale geht aus der geringeren Stärke des Lig. collaterale laterale hervor.

Die Kapsel hat außer diesen Hauptverstärkungsbändern noch schräge Züge, welche in die Vorderwand eingewebt sind (Abb. 190). Die Hinterwand ist in ihrer oberen Hälfte außerordentlich zart und mit dem Fettkörper zwischen Tricepssehne und Humerus fest verbunden. Wichtiger ist die *Befestigungslinie der Kapselwand* an den beteiligten Knochen (Abb. 185), weil durch sie die Ausdehnung des Gelenkes bestimmt ist. Wie bei allen Gelenken ist auch hier durch die innerste Schicht, *Intima*, der Gelenkraum allseitig abgeschlossen und gegen den Knochen längs der Befestigungslinie abgedichtet. Der Gelenkraum ist in der Norm nur ein System capillarer Spalten, die mit einer Spur Synovia glitschig gehalten sind.

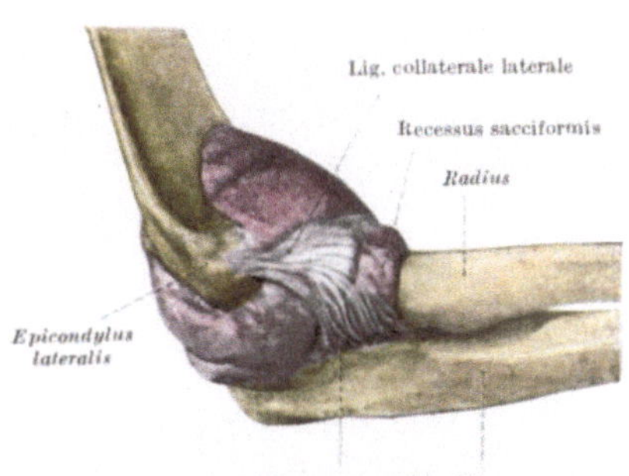

Abb. 189. Mit rotem Wachs injiziertes Ellenbogengelenk, Trockenpräparat. Die Stellung entsteht bei der Injektion automatisch durch den Druck der eingespritzten Masse.

Wird das Gelenk künstlich durch Injektion einer Farbmasse (Abb. 189) oder bei Erkrankungen oder Verletzungen durch einen Erguß von Serum, Eiter oder Blut erweitert, so sind die Befestigungslinien am Knochen natürliche Grenzen, über welche die Schwellung nicht hinausgeht, es sei denn, daß die Kapsel platzt. Der Kapselraum faßt in halber Beugestellung des Armes am meisten Flüssigkeit; diese Stellung wird bei maximaler Füllung automatisch eingenommen, z. B. bei entzündlichen Ergüssen in das Ellenbogengelenk.

Der Teil des Humerus, welcher intrakapsulär liegt (Abb. 185), wird häufig *Condylus* genannt. Er umfaßt die Trochlea, das Capitulum und die Anschlagsgruben für die Fortsätze der Ulna (Abb. 184). Die *Epi*kondylen liegen extrakapsulär (Abb. 189).

An der Ulna und am Radius setzt die Kapsel nicht weit vom Rand der überknorpelten Fläche am Knochen an. Die Sehnen des Biceps und Brachialis sind extrakapsulär angeheftet, ebenso die Sehne des Triceps.

Eine besondere Einrichtung der Kapsel besteht an ihrer Anheftung unterhalb des Ligamentum anulare am Radius. Man sieht sie am besten bei dilatiertem Gelenkraum. Die Kapsel endet in diesem Zustand wurstförmig aufgetrieben und ihr Abschluß liegt als Ringwulst dicht unterhalb des Ringbandes um den Radius herum. Diese Partie heißt *Recessus sacciformis* (Abb. 189). Er reicht vom ganzen Kapselraum am weitesten distal. Der Recessus ist nichts anderes als ein Stück Kapselwand, das weit und dünn genug ist, um bei Pro- und Supinationen jeder Drehung des Radius folgen zu können. Er legt sich in schräge Falten, die verschieden gerichtet sind, je nach dem Grad und der Richtung der Drehung des Knochens (Abb. 184 u. 190). Sein Stratum fibrosum ist etwa 5 mm unterhalb der Circumferentia articularis rings um den Radius angeheftet, das Stratum synoviale reicht bis an den Gelenkknorpel hinauf.

Stellt man sich vor, der Recessus sacciformis bestände nicht, so wäre entweder der Gelenkspalt zwischen dem unteren Rand des Ligamentum anulare radii und dem Radius offen und die Gelenkschmiere würde abfließen, oder aber das Band wäre mit dem Knochen verwachsen und die Rotation des Radius wäre unmöglich. Beide Nachteile vermeidet in einfachster Weise der dünnwandige Abschluß der Kapsel, der eigentlich nur aus Intima besteht und deshalb bei der Präparation leicht übersehen wird.

Die Kapselwand liegt zu beiden Seiten des Olecranon und der Tricepssehne der Haut am nächsten. Hier werden Schwellungen des entzündeten Gelenkes auch zuerst fühl- und sichtbar. Sie ist überall sonst versteckt unter den Streck- und Beugemuskeln.

Die Falten, welche sich bei Flexion und Extension bilden (Abb. 184 u. 188), werden durch aberrierende Fasern des Triceps (Caput mediale) und Brachialis, die an der Kapselwand inserieren, so dirigiert, daß sie nicht eingeklemmt werden können.

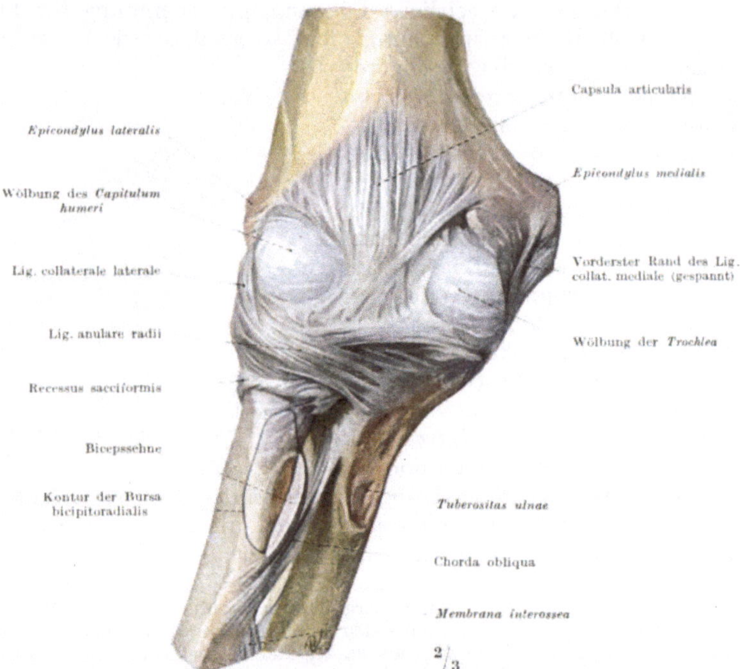

Abb. 190. Ellenbogengelenk von vorn. Knochen in Normalstellung.

Injiziert man den Gelenkraum, so werden dünne Stellen der Kapsel (namentlich an der von der Tricepssehne gedeckten Partie) ebenso wie der Recessus sacciformis vorgetrieben (Abb. 189). Auf den nicht von Muskeln gedeckten, oberflächlicheren Kapseldistrikten liegen verschiebliche Fettwülste. Fettpolster finden sich auch in der Fossa olecrani und Fossa coronoidea des Humerus.

Hinter dem Epicondylus medialis humeri liegt der Nervus ulnaris der Kapselwand an. Er kann bei Resektionen leicht verletzt werden, ein schwerer Kunstfehler!

Von den umliegenden Schleimbeuteln ist beim Erwachsenen nur die auf der Unterfläche des M. anconaeus liegende Bursa meistens in Verbindung mit dem Gelenkraum (S. 305), die übrigen nie, insbesondere nicht die Schleimbeutel auf, in und unter der Tricepssehne (S. 304).

Die *Lymphgefäße* des Ellenbogengelenkes gelangen längs der das Gelenk versorgenden Arterien zu tiefen cubitalen, brachialen und axillaren Lymphknoten.

f) Articulatio radioulnaris distalis.

Das *distale Radioulnargelenk* liegt an der Handwurzel, also gerade am anderen Ende der Unterarmknochen wie das proximale. Gegen das Handgelenk, speziell gegen dessen proximale Kammer (Articulatio radiocarpea), ist es scharf begrenzt.

Es kann allerdings vorkommen, daß eine Kommunikation besteht; doch hat diese keine biologische Bedeutung für die Form und Funktion der Gelenke wie etwa beim Ellenbogengelenk, wo alle Knochenverbindungen in einen gemeinsamen Kapselraum zusammengefaßt sind.

Geradeso wie das obere Ende des Radius in die Ulna eingreift, so ist die *Circumferentia articularis* am unteren Ende der Ulna in einen Ausschnitt des unteren Radiusendes, *Incisura ulnaris*, eingepaßt (Abb. 181). Beide sind überknorpelt. Die Drehachse geht wie beim proximalen Radioulnargelenk durch das Knochenköpfchen, in diesem Fall also durch das Capitulum ulnae. Denn die Diagonalachse des Unterarmes erreicht 2 Finger breit oberhalb des Capitulum die Ulna und verläßt sie an der Lateralseite des Griffelfortsatzes (Abb. 143). Findet eine reine Bewegung um diese Achse statt, so dreht sich die Pfanne des Radius um das feststehende Köpfchen der Ulna.

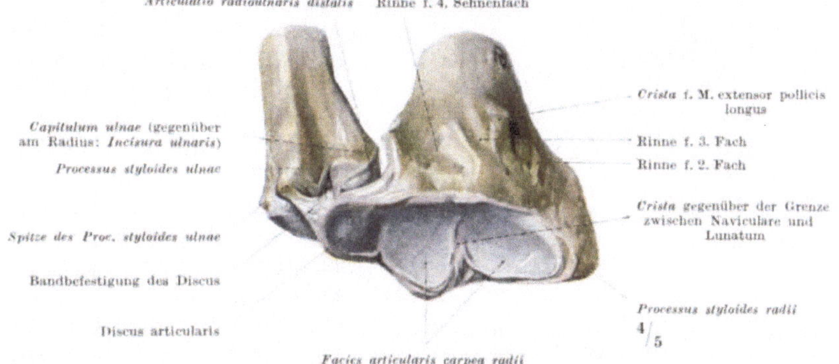

Abb. 191. Articulatio radioulnaris distalis (eröffnet) und proximale Gelenkfläche der Articulatio radiocarpea (ganz freigelegt). Dorsalseite der Knochen. Letztere in Normalstellung (Supination). Zwischen Capitulum und Proc. styloides ulnae die Rinne für das 6. Sehnenfach.

Im proximalen Radioulnargelenk steht umgekehrt die *Pfanne* (der Ulna) fest und das Köpfchen (des Radius) dreht sich um seinen eigenen Mittelpunkt (in der Fovea capituli radii).

Das untere Radiusende folgt der Bewegung seiner Pfanne, läuft infolgedessen um das untere Ulnaende herum und nimmt dabei die ganze Hand mit. Die Ulna ist statt dessen gegen die Handwurzel abgesondert durch eine Zwischenscheibe, *Discus articularis*, welche dreieckige Form hat, mit der Basis am Radius angeheftet ist und mit der Spitze am Processus styloides ulnae ansetzt (Abb. 191). Nach dem Handgelenk zu ist der Discus in die Stirnfläche einnivelliert, so daß für den flüchtigen Betrachter die Ulna mit am Handgelenk beteiligt zu sein scheint. In Wirklichkeit ist sie durch die ganze Dicke des Discus vom Handgelenk getrennt.

Die Stirnfläche des distalen Endes der Ulna, deren knöcherne Unterlage höckerig aussieht, ist durch den Knorpelbelag zu einer ziemlich glatten Wölbung aufgefüllt, die in eine schwache Vertiefung der Discusplatte paßt. Der Discus, welcher am Radiusende angeheftet ist, folgt allen Bewegungen des letzteren; er dreht sich um die Spitze, die in einer Vertiefung der Basis des Griffelfortsatzes der Ulna durch Bändchen beweglich befestigt ist (Abb. 191).

Der Discus ist nicht nur gegen die Ulna, sondern auch gegen das Os lunatum carpi leicht vertieft, also bikonkav. Die Ränder, besonders der an der Ulna befestigte, sind bis zu $1/2$ cm dick, die Mitte hat nur wenig mehr als 1 mm Dicke. Im Alter schwindet meistens eine Stelle in der Nähe des Radius; das distale Radioulnargelenk kommuniziert dann durch einen schmalen Spalt mit dem Radiocarpalgelenk. Wenn der Spalt schräg steht, überdecken sich die Ränder; brüske experimentelle oder pathologische Injektionen können trotz der Öffnung wie durch ein Ventil gehindert sein, von einem Gelenk in das andere vorzudringen. Allmähliche Entzündungen überwinden das Hemmnis eher. In seltenen Fällen sollen auch

Kommunikationen mit den nächstliegenden dorsalen Sehnenscheiden vorkommen (mit dem 6. auch 5. oder 4. Fach, Abb. 175, 180).

Der Discus besteht aus straffem faserigem Bindegewebe mit eingestreuten Knorpelzellen, besonders im Zentrum. Die Ulna ist beim Embryo anfänglich gerade so lang wie der Radius. Wahrscheinlich gehen, wenn sie relativ im Wachstum gegen den Radius zurückbleibt, Knorpelbildungszellen aus ihr in die Anlage des Discus über. Sie bilden beim Fetus Herde von Knorpelzellen. Später liegen sie vereinzelter.

Der Griffelfortsatz entsteht als dorsaler Auswuchs der Ulna (dorsal zum Triquetrum). Seine Knorpelanlage ist vorübergehend gegen die Ulna getrennt (Abb. 151b) und kann ausnahmsweise auch knöchern getrennt bleiben (Abb. 153). Ein solches Accessorium ist durch Knorpel fest mit der Ulna verbunden, täuscht aber im Röntgenbild dem Unerfahrenen leicht eine Absprengung vor. Im Röntgenbild ist zwischen Ulna und Carpus eine charakteristische breite Lücke, weil der Discus unsichtbar ist (Abb. 181).

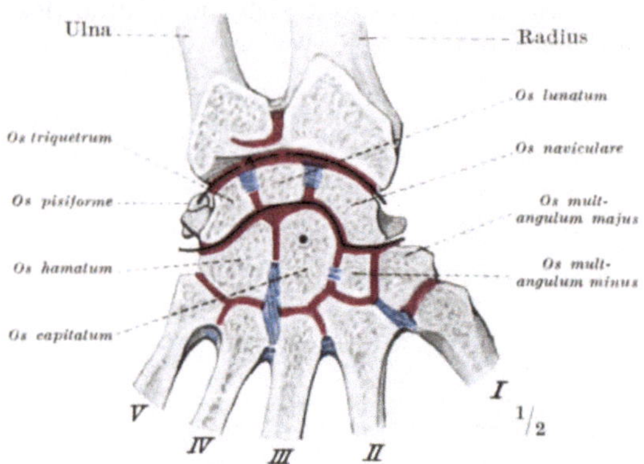

Abb. 192. Flachschnitt durch die rechte Hand, von dorsal gesehen. Die Gelenkspalten schematisch erweitert, rot; Ligamenta interossea blau. Der schwarze Punkt ist der Drehpunkt für das Handgelenk im ganzen. Die beiden Kammern des Handgelenkes durch je eine schwarze Linie markiert (die obere mit Pfeil im Sinne der radialen Abduktion der Hand im ganzen). Unterarm in Pronationsstellung.

Die Kapsel des distalen Radioulnargelenkes sitzt hart an den Grenzen des Knorpelbelages an. Die Gelenkspalte ist ungefähr rechtwinklig geknickt (Abb. 191 u. 192). Der Kapselraum ist verhältnismäßig ausgedehnt. Denn die Kapsel ragt in ihrem vertikalen Teil mit einem Blindsack über die überknorpelten Flächen des Radius und der Ulna hinaus, *Recessus sacciformis.* Dieser proximalste Teil des Gelenkes liegt zwischen den Muskeln, von denen der Pronator quadratus mit seinem Muskelfleisch der Kapsel am nächsten liegt und als Kapselspanner wirkt. Äußerlich geht die Kapselwand in die fibrösen Züge des Handgelenkes über (Abb. 196).

Verstärkende Züge in der Kapselwand des Radioulnargelenkes werden nicht mit besonderen Namen unterschieden. Sie versteifen den Rand des Discus und verbessern die Führung des Ulnaköpfchens in der Vertiefung des Dreieckknorpels.

Die Pro- und Supination wird in beiden Radioulnargelenken gleichzeitig gehemmt, und zwar wesentlich durch die Muskeln, auch durch die Haut und durch die Bänder des Handgelenkes. Der Spielraum beim Lebenden beträgt 120—140⁰, bei der Leiche 150—160⁰. Präpariert man die Haut ab, so steigt die Rotation auf 162⁰, nach Entfernung der Muskeln auf 185—190⁰, nach Wegnahme der Bänder auf 205—210⁰. Bei Pronation wird wesentlich das Fleisch der tiefen Beugemuskulatur zwischen Ulna und Radius gequetscht (Flexor digitorum profundus und Flexor pollicis longus); bei Supination werden die Sehnen des Extensor carpi ulnaris und Extensor digiti V. proprius vom Radius gegen den Proc. styloides ulnae gedrängt. Die Seitenbänder des Handgelenkes hemmen nicht, wohl aber die vordere und hintere Wand dieses Gelenkes mit ihren Verstärkungsbändern (s. weiter unten).

g) Articulatio radiocarpea, proximale Kammer des Handgelenkes.

Das Handgelenk, *Articulatio manus,* zerfällt in 2 anatomisch selbständige Kammern, *Articulatio radiocarpea* und *Articulatio intercarpea.* Die erstere liegt proximal, die letztere distal von der 1. Carpalreihe (Abb. 192).

Die *Articulatio radiocarpea* hat Gelenkflächen von elliptischer Form. Sie ist das deutlichste Eigelenk unseres Körpers. Die Längsachse der Eifläche steht senkrecht zur Diagonalachse des Unterarmes (Abb. 143, erstere punktiert). Der *Gelenkkopf* gehört dem Carpus an (Abb. 193a). Er besteht aus dem Naviculare, Lunatum und einem Teil des Triquetrum. Die Spalten zwischen den 3 Knochen sind durch Zwischenbänder geschlossen, die mit Synovialhaut überzogen sind und einen einheitlichen Knorpelbelag auf Knochen und Bändern vortäuschen (blau, Abb. 192 u. 193a). Die *Gelenkpfanne* ist vom distalen Radiusende, dem Discus articularis und einem Teil des Ligamentum collaterale ulnare gebildet.

Von den 3 Facetten des Kopfes, welche von den 3 beteiligten Carpalknochen herrühren, korrespondiert bei Normalstellung der Hand die Facette des Naviculare dem lateralen Teil des Radius, die Facette des Lunatum dem medialen Teil des Radius und dem Discus. Zwischen beiden Gelenkgruben an der Stirnfläche des Radius erhebt sich ein niedriger, schwach oder gar nicht überknorpelter First (Abb. 191). Die Facette des Triquetrum, die weitaus kleinste der 3 Kopfflächen, ist hauptsächlich gegen die überknorpelte Stelle des Ligamentum collaterale carpi ulnare (S. 367) gerichtet und nur gegen eine relativ kleine Partie des Discus articularis. Letztere entspricht nur etwa $^1/_4$ der Pfannenfläche.

Die Ränder der Pfanne sind auf der Vorder- und Hinterfläche ausgeschnitten und geben dadurch bei Flexionen dem Gelenkkopf mehr Spielraum für seine

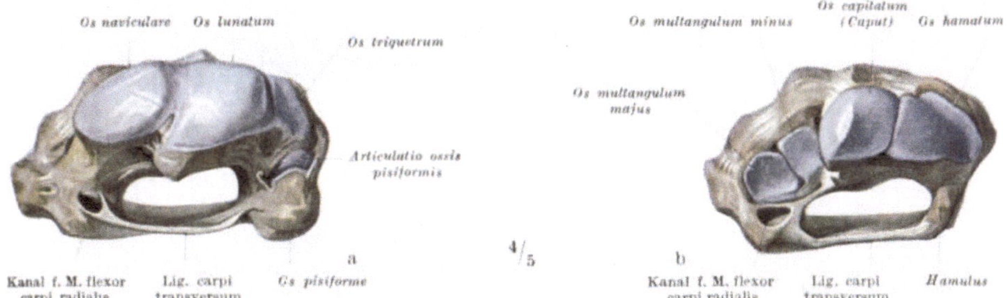

Abb. 193a u. b. Die beiden Carpalreihen, proximale Gelenkflächen, rechte Hand. a Gelenkkopf der proximalen Kammer des Handgelenkes (die Pfanne ist in Abb. 191 abgebildet). b Kombination von Kopf und Pfanne der distalen Kammer des Handgelenkes (∼ förmiges Gelenk). Der Kopf besteht aus dem Caput des Os capitatum und dem Os hamatum, die Pfanne aus dem Os multangulum majus und Os multangulum minus.

Ausschläge. Die Ausschweifung folgt der Form der Pfanne: sie richtet sich mit der Konvexität proximalwärts. Verbindet man die Spitze der Griffelfortsätze von Radius und Ulna durch eine gerade Linie, so erhält man die Sehne des Bogens, den der Pfannenrand beschreibt. Der Bogen erhebt sich bis $1^1/_4$ cm über seine Sehne.

Lage der Gelenkspalte beim Lebenden. Man kann die Gelenklinie beim Lebenden, wenn man sich die Sehne des Bogens nach den leicht fühlbaren Griffelfortsätzen der Elle und Speiche auf die Haut des Handwurzelrückens aufzeichnet, nach dem angegebenen Maß leicht finden. Sie liegt viel höher am Unterarm als der Anfänger gewöhnlich annimmt (Abb. 181). Bei mageren Händen kann man unmittelbar das Radiusende an der *Dorsalfläche* der Handwurzel abtasten oder sogar durch die Haut sehen (Abb. 126), besonders wenn die Hand volar flektiert wird. Wird die Hand stark dorsal flektiert, so entstehen an der Handwurzel Querfalten, die bei manchen Menschen auch in anderen Handstellungen konstante Linien in der Haut hinterlassen. Die proximalste von ihnen entspricht ziemlich genau der Konvexität des Radiocarpalgelenkes. Auf der *Volarfläche* der Handwurzel bestehen gewöhnlich 3 Furchen (Abb. 181), von denen die mittlere bei fetten Armen, z. B. Kindern, wie mit einer Schnur in den Hautspeck eingeschnitten ist. Das Radiocarpalgelenk liegt zwischen mittlerer und oberer Furche.

Da die Ulna kürzer ist als der Radius und da die Pfanne des Radiocarpalgelenkes nicht von ihr, sondern vom Discus gebildet wird, so kann man bei Operationen in die Gelenkspalte eindringen, wenn man die Messerspitze dicht unter der Spitze des Proc. styloides ulnae vortreibt. Versucht man dagegen am Proc. styloides radii einzudringen, so bohrt sich die Messerspitze in das Os naviculare (Abb. 181).

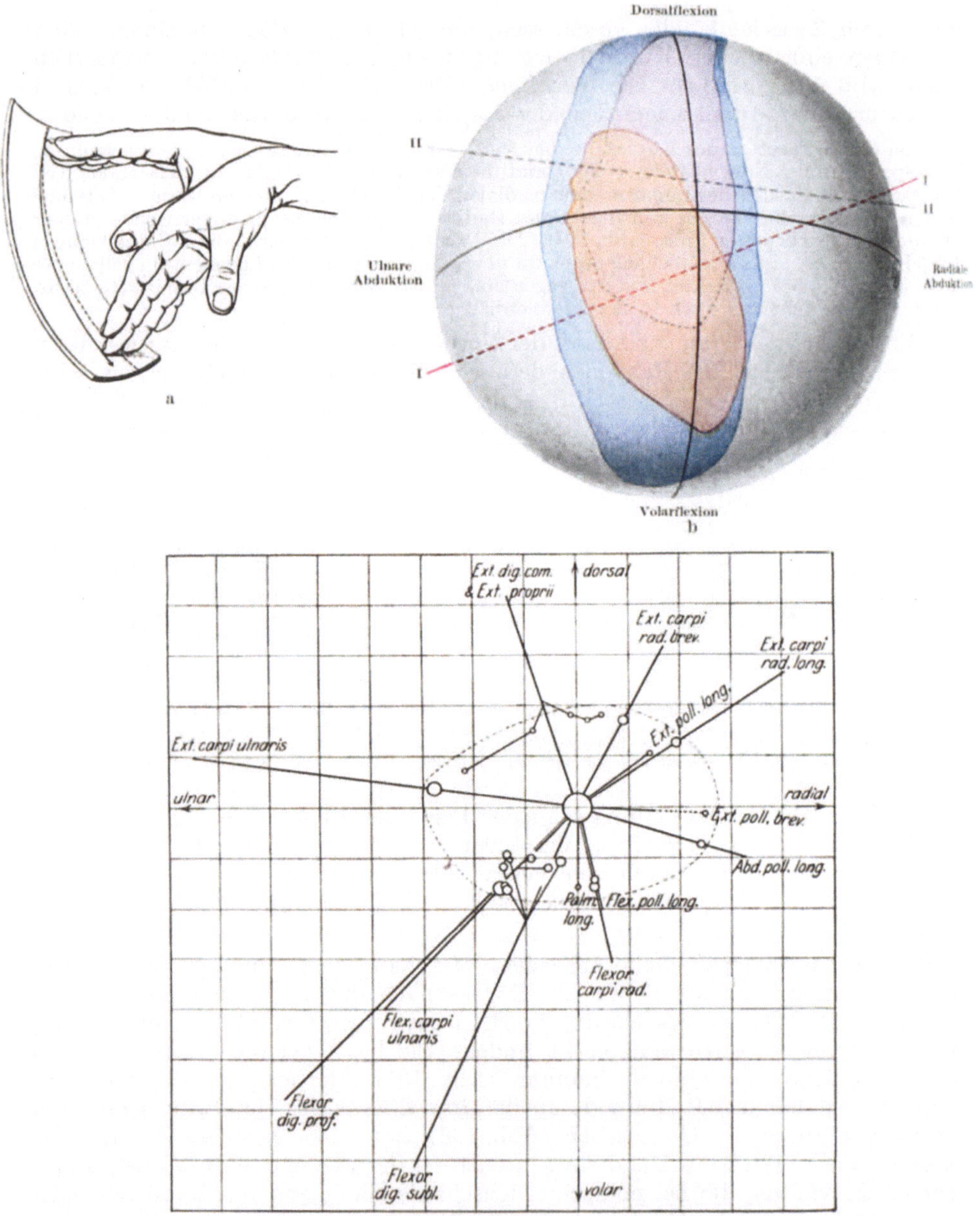

Abb. 194a—c. Verkehrsfläche des Handgelenkes (Bahnkugel). a Hand von der Seite, Drehpunkt im Hand-gelenk. Die Spitze des Mittelfingers bestreicht die Verkehrsfläche von innen. Die gestrichelte Linie entspricht dem schwarz ausgezogenen Meridian der Abb. b. b Bahnkugel, durchsichtig gedacht (nach den Messungen von BRAUNE und O. FISCHER am Bänderpräparat). Rot: Verkehrsfläche für die proximale Kammer des Hand-gelenkes, Articulatio radiocarpea. Violett: Verkehrsfläche für die distale Kammer, Articulatio intercarpea. Blau: Verkehrsfläche für das gesamte Handgelenk. Der Äquator der Kugel entspricht der Normalstellung der Hand. Reine Abduktionen verlaufen in ihm, reine Flexionen in dem schwarz aufgetragenen Meridian der Bahn-kugel (über Verschieblichkeit der einzelnen Carpalia s. Text S. 363). c Drehmomente der Muskeln am Hand-gelenk (nach Messungen von ED. WEBER und EM. WEBER graphisch dargestellt von H. V. RECKLINGHAUSEN, Gliedermechanik 1920). Die größere Scheibe in der Mitte entspricht dem Zentrum der Bahnkugel. Die von ihr ausgehenden Strahlen geben nach Größe und Richtung die flektierenden und abduzierenden Drehmomente der einzelnen Muskeln an. Die kleinen Scheibchen lassen erkennen, wie weit die betreffende Sehne am Hand-gelenk vom Zentrum der Bahnkugel entfernt liegt (die Lage ist nicht ganz exakt; hier ist der Berechnungen wegen der von EM. WEBER zugrunde gelegte Befund unverändert wiedergegeben, da die kleinen Ungenauigkeiten praktisch nichts ausmachen). Jedes Netzquadrat hat in Wirklichkeit eine Kantenlänge von 1 cm.

Verkehrsfläche der proximalen Handgelenkskammer. Denkt man sich den Gelenkkopf und die Gelenkpfanne eines Eigelenkes aus unnachgiebigem Material, etwa aus Metall, so wäre es nur einachsig, denn nur bei Bewegungen um die Längsachse kommen gleichartige Krümmungen von Kopf und Pfanne aufeinander zu liegen (Dorsal- und Volarflexion der Hand). Ein Ei im Eibecher ist auch nur um seine Längsachse drehbar. Dreht sich dagegen der Gelenkkopf in der Pfanne um die kurze Achse (ulnare und radiale Abduktion der Hand), so rutscht die Krümmung des Kopfes, welche anfangs in der Mitte steht und diesem Teil der Pfanne entspricht, nach der Seite zu und kommt dort auf eine Kreislinie von geringerem Durchmesser zu liegen. Die Folge müßte eine Luxation des Kopfes aus der Pfanne sein. In Wirklichkeit ist der Knorpelbelag der Gelenkflächen des Handgelenkes so plastisch, und die drei Knochen sind so weit gegeneinander beweglich, daß unter dem Druck der aktiven Muskelkräfte im Radiocarpalgelenk außer Flexionen auch Abduktionen und alle Zwischenbewegungen zwischen diesen beiden ausgeführt werden können, ohne daß die Gelenkflächen ein Hindernis bilden. Man muß sich vorstellen, daß die Bewegungen im Radiocarpalgelenk, *trotzdem* es die Form eines Eigelenkes hat, wie bei Kugelflächen verlaufen können.

Denkt man sich alle übrigen Gelenke der Hand und der Finger versteift, so kann man mit dem Mittelfinger als Schreibhebel die Bewegung aufzeichnen, welche im Radiocarpalgelenk möglich ist. Das Handgelenk stehe im Zentrum; die Fingerspitze bestreicht dann von innen eine Kugelfläche (Bahnkugel), deren Radius gleich dem Abstand dieser Spitze vom Handgelenk ist (Abb. 194a). Die Bahnkugel ist an der Leiche durch künstliche Fixierung aller Gelenke außer dem Radiocarpalgelenk ermittelt worden (Abb. 194b, rot). Die Grenzlinie des Bewegungsfeldes ist durch die Band- und Muskelhemmungen bestimmt, von denen weiter unten zu reden sein wird. Innerhalb der Grenzen ist jeder Punkt durch Bewegungen im Radiocarpalgelenk erreichbar. Die Bewegung ist nicht linienläufig (Freiheit eines Grades), wie sie in einem starren Eigelenk sein müßte, sondern flächenläufig (2 Grade der Freiheit).

Rotation. Dem Lebenden geht im allgemeinen völlig die Fähigkeit ab, die Hand im proximalen Handgelenk willkürlich um die Längsachse zu rotieren, ohne sie gleichzeitig zu flektieren oder zu abduzieren, wie etwa der Oberarm in jeder beliebigen Stellung um seine Achse im Schultergelenk rein rotiert werden kann. Jedoch gelingt die reine Rotation mit einem Kunstgriff: man schließe die Hand zur Faust in äußerster Pronationsstellung und fixiere die Unterarmknochen in dieser Stellung, indem man mit den Fingern der anderen Hand das untere Ende der Ulna von dorsal her umgreift und den Handballen fest auf den Radius preßt. Mit der Faust kann man dann reine Rotationsbewegungen ausführen, allerdings mit nur sehr geringem Ausschlag. Er wird deutlicher, wenn man ein Lineal oder einen Stock in die Faust nimmt.

Der Grund dafür, daß der Lebende das geringe Maß von Rotation der Hand, welches im Handgelenk möglich ist, willkürlich nicht ausführt, ist rein nervöser Natur. Er benutzt aus Gründen einer ihm unbewußten Führung im Zentralnervensystem die betreffenden Muskeln nicht, welche die Bewegung ausführen könnten, oder er hebt ihre rotatorische Komponente durch Gegenwirkung von Antagonisten auf. Die nervösen Impulse verlaufen hauptsächlich zu solchen Muskeln, welche Bewegungen in den beiden Radioulnargelenken des Unterarmes auslösen (Pro- und Supination). So ist bei der Hand auf nervösem Weg eine scharfe Arbeitsteilung für die willkürlichen Rotationen gegenüber Flexionen und Abduktionen durchgeführt. Die Form der Gelenkflächen ist eben nur *eine* der Komponenten, welche für die Bewegungsart ausschlaggebend sind, ganz anders als in einer Maschine, wo alles auf die Metallager und die Führung in ihnen ankommt. Die Knochenführung im Humeroulnargelenk kommt dagegen letzteren nahe. Ellenbogen und Handgelenk sind Beispiel und Gegenbeispiel für den Anteil der Gelenkform an der Führung der Bewegung.

Im Radiocarpalgelenk treten wohl unwillkürliche, *zwangläufige* Rotationen auf, wenn wir die Hand anstatt *rein* zu flektieren oder zu abduzieren in eine *Zwischenstellung* zwischen Flexion und Abduktion hineinbringen (Abb. 194a, Richtung des Pfeiles). Das wird am deutlichsten, wenn man ein Stäbchen auf die Fingerspitze aufklebt, welches quer zur Fingerachse und parallel zur Ebene des Handtellers steht. Führt man beispielsweise eine reine Volarflexion aus und geht von da aus mit der Hand in radiale oder ulnare Abduktion, so stellt sich das Stäbchen ganz ohne unseren Willen *schräg* zur Unterarmebene (Ebene der Membrana interossea), auch wenn die Supinationsstellung der Unterarmknochen unverändert bleibt. Letzteres kann man kontrollieren, indem man mit der anderen Hand die beiden Enden von Radius und Ulna fest fixiert. Bei Menschen, bei welchen infolge einer Verletzung Radius und Ulna in Supinationsstellung verwachsen und gegeneinander unbeweglich sind, ist die zwangläufige Rotation im Handgelenk nicht gehemmt, die Pronation ist dagegen aufgehoben (S. 347). Den Winkel, um welchen zwangsweise rotiert wird, halten manche Autoren für gesetzmäßig (LISTINGsches Gesetz, s. S. 389).

Bei Schußverletzungen (im Kriege) kommen Zertrümmerungen von Radius und Ulna nicht selten vor. Wachsen die Knochen zusammen, so kehrt die *aktive* Beweglichkeit im Handgelenk erst nach längerer Zeit wieder, weil die Muskeln mitverletzt und durch die Callusbildung der Knochen behindert zu sein pflegen. Man kann sich in solchen Fällen überzeugen, daß die Hand, welche passiv in eine Zwischenstellung zwischen Flexion und Abduktion gebracht wird, dabei zwangläufig rotiert, also z. B. bei Volarflexion und radialer Abduktion um eine *schräge* Achse bewegt wird (Abb. 194b, I—I). Auf diese schrägen Achsen wird später zurückzukommen sein. Solche Fälle sind experimentelle Beweise dafür, daß Schrägstellungen (zwangläufige Rotationen) durch *passive* Faktoren bedingt sein *können* (Gelenke, Bänder). Deshalb sind sie in diesem Kapitel erwähnt. Inwiefern sie bei den aktiven Vorgängen durch Muskelführung infolge der Lage der Muskeln oder durch bestimmte Innervationstypen der Muskeln unterstützt oder gar ausgelöst werden müssen, vermögen wir leider noch viel zu wenig gegen die rein passiven Vorgänge abzugrenzen.

Kapsel, Kommunikation mit Nachbargelenken. Sehr wichtig für die passive Führung der Bewegungen im Handgelenk sind die Verhältnisse der Kapsel und der Bänder. Da letztere zum Teil für beide Handgelenkkammern gemeinsam sind, ist es zweckmäßiger, erst nach Beschreibung der distalen Kammer auf sie näher einzugehen. Hier ist die dem Radiocarpalgelenk eigene Kapsel zu beschreiben, die einen besonderen, gegen das Intercarpalgelenk in der Regel fest abgeschlossenen Gelenkspalt umschließt (Abb. 192). Die gelegentlichen Kommunikationen mit dem distalen Radioulnargelenk sind früher beschrieben (S. 357). In einem Drittel der Fälle besteht (auch bereits bei jugendlichen Individuen) eine engere oder weitere Verbindung mit dem Gelenk zwischen Triquetrum und Pisiforme, *Articulatio ossis pisiformis* (s. unten). Auch über gelegentliche Passagen zwischen 1. und 2. Handgelenk wird unten berichtet werden. Alle Kommunikationen mit Nachbargelenken haben keine biologische Bedeutung für das normale Geschehen, höchstens für pathologische Vorgänge. Die Intima ist überall dicht an der Knorpelgrenze des Radius und der 3 beteiligten Carpalknochen sowie am Rande des Discus befestigt. Sie hat wechselnde kleine Aussackungen und nach dem Innern zu zahlreiche Fältchen, die mit Fett gefüllt sind.

Bei Überanstrengungen des Gelenkes neigen die Aussackungen der dorsalen Kapselwand zu lokalen Erweichungen (Cystenbildung, sog. artikuläre Ganglien oder „Überbeine" bei Klavierspielern usw.). — Die Sehnen der Unterarmmuskeln, welche zur Hand und den Fingern ziehen, liegen am Handgelenk sämtlich fest auf den Verstärkungsbändern der Vorder- und

Hinterseite der Kapselwand in besonderen Führungen. Die Nähe der Sehnen dient mehr noch als der Bandapparat zum Schutz der Gelenkkapsel. Zerreißungen durch indirekte Gewalt gehören der Statistik nach zu den größten Seltenheiten. Die Sehnen wirken zugleich als Kapselspanner.

Die **Lymphgefäße** des Radiocarpalgelenkes münden in tiefe cubitale und brachiale Lymphknoten.

h) Articulatio intercarpea, distale Kammer des Handgelenkes.

Die Form der Gelenkspalte ist gekennzeichnet durch ein ∼ (Abb. 192). Zwei Gelenkköpfe sind in dem Gelenk vereinigt. Der größere wird von 2 Knochen der 2. Carpalreihe gebildet (Caput des Capitatum, Corpus des Hamatum, Abb. 193b); er greift in die distal gerichtete Konkavität der 1. Carpalreihe ein (Triquetrum, Lunatum und Naviculare, Abb. 192). Der kleinere Kopf gehört umgekehrt der 1. Carpalreihe an; er besteht lediglich aus einem Teil des Naviculare, welches in die vom Multangulum majus et minus gebildete Pfanne paßt. Die 4 distalen Carpalia liegen mit glatten Seitenflächen fest aneinander und sind durch starke Bänder so gut wie unbeweglich miteinander verbunden. Die überknorpelte, zum Intercarpalgelenk gehörige Fläche dieser Knochenreihe (Abb. 193b) ist in der geschilderten Weise mit der 1. Reihe verzahnt.

Verzahnte Scharniere, wie etwa der Deckel eines Bierkruges, sind einachsige Verbindungen mit nur einem Grad der Freiheit. Beim Handgelenk würden einer Scharnierbewegung im Intercarpalgelenk reine Volar- und Dorsalflexionen entsprechen. Fixiert man jedoch bei der Leiche künstlich alle übrigen Gelenke und läßt nur das Intercarpalgelenk frei, so kann man die ausgestreckte Spitze des Mittelfingers wie bei einem Kugelgelenk auf einer Verkehrs*fläche* hin- und herbewegen (Abb. 194b, violett). Die Verzahnung gibt also einem gewissen Wackeln der einzelnen Carpalknochen Spielraum. Zu den Bewegungen im Radiocarpalgelenk (rote Zone) kommen die im Intercarpalgelenk (violette Zone) hinzu. Die Gesamtbewegung im Handgelenk (blaue Zone) ist viel größer als eine der beiden Bewegungsflächen der Einzelkammern.

Man wird den Grund bei Betrachtung der Abb. 194b einsehen, wenn man beispielsweise annimmt, daß zuerst die Hand *ausschließlich im Intercarpalgelenk* so weit radial abduziert wird, daß der Mittelfinger gerade auf den Schnittpunkt der violetten mit der roten Grenzlinie der Bahnkugel zeigt. Sobald die Bewegung in der distalen Kammer diesen höchsten Anschlag erreicht hat, setze die radiale Abduktion in der proximalen Kammer ein; sie kann voll ablaufen, weil die proximale Kammer bis dahin unbenutzt war. Die Spitze des Mittelfingers bewegt sich deshalb auf dem gleichen Breitegrad radialwärts weiter, und zwar nach den Bestimmungen am Präparat so lange, bis die blaue Linie erreicht ist; so verhält es sich aber nach allen Richtungen hin: Überall überschreitet die blaue Verkehrsfläche die Grenzen der roten und violetten Zone.

Bei der abgebildeten Bewegungsfigur war die Verschieblichkeit der Carpalia der *proximalen* Reihe gegeneinander nicht künstlich gehemmt, dagegen war wohl das Radiocarpalgelenk durch eingetriebene Nägel ausgeschaltet. Nur in diesem Fall ist die Exkursionsgrenze der Bewegungen im Intercarpalgelenk am Präparat so beträchtlich. Es ist verständlich, daß die Verzahnung innerhalb des Gelenkes selbst um so weniger bremst, je mehr sich die beteiligten Knöchelchen gegeneinander verschieben können. Die proximalen Carpalia sind dazu besonders fähig, die distalen nicht; in welcher Weise die Verschiebungen ausgeführt werden, soll weiter unten erörtert werden, da sie von speziellen Bandverbindungen abhängig sind.

Bei einem Kriegsverletzten war durch einen Granatsplitter zufällig nur das Radiocarpalgelenk beschädigt worden, das Intercarpalgelenk dagegen völlig frei (Röntgenbefund). In diesem Fall entsprach die passive Beweglichkeit der Hand beim Lebenden hinreichend genau der in Abb. 194b nach dem Präparat festgestellten Verkehrsfläche (violett).

Die willkürliche Rotation im Intercarpalgelenk ist nur ebenso wenig wie im Radiocarpalgelenk möglich, aber zu Zwischenbewegungen zwischen reinen Flexionen und reinen Abduktionen gesellt sich wie dort eine *zwangläufige* Rotation hinzu. Auch bei passiven Bewegungen des Gelenkes bei dem erwähnten Kriegsverletzten erfolgte die Rotation mit Notwendigkeit.

Lage der Gelenkspalte beim Lebenden. Die Stelle des Intercarpalgelenkes ist äußerlich nicht so deutlich markiert wie die des Radiocarpalgelenkes. Am

Rücken der Hand ist außer der proximalen, für das Radiocarpalgelenk charakteristischen Linie meistens eine 2. Querlinie deutlich, welche bei Normalstellung
der Hand distal von ihr in einem Abstand von etwa 2 cm über den Handrücken
läuft. Sie entspricht der Gelenklinie zwischen *Carpus* und *Metacarpus*. Das
Intercarpalgelenk liegt in der Mitte zwischen der proximalen und distalen Hautlinie (Radiocarpal- und Carpometacarpallinie). Bei mageren Menschen entstehen zwischen beiden Linien, wenn die Hand stark dorsalflektiert wird, mehrere
Querfurchen. Die mittelste von ihnen entspricht etwa dem Intercarpalgelenk.
Indirekt kann man auch *volar* die Stelle des Intercarpalgelenkes nach den Hautfalten bestimmen. Die distale der beiden deutlichsten Falten überquert den
vom Capitatum und Hamatum gebildeten Gelenkkopf und entspricht also etwa
im Mittel der Lage des gesamten Intercarpalgelenkes (Abb. 181).

Bei der Abgrenzung, die der Laie der Hand gegen den Unterarm zu geben pflegt, fällt
nur die 2. Carpalreihe in die „Hand"; die 1. Reihe wird in dem Teil zu suchen sein, welchen
der Laie noch zum „Arm" rechnet. Man überzeuge sich durch genaues Abtasten am eigenen
Körper von der Lage des Carpus in der Handwurzel, um sich vor Irrtümern zu schützen,
welche durch laienhafte Vorstellungen entstanden sind und leicht haften bleiben.

Man kann an den Seitenrändern der Hand die Basis des Metacarpale I am Daumen
und des Metacarpale V am Kleinfinger immer fühlen, fast immer auch die Basis des Metacarpale II und III, deren Griffelfortsätze oft durch die Haut etwas vorspringen. Benutzt
man diese Marken, so ist die Lage der oben genannten dorsalen Querfurche nicht mit anderen zu verwechseln.

Die *Gelenkkapsel* des Intercarpalgelenkes ist eine Kapsel für sich und ganz
selbständig gegen die Kapsel des Radiocarpalgelenkes. Sie ist unmittelbar an
der Grenze des Knorpelbelages der beiden Carpalreihen befestigt. Volar ist der
Abstand vom Ansatz der Kapsel des Radiocarpalgelenkes größer und deshalb
deutlicher als dorsal.

An der Dorsalseite des Naviculare nähern sich beide Kapseln am stärksten. Zwischen den
Ansätzen beider bleibt nur ein ganz schmaler Streifen des Knochens frei. Er ist am macerierten
Knochen leicht als schmale rauhe Leiste erkennbar und wird als einziger Rest der Dorsalseite
des Knochens bezeichnet; denn die übrige Fläche ist abgeschrägt, und zwar proximal in
die 1., distal in die 2. Handgelenkskammer einbezogen.

Der Gelenkraum ist weit verzweigt, weil sich Aussackungen des Gelenkes
zwischen die beteiligten proximalen und distalen Carpalia einsenken (Abb. 192).
Regelmäßig bestehen Kommunikationen mit dem Carpometacarpalgelenk (zwischen Multangulum majus und Multangulum minus, häufig auch zwischen
Multangulum minus und Capitatum).

Die Zwischenbänder zwischen den proximalen Carpalia sind niedrig, so daß distal von
ihnen Aussackungen des Intercarpalgelenkes zwischen den Knochen Platz haben. In Ausnahmefällen kann eine Kommunikation durch partiellen Schwund eines Zwischenbandes
eintreten, häufiger zwischen Naviculare und Lunatum, seltener zwischen Lunatum und
Triquetrum. In der Regel ist die Abgrenzung vollständig.

Das Zwischenband zwischen Capitatum und Hamatum (Abb. 192) kann in seltenen Fällen
so weit proximalwärts reichen, daß das Intercarpalgelenk in 2 Abteilungen zerlegt wird. So
gut wie regelmäßig schließt dieses Band denjenigen Teil des Carpometacarpalgelenkes, mit
welchem das Intercarpalgelenk kommuniziert, ab (an der Grenze zwischen Metacarpale III
und Metacarpale IV). Eiterungen richten sich nach diesen Grenzen, solange die Bänder
nicht durch den pathologischen Prozeß zerstört sind. Ein vereitertes Intercarpalgelenk
widerstrebt wegen der vielen Buchten oft hartnäckig den Heilbestrebungen des Chirurgen.
Besonders bei Entzündungen wurden auch Kommunikationen mit den Sehnenscheiden der
Extensoren beobachtet oder kleine Divertikel zwischen den Sehnen, deren Wandung
gelegentlich zu „Überbeinen" anschwillt. Alle abnormen Symptome (Schwellung durch
Ergüsse, Eiterungen oder Blutungen) sind am Handgelenk *dorsal* am frühesten zu erkennen,
weil das Lig. carpi dorsale dünner ist als die zahlreichen Bänder und Sehnen, die volar das
Gelenk überlagern.

i) Die Verstärkungsbänder des Handgelenkes.

Wir können uns für das Verständnis der Hemmungen einen *gemeinsamen
Drehpunkt* für alle Bewegungen des Handgelenkes im Caput des Os capitatum

denken (Abb. 192, 195). Diese Vorstellung trifft zwar nicht streng zu wie beim Schultergelenk, wo in der Tat nur *ein* Drehpunkt in Betracht kommt, aber sie kommt der Realität so nahe, daß wir sie der besseren Übersichtlichkeit wegen benutzen können. Die Bewegungen im Handgelenk, welche die gestreckte Hand mit der Spitze des Mittelfingers auf der Bahnkugel aufschreibt (Abb. 194a), sind danach Ausschläge eines doppelarmigen Hebels, dessen fester Drehpunkt im Caput des Capitatum sitzt. Der kürzere Hebelarm bekommt die nötige Freiheit durch die Verschiebungen in den beiden Kammern des Handgelenkes. Der lange Hebelarm reicht bis zur Fingerspitze und verstärkt deshalb an sich geringe Ausschläge des kurzen Armes ganz erheblich (s. z. B. Abb. 203).

Die einzelnen Carpalia geben der Hand eine größere Bewegungsfreiheit, als wenn an ihre Stelle eine einheitliche, gegen den Unterarm in einem einzigen Gelenk bewegliche Knochenplatte vorhanden wäre. Die Verstärkungsbänder der Kapseln sind so kurz und die Sehnen der Muskeln sind ihnen durch Führungen so fest angeheftet, daß die Handwurzelgelenke der Statistik nach trotz ihrer exponierten Lage und der starken Hebelkraft aller von außen angreifenden Kräfte zu den widerstandsfähigsten des Körpers gehören. Charakteristisch für die Festigkeit des Handgelenkes ist, daß eher der Radius bricht, als daß dem Gelenk etwas geschieht. Diese Fraktur macht mit den Knöchelbrüchen am Fuß etwa $^{1}/_{3}$ sämtlicher Frakturen aus. Das Mosaik der Carpalia und die Art ihrer Verbindung ist also keineswegs ein bloßes Relikt früherer historischer Zustände (S. 277), sondern ein für die Beweglichkeit und Widerstandskraft der Handwurzel des jetzigen Menschen aktuell bedeutsamer Faktor.

Die einheitliche Bandmanschette. Die Verstärkungsbänder der Handwurzel sind zum Teil für das proximale und distale Handgelenk *gemeinsam* und werden deshalb hier im Zusammenhang beschrieben. Ich ziehe hinzu die Verstärkungsbänder für die Carpometacarpalgelenke, weil auch sie den Handgelenkbändern eng benachbart und stellenweise mit ihnen verflochten sind. Denn die Bandzüge, die hier zu behandeln sind, im *ganzen* betrachtet, überdecken die Handwurzel wie *eine einzige* straffe Membran, die sie allseitig umgibt (dorsal, volar, ulnar und lateral). Man sieht infolgedessen von den beiden Eigenkapseln der getrennten Kammern des Handgelenkes nichts, weil sie unter dem Bandapparat versteckt liegen, solange er intakt ist; nur wenige Knochenpunkte bleiben innerhalb der Verstärkungsmembran mehr oder weniger frei von Bandzügen (Abb. 196 u. 197). Erst durch genaue Präparation lassen sich aus der gemeinsamen Bandmanschette bestimmte Bänder herausstellen und gegen die Nachbarschaft begrenzen.

Es kommt dabei mehr darauf an festzustellen, daß bestimmte Knochenpunkte miteinander durch isolierbare, d. h. selbständige Faserzüge verbunden sind, als daß überall scharfe Grenzen von ganzen Zügen gegen andere Züge bestehen. Meistens gibt es zahlreiche Übergänge in den Grenzzonen, so daß die scharfen Trennungen etwas Künstliches haben. Dies ist nicht zu verwechseln damit, daß in Wirklichkeit und ohne jede künstliche Zutat bestimmte Knochen an extremen Ausschlägen durch bestimmt gerichtete Züge gehindert werden und wie das geschieht. An den Schemata der Abb. 195, deren Bandrichtungen genau der Natur entsprechen, ist dies leichter zu erkennen als an Bildern, bei welchen die Einzelheiten des Objektes getreu wiedergegeben sind (Abb. 196 u. 197).

Vier Gruppen von Bändern. Wir unterscheiden 4 Gruppen von Bandverbindungen, welche in Abb. 195 mit schematischen Farben auseinandergehalten sind: 1. Bänder zwischen Unterarm und Carpus (blau), 2. Bänder innerhalb der beiden Reihen der Carpalia (rot), 3. Bänder zwischen Carpalia und Metacarpalia (grün), 4. Bänder zwischen den Basen der Metacarpalia (gelb).

Die *1. Gruppe* (blau) entspringt vorwiegend vom Radius, dem eigentlichen Träger der Hand. Wir unterscheiden ein *Ligamentum radiocarpeum volare* et *dorsale*. Das *volare* Band (Abb. 195a u. 196) besteht aus 2 Teilen: quergerichtete Züge inserieren am Lunatum und eventuell weiter ulnarwärts am Triquetrum, schräg gerichtete Züge inserieren am Caput des Capitatum. Die schwachen Bandzüge von der Ulna zur 1. Carpalreihe, *Lig. ulnocarpeum volare*, verschmelzen

gelegentlich mit dem Lig. radiocarpeum vol. zu einem bogenförmigen Bandzug (Lig. arcuatum volare).

Das *dorsale* Band (Abb. 195b u. 197) besitzt regelmäßig den Teil, welcher
dem Querzug des volaren Bandes entspricht; er inseriert mit tiefen Zügen am

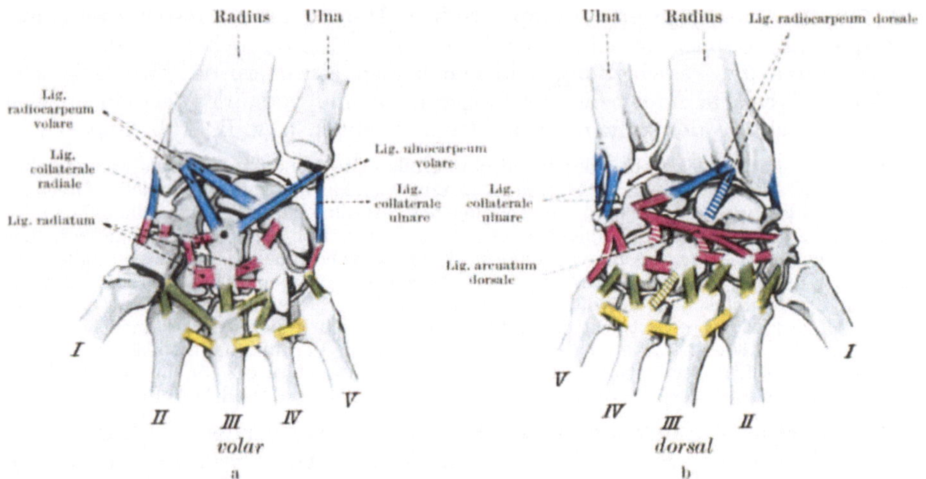

Abb. 195a u. b. Hemmungsbänder der Handwurzel mit schematischen Farben. Blau: Bänder zwischen Unterarm und Carpalia; rot: Bänder zwischen den einzelnen Carpalia; grün: Bänder zwischen Carpalia und Metacarpalia; gelb: Bänder zwischen Metacarpalia. Wegen der Carpalia vgl. Abb. 181. Die inkonstanten Bänder
sind farbig gestrichelt. Schwarzer Punkt wie in Abb. 192. Unterarm in Supinationsstellung.

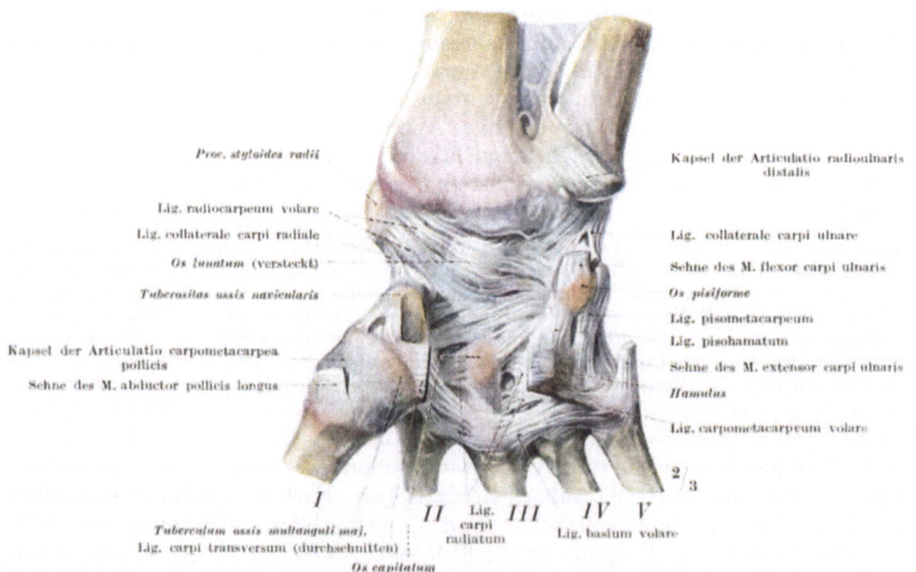

Abb. 196. Bänder des Handtellers. Unterarm in Supinationsstellung. Das Lig. carpi transversum bis auf seine
Ansätze am Knochen entfernt, vgl. Carpalia mit Abb. 181.

Lunatum und mit oberflächlichen Zügen am Triquetrum. Gelegentlich kommt
auch ein schräger Teil vor, der wie die entsprechenden volaren Züge zum Caput
des Capitatum oder eine Strecke weit in dieser Richtung verläuft.

Bei radialen *Abduktionen* der Hand im Radiocarpalgelenk schlägt der lange Arm des Hebels daumenwärts aus, der kurze Hebelarm verschiebt sich entgegengesetzt auf die Ulna zu (z. B. Lunatum in Richtung des Pfeiles Abb. 195). Gerade für diese Bewegung sind das dorsale und volare Lig. radiocarpeum Zügel, welche starke Ausschläge verhindern.

Von der Ulna her fehlen entsprechende Zügel, besonders dorsal; sie sind, falls sie vorkommen, sehr schwach. Die ulnare Abduktion ist deshalb weniger gehemmt als die radiale Abduktion. An der roten Zone der Abb. 194b ist zu erkennen, wie viel ausgiebiger ulnare Abduktionen im Radiocarpalgelenk sind als radiale (erstere betragen fast 20°, letztere nur wenig mehr als 10°). Man hat die Gesamtverschiebung des Lunatum im Radiocarpalgelenk auf 1 cm berechnet.

Bei radialer Abduktion wirken die schrägen Bündel, welche zum Caput des Capitatum ziehen, zum Teil hemmend auf die 2. Carpalreihe, nur ist ihr Moment geringer.

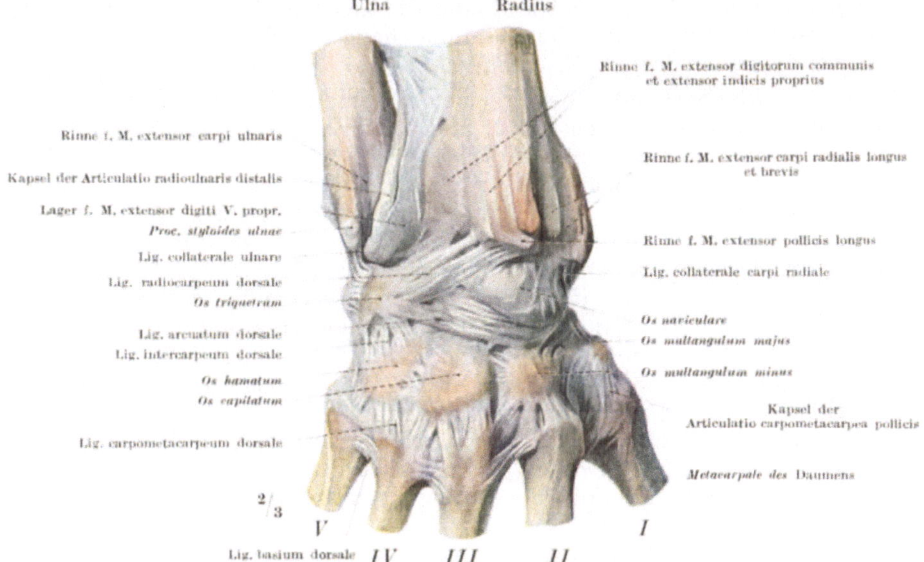

Abb. 197. Bänder des Handrückens. Unterarm in Supinationsstellung.

Unsere Bänder hemmen auch die *Flexionen* der Hand. Die schrägen zum Capitatum verlaufenden Züge sind am wirksamsten; da sie volar regelmäßig vorhanden sind, so ist die Dorsalflexion stärker gehemmt als die Volarflexion. Die Hemmung betrifft die proximale Handgelenkkammer.

An der Hand des Lebenden ist festgestellt worden, daß Dorsalflexionen im Radiocarpalgelenk nicht einmal den halben Winkelausschlag der Volarflexionen ergeben (beim Bänderpräparat Abb. 194b, rote Zone: dorsal etwa 20°, volar etwa 60°).

In seltenen Fällen ist der M. pronator quadratus bis auf die Handwurzelbänder fortgesetzt. Es können sich sogar im Lig. radiocarpeum volare Skeletmuskelfasern zwischen den Bandzügen finden, die wahrscheinlich vom Pronator abstammen. Zwischen den Zügen des dorsalen Bandes liegen die Aussackungen der beiden Gelenkkapseln (Überbeine).

Vom Unterarm geht noch eine zweite Art von Hemmungsbändern aus (blau). Sie sind *Seitenbänder* zum Unterschied von den vorgenannten Flächenbändern. Man nennt sie *Ligamentum collaterale carpi radiale* und *Ligamentum collaterale carpi ulnare* (Abb. 196 u. 197). Die Beiwörter „radiale" und „ulnare" bezeichnen die Ursprünge am Radius bzw. an der Ulna (von den Griffelfortsätzen der beiden Unterarmknochen). Das radiale ist kürzer und stärker als das ulnare. Beide inserieren nur an proximalen Carpalia, das erstere am Naviculare (distal bis zur Tuberositas ossis navicularis), das letztere am Pisiforme und Triquetrum. Sie hemmen die Abduktionen der Hand.

Man vergesse nicht, daß der Abstand zwischen dem Proc. styloides ulnae und dem Carpus wegen des zwischengelagerten Discus articularis besonders groß ist, daß daher ein langes Band an dieser Stelle stärker hemmen kann als ein kürzeres auf der radialen Handwurzelseite. Außerdem gleicht die quere Richtung der *Flächen*bänder als wichtiger Faktor für die Hemmung der radialen Abduktion die Schwäche des ulnaren Seitenbandes aus. Seiten- und Flächenbänder stehen in enger Korrelation zueinander und sind nur gemeinsam zu verstehen. Daraus erklären sich gelegentliche Reduktionen der Seitenbänder. Für die Flexionen haben die letzteren keine Wichtigkeit.

Die *zweite* Gruppe, die Bandverbindungen der Carpalia untereinander (rot), besteht aus volaren und dorsalen *Flächen*bändern. Es kommen hinzu Binnenbänder, die zwischen den Knochen liegen und deshalb nur sichtbar zu machen sind, wenn die Flächenbänder entfernt und die Gelenke geöffnet werden. Ich beschreibe sie erst weiter unten im Zusammenhang mit den Zwischenknochenbändern der folgenden beiden Gruppen.

Die *volaren* Flächenbänder haben einen Sammelpunkt im Os capitatum. Züge von allen Nachbarknochen der 2. und 1. Carpalreihe laufen hier strahlig zusammen, deshalb *Ligamentum carpi radiatum* genannt (Abb. 195a). Die Fasern können zum Teil vom Triquetrum über das Capitatum hinweg direkt zum Naviculare ziehen und das Lig. arcuatum volare fortsetzen oder ersetzen. Verbindungen zwischen Lunatum und Capitatum fehlen gewöhnlich; statt ihrer gibt es das Lig. radiocarpeum volare. Außer den langen Fasern des Lig. radiatum gibt es tiefliegende kurze *Ligg. intercarpalia volaria*, welche die anderen Carpalia außer dem Kopfbein je zu zweit miteinander verbinden. Sie sind von den langen Fasern des Lig. radiatum und des Lig. radiocarpeum, eventuell des Lig. ulnocarpeum bedeckt (Abb. 195a, 196). Alle diese Züge verhindern ein Klaffen der Gelenkspalten zwischen den Carpalia, gestatten aber ein Gleiten der Knöchelchen durch planparallele Verschiebungen der überknorpelten Seitenflächen gegeneinander. Das Capitatum ist das Zentrum dieser Bewegungen und kann deshalb als feststehender Drehpunkt für die Bewegungen im Handgelenk betrachtet werden.

Schwächer als die volaren Flächenbänder sind die *dorsalen* (Abb. 195b rot u. 197). Sie sind auf das Triquetrum zentriert. Ein langes Band fehlt fast nie, welches im Bogen von den radialen Randknochen der 1. und 2. Carpalreihe (Naviculare und Multangulum majus oder nur letzteres) zum Triquetrum hinüberzieht und dabei das Capitatum und Hamatum überspringt. Es heißt *Ligamentum arcuatum dorsale* (L. obliquum). Distal abzweigende Seitenzüge befestigen sich am Multangulum minus, eventuell auch am Capitatum und Hamatum. Sie verhindern, daß die langen Bogenzüge vom größeren der beiden Gelenkköpfe des Intercarpalgelenkes (S. 363) abgleiten können. Wird nämlich die Hand volar flektiert, so stemmt sich jener zur 2. Carpalreihe gehörige Gelenkkopf des Intercarpalgelenkes gegen das Lig. arcuatum und findet hier ein festes Widerlager, so daß er im wesentlichen das fixe Zentrum für die Bewegungen in der Handwurzel abgeben kann (Drehpunkt). Durch das Lig. radiatum auf der Volarseite werden, wie wir sehen, die Gleitbewegungen der Carpalknochen untereinander nach diesem Zentrum gerichtet. Beide Apparate arbeiten dauernd zusammen.

Außer den langen oberflächlichen Zügen gibt es unter ihnen versteckt liegende kurze *Ligg. intercarpea dorsalia*, welche die Nachbarknochen je zu zweit untereinander verbinden zusammen mit den Ligg. intercarpalia volaria. Sie fehlen zwischen den Knochen der 1. und 2. Carpalreihe.

Alle volaren und dorsalen Verstärkungsbänder dieser Gruppe hemmen zu starke Flexionen und Abduktionen, indem sie das Klaffen der Gelenkspalten verhindern.

Ein kurzes dorsales Lig. intercarpeum zwischen Lunatum und Triquetrum (Abb. 195b, rot) setzt das Lig. radiocarpeum dorsale fort, ist oft von ihm nicht getrennt und wird dann mit zu letzterem gerechnet.

Es gibt keine eigentlichen *Seitenbänder* zwischen der 1. und 2. Carpalreihe. Volar setzen Flächenbänder zwischen dem Naviculare und Multangulum majus das Lig. collaterale radiale distalwärts fort; dorsal verhalten sich ähnlich zum Lig. collaterale ulnare die Züge zwischen dem Triquetrum und Hamatum (die auf das Metacarpale V fortgesetzt sind).

Außer den genannten Intercarpalverbindungen tragen noch andere Ligamente zur Hemmung der Bewegungen bei, welche hauptamtlich zu den Muskeln in Beziehung stehen. Die Sehne des M. flexor carpi ulnaris inseriert am Os pisiforme (Abb. 196). Dieser Knochen ist ein Sesambein, das in die Sehne eingeschaltet ist. Die Fortsetzungen der Sehne zum Carpus heißen: *Ligamentum pisohamatum* und *Ligamentum pisometacarpeum*. Diese beiden „Bänder" übertragen die Muskelwirkung auf die 2. Carpalreihe (Hamatum) und den Metacarpus (Metacarpale V) und bewegen so die Hand. Aber sie hemmen auch die Dorsalflexionen und radialen Abduktionen der Hand.

Das *Lig. carpi transversum* ist ein tiefes Derivat der oberflächlichen Armfascie, welches an den beiden Eminentiae carpi Anschluß gefunden hat, den Fuß des Carpalgewölbes zusammenhält und den rinnenförmigen knöchernen Carpus zum osteofibrösen *Canalis carpi* abschließt (Abb. 193). Dieser Kanal ist in erster Linie eine Führung für die Sehnen der Hand- und Fingermuskeln, die am Arm entspringen. Da das Band sich zum knöchernen Bogen der Carpalknochen wie eine gespannte Sehne verhält, so unterstützt es auch die hemmende Wirkung der eigentlichen Verstärkungsbänder des Handgelenkes.

Das *Lig. carpi commune* (*volare et dorsale*, Abb. 171 u. 175), welches in die oberflächliche Fascie eingewebt ist und zu den Knochen gar keine direkte Beziehungen hat, hemmt ebenfalls die Knochenbewegungen, und zwar unterstützt der volare Teil die Hemmung der Dorsalflexionen, der dorsale Teil die der Volarflexionen. Da die beiden volaren Bänder (Lig. carpi transversum und Lig. carpi volare viel stärker sind als das eine dorsale (Lig. carpi dorsale), so ist auch die akzessorische Hemmung für Dorsalflexionen kräftiger als für Volarflexionen. Wir machen uns dies instinktiv zunutze durch Vorstrecken des Handtellers beim Fall nach vorn. Denn beim Aufprallen auf den Boden wird die Stärke der gesamten volaren Hemmungsbänder zum Schutz des Handgelenkes ausgenutzt. Umgekehrt können die dorsalen Hemmungsbänder so viel Spielraum geben, daß gelegentlich sogar die Fingerspitzen mit wenig Nachhilfe den Unterarm erreichen.

Die dorsalen Bänder der Handwurzel sind so dünn, daß man zwischen den Sehnen der Strecker die Gelenkspalten bestimmen kann. Die wichtigsten Knochenpunkte sind in Abb. 197 abgebildet. Man fühlt auch den Puls der Arteria radialis, die in der Tabatière zwischen den Sehnen und der Kapsel liegt (in der Tiefe darunter das Multangulum majus und minus).

Die *dritte* Gruppe umfaßt die Carpometacarpalverbindungen (grün). Sie zerfallen in volare und dorsale Flächenbänder und in Binnenbänder zwischen den Knochen. Letztere werden weiter unten besonders beschrieben. Die *Flächenbänder* (Abb. 196 u. 197) sind alle kurz und straff. Sie verlaufen längs, quer oder schräg, sind volar zum Teil mit dem Ligamentum radiatum verwachsen und ergänzen den Stern, der ihm den Namen gibt (der Stern besteht aus blauen, roten und grünen Zügen im Sinne der durch diese Farben angegebenen Bandkategorien, Abb. 195a; sie konvergieren auf das Capitatum). Die Metacarpalia II, III und IV korrespondieren dorsal mit je 2 distalen Carpalia; infolgedessen gibt es mehrere Ligg. carpometacarpalia zu ihrer Basis (2 oder 3 Stück). Volar konvergieren 3 oder 4 Bändchen zum Metacarpale III, weil dieses dem Schlußstein der Wölbung des Carpus entspricht. Die anderen Metacarpalia haben in der Regel nur je ein Lig. carpometacarpeum. Die dorsalen und volaren sind gleich dick. Sie hemmen die Bewegungen in den Carpometacarpalgelenken so sehr, daß Metacarpale II und Metacarpale III ganz unbeweglich sind (Amphiarthrosen). Passive und aktive Beweglichkeit ist beim Metacarpale IV in geringem, beim Metacarpale V in etwas größerem Maß vorhanden.

Das Carpometacarpalgelenk des Daumens ist dagegen ein sehr frei bewegliches Gelenk. Bei ihm fehlen auch die kurzen Carpometacarpalbänder. Seine Gelenkkapsel ist *im ganzen* fest und durch die aufliegenden Muskelsehnen verstärkt.

Die *4. Gruppe* (gelb), die Bänder zwischen den Basen der Metacarpalia, läßt sich entsprechend den beiden vorigen einteilen. Die *Ligamenta basium volaria* (Abb. 195a, 196) schließen so dicht an die ihnen gleich gerichteten volaren Carpometacarpalbändchen an, daß hier nur eine künstliche Trennung möglich ist. Die *Ligg. basium dorsalia* (Abb. 195b u. 197) sind deutlicher gegen die Nachbarn durch ihre Faserrichtung abgegrenzt. Beide Fasergruppen vereinigen nicht nur die Metacarpalia der dreigliedrigen Finger zu einem unbeweglichen Komplex, sondern versteifen auch die Amphiarthrosen zwischen Carpus und Metacarpus. Zwischen dem Metacarpale des Daumens und Zeigefingers fehlen sie, so daß die Beweglichkeit des Daumens nicht gehindert ist.

Zu der 2.—4. Gruppe der Verstärkungsbänder der Handwurzel gehören *Binnenbänder*, die ganz versteckt zwischen den einander zugewendeten Flächen der Knochen eingekeilt liegen. Wir haben sie für eine gemeinsame Behandlung zurückgestellt. Es gibt *Ligamenta interossea* (Abb. 192, blau) zwischen den 3 am Handgelenk beteiligten *proximalen Carpalia*, ferner ein Lig. inteross. zwischen Capitatum und Hamatum, das in der Regel bis zwischen Metacarpale III und IV fortgesetzt ist, gelegentlich auch ein Intercarpalband dieser Art zwischen Capitatum und Multangulum minus. Endlich gibt es Ligg. basium interossea zwischen je 2 Metacarpalia (mit Ausnahme des Metacarpale pollicis). Die Bändchen sind verschieden straff. Die Ligg. intercarpalia interossea lassen ein Gleiten der Carpalia aneinander in geringem Umfang zu.

k) Die Handwurzelknochen.

Die Form der einzelnen *Handwurzelknochen, Ossa carpalia*, kann im allgemeinen mit einem Würfel verglichen werden, ist aber bei einigen entsprechend der Gestalt und dem Abstand der beiden Handgelenkskammern recht abweichend von dieser Grundform. Muskel*insertionen* kommen nur an einem einzigen Punkt, dem Hamulus des Hamatum, vor (außer am Pisiforme, das als Sesambein nur für seinen Muskel da ist). Auf der Dorsalseite fehlen auch Muskel*ursprünge*; sie sind auf der Volarseite in größerer Ausdehnung vorhanden (Abb. 167 u. 168). Sie gehören sämtlich zu den kurzen Handmuskeln. Ich gebe im folgenden eine Übersicht der wichtigsten Details.

Carpalia der proximalen Reihe. Das *Kahnbein, Os naviculare*, ist nach dem Radius zu konvex (Abb. 193a), als Teil der Pfanne für den Gelenkkopf des Intercarpalgelenkes ist es konkav und liegt hier dem Caput des Capitatum an (Abb. 181). Eine zweite konvexe Fläche bildet den proximalen Gelenkkopf des doppelköpfigen Intercarpalgelenkes und liegt dem Multangulum majus und minus an. Ein Teil der volaren, radialen und dorsalen Fläche ist knorpelfrei; doch ist die dorsale „Fläche" nur ein schmaler Streifen. An die Volarseite setzt sich neben der Gelenkfläche für das Multangulum minus ein glatter Knochenvorsprung für Band- und Muskelursprünge an, *Tuberositas ossis navicularis* (Abb. 167). Der Knochen ossifiziert gelegentlich von 2 Zentren aus (s. unten). Bleibt ihre Vereinigung ausnahmsweise aus (Abb. 153), so ergibt sich ein *Os naviculare bipartitum*. Das Röntgenbild kann dann eine Fraktur vortäuschen. Umgekehrt können alte Fissuren bei macerierten Knochen mit Hemmungsbildungen verwechselt werden. Über den Einbezug des *Centrale* s. S. 277 und Abb. 151c.

Das *Mondbein, Os lunatum*, ist konvex nach dem Radius, konkav nach dem Capitatum zu (Abb. 181 u. 193a). Nur die volare und dorsale Fläche sind knorpelfrei, letztere auf einem viel kleineren Bezirk als erstere. Dem Knöchelchen haftet an keiner Stelle ein Muskel an. Es kann als Schlußstein des Carpalbogens am leichtesten aus dem Verband der übrigen Carpalia herausgetrieben werden (Luxation).

Das *Dreiecksbein, Os triquetrum*, wendet die Spitze dem ulnaren Rand der Handwurzel zu (Abb. 181). Eine Gelenkfläche schaut nach dem Lunatum, Hamatum, dem Discus und Ligam. collaterale ulnare (Abb. 195a). Die Volarseite trägt eine Gelenkfläche, auf welcher das Pisiforme ruht. Auch dem Triquetrum haftet an keiner Stelle ein Muskel an.

Das *Erbsenbein, Os pisiforme*, ist rundlich (Abb. 181). Überknorpelt ist es nur an einer kleinen Stelle, mit welcher es in einem eigenen Gelenk auf der Gelenkfläche des Triquetrum gleitet (Abb. 193a). Die Verstärkungsbänder der Kapsel sind nicht straff, so daß das Knöchelchen recht beweglich auf seiner Unterlage ist. Als Sesambein für die Sehne des M. flexor carpi ulnaris, in die es eingelassen ist, kommt es durch diesen Motor in Bewegung, bis die Fortsetzungen der Sehne zum Hamatum und Metacarpale V gespannt sind (Ligamentum pisohamatum und Lig. pisometacarpeum, Abb. 196).

Carpalia der distalen Reihe. Das *große Vielecksbein, Os multangulum majus,* hat eine sattelförmige Gelenkfläche für das Metacarpale des Daumens (Abb. 181, Nr. 1), eine zweite überknorpelte Fläche für das Naviculare (Abb. 193b), eine dritte für das Multangulum minus (Abb. 192) und eine vierte für das Metacarpale II (Abb. 181). Die volare, die radiale und die dorsale Fläche sind rauh. Die volare Fläche hat einen Vorsprung für Band- und Muskelbefestigungen, *Tuberositas* (Abb. 179), und einen *Sulcus* für die Sehne des M. flexor carpi radialis (Abb. 193b). Die dorsale Fläche ist mit je einem Höckerchen an der radialen und ulnaren Ecke besetzt, welche die Rinne für die Sehnen von Daumenmuskeln begrenzen (Abductor pollicis longus und Extensor pollicis brevis).

Das *kleine Vielecksbein, Os multangulum minus,* ist. der kleinste Handwurzelknochen (Abb. 181, Nr. 2). Er hat Gelenkflächen für das Multangulum majus, Naviculare (Abb. 193b), Capitatum und Metacarpale II. Die volare und die dorsale Fläche sind rauh, erstere als Ursprungsfläche für kurze Daumenmuskeln (Abb. 167).

Das *Kopfbein, Os capitatum,* ist der größte Handwurzelknochen (Abb. 181, Nr. 3). Der distale Kopf des doppelköpfigen Intercarpalgelenkes wird zum größeren Teil von einem gerundeten Vorsprung des Knochens, *Caput,* gebildet (Abb. 193b). Die überknorpelte Gelenkfläche paßt in die Höhlung des Naviculare und Lunatum (Abb. 192). Der Kopf ist durch einen verjüngten Abschnitt, *Collum,* mit dem Körper des Knochens verbunden. Letzterer trägt eine distale Gelenkfacette (für das Metacarpale III), 2 radiale (für das Metacarpale II und das Multangulum minus) und 2 ulnare Facetten (für das Metacarpale IV und das Hamatum, Abb. 181). Die Volar- und Dorsalflächen sind rauh, erstere mit Muskelursprüngen (Abb. 167). Das Köpfchen des Capitatum kann in pathologischen Fällen, wenn die dorsalen Verstärkungsbänder nachgeben, aus der Pfanne in der 1. Carpalreihe heraustreten und dorsalwärts luxieren.

Das *Hakenbein, Os hamatum* (Abb. 181, Nr. 4), ist charakterisiert durch einen platten, volar gerichteten Vorsprung, *Hamulus.* Er ist entsprechend dem Canalis carpi gebogen (Abb. 179). Der Körper des Knochens hat je eine überknorpelte Fläche für das Capitatum, Triquetrum, Metacarpale IV und Metacarpale V (Abb. 181). Die Volar- und Dorsalflächen sind rauh. Als Muskelinsertion dient das Lig. pisohamatum. Ursprünge von kurzen Kleinfingermuskeln (Abb. 167).

Verknöcherungstermine. Die Entwicklung der Handwurzelknochen ist gegenüber allen anderen Knochen der oberen Extremität sehr verspätet. Zur Zeit der Geburt sind alle noch knorplig. Jedes verknöchert im allgemeinen von *einem* Ossifikationszentrum aus; das Naviculare hat gelegentlich deren 2, seltener sind 2 auch bei den anderen beobachtet. Später sind die Carpalia in der Norm immer einheitlich. Der Knochenkern für das Capitatum und und später der für das Hamatum erscheinen im 1. Lebensjahr; im 2.—3. Jahr verknöchert das Triquetrum, im 4. Jahr das Lunatum, im 5. das Naviculare, zwischen 4. und 6. das Multangulum majus und minus, erst im 10.—12. Jahr das Pisiforme.

7. Arm und Hand als Ganzes in Ruhe und Bewegung.

a) Allgemeines.

Arm und Hand getrennt von Schulter und Fingern betrachtet. Mehr noch als bei anderen Teilen unseres Körpers müssen wir hier auf die biologische Korrelation der aktiven und passiven Bestandteile achten, die wir im vorhergehenden stückweise betrachteten. Denn Arm und Hand sind etwas Ganzes, ein Hebelsystem, das wir in Gegensatz stellen zu der früher beschriebenen beweglichen Plattform (Schulter), auf der es wie ein Kran aufgestellt und mit der es verschieblich ist; das ferner im Gegensatz steht zu dem eigentlichen Greiforgan, mit dem es endigt (Finger). Schultergürtel und Finger sind etwas für sich; sie unterstützen zwar das Hebelsystem von Arm und Hand, da dessen Aktionsradius nicht unwesentlich durch die Verschiebungen des Schultergürtels und durch die Verlängerung der Hand mittels der gestreckten Finger vergrößert werden kann. Man denke nur an das Emporrecken des Armes beim Zeigen. Sie haben aber vor allem ihre Eigenaufgaben, welche für die Finger in einem späteren Abschnitt gesondert behandelt sind.

Der Arm und die Hand selbst sind ein allseitig bewegliches Hebelsystem, dessen Verwendbarkeit beim Menschen die höchste Vollkommenheit erreicht hat. Es sind nicht nur animalische Verrichtungen beim Stützen, Ziehen, Schieben des Körpers, beim Essen, Säubern, Schützen, Kämpfen, sondern alle Übergänge von solchen zu geistigen Beschäftigungen, endlich rein psychische Vorgänge, an welchen Arm und Hand ihren charakteristischen und vielfach ganz unentbehrlichen Anteil haben, wie Schreiben, Kunstfertigkeiten mancherlei Art, Pantomimik und vieles andere. Die staatliche Beurteilung der Erwerbsbeeinträchtigung (z. B. nach Verstümmelungen im Kriege) lehrt, wie hoch Arm und Hand bei einem gesunden Mann im bürgerlichen Leben in den besten Jahren bewertet werden.

Verlust des bevorzugten Armes (bei Rechtshändern des rechten) ist mit 75% der gesamten Erwerbsfähigkeit festgesetzt. Zum Vergleich sei erwähnt, daß Blindheit auf einem Auge zu $33^1/_3$%, auf beiden Augen zu 100% berechnet wird, Taubheit auf beiden Ohren von 50% aufwärts, Stummheit zu $66^2/_3$%. Glatter Verlust der Arbeitshand 70%; Versteifung des Handgelenkes in der nicht ungünstigen halben Beugestellung (bei Erhaltung der Fingerbeweglichkeit) 60%; Verletzungen der Gelenke, wenn diese zwar ausgeheilt sind, aber doch nach körperlichen Anstrengungen anschwellen, nicht unter $33^1/_3$%. Die Zahlen für die bürgerlichen Unfallrenten reden eine ähnlich deutliche Sprache.

Sehr bemerkenswert ist, in welcher Weise verlorene Glieder vom Orthopäden durch künstliche Prothesen ersetzt werden. Nicht die Kunstarme, welche vielfach nur den Zweck haben, die normale äußere Form zu imitieren und den Verlust zu verdecken, meine ich hier („Sonntagsarm"), sondern die Ersatzstücke, welche nutzvolle Gelenkbewegungen für Handwerker usw. dem Lebenden nachbilden („Arbeitsarm"). Studiert man solche Prothesen näher, so tritt an ihnen besonders deutlich hervor, wie sehr der Orthopäde den hier besprochenen Bewegungsapparat (Ellenbogen- und Handgelenk) als eine *Einheit* nachbildet. Die Finger werden oft nur durch einen Haken ersetzt, der für das zu erfassende Instrument passend geformt ist, oder durch das Instrument selbst. Das künstliche Hebelsystem wird vielfach viel kürzer ausgeführt als die natürliche Länge von Arm und Hand, weil die künstlichen Gelenke sonst zu leicht unter der Hebelkraft nachgeben.

Passive und aktive Teile des Bewegungsapparates greifen in höchst wechselnder Weise ineinander, um das, was an einem Ort an Veränderung möglich ist, mit Veränderungen an anderen Orten immer wieder anders zu kombinieren. Die Form der Teile in Ruhe und Bewegung ist aber nichts anderes als der Ausdruck dieser Vielgestaltigkeit, deren Einzelteile zwar wichtige Bausteine für das Ganze sind, ohne Formanalyse des Ganzen aber nicht eigentlich biologisch erfaßt werden können. Ich habe bereits früher darauf hingewiesen, wie die Pro- und Supination im Unterarm bald die Freiheit des Ellenbogengelenkes, bald die des Handgelenkes erweitern kann (S. 347). Wie Muskeln, Knochen und Bänder im lebendigen Getriebe des Körpers in diesen und in vielen anderen Fällen bei Arm und Hand ineinandergreifen, haben wir jetzt zu betrachten.

b) Die verschiedenen Stellungen des Armes und der Hand und ihre natürliche Form.

Die Knochen und Muskeln sind so angeordnet, daß die Form von Arm und Hand in allen Stellungen sich nur wenig ändert und möglichst schlank bleibt. Besonders charakteristisch dafür ist die Ähnlichkeit des Gesamtkonturs des Unterarmes auf Querschnitten durch das *pronierte* und *supinierte* Glied (Abb. 159 b), trotzdem die Knochen und Muskeln in beiden Stellungen im einzelnen beträchtliche Lageverschiedenheiten aufweisen. An der Handwurzel bleiben die Sehnen durch feste osteofibröse Führungen in ihrer Lage gehalten trotz aller *Winkelstellungen* der Hand gegen den Unterarm, die ohne solche Einrichtungen ein Anschwellen der Handwurzel zu unförmlichen Dicken herbeiführen müßten. Am Ellenbogen ist ähnliches dadurch erreicht, daß die Muskelursprünge und -insertionen nahe dem Drehpunkt befestigt sind. Die knapp bemessenen Formen sind vom Standpunkt der Technik aus wahrhaft staunenswert. Die Kraftmaschinen unserer Ingenieure arbeiten dagegen meist mit einer ungeheuren Raumverschwendung, wie etwa die Lokomobile neben der Dreschmaschine. Der Flugmotor oder die moderne Turbine kommen den knappen Maßen der Kraftmaschinen unseres Körpers schon näher.

Einzig der M. brachioradialis am Ellenbogen macht eine Ausnahme, wenn er besonders hoch am Humerus entspringt. Bei Flexionen wird durch ihn die Ellenbogenbeuge überhöht (Abb. 158) und statt der schlanken Form eine plumpere erzeugt. Es ist nicht uninteressant, daß bestimmte Kunstrichtungen dies als nicht stilrein empfinden und in der Wiedergabe des menschlichen Körpers vermeiden. Je tiefer der Brachioradialis am Humerus entspringt, um so schlanker bleibt der Arm in gebeugter Lage.

Die Muskeln liegen so zum Skelet, daß der Oberarm seitlich, der Unterarm von vorn nach hinten abgeplattet sind (Abb. 159), und daß am Handgelenk nur Sehnen liegen, kein Muskelfleisch. Die Lage der Sehnen zum Knochen ist rein dorsal und ventral. Die Unterarmknochen sind deshalb an den Seitenrändern des Handgelenkes am wenigsten von Sehnen bedeckt. In der Hand kommen zu den langen Muskelsehnen noch zahlreiche kurze Muskeln hinzu, welche die Form im einzelnen mitbestimmen. Sie gehören zu den Fingern und werden in einem späteren Abschnitt beschrieben werden.

Die Muskeln sind um die Knochen nicht gleichmäßig verteilt, sondern an der einen Seite eines jeden Abschnittes ist das Gesamtgewicht der Muskulatur größer als auf der anderen Seite. Infolgedessen hat jeder Abschnitt seine *Ruhelage*, die er unabhängig von der aktiven Kontraktion der Muskeln einzunehmen sucht. Einzig das Übergewicht der Muskeln, gemessen an der reinen Masse und der natürlichen Spannung (Tonus) bewegt den Arm so, daß jeder Teil von jeder beliebigen Ausgangsstellung in die Ruhelage übergeht. Die Ruhelage ist aber für jede Stellung des ganzen Körpers eine andere; denn die Muskelgewichte werden den zugehörigen Abschnitt solange verschieben, wie die Schwerkraft auf sie einwirkt, also bei senkrechtem Arm im Stehen anders als etwa bei waagerechtem Arm im Liegen.

Hält man den Unterarm waagerecht, so wird die Hand in Volarflexion heruntersinken, falls der Unterarm in Pronation steht; sie wird sich in Dorsalflexion stellen, falls der Unterarm in Supination steht, schließlich in Abduktion, falls vom Unterarm eine Zwischenstellung zwischen Pro- und Supination eingehalten wird. Die Zahl der Ruhelagen ist für jeden Abschnitt unendlich groß.

Der *herabhängende Arm* beim ruhig in aufrechter Körperhaltung dastehenden Menschen ist im Oberarm etwas nach einwärts gedreht, aber senkrecht gestellt, im Vorderarm leicht gebeugt und so weit proniert, daß der Handteller dem Oberschenkel zugewendet ist (Abb. 126); die Fingerglieder sind leicht eingeschlagen. Die senkrechte Stellung des Oberarmes beruht darauf, daß das Gewicht des Armes größer ist als die Spannung des Deltamuskels; dieser wird passiv gedehnt. Die Rotation des Oberarmes verrät das größere Gewicht seiner Innenrotatoren gegenüber den Außenrotatoren (zu ersteren gehören Muskeln für den Humerus, unter anderem die größten Muskeln des Körpers, der Latissimus und Pectoralis maior). Die leichte Flexion im Ellenbogen und in den Fingergelenken ist eine Folge des Übergewichts der langen Beugemuskeln am Unterarm (inklusive Brachioradialis) über die Streckmuskeln. Die Schwere des Unterarmes kann die Spannung dieser Muskeln im Stehen nicht überwinden. Kommt aber beim Armschlenkern im Gehen die Zentrifugalkraft hinzu, so wird die Spannung jeweils ausgeglichen. Man sieht deshalb beim gehenden Menschen jedesmal den Unterarm in Streckstellung übergehen, wenn der ganze Arm nach hinten schwingt; die Flexion stellt sich wieder ein, sobald der Arm nach vorn zurückkehrt. Die Muskeln behalten dabei die Führung der Bewegung, auch wenn sie nicht willkürlich innerviert sind, lediglich durch die Massenverteilung und den Tonus. Solche Bewegungen sind deshalb fein ausreguliert wie bei einem Uhrrad, das durch Gewichte oder die Spannung einer Feder getrieben wird.

In der halben Pronationsstellung, welche der Unterarm des ruhig herabhängenden Armes zeigt, sind die von den Epikondylen entspringenden Unterarmmuskeln gerade auf die Hand hingerichtet; in allen anderen Stellungen sind sie spiralig um die Knochen gedreht (Abb. 165) und stärker gespannt. Die entgegengesetzt gerichteten schraubigen Drehungen der Sehnen des Biceps, des Pronator teres und des Supinator sind in halber Pronation im Gleichgewicht. In der flektierten Ellenbogenlage und in der pronierten Ruhelage des Vorderarmes kommen außerdem die Einrichtungen des Ellenbogengelenkes und des unteren Radioulnargelenkes zur Geltung (s. u., Mittelstellungen der Gelenke).

Die Kunst hat in den ursächlichen Beziehungen von aktiv oder passiv wirkenden Muskeln zur Körperform ein reiches Arsenal von Ausdrucksmöglichkeiten zur Verfügung. Aktiv gespannte Muskeln geben eine energischere Haltung als erschlaffte. Unter letzteren verraten größere Gewichte eine größere Übung (Turnen, Sport); sie äußern sich in Haltungen der Glieder, die sehr verschieden sein können von den gewöhnlichen (Abb. 198). Der antike Künstler hat eine vollständige „Lösung der Glieder" selbst in der Darstellung des Schlafenden vermieden („verlassene Ariadne"); MICHELANGELO hat in Darstellungen des Schlafes („Nacht"), aber auch des Wachens Stellungen bevorzugt, die nur bei völliger Entspannung der Muskeln möglich sind („Adam" der sixtinischen Decke; s. u., Extremstellungen der Gelenke). Der Arzt kann, wenn sein Auge geschult ist, aus der äußeren Form des Gliedes ohne jedes andere Hilfsmittel weitgehend die innere Struktur des Bewegungsapparates erschließen; er kann urteilen über vorausgegangene Übung, über Normales und Abnormes. Die Kenntnis der äußeren Form der Einzelteile von Arm und Hand ist außerdem für ihn ein wichtiges mnemotechnisches Hilfsmittel, weil sie jederzeit am eigenen Körper feststellbar ist und Anhaltspunkte gibt für Muskelanordnungen, Skeleteinrichtungen usw., die rein gedächtnismäßig weniger einprägsam sind.

Ruhelage der Gelenke, Mittel- und Extremstellung. Die *Ruhelage* der Gelenke entspricht normalerweise der Ruhelage des ganzen Gliedes und ist wie diese durch Muskeltonus und Schwerkraft bedingt. Anders, wenn durch einen pathologischen Erguß oder durch Injektionsmasse der Kapselraum gefüllt ist und alle Teile der Kapsel zum äußersten gespannt sind. Dann fixiert diese Spannung das Gelenk entgegen Muskel- und Schwerkraft in ganz bestimmter Stellung, die von der Ruhelage abweicht. Im entzündeten Schultergelenk wird der Arm leicht abduziert gehalten, anstatt senkrecht herabzuhängen. Im Ellenbogengelenk und im unteren Radioulnargelenk steht der Arm bei Ergüssen leicht flektiert und proniert

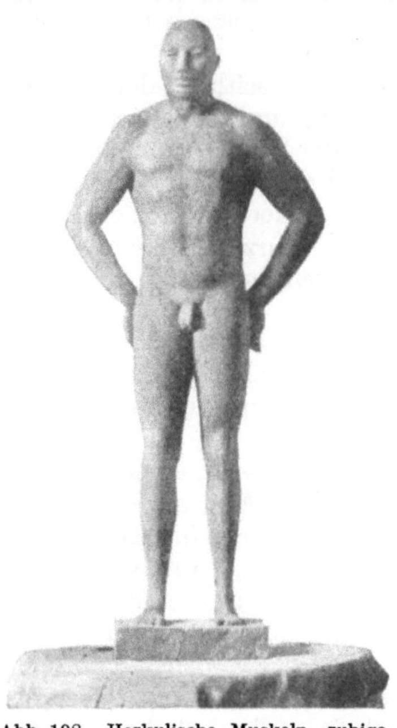

Abb. 198. Herkulische Muskeln, ruhige aufrechte Stellung. Der Neger Jack Johnson, Weltmeister im Boxen. (Freie Plastik von HERMANN HALLER.) Die mächtigen Schultermuskeln, besonders der Deltoides, verhindern den Oberarm lässig herabzuhängen wie gewöhnlich (Gegenbeispiel). Die Hand stützt sich leicht am Gesäß.

(Abb. 189). Man kann bei den Gelenken außerdem die *Mittelstellung* unterscheiden, die ungefähr mit der Lage bei pathologischen Ergüssen oder bei künstlichen Injektionen zusammenfällt. Bei ihr steht die Mitte der Oberfläche des Gelenkkopfes der Mitte der Pfanne gegenüber, so daß nach allen Seiten *gleich viel Spielraum* für die Bewegung übrig ist. Die *Extremstellung* ist dagegen diejenige Stellung, bei welcher weitere Ausschläge gehemmt sind. Die Hemmung ist *absolut*, wenn Knochen aneinanderstoßen, deren Härte weitere Bewegungen unmöglich macht. Gewöhnlich ist die Hemmung relativ; denn Muskeln und Bänder bremsen zunächst, und zwar um so früher, je weniger sie geübt sind. Die individuellen Schwankungen sind außerordentlich, besonders bei den unwillkürlichen Muskelhemmungen, die in der Regel im Leben allein gebraucht werden. Man denke nur an die Leistungen geschulter Akrobaten, welche gelernt haben, sich davon möglichst zu befreien („Schlangenmenschen"). Die Muskeln sind oft abgelaufen (insuffizient), ehe die äußerste Endstellung erreicht ist, z. B. im Handgelenk, wenn die Fingergelenke in der gleichen Richtung gebeugt oder gestreckt stehen. Man kann aber durch Druck von außen die dorsalflektierte Hand um ein gut Stück weiter armwärts drängen als die Streckmuskeln es vermögen. Beim Ellenbogen wird umgekehrt die extreme Streckstellung erreicht, ehe die Muskeln völlig abgelaufen sind (Übersuffizienz, S. 304). Der Arm kann deshalb energisch versteift und wie eine Stange gehandhabt werden.

Beim ruhig herabhängenden Arm steht das *Schultergelenk* weder in Mittel- noch in Extremstellung. Die Humeruskugel liegt mit der unteren Hemisphäre der Pfanne an (Abb. 124), aber die Kapsel, Bänder und Muskeln lassen noch eine Adduktion zu, wenn der Arm vor oder hinter dem Rumpf der Medianebene genähert wird. Im *Ellenbogengelenk* und im unteren Radioulnargelenk nähern sich Ruhelage und Mittelstellung. Beim *Handgelenk* ist die Mittelstellung der proximalen Kammer erreicht, wenn die Hand in halber Volarflexion steht; die Normalstellung, in welcher die Hand in der Verlängerung des Unterarmes herabhängt, ist davon sehr verschieden (Abb. 199); bei der distalen Kammer des Handgelenkes ist umgekehrt die Mittelstellung in halber Dorsalflexion erreicht. Bei beiden Gelenken ist die Ruhelage beim lässig herabhängenden Arm weit entfernt von den Extremstellungen.

Überblickt man die Beziehungen in ihrer Gesamtheit, so befindet sich der in Ruhe herabhängende Arm in einer Stellung, welche für die häufigsten Bewegungen besonders geschickt ist. Denn aus der leicht gebeugten und pronierten Lage heraus können am schnellsten Bewegungen der Hände gegeneinander, die für alle Hantierungen unter der Kontrolle der Augen am wichtigsten sind, begonnen werden. Die Annäherung der Greifhand an den Mund, das Ballen der Faust zum Angriff und die Parierung von Schlägen mit dem Unterarm sind aus der Ruhelage heraus sofort ausführbar. Durch die Torsion des Humerus wird die wichtigere Arbeitsstellung gewahrt, während die entbehrlichere Außenrotation eingeschränkt ist (Abb. 148b). Alle diese Momente gestalten die Ruhelage in Wirklichkeit zu einer *Bereitschaftsstellung*. Die Gewichts- und Spannungsverhältnisse sind dementsprechend ausreguliert.

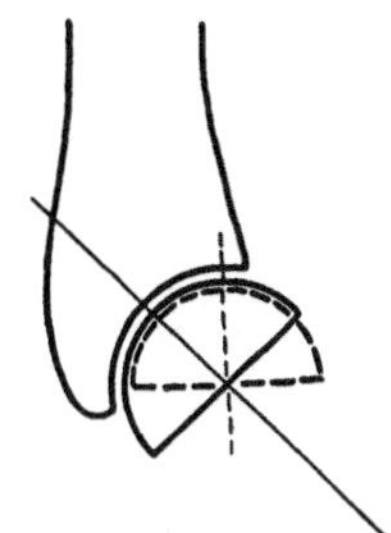

Abb. 199. Mittel- und Normalstellung der Hand. Die Halbkugel = Kopf des Radiocarpalgelenkes bewegt sich in der Pfanne des Radius. Ausgezogener Kontur und ausgezogene Achse = Mittelstellung (halbe Volarflexion). Gestrichelter Kontur und gestrichelte Achse = Normalstellung (Achse in der gleichen Richtung wie die Achse des Unterarmes). (Schema nach R. FICK: Gelenke, Bd. III.)

Normalstellung. Um in dem Wechsel der kompliziert bedingten Stellungen des Armes eine Norm zu haben, die nicht mißverständlich ist, hat man sich in den anatomischen Beschreibungen auf eine *Normalstellung* geeinigt, die rein konventionell und nicht irgendwie durch die innere Organisation der Extremität bedingt ist (S. 17). „Normal" bedeutet in diesem Sinne nicht wie sonst: das in der Natur Durchschnittliche, den *natürlichen* Typus, sondern das übliche *Schema*, einen *künstlichen* Typus. In der Normalstellung hängt der Arm seitlich am Körper herab, die Vorderflächen des Ober- und Unterarmes und die Handfläche stehen in der Frontalebene, sind also *gleichgerichtet*. Die Verlängerung der Längsachse des Unterarmes fällt in das Kopfbein und in den Mittelfinger.

Alle Zeichnungen der Muskeln und Knochen der Extremität sind in diesem Buch, soweit nicht anders angegeben, in Normalstellung gegeben.

Das Schultergelenk steht in der Normalstellung nicht in Innenrotation wie beim ruhig herabhängenden Arm. Das Ellenbogengelenk und die Fingergelenke sind extrem gestreckt, der Unterarm extrem supiniert, also auch ganz anders gestellt als in der Ruhelage. Das Handgelenk entspricht etwa der Ruhelage zwischen Dorsal- und Volarflexion (aber nicht der Mittelstellung, s. oben), ist aber in der Ruhelage etwas ulnarwärts gegen die Normalstellung abduziert (den Abb. 167 u. 168 ist die Ruhelage des Handgelenkes zugrunde gelegt).

c) Beugen und Strecken des Armes im Ellenbogen (Flexion, Extension).

Die *Articulatio humeroulnaris*, welche dem Ellenbogengelenk für Beugung und Streckung eine knöcherne Führung gibt, ist ein relativ exaktes Rollen- oder Scharniergelenk. Da aber die Beuge- und Streckmuskeln des Oberarmes nicht genau in der Beugungsebene liegen (Abb. 122 u. 123, noch weniger die Unterarmmuskeln), so enthalten alle außer den reinen Flexionskomponenten noch seitlich wirkende Nebenkomponenten. Der abduzierenden Nebenwirkung der Muskeln setzt der Knorpelbelag und der Bandapparat keinen absoluten Widerstand entgegen. Daher können geringfügige Abweichungen von der reinen Flexionsbewegung nicht ausbleiben. Die Abweichung des distalen Ulnaendes kann bis zu 2 cm betragen.

Die knöchern fixierte Stellung des Rollengelenkes an sich kann dahin wirken, daß der Unterarm sich nicht mitten auf den Oberarm zu bewegt, sondern an ihm vorbeigeführt wird. Es kommt darauf an, ob der Winkel, welchen die Rollenachse mit dem Schaft des Humerus bildet (*humeraler Cubitalwinkel*, h Abb. 143a), der gleiche oder ein anderer ist als der Winkel zwischen Rollenachse und Schaft der Ulna (*ulnarer Cubitalwinkel*, u). Nur wenn beide gleich sind, kommen Ulna- und Humerusschaft zur Deckung; bei ungleichen Winkeln wird der Unterarm nach außen oder innen am Oberarm vorbeigeführt (scheinbare Abduktion). Die Hand wird meistens medialwärts, d. h. nach innen vom Schultergelenk dirigiert, da der ulnare Winkel häufiger etwas größer als der humerale ist.

Die beiden Winkel zusammen ergeben den *totalen* Cubitalwinkel, der bestimmend ist für die Abknickung des Unterarmes gegen den Oberarm in der Normalstellung (S. 282). Trotz starker x-Armstellung wird doch der Unterarm bei Flexion im Ellenbogen mit dem Oberarm zur Deckung gebracht, wenn der totale Cubitalwinkel durch die Rollenachse des Humerus halbiert wird.

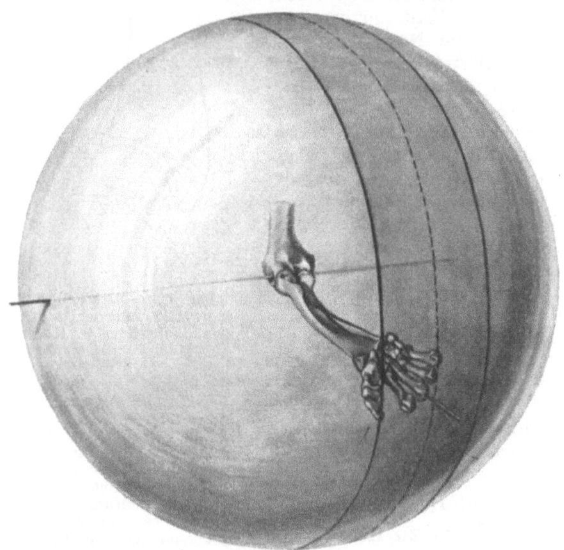

Abb. 200. Ringfläche (dunkelgrau) auf dem Globus, welchen die Hand um den Ellenbogen als Mittelpunkt beschreibt. Die Achse, welche aus dem Globus links herausragt, ist die Rollenachse des Humerus, die andere ist die Achse des Unterarmes und der Hand entsprechend *D* Abb. 186. Die linke Grenzlinie der Ringfläche (vom Beschauer aus) ist ein Meridian der Bahnkugel. (Nach PETERSEN.)

Kombinierte Flexion und Pronation. Wir legen, wenn wir den Unterarm ohne jeden Zwang gegen den Oberarm beugen, um die Hand gegen die Schulter in die Höhe zu führen, den Handteller auf das *mittlere Drittel* des Schlüsselbeines der gleichen Körperseite, also eine gute Strecke nach innen von der Stelle, auf welche eine reine Scharnierbewegung um die Querachse des Ellenbogengelenkes die Hand hinführen würde. Viel wichtiger für diese Tatsache als die bisher betrachteten abduzierenden Faktoren ist die Einsicht, daß *Kombinationen* von Bewegungen in verschiedenen Gelenken der einfachen Bewegung um die Rollenachse des Humerus im Ellenbogen vorgezogen werden.

Stellen wir uns vor, es werden Flexionen und Extensionen um die Rollenachse des Humerus mit Pro- und Supinationen um die Diagonalachse des Unterarmes kombiniert, so bestreicht die Hand eine Verkehrsfläche von Ringform (Abb. 200). Während jeder Finger für sich einen Meridian auf der Bahnkugel, in deren Zentrum der Ellenbogen gedacht ist, beschreiben würde, falls der Unterarm in Supinationsstellung verbliebe (linienläufig), kann bei der genannten Kombination anstatt einer Linie eine Fläche bestrichen werden (flächenläufig). Die Ringfläche kann man beliebig verbreitern, wenn man zu den beiden Bewegungen noch eine dritte gesellt, nämlich eine Rotation um die Längsachse des

Oberarmes. Wird beispielsweise der Oberarm nach innen gedreht, so bestreicht die Hand des im Ellenbogen gebeugten Armes einen Teil des Globus, welcher ulnarwärts an die Ringfläche anschließt. Durch die Muskelanordnung auf der Beugeseite des Unterarmes wird aber automatisch Pronation mit Flexion kombiniert und die Massenverteilung im Arm von selbst so verändert, daß der Unterarm mit der Hand nach innen zu das Übergewicht bekommt und daß auf diese Weise zu der kombinierten Flexion und Pronation eine Rotation im Schultergelenk nach innen hinzukommt. Das ist der Vorgang an den Gelenken bei der zwanglosesten Art den Arm zu beugen, bis die Hand die Schulter erreicht. Alle anderen Bewegungsarten, vor allem die *reine* Flexion im Ellenbogen, sind nur mit einem größeren Muskelaufwand möglich.

Als Flexoren für den Ellenbogen haben wir hauptsächlich den Biceps, Brachialis und Brachioradialis, in zweiter Linie den Pronator teres, die beiden Extensores carpi radiales, den Flexor carpi radialis und Palmaris longus kennengelernt. Die Größe ihrer Arbeitsleistung nimmt in der genannten Reihenfolge ab und ist in der 2. Gruppe weitaus am kleinsten. Sie ist, besonders bei Biceps und Brachioradialis, in der *Pronationsstellung* des Armes am größten, beim Brachialis ist sie in Pronation und Supination gleich. Durch die biologische Ordnung der Bewegungen im Zentralnervensystem (S. 65) wirkt die Gesamtheit der Muskeln dahin, den Arm zu flektieren, zu pronieren, und nach innen zu rotieren. Dieser Bewegung lassen die Gelenke und Bänder alle Freiheit. Sie ist in der Anordnung der Muskulatur und in der Art, wie sie innerviert wird, als *eine einheitliche Handlung* enthalten. Sie befähigt uns, die Hand zum Mund zu führen. Auch die Bewegungen, welche die Hand auf den Körper zu- und der anderen Hand entgegenführen, so daß beide Hände in der Blickrichtung zusammen arbeiten können, sind ganz allgemein die wichtigsten und werden in vielfältiger Variierung gebraucht.

Den meisten Menschen ist es gar nicht möglich, die Handfläche flach auf das Acromion der gleichen Körperseite zu legen. Ist der Unterarm extrem schief angesetzt (Cubitus *varus* und *valgus*), was in der Regel nur in pathologischen Fällen, vor allem nach vorausgegangenen Knochenabsprengungen vorkommt, so kann der normale Flexionsmechanismus erheblich beeinträchtigt sein.

Ist das Schultergelenk versteift, so ist auch die Freiheit eingeschränkt oder aufgehoben, welche für die Beugung und Pronation in der geschilderten Art erforderlich ist (Abb. 183, Pf-Pf). In pathologischen Fällen wird der Arzt deshalb sein Augenmerk nicht nur auf das Ellenbogengelenk, sondern ebenso auf das Schultergelenk richten müssen und in diesem unter Umständen die *einzige* Ursache für das Bewegungshindernis finden können. Eine gute Probe für die normale Beweglichkeit des Schultergelenkes besteht darin, die Hand des Patienten aktiv oder passiv auf die Schulter der anderen Seite legen zu lassen. Ist dies möglich, so sind erhebliche Einschränkungen des Schultergelenkes sicher nicht vorhanden. Auch der „Nackengriff", d. h. das Umgreifen des eigenen Nackens zwischen Daumen und übriger Hand ist eine brauchbare Schnellprobe.

Extension. Für die Rückführung des Armes in die Streckstellung (Extension) genügt in aufrechter Körperhaltung die Schwere. Die Antagonisten bremsen dabei. Nur für Bewegungen in anderen Stellungen des Körpers, bei welchen die Schwere nicht in jenem Sinne wirken kann, ist der Triceps nötig.

Deshalb ist auch der Verlust der Streckmuskulatur (durch Lähmung usw.) nicht so störend wie der Verlust der Beugemuskulatur. Bei Versteifung des Armes ist die Fixierung in rechtwinkliger Beugung und in Pronation am günstigsten. Sie wird bei der staatlichen Unfallversicherung für den Arbeitsarm mit 40—50% Erwerbsbeeinträchtigung berechnet, geringere Beugungs- oder Supinationsstellung mit 50—60% oder mehr.

Das Gewicht aller Beuger zusammengerechnet ist beim Arm *doppelt so groß* wie das der Strecker (beim Bein sind umgekehrt die Strecker $1^1/_2$mal schwerer als die Beuger). Die Ruhelage des Armes ist, wie wir oben sahen, eine Bereitschaftsstellung für die Beugebewegungen.

d) Willkürliche Umwendbewegungen der Hand (Pronation und Supination).

Unter *Pro- und Supination der Hand* verstehen wir Bewegungen, die entweder *lediglich* um die Diagonalachse des Unterarmes ausgeführt werden (Abb. 143) oder an welchen Bewegungen um diese Achse zum mindesten den *Hauptanteil* haben. Die reine Pro- und Supination der Hand ist *im Handgelenk selbst* willkürlich so gut wie unmöglich.

Wir unterscheiden die Pro- und Supinationen der Hand, welche im Unterarm ausgeführt werden, zunächst von den *Rotationen* des ganzen Armes. Diese sind deshalb hier zu erwähnen, weil eine Drehung lediglich des Oberarmes um seine Längsachse *für sich allein* eine Mitdrehung des Unterarmes und der Hand um die eigenen Längsachsen im Gefolge hat. Beide Typen der Handbewegungen können nur verwechselt werden, wenn der Arm im Ellenbogen *gestreckt* ist. Aber auch dann wird der sorgfältige Beobachter am Lebenden sofort aus dem Verhalten der Epikondylen des Humerus ersehen, ob das Schultergelenk für sich allein die Bewegung ausführt; denn die Epikondylen bewegen sich selbstverständlich in dem gleichen Grade wie sich das Caput humeri bewegt, weil beide zu dem gleichen Knochen gehören und durch diesen fest miteinander verankert sind. Obgleich man den Gelenkkopf nicht direkt sehen kann, sind Art und Maß seiner Rotation indirekt durch die Epikondylen jeder Zeit kontrollierbar. Bei *gebeugtem* Arm ist die Sachlage noch viel klarer. Denn in dieser Stellung sind Drehungen der Hand um die Längsachse des Unterarmes nur durch Pro- und Supination möglich. Reine Rotationen des Oberarmes im Schultergelenk müssen sich in dieser Stellung in seitlichen Hebelausschlägen des Unterarmes äußern.

Pro- und Supinationen können, aber müssen nicht *ausschließlich* um die Diagonalachse des Unterarmes stattfinden, also auf die beiden Radioulnargelenke beschränkt sein. Wir nennen solche, die es sind, *reine* Bewegungen um die Diagonalachse. Sie werden relativ selten ausgeführt. Viel häufiger werden mit den reinen Rotationen um die Diagonalachse Abduktions- und Adduktionsbewegungen des Oberarmes kombiniert, und zwar Supination mit Adduktion und Pronation mit Abduktion (man vergegenwärtige sich die Bewegungen beim Einschrauben einer Schraube in hartes Holz).

Die *Muskeln*, welche ihrer Lage und Richtung nach zur Pro- und Supination verwendet werden, zerfallen in 2 Gruppen. Die *1. Gruppe* enthält nur Muskeln, welche am *Unterarm* inserieren, also proximal vom Handgelenk. Die hierher gehörigen Pronatoren sind: der Pronator teres, Pronator quadratus und Brachioradialis; die Supinatoren sind: der Biceps, Supinator und Brachioradialis. Der Brachioradialis supiniert bis zu 20^0 und proniert bis zu 100^0 je nach der Ausgangsstellung des Unterarmes (S. 339). Die *2. Gruppe* enthält nur Muskeln, welche an der *Hand*, und zwar jenseits der distalen Handgelenkskammer angreifen. Von den zu ihr gehörigen Muskeln haben supinatorische Komponenten: der Extensor carpi radialis longus, Abductor pollicis longus, Extensor pollicis longus et brevis und Extensor indicis proprius; es haben pronatorische Komponenten: der Flexor carpi radialis und Extensor carpi radialis longus. Letzterer kommt in beiden Gruppen vor, weil seine Wirkung je nach der Ausgangsstellung des Armes verschieden ist. Die 2. Gruppe ist nur unter bestimmten Voraussetzungen für die Umwendbewegungen verwendbar.

Alle Pro- und Supinatoren sind mehrgelenkige Muskeln mit Ausnahme des Pronator quadratus, der eingelenkig ist und des Supinator, dessen Wirkung auf das Ellbogengelenk minimal ist. Die anderen entspringen alle am Humerus und überspringen mindestens 2 Bewegungsachsen, die quere Achse des Ellenbogengelenkes und die Diagonalachse des Unterarmes (Abb. 183, rote Pfeile). Sie werden deshalb im allgemeinen um beide Achsen drehen, wenn nicht durch antagonistische Muskeln Hemmungen gesetzt sind; sie werden auch durch ihre

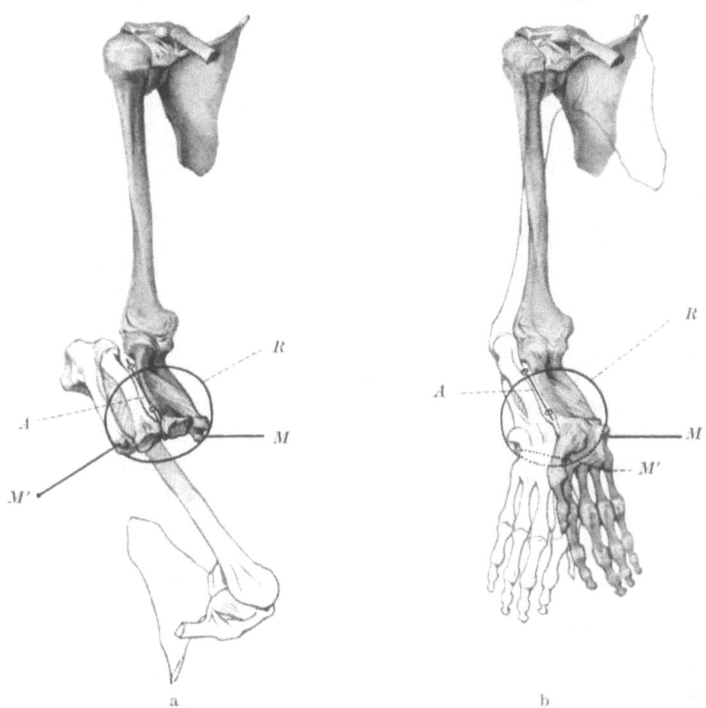

Abb. 201a u. b. Bänderpräparat mit Umwendung der Hand um 180° durch Drehung um eine willkürliche Achse am Außenrand des Radius. Modell (das Stativ ist in der Zeichnung weggelassen). Ausgangsstellung der Knochen dunkel, Endstellung hell. a Unterarmknochen in Supinationsstellung fixiert, Arm- und Körperbewegungen frei. b Unterarmknochen frei für die Umwendbewegung, Körper und Schlüsselbein fixiert, das Schlüsselbein so, daß es sich nur um seine eigene Längsachse drehen kann (Befestigungsmechanismus nicht gezeichnet). Schulterblatt und Humerus frei beweglich. A die künstliche Achse, um welche sich der Radius in 2 Ösen dreht; R Ring durch dessen Zentrum die künstliche Drehachse geht. Der Processus styloides ulnae folgt dem Ringe. M und M' die Stellungen eines Stäbchens, welches in den Processus styloides quer zur Längsachse der Elle eingebohrt ist; es markiert die reelle Drehung der Ulna im Raume. Würde die Hand in a gezeichnet sein, so nähme sie genau die Stellungen wie in b ein.

Wirkung auf das Ellenbogengelenk Fernwirkungen auf das Schultergelenk ausüben müssen (vgl. S. 64). Damit kommen wir zu den gleichen Überlegungen wie im vorigen Abschnitt.

Aus dem in Abb. 201b abgebildeten Modell ist ersichtlich, welche Bedeutung der Pro- und Supination zukommt. Es ist angenommen, daß die Hand aus extremer Supinationsstellung (grau) in die extreme Pronationsstellung (weiß) übergeführt, also um fast 180° gedreht werden soll, und zwar um eine willkürlich angenommene, feststehende Achse längs der Außenkante des Radius. Wäre die Pronationsbewegung nicht möglich (Abb. 201a), so müßte außer dem Unterarm auch der Oberarm (und der ganze Körper) um 180° gedreht werden. Ist aber die Pronationsbewegung frei (Abb. 201b), so genügt eine leichte Abduktion des Humerus und eine leichte Verstellung der Scapula. Es ist nicht leicht, am

Lebenden so geringe Abduktionen des Humerus und Rotationen des Schulterblattes wie im Fall b zu bemerken, wenn der Körper bekleidet ist. Daher werden irrtümlich Kombinationen wie diese sehr häufig mit reinen Rotationen um die Diagonalachse verwechselt. Hält man den Ellenbogen fest an die Seite des Rumpfes angepreßt und schaltet man dadurch Ad- und Abduktionen des Humerus aus, so erweist sich, wie anders die Bewegung der Hand dann ausfällt (wie gering bei vielen Menschen die Ausschläge der reinen Rotation um die Diagonalachse sind, wird erst in dieser Stellung des Armes deutlich, s. unten).

Daß Umwendbewegungen nicht nur reine Bewegungen um die Diagonalachse des Unterarmes sind, daß sie im Gegenteil in der Regel aus Kombinierungen verschiedener Achsendrehungen resultieren — der in Abb. 201 abgebildete Fall ist nur ein Beispiel aus vielen Möglichkeiten —, wird auch durch die *Hemmungen pathologischer Art* erwiesen. Einschränkungen der Umwendbewegungen sind besonders von Versteifungen des Schultergelenkes bekannt! Die Pro- und Supination ist zwar noch möglich, solange die beiden Radioulnargelenke frei sind; aber die Bewegung wird auf die *reine* Drehung um die Diagonalachse beschränkt, welche relativ gering ist.

Die mannigfaltigen Möglichkeiten, die Umwendbewegungen zu variieren, sind der Grund, der die Orthopäden veranlaßt hat, beim Gelenkersatz die Pro- und Supination möglichst *nicht* durch Apparate zu korrigieren, sondern den Unterarm in eine Hülse zu stecken und ihm selbst zu überlassen, in dieser Pro- und Supination auszuführen, soweit sie noch möglich sind. Die Natur ist an dieser Stelle der Maschine besonders stark überlegen.

Rotation der Ulna im Raume. Verfolgt man im Modell Abb. 201 die Bewegungen der Ulna, so ist eine Rotation dieses Knochens infolge der Abduktion des Oberarmes deutlich. Die Elle bleibt nur bei der reinen Pro- und Supination um die Diagonalachse *unbewegt*. Wie selten letztere angewendet wird, kann man sehr leicht daran kontrollieren, daß sich der Griffelfortsatz der Elle am Lebenden bei zwanglosen Umwendbewegungen der Hand mitzubewegen pflegt. Diese Rotation der Ulna findet aber *nie im Humeroulnargelenk* statt, sondern im Schultergelenk.

Man hat auch behauptet, daß eine wirkliche Drehung der Ulna um ihre eigene Achse im *Humeroulnargelenk* möglich ist. Diese Annahme ist jedoch durch die vivisektorischen Versuche des schwedischen Anatomen HULTKRANTZ widerlegt, welcher sich und seinem Bruder Metallstifte in die Armknochen eintreiben ließ und durch diese als Schreibhebel genau die Bewegung bei Pro- und Supinationen aufzeichnete. Infolge der Nachgiebigkeit des Knorpels finden allerdings minimale Wackelbewegungen statt. Die Rotationen, die aus diesem Grunde beim Lebenden möglich sind, sind mit $2,2—2,7^0$ gemessen worden; das bedeutet für die wirklichen Drehungen der Ulna im Raume praktisch so viel wie Null.

Der Radius stößt bei extremen Umwendbewegungen jeweils am Processus styloides ulnae an. Legt man den Finger auf den Griffelfortsatz, so fühlt man, wie der Radius ihn wegzudrängen sucht, sobald die Supination extrem gesteigert wird. Die Knochenhemmung, die bei der Leiche einen Spielraum von im ganzen $205—210^0$ läßt, ist im Leben durch die Muskeln, Bänder und die torquierte Haut so sehr unterstützt, daß der Ausschlag nicht mehr als 120 bis 140^0 beträgt. Wenn man bei gebeugtem, in die Seite des Rumpfes fest eingestemmten Ellenbogen ein Lineal quer in die Faust nimmt, so ist dessen Ausschlag ein Maß für die tatsächlichen Grenzen der Bewegung bei dem betreffenden Individuum.

Sperrung des Handgelenkes. Die 2. Gruppe der Pro- und Supinatoren (an der Hand inserierende Muskeln S. 378) müßte ihrer Lage zum Handgelenk nach gleichzeitig mit der Verschiebung der Armknochen gegeneinander auch die Hand im Handgelenk selbst rotieren. Tatsächlich geschieht dies am Präparat in jeder Stellung, wenn man an den Sehnen der betreffenden Muskeln zieht. Aber der Lebende sperrt das Handgelenk, sobald *reine* Umwendbewegungen ausgeführt und nicht etwa Flexionen oder Abduktionen der Hand mit ihnen kombiniert werden sollen. Eine zwangläufige Innervation kann jederzeit einsetzen, welche auf die Hand mittels antagonistischer Muskeln so wirkt, daß sie im Handgelenk *nicht* rotieren kann, daß also nur die Pro- und Supination der Unterarmknochen statthat (*aktive* Hemmung). Von diesem reflektorischen

Hemmungsmechanismus und seiner Inbetriebsetzung, ja Existenz hat der betreffende Mensch, falls er nicht Fachmann ist, keine Kenntnis.

Da die Antagonisten, welche die Rotation im Handgelenk verhindern, ebenfalls die betreffende Umwendbewegung im Unterarm hemmen würden, so würde letztere durch die Muskeln der 2. Gruppe anstatt gefördert, nur eingeschränkt. *Sie werden deshalb bei reinen Umwendbewegungen gar nicht erst in Betrieb gesetzt (passive* Hemmung). Letztere werden lediglich von den Muskeln der 1. Gruppe ausgeführt. Sowie jedoch die Hand zugleich mit der Pro- oder Supination flektiert oder abduziert wird, können die Muskeln der 2. Gruppe mit Erfolg diejenigen der 1. Gruppe unterstützen oder ersetzen. Bei Lähmungen spielt dies oft eine besondere Rolle. Über jene zwangläufigen Drehungen, welche zugleich mit Flexionen oder Abduktionen im Handgelenk ausgeführt werden, s. S. 389.

e) Reine Randbewegungen der Hand (Abduktionen).

Bedeutung der Muskelkombinationen. Die Muskeln, welche die Hand aus der Normalstellung abduzieren oder flektieren, sind für beide Bewegungsarten gemeinsam (Abb. 194c). Die einzige Ausnahme ist der Palmaris longus, welcher die Hand rein volarflektiert. Alle übrigen in Abb. 194c nach Richtung und Größe der Drehmomente für die Hand verzeichneten Muskelindividuen haben mit den Randbewegungen etwas zu tun. In den Fachnamen kommt das allerdings nicht zum Ausdruck. Diese nehmen entgegen dem wirklichen Sachverhalt nur auf die Flexionen im Handgelenk oder überhaupt nicht auf die Hand im ganzen, sondern nur auf die Finger Bezug. Wie alle jene handbewegenden Muskeln die „Harmonie zwischen geleisteten und geforderten Kräften" (S. 349) herstellen, haben wir jetzt zu analysieren.

Ehe wir auf die Bewegungsarten im einzelnen eingehen, merken wir uns nach Abb. 194c, daß von den 5 eigentlichen Handmuskeln (2 Flexores und 3 Extensores carpi) 4 und dazu der lange Abductor des Daumens *übers Kreuz* arbeiten. Denn die beiden radialen Handstrecker sind genaue Antagonisten des ulnaren Handbeugers und der ulnare Handstrecker ist der genaue Widerpart des genannten langen Daumenbeugers. Beide Kreuzarme stehen nicht ganz senkrecht aufeinander. Zum Ausgleich kommt noch eine 3. Antagonistengruppe hinzu. Sie besteht aus dem 5. eigentlichen Handmuskel (Flexor carpi radialis), der zusammen mit dem Palmaris longus Widerpart der langen Fingerstrecker für die Bewegungen der Hand im ganzen ist. Alle genannten Anordnungen sind aus Abb. 194c abzulesen.

Die zuletzt besprochene Gruppe lehrt uns am ehesten die wichtigste biologische Bedeutung der genannten Gegenmuskeln verstehen. Denn in ihr liegt die Beziehung zu den *Fingern* am klarsten zutage. Die langen Fingerstrecker finden in ihren Antagonisten am Handgelenk eine Hilfe, wenn sie in einer bestimmten Handstellung *lediglich* die Finger bewegen sollen. Sie würden ohne die Gegenwirkung des radialen Handbeugers und des Palmaris auch die Hand im ganzen mitbewegen. Eine solche für die Feinheit und Genauigkeit der Fingerarbeit unerwünschte oder schädliche Handbewegung wird durch die beiden Muskeln um so sparsamer und sicherer ausgeschaltet, je genauer sie in die Gegenrichtung der langen Fingerstrecker einjustiert sind. Sie sind ausgezeichnete „Streckhelfer der Finger". Das sind die obengenannten „Kreuzmuskeln" auch. Sie können jede Erschütterung, welche die Hand im ganzen trifft, sei es durch Kräfte, die in ihr oder außer ihr tätig sind, mit geringem Kraftaufwand auffangen, so daß die Finger unbehelligt ihre Präzisionsarbeiten verrichten können. Diese negative Seite der Leistung knüpft an das früher über die Hand in der Ruhe Gesagte an, weil durch sie die Ruhe, die sonst gestört würde, erzwungen werden kann. Wie steht es nun nach der positiven Seite hin mit den effektiven Handbewegungen durch unsere Muskeln?

Betrachten wir der einfacheren Darstellung wegen zuerst die Abduktion, so vernachlässigen wir absichtlich die flektierende Komponente der Muskeln. Sie kann in Wirklichkeit ausgeschaltet werden, indem dorsal- und volarflektierende Komponenten sich gegenseitig die Waage halten und ihre antagonistischen Wirkungen aufheben. Arbeiten dann die radial abduzierenden Komponenten in der richtigen Dosierung zusammen (z. B. rote Linien der Abb. 165), so macht die Hand eine *rein* radiale Abduktion. Unter der gleichen Voraussetzung bewirken die ulnaren Komponenten (schwarze Linien) eine *rein* ulnare Abduktion. Es ist klar, daß diese Bewegungen unter vielen Abduktionsmöglichkeiten schematisch herausgegriffen sind. Das Leben kennt sie als Besonderheit nicht. Wir werden jedoch, wenn wir die reinen Abduktionen und reinen Flexionen in den Vordergrund unserer Betrachtung schieben, aus diesen illustrativen Fällen leicht die Fülle aller überhaupt möglichen Bewegungen im Handgelenk ableiten und überschauen können. Danach sind dieser und die beiden folgenden Abschnitte disponiert.

Rein radiale Abduktion. Die radialen Abductoren für Bewegungen, welche die Hand aus der Normalstellung herausführen, sind in erster Linie der Abductor

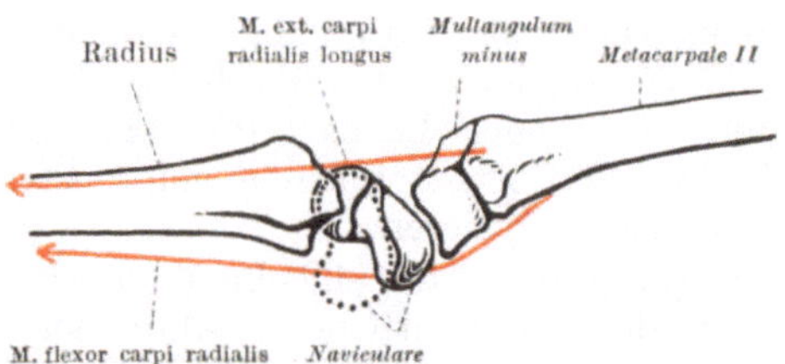

Abb. 202. Gleitfläche des Naviculare für das Multangulum minus und Kippmechanismus. Herauspräparierter Strahl von der radialen Seite gesehen. Knochen in natürlicher Lage (nach Röntgenbild).

pollicis longus und der Extensor carpi radialis longus (Abb. 194 c). Unterstützend wirken die übrigen radialen Handmuskeln und langen Daumenmuskeln (d. h. alle in Abb. 194 c, rechts von den senkrechten Pfeilen verzeichneten Individuen).

Ihre Drehmomente sind so ausgewogen, daß sich sowohl die beiden Muskeln erster Linie wie auch die 5 Reservemuskeln zu einer reinen Abduktion vereinigen können. Arbeiten wenige, so ist die Bewegung sparsamer; zur vollen Kraft gehören alle.

Die wichtigsten radialen Abductoren sind vom Nervus radialis versorgt. Sind die Handbeuger und der lange Daumenbeuger, welche nicht von diesem Nerv abhängen, gelähmt, so ist zwar die volle Kraft der radialen Abduktion etwa auf die Hälfte vermindert, aber der Rest reicht für die meisten Verrichtungen aus. Ist dagegen der Nervus radialis gelähmt, so gewinnt der Flexor carpi ulnaris das Übergewicht und zwingt die Hand in ulnare Abduktion und Volarflexion.

Umkippen der 1. Carpalreihe. Da der Flexor carpi rad. und Extensor carpi rad. longus am 2. Metacarpale inserieren, welches mit dem Multangulum minus unverschieblich verbunden ist, so müssen beide Muskeln durch ihren gemeinsamen Zug das letztgenannte Knöchelchen auf der schiefen Ebene des Naviculare ins Gleiten bringen (Abb. 202). In Normalstellung der Hand ist die distale Gelenkfläche des Naviculare so gestellt, daß das Multangulum minus schief dorsal- und proximalwärts gleiten kann. Die Folge würde sein, daß das Naviculare als das von keinem Muskel dorsal fixierte Skeletstück in der durch seine Gleitebene gewiesenen Richtung volarwärts ausweichen müßte, sobald die radialen Abductoren hinreichend wirken. Da es aber mit seiner breiten proximalen Gelenkfläche mit dem Radius in Kontakt steht und darin durch die Kapsel, die Verstärkungsbänder und die umliegenden Muskelsehnen erhalten bleibt, so weicht nicht das *ganze* Knöchelchen aus, sondern es *kippt* nur volarwärts um (punktierter Kontur). Dem Umkippen des Naviculare folgt die ganze proximale Reihe der Carpalia; sie wird vor allem von den Zwischenknochenbändern mitgenommen.

Man kann leicht an der eigenen Hand beobachten, wie sich bei jeder rein radialen Abduktion das Tuberculum des Naviculare als ein deutlicher Höcker volar an der Handwurzel vorwölbt (Beginn des Daumenballens), bei ulnarer Abduktion verschwindet die Vorwölbung; umgekehrt sinkt die Haut an der Stelle der Tabatière bei Radialabduktion ein, weil das Naviculare in der Tiefe volarwärts ausweicht, während bei reiner Ulnarabduktion überhaupt keine deutliche Tabatière zu erzielen ist (man muß, um dies zu sehen, den Daumen an den Zeigefinger adduziert halten).

Auf Röntgenbildern erkennt man das Umkippen der ganzen Reihe daran, daß das Schattenbild der proximalen Knöchelchen in radialer Abduktion ganz anders ist als in ulnarer Abduktion (Abb. 203, man beachte besonders das Naviculare und Lunatum); denn die Knöchelchen

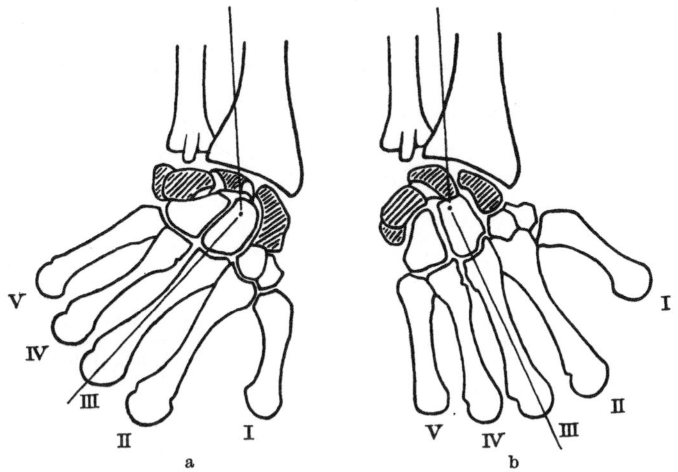

Abb. 203a u. b. Umrißzeichnungen der abduzierten Hand nach Röntgenbildern (letztere bei R. Fick reproduziert, Gelenke Bd. III). a Ulnare Abduktion. b Radiale Abduktion. In beiden Abbildungen ist die 1. Carpalreihe schraffiert. Supinationsstellung der Unterarmknochen. Die dorsovolare Hauptachse ist quer getroffen (Punkt). Die Längsachse durch den Unterarm und Mittelfinger (vgl. mit Abb. 206) ist gewinkelt; Scheitelpunkt in der Hauptachse.

müssen dadurch, daß sie sich drehen, ihr Schattenbild auf der Ebene der Röntgenplatte in den beiden Extremstellungen wechseln. Ganz anders die distalen Carpalia: ihr Umriß ist im Röntgenbild bei reinen Abduktionen unverändert, ein Beweis dafür, daß sie bei Abduktionen nicht umkippen.

Die beschriebene Kippbewegung ist eine Drehung um die radioulnare *Transversalachse* des Handgelenkes. Man sollte meinen, daß eine solche nur bei Flexionen, aber nicht bei Abduktionen in Verwendung käme, weil für letztere eine dorsovolare *Hauptachse* durch die Handwurzel gedacht werden muß. Die letztere geht dorsovolar durch das Köpfchen des Capitatum (Abb. 203, quer getroffen). Den größten Ausschlag bei der Bewegung um die Hauptachse macht das Pisiforme, welches bei radialer Abduktion von der Ulna extrem weit entfernt wird, bei ulnarer Abduktion der Ulna so stark wie möglich genähert wird. Der Zwischenraum an dieser Stelle (der im Röntgenbild unnatürlich groß ist, weil die faserknorplige Zwischenscheibe nicht zu sehen ist, Abb. 181) gibt den nötigen Spielraum. Für die radiale Abduktion ist das Umkippen des Naviculare die unumgängliche Voraussetzung, damit dem Multangulum majus und dem Multangulum minus eine Annäherung an den Radius ermöglicht ist; andererseits wird mit ihm bei ulnarer Abduktion die Lücke gefüllt, die sonst an dieser Stelle entstehen müßte. So kommt es, daß jeweils mit radialen Abduktionen *akzessorische* Bewegungen der proximalen Carpalia *im Sinne der Volarflexion* verbunden sein müssen, und daß die Muskeln und Knochen auf den dazu erforderlichen Antrieb eingerichtet sind.

HENKEsche Achsen der Handwurzel. Die distale Carpalreihe kippt zwar selbst nicht um, sie steht aber, wenn die proximale Carpalreihe umgekippt ist, zu dieser anders als in Normalstellung. Stellt man sich vor, die proximale Reihe sei stehengeblieben, so könnte die gleiche relative Stellung beider Reihen zueinander durch ein dorsales Umkippen der distalen Reihe erzielt werden. Nur unter dieser Voraussetzung darf von einer Bewegung der distalen Reihe um eine transversale Achse bei der Abduktion gesprochen werden. Die Achsen für die 1. und 2. Carpalreihe liegen in der gleichen Ebene. Die Ebene steht nicht genau transversal, sondern ein wenig schräg und geht durch das Köpfchen des Capitatum. In dieser Ebene überkreuzen sich beide Achsen (Abb. 204). Da die wirkliche Bewegungsachse I—I (proximales Handgelenk) von radial dorsal nach ulnar volar verläuft, so beschreibt das Tuberculum des Naviculare mit seiner Spitze um diese Achse den größten Exkursionsbogen von allen Knöchelchen der 1. Reihe. Man kann sich daraus klar machen, warum dieser Knochenpunkt äußerlich besonders sinnfällig zutage tritt.

Die in Abb. 204 abgebildeten Achsen (HENKEsche Achsen) haben zwar für die Abduktionen große Wichtigkeit, sind aber nicht, wie man früher annahm, die ausschließlichen

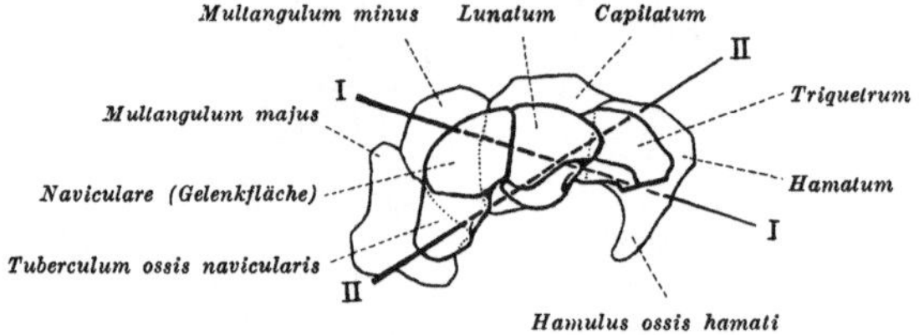

Abb. 204. HENKEsche Achsen. Beide Carpalreihen vom Unterarm aus gesehen. I—I Achse der 1. Carpalreihe; II—II Achse der 2. Carpalreihe. Soweit die Achsen außerhalb der Carpalia liegen, ausgezogen, innerhalb der Knochen gestrichelt. Der Schnittpunkt von I und II liegt im Capitatum (Punkt, Abb. 203). Beide Achsen dringen in die proximale Carpalreihe ein und treten aus der distalen Carpalreihe aus (das Pisiforme ist weggelassen, weil es den Austritt verdecken würde).

Bewegungsachsen; die Drehung um die dorsovolare Hauptachse (Abb. 203) ist vielmehr das Primäre, jene das Unterstützende, Akzessorische. Für reine Flexionen kommen die HENKEschen Achsen überhaupt nicht in Betracht.

Rein ulnare Abduktion. Bei der *rein ulnar* gerichteten Abduktion summieren sich die abduzierenden Komponenten des Flexor carpi ulnaris und Extensor carpi ulnaris (schwarze Linie, Abb. 165 u. 194 c). Unterstützend kommen auch hier Fingermuskeln hinzu, wenn die betreffenden Finger selbst durch die Antagonisten festgestellt sind. Alle langen Beuger und Strecker der (dreigliederigen) Finger gehören hierher. Wir merken uns die Formel: Ulnare Abduktion durch eigentliche ulnare Handmuskeln und sämtliche langen Fingermuskeln, radiale Abduktion durch eigentliche radiale Handmuskeln und sämtliche Daumenmuskeln. Für die Justierung der Muskeln gilt das gleiche wie bei der radialen Abduktion. Der Carpus wird um die dorsovolare Achse gedreht, welche durch das Köpfchen des Capitatum geht (Abb. 203). In diesem Falle gibt zwar die Lücke zwischen dem Pisiforme und der Ulna, die $1^1/_2$ cm hoch ist, Spielraum für den sehr erheblichen Ausschlag des Erbsenbeins; aber da die Lücke mit Weichteilen gefüllt ist, die dabei gequetscht werden, so tritt doch eine gewisse Entlastung durch Umkippen der proximalen Carpalreihe ein, welche in unserem Fall *dorsalwärts* erfolgt. Diese akzessorische Bewegung wird automatisch durch die Lage der Sehne des Extensor carpi ulnaris bewirkt, welche dorsal vom Radiocarpalgelenk, aber *volar* vom Intercarpalgelenk zur Basis des Metacarpale V verläuft (Abb. 196): sie wirkt deshalb nur auf die 1. Carpalreihe dorsalflektierend, auf die 2. Carpalreihe dagegen *volarflektierend.*

Größe der abductorischen Ausschläge. Die Größe der rein radialen und rein ulnaren Ausschläge bei Abduktionen im gesamten Handgelenk beträgt von der

Mittelstellung aus nach jeder Seite 27°. Sie sind lange nicht so ausgiebig wie die Ausschläge bei den Flexionen. Man merke sich für letztere am Lebenden einen Gesamtausschlag von etwa 2 rechten Winkeln, für die Abduktionen zusammen $^1/_2$—$^2/_3$ rechtem Winkel. Der Unterschied zwischen Rand- und Flächenbewegungen kommt auch in der Form der Gelenkflächen des Radiocarpalgelenkes zum Ausdruck, die in der Richtung der Flexionen schmal und für starke Ausschläge nicht hinderlich, in der Richtung der Abduktionen dagegen sehr breit und größeren Bewegungen im Wege sind (Quer- und Längsachse des Eigelenkes). Die Anordnung der Bänder und Muskelsehnen entspricht der Einrichtung des Gelenkes. Es ist sehr charakteristisch, daß das Eigelenk für Abduktionen nach der radialen Seite (und auch für dorsale Flexionen) nur sehr beschränkte Bewegungen erlaubt, weil die Hemmungsbänder sehr bald eingreifen (S. 367 ff.). Die radiale Abduktion im gesamten Handgelenk von der *Normalstellung* aus (blaue Zone, Abb. 194 b) beträgt nur etwa 15°, die ulnare Abduktion etwa 40°, also mehr als das Doppelte. Man kann das auch so ausdrücken, daß in Normalstellung die Hand gegenüber der Mittelstellung schon um 12° radial abduziert ist.

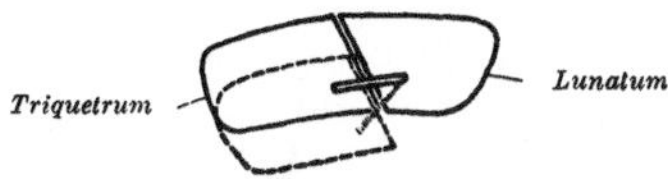

Abb. 205. Verschiebung des Triquetrum gegen das Lunatum, Ansicht wie Abb. 203. Ausgezogener Kontur des Triquetrum: proximale Lage, gestrichelter Kontur: distale Lage. Dem vorliegenden dorsalen Band entspricht ein ebensolches volares. Die Bänder sind in Horizontalstellung gespannt und erschlaffen in der gestrichelten Lage. (Nach Modell von H. VIRCHOW, 1902.)

Eigenbewegung der einzelnen proximalen Carpalia. Die distale Carpalreihe ist im zweiköpfigen Intercarpalgelenk so mit der proximalen Reihe verzahnt, daß nur um das Köpfchen des Capitatum Drehungen möglich sind (Schnittpunkt der Achsen I und II in Abb. 204). Sie wären weit eingeschränkter, wenn nicht die einzelnen proximalen Carpalia Eigenbewegungen machten, welche den Zwang der Verzahnung bis zu einem gewissen Grad aufheben. Am genauesten ist die Eigenbewegung des Triquetrum unter Antrieb des Hamatum studiert. Das Knöchelchen ist gegen das benachbarte Lunatum parallel verschieblich; die Bewegung wird durch besondere Bandzüge, die dorsal und volar beide Knochen verbinden, gehemmt, sobald sie proximalwärts geht (Abb. 205, nach oben); distalwärts ist sie unbehindert (nach unten). Infolgedessen kann das Triquetrum bei radialer Abduktion wie eine Treppenstufe gegen das Lunatum verrutschen (Röntgenbild Abb. 203) und eine stärkere Exkursion freigeben; eine früh eintretende Hemmung der ganzen Hand im Radiocarpalgelenk wird auf diese Weise ausgeglichen (vgl. die Exkursionsgrößen in der roten, violetten und blauen Zone, Abb. 194 b). Eigenverschiebungen des Lunatum und Pisiforme wirken in ähnlicher Weise dabei mit. Andererseits bringt der Bandapparat selbsttätig das Triquetrum bei Normalstellung und Ulnarabduktion in die gleiche Fluchtlinie mit dem Lunatum zurück, so daß in diesen Stellungen die Gelenkfläche des Radiocarpalgelenkes glatt und nicht gestuft ist (Abb. 203a u. 181).

f) Reine Flächenbewegungen der Hand (Flexionen).

Heben sich die abduzierenden Komponenten der Handmuskeln auf, so sind reine Flexionen möglich (Abb. 194 c). Es wirken hier ganz besonders stark die langen Fingermuskeln mit, wenn die betreffenden Finger selbst so festgestellt sind, daß die Kraft ihrer Muskeln für Bewegungen im Handgelenk voll verfügbar wird.

Für die *Volarflexion* kommen die flektierenden Komponenten aller in Abb. 194 c unterhalb der horizontalen Pfeile verzeichneten Muskeln in Betracht. Der einzige reine Volarflexor ist der Palmaris longus. Es sind unter diesen Synergisten nicht nur ventrale Muskeln enthalten, sondern auch ein dorsaler, der Abductor pollicis longus.

Die *Dorsalflexion* wird von den flektierenden Komponenten aller in Abb. 194 c oberhalb der horizontalen Pfeile verzeichneten Muskeln ausgeführt. Diese Muskeln sind sämtlich dorsaler Abkunft.

Die Summe aller Volarflexoren ergibt eine sehr große Kraft. Die Querschnitte der betreffenden Muskeln zusammen betragen 33 cm². Die eigentlichen

langen *Finger*muskeln bestreiten davon mehr als die Hälfte. Die Dorsalflexoren sind alle zusammen nicht so kräftig wie die Volarflexoren, doch ist
die Verkürzungsgröße, also der Ausschlag der Hand unter ihrem Antrieb
ziemlich gleich wie bei letzteren. Auch hier wirken die *Finger*strecker kräftiger
als jeder einzelne Handstrecker. Beim Ausfall von Dorsalflexoren nach Verletzungen kann der Verlust durch Transplantation von Beugesehnen aus dem
großen Vorrat des Armes an solchen leicht gedeckt werden.

Biologische Bedeutung des Faustschlusses. Im Vorangehenden sind wir von
der Normalstellung der Hand ausgegangen. Wir dürfen darin nichts anderes
sehen als eine rein didaktische Heraushebung einer Situation der Muskeln und
Knochen, welche für unser Vorstellungsvermögen und Gedächtnis gewisse Vor-
teile bietet. Sie ist praktisch im mnemotechnischen Sinn für den Lernenden; praktisch für den Gebrauch der Hand durch ihren Besitzer ist sie dagegen nicht. Nur wenn wir von den wirklichen Gebrauchsstellungen, vor allem vom Faustschluß, ausgehen, können wir die An-ordnung der Muskeln verstehen. Von der Normalstellung aus betrachtet könnten die zahl-reichen Flexoren überflüssig und allzu kompliziert erscheinen. Vom praktischen Gebrauch und den dazu dienlichen Stellungen aus betrachtet, ist jeder an seinem Platz berechtigt und notwendig.

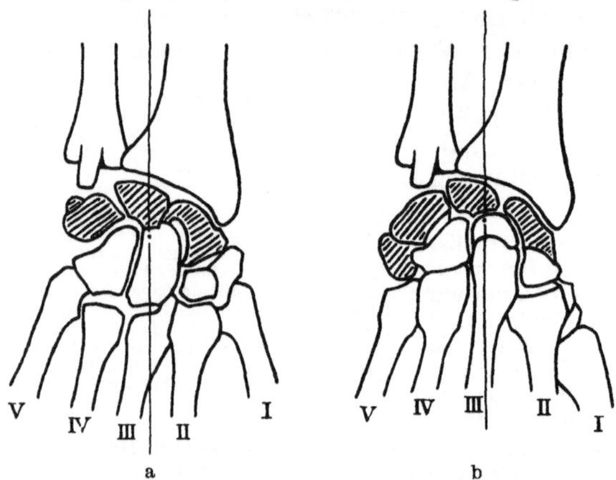

Abb. 206a u. b. Umrißzeichnungen der flektierten Hand von
der Fläche nach Röntgenbildern (letztere bei R. FICK reproduziert, Gelenke, Bd. III). a Volarflexion; b Dorsalflexion.
1. Carpalreihe schraffiert, Achsen wie in Abb. 203.

Der Faustschluß ist von jeher wichtig für den Menschen gewesen, weil mit
ihm die wichtigsten Gebrauchsgegenstände und Waffen ergriffen und festgehalten werden, z. B. der Hammerstiel, Schwertgriff, Bügel eines Eimers usw.
Faßt man ein Dynamometer in die Faust, so kann man an ihm ablesen, in welcher
Stellung der Faustschluß am kräftigsten ist. Die Hand muß dabei rein dorsal
flektiert sein. Wäre sie es nicht, so hätten die langen Fingerbeuger nicht genügend
Spielraum für ihre Höchstleistung; denn bei volarflektierter Hand sind sie insuffizient. Auch gäben die langen Fingerstrecker nicht genügend Spielraum;
denn sie sind zu kurz, als daß die volarflektierte Faust und die Finger gleichzeitig
maximal gebeugt werden könnten (S. 333). Je fester und gleichmäßiger wir
die 4 Finger an den Gegenstand anpressen, den wir umklammern, um so mehr
müßte die ulnarwärts abduzierende Komponente sämtlicher langer Fingerbeuger zum Vorschein kommen (Abb. 194c). Sie beruht darauf, daß der Daumen
infolge seiner Sonderstellung nicht zum Faustschluß mitbenutzt wird. Der
Verzicht auf ihn, der für die Hand im ganzen durch die Sondervorteile des
Daumens mehr als aufgewogen wird, war nur möglich, weil besondere Muskeln
der Hand zu „Faustschlußhelfern" benutzbar sind, nämlich die beiden radialen
Handstrecker (S. 338). Sie sind so am Handgelenk justiert, daß sie die ulnare
Komponente der langen Fingerbeuger auf die zweckmäßigste Weise kompen-
sieren. Resultat: die Hand wird durch die Anordnung ihrer Muskeln in spar-
samster und sicherster Weise in die für einen energischen Faustschluß günstigste
Stellung gebracht.

Das Gesagte bezieht sich auf sparsame *Dauer*leistungen. Bei *Höchst*leistungen der Faust müssen alle 3 Handstrecker herangezogen werden. Der Extensor carpi ulnaris bedeutet aber immer für die reine Dorsalflexion der Hand eine gewisse Kraftvergeudung, weil er eine stark abduzierende Komponente hat, welche durch entsprechende Antagonisten ausgeglichen werden muß. Vor allem dient dazu der lange Abductor des Daumens. Auf diese Weise ist jeder „Kreuzmuskel" für die Bewegung der Hand gerade so notwendig wie für ihre Feststellung in der Ruhe (S. 381).

Umkippen beider Carpalreihen. Bei den reinen Flexionen ist das Röntgenbild ein ganz anderes als bei Abduktionen. *Beide* Carpalreihen kippen in diesem Fall um, mag die Flexion dorsal- oder volarwärts gerichtet sein. Der Unterschied ist besonders deutlich, wenn man die distalen Carpalia beachtet (Abb. 203 u. 206, nicht schraffiert). Sie bleiben bei Abduktionen in der gleichen Ebene

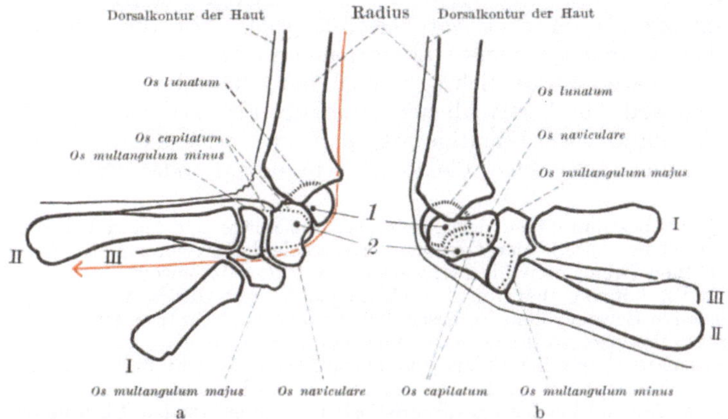

Abb. 207a u. b. Umrißzeichnungen der flektierten Hand von der Seite nach Röntgenaufnahmen (Umzeichnung nach R. FICK: Gelenke, Bd. III). a Dorsalflexion; b Volarflexion. Der Dorsalkontur der Haut ist schematisch hinzugefügt, auch in a der Verlauf eines langen Fingerbeugers (roter Pfeil). *1* und *2* Querachsen des Carpus, I—III Metacarpalia. Die Grenze zwischen den beiden Multangula ist in b im Röntgenbild verdeckt und deshalb weggelassen.

liegen, kippen aber bei Flexionen aus ihr heraus; die proximalen Carpalia dagegen kippen bei beiden Bewegungsarten aus ihrer Normalstellung heraus, nur fallen bei den Flexionen der Hand sämtliche Bewegungen der Knöchelchen um die dorsovolare Achse weg.

Bei den Flexionen zielt das Umkippen der Knochen auf die primäre Aufgabe der Bewegung ab. Sie ist rein um transversale (radioulnare) Achsen gerichtet. Sie haben mit den Achsen für die akzessorische Kippbewegung der Abduktionen nichts zu tun. Denn der Zug der Muskeln trifft die Handwurzel jetzt nicht einseitig, sondern beiderseitig. Die Transversalachse für die 1. Carpalreihe (1) geht durch das Lunatum, diejenige für die 2. Carpalreihe (2) geht durch das Köpfchen des Capitatum (Abb. 207). Die volare oder dorsale Flexion um die eine der beiden Achsen wird durch die entsprechende Bewegung um die 2. Achse weitergeführt.

Auf der Bahnkugel (Abb. 194b) ist zu sehen, wie sehr die Exkursionsweite des Radiocarpalgelenkes (rot) durch die Weiterführung im Intercarpalgelenk erhöht wird (violett).

Größe der Ausschläge reiner Flexionen. Der Gesamtausschlag bei reiner Volar- und Dorsalflexion beträgt etwa 170⁰. Knöcherne Hemmungen wie bei den Abduktionen kommen bei ihr kaum in Betracht. Der Hals des Capitatum kann wohl bei Volarflexion gegen die Kante des Lunatum gedrängt werden (Abb. 207b); Brüche des Kopfbeins beweisen, daß hier ein unmittelbarer Knochenanschlag besteht. Sonst wird aber die Exkursion ausschließlich durch die Bandverstärkungen der Kapsel und durch die der Kapsel anliegenden Muskelsehnen gehemmt.

Letztere spielen eine große Rolle, wenn die Finger in einer Stellung festgehalten werden, welche maximalen Exkursionen ungünstig ist. So können wir bei gestreckten Fingern die Hand nicht stark dorsalwärts flektieren, während es bei geballter Faust leicht gelingt. Im letzteren Fall geben die erschlafften Fingerbeuger genügend Spielraum, im ersteren Fall werden sie überdehnt (Abb. 207a, rote Linie) und hemmen wie passiv wirkende Bandapparate. Die maximale Exkursionsgröße der Flexionen ist also in Wirklichkeit nur vorhanden, wenn das Spiel der Finger genügende Freiheit läßt. Die Verstärkungsbänder des Handgelenkes sind dagegen zwangläufige Apparate und geben unter allen Umständen die äußerste Grenze für die Flexionen an. Besonders wichtig für die Volarflexion ist das Lig. arcuatum dorsale, welches das Köpfchen des Capitatum niederhält (S. 368). Deshalb ist die Volarflexion im Intercarpalgelenk (Abb. 194b, violett) weniger ausgiebig als im Radiocarpalgelenk (rot). Für die Dorsalflexion ist umgekehrt das proximale Gelenk stärker gehemmt als das distale, weil das Lig. radiocarpeum volare starke Schrägbündel hat, die dorsal oft ganz fehlen (Abb. 196), und weil die oberflächlichen Bandzüge als akzessorische Hemmungen dazutreten (S. 369). Das Wichtige ist, daß *nur beide* Handgelenkskammern *gemeinsam* wirklich ausgiebige Flexionen rein dorsal- oder volarwärts ermöglichen.

Bei den Größenbestimmungen der maximalen Anschläge der Hand bei Volarflexionen sind die geringfügigen Anteile der Carpometacarpalgelenke mitgerechnet. Sie sind passiv nicht unbeträchtlich (wenn man die Metacarpalia mit Gewalt bewegt, besonders bei Metacarpale IV und V), können aber für den lebendigen Antrieb durch Muskeln vernachlässigt werden. Die passive Beweglichkeit in diesen Gelenken ist ein Schutz gegen brüske Stöße und Zerrungen. Dorsalflexionen in ihnen finden überhaupt nicht statt.

Das Naviculare macht bei Volar- und Dorsalflexionen nicht halt, sobald die übrigen Knöchelchen der 1. Carpalreihe gehemmt werden, es wird vielmehr weitergeführt wie die distalen Carpalia, für welche das charakteristisch ist. Sonst spielen Eigenbewegungen der Carpalia bei den Flexionen nicht die Rolle, die ihnen bei den Abduktionen zukommt.

g) Bewegungsmöglichkeiten im Handgelenk überhaupt.

Zwischenbewegung zwischen Flexion und Abduktion. Die willkürlich herausgegriffenen *reinen* Rand- und Flächenbewegungen sind keineswegs die einzigen im Handgelenk möglichen, ja es sind den beteiligten Faktoren nach nicht einmal die einfachsten. Ich gehe aus vom Radiocarpalgelenk, bei welchem der größte Durchmesser des Exkursionsraumes nicht in der Richtung der reinen Flexion oder Abduktion, sondern in einer Zwischenstellung liegt (Abb. 194b, rote Zone). Wird eine möglichst ausgiebige Bewegung im Radiocarpalgelenk gemacht, so erfolgt sie um eine *schräg stehende* Achse (rot gestrichelt), welche zum größten Durchmesser der Exkursionszone senkrecht steht. Diese Achse ist zufällig die gleiche wie die HENKEsche Achse I, welche bei den reinen Abduktionen benutzt wird (Abb. 204). Wirkt nur einer der Abductoren, z. B. der Flexor carpi radialis, so wird nicht lediglich die abduzierende oder flektierende Komponente des Muskels beansprucht, wie bei den besprochenen „reinen" Bewegungen, sondern seine *volle Kraft* wird ausgenutzt. Er allein kann die Hand um jene schräge Achse fast so weit volar flektieren, wie es bei anderen Achsen durch die Kombination mehrerer Muskeln geschieht. Die Hand stellt sich schräg in Volarflexion und Radialabduktion (Abb. 194a; der Pfeil zeigt die schräge Bewegungsrichtung auf dem Globus an). Alle abduzierenden und alle flektierenden Muskeln (außer dem Palmaris longus) haben beiderlei Komponenten gemeinsam; sie können also in dieser Weise einzeln ihre volle Kraft ausüben. Jedesmal wird die Achse schräg liegen, und zwar in einer Richtung, die für jeden Muskel spezifisch ist (sie resultiert aus der Angriffsrichtung des Muskels und der Führung durch das Gelenk).

Beim Ergreifen des Speeres oder Festhalten eines am Henkel gefaßten Kruges wird der Arm im Ellenbogen gebeugt, die Faust steht in der Mitte zwischen Pro- und Supination, ist im Handgelenk dorsalflektiert und radial abduziert. Diese Stellung entspricht derjenigen, welche der lange Handstrecker erzielt. An diesem Beispiel sieht man, welchen Vorteil die mehrgelenkigen Muskeln kraft ihrer Anordnung für wichtige Gebrauchsstellungen im ganzen ergeben.

Mögen die Muskeln einzeln oder in Kombinationen im Handgelenk bewegen, mag die Bewegung in einer Gelenkkammer oder in beiden lokalisiert sein, das praktische Allgemeinresultat liegt darin, daß auf der Bahnkugel jeder beliebige Punkt *auf direktem Wege* erreichbar ist. Ein grober Vergleich soll das näher erläutern. Stellen wir uns die Bahnkugel (Abb. 194 b) als durchsichtigen Erdglobus vor, in welchem die Hand steckt, und dessen Innenfläche der gestreckte Finger bestreicht, so wird er das Exkursionsgebiet, das seiner Ausdehnung nach etwa mit dem Umriß Amerikas zu vergleichen ist, an jeder Stelle betasten können. Steht der Finger zuerst auf einer Stadt Nordamerikas, so kann er eine Stadt Südamerikas in der direkten Luftlinie erreichen. Er ist nicht etwa gebunden, den Meridianen oder Breitegraden des Globus zu folgen (reine Flexionen und Abduktionen), sondern die Bewegung geht unmittelbar um eine beliebige schräge Achse des Handgelenkes vor sich. Infolgedessen können wir uns den Drehpunkt wie bei einem Kugelgelenk an einer Stelle lokalisiert vorstellen, und zwar im Köpfchen des Capitatum (Abb. 195). Doch gibt es einen, schon mehrfach hervorgehobenen fundamentalen Unterschied gegenüber einem Kugelgelenk, der an unserem Beispiel besonders klar hervortritt: wir sind nicht imstande, *im Handgelenk* so zu bewegen, daß der Finger auf einer beliebigen Stelle des Globus, z. B. wenn er auf eine bestimmte Stadt Amerikas zeigt, um sich selbst gedreht wird, wie es bei einem Kugelgelenk, etwa dem Schultergelenk, möglich ist. Man beobachte wohl: wir können die Bewegung tatsächlich ausführen, aber im Handgelenk nur in ganz geringem Maße. Sie wird entweder durch Rotation im Schultergelenk (nur bei gestrecktem Arm) oder durch Pro- und Supination im Unterarm (bei gestrecktem *oder* gebeugtem Arm) vollzogen.

Zwangläufige Rotation. Die Bewegungen im Handgelenk haben Ähnlichkeit mit den leichter demonstrablen Augenbewegungen. Wir sind nicht imstande, den auf einen bestimmten Punkt gerichteten Augapfel um die Blicklinie (Sehachse) zu rotieren, wenn er im übrigen still steht. Wir sind jedoch *gezwungen*, den Augapfel bei einer Verknüpfung von Hebung und Senkung (Flexionen) mit Einwärts- oder Auswärtsbewegung (Abduktionen) gleichzeitig um die Sehachse zu rollen, und zwar ist dabei gesetzmäßig ein ganz bestimmter Rotationswinkel an jeden einzelnen Grad von Flexion plus Abduktion gebunden. Die Stelle des deutlichsten Sehens im Auge fällt dadurch zwangläufig mit der günstigsten Stelle für den Lichteinfall zusammen. Das zugrunde liegende Bewegungsphänomen heißt: *Gesetz der konstanten Orientierung,* LISTINGsches *Gesetz* (S. 362).

Beim Handgelenk sind die Bewegungen ebenso eingeschränkt wie beim Augapfel. Wir sind nicht imstande, in ihm die sonst feststehende Hand willkürlich nennenswert zu rollen. Sondern dafür tritt die Pro- und Supination ein. Aber es wird im Handgelenk eine Rotation der Hand um die Längsachse zwangläufig ausgeführt, wenn die Hand gleichzeitig abduziert und flektiert wird. Ob gerade das LISTINGsche Gesetz oder eine andere Regel dafür zutrifft, ist noch nicht sicher erwiesen. Aber die Tatsache selbst ist leicht zu kontrollieren (Abb. 194 a; man überzeuge sich dabei durch Fixierung der Handknöchel, daß sich die Hand wirklich im Handgelenk dreht und daß die Supination im Unterarm ausgeschlossen ist; s. auch S. 347).

Die Gelenkfläche des Radiocarpalgelenkes ist so gestaltet (Eigelenk), daß sie den kombinierten Flexionen, Abduktionen und Rotationen genau entspricht. Ferner gehört dazu eine ganz genaue Abstimmung der synergistischen und antagonistischen Tätigkeit vieler einzelner Muskeln. Inwieweit die Regulation wie beim Augapfel vom Nervmuskelsystem ausgeht und ob die Gelenkflächen dem nur angepaßt sind, ist für das Handgelenk noch keineswegs spruchreif.

Der *Ausschlag für Abduktionen im Handgelenk* ist um so eingeschränkter, je mehr wir volarwärts flektieren und wird bei extrem gebeugter Hand gleich Null (Abb. 194 b). In dieser Stellung ersetzt die Pro- und Supination des Unterarmes die Abduktionen im Handgelenk; denn bei rechtwinklig gebeugter Hand zeigen die gestreckten Finger wie die Ausschläge eines Schreibhebels die Umwendbewegungen im Unterarm an. So ergänzen sich beide Bewegungsarten aufs beste. Man muß immer aufs genaueste die Stellung der Unterarmknochen beachten — welche an der Handwurzel leicht zu erkennen ist —, um den Sitz einer bestimmten Handbewegung definieren zu können. Für die Lokalisation von Erkrankungen ist das die unumgängliche Vorbedingung. Es ist begreiflich, wie sehr die Verwachsung der Unterarmknochen untereinander (durch Callus nach Fraktur u. dgl.) die Bewegungen der Hand einschränkt und wie schwierig es ist, die Bewegungen des Handgelenkes mit orthopädischen Apparaten und Prothesen zu ersetzen.

h) Der Verkehrsraum der Hand.

Durch den Brust-Schulterapparat inklusive Schultergelenk ist, wie frühere Betrachtungen ergeben haben (S. 264), dem Arm eine raumläufige Bewegung garantiert. Prinzipiell Neues kann deshalb weiter distal nicht hinzukommen. Deshalb begnügen sich die einfacheren Gebrauchsprothesen für Armlose mit den Bewegungen des Schulterapparates. Ein kurzer Stiel wird statt des langen Armes angebracht, weil dieser den Greifapparat am Ende kräftiger hält und sicherer führt als eine lange Prothese.

Was durch die Beweglichkeit des Armes zu den Leistungen des Schulterapparates hinzukommt, ist also nichts Qualitatives; aber es ist quantitativ von größter Bedeutung. Denkt man sich Arm und Hand in Normalstellung in allen Gelenken außer in denen des Schulterapparates, versteift, so kann man mit der Fingerspitze eine Kugelfläche um das Schultergelenk beschreiben (Bahnkugel). Je nachdem das Schulterblatt durch Bewegungen in den beiden Schlüsselbeingelenken verschoben wird, liegt die Kugelfläche anders im Raume. Die extremsten Stellungen der möglichen Bahnkugeln sind die Begrenzungen des *Verkehrsraumes*, welchen der Schulterapparat für sich der Hand zu schaffen vermag.

Dieser Verkehrsraum, in welchem die Hand raumläufig ist wie der Vogel in der Luft oder der Fisch im Wasser, erweitert seine Grenzen durch die Gelenke des Armes *nach dem Körper zu*. Gehen wir von der Bewegung aus, die der versteifte Arm um das Schultergelenk beschreibt, so erhalten wir eine Bahnkugel mit einem Radius von der ganzen Länge des Armes. Bewegen wir dann unter sonst gleichen Verhältnissen den spitzwinklig im Ellenbogen gebeugten Arm, so beschreibt die Fingerspitze eine 2. Bahnkugel, die einen viel kleineren Radius hat (Unterarm plus Hand weniger Oberarm). Die 1. Kugelschale liegt weit entfernt vom Schultergelenk, die 2. liegt ihm sehr nahe. Der Raum zwischen den beiden Kugelschalen ist der Verkehrsraum, der durch das Schulter- plus Ellenbogengelenk geschaffen ist. Er ist beträchtlich größer als der vom Schulterapparat allein gewährte. Der Arm ist an jedem Punkt des Verkehrsraumes imstande, um die Fingerspitzen zu rotieren. Auf der äußeren Grenzfläche geschieht die Rotation im Schultergelenk oder durch Pro- und Supinationen, innerhalb des Raumes und auf der inneren Grenzfläche nur durch letztere.

Die Bewegungen im Handgelenk erweitern den beschriebenen Verkehrsraum nicht. Denn jeden Punkt, welchen der Finger der gebeugten Hand bei versteiftem Arm erreicht, kann er auch bei versteifter Hand mit gebeugtem Arm erreichen. Innerhalb des maximalen Verkehrsraumes sind überhaupt vielerlei Möglichkeiten gegeben, ein und denselben Punkt einzunehmen; denn auch die Schulter- und Fingerbewegungen können an vielen Stellen für Ausschläge im Ellenbogen- oder Handgelenk vikariierend eintreten. Das sind doppelte und mehrfache Sicherungen, welche der Feinheit der Bewegungen zugute kommen, und welche besonders wichtig sind, falls einzelne Gelenke ganz oder partiell durch andere Beanspruchungen oder Erkrankungen ausgeschaltet werden.

Zu den Bewegungen des Schulterapparates, des Armes, der Hand und der Finger selbst kommen noch die Rumpfbewegungen hinzu, um den Verkehrsraum der Hand zu vergrößern (Eigenbewegungen des Rumpfes und fortgeleitete Beinbewegungen). Daher sind wir tatsächlich imstande, *so ziemlich jeden Punkt der Oberfläche* unseres Körpers mit den Fingerspitzen zu erreichen und einen Raum zu beherrschen, der als weiter Mantel unseren ganzen Körper umgibt. Die Wichtigkeit des Verkehrsraumes der Hand für den Schutz des Körpers und die Körperpflege ist aus dem Gesagten ersichtlich.

Viele Vierfüßler haben einen viel größeren Spielraum für kombinierte Bewegungen ihres Kopfes und Rumpfes. Ein Hund reicht mit der Schnauze fast an jede Stelle seines Körpers. Beim Vogel sitzt die Öldrüse, welche beim Einfetten und Reinigen des Federkleides mit dem Schnabel jedesmal aufgesucht werden muß, sogar am Bürzel. Durch die aufrechte Körperhaltung und durch unser labiles Gleichgewicht ist es der Hand ermöglicht worden, Aufgaben des Tiermaules zu übernehmen; Kopf und Mund haben sich dafür beim Menschen edleren Aufgaben widmen können (über Ersatz des Hautmuskels durch die Hand s. S. 236).

8. Die Muskeln der Finger als aktive Bewegungsfaktoren
(die kurzen Handmuskeln und die Sehnenapparate der langen Fingermuskeln).

a) Allgemeines.

Selbständiges Greiforgan (und Ausdrucksmittel). Die Finger sind das eigentliche Greiforgan und haben deshalb eine biologische Sonderstellung. Der Schultergürtel, Arm und Hand sind Träger dieses Organs. Wie beim Kran zum Fußgestell und Hebelsystem schließlich die Greifklaue gehört, welche den eigentlichen Verkehr des ganzen Apparates mit der Umwelt ausübt, so sind bei den oberen Extremitäten die Finger wirkliche Vollzugsorgane, denen alles übrige zu dienen hat. Es hat sich unter ihnen eine besondere Differenzierung zwischen den 4 dreigliedrigen Fingern und dem zweigliedrigen Daumen vollzogen, welche die griechische Bezeichnung $\chi\varepsilon\iota\rho$ und $\alpha\nu\tau\iota\chi\varepsilon\iota\rho$ sehr klar zum Ausdruck bringt. Der Daumen kann sich der Handfläche in einem ihm eigenen Gelenk, dem sog. *Sattelgelenk*, gegenüberstellen, und wirkt so nicht nur gegen die dreigliedrigen Finger, sondern seiner Kleinheit wegen auch gegen den Handteller selbst und die Mittelhandknochen in diesem. Er reicht mit seiner Kuppe in der Regel ein wenig über die Mitte der Grundphalanx des Zeigefingers hinaus (Abb. 181). Dadurch, daß die Mittelhandknochen der dreigliedrigen Finger fest und unverschieblich mit den Handwurzelknochen an der Stelle verbunden sind, welche dem beweglichen Punkt des Daumens (Sattelgelenk) entspricht, wird ein Gegenarbeiten des Daumens mit seinem beweglichen Metacarpale als Gegenhand gegen den einheitlichen Handteller und ein festes Zugreifen möglich. Der Handteller selbst ist ein passiver Bestandteil in diesem Getriebe. Deshalb können wir die Finger als das aktive Element, trotzdem viele ihrer Muskeln in den Handteller hinein- und sogar weiter aufwärts am Arm hinaufreichen, als etwas Besonderes abgrenzen.

Der Handteller ist der Träger der kurzen Handmuskeln, welche nur mit Sehnen bis zu den Fingern reichen, und welche selbst auf ein Minimum an Raum und Größe reduziert sind, um die Hand möglichst zu entlasten. Viele Fingermuskeln haben wir bereits am Unterarm angetroffen, ihre Ursprünge reichen sogar meistens bis auf den Oberarmknochen hinauf; nur Sehnen erreichen vom Arm aus wie Transmissionsriemen die Finger. Letztere sind nur „Haut und Knochen"; denn je mehr ihr Gewicht vermindert ist, um so weniger werden die zartesten und feinsten Bewegungen durch Gewicht und Plumpheit der Muskeln erschwert. Sämtliche Motoren müssen wir außerhalb der Finger suchen.

Die Erwerbsbeeinträchtigung bei vollkommenem Verlust des Daumens der Arbeitshand wird bei der militärischen Begutachtung mit $25{-}33^{1}/_{3}\%$ der Gesamterwerbsfähigkeit bewertet, bei Verlust des Zeige- oder Mittelfingers mit 15%, des Ring- oder Kleinfingers mit 10%. Darin kommt die Sonderstellung des Daumens zum Ausdruck. Die Bewertung ist ähnlich wie bei Verlust eines Auges ($33^{1}/_{3}\%$).

Neben der Greiftätigkeit der Finger können auch der Arm und die Hand zum Greifen, Halten oder Tragen verwendet werden. Der rechtwinklig gebeugte Arm beispielsweise ist wegen seiner Hakenform und des günstigen Momentes der Beugemuskeln in dieser Stellung ein viel gebrauchter Träger; Henkelkörbe u. dgl. sind dem angepaßt. Aber die Spezifikation der Finger wird von keinem anderen Teil des Körpers auch nur annähernd erreicht. Sie sind den Greifklauen der Technik, der Krebsschere und anderen Apparaten ähnlicher Art bei Tieren, was Vielseitigkeit des Greifens angeht, ganz außerordentlich überlegen.

Die Finger spielen eine große Rolle als Ausdrucksmittel, *Gestikulieren*, besonders bei südlichen Rassen. Durch das hohe Tastvermögen der Fingerkuppen sind sie eine Art besonderen Sinnesorganes, für welches wiederum der große Verkehrsraum, den ihnen das Hebelsystem von Arm und Hand gewährt, das wertbestimmende Prinzip ist (S. 202). Das Dekadensystem ist von der Zehnzahl der Finger abgeleitet.

Gliederung der Finger, relative Länge. Der Daumen ist zwei- und die übrigen Finger sind dreigliedrig; dementsprechend finden wir am Daumen 2, an den übrigen Fingern 3 Knochen, *Phalangen* (Abb. 181). Die letzte Phalanx trägt den Nagel. Wir nennen die Glieder *Grund-, Mittel- und End-* (oder Nagel)*glied* und bezeichnen die Knochen entsprechend. Die Gelenke zwischen den Knochen heißen *Grund-, Mittel-* und *End*gelenke, mit ihren wissenschaftlichen Namen *Articulatio metacarpophalangea* und *Articulationes interphalangeae*. Beim Daumen gibt es nur ein Grund- und Endglied (entsprechend ein Grund- und Endgelenk).

Kurze Handmuskeln

(rein ventrale Muskeln)

o = Ursprung (origo); i = Insertion (insertio); N. = Nervus.

A. Innere und äußere Muskeln des Handtellers (mit Ausnahme der Muskeln des Daumen- und Kleinfingerballens).

1. Mm. lumbricales (4) (S. 394) [N. medianus et ulnaris].
   o: Sehnen des Flexor profundus.
   i: radialer Zipfel der Dorsalaponeurosen des 2.—5. Fingers.
2. Mm. interossei interni s. „volares" (3) (S. 395) [N. ulnaris].
   o: Ulnarseite des Metacarpale II, Radialseite des Metacarpale IV und V.
   i: Dorsalaponeurosen des 2., 4. und 5. Fingers.
3. Mm. interossei externi s. „dorsales" (4) (S. 396) [N. ulnaris].
   o: gegenüberliegende Flächen je zweier benachbarter Metacarpalia (I—V).
   i: Dorsalaponeurosen des 2., 3. und 4. Fingers.

B. Muskeln des Kleinfingerballens (Hypothenar).

4. M. opponens digiti quinti (S. 412) [N. ulnaris].
   o: Hamulus des Hamatum, Lig. carpi transversum.
   i: Ulnarrand des Metacarpale V bis zur Mitte des Knochens.
5. M. flexor digiti quinti brevis (S. 412) [N. ulnaris].
   o: Hamulus des Hamatum, Lig. carpi transversum.
   i: Volarfläche der Basis der Grundphalanx.
6. M. abductor digiti quinti (S. 413) [N. ulnaris].
   o: Sehne des Flex. carpi ulnaris, Os pisiforme, Lig. pisohamatum, Lig. carpi transversum.
   i: Ulnarrand der Basis der Grundphalanx.
7. M. palmaris brevis (S. 413) [N. ulnaris].
   o: Ulnarrand der Palmaraponeurose, Lig. carpi transversum.
   i: Haut des Kleinfingerballens.

C. Muskeln des Daumenballens (Thenar).

8. M. adductor pollicis (S. 413) [N. ulnaris].
   o: *Caput obliquum:* Basis der Metacarpalia II und III, Capitatum, Lig. radiatum. *Caput transversum:* Volarfläche des Metacarpale III, Capitula der Metacarpalia II, III.
   i: ulnares Sesambein der Articulatio metacarpophalangea pollicis, Kapsel und Basis der Grundphalanx des Daumens.
9. M. opponens pollicis (S. 414) [N. medianus].
   o: Lig. carpi transversum, Tuberositas des Multangulum majus.
   i: Radialseite des Metacarpale I.

10. M. flexor pollicis brevis (S. 414).
   o: *Caput superficiale* [N. medianus]: Lig. carpi transversum.
     Caput profundum [N. ulnaris]: Multangulum majus, minus, Capitatum und Basis
     des Metacarpale I.
   i: radiales Sesambein des Articulatio metacarpophalangea pollicis.
11. M. abductor pollicis brevis (S. 415) [N. medianus].
   o: Endsehne des Abductor pollicis longus, Fascia antebrachii volaris, Tuberositas
     des Os naviculare und Lig. carpi transversum.
   i: radiales Sesambein, Seitenrand der Basis der Grundphalanx des Daumens.

Der 3. Finger ist bei allen Primaten am längsten. Der 2. Finger ist bei den anthropomorphen Affen stets kürzer als der 4. Beim Menschen meistens auch (Abb. 181); doch wechselt die relative Länge, es kann sogar der 2. Finger progressiv länger werden als der 4. Beim Anpacken eines Gegenstandes mit der Faust ragen die beiden mittleren Finger (3. und 4.) gleich weit über die Randfinger (2. und 5.) hinaus und leisten die Hauptarbeit. Sie gehören vielleicht von jeher enger zusammen (Artiodactylie, am reinsten bei paarzehigen Huftieren). Der 5. Finger ist mit wenigen Ausnahmen kürzer als der Daumen, wenn man von den Rändern der Schwimmhautfalten zwischen den Fingern aus mißt.

Herkunft und Einteilung der kurzen Handmuskeln. Sämtliche kurze Handmuskeln sind ihrer Anlage nach *rein ventrale* Muskeln. Es ist allerdings üblich (B. N. A.), bei der größten Gruppe volare und „dorsale" Muskeln zu unterscheiden, *Mm. interossei* volares s. *interni* et dorsales s. *externi* (Tabelle S. 392/2 u. 3). Aber auch die „dorsalen" Muskeln entwickeln sich beim menschlichen Embryo ausschließlich in der Vola und sind zeitlebens beim Menschen von ventralen Nerven versorgt (N. ulnaris, vgl. auch S. 290). Sie haben vor den anderen voraus, daß sie dorsal bis zur Haut des Handrückens reichen; darauf ist die Bezeichnung „dorsal" begründet (pars pro toto). Ich ziehe die Epitheta: *externi* und *interni* vor.

Die Mm. externi sind nicht nur am Handrücken, sondern auch von der Hohlhand aus sichtbar (Abb. 208). Das ist die historische alte Lage, welche die *gemeinsame* Anlage aller Interossei beim menschlichen Embryo hat. Man erkennt noch beim erwachsenen Menschen leicht, daß auch die Interossei externi *tiefe kurze Beuger* sind, welche vom Handteller aus von ventral her an die Grundphalangen herantreten (Abb. 170). Die dorsale Lage von Teilen der Externi erklärt nicht die Gleichartigkeit der funktionellen und nervösen Beziehungen aller Interossei miteinander. So pflegt derjenige, welcher „dorsal" in diesem Fall irrtümlich als genetisches Beiwort versteht, durch die B. N. A. auf weitläufige Irrwege geführt zu werden, was tatsächlich nicht selten zu beobachten ist.

Die Muskeln der Vola liegen ursprünglich in *vier* Schichten übereinander. Von diesen sind bald viele, bald wenige Abkömmlinge beim Menschen erhalten und miteinander vermengt. Deshalb wenden wir hier eine mehr äußerliche Einteilung der Muskeln an, indem wir die Muskeln des Daumens und Kleinfingers (Tabelle Gruppe B, C) absondern und zuerst die dann übrigbleibenden Muskeln des Handtellers behandeln (Gruppe A). Für mannigfache Varietäten der kurzen Handmuskeln ist die alte Schichteneinteilung, welche darin verborgen steckt, nicht unwichtig.

Zur 4. (tiefsten) Schicht (Mm. flexores breves profundi) gehören die *Mm. interossei*, zur 2. die Mm. lumbricales der menschlichen Anatomie. Die 3. Schicht ist bei allen Säugetieren als *Mm. contrahentes* weit verbreitet; sie entspringen vom Metacarpale des Mittelfingers und strahlen von da an die anderen Mittelhandknochen aus. Es gibt beim Menschen nur einen einzigen Überrest von ihnen, und zwar am Daumen. Von der 1. Schicht (Mm. flexores breves superficiales) stecken Überbleibsel nur im Ballen des Daumens, *Thenar*, und Kleinfingers, *Hypothenar*. Die Lumbricales haben auf den Sehnen des tiefen langen Flexors Posto gefaßt.

Der Daumen- und Kleinfingerballen (Gruppe B und C der Tabelle) besitzen keine Lumbricales, der Thenar birgt aber den einzigen Rest der Kontrahentes in sich, das Caput transversum des Adductor pollicis. Bei Affen (außer Orang und Gorilla) ist die entsprechende Muskulatur an allen Fingern besonders ausgebildet. Die Um- und Rückbildung beim Menschen entlastet die Hand und bevorzugt den Daumen. Im übrigen sind im Thenar und Hypothenar

Muskeln der tiefsten und oberflächlichsten Schicht gemischt; auf die mutmaßliche Unterscheidung wird bei der Beschreibung der Muskelchen selbst zurückzukommen sein.

Alle kurzen Muskeln der Hand liegen so, daß das Muskelfleisch auf den *Handteller* beschränkt ist. Wir werden Gelegenheit haben, bei der Beschreibung derjenigen Sehnen, welche von hier aus zu den Fingern gehen, auf die Sehnen der langen Fingermuskeln zurückzukommen, deren Muskelbäuche bereits beim *Arm* behandelt wurden. Denn die Sehnen der langen und kurzen Fingermuskeln sind in ganz bestimmten Führungen oder Vereinigungen zusammengefaßt, durch welche sie erst auf die Finger wirken.

b) Innere und äußere Muskeln des Handtellers, als aktive Bewegungsfaktoren (mit Ausnahme der Muskeln des Daumen- und Kleinfingerballens). Tabelle S. 392/1—3.

Musculi lumbricales. Die 4 Muskeln, die regenwurmartig aussehen und danach genannt sind, liegen radial von den 4 Sehnen des Flexor digitorum profundus (Abb. 169); sie entspringen von diesen Sehnen selbst und inserieren am radialen Zipfel der Dorsalaponeurosen der dreigliedrigen Finger (Abb. 210; s. folgenden Abschnitt). Der transportable Ursprung schützt die Muskelchen vor frühzeitiger Insuffizienz (z. B. beim Faustschluß, S. 315). Sie können zwar keine große Kraft entfalten, sind aber wegen der Mitarbeit des tiefen Fingerbeugers in jeder Stellung bereit zu wirken. Man zählt sie von der Radialseite der Hand her; der erste ist am 2. Finger befestigt, der zweite am 3. Finger usw. Da wo die Lumbricales zwischen 2 Sehnen des tiefen Beugers liegen, entspringen sie an beiden; sie sind zweiköpfig und gegen die gemeinsame Endsehne doppelt gefiedert. Nur der 1. ist regelmäßig ungefiedert, da er nur die Sehne des tiefen Beugers zum Zeigefinger zur Verfügung hat. Auch der 2. Lumbricalis ist häufig einköpfig, da der radiale Ursprungskopf oft fehlt (Abb. 169). Die Muskelchen liegen unmittelbar unter der Palmaraponeurose und weiter distal unter der Haut. Sie ziehen oberflächlich von den Ligamenta capitulorum transversa zu den Fingern und sind deshalb in ihren Bewegungen durch diese Bändchen nicht behindert (Abb. 170). Ihre Wirkung auf die Finger wird bei der Dorsalaponeurose behandelt, gemeinsam mit den anderen Muskeln, welche diese regieren.

Auch der 3. und 4. Lumbricalis können einköpfig sein. Dagegen kommen auch Spaltungen des 1. und 2. vor. Ulnare Insertionen an den Fingern, Ursprünge am Flexor sublimis oder Ligamentum carpi transversum geben mit anderen Anomalien eines der wechselvollsten Bilder von allen Muskeln der oberen Gliedmaße. *Innervation:* Die Lumbricales sind Abspaltungen des Flexor digitorum profundus, daher werden sie wie dieser innerviert, Lumbricalis I und II vom N. medianus, III und IV vom N. ulnaris, sehr oft Lumbricalis III von beiden. Die Medianusäste treten in die Volarfläche, die Ulnarisäste in die Dorsalfläche der Muskelchen ein. Segmentale Nerven: C 8, Th 1. *Blutzufuhr:* Arcus volaris sublimis. *Schleimbeutel:* Die Sehnenscheiden der Handwurzel umgeben die Ursprünge der Lumbricales an den Sehnen des tiefen Beugers, endigen aber so, daß fast die ganzen Muskelchen ihren Weg nach der Dorsalseite der Finger *außerhalb der Sehnenscheiden* nehmen können (Abb. 178). Der 4. Lumbricalis kommt aus der durchlaufenden Sehnenscheide des 5. Fingers seitlich heraus und verläuft ebenfalls frei neben ihr.

Musculi interossei. Ursprünglich hat jeder der 5 Finger 1 Paar kurzer tiefer Beuger *(M. flexores breves profundi)*, welche an beiden Seiten der Basis der Grundphalangen bzw. an den Sesambeinen ansetzen. Sie sind gekennzeichnet durch ihre dorsale Lage zum R. profundus des N. ulnaris und durch die Versorgung aus ihm. Von diesen 10 in der Tiefe der Vola manus gelegenen Muskeln wandern 4 nach dorsal in die Zwischenknochenräume der Metacarpalia ein und führen danach die Bezeichnung *Mm. interossei.* Nach ihnen hat man noch 3 weitere, volar verbliebene kurze Beuger als Interossei benannt und unterscheidet Mm. interossei dorsales s. externi (4) und M. interossei volares s. interni (3). Am Daumen führt der am radialen Sesambein ansetzende kurze tiefe Beuger die Bezeichnung Caput profundum m. flexoris brevis pollicis, der am ulnaren Sesambein ansetzende Caput obliquum m. adductoris pollicis. Am kleinen

Finger heißt der radiale: M. interosseus internus III, der ulnare ist in dem
M. opponens digiti V enthalten (Abb. 208).

Musculi interossei interni (s. volares). Sie sind die 3 kurzen tiefen Beuger am 2.,
4. und 5. Finger, welche die volare Lage behalten haben. Nach dem Handteller
zu liegt auf ihnen ein Teil der Daumenmuskeln, die Sehnen der beiden langen
Fingerbeuger mit ihren Sehnenscheiden und den Mm. lumbricales und die derbe
Palmaraponeurose, so daß sie an dieser Seite von der Haut weiter entfernt sind

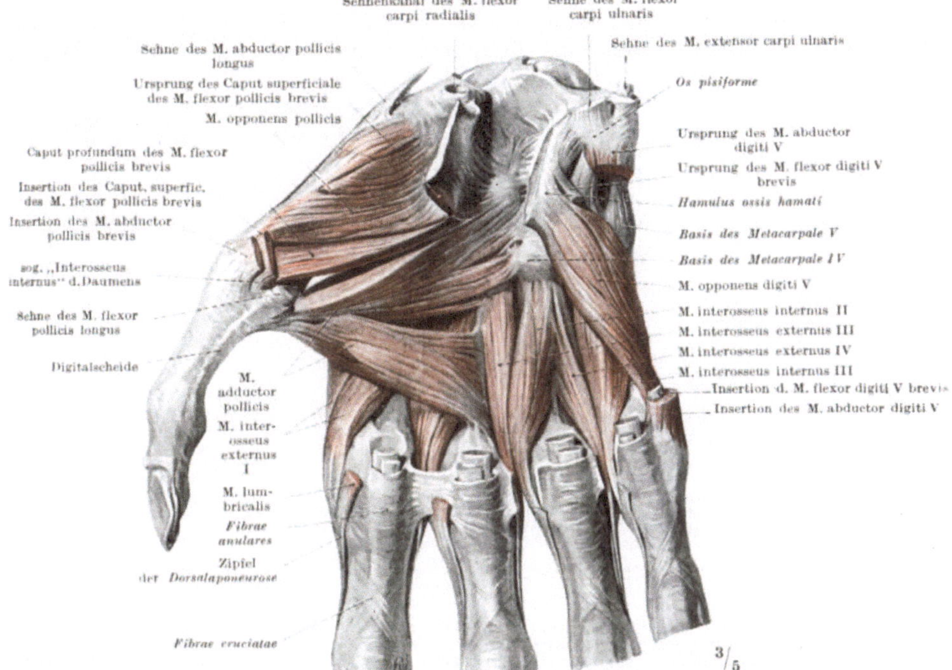

Abb. 208. Die tiefen kurzen Handmuskeln. Lig. carpi transv. aufgeklappt (in der Tiefe des Canalis carpi das
Os capitatum und Lig. radiatum). Die Sehnen der langen Fingerbeuger beim Eintritt in die Digitalscheiden
der Finger durchschnitten (zu oberst M. flexor digitorum sublimis, darunter M. flexor digitorum profundus).
Zwischen Zeige- und Mittelfinger das Lig. capitulorum transversum erhalten (darunter M. interosseus internus I
und externus II), zwischen den übrigen dreigliedrigen Fingern durchschnitten. Zwischen den beiden Verwei-
sungsstrichen des M. opponens pollicis liegt eine Vertiefung des Muskels: Lager des M. abductor pollicis brevis;
distal davon der Abdruck des Caput superficiale des M. flexor pollicis brevis (das Bett des Muskels ist zum Teil
vom Opponens, zum Teil vom Caput profundum des Flexor pollicis brevis gebildet).

(Abb. 209). Gerade die Interossei interni liegen infolgedessen ganz versteckt
und sind von außen nicht zu sehen.

Die 3 Muskeln sind gegenüber den Externi dadurch charakterisiert, daß sie
von dem Mittelhandknochen des *gleichen* Fingers entspringen, an welchem sie
inserieren (Abb. 167, ausgezogene Pfeile). Der Interosseus internus I gehört
als Adductor zum Zeigefinger, der Interosseus internus II zum Ringfinger,
der Interosseus internus III zum Kleinfinger.

Auf die Wirkung dieser Muskeln im einzelnen kann erst bei Beschreibung
der Dorsalaponeurose eingegangen werden (S. 397).

Die üblichen Bezeichnungen: Ab- und Adduktion der Finger (S. 292) haben den Vorteil, uns darauf aufmerksam und uns verständlich zu machen, daß nicht in allen Spatiis
je ein Internus und Externus liegt. Wir denken uns alle Abduktionen der Finger vom
Mittelfinger weggerichtet. Die Interni adduzieren, die Externi abduzieren. Der Mittelfinger
hat überhaupt keinen Internus, der Zeige- und Ringfinger haben von beiden Sorten je einen
Muskel, der Kleinfinger hat nur einen Internus (der Opponens vertritt hier den Externus). —

Vor der Benennung der Fingerbewegung nach der eigenen Achse des betreffenden Fingers sei ausdrücklich gewarnt. Der Internus II, welcher in diesem Sinne Abductor (nach der radialen Seite) ist, wird üblicherweise Adductor genannt, weil er den Ringfinger auf den *Mittelfinger* hin bewegt.

Die Interossei interni sind zwar äußerlich einköpfig, haben aber im Innern des Muskelfleisches eine Zwischensehne, welche in die Endsehne fortgesetzt ist. Die Muskeln sind wie die Externi doppelt gefiedert. Die Sehnen liegen bei allen Interossei tiefer als die Ligg. capitulorum transversa (Abb. 170).

Innervation: R. profundus des Nervus ulnaris. Segmentbezüge: C 8, Th 1. *Blutzufuhr:* Arcus volaris profundus.

Musculi interossei externi (s. dorsales). Sie sind *zweiköpfig* (z. B. der erste in Abb. 170, 213). Wir können uns die innere Doppelfiederung eines Internus so

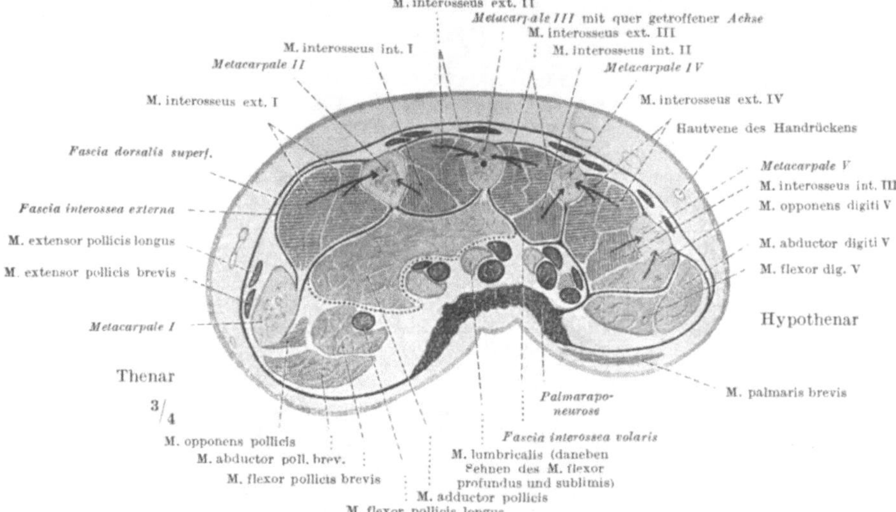

Abb. 209. Querschnitt durch die Hand, Metacarpalia. Gefrierpräparat. Fascienlogen. Mm. interossei interni vertikal schraffiert, Mm. interossei externi horizontal schraffiert. Pfeile schematisch nach dem Metacarpale zu, an dessen Finger der betreffende Interosseus inseriert (viel weiter distal als in diesem Niveau!). Punktierte Linie: Fascie des M. adductor pollicis. Zwischen dieser und der Palmaraponeurose 4 Bündel langer Beugesehnen mit Lumbricales (einer bezeichnet). Am Handrücken schwarz die Querschnitte der langen Strecksehnen (Extensor digitorum communis, Extensor indicis proprius, Extensor digiti V proprius). Wegen des doppelten Querschnitts über dem 4. Metacarpale s. Abb. 175.

ausgebreitet denken, daß jede Fiederreihe je einen Ursprungskopf für sich formt. Der eine Kopf bleibt auf den Mittelhandknochen desjenigen Fingers beschränkt, an welchem der betreffende Externus inseriert. Der andere Kopf ist letzterem gegenüber selbständig geworden, weil er am Nachbarmetacarpale Anheftung gefunden hat und hier Raum genug zur eigenen Ausbildung besitzt (Abb. 209, längerer Schaft der gespaltenen Pfeile). Der 1. der beiden Köpfe hat auf seinem Knochen die ganze Seitenfläche frei zu seiner Verfügung, weil hier kein anderer Muskel angeheftet ist. Für den 2. Kopf ist in 3 Spatia freier Raum in *dorsaler* Richtung vorhanden; volar sitzen bereits die entsprechenden Interni. So kommt es, daß volar nur *ein* Kopf der Externi frei liegt (Abb. 208), daß der andere nur dorsal sichtbar ist. Von der Dorsalseite sieht man beide Köpfe der Externi (Abb. 173); sie verdecken hier die Interni.

Man wird sich über die gegenseitige Lage der Externi und Interni, welche den engen Raum zwischen den Knochen aufs beste ausnutzen, an der Abb. 209 am besten orientieren können. Der Externus I macht den übrigen seines Namens gegenüber eine Ausnahme, da er volar von keinem Internus bedeckt ist. Seine Kontraktion ist sehr leicht äußerlich sichtbar. Er springt als dicker Wulst dorsal im Spatium zwischen Daumen und Handteller vor, wenn der Daumen kräftig adduziert wird (Abb. 126). Bei Lähmungen der Interossei

(Ulnarislähmung) sinkt dieses Spatium am ersten ein. Später schwindet auch in den übrigen Spatien die Muskelsubstanz; man bemerkt daran im Gegenbeispiel, wie stark die Interossei an der Gesamtform des Handrückens in der Norm beteiligt sind. Bei geballter normaler Faust sieht man, wie der Handrücken sich glättet und rundet; das beruht auf den sich vorwölbenden Muskelmassen der Interossei.

Die Lage und Verteilung der Köpfe der Externi ist folgende: der Externus I liegt im 1. Spatium, entspringt am Metacarpale I und Metacarpale II und inseriert am 2. Finger; der Externus II liegt im 2. Spatium, entspringt am Metacarpale II (dorsaler Kopf) und am Metacarpale III (dorso-volarer Kopf), er inseriert am 3. Finger; der Externus III liegt im 3. Spatium, entspringt am Metacarpale III (dorso-volarer Kopf) und am Metacarpale IV (dorsaler Kopf), er inseriert ebenfalls am 3. Finger; der Externus IV liegt im 4. Spatium, entspringt am Metacarpale IV (dorso-volarer Kopf) und am Metacarpale V (dorsaler Kopf), er inseriert am 4. Finger.

Mnemotechnisch läßt sich die Lage aus den *abductorischen* Wirkungen der *Externi (ab — ex)* zur Mittelachse des 3. Fingers ableiten. Jeder Finger hat für die Abduktion die nötigen Externi; nur bei den Randfingern sind besondere Muskeln dafür vorhanden (Abductoren des Daumens und Kleinfingers). Man präge sich ferner ein, daß die Interni sich nur da finden, wo nicht schon andere Muskeln die Adduktion besorgen, wie beim Mittelfinger die Interossei externi und beim Daumen der Adductor pollicis (Tabelle S. 392/8).

Zwischen den beiden Ursprungsköpfen der Externi besteht eine kleine Lücke, durch welche Gefäße perforieren. Beim 1. Externus ist die Lücke relativ groß (Abb. 213), weil durch sie die Arteria radialis mit ihren Begleitvenen vom Rücken der Hand zum Handteller gelangt. Sonst verlaufen feine Arteriae carpeae von der Vola dorsalwärts durch die Lücken; im 4. Spatium fehlt die Lücke manchmal ganz. Doch kann ausnahmsweise im 2. oder 3. Spatium ein größeres Loch für eine abnorm verlaufende A. radialis bestehen.

Innervation und *Blutzufuhr* wie bei den Interni.

c) Dorsalaponeurose der dreigliedrigen Finger.

Die Sehnen der langen Fingerstrecker breiten sich an der Rückseite eines jeden Fingers zu einer Aponeurose aus, welche wie ein dünnes Tuch über die 3 Phalangen gebreitet ist, *Dorsalaponeurose* oder *Streckaponeurose*. Die Basis ist besonders breit und hängt mit je 2 Zipfeln zu beiden Seiten der Grundphalanx nach der Hohlhand zu über. In diese Zipfel gehen die Sehnen der Interossei und Lumbricales über (Abb. 210 u. 213).

Die Aponeurose des Zeigefingers setzt sich aus *fünf* Einzelsehnen zusammen: in der Mitte aus dem Extensor digitorum communis und Extensor indicis proprius, radial aus dem Interosseus externus I und Lumbricalis I und ulnar aus dem Interosseus internus I. Die Aponeurosen des 3. und 4. Fingers empfangen je *vier* Einzelsehnen, und zwar beide in der Mitte je eine Sehne des Extensor digitorum communis; außerdem wird die des 3. Fingers radial durch den Interosseus externus II und Lumbricalis II, ulnar durch den Interosseus externus III gespeist, die des 4. Fingers radial vom Interosseus internus II und Lumbricalis III, ulnar vom Interosseus externus IV. Die Aponeurose des 5. Fingers setzt sich aus *drei* Einzelsehnen zusammen: in der Mitte der Sehne des Extensor digitorum communis und Extensor digiti V proprius, radial der Sehne des Interosseus int. III.

Die verschiedenen Einzelsehnen (Abb. 210) des Fingerrückens bilden eine einheitliche aponeurotische Membran. Darauf beruht ihre Wirkung. Die Sehne des *M. extensor digitorum communis*, am Zeige- und Kleinfinger mit der des Extensor proprius vereinigt, teilt sich etwa über der Mitte der Grundphalanx in 3 Züge: der mittlere, oberflächliche, zieht über die Mitte des Mittelgelenkes weiter und setzt an der Basis der Mittelphalanx an, die beiden seitlichen Züge vereinigen sich proximal vom Mittelgelenk mit den Sehnen der Interossei und gelangen mit diesen zur Basis der Endphalanx. Die Sehnen der *Interossei* strahlen fächerförmig auseinander. Die proximalen Fasern biegen zum Rücken der Grundphalanx ab, die ersten rein quer, die folgenden in zunehmend spitzeren Winkeln, und vereinigen sich mit denen der Gegenseite zu einer dünneren Sehnenhaut,

welche am Grundgelenk beginnend die ganze Grundphalanx bedeckt, von deren
Periost sie durch lockeres, fettzellenhaltiges Verschiebegewebe getrennt ist. Die
distalen, stärkeren und geschlosseneren Sehnenfasern, den scharfen Rand der
Streckaponeurose bildend, ziehen sehr schräge zum Rücken der Grundphalanx,
den sie erst an deren distalem Ende erreichen. Hier strahlen sie in die Gelenkkapsel des Mittelgelenkes ein und setzen durch deren Vermittlung an der Basis

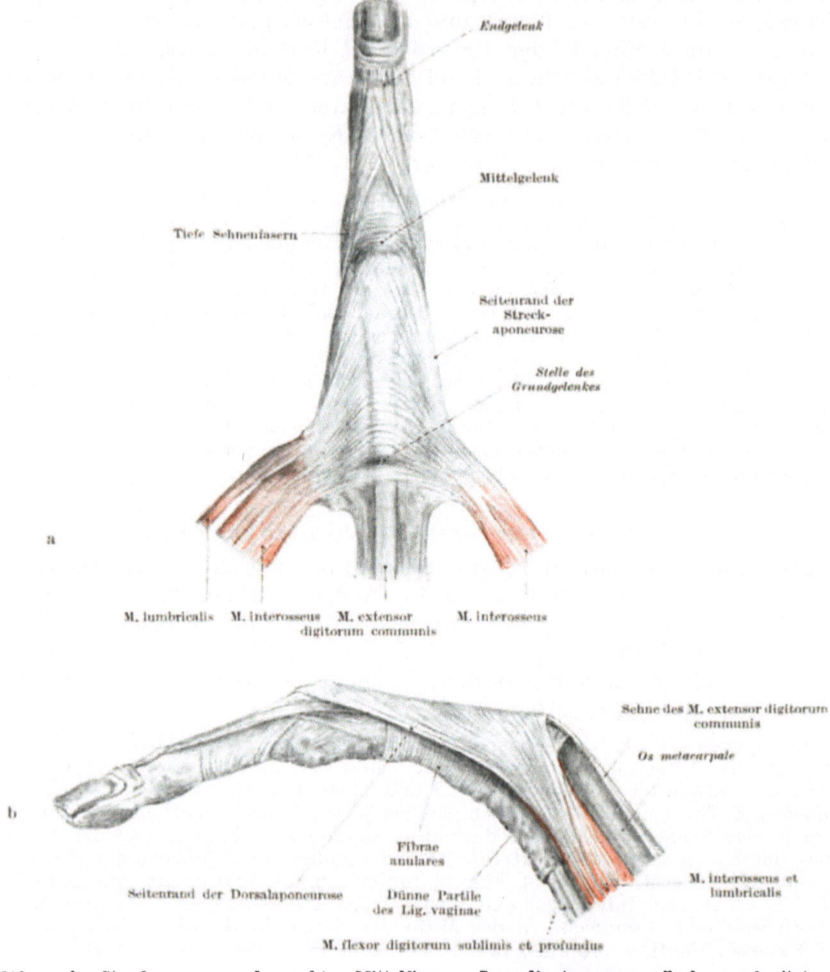

Abb. 210a u. b. Streckaponeurose des rechten Mittelfingers. In a die Aponeurose flach ausgebreitet.

der Mittelphalanx an, unmittelbar proximal von der Sehne des Extensor longus.
Tiefe Sehnenfasern, vereinigt mit den seitlichen Zügen der Extensorsehne, treten
dicht vor dem Mittelgelenk unter dem Seitenrande hervor, gehen auf den Rücken
der Mittelphalanx über, auf dessen Mitte etwa sie sich mit denen der Gegenseite
spitzwinklig zu einer geschlossenen Haut verbinden, welche, mit der Kapsel des
Endgelenkes fest vereinigt, zur Basis der Endphalanx zieht. Distal vom Mittelgelenk bleibt zwischen den von beiden Seiten kommenden Sehnenzügen ein dreieckiges Feld frei, das mehr oder weniger durch zarte quere Fasern überbrückt
ist, die zum Teil aus dem Lig. vaginale der Beugersehnen kommen, von dem auch

Fasern sich dem Rande der seitlichen Sehnenzüge anzuschließen pflegen. Die
Sehnenhaut über der Mittelphalanx ist wie die über der Grundphalanx gegen den
Knochen leicht verschieblich. Die Sehnen der *Lumbricales* verschmelzen völlig
mit denen der Interossei.

Ziehen die langen Strecker median an der Basis der Aponeurosen, so strecken
sie die Finger in ihrem Grundgelenk. Andererseits werden bei jeder starken
Flexion in diesem Gelenk die langen Sehnen passiv so sehr gedehnt, daß sie seitlich über die Köpfchen der Mittelhandknochen abzurutschen suchen, wie man an
der eigenen Hand leicht sehen kann. Die Einpflanzung
in die flächenhaft ausgebreitete Dorsalaponeurose verhindert aber ein wirkliches Abgleiten; die Sehnen haben
vielmehr in der Aponeurose im ganzen ihre Führung.
Die seitlichen Zipfel mit den daran befestigten Muskeln
richten immer die Aponeurose so aus, daß die median
inserierenden Muskeln nicht völlig von den Knöcheln
der Mittelhandknochen abgleiten können; die langen
Strecker haben in diesen Knochenvorsprüngen ein
wirksames Hypomochlion, um den flektierten Finger
kräftig im Grundgelenk zu strecken. Auf dieses Gelenk
konzentriert sich ihre Kraft.

Flexion und Extension. Die Interossei und Lumbricales, welche an den seitlichen Zipfeln inserieren,
halten nicht nur die Aponeurosen wie die Wanten eines
Schiffsmastes, sondern wirken, da sie von volar her
an die Grundphalanx herantreten, *beugend* auf das
Grundgelenk selbst (Abb. 214a). Sie sind für dieses
Gelenk Antagonisten der langen Extensoren, welche
im Grundgelenk strecken. Faßt man an einem Präparat die beiden Zipfel einer Dorsalaponeurose mit
2 Pinzetten und zieht an ihnen, so wird der betreffende
Finger im Grundgelenk flektiert; gleichzeitig streckt
er sich automatisch durch diesen Akt im Mittel- und
Endgelenk. Die Flexion im Grundgelenk findet statt,
weil die Dorsalaponeurose wie eine Schleuder von
volar her über die Grundphalanx gelegt ist (Abb. 210b)
und auch ihre Seitenränder *volar* von der Achse des

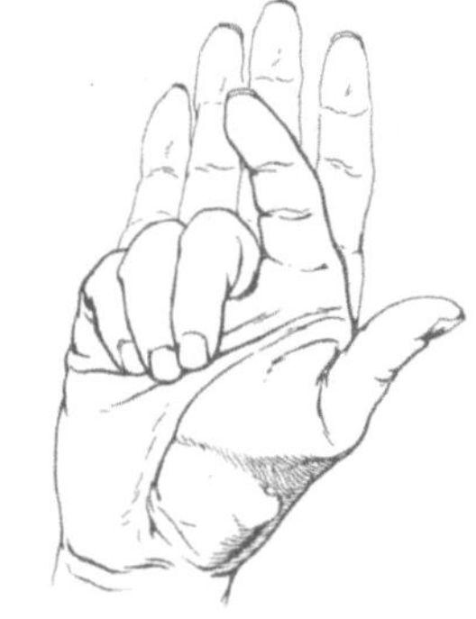

Abb. 211. Reine Interosseuswir-
kung am Zeigefinger. Ausgangs-
und Schlußstellung auf der gleichen Platte (nach Photographie
von Prof. WIEDHOPF†). Lähmung
des Nervus medianus. Dabei
fallen am Zeigefinger die beiden
langen Beuger und der Lumbricalis aus. Die Interossei externi
und interni (vom N. ulnaris versorgt) und die langen Strecker
(vom N. radialis versorgt) sind
erhalten. Letztere durch den Versuch, die Faust zu schließen, willkürlich ausgeschaltet. Das Versagen des Mittel- und Endgelenkes
des Zeigefingers beim Faustschluß
ist für die Medianuslähmung sehr
charakteristisch. Ferner Atrophie
des Daumenballens, Hyperextension des Endgliedes des Daumens.
Der Daumen bleibt in der gleichen
Ebene wie der Handteller
(Affenhand).

Grundgelenkes liegen; da die Dorsalaponeurose aber zu dem Mittel- und Endgelenk rein dorsal liegt, so muß sie in beiden zugleich zwangläufig strecken.
Es gibt Nervenverletzungen, bei welchen alle Beugemuskeln des Zeigefingers
mit Ausnahme der Interossei ausgeschaltet sind. Hier tritt wie in einem Experiment die Wirkung der letzteren rein hervor (Abb. 211). Es zeigt sich dabei,
daß die Interossei erst dann im Grundgelenk beugen können, wenn die Beugung
durch die Flexores longi zuvor eingeleitet worden ist.

Flexion im Grundgelenk und Extension im Mittel- und Endgelenk sind aber nicht *untrennbar* aneinander gebunden, obgleich sie gleichzeitig durch die eine Dorsalaponeurose
ausgeführt werden können. Der lange Strecker kann, da er stärker als die kurzen Muskeln
ist, das Grundgelenk gegen deren Wirkung gestreckt halten. Dann werden von den kurzen
Muskeln nur die distalen Gelenke gestreckt. In einem solchen Fall stehen die Finger vollkommen gerade.

Reißt die Dorsalaponeurose über der Mittelphalanx bei einem Fall oder einem Schlag
auf den gestreckten Finger, so hängt das Endglied herab und kann nicht mehr gestreckt
werden (Hammerfinger). Das Köpfchen der Grundphalanx kann auch durch die Dorsalaponeurose hindurchgetrieben werden, so daß sie volar vom Drehpunkt des Mittelgelenkes
zu liegen kommt. Ihre Wirkung kehrt sich um: sie unterstützt nunmehr die *Beugung* im

Mittel- und Endgelenk. Auch diese Fälle beweisen indirekt die normale Wirkung der Aponeurose.

Wir sahen, daß die Wirkung der Dorsalaponeurose, je nachdem von den in sie einstrahlenden Muskeln median an der Basis oder lateral an *beiden* Zipfeln gezogen wird, folgende ist: Extension oder Flexion im Grundgelenk, ausnahmslos Extension im Mittel- und Endgelenk. Es sei daran erinnert, daß die Beugung im Mittel- und Endgelenk von den beiden langen Beugern ausgeübt wird. Die Gesamtwirkung aller *langen* Fingermuskeln (Strecker und Beuger) besteht in gleichzeitiger *Streckung* im Grundgelenk und *Beugung* in den beiden distalen Gelenken (Abb. 214b).

Diese Stellung wird fixiert, wenn die kurzen Muskeln (Interossei und Lumbricales) gelähmt sind, so daß in dem Spiel der Kräfte die langen Muskeln dauernd das Übergewicht haben (Krallenhand, Abb. 215b). Sie ist in der Norm charakteristisch für die Wirkung der langen Muskeln, bei abnormem Dauerzustand ein Kennzeichen einer alten Lähmung des Nervus ulnaris, welcher die kurzen Muskeln versorgt. An sich vermögen die langen Beuger auch im Grundgelenk zu beugen, da sie auch dieses überspringen. Da aber die langen Strecker ein größeres Moment an diesem Gelenk haben (s. oben), so tritt ihre Wirkung allein zutage. Aus demselben Grund übertrumpfen die langen Beuger die Strecker am Mittel- und Handgelenk.

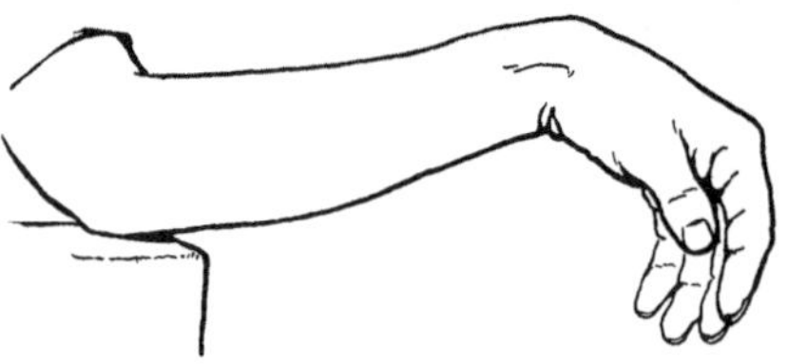

Abb. 212. Hand- und Fingerstellung bei Lähmung des N. radialis. (Aus VILLIGER: Periphere Nerven. Leipzig 1915.)

Sind die *kurzen* Muskeln allein und gemeinsam tätig, so ergibt sich gerade die entgegengesetzte Stellung wie bei dem Synergismus der langen Fingermuskeln. Die kurzen Muskeln *beugen* in den Grundgelenken und *strecken* in den beiden distalen Gelenken (Abb. 214a).

Auch diese Stellung kann einigermaßen fixiert sein, wenn nämlich die langen Extensoren gelähmt sind (Radialislähmung, Abb. 212). Die distalen Gelenke sind dabei freilich nur unvollkommen gestreckt, weil die langen Flexoren den Widerstand der kurzen Muskeln überwinden.

Ab- und Adduktionen im Grundgelenk. Wirken die kurzen Muskeln anstatt auf beide Zipfel einer Dorsalaponeurose nur *einseitig* auf einen Zipfel, so ab- oder adduzieren sie, je nachdem der dem Mittelfinger zu- oder abgewendete Zipfel bewegt wird. Sie müssen gemeinsam mit den langen Muskeln arbeiten, wenn eine *reine* Extension zustande kommen soll, weil die langen Extensoren allein nicht nur strecken, sondern gleichzeitig ein wenig spreizen. Ebenso müssen die kurzen Muskeln mit den langen Beugern gemeinsam arbeiten, um eine *reine* Flexion zu erzeugen, weil die langen Flexoren wegen ihrer Divergenz vom Canalis carpi aus eine adduzierende Komponente haben. Durch richtig dosierte gemeinsame Arbeit werden die ab- und adductorischen Abweichungen gegeneinander ausgeglichen.

Bei mageren Händen kann man gelegentlich durch die Haut hindurch den seitlichen scharfen Rand der Dorsalaponeurose beim Spreizen der Finger beobachten.

Das Muskelspiel bei der Ab- und Adduktion der Finger ist für das Verständnis der beiden Interosseusarten besonders wichtig. Aus der *extremen* Spreizung führen sämtliche langen Muskeln die Finger gegen den Mittelfinger hin bis zur *Eigenstellung* der langen Strecker, d. h. bis in die Richtung der Mittelhandknochen. Die Interossei interni haben darin kräftige Synergisten. Deshalb können sie selbst verhältnismäßig schwach, einköpfig sein; die Externi sind zweiköpfig und schwerer, die Muskelgewichte verhalten sich wie 1:4. Für sich allein haben die Interni eben nur die Adduktion auszuführen, welche bei Spannung der langen Fingermuskeln von deren Eigenstellung bis zur *völligen* Adduktion übrigbleibt. Für diese kleine Strecke müssen sie gegebenenfalls die aktive oder passive Spannung der langen Strecker überwinden. Die Interossei externi finden dagegen *keine* Unterstützung durch die langen Sehnen außer für die kleine Strecke der Abduktion, welche bis zur Eigenstellung der langen Muskeln führt. Dagegen müssen sie die aktive oder passive Spannung der letzteren überwinden können. Wenn wir z. B. kräftig die Finger im Grundgelenk strecken und gleichzeitig im Mittel- und Endgelenk beugen, so können wir mittels der Externi gerade so weit spreizen wie bei völlig gestreckten Fingern. In diesem Fall ist trotz Gegenspiel aller *langen* Fingermuskeln die Wirksamkeit der Externi sinnfällig. Am deutlichsten ist ihre antagonistische Wirkung zu den langen Muskeln beim Mittelfinger. Denn hier wird jede Bewegung nach der Seite (ulnar- oder radialwärts) den Widerstand der langen Muskeln finden können.

Es sei besonders hervorgehoben, daß die ad- und abduzierende Wirkung der Interossei, wenngleich sie für die Differenzierung in Interni und Externi ausschlaggebend ist, nicht die wichtigste Aufgabe der Muskeln ist (wie vom Anfänger leicht angenommen wird, weil die Beschreibung der Unterschiede der Externi und Interni am zweckmäßigsten davon ausgeht). Erst durch die Anwesenheit der Dorsalaponeurose, welche die Wirkung aller kurzen Muskeln eines Fingers vereinigt, ist es möglich zu verstehen, daß Flexion (im Grundgelenk) und Extension (im Mittel- und Endgelenk) bei *Synergismus* aller Externi und Interni eintritt. Bei den Ab- und Adduktionen arbeiten die Externi und Interni als *Antagonisten.*

Beschränkung des langen Streckers auf das Grundgelenk. Obwohl Sehnenfortsetzungen des Extensor digitorum communis an der Mittel- und Endphalanx inserieren, ist der Muskel nicht imstande, im Mittel- und Endgelenk mehr als ein klein wenig zu strecken. Der Grund ist aus dem anatomischen Befund nicht ersichtlich. Er vermag zwar, wie die Erfahrungen bei Lähmung der Interossei und Lumbricales zeigen, in Mittel- und Endgelenk eine gewisse Streckung zu bewirken, aber vollkommen strecken kann er nur das Grundgelenk. Bei Lähmungen des langen Streckers kann im Mittel- und Endgelenk unverändert gut gestreckt werden, im Grundgelenk hingegen überhaupt nicht.

d) Fascien der Hand und volare Sehnenscheiden der Finger.

Fascien und Logen des Handtellers. Die Fascien der Hand gehören zum Teil zu den Muskeln der Finger, deren Muskelfleisch in der Tiefe der Hohlhand in besonderen Logen geborgen ist. Auch die langen Fingermuskeln werden im Handteller und an den Fingern durch Fascien geführt. Ich stelle hier alles zusammen, was über die Fascien der Hand und der Finger wichtig ist.

Auf der Volar- und Dorsalseite der Metacarpalia gibt es je eine dünne, aber resistente Fascie, welche an den Knochen befestigt ist und die Mm. interossei in den Zwischenräumen zwischen ihnen bedeckt: *Fascia interossea interna* (volaris) *und externa* (dorsalis, Abb. 209). Dorsal gibt es außer dem tiefen Blatt noch ein oberflächliches: *Fascia dorsalis superficialis.* Zwischen beiden liegen die bandartig abgeplatteten Sehnen der langen Fingerstrecker. Sie sind auch unter sich durch Fascienblätter verbunden, Fascia *intertendinosa*, außerdem durch die Sehnenbrücken der Sehnen selbst (Abb. 177). Die eigentliche Hohlhand ist in *drei* Logen geteilt: die mittlere enthält die Sehnen der langen Beuger mit den Mm. lumbricales, mit Gefäßen und Nerven; die beiden Randlogen entsprechen den beiden Ballen. Alle 3 sind durch die Aponeurosis palmaris gegen die Haut abgeschlossen (Abb. 209).

Die Aponeurose ist nur über dem mittleren Fach aus straffen Sehnenfasern gebildet; seitlich geht sie über den Ballen in dünne Fascien über. Die Fascia interossea volaris steht mit der Fascie des Hypothenar in Zusammenhang und zieht von der Lötstelle bis an das Metacarpale IV. Sie grenzt das Mittelfach von dem Kleinfingerballen ab. Die Fascie des M. adductor pollicis begrenzt auf der anderen Seite das Mittelfach gegen den Daumenballen.

Die Logen sind gut abgedichtet, denn Eiterungen in einer der Randlogen bleiben zunächst auf sie beschränkt.

Die *Aponeurosis palmaris* (Abb. 171) besteht aus längs- und querverlaufenden Faserzügen. Die ersteren setzen die Sehnenfasern des M. palmaris longus fort, entspringen aber auch vom distalen Rand des Ligamentum carpi transversum, und kommen, wenn der Muskel fehlt, nur von diesem Bande. Sie sind gegen die Finger hin weniger straff, setzen sich aber zum Teil bis auf die Verstärkungen der Digitalscheiden fort. Andere Fasern inserieren an der Haut und erzeugen in dieser Grübchen über der Basis der Grundphalangen. Die Querzüge sind besonders deutlich im distalen Teil des Handtellers und formen hier ein besonderes

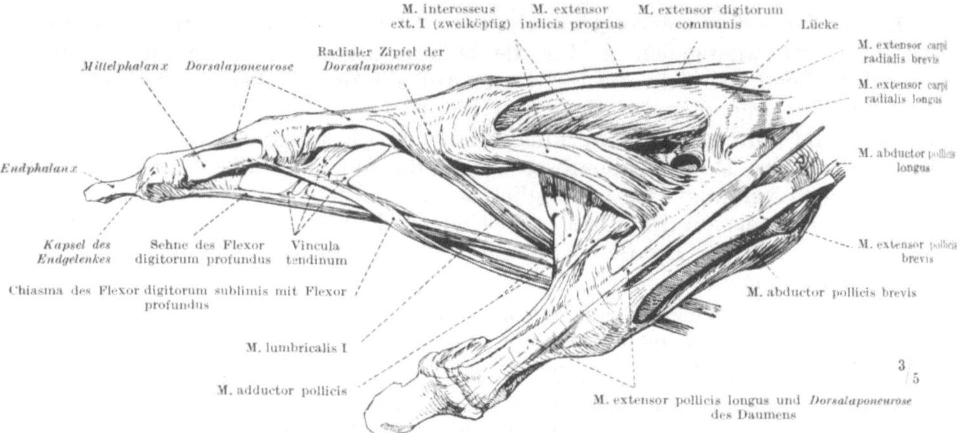

Abb. 213. Sehnen des Zeigefingers und Daumens. Die Sehnenscheiden sind abgetragen und die langen Beugesehnen nach unten gezogen.

Band: *Ligamentum natatorium.* Es liegt so weit distal, daß die *Hälfte* der Grundphalangen noch in den Handteller mit einbezogen ist. Die Haut des Handtellers, welche das Band überzieht, heißt *Schwimmhaut.* Sie wird besonders bei gespreizten Fingern angespannt, legt sich, wenn man bei gestreckten Fingern einen Finger allein, z. B. den 4., im Grundgelenk zu beugen sucht, wie eine Schlinge um die Fingerwurzel und hemmt isolierte Volarflexionen im Grundgelenk. Außerdem ziehen etwa 1 cm oder noch weiter proximalwärts Querzüge unter den Längszügen der Palmaraponeurose her, *Fasciculi transversi.* Zwischen diesen und dem Lig. natatorium bleiben Lücken offen, welche durch die Längszüge über den Fingerbeugern in viereckige Fenster zerlegt werden. Aus den Fenstern quillt — namentlich bei Überstreckung der Finger — das tiefe Fett gegen die Haut vor. Diese Vorwölbungen unserer Hand (*Monticuli* der Chiromanten) entsprechen den Spalten zwischen den Fingern (S. 322).

Sehnenscheiden der Finger. An den Fingern selbst sind aus den Fascien besondere Verstärkungsapparate für die Sehnenscheiden der langen Beugemuskeln entstanden: *Ligamenta vaginalia.* Die Digitalscheiden (Abb. 178) beginnen an der Basis der Grundphalangen, also etwa 2 cm proximal von den Schwimmhäuten, und enden an der Grenze zwischen 1. und 2. Drittel der Endphalangen. An der Fingerbeere liegt also die Haut dem Knochen unmittelbar auf. Seitlich sind die Sehnenscheiden verstärkt durch die Zipfel der Dorsalaponeurosen der Finger, in welche die Sehnen der Mm. interossei und Mm. lumbricales dorsal und volar von den Ligg. capitulorum transversa einstrahlen (s. folgenden Abschnitt). Außer diesen *muskulofibrösen* Verstärkungen gibt es *osteofibröse* Kanäle, welche dadurch zustande kommen, daß die Volarseiten der Phalangen und der Gelenkkapseln zusammen mit den volaren Ligamenta vaginalia Röhren bilden (Abb. 208). Ihre Innenwand ist von den Sehnenscheiden austapeziert. Die Sehnen gleiten in den Leitkanälen; selbst durch forcierte aktive oder passive Bewegungen können sie von dem ihnen angewiesenen Platz nicht verdrängt werden. *Retinacula s. Vincula tendinum;* Reste eines Mesotenon (S. 60), verbinden die Sehnen mit der Grund- und Mittelphalanx und mit den Kapseln des Mittel- und Grundgelenkes (Abb. 213).

Die Sehnen füllen die Leitkanäle aus; ist eine Sehne infolge einer Entzündung an einer Stelle verdickt, so wird sie *ruckweise* vorwärtsgezogen (Schnellen der Finger).

Die Vincula vermitteln die Ernährung der Sehnen; sie verbinden wie die Mesenterien der Baucheingeweide das parietale und viscerale Blatt der Sehnenscheiden. Die Bewegungen der Sehnen können sie nicht hemmen, da sie dazu zu zart und zu lang sind. Durch die Starrheit der Wandung klaffen die Leitkanäle, welche quer durchschnitten sind, z. B. bei Amputation eines Fingers. Sie kollabieren nicht, wenn die Sehnen entfernt sind. Die Gefahr ist nicht gering, daß bei Verletzungen infektiöses Material durch die verschieblichen Sehnen wie in einer Pumpe aufgesogen wird und bis an die Fingerbasis oder sogar bis zur Handwurzel weiterkriecht.

In die Ligamenta vaginalia sind besondere Verstärkungszüge eingewebt, welche im Bereiche der Fingerknochen starre Röhren aus queren Fasern bilden: *Fibrae anulares;* über den Gelenken sind nur schmale schräg oder gekreuzt verlaufende Bändchen eingelagert, *Fibrae obliquae* bzw. *Fibrae cruciatae* (Abb. 178), so daß die Ligg. vaginalia hier dünn und beweglich bleiben.

9. Die 3 Gelenke und die Bänder der dreigliedrigen Finger als passive Bewegungsfaktoren.

Die Mittelhand als fester Rahmen für die Interossei. Die dreigliedrigen Finger haben in den Mittelhandknochen eine gegen die knöcherne Handwurzel unbewegliche Basis (Ausnahmen s. S. 369). Die Gelenke zwischen den Carpalia und Metacarpalia sind *Amphiarthrosen,* welche durch straffe Bänder festgestellt sind. Außerdem sind die Mittelhandknochen durch Bandverbindungen zwischen ihren *distalen* Enden fest miteinander verankert. Die Knochenenden treten am Handrücken als die bekannten ,,Knöchel'' deutlich hervor, *Capitula.* Die volaren Querbänder zwischen ihnen heißen *Ligamenta transversa capitulorum metacarpalium* (Abb. 170). Es gibt deren 3, entsprechend den 3 Spatia des Handtellers. Sie sind an den osteofibrösen Leitkanälen der langen Beugesehnen befestigt, nicht unmittelbar am Knochen selbst, und schließen deshalb eng an die im vorigen Abschnitt geschilderten Apparate an. Mit den Verbindungen der Basen der Mittelhandknochen zusammen hemmen die Köpfchenbänder energisch jeden Versuch, die Metacarpalia in Spreizstellung zu drängen, z. B. beim Aufstemmen der Handfläche auf die Mittelhandköpfchen. So kann den Interossei, welche in den Spatia mit größter Raumersparnis verstaut sind, das Minimum an Raum nicht weiter verkürzt werden. Denn der Rahmen aus Knochen und Bändern ist fest gefügt. Die ganze Muskelkraft der Interossei kommt den eigentlichen Fingern und deren 3 Gelenken zugute.

Die Ligamenta transversa capitulorum sind wichtige Grenzmarken zwischen den Sehnen der kurzen Muskeln. Die Sehnen der Mm. lumbricales ziehen mit den Gefäßen- und Nervenästen für die Finger volar von diesen Bändern (zwischen ihnen und den Schwimmhäuten), die Sehnen der Mm. interossei liegen dorsal von ihnen (Abb. 208).

a) Grundgelenk, Articulatio metacarpophalangea.

Das Grundgelenk besteht aus dem Gelenkkopf des Mittelhandknochens und der Pfanne an der Basis der Grundphalanx (Abb. 181). Die Gelenkflächen entsprechen Kugelabschnitten.

Beim Gelenkkopf ist die Kugelfläche seitlich abgestutzt und deshalb dorsovolar größer als radioulnar. Bei der Pfanne ist umgekehrt der radioulnare Durchmesser größer als der dorsovolare. Die Volarseite des Kopfes hat einen kleinen Ausschnitt, so daß die Gelenkfläche in 2 Zipfel ausläuft (ähnlich wie *hinten* bei den Kondylen des Femur im Kniegelenk). Die Zipfel umfassen den osteofibrösen Leitkanal für die langen Beugesehnen.

Die kugligen Gelenkflächen stecken in einer relativ schlaffen Gelenkkapsel; durch Ziehen am Finger kann man den Kontakt der Gelenkflächen lösen, weil bei der geringen Fläche der gegenwirkende Luftdruck ziemlich leicht überwunden werden kann. Die Gelenkkapsel wird dann durch den Luftdruck in den Zwischenraum zwischen den Gelenkknorpeln unter hörbarem Knacken hineingepreßt. Das für die Luftdruckwirkung anschauliche Experiment gelingt um so leichter, je länger die Gelenkbänder sind. Sei es, daß sie so vorgebildet oder durch häufige Wiederholung überdehnt sind. Kinder, die aus Freude an dem Geräusch die Finger im Übermaß luxieren, können sich dadurch dauernd schädigen.

Die Gelenkkapsel ist auf der Volarseite durch eine eingelagerte Platte aus Faserknorpel verstärkt, *Lig. accessorium volare* (Abb. 182). Die Platte ist ein Bestandteil des Leitkanales der langen Fingersehnen und zugleich eine Gelenklippe für die Pfanne der Grundphalanx; sie vergrößert die Pfanne proximalwärts und bewegt sich mit ihr auf dem Köpfchen des Mittelhandknochens.

Die Form der Gelenkflächen und die Weite der Kapsel erklärt nicht die Beschränkungen, welche dem Grundgelenk tatsächlich auferlegt sind. Diese werden ausschließlich durch 2 seitliche Hemmungsbänder, *Ligg. collateralia*, bedingt. Sie sind im Mittelhandknochen in 2 seitlichen Bandgruben und dorsalwärts davon an kleinen Knochenvorsprüngen, oft sogar am Rücken des Knochens befestigt. Diese Ursprungsstelle liegt *dorsal* von dem fixen Drehpunkt im Köpfchen des Mittelhandknochens (Abb. 182), um welchen die Pfanne der Grundphalanx wie bei jedem Kugelgelenk von den Muskeln bewegt wird. Vom Ursprung aus ziehen die Seitenbändchen *schräg* nach den Seitenflächen der Grundphalanx und inserieren hier an Knochenhöckerchen neben dem Pfannenrand. Infolge der Lage zum Drehpunkt wird das Bandpaar um so mehr gespannt, je mehr die Grundphalanx gegen den Mittelhandknochen gebeugt wird, weil sich bei dieser Bewegung der Insertionspunkt vom Ursprungspunkt entfernt. Außerdem kommen in dieser Stellung die Seitenbändchen auf den volaren Vorsprung des Capitulum zu liegen, dessen Querdurchmesser größer ist als derjenige des dorsal gelegenen Knöchels; sie werden über das breite Knochenstück hinweggespannt. Daher können wir die Finger, wenn wir sie im Grundgelenk rechtwinklig gebeugt halten, nicht oder nur ganz unwesentlich spreizen. Bei Streckung im Grundgelenk nähert sich dagegen der Insertionspunkt dem Ursprungspunkt und jedes der Bändchen erschlafft.

Man überzeuge sich von dem oben Gesagten an der eigenen Hand; wenn die Finger wirklich im Grundgelenk rechtwinklig gebeugt werden (typische Wirkung sämtlicher Interossei und Lumbricales als *Synergisten*) wirken die Seitenbändchen in dieser Stellung wie feste seitliche Schienen. Sowie man aber anfängt, die Finger im Grundgelenk zu strecken, wird automatisch die Hemmung aufgehoben, gleichsam der Schienenverband entfernt, und das Spreizen der Finger ist unbehindert (Ab- und Adduktionen durch die Interossei externi und interni als *Antagonisten*). Rotationsbewegungen s. S. 411.

Die Lage des Grundgelenkes im Finger des Lebenden ist äußerlich leicht erkennbar, wenn man z. B. am Zeigefinger die radiale Seitenfläche betastet, während er gebeugt und gestreckt wird. Man fühlt deutlich die Gelenkspalte durch die Seitenbändchen und durch die Kapsel hindurch. Bei Ziehen am Finger (Knacken) sieht man an dieser Stelle eine seichte Delle in der Haut. Die Gelenkspalte liegt etwa 1 cm distal von dem Gipfel des Knöchels am Handrücken; man hüte sich zu nahe an diesem oder gar auf oder proximalwärts von ihm nach der Spalte zu suchen. In der Hohlhand ist die Gelenkspalte der Grundgelenke proximal von den Schwimmhäuten zu finden (nicht etwa unter diesen!); sie liegt etwa in der Mitte zwischen ihnen und der *Linea mensalis* des Handtellers (Abb. 181).

Die Gelenkkapsel ist namentlich am Köpfchen der Mittelhandknochen nicht unmittelbar am Knorpelrand befestigt. Sie wird bei Epiphysenlösungen (Abb. 182) in der Regel nicht eingerissen. Die Inkongruenzen der Gelenkflächen werden durch kleine Fettfalten ausgeglichen, welche der Kapselwand eingelagert sind.

Bei den meisten Säugetieren gibt es 2 knöcherne *Sesambeine* in der volaren Wand eines jeden Grundgelenkes, ein radiales und ein ulnares. Beim Menschen sind regelmäßig nur die beiden am Daumen vorhanden. Am 5. Finger kommt das ulnare Sesambein in etwa 80%, das radiale des Zeigefingers in etwa 55% der Fälle vor, eins oder das andere der übrigen ganz erheblich seltener, am seltensten das ulnare des Mittelfingers. Im allgemeinen sind die Sesambeine bei Frauen etwas häufiger als bei Männern. Statt knöchern können sie auch faserknorplig sein. Man sieht die Knöchelchen im Röntgenbild; bei der Maceration gehen sie meistens verloren, die knorpligen Sesambeine immer. Sie liegen seitlich von den Leitkanälen der langen Fingerbeuger und folgen den Bewegungen der Grundphalanx.

Kleine *Schleimbeutel* kommen seitlich zwischen den Köpfchen der Metacarpalia und dorsal zwischen der Gelenkkapsel und der Dorsalaponeurose (aber auch zwischen letzterer und der Haut) in sehr wechselnder Zahl vor. Sie kommunizieren nicht mit den Gelenkräumen (Abb. 180).

Die *Lymphgefäße* der Grundgelenke verlaufen in der Vola längs der Arterien zu cubitalen Lymphknoten oder werden am Oberarm oberflächlich und gelangen entlang der V. basilica und cephalica zu axillaren Lymphknoten.

b) Mittel- und Endgelenk, Articulationes interphalangeae.

Beide Gelenke sind einander so ähnlich, daß ich sie gemeinsam beschreiben kann. Die Gelenkflächen sind nicht Abschnitte von Kugeln wie beim Grundgelenk, sondern von Rollen (Ginglymi). Der distale Knochen trägt die Pfanne, welche, wie beim Grundgelenk, in dorsovolarer Richtung kürzer ist als in radioulnarer. In der Rolle ist eine Führungsnute eingeschnitten, welche, wie die Rolle selbst, überknorpelt ist. In sie greift ein Knorpelfirst der Pfanne ein. First und Nute streichen in dorsovolarer Richtung, so daß die Flexionen durch sie ungehindert, alle anderen Bewegungen aber gehemmt sind. Wir können zwar mit passiver Gewalt die Finger in den distalen Gelenken seitlich etwas bewegen (Ad- und Abduktionen) oder in sich drehen (Rotationen). Aber weder die Gelenkflächen noch die Muskeln sind für solche Bewegungen eingerichtet. Sie finden tatsächlich beim Lebenden aktiv niemals statt. Dazu tragen auch die beiden Seitenbändchen, *Ligg. collateralia,* bei. Sie sind wie beim Grundgelenk in Bandgrübchen (neben der Rolle) und an Knochenvorsprüngen (neben der Pfanne) befestigt. Aber sie stehen nicht so schräg wie beim Grundgelenk, sondern liegen dorsal und volar von der Achse der Rolle, um welche die Pfanne ihre Scharnierbewegung macht. Infolgedessen ist immer ein Teil der Seitenbändchen gespannt, wie die Knochen auch zueinander stehen mögen. Diese Gelenke sind *reine Scharniergelenke.* Sie sind infolge ihrer beschränkten Beweglichkeit relativ kräftig und sind imstande, beim Turnen und Klettern die Last des ganzen Körpers zu tragen.

Die Kapsel ist bei dem Mittel- und Endgelenk dicht am Knorpelrand der beiden Knochen angeheftet und nicht so geräumig wie beim Grundgelenk. Sesambeine und Schleimbeutel kommen in geringerer Zahl als beim Grundgelenk vor, und zwar erstere nur am Zeige- und Kleinfinger in Einzahl.

Die Spalte des Mittelgelenkes ist am seitlichen Fingerrand fühlbar. Sie liegt $^1/_2$ cm distal vom Gipfelpunkt der Rolle der Grundphalanx. Die 5 bis 6 Querfalten der Haut des Fingerrückens liegen in einem Queroval, dessen distale Grenze etwa der Gelenkspalte entspricht. Beim Endgelenk, dessen Spalte ebenfalls fühlbar ist, beträgt der Abstand vom Gipfelpunkt der Rolle der Mittelphalanx $^1/_4$ cm. Hier finden sich weniger zahlreiche und deutliche Falten der Haut am Fingerrücken; unter der distalsten von ihnen pflegt die Gelenkspalte zu liegen. An der Volarseite der Finger entsprechen die Querfalten der Haut ziemlich genau den Gelenkspalten des Mittel- und Endgelenkes (Abb. 181, während die Querfalten in der Höhe der Schwimmhäute keineswegs den Grundgelenkspalten entsprechen!).

Die Gelenkkapseln der Fingergelenke liegen der Haut des Fingerrückens näher als der Beugeseite. Schwellungen werden am ehestens dorsal erkannt, auch deshalb weil die Dorsalaponeurosen dem tastenden Finger weniger Widerstand entgegensetzen als die osteofibrösen Kanäle der Volarseite mit ihrem Inhalt, den langen Beugesehnen. Bei völlig gekrümmtem Finger treten die distalen Enden des Metacarpale und der Phalangen dorsal besonders hervor; man merke sich die Abstände der Gelenkspalten von diesen Höckern, die, wie oben angegeben, vom Grund- zum Endgelenk absteigend 1 cm, $^1/_2$ cm und $^1/_4$ cm betragen, bei jedem Gelenk also jeweils die Hälfte des Betrages am vorhergehenden Gelenk.

c) Die Ossa metacarpalia und Phalanges der dreigliedrigen Finger.

Die *Mittelhand- und Fingerknochen* sind in ihren feineren Skulpturen der genaue Ausdruck des sie beanspruchenden Milieus. Deshalb wurden sie bei den Gelenk- und Sehnenverbindungen bereits beschrieben. Es sei hier für die einzelnen Knochen zusammengestellt, was sie auszeichnet.

Die *Ossa metacarpalia* sind Röhrenknochen. Sie sind volarwärts gebogen entsprechend der Längskrümmung des Handtellers. Ihre Länge nimmt vom 2. zum 5. allmählich ab. Man unterscheidet die *Basis* und das *Capitulum*. Die Basis ist überknorpelt und artikuliert mit den distalen Carpalia (Abb. 182). Die Gelenkflächen richten sich nach der Art der Befestigung an letzteren (Abb. 192). Sie haben ebene Facetten an der Stirn- und an den Seitenflächen. Das Metacarpale III hat außerdem einen dorsalen *Processus styloides*, der die Basis radial verlängert und am Dorsum der Hand durch die Haut fühlbar und bei manchen Menschen sichtbar ist. Er reicht auf Kosten des Metacarpale II dorsal bis an das Multangulum minus heran (Abb. 168). Volar geht umgekehrt die Basis des Metacarpale II auf Kosten des Nachbars bis zum Capitatum (Abb. 181). Das Metacarpale V ist basal zu einem seitlichen Vorsprung, *Tuberositas ossis metacarpalis V*, verbreitert, an welchem das Lig. pisometacarpeum inseriert. Alle Metacarpalia haben an beiden Seiten des Capitulum eine kleine Bandgrube und ein Höckerchen zum Ansatz der Ligg. collateralia. Sie haben Muskelansatzflächen für die Ursprünge der Interossei, und die meisten haben auch Insertionsflächen für lange Muskeln (Abb. 167 u. 168); nur das Metacarpale IV ist frei von letzteren. Die volare Fläche ist bei allen zu einer Kante zugeschärft, die dorsale ist breiter und lädt nach dem Capitulum zu weiter aus. *Blutzufuhr* durch einen Canalis nutricius wesentlich für das Knochenmark und durch zahlreiche VOLKMANNsche Kanäle (metaphysäre Gefäße wie bei den großen Röhrenknochen gibt es nicht, Abb. 156b).

Die *Phalangen* sind viel kürzere Röhrenknochen als die Mittelhandknochen. Man unterscheidet eine *Basis* und eine distale *Trochlea phalangis*. Zu Seiten der letzteren gibt es Bandgrübchen, zu Seiten der ersteren Höckerchen für die Ligg. collateralia. Die Grundphalanx hat je ein Grübchen, die Mittel- und Endphalanx ein Grübchenpaar. Die Endphalanx endet mit der *Tuberositas unguicularis*, einem verbreiterten, pilzförmigen Knochenaufsatz der ventralen Fläche. Er und der Fingernagel dienen als Unterlage für den Tastballen der Fingerspitze (Abb. 181). Radiäre Bindegewebsbündel, welche in den Knochen einstrahlen, befestigen die Haut gegen die genannte Knochenstelle *(Retinacula cutis)*. *Blutzufuhr* wie bei den Mittelhandknochen.

Ossifikation. Während gewöhnlich die Röhrenknochen außer der Diaphyse mit je einem Knochenkern in den beiden Epiphysen verknöchern, ossifiziert bei den Metacarpalien und Phalangen nur je *eine* Epiphyse separat, die andere ossifiziert von der Diaphyse aus. Bei den *Metacarpalia* (außer beim Daumen, s. S. 417) gibt es je einen *distalen* Epiphysenkern und deshalb später eine distale Epiphysenscheibe; bei den 3 *Phalangen* dagegen verknöchert die *proximale* Epiphyse für sich, und es findet sich nur eine proximale Epiphysenscheibe (Abb. 182). Die Endphalanx hat überhaupt keine distale knorplige Epiphyse, sondern die Diaphyse endet abgestutzt. Der Tuberositas unguicularis liegt das Rudiment des Diaphysenendes und ein besonderer Mantelknochen zugrunde, der sich um dasselbe herumlegt.

Die Diaphysenverknöcherung der Metacarpalia tritt zuerst auf (9.—10. Fetalwoche), die distalen Epiphysenkerne folgen erst nach der Geburt (2.—3. Lebensjahr). Die Vereinigung der beiden distinkten Knochen geschieht nach der Pubertät (18.—20. Lebensjahr). Die Verknöcherung der Diaphysen der Fingerknochen beginnt bei der Endphalanx, dann erscheint sie erst in der Grund- und in der Mittelphalanx (alle 3 im 3. Fetalmonat). Der Zeige- und Mittelfinger gehen voran. Der Kleinfinger folgt zuletzt. Die proximalen Epiphysenkerne der Phalangen erscheinen nach der Geburt (2.—3. Lebensjahr).

10. Die dreigliedrigen Finger und der Handteller als Ganzes in Ruhe und Bewegung.

Der Handteller als Träger der kurzen Fingermuskeln wird hier mit den Fingern gemeinsam behandelt. Einzelheiten des Daumen- und Kleinfingerballens werden in den folgenden beiden Abschnitten nachgetragen werden.

Die *Handlänge*, von der Handwurzel bis zur Spitze des Mittelfingers gemessen, ist ein altes, von der Kunst aller Zeiten viel benutztes Maß. Sie wird gewöhnlich gleich $^1/_{10}$ der Gesamtlänge des Körpers genommen. Die Handbreite in der Höhe der Grundgelenke der Finger ist ungefähr gleich der Hälfte der Länge, bei plumpen Händen mehr, bei schmalen Händen (Frauen) weniger. Die Finger, besonders der Ring- und Mittelfinger, stecken mit den basalen Phalangen bis zur Hälfte im Handteller und sind, da die volaren Schwimmhäute am weitesten distalwärts reichen, von der Hohlhand aus betrachtet um die betreffende Quote kürzer als vom Handrücken aus.

Die Rückenseite des Mittelfingers ist etwa gerade so lang wie der Handteller, die anderen sind kürzer (S. 393).

Die Phalangen plus Mittelhandknochen (sog. Strahlenteil der Hand) messen beim Mittelfinger $^4/_5$ der ganzen Länge des Skelets, aber $^8/_9$ der Gesamtlänge der Hand (von den Querfalten über der Articulatio intercarpea bis zur Spitze des Fingers gemessen, siehe dazu Abb. 181).

Die Künstler des klassischen Stils haben lange und konisch verjüngte Finger als besonders schön empfunden. Die Natur ist jedoch sehr wechselvoll. Knorrige krumme Finger sind auch in der Norm nicht selten; besonders häufig sind das Mittel- und Endglied des Zeigefingers ein wenig ulnarwärts abgebogen. Die ulnare Abduktionsstellung der 4 dreigliedrigen Finger in den Grundgelenken kommt nicht selten als Folge der dauernden beruflichen Verwendung der Hand vor („Tischlerhand“).

Die *Handlinien*, die Linien der Innenfläche des Handtellers sind jedem bekannt. · Die Chiromanten haben ihnen besondere Namen gegeben, die noch heute benutzt werden (Abb. 181, die Namen sind dort verzeichnet). Man studierte sie besonders an der linken Hand, weil die rechte als Arbeitshand zu sehr durch die Beanspruchungen des täglichen Lebens verändert ist, während die linke deutlicher das Erbgut des Individuums spiegelt. Auf die Einflüsse von Milieu und Vererbung ist man dabei früh aufmerksam geworden. Die Linien haben Beziehungen zum Bewegungsapparat. Weiteres s. Sinnesorgane (Haut).

Eine ist durch die Opposition des Daumens entstanden, durch welche die Haut in eine Beugefalte gelegt wird, *Linea vitalis*. Die beiden Querlinien, welche den Grundgelenken der 4 dreigliedrigen Finger zunächst liegen, sind Stauchungsfalten infolge der Beugungen in jenen Gelenken. Daß die beiden Linien getrennt bleiben, ist die Folge der relativen Selbständigkeit des Zeigefingers. Gelegentlich werden die beiden distalen Linien durch eine 4. gekreuzt, welche das Liniensystem ungefähr zu einem M ergänzt, *Linea fortunae*. Sie entspricht etwa dem Ursprung des M. adductor pollicis am Metacarpale III, und hat Beziehung zur Bewegung vorwiegend des kleinen Fingers.

Durch die Beugebewegungen im Handgelenk entstehen gewöhnlich 3 annähernd parallele Furchen: die distalste, *Linea rascetae*, entspricht einer Tangente an den Eminentiae carpi (Os pisiforme und Os multangulum maius; Ossa rascetae = Carpalia), die nächste *Linea restricta*, liegt $^1/_2$—1 cm weiter proximal, die 3. noch mehr (Abb. 181).

Die Querlinien an den Vorder- und Hinterseiten der dreigliedrigen Finger liegen in Gruppen von 2 oder 3, dorsal in größeren Mehrheiten zusammen. Nur die volaren an der Grundphalanx entsprechen *nicht* der Gelenkspalte, die übrigen dagegen entsprechen ungefähr oder völlig den Gelenken. Am Daumen liegt auch am Grundgelenk die volare Querfalte auf der Gelenkspalte.

Wird infolge Versteifung eines Fingergelenkes die Haut nicht mehr durch die Bewegung gedehnt bzw. zusammengeschoben, so verschwinden ihre Falten über dem unbewegten Gelenk.

Alle Knickpunkte zwischen den Fingergliedern sind in 3 gebogene Linien eingeordnet, deren Konvexität distalwärts gerichtet ist (Abb. 181). Die 3 Linien konvergieren nach dem Kleinfinger zu.

Bewegungen. Die Ruhelage der Finger ist nicht identisch mit der *Normalstellung*; in letzterer soll die Längsachse des Metacarpale III und der Phalangen des Mittelfingers in die Verlängerung der Mittelachse des Unterarmes und des Kopfbeines fallen. Da die Gesamtmasse der Beuger größer ist als die der Strecker, ist das Gleichgewicht der ruhenden Muskeln erst hergestellt, wenn die Finger ein wenig volarwärts eingeschlagen sind: Ruhelage (Abb. 126).

Die Normalstellung (gestreckter Finger) ist im allgemeinen für das Mittelgelenk der Finger zugleich die eine Extremstellung, während im Grund- und Endgelenk über die Normalstellung hinaus *aktiv* ein wenig dorsal flektiert (hyperextendiert) werden kann. Der Grad ist individuell sehr verschieden und darf in der Norm nicht beträchtlich sein.

Passive Dorsalflexionen können unter Umständen sehr weit getrieben werden. Auch im Mittelgelenk können manche Pianisten und andere Fingerkünstler aktiv ein wenig hyperextendieren.

Die Interossei sind an diesen Stellungen besonders beteiligt. Man sieht das beim Ausfall ihrer Tätigkeit (Ulnarislähmung, Klauen- oder Krallenhand, Abb. 215b). Beim Daumen ist die Medianuslähmung besonders eingreifend für die Haltung in der Ruhe (s. „Affenhand“, S. 415 und Erklärung zu Abb. 211).

Die *Beugung und Streckung, Flexion und Extension,* der Finger ist abhängig von Mitbewegungen oder Haltungen der Nachbarfinger und von der Stellung der ganzen Hand im Handgelenk. Durch die Schwimmhäute und das Lig. natatorium, das ihnen zugrunde liegt, wird eine maximale Beugung, und durch die Brücken zwischen den Sehnen des langen Fingerstreckers eine maximale Streckung des Einzelfingers unmöglich gemacht, wenn die anderen nicht mittun. Nur der Zeigefinger ist relativ frei, weil seine Strecksehne keine Junkturen hat, weil volar nur einseitig ein Lig. natatorium an ihn angeheftet ist, und weil er einen besonderen selbständigen Streckmuskel (M. extensor indicis proprius) besitzt. Die bekannte Ungeschicklichkeit des Ringfingers im Strecken ist außer durch die beiderseitigen Sehnenbrücken nervös bedingt. Isolierte Willensimpulse treffen wesentlich den Zeigefinger, die anderen 3 Finger werden meistens gemeinsam innerviert; nur bei einer bestimmten Schulung können ihnen getrennte Willensimpulse zugeführt werden (Klavierspieler usw.). Das grobmechanische Moment hemmender Sehnen und Bänder ist keineswegs das einzige.

Alle dreigliedrigen Finger sind gleichmäßig abhängig von der Stellung der Hand im Handgelenk. Ist sie volar flektiert, so werden die langen Beugemuskeln für die Finger aktiv insuffizient, und die langen Strecker werden passiv überdehnt. Man fühlt das an der eigenen Hand, wenn man bei gebeugtem Handgelenk die Fingerkuppen gegen die Handballen zu pressen sucht; man ist in dieser Stellung fast kraftlos, während der Fingerdruck sofort wächst, wenn die Hand gestreckt oder dorsalflektiert wird. Ballt man die Finger zur Faust, so werden unbewußt gleichzeitig die langen Strecker innerviert; die Hand stellt sich in Dorsalflexion, und der Faustschluß ist dadurch am festesten.

Die 3 Glieder der Finger selbst können im günstigsten Fall so weit flektiert werden, daß die Grundphalanx rechtwinklig, die Mittelphalanx spitzwinklig und die Endphalanx stumpfwinklig gegen den proximalen Nachbarknochen zu stehen kommt (Abb. 216, Zeigefinger). Könnten wir im Mittelgelenk nur bis zum rechten Winkel beugen (wie etwa bei Versteifungen), so wäre bei gestreckter Grundphalanx die Fingerkuppe außer Kontakt mit der Handfläche. Nur dadurch, daß im Mittelgelenk die Beugung etwas weiter geht, wird die geringgradige Beugung im Endgelenk überkompensiert, so daß tatsächlich bei gestreckter Grundphalanx die Fingerkuppen den Handteller in den Grübchen über den Ausstrahlungen der Palmaraponeurose erreichen.

In dieser Stellung sind allein die langen Fingerbeuger und Fingerstrecker beansprucht, alle kurzen Muskeln sind ausgeschaltet. Die langen Beuger zusammen können ihrem Gesamtquerschnitt nach eine Spannung von fast 400 kg hervorbringen. Daß man mit dem hakenförmig gebeugten Finger ein Gewicht von einem Zentner tragen kann, ist deshalb nicht auffallend.

Rechnet man zu den Beugungen die geringen Überstreckungen (dorsale Flexionen von 20—30°) hinzu, so ergibt sich als Gesamtwinkel für Ausschläge im Grundgelenk 100—120°, im Mittelgelenk 110—130°, im Endgelenk 65 bis knapp 90°. Die Ausschläge sind sehr stark beeinflußt durch die individuelle Gesamtform der Finger (plump, schlank usw.).

Die Beugung eines *einzelnen Gliedes* ist abhängig von den anderen Gliedern des gleichen Fingers. Durch Kombination von Streckung oder Beugung in seinen 3 Gelenken könnten an sich *acht* verschiedene Stellungen hervorgebracht werden. Von diesen fallen aber einige aus. Wir vermögen beispielsweise nicht im End- und Grundgelenk zu beugen und gleichzeitig im Mittelgelenk zu strecken. Andere Stellungen, die an sich ausführbar sind — wenn auch in individuell wechselndem Grade —, haben für den Gebrauch nur geringen Wert, z. B. die beiden

Abb. 214a u. b. Modell der Fingerbeuger und -strecker. a Wirkung der kurzen Muskeln (Interossei, Lumbricales). b Wirkung der langen Muskeln (lange Beuger und lange Strecker).

Stellungen, in welchen das Mittelglied gebeugt und das Endglied gestreckt steht (bei gebeugtem oder gestrecktem Grundgelenk). In ihnen kann das Endglied nicht starr fixiert werden. Zum Ergreifen von Gegenständen und für jede sichere Hantierung ist aber die kraftvolle Innehaltung einer bestimmten Lage eine unentbehrliche Voraussetzung. Die praktische Auswahl aus der theoretisch möglichen Höchstzahl der Bewegungskombinationen wird durch die Anordnung der Muskeln getroffen. Sie sind auf die *Hauptarbeitsbewegungen* der Finger eingerichtet. Bei diesen besteht analog den Verhältnissen am Arm eine „Harmonie zwischen geleisteten und geforderten Kräften" (S. 349). Die Fingermuskeln entfalten ihre größte Kraft, wenn ein Gegenstand mit der ganzen Faust ergriffen wird, *Faustschluß*, sehr viel weniger, wenn nur die Fingerspitzen allein zum Fassen benutzt werden, *Fingerspitzenschluß*. Die für diese beiden zangenartigen Bewegungen erforderlichen Bewegungen in den einzelnen Gelenken sind durch die Muskel- und Sehnenverteilung bevorzugt.

Der Mittel- und Ringfinger haben je 6 Muskeln zur Verfügung, der Zeige- und Kleinfinger noch mehr. Sie sind sämtlich am Einzelfinger auf nur *zwei* Sehnenzüge verteilt: auf die Dorsalaponeurose der Rückseite und den Sehnenleitkanal der Vorderseite. Dadurch wird außer größter Betriebssicherheit für die Führung der Scharniergelenke zwischen den Phalangen die erforderliche Kraft an jedem Einzelgelenk des Fingers für die erwähnten beiden Hauptarbeitsstellungen garantiert.

Die *Grundphalanx* wird *gebeugt* von kurzen Muskeln (Interossei, Lumbricales) und von langen Muskeln (den beiden langen Fingerbeugern, Abb. 214a). Die kurzen Muskeln wirken durch Vermittlung der Dorsalaponeurose; die langen

Muskeln wirken nur durch Vermittlung ihrer osteofibrösen Leitkanäle (Lig. vaginalia), welche an der Grundphalanx befestigt sind. Doch haben die langen Beuger ihr Hauptmoment an den beiden Interphalangealgelenken.

Beugen die langen Flexoren im Mittel- und Endgelenk, so verlieren sie damit automatisch an Kraft für die Beugung im Grundgelenk, weil sie aktiv insuffizient werden. Die Interossei und Lumbricales können in diesem Fall nicht im Mittel- und Endgelenk strecken, weil sie schwächer sind als die langen Beuger und von ihnen überwältigt werden. Um so besser können sie im Grundgelenk beugen; denn sie bekommen infolge der passiven Spannung der Dorsalaponeurose eine größere Hubhöhe für die Wirkung auf das Grundgelenk. Von einem gewissen Punkte ab wird die Kraft der Interossei wegen der Kürze ihrer Fasern gehemmt. Dafür können die Lumbricales bis zu Ende wirken; denn durch die Kontraktion des Flexor profundus rücken bei ihnen der Ursprungspunkt an der tiefen Sehne und der Insertionspunkt an der Dorsalaponeurose maximal weit voneinander weg, und ihre Hubhöhe wächst andauernd.

Die *Streckung* im Grundgelenk (Abb. 214b) ist lediglich Aufgabe des Extensor digitorum communis. Er wirkt am kräftigsten, wenn die beiden anderen Glieder gebeugt sind, und kann dann aktive Hyperextension hervorbringen. Fallen die Antagonisten aus (Interossei und Lumbricales, Ulnarislähmung), so wird die Hyperextension im Grundgelenk allmählich hochgradig (Klauen- oder Krallenhand, Abb. 215b).

Im *Mittelgelenk* beugt der lange Flexor sublimis direkt und der lange Flexor profundus indirekt durch Vermittlung seines Leitkanales, im Endgelenk beugt nur der Flexor profundus, und zwar direkt (Abb. 214b). Aus angeborener Anlage, sonst nur durch besondere Kunstfertigkeit lernen manche Menschen das *Endgelenk* für sich allein zu beugen. Wem es gelingt, der hyperextendiert meistens im Grundgelenk, um den Interossei und Lumbricales so viel Hubhöhe zu verschaffen, daß sie die Mittelphalanx kräftig feststellen können.

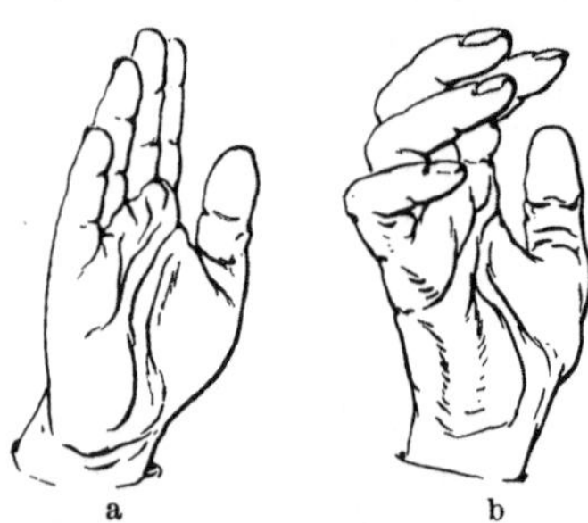

Abb. 215a u. b. a Gesunde Hand und b Krallenhand bei Ulnarislähmung. Beim Versuch, die Finger zu strecken, verharren vor allem Finger 4 und 5 in Knickstellung. Atrophie des Kleinfingerballens. (Nach Photographie in MEHRING: Lehrbuch der inneren Medizin.)

Da sie aber auch zugleich die Endphalanx extendieren, so ist die isolierte Beugung dieses Gliedes durch den tiefen Flexor wenig kräftig. Ersetzt man dagegen den Zug der Dorsalaponeurose dadurch, daß man das Mittelglied passiv in Streckung fixiert (z. B. durch volaren Gegendruck mit dem Finger der anderen Hand oder durch eine Schiene), so kann das Endglied mit größerer Kraft gebeugt werden. Ist die Dorsalaponeurose eingerissen, so hält der tiefe Flexor das Endglied dauernd gebeugt (Hammerfinger). Das Mittel- und Endglied werden allein von den Interossei und Lumbricales mittels der Dorsalaponeurose gestreckt (S. 401).

Die Beugung in den 3 Fingergelenken wird gehemmt durch das Aneinanderstoßen der Weichteile, durch die Spannung der dorsalen Kapselwand und der Ligg. collateralia der Gelenke und durch die Dehnung der Dorsalaponeurose; die Extension wird durch die Dehnung der volaren Kapselwände und der langen Beuger gehemmt. — Beim Schreiben wird die Hand in Dorsalflexion gestellt. Die langen Beuger führen die Grundstriche, die Interossei und Lumbricales die Haarstriche aus. Bei vielen Schreibmethoden ist die Muskelarbeit jedoch komplizierter. Für die feinsten Fingerbewegungen sind die *kurzen* Muskeln am wichtigsten (Geigen, Zeichnen, feinere gewerbliche Kunstfertigkeiten).

Das *Spreizen* und *Zusammenlegen* der Finger, *Ab- und Adduktion*, findet im Grundgelenk statt. Ist dieses Gelenk schon beim Beugen und Strecken vor den beiden distalen bevorzugt, so kommt beim Spreizen kein anderes außer ihm in Betracht. Die Randfinger sind am beweglichsten (Zeigefinger 60°, Kleinfinger 50°), die beiden mittleren etwas weniger (45°). Aber die Maxima gelten nur für die gestreckten Finger; bei im Grundgelenk gebeugten Fingern sinkt die Exkursionsmöglichkeit auf Null. Die Ligg. collateralia hemmen vor allem, aber auch die langen Beuger, welche fächerförmig zum Canalis carpi zusammenlaufen. Stehen die Finger in Normalstellung (Abb. 181), so abduzieren die Interossei externi und teilweise die Sehnen der langen Fingerstrecker, letztere jedoch nur bis zu ihrer Eigenstellung (S. 400). Sind die Finger maximal auseinander gespreizt, so adduzieren die Interossei interni, die langen Beuger und langen Strecker, letztere wiederum nur bis zu ihrer Eigenstellung.

Beim Minimus vertritt der Wirkung nach der M. abductor digiti V (Tabelle S. 392/6), beim Daumen der M. abductor pollicis brevis (Tabelle S. 393/11) je einen Interosseus externus; außerdem spreizen beim Daumen die langen Extensoren (Abductor pollicis longus, Extensor pollicis longus und brevis). Der Adductor pollicis (Tabelle S. 392/8) vertritt beim Daumen einen Interosseus internus. Zählt man die kurzen Muskeln zusammen, welche die 5 Finger ab- und adduzieren, so ergibt sich als Gesamtzahl 10, davon 7 Interossei. Alle 10 sind ungefähr gleichartig zu den Fingerrändern angeordnet.

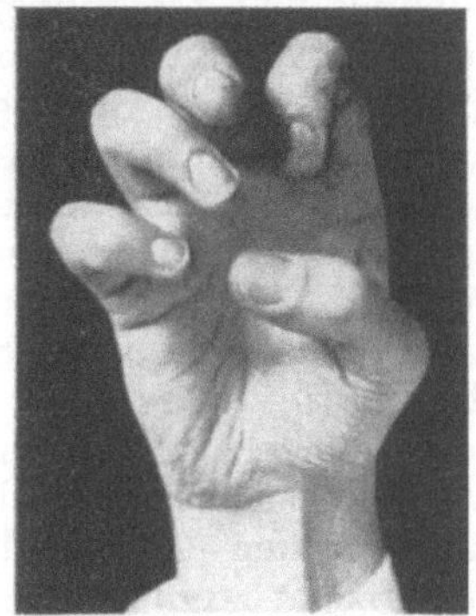

Abb. 216. Oppositionsstellung des Daumens, kombinierte Flexion, Abduktion und Rotation des 3.—5. Fingers. Am Unterarm springt die Sehne des Flexor carpi radialis vor.

Reine *Rotationen* der Finger um die eigene Längsachse unterliegen nicht unserer Willkür. Man kann zwar passiv jeden Finger gegen die Hand bis zu 50° drehen, indem man ihn festhält und dann die Hand durch Pro- und Supinationen im Unterarm rotiert. Versucht man aber den gestreckten Finger aktiv zu drehen, so ist das in seinen eigenen Gelenken unmöglich. Wir können ihn wohl mit der ganzen Hand zusammen rotieren, das ist aber eine Bewegung, die nicht im Finger selbst, sondern die im Arm ihren Sitz hat. Es gibt *zwangläufige* Rotationen der Finger, welche sich wie im Handgelenk sofort einstellen, wenn wir Zwischenbewegungen zwischen reinen Flexionen oder Extensionen und reinen Ab- oder Adduktionen ausführen (um *schräge* Achsen, s. S. 388). Auf diese Weise können manche Menschen den Kleinfinger so stellen, daß seine Nagelfläche mit der Nagelfläche des Daumens in die gleiche Ebene fällt (Abb. 216). Die Rotation im Grundgelenk tritt dabei sehr klar heraus. Auch bei äußerster Spreizung der Finger ist meist eine leichte Rotation an Zeige-, Ring- und kleinem Finger deutlich.

Die meisten Muskeln zu den Fingern haben eine rotierende Komponente; denn die langen und kurzen Muskeln gehen an die Finger schräg heran. Deshalb ist immer ein Ausgleich zwischen den drehenden Kräften nötig, wenn die Finger *rein* flektiert und *rein* abduziert werden. Bei der Leiche läßt sich durch Ziehen an den Sehnen *reine* Rotation erzeugen. Manche Menschen können es auch aktiv. Die Ligg. collateralia der Grundgelenke begünstigen die Rollung, weil sie, einseitig gespannt, sich gerade zu richten suchen. Auch ist die Kugelform der Grundgelenke nicht im Wege. Daß die Finger sich bei den meisten Menschen willkürlich nicht rein rotieren lassen, ist also eine nervöse Führung. Ob der Zwangslauf dem LISTINGschen *Gesetz* entspricht (S. 389), ist auch bei den Grundgelenken der Finger nicht sicher festgestellt. Der Ausschlag beträgt nach jeder Seite bis zu 10°.

Die Finger tragen zur Vergrößerung des Verkehrsraumes nicht unerheblich bei (S. 390). Durch ihre Eigenbeweglichkeit wird die Gesamtbeweglichkeit des Armes so ausgedehnt, daß verschiedene Bewegungsachsen künstlich oder durch Krankheit wegfallen können, ehe die Möglichkeit, auf einen bestimmten Punkt im Verkehrsraum hin zu bewegen, ganz unterdrückt ist. Ist z. B. der Ellenbogen versteift, so können Hand- und Fingerbewegungen zusammen einen Teil des Ausfalles decken. Es kommt bei Versteifungen von Armgelenken, die nicht zu verhindern sind, sehr darauf an, in welcher Stellung der versteifte Arm steht; denn davon hängt es ab, wie nützlich vikariierende Bewegungen in anderen Gelenken für die Gesamtbewegung werden. Der Arzt kann in dieser Richtung, wenn auch nicht heilen, so doch die Benutzbarkeit eines Gliedes oft bis zur nahezu völligen Brauchbarkeit steigern, indem er bei künstlicher Versteifung die spezielle Berufstätigkeit berücksichtigt. Für viele Berufe ist eine Fixierung des Unterarmes in einer Zwischenstellung zwischen Pro- und Supination am günstigsten, damit die Fingerbeweglichkeit richtig ausgenutzt wird. Nur für

Metallschleifer, Klavierspieler usw. ist reine Pronation das Optimum. Es sei hinzugefügt, daß dabei leichte Abduktion in der Schulter und stumpfwinklige Flexion im Ellenbogen (120°) häufig die besten Fixierungsstellungen für diese beiden Gelenke sind.

Arbeitsbewegung der Hand. Überblickt man die Anordnung der Muskeln und den Bau der Gelenke der Finger, so zeigt sich alles auf die *Arbeitsbewegung der Hand*, das Ergreifen und Festhalten von Gegenständen gerichtet. Die Beugemuskeln überwiegen an Masse ein Mehrfaches über die Streckmuskeln. Sie sind so angeordnet, daß die höchste Kraft auf die Grundgelenke konzentriert wird. Diese verfügen an den dreigelenkigen Fingern jedes über 5 Beuger: Flexor longus sublimis und profundus, ein Paar Flexores breves (Interossei) und den Lumbricalis. Für die Mittelgelenke sind nur je 2 Beuger zur Verfügung (Flexor longus sublimis und profundus), für das Endgelenk nur 1 Beuger (Flexor longus profundus, Abb. 214). Waren die Finger zuvor gespreizt, so werden sie bei der Beugung in den Grundgelenken zwangläufig durch die Kollateralbänder adduziert. Die Faust ist also in zweifachem Sinne „geschlossen", durch das Einschlagen der gekrümmten Finger gegen die Handfläche und durch das Anschließen der Finger aneinander. Dabei stehen die Grundglieder in leichter ulnarer Abduktion. Da keine kräftige Beugung ohne das Gegenhalten der Antagonisten möglich ist, sind die Streckmuskeln den Beugern entsprechend angeordnet, der kräftigste (Extensor digitorum communis) am Grundgelenk, während Mittel- und Endgelenk nur einen gemeinsamen Strecker haben (Streckaponeurose). Von entscheidender Bedeutung für die Arbeitsbewegungen der Hand sind auch die Strecker des Handgelenkes, die verhüten, daß die langen Fingerbeuger insuffizient werden.

Die Bedeutung der Strecker für die Arbeitsfähigkeit der Hand wird besonders deutlich bei ihrem Ausfall infolge Lähmung des *N. radialis* (Abb. 212). Die Hand hängt schlaff herab, die langen Beuger sind insuffizient, die Faust kann zwar geschlossen werden, aber ohne jede Kraft. Aus ganz anderem Grunde ist bei Lähmung des *N. ulnaris* der Faustschluß unmöglich: Flexor digitorum profundus und Interossei sind gelähmt, nur der Zeigefinger kann eingeschlagen werden, da sein Anteil des Flexor profundus vom N. medianus versorgt wird. Dafür wird er bei Lähmung des *N. medianus* nicht mitgebeugt (Abb. 211).

11. Kleinfinger und Kleinfingerballen.

Muskeln des Kleinfingerballens. Es sei hier zusammengestellt, was der Kleinfinger, *Minimus*, gegenüber den anderen dreigliedrigen Fingern Besonderes hat. Es betrifft das fast ausschließlich die Muskeln des Kleinfingerballens, *Hypothenar*, welche in Nr. 4—7 der Tabelle (S. 392) aufgezählt sind.

Musculus opponens digiti quinti (Tabelle S. 392/4, Abb. 170 u. 208). Er wird vom Flexor brevis bedeckt, entspringt mit ihm gemeinsam, ist aber durch seine Insertion am Metacarpale V leicht von ihm zu unterscheiden (Abb. 167). Nur diejenigen Muskeln an Hand und Fuß, welche an Mittelhand- oder Mittelfußknochen inserieren, heißen Opponentes. Muskeln, die an den Phalangen inserieren, sollten nicht Opponentes genannt werden. Der Opponens des Kleinfingers ist, wenigstens zum Teil, ein Flexor brevis profundus wie die Interossei und wird durch eine besondere Fascie von den übrigen Kleinfingermuskeln getrennt (Fortsetzung der Fascia interossea interna, Abb. 209). Der Opponens des Daumens gehört zu einer ganz anderen Gruppe.

Der Opponens des Kleinfingers kann das Metacarpale V nur ein wenig aus der Ebene der übrigen Metacarpalia herausdrehen, z. B. wenn die Hand im ganzen möglichst *hohl* gemacht wird (beim Wasserschöpfen). Durch besondere Übung kann die Bewegung individuell verstärkt werden (Abb. 216); sie soll besonders für Taschenspielerkunststückchen wichtig sein (Eskamotieren). Bei den Griffen auf der Violine spielt sie eine besondere Rolle. *Innervation:* R. profundus des N. ulnaris. Segmentale Nerven: C 8, Th 1. *Blutzufuhr:* Ramus volaris prof. der A. ulnaris.

Musculus flexor digiti quinti brevis (Tabelle S. 392/5, Abb. 169 u. 170). Er kann untrennbar mit dem Abductor verschmolzen sein, wenn dessen Ursprung bis auf den Hamulus des Hamatum reicht (Abb. 167). Regelmäßig hängen beide an der Insertion am Ulnarrand der Grundphalanx zusammen (Abb. 208). Ist der Muskel isolierbar, so ist er schmal, manchmal nur bindfadendick. Er beugt die Grundphalanx und streckt Mittel- und Endphalanx. *Innervation:* N. ulnaris. Segmentale Nerven: C 8, Th 1. *Blutzufuhr:* wie beim vorigen.

Musculus abductor digiti quinti (Tabelle S. 392/6, Abb. 169). Dieses größte Muskelchen des Kleinfingers liegt unter der Haut und bedingt den Wulst des Kleinfingerballens (Hypothenar). Auf ihm liegen noch die Fascie des Hypothenar und der Palmaris brevis (Abb. 171). Ursprung und Insertion sind auf Abb. 167 u. 208 eingetragen. Der Abductor abduziert bei gestrecktem Grundgelenk, beugt in diesem und streckt in den beiden distalen Gelenken, d. h. er vertritt der Wirkung nach einen Interosseus externus des Kleinfingers (S. 411). *Innervation* und *Blutzufuhr* wie beim vorigen.

Als nicht seltene Varietät kommt ein überschüssiger, vom Unterarm entspringender Muskel vor; er geht als akzessorischer Kopf in den Abductor oder Flexor brevis über. Er bezeugt, daß die beiden Muskeln ursprünglich zu der oberflächlichsten der 4 Muskelschichten der Hand gehören (S. 393). Mit Interossei haben sie genetisch nichts zu tun.

Musculus palmaris brevis (Tabelle S. 392/7, Abb. 171). Er ist ein Hautmuskel, der zwar am Skelet entspringt, aber mit seinen parallelen, oft durch Zwischenräume getrennten Muskelbündelchen in der Haut des Kleinfingerballens inseriert. Er erzeugt Runzeln am ulnaren Rand der Hohlhand, wenn er stark kontrahiert wird. Der Fettkörper, in welchem der Muskel liegt, wird durch ihn zu einem wichtigen Schutzpolster für die A. ulnaris mit ihren Begleitvenen und für den N. ulnaris. Das Gefäßnervenbündel liegt unter dem Fettkörper. Bei kräftigem Faustschluß zieht sich der Palmaris brevis ohne unser Wissen zugleich mit den anderen Muskeln zusammen und schützt das Gefäßnervenbündel gegen den Druck der Fingerkuppen oder des mit der Faust gepackten Gegenstandes. Man sieht dies an dem automatischen Auftreten der charakteristischen Runzeln. *Innervation:* R. superfic. des N. ulnaris. Segmentale Nerven: C 8, Th 1. *Blutzufuhr:* A. ulnaris.

12. Daumen und Daumenballen.

Der Daumen, *Pollex*, ist seiner besonderen Bedeutung wegen durch viele Eigentümlichkeiten des Baues ausgezeichnet (ἀντιχείρ, S. 391). Wir beschreiben zuerst die aktiven und passiven Bewegungsfaktoren des Daumens, leiten aus ihnen die Spezialform der beteiligten Knochen ab und fassen zum Schluß alles über den Daumen (in Ruhe und Bewegung) zusammen.

a) Muskeln des Daumens als aktive Bewegungsfaktoren.

Musculus adductor pollicis (Tabelle S. 392/8). Er ist der größte, aber zutiefst gelegene Daumenmuskel. Er liegt unmittelbar auf den Interossei des 1. und 2. Spatium (Abb. 209) und entspringt größtenteils vom Carpale und Metacarpale des Mittelstrahles der Hand, gelegentlich auch vom Metacarpale II, von der Fascia interossea interna und von den Grundgelenken des 2.—4. Fingers. Man unterscheidet am Muskel 2 Ursprungsköpfe, *Caput transversum* und *Caput obliquum*, welche zwischen sich einen Spalt in der Höhe der Basis des Metacarpale III freilassen (Abb. 208); hier passieren der tiefe Hohlhandbogen der Handarterien (Arcus volaris profundus) und der tiefe Ast des N. ulnaris. Beide Köpfe inserieren mit einer gemeinsamen Sehne, welche sich im Innern des Muskelfleisches bildet, am *ulnaren* Sesambein des Grundgelenkes des Daumens (Abb. 168). Der Insertionsteil des Muskels liegt in der Falte, welche vom Daumen zum Zeigefinger zieht (Abb. 181). Der Anfänger verwechselt ihn häufig mit dem Interosseus externus I. Stellt man den Daumen in Opposition, so sind beide Muskeln besonders gut zu trennen; aber auch sonst macht es dem aufmerksamen Beobachter keine Schwierigkeit. Der Adductor hat seinen Namen daher, daß er den Daumen an den Zeigefinger heranbringt; zugleich kreiselt er das Metacarpale und die Grundphalanx ulnarwärts, beugt im Grundgelenk und streckt im Endgelenk.

Die einheitliche Bezeichnung „Adductor pollicis" umschließt 2 genetisch durchaus verschiedene Muskeln. Das Caput obliquum gehört zum System der Flexores breves profundi (S. 393), das Caput transversum zu dem der Contrahentes (Adductores) manus, welche, vom Metacarpale III entspringend, quer zu den Metacarpalien der übrigen Finger ziehen. Von diesen 4 Muskeln ist beim Menschen nur der eine zum Daumen erhalten. Die richtige Bezeichnung wäre also: Flexor brevis profundus (ulnaris) statt Caput obliquum und Adductor pollicis (Contrahens pollicis) statt Cap. transversum.

Es fehlt selten ein 3. Teil, ein besonderes Muskelchen, welches am Metacarpale I entspringt (Abb. 168 bei *) und am *ulnaren* Sesambein inseriert (auch als „Interosseus internus des Daumens" bezeichnet, Abb. 170 u. 208).

Innervation: R. profundus des N. ulnaris. Der Nerv tritt in die Dorsalfläche des Muskels ein. In 10% der Fälle auch ein Ast des N. medianus, der mit dem Ulnarisast des Caput obliquum auf und im Muskelfleisch anastomosiert. Ist der Muskel gelähmt, so kann die Adduktion des Daumens bis zu einem gewissen Grad durch den Extensor pollicis longus ausgeführt und also der N. ulnaris durch dessen Nerv, den N. radialis, ersetzt werden. Segmentale Nerven: C 8, Th 1. *Blutzufuhr:* Arcus volaris profundus (A. radialis, A. ulnaris).

Musculus opponens pollicis (Tabelle S. 392/9). Er ist kleiner als der vorige, fleischig, dick und liegt ebenfalls versteckt (Abb. 208, 209). Der Abductor (Tabelle S. 393/11) bedeckt ihn fast völlig. Der Ursprung am Lig. carpi transversum reicht vom Multangulum majus bis fast an den Haken des Hamatum und bis an den Ursprung des Flexor digiti V brevis heran. Das Querband vermittelt auch bei den beiden folgenden Muskeln eine so starke Annäherung der beiden Handballen, daß äußerlich an der Handwurzel zwischen ihnen nur eine seichte Rinne zu sehen ist. Die parallel angeordneten Muskelfasern des Opponens inserieren breit an der ganzen Außenkante des Metacarpale des Daumens (Abb. 167). Da sie den Knochen umfassen, ähnlich wie der Pronator teres oder der Supinator die Speiche, vermag der Muskel das Metacarpale I um seine eigene Achse radialwärts zu kreiseln (Rotation). Dies geschieht bei der Opposition (S. 292), der Kombination von Radialwärtskreiselung („Pronation") und Beugung im Carpometacarpal- (bzw. Grund-) Gelenk (Abb. 216). Der Muskel adduziert dabei das Metacarpale.

Die Grenze zwischen dem Opponens und Flexor brevis (Tabelle S. 393/10) ist nicht immer leicht zu sehen; geht man aber von der Insertion am *Metacarpale* aus, die für alle Opponentes charakteristisch ist, so kann man sie immer mit dem Messer auffinden. Er kann nicht auf die Grundphalanx wirken.

Innervation: N. medianus. Es kommt eine Nervenanastomose mit dem R. profundus des N. ulnaris vor, doch sind motorische Äste des Ulnaris für den Opponens fraglich und in der Norm höchstens spärlich vorhanden. Segmentale Nerven: C 6, C 7. *Blutzufuhr:* R. volaris superficialis und A. princeps pollicis aus A. radialis, Arcus volaris profundus.

Musculus flexor pollicis brevis (Tabelle S. 393/10). Der Muskel liegt im gleichen Niveau mit dem Opponens, tritt aber neben dem Abductor, welcher jenen bedeckt, fast vollkommen frei unter die Haut. Er formt knapp die mediale Hälfte des eigentlichen Oberflächenwulstes des Daumenballens (Abb. 169). Man kann nach der Lage des Muskelfleisches zu der Sehne des langen Daumenbeugers, welcher in den Muskel eingegraben liegt (Abb. 209), 2 Köpfe unterscheiden, *Caput superficiale* und *Caput profundum*, deren Sehnen mit der des Abductor brevis an der radialen Seite der Grundphalanx ansetzen. In die gemeinsame Sehne ist das *radiale* Sesambein eingelagert. Der oberflächliche Kopf entspringt am Lig. carpi transversum und nähert sich an dessen distalem Rand dem Ursprung des Opponens des Kleinfingers. Der tiefe Kopf ist ein schmales Muskelbündel, welches hauptsächlich vom Multangulum minus, aber auch von den Nachbarknochen entspringt (Abb. 208).

Der Flexor brevis im ganzen beugt und adduziert das Metacarpale I, ferner opponiert er ein wenig, flektiert im Grundgelenk und streckt im Endgelenk.

Innervation: Das Caput superficiale wird vom Medianus, das Caput profundum vom Ulnaris innerviert (wie es scheint auch der sog. Interosseus internus des Daumens). Die verschiedene Innervation erklärt sich aus der verschiedenen Zugehörigkeit: das Caput profundum ist der radiale Flexor brevis profundus des Daumens (s. S. 393), das Caput superficiale ein Flexor brevis superficialis. Segmentale Nerven und *Blutzufuhr* wie beim vorigen.

Musculus abductor pollicis brevis (Tabelle S. 393/11). Er liegt völlig frei unter der Haut (Abb. 169) und springt, wenn er kontrahiert wird, äußerlich in ganzer Ausdehnung vor. Er formt mindestens die laterale Hälfte des eigentlichen Ballenwulstes des Daumens, oft mehr. Der Ursprung bedeckt den Ursprung des Flexor und Opponens pollicis am Lig. carpi transversum und reicht selbst von der Tuberositas des Naviculare bis gegen oder bis an das Pisiforme am anderen Ende des Bandes, wo die Kleinfingermuskeln entspringen. Der Ursprung von der Endsehne des M. abductor pollicis longus ist an einer Abspaltung der Sehne befestigt. Manchmal ist ein Sehnenbogen daran angeschlossen, unter welchem der R. volaris superficialis der A. radialis verläuft (der Gefäßast tritt in das Muskelfleisch ein oder geht auf der Oberfläche weiter). An der Insertion verschmilzt die Sehne mit der des Flexor brevis und geht mit dieser zum radialen Sesambein, ist aber auch an der Grundphalanx selbst und an der Dorsalaponeurose des Daumens befestigt (Abb. 167). Der Muskel abduziert hauptsächlich, beugt und rotiert radialwärts im Sattelgelenk und mittels der Dorsalaponeurose auch im Grundgelenk, und streckt im Endgelenk des Daumens. Infolgedessen kann bei Ausfall der langen Daumenmuskeln (Radialislähmung) die Abduktion des Daumens und Streckung seines Endgliedes erhalten sein.

Innervation: N. medianus. Segmentale Nerven: C 6, C 7. Bei Lähmung des Medianus ist die Abzehrung des Daumenballens infolge Rückbildung des Abductors, Flexors und Opponens charakteristisch. Da der Adductor infolge des Ausfalles der genannten das Übergewicht hat, steht das Metacarpale des Daumens ständig in Adduktion: „Affenhand" (Abb. 211). *Blutzufuhr:* R. volaris superficialis der A. radialis.

b) Gelenke und Bänder des Daumens als passive Bewegungsfaktoren.

Die *Articulatio carpometacarpea* des Daumens ist keine Amphiarthrose wie bei den dreigliedrigen Fingern, sondern sein Hauptgelenk. Die Stelle der stärksten Beweglichkeit ist um ein Stockwerk proximalwärts gerückt; sie liegt nicht zwischen Metacarpale und Finger wie sonst, sondern zwischen Handwurzel und Mittelhand. Die Oppositionsstellung wird dadurch gegen den eigentlichen *Handteller* wirksam.

Die Gelenkflächen des Multangulum majus und des Metacarpale I sind so gebogen, daß die Konvexität des einen in die Konkavität des anderen paßt und umgekehrt (Abb. 181, 218). Es wird üblicherweise als *Sattelgelenk* beschrieben, doch wird diese Beschreibung der Bewegung in ihm nicht gerecht (S. 418). Als Gesamtbewegung läßt es eine Circumduktion zu, wie sie sonst für das Kugelgelenk charakteristisch ist. Seine eine Achse geht von dorsal nach ventral; ihr entspricht die Konvexität des Multangulum majus; um sie finden die Ab- und Adduktionen des Daumens statt. Die andere Achse geht von radial nach ulnar; ihr entspricht die Konkavität des Multangulum majus; um sie findet die Opposition und die Rückkehr aus Opposition in die Normalstellung, die Reposition, statt (Abb. 216).

Da das Multangulum majus innerhalb des Handwurzelgelenkes *schräg* zur Handfläche steht, so sind die beiden Hauptachsen des „Sattelgelenkes" (und der distalen Gelenke) des Daumens anders gestellt als bei den Grundgelenken der übrigen Finger. Bei letzteren liegt die radioulnare Achse in der Ebene des Handtellers. Beim Daumen steht sie in einem Winkel von etwa einem halben Rechten dazu. Die Adduktion um die dorsovolare Achse, welche senkrecht zur radioulnaren steht, führt deshalb strenggenommen nicht gerade auf den Zeigefinger zu. Wir können aber jederzeit den Daumen genau auf den Zeigefinger hin adduzieren, z. B. wenn wir die Handfläche auf die ebene Tischplatte legen und dann die Bewegung ausführen. Der Unterschied ist der, daß dann nicht eine der Hauptachsen, sondern eine Nebenachse zwischen ihnen benutzt wird. Ob die Bewegungsachse eine Haupt- oder Nebenachse ist, ist aber praktisch nicht so wichtig. Eine *reine* Rotation des Daumens um seine Längsachse können wir willkürlich nicht ausführen; dagegen wird er *zwangläufig* rotiert, wenn wir ihn zugleich ab- oder adduzieren und opponieren (analog dem Handgelenk und den Grundgelenken der übrigen Finger, S. 389 u. 411). Wollen wir den Daumen an den Mittel-, Ring- oder Kleinfinger bis zur Berührung heranbringen, so muß immer eine Opposition hinzukommen, damit er volar am Zeigefinger vorbei kann. Je mehr der Daumen opponiert und rotiert und der betreffende dreigliedrige Finger in Zwischenstellung zwischen Flexion und Abduktion rotiert wird, um so besser berühren sich die Flächen der Fingerkuppen (Abb. 216). — Bezeichnungen wie Flexion und Extension des Daumens sind überflüssig, weil alle Bewegungen als Ab- und Adduktionen, Oppositionen oder Zwischenbewegungen zwischen ihnen ausreichend charakterisiert sind. Nach der hier verwendeten Nomenklatur finden Flexionen und Extensionen nur in den beiden distalen Gelenken des Daumens statt, an welchen auch ausschließlich die entsprechend benannten Muskeln inserieren.

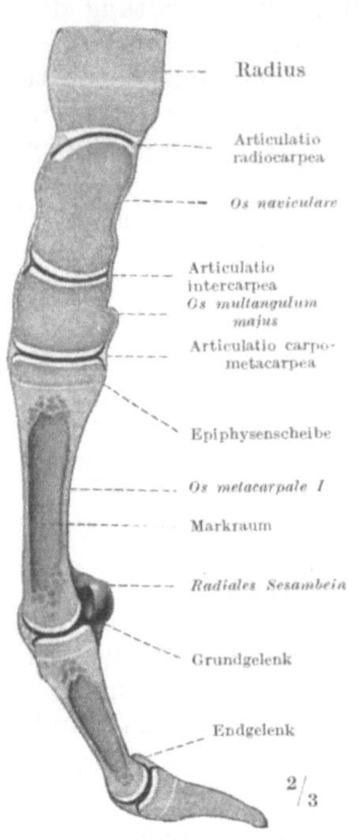

Abb. 217. Sagittalschnitt durch den Daumen und die Handwurzel, Gefriersägeschnitt.

Die *Kapsel* des Gelenkes ist weit und schlaff, wird aber durch die Sehnen der langen Daumenmuskeln geschützt und ferner durch besondere Bänder verstärkt, welche in den Zwischenräumen zwischen den Sehnen liegen. Die Kapsel gibt auf diese Weise ausgiebige Bewegungen frei und ist doch so gefestigt, daß das Gelenk besonders kräftig und widerstandsfähig ist.

Zwischen extremer Ad- und Abduktion ist ein Winkelausschlag von 30—40° möglich, zwischen Normalstellung und extremer Opposition ein Ausschlag von 45—60°. Außer der Hemmung durch die Bänder spielen dabei die passive Dehnung der Sehnen, der Haut und bei der Adduktion der Anschlag an den Zeigefinger eine Rolle.

Das *Grundgelenk, Articulatio metacarpophalangea* ist wie die Grundgelenke der übrigen Finger ein beschränktes Kugelgelenk. Es hat die Möglichkeit geringer Seitenbewegung (Ab- und Adduktion) und Rotation. Sie werden eingeschränkt durch 2 *Ligg. collateralia*, welche so breit sind, daß sie vor und hinter der radioulnaren Drehungsachse der Rolle Fuß fassen und deshalb entweder volar oder dorsal gespannt sind, mag die Grundphalanx stehen, wie sie will. Die Seitenbändchen sind in seitlichen Bandgrübchen des Mittelhandknochens und an seitlichen Höckerchen der Basis der Grundphalanx befestigt wie die Bändchen der Scharniergelenke der übrigen Finger. Sie können sich nur wenig weit über die breite vordere Partie des Metacarpale, *Trochlea*, hinwegschieben; deshalb ist die Flexion im Grundgelenk oft bereits gehemmt, wenn der Daumen in ihm nur um wenig mehr als einen halben rechten Winkel gekrümmt ist (50—70°). Die Gelenkkapsel ist vorn und hinten durch die Sehnen der langen Muskeln und vorn seitlich auch durch diejenigen der kurzen Muskeln verstärkt. Die letzteren strahlen in die Kapsel ein und benutzen außerdem 2 regelmäßig in die Kapsel eingelassene, durch die Haut deutlich fühlbare *Sesambeine* als Hypomochlion (ein ulnares und radiales, Abb. 181 u. 217).

Beim Fall auf die Hand kann trotzdem relativ leicht die Grundphalanx durch die Hebelwirkung des freien Daumenendes dorsalwärts luxiert werden. Viele Menschen können aktiv durch bloße Muskelanspannung im Grundgelenk beträchtlich überstrecken (Subluxation); immer ist es leicht, in diesem Gelenk durch passiven Zug am Daumen das knackende Geräusch hervorzurufen, welches auftritt, wenn die Gelenkflächen ihren Schluß verlieren. Die dorsale Kapselwand ist resistenter; sie hemmt nebst den Seitenbändchen die Volarflexion; Luxationen nach der Volarseite hin sind ohne Zertrümmerungen so gut wie ausgeschlossen.

Das *Endgelenk* des Daumens, *Articulatio interphalangea* ist ebenfalls ein reines Scharniergelenk. Von einer besonderen Beschreibung kann abgesehen werden. Die Seitenbändchen und die Kapselwand erlauben gewöhnlich keine ganz rechtwinklige Krümmung des Daumens an dieser Stelle und keine Hyperextension.

Häufig, aber nicht immer kommt ein *Sesambein* in der ventralen Kapselwand vor (Abb. 181).

c) Die Einzelform der Daumenknochen.

Das Metacarpale I ist viel kürzer als das folgende (Abb. 181; die Reihenfolge der Länge bei allen Rassen ist II, III, IV, V, I). Sowohl Basis wie Capitulum sind sehr verschieden von den übrigen Metacarpalia. Das hängt mit den geschilderten Gelenkapparaten zusammen. Die Basis trägt die distale Gelenkfläche des „Sattelgelenkes". Das Capitulum trägt die Rolle für das Grundgelenk, ist also dem distalen Ende einer der beiden proximalen *Phalangen* der übrigen Finger ähnlich, nur größer und plumper. Die Grundphalanx gleicht der Mittelphalanx der dreigliedrigen Finger, die 2. Phalanx der 3. Phalanx der anderen Finger (über *Blutzufuhr* s. S. 406).

Ossifikation. Die 3 Daumenknochen verknöchern wie die 3 Phalangen der übrigen Finger; vor allem unterscheidet sich der Mittelhandknochen von den übrigen dadurch, daß er in der Regel keinen distalen, sondern einen proximalen knöchernen Epiphysenkern hat (wie die Grundphalanx der dreigliedrigen Finger). Dieses und die Ähnlichkeit der fertigen Knochen und Gelenke des Daumens mit je dem folgenden Glied in der Reihe eines dreigliedrigen Fingers hat seit dem Altertum her Anlaß zu der Annahme gegeben, daß das eigentliche Metacarpale des Daumens weggefallen sei. Es ist jedoch wahrscheinlicher, daß die speziellen Formen der Daumenknochen und -gelenke und ihre Ossifikationen durch Umbildung aus einem echten Metacarpale und aus 2 proximalen Phalangen hervorgegangen sind, und daß die letzte Phalanx verlorenging. Zu- und Abnahme von terminalen Gliedern der Finger ist in der Tierreihe und bei menschlichen Mißbildungen nichts Seltenes (*Hyper*- und *Hypophalangie*). Fehlt an einem der übrigen Finger abnormerweise die Endphalanx, so kann auch dort die 2. Phalanx zum Nagelglied werden. — In seltenen Fällen hat das Metacarpale I statt des proximalen Epiphysenkernes einen distalen wie die übrigen Metacarpalia. Es können sogar proximaler und distaler Epiphysenkern gleichzeitig vorkommen.

Die Ossifikation der Diaphyse des Metacarpale I setzt wie bei allen Mittelhandknochen in der 9. Fetalwoche ein, die proximale Epiphyse verknöchert im 3. Lebensjahr; Vereinigung der Knochen aus den beiden Kernen im 15.—20. Lebensjahr. Die distale Phalanx verknöchert bereits in der 7. Fetalwoche; es ist der erste Knochenkern in der Hand des Menschen überhaupt. Bei der Grundphalanx entsteht der Diaphysenkern später (9. Woche) innerhalb des mittlerweile entwickelten Knorpels. Die proximalen Epiphysenkerne der Grund- und Endphalanx entstehen im 1.—3. Lebensjahr, Verschmelzung mit den Diaphysen im 18. bis 20. Lebensjahr.

Bei den Robben und anderen Säugern haben die Metacarpalia noch proximale und distale Epiphysenkerne. Auch beim Menschen hat das Metacarpale I in etwa 6% der Fälle beide. Die Rückbildung der Knochenkerne bald in der proximalen, bald in der distalen Epiphyse der Metacarpalia scheint mit der verschiedenen Beanspruchung zusammenzuhängen. Denn gleichgelagerte Knochenpaare wie Elle und Speiche zeigen auch Verschiedenheiten: bei der Ulna verknöchert die proximale Epiphyse größtenteils von der Diaphyse aus, beim Radius verknöchert sie mit eigenem Kern.

d) Der Daumen als Ganzes in Ruhe und Bewegung.

An die 5 Finger der Hand gehen 19 kurze Muskeln und 18 Sehnen von langen Muskeln, zusammen 37 einzeln innervierbare Motoren. Davon kommen auf den Daumen 9 Stück, also fast ein Viertel der Gesamtzahl. Die übrigen 4 Finger teilen sich in die verbleibenden drei Viertel (Zeigefinger 7, Mittel- und Ringfinger je 6, Kleinfinger 9). Die Randfinger haben die meisten Muskeln. Für den Kleinfinger hat man deshalb angenommen, daß er bei unseren Vorfahren besonders beweglich gewesen sei. Beim jetzigen Menschen hat der Daumen weitaus die größte Freiheit der Bewegung und die größte Kraft; der Mensch ist darin allen Tieren überlegen. Die Großzehe kennt die Opposition nicht.

Angesichts der Mannigfaltigkeit des Muskelapparates kann es nicht wundernehmen, daß künstliche Hände früherer Zeiten wie die Hand des *Marcus Sergius* und des *Götz v. Berlichingen* nur passiv (mit der anderen Hand) bewegt werden konnten, und daß die modernen

Prothesen nur einen ganz bescheidenen Teil der natürlichen Bewegungsmöglichkeiten zu ersetzen vermögen. Immerhin wird man sich beim Daumen am wenigsten damit begnügen dürfen, nur die Form aus kosmetischen Gründen nachzuahmen (Sonntagshand). Es ist neuerdings gelungen, künstliche Hände durch die natürlichen Muskelstümpfe amputierter Arme anzutreiben. Der Daumen spielt beim *Halten* eine besondere wichtige Rolle. Wird wenigstens die „Haltehand" durch eine Prothese ersetzt, welche von den Muskelstümpfen angetrieben wird, so wird die nicht amputierte Hand leicht zum *Fassen* erzogen werden und die Rolle der „Arbeitshand" übernehmen können (in der Norm ist beim Rechtser die rechte Hand die Arbeitshand, die linke Hand die Haltehand, beim Linkser umgekehrt).

In *Normalstellung* steht der Daumen seitlich und volar vom Zeigefinger (Abb. 215a). Bewegen läßt er sich so ausgiebig, daß er die Vorderseite und Rückseite der übrigen Finger erreichen kann, wenn sich diese ihm entgegen bewegen (mit Ausnahme der proximalen Hälfte der Dorsalflächen der Grundglieder des 4. und 5. Fingers und der ulnaren Kante derselben). Die Verwendbarkeit ist äußerst vielseitig. Da die Sehnen seiner langen Beugemuskeln kein Chiasma und die Strecksehnen auf seinem breiten Rücken nebeneinander Platz haben (Abb. 213), so vermag er in seinen 3 Gelenken die theoretisch möglichen *acht* Stellungen einzunehmen und auch wirklich auszunutzen, während die dreigliedrigen Finger wegen ihrer Sehnenapparate nur einen Teil davon verwenden (S. 409).

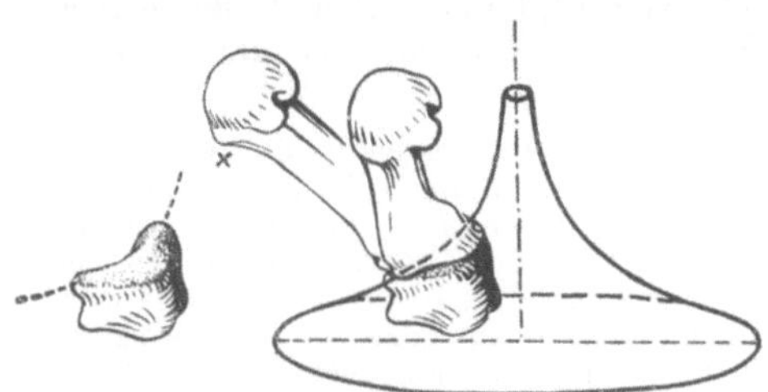

Abb. 218. Linkes Carpometacarpalgelenk des Daumens mit zugehörigem Rotationskörper. Oppositions- und Repositionsstellung. Das Maß der zwangläufigen Rotation ist besonders an der Stellungsänderung des mit ✕ bezeichneten Höckerchens zu erkennen. Links Multangulum maius gesondert gezeichnet, Gelenkfläche punktiert. [Etwas verändert nach BAUSENHARDT, Z. Anat. **114** 253 (1949).]

Das „Sattelgelenk" an der Wurzel des Daumens (Abb. 181) wird besser als ein modifiziertes Kegelgelenk aufgefaßt (Hälfte eines einschaligen Rotationshyperboloides, Abb. 218). Die Gelenkfläche am Multangulum majus ist ulnar schmäler und stärker gekrümmt als radial, die am Metacarpale I entsprechend. Durch diese Gelenkform ist zusammen mit der Wirkung von Muskeln und Gelenkbändern bei der Opposition (S. 292) eine zwangläufige Rotation des Metacarpale I um seine Längsachse bedingt. Bei der *Opposition* bleiben die Ursprünge der kurzen Muskeln stehen, die Insertionen drehen sich mit; infolgedessen ändern sich die Wirkungen der Muskeln in dieser Stellung. Wir berücksichtigen nur die Bewegungen aus der Normalstellung heraus und in sie zurück. Der Abductor brevis, Opponens pollicis, Adductor (Caput obliquum) und Flexor pollicis brevis opponieren; lange Muskeln führen den Daumen in die Grundstellung zurück, reponieren: Abductor pollicis longus, Extensor pollicis longus und brevis. Die *Abduktion* wird von langen und kurzen Muskeln ausgeführt: Abductor pollicis longus und brevis; ebenso die *Adduktion:* Interosseus externus I, Adductor pollicis, Flexor pollicis brevis, Opponens, Extensor pollicis longus, Flexor pollicis longus.

Eine reine Annäherung der ulnaren Seite des Daumens an den Zeigefinger kann nur vom Adductor und Interosseus externus I ausgeführt werden (N. ulnaris); die anderen adduzieren so, daß die Volarseite des Daumens sich dem Zeigefinger nähert. Rotiert der Daumen bei einer dieser Bewegungen um die Achse des Metacarpale I, so ist der Opponens der wichtigste Dreher der Volarseite nach der Ulna hin (sog. „Pronation" des Daumens); der Adductor ist sein Antagonist (sog. „Supination" des Daumens), da er am ulnaren Sesambein ansetzt.

Andere Bewegungen als Flexionen sind bei den Phalangen des Daumens nur passiv, aber nicht aktiv möglich. Wenn wir im Grundgelenk beugen, bewegen wir fast immer gleichzeitig im Sattelgelenk. Der Ausschlag beider Gelenke ist jedoch viel weniger ausgiebig als die Gesamtbeugung von zweien der drei Gelenke der übrigen Finger, mag man dort Grund- und Mittelgelenk, oder Mittel- und Endgelenk kombinieren. Das liegt hauptsächlich an dem geringen volaren Ausschlag der Grundphalanx des Daumens. Der Flexor pollicis longus und brevis besorgen die Flexion. Die Sehne des ersteren ist nicht in 2 Sehnen gespalten wie bei dem Flexor sublimis und profundus der übrigen Finger. Sie beugt aber wie die Sehnen des letzteren die Grund- und Endphalanx, der Flexor brevis beugt allein die Grundphalanx. Doch hat auch der Abductor brevis beugende Wirkung auf die letztere. Das gleiche tut das Caput obliquum des Adductor pollicis. Die kurzen Muskeln sind darin den Interossei und Lumbricales der übrigen Finger vergleichbar. Die wichtigsten Strecker sind die langen, vom Unterarm entspringenden Muskeln: Extensor pollicis longus und brevis, letzterer wesentlich für das Grundgelenk, ersterer für das Grund- und Endgelenk (Abb. 213).

Die Vielseitigkeit der Bewegungen des Daumens im Gegensatz zu den übrigen Fingern ist wesentlich dadurch bestimmt, daß jedes der 3 Gelenke des Daumens eine eigene Muskulatur besitzt oder, anders ausgedrückt, daß an jedem der 3 Daumenknochen mindestens 1 Paar antagonistischer Muskeln inseriert. Infolgedessen kann jedes Gelenk für sich oder zusammen mit einem oder beiden anderen bewegt werden. Die Bewegungsmöglichkeit in den Gelenken nimmt vom Endgelenk zum Carpometacarpalgelenk zu. Das Endgelenk (Scharnier) hat nur 1 Beuger und 1 Strecker (Flexor und Extensor pollicis longus). Das Grundgelenk (beschränktes Kugelgelenk) hat 2 Strecker (Extensor pollicis longus et brevis) und mehrere Beuger (Flexor pollicis longus, Flexor brevis superficialis et profundus, Adductor, Caput obliquum), 1 Abductor (Abductor brevis) und 1 Adductor (Adductor pollicis, Caput transversum). Auf das Carpometacarpalgelenk wirken außer den vorgenannten Muskeln als nur ihm eigene ein Beuger, zugleich Opponens (Opponens pollicis) und ein Strecker, zugleich Reponens (Abductor pollicis longus), dazu ein Adductor (Interosseus externus I).

E. Spezielle Bewegungsapparate der unteren Extremität.

I. Becken und Hüfte.

1. Vergleich des Schulter- und Beckengürtels.

Die einheitliche feste Grundlage von Becken und Hüfte ist wie bei der oberen Extremität der Gliedmaßengürtel, *Cingulum*. Er heißt hier *Beckengürtel* und ist wie der Schultergürtel in die Rumpfwand eingelassen, ragt also nicht frei aus der Rumpfwand heraus wie die Gliedmaße selbst mit den Skeletteilen in ihr. Diese allgemeinste Ähnlichkeit, welche bei niederen Tieren das ganze Leben über dauert, wird bei den höheren durch die Art, wie die Gürtel mit dem Rumpf in Verbindung treten, so abgeändert, daß insbesondere bei den Tieren mit vorübergehender aufrechter Körperhaltung und beim Menschen die endgültigen Zustände ganz verschiedenartig geworden sind. Der Schultergürtel hat seinen Bereich durch weitgehende Muskelverbindungen zur vorderen und hinteren Körperwand erweitert. Der Arm ist Greifapparat geworden. Knöcherne Verbindungen mit dem Rumpfskelet fehlen bis auf die stark bewegliche Gelenkhaft zwischen Schlüsselbein und Brustbein; insbesondere fehlt jede Gelenk- oder Knochenverbindung mit der Wirbelsäule. Der Beckengürtel hingegen hat in sich seinen festen Zusammenhalt behalten, da seine beiden Hälften ventral in der Schoßfuge zusammenhängen, *Symphyse*; er ist eine weitere unbewegliche Verbindung beider Hälften mit einem Komplex von Wirbeln, dem Kreuzbein, eingegangen, die selbst untereinander unbeweglich verbunden sind. So kommt ein geschlossener Skeletring zustande, das *Becken, Pelvis*. Es besteht aus 3 Bausteinen: aus den beiden Hälften des Beckengürtels, den *Hüftbeinen, Ossa coxae*, und aus dem *Kreuzbein, Os sacrum*. Das Bein wird zum Vorwärtsschieben des Körpers und bei dauernd aufrechtem Gang als Tragsäule benutzt (Vögel und Mensch). Die Muskelmassen, welche den Schultergürtel gegen den Rumpf festhalten oder bewegen, fehlen. Das Becken ist in sich unbewegt. Nur Bewegungen des Rumpfes können seine Stellung im Raume ändern.

Am Becken selbst behält einzig das ursprüngliche Gelenk zwischen Beckengürtel und freier Gliedmaße, das *Hüftgelenk*, seine Beweglichkeit. Es entspricht dem Schultergelenk bei der vorderen Gliedmaße. Die Muskeln für diesen Apparat sind größtenteils auf dem Becken montiert, nur in ganz geringem Maß auf den dem Kreuzbein benachbarten Teilen der Wirbelsäule. Sie sind infolgedessen auf die Bewegungen des Beines gegen das Becken oder die Bewegungen des Beckens gegen die Wirbelsäule gerichtet; nicht auf die Bewegung der Beckenteile gegeneinander, die unmöglich ist. Während beim Schulterapparat alles auf Beweglichkeit des Skelets in *allen* seinen Teilen eingerichtet ist, ist das *Becken* auf Stabilität und nur die *Hüfte* auf Beweglichkeit konstruiert. Diesen biologischen Gegensatz, den es beim Schulterapparat nicht gibt, müssen wir hier von vornherein scharf ins Auge fassen. Die Formen der aktiven und passiven Einzelteile des Bewegungsapparates sind daraus zu verstehen.

Das Becken hat beim Menschen im Getriebe des lokomotorischen Apparates eine besondere statische Aufgabe, weil der Beckenring beim aufrechten Stehen, Gehen und Sitzen die Last der oberen Körperhälfte aufnimmt und auf die Unterstützung — auf die Beine oder die Sitzunterlage — überträgt. Das Becken kann dies, da es ein fester geschlossener Ring ist. Daraus folgt eine sehr merkwürdige Beziehung seiner Lichtung zu der dem Menschen eigenen besonderen Größenentwicklung des Gehirns. Da der feste Beckenring die

Beckenorgane und unter diesen die Gebärmutter beherbergt, so muß er genügend weit sein, um bei der Geburt den Kopf des Kindes passieren zu lassen. Vor der Geburt kann die Gebärmutter in die Bauchhöhle ausweichen und während der Schwangerschaft durch Vortreiben der weichen Bauchdecken fast beliebig viel Raum für die Entfaltung des Fetus gewinnen. Aber einmal muß der kindliche Körper durch das Becken hindurch; dabei bietet die knöcherne Schutzkapsel des Gehirns am meisten Widerstand, weil das Gehirn in seiner Entwicklung und Größenentfaltung den anderen Organen voraus ist, und weil die Kopfknochen nur in ganz geringem Grad gegeneinander verschieblich sind, da das Gehirn sonst geschädigt würde. Tritt während des Gebäraktes ein Konflikt ein (enges Becken der Mutter, abnorm großer Schädel des Kindes), so ist der Arzt genötigt, durch Zerstückelung des Kindes das Leben der Mutter zu retten, falls nicht durch eine beckenerweiternde Operation oder durch den Kaiserschnitt der Konfliktsfall beseitigt werden kann. Man sieht aus diesen krankhaften Fällen, wie abhängig die Lichtung des Beckens von der Größe des Kopfes des geburtsreifen Kindes geworden ist.

Infolgedessen haften der Form des Beckens geschlechtliche Merkmale an. Die Verfestigung des knöchernen Rahmens in sich sichert dem kindlichen Kopf adäquate feste Durchmesser des Kanals, den er zu passieren hat. Das männliche Becken nimmt wohl im allgemeinen teil an den Veränderungen, welche das weibliche Becken geräumiger werden lassen als tierische Becken, ebenso wie andere weibliche Sexualcharaktere, z. B. Brustwarzen, auf den Mann vererbt werden. Aber die Verschiedenheiten zwischen Mann und Weib sind an keinem Teil des Bewegungsapparates annähernd so deutlich wie am Becken. Das beruht auf der eigentümlichen biologischen Doppelaufgabe, welche durch die Form dieses Körperteiles gelöst ist.

Bei den Amphibien und Reptilien tritt der *Beckengürtel* zuerst in der Tierreihe mit der *Wirbelsäule* in Beziehung, und zwar gelenkig. Hier ist nur *ein* Wirbel Träger des Beckens und als solcher in den Aufhängeapparat der hinteren Extremität eingetreten. Bei den Vögeln, die nicht anders als auf 2 Beinen stehen können, wird die Last stets auf zahlreiche Wirbel übertragen, welche untereinander und mit dem Becken fest verwachsen sind (Kreuzwirbel). Bei Säugetieren, bei welchen außer den Hinterbeinen auch die Vorderbeine die Körperlast tragen, ist die Zahl der Kreuzwirbel verschieden groß. Sie schwankt zwischen 2—6 Wirbeln, welche untereinander verwachsen und mit dem Beckengürtel durch starke Bänder oder sogar knöchern verbunden sind. Bei denjenigen Säugetieren, welche sich auf den Hinterbeinen allein zu bewegen vermögen (Bär, Menschenaffen), und beim Menschen ist das tatsächliche Höchstmaß der Verankerung zwischen Wirbelsäule und Beckengürtel erreicht. Die Beanspruchung des Beckens ist hier noch größer als bei Vögeln, weil der Körperschwerpunkt bei letzteren unter der Drehachse des Beckens in den Hüftgelenken liegt, bei ersteren oberhalb der Drehachse, also im *labilen* Gleichgewicht gehalten wird (S. 115). Der Antrieb der unteren Gliedmaßen wird um so unmittelbarer auf die Wirbelsäule übertragen, je mehr diese in die Richtung der Beine zu stehen kommt. Die Zahl der Kreuzwirbel ist nur annähernd ein gültiger Ausdruck für das Maß der Beckenbefestigung, da Bandapparate widerstandsfähiger sein können als Knochen. Der Mensch hat in der Norm 5 Sacralwirbel (über Variationen dieser Zahl s. S. 113).

2. Das Becken als statischer Bestandteil des Bewegungsapparates.

a) Der Hüftknochen und seine Teile.

Wir betrachten zunächst das *Becken* im engeren Sinn, d. h. den aus Knochen und Bändern bestehenden Hohlkörper, der in sich unbeweglich ist. Auf ihm ruht die gesamte Last des Oberkörpers, und außerdem ist er als ein Bestandteil des Bodens der Bauchhöhle einer der Träger der in ihr eingeschlossenen Eingeweide. Er wird selbst getragen von den beiden freien unteren Gliedmaßen und ist mit ihnen beweglich in der *Hüfte* verbunden. Die aktiven und passiven Komponenten der Hüfte werden uns erst beschäftigen, wenn wir den Beckenring in seiner Gesamtform und seinen Einzelbestandteilen analysiert haben. Da die Muskeln des Hüftgelenkes und des Oberschenkels am ganzen Becken montiert sind, wird in diesem Abschnitt hin und wieder auf sie vorverwiesen werden.

Einteilung des knöchernen Beckens. Von den 3 Knochen, welche das *knöcherne Becken* zusammensetzen, ist das *Kreuzbein* bei der Wirbelsäule beschrieben (Abb. 46). Die beiden *Hüftbeine, Ossa coxae,* setzen sich je aus 3 Teilen zusammen, welche *Darmbein, Os ilium, Schambein, Os pubis,* und *Sitzbein, Os ischii,* genannt werden.

Diese Namen können leicht irreführen, da es sich beim *fertigen* Becken nicht um 3 separate Knochen handelt; es gibt vielmehr auf jeder Körperseite nur ein

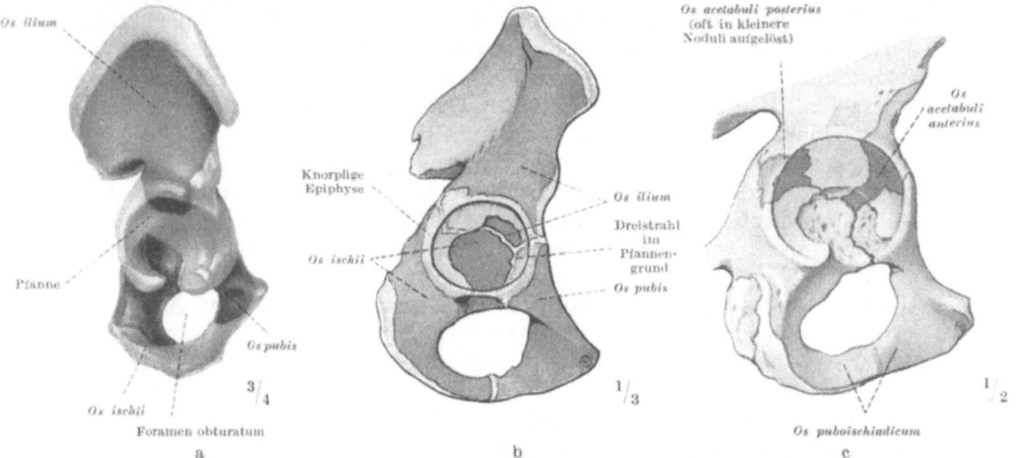

Abb. 219a—c. Verknöcherung des Hüftbeines: a beim Neugeborenen, b im 6.—7. Lebensjahr, c im 14. Lebensjahr. In a und b sind die Knochen dunkel, die Knorpel hell abgebildet (Aufhellungspräparate). c zeigt nur Knochen (schematische Wiedergabe nach TOLDT: Atlas); die beiden Ossa acetabuli durch dunklen Ton hervorgehoben.

einheitliches Hüftbein (Abb. 222). Entwicklungsgeschichtlich entsteht es aus 3 separaten Knochenhauptstücken, die zwischen 14. und 19. Lebensjahr durch Verknöcherung der Knorpelfugen zwischen den Knochen zu einer knöchernen Einheit verschmelzen (Abb. 219). Bei der Größe des Hüftbeines ist der Knochen erst nach der Verschmelzung der 3 Teile in sich ganz unbeweglich. Der Termin liegt charakteristischerweise weit nach der Zeit, zu welcher das Kind sich aufrichtet, fällt aber vor die Zeit, in welcher die meisten Frauen gebären. Die Festigkeit für den aufrechten Gang ist also bei jugendlichem Körpergewicht auch ohne knöcherne Konsolidierung genügend, die Sicherung für die Belastung durch die größere Körperfülle des Erwachsenen und die ausreichende Weite des Gebärkanales wird erst mit der mineralischen Erstarrung der beiden Hüftbeine vollendet.

Vergleich des Hüftbeines mit dem Schulterskelet. Der *primitive* Beckengürtel bei niederen Wirbeltieren hat seiner Anlage nach große Ähnlichkeit mit dem Schultergürtel (Abb. 115). Die beiden Gürtelhälften sind, wenn sie zu breiten Platten werden, in der Mitte so weit verdünnt, daß alles Knorpelmaterial an dieser Stelle gespart wird, und nur eine membranöse Ausfüllung übrigbleibt (Foramen obturatum). Der ventrale Teil des Gürtels läßt sich danach unterteilen in eine kranial und eine caudal von der Durchbrechung liegende Partie, *Pubis* und *Ischium*, welche dem Procoracoid und Coracoid des Schultergürtels entsprechen (Amphibien). Der dorsale Teil des Gürtels, *Ilium*, entspricht der Scapula des Schultergürtels. Die 3 Teile sind nicht voneinander getrennt, sondern nur Bezeichnungen von Distrikten eines einheitlichen Knorpels. Sie sind die primitiven Anlagen der gleichnamigen Beckenpartien des Menschen.

Beim menschlichen Embryo geht die knorplige Anlage eines jeden Hüftbeines von 3 Zentren aus, wird aber dann einheitlich (s. über Knorpelzentren S. 203). Die dorsale Partie, Ilium, wächst besonders schnell und erreicht früh die Wirbelsäule, mit welcher sie bereits verbunden ist, wenn die ventrale Partie noch wenig entwickelt ist (Abb. 220). Pubis und Ischium vereinigen sich erst später zu einem geschlossenen Knorpelrahmen um das Foramen obturatum (Abb. 219). Die Symphyse schließt beide knorplige Beckenhälften des Embryo ventral zu einem festen Rahmen.

Die Komplikation und Verschiedenheit gegen den Schulterapparat beginnt mit der Verknöcherung. Während stammesgeschichtlich beim Schulterapparat sowohl Ersatz- und Deckknochen wie auch zonale und costale Derivate in reicher Fülle und Mischung beteiligt sind (S. 207), ist beim Beckengürtel nur ein System von *Ersatz*knochen vorhanden, welches gegen die Ersatzknochen des Achsenskelets (Sacrum) räumlich scharf geschieden bleibt. Bei sämtlichen Tieren und beim Menschen entsteht je ein Knochen im Ilium, Pubis und Ischium. Aber die knorpligen Haften zwischen den Knochen repräsentieren immer noch Reste des einheitlichen knorpligen Zustandes. Wenn sie schließlich verknöchern, wird auch der Knochen, Os coxae, wieder so einheitlich. wie es jede knorplige Beckenhälfte war. Durch

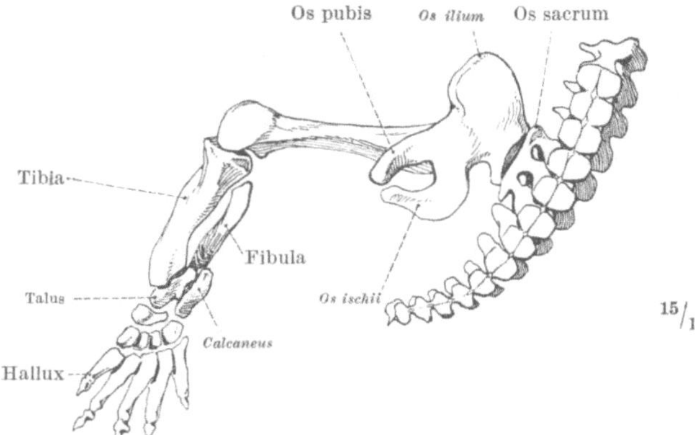

Abb. 220. Knorplige Skeletanlage: menschlicher Embryo 20 mm. Skelet, Wachsplattenmodell.
[BARDEEN: Amer. J. Anat. 4 (1905).]

eine besondere Gelenkspalte ist jedes Hüftbein von dem Rand des Kreuzbeines getrennt. In der knorpligen Verbindung beider Hüftbeine durch die Symphyse bleibt ein Rest des einheitlichen Zustandes des primitiven knorpligen Beckengürtels übrig, der beim Schultergürtel der meisten niederen Wirbeltiere nicht mehr angetroffen wird. Die Gelenkpfanne für den Kopf des Oberschenkelknochens, *Femur*, sitzt da, wo die 3 Teile des Os coxae zusammenhängen (Abb. 219).

Verknöcherungstermine. Der Knochenkern des Os ilium entsteht am Ende des 2. oder zu Anfang des 3. Fetalmonats, der des Os ischii im 4. oder Anfang des 5. Monats, zuletzt der des Os pubis (Mitte der Schwangerschaft, 5. oder 6. Monat). Erst lange nach der Geburt haben sich die Ausbreitungen der Ossifikationen im Knorpel so sehr genähert, daß sie verschmelzen. Im 6.—8. Lebensjahr entsteht ein einheitliches Puboischiadicum. In dem Y-förmigen Knorpel der Gelenkpfanne tauchen im 9.—12. Lebensjahr ein oder mehrere Schaltknochen auf, *Os* s. *Ossa acetabuli* (Abb. 219c), welche untereinander und vom 14.—16. Lebensjahr ab mit den 3 Hauptverknöcherungen verschmelzen. Im 18.—20. Jahr ist die Einheit hergestellt. Es treten außerdem als epiphysäre Verknöcherungen ein langer Knochenspan am Darmbeinkamm (13.—14. Jahr, Abb. 233) und eine Knochenscheibe am Sitzbeinhöcker (15.—16. Jahr) auf und mit dem betreffenden Teil des Hüftbeines in Zusammenhang (22.—25. Lebensjahr). Andere, zum Teil inkonstante Epiphysen finden sich in der Spina iliaca anterior inferior, Spina ischiadica, im Tuberculum pubicum und in der Symphysenfläche der Schambeine. (Siehe über diese Beckenteile die folgende Spezialbeschreibung.)

Das Darmbein, Os ilium, ist durch die Oberkörperlast und die sie haltenden und bewegenden Muskeln am stärksten von allen Bestandteilen des Hüftbeines beeinflußt (Abb. 221). Die Längsachse des primitiven Darmbeines, Il, liegt bei Halbaffen fast in der Verlängerung der *Sitz*beinachse, Is; beim Menschen ist die entsprechende Achse des verbreiterten Darmbeines, Il′, fast in die gerade Verlängerung des oberen *Scham*beinastes, Pb, gedrängt. Der Winkel α zwischen

Darmbein- und Schambeinachse beträgt bei Halbaffen 105°, beim Schimpansen 125°, beim Orang 136°, beim Gorilla 145°, beim kindlichen Becken vor der Verknöcherung 146°, beim erwachsenen Menschen bis zu 160°. Diese Stufenleiter drückt aus, wie sehr der Knochen in seiner historischen Entwicklung umgeformt wird, je ausschließlicher er das Gewicht des Körpers zu tragen hat. Denn die Last des Oberkörpers wirkt auf die Gelenkfläche, welche das Darmbein mit dem Kreuzbein in Verbindung setzt (schwarz).

Man nennt den ganzen hinteren Abschnitt des Darmbeines wegen der Beziehung zum Kreuzbein *Pars sacralis*. Dieser Abschnitt ist am ältesten. Eine sekundäre Verbreiterung ist die *Darmbeinschaufel, Ala s. Pars abdominalis ossis ilium*.

Zu der Pars sacralis gehören die Gelenkfläche, *Facies auricularis*, und der hinter ihr liegende dicke Knochenteil, *Tuber iliacum*, dessen Innenfläche eine

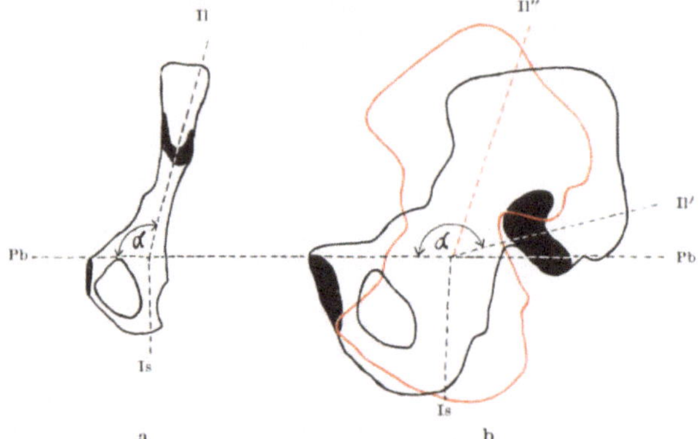

Abb. 221a u. b. Hüftbein von innen: a eines Halbaffen (Lemur), b des Menschen. Die schwarzen Konturen geben die Stellung an, bei welcher die Sitzbeinachse Is senkrecht steht. Die Darmbeinachse Il geht durch die Mitte der Facies auricularis. Letztere und Symphyse schwarz. [Umzeichnung nach WEIDENREICH: Anat. Anz. **44** (1913).]

Rauhigkeit, die *Tuberositas iliaca*, für Haftbänder zwischen Darm- und Kreuzbein trägt (Abb. 222). Die Pars sacralis des Darmbeines ist beim menschlichen Becken so weit nach hinten geschoben und gesunken, daß das Hüftbein niedriger, aber breiter ist als bei Tieren; speziell der Abstand der Facies auricularis von der Symphyse ist besonders groß geworden. Eine Linie, welche in dieser Richtung zieht, springt innen am Os ilium vor, *Linea arcuata*, und setzt sich vorn auf das Schambein fort, *Pecten ossis pubis* (deshalb auch *Linea iliopectinea* genannt). Nach hinten zu bilden das Promontorium und ein Knochenvorsprung des Seitenteiles des Kreuzbeines die Fortsetzung der Linie. In ihrer Gesamtheit heißt sie *Linea terminalis s. innominata*, ihre 3 Teile heißen *Pars sacralis, iliaca, pubica* (Abb. 87). Die Geräumigkeit des menschlichen Beckens, für den Gebärakt das Entscheidende, beruht größtenteils auf der Form dieser Linie, welche ihrerseits den veränderten Belastungsverhältnissen des Beckens beim aufrechten Gang gefolgt ist. Die Linea terminalis sondert das große Becken, *Pelvis maior*, vom kleinen Becken, *Pelvis minor*. Letzteres ist ein schräg stehender fester Knochenzylinder, der außer vom Kreuzbein hauptsächlich vom Os pubis und Os ischii der beiden Hüftbeine begrenzt wird. Das große Becken dagegen ist beiderseits nur vom Os ilium und in der Mitte von der Basis des Kreuzbeines gebildet. Es ladet von der Linea terminalis, der Eingangspforte des kleinen Beckens, seitlich bis zum Darmbeinkamm, *Crista iliaca*, aus und grenzt dort an die weichen Bauchdecken an.

Bei Vierfüßlern liegt das Darmbein in der seitlichen Bauchwand und schützt schildförmig die Eingeweide; infolge der Aufrichtung des Körpers ist es beim Menschen zum *Träger* der Eingeweide geworden, soweit diese nicht in das kleine Becken hineinragen und auf dem aus Weichteilen bestehenden Boden des letzteren ruhen (Abb. 229). Die eigentliche Bauchhöhle hat also beim aufrecht stehenden Menschen einen teilweise knöchernen Boden, der entsprechend der Gesamtform der Höhle gebogen ist. Die dem Innenraum zugewendete Fläche heißt *Fossa iliaca*; sie ist mit Muskulatur ausgefüttert (Abb. 100, 236, M. iliacus).

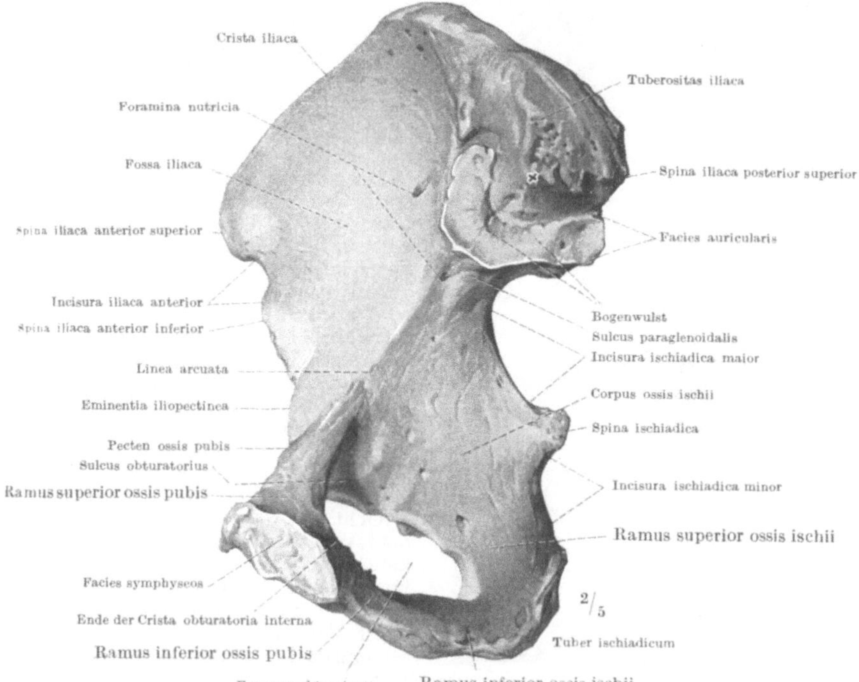

Abb. 222. Hüftbein, Innenseite. In der natürlichen Stellung beim aufrecht stehenden Menschen. × Mittelpunkt des Kreisbogens, den der Bogenwulst bildet (s. S. 434).

Die Last der Eingeweide wird in der aufrechten Körperstellung nicht wie beim Vierfüßler ausschließlich von der vorderen Bauchwand getragen, und die Muskulatur ist infolgedessen ganz beträchtlich entlastet. Dafür ist das Os ilium vergrößert zu der charakteristischen breiten Schaufel.

Man nennt denjenigen Teil des Os ilium, welcher an die Hüftgelenkpfanne grenzt, *Corpus.* Er ist besonders dick, weil er die Last des Körpers auf den Schenkelkopf überträgt (Abb. 253). Die im Verhältnis zur Darmbeinschaufel kleine Partie des Knochens, welche von der Linea arcuata abwärts einen Teil der Wand des kleinen Beckens bildet und beim Erwachsenen ohne scharfe Grenze in das Sitzbein übergeht, heißt *Pars pelvina.*

Besonders differenziert sind die *Ränder* des Darmbeines, weil hier zahlreiche Muskeln und Bänder befestigt sind, die zum Teil früher (vordere Körperwand), zum Teil weiter unten beschrieben sind. Das auf den Knochen Bezügliche sei hier kurz zusammengestellt und im übrigen auf die Figurenbezeichnungen verwiesen. Die *Crista iliaca* ist S-förmig von außen nach innen gebogen, ziemlich rauh und trägt nach Art eines Dachfirstes eine mittlere Knochenkante, *Linea intermedia.* Die abgeschrägten Außen- und Innenflächen des Darmbeinkammes zu Seiten des Firstes heißen *Labium externum* und *Labium internum* (die Befestigungen des M. obliquus abd. externus, internus und transversus siehe in Abb. 238 und Tabelle S. 135/5—7).

Es gibt je 2 aus dem Darmbeinrand vorspringende vordere und hintere Darmbeinstacheln. Unterhalb des oberen vorderen Darmbeinstachels, *Spina iliaca anterior superior,* ist der Knochenkontur bis zur *Spina iliaca anterior inferior* eingezogen, *Incisura iliaca anterior* (Abb. 222, Muskelbefestigungen s. in Abb. 238). Hinten liegt zwischen den beiden hinteren Darmbeinstacheln, *Spina iliaca posterior superior* et *inferior*, eine Knocheneinziehung, die *Incisura iliaca posterior* (Abb. 274).

Auf den *Flächen* des Hüftbeinflügels prägen sich die großen Ursprünge der Muskeln ab. Auf der Innenfläche ist die einheitliche Fossa iliaca bereits erwähnt (Abb. 222 u. 238). Auf der Außenfläche ist das Relief reicher gegliedert entsprechend den Ursprüngen der Gesäßmuskeln (Abb. 238b). Man unterscheidet verschiedene Grenzlinien: *Linea glutaea posterior, Linea glutaea anterior* und die meist wenig deutliche *Linea glutaea inferior* (Abb. 274). Die genannten Linien sind sehr verschieden ausgeprägt je nach der Entwicklung der betreffenden Muskeln. Immer ist der Knochen innerhalb der Felder glatt und feinporig, in der Nähe des Hüftgelenkes dagegen, wo keine Muskeln an ihn angeheftet sind, porös und reich an größeren Gefäßlöchern (Vasa nutrica). Die Fossa iliaca ist glatt; sie kann die Innenfläche des Darmbeins gegen die Muskelfacetten der Außenseite hin so tief aushöhlen, daß der Knochen durchscheinend oder sogar an einer Stelle durchbrochen wird.

Darmbein und äußere Körperform. Das Muskelfleisch des äußersten der 3 schrägen Bauchmuskeln schneidet mit fast horizontal stehendem Rand ab (Abb. 241), der über das Labium externum hinübergreift und wulstförmig die Haut vordrängt, *Weichenwulst* (Abb. 80). Der Darmbeinkamm selbst steigt steil von vorn nach hinten in die Höhe und erreicht ein ganz anderes Niveau als der Weichenwulst. Durch Betasten kann man äußerlich am Körper leicht konstatieren, daß nur dies vordere Drittel der Crista iliaca unmittelbar unter der Haut liegt, daß die Fortsetzung des horizontalen Weichenwulstes nach hinten nicht vom Knochen, sondern vom Muskelrand und von dem ihm aufgelagerten Fett gebildet ist. Dieser Fettwulst ist oft selbst bei sonst mageren Individuen vorhanden und fehlt bei Frauen kaum je. Er setzt sich vom hinteren Ende des M. obliquus abdominis externus bis zum oberen Lendengrübchen (s. S. 427) fort und füllt dieses sehr häufig aus, so daß es äußerlich nicht

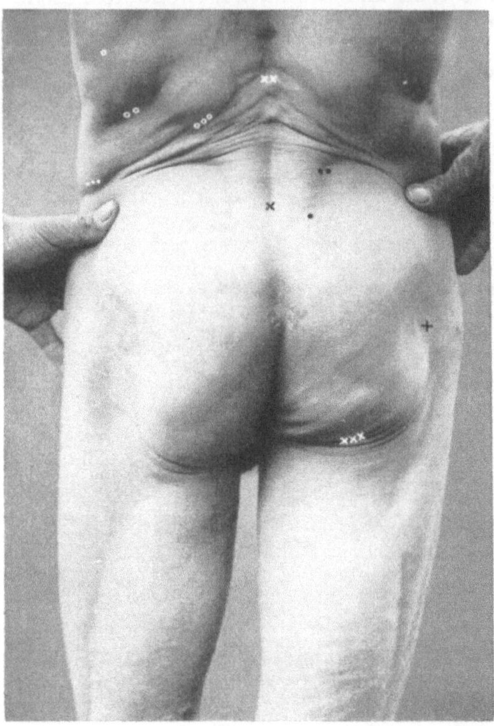

Abb. 223. Lenden- und Gesäßgegend, Photographie eines muskelkräftigen, sehr mageren Mannes. . unteres laterales Lendengrübchen (über Spina iliaca posterior superior); .. oberes laterales Lendengrübchen; ... M. obliquus abd. ext.; × unteres mediales Lendengrübchen (Dornfortsatz des 5. Lendenwirbels); × × oberes mediales Lendengrübchen (Treffpunkt der beiderseitigen Fleischgrenzen des Iliocostalis und Longissimus); × × × Gesäßfurche (rechtes Bein: Standbein, linkes Bein: Spielbein); + Trochantergrube; o unterer Rand des Serratus anterior; oo Fleischgrenze des Latissimus; ooo Fleischgrenze des Iliocostalis und Longissimus.

zu sehen ist. Der obere horizontale Schenkel des sog. antiken Beckenschnittes folgt dem Fettwulst und dem Rand des M. obliquus abdominis externus, nicht dem Darmbeinkamm (Abb. 274 u. 95).

Der *vordere obere Darmbeinstachel, Spina iliaca anterior superior*, ist einer der wichtigsten Knochenpunkte am Lebenden, der meistens als Prominenz zu sehen (Abb. 80), immer aber zu tasten ist. Selbst an Bildsäulen läßt sich die Stelle meistens bestimmen, weil sie dort liegt, wo sich die Ränder des M. sartorius und M. tensor fasciae latae treffen (Spitze des Schenkelgrübchens, siehe Muskeln des Oberschenkels). Wenn man dem Darmbeinrand entlang tastet, so gleitet die Fingerkuppe hinten in eine seichte Vertiefung der knöchernen Unterlage, welche der Incisura iliaca posterior des Darmbeines entspricht. Über der Fingerkuppe liegt der hintere *obere* Stachel des Knochens. Die Haut ist mit seinem Periost besonders fest verlötet und ist deshalb hier, wenn die Umgebung fettreich ist, dellenförmig vertieft. Dem Knochen*vorsprung* entspricht für das Auge eine *Einsenkung* der Körperoberfläche, das *untere laterale Lendengrübchen* (Abb. 223). Man verwechsle diese, in mehr als $^2/_3$ der Fälle (besonders häufig bei der Frau) sichtbare Vertiefung der Haut nicht mit dem fühl-

baren, aber äußerlich nicht sichtbaren Einschnitt des Knochens. Verbindet man beide
Spinae iliacae post. *superiores* (= *untere* laterale Lendengrübchen!) miteinander, so erhält man
die Basis eines Dreiecks, dessen Spitze in der Afterrinne (Kimme) liegt, *Trigonum sacrale*
(in diesem Dreieck liegt das Kreuzbein und auf ihm die individuell sehr verschieden stark
entwickelte sacrale Partie des Multifidus frei unter der Haut). Die Basis des Dreiecks entspricht der Höhe der beiden Facies auriculares *(Articulatio sacroiliaca)*, 3—4 cm oberhalb
der Basis liegt die Grenze zwischen letztem Lendenwirbel und Kreuzbein, welche für die
Beckenmessung wichtig ist (Conjugata externa s. Diameter Baudelocquii, S. 443). Nicht
selten ist der Dorn des 5. Lendenwirbels durch ein Grübchen der Haut bezeichnet, mittleres
unteres Lendengrübchen, welches etwas oberhalb der seitlichen unteren Lendengrübchen
liegt, und unmittelbar die Lendenkreuzgrenze angibt (Abb. 223). Weiter kranial gibt es
individuell sehr wechselnde mediane Grübchen, z. B. ein oberes mittleres Lendengrübchen.

Es gibt bei kräftigen Männern häufig ein oberes, laterales Lendengrübchen unter der
Stelle, an welcher das Muskelfleisch der sacrospinalen Rückenmuskulatur vorspringt (Abb. 56
u. 223). Die Grube hat zum Knochen insofern Bezug, als an dieser Stelle der nach außen
offene Winkel der S-förmig gekrümmten Crista iliaca liegt (Abb. 90, rechts), der für sich
allein nicht in der Haut abgezeichnet ist, aber indirekt hervortritt, wenn der genannte Muskel
das Niveau der Nachbarschaft wulstförmig erhöht. Existiert nur das untere laterale Lendengrübchen, so ist die Abbildung im Hautrelief wirklich rautenförmig („Venusraute", Frau);
sind dagegen beide Grübchen sichtbar, so ist sie sechseckig (Mann, Abb. 56). Das Vier-
oder Sechseck kann sehr verschieden hoch am Rücken heraufreichen, je nachdem das Muskelfleisch des M. iliocostalis die obere Grenze bildet wie gewöhnlich *(Rhombus sacralis)*, oder —
in seltenen Fällen — das Muskelfleisch des M. latissimus *(Rhombus lumbalis)*. Siehe auch
S. 227 und Abb. 125.

Das Sitzbein, Os ischii, umrahmt das Foramen obturatum auf der dorsalen
und caudalen Seite. Man unterscheidet nach diesen Richtungen den *Ramus
superior* und den *Ramus inferior ossis ischii* (Abb. 222). Beide hängen zusammen
an einem höckerigen Vorsprung, dem *Sitzbeinknorren, Tuber ischiadicum,* auf
welchem das Becken und mit ihm die Körperlast beim Sitzen ruhen (Abb. 230).
Der Name „Sitzbein" drückt das richtig aus. Beim aufrecht stehenden Menschen ist der Sitzbeinknorren vom M. glutaeus màximus bedeckt, aber durch
ihn hindurch fühlbar; im Sitzen schiebt sich der Muskel zurück, und der Knochen
liegt unmittelbar unter der Haut.

Legt man eine Längsachse durch den oberen Sitzbeinast und verlängert
man diese Linie bis zum Darmbeinrand (Abb. 224), so sieht man besonders
deutlich, wie sehr der Knochen beim Menschen gegenüber Vierfüßlern und
Menschenaffen umgeformt worden ist. Der aufrechte Gang und die veränderte
Belastung durch das Rumpfgewicht stehen, wie wir sahen, in Beziehung zu
der Verlagerung der Hüftkreuzbeinverbindung nach hinten unten (Abb. 221).
Die schräge Resultante dieser Verschiebung (Abb. 224a, Pfeile) hat zu tiefen
Kerben des hinteren Knochenrandes geführt. Sie werden nicht ausgeglichen,
weil Muskeln und noch lebenswichtigere Weichteile sie ausfüllen, welche hier
vom Innern des Beckens nach außen oder umgekehrt passieren. Man unterscheidet eine *Incisura ischiadica maior* und *Incisura ischiadica minor*. Sie sind
getrennt durch den platten *Sitzbeinstachel, Spina ischiadica,* eine Muskel- und
Bandapophyse, welche besonders die Haftbänder zwischen Kreuzbein und Sitzbein verstärkt (Lig. sacrospinosum, M. coccygeus) und das Kreuzbein in seiner
Stellung gegen den übrigen Beckenring fixieren hilft. Darüber wird bei den
Halteapparaten des Kreuzbeines das Nähere mitgeteilt werden. Auch der Sitzbeinknorren ist eine wichtige Bandapophyse für den Halteapparat (Lig. sacrotuberosum). Er liegt beim Menschen infolge der veränderten Belastung des
Kreuzbeines und des Gegenzuges des Haftbandes weiter lateral als bei Tieren.
Die Einkerbungen des hinteren Hüftbeinrandes werden durch die Bänder zu
osteofibrösen Umrahmungen bestimmt geformter Fenster abgeschlossen (Abb. 84).
Das obere größere Fenster ist viereckig, fast rund; es entspricht der Incisura
ischiadica maior und heißt *Foramen ischiadicum majus.* Seine knöcherne

Begrenzung gehört noch zum Teil dem Darmbein an, welches etwa in der Mitte
der Incisur (ohne sichtbare Grenze beim Erwachsenen) in den oberen Ast des
Sitzbeines übergeht. Das untere kleinere Fenster ist dreieckig; es entspricht
der Incisura ischiadica minor und heißt *Foramen ischiadicum minus*. Das ganze
Hüftbein ist niedriger und breiter geworden als bei Tieren (Abb. 224b). Die
Spina iliaca posterior inferior ist dem Sitzbeinknorren genähert. Die Gelenkfläche zwischen Darm- und Kreuzbein, Facies auricularis, ist nach unten, aber
auch beträchtlich nach hinten verschoben und gewinkelt.

Alle geschilderten Details des hinteren Hüftbeinrandes beruhen letztlich
auf der Verschiebung des Schwerpunktes des Körpers nach hinten. Man sollte

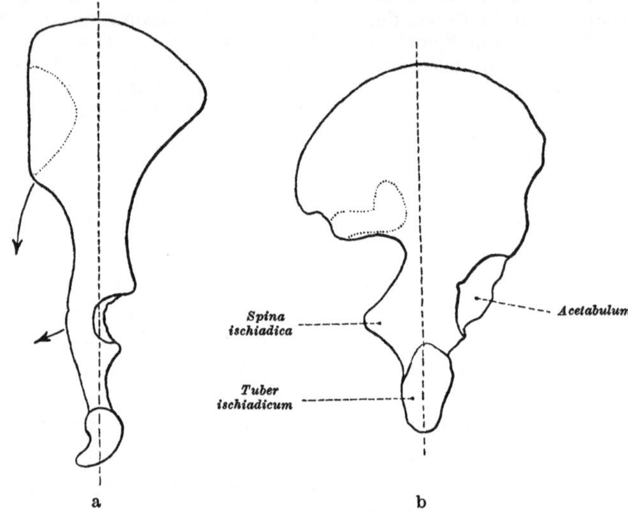

Abb. 224a u. b. Hüftbein von außen: a Schimpanse, b Mensch (nach WEIDENREICH; Abb. a nach Präparaten der
Heidelberger Sammlung ergänzt). Die Facies auricularis auf der Innenfläche des Hüftbeines ist mit punktiertem
Kontur eingetragen.

meinen, daß dadurch das Hintenüberkippen des Rumpfes befördert und das
Gleichgewicht in der aufrechten Stellung verhindert würde. Dagegen hat sich
ein sehr einfaches Ausgleichmittel eingestellt. Das Becken wird in den beiden
Hüftgelenken so gedreht, daß es im *ganzen* gegen die Horizontale genau um
den gleichen Betrag gehoben wird, um welchen sich die Hüftkreuzbeinverbindung
dorsalwärts senkt (Abb. 221 b, roter Kontur; das Becken ist so gedreht, daß
Il″ wieder wie Il in Abb. 221 a steht). Durch diese Gegendrehung des gesamten
Beckens bleibt der Schwerpunkt der Rumpflast im labilen Gleichgewicht; er
liegt bei der üblichen Haltung des aufrecht stehenden und gehenden Menschen
trotz der Verschiebung der Hüftkreuzbeinverbindung immer möglichst genau
über den Mittelpunkten der Hüftgelenke, in welchen der Rumpf auf den Beinen
balanciert.

Beim Kind ist der Winkel α anfänglich nicht größer als beim Gorilla (S. 424). Die endgültige Größe des Winkels wird beim Gehenlernen erreicht, wenn Beckenknickung und
Beckenneigung genau ineinander gerechnet sind. Für das Sitzbein, welches an der Gegendrehung mitbeteiligt ist, folgt, daß die Körperlast im Sitzen mehr auf den vorderen Teil
des Sitzbeinknorrens verlagert wird, und daß das eigentliche Tuber beim Menschen mehr
Ansatzpunkt der hinteren Oberschenkelmuskeln ist (M. biceps, semitendinosus, semimembranosus, Abb. 251).

Unter *Corpus* (Abb. 222) versteht man das Stück des Sitzbeines, welches den unteren
hinteren Abschnitt der Gelenkpfanne bildet. Es zieht sich nach hinten in die Spina ischiadica
aus und reicht vorn bis an das Foramen obturatum. Der Ramus superior steht in der

aufrechten Körperstellung fast senkrecht, der Ramus inferior annähernd horizontal. Die Vereinigungsstelle des Ramus inferior mit dem Os pubis ist auch beim Erwachsenen häufig an der Außenseite an einer Knochenleiste kenntlich. Der untere Ast ist mehr platt als der obere, hat aber selbst keine Besonderheiten. Die Außenfläche des Corpus und der Rami ist mit zahlreichen Gefäßlöchern übersät, die Innenfläche ist glatt. Zwischen Acetabulum und Tuber ischiadicum ist der obere Sitzbeinast außen zu einer glatten Rinne vertieft, Abb. 84, *Sulcus tuberoglenoidalis*. Der M. obturator externus, welcher diese Rinne bedeckt (Abb. 55), ist viel breiter als sie und wird erst weiter distal sehnig. Die Rinne ist also keine Führung für die Sehne des Muskels.

Im Foramen ischiadicum maius liegen der M. piriformis und die oberhalb und unterhalb desselben passierenden Gefäßnervenbündel. Durch das *Foramen suprapiriforme* (vgl. S. 455) ziehen: A. und V. glutaea superior, N. glutaeus superior, durch das *Foramen infrapiriforme*: A. und V. glutaea inferior, N. glutaeus inferior, N. cutaneus femoris posterior, N. ischiadicus, A. und V. pudenda interna, N. pudendus. Der Inhalt des Foramen ischiadicum minus setzt sich zusammen aus der Sehne des M. obturator internus und einem Teil des infrapiriformen Gefäßnervenbündels (A. und V. pudenda interna, N. pudendus), welches durch das große Loch das Becken verlassen hat und durch das kleine Loch in die Fossa ischiorectalis eintritt welche innerhalb des Beckenknochens, aber außerhalb des muskulösen Bodens des Beckeninnenraumes liegt, S. 438.

Der *suprapiriforme* Spalt des Foramen ischiadicum majus ist so tief unter den Gesäßmuskeln versteckt, daß man ihn äußerlich nicht direkt wahrnehmen kann. Aber die Lage läßt sich mittels einer Hilfslinie leicht feststellen. Man verbindet die Spina iliaca posterior superior mit dem höchsten Punkt des Trochanter maior (Abb. 121, links) durch eine gerade Linie, welche der Wölbung der Gefäßmuskeln folgt, *Linea iliotrochanterica*. Sie schneidet den oberen Rand des Foramen ischiadicum majus an der Grenze zwischen ihrem inneren und mittleren Drittel und gibt außerdem die Faserrichtung des M. glutaeus maximus an. Durch Auseinanderdrängung der Muskelfasern kann der Chirurg von dieser Linie aus ohne große Verletzungen bis auf den suprapiriformen Spalt des Foramen ischiadicum majus eingehen. Zur Bestimmung der Lage des *infrapiriformen* Spaltes benutzt man als Hilfslinie die geradlinige Verbindung der Spina iliaca posterior superior mit dem Tuber ischiadicum. Die A. glutaea inferior liegt etwa in der Mitte dieser Linie.

Das Schambein, Os pubis, umrahmt das Foramen obturatum auf der kranialen und ventralen Seite; man unterscheidet nach diesen Richtungen den *Ramus superior* und den *Ramus inferior ossis pubis* (Abb. 222). Das dicke Knochenstück, durch das beide zusammenhängen, trägt eine ovale rauhe Fläche, *Facies symphyseos*; die so genannten Flächen beider Schambeine stehen einander zugewendet und werden durch den Schoßfugenknorpel und andere Haftapparate zusammengehalten (Abb. 100). Das Schambein liegt der Haut viel näher als das Sitzbein. Die Symphyse und der obere Schambeinrand sind von außen tastbar, allerdings von großen Fettmassen überlagert (vor allem bei der Frau). Die Haut ist mit Schamhaaren bewachsen, deren obere quere Begrenzung dem oberen Rand der Symphyse entspricht, beim Mann hingegen längs der Linea alba weiter in die Höhe läuft. Bei der Frau verläuft außerdem eine besondere Querfalte oberhalb des Schambergs längs dem oberen Rand des Schambeines (Abb. 97). Seitlich liegen beiderseits die Schenkellinien. Das Dreieck zwischen diesen 3 Linien ist von subcutanen Fettmassen eingenommen, *Venusberg s. Mons Veneris*; es entspricht der Partie des Knochens, die der Haut zunächst liegt. Weiter unterhalb fügen sich die äußeren Geschlechtsorgane bei beiden Geschlechtern zwischen die beiden unteren Äste der Schambeine ein und bedecken diese.

Der Winkel zwischen den beiden Ästen, *Angulus pubicus* (Abb. 245), und damit die ganze Form des Schambeines sind ebenfalls abhängig von der Belastung des Beckens durch den Rumpf. Je mehr die Hüftkreuzverbindung dorsalwärts rückt, um so mehr werden die Schambeine lateralwärts auseinandergezogen. Das Skelet gibt, aus biologischen Gründen, anstatt entsprechend verstärkt zu werden, diesem Zug nach, und die Schoßfuge, die bei Menschenaffen besonders lang ist, wird auf ein Minimum verkürzt. Denn was an Festigkeit des knöchernen Beckenzylinders geopfert wird, kommt der Geräumigkeit des kleinen Beckens

und besonders seines Einganges zugute. Bei Menschenaffen ist der Eingang
noch längsoval wie bei allen Vierfüßlern, beim Menschen allein queroval (über
sexuelle und andere Varianten siehe S. 441—444). Die Belastungsverände-
rungen sind dem Gebärakt und damit dem spezifischen Wachstum des menschlichen Großhirns dienstbar geworden (S. 421). Auch die Abnahme der Höhe
der Symphyse und die Zunahme der Größe des Angulus pubicus ist nirgends
so groß wie beim Menschen. Durch die geringe Höhe der Vorderseite des knöchernen Beckenzylinders wird das eventuelle Geburtshindernis auf eine möglichst geringe Strecke eingeengt. Der Schutz für die Beckeneingeweide ist dadurch an sich verringert. Verletzungen sind von vorn und hinten (Damm) am
ehesten möglich, aber wegen der aufrechten Körperhaltung und der versteckten

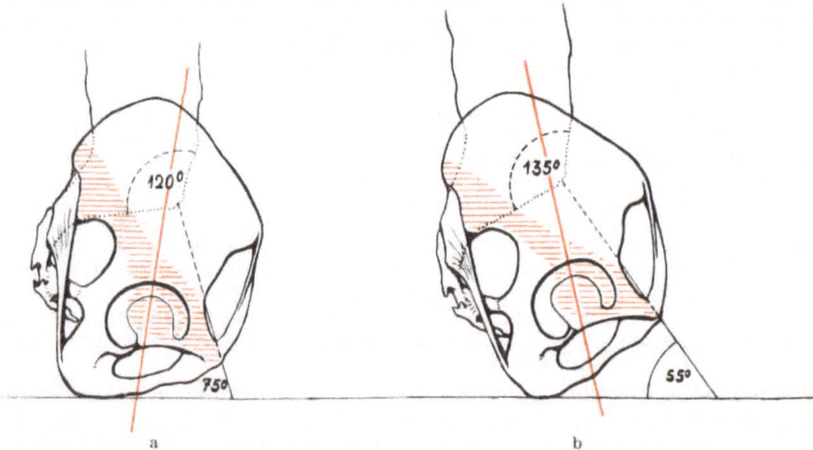

Abb. 225a u. b. Verschiedene Grade der Beckenneigung. Promontorium einpunktiert (vgl. Abb. 84). Die ausgezogene rote Linie geht durch korrespondierende Punkte. a nach vorn, b nach hinten geneigtes Becken. Schraffierung: Verbindung Symphyse-Articul. sacro iliaca. Die Winkelgrade des Angulus lumbosacralis und des Neigungswinkels zwischen der Eingangsebene des kleinen Beckens und der Horizontalen sind eingetragen.

Lage des Dammes doch nicht häufiger als bei dem zwar knöchern besser
gedeckten, aber exponierter liegenden Beckeninhalt des Vierfüßlers.

Dem *Corpus* gehört der vordere untere Abschnitt der Hüftpfanne an. Der Ramus superior
steht der Horizontalen näher als der Ramus inferior, aber nie wirklich horizontal; letzterer
fällt von der Symphyse aus gerechnet nach dem Sitzknorren zu steil ab (Abb. 87; deshalb
wurde früher der Ramus inferior „absteigender" Schambeinast genannt, der Ramus superior
hieß fälschlich „horizontal"). Der Übergang des oberen Astes in das Darmbein ist immer
an einer Vortreibung des Knochens kenntlich, *Eminentia iliopectinea* (Abb. 222), der Übergang des unteren Astes in den unteren Sitzbeinast ist häufig durch eine Knochenleiste markiert. Beide liegen auf der Außenseite des Beckens. Die Eminentia iliopectinea ist der
Ansatzpunkt für das Ligament gleichen Namens (S. 151).

Die Richtung der Schambeinäste zur Horizontalen hängt mit der Stellung des ganzen
Beckens zusammen. Das Becken kann, wie sich beim Hüftgelenk zeigen wird, nach hinten
nur bis zu einem gewissen Grad geneigt werden, welcher durch die Länge eines Hemmungs-
bandes *(Ligamentum iliofemorale Bertini)* bestimmt ist. Dadurch ist für das betreffende
Individuum das Extrem des Neigungswinkels nach der einen Seite (Winkelminimum) festgelegt; nach der anderen Seite ist der Winkel variabel, je nachdem das Becken habituell
durch aktive Kräfte des Individuums von dem Anschlag entfernt gehalten wird, welchen
das Hemmungsband liefert. Um die tatsächliche *Beckenneigung* zu bestimmen, mißt man
den Winkel, welchen die Ebene des Beckeneinganges (Linea terminalis) mit der Horizontalen
bildet. Die Neigungswinkel schwanken zwischen 55—75°. Durch Vergleich der beiden in
Abb. 225 abgebildeten Extreme mache man sich klar, daß der obere Schambeinast sich der
Horizontalen um so mehr nähert, je weniger geneigt das Becken steht; er bleibt um so weiter
von ihr entfernt, je steiler sich das Becken stellt. Die Wirbelsäule ist im letzteren Fall vom
Promontorium ab stärker nach hinten abgebogen als bei wenig geneigtem Becken; der

Winkel zwischen Lenden- und Kreuzbeinabschnitt der Wirbelsäule, der *Angulus lumbo-sacralis, vergrößert* sich, wenn der Neigungswinkel des Beckens *abnimmt.* Macht die Gegendrehung des Beckens (Abb. 221, roter Kontur) zu früh halt, so droht das Übergewicht des Rumpfes den aufrecht stehenden Körper nach hinten umzukippen. Ein zu scharf geknicktes Promontorium würde den Antrieb nach hinten nur vergrößern. Gegen diese Tendenz des Körpers hintenüber zu fallen, kann der Gegenzug von Bändern und Muskeln wirken.

So strahlt die verschiedene Haltung des Beckens (Neigungswinkel) ihre Folgen in weit entfernte Gegenden des Körpers aus, und von da aus kehren sie zum Becken in Form spezieller Muskeleinwirkungen auf die Skulptur des Knochens zurück, besonders beim Schambein. Die Muskeln, welche vom Schambein entspringen, vor allem die Muskeln an der Innenseite des Oberschenkels (Adductoren, Abb. 238), werden bei verminderter Beckenneigung um so mehr nach vorn verlagert, je weiter unten sie am Knochen entspringen. Die äußere Gestaltung der Oberschenkel (Rundung der Innenseite, Schenkelschluß bei aufrechter Stellung) ist in hohem Maß von der Beckenneigung abhängig. Die antiken und antikisierenden Künstler geben einer geringen Beckenneigung den Vorzug, weil sie den vollkommeneren Schluß und die vollere Form der Oberschenkel in der Ansicht von vorn darzustellen lieben und weil sie richtig erkannt haben, daß diese Formen mit der Beckenneigung zusammengehören. Die Oberschenkelmuskeln (Adductoren), welche am weitesten vorn am Rand des Schambeins entspringen, haben den größten Hebelarm (Moment) für die aktive Fixierung des Beckens. Aus der habituell variablen aufrechten Körperhaltung oder aus bevorzugten Bewegungen des Körpers ergeben sich infolgedessen besondere Beziehungen des Knochens zu den Muskeln.

Der ganze Vorderrand des oberen Schambeinastes ist wie die Krempe eines Hutes nach vorn umgebogen (255; in Abb. 87 zeigt der Verweisungsstrich des Os pubis auf die Stelle; sie hat keinen besonderen Namen). Nach der Symphyse zu ladet der Rand zu einem besonderen Vorsprung aus, *Tuberculum pubicum,* welches Muskel- und Bandapophyse zugleich ist (für M. rectus abdominis, M. adductor longus, Abb. 238a, und Lig. inguinale Pouparti, S. 159). Der Abstand der beiden Tubercula voneinander beträgt infolge der Dicke des Symphysenknorpels 6—8 cm. Beim natürlichen Skelet füllt der Schoßfugenknorpel die Delle im Knochengewebe aus (vgl. Abb. 87, 89, 100 u. 104).

Der Schambeinanteil der Linea terminalis heißt wegen seiner Schärfe auch *Schambein-kamm, Pecten ossis pubis* (Abb. 222). Er läuft in das Tuberculum pubicum aus.

Die Innenfläche des Schambeines ist glatt, die Außenfläche mit zahlreichen Gefäßlöchern bedeckt. Bei Beckenfraktur kann das Abspringen von Splittern aus der sonst glatten Knocheninnenfläche beträchtlichen Schaden anrichten, weil der Abstand von den Eingeweiden gering und für diese ein Ausweichen schwer möglich ist. Schambeinsplitter verletzen dann nicht selten die Blase, Harnröhre oder Vagina.

Das verstopfte Loch, Foramen obturatum, ist geschlossen durch eine straffe Haut, *Membrana obturatoria,* und durch die Muskeln, welche beiderseits von ihr und von der knöchernen Umrahmung entspringen (M. obturator externus, außen, und M. obturator internus, innen, Abb. 238). Die Membran ist ein bindegewebiger Teil des Skelets; Knochen kann hier gespart sein, da die Hauptbeanspruchung beim Stehen in das Corpus ossis ilium (Abb. 253) beim Sitzen in den oberen Sitzbeinast fällt (Abb. 230). Die Muskeln greifen an diesen Verstärkungsbalken des Knochens wie an den Spangen eines Steuerrades an. Die eine Spange geht von der Symphyse durch den oberen Schambeinast zu den Spinae iliacae posteriores (Abb. 225, rot schraffiert), die andere vom Sitzbeinknorren zu dem vorderen Darmbeinstachel; sie kreuzen sich im Acetabulum. Die Knochensubstanz ist an diesen Stellen am massigsten angehäuft. In der Ruhe und in der Bewegung ist der Knochen außerhalb der genannten Richtungen am wenigsten beansprucht. Die Knochensubstanz der Fossa iliaca und des Ramus inferior des Scham- und Sitzbeines ist nur gerade so stark, um den Zusammenhalt des Ganzen zu sichern und um den Muskeln feste Ursprungsstätten zu geben. Die Membrana obturatoria ist schräg zum Niveau des Knochens in den Rahmen eingefügt: am medialen Rand des Loches geht sie in die Außenfläche, am lateralen und oberen Rand in die Innenfläche des Knochens über (Abb. 251). Sie ist durch glänzende, meistens quer, zum geringeren Teil auch in anderen Richtungen verlaufende Bindegewebszüge verstärkt, die einzelne kleine Lücken von inkonstanter Lage zwischen sich frei lassen. Regelmäßig ist oben medial ein größeres Loch am Rand der Membran ausgespart; durch

einen Ausschnitt der Innenseite des Knochens, *Sulcus obturatorius* (Abb. 222),
wird es zu einem etwa 3 cm langen Kanal für den Durchtritt von Gefäßen und
Nerven ergänzt, *Canalis obturatorius* (Abb. 84).

Der Kanal ist so weit, daß die Fingerkuppe in ihn eindringen kann (Inhalt: Arteria, Vena,
N. obturatorius und Fett, Abb. 251; in pathologischen Fällen kann er zur Bruchpforte
werden: Hernia obturatoria). Der Rand der Membran gegen den Kanal hin ist durch besondere straffe Fasern verstärkt. Ihnen können am Knochen kleine Höckerchen entsprechen,
Tuberculum obturatorium internum und *externum*, das erstere an der Crista obturatoria interna,
das letztere neben der Incisura acetabuli. Der obere Schambeinast weist auf Innen- und
Außenfläche je eine Leiste auf, die innen bzw. außen das Dach des Canalis obturatorius
bilden helfen. Die innere, *Crista obturatoria interna*, beginnt unterhalb des Pecten ossis pubis
und geht in den medialen Umfang des Foramen obturatum über (Abb. 222), die äußere,
Crista obturatoria externa, zieht vom Tuberculum pubicum zur oberen Begrenzung der
Incisura acetabuli (Abb. 104, nicht bezeichnet). An ihrem lateralen Abschnitt ist das Lig.
pubocapsulare angeheftet (Abb. 251 u. 255).

Die Hüftgelenkspfanne, Acetabulum, ist dem Kopf des Oberschenkelknochens,
Femur, und den Haftapparaten zwischen beiden entsprechend geformt. Die
Details werden bei der Beschreibung des Hüftgelenkes verständlich und dort
beschrieben werden (S. 483). Das Hüftbein ist aus Gründen der Festigkeit für
die Hauptbeanspruchungen des Beckens an der Stelle der Gelenkpfanne besonders
dick (Abb. 253). Die halbkuglige Vertiefung der Pfanne hat infolgedessen Raum
genug im Knochen.

Oft ist der Boden durchscheinend dünn. In seltenen pathologischen Fällen kann der
Femurkopf durch ihn hindurch in das Beckeninnere eintreten oder die Knorpelfugen der
im Acetabulum zusammenstoßenden 3 Knochen können bei jugendlichen Individuen nachgeben (Abb. 219). Wegen der Dicke des Pfannenteiles des Hüftbeines nennt man jeweils
das der Pfanne angehörige Stück der 3 beteiligten Knochen *Corpus*. Der Rand der Pfanne
prominiert über das Niveau des übrigen Knochens, *Supercilium acetabuli*, und ist unten breit
eingeschnitten, *Incisura acetabuli*. Diese Stelle liegt beim aufrecht stehenden Menschen
ungefähr am tiefsten Punkt des Randes (Abb. 84). Man kann danach das isolierte Hüftbein
schnell so orientieren, wie es ungefähr innerhalb des Körpers liegt. Nur ein halbmondförmiger
Randstreifen der Pfanne ist überknorpelt, *Facies lunata* (Abb. 251). Der Boden ist rauh,
Fossa acetabuli und hat in der Incisura acetabuli wie ein Napf seinen Auslauf (Acetabulum =
Essignäpfchen).

b) Das Bänderbecken.

Die Verankerung der Hüft- und Wirbelknochen ist durch Amphiarthrosen
und durch besondere Haftbänder zwischen Hüft- und Kreuzbein gesichert,
Lig. sacrotuberosum und *Lig. sacrospinosum*, welche für den mechanischen Zusammenhalt des Beckens im ganzen besonders wichtig sind.

Der Neigungswinkel des ganzen Beckens zur Horizontalen ist variabel
(Abb. 225). Je weniger steil das Becken gestellt ist, um so mehr wird sich das
Kreuzbein der Senkrechten nähern; im Sitzen steht es fast vollkommen senk-
recht. In diesen Stellungen preßt sich das Sacrum unter dem Druck der Oberkörperlast wie ein Keil zwischen die beiden Hüftbeine hinein; seine Basis ist um
so fester eingeklemmt zwischen diesen, je weniger sie ausweichen können. Die
Gelenkflächen zur Verbindung mit den Hüftbeinen stehen so schräg, wie es der
Gesamtform des Keiles entspricht (Abb. 46). In den meisten Fällen sucht das
Kreuzbein eine schräge Richtung zu nehmen; es würde sich — ohne die Bandverbindungen — um die Facies auricularis, welche mit der gleichnamigen Gelenkfläche des Hüftbeines artikuliert, wie ein Waagebalken drehen, dessen kurzer
Hebelarm, das Promontorium, nach unten absinkt, dessen langer Hebelarm,
die Kreuzbeinspitze, gehoben wird. Dies müßte in zunehmendem Maß der Fall
sein, je steiler das Becken gestellt wird (Abb. 225). Die besonderen Haftbänder
zwischen Kreuz- und Hüftbein greifen jedoch rechtzeitig ein. Die Spitze des
Kreuzbeinkeils ist durch das Lig. sacrotuberosum und Lig. sacrospinosum so
gehalten und so geführt, daß tatsächlich ein Ausweichen nach hinten und oben

für sie unmöglich wird. Es bleibt also die Keilwirkung so groß, wie sie nach der jeweiligen Stellung des Beckens nur sein kann: das Kreuzbein ist zwischen die Hüftknochen federnd eingespannt. Denn sobald es nur ein wenig schräg steht, sind die genannten Bänder gestrafft, um das Absinken des Promontorium in das Beckeninnere unter dem Drucke der Oberkörperlast zu verhüten.

Das *Lig. sacrospinosum* ist kürzer und versteckter als das andere. Es wird im aufrechten Stehen in der Ansicht von hinten vom Lig. sacrotuberosum vollständig verdeckt (Abb. 90); in der Ansicht von der Seite ist die Befestigung an der Spina ischiadica und das äußere Drittel des Bandes sichtbar (Abb. 84). Es ist dreieckig geformt. Die Basis ist breit an der lateralen Seite der Kreuzbeinspitze und der Steißbeinbasis befestigt, die Spitze an der Außenfläche des Sitzbeinstachels, auf welcher sie ausstrahlt. Es sondert das Foramen ischiadicum majus vom Foramen ischiadicum minus und hält zusammen mit dem der anderen Körperseite das Kreuzbein beim aufrechten Stand mit Transversalzügen wie ein Faßreifen an den Hüftbeinen fest.

Die Innenfläche des Bandes ist verflochten mit Muskelzügen des M. coccygeus (s. Dammmuskeln, Bd. II); letztere können oft weit in das Band hinein verfolgt werden. Ursprünglich liegt hier ein großer Schwanzmuskel, welcher bei Tieren den Schwanz seitlich zu bewegen vermag (Adductor). Er ist mit dem Verlust des Schwanzes hinfällig geworden, aber der M. coccygeus und das Lig. sacrospinosum sind aus ihm hervorgegangen. Als Rudiment jenes Schwanzmuskels hat das Band die sehr variablen Befestigungen am Steißbein behalten, die bis zu dessen Spitze reichen können.

Das *Lig. sacrotuberosum* ist daumenbreit und viel kräftiger als das vorige. Es dient dem großen Gesäßmuskel, M. glutaeus maximus, als Ursprung, ist aber, wenn man dessen untere Randpartie hinaufschiebt, durch die Haut beim Lebenden fühlbar und an seiner starken Resistenz leicht erkennbar. Auch vom Mastdarm aus kann es abgetastet werden. Es ist sanduhrförmig (Abb. 121). Von der breiten Ursprungsbasis zu seiten des Kreuzbeines aus, die nach oben bis zum oberen hinteren Darmbeinstachel und gelegentlich sogar bis auf die Crista iliaca, nach unten bis zum 2. Steißwirbel reicht, überkreuzen sich die Fasern des Bandes; die am weitesten unten entspringenden inserieren weiter nach oben am Sitzbeinknorren als die am weitesten oben entspringenden Fasern. Sie liegen in Platten, die von Fettlagen gegeneinander getrennt sind. Nicht selten durchsetzen feine Gefäß- und Hautnervenäste das Band. Der untere Rand setzt sich in den *Processus falciformis* fort, einen künstlich isolierbaren Streifen, der nichts anderes ist als die unterste Partie der Fascie des M. obturator internus (S. 468). Es ist einleuchtend, daß die beiden kräftigen Ligg. sacrotuberosa, welche die ganzen Breitseiten des Kreuzbeines besetzt halten, jede Verschiebung des Knochens nach hinten oder nach den Seiten verhindern.

Der M. obturator internus ist mit seinem Ursprung in den Winkel zwischen Sitzbein und Lig. sacrotuberosum eingeschoben. Seine Fascie steht mit dem Band in festem Zusammenhang und bedeckt den kreisförmigen Ausschnitt zwischen Band und Knochen (vgl. Abb. 55 u. 90, rechts). Die Nische zwischen Processus falciformis und Knochen ist ganz mit Muskelfleisch ausgefüllt, die Vasa pudenda interna und der N. pudendus liegen etwa 4 cm oberhalb des Sitzbeinknorrens in einem besonderen Tunnel der Fascie eingescheidet (ALCOCKscher Kanal).

Das Lig. sacrotuberosum hängt mit den Bändern auf der Hinterseite des Kreuz- und Steißbeines breit zusammen. Die Sehnen des M. biceps und semitendinosus strahlen mit Fasern in das Band ein (Abb. 251).

Voraussetzungen für die hier behandelten Wirkungen der Haftbänder zwischen Kreuz- und Hüftbein ist die Unverschieblichkeit der Hüftbeine selbst. Nur unter dieser Voraussetzung können die Haftbänder von den Hüftbeinen aus das Kreuzbein eingespannt halten. Die wichtigste Grundlage für die Fixierung der Hüftbeine geben *drei* Gelenke des Beckens, von welchen wir uns zuerst den beiden Kreuzhüftgelenken zuwenden.

Die Articulatio sacroiliaca wird gebildet von der einer Ohrmuschel ähnlichen Gelenkfläche des Hüftbeines, *Facies auricularis* (Abb. 222), und von einer entsprechend geformten, eine Spur größeren Gegenfläche auf der Massa lateralis des Kreuzbeines, welche dem 1. und 2. Kreuzwirbel, oft auch noch ein wenig dem 3. angehört (Abb. 46c). Beide Gelenkflächen sind mit Faserknorpel überzogen und oft mit Faserzügen quer durch das Innere des Gelenkes hindurch miteinander verbunden. Sie sind mit etwas Synovia benetzt. Die Spalten der rechten und linken Körperseite stehen annähernd sagittal, der größte Durchmesser der ohrförmigen Gelenkflächen bei aufrechter Körperhaltung fast horizontal. Die Gelenkflächen konvergieren ein wenig gegen die Spitze des Kreuzbeines hin. Der Hüftknochen faßt mit einem Wulst (Bogenwulst, Abb. 222) in eine Vertiefung der Gelenkfläche des Kreuzbeines hinein. Infolgedessen ruht oberhalb des Wulstes das Kreuzbein auf dem Hüftbein und unterhalb des Wulstes das Hüftbein auf dem Kreuzbein. Die Form der Gelenkflächen wirkt so als Sperrzahn bei der Belastung des Gelenkes durch den Oberkörper und verhindert das Absinken der Basis des Kreuzbeines in das Beckeninnere, solange die Hüftbeine festgestellt sind.

Diese Sperrung ist wichtiger als die variable Keilform des Sägeschnittes durch das Kreuzbein. Es kommt vor, daß in der Eingangsebene des kleinen Beckens ein Verlauf der Gelenklinie beobachtet wird, welcher nach unten *außen* gerichtet ist (Abb. 226). Man hielt sie eine Zeitlang irrtümlich für die häufigere Form. Es pflegt in solchen Fällen die gleiche Gelenkfläche an einer anderen Stelle nach unten innen gerichtet zu sein (Abb. 226b). Bei den meisten Becken steht sie an allen Stellen analog den Seitenflächen eines Schlußsteines in einem Tonnengewölbe.

Außer dem regelmäßig vorhandenen Hauptwulst der Gelenkfläche kommen nicht selten noch Nebenwülste vor, welche von der Facies auricularis des Kreuzbeines in diejenige des Hüftbeines hineingreifen. Die Verzahnung ist dann eine mehrfache. Ist nur ein Bogenwulst vorhanden, so ist er häufig so orientiert, daß er wie das Stück eines Kreises zentrisch zu einem Punkt hinter der Facies auricularis auf dem Tuber iliacum verläuft (liegendes Kreuz in Abb. 222). Verbindet man diesen Punkt beider Hüftbeine durch eine Gerade, so erhält man eine transversale Achse, um welche bei gelockerten Bandapparaten (am Ende der Schwangerschaft) eine geringe Drehung möglich ist. Diese Bewegung ist nicht unmittelbar durch Muskeln ausführbar, sondern nur durch Gewalt von außen, z. B. auch durch veränderte Einwirkung der Last des eigenen Körpers. Sie ist vergleichbar dem erzwungenen Wackeln der Finger in den Mittel- und Endgelenken in anderen Richtungen als den typischen Scharnierbewegungen. Es handelt sich nicht um aktive „Bewegung", sondern lediglich um passive „Beweglichkeit". Sie ist bis zu einem gewissen Grad vorbereitet. Denn der Bogenwulst ist eine Führungslinie dafür, und die größere Gelenkfläche des Kreuzbeins hat Platz im Vorrat für die sich verschiebende Gelenkfläche des Hüftbeines. Die Symphyse wird bei dieser Bewegung gehoben oder gesenkt. Ganz minimale Ausschläge in der Articulatio sacroiliaca ergeben bei der Länge des Hebelarmes für die Symphyse bereits merkbare Ausschläge. Am Ende der Schwangerschaft können die Schambeine bis zu 2 cm gegeneinander verschoben werden. Der Gebärakt bei Frauen mit engem Becken kann infolgedessen erleichtert oder erschwert werden je nach der Haltung der Kreißenden (aufrechtes Gehen und Hängelage erleichtern, Anpressen der Schenkel an den Bauch bei den schmerzhaften Geburtswehen erschweren das Eintreten des kindlichen Kopfes in solchen Fällen). Außer der Drehung ist im Sacroiliacalgelenk am Ende der Schwangerschaft auch eine Abhebelung der Hüftbeine vom Kreuzbein um eine sagittale Achse möglich, so daß vorn die Schambeine auseinanderweichen. Das ist die Grundlage der „beckenerweiternden" Operationen der Geburtshelfer (s. auch S. 438).

Außer der Articulatio sacroiliaca kommen nicht so sehr selten noch einseitig oder beidseitig eine oder auch zwei akzessorische Gelenkverbindungen zwischen Sacrum und Os ilium vor. Die Gelenkflächen liegen am Sacrum auf der Dorsalfläche lateral vom 2. oder 1. Sacralloch, am Os ilium entsprechend in Höhe der Spina iliaca posterior inferior oder etwas höher, dorsal von der Facies auricularis.

Das Hüftbein ist in der Articulatio sacroiliaca festgestellt (Amphiarthrose). Dies geschieht durch die *Kapsel* und ihre *Verstärkungsbänder*. Die Kapsel ist straff, liegt unmittelbar im Niveau des Periosts von Hüft- und Kreuzbein, dessen Fortsetzung sie ist, und ist im Hüftbein in eine besondere Nut des Knochens vor der Gelenkfläche eingelassen, *Sulcus paraglenoidalis* (Abb. 222). Die Verstärkungsbänder auf der Vorderfläche der Gelenkkapsel, *Ligg. sacroiliaca anteriora* (Abb. 100), sind weit schwächer als die auf der Hinterseite. Sie sind membranartig ausgebreitet. Dorsal von der Gelenkspalte wird die ganze Tiefe der Spalte zwischen Hüft- und Kreuzbein, *Spatium interosseum*, von *tiefen* Bandmassen eingenommen. *Ligg. sacroiliaca interossea* (Abb. 226). Sie inserieren an der Tuberositas iliaca des Darmbeines. Die *oberflächlichen* dorsalen Bänder zwischen Hüft- und Kreuzbein bedecken die tiefen Bänder; sie sind entweder kurz und mehr quer als schräg gestellt, *Ligg. sacroiliaca posteriora brevia* (Ursprung an den Gelenkfortsätzen des Kreuzbeines) oder lang und mehr längs als schräg gestellt, *Ligg. sacroiliaca posteriora longa* (Abb. 227). Die langen Bandzüge

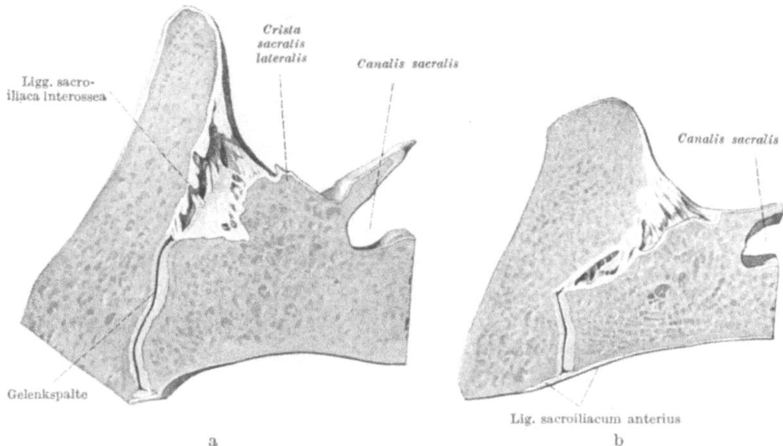

Abb. 226a u. b. Sägeschnitte durch die Kreuzhüftverbindung: a durch den oberen Abschnitt der Articulatio sacroiliaca (in der Richtung der Eingangsebene des kleinen Beckens), b parallel zu dem vorigen durch den unteren Abschnitt des Gelenkes. Im Spatium interosseum zwischen Kreuz- und Hüftbein liegen Bandmassen mit eingestreutem Fett (statt des Fettes hier die leeren Höhlen).

bedecken zum Teil die kurzen und werden ihrerseits teilweise vom Lig. sacrotuberosum bedeckt. Man unterscheidet sie bei der Präparation trotz der oft innigen Verflechtung von den letzteren leicht daran, daß sie vom Kreuzbein (nicht vom Sitzbein) kommen. Sie entspringen von den Cristae sacrales laterales des 3. und 4. Kreuzwirbels und inserieren an der Spina iliaca posterior superior.

Allen dorsal vom Gelenk liegenden Bandzügen ist gemeinsam, daß sie bei dem Versuch des Kreuzbeines, in das Innere des Beckens abzusinken, angespannt werden und dahin wirken, den Hüftbeinkamm dem Kreuzbein zu nähern. Das Kreuzbein ist also nicht nur durch das Lig. sacrotuberosum und durch das Lig. sacrospinosum, sondern auch durch die dorsalen Verstärkungsbänder des Hüftkreuzbeingelenkes federnd eingespannt. Beide Apparate wirken gemeinsam gegen die Last des aufgerichteten Oberkörpers. Das Kreuzbein ist unter diesem doppelten Einfluß zu einem in sich gekrümmten Knochen geworden, und das kleine Becken hat unterhalb des Beckeneinganges an Innenraum gewonnen (*Beckenweite*, S. 442).

Wie abhängig das alles vom modelnden Einfluß der aufrechten Körperhaltung ist, geht daraus hervor, daß nur der Mensch ein stärker gekrümmtes Kreuzbein hat. Den Menschenaffen fehlt die Kreuzbeinkrümmung noch fast ganz.

Die Sitzkreuzbeinbänder suchen die Darmbeine auseinander zu drängen, die Darmkreuzbeinbänder suchen sie an das Kreuzbein anzupressen. Unterstützung finden die Ligg. sacroiliaca durch die Symphyse (s. unten); erst dadurch kommt das notwendige Gleichgewicht zwischen den beiden Faktoren zuwege.

Zu den Befestigungen der Darmbeinbänder am Kreuzbein kommen entsprechende Anheftungen am untersten Lendenwirbel hinzu, *Lig. iliolumbale*
(Abb. 100 u. 227). Die Fasern greifen weit auf den Darmbeinkamm über und
inserieren am Processus lateralis des 5. Lendenwirbels, einem costalen Abkömmling (entsprechend der Pars lateralis des Kreuzbeines).

Das Lig. iliolumbale und die untersten Teile des Lig. lumbocostale (S. 149) überspringen
die Verbindungen zwischen einzelnen Wirbeln sowie zwischen Wirbelsäule und Hüftbein;

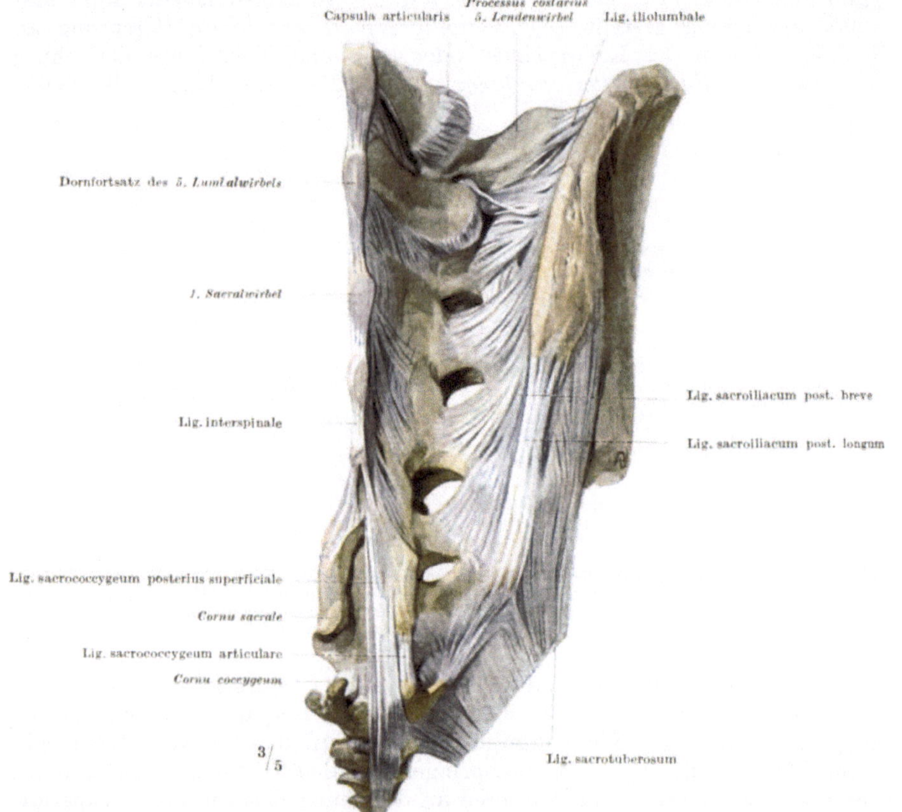

Abb. 227. Dorsale Bänder des Kreuz- und Hüftbeines. Nach Wegnahme der Fascia lumbodorsalis und des
medialen Traktes der tiefen Rückenmuskeln (Abb. 90).

sie hemmen alle Bewegungen der untersten Lendenwirbel außer solchen nach vorn und
hinten (Beugung und Streckung). Letztere sind beim letzten Lendenwirbel besonders frei,
da die Zwischenwirbelscheibe sehr hoch ist. Die Vergrößerung und Verkleinerung des
Angulus lumbosacralis ist hier lokalisiert (Abb. 225). Die Größe des Winkels schwankt zwischen
120—135°, ist im Greisenalter aber viel geringer. Wird der Winkel kleiner, so verengt sich
der weite Hiatus zwischen letztem Lendendorn und Kreuzbein, welcher Bewegungen an
dieser Stelle den nötigen Spielraum leiht.

Beweglichkeit des Steißbeines. Auch der erste Steißbeinwirbel ist gegen das Kreuzbein
häufig sehr beweglich, weil der Nucleus pulposus in der Bandscheibe durch eine Gelenkhöhle
ersetzt und die Berührungsfläche der Skeletteile an sich klein ist. Der Abstand zwischen
den Cornua sacralia und Cornua coccygea (Abb. 227, 46) gibt den nötigen Spielraum für die
Bewegung des Steißbeins nach hinten. Auch zwischen 1. und 2. Steißbeinwirbel kann Beweglichkeit vorhanden sein. Ist, wie nicht selten beim Mann, die Zwischenscheibe zwischen
Kreuz- und Steißbein verknöchert, so kann jenes Intercoccygealgelenk an seine Stelle treten.
Ob an zwei oder an einer Stelle (und an welchen) Bewegungen stattfinden, ist äußerlich
am Lebenden nicht zu erkennen; dagegen läßt sich durch Abtasten leicht feststellen, wenn

das ganze Steißbein starr mit dem Kreuzbein und in sich verbunden ist (vom 30. Lebensjahr ab, selten vorher). Risse in dem verknöcherten Bandapparate oder im Knochen selbst
kommen dann besonders leicht vor. Sie sind eine häufige Verletzung beim Fall auf das
Gesäß (Skifahren); sie heilen wegen des Zuges der am Steißbein befestigten Muskelfasern
sehr langsam und sind besonders schmerzhaft, weil der oder die Coccygealnerven fest mit
dem Periost der Steißbeinwirbel verlötet sind und mitgezerrt werden. Das Steißbein ist
im wesentlichen passiv beweglich, wenn es nicht verknöchert ist; beim Sitzen weicht es
infolge des Druckes der Oberkörperlast nach innen aus (Abb. 230); beim Durchtritt des
kindlichen Kopfes während der Geburt oder bei der Entleerung großer harter Kotballen
wird es nach außen weggedrängt. Die Exkursion der Steißbeinspitze nach vorn und hinten
beträgt durchschnittlich 2 cm.

Die Bänder des caudalen Endes der Wirbelsäule sind früher beschrieben (S. 109). Über
den M. sacrococcygeus posterior s. S. 81. M. sacrococcygeus anterior Abb. 100. Die Lockerung der Bänder während der
Schwangerschaft ist für die Beweglichkeit des Steißbeines bei der Geburt von Belang.

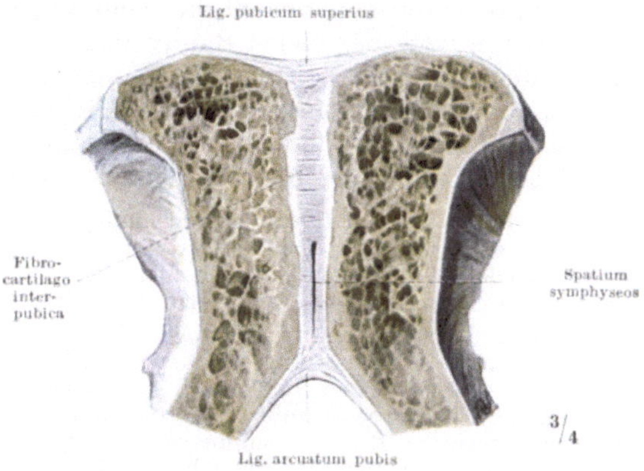

**Die Schoßfuge, Symphysis
ossium pubis,** ist eine Knorpelhaft zwischen den Symphysenflächen der beiden Schambeine,
welche äußerlich durch Bänder
verstärkt ist (Abb. 228). Anfänglich ist der Knorpel hyalin
und kompakt. Mit zunehmendem Alter wandelt sich die
hyaline Grundsubstanz von der
Medianebene aus in Faserknorpel um, *Fibrocartilago interpubica*, und es entsteht in ihr eine
sehr variable Spalte, die mit
Synovia gefüllt ist, *Spatium*

Abb. 228. Schoßfuge, Symphyse. Hintere Hälfte der frontal
durchsägten Schambeine. Schmaler, hoher Symphysenknorpel
des Mannes.

symphyseos. Zu beiden Seiten der Faserknorpelplatte bleibt eine Schicht Hyalinknorpel übrig, welche an den Knochen angrenzt, aber durch fortschreitende
Ossifikation von diesem aus immer mehr verdünnt wird. Sie verschwindet auch
beim Erwachsenen selten ganz. Der Schoßfugenknorpel im ganzen ist auf der
Vorderfläche der Schambeine breiter als auf der Hinterseite ($1^1/_2 : ^1/_2$ cm) und
ebenfalls am Oberrand ausgedehnter als am Unterrand. Er ist in doppelter Richtung T-förmig. Am oberen und vorderen Schambeinrand greift er jederseits
seitlich über bis zum Tuberculum pubicum (Abb. 87). Der Faserknorpel überhöht hier, fest mit dem Knochen zu einer Einheit verbunden, das knöcherne
Becken, so daß die sehnigen Enden von Bauch- und Beinmuskeln hier viel mehr
Platz zur Befestigung haben, als man nach der Form des macerierten Knochens
vermuten sollte (M. rectus abdominis, M. pyramidalis, M. adductor longus).

Die Faserzüge zwischen den Schambeinen verlaufen schräg schraubig und sind zu konzentrischen Platten geordnet ähnlich wie die Bandscheibenfasern der Zwischenwirbelscheiben.
In den oberen seitlichen Ausbreitungen des Faserknorpels bis zu den Tubercula pubica
sind die Fasern hauptsächlich nach dem Verlauf der eingepflanzten Sehnen gerichtet und
dazwischen vielseitig verfilzt.

Der Symphysenknorpel ist bei der Frau breiter und niedriger als beim Mann (Abb. 231).
Dadurch ist in der Schwangerschaft ein relativ hoher Grad von Auflockerung und Beweglichkeit ermöglicht (S. 434). Die Spalte in ihm entsteht manchmal schon zur Zeit der Geburt,
manchmal später (nach dem 7. Lebensjahr). Sie kommt in der Regel bei beiden Geschlechtern
zur Entwicklung, wird aber bei der Frau nach Geburten am ausgedehntesten und kann dann
die ganze Höhe des Knorpels durchsetzen. Gelegentlich fehlt sie; es kann auch die Symphyse ganz verknöchern. — Besonders bei weiblichen Becken nach Geburten, weniger deutlich
(aber selten fehlend) bei anderen Becken ist eine unpaare Prominenz des Schoßfugenknorpels

auf der Hinterseite der Symphyse nach dem Beckeninnern zu, die schnabelförmig die
hier aufgelagerten Bänder vordrängt, *Torus pubicus.*

Auf der Oberfläche des Schoßfugenknorpels setzt sich das Periost der beiden
Hüftbeine kontinuierlich in die Knorpelhaut fort. Besondere Verstärkungszüge
am oberen Schambeinrand, *Lig. pubicum (superius)*, und im Schambeinwinkel,
Lig. arcuatum pubis (Abb. 228), liegen dem Perichondrium auf, strahlen aber
beiderseits weit in die Knochenhaut der Hüftbeine aus. Von den Sehnen der
beiden Mm. recti abdominis gehen oberflächlich zu diesen Zügen liegende Fasern
aus, welche sich vor der Symphyse überkreuzen und nach den unteren Scham-
beinästen zu ausstrahlen (Abb. 100).

Sägt man die beiden Schambeine quer zum oberen und unteren Schambeinast durch, so kann man sowohl die Schoßfugenhaft wie auch die Hüftkreuzbein-
verbindungen trotz der vielen Bandverstärkungen bewegen, erstere ohne Gewalt,
letztere meist nur, wenn man das Kreuzbein in einen Schraubstock einspannt
und das Hüftbein an seinem längsten Hebelarm, dem Schambein, anfaßt. Sind
aber das Schambein jederseits und die Schoßfuge intakt, so sind die 3 Haften
der Beckenknochen gleich unbeweglich. Sie sichern sich gegenseitig.

In der Schwangerschaft erfolgt regelmäßig eine Auflockerung und Weiterstellung der
Schamfuge wie auch eine Lockerung der Iliosacralgelenke. Der Beckenring wird dadurch
für den Akt der Geburt etwas mehr in sich beweglich, so daß der von Knochen umschlossene
Teil des Geburtskanales ein wenig erweiterungsfähig wird.

Wie stark die von innen wirkenden Kräfte bei der Geburt sein können, ist an kreißenden
Frauen bei operativer Spaltung des Symphysenknorpels (Symphyseotomie) oder bei Durchtrennung des Schambeines neben der Symphyse (Pubotomie, welche wegen des Gefäß-
reichtums der Symphyse technische Vorzüge hat) gemessen worden; es weitet sich die künstliche Spalte während der Austreibungswehen um $1^1/_2$ cm, bei Unterstützung durch äußeren
Zug seitens des Geburtshelfers sogar bis auf 10 cm. Doch leiden dabei die Bänder der Articulatio sacroiliaca. Auf 5 cm Distanz der Schambeine kommt eine Verlängerung der Conjugata vera (S. 442) von nur $1^1/_4$ cm. Geburtshindernisse bei zu engem Becken können deshalb nur durch operative Eingriffe beseitigt werden.

c) Das Becken als Ganzes.

Die Beckenknochen, -gelenke und -bänder werden innerhalb des Körpers
durch Muskeln, Fascien, Fett und andere die Muskellücken ausfüllende Weichteile (Gefäße, Nerven) zu einem geschlossenen Körper ergänzt, den wir *Becken*
nennen, auch *Weichteilbecken.* Der Name Becken schlechthin wird auch in dem
engeren Sinn zur Bezeichnung der beteiligten Knochen oder der beteiligten Knochen
und Bänder gebraucht (exakter: knöchernes Becken und osteofibröses oder Bänder-
becken); dies ist nur eine *Teil*bezeichnung. Denn nur mit allen Weichteilen zusammen kommt das *Becken als Ganzes* zustande. Es schließt sich an den muskulösen
Bauchzylinder an (Abb. 84) und bildet dessen schrägen, breittrichterförmigen
Boden (großes Becken). An der Linea terminalis des knöchernen Beckens geht
der Bauchzylinder in den *Beckenzylinder* über (kleines Becken, Abb. 229).
Diesen Übergang nennt man *Beckeneingang*, er führt vom großen ins kleine
Becken. Der Inhalt des Bauchzylinders findet zum Teil auf den schrägstehenden
Hüftbeinflügeln und ihrer Muskelbedeckung (M. iliopsoas) eine Stütze, zum Teil
geht er ohne Grenze in den Inhalt des Beckenzylinders über und ruht hier auf
einem rein von Weichteilen gebildeten trichterförmigen Boden, *Diaphragma pelvis.*
Der Innenraum, die *Beckenhöhle*, ist keineswegs mit der äußeren Begrenzung
konform. Die knöcherne Wandung des kleinen Beckens mit den dazugehörigen
Bändern, Muskeln usw. geht mit fast *senkrecht* stehenden Wänden bis zum
Sitzknorren hinab, so daß zwischen Diaphragma und ihr ein Raum entsteht,
welcher außen von der Becken*höhle*, dagegen innen von der Becken*wandung*

gelegen ist. Dieser Raum heißt *Fossa ischiorectalis*. Er ist mit Fettgewebe gefüllt, das beim Geburtsakt nach außen ausweicht.

Infolge der mosaikartigen Zusammensetzung der Wandung des Bauch- und Beckenzylinders ist eine Reihe von Stellen besonders nachgiebig, Loca minoris resistentiae. Muskeln grenzen hier aneinander, oder Gefäße, Nerven und Ausführungsgänge der Geschlechtsorgane treten zwischen den Rändern der Muskel- und Bändergrenzen oder Muskel- und Knochengrenzen hindurch. Solche Stellen sind als Pforten für Brüche oder pathologische Ergüsse (Eiter, Blut usw.) prädisponiert. Sie stehen in der Norm nicht offen, sondern die Pforte ist nur potentia angelegt; ihre Eröffnung gehört immer zum Pathologischen. Die Anatomie dieser Stellen ist in Hinsicht auf die Bruch- und Entzündungslehre von besonderer Wichtigkeit.

In den Seitenwänden des *Bauchzylinders* gibt es jederseits Anlagen für 5 Pforten; es sind *paarige* Loca minoris resistentiae. Von diesen liegen jederseits die 3 im folgenden zuerst genannten vorn, ventral, die beiden zuletzt genannten hinten, dorsal (Nr. 1—4 sind in Abb. 84 abgebildet, Nr. 1—3 in Abb. 103, Nr. 5 in Abb. 125). Es sind: 1. der Leistenkanal, *Canalis*

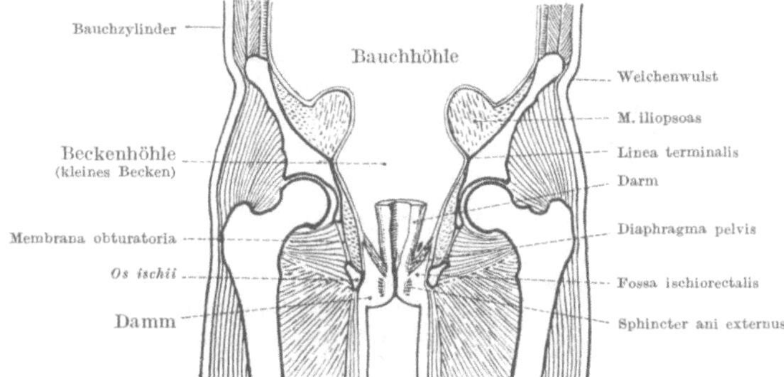

Abb. 229. Boden des großen und kleinen Beckens. Halbschematischer Frontalschnitt durch den in Abb. 100 u. a. abgebildeten Muskeltorso.

inguinalis, oberhalb des Leistenbandes (S. 171); 2. die *Lacuna musculorum*, unterhalb des Leistenbandes, lateral von dem Lig. iliopectineum (S. 176); 3. die *Lacuna vasorum*, unterhalb des Leistenbandes, medial von dem Lig. iliopectineum. Ein Teil von ihr, am weitesten medial, ist der Schenkelkanal, *Canalis femoralis* (S. 176). 4. Die obere Lumbalpforte, subcostaler Schlitz zwischen Lig. lumbocostale und 12. Rippe (S. 150). 5. Die untere Lumbalpforte, *Trigonum lumbale Petiti*, zwischen Beckenrand, Latissimus und Obliquus abdominis externus (S. 156).

Außer diesen 5 paarigen Loca minoris resistentiae sind in der Mittellinie des Bauches noch eine oder mehrere *unpaare* gegeben; konstant ist der Nabelring, *Anulus umbilicalis*, die inkonstanten liegen zwischen den sich überkreuzenden Fasern der Linea alba (S. 157). Von den Loca minoris resistentiae im Deckel des Bauchzylinders ist hier abgesehen (Zwerchfell, S. 180).

Im Beckenzylinder gibt es *vier paarige* Anlagen für Pforten jederseits, eine ventrale und 3 dorsale (Abb. 84). Sie heißen 1. *Canalis obturatorius*, zwischen Membrana obturatoria und oberem Schambeinast (vgl. S. 432). 2. *Foramen suprapiriforme* im Foramen ischiadicum majus oberhalb des M. piriformis (S. 429). 3. *Foramen infrapiriforme* im Foramen ischiadicum majus, unterhalb des M. piriformis (S. 429). 4. *Foramen ischiadicum minus* zwischen Lig. sacrotuberosum und Lig. sacrospinosum (S. 428). Die 4. Pforte führt in die Fossa ischiorectalis (Abb. 229).

Außerdem gibt es im Diaphragma pelvis *unpaare* Loca minoris resistentiae besonderer Art. Der Darm (Abb. 229) und die Geschlechtsorgane sind so in den Beckenboden eingelassen, daß neben ihnen keine Lücke frei bleibt. Die Eingeweide können sich also höchstens durch die natürlichen Öffnungen nach außen um- und vorstülpen, falls die Widerstände der Wandungen abnorm sinken. Man nennt dies Vorfall, *Prolaps*. Die oben beschriebenen Pforten in der Seitenwand des großen und kleinen Beckens liegen sämtlich in einer Zone, welche man sich als breites Band horizontal um das Becken herumgelegt denken muß (Abb. 84). Daher neigen in krankhaften Fällen alle in *tieferen* Niveaus liegenden Eingeweide des kleinen Beckens zum Prolaps aus den natürlichen Öffnungen (Anus, Vagina); nur die oberhalb und im Niveau der Pforten liegenden Eingeweide beteiligen sich an den Brüchen

(Hernien), die durch jene Pforten austreten können; bei letzteren quillt eine Darmschlinge vor, ohne sich umzustülpen.

Das osteofibröse Becken ist eine *Ringkonstruktion,* wo, rein mechanisch betrachtet, ein einfacher Knochenbalken genügen würde. Der Ring dient der Durchleitung von Darm und Harn- und Geschlechtswegen. Seine Weite richtet sich nach der Größe der durchzuleitenden weiblichen Geschlechtsprodukte, der Eier bei niederen Formen, der zu gebärenden Frucht bei höheren. Er ist relativ am weitesten beim Menschen, entsprechend dem großen Umfang des kindlichen Kopfes. Der Ring ist federnd konstruiert, fest genug, um die auf den Beinen ruhende Körperlast zu tragen, und doch plastisch wie alle Skeletkonstruktionen der Wirbeltiere (Wirbelsäule, Fuß). Die Natur vermeidet starre Gliedersysteme.

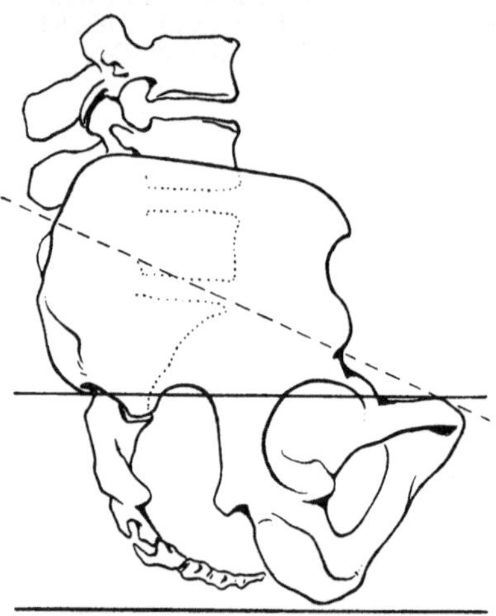

Die Federungsstellen, die Sacroiliacal-Verbindungen und die Symphyse, sind ihrer Beanspruchung entsprechend gebaut. Beim aufrechten Stand und Gang ist die Symphyse infolge der einseitigen Stützung des Beckens nur durch das Standbein und durch den Zug, den das Gewicht des Spiel- bzw. Schwungbeines ausübt, auf Schub (Scherung) und auf Druck und Zug zugleich beansprucht. Dem entspricht die faserknorpelige Verbindung der Schoßfuge: durch Knorpel als schub- und druckfestes, durch kollagene Fasern als zugfestes Material. Die beiden Kreuz-Darmbeinverbindungen sind Amphiarthrosen, d. h. straffe Gelenke mit nur geringer Beweglichkeit. Sie sind ähnlich wie die Symphyse auf Schub, Zug und Druck beansprucht. Der Bau als echte Gelenke (Gelenkspalt, überknorpelte Gelenkflächen, Gelenkkapsel mit Verstärkungsbändern) erlaubt im Gegensatz zur Faserknorpelhaft der Symphyse, bei der die Faserelemente die ganzen zu ver-

Abb. 230. Becken im Sitzen. Conjugata anatomica gestrichelt. Sie steht viel flacher als in Abb. 225. Horizontallinie ausgezogen (mit Benutzung einer Abbildung bei FICK, Bd. III, S. 497).

bindenden Flächen besetzen, die Abhebelung des Kreuzbeines vom Hüftbein unter Aufhebung des Flächenschlusses im Gelenk, was bei der Symphyse nicht möglich ist. Beim Geburtsakt gestattet diese Kantung der Hüftbeine gegen das Kreuzbein eine geringe Erweiterung des Beckeneinganges. Auf ihr beruht der beckenerweiternde Erfolg der operativen Durchtrennung des Schambogens.

Das Femur des Standbeines übt auf das Hüftbein im Acetabulum einen Gegendruck gegen die Körperlast aus. Gleichzeitig wird am Hüftbein durch den Glutaeus medius, der das Becken am Absinken nach der Schwung- bzw. Spielbeinseite hindert, in Richtung auf den Trochanter maior gezogen, und wenn auch nur wenig, von den Adductoren am Schambein gegen den Femurschaft. Das krankhaft erweichte, osteomalacische Hüftbein einschließlich der Seitenteile des Kreuzbeines wird deshalb nach innen durchgebogen, so wie ein Rohrstock über das Knie gebogen wird, und eingedrückt. Die Folge ist das querverengte oder Schnabelbecken, dessen Beckeneingang nicht mehr rund sondern T-förmig ist.

Der ventrale Beckenteil kann beim menschlichen Fetus durch angeborenen Defekt verkümmert sein; die Harnblase prolabiert in der ventralen Spalte (Ectopia vesicae). Bei den meisten Vögeln ist der mangelnde Verschluß des knöchernen Beckens normal. Dafür ist die Verklammerung der Hüftbeine mit dem Kreuzbein ausgedehnter als bei Säugern (S. 421) und eine Art Ausgleich für die mangelnde Schoßfuge. Der Oberkörper balanciert auch nicht auf den Hüftgelenken im labilen Gleichgewicht, sondern das Becken hängt in den Hüftgelenken wie eine Schaukel (S. 115). Für den dauernd aufrechten Gang, der Mensch und Vogel allein zukommt, ist das Vogelbecken ein Gegenbeispiel dafür, wie wichtig die Verklammerung des Beckens in der Schoßfuge für das labile Gleichgewicht des Menschen ist. Im *Liegen* ist die Symphyse nicht gedehnt. Man braucht deshalb nach der Pubotomie keinen Druckverband anzulegen, denn die Knochen legen sich von selbst aneinander.

Die Stellung des Promontoriums ist auch in der Norm wechselnd. Beim Kind und bei solchen Erwachsenen, deren Wirbelsäule dem kindlichen Habitus nahe bleibt (Weib), steht das Promontorium etwas höher und der Angulus lumbosacralis ist gestreckter als sonst. Der Unterschied beträgt etwa eine Wirbelhöhe. Dementsprechend schwankt die Länge der Conjugata vera (s. unten) um $1/2$ cm bei beiden Geschlechtern.

Durch Entwicklungshemmung kann die Pars lateralis des Kreuzbeins ein- oder doppelseitig ausfallen (costale Komponente, S. 77). Das Becken ist dann schräg oder quer verengt. Entzündliche Prozesse, welche die Frühentwicklung der Articulatio sacroiliaca beeinflussen, führen meist zu einseitigen Synostosen und deshalb zu einem schräg verengten Becken („NAEGELE-Becken“).

Die definitive Form des abnormen Beckens ist die Resultante aus den Belastungseinflüssen der aufrechten Körperstellung und der veränderten Wachstumsenergie des Becken-

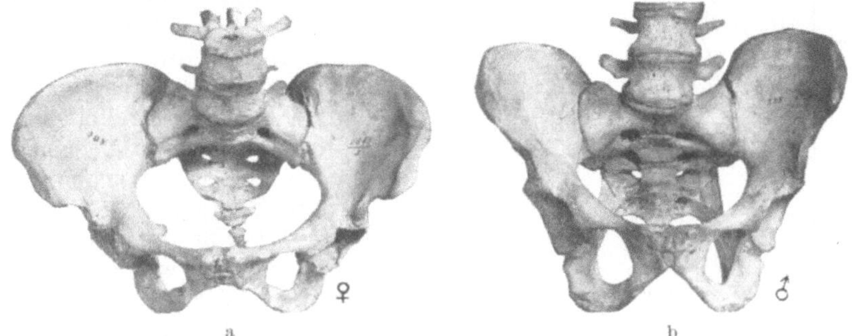

Abb. 231a u. b. a weibliches, b männliches Becken.

ringes, welcher bei Synostose der Gelenkfuge gleichsam einen toten Punkt enthält. Ähnliche Prozesse führen beim Schädel zu charakteristischen Asymmetrien. Die Folgen für die Beckenmaße sind praktisch besonders wichtig.

Übermäßige Druckbelastung (Stöße) suchen wir beim Sprung durch Aufsetzen beider Füße zu mildern. Auch die Hüft-, Knie- und Fußgelenke werden benutzt, um den Stoß auf das Becken zu bremsen. Auf diese Weise wird gewöhnlich ein Bruch des Beckens durch indirekte Gewalt verhindert. Bricht es dennoch durch Kräfte, die es im ganzen treffen, so bricht als schwächste Stelle der obere und untere Schambeinast. Direkte Absplitterungen vom Knochen durch brüske Stöße, welche das Becken an Stellen unmittelbar unter der Haut treffen, sind weniger selten. Sie können für die Eingeweide im Innern verhängnisvoll werden, weil oft Splitter nach innen losplatzen (Schambein- und Sitzbeinsplitter), ohne daß der Knochen äußerlich stark verletzt ist.

Die Geschlechtsunterschiede des Beckens. Die Architektur des *knöchernen* Beckens ist außer für die Festigkeit auch für die Weite des Beckenkanals maßgebend und damit für die Maße des Beckens im allgemeinen verbindlich. Bei der Passage des kindlichen Kopfes durch den Beckenkanal ist ein Ausweichen der Weichteile des Gesamtbeckens und des Beckeninhaltes nur so weit möglich, als das knöcherne Becken Spielraum läßt. Die Maße sind nach den Geschlechtern verschieden. Doch gibt es keinen absoluten Unterschied zwischen dem männlichen und weiblichen Becken. Wie bei allen Knochen hängen die Maße von der Gesamtgröße und dem Gesamthabitus des Individuums ab. Es gibt Frauen, deren Beckenmaße in die Variationsbreite des männlichen Beckens hineinfallen und umgekehrt. *Durchschnittlich* ist jedoch der natürliche Habitus bei den Geschlechtern sehr merkbar verschieden (Abb. 231).

Man merkt sich am besten 3 allgemeine Anhaltspunkte für die Geschlechtsmerkmale des Beckens. Zu diesem Zwecke denkt man sich schematisch das männliche und weibliche Becken aus dem gleichen Kegel herausgeschnitten (Abb. 232, II). *Erstens* liegt das männliche Becken mehr der Spitze des Kegels zu als das weibliche; die Seitenwände beider Kegelstücke sind daher gleich stark geneigt und stehen parallel zueinander (Abb. 232, I). *Zweitens* ist das männliche Becken ein Kegelausschnitt von größerer Höhe als das weibliche. Daraus folgt, daß das weibliche Becken relativ weiter und niedriger als das männliche ist, daß speziell sein Schambeinwinkel größer ist, und daß das Foramen obturatum mehr Platz hat (es ist beim Weib breit und dreieckig, beim Mann längsoval). Der *Schambeinwinkel, Angulus pubis,* beträgt beim Mann durchschnittlich 75°, bei der Frau 90—100°. *Drittens* ist dementsprechend der Symphysenknorpel beim Mann hoch und schmal, bei der Frau niedrig und breit.

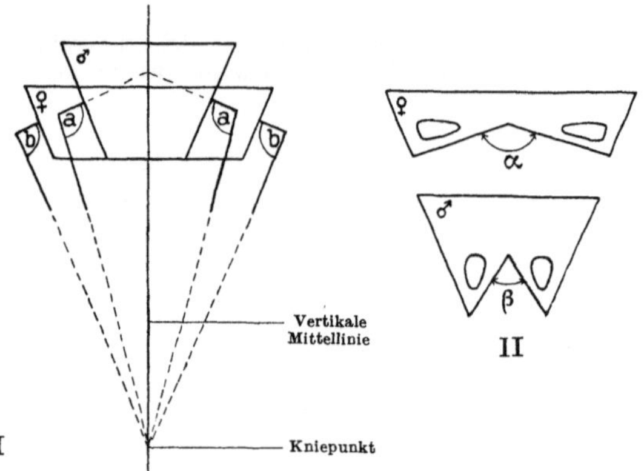

Abb. 232. Linienschemata des männlichen und weiblichen Beckens. Die charakteristischen Unterschiede übertrieben. I. Die beiden Kegelausschnitte aufeinander gezeichnet, mit den Oberschenkelknochen (Fortsetzung zum Knie gestrichelt). II. Die beiden Kegelausschnitte so untereinander gestellt, wie sie in der gemeinsamen Kegelfigur stehen; jedes mit Schambeinausschnitt (Angulus pubis) und Foramina obturata.

Ferner ist die Stellung der Köpfe der Femora zum Schaft durch die Sexualcharaktere des Beckens beeinflußt. Der Hals des Femur steht bei beiden Geschlechtern senkrecht auf der seitlichen Beckenwand. Nehmen wir an, die Knie lägen bei einem männlichen und weiblichen Individuum in etwa gleichem Abstand vom Hüftgelenk (Abb. 232, I), so ist bei breitem Becken (Weib) der Winkel, welchen der Schaft mit der Vertikalen bildet, größer als bei schmalem Becken (Mann). Der Winkel zwischen Hals und Schaft des Femur, *Collodiaphysenwinkel,* ist beim Weib ein rechter (b), beim Mann stumpf (a).

Die Geschlechtsunterschiede werden erst deutlich zur Zeit der Pubertät. Werden die Ovarien entfernt, so bleibt das Becken asexuell oder die Geschlechtsmerkmale treten stark abgeschwächt auf.

Beckenmessung. Für eine genauere Bestimmung der Sexualcharaktere und der individuellen Beckenform sind die *Meßzahlen* des knöchernen Beckens das beste Hilfsmittel. Für das große Becken ist die Verschiedenheit des *Höhenbreitenindex,* welche in Abb. 232 schematisch zum Ausdruck gebracht ist, fast der einzige brauchbare Geschlechtsunterschied. Alle anderen Maße betreffen das kleine Becken. Sie sind besonders wichtig für die Geburtshilfe. Man nennt den größten Abstand der Knochen in der Medianebene des Körpers *Conjugata* (Diameter recta), den größten Abstand in der Frontalebene *Diameter transversa* und in einer schrägen Ebene zwischen Sagittal- und Frontalebene *Diameter obliqua* (Abb. 233). Am wichtigsten sind die Maße für den *Eingang des kleinen Beckens,* weil die Linea terminalis nur aus Knochen und Knochenfugen besteht. Der sagittale Abstand des Promontorium vom oberen Rand der Symphyse, *Conjugata anatomica,* mißt beim Mann durchschnittlich 115 mm, bei der Frau 117 mm. Er ist annähernd das kleinste Maß des Beckeneinganges und seine Verkleinerung praktisch das wichtigste Geburtshindernis. Die kürzeste Entfernung pflegt die Verbindung des Promontorium mit einem etwas tieferen Punkt, etwa der Mitte der Symphyse zu sein *(Conjugata vera).* Doch fällt die geringe Differenz in die Variabilitätsbreite der Spuren von Beweglichkeit des Beckenringes in sich. Die Diameter transversa und die Diameter obliqua des Beckeneinganges sind größer und werden deshalb weniger leicht für die Geburt verhängnisvoll als die Conjugata vera (Maße der Diameter transversa bei der Frau im Durchschnitt 13,5 cm, der Diameter obliqua 12 cm). Die Conjugata vera ist aber auch das kleinste Maß aller übrigen Conjugatae des kleinen Beckens. Man nennt die Ebene, welche durch den unteren Rand der Symphyse und die Steißbeinspitze im gleichen Abstand von den Sitzbeinknorren gelegt wird, *Beckenausgang,* und die Ebene, welche ebenso durch die Mitte der Symphyse und die Mitte des Kreuzbeines geht, *Beckenweite*. Halbiert man die Conjugatae des Beckeneinganges, -ausganges und der Beckenweite, so ist die Verbindungslinie der Mittelpunkte die *Führungslinie* des kleinen Beckens, *Axis pelvis*; ihr muß der Mittelpunkt des kindlichen Kopfes bei der Durchtreibung durch den Beckenkanal folgen. Da der sagittale Durchmesser des Kopfes größer zu sein pflegt als sein Querdurchmesser, so bewegt er sich im Absteigen in einer Spiraltour. Beim Eintritt in das Becken steht er quer, da die Diameter transversa dort die größte Distanz ist (s. oben). Im Vorrücken nach unten stellt er sich schräg, weil im Innern des Beckens der schräge Durchmesser größer als der quere wird. Die Conjugata des Beckenausganges ist kleiner als die Conjugata vera (durchschnittliches Maß für beide Geschlechter 9 cm); da aber das Steißbein durch den kindlichen Kopf nach hinten um 2—2,5 cm verdrängt werden kann, so ist für die Geburtshilfe die Conjugata vera am wichtigsten.

Man kann die Conjugata vera bei der lebenden Frau nicht direkt messen; dagegen kann man von der weiblichen Scheide aus feststellen (Tuschieren), wie weit das Promontorium

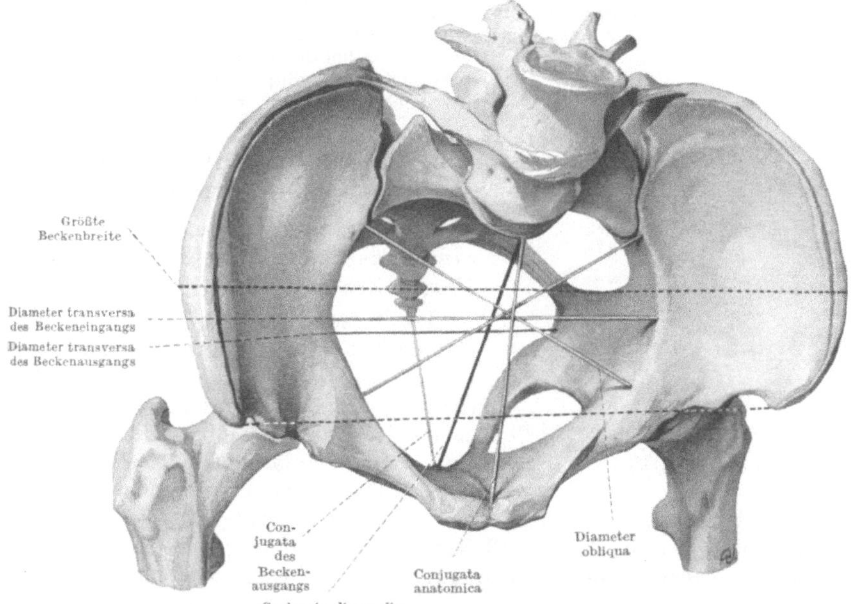

Abb. 233. Meßlinien eines jugendlichen weiblichen Beckens. Die schrägen Durchmesser schneiden sich neben der Conjugata anatomica (typische Asymmetrie) und hinter der Diameter transversa.

vom unteren Schambeinrand (von dem leicht fühlbaren Lig. arcuatum) entfernt ist: *Conjugata diagonalis* (Abb. 233). Indirekt (durch Abzug von $1^1/_2$—2 cm) läßt sich die Conjugata vera aus der Conjugata diagonalis bestimmen. Die Conjugata diagonalis der Frau mißt durchschnittlich 129 mm, die des Mannes 131 mm. Die Distanz beim Mann ist größer wegen der größeren relativen Höhe seines Beckens (Abb. 232). Der Abstand der Hautfalte zwischen Daumen und Zeigefinger von der äußersten Spitze der Finger des Mannes beträgt durchschnittlich 13 cm. Ist also die Distanz der Beckenknochen in der Conjugata diagonalis nicht geringer als etwa 13 cm, so wird die Fingerspitze des Arztes beim Tuschieren das Promontorium gerade oder nicht ganz erreichen, während beim verengten Becken und bei tiefstehendem Promontorium der Finger leichter bis zu letzterem vorgeschoben werden kann.

Die übrigen Messungen, welche bezwecken, die Conjugata vera indirekt zu bestimmen, sind viel unsicherer. Gebräuchlich ist die *Conjugata externa* (s. *Diameter Baudeloquii*). Sie verbindet den oberen Rand der Symphyse mit der Spitze des 5. Lendendorns (Abb. 223). Statt dessen wird auch eine Linie von der Symphyse zur Spina iliaca posterior superior benutzt u. a. m. Die äußerlich am leichtesten bestimmbaren Abstände der vorderen oberen Darmbeinstacheln und Darmbeinkämme (größte Beckenbreite und vordere obere Spinalbreite, Abb. 233) geben die unsichersten Maße für die Geburtshilfe, da keine feste Relation zwischen der Größe und Lage der Hüftbeinflügel und der Form des kleinen Beckens besteht.

Wegen anderer Maße des Beckens sei auf die Tabellen der anthropologischen und der geburtshilflichen Literatur verwiesen.

Asymmetrien des Beckens. Bei einer so fest gefügten Form wie dem Becken sind — ähnlich beim Kopf — *Asymmetrien* besonders merkbar. Sie sind regelmäßig vorhanden, da unser ganzer Körper nie ganz symmetrisch gebaut ist. Gewöhnlich ist das linke Bein um 10—13 mm länger als das rechte, weil es als Standbein bevorzugt wird und deshalb einem wachstumsfördernden Überdruck ausgesetzt ist. Es ist eine in pathologischen Fällen bekannte Erscheinung, daß das Becken schräg deformiert wird, wenn es einseitig stärker belastet ist (bei Verkürzung eines Beines oder bei rein funktioneller Ausschaltung des schmerzenden Gliedes infolge von Hüftgelenksentzündung oder bei Skoliose der Wirbelsäule): *skoliotisches Becken* (Abb. 78). Die Symphyse steht dann außerhalb der Medianebene, die Beckeneingangsebene ist schräg verzerrt und die Linea terminalis auf der einen Seite abgeflacht, auf der anderen stärker gekrümmt. Das gleiche, wenn auch in sehr abgeschwächtem Maß, zeigt das normale Becken (Abb. 225); das Promontorium ist nach rechts, die Symphyse nach links von der Medianebene verschoben). Mit den Asymmetrien des Beckens hängen seitliche Verbiegungen der normalen Wirbelsäule gegen die Medianebene zusammen (Abb. 77). Auch für diesen Zusammenhang finden wir in der menschlichen Pathologie gleichsam Naturexperimente, da sich an Beckenskoliosen in gesetzmäßiger Weise Brustskoliosen und umgekehrt anschließen. Wegen der Asymmetrie des normalen Beckens stellt sich der Kopf des Kindes bei der Geburt mit Vorliebe in die linke Diameter obliqua (Hinterhaupt gegen die linke Schenkelpfanne gerichtet).

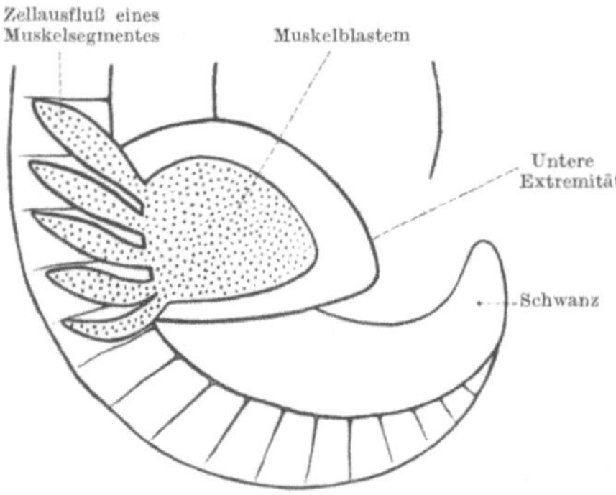

Abb. 234. Muskelanlagen der unteren Extremität, menschlicher Embryo der 3. Woche. (Aus GRÄFENBERG: Anat. H. 1904, 438.)

3. Die Hüft- und Gesäßmuskeln als aktive Bewegungsfaktoren.

a) Übersicht über die genetische Gruppierung (Tabelle) und über die Richtung der Bewegungen in der Hüfte (Nomenklatur).

Die Gesamtmuskulatur der unteren Extremität ist aus ventralen Teilen der Ursegmente (Myotome) entstanden (Abb. 5). In der Entwicklung des Menschen ist das Muskelblastem der Ausfluß von anfänglich 5 Myotomen (Abb. 234). Später kommt noch Material von 2 weiteren Ursegmenten hinzu; denn die fertige Gliedmaße beherbergt Abkömmlinge von 4 lumbalen und 3 sacralen Segmenten, wie aus der Versorgung durch die Nerven dieser Segmente hervorgeht (L 2—5 und S 1—3).

Das Blastem in der Gliedmaßenknospe, aus welchem die gesamte Muskulatur hervorgeht, entspricht lediglich den *autochthonen* Muskeln der vorderen Extremität (S. 25). Die zonalen Muskeln (thorakale und kraniale Gruppe), welche bei der Schulter zu so reicher Entfaltung kommen, fehlen beim Becken völlig. Die Verfestigung des Beckenringes in sich macht ähnliche Bewegungsapparate unmöglich. Das Becken ist eine knöcherne Schranke zwischen den Teilen der einst einheitlichen Masse der Stammuskeln (Abb. 47) geworden. Die autochthone Muskulatur der unteren Extremität zeigt nur geringe Tendenz, sich über den Beckengürtel hinaus vorzuschieben, truncopetal (Abb. 9, Psoas; derartige Muskeln sind bei der Schulter häufig und führen selbst bis zu Anheftungen an das Becken, Latissimus dorsi). Es kommt auch hier die Festigkeit des Beckenringes zum Ausdruck, welcher allen Eigenmuskeln der Gliedmaße genügenden Halt bietet, während umgekehrt bei der vorderen Extremität die Wirbelsäule, der Schädel, ja das Becken von den Muskeln aufgesucht werden, weil sie einen besseren Halt als der in sich bewegliche Schulterapparat geben.

Wir können die Muskeln, welche aus dem einheitlichen Blastem der embryonalen Anlage des Beines hervorgehen, in *dorsale* und *ventrale* Muskeln einteilen. Wie der Biceps und Triceps am Oberarm unveränderte Repräsentanten dieser scharf geschiedenen autochthonen Muskelhauptgruppen sind, so am Oberschenkel die Streck- und Beugemuskeln (Abb. 270, rot und blau). Aber hier ist doch die Unterscheidung schon schwieriger, weil eine Gruppe von Muskeln, die Adductoren (grün), an der Innenseite des Oberschenkels eingeschoben ist; vollends am Becken ist die Scheidung in dorsale und ventrale Muskeln innerhalb der Muskulatur selbst nicht erkennbar. Wir richten uns nach der Innervation und nach dem Skelet. An letzterem unterschieden wir dorsal das Darmbein und ventral das Scham- und Sitzbein. Die Muskeln, welche vom Darmbein entspringen, gehören entsprechend zur *dorsalen Hauptgruppe* (Tabelle S. 445/1—9), diejenigen, welche vom Schambein, Sitzbein und der Membrana obturatoria entspringen, gehören zur *ventralen Hauptgruppe* (Tabelle S. 445/10—17).

Hüft- und Gesäßmuskeln.

(Insertionen am Femur, mit Ausnahme des Gracilis Nr. 17.)

o = Ursprung (origo); i = Insertion (insertio), N. = Nervus.

A. Vordere Gruppe der *dorsalen* Hüftmuskeln (ursprüngliche Insertion am Trochanter minor).
  1. M. psoas maior (S. 450) [Äste des Plexus lumbalis].
    o: Seitenflächen des 12. Brust- und 1.—4. Lendenwirbelkörpers, Processus costarii des 1.—5. (4.) Lendenwirbels.
    i: Trochanter minor.
  2. M. psoas minor (inkonstant) (S. 452) [Äste des Plexus lumbalis].
    o: Seitenflächen des 12. Brust- und 1. Lendenwirbels.
    i: Pecten ossis pubis, Übergang in die Fascie des Psoas maior (Lig. iliopectineum).
  3. M. iliacus (S. 454) [Äste des Plexus lumbalis].
    o: Darmbeingrube bis zur Linea terminalis, Spina iliaca anterior inferior, vordere Kapsel des Hüftgelenkes.
    i: Trochanter minor und angrenzende Partie des Corpus femoris (Linea aspera).
  4. M. pectineus (s. ventrale Hüftmuskeln Nr. 16) (S. 454 u. 479).

B. Hintere Gruppe der *dorsalen* Hüftmuskeln (ursprüngliche Insertion am Trochanter maior): Gesäßmuskeln.
  5. M. piriformis (S. 455) [Äste des Plexus sacralis].
    o: Facies pelvina des Kreuzbeines, lateral von den Foramina sacralia anteriora II.—IV., Kapsel der Articulatio sacroiliaca ein wenig auf das Os ilium übergreifend, oberer Rand der Incis. ischiadica maior.
    i: Innenseite der Spitze des Trochanter maior.
  6. M. glutaeus minimus (S. 458) [N. glutaeus superior].
    o: Außenfläche des Darmbeines zwischen Linea glutaea anterior und inferior.
    i: vordere, obere Fläche der Außenseite des Trochanter maior.
  7. M. glutaeus medius (S. 459) [N. glutaeus superior].
    o: Außenfläche des Darmbeines zwischen Linea glutaea anterior, Linea glutaea posterior und Darmbeinkamm, Fascia coxae oberhalb des M. glutaeus maximus.
    i: laterale und obere Fläche der Außenseite des Trochanter maior bis zur hinteren freien Spitze.
  8. M. tensor fasciae latae (S. 460) [N. glutaeus superior].
    o: Darmbeinkamm nahe der Spina iliaca anterior superior; gemeinsame Ursprungs-aponeurose mit den Mm. glutaei medius et minimus.
    i: vor dem Trochanter maior an der Fascia lata, vermittels des Tractus iliotibialis (Maissiati) am Condylus lateralis tibiae.
  9. M. glutaeus maximus (S. 463) [N. glutaeus inferior].
    o: Darmbein hinter der Linea glutaea superior, Seitenrand des Kreuzbeines, Fascia lumbodorsalis, Steißbein, Lig. sacrotuberosum.
    i: obere Bündel an Fascia lata, Übergang in den Tractus iliotibialis; untere Bündel an Tuberositas glutaea femoris und durch Vermittlung des Septum intermuscu-lare laterale an der ganzen Linea aspera bis zum Epicondylus lateralis.

C. Ventrale Muskeln der Hüfte (inklusive Adductoren des Oberschenkels).
  10. M. obturator internus cum gemellis (S. 467) [Äste des Plexus sacralis].
    o: Innenfläche des Hüftbeines unterhalb der Linea terminalis (am Scham-, Darm- und Sitzbein) um das Foramen obturatum herum und an der Membrana obtu-ratoria.
    i: Fossa trochanterica.
    M. gemellus superior.
    o: Sitzbeinstachel.
    M. gemellus inferior.
    o: Sitzbeinhöcker.

11. M. quadratus femoris (S. 469) [N. ischiadicus].
　　　o: lateraler Rand des Tuber ischiadicum.
　　　i: von der Crista intertrochanterica abwärts auf die Tuberositas glutaea zu.
12. M. obturator externus (S. 470) [N. obturatorius].
　　　o: mediale Knochenumrahmung des Foramen obturatum (Sitzbein, Schambein).
　　　　Membrana obturatoria.
　　　i: Fossa trochanterica, Gelenkkapsel.
13. M. adductor magnus (und M. adductor minimus) (S. 471) [N. obturatorius].
　　　o: Vorderfläche des unteren Schambeinastes und des unteren Sitzbeinastes, Tuber
　　　　ischiadicum.
　　　i: mediale Lippe der Linea aspera mittels Sehnenbögen, hinter dem Trochanter
　　　　maior beginnend und am distalen Drittel des Femur endigend; verwachsen
　　　　mit den Endsehnen der oberflächlichen Adductoren und mit der Aponeurose
　　　　des Vastus medialis. Mittels kräftiger Sehne am Epicondylus medialis femoris.
14. M. adductor brevis (S. 475) [N. obturatorius].
　　　o: Vorderfläche des Schambeines, bedeckt vom Ursprung des Adductor longus und
　　　　Gracilis.
　　　i: oberes Drittel der medialen Lippe der Linea aspera, hinter Adductor longus und
　　　　Pectineus, verwachsen mit der Sehne des Adductor magnus.
15. M. adductor longus (S. 476) [N. obturatorius].
　　　o: Körper des Schambeines und Faserknorpel unterhalb des Tuberculum pubicum.
　　　i: mittleres Drittel der medialen Lippe der Linea aspera, verwachsen mit den
　　　　Sehnen des Adductor magnus, brevis und mit der Aponeurose des Vastus medialis.
16. M. pectineus (S. 454 u. 479) [N. femoralis und N. obturatorius].
　　　o: Pecten ossis pubis, Tuberculum pubicum, Lig. pubicum (superius).
　　　i: proximaler Abschnitt der Linea aspera, hinter Trochanter minor und distal von
　　　　ihm (Linea pectinea).
17. M. gracilis (S. 480) [N. obturatorius].
　　　o: Vorderfläche des absteigenden Schambeinastes nahe der Symphyse.
　　　i: Tuberositas tibiae, Fascia cruris (zwischen Sartorius und Semitendinosus).

Die Extremitätenmuskeln, welche ihren Ursprung am Becken haben, überspringen keineswegs alle nur das Hüftgelenk, sondern es gibt auch zweigelenkige
Muskeln, welche das *Hüft- und Kniegelenk* überspringen. Die ersteren inserieren
am Femur, die letzteren am Unterschenkel. Geradeso wie bei der oberen Extremität die Insertion am Humerus das Kennzeichen war für die eigentliche Schultermuskulatur, so ist hier die *Insertion am Femur* das Merkmal für das, was wir
Hüftmuskel nennen.

Die am Unterschenkel inserierenden Muskeln sind, auch wenn sie das Hüftgelenk überspringen, doch wesentlich Oberschenkelmuskeln und werden bei diesen behandelt werden
(analog den Oberarmmuskeln bei der vorderen Extremität). Eine Ausnahme ist der M. gracilis (Tabelle S. 446/17), der seiner engen Zugehörigkeit zu den Adductoren wegen bei ihnen
stehengeblieben ist, obgleich er am Unterschenkel und nicht, wie alle anderen Adductoren,
am Femur inseriert. Der Tensor fasciae latae (Tabelle S. 445/8) ist nur scheinbar eine Ausnahme; er wirkt zwar auf den Unterschenkel, aber nur durch Vermittlung der Bindegewebshülle der Oberschenkelmuskeln (Fascia lata), an welche er sich erst nachträglich angeheftet
hat. Die Abspaltung des Tensors von der Anlage der Glutäalmuskeln (Tabelle S. 445/6 u. 7)
und seine Schwenkung zur Fascie hin, an der er später inseriert, ist bei menschlichen Embryonen Schritt für Schritt beobachtet worden.

Wegen der Bezeichnungen „dorsal“ und „ventral“ bei der Extremitätenmuskulatur
verweise ich ausdrücklich auf das S. 25 Gesagte.

Die Begrenzung der dorsalen und ventralen Hüftmuskeln gegeneinander, welche ich der
Tabelle zugrunde lege, stützt sich auf das Nervensystem (dorsale und ventrale Äste des
Nervenplexus der unteren Extremität). Einzelheiten sind kontrovers. Ich halte die hier
gegebene Begrenzung der Gruppen für die wahrscheinlichste.

Eine weitere Ähnlichkeit der Hüftmuskulatur mit der autochthonen Schultermuskulatur ist die Zerlegung der dorsalen Hauptgruppe in eine vordere und
hintere Gruppe je nach der Lage zum dorsalen Teil des Skelets. Wie das Schulterblatt am Schultergürtel eine breite, für die dorsalen Muskeln Platz schaffende
Platte geworden ist, so beim Becken die Darmbeinschaufel. Die auf der *Vorder*
seite des Darmbeines liegenden Muskeln (Tabelle S. 445/1—4) bilden eine Unter-

gruppe, welche der gemeinsamen Anlage des M. subscapularis, M. teres maior und M. latissimus entspricht. Die Untergruppe auf der *Hinterseite des Darmbeines* (Tabelle S. 445/5—9) ist den Muskeln auf der dorsalen Oberfläche des Schulterblattes zu vergleichen (M. supra- und infraspinatus, teres minor und deltoides). Außer dieser allgemeinsten Beziehung der Untergruppen zum Skelet ist für Becken und Schulter im einzelnen gerade charakteristisch, daß die Hüftmuskeln ganz andere Lagen und Formen haben als die Schultermuskeln der entsprechenden Gruppen und Untergruppen. Die ganz anders gerichtete Spezialisierung der Hüfte gegenüber der Schulter tritt darin ebenso scharf hervor wie beim Skelet.

Eine besondere Ausbildung nimmt infolge der aufrechten Körperhaltung die Untergruppe der dorsalen Hüftmuskulatur auf der Hinterseite des menschlichen Darmbeines, die wir *Gesäßmuskeln* nennen (Tabelle Gruppe B). Sie verhindern das Umkippen des Beckens nach der Seite des unbelasteten Beines beim Gehen und Stehen und das Vornüberkippen des Oberkörpers; das Kind lernt bei den Gehversuchen erst allmählich ihren Gebrauch. Die Menschenaffen mit ihren relativ sehr langen Armen (Abb. 3b u. c) stützen sich statt dessen beim aufrechten Gehen mit den Fingerknöcheln auf den Boden auf. Die Stärke des Gesäßes charakterisiert geradezu den Menschen („seule l'espèce humaine a des fesses" *Buffon*).

Beim Schulterapparat unterscheiden wir *drei* Gelenke (die beiden Schlüsselbeingelenke und das eigentliche Schultergelenk), aus deren Einzel- oder Zusammenarbeit das schließliche Geschehen resultiert. Dem entspricht beim Becken nur das *eine* Hüftgelenk. Bei der Schulter kommen ergänzende Bewegungen der *Wirbelsäule* hinzu. Ebenso sind beim Becken Veränderungen seiner Stellung durch die Wirbelsäule wichtig (hauptsächlich Bewegungen in der Verbindung zwischen 5. Lumbalwirbel und Kreuzbein). Sie betreffen das Becken viel unmittelbarer, als die Schulter und der Arm von der Wirbelsäule beeinflußt werden, weil das Kreuzbein selbst ein Stück Becken ist.

Die *Adductoren* an der Innenseite des Oberschenkels (Abb. 270, grün) sind eine Muskelgruppe, welche in dieser Ausbildung der Schulter ganz fremd ist. Der einzige ventrale eingelenkige Muskel, welcher lediglich das Schultergelenk überspringt, ist dort der M. coracobrachialis. Die außerordentliche Spezialisierung der Adductoren an der Hüfte (Tabelle S. 446/12—17) ist sehr charakteristisch für die ganz andere Aufgabe der Hüftmuskulatur gegenüber der Schultermuskulatur. Im Skelet kommt das darin zum Ausdruck, daß die ventrale Partie des Schultergürtels (Coracoid) besonders stark zurückgebildet, diejenige des Beckengürtels (Pubis, Ischium) besonders stark ausgebildet ist. Die ventralen Muskeln bei jenem sind auf die Brust übergewandert (Pectoralis maior und minor), nur der Coracobrachialis hat die primitive Lage beibehalten; bei der Hüfte sind alle analogen Muskeln am Hüftbein selbst befestigt.

Gewöhnlich wird die Adductorenmuskulatur zusammen mit den Oberschenkelmuskeln beschrieben. Sie gehört aber ganz speziell zum Hüftgelenk und ist von außerordentlicher Bedeutung für die Balancierung des Beckens auf den Femurköpfen. Beim Coracobrachialis reichen meist einige sehnige Insertionsbündel bis zum Epicondylus medialis, also bis an das distale Schaftende des Humerus; die Adductoren sind in großer Fülle bis an das distale Ende des Femur und — im Gracilis — darüber hinaus bis an die Tibia ausgedehnt.

Stand- und Spielbein. Bewegungen des Beines und des Beckens. Durch die Hüft- und Gesäßmuskeln werden die Stellungen von Oberschenkel und Becken zueinander verändert. Je nachdem das Becken stehenbleibt und das Bein sich bewegt, *Spielbein, Schwungbein,* oder das Bein feststeht, *Standbein,* und das Becken sich bewegt oder beides kombiniert wird, ist der Erfolg verschieden. Die Bewegungen im Hüftgelenk selbst sind aber die gleichen, ob z. B. das Femur gegen das feststehende Becken gehoben oder das Becken gegen das feststehende Femur gesenkt wird.

Schwierigkeiten macht die vielfach übliche Nomenklatur. Ich nenne jede Bewegung des Femur aus der Senkrechten nach vorn bis zur Horizontalen *Anteversio* oder *Anteductio, Vorhebung* (Gegensatz dazu: *Senkung*), gewöhnlich Flexion genannt, nach hinten *Retroversio* oder *Retroductio, Rückhebung* (Gegensatz

dazu: *Senkung*), gewöhnlich Extension. Letztere Bewegung geschieht nur
scheinbar im Hüftgelenk (s. unten). Die Bewegung nach vorn über die Hori-
zontale hinaus heißt *Elevatio* (entsprechende Namen für die Schulter, S. 214).
Die Namen *Ab-* und *Adductio* sind für Spreizen und Annähern der beiden
Oberschenkel, *Rotatio* ist für die Drehung des Oberschenkels um die eigene
Längsachse (Kreiseln) gebräuchlich.

Die dorsalen Muskeln an der Vorderseite: *Extensoren* und die ventralen Muskeln an der
Hinterseite des Oberschenkels: *Flexoren* werden so genannt, weil sie der Entwicklung nach
den gleichnamigen Muskelgruppen am Oberarm entsprechen (Abb. 146). Man muß sich aber
darüber klar sein, daß diese Bezeichnungen *funktionell* lediglich auf das *Kniegelenk* bezogen
werden dürfen. Will man beim Hüftgelenk von Flexion und Extension sprechen, so kann
man nur die Bewegung des Oberschenkels *nach vorn* als Flexion bezeichnen. Obgleich diese
Benennung viel benutzt wird, vermeide ich sie ganz. Denn es sind nach der üblichen Bezeichnung auch Extensoren des Kniegelenkes an dieser Bewegung beteiligt (Rectus femoris).
Diese Muskeln wären für das Hüftgelenk „Flexoren". Eine solche direkt gegensätzliche Bezeichnungsweise öffnet Mißverständnissen Tür und Tor.

Beim Becken ändert sich je nach der veränderten Stellung im Hüftgelenk
die Neigung zur Horizontalen (Abb. 225). Werden *beide* Hüftgelenke gleichsinnig
und gleich stark beansprucht, so neigt sich das Becken nach vorn oder hinten:
Anteversio, Vorneigung, und *Retroversio, Rückneigung*; es steht im 1. Fall steiler,
im 2. weniger steil. Anteversion des Beckens und Anteversion des Femur sind
für das Gelenk gleich, ebenso Retroversion. Erfolgt die Beckenneigung seitlich
in *einem* Hüftgelenk, so senkt sich das Becken nach der betreffenden Seite:
Lateroversio, Rechts- oder *Linksneigung*; das andere Hüftgelenk kann dabei
still stehen, erleidet aber gewöhnlich eine Mitbewegung, weil das betreffende
Bein (Spielbein) der Schwere folgt und passiv seine Lage zum Becken ändert.
Lateroversio des Beckens und Abductio des Femur sind identische Gelenkbewegungen. Es gibt auch Drehungen des Beckens um eine Längsachse. Ist
es die mediane Längsachse des Körpers, so müssen sehr komplizierte Bewegungen
in den Hüft- und Fußgelenken (bei feststehenden Füßen) zusammenkommen,
die erst später erörtert werden können. Ist es die Längsachse eines Oberschenkels,
welche durch sein Hüftgelenk gelegt wird, so schwingt das Becken, ohne seine
Neigung zu ändern, um das betreffende Bein: *Ante-* oder *Retropositio coxae,
Vor- und Zurücknehmen der Hüfte.* Diese Bewegung kann mit Rotation des
Femur identisch sein.

Die Ausdrücke Pro- und Supination, welche von manchen für Drehungen des Beckens
(Ante- und Retropositio coxae) und Oberschenkels (Rotatio) gebraucht werden, sind wenig
empfehlenswert (s. 292).

Wenn wir im aufrechten Stehen das Bein nach hinten heben oder den Rumpf
gegen das feststehende Bein nach hinten überneigen, so sind das nur scheinbar
Bewegungen in den Hüftgelenken; denn in diesen wird durch besondere Kürze
der vorderen Kapselwand jede Rückhebung des Oberschenkels oder Rückneigung
des Beckens, Retroversio femoris et pelvis, unterdrückt, welche über die beim
aufrechten Stehen übliche Stellung von Becken und Oberschenkel zueinander
hinausgeht. Der Oberschenkel steht beim Stehen im Hüftgelenk nahezu in einer
Extremstellung. Es gibt aber trotzdem Muskeln, welche eine Retroversion ausführen könnten, wenn die Verstärkungsbänder die Hüfte freigeben würden.
Dieser scheinbare biologische Widerspruch klärt sich sofort auf, wenn wir daran
denken, daß Muskeln nicht nur bewegen, sondern auch versteifen und feststellen.
Die betreffenden Muskeln spannen mit großer Kraft die entgegenwirkende
vordere Kapselwand der Hüftgelenke. Passive und aktive Bewegungsapparate
wirken hier wie Sperrad und Gewicht gegeneinander (Abb. 256), wie später
noch näher zu erläutern ist, und sichern so dem Becken eine genügende Feststellung auf den Oberschenkeln und damit auf den Beinen überhaupt. Wenn

daher bei den einzelnen Muskeln von Retroversion des Beckens oder des Beines die Rede ist, so ist immer nur diese *potentielle* Fähigkeit gemeint.

Es ist selbstverständlich, daß das vorgehobene Bein oder das vorgeneigte Becken (Anteversio) durch Muskeln, welche potentia zu retrovertieren vermögen, in die Normalstellung zurückgeführt werden (z. B. beim Senken des Oberschenkels aus der Vorhebung gegen einen Widerstand, etwa beim Treppensteigen).

Darmbeinstachel und großer Rollhügel als Marke beim Lebenden. Alle Bewegungen im Hüftgelenk sind im Leben fast ausnahmslos mit Bewegungen der Wirbelsäule oder der Beine und Füße kombiniert. Der Ungeübte kann durchaus nicht immer leicht äußerlich am Lebenden erkennen, ob eine Bewegung im Hüftgelenk oder an einer der anderen mitbeteiligten Stellen, die vikariierend eintreten können, lokalisiert ist. Der Laie pflegt in der Tat fest überzeugt zu sein, daß das Rückheben des Beines im Hüftgelenk der betreffenden Körperseite vor sich gehe, während es in Wirklichkeit gerade dort nicht stattfinden kann, sondern sich aus Kombinationen von Bewegungen an ganz anderen Stellen, z. B. in der Lendenwirbelsäule, erklärt. Dies wird später im Zusammenhang erläutert werden. Man wird sich immer auf das genaueste informieren müssen, wie Becken und Femur stehen. Dazu dient beim *Becken* wesentlich der vordere obere Darmbeinstachel (Spina iliaca anterior superior), welcher im Leben jederzeit leicht zu bestimmen ist (Abb. 80). Je nachdem dieser Stachel in der gleichen Horizontalen wie derjenige der Gegenseite und weiter vorn oder weiter hinten als die Schoßfuge steht, ist über Lateroversion, Ante- oder Retroversion des Beckens und über Ante- oder Retroposition einer Hüfte leicht Aufschluß zu gewinnen. Hebt man beispielsweise das Bein nach hinten, so senkt sich zwangsläufig auf der betreffenden Körperseite der vordere Darmbeinstachel.

Daran kann man ohne weiteres an sich selbst feststellen, daß der Oberschenkel im Hüftgelenk nicht retrovertiert werden kann; denn könnte er es, so würden beim Rückheben des Beines das Becken und mit ihm der Darmbeinstachel ruhig stehenbleiben können. Bei Vor- und Zurücknehmen einer Hüfte (Ante- und Retropositio) kann ein Hebelausschlag des gleichseitigen, im Knie gebeugten Unterschenkels eintreten. Diese Bewegung wird im Hüftgelenk der *anderen* Körperseite ausgeführt; sie kann für den flüchtigen Beobachter eine Rotation des Femur im Hüftgelenk der gleichen Körperseite vortäuschen. Gibt man auf die Stellung der Darmbeinstacheln acht, so ist ein solcher Irrtum ausgeschlossen. Immer ist es nötig, bei der Untersuchung der Hüftbewegungen den *nackten* Menschen zu untersuchen, da sonst vikariierende Rumpf- und Beinbewegungen, die weit entfernt vom Hüftgelenk auftreten können, leicht übersehen werden.

Am Bein orientiert man sich über die Lage des Femur an der Stellung des großen Rollhügels, *Trochanter maior* (Abb. 261). Das Hüftgelenk selbst liegt zu versteckt; aber diesen Knochenvorsprung findet man unmittelbar unter der Haut in einer Delle, welche durch das Vorquellen der benachbarten Muskelbäuche zustande kommt (Trochantergrube, Abb. 56 u. 80). Man kann ihn hier immer leicht fühlen, bei mageren Menschen sogar durch die Haut unmittelbar sehen, und danach wie an einem Zeiger bestimmen, wie der Oberschenkelknochen steht.

Besonders deutlich zeigt bei *gebeugtem* Knie der Unterschenkel an, ob das Femur im Hüftgelenk rotiert wird oder nicht; denn der Unterschenkel schlägt bei der geringsten Rotation des Femur wie ein Schreibhebel seitlich aus, während Rotationsbewegungen im Knie oder im Fuß keinen derartigen Hebelausschlag des Unterschenkels hervorbringen können. Hebelausschläge des gebeugten Unterschenkels sind für den Kundigen Fernzeichen für das, was im versteckten Hüftgelenk vor sich geht.

b) Vordere Gruppe der dorsalen Hüftmuskeln. Tabelle S. 445/1—4.

Beim menschlichen Embryo gibt es für die Muskeln dieser Gruppe nur *eine* zusammenhängende Muskelanlage; sie liegt zusammen mit dem N. femoralis in einem tiefen Ausschnitt des Vorderrandes des Darmbeines, der späteren

Lacuna musculorum (Abb. 235). Aus ihr differenzieren sich die 4 Einzelmuskeln
der Gruppe, von denen einer (Psoas minor, Tabelle S. 445/2) beim Menschen
inkonstant ist. Der M. iliacus (Tabelle S. 445/3) knospt seitlich aus dem ursprünglichen Blastem heraus; er ist entsprechend der Verbreiterung der Darmbeinschaufel ein Spätprodukt. Alle Muskeln mit Ausnahme des M. pectineus (Tabelle
S. 445/4) hängen auch beim Erwachsenen zusammen und heißen gemeinsam
M. iliopsoas; die Endsehne inseriert am kleinen Rollhügel des Femur, *Trochanter minor*. Der Ansatz des Pectineus liegt in nächster Nähe des Muskel-
ansatzes des Iliopsoas, *Crista pectinea femoris* (Abb. 238b).

Über die Benennungen des Femur s. S. 508. Man orientiere sich vorläufig an den Abbildungen (Abb. 87, 121 u. 269).

Musculus psoas maior (Tabelle S. 445/1). Das Muskelfleisch ist künstlich in
eine oberflächliche und tiefe Ursprungsportion zerlegbar. Die erstere entspringt
mit sehnigen Arkaden für den Durchlaß von
feinen Gefäß- und Nervenästchen von den
Wirbelkörpern und namentlich von den
Zwischenwirbelscheiben. Sie ist eine ziemlich
einheitliche Platte. Die tiefe Ursprungsportion ist nach den Rippenfortsätzen der
Lendenwirbel (Processus costarii) in einzelne,
dachziegelförmig sich deckende platte Ursprungsbündel gesondert, deren Hinter-
flächen an die tiefen Rückenmuskeln grenzen
(Abb. 90). Der Psoas reicht so weit an der
Wirbelsäule in die Höhe, daß er unter dem
medialen HALLERschen Bogen des Zwerchfelles hindurchschlüpft und bis in den Brustraum gelangt (Abb. 100), wo er vom 12. Brust-

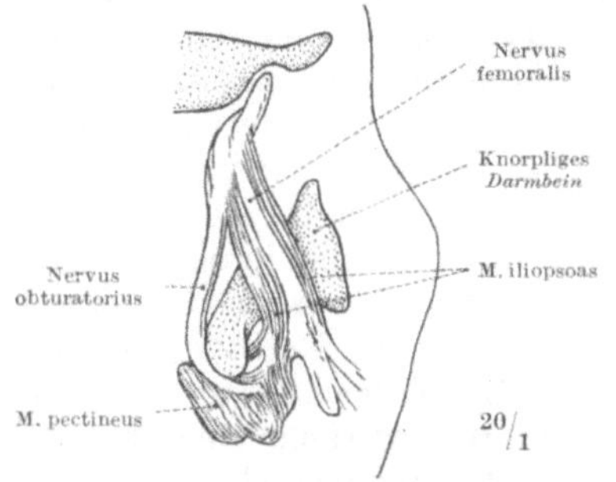

Abb. 235. Anlage der vorderen Gruppe der
dorsalen Hüftmuskeln. Menschlicher Embryo
der 6. Woche. [Aus GRÄFENBERG, Anat. Hefte
23 (1904).]

wirbelkörper entspringt. Die Fascie des Muskels ist von retroperitonealem Fett,
der Fortsetzung der Fettkapsel der Niere, bedeckt und durchdrungen (Abb. 101).
Bei Schlachttieren beruht darauf die Zartheit des Muskelfleisches („Filet").

Der Muskel verläßt das große Becken gemeinsam mit dem M. iliacus (Tabelle S. 445/3)
durch die früher beschriebene Lacuna musculorum zwischen Darmbeinrand und Leistenband (Abb. 100). Die Grenze gegen die Lacuna vasorum ist durch die Fascie des Psoas
gebildet, welche Leistenband und Eminentia iliopectinea des Knochens miteinander verbindet und an dieser Stelle *Lig. iliopectineum* genannt wird (Abb. 84 u. 87, vgl. S. 151).
An dieser Stelle ist der Muskel auf seiner Unterseite gegen den Knochen hin bereits rein
sehnig. Ein großer Schleimbeutel, *Bursa iliopectinea* (Abb. 245), ist zwischen die Sehne
und den Knochen eingeschaltet; sie kommuniziert in 10—15% der Fälle mit dem Hüftgelenk,
jedoch wohl nur bei hohem Torsionswinkel des Femur (S. 509). Auf dem Wege vom Ursprung
zur Lacuna musculorum liegt der Muskel rein abdominal; er verengt den Eingang zum
kleinen Becken (Abb. 229), ist aber mitsamt seiner Fascie so verschieblich, daß er kein Geburtshindernis werden kann. Außerhalb der Lacuna tritt der Muskel in das Gebiet des
Oberschenkels, liegt auf der medialen Hälfte der Hüftgelenkkapsel und des Caput femoris
(Abb. 238) und inseriert am Trochanter minor, indem er sich um den Hals des Femur in
langgezogener Spirale herumwendet. Man sieht die Befestigung des Psoas maior an der
Knochenapophyse am besten von hinten her (Abb. 90).

Die *Fascie* des Muskels ist ein Teil der *Fascia lumbalis*, welche oberhalb der
Darmbeinkammes eine besondere Loge für den Muskel formt, eine zweite für
den Quadratus lumborum (Abb. 101). Sie öffnet sich nur unter dem Leistenband hindurch gegen den Oberschenkel zu. Diesen Weg zeigen uns sehr deutlich
pathologische Senkungsabscesse an, welche sich bei eitriger Zerstörung von
Brustwirbeln hoch oben sammeln, meist den Weg mit dem Psoas nach unten
nehmen und sehr häufig erst am Oberschenkel oder noch weiter distal unter
die Haut treten (über den Weg nach dem PETITschen Dreieck zu, s. S. 156).

Die Abschlüsse der Loge sind überall sonst sehr fest. Oben ist das Zwerchfell an die Fascie des Psoas angeheftet (*Arcus lumbocostalis medialis*, innerer HALLERscher Bogen, S. 178); an dieser Stelle geht sie in die Fascie der Unterseite des Zwerchfelles über. Im großen Becken setzt sie sich auf den M. iliacus fort; sie heißt hier über dem ganzen M. iliopsoas: *Fascia iliaca*. Sie hängt nach dem kleinen Becken zu mit der Beckenfascie zusammen und an der Innenseite der Bauchwand mit der Fascia transversalis (vgl. Abb. 103).

Die *Wirkung* des Psoas maior ist einzigartig unter allen Extremitätenmuskeln der unteren Gliedmaße. Nur die beiden Psoae reichen über den Hüftbeinrand in den Rumpf hinauf, während bei allen übrigen die Crista iliaca zwischen Bauch- und Extremitätenmuskeln reinlich scheidet. Der Psoas maior überspringt also nicht nur das Hüftgelenk, sondern auch die beweglichen Zwischenwirbelscheiben des Promontorium und der Lendenwirbel bis zum letzten Brustwirbel. Er ist ein vielgelenkiger Muskel; er bewegt um so mehr von den genannten Gelenkverbindungen, je mehr von seinen 9 (10) oberflächlichen und tiefen Ansätzen an Wirbeln kontrahiert werden. Die Länge des Muskels wird noch dadurch erhöht, daß seine Insertionsapophyse bei der Normalstellung des Beines dorsal gerichtet ist, und daß die Muskelfasern einen Umweg innen um den Kopf und Hals des Femur herum zu diesem Knochenhebel machen (Abb. 100). Diese Ausnutzung der größtmöglichen Distanz auf der ventralen Seite der Wirbelsäule zwischen Ursprung und Insertion gibt dem Muskel besondere Hubhöhe. Wir werden sehen, daß sein Partner, der M. iliacus, sich als besondere *Kraft*komponente des Systems hinzugesellt.

Er ist weitaus der wichtigste Muskel für das Vorheben des Beines. Die Hubhöhe des Psoas ist so groß, daß wir das Bein bis zur Berührung zwischen Vorderfläche des Oberschenkels und Bauchwand heben können (passiv, z. B. durch Heranziehen des Knies mit den Händen, kann die Bewegung noch weiter geführt werden). Ist scheinbar die Berührung in bestimmten Stellungen nicht möglich (z. B. im aufrechten Stehen und bei gestrecktem Knie), so liegt das an einer Hemmung durch die überdehnten Muskeln an der Hinterseite des Oberschenkels. Entspannt man diese Muskeln durch Beugen des Knies, so kann erst der Psoas seine ganze Hubhöhe zeigen.

Aus dem Hebelarm, mit welchem die gemeinsame Endsehne am Femur angreift, und aus dem Muskelquerschnitt des Iliopsoas ist als Moment für die Anteversio des Beines ein Betrag errechnet worden, welcher 250mal größer ist als beim Rectus femoris, dem einzigen Muskel, welcher die gleiche reine Wirkung auf das Hüftgelenk ausübt wie der Iliopsoas (s. Oberschenkelmuskeln).

Einschränkungen erleidet die Hubhöhe bei korpulenten Leuten oder Schwangeren durch die Prominenz des Bauches; gewisse Verrichtungen wie Stiefelanziehen und dergleichen werden dadurch behindert.

Der Psoas ist am stärksten erschlafft, wenn das Bein in der Hüfte antevertiert und außenrotiert steht und in dieser Stellung durch passende Lagerung passiv gehalten wird. Infolgedessen wird bei Abscessen, welche sich zwischen Iliopsoas und Beckenknochen sammeln und den Muskel vordrängen, vom Patienten unwillkürlich der Muskel durch Vorheben des Beines in der Hüfte zu entlasten gesucht. Die Rückwirkungen solcher Schutzstellungen auf das Hüftgelenk und die Wirbelsäule sind weitgreifend (S. 505).

Ist der Iliopsoas gelähmt, so ist das Gehen fast unmöglich. Ein gelähmtes oder entzündetes Bein läßt sich wohl mit orthopädischen Apparaten so schienen, daß es an seinem Teil die Körperlast zu tragen vermag, *Steh*fähigkeit. Aber die lebendige Kraft des Iliopsoas ist in erster Linie nötig, um das Bein vorwärts zu bringen, *Geh*fähigkeit. Das Spielbein wird durch ihn gehoben und vor das Standbein gebracht. Alle Muskeln an der Hinterseite des Beines und Hüftgelenkes können eher entbehrt und bei Versagen durch Schienen ersetzt werden. Fehlt dagegen der Iliopsoas, so ist ein Gehen nur beschränkt mit dem Tensor fasciae latae, Rectus femoris und den vorderen Adductoren möglich. Er ist deshalb einer der wichtigsten Muskeln des ganzen menschlichen Körpers.

Wohl kann der Rumpf im ganzen so gedreht werden, daß die betreffende Hüfte nach vorn gebracht (Antepositio) und das Bein mit vorgeschoben wird. Aber dazu ist eine abnorme Steifigkeit des Beines im *Hüftgelenk* nötig, die erforderlichen Falles künstlich durch Schienen herbeizuführen ist; sonst rutscht das Bein der Schwere folgend zurück. Die biologische Bedeutung des Iliopsoas für das normale Gehen ist daraus klar zu erkennen.

Die Länge des Psoas ist von größter Bedeutung für lange Schritte und Sprünge, da er dem nach hinten gerichteten Standbein Antrieb und Schwung gibt, um als Spielbein nach vorn zu kommen. Besonders schnellfüßige und sprungfähige Tiere (Hase, Raubtiere) haben größere relative Psoaslängen als der Mensch; der Muskel steigt bei ihnen weiter in den Brustraum über den Zwerchfellansatz hinauf.

Geringe kreiselnde Wirkungen auf den Oberschenkel und Beteiligung an der Adduktion des Beines schwanken individuell mit der Verschiedenheit der Femurtorsion und des Collodiaphysenwinkels. In der Normalstellung ist die kreiselnde Wirkung des Iliopsoas gleich null, in Außenkreiselungsstellung kreiselt er weiter auswärts, in Innenkreiselungsstellung einwärts.

Geradeso wie der Iliopsoas das Spielbein gegen das Becken und den Rumpf antevertiert, so vermag er den Rumpf gegen das Becken und das Becken gegen den Oberschenkel des Standbeines zu kippen (Steilstellung des Beckens, Anteversio pelvis). Die Verbeugung im aufrechten Stehen, alle Rumpfhebungen im Liegen gegen die Schwere oder gegen einen Widerstand finden durch ihn Antrieb, Unterstützung und feinere Führung (S. 168).

Beim Zusammenkugeln des Körpers, das nur bei gebeugten Knien möglich ist (wegen des Widerstandes der Beugemuskeln des Oberschenkels bei gestreckten Knien), wird die volle Hubhöhe des Psoas ausgenützt. Bei der Verbeugung können wir nur deshalb den Bauch nicht bis an die Vorderseite der Schenkel senken, weil in dieser Stellung die Knie gestreckt und deshalb die Beuger an der Hinterseite des Oberschenkels gespannt sind.

Da die Haut bei Anteversion des Oberschenkels und des Beckens beständig eingefaltet wird, so besteht eine dauernde Linie dicht unterhalb der Leiste, welche auch bei gestrecktem Bein die Stelle der Quetschfalten verrät und konstant geworden ist, besonders bei der Frau, *Schenkellinie* (Abb. 97).

Innervation: Mehrere getrennte Äste direkt aus dem Plexus lumbalis. Zahlreiche andere Nerven sind dem Muskel bloß benachbart. Der N. femoralis liegt in der Nische zwischen Psoas und Iliacus und begrenzt den Psoas von außen, ohne Äste an ihn abzugeben. Manchmal geht distal vom Leistenband ein Ast aus dem N. femoralis in den Iliopsoas hinein (extrapelviner Teil des Iliacus). Durch den Psoasursprung tritt der N. genitofemoralis, ein reiner Hautnerv, hindurch; er liegt zwischen Muskelfascie und Bauchfell. Unter dem Muskel und in sein Fleisch mehr oder weniger stark eingebettet findet man die Äste des Plexus lumbosacralis, welche den Muskel passieren, ohne ihn zu innervieren. Die Nervenäste, welche unter den Ursprungsarkaden aus dem Muskel heraustreten, sind die Rami communicantes der lumbalen Spinalnerven zum Grenzstrang des Sympathicus. Letzterer begrenzt den Innenrand des Psoas auf der Lendenwirbelsäule. Infolge so zahlreicher Nachbarschaft kann bei Entzündung oder Vereiterung des Psoas eine reiche Skala von sensiblen und motorischen Störungen vorkommen. Segmentale Nerven: L 1—4. Der Ursprung des Muskels ragt durch sekundäres Wachstum in höhere Körpersegmente hinauf als die Ursprünge der segmentalen Nerven, welche ihn versorgen. *Blutzufuhr:* A. subcostalis und Rr. lumbales der Aorta abdominalis, R. iliolumbalis aus der A. hypogastrica, Ästchen der A. femoralis (besonders A. circumflexa femoris lateralis). Die große Arteria und Vena iliaca externa laufen im Becken längs dem Innenrand des Psoas zwischen Fascie und Peritonaeum. In der Bauchhöhle liegt vor dem rechten Psoas die V. cava inferior.

Musculus psoas minor (Tabelle S. 445/2). Er entspringt am weitesten oben (Abb. 100, an Seitenflächen des 12. Brust- und 1. Lendenwirbels) und inseriert mit fächerförmig ausstrahlenden Sehnenfasern lateral an der Linea iliopectinea, medial an der Linea terminalis, die mittleren Fasern gehen in die Fascia iliaca und pectinea über. So bildet die Sehne eine Führungsröhre für den unter ihr liegenden Psoas maior, die ihn hindert, sich bei seiner Kontraktion nach medial gegen den Raum des kleinen Beckens zu verschieben. Fehlt der M. psoas minor, was nicht selten ist, so hat der Psoas maior an seiner lateralen Fläche eine starke Sehne, die in gleichem Sinne wirkt. Bei Carnivoren, Nagern u. a. ist er mächtig entfaltet und ein wichtiger Beweger des Beckens. Beim Menschen unterstützt er den Quadratus lumborum; doch wird der Angulus lumbosacralis (Abb. 225) infolge der aufrechten Körperhaltung viel wirksamer durch das Gewicht des Oberkörpers beeinflußt und durch die Muskeln, welche diesen regieren (Rücken- und Bauchmuskeln). So ist der für Vierfüßler progrediente Entwicklungsprozeß beim Menschen wieder rückläufig

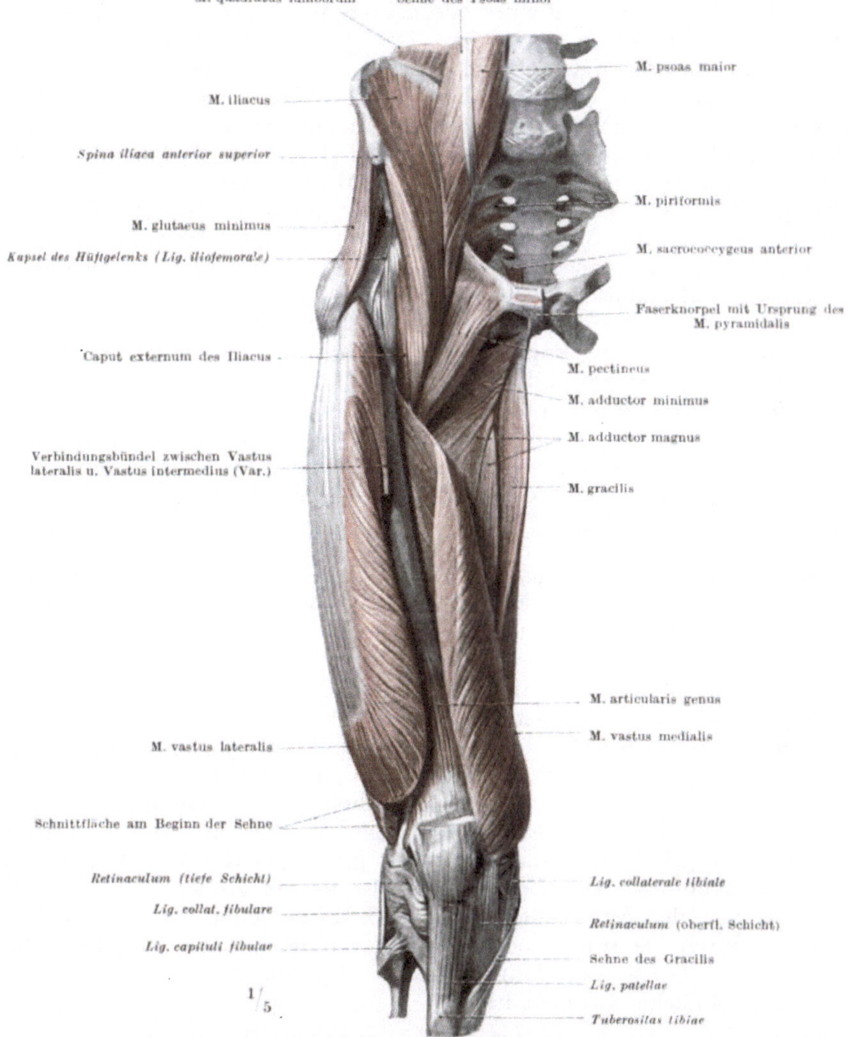

Abb. 236. Becken- und Oberschenkelmuskeln von vorn, natürliche Lage und Form des Skelets und der Muskeln. Entfernt wurden das Leistenband, der Gluteaus medius, Sartorius, Rectus femoris, Vastus intermedius, Adductor longus, Adductor brevis, Obturator externus und die Muskeln des Unterschenkels. Zwischen Pectineus und Gracilis ist das Bett für den Adductor longus und brevis erkennbar, neben dem Faserknorpel der Schoßfuge die dreieckige Nische des Obturator externus.

geworden; das drückt sich nicht nur in dem häufigen Fehlen aus, sondern auch in der oft rein sehnigen Beschaffenheit des größten Teils des Muskels und in der variablen Insertion, speziell an der Fascie anstatt am Knochen. Der Muskelbauch ist höchstens 6 cm lang.

Der Psoas minor verstärkt durch seine Sehne die Fascia iliaca an der Stelle, wo sie das Leistenband mit der Eminentia iliopectinea verbindet. Die Sehnenfasern sind das, was man präparatorisch leicht isolieren kann und als „Lig. iliopectineum" bezeichnet (S. 151).

Innervation: Ein direktes Ästchen aus dem Plexus lumbalis. Segmentale Nerven: (L 1), L 2—3 (L 4). *Blutzufuhr:* Rr. lumbales aus der Aorta abdominalis.

Musculus iliacus (Tabelle S. 445/3). Die breite Darmbeinschaufel fehlt allen Vierfüßlern (Abb. 221a). Sie ist für den Menschen charakteristisch und bietet den für den aufrechten Gang erforderlichen Muskeln breite Ursprungsflächen. So ermöglicht sie die Entfaltung eines besonderen M. iliacus, der in solcher Ausbreitung nur dem Menschen eigen ist. Der intrapelvine Teil des Muskels nimmt die ganze Darmbeingrube vom Kamm und vorderen Darmbeinstachel bis zur Linea terminalis ein (Abb. 238a), er greift sogar gelegentlich auf die Gelenkkapsel der Articulatio sacroiliaca und auf den Seitenteil des Kreuzbeines über. Überall beginnt das Muskelfleisch dicht am Knochen. Je nach der Tiefe der Höhlung im Knochen ist der Muskel verschieden dick, aber nie mächtiger, als bis zur Anfüllung der Grube nötig ist (Dicke etwa 2 cm). Der extrapelvine Teil des Muskels umgreift wie ein mächtiges Rad von der Lacuna musculorum aus den Hüftgelenkkopf (Abb. 96) und hat infolgedessen ein sehr günstiges Moment für die Bewegung des Femur. Der Ursprung umfaßt die Spina iliaca anterior inferior (Abb. 238a). Weiter unterhalb gesellt sich ein besonderer Ursprungskopf von der vorderen Hüftgelenkskapsel zu der am Beckenknochen entspringenden Hauptmasse des Muskels hinzu. Dieser Kopf liegt rein extrapelvin (Caput externum, Abb. 236); er dient als Kapselspanner. Die Insertion des Iliacus reicht vom Trochanter minor etwas auf das Labium mediale der Linea aspera femoris hinab und scheidet hier die Adductoren von dem Vastus medialis des Quadriceps (Abb. 238b).

Der Innenrand des Iliacus wird vom Psoas bedeckt. In der Nische zwischen beiden liegt der N. femoralis. Er selbst bedeckt am Oberschenkel das Hüftgelenk und den vorderen Abschnitt des Hüftbeinkopfes (Abb. 96). Bei mageren Menschen kann man die Knochenkugel durch ihn hindurchfühlen. Sie ist auch der Grund für die radförmige Drehung der Muskelfasern von vorn nach hinten.

Für die beim Psoas bereits erwähnten Gesamtwirkungen des Iliopsoas ist der Iliacus eine wesentliche Kraftkomponente. Denkt man sich statt eines Muskels ein Modell aus einer bestimmten Anzahl gleichlanger Gummischnüre, so sind beim Psoas die Schnüre *hinter*einander geknüpft (wenige lange Muskelfasern), beim Iliacus sind sie *neben*einander geordnet (viele kurze Muskelfasern). Beide Möglichkeiten der Wirkung (große Hubhöhe und große Kraft) sind im Iliopsoas für den gleichen Muskelhebel am Femur (Trochanter minor) verwirklicht. Die Richtung der Fasern des Iliacus ist gleich der des M. obliquus abdominis externus (Abb. 96). Der Beckenkamm ist in den großen Muskelzug eingeschaltet, der von der Außenseite des Thorax durch jenen Bauchmuskel und den Iliacus hindurch bis zum Trochanter minor führt, so daß auf diese Weise ohne Kraftverlust Bauch- und Hüftmuskelleistung addiert und die Kürze der Iliacusfasern ausgeglichen werden kann.

Innervation: wie beim Psoas. Der Ast zur Pars externa liegt häufig extramuskulär und kommt manchmal aus dem N. femoralis. Auf der Fascie des Iliacus liegt ein Hautnerv: N. cutaneus femoralis lateralis. Segmentale Nerven: L 3—4. *Blutzufuhr:* A. iliolumbalis aus A. hypogastrica und A. circumflexa ilium profunda aus A. iliaca externa. *Schleimbeutel:* Unter der Insertion, welche größtenteils fleischig ist, liegt häufig ein separater Schleimbeutel auf dem Trochanter minor, *Bursa iliaca subtendinea;* er ist meist klein, kann aber größer als die Bursa iliopectinea des Psoas sein, ist immer von ihr durch einen fingerbreiten Zwischenraum getrennt und steht nie mit dem Hüftgelenk in Verbindung. Die Fascie des Iliacus ist beim Psoas beschrieben.

Musculus pectineus. Er ist an dieser Stelle erwähnt, weil er entwicklungsgeschichtlich mit dem Iliopsoas zusammenhängt (Abb. 235). Er gehört andererseits zu den Adductoren und wird erst bei diesen beschrieben, s. S. 479.

c) Hintere Gruppe der dorsalen Hüftmuskeln: Gesäßmuskeln.
Tabelle S. 445/5—9.

„*Sitzfleisch*" oder „*Gesäß*" sind vulgäre Bezeichnungen, welche eine *passive* Bestimmung der ganzen Gegend, aber nicht eigentlich dieser Muskelgruppe andeuten (S. 465). Vor allem sind die Muskeln *aktive* Komponenten des dichten Muskelmantels, welcher die Hüfte umgibt und das Becken auf den Tragsäulen der Beine im labilen Gleichgewicht festhält. Nicht nur die Hinterbacken, *Nates s. Clunes*, sondern der ganze seitliche Hüftkontur ist durch ihn gebildet. An der Schulter umfaßt außer kleineren Muskeln nur ein einziger großer Muskel, Deltamuskel, mantelförmig den Humeruskopf. An der Hüfte umkleiden außer kleineren Muskeln die mächtigen Glutaei (Tabelle S. 445/6, 7 u. 9) die Darmbeinschaufel und das Hüftgelenk. Nimmt man die ganze hintere dorsale Muskelgruppe weg (Abb. 96 u. 274), so ist durch den Gegensatz sehr deutlich, wie schmächtig das freigelegte knöcherne Becken an sich gegenüber den mächtigen Oberschenkelmuskeln ist. An dem durch die Haut erkennbaren Darmbeinkamm ist das für den Kenner auch beim unversehrten Körper deutlich. Die Diskrepanz zwischen Knochengerüst und Muskelbelag wird bei der Hüfte ähnlich wie beim Schädel sehr auffällig, wenn die Muskulatur individuell, z. B. durch Sport besonders mächtig ausgestaltet und das Fettpolster gering ist. Denn die Knochenproportionen ändern sich nicht so schnell wie die Muskelproportionen; deshalb fällt bei solchen Menschen die relativ geringe Größe des Schädels und Beckens besonders auf (Abb. 198).

Auf den Gesäßmuskeln liegt ein besonderes Fettpolster, insbesondere bei der Frau; der Querabstand der weiblichen Hüftkonturen voneinander ist größer als der Abstand der Achselhöhlen (Abb. 97), kann sogar etwas größer sein als der Schulterabstand. Den Hüftkämmen und -muskeln nach ist die Schulterbreite dagegen immer größer als die Hüftbreite, insbesondere beim Mann (Abb. 1b), für welchen die ägyptische Kunst dieses Merkmal sehr stark stilisiert hat.

Musculus piriformis (Tabelle S. 445/5). Der Muskel heißt birnenförmig (pirus), weil sein dickes Fleisch in einen dünnen langen Stiel, die Sehne des Muskels, ausläuft (Abb. 114). Doch ist er auf dem Querschnitt, besonders gegen den Ursprung zu, nicht rund, sondern platt. Er liegt anfänglich beim menschlichen Embryo noch ganz außerhalb des Beckens und schiebt seinen Ursprung erst bei fortschreitendem Wachstum auf die Ventralseite des Kreuzbeines vor (Abb. 247). Dabei benutzt er das Foramen ischiadicum majus als Pforte. Diesen Prozeß der Vergrößerung von Muskeln durch Vorwandern auf die Innenwand des Beckens werden wir beim M. obturator internus noch viel anschaulicher verwirklicht finden (S. 467).

Der Ursprung läßt die Kreuzbeinlöcher, Foramina sacralia anteriora, für den Austritt der Wurzeln des großen Nervengeflechtes (Plexus sacralis) frei. Je nach der Dicke des Muskelfleisches, welches unmittelbar an den Seitenteilen des 2.—4. Kreuzwirbels und zwischen den Löchern entspringt (Abb. 238a), sind die Nervenstämme in den Muskel eingebettet oder mehr oberflächlich zu ihm gelegen. Ursprungsbündel des Muskels reichen gelegentlich weiter abwärts am Becken bis zum Zusammenhang mit dem M. coccygeus (Bd. II). Gewöhnlich greift der Ursprung auf die Gelenkkapsel zwischen Kreuz- und Hüftbein und auf ein kleines Stückchen des Darmbeines selbst über. Auch entspringen Fasern von einer Brücke aus straffem Bindegewebe, welche zum Lig. sacrotuberosum gehört und sich da über den Muskel herüberspannt, wo er aus dem Beckenfenster heraustritt.

Im Foramen ischiadicum majus bleibt oberhalb und unterhalb des Piriformis eine Spalte frei, *Foramen supra- und infrapiriforme* (S. 429); es kommt auch vor, daß der Muskel in sich gespalten ist und den N. peronaeus, den einen der beiden regelmäßigen Bestandteile des N. ischiadicus, hindurchläßt: *Foramen intrapiriforme*. Der N. peronaeus vereinigt sich dann mit dem N. tibialis erst außerhalb des Beckens statt innerhalb.

Der Muskel liegt sehr versteckt. Denn er wird ganz von dem dicken Glutaeus maximus zugedeckt. Es sind jedoch Fälle bekannt, in welchen der letztere so

weit atrophisch war, daß der Piriformis und seine Nachbarn auch beim Lebenden
beobachtet und elektrisch gereizt werden konnten. Er schiebt sich an die Spitze
des Trochanter maior mit seiner Sehne hin, indem er den Hinterrand des Glutaeus
minimus überschneidet (Abb. 114), und inseriert an der Innenseite des Knochenhöckers. Ein Schleimbeutel liegt hier oft zwischen Sehne und Knochen. Die
Sehne kann mit der Sehne des Glutaeus medius oder Gemellus superior verwachsen sein. Die Fascie des Muskels ist äußerst zart.

Um die Wirkung des Muskels zu verstehen, muß man, wie bei allen Muskeln,
welche am großen Rollhügel ansetzen, sich klar machen, wie die Bewegungen
des Oberschenkels durch die Hebelwirkung dieser Apophyse beeinflußt werden.

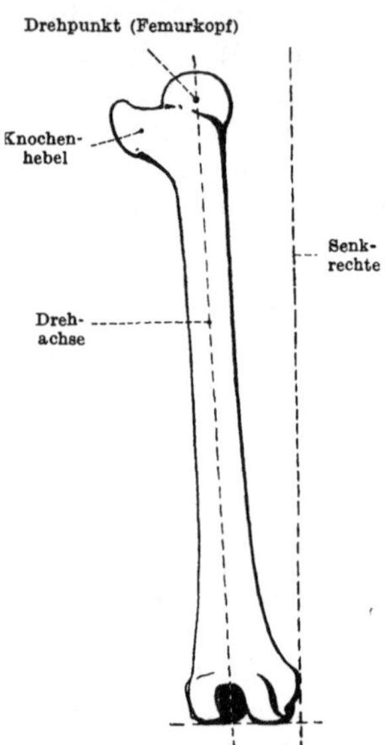

Abb. 237. Imaginärer Knochenhebel des Femur. Ideelles Femur-
modell, vgl. mit Abb. 261. Erklärung im Text.

Der Knochen ist nach der Seite zu nicht nur um die
Höhe des großen Rollhügels hebelförmig verbreitert,
sondern wir müssen dazu noch einen weiteren Betrag
rechnen, der zu Lasten des Collodiaphysenwinkels
des Femur fällt (Abb. 232 I, a u. b). In dem Maß
nämlich, in welchem der Hals des Femur gegen den
Schaft abgeknickt ist, steht die Schaftachse schräg
zu einer ideellen Achse, welche wir uns durch die
Mitte des Kopfes und die Mitte des distalen Femur-
endes gelegt denken (Abb. 261). Der Winkel schwankt
zwischen 5—7°. Dreht sich der Oberschenkel um seine
Längsachse, Rotation, so rollt er in Wirklichkeit um
jene ideelle Achse. Wir nennen sie deshalb seine
Drehachse (*Hauptachse* des ganzen Beines). Wir stellen
uns für alle Bewegungsphänomene am besten den
Oberschenkelknochen so vor, daß sein Schaft anstatt
schief zur Drehachse zu stehen, in diese hineinfällt
(Abb. 237). Der Knochenhebel dieses rein imaginären
Modells ragt so viel nach außen vor, daß seine Länge
gleich ist der Entfernung von der Außenfläche des
großen Rollhügels bis zur Mitte des Oberschenkel-
kopfes (etwa 6 cm). Die Muskeln, welche am Trochanter maior angreifen, werden, je näher sie der
Spitze inserieren, ein um so größeres Moment haben,
da sie mittels des geschilderten Knochenhebels das Femur und damit den Oberschenkel regieren. Mag das Femur um die Drehachse rotiert oder um den Drehpunkt des Femurkopfes nach vorn und hinten oder nach außen und innen bewegt
werden, immer ist die starke Übersetzung durch den imaginären Hebelarm, der im
großen Rollhügel endigt, für die betreffenden Muskeln in Rechnung zu bringen.

Der Piriformis inseriert gerade auf dem vorspringendsten Punkt des Trochanter maior (Abb. 96); seine obersten Fasern treten von hinten oben an ihn
heran, die untersten Fasern liegen horizontal. Im aufrechten Stehen des Menschen hat er durch Benutzung des Querhebels ein großes Moment; er kann den
Oberschenkel vor allem außen rotieren, außerdem spreizen (Abductio) und
nach hinten ziehen (Retroversio). Bei feststehendem Bein wird er die Hüfte
der anderen Körperseite zurücknehmen (Retropositio) und das Becken und den
Rumpf nach seiner Seite und nach hinten neigen (Latero- und Retroversio). Von
diesen Wirkungen hat das Auswärtsrollen des Oberschenkels das größte Moment,
weil sich alle Fasern daran beteiligen; ihm kommt die Spreizwirkung bei steil
stehendem Becken sehr nahe.

Wird das Bein in der Hüfte nach vorn gehoben, so wandert die Insertion des Muskels
mit, der Ursprung aber bleibt stehen. Gewisse Wirkungen erlöschen dadurch oder kehren

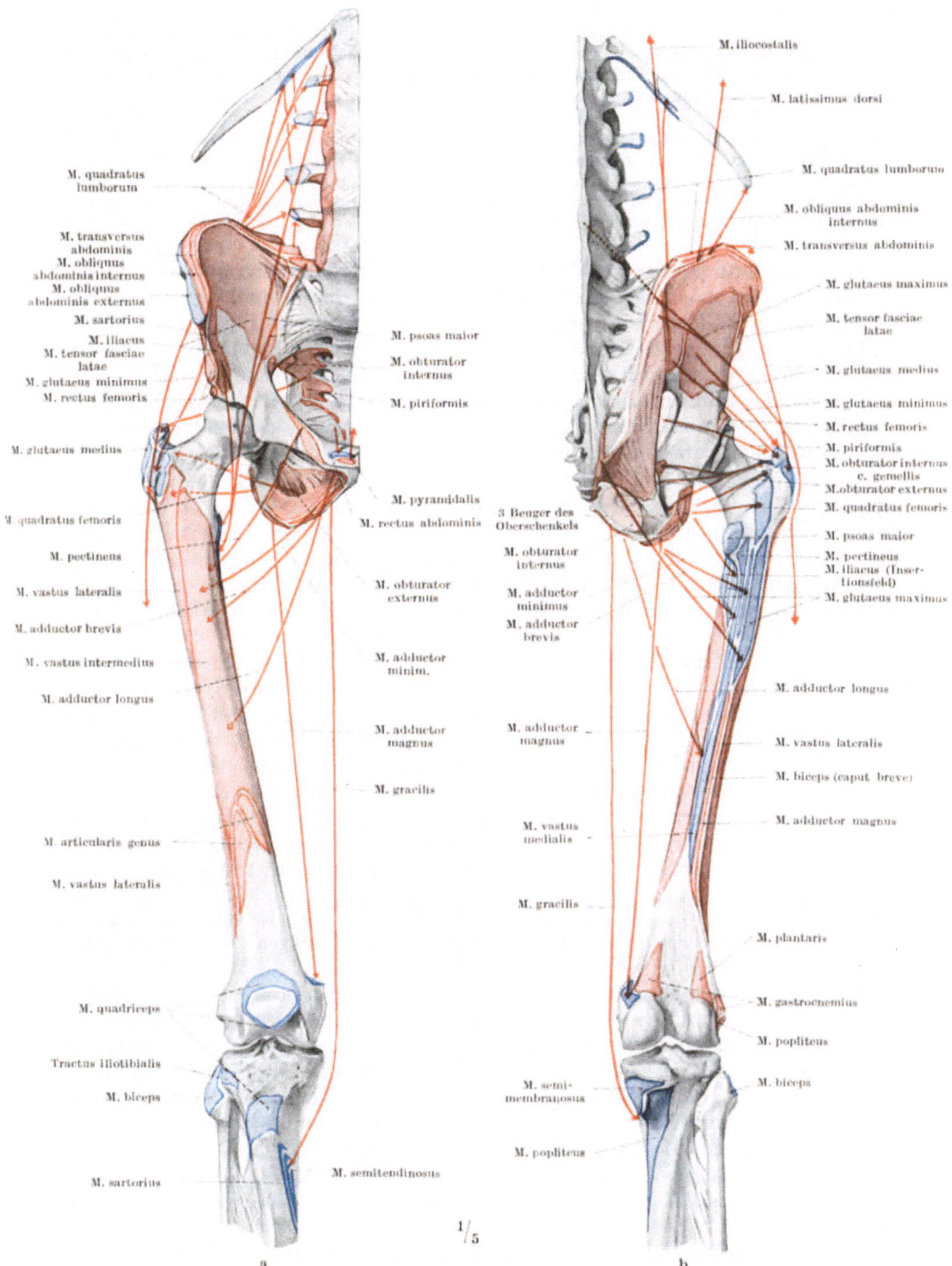

Abb. 238a u. b.　Ursprünge (rot) und Insertionen (blau) der Hüftmuskeln: a Ansicht von vorn, b von hinten. Die Pfeile geben die Hauptrichtungen der Muskeln in natürlicher Lage an (vgl. Abb. 122).

sich sogar in ihr Gegenteil um. Wird der Oberschenkel bis zur Horizontalen gehoben, z. B. beim Sitzen, so kommen die Fasern des Muskels in die Richtung seiner Achse zu liegen; damit erlischt ihre rotierende Wirkung. Wird der Oberschenkel über die Horizontale gehoben (Elevatio), so kann er vom Piriformis *nach innen* rotiert werden. Der Einfluß auf die Abduktion und Retroversion ändert sich nicht.

Innervation: Direkte Nervenäste aus dem Plexus sacralis. Sie treten in der Mitte der Muskelfasern in die Unterfläche des Muskels ein. Da sie für die Ursprungspartie des Muskels intramuskulär rückläufig werden und mit dem Muskelfleisch von außen gegen das Kreuzbein hin durch das Foramen ischiadicum majus eintreten, so ist im Nervenverlauf noch ersichtlich, daß der Muskel sekundär in das Innere des Beckens hineingewachsen ist. Segmentale Nerven: L 5, S 1—2. *Blutzufuhr:* A. glutaea superior und A. glutaea inferior aus A. hypogastrica.

Musculus glutaeus minimus (Tabelle S. 445/6). Der Glutaeus medius und minimus formen eine nach hinten offene Muskeltasche, deren spaltförmiges Lumen mit ein wenig Bindegewebe und dem Gefäßnervenbündel für beide Muskeln gefüllt ist; der Boden der Tasche ist der den beiden Muskeln gemeinsame Vorderrand. Die Beschreibung des Glutaeus minimus wird in allen wesentlichen Punkten auch für den Glutaeus medius zu gelten haben; letzterer ist eine etwas vergrößerte Ausgabe des ersteren. Beide zusammen können als die „kleinen" Glutäen bezeichnet werden (zum Unterschied vom Glutaeus maximus).

Der Minimus hat die Form eines *Fächers* (Abb. 114). Seine breite Basis entspringt fleischig von der Außenseite des Darmbeines zwischen der Linea glutaea anterior und inferior (Abb. 238b). Das Muskelfeld reicht vom Hinterrand des Knochens (Incisura ischiadica maior) bis zum Vorderrand (Incisura iliaca anterior). Die Insertion ist dagegen sehr schmal; der Muskel ist außen am Trochanter maior, vorn vom Medius, befestigt. Ein oberflächlicher schöner Sehnenspiegel sammelt die zahlreichen Muskelbündel, so daß sie alle durch die fiedrige Anheftung an der Sehne ihre Wirkung auf den großen Rollhügel ausüben können. Der Muskel hat darin eine gewisse Ähnlichkeit mit dem Deltamuskel der Schulter, bei dem auch das Ursprungs- und Insertionsfeld sehr verschieden groß sind. Eine weitere Ähnlichkeit besteht darin, daß sich die kleinen Glutäen auch um das Gelenk herumschmiegen. Ein Teil (beim Minimus der weitaus größte Teil und die Insertion) tritt von *vorn* an den Knochenhebel des Femur heran (Abb. 238a); ein Teil liegt *oberhalb* und ein Teil *hinter* dem Hebel. Medius und Minimus sind infolgedessen äußerst vielseitige Muskeln. Es gibt keine Bewegung in der Hüfte, an welcher sie nicht mitbeteiligt wären.

Es ist nicht zu vergessen, daß die Benennung der Bewegungen nach 3 senkrecht aufeinander stehenden Achsen davon keinen vollen Eindruck gibt. In Wirklichkeit werden der Glutaeus minimus und medius auch den wichtigen und häufigen Zwischenbewegungen zwischen solchen um die 3 Achsen voll gerecht.

Die vor dem Drehpunkt liegenden Muskelfasern rotieren den Oberschenkel aus der Normalstellung nach innen und heben ihn nach vorn, die hinter dem Drehpunkt liegenden rollen ihn nach außen und bewegen ihn nach hinten, alle zusammen und insbesondere die oberhalb des Drehpunktes liegenden abduzieren das Bein (Abb. 239). Die hintersten Bündel entsprechen also in ihrer Wirkung ganz dem Piriformis, an den sie unmittelbar anschließen (Abb. 55). Die Hauptmasse des Minimus, nämlich die zahlreichen vor der Drehachse liegenden Fasern sind aber Antagonisten dieser hinteren Bündel. Der vordere Teil der beiden kleinen Glutäen ist der *kräftigste und wichtigste Einwärtsroller* des Beines.

Die Sehnenplatte des Muskels ist in der Normalstellung gefaltet (Abb. 114). Die längsgerichteten Fältchen verstreichen beim Beinkreisen und geben wie die Falten eines Anzuges den verschiedenartigen Bewegungen Luft. Das Insertionsende des Muskels, welches in der Normalstellung frontal nach vorn gerichtet ist, wird bei Auswärtsrollung sagittal gestellt. Bei Einwärtsrollung kann es um den Hals des Femur herumgewickelt werden. Die hinteren und oberen Bündel rotieren wie beim Piriformis nur in Normalstellung nach außen, bei Anteversion des Oberschenkels dagegen rollen sie nach innen und treiben die Bewegung weiter als die erschlafften vorderen Partien des Muskels. Auch die Abduktion schlägt in Adduktion um; denn die Insertionsfläche wird bei eleviertem Bein, z. B. im Hocken, über den Drehpunkt gehoben.

Wirkung vom Standbein auf das Becken. Die Aktion der beiden kleinen Glutäen vom Standbein aus auf das *Becken* ist noch viel wichtiger. Beim Gehen dient abwechselnd das eine und das andere Bein als Standbein; das Bein der Gegenseite schwingt jeweils als Spielbein von hinten nach vorn durch. Um das Oberkörpergewicht auf das momentan als Standbein benutzte Glied zu übertragen, wird das Becken nach der Seite des Standbeines ein klein wenig geneigt. Der vordere Hüftbeinstachel sinkt auf dieser Seite entsprechend, während sein Gegenüber auf der Seite des Spielbeines etwas gehoben wird. Man kann das an sich selbst beim Gehen fühlen und bei jedem nackten Menschen sehen. Diese Lateroversion des Beckens bewirken bei jedem Schritt die kleinen Glutäen des Standbeines und halten das Becken in dieser Stellung, sonst würde es durch das Gewicht des Spielbeines und des ganzen Körpers und durch den Zug der Adductoren des Standbeines am Becken nach der Seite des Spielbeines absinken. Deshalb ist auch der Gang, wenn beide Muskeln gelähmt sind, außerordentlich behindert. Denn es gibt keine Muskeln außer ihnen, welche auf das Becken in gleicher Weise wirken können. Am lebhaftesten ist ihr Spiel beim Rundtanz, je schneller Spiel- und Standbein abwechseln und je mehr das Spielbein im Tanz geschwungen wird. Die beiden Wirkungsweisen der kleinen Glutäen (auf das Spielbein hin und vom Standbein aus) erfolgen im Tanz bei beiden unteren Gliedmaßen alternierend ohne Pause.

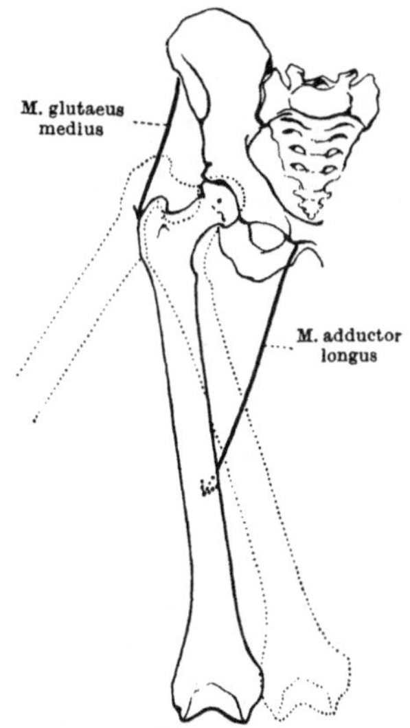

Abb. 239. Adduktion und Abduktion des Oberschenkels.

Bei Schwäche der beiderseitigen kleinen Glutäen ist der Gang watschelnd wie bei einer Ente. Das Bild ist besonders bekannt von Menschen mit angeborener Hüftgelenkluxation, die beiderseits auftreten kann. Da der Gelenkkopf dabei nicht in der Pfanne, sondern oberhalb auf der Darmbeinschaufel steht, so sind die kleinen Glutäen zu sehr zusammengeschoben, als daß sie noch arbeiten könnten. Das ist gleichsam eine experimentelle Ausschaltung beider Muskeln; der Effekt zeigt im Gegenbild, was sie in der Norm vermögen.

Der Minimus liegt versteckt unter dem Glutaeus medius (Abb. 121) und Tensor fasciae latae (Abb. 87). Sein hinterer Rand wird etwas vom Piriformis überdeckt (Abb. 114). Seine Unterfläche liegt unmittelbar auf der Kapsel des Hüftgelenkes. Sie ist an dem Hauptverstärkungsband, Lig. iliofemorale Bertini, befestigt (Abb. 255). Dieses Halfter verhindert, daß der Muskel über den großen Rollhügel nach hinten zu hinüberschnappt, was er sonst wegen der Lage der Insertion zum Knochen tun müßte. Zwischen Medius und Minimus ist am Vorderrand gelegentlich (selten) ein separater Muskel eingeschoben, welcher als reiner Einwärtsroller funktioniert (*M. scansorius* bei Affen).

Innervation: N. glutaeus superior aus dem Plexus sacralis. Der Nerv läuft vom Foramen suprapiriforme aus auf der Außenseite des Muskels zwischen Mitte und Ursprung. Da er vom Hinterrand des Muskels herkommt, sind Verletzungen um so eingreifender, je weiter sie den Muskel hinten treffen, da dann der ganze Muskel atrophiert. Wie beim Deltamuskel ist im Falle der Wahl möglichst nahe dem Vorderrand zu operieren. Segmentale Nerven: L 4—5, S 1. *Blutzufuhr:* A. glutaea superior aus A. hypogastrica, A. circumflexa femoris lateralis aus A. femoralis. *Schleimbeutel:* fast regelmäßig zwischen großem Rollhügel und Sehne und oft zwischen den Sehnenfasern, *Bursa trochanterica m. glutaei minimi.*

Musculus glutaeus medius (Tabelle S. 445/7). Der Muskel ist größer als der vorige, hat aber die gleiche dreieckige Form mit nach unten gewendeter Spitze. Die Basis des Dreiecks entspringt fleischig auf der sichelförmigen Fläche der

Außenseite des Darmbeines, welche von dem Hüftbeinkamm, der Linea glutaea posterior und der Linea glutaea anterior superior begrenzt ist (Abb. 274). Die Hauptmasse der Fasern liegt nach hinten vom Drehpunkt des Hüftgelenkes (beim Minimus liegt sie, wie wir sahen, nach vorn). Auch die Insertion an der Außenseite des Trochanter maior (Abb. 238a) liegt dorsal von der des Minimus und dorsal von der frontalen Querachse des Hüftgelenkes. Die Muskelbündel vereinigen sich fiedrig in einer Endsehne, welche außen kurz zu sein scheint, nahe dem Hinterrand höher hinaufreicht (Abb. 121) und im Innern des Muskels immer sehr ausgedehnt ist. Die Sehnenfasern stoßen unmittelbar an die Ursprungsaponeurose des M. vastus lateralis an und gehen teilweise in sie über.

Die Wirkung beim Spielbein und Standbein ist in der Hauptsache gleich der des Glutaeus minimus und dort beschrieben. Wegen der größeren Masse des Muskelfleisches ist das abductorische Moment (Abb. 239) um mehr als das Doppelte größer als beim Minimus. Das kommt vor allem der Seitenneigung und -haltung des Beckens beim Gehen und beim Stehen auf einem Bein zugute. Wie sehr seine Wirkung abhängig ist von der Ausgangsstellung, ist an den vorderen und hinteren Randpartien in Abb. 240 für das Spielbein schematisch dargestellt.

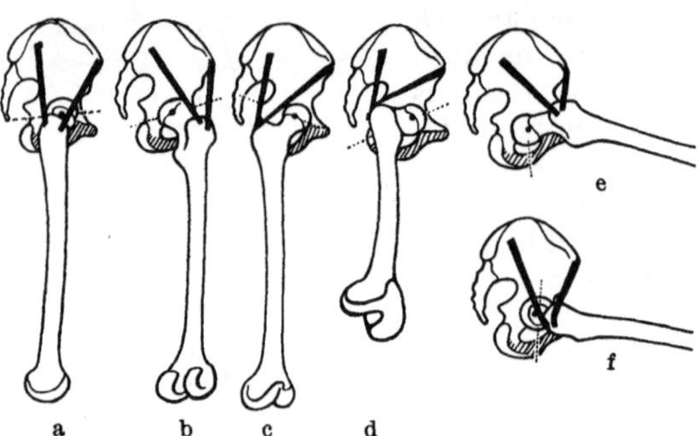

Abb. 240a—f. Angriffsrichtung der Randbündel des M. glutaeus medius bei verschiedenen Stellungen, welche dem Femur im Hüftgelenk durch andere Muskeln erteilt worden sind. Die schwarzen Bänder stellen die vordersten und hintersten Bündel des Muskels dar. Die Stellungsänderung ist außer an der verschiedenen Ansicht des Femur kenntlich an der Stellung einer durch den Drehpunkt im Femurkopf (Punkt) gesteckten Nadel (punktierte Linie). a Ausgangsstellung, b Innenrotation, c Außenrotation, d Abduktion und Außenrotation, e Flexion und Innenrotation, f Flexion und Außenrotation. (Umzeichnung nach MOLLIER: Plastische Anatomie 1924, Abb. 144.)

Eine Besonderheit des Glutaeus medius ist die sehnige Verstärkung der im übrigen sehr dünnen Fascie auf seiner Außenfläche. Der Muskel liegt in seiner ganzen oberen und vorderen Partie unmittelbar unter der Haut (Abb. 56 u. 81). Diese Partie ist aponeurotisch (Abb. 241). Die Sehnenfasern beginnen am Darmbeinkamm und sind dort an einer besonderen dreieckigen Apophyse befestigt, *Tuber glutaeum anterius* (Abb. 121). Sie verlaufen senkrecht in der Richtung auf den großen Rollhügel hinab und dienen an ihrer Unterfläche vielen Muskelfasern zum Ursprung. Deshalb wölbt sich die oberflächliche Partie des Muskels weit weniger vor als die benachbarten Muskeln. Von der Mitte des Muskels ab wird die Aponeurose *selbständig* und von hier ab durch eine besondere Fascie vom Muskelfleisch geschieden. Sie ist hinab bis zur Oberkante der Tibia zu verfolgen und gibt dem *Tractus iliotibialis* (Abb. 241) einen beträchtlichen Zuschuß und den Namen. Dieser Sehnenstreifen wird beim Tensor fasciae latae beschrieben werden.

Nach hinten ist der Glutaeus medius vom Glutaeus maximus bedeckt, sein Vorderrand wird vom Tensor fasciae latae umfaßt (Abb. 274 zeigt das Bett des Muskels auf der Innenfläche des Tensor). Kontraktionen des gemeinsamen Vorderrandes der kleinen Glutäen machen sich deshalb durch verstärkte Vorwölbung des Tensorwulstes auch äußerlich bemerkbar. — Über die Fascie s. S. 465.

Innervation und *Blutzufuhr* wie beim vorigen. Die Nerven und Gefäße liegen auf der Unterfläche des Muskels. 1—2 *Schleimbeutel* liegen zwischen der Sehne und dem großen Rollhügel, *Bursae trochantericae m. glutaei medii.*

Musculus tensor fasciae latae (Tabelle S. 445/8). Er ist eine Abspaltung des vorigen, welche sich beim menschlichen Embryo vom Vorderrand der gemeinsamen Anlage ablöst, und statt am Trochanter an der *Oberschenkelbinde, Fascia lata*, inseriert. Der Ursprung neben dem vorderen Darmbeinstachel bleibt mit dem Glutaeus medius zeitlebens vereint; beide Muskeln können nur künstlich an dieser Stelle getrennt werden. Auch die Innervation durch den N. glutaeus superior ist bei beiden gleich. Die Wirkung des Tensor ist infolge der veränderten Insertion und Lage eine besondere geworden. Das platte Muskelband, das etwa 4—7 cm breit ist und aus parallel geordneten Fasern besteht, liegt von allen Muskeln dieser Gruppe am weitesten vorn (Abb. 241). Es formt unterhalb des Darmbeinstachels den Seitenkontur des Oberschenkels in der Ansicht von vorn (Abb. 93). Die Sehnenfasern, welche an der Grenze zwischen oberem und mittlerem Drittel des Oberschenkels oder schon etwas höher an die Muskelfasern anschließen, sind in der Fascia lata als *Tractus iliotibialis (Maissiati)* bis zum oberen Rand der Tibia zu verfolgen (Abb. 241), teilweise auch zum Capitulum fibulae, zur Kniegelenkskapsel und zum Septum intermusculare laterale (Abb. 274). Sie sind in die Oberschenkelbinde eingewebt. Bei mageren Menschen kann man den Sehnenstreifen sogar durch die Haut sehen (Abb. 80). Durch diese Befestigung kann der Muskel bei manchen Menschen das gestreckte Kniegelenk in dieser Stellung fixieren. Viel stärker wirkt er auf das Hüftgelenk. Er hebt den Oberschenkel des Spielbeines gegen das Becken und senkt beim Standbein das Becken gegen den Oberschenkel, rotiert das Bein nach innen und abduziert es etwas.

Bei den Sportsleuten heißt er *Sprintermuskel*, weil er bei den Kurzstreckenläufern auffallend hypertrophisch ist. Er besorgt offenbar das für den Kurzstreckenlauf charakteristische Hochreißen des Oberschenkels.

Ist der Iliopsoas gelähmt, so kann der Tensor für ihn das Bein nach vorn bringen. Aber der Gang ist trotzdem sehr behindert, weil bei gestrecktem Hüftgelenk das Moment des Muskels viel geringer als bei dem Iliopsoas ist, welcher den Kopf des Femur als Hypomochlion benutzt (Abb. 96).

Bei schlaffem Quadriceps ist es möglich, den Muskelbauch durch energische Kontraktionen des Tensors medialwärts zu drängen. Der kontrahierte Quadriceps dagegen dient als Stützpunkt für den Tensor wie ein Hypomochlion und steigert dessen Wirkung. Die Lage des Tensor zum Hüftbeinstachel ist danach etwas wechselnd und die Rollwirkung inkonstant. Er kann das Femur einwärts rollen und die auswärtsrotierende Komponente des Iliopsoas unter Umständen kompensieren. Auch ab- und adductorische Komponenten treten auf, sind aber nicht bedeutend. Der Tensor und der Rectus femoris (S. 517) unterstützen die Verstärkungsbänder der vorderen Kapselwand des Hüftgelenkes darin, daß das Femur in diesem Gelenk nicht über die Senkrechte hinaus nach hinten gehoben werden kann (S. 448).

Über die Lage des Muskels zu den übrigen Oberschenkelmuskeln siehe Abb. 92. Er ist in eine Scheide der Fascia lata eingebettet (s. Fascia lata) und manchmal, wie in dem hier abgebildeten Fall, verdoppelt (Abb. 87).

Der Tractus iliotibialis oder MAISSIATsche Streifen (Abb. 241) ist breiter als das Muskelband des Tensor. Es gehören zu ihm außer Sehnenfasern, welche den Tensor fortsetzen, andere längsverlaufende, in die Oberschenkelbinde eingewebte Sehnenzüge, welche von der aponeurotischen Fascie des M. glutaeus medius und von den oberen Bündeln des M. glutaeus maximus ausgehen. Der Ursprung ist somit *drei*fach. Der durch die gespannte Schenkelbinde fixierte Streifen hält von vorn durch den Tensor und von hinten durch den Glutaeus maximus das Becken wie mit einer Greifkralle gepackt und schützt es gegebenen Falles davor, nach vorn oder hinten umzukippen. Weit wichtiger ist die entlastende Wirkung des Tractus auf das Femur des Standbeines. Beim Gehen und beim Stehen auf einem Bein läuft die Schwerlinie des Körpers etwas spielbeinwärts von der Symphyse. Durch das Körpergewicht wird das Femur im Sinne einer Durchbiegung nach außen beansprucht, ähnlich wie der biegsame Spazierstock, auf dessen Krücke man sich stützt. Der Tractus iliotibialis zieht

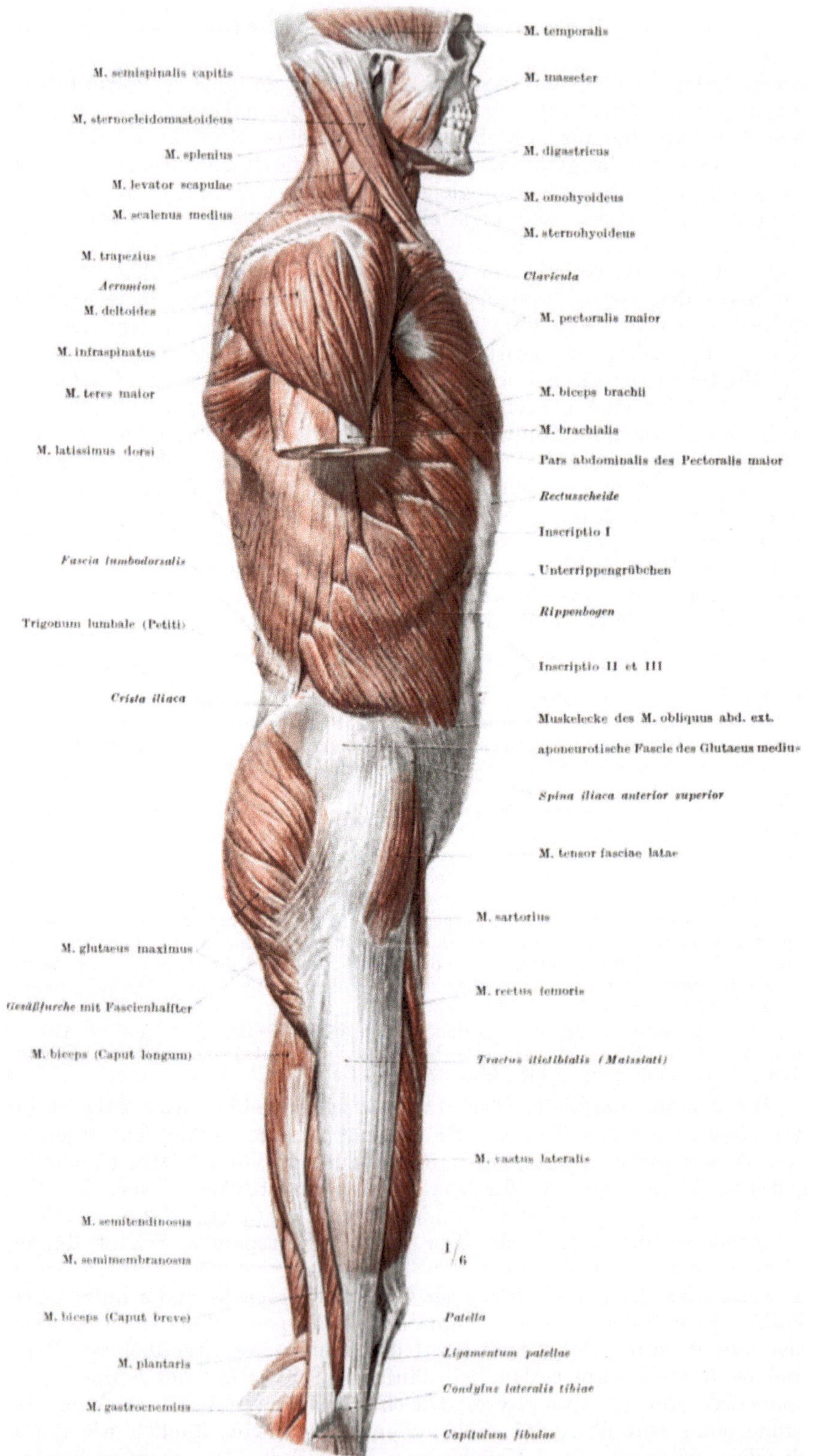

Abb. 241. Oberflächliche Muskeln des Körpers, Seitenansicht (Muskeltorso, vgl. Seitenansichten tieferer Schichten Abb. 84, 96 u. 114).

von der Crista iliaca zur Tibia über den Trochanter maior wie die Violinsaite
über den Steg. Durch seine Spannung wirkt er der Durchbiegung des Femur
so weit entgegen, daß die biegende Wirkung des Körpergewichtes auf das Femur
um etwa ein Drittel verkleinert wird (S. 43). Der M. tensor fasciae latae, der
den Tractus spannt, kontrahiert sich gleichzeitig mit Glutaeus medius und
minimus, welche das Absinken des Beckens nach der Spielbeinseite verhüten.
So setzt die entlastende Wirkung des Tractus immer in dem Augenblick ein,
in welchem das Femur des Standbeines die Körperlast übernimmt.

Man zählt 3 Ursprünge und 3 Insertionen des Tractus iliotibialis. Es gibt außer der
Insertion an der Tibia noch minder wichtige an der Kniescheibe und am Femur.

Innervation: N. glutaeus superior. Der Ast für den Tensor tritt etwa 5 cm unterhalb
des oberen vorderen Darmbeinstachels aus dem Vorderrand des M. glutaeus medius und
minimus heraus, etwa der Grenze beider Muskeln entsprechend, läuft 1 cm lang zwischen

den Muskeln abwärts und tritt
dann erst mit den Gefäßen an der
Unterseite des Tensor in die Mitte
seiner Länge ein. Da der Iliopsoas
von einer ganz anderen Stelle des
Beckens aus innerviert wird (prozonal) als der Tensor (metazonal),
so bleibt bei Verletzungen mindestens einer von ihnen erhalten:
doppelte, wenn auch unvollkommene Sicherung des aufrechten
Gehens. Segmentale Nerven: L4 bis
5, S 1. *Blutzufuhr:* wie bei Glutaeus
minimus und medius.

Musculus glutaeus maximus (Tabelle S. 445/9). Er

liegt beim menschlichen Embryo anfangs nur über dem
Piriformis, doch dehnt er sich

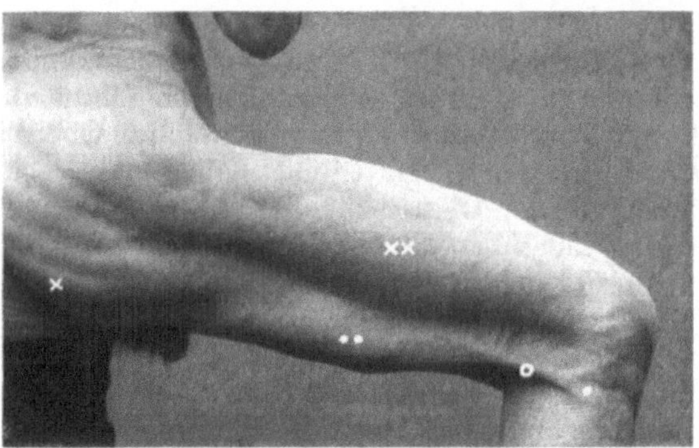

Abb. 242. Oberschenkel, Außenseite. Sehr magerer, aber muskelkräftiger Mann (s. Muskelrelief Abb. 241). × Bündel des Glutaeus
maximus; × × Vastus lateralis; . Capitulum fibulae; .. Biceps
femoris; o Sehne des Biceps.

nach oben und unten aus, bis er weitaus der stärkste Gesäßmuskel und einer der
leistungsfähigsten Muskeln des ganzen Körpers wird. An Gewicht übertrifft er die
kleinen Glutaei zusammen. Von anderen Muskeln unseres Körpers übertreffen ihn
an Fleischgewicht nur wenige (z. B. am Bein der Quadriceps). Sehr charakteristisch
sind die groben derben Bündel seines Fleisches, die schräg von hinten oben nach
unten außen ziehen und bei mageren Leuten durch die Haut sichtbar sein können
(Abb. 242). Sie sind durch mächtige, bei Wohlbeleibten fettdurchsetzte Bindegewebssepten voneinander getrennt und reichen durch die ganze Dicke des
Muskels hindurch bis auf die Unterfläche.

Für den Anfänger besteht bei der Präparation des Muskels die Gefahr, den Septen
zwischen den Muskelbündeln zu folgen und sich in das Innere des Muskels zu verirren,
anstatt bloß die Oberfläche des Muskelfleisches freizulegen.

Der Ursprung des Glutaeus maximus ist nur an wenigen Knochenpunkten
direkt befestigt (hinterster Teil des Darmbeinkammes, die Spina iliaca posterior
superior umgreifend, seitlicher Rand des Kreuz- und Steißbeines, Abb. 238b).
Die größte Masse der Muskelfasern entspringt von dem Lig. sacrotuberosum,
welches den Zwischenraum zwischen Kreuz- und Darmbein einerseits und dem
Sitzknorren andererseits überbrückt, so daß auch der Sitzknorren indirekt als
Angriffspunkt des Muskels benutzt wird. Die aponeurotische Fascia lumbodorsalis über dem Sacralteil der tiefen Rückenmuskeln hat ebenfalls Muskelursprünge (Abb. 121, rechts); sie überträgt die Muskelkraft des Maximus auf
die unteren Wirbeldornen (Abb. 238b, punktierter Teil des Pfeiles). Endlich
wird die aponeurotische Fascie des Glutaeus medius von an Zahl individuell
wechselnden Muskelbündeln des Maximus als Ursprung benutzt.

Das Muskelfleisch geht, ehe es den großen Rollhügel erreicht, in einen breiten oberflächlichen Sehnenspiegel über, welcher im Oberflächenbild als leichte Delle sichtbar ist, *Trochantergrube* (Abb. 80). Der Rollhügel ist hier durch die platte Sehne hindurch fühlbar und oft als leichte Erhebung inmitten der Delle sichtbar. Das Muskelfleisch ist, je mehr der Muskel kontrahiert ist, um so deutlicher als Wulst etwas hinter dem großen Rollhügel zu sehen und umgibt ihn oft nierenförmig (Abb. 56). Die Muskelfasern der unteren zwei Drittel des Muskels inserieren an einer besonderen Rauhigkeit des Femur, *Tuberositas glutaea femoris*, die weiteren als Bestandteile des Septum intermusculare laterale an der ganzen Linea aspera. Die untersten erreichen den Epicondylus lateralis.

In etwa 30% der Fälle findet sich statt der Tuberositas ein besonderer Knochenhöcker, *Trochanter tertius*. Bei einzelnen Huftieren (Pferd, Rhinozeros) ist er sogar größer als der „große" Rollhügel. Nicht der aufrechte Gang allein veranlaßt die progrediente Entwicklung der Insertion am Femur (s. unten).

Das vordere Drittel des Glutaeus maximus, welches die gleiche Richtung wie die hinteren Bündel der kleinen Glutäen hat und diese bedeckt, inseriert durch Vermittlung der Fascia lata des Oberschenkels am Oberrand der Tibia, überspringt also Hüft- und Kniegelenk. Diese Sehnenfasern schließen sich innerhalb der Oberschenkelbinde den Sehnen des Tensor fasciae latae an und bilden mit ihnen den Tractus iliotibialis (Abb. 241).

Beziehung zur Gesäßfurche und Sitzstelle. Der erschlaffte oder passiv gedehnte Muskel ist rautenförmig und verdeckt im Stehen den Sitzknorren (Abb. 121). Wird der Muskel kontrahiert, so wird ein dreieckiges Insertionsfeld, welches unterhalb des Gesäßes liegt, durch aberrierende Sehnenbündel des Tractus iliotibialis gegen den Oberschenkel gedrückt, der vorquellende Muskelbauch ist nur auf das Gesäß beschränkt und formt hier eine viereckige Vorwölbung (Hinterbacke, Abb. 223, rechts). Man beachte, daß der untere, horizontal gestellte Rand des Feldes, die *Gesäßfurche*, keineswegs den Muskelgrenzen entspricht, sondern nur auf einem Kompromiß aus Muskel- und Fascienzug beruht. Erschlafft der Muskel, so ist die Gesäßfurche verwischt (Abb. 223, linkes Bein) oder ganz verschwunden. Das wirkliche Standbein beim scheinbaren Stehen auf beiden Füßen läßt sich daran erkennen, daß es allein eine Gesäßfurche aufweist. Besonders klar wird die Beziehung zum Maximus bei Lähmung des letzteren: denn dabei verstreicht die Glutäalfalte gerade so wie beim Spielbein, bei dem auch der Maximus unbenutzt ist.

Die schräge Richtung des Unterrandes des Muskels selbst ändert sich, wenn der Oberschenkel nach vorn gehoben wird; denn die Insertionsstelle am Femur wird um so mehr nach vorn verschoben, je weiter sie vom Drehpunkt entfernt liegt. Dies ist ein großer Vorteil für den Muskel im Sitzen. Denn der Unterrand des Glutaeus maximus wird automatisch so beiseite geschoben, daß der Sitzknorren unmittelbar unter die Haut zu liegen kommt. Wie überall werden auch hier große Dauerbelastungen in unserem Körper von weniger vitalen Gewebsformen und nicht von dem empfindlichen Muskelgewebe aufgefangen.

Die Orthopäden wissen das am besten; sie belasten deshalb mit ihren Apparaten nie Muskeln, sondern möglichst nur unmittelbar mit Haut bedeckte Knochenstellen. Die Haut auf dem Sitzknorren hält nur bei schweren Störungen des Allgemeinbefindens dem Druck beim Sitzen nicht stand (Decubitus). Sie ist wegen ihrer relativen Unempfindlichkeit bei Verlust eines Beines u. ä. der erprobte Stützpunkt für alle Arten von Gehschienen.

Schleimbeutel auf dem Sitzknorren sind nicht konstant und liegen, wenn sie vorkommen, meistens weiter oben als die eigentliche Sitzstelle *(Bursa subcutanea ischiadica, Bursa m. bicipitis femoris superior)*. Es gibt auch einen inkonstanten Schleimbeutel auf den Cornua sacralia und coccygea *(Bursa subcutanea sacralis)* und einen auf dem Steißbein *(Bursa coccygea)*; diese liegen beim Sitzen wirklich unter der belasteten Haut, doch weicht die harte Unterlage, das Steißbein, im Sitzen nach oben aus, solange es beweglich ist.

Die *Fascie* auf der Oberfläche des Glutaeus maximus und Glutaeus medius ist dünn und mit den Bindegewebssepten zwischen den groben Muskelbündeln verwachsen, so daß sie gegen den Muskel nicht verschieblich ist wie ihre Fortsetzung, die Fascia lata, am Oberschenkel. Zweckmäßig wird sie auch durch die Benennung von letzterer unterschieden: *Fascia glutaea s. coxae.* Über dem Glutaeus maximus ist sie verstärkt durch die oben beschriebenen aponeurotischen Züge aus dem Tractus iliotibialis. Sie sind ein *Fascienhalfter*, welches vom Hüftkamm und der sehnigen Oberfläche des Glutaeus medius in die Gegend der Gesäßfurche ausstrahlt (Abb. 125 u. 241) und mit der Haut fest verwachsen ist. Durch diese Anordnung ist dem Fettpolster der Gesäßgegend eine Schranke gesetzt, über welche es nicht zum Oberschenkel absinken kann. Das subcutane Fett, welches hauptsächlich bei der Frau sehr stark entwickelt zu sein pflegt und selbst bei sonst starker Abmagerung in der Gesäßgegend lange erhalten bleibt, ist ein sehr wichtiger Faktor für die Wölbung der Hinterbacken.

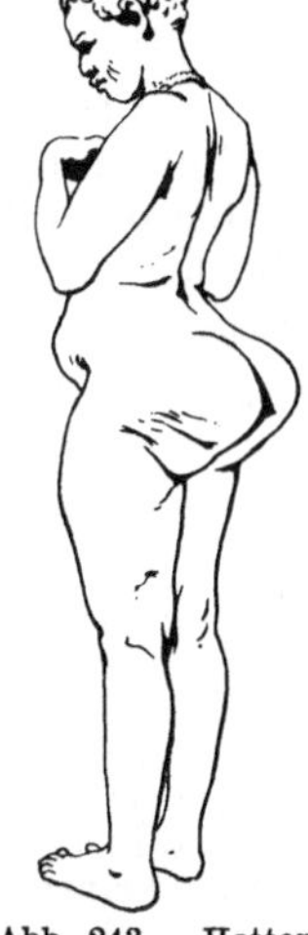

Abb. 243. Hottentottin. (Nach Photo in MARTIN: Lehrbuch der Anthropologie.)

Bei Hottentottinen ist ein *Fettsteiß* entwickelt, *Steatopygie* (Abb. 243). Außer dem reichlichen subcutanen Fett der Glutäalgegend sind auch die habituelle steile Stellung des Beckens und die dadurch bedingte starke Lordose der Lendenwirbelsäule bei vielen Negerstämmen mit daran beteiligt, daß die Gesäßgegend besonders nach hinten ausladet. Bei wenig geneigtem Becken kann das Gesäß auffallend flach aussehen (Estinnen). Steatopyge Frauentypen sind an verschiedenen Punkten der Erde in Zeichnungen aus der Steinzeit abgebildet. Zum mindesten ist die ästhetische Würdigung, wenn nicht die Verbreitung dieses Typus damals allgemeiner als heute gewesen.

Die Fascie des Glutaeus medius setzt sich unter den Glutaeus maximus in lockeres Bindegewebe auf dem Piriformis, Obturator internus und Quadratus fort: *Tiefenfascie*; sie hängt mit dem Bindegewebe zusammen, welches am Oberschenkel zwischen den Beugern und dem Adductor magnus liegt. Der Glutaeus medius liegt also in einem Fach, welches oberflächlich von einer wenig nachgiebigen Aponeurose (S. 460) und in der Tiefe von dem ganz unnachgiebigen Knochen gebildet ist. Dieses Fach ist nach unten zu von dem dicken Glutaeus maximus und dem subcutanen Fett des Gesäßes überwölbt. Pathologische Ergüsse (Blut, Eiter usw.) können deshalb hier, von außen unbemerkbar, große Ausdehnung gewinnen und schließlich am Knie oder erst am Knöchel unter die Haut durchbrechen. Über Wege in das kleine Becken s. S. 429. Selbst blutige Verfärbungen der Haut (blutunterlaufen) fehlen über dem Glutaeus medius bei Hämatomen innerhalb des Muskels: so gut deckt ihn die aponeurotische Fascie.

Bedeutung für das Stehen und Gehen. Die Wirkung des Glutaeus maximus für die Aufrechterhaltung des Körpers im Stehen und Gehen ist am wichtigsten. Die enorme Entwicklung beim Menschen, die dem Gesäß die charakteristische Form gibt, beruht darauf. Die Oberkörperlast hat das Bestreben, durch ihr Gewicht die Hüfte nach vorn und das Knie nach hinten einzuknicken; beide Gelenke sind in entgegengesetzter Richtung durch passive Apparate gesperrt, die weiter unten zu behandeln sind. Große Muskelmassen, wie der Glutaeus maximus an der Hinterseite der Hüfte und der Quadriceps an der Vorderseite des Oberschenkels, die an Fleischgewicht und Faserlänge miteinander konkurrieren, sind aufgehäuft, um unter allen Umständen zu verhindern, daß die Tragsäulen des Körpers an den genannten Punkten einknicken, solange das Oberkörpergewicht auf ihnen lastet (Standbein). Beim gewöhnlichen Gehen und Stehen sind allerdings diese Muskeln *nicht* in Tätigkeit; denn wir vermögen den Körper durch die lebendigen Spannungen (Tonus) der nicht willkürlich innervierten Muskelmassen so zu balancieren, daß er im labilen Gleichgewicht in den Gelenken der unteren Extremität wie von selbst aufrecht steht. Der Glutaeus maximus, den man durch die Haut bequem umgreifen kann, fühlt sich ganz schlaff an; bei Lähmungen beider Maximi ist gewöhnliches Gehen und Stehen auf ebenem Boden wohl möglich. Sowie aber die geringste Störung eintritt, sei es, daß die richtige Lagerung des Schwerpunktes des Oberkörpers durch Versagen des Zentralorgans erschwert ist (z. B. Alkohol), sei es, daß der Körper durch eine Last, die er zu tragen hat, oder durch komplizierteres Gehen auf unebenem Boden Schwierigkeiten in der Ausbalancierung zu überwinden hat, so kontrahieren sich sofort die großen Gesäßmuskeln. Sie bewachen und kontrollieren unter dem unbewußten Einfluß der zugeordneten Nervenzentren andauernd unsere Haltung.

Der Glutaeus maximus verhindert, daß das Becken nach vorn überkippt (Anteversion). Denn seine Gesamtmasse liegt hinter der Querachse durch die beiden Hüftgelenke und hat ein um so größeres Moment, je weiter die Fasern am Schenkel herunterreichen; die unteren Fasern sind durch die zuletzt erworbene distale Verschiebung der Insertion am Femur, die oberen durch die Befestigung an der Fascia lata und indirekt am Unterschenkel besonders wirksam (Abb. 238b). Die großen Gesäßmuskeln sind bei der straffen militärischen Haltung stark kontrahiert, weil in dieser Haltung der Oberkörper nach vorn verschoben wird, so daß der Schwerpunkt *vor* die Hüft-, Knie- und Fußgelenkdrehpunkte zu liegen kommt. Insbesondere beim Treppen- oder Bergsteigen kann man sehr leicht ihr Hartwerden fühlen. Die Kontraktion stellt sich ebenso regelmäßig beim Aufstehen aus dem Sitzen, beim Laufen, Springen und Tanzen ein.

Durch seinen Ursprung am hinteren Beckenrande kann der Muskel das Becken im ganzen nach vorn drängen; die Bewegung findet sowohl in den Hüftgelenken wie auch in den Verbindungen der unteren Lendenwirbel untereinander und mit dem Kreuzbein statt (Coitus). Für alle anderen Wirkungen auf das Becken kommen vorwiegend andere Muskeln in Frage. Insbesondere ist beim Gehen für die richtige Seitenneigung des Beckens ein Ersatz der kleinen Glutäen durch den Maximus *nicht* möglich (Standbein). Bei gelähmten Maximi werden alle forcierten Gangarten und besonders das Aufstehen aus dem Sitzen unmöglich, dagegen nicht, wie schon oben erwähnt, das gewöhnliche Stehen und Gehen auf ebenem Boden.

Die meisten Fasern des Maximus liegen innerhalb des Drehpunktes im Hüftgelenk (Abb. 121, Ende des Verweisungsstriches des Caput femoris, links; vgl. damit Kontur des Maximus); sie adduzieren den Oberschenkel, sind also Antagonisten der oberen Fasern, welche mit den kleinen Glutaei zusammen abduzieren. Alle Fasern zusammen sind Auswärtsroller und kräftige Rückheber des Beines. Bei festgestelltem Becken und Oberschenkel nähern sich die kontrahierten Maximi in der Afterrinne (-kimme) und helfen bei heftigem Stuhldrang dem eigentlichen Sphincter des Mastdarmes (s. Bd. II), den Verschluß des Afters aufrechtzuerhalten. Das erfordert oft eine erhebliche Willensanstrengung.

Innervation: N. glutaeus inferior. Er tritt durch das Foramen infrapiriforme aus dem Becken heraus und strahlt von dort aus pinselförmig etwa in die Mitte der Unterfläche des Muskels ein. Segmentale Nerven: L 5, S 1—2. *Blutzufuhr:* A. glutaea inferior und R. superior der A. glutaea superior aus A. hypogastrica; A. circumflexa femoris medialis aus A. femoralis; A. perforans prima aus A. profunda femoris. *Schleimbeutel:* Unter der Sehnenkappe, mit welcher der Glutaeus maximus und Tractus iliotibialis den großen Rollhügel umfassen, liegt regelmäßig ein großer, mehrfächeriger Schleimbeutel, *Bursa trochanterica m. glutaei maximi,* welcher sich auch auf die Ursprungssehne des Vastus lateralis fortsetzt. Er mildert die Reibung beim Gleiten der Sehne auf dem Trochanter und den Druck auf Haut und Knochen bei äußerer oder innerer Belastung (Körpergewicht im Liegen auf harter Unterlage). Bei Kindern kann er fehlen. Bindegewebssträgne im Hohlraum, Zotten oder freie knorpelharte Einschlüsse von Linsengröße sind gelegentlich vorhanden. Inkonstant sind ein weiterer kleiner Schleimbeutel zwischen Haut und Sehne am großen Rollhügel, *Bursa trochanterica subcutanea,* und ein oder mehrere Schleimbeutel zwischen Insertionssehne und Tuberositas glutaea femoris, *Bursae glutaeofemorales.*

d) Ventrale Muskeln der Hüfte (inkl. Adductoren des Oberschenkels).
Tabelle S. 445/10—17.

Der ursprüngliche Grenzmuskel der dorsalen gegen die ventralen Hüftmuskeln auf der *Hinterseite* des Beckens ist der M. piriformis. Der M. glutaeus maximus, der einzige Gesäßmuskel, welcher den Piriformis distal überragt, ist beim menschlichen Embryo anfänglich auf die Zone des Piriformis beschränkt und mit ihm im Zusammenhang. Er breitet sich erst sekundär distalwärts aus und überlagert im fertigen Zustand die ventralen Muskeln auf der Hinterseite des Beckens.

Die *Ursprungsfelder* der ventralen Muskeln umgreifen in unmittelbarer Folge und komplizierter Schichtung das Hüftgelenk. Sie reichen vom Piriformis nach vorn auf die Vorderseite des Beckens bis zum Iliopsoas (Abb. 251). Nirgends überschreiten sie die ventrale Hälfte des Hüftbeines. Insbesondere wird die Grenze gegen den Bauch scharf innegehalten: das Leistenband ist äußerlich eine deutliche Grenze zwischen den Muskeln der vorderen Bauchwand und den Extremitätenmuskeln.

Am Sitzknorren sind die Ursprünge der 3 Beuger des Oberschenkels angeheftet (Abb. 238 b); trotz dieser Einschiebung bleibt keine wesentliche Lücke zwischen den ventralen Hüftmuskeln frei (Abb. 247).

Untereinander stimmen die ventralen Hüftmuskeln darin überein, daß sie alle wichtig für die Kontrolle des Körpergleichgewichtes in der aufrechten Haltung sind, insbesondere die Adductorengruppe unter ihnen. Sie sind ferner alle *Auswärtsroller* des Oberschenkels. In der Normalstellung des Beines ist Einwärtsroller lediglich der vordere Teil der kleinen Glutäen. Erinnern wir uns, daß auch der Iliopsoas nach außen rotieren kann, so stehen an der Hüfte zahlreiche und gewaltige Auswärtsroller gegen wenige und nicht besonders starke Einwärtsroller. Diese Massenverteilung erleichtert uns bei gewollter Innervation die übliche Drehung der Fußspitzen nach außen, welche im Stehen eine breitere und sicherere Grundfläche als bei parallel gestellten Füßen vermittelt.

Bei erschlaffter Muskulatur rotiert das Bein des ungeschulten Körpers, wie bei Kindern besonders zu sehen ist, etwas einwärts, so daß die Fußspitzen leicht konvergieren. Das beruht auf Einrichtungen des Hüftgelenkes und Einwirkungen der Schwere, die später behandelt werden.

Sonst ist die Wirkung der ventralen Hüftmuskeln sehr verschiedenartig; sie sind am Vorheben, an der Ad- und Abduktion des Beines beteiligt und an den entsprechenden Bewegungen des Beckens gegen den Schenkel.

Der M. gracilis greift über das Hüftgelenk hinaus; er inseriert am Unterschenkel, ist also zweigelenkig. Er gehört aber seiner Entwicklung nach zu den Adductoren (S. 446).

Musculus obturator internus cum gemellis (Tabelle S. 445/10). Der buchartig zusammengeklappte Muskel besteht aus 3 Ursprungsköpfen, aus den 2 kleinen *Mm. gemelli* und aus dem großen *M. obturator internus* selbst (Abb. 244). Der proximale *Gemellus superior* entspringt am Sitzbeinstachel, der distale *Gemellus inferior* am obersten Auslauf des Sitzbeinhöckers (Abb. 238 b). Beide sind gelegentlich in der Tiefe unter dem Obturator durch Muskelfleisch verbunden, dessen Fasern längs dem oberen Sitzbeinast entspringen. Die getrennten Gemelli sind nichts anderes als die übrigbleibenden Randpartien dieser tiefen Muskelschicht (Pars profunda). Der mittlere Kopf, der jetzige Obturator internus, ist eine oberflächliche Muskelschicht (Pars superficialis), welche sich in der Entwicklungsgeschichte des menschlichen Embryo durch das Foramen ischiadicum minus hindurch an die Innenfläche des kleinen Beckens vorschiebt. Die Innervation beim Erwachsenen zeugt von diesem Verschiebungsprozesse. Der endopelvine Teil ist fächerförmig auf der Innenseite der Membrana obturatoria und auf dem knöchernen Skeletrahmen der Membran ausgebreitet und weitaus die größte Masse des Muskels (Abb. 247 u. 248). Seine Massenentfaltung hat dazu geführt, daß gewöhnlich nur die Ränder der Pars profunda, die Gemelli, übrigbleiben. Er selbst ist außen am Becken relativ klein und größtenteils sehnig.

Der Nerv für den Muskel kommt aus dem Innern des Beckens durch das Foramen ischiadicum majus heraus und kehrt innerhalb des Muskelfleisches des Obturator internus rückläufig durch das Foramen ischiadicum minus in das Beckeninnere zurück. Dieser große Umweg des Nerven außen um den Sitzbeinstachel herum wäre unnötig, wenn der Muskel von Anfang an auf der Membrana obturatoria gelegen wäre; denn die Austrittsstelle der Nervenwurzeln liegt im Innern des Beckens nicht weit von der Membran entfernt. Der benachbarte M. levator ani (s. Damm, Bd. II) erhält wirklich seinen Nerv auf diesem kürzesten Weg. Er ist ein *primär* an der Innenwand des Beckenknochens befestigter Muskel. Der M. obturator internus ist *sekundär* dorthin gelangt; ihm folgt der Nerv wie ein Ariadnefaden. Der Piriformis ist auf der Anfangsstufe eines ähnlichen Prozesses stehengeblieben (S. 455).

An der Stelle, wo der versteckte endopelvine Teil des Muskels um den knöchernen Rand des Foramen ischiadicum minus umbiegt (Abb. 247), ist die Unterfläche bereits sehnig. Sie gleitet auf dem Knochen durch Vermittlung eines besonders großen, zwischen beide eingeschalteten konstanten Schleimbeutels, *Bursa m. obturatorii interni.* Der Muskel ist hier in einem spitzen Winkel umgebogen (Abb. 244) und benutzt den Knochen als Rolle (Hypomochlion). Die Sehne überträgt die gesamte Kraft wie ein Transmissionsriemen auf die Insertionsstelle am großen Rollhügel (an der Innenseite nahe der Spitze, Abb. 238 b). Die Richtung der Sehne ist für die Wirkung auf den Oberschenkel allein bestimmend.

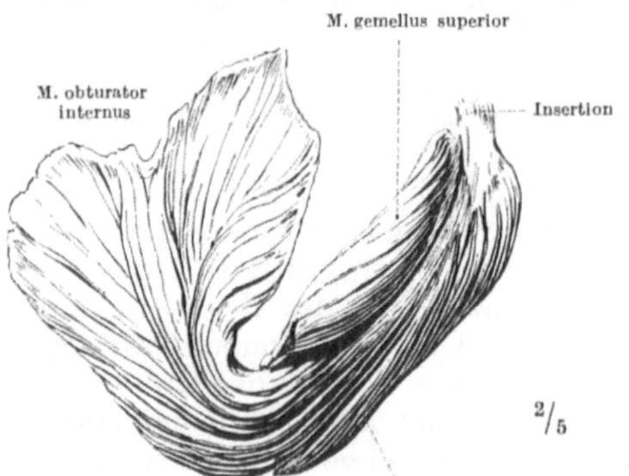

Abb. 244. Isolierter M. obturator internus, natürliche Form (vgl. Abb. 248).

Sie ist gleich der beider Gemelli, welche seitlich an der Sehne des Obturator internus inserieren. Die Kraft- und Hubhöhe des Gesamtmuskels ist in dem Maße vermehrt, als die Muskelfasern auf der Innenseite des knöchernen Beckens Platz und Raum zur Vermehrung und Verlängerung gefunden haben.

Im äußeren Hautrelief ist von allen 3 Köpfen nichts zu sehen, weil der Glutaeus maximus sie bedeckt. Vom Anus aus (bei der Frau von der Vagina aus) kann man unter Umständen den Sitzbeinstachel fühlen, danach die Lage des endopelvinen Teiles des Muskels bestimmen und sogar den Nerv elektrisch reizen.

Eine derbe Fascie überzieht den endopelvinen Teil, *Fascia obturatoria.* Sie ist die Fortsetzung der Fascia iliaca in das kleine Becken hinein (Abb. 229). Die ursprüngliche Schwanzmuskulatur, welche an der Innenwand des Beckens befestigt ist, hat auch auf dieser Fascie Ursprung gefaßt. Der Schwanzmuskel, welcher zum Teil von ihr entspringt, heißt *M. levator ani*; er ist beim Menschen zum muskulösen Beckenboden geworden (s. Bd. II).

Der Obturator internus ist infolgedessen mit dem proximalen Abschnitt seines endopelvinen Bauches dem Innern der kleinen Beckenhöhle zugewendet; auf diesem Teil seiner Fascie liegt parietales Peritonaeum. Er umfaßt den Canalis obturatorius (Abb. 247). Der distale Abschnitt liegt unterhalb des Beckenbodens und bildet die Außenwand der Fossa ischiorectalis (S. 439); dieser Teil kann nicht mit Peritonaeum in Beziehung stehen. Über den *Processus falciformis* des Lig. sacrotuberosum s. S. 433 und Abb. 248.

Spezifische Wirkung. Das Moment für die Rollung des Oberschenkels nach außen ist besonders groß, weil der Obturator internus am ideellen Hebel des Femur (Abb. 237) nahe dessen Spitze angreift. Er ist der drittstärkste

Auswärtsroller; er wird übertroffen vom Quadratus femoris (Tabelle S. 446/11), welcher zwar kleiner, aber genau transversal gerichtet ist, infolgedessen gar keinen Abzug von seiner Rollwirkung erleidet und besonders wirtschaftlich arbeitet; ferner vom Glutaeus maximus, der schräg am Femur angreift, aber an Masse dem Obturator internus sehr überlegen ist (vierfaches Muskelgewicht). Gegenüber dem Quadratus femoris hat er die langen endopelvinen Muskelbündel voraus und kann damit zwar wenig sparsame, aber für besondere Höchstleistungen schnelle und extreme Auswärtsrotationen hervorbringen.

Da er etwas von hinten und unten an die Spitze des Trochanter maior herantritt (Abb. 238 b), so kann er das Bein aus der Normalstellung ein wenig nach hinten ziehen und adduzieren. Bei nach vorn gehobenem Bein (Sitzen) schlägt die Adduktion in Abduktion um. Die Rollwirkung bleibt in jeder Stellung gleich, weil der Muskel annähernd in der Höhe des Drehpunktes des Hüftgelenkes liegt. Er ist darin dem Piriformis sehr ähnlich, der für die Auswärtsrotation fast die gleiche Hebelübersetzung hat.

Der Piriformis ist der viertstärkste Auswärtsroller. Beide Muskeln sind sehr häufig mit ihren Sehnen dicht am Trochanter verwachsen (die Fleischränder sind nie verwachsen, lassen vielmehr zwischen sich das Foramen infrapiriforme für den Durchtritt zahlreicher Gefäße und Nerven frei).

Wird der Oberschenkel in starker Innenrotation fixiert, so ist der endopelvine Teil des Muskels passiv abgeflacht; er wirkt dadurch auf den Arcus tendineus und auf den Ursprung des M. levator ani an diesem. Die Stellung wird eingenommen, um Kotmassen bei der Defäkation und das Kind bei der Geburt freier passieren zu lassen.

Innervation: Drei gesonderte Äste für die Gemelli und den Obturator internus kommen aus dem Plexus sacralis direkt oder mitunter aus dem N. pudendus. Der Ast für den Gemellus superior hat auch Zweige für den Gemellus inferior, ein Zeichen für die Abspaltung beider aus einer ursprünglich gemeinsamen Pars profunda. Die Nerven treten in die Unterfläche der 3 Köpfe ein. Zwischen Sehne und Knochen zieht der Nervenast für den Quadratus femoris hindurch; auf der Oberfläche des Muskels liegen alle übrigen aus dem Foramen infrapiriforme austretenden Nerven und Gefäße (S. 429). Das Foramen ischiadicum minus ist nur so weit vom Obturator internus ausgefüllt, daß noch ein Zugang zur Fossa ischiorectalis übrigbleibt (Abb. 114). Segmentale Nerven: L 5, S 1—2. *Blutzufuhr:* A. glutaea inferior, A. obturatoria, A. pudenda interna. *Schleimbeutel:* Außer der regelmäßigen Bursa zwischen Muskel und Rolle, welche zu den größten des Körpers gehört, ist gelegentlich noch eine zweite kleinere zwischen Sehne und Knochen am Trochanter eingeschaltet. Es gibt in seltenen Fällen neben ihr eine besondere Bursa m. piriformis.

Musculus quadratus femoris (Tabelle S. 446/11). In Normalstellung des Beines ist der Muskel rechteckig (Abb. 90); kontrahiert er sich (Außenrotation des Oberschenkels), so wird er quadratisch oder sogar höher als breit. Der Name gilt also nur für eine extreme, nicht für die gewöhnliche Beinstellung des aufrechtstehenden Menschen. Das Ursprungsfeld am Sitzbein schließt an die Muskelfelder der Adductoren des Oberschenkels an (Abb. 251). Alle zusammen halten den Rand des Skeletrahmens um das Foramen obturatum besetzt. Der Muskel inseriert an der Hinterseite des Oberschenkels hinter dem großen Rollhügel (Abb. 238 b). Er überschneidet also den Hüftknochen von vorn und den Hals des Femur von hinten. Er verläuft genau quer, parallel der frontalen Querachse des Hüftgelenkes, aber distal von ihr.

Sehnensubstanz ist fast gar nicht im Quadratus vorhanden; die Muskelbündel liegen parallel nebeneinander.

Er liegt ganz versteckt in der Tiefe. Mit seinem proximalen Rand schiebt er sich unter den Gemellus inferior und grenzt mit dem distalen Rand an den Adductor magnus (Adductor minimus) an. Oberflächlich ist er vom Glutaeus maximus ganz bedeckt; zwischen ihm und der Hüftgelenkkapsel verläuft der M. obturator externus.

Der Muskel wirkt wegen der queren Lage als sparsamster Außenroller des Oberschenkels. Er wird nur von dem mächtigen Glutaeus maximus an Kraft übertroffen. Bei allen Ausschlägen des Femur nach vorn und nach der Seite wird der Muskel sehr stark gedehnt; nur dadurch, daß er dem Drehpunkt ziemlich nahe liegt, ist die Dehnung für die relativ kurzen Muskelfasern nicht zu beträchtlich. Immerhin unterstützt er die Hemmungsbänder der Hüftgelenkskapsel durch die passive Beanspruchung bei extremen Spreizungen und Vorhebungen des Schenkels. Bei der Rückführung in die Normalstellung wirkt er aktiv mit.

Innervation: Ein Ast aus dem N. ischiadicus (N. tibialis) verläuft unter den Gemelli und der Sehne des Obturator internus und tritt in die Unterfläche des Quadratus ein. Der kleinfingerdicke N. ischiadicus liegt auf der Oberfläche des Quadratus. Segmentale Nerven: L 5, S 1, S 2. *Blutzufuhr:* A. glutaea inferior, A. circumflexa femoris medialis, A. obturatoria.

Musculus obturator externus (Tabelle S. 446/12). Mit diesem Muskel beginnt die Gruppe der „Adductoren", welche gemeinsam durch den N. obturatorius innerviert sind (Tabelle S. 446/12—17). Die Bezeichnung gilt wesentlich für die großen Muskelindividuen der Gruppe. Der M. obturator externus, der kleinste von allen, ist kaum imstande zu adduzieren. Denn seine Richtung steht spitzwinklig zur frontalen Querachse durch das Hüftgelenk (Abb. 238a). Er zieht deshalb den Femurkopf fest in die Gelenkhöhle hinein und hat nur ein ganz geringes Moment, welches den Trochanter maior nach unten treiben und damit den Oberschenkel adduzieren könnte. Gegenüber der Fülle der reinen Adductoren kommt das nicht in Betracht. Er ist vielmehr ein Auswärtsroller wie die vorbeschriebenen Muskeln.

Er ist der versteckteste Muskel des ganzen menschlichen Körpers. Um ihn ganz zugänglich zu machen, müssen alle Muskeln seiner Umgebung entfernt werden. Von vorn überdecken ihn der Iliopsoas, Pectineus und Adductor minimus, von hinten der Obturator internus und Quadratus femoris. In die Spalten zwischen je 2 Muskeln der beiden Gruppen muß man vordringen, um ihn zu suchen. Er entspringt wesentlich vom Skeletrahmen des Foramen obturatum auf der Außenseite des Hüftknochens und ist auch auf der Membrana obturatoria selbst angeheftet (Abb. 238a u. 251). Hier liegt viel Fett zwischen seinen Ursprüngen. Sie umfassen den Canalis obturatorius. An der Dorsalseite des knöchernen Rahmens (Sitzbein) bleibt eine Stelle frei; sie nimmt das Ursprungsfeld des Quadratus femoris ein. Der Obturator externus hat einen breiten Muskelbauch, welcher sich zu der runden Insertionssehne konisch verjüngt, aber immer noch breit und fleischig ist, wo er den Sitzbeinrand überschneidet (Abb. 55). Er liegt der Hinterseite des Hüftgelenkes unmittelbar auf und zieht von hinten und innen zum großen Rollhügel (Fossa trochanterica). Die Insertionsstellen des Obturator externus und internus sind am Knochen durch einen deutlichen Zwischenraum getrennt, in welchen Fett eingelagert ist.

Der Obturator externus wirkt, da er quer gerichtet ist und von hinten her weit außen am Rollhügel angreift, als Auswärtsroller des Oberschenkels. Er wird bei extremen Vorhebungen, Ab- und Adduktionen passiv beansprucht, aber weniger als der Quadratus femoris, weil er dem Drehpunkt des Oberschenkels näher liegt als letzterer. Seine Bedeutung für das Hüftgelenk liegt hauptsächlich darin, daß er bei feststehendem Oberschenkel den Schenkelkopf von unten her hält, weil er schräg unter ihm hinwegzieht (Abb. 245). Die Gelenkkapsel ist sehr weit distal am Femur befestigt, um dem Kopf in der Pfanne genügenden Spielraum zu lassen. Alle Muskelinsertionen sind entsprechend weit distal (auf die Trochanteren und den Schaft des Femur) gerückt. Jeder einzelne hat deshalb das Bestreben, den Kopf aus der Pfanne herauszuhebeln. Indem der Obturator externus sich an die gefährdetste Stelle anschmiegt, gibt er dem Kopf des Femur eine regulierbare Stütze.

Die übrigen Muskeln, welche hinten und vorn auf der Hüftgelenkskapsel liegen, vermögen ebenfalls durch ihren Tonus den Kopf in der Pfanne zu halten. Wie beim Schultergelenk die Außen- und Innenroller, so sind auch beim Hüftgelenk die vorn und hinten zunächst liegenden Muskelsehnen in die Kapsel eingebettet (Iliopsoas, Piriformis, Obturator ext.); sie verstärken die Wand und schützen sie vor Einklemmung. Unter allen Hüftmuskeln ist der Obturator ext. derjenige, welcher fast ausschließlich in den Dienst des Gelenkmechanismus selbst getreten ist. Er gleicht die Nachteile, welche der weit ausladende große Rollhügel für das Gelenk mit sich bringt, wieder aus. Indem der Muskel durch seine Lage dem Gelenk zugeteilt wurde, ist erst diese für so viele Beinbewegungen vorteilhafte Hebelwirkung möglich geworden.

Innervation: Der N. obturatorius gibt einen Ast an die Innenfläche des Muskels. Er gehört zum Ramus posterior dieses Nerven. Ramus posterior und anterior treten entweder gemeinsam am Oberrand des M. obturator externus zwischen die Adductoren, oder der Ramus posterior läuft durch das Muskelfleisch hindurch und spaltet einen etwa 1 cm breiten Muskelstreifen am Oberrand vom übrigen Muskel ab. Der Ramus anterior liegt immer an der oberen Kante des Muskels. Er kann im Canalis obturatorius mit eingeklemmt sein (Hernia obturatoria) oder durch Entzündungen der Umgebung (Hüftgelenk) gereizt werden; es treten dann Schmerzen am *Knie* auf, weil ein Hautast dort endet (ROMBERGsches Kniephänomen; es verleitet den Unerfahrenen, das gesunde Knie zu behandeln, anstatt des kranken Hüftgelenkes). Segmentale Nerven: L 4, (L 5). *Blutzufuhr:* A. obturatoria; sie liegt mit dem Nerv am oberen Rand des Muskels (Abb. 251); A. circumflexa femoris medialis. *Schleimbeutel:* Zwischen Muskel und Knochen dicht an der Insertion gegen den Quadratus femoris zu liegt eine Ausstülpung der an dieser Stelle sehr dünnen Hüftgelenkskapsel; sie kommuniziert immer mit der Gelenkhöhle (Abb. 259).

Musculus adductor magnus (und M. adductor minimus) (Tabelle S. 446/13). Der Muskel schließt an den vorigen an, reicht aber bis zum Knieende des Femur herunter und füllt das ganze Dreieck an der Innenseite des Oberschenkelknochens aus (Abb. 245). Der Schaft des Femur steht schräg im Oberschenkel. Oben stößt der große Rollhügel an die laterale Seite des Schenkels, unten wölbt der *Condylus medialis femoris* die Medialseite des Schenkelkonturs vor (Abb. 1 b). Dieser Schrägstellung des Knochens verdanken die Adductoren ihren Platz an der Medialseite des Femur; insbesondere der Adductor magnus nutzt den Platz vollkommen aus. Er ist einer der größten Muskeln des Körpers und kommt beim Mann oft dem Gewicht des Glutaeus maximus nahe, selten ihm gleich. Trotz seiner Größe gelangt er nur an einer ganz kleinen dreieckigen Stelle unterhalb des Sitzknorrens bis unter die Haut (Abb. 125 u. 249). Im übrigen ist er hinten von den Flexoren und vorn von den übrigen Adductoren und von den Extensoren, medialwärts vom Gracilis bedeckt. Der Muskel überspringt nur das Hüftgelenk; er ist trotz seiner Länge eingelenkig.

Die oberste Partie ist unvollkommen von dem Hauptmuskelbauch getrennt. Man nennt die dreieckige Muskelplatte *Adductor minimus* (Abb. 245). Das Ursprungsfeld liegt weiter vorn am Becken als das des Adductor magnus (Abb. 251). Die Muskelfasern beider überkreuzen sich (Abb. 238 a). Sie setzen mit Ausnahme der medialen Randpartie des Adductor magnus (s. unten) am Labium mediale der Linea aspera femoris an.

Wirkung. Der Adductor minimus *rotiert* den Oberschenkel nach außen wie die kurzen Rollmuskeln, an welche er anschließt (Quadratus usw.). Er ist wie eine Schaufel gebogen, weil er um die vor ihm liegenden Muskelmassen herumgewickelt ist (Abb. 274). Solange sie nicht ganz schlaff sind, benutzt er sie als Hypomochlion und greift an das Femur in der Richtung der Tangente an den Querschnitt an, also mit vollster Ausnutzung seiner Kraft. Auch der Adductor magnus wirkt außenrotierend, da er an der Linea aspera ansetzt, einem längsverlaufenden Knochenkamm auf der Hinterseite des Femur. Diese für den Menschen charakteristische Knochenleiste springt auf dem Querschnitt wie ein Zapfen aus dem Femurkontur vor (Abb. 270). Der Vorsprung erhöht erheblich die Hebelkraft der Adductoren beim Rollen des Oberschenkels nach außen.

Je schräger die Fasern des Adductor minimus und die anschließenden
Fasern des Adductor magnus verlaufen, und je weiter sie am Femur hinabreichen, um so größer wird der Hebelarm, mit welchem sie den Oberschenkel
adduzieren. Die rotierende Komponente ist auch den Fasern des Adductor
magnus eigen, soweit sie an der Linea aspera inserieren. Die dickste Partie
des Muskelfleisches jedoch, welche den medialen Rand der ganzen Muskelplatte

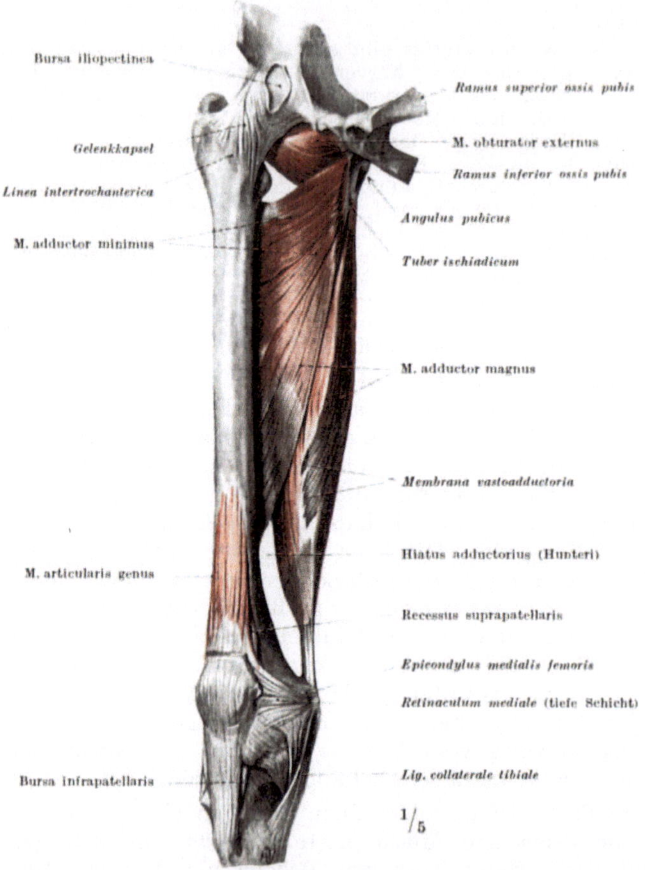

Abb. 245. Teil der Adductorengruppe, schräg von vorn (Muskeltorso). Die Vorderfläche des Adductor magnus
und minimus ist ausgehöhlt: Bett für die auf dem Adductor magnus liegenden Muskeln (Adductor brevis, Adductor longus), die entfernt wurden.

einnimmt und deren Ursprung mit einer kurzen Sehnenkappe den Sitzbeinknorren umfaßt, inseriert mit einer langen kräftigen Endsehne an einer ihr
eigenen Muskelapophyse auf dem inneren Condylus des Femur, *Epicondylus
medialis* (Abb. 245). Sie ist von dem übrigen Muskel durch einen Schlitz getrennt, *Hiatus adductorius (Hunteri).* Alle in dieser Sehne vereinigten Muskelfasern sind reine Adductoren des Oberschenkels. Sie können adduzieren, wenn
das Bein gespreizt ist. Ist das Bein nach außen gerollt, so dreht die Sehne des
Adductor magnus den Epicondylus medialis nach innen zurück: Einwärtsroller.
Das ist von Wichtigkeit als Gegengewicht gegen die auswärts rotierende Wirkung des übrigen Muskelbauches, der an der Linea aspera inseriert. Ja, die
Sehne des Adductor magnus ist stark genug, um den Epicondylus medialis

gegen die Außenrollung aller übrigen Adductoren, die wir bei den folgenden Muskeln noch zu konstatieren haben werden, festzuhalten.

Wäre ein solcher Antagonismus nicht im Adductorensystem selbst gelegen, so könnten nur die Vorderränder der kleinen Glutäen und der Tensor fasciae latae durch ihr Eingreifen die Außenrollung aufhalten, da dies die einzigen Einwärtsroller sind. Sie sind aber zugleich Abductoren des Oberschenkels und müssen deshalb, wenn sie die außen rotierende Komponente der Adductoren hemmen, zugleich deren *adduzierende* Komponente schwächen. Beim Reiten würde der Schenkelschluß dadurch gemindert werden. Das tut der Adductor magnus nicht. Er erzwingt daher beim Reiten die *reine* Adduktion, d. h. er dirigiert die Ferse des Reiters (und den Sporn!) nach hinten ohne Verlust für kräftigsten Schenkelschluß. Eine entsprechende Innendrehung im Knie kann ebenfalls beteiligt sein.

Die *Hauptbedeutung* sämtlicher Adductoren und besonders diejenige des Adductor magnus liegt in der *Äquilibrierung des aufrecht stehenden Körpers*. Sie sind auf Beuge- und Streckseite der Drehungsachse des Hüftgelenkes angeordnet (Abb. 1a u. 264) und halten das Becken. Der größere Teil liegt dorsal und hält dem Vornüberkippen des Beckens entgegen, besonders der Adductor magnus. Das Hintenüberkippen wird von der Streckstellung aus durch das Lig. iliofemorale verhindert, der Adductorenanteil auf der Beugerseite kann deshalb schwächer sein. Je stärker das Hüftgelenk gebeugt wird, desto mehr von den Adductoren kommt auf die Streckseite zu liegen, desto wirksamer wird besonders der Adductor magnus als Haltemuskel (Kniebeuge).

Zu dieser Balancierung des Beckens und damit des Körpers in der *Sagittal*-ebene beim Stehen wie beim Gehen kommt die in der *Frontal*ebene hinzu, die Regulierung der Seitwärtsneigung des Beckens. Bei der Rumpfbeuge nach der Seite, z. B. nach rechts, halten die Adductoren des rechten Beines, unterstützt durch die Schwere des linken, das Becken in Schwebe. Beim Gehen wirken sie am Standbein als Antagonisten der Abductoren, der kleinen Glutäen, die das Absinken des Beckens nach der Schwungbeinseite verhindern (S. 459). Die Notwendigkeit dieser antagonistischen Tätigkeit zeigt sich besonders beim Gehen auf glattem Boden (gewichstem Parkett, Glatteis). Hierbei tritt überhaupt die Bedeutung der Adduktion deutlich in Erscheinung, die das Auseinander-weichen der Beine verhütet. Schon beim gewöhnlichen Gehen ist sie für das gerade Vorsetzen des Schwungbeines erforderlich, sonst wird der Gang breitbeinig.

Auf die Bedeutung der Adductoren für besondere Tätigkeiten (Reiten, Skilaufen) sei nur nebenbei hingewiesen. Spastische Lähmung der Adductoren, bei welcher das Bein in extremer Adduktionsstellung über die Mittellinie hinaus steht, macht das Gehen unmöglich.

Membrana vastoadductoria, Canalis adductorius. Die Sehne des Adductor magnus, welche am Epicondylus medialis inseriert, ist die stärkste und wichtigste, aber nicht die einzige sehnige Insertion des Muskels. Die Portion, welche sich fleischig an der Linea aspera ansetzt, geht außerdem nach vorn aponeurotisch in die sehnige Oberfläche des M. vastus medialis über. Sie verhält sich ähnlich wie der Obliquus abdominis internus, dessen Sehnenfasern außen und innen vom Rectus abdominis verlaufen (Abb. 101); nur ist beim Adductor magnus die hintere Platte fleischig und allein die vordere sehnig. Eingeschlossen zwischen beiden Platten ist ein Tunnel für große Gefäße, *Canalis adductorius Hunteri* (Abb. 248, Pfeil). Die Insertionen des Adductor magnus am Vastus medialis gehen außer vom Muskelbauch auch von der dicken Sehne aus, welche am Epicondylus inseriert, und reichen nach oben bis auf die untersten Rand-fasern des Adductor longus. Sie werden alle zusammen *Membrana vastoadduc-toria* genannt (Abb. 245, 247 u. 248). Die Membran ist eine Seitenankerung der Adductoren am Vastus, welche die einwärts rollende Komponente des Adductor magnus je nach dem Kontraktionszustand des Quadriceps verstärkt und mit ihr die Außenrollung der Adductoren im ganzen kompensieren kann (s. oben).

Die Membran steht aber hauptsächlich im Dienst des Gefäßsystems. Denn die großen Gefäße des Beines liegen am Oberschenkel vorn als Arteria und Vena femoralis; sie ziehen innen am Femur vorbei schräg nach hinten in die Kniekehle, wo sie Arteria und Vena poplitea heißen. Den Übergang von vorn nach hinten vermittelt der Adductorentunnel (Abb. 248, Pfeil). Seine proximale Öffnung, *Hiatus adductorius superior*, wird gewöhnlich vom Adductor longus gebildet und wird dort beschrieben. Die Vorderwand des Tunnels ist die Membrana vastoadductoria, die Hinterwand das Muskelfleisch des Adductor magnus bis zur Linea aspera. Die distale Öffnung des Tunnels nach der Kniekehle zu ist der Schlitz zwischen dem fleischigen Ansatz des Adductor magnus an der Linea aspera und der Sehne zum Epicondylus medialis, *Hiatus adductorius inferior*. Spricht man von Hiatus adductorius schlechthin, so ist die Tunnelöffnung gegen die Kniekehle zu gemeint.

Man kann bei nicht zu fetten Menschen die Sehne des Adductor magnus in der Nähe des Epicondylus medialis fühlen, besonders wenn man den Oberschenkel spreizt und gegen einen Gegendruck adduzieren läßt. Die Adductorengruppe im ganzen springt dann als dicker runder Wulst an der Innenseite des Oberschenkels vor. In dem *medialen Kniegrübchen* (Abb. 246), welches hinter dem kugeligen Vastus medialis liegt, fühlt man in der Tiefe die Sehne. Man verwechsle sie nicht mit den oberflächlicher und dorsal von der Grube liegenden Sehnen des Pes anserinus (besonders Semitendinosus und Gracilis, Abb. 249).

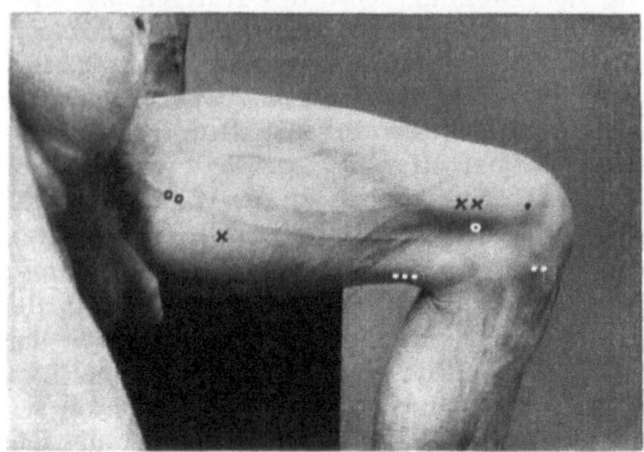

Abb. 246. Oberschenkel von innen. Gegendruck gegen den durch die Hand des Untersuchers fixierten Unterschenkel. × Wulst der kontrahierten Adductoren; × × Vastus medialis; . Rand des Muskelfleisches des Vastus med.; .. Kniegelenksspalte; ... Sehne des Semitendinosus; o mediales Kniegrübchen; oo Vena saphena magna.

Die Sehne des Adductor magnus ist ein wichtiges Orientierungsmittel für die Lage des Adductorenkanals. Die enge Spalte zwischen Membrana vastoadductoria und Vastus medialis, welche dicht neben der Sehne zu suchen ist, heißt JOBERTsche Grube (Abb. 248). Sie wird zugänglich, wenn man den M. sartorius, der sich über sie legt (Abb. 92), nach hinten verschiebt; sie kann für den Chirurgen als Zugang zu den großen Gefäßen innerhalb des Kanals dienen (bei Unterbindungen).

Der *Inhalt des etwa 7 cm langen Canalis adductorius* besteht außer aus den genannten großen Blutgefäßen noch aus feineren Nerven und Lymphgefäßen. Die Stelle, an welcher die Gefäße den Hiatus inferior passieren, ist die Grenze für die Benennungen. Oberhalb heißen sie Vasa femoralia, unterhalb Vasa poplitea. Letztere liegen zuerst auf dem Vastus medialis und dann auf dem Planum popliteum femoris (Abb. 274).

Regelmäßig tritt der Endast des N. femoralis, *N. saphenus*, ein Hautast für den Unterschenkel, mit den großen Gefäßen in den Adductorenkanal hinein. Er verläßt ihn aber, ehe das Ende des Tunnels erreicht ist, durch ein besonderes Fenster in der Membrana vastoadductoria (zusammen mit Ästchen der Arterien, A. articularis genus suprema, und mit Begleitvenen. Meistens sind 2 Fenster vorhanden, Abb. 247). Der N. saphenus benützt das distale. Ein 2. Nerv benützt das proximale Fenster, tritt aber nicht immer in den Tunnel ein. Er ist ein Verbindungsast vom N. saphenus zum Hautast des N. obturatorius.

Die Insertion des Adductor magnus an der Innenlippe der Linea aspera ist mit sehnigen Arkaden versehen, durch welche Gefäße für die Beugemuskeln des Oberschenkels hindurchtreten (Aa. perforantes, Abb. 274). Die ganze Hinterseite des Oberschenkels bekommt geradeso wie die Kniekehle ihre Gefäße von vorn her. Die Öffnungen für die Aa. perforantes entsprechen also dem Hiatus inferior des HUNTERschen Kanals für die Vasa poplitea.

Innervation: Der Muskel ist doppelt innerviert, und zwar aus dem N. obturatorius (Ramus posterior) und aus dem N. ischiadicus (Zweige aus dem Ast des N. tibialis zum M. semimembranosus). Der erstere verläuft diazonal, der letztere metazonal (S. 209); die gleichzeitige Verletzung beider Nerven am Becken ist also unwahrscheinlich und deshalb eine völlige Ausschaltung des Adductor magnus nur bei ausgedehnten Zertrümmerungen

möglich. Der Obturatoriusast versorgt die an der Linea aspera, der Ischiadicusast die am Epicondylus medialis inserierenden Muskelfasern. Doch gibt es gewöhnlich keine scharfe Grenze
im Innern des Muskels, und die Anteile beider Nervengebiete schwanken individuell beträchtlich. Der Obturatoriusast liegt auf der Vorderseite, der Ischiadicusast auf der Hinterseite des Muskels. — Der Adductor minimus ist seiner Innervation nach nicht selbständig
gegen den übrigen Muskel. Er ist eine inkomplette Abspaltung, die meistens durch die

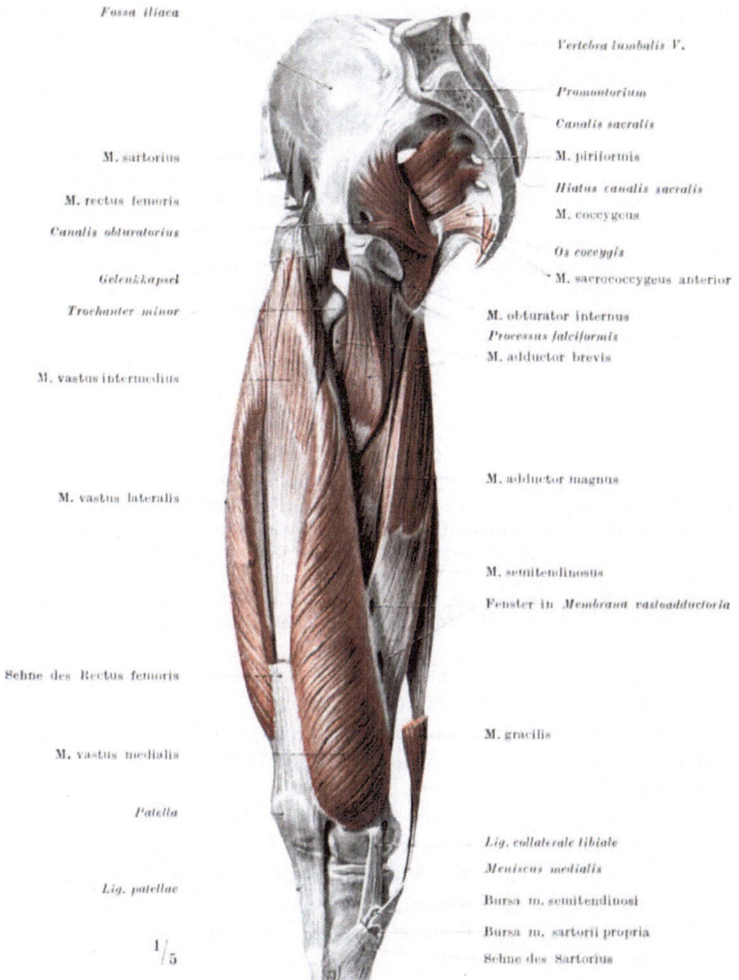

Abb. 247. Oberschenkel von vorn und innen (Muskeltorso). Vastus intermed. mit Bett für den fehlenden Rectus
femoris, Adductor brevis und Adductor magnus mit Bett für Adductor longus und Pectineus (oberflächliche
Muskeln s. Abb. 92).

perforierenden Gefäße eingeleitet ist, ähnlich wie die Begrenzung des Rhomboides maior
und minor an der Schulter.

Der dicke Stamm des *N. ischiadicus* liegt auf dem dreieckigen Feld des Adductor minimus,
welches hinten vom Semimembranosus freigelassen wird (Abb. 274). An dieser Stelle hat
der Nerv einen Druckpunkt (unter dem distalen Rand des Glutaeus maximus, Abb. 125).
Er pflegt bei Nervenentzündung (Ischias) äußerst schmerzhaft zu sein. Segmentale Nerven:
L 3—4 für Pars obturatoria, L 4, (L 5) für Pars ischiadica. *Blutzufuhr:* A. obturatoria,
Aa. perforantes (meistens 3).

Musculus adductor brevis (Tabelle S. 446/14). Die kleineren Adductoren haben
in der Vorderfläche des Magnus ihr gemeinschaftliches Bett (Abb. 245). Sie

sind Spezialisten, welche zwar ähnliches leisten wie die entsprechende Partie
des Magnus, daneben aber durch den gesonderten Ursprung so viel vor jenem
voraus haben, daß jeder Muskel seine Eigenaufgabe erfüllen kann. Ihnen ist
gemeinsam, daß sie weiter vorn am Becken, lediglich am Schambein entspringen
(Abb. 251). Der Brevis entspringt fleischig vom Knochen und vom Faserknorpel
der Schoßfuge. Der Muskelbauch ist platt und parallelfaserig (Abb. 247). Er
ist schaufelförmig nach hinten außen gebogen und erreicht die mediale Lippe
der Linea aspera femoris im Bogen um die oberflächlichen Adductoren und den
Trochanter minor herum (Abb. 274).

Der Magnus selbst ist am Sitzbein angeheftet, nur der Minimus greift über die Grenze
zwischen Sitz- und Schambein hinaus und kann in Ausnahmefällen sogar hinter dem Brevis
bis gegen den oberen Rand der Schoßfuge hinaufreichen. Gewöhnlich fängt aber der Brevis
da am Schambein an, wo der Minimus aufhört. Er gehört zum mittleren Kreis der Ursprungsfelder (Abb. 251, hellrot).

Der Ursprung des Muskels ist vom Adductor longus und Pectineus zugedeckt, so daß
man ihn an der Oberfläche nicht sieht (Abb. 92). Diese beiden Muskeln divergieren nach
dem Femur zu (Abb. 248). In dem Dreieck zwischen ihnen wird der Brevis von vorn sichtbar, aber er ist an dieser Stelle vom M. sartorius bedeckt. Seine Hinterfläche liegt unmittelbar dem Magnus an.

Der Muskel ist gegen die übrigen Adductoren dadurch gesondert, daß sein
Fleisch zwischen der Nervengabel des N. obturatorius liegt; der Ramus anterior
des Nerven zieht schräg über die Vorderfläche, sein Ramus posterior über die
Hinterfläche des Brevis. Die *Fascie* des Muskels ist sehr zart und dünn.

Man benutzt am besten die genannten Nervenäste, um bei der Präparation die richtige
Grenze gegen die Nachbarmuskeln zu finden. Sie ist immer vorhanden und auch in der
selbständigen Innervation des Muskelfleisches vorgezeichnet. Die Endsehne ist ganz platt
und dünn; man muß sie künstlich von den Nachbarsehnen, mit denen sie verwachsen ist,
sondern. Sie enthält gewöhnlich eine Arkade für den Durchtritt der A. perforans prima,
welche durch diese Pforte die Grenze zwischen Adductor minimus und Adductor magnus
erreicht. Von dieser Stelle aus kann der Adductor brevis manchmal in 2 getrennte Muskelbäuche zerfallen.

Der Brevis adduziert den Oberschenkel und rollt ihn nach außen wie der
obere Teil des Magnus; er hat ein besonders großes Moment aus den dort erwähnten Gründen (Hebelwirkung der Linea aspera, tangentiale Angriffsrichtung). Sind die Anziehung und Rollung abgelaufen, so hat er noch die Möglichkeit, den Oberschenkel nach vorn zu heben (Anteversio). Wirkt der Muskel
allein, so wird allerdings gewöhnlich das andere Bein im Wege sein, da der ad-
duzierte Oberschenkel eher an dieses anstößt. Ist das andere Bein aber so gestellt, daß es nicht im Wege ist, oder beteiligen sich andere Muskeln, welche
stärker nach vorn heben (Pectineus, Iliopsoas usw.), so endet die Bewegung
damit, daß der Oberschenkel vor das andere Bein zu liegen kommt, z. B. beim
Sitzen mit übergeschlagenem Bein.

Innervation: N. obturatorius. Der Muskelast kommt aus dem Ramus anterior des Nerven;
er tritt in die Vorderfläche des Muskels mit 2 getrennten Zweigen ein. Segmentale Nerven:
L 2—4. *Blutzufuhr* wie bei vorigem.

Musculus adductor longus (Tabelle S. 446/15). Er ist länger als der vorige,
aber nicht so lang wie der Magnus. Sein Ursprungsfeld liegt in dem äußeren
der 3 Ursprungskreise der Adductoren (Abb. 251, dunkelrot). Er ist mit einer
schmalen, auffallend starken Sehne an dem Faserknorpel der Symphyse unmittelbar unter dem Tuberculum pubicum befestigt. Die Sehne setzt sich auf
der Vorderfläche namentlich am Innenrand des Muskels handbreit nach unten
fort (Abb. 92). Von ihrem Ende ab liegen die Muskelfasern parallel. Sie gehen
in eine breite dünne Insertionssehne über, welche an der Innenlippe der Linea
aspera angeheftet ist (Abb. 248). Einige Fasern, manchmal auch zahlreiche,
haben eine seitliche Ankerung an der oberflächlichen Aponeurose des Vastus

medialis. Diese Fasern fehlen selten. Sie bilden mit den entsprechenden seitlichen Verankerungen des Magnus die Membrana vastoadductoria. Die Fasern des Longus umrahmen speziell den Eingang zum Canalis adductorius: *Hiatus superior*. Infolge der wechselnden Ausbildung ist die obere Tunnelöffnung nicht so konstant wie die untere; die Länge des Tunnels schwankt entsprechend.

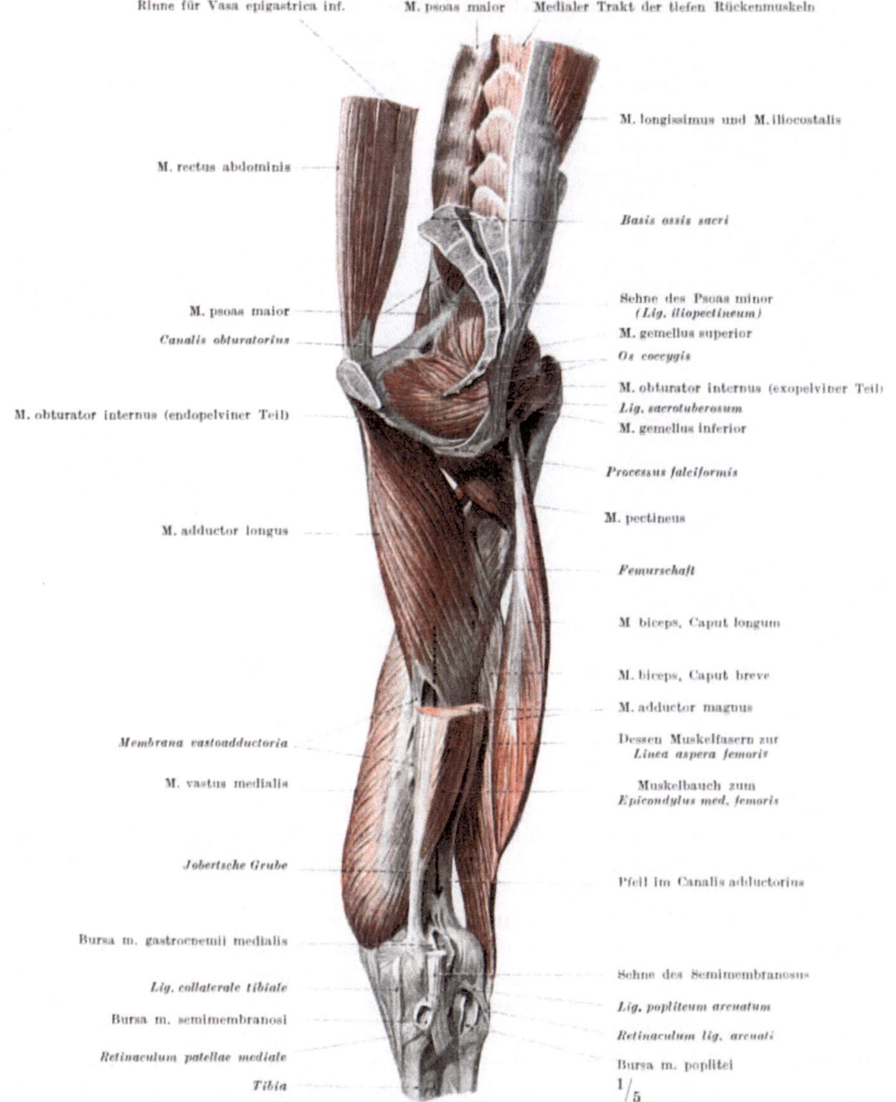

Abb. 248. Oberschenkel von innen (Muskeltorso). Lumbalwirbel bis Promontorium entfernt. Der M. popliteus ist unter der senkrechten Ausstrahlung der Sehne des Semimembranosus herausgenommen (s. seine natürliche Lage in Abb. 274).

Die Insertionssehne des Adductor longus ist vom M. sartorius bedeckt. Sonst liegt der Muskel frei unter der Fascia lata und unter der Haut des Oberschenkels zwischen M. pectineus und M. gracilis. Die Ursprungssehne ist immer beim Lebenden zu fühlen, wenn der Muskel gespannt ist; beim Mann kann man den Samenstrang (Abb. 91) auf der Sehne hin- und herrollen. In der Regel ist beim Lebenden die schräg verlaufende mediale Kante des Muskelbauches zu sehen (Abb. 249).

Der proximale Rand des Longus begrenzt die mediale Seite eines Dreiecks, dessen Basis nach dem Leistenband zu gerichtet ist (Abb. 250). Die laterale Begrenzung stellt der M. sartorius. Das Dreieck heißt *Trigonum femorale (Scarpae)*. Sein Boden ist vom M. pectineus und M. iliopsoas gebildet, welche gegen die vorgenannten Muskeln etwas zurückweichen, *Fossa iliopectinea* (Abb. 92). Beim Lebenden kann man die Grube häufig äußerlich sehen.

Die Grube kann durch geschwollene Leistenlymphknoten, die in ihr liegen, verstreichen; in abnormen Fällen kann die ganze Gegend vorgewölbt sein (Abb. 272). Die große Hautvene, *V. saphena magna*, zieht über die Stelle hin, an welcher der Longus liegt (Abb. 246 u. 249).

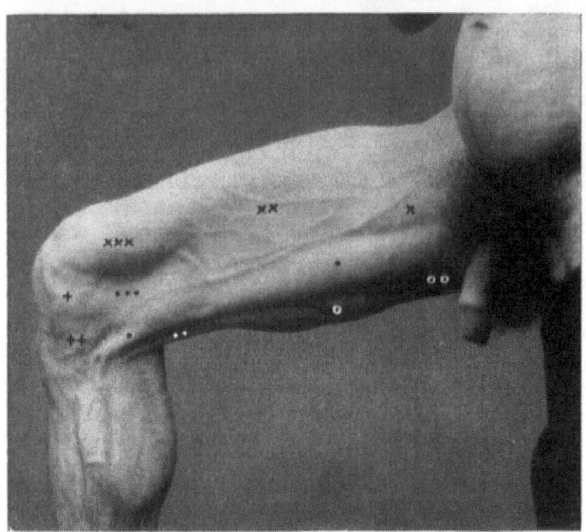

Abb. 249. Oberschenkel von innen, ohne besondere Muskelanspannung. Sehr magerer, muskelkräftiger Mann. . M. gracilis (an Tibia Übergang in Pes anserinus); .. Sehne des Semitendinosus; ... mediales Kniegrübchen; × M. adductor longus; × × Delle des M. sartorius; × × × Vastus medialis; + Condylus medialis femoris; + + Condylus medialis tibiae; o Semimembranosus; oo Stelle, an welcher der Adductor magnus unmittelbar an die Haut stößt.

Die *Wirkung* des Longus ist im wesentlichen gleich der des Brevis (Adduktion, Rotation nach außen). Die Vorhebung des Oberschenkels ist kräftiger, da der Ursprung weiter vorn liegt und da die Fasern weiter distal am Femurschaft inserieren (Abb. 238 b). Aber auch der Longus kann so wenig wie der Brevis allein das Bein an dem anderen Bein vorbeiführen, wenn dieses in Normalstellung steht. Denn seine adductorische Komponente ist stärker als die antevertierende (s. S. 476).

Im Verein mit dem Rectus abdominis und dem kurzen Kopf des Biceps femoris bildet der Adductor longus einen durchlaufenden Muskelzug (Abb. 248); in diese kinematische Kette (vgl. S. 92) sind das Schambein und Femur eingeschaltet. Der Gesamtzug geht vom Brustkorb hinab bis zum Unterschenkel. Werden die 3 Muskeln gleichzeitig kontrahiert, so wird das Becken nach hinten gesenkt (Retroversion), der Oberschenkel wird gehoben, adduziert und nach außen gerollt (Anteversion, Adduktion, Rotation) und der Unterschenkel wird im Knie gebeugt, dabei ebenfalls nach außen gerollt. Für die gleichzeitigen Bewegungen in Hüfte und Knie beim Hochheben des Beines (Treppensteigen, Klettern) ist dieses System von Muskeln und Knochen eine bemerkenswerte Einheit. Wichtiger ist sie beim aufrechten *Stehen*, weil dann Becken und Brustkorb durch sie gegen den Unterschenkel des Standbeines nach vorn zu festgestellt werden können. Nach hinten zu versteifen den Körper in ähnlicher Weise andere Einheiten, die aus vielen Muskelindividuen bestehen (S. 504). Für den Longus erblicken wir in dieser Anordnung klarer als bei den anderen kleinen Adductoren die Ursachen für Lage und Form. Seine Richtung, Ursprung und Insertion sind durch die Beziehungen zum Rectus abdominis und kurzen Bicepskopf bestimmt. Aus der großen Muskelmasse der Adductoren hat sich dieser Teil individualisiert, um mit den genannten anderen Muskeln zusammen eine neue, höhere Gemeinschaft zu formen.

Innervation: Ramus anterior des N. obturatorius. Der Nerv tritt in die Hinterfläche mit zahlreichen Einzelzweigen. Segmentale Nerven: L 2—3. *Blutzufuhr:* A. profunda femoris und A. pudenda externa aus A. femoralis, A. obturatoria aus A. hypogastrica.

Musculus pectineus (Tabelle S. 446/16). Der länglich rechteckige Muskelbauch entspringt fleischig am oberen Schambein von der Eminentia iliopectinea bis zum Tuberculum pubicum (Abb. 251). Die Ursprungsportion erstreckt sich bis zum Pecten ossis pubis, nach dem der Muskel benannt ist; sie füttert den Boden der Lacuna vasorum aus.

Versucht man die Gefäße mit dem Finger zu komprimieren (Blutstillung bei Zerreißungen der unteren Extremität, Nothilfe), so drängt man sie gegen das Muskelpolster des M. pectineus und erst indirekt gegen den Knochenkamm. Man muß also möglichst tief in die Lacuna vasorum hineinfassen, um eine möglichst harte Unterlage zu finden.

Der Pectineus zieht mit parallelen Fasern schräg um den Vastus medialis des Quadriceps herum dicht hinter den kleinen Rollhügel des Femur, den die Endsehne umrahmt (Abb. 236 u. 248). Dort hat die Endsehne häufig eine besondere Knochenleiste, *Linea pectinea*. Obgleich die Vorderfläche des Muskels größtenteils frei von anderen Muskeln unter der Haut liegt, ist sie doch beim Lebenden nicht zu sehen. Denn der Muskel sinkt, weil er hinten am Femur inseriert, schnell in die Tiefe und formt mit dem M. iliopsoas, der den gleichen Verlauf hat, eine Grube, *Fossa iliopectinea*. Sie ist umrahmt von den Rändern des M. sartorius und M. adductor longus, welche mit dem Leistenband das *Trigonum femorale (Scarpae)* begrenzen (Abb. 250).

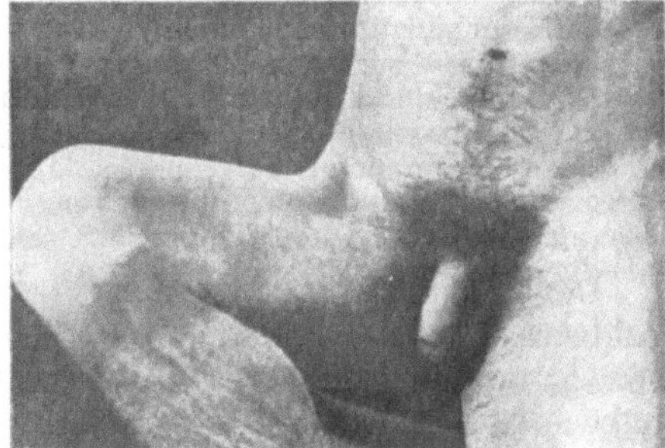

Abb. 250. Fossa iliopectinea beim Lebenden (Photographie aus T. COHN: Methodische Palpation Abt. II, Tafel IV). Den dreieckigen Rahmen bilden der Sartorius, der Adductor longus und das Leistenband (SCARPAsches Dreieck).

Nicht selten liegt zwischen der Linea pectinea und dem Trochanter minor ein kleiner Schleimbeutel, *Bursa m. pectinei*, welcher die Verschiebung der Sehne des Pectineus um den Knochen und um die Insertion des M. iliopsoas herum erleichtert.

Der Muskelbauch des Pectineus liegt zwischen M. iliopsoas und M. adductor longus. er ruht auf dem M. obturator externus und M. adductor brevis und wird teilweise überdeckt vom M. sartorius (Abb. 92).

Die Fascie des Iliopsoas, *Fascia iliaca*, setzt sich auf den M. pectineus fort und überdeckt als *Fascia iliopectinea* die Oberfläche der beiden Muskeln. Sie ist im allgemeinen zart, aber zwischen den Muskeln nach dem Schambein zu durch straffe Fasern verstärkt (Lig. iliopectineum, S. 151). Wir werden bei der Beschreibung der *Fascia lata* (s. Oberschenkel) zu konstatieren haben, daß diese Fascie an Stellen, an welchen sie in ein *oberflächliches* und in ein *tiefes* Blatt auseinanderweicht, verschiedene Logen bildet. Das ist auch im SCARPAschen Dreieck der Fall. Das tiefe Blatt ist unsere Fascia iliopectinea. Die beiden seitlichen Ränder des Dreiecks sind die Stellen, an welchen die beiden Blätter der Fascie zusammenhängen. Der zwischen ihnen eingescheidete dreieckige Raum ist nach oben an seiner Basis durch die Lacuna vasorum hindurch gegen die Bauchhöhle zu offen und nach unten an seiner Spitze gegen den Adductorenkanal hin weiter zu verfolgen. Man fühlt die große Schlagader an dieser Stelle klopfen und kann bei mageren Menschen die Pulsation durch die Haut sehen.

Die großen Blutgefäße passieren die Fossa iliopectinea von oben nach unten, um weiterhin durch den Adductorenkanal in die Kniekehle zu gelangen (S. 473). Das tiefe Blatt der Fascia lata, die Fascia iliopectinea, liegt also *unter* den großen Blutgefäßen, das oberflächliche Blatt *vor* denselben. Der mediale Teil des oberflächlichen Blattes ist sehr dünn und größtenteils von Blut- und Lymphgefäßen siebartig durchlöchert, *Lamina cribrosa*. Bei manchen Stellungen des Hüftgelenkes kann er zu einer Grube einsinken, zu der *Fossa ovalis*. Deren Form ist dadurch bedingt, daß der Übergang des derben Teiles des oberflächlichen Blattes in die Lamina cribrosa nicht allmählich erfolgt, sondern plötzlich, und zwar in einem Bogen, der zwei Drittelneines Ovales entspricht. Die beiden Enden des Bogens sind an der

Fascia pectinea angeheftet, der Bogen ist also nach medial offen. Entfernt man die Lamina cribrosa, so wird er als Rand sichtbar. Der laterale Teil dieses Randes und der obere, dicht unterhalb des Leistenbandes verlaufende sind meist mit Fett durchsetzt und aufgelockert, der untere nie, er ist deshalb besonders scharf, *Margo falciformis*. Durch die Lamina cribrosa tritt auch die große Hautvene des Unterschenkels *V. saphena magna*, welche sich innerhalb der Grube in die große Schenkelvene ergießt. Man kann häufig beim Lebenden die V. saphena durch die Haut hindurch bis zu dieser Stelle (3—4 Finger breit unterhalb des Leistenbandes) verfolgen (Abb. 246 u. 249).

Gegen die übrigen Adductoren ist der M. pectineus durch eine derbe Zwischenfascie getrennt. Die Fascien zwischen den Adductoren selbst sind sehr dünn. Doch sind die einzelnen Muskelindividuen ihrer Innervation nach scharf voneinander getrennt. Über die Fascia lata, welche die Adductoren einhüllt, s. S. 524.

Innerhalb der Fossa iliopectinea liegt zu äußerst die A. femoralis, medial daneben die gleichnamige Vene. Nach der distalen Spitze des Dreiecks zu schiebt sich die Arterie mehr über die Vene. Vor den Gefäßen liegt ein dünner Hautnerv, Ramus lumboinguinalis aus dem N. genitofemoralis. Er verläßt die Grube durch die Fascia cribrosa (entweder durch das Foramen ovale oder außen davon durch ein eigenes Loch). Außerdem liegen neben den Gefäßen einige wenige Lymphknoten, deren oberster, die *Lymphoglandula Rosenmülleri*, in der Lacuna vasorum medial von den Gefäßen zu liegen pflegt. Diese *tiefen* (subfascialen) Lymphknoten sind äußerlich durch die Haut nicht zu sehen. Dagegen sind zahlreiche *oberflächliche* (präfasciale) Lymphknoten im subcutanen Bindegewebe der Regio subinguinalis zu fühlen oder, wenn sie vergrößert sind, zu sehen (Abb. 272). Da sie unter anderem zu den äußeren Geschlechtsorganen Beziehung haben, können sie bei Geschlechtskrankheiten besonders prominent und schmerzhaft sein (Bubo).

Die besondere *Wirkung* des Pectineus gegenüber den übrigen Muskeln der Adductorengruppe beruht darauf, daß er weit vorn und außen am Becken entspringt und daß seine lateralen Randfasern die gleiche Situation wie der M. psoas haben (Abb. 238a); sie heben wie dieser hauptsächlich das Bein nach vorn und rollen nur wenig nach außen. Je mehr wir uns dem medialen Rand des Muskels nähern, um so schräger stehen die Muskelfasern zum Femurschaft und um so größer wird also ihr adductorisches und rotatorisches Moment. Der Pectineus im ganzen hebt den Oberschenkel nach vorn, adduziert und rollt ihn nach außen. Er kann für sich allein den Oberschenkel seiner Seite über den der anderen Körperseite kreuzen.

Innervation: Der Muskel kann doppelt innerviert sein, und zwar durch einen Ast des N. obturatorius und des N. femoralis. Der erstere fehlt häufig, der letztere ist dann der einzige Muskelnerv; daß umgekehrt der N. obturatorius allein innerviert, ist äußerst selten. Der variable Ast des N. obturatorius kommt aus dessen Ramus anterior; er dringt in die Hinterfläche des M. pectineus ein. Der Ast des N. femoralis liegt unter der Fascia iliopectinea. Schont man die Fascie, so kann der Nerv bei der Präparation des Inhalts der Grube (Gefäße) nicht weggeschnitten werden. Er tritt in den Rand des Pectineus ein. Segmentale Nerven: L 2—4. Die prozonalen Fasern im N. femoralis stammen aus den gleichen Segmenten wie die diazonalen im N. obturatorius. *Blutzufuhr:* A. pudenda externa und A. circumflexa femoris medialis aus A. femoralis, A. obturatoria aus A. hypogastrica. Am proximalen Rand des M. pectineus, zwischen ihm und dem Trochanter minor, geht die A. circumflexa femoris medialis nach hinten; am distalen Rand, zwischen Pectineus und Adductor longus, nimmt die A. perforans prima die gleiche Richtung.

Musculus gracilis (Tabelle S. 446/17). Der Muskelbauch ist riemenförmig; er liegt ganz medial am Oberschenkel, direkt unter der Fascia lata (Abb. 236). Bei mageren Menschen ist er seiner ganzen Länge nach durch die Haut zu sehen (Abb. 249). Der Ursprung liegt dicht neben dem Rand des unteren Schambeinastes (Abb. 251); er besteht aus einer sehr dünnen Sehnenplatte (Abb. 87). Die Muskelfasern sind rein parallel gelagert. Sie gehen oft bereits im distalen Drittel des Oberschenkels in die runde, etwa 15 cm lange Endsehne über (Abb. 247). Sie sind neben dem Psoas die längsten Fleischfasern von allen Hüftmuskeln (am Oberschenkel sind die Fasern des Sartorius viel länger). Die Endsehne inseriert am Unterschenkel. Darin unterscheidet sich der Gracilis von allen anderen Adductoren und Hüftmuskeln überhaupt (S. 446).

Auf dem Wege zur *Tuberositas tibiae* an der Vorderseite des Schienbeines schlingt sich die Sehne um den Condylus medialis des Femur herum (Abb. 247). Sie verbreitert sich nach vorn und inseriert nicht nur am Knochen, sondern geht auch in die Fascie des Unterschenkels über, Fascia cruris. Die Beziehungen der 3 Muskelsehnen, welche an der Tuberositas tibiae inserieren, zueinander (Pes anserinus) werden bei den Oberschenkelmuskeln (Sartorius, Semitendinosus) beschrieben; der Gracilis ist am Knochen in einem etwas höheren Niveau als der Semitendinosus befestigt (Abb. 238a).

Bei gestrecktem Knie ist der Gracilis ein reiner Adductor des Oberschenkels, und wie die übrigen ventral gelegenen Adductoren Beuger des Hüftgelenkes. Er hat dann die gleiche Funktion wie der Teil des Adductor magnus, welcher am Epicondylus medialis femoris inseriert (S. 472). Ist das Knie jedoch nicht durch andere Muskeln in Streckstellung festgehalten (Quadriceps), so äußert sich die Wirkung des Muskels am Kniegelenk. Er beugt den Unterschenkel gegen den Oberschenkel und rollt den gebeugten Unterschenkel nach innen. Diese Bewegung wird bei den Flexoren des Oberschenkels, die er darin unterstützt, näher analysiert werden.

Innervation: Ramus anterior des N. obturatorius. Der Nerv tritt in die Unterfläche des Muskels nicht weit von der Ursprungssehne ein. Segmentale Nerven: L 2—4. *Blutzufuhr:* A. pudenda externa und A. profunda femoris aus A. femoralis, A. obturatoria aus A. hypogastrica.

4. Der Gelenkapparat des Beckens und der Hüfte als passiver Bewegungsfaktor.

a) Allgemeines.

Zu den beschriebenen 17 Hüftmuskeln kommen noch etliche Muskeln des Oberschenkels hinzu, welche mit ihren *Ursprüngen* auf dem Becken montiert sind und also ebenfalls das Hüftgelenk in Bewegung setzen. Nur den *Insertionen* nach sind die Oberschenkelmuskeln von den Hüftmuskeln unterschieden; die ersteren setzen sämtlich am Unterschenkel an, überspringen also das Knie, die letzteren (mit alleiniger Ausnahme des Gracilis) inserieren am Oberschenkel und überspringen *nicht* das Knie. Die Ursprünge jedoch schieben sich ineinander (wie in Abb. 160 am Schultergürtel); daher überspringen nicht nur die Hüftmuskeln, sondern auch bestimmte Oberschenkelmuskeln — zweigelenkige Muskeln — das Hüftgelenk. Die letzteren haben die größere Wichtigkeit für das Kniegelenk. Auch begünstigen sie bestimmte Gebrauchsbewegungen (z. B. gleichzeitiges Heben des Beines im Hüftgelenk und Beugen im Kniegelenk beim Gehen, Treppensteigen). Sie werden bei der freien Extremität, zu der sie genetisch gehören, im einzelnen behandelt. Wir werden dort sehen, daß 5 von insgesamt 9 Muskelbäuchen des Oberschenkels hierher gehören.

Es ist weiterhin zu bedenken, daß durch Verschiebungen des Massenschwerpunktes auch andere Muskeln, welche gar nichts mit dem Hüftgelenk unmittelbar zu tun haben, mittelbaren Einfluß auf die Bewegungen in diesem Gelenk gewinnen. Das Becken steht nach oben zu mit den Bauch- und Rückenmuskeln, sogar mit Armmuskeln (Latissimus) in Verbindung. Wird es durch diese nach irgendeiner Richtung verschoben, so werden sich, allein der Schwere folgend, Stellungsänderungen des Oberschenkels im Hüftgelenk ergeben, zumal wenn die Füße auf dem Boden oder sonstwie fixiert sind und deshalb nicht den Beckenverlagerungen folgen können (Bewegung einer Kette, S. 64).

Aus der Mannigfaltigkeit von *muskulären Möglichkeiten* trifft der Gelenkapparat mit seinen ganz bestimmten Unterstützungsflächen für die Knochenenden, welche an diesen Stellen in der Norm nie den Zusammenhalt verlieren dürfen, und mit seinen schützenden Hemmungsbändern eine ganz bestimmte Auswahl. Aus der Fülle der *möglichen* Bewegungen schälen wir jetzt die *wirklichen Bewegungen* der Norm heraus. In den Zwischenraum zwischen beide Kategorien fallen die oft erstaunlichen Bewegungen der sog. Kautschukmenschen, welche durch Übung, oft auch durch eine körperliche Disposition imstande sind,

den Widerstand der passiv wirkenden Faktoren zu überwinden, so daß die
Möglichkeiten der aktiven Muskelwirkungen uneingeschränkter hervortreten.
Auch bei Verrenkungen (Luxationen), Knochenverbiegung oder Gelenkzer-
störung kann nach der einen oder anderen Richtung die ganze Fülle der im
Muskelsystem bestehenden (potentiellen) Möglichkeiten ungehemmt realisiert
sein. Es ist unsere Aufgabe zu analysieren, inwiefern Gelenkformen und Bandapparate die Hüfte führend und hemmend beeinflussen. Da Muskeln nicht nur
durch Kontraktion wirken, sondern auch umgekehrt hemmen, wenn sie gedehnt
oder überdehnt werden, so fällt die passive Komponente des Muskelsystems
mit in unsere Analyse hinein.

Beim *Schultergürtel* unterschieden wir *drei* Gelenke (die beiden Schlüsselbeingelenke und das Schultergelenk); beim *Beckengürtel* haben wir nur ein *einziges*,
das Hüftgelenk, welches allein dem Schultergelenk entspricht. Zwischen den
einzelnen Komponenten des Beckens selbst besteht zwar keine vollkommene
Unbeweglichkeit, wie wenn es ein einziger Knochen wäre, die Haften zwischen
den Knochen spielen eine ähnliche Rolle wie etwa diejenigen zwischen bestimmten
Fußwurzelknochen; sie können ein wenig nachgeben, sie sichern gegen brüske
Stöße und dergleichen, haben aber nicht die positive Bedeutung für die eigentlichen Aufgaben des Bewegungsapparates wie wirkliche Gelenkverbindungen.
Bei der Hüfte können wir sie ganz vernachlässigen. Dagegen spielt die *Wirbelsäule* eine viel wichtigere Rolle als beim Schulterapparat. Dort können zwar
Biegungen der Wirbelsäule zu Bewegungen des Armes benutzt werden; gar
nicht selten wird der Unerfahrene dadurch getäuscht, daß ein Arm, welcher
mit dem ganzen Rumpf nur mitbewegt wird, den Eindruck erweckt, als sei das
Schultergelenk frei beweglich, wenn es auch in Wirklichkeit krankhaft versteift
oder ganz unbeweglich ist. Beim Becken ist die Wirbelsäule mit ihrem Kreuz-
beinteil vollkommen in den Dienst der Extremität getreten. In erster Linie ist
die *Lumbosacralverbindung* für die Bewegungen der ganzen unteren Extremitäten mitverantwortlich. Da die Zwischenwirbelscheibe des Promontorium
besonders dick ist, so sind die Ausschläge an dieser Stelle nicht gering (Abb. 225).

In zweiter Linie kommen alle kranialwärts folgenden Zwischenwirbelverbindungen hinzu,
welche die Exkursionsmöglichkeiten des Beckens und damit der ganzen unteren Extremitäten
summieren. Auf die Fernwirkungen solcher Bewegungen auf das Hüftgelenk selbst wurde
oben bereits hingewiesen. Wir werden später darauf einzugehen haben, daß hier für den
Menschen in weit höherem Maß als bei dem Schulterapparat die Möglichkeit gegeben ist,
Defekte eines erkrankten Hüftgelenkes auszugleichen, und daß die Täuschungsmöglichkeiten
für den Arzt besonders groß sind.

Man kann sagen, daß vieles, was das Becken an Bewegungsmöglichkeit
verloren hat, durch die erhöhte Wirkung der Wirbelsäule auf das Bein ausgeglichen ist. Diese Verschiebung der Bewegungspunkte hängt mit der Bedeutung der unteren Gliedmaße für die Bewegungen des Körpers im ganzen
beim aufrechten Gange zusammen. Die Beine und die Wirbelsäule gehören zu
einem durchlaufenden Stützsystem, das in dem Becken zu einem Ganzen fest
verklammert ist. Beim aufrechten Stehen und Gehen liegen die langen Röhrenknochen der Beine mit der Wirbelsäule ungefähr *in einer Richtung*. Die oberen
Gliedmaßen sind dagegen an diesem Stützsystem als mehr äußerliche Anhänge
befestigt; sie sind möglichst beweglich gerade an denjenigen Verbindungspunkten,
welche im Becken besonders verklammert sind. Unsere Spezialaufgabe ist es,
zunächst das Hüftgelenk *für sich* und die *in ihm* gegebenen Möglichkeiten zu
beschreiben. Auf die Analyse der unterstützenden und vikariierenden Apparate,
d. h. auf die Bedeutung der gesamten Hüfte in Ruhe und Bewegung wird erst
im folgenden Abschnitt einzugehen sein.

Während Arm und Hand so außerordentlich reich an Bewegungsmöglichkeiten sind,
daß der *Kunstarm* immer nur eine ganz beschränkte und unvollkommene Auswahl aus der

Fülle des Könnens des Lebenden gibt, liegen die Verhältnisse für das *Kunstbein* günstiger. Die moderne Technik hat den historischen Stelzfuß im Prinzip beseitigt. Kommt es darauf an, bei Verlust des ganzen Beines oder bei Erkrankung des Hüftgelenkes (Coxitis) durch einen Apparat künstlich die Bewegungen im Hüftgelenk nachzuahmen (Kunstbein, HESSINGscher Coxitisapparat), so bieten der Darmbeinkamm und Sitzbeinknorren des Beckens und der große Rollhügel des Femur eine sehr vollkommene Möglichkeit, das künstliche Gestell mittels besonderer Hüftbügel unverschieblich zu befestigen. Der dem Becken fest anliegende, aus den Hüftbügeln geformte „Hüftkorb" des Apparates imitiert die Unbeweglichkeit des natürlichen Beckens; er trägt das künstliche oder das geschiente natürliche Bein. Für das Kunstbein läßt sich die für das Stehen und Gehen gebräuchlichste Art von Bewegung des natürlichen Beines, insbesondere die natürliche Länge des Beines, erzielen, so daß der Patient nicht wie beim alten Stelzfuß das Bein nach außen im Bogen herumzuführen braucht oder hinkt; ja es gibt Einbeinige, die mit ihrem Kunstbein knien und tanzen können. Beim natürlichen Schulterapparat ist dagegen eine Imitation durch künstliche Apparate äußerst schwierig, weil die Beweglichkeit, soweit sie noch normal vorhanden ist, durch die Befestigung künstlicher Prothesen *eingeschränkt* wird (Behinderung der Atembewegungen des Brustkorbes). Einen Ersatz für die 3 Gelenke des Schulterapparates gibt es deshalb zur Zeit nicht; alle Prothesen für Verluste distaler Abschnitte des Armes sind darauf angewiesen, daß der natürliche Schulterapparat noch funktioniert. Daß die Hüfte im „Hüftkorb" einen sehr glücklichen Ersatz findet, die Schulter dagegen zur Zeit so gut wie unersetzbar ist, charakterisiert indirekt sehr gut die natürliche Verschiedenheit der Hüfte gegenüber der Schulter im normalen Bewegungsmechanismus des Menschen.

b) Das eigentliche Hüftgelenk, Articulatio coxae.

Die Hüftpfanne, Acetabulum, ist ein Ausschnitt aus einer Hohlkugel; sie ist mit einem faserknorpligen Reifen, *Pfannenlippe, Labrum glenoidale,* über den Äquator der Kugel hinaus fortgesetzt (Abb. 253). Obgleich die knöcherne Hüftpfanne nicht die Hälfte des kugligen Schenkelkopfes umfaßt, bedeckt die *Pfanne im ganzen* (Knochen + Faserknorpel) etwa $^2/_3$ des Kopfes. Man nennt ein solches Gelenk *Nußgelenk, Enarthrosis.* In ihm ist der Zusammenhalt zwischen Kopf und Pfanne inniger als in einem Kugelgelenk mit kleiner Pfanne (Schultergelenk). Der Lippenrand schließt so fest um den Schenkelkopf, daß er wie ein Ventil wirkt. Er verhindert beim intakten Gelenk das Vordringen von Kapselteilen, die an anderen Gelenken, sobald sie sich in den Gelenkspalt einzwängen, die Wirkung des Luftdruckes aufheben können (Pseudoluxation). Wäre die Pfanne mitsamt ihrer Lippe knöchern, so würde der Bewegungsumfang des Schenkelkopfes sehr erheblich durch das Übergreifen des Randes über den Äquator eingeschränkt sein. So aber kann der faserknorplige Reifen bei jeder Bewegung in der Richtung des Ausschlages nachgeben.

Der klassische Versuch der Gebrüder WEBER (1836) über die Bedeutung des Luftdruckes für den Zusammenhalt der Gelenkflächen wurde am Hüftgelenk als dem dazu günstigsten Objekt ausgeführt: schneidet man bei einer Leiche sämtliche Weichteile in der Höhe des Hüftgelenkes samt der Kapsel durch, so ist der Luftdruck für sich allein imstande, das Bein freischwebend zu tragen; der Lippenrand der Pfanne verhindert durch seinen guten Schluß das Eindringen der Luft in die Gelenkspalte. Macht man die Gegenprobe, indem man die Hüftpfanne vom Innern des Beckens aus anbohrt und dadurch die Luft in die Pfanne eintreten läßt, so fällt das Bein sofort aus der Pfanne heraus, da die Adhäsion der sich berührenden Gelenkflächen nicht ausreicht, das Gewicht des Beines zu tragen.

Um die Stärke des Luftdruckes beim Hüftgelenk zu überwinden, braucht man ein Gewicht von 12 kg und mehr. Das Gewicht des Beines ohne die Muskeln, welche am Becken entspringen und sich größtenteils selbst tragen, ist nur etwa $7^1/_2$ kg. Der Kraftschluß im Gelenk ist also nicht den Muskeln allein aufgebürdet.

Eine Besonderheit der Hüftpfanne ist ein Fenster in ihrer Wandung. Der knöcherne Rand, an welchem die Pfännenlippe angeheftet ist, ist nach unten zu breit eingeschnitten, *Incisura acetabuli* (Abb. 84). Die Pfannenlippe ist trotzdem ein geschlossener Ring, weil die genannte Lücke durch ein Band, *Lig. transversum acetabuli,* überbrückt wird und weil die Pfannenlippe auf dieses Band fortgesetzt ist (Abb. 251). So ist der ventilartige Abschluß des Pfannenrandes gegen den Schenkelkopf gewahrt und trotzdem der Eintritt eines Bandes in den Innenraum des Gelenkes durch das Fenster unterhalb des Bandes möglich. Das Pfannenfenster wird umrahmt von der Incisura acetabuli und dem Lig. transversum. Das Band im Innern des Hüftgelenkes heißt *Lig. teres femoris.* Es ist nicht rund, wie sein Name vermuten läßt, sondern platt, dreikantig. Die *Fossa acetabuli* am Boden der Hüftpfanne, welche nicht vom Knorpel überzogen ist, ist mit Fett ausgepolstert; in dieses Polster ist das Lig. teres eingebettet.

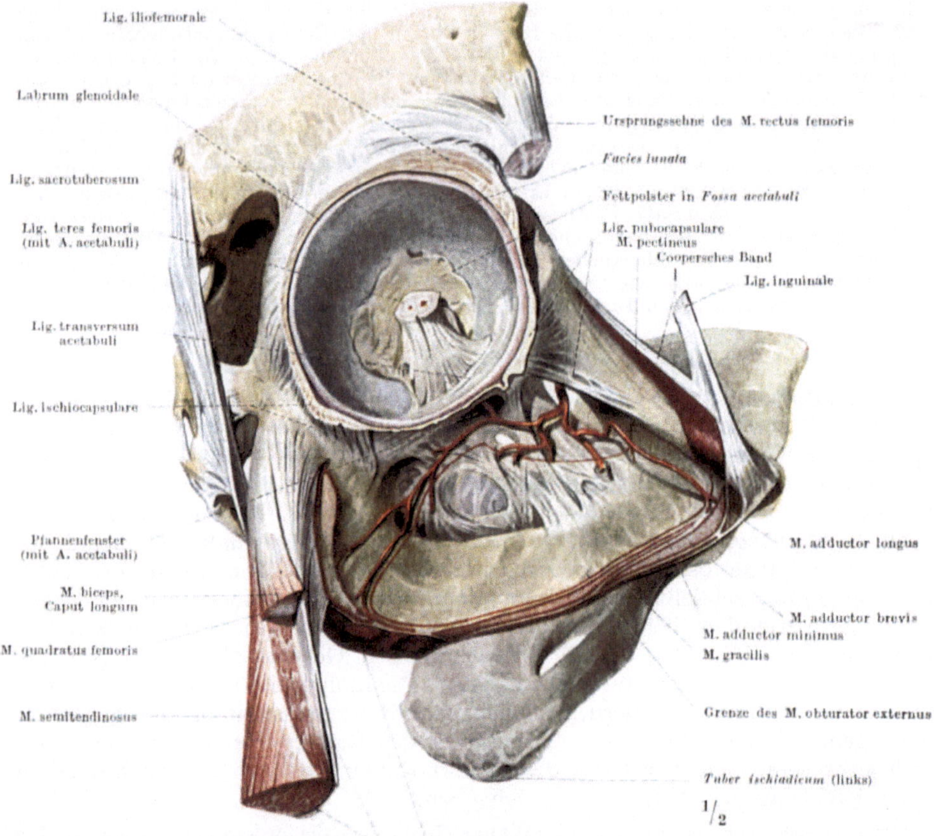

Abb. 251. Hüftpfanne. Die Kapselwand ist durch einen Kreisschnitt durchtrennt und das Pfannenband quer durchschnitten. Das Gefäß im Canalis obturatorius ist die A. obturatoria mit dem Ramus anterior (medial) und Ramus posterior (lateral). Von letzterem geht die A. acetabuli in das Pfannenfenster. Ansicht schräg von unten.

So wird die Rundung des Schenkelkopfes durch das zwischen Kopf und Pfanne eingelagerte Band nicht beeinträchtigt. Als Führungsfläche für den Schenkelkopf bleibt eine sichelförmige Fläche reserviert, welche allein überknorpelt ist, *Facies lunata* (Abb. 251).

Am Femur ist die Insertionsstelle des Bandes vertieft, *Fovea capitis* (Abb. 253), aber die Grube ist beim nichtmacerierten Knochen durch das Band selbst ausgefüllt. Das Lig. teres entspringt vom Lig. transversum und vom Rand der Incisura acetabuli. Die Intima, welche die Innenwand der Gelenkkapsel austapeziert, umkleidet auch das ganze Lig. teres und das Fettpolster in der Fossa acetabuli. Man kann bei einem Reptil, bei welchem der Oberschenkel waagerecht vom Körper absteht (Abb. 146a) und noch kein Lig. teres vorhanden ist, künstlich eine Falte der Gelenkkapsel in die Gelenkspalte hineintreiben, indem man den Oberschenkel adduziert und nach unten unter den Körper bringt, wie es bei den Vögeln und den Säugetieren geschehen ist (Abb. 146b). Ähnlich hat in der historischen Entwicklung die Umbildung der Extremität zu einem Kniehebel dazu geführt, daß ein Teil der Kapsel zu einem intrakapsulären Ligament wurde. Das Band liegt allerdings bei menschlichen Embryonen, sowie es sichtbar wird, bereits innerhalb des Gelenkes. Aber bei manchen Säugerembryonen (z. B. Tapir) ist es als mesenterienartige Platte mit der Kapsel breit in Verbindung und wird erst nachträglich zu einem freien Band wie beim Menschen. Als Rest davon hat es beim Menschen außer den beiden oben genannten Ursprüngen sehr häufig noch einen 3. Ursprung von der Kapsel selbst.

Die Korrelation zwischen der allgemeinen Form des Hüftgelenkes und dem Bestehen eines Lig. teres beruht höchstwahrscheinlich auf folgendem: Die Kapselinsertion muß bei einem Nußgelenk weiter distal rücken als bei einem Kugelgelenk, weil die Pfanne bei ersterem mehr von der Oberfläche des Kopfes umfaßt und weil trotzdem von der Kapsel nichts verloren gehen darf, um Spielraum genug für die Beweglichkeit des Gelenkes zu lassen. Die Kapsel rückt also *in toto* distalwärts (Abb. 254b). Dadurch kommt von selbst die Epiphysenscheibe mehr in das Innere des Gelenkraumes zu liegen. Allerdings ist die Epiphyse auch von der Diaphyse aus mit Gefäßen versorgt (S. 486, Abb. 252). Aber später ist die Epiphysenscheibe gefäßarm. Da Ästchen der A. acetabuli innerhalb des Pfannenbandes verlaufen und mit ihm den Kopf erreichen (Abb. 251), so existiert hier ein Kollateralkreislauf, der für den Kopf den Wert einer doppelten Sicherung hat. Es ist anzunehmen, daß Konflikte mit der Ernährung des Gelenkkopfes durch die distale Verschiebung der Kapsel entstanden wären, falls nicht die zufällige Möglichkeit bestanden hätte, den Kopf unabhängig von der Diaphyse und dem Periost ausgiebig zu ernähren. Die invaginierte Kapselfalte, die in den Gelenkraum hineingerät und zum Pfannenband wird, ist dazu geeignet. Sie ist eine der biologischen Voraussetzungen dafür, daß ein so festes und doch bewegliches Nußgelenk wie das Hüftgelenk entstehen konnte und bereits für den aufrechten Gang zur Verfügung war, als er von den Vorfahren der Menschen erworben wurde.

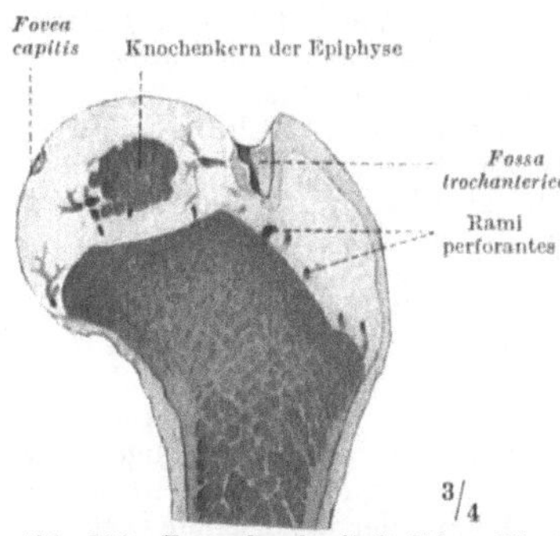

Bei manchen Säugern ist das Lig. teres zurückgebildet, aber in der embryonalen Entwicklung noch nachweisbar (z. B. beim Igel). Auch beim Menschen kann es durch eine leere Intimafalte ersetzt sein oder ganz fehlen, besonders häufig bei Mißbildungen (kongenitale Luxation). Bei intrakapsulärem Bruch des Schenkelhalses (sog. „Decapitatio") ist der Kopf lediglich auf die Blutzufuhr durch das Lig. teres angewiesen. Fehlt sie, so wird er nekrotisch, geht zugrunde, da die vom Schenkelhals kommenden Gefäße (S. 486) zerrissen sind.

Über die mechanische Bedeutung des Lig. teres s. S. 489.

Der Luftdruck setzt sich durch das Pfannenfenster auf das Fettpolster am Boden der Pfanne fort und drängt dieses gegen den Kopf. Ein Zwischenraum zwischen Kopf und Pfanne kann nicht entstehen, weil sofort der Fettpropf angesaugt und von außerhalb des Gelenkes durch die Incisura acetabuli nachgeschoben wird. Für die Wirkung des Luftdruckes auf den Zusammenhalt der Gelenkflächen kommen nur die Facies lunata und das Labrum glenoidale in Rechnung. Die Blutzirkulation im Lig. teres wird infolgedessen nicht durch den Luftdruck behindert. Bei pathologischen Ergüssen in das Gelenk kann der Exsudationsdruck den Luftdruck überwinden und die Kontaktflächen auseinanderdrängen. Das betreffende Bein ist dann scheinbar länger.

Die knöcherne Pfanne hat außer der Incisura acetabuli noch kleine Unebenheiten ihres Randes. Es sind leichte Buchten an den Stellen, wo die Komponenten des Hüftknochens zusammenstoßen. Sie werden durch den faserknorpligen Randstreifen ausgeglichen, ebenso Unregelmäßigkeiten der Facies lunata durch den Belag aus Hyalinknorpel. Da der Pfannengrund aus den 3 Hauptknochen und dem Os acetabuli aufgebaut wird (Abb. 219c), so können in seltenen Fällen zeitlebens an den ehemaligen Knorpelfugen Stellen geringeren Widerstandes bestehen, wie der Durchbruch eitriger Prozesse des Hüftgelenkes in das Becken und umgekehrt lehrt. Vor dem 18. Lebensjahr sind die Knochen durch pathologische Prozesse leichter voneinander lösbar als später, weil bis dahin die Knorpelfugen nicht verknöchert sind.

Die mittlere Partie des oberen Pfannenrandes wird als *Pfannendach* bezeichnet. Im Röntgenbild erscheint es wie im Schnitt (Abb. 253) als der schnabelartig vorspringende Teil des Knochens, an dem das Labrum glenoidale ansetzt.

Der Schenkelkopf, Caput femoris (Abb. 253 u. 269), ist genau kugelig (natürlich fehlt ein Segment der Vollkugel an der Stelle, an welcher der Kopf in den Schenkelhals, *Collum femoris*, übergeht). Beim Schultergelenk kann er von der Kugelform

Abb. 252. Femurkopf mit Gefäßen, Kind von 2 Jahren. Zahlreiche Rr. perforantes gehen von der Diaphyse in den Epiphysenknorpel.

abweichen, weil dort die Pfanne selbst nur ein kleines Segment des Kopfes berührt, und weil die Kapsel, welche im übrigen mit ihren Verstärkungen die Führung des Kopfes vollzieht, auszuweichen vermag. Bei einem Nußgelenk aus harter Substanz ist das unmöglich. Es gibt kein Gelenk im menschlichen Körper, das den theoretischen Anforderungen einer geometrischen Konstruktion so nahe kommt wie das Hüftgelenk. Nur die Stelle, welche der Fossa acetabuli entspricht, ist etwas abgeplattet; das wird durch das Fettpolster im Grunde der Pfanne ausgeglichen. Kleine Diskrepanzen der eigentlichen Gleitflächen kann der nachgiebige Knorpelbelag der Gelenkflächen abfangen. Daß dies aber nur bis zu einem gewissen Grade möglich ist, dafür ist das nicht seltene Vorkommen angeborener Hüftverrenkungen (kongenitale Luxation) beim Menschen ein Beweis.

An der Vorderfläche des Femurkopfes kann sich bei hohem Torsionswinkel des Femur (S. 509) eine mehr oder weniger tiefe Delle finden infolge Druckes des M. iliopsoas, *Impressio tendinis m. iliopsoae.*

Bei anuren Amphibien (Unke) ist das Schultergelenk weit ähnlicher dem Hüftgelenk als dem Schultergelenk der höheren Tiere gebaut. Die Pfanne ist eine Halbkugel (Abb. 29; von den Einschnitten des Pfannenrandes können wir hier absehen). Man kann experimentell bei diesen Tieren das Gelenk in bestimmter Weise deformieren (S. 51). Die kongenitale Luxation des Menschen beruht wahrscheinlich auf ähnlichen Ursachen (Störung der 1. Anlage, so daß Pfanne und Kopf, wenn sie zur Ausbildung kommen und hart werden, nicht zueinander passen). Die Störung tritt erblich in bestimmten Familien auf. Besonders beweisend dafür, daß es sich beim Menschen um einen Defekt der Anlage handelt, welche sekundär zur Verrenkung führt, sind Fälle, in welchen auch auf der „gesunden“ Seite der Patienten Formveränderungen des Gelenkes gefunden werden, ohne daß eine Verrenkung eingetreten war. Die Verrenkung ist also nicht das Primäre. Freilich wirken die Verrenkungen, welche aus der atypischen Diskrepanz zwischen Pfanne und Kopf folgen, nachträglich durch den Gebrauch umgestaltend auf beide Gelenkflächen ein, wie dies auch beim Tierexperiment beobachtet wird.

Der Schenkelkopf steht so in der Pfanne, daß er sich um den Mittelpunkt der Kugel wie eine kuglige „Nuß“ bei technischen Einrichtungen (z. B. in Türschlössern) nach allen Richtungen gleich gut drehen kann (Abb. 257). Das Gelenk heißt danach Nußgelenk. Der Kopf ist so weit überknorpelt, daß der Rand des Knorpels mit dem Rand des Pfannenknorpels genau zusammenfällt, aber nur in einer bestimmten Stellung, nämlich wenn der Oberschenkel ein wenig nach vorn gehoben, abduziert und nach außen rotiert steht. Diese Stellung nimmt das Bein unter der ausschließlichen Wirkung der im Innern des Gelenkraumes wirkenden Faktoren, z. B. bei künstlicher Injektion in seine Höhle, von selbst ein (Mittellage). Steht das Bein unter der Wirkung der Schwere oder der aktiven Muskulatur, so wird der Kopf so gestellt, daß die knorpelüberzogene Halbkugel stellenweise über den Pfannenrand hinausragt. In der Normalstellung (Abb. 89) steht sie vorn besonders weit über und liegt hier der Kapselwand an.

Die *Blutversorgung des Schenkelhalses* geschieht, etwas schematisch gesagt, durch vier Arterien (aus den beiden Aa. circumflexae femoris), deren je eine auf seiner vorderen, hinteren, oberen und unteren Fläche unter der Synovialmembran im Periost verläuft. Während das Verbreitungsgebiet der vorderen und hinteren Arterie nur bis an die Epiphysengrenze reicht, versorgen die obere und untere stets auch den *Schenkelkopf.* Dieser erhält außerdem, wenngleich nicht regelmäßig, durch Vermittlung des Lig. teres feine Zweige aus der A. acetabuli (Abb. 251).

Der nicht überknorpelte Teil des Kopfes verjüngt sich zum Schenkelhals. Denkt man sich die Halbkugel des Kopfes ergänzt, so trifft die Kugeloberfläche die dünnste Stelle des Halses. Von da aus wird er gegen den Schaft zu wieder dicker. Vorn ist die *Linea intertrochanterica* (Abb. 255), hinten die *Crista intertrochanterica* (Abb. 259) die Grenze zwischen Hals und Schaft. Diese Leisten verbinden die beiden Rollhügel untereinander. Die hintere Leiste trägt zwar Muskelanheftungen, ist aber nicht unmittelbar im Anschluß an einen bestimmten

Muskel, sondern als Verstrebung der beiden großen Muskelapophysen, des großen und kleinen Rollhügels, entstanden. Die niedere, oft undeutliche vordere Leiste entspricht dem Kapselansatz (Lig. iliofemorale).

Die Gelenkkapsel, Capsula articularis, ist wie ein Schlauch über den Rand der Pfanne, den Schenkelkopf und einen großen Teil des Schenkelhalses herübergezogen. Beim Schultergelenk ist die Pfannenlippe ihrer ganzen Ausdehnung nach in die Kapselwand eingelassen, hier jedoch ragt der größte Teil des dünnen

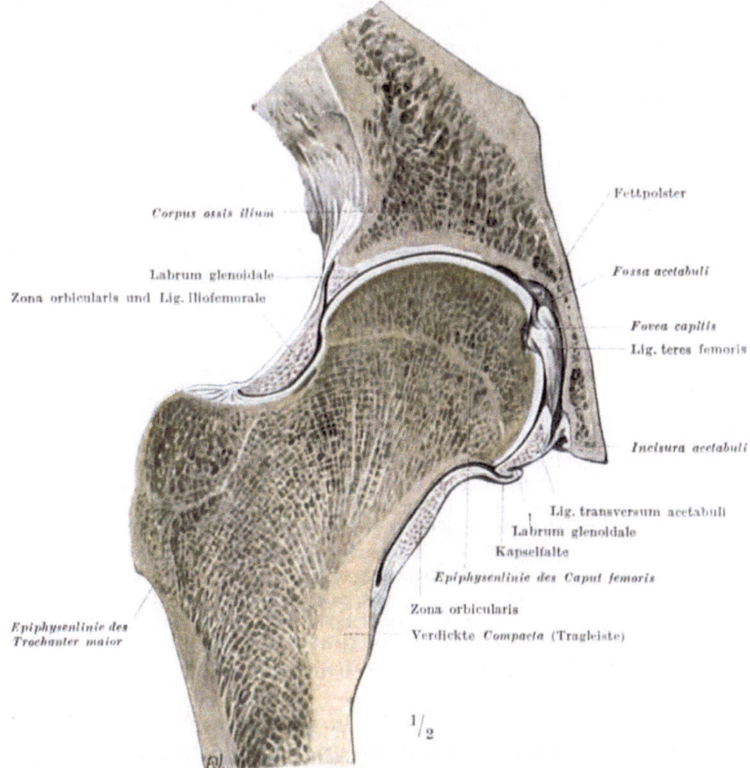

Abb. 253. Frontaler Sägeschnitt durch die Mitte des Hüftgelenkes. Normalstellung des Beines. Vordere Hälfte des Gelenkes von hinten. Epiphysenscheiben verknöchert. Der Schenkelsporn ist nicht getroffen, wohl aber die Tragleiste, welcher er aufsitzt. Die Kapselfalte in dieser Stellung ist typisch.

scharfen Randes der Lippe frei in den Kapselraum hinein (Abb. 253 u. 254). Denn die Kapsel ist am Hüftbein außen von der Pfannenlippe angewachsen. Nur am Lig. transversum ist sie manchmal am Rand des Labrum selbst befestigt. Da der ventilartige Abschluß durch die Lippe verselbständigt und von den übrigen Beanspruchungen der Kapsel unabhängig geworden ist, ist er ein viel wirksamerer Schutz für den Kontakt zwischen Pfanne und Kopf. Ein weiterer Unterschied gegen das Schultergelenk ist die distale Insertion der Kapsel, welche weit auf den Schenkelhals übergreift (Abb. 254). Das ist aus der Natur des Nußgelenkes begreiflich (S. 485). Der Kapselansatz hält ringsum fast die gleiche Distanz vom *Knorpelrand* des Kopfes ein und ist infolgedessen verschieden weit von der Grenze zwischen Hals und *Schaft* entfernt. Denn der Hals ist vorn kürzer als hinten. Vorn ist die Linea intertrochanterica die Ansatzlinie der Kapsel (Abb. 245). Letztere biegt innen unten spitzwinklig nach hinten um und bleibt etwa fingerbreit von der Crista intertrochanterica entfernt (Abb. 259).

Da die ganze Vorderfläche des Halses intrakapsulär liegt, haben keine Muskelinsertionen an ihr Platz; an der Hinterfläche drängen sie sich hauptsächlich
in der Fossa trochanterica zusammen (Abb. 238).

Der Kapselschlauch im ganzen ist eher etwas kürzer als beim Schultergelenk. In den
meisten Stellungen, z. B. auch in der Normalstellung, ist die Kapsel so in sich gedreht, daß
einzelne Teile gespannt sind (Abb. 255). Das ist einer der Gründe, aus denen sich bei entzündetem Hüftgelenk (Coxitis) oder bei künstlicher Injektion in das Gelenk an der Leiche
der Oberschenkel von selbst in Mittelstellung begibt, in der alle Teile gleichmäßig gespannt
sind. Immer ist in der Norm die Kapsel so weit, daß sie Spielraum für die Bewegungen läßt.
Nur die Verstärkungsbänder hemmen die Bewegung, wenn sie in bestimmten Richtungen
einen gewissen Grad zu überschreiten sucht. Die Kapsel selbst ist nur Abschluß, Dichtung
des Gelenkinnern gegen die Umgebung. Daß die Falten nicht in den Gelenkraum hinein-

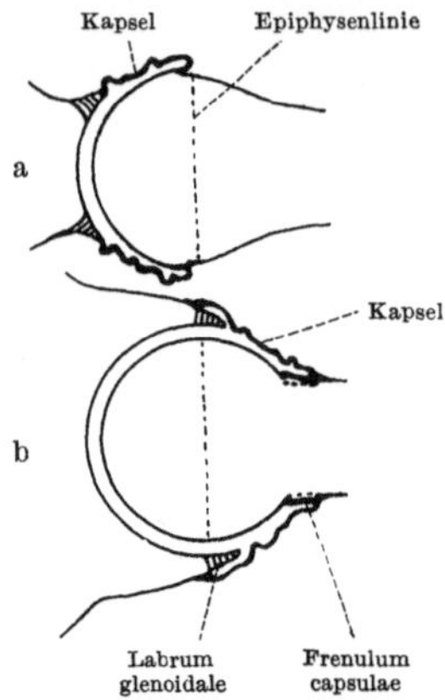

Abb. 254a u. b. Beziehung zwischen Pfannengröße und Kapselansatz. Schema. a Schulter-
gelenk-, b Hüftgelenktypus.

gestülpt und eingeklemmt werden, wird durch die ganze Form
des Gelenkes und durch die umliegenden Muskeln verhindert
(Verwachsungen mit einem besonderen Ursprungskopf des
Iliopsoas und des Rectus femoris sowie mit den Endsehnen
der kurzen Rollmuskeln, besonders des Glutaeus minimus).

Bei der distalen Verschiebung der Gelenkkapsel auf den
Schenkelhals (Abb. 254b) entstehen schmale, ins Innere vorspringende Falten der Synovialmembran, *Frenula capsulae*,
die vom Kapselansatz in Richtung auf den Schenkelkopf hin
verlaufen, besonders zahlreich an der unteren Fläche des Halses.
Ein Teil dieser Falten enthält die Blutgefäße des Schenkelhalses (S. 486).

Da der Schenkelhals nicht ganz von der Kapsel überzogen
wird, gibt es intra- und extrakapsuläre *Schenkelhalsfrakturen*.
Die letzteren sind, wenn sie nicht auf den Schaft übergreifen,
immer nur partiell extrakapsulär, da die ganze Vorderseite des
Halses im Kapselraum liegt. Löst sich der Kopf in der Epiphysenfuge, was nach der Röntgenuntersuchung häufiger ist
als man früher wußte, so ist der Bruch rein intrakapsulär, da
die ganze Epiphysenscheibe des Kopfes im Innern der Gelenkkapsel liegt. Nur die Epiphysenscheibe des großen Rollhügels
liegt größtenteils extrakapsulär (Abb. 253). Die Bedeutung
dieser topographischen Beziehungen für die Ernährung des
Kopfes bei „Decapitatio" ist auf S. 485 erörtert. Ist die Fraktur extrakapsulär oder
inkomplett, so sind die Ernährungsbedingungen für das abgetrennte Stück günstiger. Die
gefäßhaltigen Frenula capsulae bleiben oft erhalten und sind deshalb bei Knochenbrüchen
wichtig.

c) Verstärkungsbänder des Hüftgelenkes.

Die Kapsel setzt sich zusammen aus der *Intima*, welche zu innerst den ganzen
Kapselraum auskleidet, und aus einer *Fibrosa*, welche nach außen zu die Intima
überdeckt und verstärkt. Außerdem sind besonders starke *Verstärkungsbänder*
in die Fibrosa eingewebt. Die zwischen ihnen freibleibenden Teile der Kapsel
sind dünn und manchmal buchtig, *Recessus*. Bei pathologischen Ergüssen oder
künstlichen Injektionen quellen die Recessus vor, sind aber in der Norm schlaff
und leer. Die normale Gelenkschmiere, *Synovia*, besteht nur aus soviel visköser
Flüssigkeit, wie nötig ist, um die Knorpelflächen schlüpfrig zu erhalten.
Der Gelenk„raum" ist auch hier nur potentia vorhanden. Normal ist er eine
capillare Spalte. Aber unter dem Druck von pathologischen Exsudaten oder
künstlichen Injektionsmassen kann jederzeit die dem Skelet angeschmiegte
Kapselwand abgehoben und, wenn der Druck genügend steigt, die Spalte zwischen den überknorpelten Gelenkflächen so weit ausgeweitet werden, daß wirklich ein „Raum" entsteht.

Das Mittelalter hat die praktische Probe darauf gemacht, wie stark die Verstärkungsbänder am Lebenden sind. Bei der Vierteilung von Verbrechern soll die Kraft von 4 starken
Pferden nicht genügt haben, das Hauptverstärkungsband, Lig. iliofemorale, zu zerreißen.
Bei der Leiche wurde in einem Fall seine maximale Tragkraft (Zugfestigkeit) auf 350 kg
bestimmt. Die Achillessehne trägt gegen 400 kg.

Die Bänder der Hüftgelenkkapsel werden eingeteilt in *Außen-* und *Innenbänder*, *extra-* und *intra*kapsuläre Ligamente. Zu den letzteren gehört nur das *Lig. teres femoris* (Abb. 253), welches wegen seiner Beziehungen zur Gesamtform des Gelenkes oben bereits beschrieben wurde (S. 484). Für den Zusammenhalt der Gelenkflächen kommt es nicht in Betracht, da es erst gespannt wird, wenn der Kopf die Pfanne bereits verlassen hat (Luxation). Es ist fraglich, ob es als Hemmungsband für extreme Bewegungen im Hüftgelenk des Menschen von Bedeutung ist.

Das Band liegt so, daß es bei starker Vorhebung des Oberschenkels dessen äußerste Adduktion und Außenrotation hemmen könnte. In dieser Stellung ist das Lig. iliofemorale (s. unten) erschlafft und unwirksam. Es ist an der Leiche gelungen, das Lig. teres durch forcierte Bewegungen in der genannten Richtung zu zersprengen, ohne daß Außenbänder zerrissen. Auch bei rein knorpligen gefäßlosen Gelenkköpfen (Schultergelenk der Unke) kommt ein intrakapsuläres Lig. teres vor; die nutritorische Bedeutung (S. 485) ist also nicht die einzige. Nicht ohne Wichtigkeit für das geräumige Hüftgelenk mag sein, daß die Ausscheidung der Synovia durch die vergrößerte Intima, welche das Band überzieht, begünstigt wird, und daß es die Synovia im Gelenkraum gleichmäßig vertreibt und verteilt.

Von den *4 Außenbändern* nenne ich zuerst das *Ringband, Zona orbicularis.* Es legt sich wie ein enger Kragen um die dünnste Stelle des Schenkelhalses. Die Fasern springen am stärksten nach innen zu gegen die Intima vor (Abb. 253) und sind von da aus am leichtesten zu finden. Läßt man die losgelöste Kapsel zwischen den Fingerkuppen durchgleiten, so fühlt man das verdickte Ringband unschwer. Auf der Innenfläche der Kapsel bildet es einen deutlich sichtbaren Ringwulst, von außen ist es durch die übrigen 3 Verstärkungsbänder fast ganz verdeckt. Die letzteren sind ein wichtiger Tragapparat für das Ringband, welcher dessen Abstand vom Pfannenrand feststellt. Der Schenkelkopf ist durch die Zona orbicularis wie durch ein Knopfloch hindurchgesteckt. Er ist frei in ihr drehbar, kann aber die Pfanne nicht verlassen, solange das Knopfloch nicht einreißt oder im ganzen von der Pfanne losgerissen wird (Tragapparat). Neben der Pfannenlippe (1.) und der Luftdruckwirkung (2.) stellen wir hier eine neue Einrichtung (3.) fest, welche den Kontakt von Pfanne und Kopf sichert und die Muskulatur entsprechend entlastet.

Die 3 übrigen Außenbänder sind die eigentlichen Hemmungsbänder, welche den Bewegungen des Gelenkkopfes in der Pfanne eine bestimmte Grenze setzen. Jedes entspringt an einem anderen der 3 Teile des Hüftknochens.

Das Ligamentum iliofemorale (Bertini) ist das stärkste von ihnen und eines der stärksten Bänder des Körpers überhaupt. Es ist das einzige Hüftgelenkband, dessen Fasern rein knöchernen Ursprung und Insertion haben und deshalb am wenigsten nachgeben können. An der Spina iliaca anterior inferior und unmittelbar lateral neben ihr ist am macerierten Os coxae ein besonders glattes Feld erkennbar: das relativ kleine Ursprungsfeld des BERTINschen Bandes am Darmbein (Abb. 255). Von da aus breitet es sich dreieckig auf der Vorderseite der Gelenkkapsel aus und inseriert in der ganzen Länge der Linea intertrochanterica, die als Bandapophyse des Lig. iliofemorale entstanden ist. Der obere, in der Richtung des Schenkelhalses verlaufende Rand des Randes und der mediale senkrecht stehende Rand auf der Vorderseite der Kapsel sind besonders stark. Sie können präparatorisch leicht isoliert werden und funktionell verschieden beansprucht sein; sie werden deshalb zweckmäßig besonders benannt: *Pars lateralis* und *Pars medialis.* Die Zwischenpartie ist dünner. Man hat deshalb auch das BERTINsche Band mit einem umgekehrten V oder Y verglichen.

Gewöhnlich wird das Becken im aufrechten Stehen so gehalten, daß das Lig. iliofemorale nicht ganz gespannt ist. Es genügt aber eine ganz geringe Senkung des Beckens nach medial oder bei feststehendem Becken eine ganz geringe Hebung des Oberschenkels nach hinten (Retroversio pelvis s. femoris von etwa 13°), um das Band zu spannen. Das wird dadurch begünstigt, daß die Fasern schraubig gedreht sind, und zwar am rechten Hüftgelenk im Sinne des Schraubengewindes einer Linksschraube (am linken umgekehrt). Hebt man den Oberschenkel nach vorn außen und rollt man ihn gleichzeitig auswärts, so wickelt sich die Schraube ab. Diese Entspannung ist der hauptsächliche Grund für die Stellung, welche Patienten mit entzündetem Hüftgelenk instinktiv dem kranken Bein geben (Coxitis). Steht das Bein dagegen senkrecht und ist das Becken nur ein wenig mehr nach hinten geneigt als gewöhnlich (Abb. 225 b), so ist bereits das BERTIN-

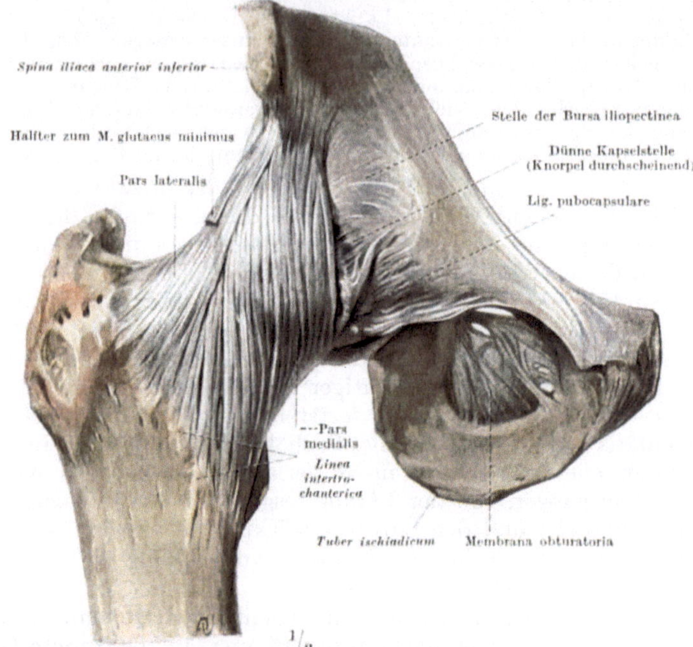

Abb. 255. Hüftgelenk von vorn. Lig. iliofemorale (Bertini). Normalstellung.

sche Band so in sich gedreht und gespannt, daß es nicht weiter nachgeben kann. Wir nehmen diese Stellung ein, sobald wir müde sind oder sobald wir aus anderen Gründen die Muskeln ausschalten. Denn das Band ist infolge seiner Stärke imstande, ein weiteres Absinken des Beckens nach hinten rein passiv zu verhindern. Es ist einer der wichtigsten Faktoren für die Äquilibrierung des Körpers beim aufrechten Stehen und schützt unseren Körper und Hinterkopf vor dem gefährlichen Umkippen nach hinten.

Das Band kann sich als 4. Faktor zu den bereits genannten, welche den Schenkelkopf in der Pfanne festhalten (Luftdruck, Pfannenlippe, Ringband) hinzugesellen. Es wirkt nur bei gestrecktem Bein in diesem Sinn, während die übrigen in jeder Stellung die gleiche Bedeutung haben. Wird beim WEBERschen Versuch (S. 483) das BERTINsche Band erhalten und die Pfanne angebohrt, während das Bein der Leiche senkrecht hängt, so daß das Band gespannt ist, so verläßt der Schenkelkopf die Pfanne nicht. Das Verbleiben des Kopfes in der Pfanne ist also vielfach gesichert, wenn wir die Muskeln hinzurechnen. Diese werden durch die passiven Faktoren entlastet.

Der Laie weiß gewöhnlich nicht, daß eine *Rückhebung des Oberschenkels im Hüftgelenk nicht* möglich ist. Man macht sich am besten die wirkliche Sachlage klar, wenn man das eine Bein (Spielbein) dadurch extrem weit nach hinten bringt, daß man den ganzen Oberkörper auf dem anderen Bein (Standbein) nach vorn überkippt (Balletteusenstellung). Je weniger weit man nun das Spielbein nach hinten hebt, um so besser kann man den Oberkörper im Kreuz zurücknehmen und die aufrechte Ausgangsstellung des Oberkörpers innehalten. Es findet also paradoxerweise die Rückhebung des Beines im Hüftgelenk *der anderen Körperseite* (Standbein) statt: im Hüftgelenk des Standbeines muß das ganze Becken um den Betrag *ante*vertiert werden, um welchen' das Spielbein *retro*vertiert werden soll. Das ist alles sehr schön am nackten Körper zu sehen, wenn man auf die Knochenpunkte des Beckens (Darmbeinstachel, S. 449) und auf den Weichenwulst achtet. Die Ursache für die paradoxe Vertauschung der beiden Hüftgelenke beim Rückheben des Beines ist die Spannung des BERTINschen Bandes, welche beim gewöhnlichen aufrechten Stehen fast maximal ist. Das Spielbein ist durch die Muskeln gegen das gespannte Band festgepreßt wie ein gesperrtes Rad, das am Zurückrutschen durch ein Uhrgewicht verhindert ist (Abb. 256). So kann der Oberschenkel des Spielbeines der Schwere nicht mehr folgen, sondern er muß jede Bewegung des Beckens mitmachen wie ein langer Zeiger an einer drehbaren Trommel; er zeigt schon ziemlich geringe Anteversionen des Beckens mit starkem Ausschlag seines distalen Endes nach hinten an.

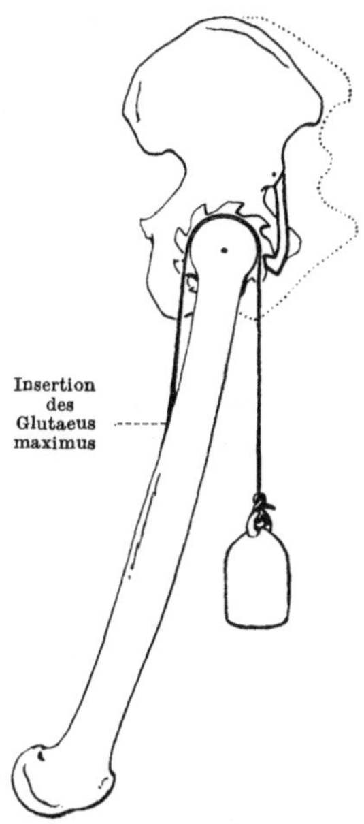

Als Sperrmuskeln, welche das Lig. iliofemorale spannen, kommen nicht nur die rückhebenden Hüftmuskeln, vor allem der Glutaeus maximus, sondern auch die Beugemuskeln des Oberschenkels in Betracht, die am Sitzbeinknorren entspringen (Abb. 259). Bei gewöhnlichem Gehen auf ebenem Boden ist der Glutaeus maximus ausgeschaltet (S. 465); dann ist allein die Oberschenkelmuskulatur tätig. Die eigentlichen Bewegungsmuskeln beim Rückheben des Beines sind, wie oben erwähnt, die Muskeln an der *Vorderseite* des Hüftgelenkes der Gegenseite (Standbein), vor allem der Iliopsoas, welcher am kräftigsten das Becken antevertiert. Auch Oberschenkelmuskeln arbeiten mit (Rectus femoris).

Das Becken ist nur in der aufrechten Stellung des ganzen Körpers durch das Lig. iliofemorale verhindert, nach hinten abzusinken. Im Sitzen werden die Oberschenkel nach vorn gehoben und die BERTINschen Bänder entspannt. Infolgedessen kann im Sitzen das Becken viel stärker retrovertiert werden als im Stehen. Dadurch wird erst der wirkliche Sitz, d. h. die Unterstützung des Oberkörpers durch die Sitzhöcker und das Ende der Wirbelsäule, möglich (Abb. 230). Im Sitzen können wir den Oberkörper weit nach hinten lehnen, indem wir das Becken im *Hüftgelenk* retrovertieren; im Stehen ist das Rückbeugen wegen des Widerstandes des BERTINschen Bandes nur in beschränktem Grade in den Wirbelgelenken möglich (Abb. 80).

Während das Lig. iliofemorale im ganzen, also beide Ränder zusammen, die Rückhebung des Beines im Hüftgelenk verhindern, versieht die *Pars lateralis* für sich noch eine besondere Funktion. Sie ist infolge ihrer Doppelaufgabe immer dicker als die Pars medialis (bis zur dreifachen Dicke). Die Achillessehne und das Kniescheibenband sind nicht so dick wie dieser Teil des BERTINschen Bandes. Es verbindet den unteren Darmbeinstachel mit dem Schenkelhals; die Linea intertrochanterica hat da, wo sie gegen die Anheftung des

Abb. 256. Modell für die Zusammenarbeit von BERTINschem Band und Gesäßmuskel. Das Becken ist von der punktiert gezeichneten Lage in die mit ausgezogenem Kontur bezeichnete Stellung gelangt durch Rückbiegung in der Lende. Würde der Sperrhaken, welcher dem Lig. iliofem. entspricht, ausgehakt, so würde das Bein nach hinten schlagen; würde das Gewicht, welches dem Zug des Glutaeus maximus entspricht, ausgehängt, so würde das Bein ins Lot zurückfallen. Beide Mechanismen, solange sie intakt sind, zwingen das Bein dem Becken zu folgen, wie wenn Bein und Becken ein Stück wären.

Glutaeus minimus am großen Rollhügel ausläuft, für die Insertion der Pars lateralis einen besonderen Höcker. Beschreibt man um den Drehpunkt des Oberschenkel-kopfes einen Kreis, dessen Radius gleich dem Abstand der Insertion des Bandes vom Dreh-punkt ist (Abb. 257, äußere gestrichelte Kreislinie), so gibt diese Linie die feste Schiene an, auf welcher der Insertionspunkt läuft, wenn der Oberschenkel ad- oder ab-duziert wird. Das ist aber nicht der Ver-kehrsraum des Bandes. Man müßte, um ihn festzustellen, mit der maximalen Länge des Bandes als Radius, einen Kreis um die Spina iliaca anterior inferior schlagen. Abb. 257 wird genügen, um klarzumachen, daß die Adduktion des Oberschenkels durch das Band gesperrt werden kann, daß es dagegen die *Ab*duktion frei läßt.

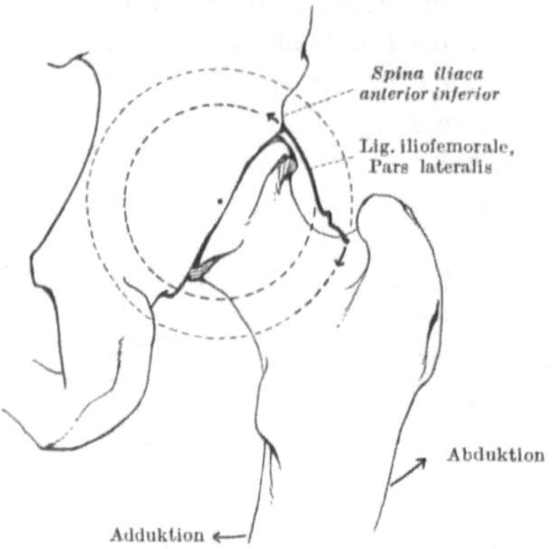

Abb. 257. Pars lateralis des Lig. iliofemorale von hinten, in die Konturzeichnung der Kno-chen in der natürlichen Stellung eingetragen. Der Drehpunkt im Femurkopf ist zugleich Querschnitt der sagittalen Achse für die Ab- und Adduktion des Femur (Pfeile).

Bei der *Pars medialis*, die in der Richtung auf den kleinen Rollhügel hinzieht, fällt der Verkehrs-raum des Bandes fast zusammen mit der Führung, welche die Hüftpfanne dem Knochen gibt. Des-halb hemmt sie weder die Ab- noch die Adduktion.

Bei gewöhnlicher aufrechter Körperhaltung (Normalstellung) läßt sich der Oberschenkel nur um etwa 10° adduzieren, aber um das Vierfache abduzieren (40°). Scheinbar können wir die gestreckten Oberschenkel im Hüftgelenk viel stärker in beiden Richtungen seitlich heben (Überkreuzen und Spreizen); aber auch diese Bewegungen finden in Wirklichkeit mit dem *ganzen* Becken statt, sowie sie die von den Bändern gesetzte Grenze überschreiten. Die Kontrolle des vorderen oberen Darmbeinstachels beim Lebenden gibt wie bei der Rückhebung des Beines darüber klaren Aufschluß. Er hebt oder senkt sich je nach der seitlichen Neigung des Beckens, welche die Seitenhebungen des Ober-schenkels unterstützt oder vortäuscht. Wird das Bein nach vorn gehoben, so erschlafft das Lig. iliofemorale und der Ausschlag der Ab- und Adduktion steigt in-folgedessen (Gesamtausschlag bei horizontal stehen-dem Oberschenkel 74°).

Vor allem hemmt das Lig. iliofemorale mit seiner Pars lateralis die *Außenrollung* des Ober-schenkels. Die Pars medialis ist daran unbe-teiligt, sie hemmt aber ein wenig die Ein-wärtsrollung. Da die Rotationsachse des Ober-schenkels durch den Drehpunkt des Kopfes geht (Abb. 258 *A*), so beschreibt der große Rollhügel einen Kreis um diese Achse (ausge-zogene Linie *a a*). Dieses Rotationsfeld ist durch den *Knochen* festgelegt. Der Verkehrs-raum, welcher vom *Band* bestimmt ist, ist durch eine Kugelfläche mit viel geringerem

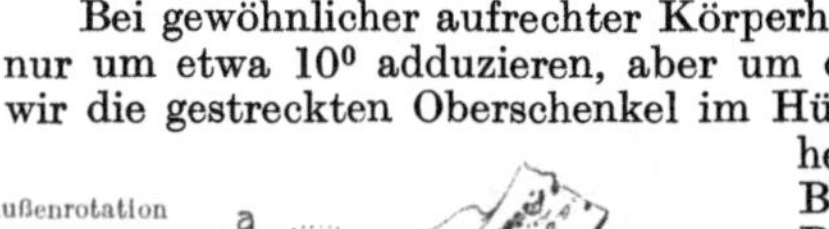
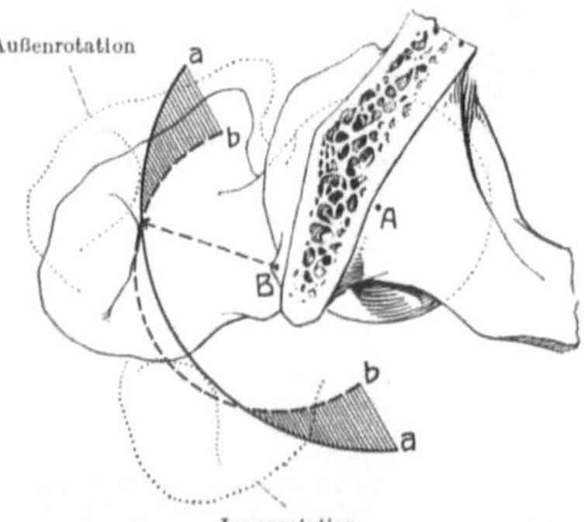

Abb. 258. Rotation des Femur. Femur von oben gesehen in Normalstellung. (Das Becken etwas oberhalb der Spina iliaca ant. inf. horizontal durchschnitten. Der Femur-kopf punktiert, soweit er vom Becken ver-deckt ist.) *A* Drehpunkt des Femurkopfes (Querschnitt der Rotationsachse, Abb. 261); *aa* Kreis um *A* mit dem Abstand der An-satzstelle des Lig. iliofem. am Collum femoris von *A* als Radius; *B* Spina iliaca ant. in-ferior; *bb* Kreis um *B* mit der Länge des Lig. iliofem. (gestrichelter Pfeil). Die punk-tierten Konturen des Trochanter maior entsprechen maximaler Außen- und Innenrollung.

Radius begrenzt (gestrichelte Linie *b b*). Die außerhalb des Verkehrsraumes des Bandes fallenden, vom Knochen freigegebenen Teile des Rotationsfeldes (schraffiert) sind in Wirklichkeit gesperrt. Der Trochanter kann von der Normalstellung aus nur um 13° nach hinten, aber um fast das Dreifache (36°) nach vorn rotieren.

Bei eleviertem Oberschenkel erschlafft das BERTINsche Band so sehr, daß die Rotation auf fast den doppelten Betrag ansteigt (90 Grad).

Die beiden am Scham- und Sitzbein entspringenden Verstärkungsbänder endigen zum Teil innerhalb der Kapsel. Sie heißen deshalb *Lig. pubocapsulare* und *Lig. ischiocapsulare*. Es kommen aber auch Insertionen am Femurhals vor, die manchmal sogar sehr kräftig sein können. Das schwächere von beiden, das Lig. pubocapsulare (Abb. 255), entspringt in mehreren, oft schwer feststellbaren Zügen vom oberen Schambeinast und von dem angrenzenden Teil der Membrana obturatoria. Es geht in die Pars anterior des BERTINschen Bandes über, manche Fasern erreichen mit diesem den Knochen. Rechts formen beide Ränder des Lig. iliofemorale

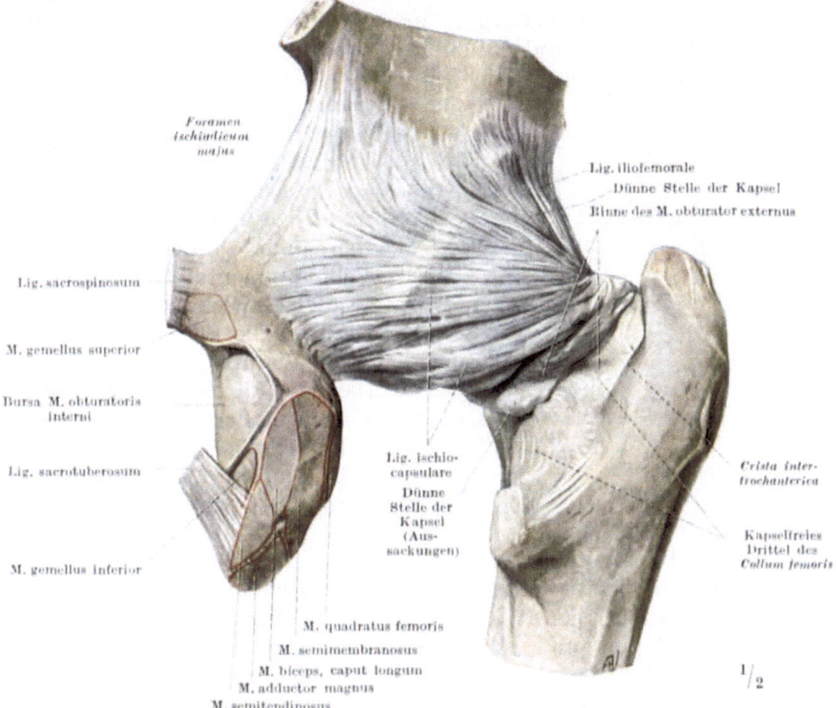

Abb. 259. Hüftgelenk von hinten, Becken in normaler Stellung, Oberschenkel senkrecht stehend, etwas nach innen rotiert.

und das Lig. pubocapsulare zusammen den Buchstaben N. Infolge seiner Lage hemmt das Lig. pubocapsulare die Abduktion des Oberschenkels. Wenn das Bein extrem abduziert wird, überragt ein Teil des Schenkelkopfes nach unten zu die Gelenkpfanne und kommt auf das Lig. pubocapsulare zu liegen. Das Band trägt dann den Kopf, solange das Bein durch die Muskeln, welche spreizen, genügend fixiert ist.

Die Kapselwand ist in dem Dreieck zwischen den beiden Ligamenten am dünnsten (Abb. 255). Hier liegt die Bursa iliopectinea zwischen Kapselwand und M. iliopsoas (Abb. 245), die manchmal nach dem 10. Lebensjahr mit dem Gelenk durch eine Öffnung der Kapsel kommuniziert (s. S. 450). Immer ist die Kapsel so dünn, daß sie bei jeder Überspannung ausweichen kann, indem die Synovia bei plötzlichen Stößen das feine Trennungshäutchen gegen den Schleimbeutel vorstülpt (Bremswirkung).

Viel ausgiebiger ist die Tragkraft des *Lig. ischiocapsulare*; es ist viel kräftiger ausgebildet als das vorige. Dieses Band entspringt vom Sitzbein unterhalb der Hüftpfanne und verläuft fast horizontal über den Schenkelhals hinüber auf den Ansatz der Pars lateralis des BERTINschen Bandes zu (Abb. 259). Es ist mit

der letzteren und mit der Zona orbicularis in Zusammenhang. Dadurch wird
die Zona nach dem Hüftknochen zu fixiert und in ihrer Lage erhalten (Tragapparat, S. 489).

Die beiden Ligg. ischiocapsularia liegen auf den Schenkelhälsen wie die
Riemen eines Rucksackes, welche die Last auf beide Schultern verteilen; ebenso
wird das Gewicht des Beckens und Oberkörpers durch die Tragbänder, welche
auf den Schenkelhälsen ruhen, auf die beiden feststehenden Oberschenkel verteilt, solange wir auf beiden Beinen stehen. Das Band liegt oberhalb des M. obturator externus, welcher von unten her den Schenkelkopf trägt. Muskel und
Band ergänzen sich zu einer *Achtertour*, in welche hüben und drüben Knochen-
stützpunkte des Hüftbeines und Rollhügels eingelassen sind (Abb. 260); sie ist
an den Schenkelhals angepreßt und hält ihn halb umfaßt. Ihre aktive und passive
Komponente sind jederzeit genau gegeneinander ausregulierbar. Wenn bei

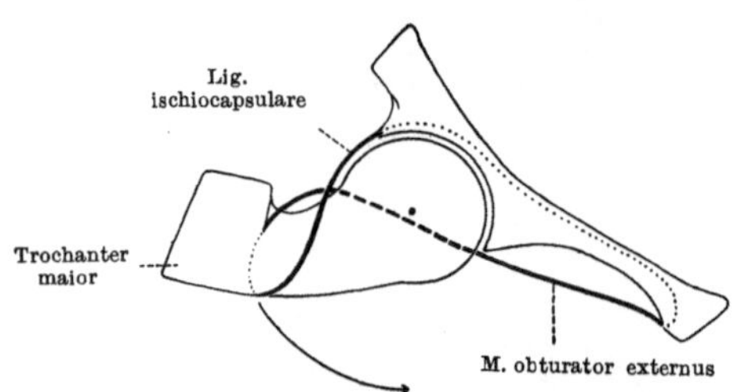

Abb. 260. Bandmuskelschlinge zur Fixierung des Hüftgelenkes. Von oben (kranial) gesehen. Die Verbindungs-
linien von Band und Muskel innerhalb des Knochens
sind punktiert. Der gebogene Pfeil entspricht der
Innenrotation.

schwerer Rucksacklast die Tragriemen
die Schultern zu sehr nach hinten
ziehen, können wir durch aktiven Druck
mit den Fingern auf den Vorderteil der
Riemen, ganz ähnlich wie es hier die
Muskelkomponente der Schlinge vermag, die Gewichtsverteilung anders
richten und die Schultern von störenden Nebenkomponenten entlasten.

Da das Lig. ischiocapsulare seiner
Lage nach immer mehr gespannt wird,
je mehr sich der große Rollhügel um
den Drehpunkt des Schenkelkopfes
nach vorn bewegt (Abb. 260, Pfeil), so
hemmt es die Einwärtsrollung des Oberschenkels. Die totale Hemmung erfolgt,
wenn der Oberschenkel von der Normalstellung aus um 36⁰ nach innen rotiert.
Die Wirkung ist antagonistisch der hemmenden Wirkung der Pars lateralis des
BERTINschen Bandes auf die Außenrotation und läßt, wie bei diesem erwähnt,
etwa den dreifachen Spielraum. Mit dem BERTINschen Band zusammen hemmt
es die Rückhebung (Retroversion des Oberschenkels im Hüftgelenk).

Bei Elevation des Oberschenkels erschlafft es wie das BERTINsche Band; infolgedessen
wird dann die Innenrotation freier. Ihr Gesamtumfang steigt, wie beim Lig. iliofemorale
erwähnt wurde, in dieser Stellung auf fast das Doppelte.

Den 3 am Knochen entspringenden Außenbändern des Gelenkes entsprechen
vier dünne Stellen der Kapselwand, welche zwischen den Rändern der Bänder
freibleiben. Eine dünne Stelle liegt zwischen Lig. iliofemorale und Lig. pubocapsulare vorn (Abb. 255), eine andere hinten zwischen Lig. ischiocapsulare
und Lig. iliofemorale (Abb. 259), eine dritte zwischen Lig. pubo- und ischiocapsulare; sie schließt an das Lig. transversum acetabuli an. Eine vierte,
ähnlich dem Recessus sacciformis des Ellenbogengelenkes am Radius, findet sich
zwischen dem ganzen unteren Rand des Lig. ischiocapsulare, bzw. der Zona
orbicularis und der Hinterfläche des Femurhalses. Gewöhnlich liegt dieses
Stück der Kapsel dem Schenkelhals in Falten an, welche ihm den genügenden
Spielraum zur Rotation lassen (Abb. 259).

Bei der Präparation wird dieser Teil der Kapsel wegen seiner Dünne leicht übersehen.
Er liegt unter der Sehne des M. obturator externus und hat oft gegen die Insertion des Quadratus femoris hin oder an anderen Stellen kleine Aussackungen.

Die Lücke zwischen Lig. iliofemorale und Lig. ischiocapsulare ist dreieckig, wie diejenige
auf der Vorderseite der Kapsel, aber ganz besonders wechselnd an Größe je nach der Breite
der beiden Bänder, welche sie seitlich begrenzen, und je nach der Breite der Zona orbicularis,

welche sie nach unten zu abschließt. Bei stark entwickelten Bändern besteht nur eine spaltförmige dünne Partie an dieser Stelle.

Die 4 dünnen Kapselstellen werden bei entzündlichen Gelenkergüssen nach außen vorgetrieben und sind besonders schmerzhaft. Namentlich die beiden dreieckigen Stellen in der vorderen und hinteren Kapselwand sind in solchen Fällen charakteristische Druckpunkte, welche durch die Muskulatur hindurch (Psoas, Glutaei) auf den tastenden Finger ansprechen.

Überblicken wir die *Gesamtverteilung der verstärkten und verdünnten Kapselpartien*, so sind die enorme *Stärke* der vorderen Kapselwand (Lig. iliofemorale) und die große *Schwäche* der unteren hinteren Kapselwand (zwischen Lig. ischiocapsulare und Femurhals) am wichtigsten. Erstere hemmt die Rückhebung des Beines im Hüftgelenk, letztere gestattet die Vorhebung des Oberschenkels bis zum Anschlag an die vordere Bauchwand. Die Hemmnisse, welche der Erhebung des Beines nach vorn bei *gestrecktem* Knie entgegenstehen, gehen nicht von den Kapseln aus (S. 451). Alle Hemmungen sind reine Muskel- oder Bandhemmungen. Knochenanschläge kommen erst hinzu, wenn die Kapsel einreißt.

Ein klarer Beweis für die Schwäche der unteren Kapselwand ist die Zerreißung, die bei nicht angeborenen Hüftgelenkverrenkungen fast ausschließlich diese Stelle trifft (Luxatio femoris traumatica). Doch ist die Stelle durch besondere Faserzüge genügend verstärkt, um namentlich beim Kind eine Ausrenkung zu verhindern, wenn der Oberschenkel passiv gegen die Bauchwand gedrängt wird und die zwischen Bein und Bauch eingeklemmte Muskulatur wie ein Keil den Oberschenkelkopf aus der Pfanne zu hebeln sucht. Die verschiedene Stellung des Kopfes nach vollzogener Luxation in pathologischen Fällen ist nicht auf die Lage der 3 dünnen Kapselstellen beziehbar, wie man früher glaubte. Der Kopf verläßt die Kapsel vielmehr so gut wie immer in der Richtung nach unten; die Verrenkung tritt nur bei starker Abduktion des Beines ein. Das schwache Lig. pubocapsulare reißt gewöhnlich mit ein. Durch die Incisura acetabuli am unteren Rand der Pfanne fehlt die knöcherne Hemmung, die an allen anderen Stellen durch den hohen Knochenwall der Pfanne in Reserve ist, falls die Kapsel reißen sollte.

Das Bein nimmt je nach der Lage des luxierten Kopfes verschiedene sehr charakteristische Stellungen ein. Am häufigsten schiebt sich der Kopf nach hinten bis auf die Darmbeinschaufel in die Höhe oder nur bis gegen den Sitzbeinstachel vor, seltener rückt er nach vorn auf das verstopfte Loch oder auf den Schambeinrand: Luxatio iliaca, ischiadica, obturatoria, supra- und infrapubica. Die Häufigkeitsskala, welche in dieser absteigenden Reihe eingehalten ist, ist ein Ausdruck der Gewalteinwirkungen, welche den luxierten Kopf, der am unzerreißbaren Lig. Bertini wie an einem Zügel hängt, an seinen neuen Platz dirigieren. Bei der häufigsten Luxatio iliaca ist das kranke Bein um den Betrag verkürzt, um welchen der Schenkelkopf in die Höhe gerückt ist. Der Oberschenkel steht adduziert und nach innen rotiert; durch diesen Befund wird bewiesen, daß das erhaltene BERTINsche Band und die gezerrten vorderen Hüftmuskeln die neue Stellung erzwingen. In ähnlicher Weise kann man auch bei den anderen Verrenkungen die Bedeutung der normalen Band- und Muskelansätze kontrollieren. Der Arzt benutzt bei der Reposition des ausgerenkten Hüftkopfes das Lig. iliofemorale, um ihn wieder an seinen Platz zu lenken.

5. Die Hüfte als Ganzes in Ruhe und Bewegung.

a) Einleitung.

Die Hüftgelenke, die Gelenke zwischen Becken und Lendenwirbelsäule und zwischen den Wirbeln selbst, welche die Stellung des Rumpfes zu den unteren Extremitäten oder umgekehrt regulieren, liegen alle sehr versteckt unter Massen von Muskeln, welche die verschiedenen Haltungen der Hüfte zu fixieren und Bewegungen an den genannten Stellen auszuführen haben. Für die Wirbelsäule und die Rückenmuskeln, die besonders massig gegen das Becken zu werden, verweise ich auf frühere Ausführungen. Auch das Hüftgelenk ist viel mehr als das Schultergelenk in die Tiefe unseres Körpers versenkt. Es erfordert eine viel größere Masse von Muskulatur als die Schulter nötig hat, um im Hüftgelenk die Last des Beines zu lenken, die weit größer ist als die Last des Armes, oder um die ungleich größere Last des Oberkörpers freischwebend auf den Beinen oder gar auf einem Bein zu halten. Das Gesamtgewicht der um jedes Hüftgelenk gruppierten Muskeln (ohne Adductoren) beträgt bei einem kräftigen Mann etwa 2 kg, dasjenige der entsprechenden Schultermuskeln nur die Hälfte (ohne die zur Extremität gehörigen Brust- und Rückenmuskeln). Trotzdem würde die Muskulatur für die Hüfte nicht genügen, wenn nicht eine Reihe von passiven Einrichtungen sie in bestimmten Stellungen entlasten könnte. Das sind die Stellungen, die wir instinktiv einnehmen, wenn wir ermüdet sind,

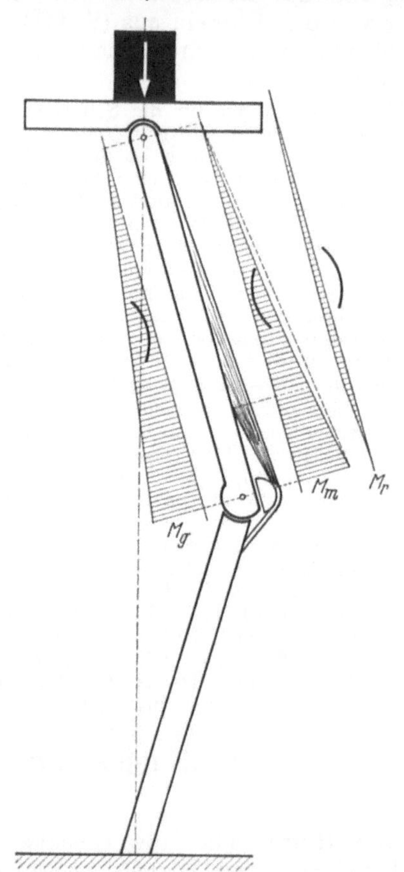

Abb. 261 a u. b. a Achsen der unteren Extremität. Knochen in den natürlichen Abständen, Normalstellung. b Schema für den Ausgleich der durch das Körpergewicht bedingten Biegebeanspruchung des Femur durch die Wirkung des M. vastus intermedius. Mg Momentenfläche des Körpergewichtes, Mm die des Vastus intermedius, $Mr = Mg — Mm$. Die Bögen in den Momentenflächen bezeichnen den Biegungssinn (nach vorn- bzw. hintenkonvex). Vgl. Text S. 517. [Aus PAUWELS: Z. Anat. u. Entw. 115, Abb. 4b (1951).]

oder die muskelschwache Menschen bevorzugen (kranke, alte Leute). Die Muskelfasern der Hüftmuskeln sind durchschnittlich kürzer als diejenigen der Schultermuskeln, weil es bei der Hüfte mehr auf Kraft und Ausdauer, bei der Schulter mehr auf Hubhöhe und Schnelligkeit ankommt. Deshalb gruppieren sich auch die meisten

Hüftmuskeln viel dichter um das Hüftgelenk als die Schultermuskeln, die sich zum Teil mit dem einen Ende weit über die Brust, den Rücken und den Hals ausgebreitet und dadurch enorme Muskellängen erreicht haben. An der Hüfte überwiegt zwar das Gewicht — die Zahl aller Hüft- und Schultermuskeln ist die gleiche (17) —, aber die Beweglichkeit im Hüftgelenk ist im ganzen einförmiger (*nicht* eingeschränkter, S. 499) als die im Schultergelenk. Der Erwerb des aufrechten Ganges ist vom Menschen mit der Preisgabe der mannigfaltigen Beinbewegungen der kletternden, springenden, hangelnden Tiere bezahlt worden,

von welchen wir nur Reste aufweisen. Die Schulter dagegen ist äußerst vielseitig beweglich in sich und sogar ein Mittel der Ausdrucksbewegung für die menschliche Psyche geworden (Gesten). Die Masse des Muskelfleisches, die das Hüftgelenk überdeckt, seine eng zusammengedrängten Individuen und die verhältnismäßige Monotonie des Bewegungsspieles sind Gründe dafür, daß das Hüftgelenk sich am Lebenden viel mehr der Untersuchung entzieht als das Schultergelenk.

Die versteckte Lage äußert sich auch darin, daß *direkte* Verletzungen (Frakturen) beim Hüftgelenk nur durch äußere Gewalt zustande kommen und daß die vorkommenden *indirekten* von fernher durch die Hebelkraft des Beines oder Rumpfes gesetzt werden. Der Widerstand des Gelenkes ist so groß, daß bei nicht sehr festen Knochen (Jugendliche, Greise) eher der Schenkelhals bricht, als daß die Kapsel reißt und den Kopf aus der Pfanne läßt. Hierbei zeigt sich, wie sehr das Gelenk selbst auf Festigkeit gebaut ist.

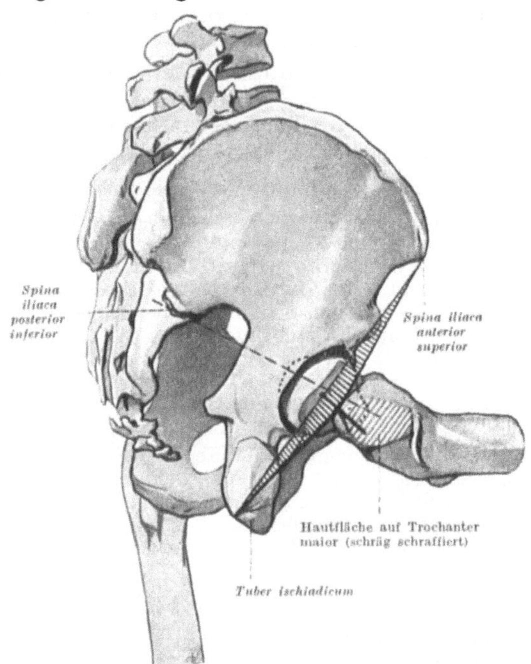

Abb. 262. ROSER-NÉLATONsche Linie. Sie ist schwarz eingetragen. Die 3 Punkte, welche sie bestimmen, liegen wie die Fußpunkte und die Spitze eines stumpfwinkligen Dreiecks (senkrecht schraffiert) zueinander. Das in Abb. 242 abgebildete Bein hat die gleiche Stellung.

ROSER-NÉLATONsche Hilfslinie. Bei mageren Menschen kann man bei gestrecktem Bein noch am ehesten den Schenkelkopf unterhalb des Leistenbandes durch den Iliopsoas hindurch fühlen. Im allgemeinen ist man aber auf indirekte Methoden angewiesen, um sich über seine Lage beim Lebenden zu orientieren. Als hauptsächlichster Anhalt dient der große Rollhügel, weil er unmittelbar unter der Haut liegt. Besonders bei Adduktion des Oberschenkels springt er stark nach außen vor. Sonst liegt meist über und hinter ihm eine Delle der Haut (Trochantergrube, Abb. 223), weil die Muskelwülste der Umgebung ihn, überhöhen. Die Spitze des großen Rollhügels liegt in der Querachse, um welche sich die Ante- und Retroversionen des Oberschenkels und Beckens vollziehen (Abb. 261). Sie ist eine vorzügliche Marke, um bei jeder beliebigen Stellung von Oberschenkel oder Becken zu erkennen, wo in der Tiefe der Schenkelknochen am Becken verankert ist. Man benutzt dazu zweckmäßig eine Hilfslinie, die ROSER-NÉLATON*sche Linie*; sie verläuft in gerader Richtung vom oberen vorderen Darmbeinstachel durch die Trochanterspitze zum Sitzhöcker (Abb. 262). Am bequemsten zieht man sie am Lebenden, indem man den Oberschenkel

bis zur Horizontalen vorheben läßt, z. B. im Stehen durch Aufsetzen des Fußes
auf eine niedrige Bank, weil dabei der Glutaeus maximus vom Sitzhöcker weg-
geschoben und die genaue Festlegung dieses Knochenpunktes erleichtert wird.
Aber auch jede andere Stellung des Beines ist brauchbar, solange es um keine
andere als um die genannte Transversalachse gedreht wird. Für den Arzt ist
diese Hilfslinie deshalb so wertvoll, weil sie sofort darüber orientiert, ob der
Schenkelkopf an seiner richtigen Stelle und im richtigen Zusammenhang mit
dem Schaft steht. Ist der Schenkelhals gebrochen öder der Schenkelkopf luxiert,
so liegen die 3 Punkte: Spina — Trochanter — Tuber nicht mehr in gerader
Richtung. Das gleiche ist aber auch in der Norm der Fall, wenn der Oberschenkel ab- oder adduziert oder gleichzeitig damit um die Drehachse des Oberschenkels rotiert wird (Abb. 261 a). In diesen Fällen wird die Trochanterspitze
aus der Richtung der ROSER-NÉLATONschen Linie herausgehebelt. Sie gilt also
nur für irgendeine Stellung des Beines in der *Sagittalebene* durch den Drehpunkt
des Femurkopfes, in welcher alle *reinen* Vor- und Rückhebungen sich abspielen.

Legt man eine Ebene (senkrecht schraffiert, Abb. 262) durch die 3 Punkte, welche die
ROSER-NÉLATONsche Linie bestimmen, so halbiert diese Ebene in der Tiefe den Schenkelkopf in eine obere und untere Hälfte. Ein Lot senkrecht zur Haut, welche den Trochanter
maior bedeckt, trifft den Drehpunkt des Schenkelkopfes. Zieht man eine 2. Hilfslinie von
der Spina iliaca posterior inferior zum Tuberculum pubicum (gestrichelte Linie), so halbiert
diese die ROSER-NÉLATONsche Linie. Sie teilt in der Tiefe den Schenkelkopf in einen vorderen und hinteren Abschnitt (der vordere ist etwas kleiner als der hintere). Wie bei einer
geometrischen Vermessung ist mittels der angegebenen Hilfslinien indirekt die Position des
beim Lebenden direkt weder sicht- noch fühlbaren Schenkelkopfes für praktische Zwecke
hinreichend genau feststellbar.

Eine sehr bequeme Handhabe zur Bestimmung der *Richtung*, in welcher der Schenkelkopf zum Schaft steht, ist der Condylus medialis am distalen Femurende (Abb. 261 a). Er
steht ziemlich in der gleichen Richtung wie der Kopf (s. Torsionswinkel des Femur S. 509).
Diese Marke gilt natürlich für *jede beliebige* Stellung von Schenkel und Becken zueinander;
sie versagt, wenn die Teile des Femur gegeneinander verschoben sind, z. B. bei Knochenbrüchen.

b) Der Verkehrsraum des Hüftgelenkes.

Das distale Ende des Femur beschreibt eine Kugelschale, in deren Zentrum
der Drehpunkt des Schenkelkopfes liegt, *Bahnkugel* (Abb. 263). Zeichnet man
mit dem distalen Ende des Femur alle Extremlagen wie mit einem Schreibhebel auf die Innenfläche des Globus auf, so bekommt man die *Grenzlinie* für
den Verkehrsraum des Gelenkes. Innerhalb der Grenzlinie ist jeder beliebige
Punkt der Kugelschale für das distale Femurende erreichbar. Die gezeichnete
Grenzlinie kann nur erreicht werden, wenn die spiralige Drehung der Bänder
des Hüftgelenkes abgewickelt und die Bänder entspannt sind, wozu für jede
Stellung eine bestimmte Rotationsstellung des Oberschenkels gehört. Sie ist
in die Grenzlinie eingetragen durch Pfeile, welche in der Richtung der beiden
distalen Kondylen des Femur stehen. Die Spitzen der Pfeile zeigen in der
gleichen Richtung wie der Condylus medialis, geben also auch ungefähr die
Richtung des Schenkelkopfes für jede Extremstellung an (s. Femurtorsion S. 509).
Die Bänder, welche das Femur verhindern, den Verkehrsraum des Gelenkes zu
überschreiten, können wie Anschläge aufgefaßt werden. Die Marke für das Lig.
iliofemorale beispielsweise bezeichnet die Seite und die Strecke der Grenzlinie,
an welcher das Band als Anschlag *wirkt* (es ist nicht die *Lage* des Bandes gemeint; diese ist gerade entgegengesetzt). Die Blockierungslinien für die anderen
Hemmungsbänder sind ebenso eingezeichnet. Außerdem ist die Muskulatur
eine wichtige Bremse, welche beim Lebenden gewöhnlich keine maximalen
Ausschläge zuläßt, sondern allseitig hemmt, *bevor* die Grenze der im Gelenk
möglichen Bewegungen erreicht ist.

Auch beim *Muskelpräparat* ist der Verkehrsraum des Hüftgelenkes eingeschränkter als beim Bänderpräparat, weil der passive Widerstand vieler Muskeln früher hemmt als die Bänder. Die Blockierung nach oben zu ist durch Muskeln auf der Hinterseite des Hüftgelenkes bewirkt (Glutaeus maximus u. a.), nach medial zu durch Muskeln auf der Außenseite des Gelenkes (Glutaeus medius, minimus u. a.; vgl. die Richtungslinien der Abb. 238). Die Verteilung an der Leiche ist so, daß nach oben und innen zuerst die Muskelhemmung und dann die Bandhemmung überwunden werden muß, ehe der Verkehrsraum überschritten werden könnte, daß aber nach unten und außen beide Blockierungen gleichzeitig gesprengt werden müßten. Die Erfahrung lehrt, daß der schwache Punkt dieser Konstruktion oben und außen liegt, offenbar, weil hier zwischen den schwächsten Bändern, dem Lig. teres und Lig. pubocapsulare, die Blockade nicht immer genügt. Die Hemmungsmuskeln für die Außenseite, die Adductoren, die lang und dehnbar sind, versagen zuerst. Nach dieser Seite zu, d. h. in Abduktionsstellung, ereignen sich fast alle Hüftgelenkverrenkungen. Die Kapsel reißt nach unten zu ein.

Beim *Lebenden* wirkt der Muskeltonus hemmend auf das Gelenk, so daß nach *allen* Seiten zuerst die Muskulatur bremst, ehe die bei Präparaten ermittelten Grenzlinien erreicht werden. Am stärksten ist die Einschränkung, wenn das *gestreckte* Bein nach vorn gehoben wird, weil dann die Beugemuskeln an der Hinterseite des Oberschenkels (Semitendinosus, Semimembranosus, langer Bicepskopf) Widerstand leisten. Beugt man das Knie, so erschlaffen diese Muskeln maximal, und erst dann läßt sich der Oberschenkel bis zur Horizontalen und darüber hinaus heben. Ist die Muskulatur entzündet, so ist sie besonders empfindlich; sie ist dann ein feines Reagens, das uns lehrt, welche Seiten des Gelenkes beim Lebenden durch die normale Muskeltätigkeit blockiert werden. Bei akuter Hüftgelenkentzündung und Erguß im Gelenk stellt sich wie bei künstlicher Injektion der Oberschenkel in eine mittlere Beugung, Außenrotation und Abduktion. In dieser Mittelstellung sind alle Teile der Gelenkkapsel gleichmäßig gespannt, die eingelenkigen Muskeln entspannt. — Bei andauernden Hüftgelenkentzündungen wechselt die Stellung des Beines nach einiger Zeit; es stellt sich statt Abduktion Adduktion und statt Außenrotation Innenrotation ein. Nur die Vorhebung (Anteversio) bleibt bestehen. Wahrscheinlich spielen dabei die Bettlage und reflektorische Innervationen eine Rolle. Doch ist darüber noch keine Klärung erzielt.

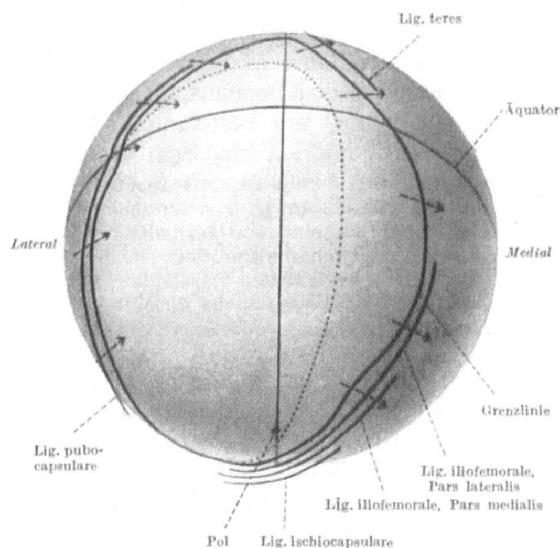

Abb. 263. Bahnkugel mit Verkehrsraum des rechten Hüftgelenkes. Grenzlinie beim Bänderpräparat mit ausgezogener Linie, beim Muskelpräparat mit punktierter Linie. Globus durchsichtig gedacht. Der Äquator der Kugel entspricht dem zur Horizontalen vorgehobenen Oberschenkel, der untere Pol dem senkrecht stehenden Bein (Normalstellung). Die Spitzen der Pfeile zeigen in der gleichen Richtung wie der Condylus medialis. (Nach Ermittlungen von H. STRASSER umgezeichnet.)

Der Verkehrsraum ist durch die ganze Bauart des Gelenkes (Nußgelenk), die starken Bänder und Muskeln nach allen Seiten hin viel ausgiebiger gesichert als beim Schultergelenk. Verrenkungen im letzteren sind sehr häufig, Hüftverrenkungen sehr selten. Die größere Stabilität des Hüftgelenkes ist der wesentliche Unterschied. Die Größe des Verkehrsraumes dagegen ist *nicht* geringer als beim Schultergelenk. Beide haben die Form einer Ellipse. Die Begrenzung des Bewegungsfeldes ist beim Schultergelenk nach oben sogar eingeschränkter, denn der Arm kann in ihm allein nicht über die Horizontale emporgehoben werden — wohl in Kombination mit den Schlüsselbeingelenken —, das Bein wird dagegen im Hüftgelenk selbst maximal eleviert. Andererseits geht die Abduktion im Schultergelenk weiter als im Hüftgelenk. Retroversion ist ebensowenig im Schulter- wie im Hüftgelenk möglich. Es sind also *nicht* die beiden einander korrespondierenden Gelenke selbst, welche die gesamte Stellung und

Bewegung der Hüfte so sehr von der Schulter unterscheiden. Soweit vielmehr die Sicherungen der Stabilität des Hüftgelenkes die Grenzen seiner Ausschläge einengen könnten, ist das wettgemacht durch den schlanken Schenkelhals und die weit distal von der Epiphysenlinie inserierende Gelenkkapsel, Faktoren, welche die Beweglichkeit weit mehr fördern als der kurze Hals des Humerus und die proximal von der Epiphysenlinie inserierende Schultergelenkkapsel (Abb. 254).

c) Die Hüfte des Standbeines.

Wir haben früher die Gesamtbesprechung der Schulter auf die Basis gestellt, daß *alle* beteiligten Gelenke, Bänder und Muskeln berücksichtigt werden, nicht nur das Schultergelenk allein. Ebenso wenden wir uns jetzt bei der Hüfte zu einer Analyse des hier wirksamen *Gesamtkomplexes*. Wie die Stellungen und Bewegungen des Beckens im ganzen und die Bewegungen der Wirbelsäule zusammenarbeiten, um bestimmte Haltungen und Bewegungen in der Hüfte zu ermöglichen, ist das Problem, das uns hier beschäftigt.

Die innerhalb des Schulterapparates selbst möglichen Bewegungen fehlen beim Becken. Die grundsätzlichen Unterschiede zwischen Schulter und Hüfte schieben vielmehr im gewöhnlichen Leben so sehr dem Hüftgelenk selbst den Löwenanteil zu, daß es hier nötig war, zuerst dessen Anteil genau zu präzisieren. Die Anteile der Wirbelsäule sind mehr akzessorisch und treten erst bei abnormen Zuständen stark in den Vordergrund. Bei der Schulter dagegen arbeiten alle Anteile mehr gleichwertig ineinander, so daß jederzeit — bei völliger Anerkennung der Leistung des Einzelteiles — das Gesamtgetriebe im Vordergrund der Betrachtung stehen muß (S. 263 ff.).

Wir gehen von dem Unterschied zwischen der Benutzung der unteren Extremität als *Stand-* oder *Spielbein* aus (S. 447). Im ersteren Fall tragen eine oder beide Hüften die Last des Oberkörpers, je nachdem wir einen oder beide Füße belasten. Es kommt darauf an, das Becken und mit ihm den Oberkörper so zu stellen, daß wir ohne Gleichgewichtsstörung bestimmte Haltungen einnehmen können, welche für das aufrechte Stehen und Gehen nötig sind. Die Wirkung des ganzen Apparates geht vom Bein als Punctum fixum aus und ergreift das Becken als Punctum mobile. Im anderen Fall — Spielbein — ist umgekehrt das Bein das Punctum mobile. Es kommt darauf an zu verstehen, wie in diesem Fall durch das Hüftgelenk selbst und durch Verlagerung des Beckens im ganzen Haltungen und Bewegungen des Beines möglich werden, welche wir beim Gehen benutzen.

An die Tätigkeit des Beines als Spielbein wird sich das anschließen lassen, was außer in den verschiedenen Gangarten bei allen anderen Verwendungen des Beines Hauptsache ist. Trotz der relativen Einfachheit der Hüfte liegen die Dinge so, daß es nicht anginge, alle möglichen Haltungen und Bewegungen zu behandeln. Wir müssen uns darauf beschränken, die wichtigeren zu analysieren. Doch gibt das, was über die Richtung der Muskeln mitgeteilt wurde (Abb. 238), jedem das nötige Material, um nach Analogie der hier folgenden Analysen auch für andere Fälle sich selbst Klarheit zu verschaffen.

Im *ruhigen Stehen* auf 2 Füßen unterscheiden wir die *normale, bequeme* (schlappe) und *straffe* (militärische) Haltung des Beckens. Ermüdete, schwächliche oder lässige Menschen schalten die Muskulatur soviel wie möglich aus, indem sie den Schwerpunkt des Oberkörpers ein wenig nach hinten verlegen, bis das Lot hinter den Drehpunkt der Hüftgelenke fällt (Abb. 264, Pfeil c). Dies geschieht sehr einfach so, daß das Becken in den Hüftgelenken nach hinten geneigt (retrovertiert) wird, bis der Neigungswinkel des Beckens gegen die Horizontale sein Minimum erreicht (Abb. 225 b). Man denke sich den Hüftknochen wie einen Winkelhebel mit 2 ungleich langen Hebelarmen (Abb. 264). Ruht die Körperlast auf dem hinteren Hebelarm wie in unserem Fall, so kann man sich die Last wirksam denken mit derjenigen Komponente, welche am Ende des langen Hebelarmes im Kreuzbein angreift. Der kürzere vordere Hebelarm wird an seinem Ende durch die Spannung des Lig. iliofemorale und eventuell durch den M. rectus femoris festgehalten. Der Winkelhebel ist durch die Schwere des Oberkörpers feststellbar ohne Beteiligung von Muskeln oder doch mit einem Minimum von Muskelaufwand. Das ist in einem gewissen Sinn die billigste Art zu stehen, weil die Unterhaltungskosten für die Arbeit der Bänder geringer sind als für die Muskelarbeit, die an einen großen Verbrauch von Calorien und vermehrten Stoffumsatz des Körpers geknüpft ist. Wir nennen sie die *bequeme* Haltung.

Allen, die auf die *übliche* Beckenhaltung des Menschen geachtet haben, besonders den Künstlern, ist seit jeher bekannt, daß sie nicht der geschilderten passiven entspricht, sondern mehr aktiv ist. Sie gehört zur *Normalstellung* des ganzen Menschen (Abb. 1a). Das Becken steht so, daß der Schwerpunkt des Oberkörpers lotrecht über den Drehpunkten der Hüftgelenke liegt (Abb. 264, Pfeil a). Ist das Körpergewicht auf beide Füße gleichmäßig verteilt, so geht die Lotlinie durch die Mitte des Abstandes beider Hüftgelenke. Je mehr wir das Körpergewicht auf den einen oder anderen Fuß verlegen, um so mehr nähert sie sich dem betreffenden Hüftgelenk. In der Frontalebene, welche durch die Lotlinie und die Verbindungslinie der Hüftgelenke gelegt werden kann, befinden sich die Drehpunkte für den Kopf, für die Oberarmknochen, für die Knie und für die Füße (Abb. 1a). Auch die ruhig herabhängenden Hände liegen mit den Massenmittelpunkten in ihr. So steht der Körper im ganzen im labilen Gleichgewicht.

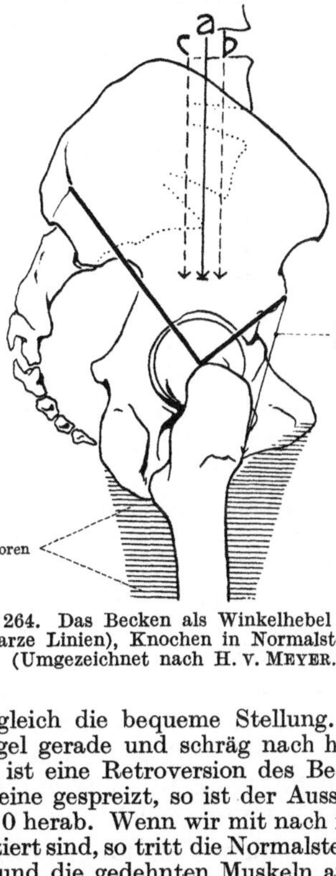

Ausnahmsweise läßt sich das Becken bei besonders kurzem Lig. iliofemorale gar nicht weiter

Abb. 264. Das Becken als Winkelhebel (dicke schwarze Linien), Knochen in Normalstellung. (Umgezeichnet nach H. v. MEYER.)

nach hinten retrovertieren, die Normalstellung ist zugleich die bequeme Stellung. Der Verkehrsraum reicht über den unteren Pol der Bahnkugel gerade und schräg nach hinten um wechselnde Beträge hinaus (Abb. 263). Gewöhnlich ist eine Retroversion des Beckens oder Oberschenkels um etwa 15° möglich. Stehen die Beine gespreizt, so ist der Ausschlag am größten. Stehen sie adduziert, so sinkt er schnell auf 0 herab. Wenn wir mit nach innen gekreuzten Beinen stehen, sodaß beide Oberschenkel adduziert sind, so tritt die Normalstellung des Beckens automatisch ein, weil das Lig. iliofemorale und die gedehnten Muskeln an der Vorderseite des Hüftgelenkes nicht weiter nachgeben. Da aber die normale Stellung der Beine auf beiden Füßen die ist, daß die Oberschenkel im ganzen parallel stehen, so ist gewöhnlich eine Muskelaktion nötig, um das Becken so weit nach vorn zu neigen, daß der Schwerpunkt des Oberkörpers über den Drehpunkt der Hüftgelenke zu liegen kommt.

Wir müssen uns vorstellen, daß in dieser Stellung die Muskeln *aktionsbereit* sind, um jeden Augenblick einzugreifen, sobald die Lage des Schwerpunktes durch Veränderung der Haltung des Rumpfes, des Kopfes oder der oberen Glieder verändert wird. Alle Muskeln, welche an dem vorderen und hinteren Arm des Winkelhebels angreifen (Abb. 264) und ihn nach unten ziehen, eignen sich dazu (Beuger bzw. Strecker des Hüftgelenkes). Sie sind nicht aktiv kontrahiert, solange wirklich das labile Gleichgewicht innegehalten wird, sondern der Tonus der lebendigen Muskulatur genügt dafür.

Die Normalstellung ist die *günstigste Ausgangsstellung*. Vom Standpunkt der allgemeinen Körperökonomie aus ist wahrscheinlich in ihr der Nutzeffekt der Muskelernährung auf die Dauer am größten. Die sog. bequeme Haltung wird unrentabel, sowie Muskelanstrengungen zu gewärtigen sind. Eine Dauerbrandheizung ist unter Umständen billiger als Öfen, die jedesmal neu angebrannt werden müssen. Stehen die Muskeln des Körpers in Unterbilanz wie das Kohlenbudget des armen Mannes, so nehmen wir als Notbehelf die bequeme Haltung ein und schalten dadurch die Muskeln aus.

Die Bandhemmung ist eine Sicherung für den Fall, daß die Muskeln in der Normalstellung versagen; das Becken wird auch dann nicht nach hinten umkippen, sondern den Menschen vor dem Fall auf den Hinterkopf bewahren, solange die Beine nicht nachgeben.

Nach vorn ist die Sicherung rein muskulös und weniger fest; wir fallen in die alte Vierfüßlerstellung, von welcher aus das Kind noch das Gehen lernt, zurück, wenn der Körper nach vorn umkippt (S. 610). Der Kopf ist durch die Benutzung der Arme vor dem Anprall auf den Boden geschützt. Aber dazu kommt es ja gewöhnlich nicht. Der MAISSIATsche Streifen (S. 461) bremst jede plötzliche Bewegung des Winkelhebels der Hüfte. Ebenso die Adductoren, welche das Becken beiderseits nach unten zu verlängern und wie mit zahlreichen Fingern an beiden Oberschenkelknochen in der ganzen Länge der Femora festgeklammert sind.

Der Glutaeus maximus wirkt beiderseits auf den langen, *hinteren* Arm des Winkelhebels (Abb. 264). In ihm findet das Becken bei der Vorneigung starken aktiven Widerstand und erleidet in den Beugemuskeln des Oberschenkels, die bei starker Anteversion des Beckens überdehnt werden, schließlich eine passive Hemmung. Die Kontraktion des Glutaeus maximus ist ein gutes Anzeichen dafür, ob dem Becken Gefahr droht, nach vorn überzustürzen. In der gewöhnlichen aufrechten Körperhaltung sind die Glutaei maximi nicht kontrahiert, auch nicht beim Standbein während des Gehens auf ebenem Boden. Sowie aber vom Oberkörper kompliziertere Stellungen eingenommen, Gewichte mit den Armen getragen werden oder das Standbein beim Gehen auf unebenem Boden stärker beansprucht wird, kontrahiert sich der Maximus ein- oder beiderseitig. Man erkennt daran leicht das Bein, welches als Standbein benutzt ist; denn der kontrahierte Maximus erzeugt an der Oberfläche die waagerechte Gesäßfurche (Abb. 223, rechts).

Beim Klettern und Treppensteigen kontrahiert sich der Maximus des voranschreitenden Beines maximal, weil ihm die Aufgabe zufällt, die gesamte Last des Oberkörpers in die Höhe zu heben. Die Streckmuskeln des Knies sind ganz hauptsächlich dabei mitbeteiligt.

Das *Umkippen des Beckens* nach *innen* ist beim Stehen auf beiden Füßen unmöglich. Das Becken kann aber auch beim Stehen auf einem Bein (Standbein beim Gehen) deshalb nicht nach der nicht mehr unterstützten Seite (des Spielbeines) im Hüftgelenk überkippen, weil die *kleinen Musculi glutaei*, das Becken beim Stehen auf einem Bein halten (S. 459).

Nach der *Außen*seite des Standbeines zu wird das Überkippen des Beckens durch die Adductoren verhindert und alle kurzen Rollmuskeln auf der Innenseite der Hüfte, welche eine adductorische Komponente haben (Abb. 238 a u. b), also besonders viele und kräftige Muskelmassen, so daß die normale Haltung des Beckens gegen Abweichungen nach außen zu eher noch mehr gesichert ist als nach vorn zu.

Die Muskelmassen, welche sich in der Normalstellung fakultativ betätigen können, werden in der *straffen (militärischen) Haltung* zum Teil obligatorisch wirksam. Denken wir uns den Schwerpunkt des Oberkörpers nach vorn verlegt, so daß er auf dem kurzen Arm des Winkelhebels im Hüftknochen lastet (Abb. 264, Pfeil b), so wird das Vornüberkippen des Beckens nur dadurch verhindert, daß der lange Arm des Hebels durch entsprechend starken Muskelzug dauernd festgehalten wird. Am wirksamsten ist der Glutaeus maximus, der am äußersten Ende des Hebelarmes angreift. Er muß das leisten, was bei bequemer Haltung das in der Richtung des Kreuzbeines wirkende Körpergewicht ohne Muskelarbeit erzielt. Der Ausbildung und Schulung des Glutaeus maximus der Rekruten war denn auch unbewußt die Aufmerksamkeit des ausbildenden Unteroffiziers besonders zugewendet, er las die Tätigkeit des Muskels an der Drehung der Fußspitze nach außen ab, welche automatisch dessen kräftige Kontraktion begleiten muß. Das Becken steht so steil, daß das Promontorium vor den Mittelpunkt des Hüftgelenkes rückt (Abb. 225a). In der gleichen Weise sind alle anderen Muskeln wirksam, die eine retrovertierende Komponente haben (die kleinen Glutaei, Rollmuskeln, Beugemuskeln des Oberschenkels).

Im vorhergehenden haben wir die Voraussetzung gemacht, daß die Verlagerung des Körpergewichtes innerhalb der Hüftgelenke geschieht (im Sinne der Abb. 225). Aber auch wenn das Becken im Hüftgelenk feststeht, kann die Belastung nach irgendeiner Seite vergrößert werden, ohne daß das Körpergleichgewicht verloren geht. Geschieht dies durch Verschiebung des Kopfes oder Heben eines Armes nach vorn, zumal wenn äußere Belastung durch Gewichte und dergleichen hinzukommt oder bei der Frau in der Schwangerschaft durch Vergrößerung der Brüste und durch Hängebauch, so läßt sich durch Zurücknahme der Schultern oder des anderen Armes, durch entgegengesetzte Biegungen der Wirbelsäule u. a. m. das Übergewicht wieder ausgleichen oder, soweit das nicht möglich ist, das Fehlende durch Muskelzug ersetzen. Die Erzgießer haben besondere technische Kenntnisse darin, wie eine Figur rein ihrer Masse nach ausgewogen sein muß, um auf einem relativ kleinen Unterstützungspunkt stehen zu können, weil das Gewicht des Erzes viel größer ist als das natürliche Körpergewicht, zumal bei überlebensgroßen Figuren. Der auf einer Fußspitze balancierende Merkur beispielsweise muß so um die Senkrechte, die man sich in der Fußspitze errichtet denkt, angeordnet sein, daß nach jeder Richtung hin das Massengewicht aller Teile zusammengenommen gleich ist. Sonst bricht er von dem Sockel, auf dem er steht, ab (Abb. 265). Beim lebendigen menschlichen Körper gilt das gleiche Problem. Soweit Verschiebungen innerhalb des labilen Gleichgewichtes der Teile nicht ausreichen, kann die dauernde Tätigkeit aktiver Muskelkräfte die fehlenden Gewichte ausgleichen. Es gibt eben im lebenden Körper unzählige Möglichkeiten, das Gleichgewicht zu erzielen. Eine der wichtigsten, weil am häufigsten benutzten und eingeschliffensten, ist die stärkere oder geringere Neigung des Beckens im Hüftgelenk (vgl. auch S. 612).

Lässige Menschen überlassen unwillkürlich die Neigung des Beckens weniger dem aktiven Muskelspiel als den passiven Apparaten, energische Naturen verlegen ihre Kraft wie in alle Muskeln, so auch in die Hüfte. Das gewollte Extrem ist die militärische Haltung, welche durch Schulung der Muskeln Einfluß auf die ganze Persönlichkeit zu gewinnen sucht. Das Problem, ob und wie bestimmte Körperhaltungen im Zusammenhang mit Gemütsstimmungen stehen und auf diese zurückwirken, ist neuerdings für die musikalische und poetische Stimmung behandelt worden (RUTZsche *Methode*). Für die allgemeine Ausdrucksbewegung ist außer der Gestikulation mit den Armen auch die Beckenhaltung nicht unwichtig. Die stolze (königliche), graziöse, demütige Haltung wird unter anderen durch die Hüftmuskeln vermittelt.

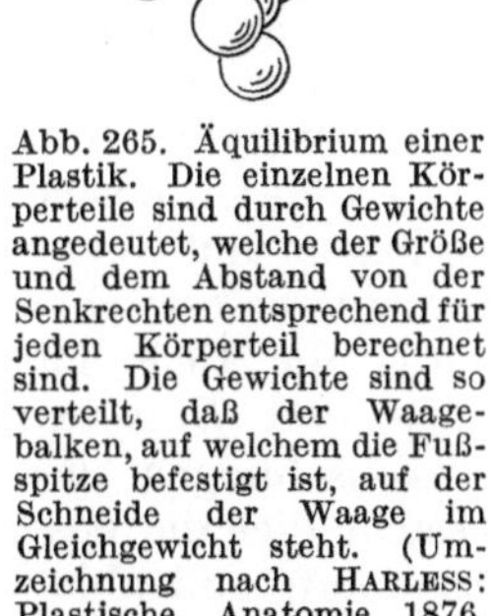

Abb. 265. Äquilibrium einer Plastik. Die einzelnen Körperteile sind durch Gewichte angedeutet, welche der Größe und dem Abstand von der Senkrechten entsprechend für jeden Körperteil berechnet sind. Die Gewichte sind so verteilt, daß der Waagebalken, auf welchem die Fußspitze befestigt ist, auf der Schneide der Waage im Gleichgewicht steht. (Umzeichnung nach HARLESS: Plastische Anatomie 1876, Abb. 250.)

Es gibt sexuelle Differenzen, die vielfach der Mode unterliegen. Auch die Kunst der verschiedenen Epochen ist darin ihre eigenen Wege gegangen. Die Antike hat bei der Frau das schwach geneigte Becken bevorzugt, der moderne Künstler wählt vielfach das Gegenteil. Den Rassen nach ist bei Estinnen eine besonders geringe, bei Hottentottinnen eine besonders steile Beckenneigung beobachtet (Abb. 243). Sonst sind die Rassenunterschiede und die sexuellen Unterschiede bei der Beckenneigung wenig ausgeprägt.

Beckenneigung und Krümmung der Wirbelsäule. Die durchschnittliche Beckenneigung in der Normalstellung des Menschen (Neigungswinkel 60—65°) und die Werte des in bequemer oder straffer Körperhaltung üblichen Beckenwinkels schwanken beträchtlich (Abb. 225, 267; Minimum 40°, Maximum 105°). Gerade die Fähigkeit feinster Reaktion auf die unendlich variierenden Ansprüche, die der Gesamtkörper stellt, um freie Beweglichkeit mit aufrechtem Stehen zu vereinigen, ist das Kennzeichen einer normalen Hüfte. Denken wir uns die Wirbelsäule und den Kopf steif in sich und mit dem Becken verbunden, wie wenn es ein starrer

Stab wäre, so würden selbst kleine Änderungen des Beckenwinkels innerhalb
der genannten Grenzen zu großen Ausschlägen des oberen Endes des Stabes
und zu beträchtlichen Verlagerungen des Körpergewichtes führen. Wird der in
Abb. 84 abgebildete Körper um den Mittelpunkt der Hüftgelenkpfanne nur
um 5⁰ gedreht, so ergibt sich am Scheitel des Schädels gemessen ein Weg von
$7^1/_2$ cm. Dies würde eine einseitige Überlastung des Beckens und einen damit
verbundenen starken Verbrauch von Muskelenergie bedeuten. In Wirklichkeit
wird beides vermieden, da die normale Wirbelsäule imstande ist, die Ausschläge
des Beckens so zu kompensieren, daß nur geringe Verlagerungen des Körpergewichtes die Folge sind. In der Regel wird der Winkel zwischen letztem Lendenwirbel und Kreuzbein, *Lumbosacralwinkel*, kleiner, sowie der Neigungswinkel
des Beckens größer wird und umgekehrt (Abb. 225). Das heißt wir sind gewohnt,
uns in der Taille nach hinten zu biegen, wenn wir den Körper im ganzen nach
vorn bringen. Von dem Lumbosacralwinkel ausgehend verändern sich alle
Partien der Wirbelsäule entsprechend. Die ganze Architektonik der Wirbelsäule
als einer vielfach gebogenen Feder ist darauf abgestellt, das Becken möglichst
geringen Verschiebungen des Schwerpunktes auszusetzen.

Man kann das Verhältnis von Rumpf und Becken zueinander mit dem bekannten Spiel
der Kinder vergleichen, welche sich mit gespreizten Beinen so auf eine Wippe stellen, daß
der Wippbalken horizontal in der Schwebe gehalten ist. Drückt das Kind mit einem Bein
einen Wippsitz herunter, so muß es den eigenen Körper so weit nach dem anderen Wippsitz
herüberlegen, daß es selbst nicht das Übergewicht bekommt und abstürzt. Ebenso legt
sich der Körper mittels der Wirbelsäule nach der entgegengesetzten Seite von derjenigen,
nach welcher die Beckenneigung hin erfolgt. Genau das gleiche ist bei seitlichen Neigungen
des Beckens der Fall. Die Wirbelsäule reagiert darauf mit seitlichen Biegungen nach der
entgegengesetzten Seite.

Drei große Züge auf jeder Körperseite stellen, wie die Segeltaue eines Schiffes
den ganzen Oberkörper nach vorn, hinten oder seitlich so ein, wie es für die
betreffende Beckenstellung richtig ist, um das Gleichgewicht des Ganzen mittels
möglichst geringen Muskelaufwandes innezuhalten. Ein großer Zug von Muskeln
steigt vom Unterschenkel aus durch den kurzen Kopf des Biceps femoris, Adductor longus und Rectus abdominis zur Vorderwand des Brustkorbes auf (Abb. 248),
ein anderer erreicht durch den langen Bicepskopf das Becken und von da aus
durch die tiefe Rückenmuskulatur die Hinterwand des Brustkorbes. Beide
Züge sind *Einheiten*, in welche das Becken wie das Schultergelenk in die
Muskelschlingen der Schulter eingefügt ist (Abb. 140). Gegenüber letzteren
besteht hier die besondere Aufgabe, daß nicht nur das Becken innerhalb dieser
Züge auf- und abbewegt, sondern auch der Brustkorb und Kopf entsprechend
gegenbewegt werden.

Es gibt kaum ein besseres Mittel, das normale Ineinandergreifen von Hüfte
und Wirbelsäule zu verstehen, als eine Orientierung über die atypischen (krankhaften) Beckenstellungen. Diese extreme Fälle werfen ein helles Licht auf das
normale, viel weniger auffällige Geschehen; sie haben ihre besondere Bedeutung
durch die Fernwirkung von Veränderungen, die deshalb so leicht verkannt
werden, weil Mangel an Übung und Trägheit in der Beobachtung den Unter-
sucher verleiten, immer nur auf die nächste Umgebung einer Stelle zu achten,
welche gefühlsbetont ist (Schmerz des Patienten u. dgl.). Die Hüfte ist aber
wie kein anderer Teil der Glieder in den Gesamtbetrieb des Bewegungsapparates
hineingestellt, schon weil ein Stück Wirbelsäule Bestandteil des Beckens ist,
und sie kann deshalb ihre Veränderungen weithin in den Körper ausstrahlen.
Ist z. B. das eine Hüftgelenk entzündet, so nimmt das Bein diejenige Lage an,
in welcher die Bänder und Muskeln am wenigsten gespannt und schmerzhaft
sind, und in welcher die Gelenkkapsel am meisten Flüssigkeit faßt; das ist die

Anteversion des Oberschenkels. Von der Abduktion und Außenrotation, die dazu gehören (S. 486), sei hier abgesehen. Der bettlägerige Patient wird auf die Dauer das Bein nicht in der unbequemen Vorhebung halten (Abb. 266a); er vermag leicht das Becken so weit nach vorn zu neigen, daß der Oberschenkel horizontal

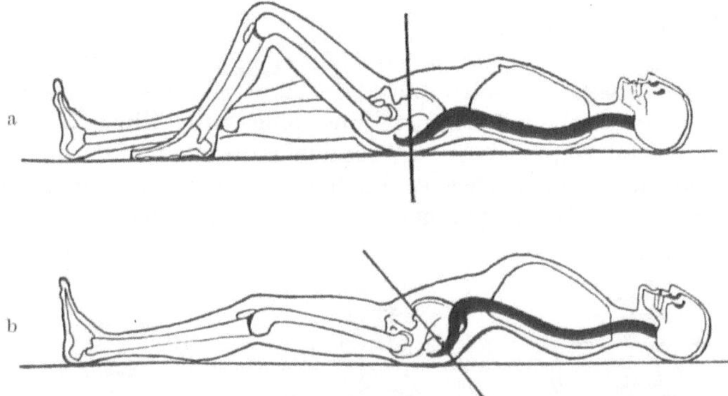

Abb. 266a u. b. Ausgleichende Lordose bei Hüftgelenkentzündung (Coxitis). a Liegen mit vorgeschobenem Oberschenkel des kranken Beines. b Liegen mit ausgestreckten Beinen. Die vertikale Hilfslinie in a entspricht der Horizontalebene des Beckens bei aufrechtem Stehen; sie gibt an, wie sehr das Becken in b nach vorn gekippt ist. (Schema aus TREVES-KEITH: Chirurgische Anatomie, S. 372. 1914.)

zu liegen kommt und das Knie gestreckt werden kann. Wäre die Wirbelsäule steif, so müßte der Oberkörper um den Betrag aufgerichtet werden, um welchen sich die Hilfslinie in Abb. 266b schräg gestellt hat. Statt dessen krümmt sich die Lendenwirbelsäule an der Grenze gegen die Brustwirbelsäule stärker. Der

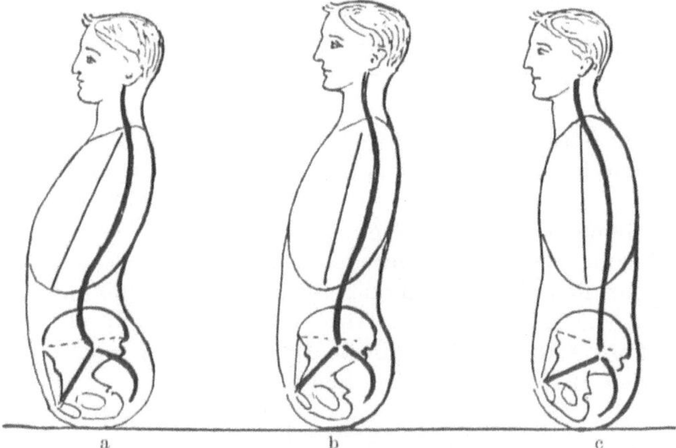

Abb. 267a—c. Beckenneigung und Lendenkrümmung. a Steilgestelltes Becken und Lendensattel. b Mittlere Beckenneigung und mittlere Lendenkrümmung. c Flach gestelltes Becken und „runder Rücken". (Aus STRASSER: Bd. II, S. 268.)

Patient liegt mit hohlem Kreuz, aber mit gestreckten Beinen im Bett (ausgleichende Lordose). Die Vorhebung im Hüftgelenk ist „maskiert". Ein Griff unter den Rücken belehrt den Kundigen sofort darüber, daß das Hüftgelenk nur scheinbar gestreckt ist. Richtet man die Wirbelsäule des liegenden Patienten gerade, so tritt sofort die latente Anteversion im Hüftgelenk zutage.

Im Stehen wird das hohle Kreuz benutzt, um die Fußspitze, die bei vorgehobenem Oberschenkel den Boden nicht erreichen würde, dem Boden zu nähern und die ungleiche Länge der Beine möglichst auszugleichen.

Beim normalen Menschen pflegt ganz ebenso ein steil gestelltes Becken mit einer stark ausgehöhlten Lendengegend kombiniert zu sein, sog. *Lendensattel* (Abb. 267). Nur ist es bei diesem kein Zwang, sondern die für das Gleichgewicht vorteilhafteste Kombination der meist instinktiv, aber freiwillig gewählten Beckenneigung und Wirbelsäulenkrümmung.

Wir können die Wirbelsäule auch ohne Beckenvorneigung nach hinten biegen, indem wir nämlich das Becken im ganzen nach vorn verschieben, wie wir es gewöhnlich bei extremer Rückbeugung des Körpers tun (Abb. 80).

Wird das Becken *seitlich geneigt,* so biegt sich die Wirbelsäule vikariierend nach der entgegengesetzten Seite (ausgleichende Skoliose). Auch dafür gibt das Extrem der atypischen Beckenstellung eine gute Illustration. Bei bettlägerigen Kranken mit einer lange währenden Hüftgelenkentzündung gerät der Oberschenkel des kranken Beines schließlich in dauernde Adduktionsstellung (S. 499). Die Folge für den Kranken wäre, daß er das kranke Bein schräg über

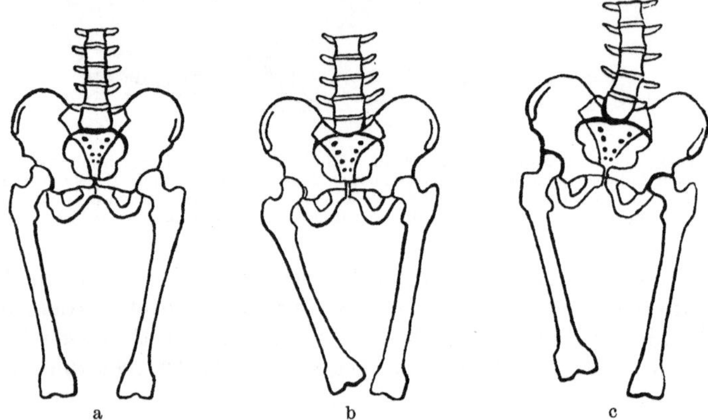

a   b   c

Abb. 268a—c. Ausgleichende Skoliose bei Hüftgelenkentzündung. a Normale Stellung. b Adduktionsstellung des kranken Beines (rechts). c Ausgleich der Adduktion durch Schiefstellung des Beckens. Das gesunde Bein (links) steht zum Becken in Abduktion, aber im Raume gerade so wie in a und b. (TREVES-KEITH.)

oder unter das gesunde Bein legen müßte, wenn nicht durch seitliche Beckenneigung leicht das Bein ungefähr parallel dem gesunden gelegt werden könnte (Abb. 268). Wäre die Wirbelsäule ein starrer Stab, so müßte sich der Oberkörper entsprechend der Seitenneigung des Beckens schief einstellen. Der Patient liegt aber in Wirklichkeit gerade in seinem Bett, weil das die bequemste Lage ist; er gleicht die Schiefstellung des Beckens durch eine Skoliose der Lendenwirbelsäule aus. Die Adduktion im Hüftgelenk ist also durch einseitiges Hochziehen des Beckens so maskiert, daß die Bettlage anscheinend ganz normal ist. Nur erscheint das Bein der kranken Seite kürzer.

d) Die Hüfte des Spielbeines.

Beim Gehen lassen wir das Standbein so lange auf dem Boden stehen, bis das Spielbein den Boden erreicht hat und seinerseits durch die Vorwärtsbewegung des Körpers zum Standbein geworden ist. Das bisherige Standbein kommt schräg nach hinten zu stehen, ehe der Fuß vom Boden abgewickelt und das Bein zum Spielbein wird (Abb. 283). Es hängt von der Länge des Lig. iliofemorale ab, ob das Bein ohne stärkere Inanspruchnahme der Beckenvorneigung hinter dem fortschreitenden Körper zurückbleiben kann. Eventuell ist ein kurzes Band der Grund für die Gewöhnung an kleine schnelle Schritte. Der federnde, leichte Gang dagegen rührt zum Teil daher, daß das Bein bei der gewöhnlichen Beckenstellung eine Spur Spielraum nach hinten im Hüftgelenk hat.

Lange Schritte werden begünstigt durch den Glutaeus maximus, welcher das Hüftgelenk zu strecken und zugleich die Drehung des Beckens gegen die Wirbelsäule zu unterstützen vermag (Abb. 238 b, punktierter Teil der Linie). Alle tiefen Rückenmuskeln, welche den Lendensattel erzeugen, haben die gleiche Wirkung. Der „langsame Schritt" bei der militärischen Ausbildung illustriert diese Art von Zusammenarbeit zwischen Hüfte und Wirbelsäule; er sucht das Bein möglichst nach hinten zu bringen, ehe es zum Spielbein wird. Der Glutaeus maximus ist dabei stark kontrahiert und voll durch die Haut sichtbar, besonders auch sein unterer schräger Rand. Die Vorwölbung des Gesäßes hat Nierenform (dem Hilus der Niere entspricht die ausgeprägte Trochantergrube). Beim gewöhnlichen Gehen kommen wir ohne den Glutaeus maximus aus.

Das Spielbein kann bei hochgehobenem Becken der gleichen Körperseite wie ein losgelassenes Pendel nach vorn durchschwingen, sobald die Vorwärtsbewegung des Körpers das Verbleiben des Fußes auf dem Boden unmöglich macht. Die Schwere des Pendels ist aber nicht der einzige Antrieb für die Fortbewegung, wie man früher glaubte, sondern wir benutzen meistens noch Muskeln zur aktiven Beschleunigung oder zum Bremsen des Spielbeines. Sonst müßte die Schrittlänge genau entsprechend der Beinlänge von Mensch zu Mensch wechseln. Es machen wohl kleine Menschen im allgemeinen kürzere und große Menschen längere Schritte. Zahlreiche individuelle und zeitliche Variationen zeugen aber dafür, daß die reine Pendelbewegung je nach Anlage, Temperament, Gewöhnung und augenblicklicher Stimmung durch die Muskeln beeinflußt wird.

Bei Menschen, welche wegen Lähmung oder Schmerzhaftigkeit die Hüftmuskeln einseitig beim Gehen ausschalten, schwingt das kranke Bein anders als das gesunde; es wird gewöhnlich nachgeschleift, und der Patient hinkt infolgedessen. Auch steht die Fußspitze etwas nach innen gedreht.

Kinder und unkultivierte Menschen stehen ebenfalls mit Vorliebe *mit nach innen gekehrten Fußspitzen*. Diese Stellung entsteht im Hüftgelenk, wenn die Spannung der Kapsel und die Schwere des Beines, also rein passive Faktoren, zusammenwirken. Die Muskeln, welche aktiv eingreifen, um den Schritt zu beschleunigen oder zu hemmen, haben eine nach außen rotierende Komponente: Iliopsoas, kurze Rollmuskeln, Adductoren. Ihnen stehen nur wenige Hüftmuskeln entgegen, die nach innen rotieren (Glutaeus medius und minimus, Tensor fasciae latae); sie sind nur am Standbein zum Halten des Beckens tätig (S. 459 u. 502). Beim Spielbein kommt allemal beim Pendeln ein außenrotatorisches Moment durch jene Muskeln hinzu. Die Divergenz der Fußspitzen ist eine Sicherung für den Körper im aufrechten Stehen; denn die von den Fußsohlen begrenzte Fläche ist in dieser Stellung größer als die zwischen parallel stehenden Füßen gelegene. Die Gewöhnung, nicht nur passiv durch Pendelbewegung, sondern auch aktiv durch Benutzung der Muskeln vorwärtszuschreiten, ist nur scheinbar ein überflüssiger Verbrauch an Muskelkraft. In Wirklichkeit sichern wir dadurch instinktiv unser Gehen und Stehen.

Beim Stehen auf 2 Füßen überwiegt, wenn alle Hüftmuskeln zusammen tonisch erregt sind, das außenrotatorische Moment so sehr das innenrotatorische, daß es leicht ist, die für das Stehen günstige Außendrehung der Fußspitzen einzuhalten. Immer ist aber darin ein Übungsmoment enthalten, welches den passiven Faktoren entgegenwirkt. Ist das Gelenk ausgeschaltet wie bei Schenkelhalsfraktur, so ist die Muskulatur *allein* auf den Schaft wirksam; er wird in Außenrotation gefunden.

Sobald der Spielraum des Spielbeines in seinem Hüftgelenk erschöpft ist, können wir ihn durch Veränderung der Beckenstellung im Hüftgelenk des Standbeines oder durch Bewegung der Wirbelsäule erweitern oder ersetzen. Die Ausschläge des Spielbeines bei den verschiedensten Gangarten, Laufen, Springen u. a. m. werden durch die Zusammenarbeit beider Hüften und der Wirbelsäule hervorgebracht. Auch bei versteiftem Hüftgelenk kann man gehen, indem das Becken im ganzen vorgeschoben wird.

Das Zusammenspiel von aktiven und passiven Faktoren ist bei den Hüftbewegungen weniger genau bekannt als bei der Schulter. Beim Lebenden überzeugt man sich, daß bei *Anteversion und Elevation* des Beines vorn besonders der Tensor fasciae latae und Sartorius vorspringen. Die Haut sinkt zwischen beiden ein: *Schenkelgrübchen* (S. 517). Der Iliopsoas und Pectineus arbeiten dabei in der Tiefe versteckt. Der Rectus femoris ist nur wenig gespannt und ungleich geringer wirksam als der Iliopsoas, der wichtigste Muskel für die Vorhebung, besonders beim Gehen. Hinten ist der Glutaeus maximus schlaff und abgeflacht. Der Glutaeus medius, der ebenfalls schlaff ist, wird durch den aponeurotischen Zug des Tractus iliotibialis, der gespannt wird und sich in die weiche Muskelunterlage eindrängt, in 2 Teile zerlegt, von welchen der vordere den Muskelwulst des Tensor fasciae umgreift. —

Bei der *Abduktion* des Oberschenkels springt der Glutaeus medius als Muskelwulst vor, besonders weil seine Unterlage, der Glutaeus minimus, ebenfalls kontrahiert ist und ihn vordrängt. Beide verhalten sich ähnlich wie der Biceps und Brachialis am Oberarm beim Beugen im Ellenbogen. Bei der *Adduktion* ist die Kontraktion der Adductoren äußerlich sicht- und fühlbar (Abb. 246). Die kurzen Roller in der Tiefe, die ebenfalls adduzieren, liegen zu versteckt. Bei horizontal gehobenem Bein, z. B. im Sitzen mit übereinandergeschlagenen Beinen, ist der Umfang der Ab- und Adduktion größer als in Normalstellung, wie aus den Verkehrsraumgrenzen des Hüftgelenkes ersichtlich ist (Abb. 263). Kommt eine Rotation des Beckens im anderen Hüftgelenk hinzu, so läßt sich der Ausschlag beliebig steigern. — Bei der *Rotation, Kreiselung,* steht die Drehachse senkrecht (Abb. 261). Um die schräg stehende Schaftachse des Femur kann das Bein nicht gedreht werden, auch nicht, wenn das Standbein und sein Hüftgelenk festgestellt ist (Pirouette der Balletteusen und Eiskunstläufer). Führt man den Oberschenkel des Spielbeines längs der Grenzlinie des Verkehrsraumes im Hüftgelenk herum (Abb. 263), so macht das gestreckte Bein mit der Fußspitze einen Bogen, *Beinkreisen.* Kreisen, Circumductio, und Kreiseln, Rotatio, sind 2 ganz verschiedene Bewegungen des Beines. Der Spielraum der Rotation in Normalstellung ist nur wenig mehr als 45⁰; das Maximum (bei waagerechtem Oberschenkel, S. 492) steigt auf fast das Doppelte davon. Rotieren wir das freihängende Bein stärker, so ist eine Gesamtdrehung des Beckens (und Oberkörpers) beteiligt. Beim Stehen auf 2 Beinen können die Rotationsmöglichkeiten des Beckens in den Hüftgelenken nur so ausgenutzt werden, daß sich beide gegensinnig bewegen; das Becken wird im einen Hüftgelenk um so viel nach vorn gedreht, wie es sich im anderen nach hinten dreht. Das Becken im ganzen dreht sich um die Längsachse des Körpers und kann gleichsinnig oder entgegengesetzt zu Torsionen der Wirbelsäule arbeiten (S. 124).

II. Die freie, untere Gliedmaße (Bein und Fuß).

1. Die Knochen des Oberschenkels (Femur, Patella).

Allgemeines. Die primitive Paddel beim menschlichen Embryo (Abb. 234) erhält mit fortschreitender Entwicklung einen deutlichen Stiel und gliedert sich so in Bein und Fuß. Der Stiel geht Knickungen und Drehungen ein, welche für die untere Extremität charakteristisch sind und sie in typischer Weise von der oberen Extremität unterscheiden. Wegen dieses Unterschiedes und seiner Bedeutung für das Gehen der Vierfüßler und des Menschen verweise ich auf ein früheres Kapitel (S. 272). Auch auf die Vergleichbarkeit der einzelnen Abschnitte der beiden Extremitäten sei hier nur hingedeutet (Abb. 152b). Da bei der unteren Gliedmaße keine Pro- und Supination der beiden Unterschenkelknochen möglich ist wie zwischen Speiche und Elle, ergibt sich eine viel größere Einfachheit der Bewegungen. Wir können 2 große Gruppen unterscheiden: die erste enthält die aktiven und passiven Komponenten des *Oberschenkels,* die zweite diejenigen des *Unterschenkels und Fußes.* Das Kniegelenk, welches wesentlich von den Muskeln des Oberschenkels regiert wird, soll deshalb bei der 1. Gruppe beschrieben werden. Die Fußwurzelgelenke werden hauptsächlich von den Unterschenkelmuskeln bewegt und sind deshalb der 2. Gruppe angeschlossen. Außer Bewegungen *des* Fußes, die lediglich den langen Unterschenkelmuskeln obliegen, gibt es auch solche *im* Fuß. Die dazu dienlichen kurzen Fußmuskeln, welche die langen Unterschenkelmuskeln unterstützen, ferner die Zehen und ihre Gelenke gehören in die 2. Gruppe an die letzte Stelle.

Man beachte, daß diese Einteilung den einzelnen Abschnitten übergeordnet ist, die wir an der freien Gliedmaße unterscheiden (Abschnitt 1—4 entspricht der 1. Gruppe; Abschnitt 5—11 entspricht der 2. Gruppe). Bei der oberen freien Gliedmaße ist die Einteilung grundsätzlich anders, weil dort das Ellenbogen- und Handgelenk, nicht 2 verschiedenen Gruppen zugewiesen werden können (S. 346) wie das Knie und die Fußwurzelgelenke.

Das Femur, der einzige Röhrenknochen des Oberschenkels und längste Knochen unseres Körpers, ist zwischen 34 und 53¹/₂ cm lang. Diese Maße kommen zwar auch beim Humerus vor, doch ist bei dem *gleichen* Individuum der Humerus kleiner als das Femur (Abb. 2). Diese Beziehung ist so regelmäßig, daß die

Proportionen beider Gliedmaßen in der Entwicklung einheitlich determiniert sein müssen, ohne daß wir darüber zur Zeit Näheres angeben könnten. Die individuelle Länge unseres Körpers ist ganz vorwiegend durch die Länge der Femora bedingt.

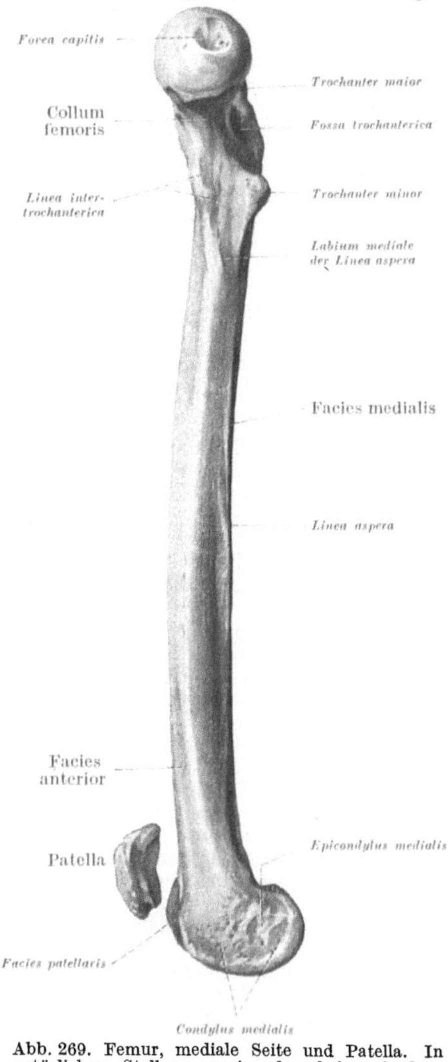

Der Schaft des Knochens ist leicht gebogen; die Konvexität ist nach vorn gewendet (Abb. 269). Der Bogen wird an der konkaven Hinterseite verstärkt durch eine längs verlaufende Leiste, *Linea aspera*, die seiner Wand wie ein Pfeiler aufliegt. Der lange Knochen ist durch seine Krümmung und durch den Einbau jenes Pilasters tragfähiger als ein gerades Femur; seine Form ist charakteristisch für die aufrechte Körperhaltung. Bis zum 2. Lebensjahr ist die Diaphyse gestreckt; sie bleibt es bei frühzeitigen Lähmungen der Muskeln des betreffenden Beines (spinale Kinderlähmung), ist dagegen bei krankhaft nachgiebigen Knochen durch einen massigeren Pilaster gestützt (Rachitis). Vorhandensein der Linea aspera ist bei den Vorstufen des rezenten Menschen, z. B. bei der Neandertalrasse, geradezu ein Beweis für den aufrechten Gang. Die Knochenleiste dient neben der Statik des Körpers ihrer ganzen Länge nach den Muskeln als Muskelapophyse (Abb. 238 b). Es gibt keine Gruppe der Muskeln am Oberschenkel, welche sie nicht als Knochenhebel benutzte, am meisten die Adductoren (Hüftmuskeln).

Die Linea aspera liegt in der Krümmungsebene des Femur, nicht aber in der Biegungsebene, der Ebene in welcher die Biegungsbeanspruchung des Femur bei der Belastung erfolgt. Sie ist gegen die Biegungsebene so verschoben, daß sie den Querschnitt des Femur an der Stelle der höchsten Biegungsspannungen verbreitert und dadurch die Biegungsfestigkeit des Femurschaftes erhöht. Dadurch ist sie eine wirksamere Verstärkung gegenüber der Biegungsbeanspruchung, als wenn sie in der Biegungsebene selber läger.

Kopf und Hals des Femur sind gegen den Schaft nach vorn gedreht: eine Gerade, welche man an die Hinterseite der beiden distalen Kondylen des Femur legt (Kondylentangente),

Abb. 269. Femur, mediale Seite und Patella. In natürlicher Stellung zueinander bei aufrechter Körperhaltung. Der M. quadriceps ist kontrahiert gedacht (Hochstand der Patella). Die Linea intertrochanterica biegt etwas vor dem Trochanter minor ab und mündet in das Labium mediale der Linea aspera (der alte Name „Linea obliqua" ist weniger mißverständlich).

bildet beim rezenten Europäer mit der Achse des Schenkelhalses durchschnittlich einen Winkel von 12°, sog. *Torsionswinkel* des Femur. Darauf, außer auf der Drehung der Fußspitzen nach auswärts, beruht es, daß der Vorderrand des Kopfes in Normalstellung über den Pfannenrand etwas hinausragt (Abb. 89), je größer der Torsionswinkel, desto mehr ist dies der Fall. Der Torsionswinkel steht im Zusammenhang mit der habituellen Beckenneigung (S. 503). Bei hohem Neigungswinkel ist er gering, bei Neigungswinkeln des Beckens von 65° und darunter beträgt er 20° und mehr. Dabei schaut gleichzeitig das Acetabulum mehr nach vorn, so daß ein größerer Teil des Femurkopfes in der Normalhaltung vom Acetabulum unbedeckt bleibt.

Das *proximale* Ende des Femur zerfällt in: *Kopf, Caput* und *Hals, Collum*. Beide stehen im Dienst des Hüftgelenkes und sind dort beschrieben (S. 485 f.). Der Hals verknöchert von der Diaphyse aus; nur der Kopf entspricht der proximalen Epiphyse. Die Grenze ist auch beim ausgebildeten Knochen noch an der Epiphysenfuge und an deren Resten zu erkennen (Abb. 253). Schaft des Femur und Diaphyse sind also nicht identisch. Besondere Wichtigkeit hat der Winkel zwischen Hals und Schaft: „*Collodiaphysenwinkel*" (diese anthropologische Bezeichnung ist nicht exakt, da das Collum zur Diaphyse gehört). Er ist bei Feten und Neugeborenen fast gestreckt (140°), wird im postfetalen Leben durch Belastung und Muskelwirkung kleiner und zeigt zahlreiche individuelle, auch geschlechtliche Unterschiede (S. 442). Je mehr der Hals zum Schaft abgeknickt ist, um so stärker lastet das Gewicht des Oberkörpers auf dieser Stelle. Die kompakte Rindensubstanz des Halses ist im Halsschaftwinkel besonders dick. *Tragleiste*, Abb. 253 (über die feinere Architektur des Schenkelhalses s. S. 42, über seine *Blutzufuhr* S. 486). Die Bezeichnung Trag„leiste" ist irreführend, denn es handelt sich um eine flächenhafte Verdickung der Compacta in der ganzen Breite der unteren Wand des Halsschaftwinkels und in beträchtlicher Längenausdehnung (Abb. 253), im Gebiete stärkster Druckspannungen bei der Belastung. Auf diese verdickte Partie der Knochenwand ist fast rechtwinklig ein kompakter Knochenkamm aufgesetzt, der ganz mit Spongiosabahnen und -platten besetzt ist, der MERKELsche *Schenkelsporn*. Er ist bis 5 cm lang, etwa 1 cm hoch und 3—4 mm dick, hat also nicht die Form eines Sporns und würde besser Schenkelkamm genannt werden. Er erstreckt sich vom distalen Drittel des Schenkelhalses bis distal vom Trochanter minor und liegt näher der Hinterwand, sozusagen in der breiten Basis des kegeligen Trochanter minor, mit dem er aber nichts zu tun hat. Er tritt etwa im 7. Lebensjahr auf und wird im höheren Alter meist rückgebildet, manchmal bis zum völligen Schwund. Über seine Bedeutung ist nichts bekannt. Im Röntgenbild ist er nicht erkennbar.

Der *Schaft* des Femur oder *Mittelstück, Corpus*, ist oben beschrieben. Das Relief der Linea aspera im einzelnen ist durch die Muskelbeziehungen verstärkt und gegliedert. Man unterscheidet die besonders ausgebildeten Ränder als Lefzen, *Labium laterale* und *Labium mediale* (Abb. 270). Beide divergieren nach oben. Das Labium mediale geht um die Innenseite des Knochens herum nach vorn in die Linea intertrochanterica zwischen Hals und Schaft des Femur über (Abb. 269), das Labium laterale verläuft gegen den Trochanter maior zu und erhebt sich zur *Tuberositas glutaea* für den M. glutaeus maximus (S. 464, gelegentlich *Trochanter tertius*). In dem dreieckigen Zwischenraum zwischen beiden liegt der Trochanter minor und anschließend an ihn die *Linea pectinea* für den Ansatz des gleichnamigen Muskels (Abb. 238 b). Auch gegen das untere Ende des Femur divergieren die beiden Labien und fassen ein dreieckiges Feld zwischen sich, *Planum popliteum* (Abb. 274). Über die Bezeichnung der einzelnen Flächen des Schaftes siehe Abb. 270.

Als *Schaftachse* wird die Mittellinie des Femurschaftes bezeichnet. Für die Belastung ist maßgeblich die Verbindungslinie zwischen Mittelpunkt des Femurkopfes und Mitte der Kondylen: *Hauptachse, mechanische Achse, Traglinie* (Abb. 261).

Trotz der Verstärkung durch die Linea aspera kann der Schaft durch den Zug der zahlreichen an ihm angreifenden Muskeln brechen. Neben diesen Seltenheiten ist die gewöhnliche Ursache von Schaftbrüchen eine äußere Gewalt (Herabstürzen, Überfahrenwerden usw.). Es tritt dann hervor, in welchen Richtungen die Muskeln den Schaft spannen. Denn die Fragmente verschieben sich dem Muskelzug entsprechend, das obere nach vorn und außen (durch Zug des M. iliopsoas, glutaeus medius und minimus). Die Gefahr einer schlechten Heilung ist beim Femurschaft besonders groß, falls nicht richtige ärztliche Maßnahmen getroffen werden (Nagelung).

Von den beiden Foramina nutricia (seltener nur eines) liegt das untere nahe der Mitte des Schaftes, das andere etwas oberhalb der Mitte (innerhalb oder nahe bei der Linea aspera). Die Kanäle, welche von hier in das Innere des Knochens führen, sind von außen nach innen proximalwärts gerichtet, also umgekehrt wie beim Humerus; sie sind gleichgerichtet den Kanälen der Unterarmknochen. Das Femur wächst danach stärker distalwärts als proximalwärts (umgekehrt wie im Schema Abb. 154). Die Richtung der Kanäle bei der oberen und unteren Extremität kann man sich daran merken, daß man bei gebeugtem Arm in die Kanäle von Humerus, Radius und Ulna hineinsehen, bei gebeugtem Knie nicht in die Kanäle von Femur, Tibia und Fibula hineinsehen würde, falls sie am eigenen Körper sichtbar wären.

Das *distale* Ende des Femur verbreitert sich und ist durch einen Einschnitt, *Fossa intercondyloidea*, in 2 *Kondylen* oder *Femurknorren, Condylus medialis* und *lateralis* geteilt (Abb. 276). Nur die Kondylen sind überknorpelt. Nach vorn setzt sich der Knorpelüberzug auf die *Facies patellaris* fort, die Gleitfläche für die Kniescheibe. Der Condylus medialis ist gerade um so viel größer als der Condylus lateralis, daß die schiefe Richtung des Femurschaftes ausgeglichen wird (Abb. 261). Wären beide Kondylen gleich groß, so würde das Gelenkende des Knochens schief stehen; so aber steht es in einer horizontalen Ebene. Der Winkel zwischen dieser Ebene und der Längsachse des Schaftes, *Kondylo-*

diaphysenwinkel, beträgt 8—10⁰. Auf den Kondylen sitzen besondere Muskel- und Bandapophysen, die *Epikondylen*, je einer auf jeder Seite, *Epicondylus medialis* (Abb. 269) und *Epicondylus lateralis*. Das Planum popliteum des Schaftes ist gegen den Einschnitt zwischen den Kondylen durch eine scharfe Querlinie abgesetzt: *Linea intercondyloidea*. Am unteren Femurende ist die Corticalis von zahlreichen kleinen Gefäßlöchern durchbohrt. Dicht oberhalb der Kondylen sind kleine metaphysäre Arterien der Lieblingssitz für die Ansiedlung von Eiterbakterien (Osteomyelitis usw., s. S. 281).

Die *Ossifikation* des Femur beginnt in der Diaphyse am Ende des 2. Fetalmonats (7. bis 8. Woche). Der Knochenkern in der distalen Epiphyse hat forensische Bedeutung als Zeichen der Reife des Kindes. Er entsteht um die Mitte des 9. Fetalmonats und ist zur Zeit der Geburt etwa 5 mm groß. Der *Knochenkern* in der proximalen Epiphyse (Abb. 252) erscheint erst um die Mitte des 1. Lebensjahres, im 3. oder 4. Jahr folgt ein besonderer für den Trochanter maior und erst im 10.—14. Lebensjahr ein solcher für den Trochanter minor. Am proximalen Ende verschmelzen die Knochenkerne um das 17. Lebensjahr mit dem Schaft, am distalen Ende um das 20.—24. Jahr. Zur distalen Epiphyse gehören beide Kondylen und Epikondylen.

Die Kniescheibe, Patella, ist in die Sehne des großen Kniestreckers (M. quadriceps) eingeschaltet und wirkt als gewaltiges Sesambein. Sie liegt unmittelbar unter der Haut (Abb. 272), ebenso die Sehne, welche durch den eingelagerten Knochen von der Unterlage abgehebelt wird (Abb. 273). Letztere heißt von der Patella bis zur Tibia: *Lig. patellae*. Die Konturen der Kniescheibe und des Kniescheibenbandes verstreichen bei erschlaffter Muskulatur (Abb. 271), sind aber immer deutlicher nachweisbar als ähnliche Details anderer Gelenke. Bei gestrecktem Bein steht das Lig. patellae schräg von unten außen nach oben innen (Abb. 236). Die Kniescheibe ist mit ihrer stumpfen unteren Spitze, *Apex patellae*, zentral in das Band eingefügt und steht daher in einer ganz anderen Richtung als der Schaft des Femur, dessen schiefe Achse gerade entgegengesetzt (von oben außen nach unten innen) verläuft als das Kniescheibenband. Die überknorpelte Hinterseite, *Facies articularis* (Abb. 276), hat wegen der asymmetrischen Lage zum Femur eine größere Delle für den lateralen und eine kleinere für den medialen Condylus femoris. Der obere Rand des Knochens, *Basis patellae*, ist gerundet.

Bei passiv gestrecktem Bein entspricht der Apex der Kniespalte (Abb. 238a); bei aktivem Zug des Quadriceps an der Basis der Kniescheibe steigt sie daumenbreit höher und liegt dann oberhalb der Facies patellaris auf dem Femurschaft selbst (Abb. 269). Wenn der Quadriceps erschlafft und das Knie gebeugt wird, folgt die Kniescheibe der Bewegung des Schienbeines, da sie an dieses durch das Kniescheibenband gefesselt ist. Die überknorpelte Längsfirste auf der Hinterseite der Kniescheibe, welche die beiden Gruben für die Kondylen voneinander trennt, greift erst dann in die überknorpelte Rinne des Femur ein.

Die Kniescheibe entsteht knorplig. Die Ossifikation beginnt im 3.—4. Lebensjahr mit mehreren Zentren, die bald verschmelzen; sie ist im 15.—20. Lebensjahr vollendet. Die Kniescheibe kann in seltenen Fällen fehlen.

2. Schenkelmuskeln als aktive Bewegungsfaktoren.

a) Übersicht und Tabelle.

Beim Oberschenkel ist die Dorsalseite nach vorn, die Ventralseite nach hinten gerichtet (Abb. 146b). Wir müssen deshalb die dorsale Muskelgruppe der Extremität, welche den dorsalen Hüftmuskeln auf der Außen- und Innenseite der Beckenschaufel entspricht, vorn vor dem Femur suchen; die ventrale Muskulatur, welche den ventralen Hüftmuskeln auf dem Scham- und Sitzbein entspricht, liegt hinter dem Femur. Die beiden Muskelgruppen sind die wichtigsten Muskeln für das Knie und heißen nach den Hauptbewegungen des Kniegelenkes: *Extensoren* (dorsale Muskeln) und *Flexoren* (ventrale Muskeln). Das Knie ist nach vorn durch Bandapparate passiv gesperrt, die Hüfte nach hinten. Wir können also nur im Zickzack einknicken: in der Hüfte nach vorn, im Knie nach hinten. Geradeso wie an der Hüfte die Hauptmuskelmassen so angehäuft

Schenkelmuskeln.
(Insertionen an Tibia und Fibula.)
o = Ursprung (origo); i = Insertion (insertio); N. = Nervus.

A. Vordere Muskeln des Oberschenkels (Extensoren, dorsale Muskeln).
  1. M. quadriceps femoris (S. 514) [N. femoralis].
     M. vastus medialis:
     o: mediale Lippe der Linea aspera femoris, unterhalb Linea intertrochanterica,
        Endsehnen des M. adductor longus und M. adductor magnus.
     i: medialer Rand der Kniescheibe und des gemeinsamen Sehnenspiegels des Quadri-
        ceps oberhalb der Patella.
     M. vastus intermedius:
     o: vordere und laterale Femurfläche, proximalwärts bis zur Mitte der Linea inter-
        trochanterica, distalwärts bis zum unteren Viertel der Femurfläche.
     i: mit Endsehne des Vastus medialis gemeinsam zur Basis patellae (mit *M. arti-
        cularis genus* zur Kniegelenkkapsel).
     M. vastus lateralis:
     o: laterale Fläche des Trochanter maior, Linea intertrochanterica, Tuberositas glutaea,
        Labium laterale der Linea aspera.
     i: lateraler Rand und oberer äußerer Winkel der Kniescheibe.
     M. rectus femoris:
     o: Spina iliaca anterior inferior, oberer Rand der Pfanne des Hüftgelenkes.
     i: über die Vorderfläche und zu beiden Seiten der Kniescheibe in das Lig. patellae
        bis zur Tuberositas tibiae.
  2. M. sartorius (S. 518) [N. femoralis].
     o: Spina iliaca anterior superior und angrenzende Partie der Incisura iliaca.
     i: Tuberositas tibiae, Crista anterior tibiae, Fascia cruris.

B. Hintere Muskeln des Oberschenkels (Flexoren, ventrale Muskeln).
  3. M. popliteus (S. 519) [N. tibialis].
     o: Quergrube distal vom Epicondylus lateralis femoris, Kapsel des Kniegelenkes
        (Lig. arcuatum).
     i: Tibia, distal vom Condylus medialis, Linea poplitea tibiae.
  4. M. biceps femoris (S. 520) [N. ischiadicus].
     o: *Caput breve:* [N. peronaeus] mittleres Drittel der äußeren Lippe der Linea aspera,
        Septum intermusculare.
        Caput longum: [N. tibialis] hintere Fläche des Tuber ischiadicum, gemeinsam mit
        dem Semitendinosus.
     i: Capitulum fibulae, Condylus lateralis tibiae, Fascia cruris.
  5. M. semimembranosus (S. 522) [N. ischiadicus (N. tibialis)].
     o: Tuber ischiadicum, lateral und proximal vom Semitendinosus, zwischen Biceps
        und Quadratus femoris.
     i: Condylus medialis tibiae (z. T. bedeckt vom Lig. collaterale mediale), Hinterwand der
        Kniegelenkkapsel als Lig. popliteum obliquum, Fascie des M. popliteus.
  6. M. semitendinosus (S. 524) [N. ischiadicus (N. tibialis)].
     o: Medialfläche des Tuber ischiadicum, gemeinsam mit dem langen Kopfe des M. bi-
        ceps femoris.
     i: mediale Fläche der Tibia bis zur Crista, Fascia cruris.

sind, daß sie das Einknicken nach vorn aktiv verhindern können (Gesäßmuskeln),
so formen für das Knie die Extensoren die Hauptmuskelmasse; sie vermögen
aktiv das Einknicken nach hinten zu hemmen. Beide Muskelmassen ermöglichen jederzeit das untere Glied zu versteifen und als feste Säule für die Äquilibrierung des Körpers zu gebrauchen (Standbein). Erschlaffen sie, so kann das
Bein in eine andere Lage gebracht werden (Spielbein) und dann von neuem durch
Muskelkontraktion zur festen Säule erstarren. Die Extensorenmasse des Oberschenkels umgreift mantelförmig das Femur (Abb. 270, rot); sie hat weitaus
den größten Querschnitt von den Gruppen des Oberschenkels, ja des Körpers
überhaupt (180 cm² bei einem mittelkräftigen Individuum). Schon bei den
Vierfüßlern ist die Streckmuskulatur des Knies stärker als die Beugemuskulatur,
z. B. bei der Katze $1^1/_2$mal so schwer, ähnlich bei Halbaffen (Lemur). Sie schiebt

den Körper vorwärts, trägt aber weniger an Körperlast als die Vorderbeine;
beim Hund ist das Körpergewicht zu $^2/_3$ auf die Vorderbeine, zu $^1/_3$ auf die Hinterbeine verteilt. Dadurch kommt die Muskelkraft der Hinterbeine der Vorwärtsbewegung zugute. Bei der aufrechten Körperhaltung wird die „hintere" Extremität zur „unteren"; sie trägt die ganze Körperlast. Es summieren sich beide
Beanspruchungen: beim Menschen ist das Gewicht der, Kniestrecker mehr als
doppelt so groß wie beim Orang (bei letzterem 11,6% des Gesamtgewichtes
der Beinmuskulatur, beim Menschen 24,8%). Die Flexorengruppe (blau) ist
viel schmächtiger; der größte Querschnitt beträgt nur $^2/_7$ der Extensorengruppe (51 cm² bei einem mittelkräftigen Individuum). So bleibt am Oberschenkel Platz für die ventralen Hüftmuskeln, welche sich mit einer Gruppe

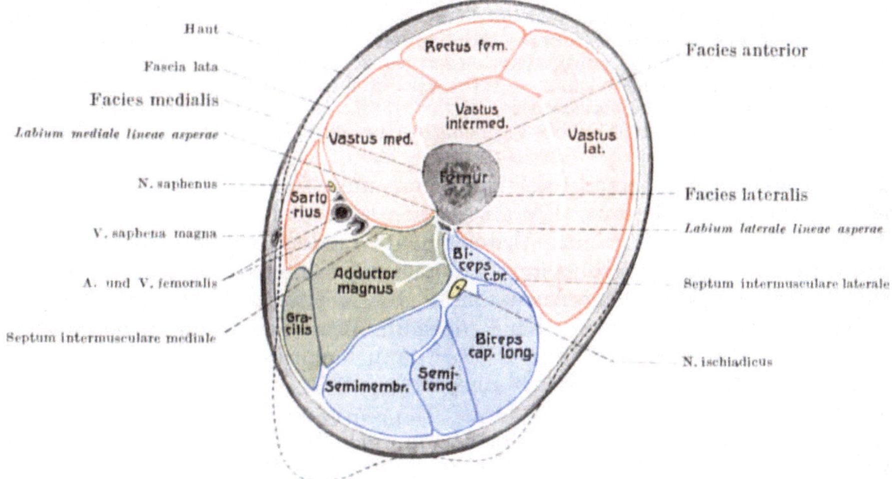

Abb. 270. Querschnitt durch die Mitte des rechten Oberschenkels bei gestrecktem Bein. Ansicht des abgetra-
genen Gliedes. Der Kontur des Oberschenkels bei gebeugtem Knie ist mit gestrichelter Linie eingetragen.

— Adductoren (grün) — weit auf den Oberschenkel hinab erstrecken, und
von denen einer sogar den Unterschenkel erreicht (M. gracilis). Es ist charakteristisch für den Oberschenkel, daß die 3 Gruppen seines Querschnittes (Extensoren, Flexoren, Adductoren) *nebeneinander* um das Femur herumliegen. Eine
Schichtung in sich deckende Gruppen wie beim Unterarm und -schenkel gibt
es nicht.

Wie beim Arm ist die Gruppierung der Schenkelmuskeln in Extensoren und Flexoren
rein *genetisch* zu verstehen (S. 289). Wenn ein Muskelindividuum nachträglich seine Lage
zum Gelenk verändert hat, so beugt es das Knie, anstatt es zu strecken (M. sartorius, S. 519).
Es gehört trotzdem seiner Genese und Innervation nach zu den Extensoren und behält in
unserer Gruppierung den Platz bei diesen, weil dadurch allein die Beziehungen zu den Nerven
u. v. a. verständlich sind. Beim Bein sind solche Fälle seltener als bei dem vielseitiger beweglichen Arm.

Außer Beugung und Streckung ist im Knie nur noch eine zweite Bewegungsart möglich, die *Rotation*, diese aber nur bei *gebeugtem Knie*. Ab- und Adduktion
kennt das normale Knie nicht. Man kann bei fixiertem Oberschenkel den Unterschenkel um seine Längsachse kreiseln, wenn das Knie gebeugt ist. Eine Täuschung durch Rotationen im Fußgelenk ist auszuschließen, wenn man den Fuß
stark dorsalflektiert und auf die Fußknöchel achtet (Malleoli, Abb. 261). Da
diese zu den Unterschenkelknochen gehören, so gehen sie bei Rotationen um
die Achse des Unterschenkels mit, bleiben aber bei Bewegungen des Fußes

im Fußgelenk unbewegt. Der große Rollhügel des Femur dient als Marke, um Hüft-, Knie- und Fußrotationen zu unterscheiden; beim Kreiseln des Femur geht er selbstverständlich mit. Da die Rotationen im Knie nur in Beugestellung möglich sind, so werden sie ausschließlich von solchen Muskeln ausgeführt, welche gleichzeitig beugen. Ist dabei der Unterschenkel fixiert, so macht der Oberschenkel und mit ihm der Rumpf um die Achse des Unterschenkels Ausschläge nach der Seite zu, wie sie in Abb. 183 für den Humerus resultieren. Die Apparate, welche das Kreiseln in Streckstellung verhindern, sind rein passiver Natur; sie werden beim Kniegelenk beschrieben werden. Es ist für die Sicherung der aufrechten Körperhaltung besonders wichtig, daß das Bein im gestreckten Zustand zu einer geraden, in sich starren Säule festgestellt und daß die Rotation im Knie in dieser Stellung ganz ausgeschaltet ist.

Die Rotationen des Unterschenkels sind ihrem inneren Mechanismus nach mit den Umwendbewegungen des Unterarmes (Pro- und Supination) nicht zu vergleichen. Die Unterschenkelknochen können nicht überkreuzt werden wie Elle und Speiche, sondern sie bleiben parallel und drehen sich gemeinsam. — Wird der im Winkel gebeugte Unterschenkel ab- oder adduziert, so ist der Hebelausschlag lediglich durch eine Rotation des Femur im *Hüftgelenk* bedingt; auch der im Ellenbogen gebeugte Arm signalisiert Rotationen im Schultergelenk.

Die Muskeln am Oberschenkel inserieren zum Teil an den Unterschenkelknochen, zum Teil am Femur. Erstere können unmittelbar auf das Knie wirken; sie heißen *Schenkelmuskeln* zum Unterschied von den *Hüftmuskeln*, die wegen der Insertion am Femur nicht unmittelbar auf das Knie wirken (der Gracilis macht die früher beschriebene Ausnahme). Die Schenkelmuskeln sind aber nicht ausschließlich Muskeln für das Knie (deshalb wäre der Name „Kniemuskeln" nicht angebracht). Viele von ihnen haben ihren Ursprung am Becken und überspringen beide Gelenke, das Hüft- und Kniegelenk.

Beachten wir die *Insertionen*, so sind die Gruppen leicht zu trennen. Die *Ursprünge* der Muskeln sind dagegen so ineinandergeschoben, daß danach eine Orientierung schwer möglich ist (Überkreuzungen von Muskelindividuen S. 290). Auch unter den Muskeln des Unterschenkels sind mehrgelenkige, deren Ursprung am Femur befestigt ist, und welche nicht nur den Fuß, sondern auch das Knie bewegen. Da ihre *Insertionen* am Fuß und nicht am Unterschenkel sitzen, nennen wir sie *lange Fußmuskeln* (Tabelle S. 549). Sie werden bei den Bewegungen des Knies vorweg zu berücksichtigen sein.

Die scharfe Unterscheidung der genannten Gruppen hat den Vorteil, daß die Versorgung der Muskeln mit Nerven verständlich und die Architektur des Bewegungsapparates im ganzen übersichtlich bleibt.

Die oberen Enden der beiden Unterschenkelknochen, *Schienbein, Tibia,* und *Wadenbein, Fibula,* welche als Ansatzpunkte der Extensoren und Flexoren dienen, sind ihrer Allgemeinform nach aus den Abbildungen zu erkennen (Abb. 288a u. b). Zusammenfassend sind die beiden Knochen auf S. 542 usw. beschrieben.

b) Vordere Muskeln des Oberschenkels (Extensoren, dorsale Muskeln).
Tabelle S. 512/1—2.

Musculus quadriceps femoris (Tabelle S. 512/1). Er hat seinen Namen von 4 Ursprungsköpfen, welche mit einer gemeinsamen Sehne, dem Lig. patellae, an der Tibia inserieren. Die in die Sehne eingeschaltete Kniescheibe erhöht das Moment des mächtigen Muskelkomplexes beträchtlich. Drei Köpfe sind eingelenkig; sie heißen *Vasti.* Der *Vastus medialis* und *Vastus intermedius* sind am stärksten miteinander in Zusammenhang (Abb. 247). Zusammen umhüllen die 3 Vasti mantelförmig den Oberschenkelknochen (Abb. 270). Auf der Linea aspera bleibt nur der First für die Anheftungen der Adductoren und des kurzen Bicepskopfes frei (in Abb. 238b ist die Linea aspera unnatürlich breit gezeichnet, um die dicht gedrängten Insertions- und Ursprungsfelder der Muskeln hinreichend deutlich abzugrenzen). Der zylindrische Schaft des Femur liegt in einem von den Vasti ausgekleideten Muskeltunnel. Er ist deshalb nirgends oberflächlich zu erkennen. Der 4. Muskel, *Rectus femoris*, ist am selbständigsten. Er liegt zu oberst in einem von den Vasti gebildeten Bett (Abb. 247); er ist zweigelenkig.

Der Glutaeus maximus übertrifft jede einzelne der 4 Muskelkomponenten des Quadriceps an Gewicht, der Quadriceps im ganzen ist aber ungefähr dreimal so schwer wie der Glutaeus maximus. Er wiegt bis zu 2 kg. Die große Masse des Muskelfleisches ist verständlich, wenn man bedenkt, daß beim Aufrichten aus der Hock- oder Sitzstellung der Quadriceps *eines* Beines unter Umständen allein das Kniegelenk gegen das ganze Gewicht des Körpers zu strecken hat. Denn es gibt in dieser Stellung nur diesen einen Strecker des Knies (der M. tensor fasciae latae ist bei Anteversion des Oberschenkels in der Hüfte insuffizient).

Der *M. vastus medialis* bildet die Innenseite der Muskelmanschette, die das Femur umgibt. Er entspringt hinter dem Schaft des Knochens an dem Labium mediale, aber nicht von der medialen Seitenfläche des Schaftes selbst (Abb. 238b). Von distal nach proximal läßt sich der Muskel meistens von seinem Nachbarn, dem Vastus intermedius, sondern (Abb. 236). In umgekehrter Richtung ist es fast nie möglich, die richtige Grenze zu finden, da eine gemeinsame Aponeurose beide nahe ihrem gemeinsamen Ursprung von der Linea intertrochanterica verbindet (Abb. 247). Der Vastus medialis biegt schalenförmig um den Knochen und den Vastus intermedius herum (Abb. 236). Die oberen Muskelfasern laufen schräg spiralig, die unteren fast quer zur Längsachse des Oberschenkels. Die Insertionslinie an dem gemeinsamen Sehnenspiegel des Quadriceps oberhalb der Patella und am Innenrand der Kniescheibe selbst ist sehr lang; sie verläuft in der Richtung der Innenseite des Femurschaftes. Denkt man sich das Lig. patellae geradlinig nach oben fortgesetzt, so liegt nur der untere Teil des Vastus medialis innen von ihm (medial), der übrige Vastus medialis und alle übrigen Komponenten des Quadriceps liegen außen. Daher kommt es, daß das Muskelfleisch des Vastus medialis am weitesten nach unten herabreicht und durch queren Faserverlauf ausgezeichnet ist. Nur so ist sein Moment groß genug, um der ganzen übrigen Muskelmasse das Gleichgewicht zu halten und die geradlinige Führung der Kniescheibe zu erzwingen.

Immerhin liegt hier der schwache Punkt: Luxationen der Kniescheibe nach außen sind ihre häufigsten Verrenkungen. Einen gewissen Halt dagegen bietet der äußere Knorren des Femur, der besonders stark vorspringt und den äußeren Rand der Gleitbahn für die Kniescheibe an der gefährlichen Stelle erhöht wie an der Kurve einer Rodelbahn (Abb. 276). In der Tiefe der Kniekehle ist der Vastus medialis am oberen Rande des Trigonum popliteum sichtbar; er bildet den Boden des Hiatus adductorius inferior (Abb. 274). Auf der Vorder- und Innenseite des Oberschenkels liegt er als birnenförmige Vorwölbung frei vor (Abb. 92, 246 u. 249). Im übrigen ist er durch die Adductoren und den Sartorius verdeckt. Ist er bei passiv gestrecktem Bein stark zusammengeschoben, so kann er wulstartig herunterhängen und die Fascia lata wie einen Bruchsack vordrängen: *Suprapatellarwulst* (Abb. 271). Die antiken Plastiker haben den Wulst zwar naturalistisch nachgebildet, ihn aber auch in Stellungen des Beines dargestellt, in welchen er anatomisch unmöglich ist (z. B. beim gebeugten Knie).

Der *M. vastus intermedius* ist gegen den Vastus lateralis schärfer abgesetzt als gegen den Vastus medialis. Er liegt vor dem Schaft des Femur; aber auch außen und innen von ihm (in Abb. 236) ist der Raum, welcher für ihn frei geblieben ist, sehr charakteristisch für die Form und Lage des Muskels. Der Ursprung reicht von der Linea intertrochanterica über die vordere und ventrolaterale Fläche des Knochens bis zur Grenze des unteren Viertels (Abb. 238a). Die ventromediale Fläche des Schaftes ist meistens frei von Muskelanheftungen. Der Muskel ist oberflächlich mehr als zur Hälfte aponeurotisch (Abb. 247). Der sehnige Überzug ist das Bett für den M. rectus femoris, welcher die ganze Oberfläche des Vastus intermedius zudeckt.

Da wo der Muskelursprung am Femur aufhört, entspringen 2 oder mehrere Muskelbündel, welche sich an die oberste Aussackung der Kniegelenkkapsel anheften (Recessus suprapatellaris, Abb. 236, 238a u. 245). Häufig gehen auch Fasern des Intermedius selbst anstatt zur Kniescheibe zur Kapsel des Gelenkes. Man nennt alle zusammen *M. articularis genus*. Der Muskel verhindert, daß bei Streckung des Knies Teile der Kapsel zwischen Patella und Femur eingeklemmt werden können.

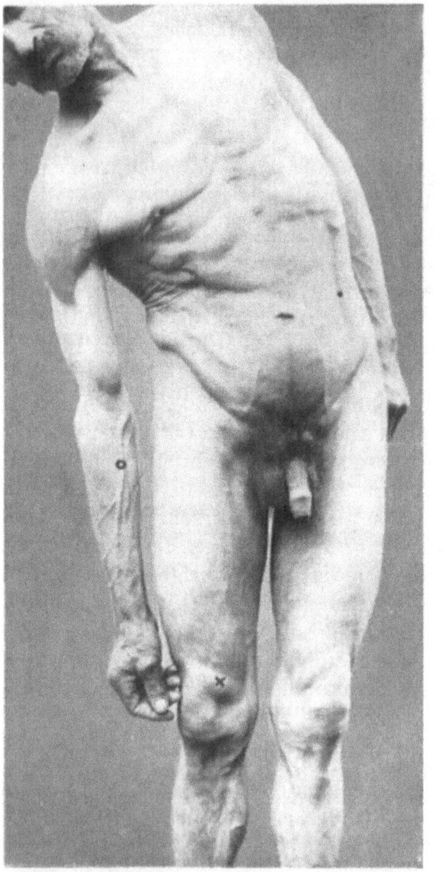

Der *M. vastus lateralis* liegt ganz außen am Femur. Nur seine oberste Spitze biegt nach vorn um den großen Rollhügel herum und erreicht die Linea intertrochanterica (Abb. 238). Hinten entspringt der Muskel vom Labium laterale der Linea aspera und vom Septum intermusculare zwischen ihm und dem kurzen Kopf des Biceps. Er umschalt den Knochen und den Vastus intermedius. Der größte Teil des Muskelfleisches liegt außen und *hinten* am Oberschenkel (Abb. 242 u. 274). Er ist weitaus der größte Kopf des Quadriceps. Die Oberfläche ist größtenteils aponeurotisch; sie dient zahlreichen Muskelfasern zum Ursprung. Die Fasern verlaufen teils schräg abwärts und endigen früher an der gemeinsamen Endsehne der Vasti als die Fasern des Intermedius. Das Muskelfleisch steigt nicht am Seitenrand der Kniescheibe hinab wie beim Vastus medialis (Abb. 92).

Das viereckige, etwas schräg stehende *Sehnenfeld* oberhalb der Basis der Patella läuft in die Sehne des Rectus femoris und den Tractus iliotibialis wie die beiden Blätter einer Krebsschere aus (Abb. 92). Das Viereck ist an der Vertiefung der Haut über ihm äußerlich erkennbar (Abb. 272). Krankhafte Ergüsse in das Kniegelenk treiben die Sehne von der Tiefe aus vor; die Stelle ist dann nicht vertieft wie in der Norm, sondern einnivelliert oder gar vorgewölbt.

Abb. 271. Rumpfneigung nach rechts. Photographie eines muskelkräftigen, sehr mageren Mannes. Zur Erläuterung des Muskelreliefs vgl. Abb. 92. Muskeln schlaff; . laterale Rectusfurche; × Suprapatellarwulst; o Vena cephalica antebrachii und Vena mediana cubiti (mit Venenklappen).

Die Vorwölbung des Vastus lateralis im äußeren Seitenkontur des Oberschenkels gibt ziemlich genau die Richtung des Femurschaftes an (Abb. 236, unten). Nach oben zu setzt der Muskelbauch des Tensor fasciae latae den Seitenkontur des Vastus lateralis gegen den Beckenkamm zu fort. Beide Muskeln treten in der Konturlinie des Oberschenkels deutlich hervor (Abb. 272).

Der *M. rectus femoris* entspringt vom Becken; er überspringt Hüft- und Kniegelenk. Sein Ursprung ist zweizipfelig (Abb. 251 u. 274). Der vordere Zipfel vom vorderen unteren Darmbeinstachel liegt unmittelbar oberhalb des Ursprungs des Lig. iliofemorale am Knochen (Abb. 238). Der andere Zipfel biegt nach hinten um den Kapselrand des Hüftgelenkes herum; er ist breit am knöchernen Rand der Pfanne und an der Kapsel selbst angeheftet (Abb. 251 u. 274). Beide zusammen verstärken das BERTINsche Band, das unter ihnen liegt und verhindern mit diesem die Rückhebung des Femur im Hüftgelenk oder bei feststehendem Bein das Nachhintenkippen des Beckens. Der Muskel ist nach oben und unten lanzettförmig zugespitzt; er ist das schönste Beispiel eines doppeltgefiederten Muskels (Abb. 36). Er liegt oberflächlich nur zum Teil frei, da ihn der Tensor fasciae latae und Sartorius überdecken. Da der Rectus zwischen Tensor und Sartorius zurückweicht, entsteht über ihm in der Haut das *Schenkelgrübchen*, dessen Spitze nach dem oberen Darmbeinstachel gerichtet ist (Abb. 92, linkes Bein). In diese Spitze läuft das dreieckige Feld aus, welches vom Quadriceps im ganzen an der Vorderfläche des Oberschenkels sichtbar ist.

Die Ursprungssehne des Rectus breitet sich weit herab auf der *Vorder*seite des Muskels aus, die Insertionssehne weit aufwärts auf seine *Hinter*seite. Letztere gleitet bei Bewegungen auf der Aponeurose des Vastus intermedius. Die Insertionssehne fließt mit denen der Vasti zusammen, doch ziehen die meisten Sehnenfasern des Rectus in Rinnen der Vorderfläche der Patella über den Knochen hinweg, auch durch ihn hindurch und zu beiden Seiten neben ihm *ununterbrochen* bis zur Tuberositas tibiae hinab (s. Retinacula patellae S. 535).

Zwischen den Sehnenfasern des Rectus und der Kniescheibe liegt am oberen Rand des Knochens ein Schleimbeutel: *Bursa praepatellaris subtendinea* (S. 525).

In Streckstellung des Beines ist das Moment des Quadriceps (s. S. 64) durch die Kniescheibe erhöht, weil durch sie das Lig. patellae von vorn nach hinten auf das Schienbein zu gerichtet ist (Abb. 273). Dadurch wird die wichtige Leistung des Muskels für das Stehen und Gehen gefördert. Menschen mit Lähmung des Quadriceps können, da kein Ersatz für den Kniestrecker existiert, nur so aufrecht stehen, daß sie das Knie durch die Belastung mit dem Körpergewicht extrem nach hinten durchdrücken. Sowie das Knie anders belastet wird, so daß es sich beugt, fallen sie hin. Die geringe streckende Wirkung des Tensor fasciae latae auf das Kniegelenk kommt praktisch nicht in Betracht.

Physiologische Experimente (Ableitung der Aktionsströme) haben gezeigt, daß der Rectus femoris ausgesprochen Bewegemuskel ist, die Vasti ebenso ausgesprochen Haltemuskeln (S. 67). In jeder Beugestellung des Kniegelenkes würde das Bein einknicken unter der Last des Körpergewichtes, wenn sie nicht halten würden.

Der „künstliche" Quadriceps der Orthopäden besteht aus einem Gummizug, welcher vor dem Lig. patellae angebracht ist und das untere Ende des Oberschenkels und das obere Ende des Unterschenkels so verbindet, daß nach jeder Beugung des Knies sofort die Streckstellung wiederhergestellt wird. Der Apparat ersetzt nur den Rectus femoris.

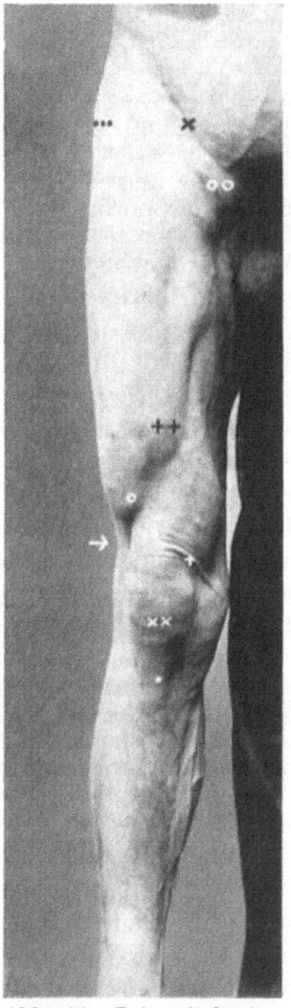

Abb. 272. Bein mit kontrahierten Muskeln. Derselbe Mann wie Abb. 271. · Lig. patellae. .. Sehnenfeld des Quadriceps; ... Tensor fasciae latae; × Leistenband; ×× Patella; o Vastus lateralis; oo geschwollene Leistendrüsen; + Hautfalte am Unterrand des Vastus medialis (Stelle des Suprapatellarwulstes bei erschlafftem Muskel); ++ Rectus femoris; → Tractus iliotibialis.

Die Ausdehnung der Ursprungsflächen der Vasti in der Längsrichtung des Femur und nach rückwärts bis zur Linea aspera bewirkt, daß die Biegebeanspruchung des Femur durch das Körpergewicht bei den Bewegungen bis auf ein geringes Maß herabgesetzt wird. Das Schema Abb. 261b möge dies für den Vastus intermedius erläutern. Das Gewicht des Körpers (schwarz) drückt auf das Hüftgelenk des leicht gebeugten Beines senkrecht nach abwärts in der Richtung des Pfeiles. Das Kniegelenk ist durch den auf der Vorderfläche des Femur entspringenden Vastus intermedius festgestellt. Das Körpergewicht wirkt auf das Femur im Sinne einer Durchbiegung nach vorn. Die Größenverteilung der Biegebeanspruchung zeigt das beigefügte schraffierte Dreieck Mg, in welchem die Länge der Querstriche die Größe der Biegebeanspruchung für jede Stelle des Femur angibt (Momentenfläche). Sie nimmt vom Hüftgelenk gegen das Kniegelenk allmählich zu. Der kontrahierte Vastus intermedius zieht nach abwärts und sucht dadurch das Femur nach hinten durchzubiegen, im entgegengesetzten Sinne wie das Körpergewicht. Seine Momentenfläche Mm hat fast die gleiche Form wie die des Körpergewichtes, d. h. der Vastus intermedius kann im Prinzip die Biegebeanspruchung des Knochens durch das Körpergewicht fast völlig aufheben. Im gleichen Sinne einer Zuggurtung wirkt der zweigelenkige Rectus femoris (vgl. S. 43). Die Mächtigkeit des Quadriceps erklärt sich nicht nur aus seiner dynamischen Aufgabe (S. 515), sondern auch aus seiner statischen. Ganz allgemein läßt sich sagen, daß die Muskeln außer ihrer dynamischen Aufgabe des Bewegens und Haltens der Gelenke die statische Aufgabe erfüllen, die Biegebeanspruchung der Knochen durch das Körpergewicht (oder z. B. am Arm durch eine zu hebende Last) weitgehend auszugleichen. Im lebendigen Bewegungsgeschehen kontrahieren sich im Moment der Biegungsbeanspruchung des Knochens oder sind kontrahiert diejenigen Muskeln, die dieser Beanspruchung entgegenwirken. Die ständig wechselnde Biegebeanspruchung von Femur und Tibia des Standbeines in den verschiedenen Phasen des Ganges macht zum großen Teil die besondere Anordnung und Kontraktionsweise der Muskeln verständlich.

Der Rectus femoris streckt das Knie mit etwa $^1/_4$ mehr an Kraft, als er den Oberschenkel in der Hüfte nach vorn heben kann. Er wirkt am stärksten auf das Knie, wenn das Bein in der Hüfte gestreckt ist, und umgekehrt am stärksten auf die Hüfte, wenn das Knie gebeugt ist. In beiden Fällen ist er passiv gedehnt; er kann von dieser günstigen Ausgangsstellung aus aktiv die größte Hubhöhe entfalten. Im Gehen, Laufen und Springen erhöhen daher die Gesäßmuskeln, welche das Bein nach hinten bringen (kurz vor dem Abwickeln des Fußes vom Boden) und den Rectus femoris dehnen, automatisch die Streckkraft im Knie, die beim Vorbringen des Spielbeines in Tätigkeit tritt. Im Sitzen dagegen hat der Rectus femoris für das Strecken des Knies nur geringe Kraft, weil er insuffizient wird, wenn der Oberschenkel in der Hüfte vorgehoben ist.

Innervation: N. femoralis. Der Vastus medialis und Vastus intermedius werden von einem gemeinsamen Stämmchen, der Vastus lateralis und Rectus je von einem separaten Ästchen des Nerven versorgt. Der dünne Nervenast zum M. articularis kommt aus dem gemeinsamen Stämmchen für Vastus medialis und intermedius und kann oft als Wegweiser dienen bei der Trennung dieser beiden Vasti. Segmentale Nerven: L 2—4. *Blutzufuhr:* A. circumflexa femoris lateralis und Rr. perforantes der A. profunda femoris. In den Vastus lateralis treten viele Äste aus den Rr. perforantes von der Beugeseite her ein.

Musculus sartorius (Tabelle S. 512/2). Kein Muskel verliert so sehr seine Form bei der Präparation an der Leiche wie der Sartorius. Der dünne lange Muskel wird durch einen Fascienkanal, *Vagina m. sartorii*, in der Fascia lata so gehalten, daß er von seinem Ursprung am Darmbein zunächst im Bogen medialwärts zieht (Abb. 92). Die Krümmung liegt in einer frontalen Ebene. Von der Mitte des Oberschenkels ab beginnt der 2. Bogen des Fascienkanals, der den Muskel um den Condylus medialis femoris herum auf die Hinterseite des Oberschenkels und dann wieder nach vorn bis zum breiten aponeurotischen Ansatz am Schienbein führt (Abb. 273). Dieser 2. Bogen liegt in einer sagittalen Ebene. Beide Bogen des Muskels sind mit einem S vergleichbar, dessen Schenkel gegeneinander um 90° verdreht sind. Da der Muskel auf das nachgiebige Polster des Quadriceps und der Adductoren gebettet ist, so entsteht durch ihn eine Delle auf der Vorderseite und am Innenkontur des Oberschenkels (Abb. 92 u. 249).

Der Adductorenwulst oberhalb dieser Delle und der Wulst des Vastus medialis unterhalb davon sind charakteristisch für die normale Linienführung an der Innenseite des Beines. An einer Stelle ist der Sartorius von der *Hinter*seite des Oberschenkels aus sichtbar (Abb. 125).

Die Breite des platten Muskelbauches schwankt individuell beträchtlich. Bei alten Leuten kann sie auf 2 cm sinken, bei kräftigen Männern bis zu 10 cm betragen, besonders wenn ein Längsspalt streckenweise den Muskel in 2 Streifen zerlegt.

Die Wirkung des Muskels auf das Knie ist bestimmt durch die Richtung des Insertionsteiles, der von *hinten* an die vordere Kante der Tibia herantritt (Abb. 273) und den Condylus medialis des Femur mitsamt dessen Muskelpolster (Vastus medialis) als Hypomochlion benutzt. Der Muskel beugt infolgedessen das Knie und rollt den Oberschenkel nach auswärts. Wie beim Ellenbogen Muskeln, die genetisch zu den Extensoren gehören, faktisch als Flexoren wirken (vor allem der Brachioradialis), so ist beim Knie der dorsale Sartorius trotz seiner Abkunft und der Lage seines oberen Abschnittes vorn am Oberschenkel ein wirklicher *Kniebeuger*. Das Moment ist nicht sehr groß, weil der Hebelarm an der Tibia kurz ist. Doch treffen noch 2 andere Muskeln an der gleichen Stelle mit ihm zusammen (Pes anserinus, s. unten), so daß sich die Gesamtwirkung beträchtlich steigert. Bei gebeugtem Knie rotieren diese Muskeln den Unterschenkel im Kniegelenk nach einwärts. Fast doppelt soviel Arbeit wie für die Beugung des Knies vermag der Sartorius für die Vorhebung des Beines in der Hüfte zu leisten. Er unterstützt darin den Iliopsoas und den Rectus femoris. Je nach der Gruppierung, in der diese Muskeln wirken, kann das Bein bei jeder beliebigen Lage unseres Körpers in Streck- oder Beugestellung im Hüftgelenk vorgehoben werden.

Der Name „*Schneidermuskel*" bezeichnet die Wirkungsart des Sartorius sehr unvollkommen. Für das Sitzen mit übergeschlagenen Beinen kommen vielmehr für die Bewegung im Hüftgelenk die oberen Adductoren (S. 476), für die im Kniegelenk die Beuger auf der Rückseite des Oberschenkels in Betracht. Der Sartorius ist beim Schneidersitz infolge der Annäherung von Ursprung und Ansatz insuffizient. Der Sartorius begrenzt das *Trigonum femorale (Scarpae)* von außen (Abb. 250). Weiter unten deckt er die *Membrana vastoadductoria* und verstärkt so die Vorderwand des *Adductorenkanales* (S. 473). Er ist der wichtigste Leitmuskel für operatives Eindringen auf die Gefäße des Oberschenkels.

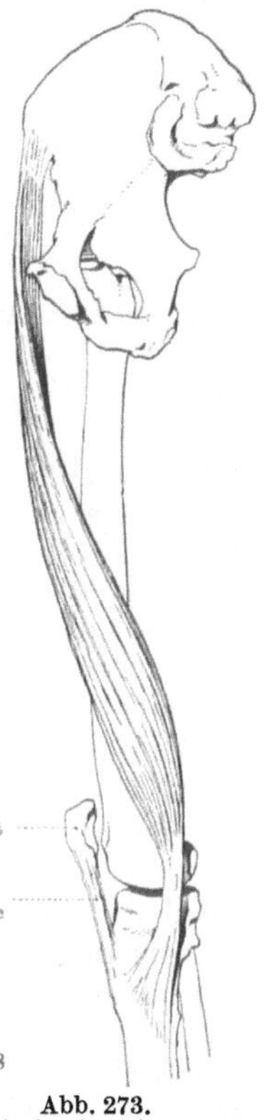

Die *Insertionssehne* des Sartorius strahlt mit Zügen nach innen in die Kniegelenkkapsel und breit aponeurotisch nach unten in die Fascie des Unterschenkels aus, Fascia cruris. Das gleiche tun 2 Sehnen, welche sich unter die Sartoriussehne schichten: die Sehne des Gracilis und des Semitendinosus (Abb. 247). Die 3 Sehnenblätter sind an ihrem Rand am dicksten, weil hier hauptsächlich die Fortsetzungen der 3 rundlichen Sehnen liegen. Diese Ränder werden mit den Zehen des Schwimmfußes eines Wasservogels verglichen; die Membranen, welche nach unten in der Fascia cruris zusammenhängen, sind den Schwimmhäuten vergleichbar, welche beim fächerförmig

Abb. 273.
M. sartorius in seiner natürlichen Lage und Form, Innenseite des Oberschenkels (Muskeltorso).

zusammengefalteten Schwimmfuß zwischen den Zehen herabhängen. Daher der Name „*Gänsefuß*", *Pes anserinus* (superficialis). Zwischen den Sehnen liegen Schleimbeutel, die oft zusammenhängen, *Bursa anserina*. Der Teil unter der Sartoriussehne ist am ehesten selbständig: *Bursa m. sartorii propria*.

Innervation: Der lange parallelfaserige Muskel bekommt nur *einen* motorischen Nervenast aus dem N. femoralis, der im obersten Fünftel in das Muskelfleisch eindringt. Durchbohrt wird er von sensiblen Ästen zur Haut des Oberschenkels und Knies (Rr. cutanei anteriores und teilweise R. infrapatellaris). Segmentale Nerven: L 1—3. *Blutzufuhr:* Muskeläste aus der A. femoralis direkt und aus ihren Ästen (A. circumflexa fem. lat., A. genus suprema).

c) Hintere Muskeln des Oberschenkels (Flexoren, ventrale Muskeln).
Tabelle S. 512/3—6.

Musculus popliteus (Tabelle S. 512/3). Der Muskel ist der einzige selbständige eingelenkige Muskel an der Hinterseite des Oberschenkels. Die mächtigen eingelenkigen Vasti an der Vorderseite haben in ihm und in dem kurzen Kopf des

Biceps femoris nur ein schmächtiges Gegenstück. Dafür sind die mehrgelenkigen Beuger an der Hinterseite des Beines (Schenkel- und lange Fußmuskeln) um so zahlreicher. Sie arbeiten bei der Hauptbetätigung des Beines, beim Gehen, besonders sparsam.

Bei Nichtsäugern und niedersten Säugetieren (Monotremen) liegt der Muskel unterhalb des Kniegelenkes. Er verbindet Tibia und Fibula. Es gibt bei Reptilien (z. B. Iguana) weiter distal einen dem Pronator quadratus am Arm entsprechenden Muskel. Mit der Konsolidierung des Beines zu einem tragfähigeren Apparat ist die Fibula aus der Verbindung mit dem Femur ausgeschieden und im Zusammenhang damit ist der Popliteus vom oberen Ende der Fibula auf das Femur verschoben worden. Die unmittelbare Beziehung des Muskels zum Kniegelenk ist sekundär. Die Innervation ist beim Menschen noch die gleiche mit der tiefen Muskelschicht auf der Hinterseite des Unterschenkels. Da diese Muskeln aber sämtlich lange Fußmuskeln sind, so wird zweckmäßiger der Popliteus trotz seiner genetischen Beziehungen von ihnen getrennt und zu den Schenkelmuskeln gestellt. Beim Arm ist diese Trennung nicht möglich, weil Radius und Ulna gegeneinander beweglich sind und weil sämtliche Unterarmmuskeln im Zusammenhang mit dem viel komplizierteren Mechanismus der Gelenke am proximalen und distalen Ende des Unterarmes behandelt werden mußten. Der Unterschied zum Arm soll durch die Anordnung des Stoffes hier auch äußerlich möglichst betont werden.

Die Ursprungssehne des Muskels ist am Femur in eine quergestellte, oft tiefe Grube zwischen dem Epicondylus lateralis und dem Knorpelüberzug des Condylus lateralis eingelassen (Abb. 238 b). Nur ein kleiner Teil der Sehne liegt extrakapsulär, der übrige ist ein Bestandteil der Kniegelenkkapsel. Nach unten zu wird der Muskel breit und fleischig. Er ist in eine dreieckige Delle am oberen Tibiaende eingebettet und endet hier in breitem Ansatz am Knochen bis hinab zu einer schrägen Leiste, *Linea poplitea tibiae* (Abb. 288 b). Er ist durch eine derbe Fascie bedeckt, in welche von oben her mit einem besonderen Zug die Sehne des M. semimembranosus ausstrahlt (Abb. 274 u. 292). Außerdem ist in die oberflächliche Fascie des Muskels weiter proximal ein besonderes Ligament, *Lig. popliteum arcuatum*, eingelassen, welches mit einem Bandzug, *Retinaculum ligamenti arcuati*, am Fibulaköpfchen fixiert ist (Abb. 248). Der Muskel ist zwischen diesen im ganzen y-förmigen Haftapparat und das Gelenk so eingeschoben, daß er gehindert ist, sich vom Gelenk abzuhebeln. Unter ihm liegt ein ursprünglicher, beim Fetus selbständiger Schleimbeutel, *Bursa m. poplitei*, der beim Erwachsenen mit dem Kniegelenk ganz verschmolzen und ein wirklicher Recessus der Gelenkhöhle geworden ist.

Dieser Teil des Kniegelenkes wird durch die geschilderte Art der oberflächlichen Haftbänder vor Zerreißungen gesichert, die eintreten würden, wenn sich der Popliteus von seiner Unterlage abhebeln könnte. Auch hindert der Popliteus durch seinen Eintritt in die Kapsel, daß sie bei Beugung des Knies zwischen die Knochenenden eingeklemmt wird. Der Muskel befindet sich auf der Zwischenstufe eines Einwanderungsprozesses der beim Biceps brachii in der Stammesgeschichte zum völligen Eintritt der Sehne in das Gelenk geführt hat.

Der Muskel rollt bei gebeugtem Knie den Unterschenkel einwärts.

Er liegt ganz versteckt in der Kniekehle und ist außer von dem Inhalt der Kniekehle (Blutgefäße und Nerven) von den begrenzenden Wadenmuskeln (Gastrocnemius, Plantaris) bedeckt.

Innervation: N. tibialis. Der Muskelast biegt um den Unterrand des Muskels herum auf seine Innenfläche und dringt von da aus in das Muskelfleisch ein. Die Äste sind gegenüber dem Stamm des Muskelnerven rückläufig. Das entspricht der phylogenetischen Verschiebung (s. oben). Segmentale Nerven: L 5, S 1—2. *Blutzufuhr:* Direkte Äste aus der A. poplitea und aus der A. genus medialis.

Musculus biceps femoris (Tabelle S. 512/4). Der kurze Kopf des zweiköpfigen Muskels ist eingelenkig. Er überspringt ebenso wie der Popliteus nur das Kniegelenk. Der lange Kopf ist zweigelenkig. Er überspringt wie die beiden anderen langen Flexoren das Knie- und Hüftgelenk.

Das Caput longum entspringt am Sitzbein. Der Ursprung des Caput breve am Femur entspricht dem Ansatz des Adductor longus. Zwischen beide Muskeln ist die Linea aspera wie eine knöcherne Inscriptio eingeschaltet (Abb. 248). So entsteht ein einheitlicher Muskelzug, welcher vom Köpfchen der Fibula bis zum Brustkorb zu verfolgen ist. Beim Vorheben des Beines, z. B. beim Bergsteigen, wird durch ihn das Becken, das Femur und der Unterschenkel im Zickzack gestellt und beim Stehen mit festgestelltem Knie (Quadriceps!) der Oberkörper nach vorn fixiert (S. 478). Manchmal reicht der Ursprung weit am Femur hinab. Wie der kurze Kopf seine Fortsetzung durch den Adductor longus nach vorn findet, so ist der lange Kopf durch den Erector trunci dorsal von der Wirbelsäule fortgeleitet. In die dorsale Muskelkette sind der Sitzknorren und das Lig. sacrotuberosum eingeschaltet. Der Biceps ist also mit seinen beiden Köpfen Ausgangspunkt zweier Muskelketten, die nach oben zu das Becken zwischen sich fassen und vorn und hinten vom Brustkorb ansetzen, und so bei fixiertem Unterschenkel das Gleichgewicht des Oberkörpers jederseits vermitteln. Im gewöhnlichen Stehen und Gehen ist dies die wichtigste Einrichtung der Art. Der mächtige Glutaeus maximus z. B. ist schlaff, tritt aber sofort unterstützend ein, wenn komplizierte Terrainverhältnisse das Gleichgewicht besonders gefährden.

Das Ursprungsfeld am Sitzbein liegt zwischen Gemellus inferior und Semimembranosus weit oben am Sitzknorren (Abb. 259). Der Semitendinosus geht mit zahlreichen Muskelfasern von der dreikantigen Sehne des Biceps aus (Abb. 251). Anfänglich ist letzterer vom Glutaeus maximus bedeckt, dann zieht er oberflächlich an der Hinter- und Außenseite des Oberschenkels abwärts (Abb. 125). Das Caput breve liegt am weitesten außen (Abb. 241). Das Caput longum ist in der unteren Hälfte oberflächlich aponeurotisch. Die gemeinsame Endsehne beider Köpfe ist dick, strangförmig, und verdeckt (zusammen mit dem Tractus iliotibialis und Lig. collaterale fibulare) die Spalte des Kniegelenkes nach außen hin für Blick und Gefühl. Die Sehne springt bei gebeugtem Knie besonders vor und formt die äußere Wand der Kniekehle, *Fossa poplitea* (Abb. 242). Die Endsehne geht an das Köpfchen der Fibula und strahlt auch auf den oberen Rand der Tibia und in die Fascia cruris aus. Unter ihr liegt regelmäßig die selbständige *Bursa inferior m. bicipitis.*

Da der Biceps mit seinem langen Kopf beide Gelenke überspringt, so beugt er nicht nur im Knie, sondern er retrovertiert in der Hüfte bis zum Anschlag des BERTINschen Bandes. Bei gebeugtem Knie rollt er den Unterschenkel nach außen. Mit seinem Ansatz an der Tibia und an der Fascia cruris umfaßt er im Bogen die Fibula. Indem er sich abwickelt, ist sein rein rotatorisches Moment beträchtlich. Er ist der einzige Außenroller von Belang und hält den zahlreichen Einwärtsrollern zusammen fast die Waage (Semitendinosus, Semimembranosus, Popliteus, Sartorius, Gracilis). Jedem einzelnen ist er an Kraft weit überlegen.

Innervation: Caput longum durch den ventralen N. tibialis (Segmentalnerven S 1—2), Caput breve durch den *dorsalen* N. peronaeus (Segmentalnerven L 5, S 1). Der „kurze" Kopf ist der Innervation nach ein dem langen ursprünglich ganz fremder, sehr langer, schlanker Muskel („Tenuissimus"). Wahrscheinlich gelangte mit ihm zusammen der dorsale N. peronaeus am Oberschenkel auf die Beugeseite (geradeso wie am Oberarm streckenweise der N. radialis ventral neben den M. brachioradialis verschoben ist). Da der Peronaeus nur den einen Muskel am Oberschenkel versorgt, ist er mit dem ventralen N. tibialis zu einem einheitlichen Kabel, dem N. ischiadicus, vereinigt (Abb. 146b). Am Oberarm kommt ähnliches bei Reptilien vor (z. B. N. crassus bei Iguana). Der Tenuissismus ist bei Vierfüßlern ganz selbständig und hat nach oben meist Beziehungen mit dem bei ihnen schmächtigen Glutaeus maximus. Als Varietät findet sich ein solcher Muskel auch beim Menschen. Indem sich die Beziehung zum Glutaeus maximus löste, ergab sich für die aufrechte Körperstellung die oben beschriebene Beherrschung des Körpergleichgewichtes durch die beiden von den Bicepsköpfen ausgehenden Muskelzüge.

Der Stamm des N. ischiadicus unterkreuzt den Biceps spitzwinklig von außen oben nach unten innen (Abb. 270), liegt aber da, wo der Biceps am Unterrand des Glutaeus maximus zum Vorschein kommt, noch lateral vom Muskel. Hier hat der Nerv einen wichtigen Druckpunkt (Ischias).

Blutzufuhr: A. circumflexa femoris medialis, Aa. perforantes, auch Muskeläste aus A. poplitea. *Schleimbeutel:* Außer der Bursa m. bicipitis inferior (s. oben) gibt es noch eine Bursa m. bicipitis superior am Ursprung des Muskels (S. 464).

Musculus semimembranosus (Tabelle S. 512/5). „Halbhäutiger" Muskel heißt
er deshalb, weil das Muskelfleisch auf eine bestimmte Partie des Muskels —

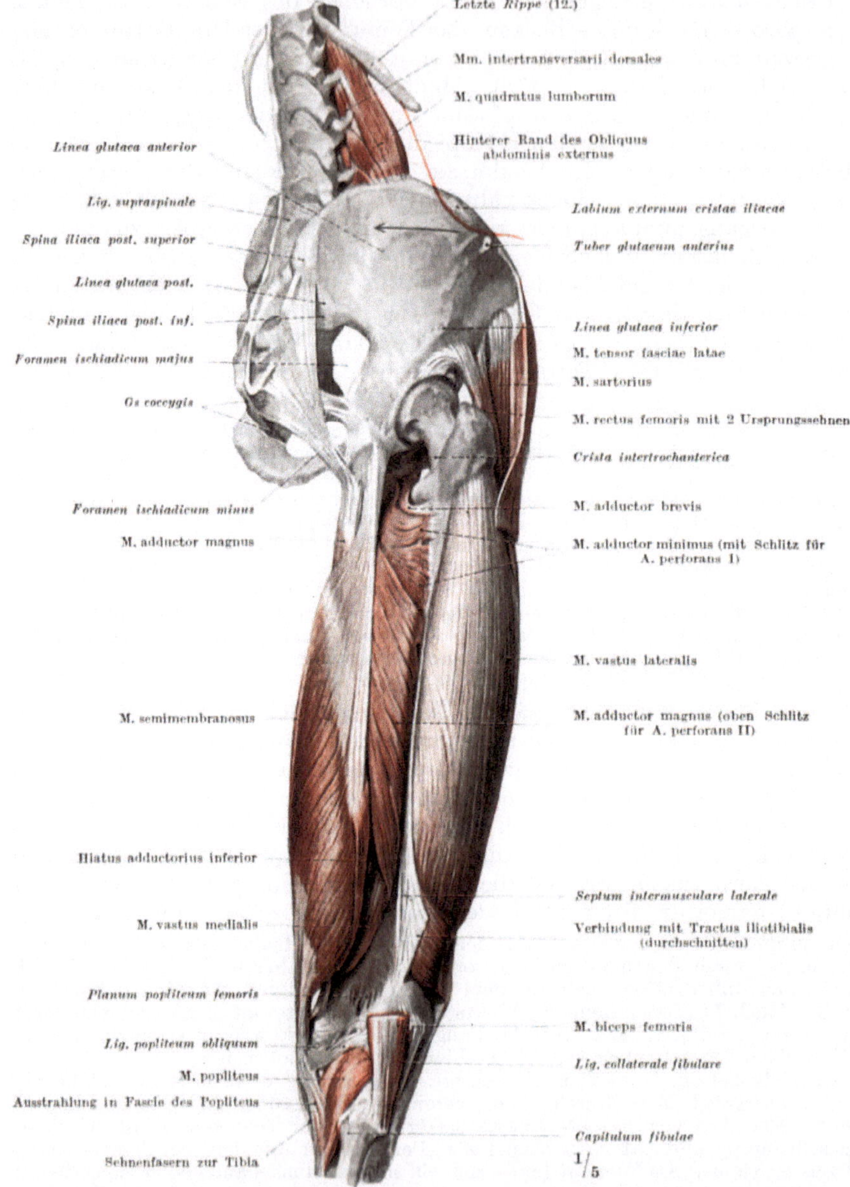

Abb. 274. Oberschenkel von außen und hinten. Pfeil in der Verlängerung des Unterrandes des Obliquus abdominis externus entspricht dem Weichenwulst. Der Adductor brevis kann weniger hoch inserieren und ist dann
von hinten durch den Adductor minimus ganz zugedeckt. Der Schlitz für die A. perforans I liegt gewöhnlich
zwischen Adductor minimus und Adductor magnus (hier ausnahmsweise innerhalb des Adductor minimus).

im 2. und 3. Viertel des Oberschenkels — beschränkt und der übrige Muskel
aponeurotisch ist (Abb. 274). Die Ursprungssehne beginnt schmal und schmiegt
sich mit der Innenfläche dem gemeinsamen Ursprung des Biceps und Semitendinosus scheidenförmig an (Abb. 251). Sie verbreitert sich rasch nach unten zu

und geht schräg in den breiten Muskelbauch über. In diesem ist eine Rinne für den Semitendinosus eingegraben.

Auch nach der Insertion zu ist der Muskel auf eine lange Strecke breit sehnig. Die schmale Sehne des Semitendinosus schleift auf der Mitte dieser Aponeurose (Abb. 295). Das Muskelfleisch des Semimembranosus ist auf einen rautenförmigen Klumpen eingeengt, der aus parallelen Muskelfasern aufgebaut ist (Abb. 274). Er ragt bis an den oberen Rand der Kniekehle hinab und ist gelegentlich hier durch die Haut als quergestellter Wulst sichtbar.

Die Endsehne läuft in 3 getrennte Faszikel aus, die wie die Zehen eines Vogelfußes auseinander gespreizt stehen, *Pes anserinus profundus.* Zwei der zehenartigen Sehnenzipfel verlaufen in der Richtung des Muskels distalwärts, der dritte wendet sich wie die hintere Zehe eines Vogelfußes rückläufig nach oben und ist in die Hinterwand der Kniegelenkkapsel eingelassen, welche der Semimembranosus durch diese Seitenankerung spannen kann (Abb. 274). Dieser Sehnenzipfel hat den Teil der Gelenkkapsel, welcher in seiner Richtung liegt, verstärkt und zu einem Bande umgewandelt: *Lig. popliteum obliquum.* Von den beiden gerade auslaufenden Sehnenzipfeln geht der eine nach vorn unter dem Lig. collaterale mediale des Kniegelenkes hindurch an den oberen Rand der Tibia (Abb. 276), der andere strahlt in die oberflächliche Fascie des M. popliteus aus und erreicht mit dieser die Linea poplitea der Tibia.

Ein Schleimbeutel, *Bursa m. semimembranosi* (Abb. 248), liegt zwischen der Endsehne des Semimembranosus und dem medialen Ursprungskopf des Gastrocnemius, um welchen sich die Sehne herumwindet, um die obere Tibiakante zu erreichen. Er schützt die beiden Muskeln vor zu starker Reibung aneinander. Doch biegt er auch um die Sehne des Semimembranosus herum unter diese und hängt nicht selten mit dem Innern des Kniegelenkes zusammen. Zum Unterschied vom Pes anserinus superficialis und von der Bursa anserina (S. 519) liegen der Pes anserinus profundus und die Bursa m. semimembranosi ganz versteckt in der Tiefe der Kniekehle. Schwellungen der Bursa anserina sind oberflächlich leicht sichtbar, weil sie von der harten Unterlage der Tibia nach außen vordringen, Schwellungen der Bursa m. semimembranosi verschwinden dagegen in der Tiefe der Kniekehle. Erstere haben mit Kniegelenkentzündungen nichts zu tun, werden aber von dem Unkundigen leicht damit verwechselt.

Die Arbeitsleistung des Semimembranosus beim Beugen und Einwärtsrollen des Unterschenkels ist besonders groß. Er unterstützt den langen Bicepskopf darin, das Becken nach hinten gegen den Schenkel zu fixieren; auch dabei ist er der kräftigste der 3 am Sitzknorren festgehefteten Beuger. Ist das Becken so weit wie möglich nach hinten gekippt, so ist die Fähigkeit des Semimembranosus sich zusammenzuziehen bereits abgelaufen. Er ist insuffizient weiter noch das Knie zu beugen. Umgekehrt ist die Wirkung auf das Knie um so größer, je mehr das Becken oder der Oberschenkel antevertiert stehen. Das ist bei den 3 langen Beugern, die vom Sitzknorren entspringen, das gleiche. Sie beugen sogar automatisch im Knie bei Vorhebung des Oberschenkels, wenn das gestreckte Bein nicht aktiv durch die Strecker im Knie versteift wird.

Doch können die Beuger das Knie nicht in dem vollen Umfang aktiv beugen, welchen der Gelenkmechanismus an sich zuläßt. Denn die Ursprungs- und Insertionspunkte der 3 Muskeln sind einander bereits maximal genähert, wenn das Knie um 130° gebeugt ist. Hebt man im Stehen den Unterschenkel nach hinten empor, und packt man den Fuß mit der Hand, so kann man das Knie noch ein gut Stück weiter in die Höhe ziehen. Die Ferse schlägt dabei an das Gesäß an, wenn man den Widerstand der überdehnten Extensoren überwindet. Die passive Hemmung der Anteversion im Hüftgelenk durch die Beuger ist bereits mehrfach erwähnt, z. B. S. 499.

Innervation: N. tibialis. Der Ast zum Muskel tritt mit vielen einzelnen Zweigen längs der Unterfläche des Muskelfleisches ein. 1 oder 2 Äste werden an den Adductor magnus abgegeben. Es kommt vor, daß die betreffende Portion des Adductor am Ursprung und weiter distalwärts eng mit dem Semimembranosus verschmolzen, dagegen vom übrigen Adductor getrennt ist. Segmentale Nerven: L 5, S 1—2. *Blutzufuhr:* Rr. perforantes der A. profunda femoris, A. circumflexa femoris medialis; der distale Muskelbauch aus Ästen der A. poplitea.

Musculus semitendinosus (Tabelle S. 512/6). Er entspringt unmittelbar neben dem Ansatz des Lig. sacrotuberosum am Sitzbeinknorren (Abb. 259) und ist außerdem mit vielen Fasern an der Sehne des langen Bicepskopfes angeheftet (Abb. 251). Den Namen trägt der Muskel nach der langen drehrunden Endsehne, welche bereits am Oberschenkel beginnt und um das Kniegelenk herum nach vorn in den Pes anserinus superficialis ausstrahlt (Abb. 295).

Oben ist der Muskel vom Glutaeus maximus bedeckt. Etwas unterhalb von dessen unterem Rande geht in der Richtung der Muskelfasern des Glutaeus eine feine Zwischensehne durch den parallelfaserigen schmalen Muskelbauch des Semitendinosus (Inscriptio tendinea, Abb. 125). Er liegt in einer Rinne des Semimembranosus, berührt oben den langen Bicepskopf, ist aber nach unten zu von den beiden über ihn hinausragenden Rändern des Semimembranosus flankiert. Daher begrenzt der Muskelbauch des Semimembranosus die Kniekehlenraute oben und innen, nicht der Semitendinosus. Er liegt im Gänsefuß als unterste Sehne; zwischen ihr und dem Lig. collaterale mediale liegt die *Bursa m. semitendinosi* (Abb. 247). Die Sehne springt als unterste Kante der medialen Kniekehlenwand bei Beugung des Knies besonders vor (Abb. 249).

Die Wirkung ist gleich der des Semimembranosus, nur ist die Arbeitsleistung schwächer. Die 3 vom Sitzknorren entspringenden Beuger zusammen sind maximal gedehnt, wenn das gestreckte Bein in der Hüfte vorgehoben wird (S. 451).

Innervation: N. tibialis. Da die Inscriptio als feine sehnige Platte das ganze Muskelfleisch durchsetzt und Nervenäste nicht passieren läßt, geht oberhalb und unterhalb ein besonderer Nervenast in den Muskel. Segmentale Nerven: L 5, S 1—2. *Blutzufuhr:* Rr. perforantes der A. profunda femoris.

d) Die Gruppenfascie des Oberschenkels (Fascia lata).

Wie beim Arm ist auch beim Bein eine besondere röhrenförmige Fascie um die Muskeln insgesamt herumgelegt. Am Oberschenkel ist sie zu einer rings herum laufenden Binde differenziert, in welche die Muskulatur wie in eine prall anliegende Reithose eingezwängt ist: *Fascia lata.* Nach der Tiefe zu ist sie beiderseits durch die *Septa intermuscularia* mit dem Femur in Verbindung. Der Raum innerhalb der Binde zerfällt so in 2 osteofibröse Röhren, die eine als Führung für die Extensoren, die andere für die Flexoren und Adductoren zusammen.

Manchmal wird auch die dünne und nicht sehnige Bindegewebsschicht zwischen Flexoren und Adductoren als *Septum intermusculare posterius* bezeichnet.

Die Fasern der Binde sind wesentlich ringförmig angeordnet, stehen also quer zur Oberschenkelachse. Damit werden zu starke Kontraktionen der eingeschlossenen Muskulatur gebremst. Es gibt aber auch längsverlaufende Fasern, welche sich hauptsächlich unter der Wirkung von Muskelfasern herausgebildet haben, *Tractus iliotibialis Maissiati* (S. 461 u. 464).

Die Fascia lata nimmt vorn vom Tractus iliotibialis nach innen zu allmählich an Stärke ab (Lamina cribrosa und Fossa ovalis, S. 479). Über dem Vastus medialis ist sie nach unten zu so dünn, daß bei passiv gestrecktem Bein das Gewicht des Muskels genügt, um sie hernienartig vorzuwölben: *Suprapatellarwulst* (Abb. 271). Auf der Hinterseite des Oberschenkels ist die Fascie fast so derb wie außen vorn; sie enthält auch hier viele längs verlaufende Fasern. Besonders dünn ist sie medial über den Adductoren, so daß dort am ehesten pathologische Einrisse eintreten können.

Nach dem Becken zu setzt sie sich vorn auf das Leistenband fort, hinten auf die Fascie der Gesäßmuskeln, *Fascia glutaea* (S. 465; von vielen zur Fascia lata gerechnet). Nach dem Unterschenkel zu geht sie vorn in die *Fascia cruris,* hinten in die *Fascia poplitea* über. Sie kann — namentlich bei fetten Menschen — wie ein Schindeldach aus verschiedenen sich deckenden Blättern zusammengesetzt sein. Beim Präparieren muß man sich hüten, in die schrägen Zwischenspalten einzudringen, die durch Fett oft stark erweitert sind. Bleibt man im Niveau der einzelnen Platten, so ist die Fascie regelmäßig als eine das Ganze umhüllende Membran darzustellen.

Einzelne Muskeln des Oberschenkels haben ihre besondere Führung in *Logen* der Fascie ähnlich der Rectusscheide des Bauches. Sie spaltet sich in 2 Blätter, ein oberflächliches und ein tiefes, welche den betreffenden Muskel zwischen sich fassen, aber längs dessen beiden Seitenrändern fest zusammenschließen. Die Nische ist durch Bindegewebszüge ausgeglättet. Am ausgeprägtesten sind die Logen des M. sartorius, M. tensor fasciae latae und des M. gracilis. Nur durch die Führung seitens der Fascia lata können diese Muskeln spezifisch wirken, besonders der Sartorius (Abb. 273).

Das tiefe Blatt der Loge ist meistens etwas dünner als das oberflächliche. Es ist von den Gefäßen und Nerven für den Muskel durchbohrt. Die meisten Oberschenkelmuskeln haben eine inkomplette Loge, d. h. das tiefe Blatt ist unvollständig, oft ganz durch lockeres Bindegewebe vertreten. Die Führung ist entsprechend unvollkommener.

Vor der Kniescheibe können 3 Schleimbeutel liegen. *Bursae praepatellares:* zwischen Haut und Fascia lata die Bursa praepatellaris subcutanea (Abb. 280), zwischen Fascia lata und Rectussehne die Bursa praepatellaris subfacialis und zwischen Rectussehne und oberem Rande der Kniescheibe die Bursa praepatellaris subtendinea (S. 517). Die beiden ersten können miteinander kommunizieren. Sie sind bei Menschen, welche viel auf den Knien liegen, oft Hypertrophien und Entzündungen ausgesetzt. Doch kommt hier nicht das Knien bei aufgerichtetem Körper in Betracht, da wir uns in dieser Stellung auf die obere Vorderkante der Tibia stützen. Eine Bursa subcutanea vor der Tuberositas tibiae ist in der Tat bei Betschwestern oft vergrößert. Die Bursae praepatellares sind dagegen am häufigsten bei Personen betroffen, die mit nach vornüber gelegtem Körper auf den Knien rutschen (z. B. beim Fußbodenscheuern).

3. Band- und Gelenkverbindungen der Ober- und Unterschenkelknochen als passive Bewegungsfaktoren: das Kniegelenk und das obere Tibiofibulargelenk.

Das Kniegelenk, Articulatio genus, ist das größte Gelenk des menschlichen Körpers. Es hat äußerlich mit dem Ellenbogengelenk gemein, daß es bei gestrecktem Glied in *Extremstellung* steht. Wir können, von individuellen Ausnahmen abgesehen, weder im Ellenbogen noch im Knie über die gerade Streckstellung wesentlich hinaus strecken, vielmehr ist Freiheit (bei beiden Gliedmaßen gleichsinnig) nur nach der ursprünglich *ventralen* Seite der Extremität gegeben; diese Seite ist allerdings beim Arm nach vorn, beim Bein nach hinten gerichtet (Abb. 146 b). Der Unterschied des Baues beim Knie gegenüber dem Ellenbogen ist trotzdem groß. Denn die Extremstellung ist beim Ellenbogen außer durch Weichteile besonders durch die knöcherne Führung des Humerus in der Ulnazange gesichert; beim Knie bestimmt lediglich der Weichteilapparat (Kapsel, Bänder, Sehnen) die Anschläge; die Knochen haben hier für die Führung geringere Bedeutung als im Ellenbogengelenk. Damit gelangen wir an den grundsätzlichen Unterschied der gesamten Konstruktion beider Gelenke, die sich trotz der äußeren Ähnlichkeit gewisser Bewegungen fundamental voneinander unterscheiden. Beim Unterarm sind die Rotationen um die Längs- oder Schiefachse (Pro- und Supination) in besonderen Gelenken lokalisiert, dem proximalen und distalen Radioulnargelenk. Das Humeroulnargelenk besorgt lediglich die Flexion und Extension. Ganz anders im Kniegelenk. Hier wird in der Gelenkverbindung zwischen Femur und Tibia, *Articulatio tibiofemoralis,* sowohl die Flexion und Extension wie auch die Rotation des Unterschenkels um seine Längsachse ausgeführt. Der Ginglymus für die Flexion und der Trochus für die Rotation sind nicht nebeneinander gebaut wie beim Arm, sondern konstruktiv miteinander vereinigt: *Trochoginglymus.* Indem die einander zugewendeten Enden des Femur und der Tibia so komplexe Aufgaben übernahmen, spezialisierten sie sich jedes für sich und verloren die ausgedehnte Kontaktfläche. Der Bandapparat ersetzt in sehr vollkommener Weise die Knochenführung; er ist so fest, daß totale Verrenkungen des Kniegelenkes zu den großen Seltenheiten gehören.

Die Fibula ist von der Gelenkverbindung zwischen Ober- und Unterschenkel ausgeschlossen (Abb. 261). Sie ist hinten seitlich mit dem Schienbein im oberen Tibiofibulargelenk verbunden. Das obere Ende des Knochens, welches als Muskel- und Bandapophyse Bedeutung hat, ist eine Stütze für die Gabel, in welcher der Fuß steckt (Talocruralgelenk).

Bei den Säugetieren ist das obere Stück des Wadenbeines nicht allgemein vorhanden, das untere für die Fußgabel aber in der Regel. Auch beim Menschen kann die Fibula in ähnlicher Weise reduziert sein. Für die eigentlichen Bewegungen zwischen Ober- und Unterschenkel ist das ohne Belang. Das Kniegelenk ist eine reine Articulatio tibiofemoralis, wenn auch die Gelenkhöhle gelegentlich mit der Spalte des Tibiofibulargelenkes kommunizieren kann.

a) Führende Gelenkflächen und Bänder.

Das Femur ist beiderseits an seinem unteren Ende, soweit es in der Kniegelenkkapsel steckt, nach hinten zu kolbig vergrößert (Abb. 269). Ist das Bein gerade gestreckt, so ruht das vordere, wenig gekrümmte Knochenende auf dem Schienbein (Abb. 279, schwarzer Kontur); wird es gebeugt, so kommt das hintere runde Knochenstück auf die Gelenkfläche der Tibia zu liegen (roter Kontur). Die erstere Stellung entspricht der unbeweglichen Verbindung zwischen Oberschenkel und Unterschenkel zu einer in sich starren Säule. Dabei bietet die Tibia dem Femur eine relativ breite Stützfläche. Wenn dagegen die Streckstellung aufgegeben wird, so kann der Oberschenkel gegen den Unterschenkel oder umgekehrt rotieren. Dazu ist die radförmige Krümmung des hinteren Teiles der Kondylen günstig, weil die Berührung der Knochen und damit die Reibung geringer ist. Der Knochenabschnitt des Condylus, welcher zur Rotation benutzt wird, ist 2 Rädern eines Automobils mit gewölbten Laufflächen und schräg zueinander liegenden Achsen vergleichbar (Abb. 275). Die beiden Räder sind besonders geeignet, sich auf der Firstfläche des Schienbeines ohne viel Reibung zu drehen wie ein Wagen, der auf dem Platze wendet. Allerdings ist auch die Gefahr des Abrutschens groß. Doch gibt es dagegen Sicherungen.

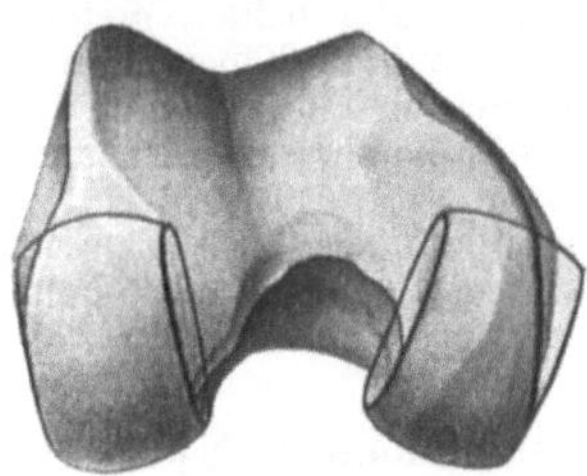

Abb. 275. Distale Stirnfläche des Femur mit schematisch eingezeichneten Rollen.

Der Zwischenraum zwischen den Femurknorren ist ausgenutzt als Führungsnute, *Fossa intercondyloidea,* in welche ein knöcherner, knorpelfreier Fortsatz der Tibia wie eine Schiene eingreift, *Eminentia intercondyloidea* (Abb. 261).

Vorn hängen die beiden Femurknorren hufeisenförmig in der Gleitbahn für die Patella zusammen (Facies patellaris, Abb. 276). Je eine seichte Furche in dem Knorpelbelag, *Limen,* begrenzt die 3 Abschnitte der Gelenkfläche gegeneinander.

Die Gelenkknorpel des Femur, der Tibia und der Hinterfläche der Patella sind besonders dick (am First auf der Hinterseite der Kniescheibe bis zu $6^1/_2$ mm, d. i. am dicksten im ganzen Körper); sie geben bei Belastung etwas nach, so daß sich die Gelenkflächen am Standbein besser aneinanderschmiegen als am Spielbein.

Wie es kommt, daß die Femurknorren trotz der schiefen Richtung des Femurschaftes doch gleich hochstehende Laufflächen haben, ist früher erörtert (S. 510).

In der Führungsnute zwischen den Femurknorren haben außerdem Bandhaften Platz, *Ligamenta cruciata* (Abb. 276). Sie sind *Binnenbänder,* ähnlich dem Pfannenband des Hüftgelenkes. Es gibt außerdem *Außenbänder,* die zwischen dem Femur einerseits und den Unterschenkelknochen andererseits ausgespannt sind, *Lig. collaterale fibulare s. laterale* und *Lig. collaterale tibiale s. mediale.* Am Femur sitzen sie an besonderen Erhöhungen der Kondylen, an dem *Epicondylus lateralis* und *Epicondylus medialis* (Abb. 269), die als Bandapophysen funktionieren. Sind die Binnen- und Außenbänder gespannt, so sind sie an der

Führung der Knochen beteiligt und ersetzen die dem Knochen selbst fehlenden Führungsflächen. Deshalb werden sie hier zugleich mit den Gelenkflächen berücksichtigt.

Für die Betrachtung der führenden Flächen kommen schließlich noch die sichelförmigen Zwischenknorpel, *Menisci*, als wichtiges Ergänzungsmittel in Betracht. Sie entsprechen Zwischenscheiben zwischen den Gelenkenden und

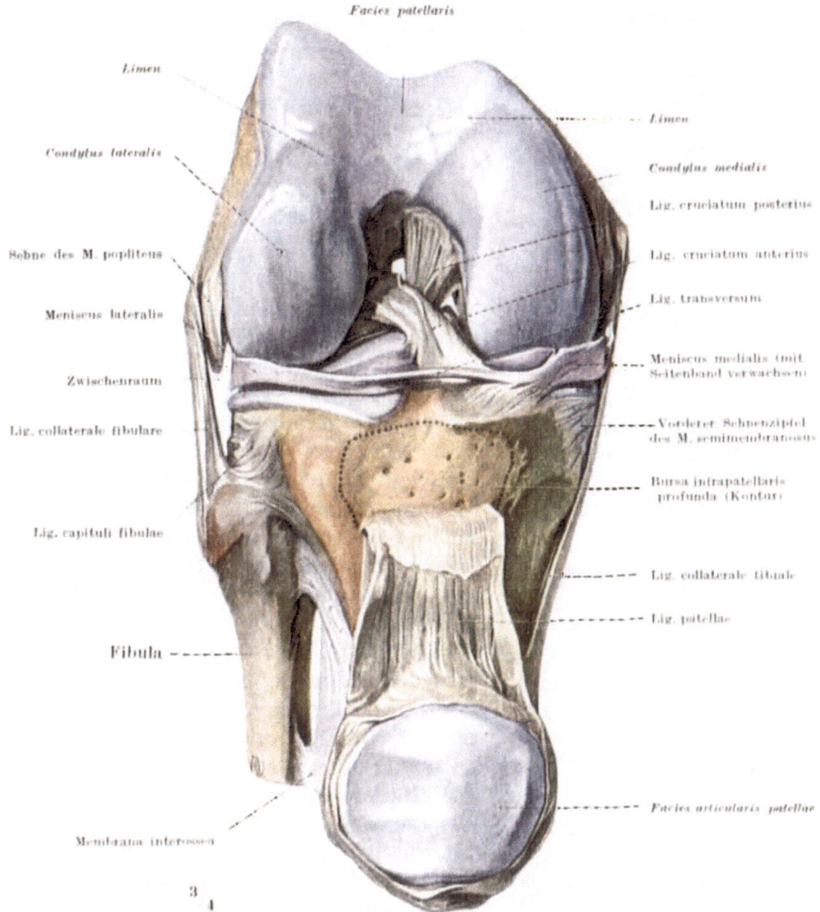

Abb. 276. Rechtes Kniegelenk, rechtwinklig gebeugt. Kniescheibe zurückgeschlagen. Kapsel abgetragen.

bestehen aus Bandgewebe, das sich an der Oberfläche mehr dem Faserknorpel, in der Tiefe mehr dem Sehnengewebe nähert. Nach operativer Entfernung werden sie in typischer Form und typischem Bau regeneriert. Jeder Tibiaknorren hat seine eigene Zwischenscheibe, *Meniscus medialis* und *lateralis* (Abb. 277). Da sie nur an ihrem äußeren Rande dick sind, sich aber nach innen zu zuschärfen, so gleiten die Räder des Femur, sobald sie auf die Menisci heraufzurutschen versuchen, wie von einer schrägen Ebene wieder hinab, so daß sie ihre linienförmige Führung auf dem Tibiafirst behalten. Durch die Art der Befestigung der Menisci am Knochen und an der Kapsel ist nicht nur das Femur, sondern auch die Tibia gegen sie beweglich. Der Unterschied ist der, daß zwischen Tibia und Menisci eine plane Gelenkfläche, zwischen Femurknorren und Menisci

eine gewölbte Gelenkfläche besteht. Diese Kombination eines nicht ganz regelmäßigen Kugelgelenkes an jedem Femurknorren, *Articulatio meniscofemoralis*, und
eines planen Schiebegelenkes, *Articulatio meniscotibialis*, ist ein Vorteil für die
Beweglichkeit des Kniegelenkes, welche der Sicherheit nicht schadet. Denn

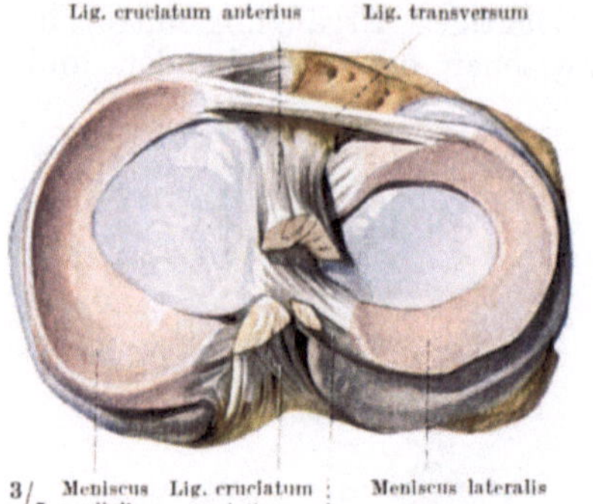

Abb. 277. Menisci und Kreuzbänder, proximale
Firstfläche der rechten Tibia.

die derbfaserigen Menisci sind plastisch genug,
um bei den verschiedenen Stellungen der
Knochen zu- und nachgeben zu können, so
daß der Zwischenraum jeweils ausgefüllt und
jeder Femurknorren gegen die Tibia abgestützt ist, wie ein Rad, das durch einen
Hemmschuh am Fortrollen gehindert wird.
Der Hemmschuh ist selbst nur innerhalb
enger Grenzen fähig, auf der ebenen Unterlage zu gleiten (Abb. 278). Da die Femurknorren unbeweglich untereinander verbunden sind, so wird die Gesamtbewegung
durch beide zugleich bestimmt und dadurch
für den einzelnen wesentlich eingeschränkter
als bei einem Kugelgelenk.

Die Menisci erhalten ihre Blutgefäße aus den Arterien der Kreuzbänder und vom Rande
her aus der Gelenkkapsel.

Um den komplizierten, mit stärkster Raumausnutzung zusammengebauten
Weich- und Hartteilverband im einzelnen zu verstehen, ist es am zweckmäßigsten,

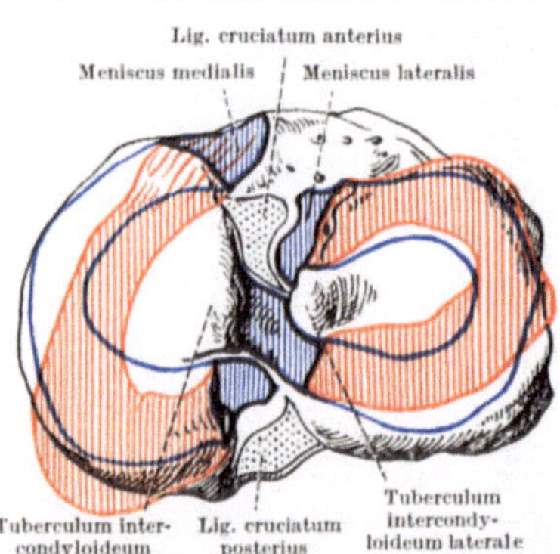

Abb. 278. Verschiebung der Menisci bei der
Rotation. Blaue Konturen: Menisci bei
gestrecktem Knie (wie in Abb. 277). Rot:
Menisci, verrutscht bei Auswärtsrotation der
Tibia. Blaue Ansatzfelder: für Meniscus
medialis und lateralis. Punktierte Ansatz-
felder: für Kreuzbänder. (Die verschobenen
Menisci wurden nach der H. VIRCHOWSCHEN
Gefriermethode bei rechtwinklig gebeugtem
Knie und stark auswärts rotiertem Unter-
schenkel fixiert und freigelegt.)

von den beiden Hauptstellungen auszugehen,
welchen er angepaßt ist, der *unbeweglichen*,
stabilen Streckstellung und der *beweglichen*,
labilen Beugestellung. Die erstere entspricht
der Normalstellung des aufrechtstehenden
Menschen.

Bei *gestrecktem Knie* sind die beiden Ligamenta collateralia gespannt. Das mediale ist
breit, bandförmig. Es entspringt mit 2 Portionen vom Epicondylus medialis und unterhalb von ihm vom Condylus femoris und ist in
die Kapselwand eingelassen. Die Sehnenfasern
des M. semimembranosus, welche nach vorn
an die Tibia ausstrahlen, liegen nach innen
von dem Seitenband (Abb. 276), die Sehne
des M. semitendinosus liegt samt dem Schleimbeutel außen von ihm (Abb. 247); das Band
ist zwischen den beiden Sehnen eingeschlossen.
Das laterale Seitenband ist drehrund wie eine
Schnur (Abb. 281) und durch einen weiten
Zwischenraum, der mit Fett, Blutgefäßen und

der Sehne des M. popliteus gefüllt ist, von der Kapsel getrennt (Abb. 276). Daher ist
nur das mediale Seitenband mit dem Meniscus medialis in Verbindung, das laterale
jedoch nicht; die Kapsel ist sonst mit den Menisci längs deren ganzem Außenrand
verwachsen. Die Femurknorren gleiten, indem sie sich um die Mitte der Rolle drehen,
von der extremen Beugung (Abb. 279, roter Kontur) in eine der extremen Strecklage nahe Stellung (blauer Kontur), ähnlich wie in einem Kugelgelenk der Kopf
längs der Pfanne gleitet. Dabei entfaltet sich das mediale Seitenband, welches
in Beugung in sich verdreht und gefaltet ist (rot), zu seiner ganzen Breite (blaue

Fläche). Die letzten 10⁰ der Streckung werden in anderer Weise vollzogen.
Es wickelt sich jetzt der Femurknorren von der Tibia ab, wie ein vorwärts rollendes Rad vom Erdboden abgewickelt wird. Die Rollenachse, die bis dahin annähernd still gelegen war, verschiebt sich wie die Wagenachse eines fahrenden Wagens. Das entfaltete Seitenband wird stark gespannt, da es vom Femur in der Richtung seiner Vorwärtsbewegung (bis in Stellung A) mitgenommen wird, andererseits aber an der Tibia festgehalten ist. Das äußere Seitenband verhält sich ebenso. Beide zusammen verbinden das Femur und die Tibia in gestrecktem Zustand des Knies wie 2 Schienen eines gut sitzenden Verbandes und verbieten jede Bewegung, vor allem auch jede Flächenverschiebung der Gelenkflächen gegeneinander und jede Ab- oder Adduktion.

Das Lig. collaterale mediale zieht ein wenig schräg von hinten oben nach vorn unten, das laterale umgekehrt von vorn oben nach hinten unten.

Schneidet man kleine Fenster in die unwichtigsten Stellen der Kniegelenkkapsel und zerstört man von hier aus die Kreuzbänder, so sind die Seitenbänder für sich imstande, das gestreckte Knie zu versteifen. Die Kreuzbänder sind, wenn man die Seitenbänder zerschneidet, imstande, Flächenverschiebungen der Knochen zu verhindern. Auch verhindern sie eine Überstreckung. Sie werden darin durch die Seitenbänder beim gestreckten Bein unterstützt. (Übrigens sind die hintere Kapselwand durch ihre Verstärkungen und auch die Beugemuskulatur Hindernisse gegen Überstreckung.) Die Wirkungsweise der Kreuzbänder und Menisci ist weniger leicht als die der Seitenbänder von der Streckstellung aus zu verstehen: sie wird am verständlichsten, wenn wir sie in der Beugestellung des Knies betrachten.

Bei *gebeugtem Knie* haben die Kreuzbänder für die Festigkeit der Verbindung aufzukommen. Bei Präparaten, bei welchen die Kreuzbänder allein durch ein kleines Fenster in der Kapsel zerschnitten werden, kann das Femur auf der Tibia nach vorn und hinten gleiten, sowie das Knie gebeugt wird, weil die Seitenbänder entspannt und deshalb unwirksam sind. Das *Lig.*

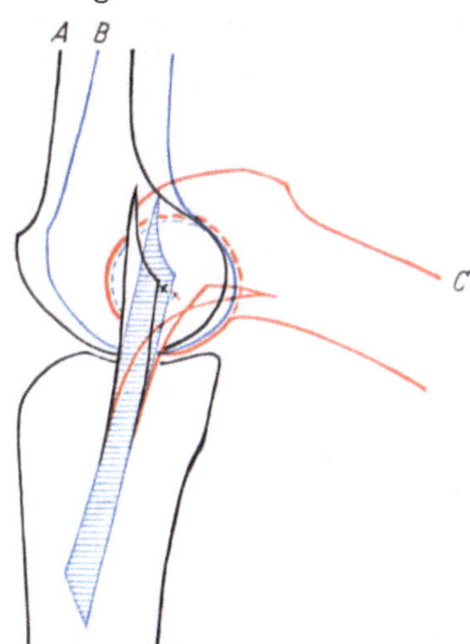

Abb. 279. Beugung des Oberschenkels gegen den Unterschenkel. Von Stellung *A* (schwarz) bis *B* (blau) bewegt sich die Rolle wie ein fortlaufendes Rad. Drehpunkt anfangs schwarzes, dann buntes Kreuz. Von Stellung *B—C* (rot) dreht sich die Rolle am Platz. In letzterer Stellung ist sie mit blau und rot gestricheltem Kontur eingetragen (vgl. mit Abb. 275). Das Lig. collaterale mediale entsprechend Stellung *A* mit schwarzem Kontur, entsprechend Stellung *B* blau und entsprechend *C* mit rotem Kontur.

cruciatum anterius entspringt in der Fossa intercondyloidea anterior der Tibia zwischen den Ansätzen der beiden Menisci (Abb. 277); es inseriert in der Fossa intercondyloidea des Femur an der Innenseite des lateralen Femurknorrens. Das *Lig. cruciatum posterius* entspringt in der Fossa intercondyloidea posterior der Tibia hinter den Ansätzen der beiden Menisci; es inseriert wie das vordere Kreuzband in der Fossa intercondyloidea des Femur, aber an der Innenseite des inneren Femurknorrens und in der Tiefe der Grube selbst (die Anfangsbuchstaben der Ursprungsbezeichnungen „anterior" und „posterior" und der Insertionsbezeichnungen „externa" und „interna" ergeben für das vordere und hintere Kreuzband das von alt her übliche Merkwort ae — pi). Infolge der genannten Befestigungen stehen beide Bänder schief zur Sagittalebene und kreuzweise zueinander (Abb. 276). Rollt man den Unterschenkel nach innen, so wickeln sich die Kreuzbänder stärker umeinander, da sich die sagittal *hinter*einander liegenden Ursprungsfelder (Abb. 278, punktiert) weiter von den frontal *neben*einander liegenden Insertionsfeldern entfernen. Sehr bald ist die Grenze erreicht, über welche hinaus die Kreuzbänder sich nicht mehr aufwickeln können, weil die Knochen durch sie zu stark aneinander geknebelt werden. Umgekehrt wird bei Rotation des Unterschenkels nach außen die Kreuzung der Ligamenta cruciata aufgehoben. Sie wickeln sich ab und können, wenn die Seitenbänder durchschnitten sind und die Kniegelenkkapsel entfernt ist, schließlich parallel zueinander stehen. Dabei ist der Unterschenkel weiter vom Femur entfernt und mit der Vorderfläche im rechten Winkel oder mehr nach außen gedreht (Fußspitze sieht nach außen). Diese Stellung, die in der Norm nicht erreicht werden kann, wird also nur durch die Kapsel und deren Verstärkungen, speziell durch das *Lig. collaterale tibiale* vermieden. Dieses ist breiter als das äußere Seitenband und innig mit der Gelenkkapsel verwebt, weil es die Doppelaufgabe hat, sowohl bei der Streckung als bei der Rollung zu hemmen. Dem äußeren Seitenband ist von diesen Aufgaben nur die erstere zugewiesen. Die Rotation des Unterschenkels zwischen den beiden Anschlägen, welche das mediale Seitenband (nach auswärts) und die Kreuzbänder (nach einwärts) bestimmen, beträgt im günstigsten Fall 45⁰.

Hebt man im Sitzen das eine Bein ein wenig an, so daß der Fuß den Boden nicht mehr berührt, und umfaßt man den Unterschenkel so, daß das Fibulaköpfchen und der innere Knorren der Tibia mit den Fingern kontrolliert werden können, so fühlt man bei Ab- und Adduktionen des Fußes an diesen Knochenmarken ob und wie sehr der Unterschenkel beteiligt ist. Es erfordert bei vielen Menschen einige Aufmerksamkeit und Übung, um die Rotation des Unterschenkels bewußt hervorzubringen; denn wir bevorzugen seitliche Bewegungen des Fußes im Fußgelenk (diese können durch starke Dorsalflexion des Fußes ausgeschaltet werden).

Bei gestrecktem Knie kann die Rotation im Hüftgelenk eine Rotation im Kniegelenk vortäuschen. Letztere ist durch die Seitenbänder des Knies in dieser Stellung ganz ausgeschlossen; auch ist positiv am Verhalten des großen Rollhügels des Femur beim Lebenden sofort zu sehen, um wieviel sich der Oberschenkel im Hüftgelenk dreht.

Geradeso wie bei gebeugtem Knie und feststehendem Oberschenkel der Unterschenkel um die in ihm festliegende Längsachse rotiert, geradeso kann bei feststehendem Unterschenkel und gebeugtem Knie der Oberschenkel um die gleiche Achse gedreht werden; der übrige Körper muß mitgehen, und vor allem muß das andere Bein Spielraum geben.

Beim Lig. cruciatum anterius ist die *Insertion* am Femur in einer sagittal gestellten, ungefähr senkrecht verlaufenden Linie gelegen, zu welcher das Band von dem horizontal stehenden *Ursprungsfeld* schräg von vorn nach hinten aufsteigt (Abb. 276, 277 u. 280). Da die senkrechte Linie bei Beugung des Oberschenkels im Knie ihre Lage wechselt, so werden die bis dahin gespannten Teile des Bandes entspannt und die schlaffen Teile gestrafft. In Streckstellung ist der Vorderrand straff, in Beugestellung der Hinterrand des Bandes. Auch beim hinteren Kreuzband liegen die Ursprungs- und Insertionslinien so zueinander und zur Querachse der Femurknorren, daß bald der Vorder-, bald der Hinterrand gestrafft ist. Es verhält sich umgekehrt wie das vordere Kreuzband: bei Streckung versteift sich sein hinterster Abschnitt, bei Beugung der vorderste Teil. Wie das Kniegelenk auch stehen mag, immer ist ein Teil von beiden Kreuzbändern gespannt. So übernehmen sie die Führung des Gelenkes, wenn die Außenbänder normaliter versagen, also in sämtlichen Beugestellungen; sie verhindern *jede Ab- oder Adduktion* des Ober- und Unterschenkels gegeneinander! In Streckstellung unterstützen sie die Seitenbänder darin, Hyperextensionen und Ab- oder Adduktionen unmöglich zu machen. Sind die Kreuzbänder gerissen (Absprengung der Eminentia intercondyloidea) und sind die Seitenbänder intakt, so vermag das Schienbein gegen das Femur wie in einem Schiebegelenk nach vorn und hinten zu gleiten. Die Kreuzbänder verhüten also das Abgleiten der Tibia vom Femur nach vorn und hinten, und zwar das vordere Kreuzband in der Richtung nach vorn, das hintere nach hinten.

Bei der Rotation im gebeugten Kniegelenk rutschen die *Menisci* auf den horizontalen Firstflächen der Tibiaknorren (Abb. 278). Beide sind sichelförmig.

Der laterale Meniscus ist in der Ruhelage einer nicht ganz geschlossenen Kreisfigur zu vergleichen, der mediale einer mehr offenen, halbmondförmigen Figur (Abb. 278). Der letztere umgreift mit seinen Ursprüngen an der Tibia die Ursprünge des lateralen Meniscus. Die 4 Befestigungspunkte (blau) liegen natürlich fest. Die verschieblichen Teile beider Menisci rutschen im Meniscotibialgelenk so weit, um den Femurrollen in jeder Stellung zu folgen: sie formen ein *transportables Gelenk.* In jeder Stellung wird durch sie die lineare Berührung der Knochen in kuglige Stützflächen zwischen den Femurrollen und den Menisci verwandelt. Die Femurrollen schieben sie mit sich, wie ein Wagenrad den Hemmschuh mitschleift.

Vorn sind die beiden Menisci meistens durch ein dünnes Querband, *Lig. transversum genus,* verbunden (Abb. 276 u. 277). Wenn sie belastet sind, so versuchen sie ihres keilförmigen Querschnittes wegen nach außen auszuweichen. Dem widersteht dieses Band. Auch hindert es brüske Verschiebungen der Sichelknorpel. Der Meniscus lateralis hat noch eine besondere Befestigung durch akzessorische Züge des hinteren Kreuzbandes, welche anstatt von der Tibia zu entspringen aus dem Rand des Meniscus hervorgehen und am Femur inserieren, *Lig. menisci lateralis (Roberti)* (Abb. 277).

Beide Verstärkungen der Bandhaften der Menisci fehlen nicht selten. Daraus geht hervor, daß die Hauptbefestigungen an den Knochen und ringsum an der Kapsel, beim medialen Meniscus auch am Lig. collaterale tibiale, allein imstande sind, eine Luxation zu verhindern.

Die essentiellen *Bewegungen* bei der Flexion finden nur in der Articulatio meniscofemoralis, bei der Rotation des gebeugten Knies nur in der Articulatio meniscotibialis statt. Die Menisci können wohl bei der Beugung bis zu 1 cm auf der Tibia nach hinten rutschen, weil ein Teil der Beugung nach Art eines fortrollenden Rades erfolgt, dem die Menisci folgen müssen. Bei der Flexion sind also beide Gelenkkammern beteiligt. Das Meniscotibialgelenk dient aber hierbei ausschließlich zur *Stützung,* die eigentliche Flexions*bewegung* findet nur im Meniscofemoralgelenk statt.

Der äußere Sichelknorpel als der kleinere und beweglichere luxiert seltener als der innere. Gerade bei Athleten kann letzterer abreißen und zwischen die Gelenkflächen abnorm eingeklemmt werden. Plötzlicher heftiger Schmerz ist die Folge, während wir für die normale Belastung unempfindlich sind.

Die im Knie mögliche Beugung wird durch die Muskeln nicht voll ausgenutzt, die Beuger werden vorher insuffizient (S. 523). — Bei der willkürlichen Streckung ist der Spielraum, welchen das vordere Kreuzband läßt, zu Ende, bevor die äußerste Spannung der Seitenbänder einsetzt. Bei extremer Streckung dreht sich der Unterschenkel zwangläufig ein wenig (5⁰) nach außen, bis alle Bänder gleichmäßig gespannt sind: *Schlußrotation.* Im aufrechten Stehen dreht sich gewöhnlich das Femur, nicht die Tibia. Die Schlußrotation ist am Lebenden beim Kniegelenk äußerlich erkennbar und auch an kleinen Besonderheiten der Gelenkflächen der Leiche ablesbar. Bei anderen Gelenken vollzieht sich ähnliches, nur versteckter. Denn oft ergeben gerade die Zwischenstellungen zwischen „reinen“ Bewegungsrichtungen maximale Ausschläge; so wurde beim Hüftgelenk festgestellt, daß dort äußerste Vor- und Rückhebungen mit leichten Abduktionen des Oberschenkels verbunden sein müssen (Abb. 263). Auch bei extremer *Beugung* des Knies gibt es eine geringe Schlußrotation (aber in umgekehrter Richtung wie bei der Streckung). — Die normale Streckung (180⁰) wird beim Erwachsenen meistens nicht überschritten. Das Bänderpräparat läßt zwar Überstreckung von 6—9⁰ zu, die aber im Leben durch den Widerstand der Muskeln vermieden werden. Bei Kindern und Jugendlichen ist Überstreckung bis zu 5⁰ gewöhnlich. Beim Neugeborenen ist als Folge der intrauterinen Stellung eine volle Streckung des Knies noch nicht möglich. Die Länge der Muskeln stellt sich erst allmählich auf die Streckstellung der Knie ein.

Das *X-Bein (Genu valgum)* und *O-Bein (Genu varum)* sind abnorme Ausprägungen der normal vorgebildeten Führung der Knochen durch die Bänder. Beim ersteren ist die Streckung stärker als normal (Hyperextension) und damit zwangläufig eine abnorm starke Außenrotation des Unterschenkels kombiniert. Der Knochen rutscht in der Richtung weiter, die in der Norm vorgebildet ist. Beim letzteren wird die normale Streckung nicht ganz erreicht und ebensowenig die Schlußrotation. Bei allen hochgradigen Formen der Knieenge und Knieweite schließen sich Knochendeformierungen an die anfänglich im Bandapparat allein gegebenen Ursachen an. Das verschärft den Zwiespalt zwischen statischer Belastung und statischer Widerstandsfähigkeit. Da die Beugungsachse gewöhnlich den Abknickungswinkel zwischen Femur und Tibia halbiert, so kommen bei Flexion die Knochen aufeinanderzuliegen und täuschen ein gerades Bein vor (S. 376).

Die Anheftung der Seitenbänder am Femur ist nicht geradlinig (Abb. 279). Sie entspricht oft ziemlich genau der Evolute zu der spiraligen Krümmung des Konturs der Femurknorren, Evolvente. Die Orthopäden haben versucht, bei Nachbildungen des Bewegungsmechanismus Scharniere anzuwenden, welche der mathematischen Berechnung entsprechen
(Sektorenscharnier). Dabei hat sich herausgestellt, daß sie nicht mehr leisten als gewöhnliche
Scharniere mit festen Achsen. Es kommt offenbar auf die feineren Adaptationen der Knochen-
und Bandformen, die auch individuell wenig konstant sind, nicht so sehr an (S. 47). Die
Muskelführung unter Leitung des Nervensystems kann Abweichungen der passiven Apparate
in ziemlich weiten Grenzen ausgleichen. Wie sehr sie beim Kniegelenk eingreifen kann,
ist von einer anderen Bewegung am Lebenden bekannt. Wir nehmen bei der Flexion gleichzeitig kleine ausgleichende Torsionen des Unterschenkels vor. Diese sind nicht zwangläufig
vom Bänderskelet aus determiniert wie etwa die Schlußrotation, sondern sie werden rein
gewohnheitsmäßig, aber unbewußt, durch ungleiche Kontraktion der einzelnen Beugemuskeln
veranlaßt. Auch lernt die Muskulatur bei Patienten mit zerrissenen Kreuzbändern das dann
entstehende Schiebegelenk wie ein normales Gelenk zu benutzen, indem sie die atypischen
Bewegungen ihrerseits verhindert.

b) Abschluß des Kniegelenkes, Hilfsapparate.

Die Kniegelenkkapsel, *Capsula articularis*, ist außerordentlich groß und
enthält entsprechend ihrer Fläche mehr Synovia als irgendein anderes Gelenk.
Sie umfaßt die Rollen des Femur, läßt aber die Epikondylen wegen der dort
sitzenden Band- und Muskelursprünge frei, indem die Ansatzlinie im Bogen um die
Epikondylen herumläuft (Abb. 281). Sie kreuzt dabei bei Jugendlichen die Epiphysenscheibe. An der Tibia folgt sie dem Knorpelrand der Gelenkflächen,
Margo infraglenoidalis, und bleibt allenthalben proximal von der Epiphysenscheibe, solange diese besteht. In die Vorderwand der Kapsel ist die Kniescheibe
eingelassen. Die Kapsel ist so weit, daß man bei erschlaffter Muskulatur die
Patella samt der Kapsel seitlich verschieben und die Gleitbahn teilweise abtasten
kann. Ist die Kapsel gedehnt, z. B. durch einen entzündlichen Erguß, Blut
oder durch künstliche Injektion bei der Leiche (Abb. 281), so wird die Kniescheibe
vom Kontakt mit dem Femur abgedrängt. Bei Druck auf die Patella „tanzt“,
„ballotiert“ sie bei den genannten Erkrankungen unter dem Finger des Untersuchers. Beim normalen Gelenk liegt die Kniescheibe dem Femur unmittelbar
auf und kann nicht abgehoben werden, weil dabei der Luftdruck überwunden
werden müßte.

Die Wirkung des Luftdruckes bei den normalen Bewegungen, besonders
der Beugung (Eindellung der Haut und der Gelenkkapsel), verhüten plastische
Polster von Baufett, das sich hauptsächlich als dicker Querzylinder zwischen
das Lig. patellae und die Kapsel da einschiebt, wo die letztere mit der Oberkante der Tibia zurückweicht. Es ist in die Vorderwand der Kapsel so weit
eingestülpt, daß es die Zwischenräume zwischen den unnachgiebigen Konstruktionselementen des Gelenkes ausfüllt, wenn sie sich voneinander entfernen,
vor allem in der Beugestellung, in welcher das Kniegelenk von vorn gesehen
weit klafft (Abb. 276). Man nennt die in diese Kluft zu beiden Seiten der Kreuzbänder vorgeschobenen Fettmassen *Plicae alares*. Sie sind nach dem Gelenk
zu von der Intima überzogen, gehören also zur Kapsel. In der Mitte zieht eine
schmale fettgefüllte Falte aus der Fossa intercondyloidea von den Kreuzbändern
zum Apex patellae, *Plica synovialis patellaris* (Abb. 280). Sie ist bei den meisten
Affen und auch beim menschlichen Embryo ein besonders großes medianes Septum
zwischen den beiden Knorren des Femur. Meistens ist davon nach der Geburt
nur ein Strang übrig oder auch dieser fehlt.

Wie bei der Entwicklung aller Gelenke entsteht auch beim Kniegelenk die Gelenkhöhle
durch Spaltbildung in dem einheitlichen Mesenchym, das die Skeletstücke verbindet. Jederseits

der Anlage der Ligg. cruciata tritt für das Meniscofemoral- und das Meniscotibialgelenk
ein Spalt auf, außerdem ein unpaarer zwischen Patella und Facies patellaris des Femur
oberhalb der Kondylen. Die seitlichen Spalten vereinigen sich bei ihrer weiteren Ausdehnung
miteinander durch Vermittlung des unpaaren. Im Bereiche der Kondylen bleibt die Gelenkhöhle unterteilt durch ein Septum, das von der hinteren Kapselwand zum Apex patellae
zieht, die Kreuzbänder enthält und sich von ihnen aus als Plica synovialis patellae nach vorn
fortsetzt. Der Hauptteil dieses Septum, von der hinteren Kapselwand bis zu den vorderen
Enden der Kreuzbänder, bleibt zeitlebens erhalten als Gewebsmasse, die die Fossa intercondyloidea ausfüllt. Die seitlichen Teile der Gelenkhöhle stehen nur vorn miteinander in
Verbindung, hinten niemals.

Die vorderen Fettmassen wölben sich anstatt gegen das Gelenkinnere gegen die Haut
zu vor, sobald die Knochen sich einander nähern. Bei aktiv gespanntem Quadriceps quellen

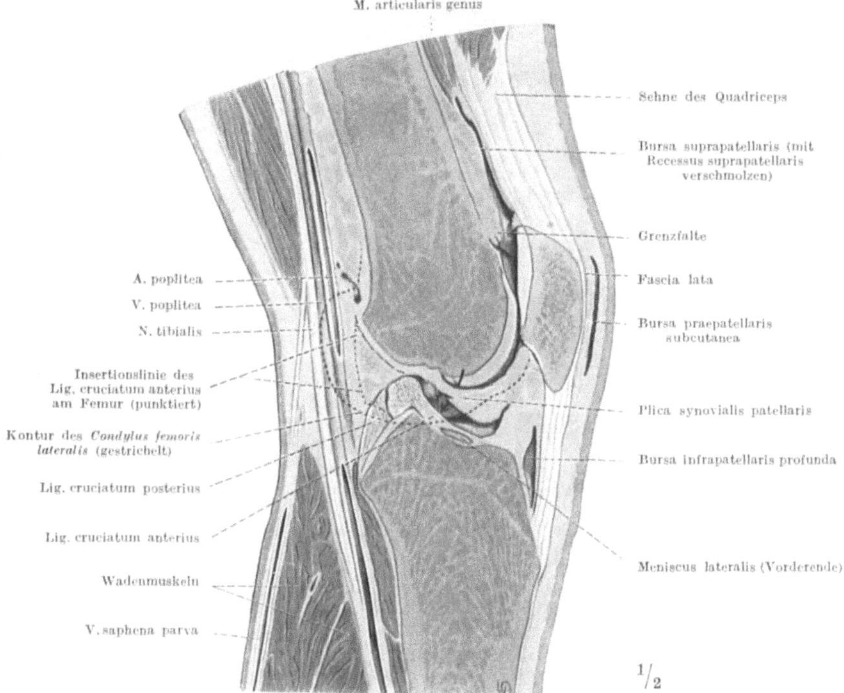

Abb. 280. Sagittalschnitt durch das Knie. (Gefrierpräparat, hergestellt von Prof. GÖPPERT.)

die beiden Enden des quer gestellten Fettzylinders unter dem Druck des Muskels neben
den Rändern des Kniescheibenbandes hervor und sind äußerlich als Wülste sichtbar (Abb. 92).
Drückt man auf die eine Seite des Fettzylinders neben dem Kniescheibenband bei entspanntem
Quadriceps, so quillt er auf der anderen Seite stark hervor; man kann ihn so hin- und her-
spielen lassen (Pseudofluktuation).

Außer den beschriebenen neben- und übereinanderliegenden Kammern der
Kniegelenkkapsel tragen nicht wenig blindsackartige Aussackungen dazu bei,
den Gelenkraum kompliziert zu gestalten. Eine Aussackung, die regelmäßig auf
der Hinterseite in der Kniekehle versteckt liegt, ist die sog. *Bursa m. poplitei*
(S. 520). Sie hängt breit mit dem Gelenk zusammen. Dasselbe ist auf der Vorder-
seite bei der *Bursa suprapatellaris* der Fall (Abb. 280 u. 281). Die Grenze des
Kniegelenkes liegt 2—2$^1/_2$ cm hoch über dem oberen Rand der Kniescheibe
(Recessus suprapatellaris). Mit ihm ist in den meisten Fällen die proximal von
ihm unter der Quadricepssehne gelegene Bursa suprapatellaris verschmolzen.
Meist besteht noch eine mehr oder minder hohe, nach innen vorspringende
Grenzfalte, so daß die Pforte zwischen Bursa und Recessus eng sein kann.

Es kann aber auch jeder Rest der ursprünglichen Grenze verschwunden sein.
Der suprapatellare Gelenkraum reicht infolge Einbeziehung der Bursa suprapatellaris bei gestrecktem Bein 4 cm und mehr, durchschnittlich 6 cm, über den
Kniescheibenrand hinauf. Er ist bedeckt vom aponeurotischen Teil des Quadriceps. Der M. articularis genus dient als Kapselspanner (Abb. 245 u. 281). Bei gebeugtem Knie zieht die Patella den oberen Recessus mit nach unten, da er locker

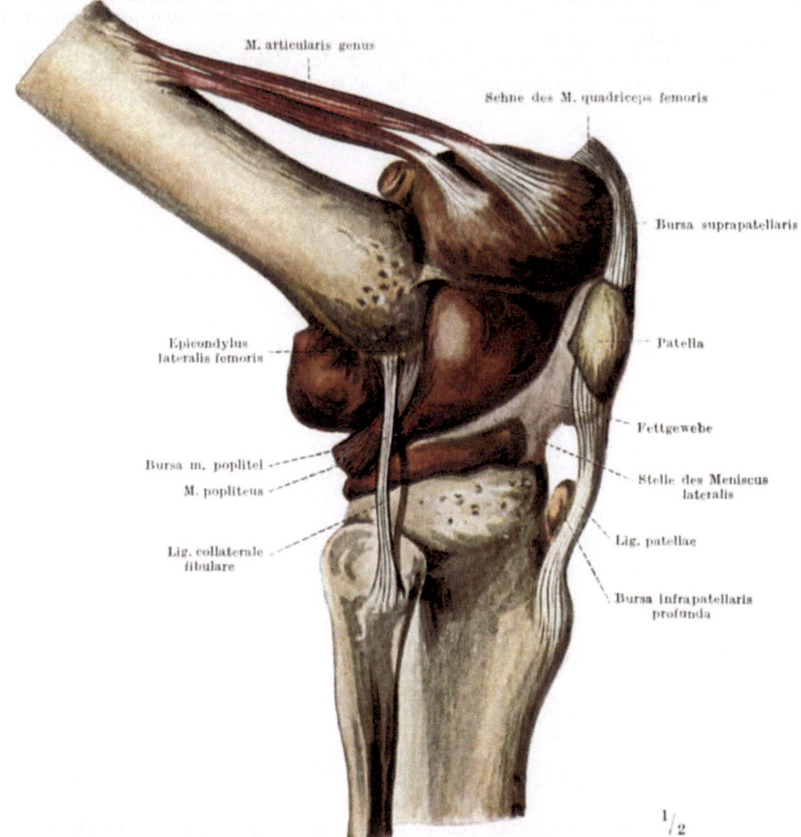

Abb. 281. Kniegelenk mit Wachs injiziert, altes Trockenpräparat.

auf dem Femur befestigt ist. Die Kapsel gibt infolgedessen der Beugung im Knie
unbegrenzten Spielraum.

Ergüsse in das Kniegelenk drängen den Sehnenspiegel des Quadriceps vor und wulsten
seitlich die Wand des Gelenkes nach außen. So verstreicht schon bei geringem Erguß die
seitliche Grube vor dem Pfeil in Abb. 272. In leichter Beugestellung faßt der Gelenkraum
das größte Flüssigkeitsquantum. Deshalb nimmt das entzündete Kniegelenk automatisch
diese Stellung ein. Die hufeisenförmige Schwellung beim Lebenden bestätigt das durch
künstliche Injektion am Präparat erzielte Bild (Abb. 281).

Es gibt bis zu 30 Schleimbeutel in der Kniegegend, darunter viele kleine, wechselnde
und ziemlich bedeutungslose. Bemerkenswert sind 1. die *Bursa m. poplitei* (Abb. 248 u. 281),
siehe oben. Sie hängt bereits im fetalen Leben mit dem Gelenk zusammen. Durch ihre
Vermittlung kommuniziert manchmal das obere Gelenk zwischen Tibia und Fibula mit dem
Kniegelenk (10—20% der Fälle). Der Meniscus lateralis ragt, soweit ihn die Bursa bedeckt,
mit freiem Rand in diesen Teil des Kniegelenkes hinein. Das ist die einzige Stelle, an welcher
der Rand der Menisci nicht mit der Kniegelenkkapsel verschmolzen ist. Durch die An-
schmelzung des Schleimbeutels an das Gelenk ist gleichsam ein Zwischenstock (Mezzanin)

in Höhe des Meniscus zwischen dem meniscotibialen und meniscofemoralen Stockwerk des Gelenkes zustande gekommen. 2. Die *Bursa suprapatellaris* (Abb. 245, 280 u. 281), siehe oben. Sie pflegt vor, manchmal erst kurz nach der Geburt mit dem Gelenk zu verschmelzen. Bei etwa 25% der Fälle bleibt der Schleimbeutel selbständig. Mit der Bursa suprapatellaris kann ein weiterer Schleimbeutel kommunizieren, der sich etwa in der Hälfte der Fälle proximal von ihr zwischen Quadriceps und M. articularis genus findet *(Bursa suprapatellaris proximalis).* Lateral und medial von der Burşa suprapatellaris kommen außerdem kleinere Schleimbeutel vor, die ebenfalls mit ihr in Verbindung treten können. 3. Die *Bursa m. semimembranosi* (Abb. 248) kann der größte Knieschleimbeutel sein und mit dem folgenden zusammen bei Entzündungen eine große, aber versteckte Geschwulst in der Kniekehle erzeugen. Verbindung mit dem Gelenkraum kann vorhanden sein, aber auch fehlen. Die Häufigkeit scheint mit dem Lebensalter zu wechseln (bis zu 50% der Fälle im Alter). 4. *Bursa m. gastrocnemii medialis* (Abb. 248), steht ebenfalls mit dem Kniegelenk in 50% der Fälle in Verbindung und vermittelt, indem sie mit der vorigen verschmilzt, deren Zusammenhang mit dem Gelenkraum. 5. *Bursa anserina* unter den Sehnen des Gracilis und Semitendinosus. Die Bursa unter dem Semitendinosus kann selbständig sein (Abb. 292). Besonders häufig ist eine Bursa m. sartorii propria (Abb. 247). Keine Verbindung mit dem Kniegelenk! Lage oberflächlich auf der Tibia. 6. *Bursa tuberositatis tibiae subcutanea* auf der Tuberositas tibiae. Keine Verbindung mit dem Kniegelenk! Sie liegt auf der Stelle des Knochens, mit welcher er beim Knien in aufrechter Rumpfhaltung den Hauptdruck auszuhalten hat. In der Nähe kommt unter der vorderen Ausstrahlung der Semimembranosussehne (Abb. 276) ein prätibialer selbständiger Schleimbeutel vor, ebenso ein Nachbarschleimbeutel vor dem Kniescheibenband. 7. *Bursa infrapatellaris profunda* unterhalb der Patella und bedeckt vom Lig. patellae (Abb. 276, 280 u. 281). Eine Verbindung mit dem Gelenkraum fehlt oder gehört wenigstens zu den größten Seltenheiten. 8. *Bursa m. bicipitis fem. inferior.* Sie liegt zwischen Capitulum fibulae und Bicepssehne. Schwellung kann den nahe liegenden N. peronaeus drücken und reizen. Etwas höher kann je ein Schleimbeutel zwischen lateralem Kopf des Gastrocnemius und Biceps und (selten) zwischen lateralem Gastrocnemius und Gelenkkapsel vorkommen. Bei keinem Verbindung mit Kniegelenk!

Die Lymphgefäße des Kniegelenkes steigen größtenteils unmittelbar auf bis zu den tiefen Leisten-Lymphknoten, zum Teil senken sie sich in tiefe Lymphknoten der Kniekehle ein.

Die Seiten- und Binnenbänder der Kniegelenkkapsel, welche die Führung der Gelenkflächen ergänzen, haben sich hochgradig verselbständigt. Das Lig. collaterale fibulare ist sogar ganz aus dem Verband der Kapsel herausgetreten und durch einen bis 1 cm breiten Zwischenraum von ihr getrennt (Abb. 276). Das Lig. collaterale tibiale liegt größtenteils innerhalb der Kapselwand und hat deshalb keine so scharfe Begrenzung; es ist unten manchmal durch einen Schleimbeutel von der Kapsel getrennt und gegen die Tibiakante geschützt (*Bursa ligamenti collateralis tibialis*, oft mit dem Kniegelenk in Verbindung). Die hintere Kapselwand ist verstärkt durch das *Lig. popliteum obliquum* (Abb. 274), das sich unter dem Zug der Semimembranosussehne herausbildet, und durch das *Lig. arcuatum* (Abb. 248), das den M. popliteus überfängt und im Zusammenhang mit letzterem entstanden ist.

Auch die vordere Wand des Kniegelenkes ist verstärkt. Ihr Hauptschutz sind die Patella und das Lig. patellae. Daneben gibt es beiderseits die *Retinacula patellae*, platte Bandstreifen, welche seitliche Verschiebungen der Kniescheibe bremsen. Wie das Kniescheibenband liegen sie nicht nahe dem Kapselraum, sondern ziehen oberflächlich unter der Haut über das Fettpolster der Kapsel hinweg zum oberen Rand der Unterschenkelknochen. Beide Retinacula bestehen aus oberflächlichen vertikalen Zügen, die wie Schienen beiderseits die Patella flankieren, und aus tiefen horizontalen Fasern, welche wie Zügel unmittelbar am Seitenrand der Patella angeheftet sind.

Das *Retinaculum laterale* empfängt oberflächliche Fasern aus dem Tractus iliotibialis, aus der Sehne des Vastus lateralis und des Rectus femoris. Die tiefen Fasern strahlen vom Epicondylus laterals femoris zur Seite der Patella aus (Abb. 236); auch ihnen sind Fasern aus dem Tractus iliotibialis beigemischt. Das *Retinaculum mediale* hat seine oberflächlichen Fasern aus der Sehne des Vastus medialis (Abb. 236 u. 248) und Rectus femoris. Die tiefen Fasern strahlen vom Epicondylus medialis femoris fächerartig aus (Abb. 245). Die oberflächlichen senkrechten Fasern können durch die Muskeln, von denen sie gespeist werden, gestrafft werden und bremsen nur dann. Die tiefen horizontalen Fasern wirken rein passiv, und zwar hemmt jeweils das der Verschiebungsrichtung abgewandte Retinaculum. Bei Luxation der Patella reißt infolgedessen das letztere. Oberflächlich ziehen über die Retinacula die Fascienzüge der Fascia lata quer oder schräg hinweg. Sie überqueren auch die Kniescheibe. Reißt die Kniescheibenspitze vom übrigen Knochen ab und sind die Retinacula erhalten, so kann im Sitzen das Bein oft noch einigermaßen gestreckt werden. Sobald auch sie gerissen sind, was bei Kniescheibenbrüchen die Regel zu sein pflegt, hat der Quadriceps jede Gewalt über den Unterschenkel verloren, er kann das Bein nicht mehr strecken.

c) Die Plastik des Knies.

Die äußere Form der Kniegegend ist besonders vorn sehr stark durch das Kniegelenk und seine Adnexe beherrscht. Die Kniescheibe und das Kniescheibenband treten bei leicht gebeugtem Knie am deutlichsten hervor, da dann die Patella auf ihrer Gleitbahn liegt und der Luftdruck die Fettfalten der Kapsel in die Tiefe drängt. Wird das Knie stärker gebeugt, so sinkt die Kniescheibe in den nach vorn klaffenden Zwischenraum zwischen den Knochen hinein. Das Knie sieht infolgedessen abgerundet aus (Abb. 246). Lateral überhöhen das seitliche Außenband, die Bicepssehne und der Tractus iliotibialis die Gelenkspalte (Abb. 241). Besser ist sie zu fühlen an der Innenfläche, wo das Seitenband und die platten Muskelsehnen im Niveau der Knochen bleiben. Die Innenseite des Knies ist halbkuglig (Abb. 249). Die obere Hälfte der Kugel gehört zum Femur, die untere zur Tibia. Gerade in der Mitte der Kugel kann man die Gelenkspalte durchtasten.

Nach hinten zu ist das Kniegelenk durch die Muskeln bedeckt, welche das Knie beugen. Die *Kniekehle, Fossa poplitea,* entsteht nur bei Beugung, da dann die Muskeln sich von den Knochen abhebeln und als Ränder der Kniekehle beiderseits vorspringen, am stärksten innen (Abb. 249). Der Inhalt (Gefäße, Nerven, Fett, Abb. 280) verschwindet unter der Wirkung des Luftdruckes in der Tiefe der Grube. Die quere Falte, in welche sich die Haut legt, und welche als stationäre Querlinie auch bei gestrecktem Knie sichtbar zu sein pflegt, liegt höher als in der Tiefe der Kniekehle der Gelenkspalt liegt! Bei gestrecktem Bein wird der Inhalt der Kniekehle nach außen vorgedrängt. An Stelle der Grube ist die hintere Kniegegend vorgewölbt und gespannt (Abb. 125).

Ein Fehler, welcher dem Ungeübten leicht unterläuft, ist die Verwechslung der Gegend der Gelenkspalte mit dem Planum popliteum. Man mache sich klar, wie tief die Gelenkspalte unterhalb des Planum und unterhalb der Gastrocnemiusursprünge liegt (Abb. 238). Sowie man am Präparat und am Lebenden das Knie bewegt, ist ein Irrtum ganz ausgeschlossen.

d) Articulatio tibiofibularis superior.

Zwei kleine plane Gelenkflächen der beteiligten Knochen, die *Facies articularis tibialis* und die *Facies articularis fibularis,* sind durch eine eigene Kapsel verbunden. Vorn und hinten wird die Kapsel durch die *Ligamenta capituli fibulae* verstärkt (Abb. 236 u. 276). Auch stemmt sich die Membrana interossea einer Verschiebung der Fibula entgegen. Der Knochen ist in Streckstellung des Knies so fest gestellt, daß das äußere Seitenband einen unbeweglichen Halt am Fibulaköpfchen hat. Als Stütze für dieses Band und für die Stabilität des gestreckten Beines, auch als Ansatz wichtiger Muskeln ist das obere Fibulaende von Bedeutung (über Reduktion, S. 526).

Aktiv kann der Biceps die Fibula bei gebeugtem Knie ein wenig nach hinten ziehen. Passiv wird der Knochen um geringe Beträge verschoben, wenn das untere Ende der Fibula unter dem Druck des Talus ausweicht (s. Talocruralgelenk). Diese geringe Verschieblichkeit schützt die dünne Fibula vor Bruch bei überstarken und plötzlichen Beanspruchungen. Von den Bewegungen des Knies ist das Gelenk ganz ausgeschaltet, doch kann in seltenen Fällen der Gelenkspalt durch Vermittlung der Bursa poplitea mit dem Kniegelenk kommunizieren. Für die Fortleitung von Entzündungen ist diese Verbindung wichtig. Der Chirurg darf nicht ohne Not das an sich unwichtige Gelenk öffnen, weil damit das Kniegelenk gefährdet sein kann. Es liegt oberhalb der Epiphysenfuge der Fibula.

4. Das Knie als Ganzes in Ruhe und Bewegung.

Das schließliche Endergebnis der aus vielen Einzelbestandteilen zusammengesetzten Architektur des Knies für die Statik und Kinematik des Körpers ist verhältnismäßig einfach, weil es für den Menschen viel mehr auf Stützung in diesem Gelenk bei der aufrechten Körperhaltung als auf vielseitige Beweglichkeit ankommt. Das Besondere der Stützung liegt darin, daß beim Gehen alternierend das eine Bein zur Tragsäule wird, Standbein, während das andere inzwischen entlastet und in eine neue Lage gebracht wird, Spielbein, um selbst in der nächsten Phase Standbein werden zu können.

Beim *Standbein* ist die Aufgabe des Kniegelenkes direkt negativ: es soll sich selbst ausschalten, damit Ober- und Unterschenkel zu einer starren Säule vereinigt sind. Da die Seiten- und Binnenbänder in Streckstellung des Beines gespannt sind, das vordere Kreuzband sogar so sehr, daß es zwangläufig eine geringfügige „Schlußrotation" des Oberschenkels in der Richtung auf den Bandursprung hin (einwärts) erzwingt, so kann das Bein nicht weiter nach hinten durchgedrückt werden. Jede Verlagerung des Schwerpunktes des Oberkörpers nach vorn vor die Querachse des Kniegelenkes (Abb. 1 a) erhöht nur die Festigkeit der Säule. So wird bei der *straffen* (militärischen) Haltung der Oberkörper so weit nach vorn gelegt, daß das Schultergelenk vor das Hüftgelenk und dieses vor das Sprunggelenk zu liegen kommt (etwa senkrecht über die LISFRANCsche Linie am Fuß). Ein Lot durch den Schwerpunkt des Körpers fällt in dieser Stellung weit vor das Kniegelenk, und das gesamte Körpergewicht (abzüglich des Gewichtes der Unterschenkel und Füße) spannt die Hemmungsbänder der Knie passiv, wie eine Armbrust durch ihre Sehne gespannt wird. Besonders wirksam ist das Gewicht des Körpers, wenn man nur auf *einem* Beine steht; dadurch wird die Festigkeit im Knie nicht geschwächt, sondern nur erhöht. Die Äquilibrierung macht bei dem Stehen auf einem Bein allerdings größere Schwierigkeiten. Beim *lässigen* Stehen genügt eine nicht vollständige Spannung der Bänder, da die Unterstützungsfläche der Knochen durch die eingebauten Sichelknorpel groß genug ist, um das Knie gerade im labilen Gleichgewicht zu erhalten.

Als blitzschnell eingreifende Sicherung bei jeder Störung und als besonderes Hilfsmittel beim straffen Stehen steht die Muskulatur bereit, vor allem der Quadriceps mit seiner außerordentlichen Muskelmasse. Sie wirkt bei der straffen militärischen Haltung am Kniegelenk des Standbeines *gleichsinnig* mit der Schwere des nach *vorn* gelegten Oberkörpers; beim Hüftgelenk dagegen haben die Glutaei die Last des Oberkörpers mitzutragen, wenn auch gewöhnlich die Flexoren am Oberschenkel genügen, um ein genügendes *Gegengewicht* gegen den Oberkörper zu erzeugen.

Die Gesamtgröße des Querschnittes der Streckmuskeln des Oberschenkels ist wie bei den Gesäßmuskeln nur zu verstehen, wenn man bedenkt, daß beim Aufrichten des Körpers aus dem Liegen, Knien oder Hocken der Knie- und der Hüftwinkel gegen die Körperlast gestreckt werden müssen und daß dabei von diesen Muskeln das ganze Körpergewicht gehoben wird (mit den Belastungen durch Kleider und andere akzessorische Dinge). Das gleiche Gewicht haben sie bei der „Kniebeuge" zu tragen. Das Arbeitsvermögen der gesamten Streckmuskeln eines Knies wird auf annähernd 143 Kilogrammeter geschätzt; es können danach beide Beine zusammen das Vielfache des Körpergewichtes (etwa 8fache) vom Boden auf die Höhe des gestreckten Knies emporheben (etwa $\frac{1}{2}$ m). Dieses Plus an Muskelkraft kommt in allen bedrohlichen Fällen der Versteifung des Standbeines im Knie zugute. Durch Bänder und Muskeln ist hier größere Festigkeit erreicht, als rein knöcherne

Verbindungen leisten könnten. Der Statistik nach sind Knochenbrüche des Ober- und
Unterschenkels nicht selten, wohl aber Kniegelenkverrenkungen. Die mechanische Sicher-
heit ist nicht rein passiv wie etwa bei einem versteiften (ankylosierten) Gelenk, sondern die
mitwirkende Muskelkomponente ist an die mit ihr verknüpfte Nerventätigkeit gebunden.
So ist es möglich, das Kniegelenk bei einem lässig dastehenden Menschen durch einen leichten
Schlag in die Kniekehlen zu überrumpeln. Dieser Trick kann den kräftigsten Menschen zu
Boden strecken, wenn der Quadriceps nicht schnell genug eingreift, um ein weiteres Einknicken des Knies aus dem labilen Gleichgewicht des lässigen Stehens heraus zum Stillstand
zu bringen. Die Bindung unseres aufrechten Stehens an die Wachsamkeit der Muskulatur
ist der Preis, den wir zahlen für die wichtige Fähigkeit, das Knie zu knicken, wenn wir es
benötigen, vor allem beim Spielbein.

Im aufrechten Stehen können die meisten Erwachsenen den Boden mit den Fingern
nur dann erreichen, wenn sie in die Kniebeuge gehen, weil die 3 Beugemuskeln an der Hinterseite des Oberschenkels um so mehr gedehnt werden, je mehr das Becken bei gestrecktem
Knie im Hüftgelenk nach vorn gekippt wird. Der N. ischiadicus an der Hinterseite des

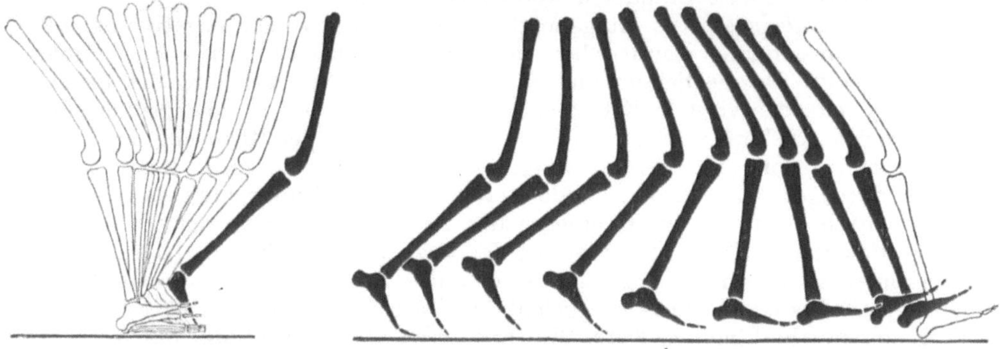

Abb. 282a u. b. Beinbewegung bei einem Schritt. a Sämtliche Phasen des Standbeines (hell) und 1. Phase
des Spielbeines (dunkel). b Sämtliche Phasen des Spielbeines (dunkel) und 1. Phase des Standbeines (hell).
Nach Momentaufnahmen von O. FISCHER: Gang des Menschen, Sächs. Akad. d. Wiss. Bd. 26.

Oberschenkels wird ebenfalls gespannt, da er auf dem Hals des Femur liegt und nicht weiter
nach vorn ausweichen kann. Leute mit Ischias vermeiden deshalb ängstlich das Vornüberbeugen, gehen vielmehr senkrecht in die Kniebeuge, wenn sie einen Gegenstand vom Boden
aufheben wollen. Der Exkursionsraum für die *Hand* ist durch das Einknicken im Knie erhöht.

Das *Spielbein* ist beim Gehen in jeder normalen Gangart im Knie geknickt.
Nur der Grad der Beugung wechselt und ist bezeichnend für die verschiedenen
Arten des Gehens, Laufens oder Springens. Wir betrachten zuerst den gewöhnlichen ruhigen Gang. Alles, was hierbei am Knie passiert, hat keine unmittelbare Bedeutung für die Fortbewegung des Körpers, sondern das Spielbein soll
nur das Standbein bei seinen Aufgaben möglichst wenig stören. Die Fortbewegung übernimmt lediglich das Standbein, welches die Körperlast trägt und zugleich vorwärts schiebt (Abb. 282a). Das Spielbein *wird* getragen; es hat, während
das Standbein arbeitet, ihm so zu folgen, daß es seinerseits im richtigen Augenblick Standbein werden kann. Wir haben also vom Standbein auszugehen,
wenn wir verstehen wollen, warum das Knie des Spielbeines bei jedem Schritt
gebeugt werden muß (Abb. 283). Der Fuß, welcher zum Standbein des jeweils
nächsten Schrittes gehört, erreicht den Boden mit der Ferse (Abb. 282a), welche
von diesem Moment ab bis zu dem Augenblick, wo die Fußspitze den Boden
verläßt, sich vom Fußboden abwickelt und so hoch steigt, daß das Bein um den
Betrag länger wird, um welchen die Ferse lotrecht gehoben wird. Von diesem
Ausgangspunkt beim Abschwingen ist das Spielbein nur in der Weise gerade
nach vorwärts an dem relativ kürzeren Standbein vorbeizubringen, daß es
immer stärker im Knie einknickt, um die Verlängerung durch den Fuß auszugleichen (Abb. 282b). Der Fuß selbst bleibt dabei ungefähr in seiner relativen

Lage zum Unterschenkel. Würden die Muskeln, die ihn im Fußgelenk versteifen, loslassen, so würde er trotz der Beugung des Knies mit der Fußspitze über den Boden schleifen; nur maximale Hebung der betreffenden Beckenseite würde einigermaßen das Absinken des Fußes kompensieren (Hahnentritt, „Steppergang" bei Kranken mit Lähmung des N. peronaeus). Bei normalen Fußmuskeln genügt die Beugung im Knie, um den Fuß über den Boden hinwegzupendeln.

Läßt man durch die Schwerkraft ein aus 2 locker aneinander gebundenen Linealen improvisiertes Pendel ähnlich dem Bein schwingen, so kommt das untere Lineal, wenn das distale Ende genügend beschwert ist, dem oberen voraus. Daß unser Unterschenkel gegen den Oberschenkel zurückbleibt, wird

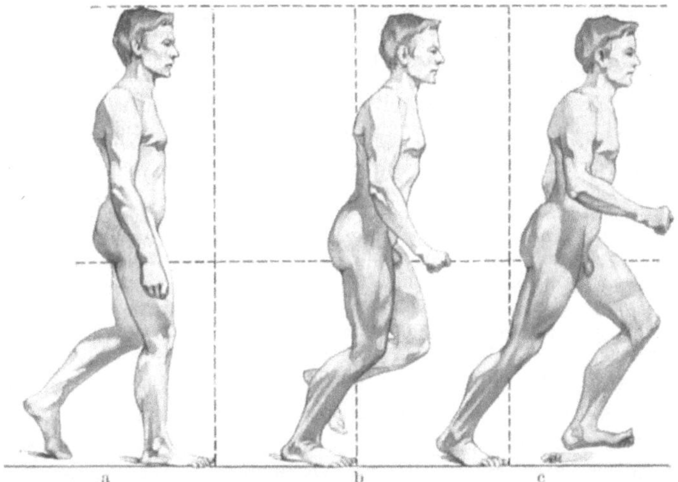

Abb. 283a—c. Körperhaltungen bei geradliniger Fortbewegung. a beim ruhigen Gang, b beim schnellen Gehen, c beim Laufen (eigene Kinoaufnahmen). Rechtes Bein: Standbein, linkes Bein: Spielbein. Je schneller der Mensch geht, um so kürzer wird er (obere Horizontale) und um so schräger steht die Körperachse (Vertikale durch Zehenspitze des Standbeines). Das Becken steht beim schnellen Gehen am tiefsten (Horizontale durch Gesäßfalte von a), weil das Standbein schräg steht und außerdem geknickt ist.

also anfänglich *gegen* die Schwerkraft, nur durch Muskelwirkung, erzielt. Das Eingreifen der Muskulatur ist hier noch handgreiflicher als beim Antrieb des ganzen Spielbeines in der Hüfte (S. 507). Die Gleichmäßigkeit des „Wanderschrittes" eines bestimmten Individuums, seine individuelle Schrittlänge, ist nicht lediglich abhängig von der Körpergröße wie der Pendelschlag von der Länge des Pendels, sondern sie ist das Resultat aus Länge des Beines und aus eingeschulten Muskelantrieben. Beim Beugen des Knies wirken jedesmal die 3 langen Beuger (Semitendinosus, Semimembranosus, langer Bicepskopf); sie heben gerade um so viel, daß das um den gesenkten Fuß verlängerte Spielbein mit der Fußspitze über den Boden hinweg kann. Es greift dann mit gestrecktem Knie nach vorwärts aus und bestimmt damit die Schrittlänge.

Das Standbein ist beim ruhigen Gehen nur in den mittleren Phasen völlig gestreckt (Abb. 282). Es trägt in diesen den Körper im labilen Gleichgewicht. Vorher und nachher müssen die Vasti verhindern, daß das Knie unter der Körperlast einsinkt und der Körper stürzt. Indem das Spielbein zum Standbein wird, wird die Körperlast von dem Bein der einen Körperseite, das bis dahin Standbein war, auf das der anderen Körperseite hinübergeschoben. Je schneller der Gang ist, um so schneller vollzieht sich der Übergang. Gewöhnlich verläßt das eine Bein erst den Boden, wenn das andere ihn bereits erreicht hat. Beim Laufen sind beide eine Weile gleichzeitig in der Luft. Dann hat das Knie, indem es Standbein wird, die ganze Wucht aufzufangen, mit welcher das Körpergewicht aus der Luft auf es herabfällt. Die Ermüdbarkeit beim schnellen Gehen und Laufen ist deshalb viel größer als beim ruhigen Gehen. Es kommt hinzu, daß das Standbein in einer schrägen Lage zum

Boden steht, wenn die Streckung einsetzt (Abb. 283), die Hebelkraft des Fußes beim Abwickeln vom Boden schnellt den Körper beim Lauf gleichsam wie einen Pfeil nach vorn. Je schneller die Fortbewegung ist, um so schiefer steht die motorische Diagonale, in welcher der Antrieb für die Fortbewegung entwickelt wird, zum Erdboden. Je mehr sich aber der Femurkopf des Standbeines dem Erdboden nähert, um so stärker muß das Spielbein im Knie zusammenknicken, um über den Erdboden hinwegzupendeln. Die Femurköpfe bewegen sich in einer leichten Wellenlinie in etwa gleichbleibender Höhe über dem Boden (Abb. 282). Beim schnellen Gehen liegt diese undulierende Horizontale dem Boden am nächsten. Deshalb ist auch das *Standbein* im Knie gewinkelt: es besteht keine Phase mehr, in welcher die Körperlast von dem im Lot gestreckten Bein passiv getragen werden kann. Beim Laufen werden *beide* Knie vorübergehend stark gebeugt.

Die *Mitbewegungen der Arme* beim Laufen (Abb. 283c) fördern die Vorwärtsbewegung, da sie den Schwerpunkt des Körpers nach vorn verlegen helfen; sie unterstützen das Gleichgewicht bei dem schnellen Wechsel von Stand- und Spielbein.

Knie des Kunstbeines, Schlotterknie. Beim *Kunstbein* wird ungern auf die Knickung des Knies verzichtet, obgleich auch bei steifem Bein zu gehen möglich ist, wenn man das Becken auf der Seite des Spielbeines stark hebt und das Bein in der Hüfte einen Bogen nach auswärts wie beim Beinkreisen beschreiben läßt. Die Ermüdung bei diesen Bewegungen ist aber sehr groß. Für die Mechanik des Spielbeines beim natürlichen Gang ist sehr lehrreich, daß die Feststellung des Knies beim Kunstbein in dem Augenblick aufgehoben und das Bein durch eine Feder im Knie gebeugt wird, in welchem es am weitesten nach hinten gerichtet ist. Beim nach vorn pendelnden Bein schnappt dann wieder die Feststellvorrichtung des Knies ein, ehe es den Boden erreicht und zum Standbein wird. Anders als beim Spielbein liegt bei allen Korrekturen die Sache beim Standbein. Beim pathologischen *Schlotterknie* verzichtet der Chirurg oft absichtlich auf jede Beweglichkeit, weil ein versteiftes Glied wenigstens als Standbein brauchbar ist. In dieser Phase des Ganges muß eine in sich unverschiebliche Säule vorhanden sein, um beim Gehen die Körperlast zu tragen. Das ist die Grundvoraussetzung, ohne welche ein als Spielbein noch so schön korrigiertes Glied oder Kunstbein wertlos wäre.

Da wir den Unterschenkel *nur* bei gebeugtem Knie *kreiseln* können, so sind nur die Beugemuskeln gleichzeitig Rotatoren des Unterschenkels. Der Popliteus ist ein fast reiner Einwärtsroller. Außer ihm sind der Semimembranosus, Semitendinosus, Gracilis und Sartorius Einwärtsroller. Als Auswärtsroller steht ihnen der Biceps femoris gegenüber. Ist das Terrain uneben, besonders beim Klettern auf steinigem Boden, so findet die vortastende Fußspitze durch Kombination von Kniebeuge, Rollung im Unterschenkel und Drehung im Fußgelenk richtigen Kontakt mit dem Boden; die Sohle kann sich so dem Terrain anschmiegen, daß sie genügend breit das Standbein stützt. Rollung des Unterschenkels bedeutet für den Fuß wegen der Winkelstellung, die er gewöhnlich zum Bein hat, das gleiche wie Ab- oder Adduktion im Fußgelenk. Die beiden Arten von Bewegung werden bei gebeugtem Knie zur gegenseitigen Steigerung oder vikariierend füreinander benutzt. Bei gestrecktem Knie scheidet die Rollung des Unterschenkels im Kniegelenk unweigerlich aus. Das ist der einfachste Kunstgriff, sie beim Lebenden auszuschalten, um die Fußbewegungen von den Kniebewegungen zu isolieren.

Rotationen des Fußes um die eigene Längsachse (Pro- und Supination) sind nur im Fußgelenk, nie im Kniegelenk oder sonst im Unterschenkel möglich. Man kann sich nicht eindringlich genug klar machen, daß Pro- und Supinationen der Hand gerade *nicht* im Handgelenk, sondern nur im Unterarm ausgeführt werden, daß die äußerlich entsprechenden Bewegungen des Fußes aber gerade im Fußgelenk zustande kommen (s. S. 574, 481).

Die Beugemuskeln greifen mit ihren Insertionen am Unterschenkel so sehr über die Gelenkspalte hinab, daß sich bei Beugung und Rotation im Knie auch der Querschnitt des Oberschenkels verändert (Abb. 270). Denn sie hebeln sich von ihrer Unterlage ab, je mehr das Knie gebeugt wird.

5. Allgemeines über den Unterschenkel und Fuß.

Hand und Fuß sind von sehr ähnlichen historischen Anlagen abzuleiten; aber die *Stützfunktion* des Fußes hat beim Menschen, welcher allein (außer den hier nicht in Betracht kommenden Vögeln) dauernd aufrecht zu gehen vermag, solche Besonderheiten gegenüber der Hand gezeitigt, daß der menschliche Fuß nächst dem Gehirn das hervorstechendste Merkmal unserer spezifischen Organisation geworden ist. Greifen und Stützen sind bei keinem Säugetier außer beim Menschen so spezialistisch auf Hand und Fuß verteilt; der anthropomorphe Affe mit zeitweilig aufrechtem Gang hat immer noch einen „Greiffuß" und eine „Stützhand", d. h. jede Extremität hat *beide* Funktionen, wenn auch in verschiedenem Grade. Der aufrechte Gang hat die Förderung der einen mit Unterdrückung der anderen bezahlt; so ist der Fuß zum reinen Stützorgan, die Hand zum reinen Greiforgan im Stehen und Gehen geworden. Es ist nötig, die *Mittel*, durch welche das geschah, scharf ins Auge zu fassen, weil in ihnen die Anatomie des menschlichen Fußes als gegenwärtiges Schlußresultat dieser ungeheuren Umwälzung verankert ist und weil alle essentiellen Einzelheiten dieses Teiles des Bewegungsapparates danach orientiert sind. Das System: Unterschenkel + Fuß ist biologisch so scharf abgegrenzt, daß wir es hier im Zusammenhang behandeln.

Wir betonen dadurch, wie sehr es von den betreffenden Abschnitten der oberen Extremität verschieden ist; bei jener wurde eine andere Anordnung des Stoffes gewählt (Ellenbogen- und Handgelenk nicht getrennt, sondern gerade zusammengestellt, S. 347).

Hand und Fuß stimmen darin überein, daß relativ wenig Muskelfleisch in ihnen selbst liegt (kurze Hand- und Fußmuskeln), daß dafür Sehnen von außerhalb liegenden gewaltigen Muskelmassen die Hand- und Fußwurzel in einer Fülle wie nirgends sonst am Körper überbrücken und wie Transmissionsriemen von weit her die Endabschnitte der Glieder in Bewegung setzen (lange Muskeln am Unterarm und am Unterschenkel). Darin sind beide den gleichen Weg gegangen. Solange der Fuß Greiffuß war, war die Befreiung von schweren Muskelmassen besonders wichtig wie jetzt noch bei der Hand. Sie ist mit in die menschliche Organisation herübergenommen. Dagegen hat die proximale Ausdehnung dieser Muskelmaschinen beim Bein eine wesentlich andere Grenze als am Arm. Die langen Hand- und Fingermuskeln sind, wie wir gesehen haben, größtenteils am Humerus befestigt; sie überspringen also außer dem Handgelenk (und den weiter distal gelegenen Fingergelenken) auch das Ellenbogengelenk. Die langen Fuß- und Zehenmuskeln bleiben aber größtenteils auf den Unterschenkel beschränkt; nur 2 Muskeln, der Gastrocnemius und der Plantaris (Tabelle S. 550), greifen auf den Oberschenkel über, ohne aber mit den Oberschenkelmuskeln, welche das Kniegelenk überspringen, an Bedeutung für dieses Gelenk konkurrieren zu können. Das Ellenbogen- und Handgelenk stehen deshalb in einer viel engeren Abhängigkeit voneinander als das Knie- und Fußgelenk. Was schon in der Gemeinsamkeit von zahlreichen Muskeln für Ellenbogen und Hand zutage liegt, das tritt bei den Gelenken selbst in organischer Wechselwirkung besonders deutlich hervor. Der passive Apparat ist durch die eigenartige Überkreuzung von Radius und Ulna bei der ursprünglichen Pronationsstellung der Hand das Instrument gewesen, mit welchem jene Muskulatur bald die Beweglichkeit des Ellenbogens, bald diejenige der Hand zu vermehren lernte.

Die 2 Freiheitsgrade des Handgelenkes werden durch die Pro- und Supination um einen 3. Grad erweitert, so daß die Hand als Ganzes alle Freiheiten eines Kugelgelenkes genießt. Was dort die *Pro- und Supination im Unterarm* an Bewegungsmöglichkeit für die Hand leistet, das ist in einem gewissen Grad auch *im Fuß* möglich, nur mit ganz anderen Mitteln. Bezeichnenderweise ist der gangbare wissenschaftliche Sprachgebrauch davon ausgegangen, daß wir die Großzehe vom Fußboden nach oben heben und um die Längsachse des Fußes herumbewegen können, wie wir dies mit dem Daumen tun, wenn wir den Handteller analog der auf dem Boden ruhenden Fußsohle auf eine flache Unterlage legen. Bei der Hand nennt man diese Bewegung Supination. Beim Fuß heißt sie ebenfalls „Supination"; die entgegengesetzte Bewegung, bei welcher die Kleinzehe und der äußere Fußrand gehoben werden, heißt „Pronation". Am Arm wie am Bein sind in beiden Fällen die *langen* Muskeln ausschließlich oder vornehmlich die ausführenden Motoren. Der Laie kann leicht zu dem Glauben verführt werden, die Hand könne sich selbst um ihre Längsachse drehen, während der Kundige weiß, daß das Handgelenk beim Lebenden *niemals* zu einer reinen

Rotation benutzt wird; diese findet ausschließlich im Arm statt. Pro- und Supination des Fußes sind dagegen *ausschließlich im Fuß selbst* lokalisiert.

Man überzeuge sich am eigenen Fuß. Wir können wohl die Fußspitze heben und senken, ohne die Fußränder gegeneinander zu heben oder zu senken. Diese einfache Scharnierbewegung ist aber auch die einzige, welche im Fuß ohne Rotation möglich ist. Sowie wir die Fußspitze in anderer Richtung als in reiner Hebung und Senkung bewegen — und wir können sie auf einer Kugelfläche herumführen, wie wenn der Fuß mit einem Kugelgelenk am Unterschenkel befestigt wäre (Fußrollen) —, so treten zwangläufige Mitbewegungen der Fußränder hinzu (Pro- und Supination des Fußes). Freilich muß man, um sich nicht zu täuschen, die Knöchel fixieren. Denn entgegengesetzte Bewegungen im Knie- oder Hüftgelenk können die Drehungen des Fußes um seine Längsachse verdecken; am Fuß selbst sind sie unausbleiblich.

Diese Feststellungen genügen vorläufig um einzusehen, daß das innere Getriebe für die Hand bei voller Freiheit ihrer Beweglichkeit weit am Arm hinaufgreift und das Ellenbogengelenk noch mit umfaßt, daß dagegen der Fuß alle Freiheit *in sich* hat; es braucht kein Übergreifen der Bewegungen über die Fußwurzel hinaus proximalwärts stattzufinden, um dem Fuß eine der ihm überhaupt möglichen Stellungen zu geben. Wir können wohl durch Bewegungen des Beines den Fuß mitbewegen und dadurch reine Fußbewegungen steigern oder ersetzen; aber es kommt dadurch nicht so essentiell Neues hinzu wie bei der Hand etwa durch die Pro- und Supinationen im Unterarm. Der Unterschenkel konnte auf diesem Wege in die Säule des Beines als festes Bauelement hineingepaßt werden. Das wird sich am Unterschenkel selbst noch im einzelnen zeigen, da die beiden parallelen Knochen, aus denen er besteht, nicht nur keiner Überkreuzung fähig sind (wovon beim Arm die ganze Entwicklung des Systems seinen Ausgang nahm), sondern dahin spezialisiert wurden, daß nur einer, das *Schienbein*, Stützorgan ist und mit dem Femur zusammen zur starren Tragsäule für den Körper vereinigt wird, wenn das Bein sich im Kniegelenk streckt (Standbein).

6. Das Skelet des Unterschenkels.

Von den beiden Unterschenkelknochen, *Ossa cruris*, ist nur das *Schienbein*, *Tibia* (griech. κνήμη, Kneme), am Kniegelenk beteiligt; der Anteil an jenem Gelenk ist früher beschrieben worden. Das *Wadenbein*, *Fibula* (griech. περόνη, Perone), ist mit dem oberen Ende lediglich am Schienbein befestigt (S. 536). Die distalen Enden beider Knochen formen zusammen eine Gabel (Abb. 285), welche den obersten der Fußwurzelknochen, das *Sprungbein*, *Talus*, umfaßt. Hier sind beide Knochen beteiligt: *Talocruralgelenk, oberes Sprunggelenk.* Äußerlich ist die Gegend bekannt durch das Vorspringen der beiden Enden der Gabel unter der Haut, der *Fußknöchel*, *Malleoli*, von denen der eine, *Malleolus medialis*, dem Schienbein, der andere, *Malleolus lateralis*, dem Wadenbein angehört. Die Tibia ist so ausschließlich Stützorgan für die Last des Körpers, daß bei Bruch der Tibia die Fibula einknickt, weil sie den Körper allein nicht zu tragen vermag. Sie ist bei vielen Tieren verschwunden bis auf das distale Ende, welches für die Gelenkgabel notwendig bleibt. Aber beim Menschen spielt sie als Ursprungs- und Insertionsstelle für Muskeln und Bänder eine wichtige Rolle. Die Tibia ist weitaus stärker als die Fibula. Sie liegt medial und vorn, die Fibula lateral und hinten (Abb. 261). Letztere ist tief in den Muskeln versteckt (Abb. 286). Der Name „Wadenbein" kennzeichnet dies. Das Schienbein liegt so oberflächlich, daß es mit seiner Innenfläche unmittelbar die Haut berührt. Hier ist der Knochen Stößen von außen sehr stark ausgesetzt. Wie empfindlich das nervenreiche Periost ist, wissen wir alle aus schmerzlicher Erfahrung bei solchen Vorkommnissen.

Es gehört zu den Kampfkniffen, einen starken Mann durch Schlag auf das Schienbein zu überrumpeln. Direkte Gewalten fraktuieren in erster Linie die Tibia.

Tibia. Das *Schienbein, Tibia,* hat im Querschnitt im allgemeinen die Form eines gleichschenkligen spitzwinkligen Dreiecks. Der Spitze des Dreiecks entspricht die unmittelbar unter der Haut liegende scharfe vordere Kante, *Crista anterior,* die von einem rundlichen Höcker unterhalb des Kniegelenkes, *Tuberositas tibiae,* beginnend leicht geschwungen nach abwärts läuft und im unteren Viertel des Knochens allmählich verstreicht. Die beiden anderen Ecken des Dreiecks entsprechen der *Crista interossea* und dem gerundeten medialen Rande, *Margo medialis.* Die Dreiecksform des Querschnitts, die Massenverteilung der Knochensubstanz im Querschnitt und die von proximal nach distal abnehmende Dicke des Knochens sind in vollkommenem Grade der Biegebeanspruchung der Tibia durch das Körpergewicht angepaßt, das bei allen Stellungen den Knochen nach vornkonvex zu biegen trachtet. Das meiste Knochenmaterial liegt an der Basis des dreieckigen Querschnittes, an der Druckseite. Wäre die Tibia lediglich auf Biegung beansprucht (wie wenn ich einen mit beiden Händen gefaßten Stock biege), so wären die Spannungsgrößen auf der Zug- und Druckseite (vorn und hinten) gleich groß. Da aber die Tibia außer auf reine Biegung durch das Körpergewicht noch zusätzlich auf Druck beansprucht wird, sind die Spannungen au der Druckseite höher als auf der Zugseite. In manchen Stellungen des Beines wird das Verhältnis der Druckspannungen zu den Zugspannungen größer als 4:3, als das Verhältnis der Druckfestigkeit zur Zugfestigkeit des Knochengewebes. Trotzdem bricht der Knochen nicht, weil die kontrahierten Muskeln durch gegensinnige Biegung seine Biegebeanspruchung durch das Körpergewicht weitgehend ausgleichen (S. 517). — Das hier Gesagte gilt im Prinzip wohl für alle Röhrenknochen (s. Femur, Linea aspera, S. 509).

Es gibt gelegentlich noch eine 4. Leiste auf der Hinterfläche der Tibia zwischen M. tibialis posterior und M. flexor digitorum longus (Abb. 286). Der Querschnitt ist dann mehr oder minder deutlich vierseitig. Der 4. Knochenkamm ist wesentlich durch die Ausbildung des Tibialis posterior bedingt. Bei den prähistorischen neolithischen Typen ist er besonders deutlich. Der Querdurchmesser der Tibia tritt relativ zurück, je stärker die Crista anterior und jener hintere Knochenkamm ausladen. Man nennt diese Art „Abplattung" *Platyknemie.* Im allgemeinen ist die Tibia des jetzt lebenden Europäers *euryknem,* d. h. der Querschnitt ist gleichseitig prismatisch. Bei grazilen Schienbeinen des rezenten Menschen, besonders bei Frauen, kann der Querschnitt oblong sein, weil der Querdurchmesser wenig ausgebildet ist (falsche Platyknemie). Die Flächen können in mannigfaltiger Weise gehöhlt oder torquiert sein.

Brüche kommen zwar nicht selten, aber bezeichnenderweise fast nur bei Männern im besten Lebensalter vor, d. h. infolge der mit vielen schweren Körperarbeiten verbundenen Gefahren, besonders beim Sturz aus großer Höhe oder bei festgeklemmten Fuß und Einwirkung von stürzender Gewalt auf den Körper.

Unter *Torsion der Tibia* versteht man die Erscheinung, daß der größte Querdurchmesser des distalen Tibiaendes gegen den des proximalen Endes einen Winkel bildet, was beim Neugeborenen nicht der Fall ist. Möglicherweise ist die postfetale Änderung der größten Querschnittsrichtung eine Folge der bei Kulturmenschen gewohnheitsmäßigen und für die sichere Unterstützung des Körpers zweckmäßigen Auswärtsdrehung der Fußspitzen (sog. militärische Stellung). Die Abweichung ist unabhängig von der Torsion des Femur. Je nach dem Grad der Tibiatorsion ist die Fußspitze um 5—20⁰ gegen die Medianebene auswärts gedreht, wenn die Querachse des oberen Tibiaendes frontal steht. Bei Menschenaffen ist die Drehung entgegengesetzt der beim Menschen (negativ). Deshalb dient die Torsion im positiven Sinne als eines der unterscheidenden Merkmale für die Knochen der Hominiden. Die Neandertalrasse hatte sie in ausgeprägtem Maße. Sie ist der Grund dafür, daß der äußere Knöchel weiter hinten als der innere steht (Abb. 261).

Die Tibia steht so zum ganzen Körper, daß ihr Schaft, *Corpus tibiae,* mit der Längsachse in die gradlinige Verbindung der Mittelpunkte des Hüft-, Knie- und Sprunggelenkes fällt (Abb. 261). Man nennt diese Linie die *Hauptachse (Traglinie).* Die Schaftachse des Femur weicht von ihr um 5—7⁰ ab; darin sind besondere Vorteile für die Wirkung der Hüftmuskulatur und für die Äquilibrierung des Beckens begründet (S. 456).

Vergleicht man die Richtung der Bein- und Armknochen miteinander (Abb. 143a u. 261), so ist deutlich, daß in beiden Fällen eine gewisse X-Stellung der Knochen normal ist (Valgusstellung). Bei senkrecht herabhängendem Arm weichen die *Unter*armknochen von dem im Lot hängenden Oberarm lateralwärts ab, beim senkrecht stehenden Bein ladet der Schaft des *Ober*schenkelknochens lateralwärts gegen die Unterschenkelknochen aus. Das beruht auf den ganz verschiedenen inneren Konstruktionstypen. Beim Arm ist die Diagonalachse des Unterarmes für die Pro- und Supinationen wichtig; indem ihre Verlängerung durch den Drehpunkt des Oberarmes im Schultergelenk führt, verstärken und ersetzen Rotationen des ganzen gestreckten Armes die distalen Drehbewegungen (sog. Hyperpronation und Hypersupination). Die Lage der Achse erhöht die *Beweglichkeit* der Hand (Motilität). Beim Bein dagegen ist

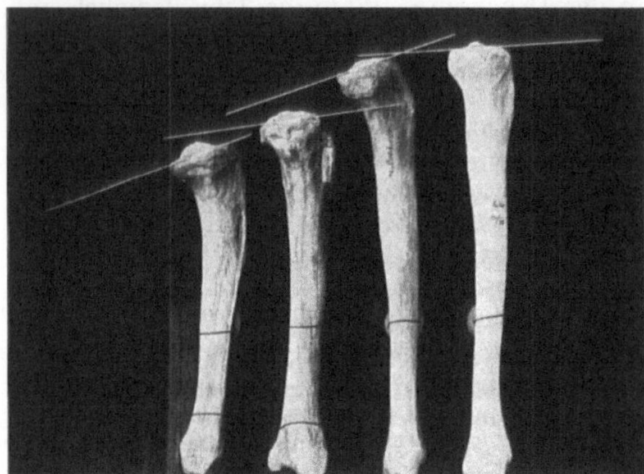

die *Festigkeit* (Stabilität) besonders groß, weil das Schienbein seiner Längsrichtung nach bei aufrechter Körperstellung genau in die Traglinie fällt; denn der Oberkörper ruht allein auf den Femurköpfen und kann also seinem Gesamtgewicht nach im obersten Punkt der Traglinien konzentriert gedacht werden.

Der Tibiofemoralwinkel (Abduktionswinkel) darf 174° nicht wesentlich nach der einen oder anderen Richtung verlassen; sonst entsteht das pathologische X- oder O-Bein *(Genu valgum, Genu varum)*.

Abb. 284. Retroflexion der Tibia. Von links nach rechts: Gorilla, Homo primigenius (Spy I), Indianer aus Paraguay, Europäer.

Eine Rückwärtsbiegung des proximalen Tibiaendes mit nach hinten abschüssigen Gelenkflächen für das Femur (*Retroflexion und Retroversion*, Abb. 284) ist für Menschenaffen charakteristisch und beim menschlichen Fetus konstant, verschwindet aber in den ersten Monaten nach der Geburt. Es ist eine Voraussetzung für die leichte Äquilibrierung des aufrechten Körpers auf den Unterschenkeln, daß das Schienbein gerade gestreckt ist; eine Krümmung in der Sagittalebene würde eine dauernde Muskelarbeit erfordern, um den Oberkörper und die Körperlast im Gleichgewicht zu erhalten. Schräg stehende Gelenkflächen machen das aufrechte Stehen nicht unmöglich (z. B. Patagonier), aber quer zur Hauptachse ausgerichtete Stützflächen erleichtern es (Europäer). Beim Fetus ist die Retroflexion der Tibia mitbedingt durch die Zusammenkauerung im Mutterleib. Sie kann rassenmäßig durch besondere Lebensweise weitergebildet sein, z. B. bei Hockern. Es treten dann zu der Retroflexion bestimmte Abänderungen der proximalen Gelenkflächen und besondere distale Druck-Flächen gegen den Talus hinzu: „orientalischer" Typus von Tibia und Talus.

Die Länge des Schienbeines steht nicht in so enger Korrelation zur Gesamthöhe des Individuums wie die des Femur (S. 508). Die untere Extremität streckt sich während der kindlichen Wachstumsperiode mehr als die obere. Der Oberschenkel speziell wächst stärker als der Oberarm, dagegen wird der Unterarm im Verhältnis zum Oberarm größer als der Unterschenkel im Verhältnis zum Oberschenkel.

Für die Bezeichnungen der Tibia sei hier zusammengestellt, was in den betreffenden Abschnitten auf Grund der Korrelation zu den Muskeln, Bändern, Gelenken bereits synthetisch beschrieben ist oder noch zu beschreiben ist. Am *proximalen* Ende unterscheiden wir den *Condylus medialis* und *lateralis*, die *Eminentia intercondyloidea* mit einem *Tuberculum intercondyloideum mediale* und *laterale*, ferner die *Fossa intercondyloidea anterior* und *posterior* (Abb. 288a u. b). Siehe über diese Höcker und Grübchen die Beschreibung des Kniegelenkes. Der *Margo infraglenoidalis* zieht besonders vorn parallel dem Rande des Knochens. Die *Facies articularis fibularis* liegt außen und hinten. Das *Mittelstück* der Tibia, *Corpus tibiae*, hat vorn die *Crista anterior*, welche oben in die Tuberositas tibiae ausläuft, medial den *Margo medialis*, lateral die Crista *interossea* (Abb. 286). Die Flächen heißen *Facies medialis, lateralis* und *posterior*. Auf der Hinterfläche (Abb. 288 b) liegt die *Linea poplitea* für den gleichnamigen Muskel und dicht darunter das *Foramen nutricium*. Der hier beginnende Kanal verläuft schief von oben außen nach unten innen, also in umgekehrter Richtung wie am Femur, aber gleichsinnig mit dem Canalis nutricius des Humerus. In der Nähe der beiden Epiphysenlinien dringen metaphysäre Gefäße in den Schaft ein (S. 281). Das *distale* Ende des Knochens ist vierseitig. Der *Malleolus medialis* hat eine *Facies articularis malleolaris*, welche mit der *Facies articularis inferior* der Tibia die Hohlrolle für den Talus bilden hilft.

Eine *Incisura fibularis* an der Außenseite der Tibia nimmt die Fibula auf. Hinter dem inneren Knöchel liegt der *Sulcus malleolaris* (für die Sehnen des M. tibialis posterior und M. flexor digitorum longus).

Die *Ossifikation* der Diaphyse setzt einige Tage später als die des Femur ein (7.—8. Woche). Die obere Epiphyse hat für beide Kondylen zusammen einen Kern, der meistens kurz nach dem in der distalen Femurepiphyse noch vor der Geburt (in 78% der Fälle) auftritt; Knochenkern der distalen Epiphyse zu Anfang des 2. Jahres. Verschmelzung distal im 17., proximal im 19. Lebensjahr. Die Tuberositas tibiae entsteht im 11.—13. Lebensjahr von der proximalen Epiphyse aus, schiebt sich von da abwärts und ist durch ein sehr wechselnd geformte Grenzlinie vom Schaft geschieden. Verwechslungen mit einem künstlichen Riß bei Jugendlichen durch Zug des Quadriceps können bei Röntgenuntersuchung unterlaufen.

Fibula. Das *Wadenbein, Fibula*, ist so lang wie die Tibia, aber so gegen sie verschoben, daß das obere Ende, *Capitulum fibulae*, um so viel tiefer steht gegenüber der oberen Gelenkfläche der Tibia, wie das untere Ende, *Malleolus lateralis*, gegenüber dem Malleolus medialis tibiae (Abb. 261). Man kann die beiden Knöchel gut sehen und fühlen. Der äußere springt weniger vor als der innere. Seine Spitze liegt je 1,25 cm unterhalb und hinter der Spitze des letzteren. Dadurch kommt die distale Epiphysenscheibe des Wadenbeines jugendlicher Individuen in das gleiche Niveau wie die Endfläche der Tibia zu liegen (Abb. 285); die Gabel, mit welcher beide Unterschenkelknochen die Fußwurzel, speziell den Talus, umfassen, hat eine längere äußere als innere Zinke.

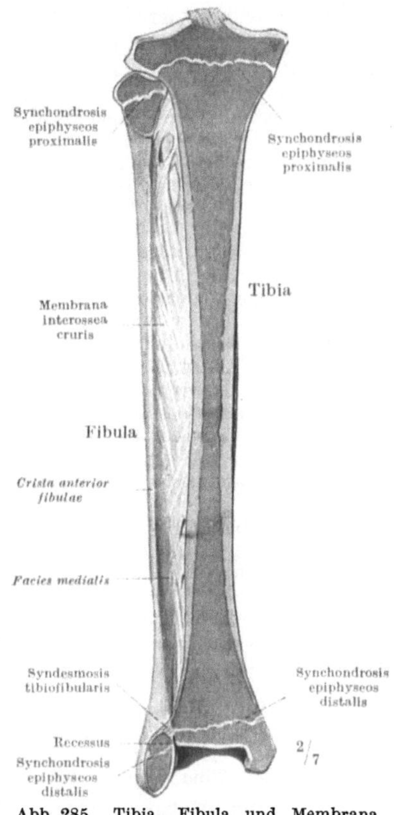

Abb. 285. Tibia, Fibula und Membrana interossea. Frontalschnitt durch den Unterschenkel eines Knaben.

Der Talus, welcher den Schlußstein des Fußgewölbes bildet, ist, wie wir noch sehen werden, am ehesten geneigt, nach innen auszuweichen, da er nach dieser Richtung von unten her am wenigsten unterstützt ist. Indem sich die Unterschenkelgabel mit der lateralen längeren Zinke an ihn anpreßt, führt sie den Talus so, daß seine Neigung, medialwärts abzugleiten, gebremst ist. Allerdings besteht darin eine gewisse Gefahr für die Fibula, wie sich bei den so häufigen Knöchelbrüchen zeigt.

Da die Gabel zwischen den beiden Unterschenkelknochen durch starke Bänder zusammengehalten wird, so wirkt ein Druck des Talus auf den Malleolus lateralis wie auf einen zweiarmigen Hebel. Der obere längere Hebelarm ist das Mittelstück der Fibula, das federnd nachgibt. Bei starken Stößen auf den Talus, welche das Gelenk zu sprengen drohen (Umknicken des Fußes nach außen, *Pes valgus*), liegt die Hauptspannung 5—7,5 cm oberhalb des Knöchels. Reißen die Bänder, so kann das Wadenbein ausweichen. Gewöhnlich aber halten diese stand, dann bricht der Knochen an der genannten Stelle ein, sobald seine eigene Widerstandskraft und die geringe Verschieblichkeit in dem oberen Tibiofibulargelenk erschöpft sind. Beim Umknicken des Fußes nach innen *(Pes varus)* kann durch Zerrung ähnliches eintreten, nur seltener.

Der Knochen im ganzen ist außerordentlich schlank, aber mit massiver Corticalis und relativ schmächtiger Spongiosa und engem Markraum versehen. Er ist so elastisch, daß er in sich geringen Verschiebungen des distalen Endes bei den Bewegungen des Fußes nachgeben kann. Die Achse der Fibula steht meistens etwas schräg zur Achse der Tibia, weil das obere Ende an dem Nachbarknochen mehr nach hinten angelenkt ist als das untere Ende. Der Querschnitt ist oft dreieckig, aber sehr variabel und ebenso die Kanten, welche die Querschnittsfigur hervorrufen (Abb. 286).

Gewöhnlich zieht im *Mittelstück* der Fibula, *Corpus*, eine *Crista anterior* zwischen der *Facies medialis* und *Facies lateralis* hin (Abb. 288a). Die *Facies posterior* ist gegen die *Facies medialis* durch die *Crista medialis* begrenzt, gegen die Facies lateralis durch die *Crista lateralis*, die stumpfeste der 3 üblichen Kanten (Abb. 286). Oft kommt noch die sehr variable *Crista interossea* vor, welche sich innerhalb der Facies medialis erhebt und die Ansatzlinie für die Membrana interossea abgibt. Auch die übrigen Cristae sind Anheftungslinien für bindegewebige Membranen. An der Crista anterior ist das Septum intermusculare anterius angeheftet, an der Crista lateralis das Septum intermusculare posterius, an der Crista medialis das tiefe Blatt der Fascia cruris. Da die Septa wie die Membrana interossea als Ansatzflächen für Muskeln dienen, sind auch die Cristae vom Muskelsystem beeinflußt, auf welches verwiesen sei. Sie laufen etwas spiralig zur Längsachse, was der Richtung der formbestimmenden Muskeln entspricht, und versteifen den dünnen Knochen. Das *proximale* Ende der Fibula ist annähernd viereckig. Es steht unter der Wirkung des Biceps femoris und Soleus, zweier speziell für die Aufrichtung des Körpers wichtiger Muskeln. Die Größe und Form des Capitulum ist für den Menschen geradezu charakteristisch (Abb. 288a u. b). Die Spitze heißt *Apex capituli*, die Gelenkfläche *Facies articularis capituli*. Sie ist sehr verschieden groß, je nachdem die Fibula höher oder weniger hoch an der Tibia heraufgreift. Das *distale* Ende der Fibula heißt *Malleolus lateralis*. Es trägt auf der Innenseite die *Facies articularis malleoli*, welche mit den beiden Gelenkflächen der Tibia die Hohlrolle für den Talus formt. Der Malleolus lateralis artikuliert meistens an einer kleinen Stelle auch mit der Tibia (Abb. 285). Hinter der Gelenkfläche für den Talus liegt auf der Innenseite des Malleolus eine *Bandgrube* mit rauher Oberfläche für das Lig. talofibulare posterius, hinten auf der Außenseite des Malleolus eine glatte *Furche* für die Sehnen des M. peronaeus longus und brevis (Abb. 288b). Die Crista lateralis begleitet die Sehnen zu dieser Furche, indem sie spiralig nach hinten umbiegt.

Das *Foramen nutricium* liegt auf der Hinterfläche des Knochens, etwa an der Grenze zwischen oberem und mittlerem Drittel, aber etwas tiefer als das der Tibia. Der Kanal geht von außen oben nach unten innen und erreicht den Markraum wie bei der Tibia etwa in der Mitte des Knochens. Die beiden Unterschenkelknochen wachsen also hauptsächlich in ihrer proximalen Hälfte (vgl. Abb. 154).

Die *Ossifikation* der Fibula setzt später als bei der Tibia ein. Bei der Diaphyse beträgt die Differenz wenige Tage (8. Fetalwoche); der Malleolus lateralis erhält im 2. Lebensjahr, das Capitulum erst im 4. Lebensjahr seinen Kern, Verschmelzung im 17.—19. Lebensjahr, aber auch der Tibia folgend.

Membrana interossea cruris. Die Membrana interossea steht schräg (Abb. 286). Sie schließt den Raum zwischen Schien- und Wadenbein, *Spatium interosseum*, mit straffen glänzenden Fasern ab; die vorderen und hinteren Muskeln des Unterschenkels sind durch sie voneinander getrennt. Oben besteht eine große Lücke (Abb. 288a u. b), unten eine kleinere als Durchlaß für Gefäße. Nerven gehen nicht durch sie hindurch. Der N. peronaeus zieht außen um den Knochen herum (daher existiert außen am Capitulum fibulae ein Druckpunkt für ihn, Abb. 288a). Die Befestigungslinien der Membran an den beiden Knochen des Unterschenkels ist durch die Cristae interosseae ausgezeichnet.

Ehe die Skeletstäbe des Unterschenkels beim menschlichen Embryo verknorpeln, hängen sie als einheitliches Gewebe zusammen. Diese Gewebsplatte, welche dorsale und ventrale Muskeln scharf scheidet, gliedert sich erst später. Tibia und Fibula entstehen in den Rändern und die Membrana interossea in dem zwischen beiden liegenden Teil der Scheidewand. Eine wirkliche Lücke, Spatium, wie beim macerierten Skelet ist am vollständigen Skelet in keiner Phase vorhanden. — Die meisten Fasern ziehen schräg von der Tibia abwärts zur Fibula; es schichten sich aber auch entgegengesetzt gerichtete Fasern vorn und hinten auf diese (Abb. 285). Unten und oben hängt die Membrana mit den Bändern der Tibiofibulargelenke zusammen (s. diese). Sie dient den Muskeln zu beiden Seiten als Ursprungsfläche. — Durch die obere Lücke der Membrana interossea gehen die *Vasa tibialia anteriora*, durch die untere die feine A. perforans aus der A. peronaea.

7. Die langen Muskeln des Unterschenkels und Fußes als aktive Bewegungsfaktoren.

a) Bewegungsrichtungen des Fußes (Nomenklatur), Fußknochen (Übersicht) und genetische Gruppierung der Muskeln (Tabelle).

Sämtliche Muskeln, welche am Unterschenkel entspringen, inserieren am Fuß. Zum Teil gehen sie zu den Fußwurzel- und Mittelfußknochen, *Tarsalia, Metatarsalia*, zum Teil zu den Zehenknochen, *Phalanges*. Dem Gesamtgewicht nach sind bei einem kräftigen Individuum für die ersteren 1118 g ermittelt worden (oder 323 g, wenn man die ganz einseitig spezialisierten und für die verschiedenartigen Fußbewegungen weniger wichtigen Wadenmuskeln abzieht), für die Zehenmuskeln bei demselben Individuum zusammen 257 g. Diese letzte Zahl kommt dem kleineren der beiden erstgenannten Gewichte so nahe, daß schon daraus erkannt werden kann, wie wenig die Rolle der Zehenmuskeln sich in der kümmerlichen Bewegung der Zehen selbst erschöpft. Sie sind ebenso wichtige Muskeln für die Bewegung des *ganzen* Fußes wie die an der Fußwurzel und am Mittelfuß inserierenden Individuen. Deshalb ist es nötig, für *alle* Muskeln des Unterschenkels zu bestimmen, welche Bewegungen des Fußes durch sie ausgelöst werden können.

Nur der M. popliteus macht eine Ausnahme; er ist am Unterschenkel nur insertiv befestigt und deshalb den Oberschenkelmuskeln eingereiht worden (S. 519).

Die Bezeichnung der Bewegungen des Fußes bedarf einer Verständigung, da sehr verschiedene Ausdrucksweisen üblich sind. Wie bei der Hand nennen wir sämtliche Bewegungen, bei welchen die *Flächen* des Fußes vorangehen, *Flexionen*; wir unterscheiden *Dorsal-* und *Plantarflexion*, je nachdem der Fußrücken (Dorsum pedis) oder die Fußsohle (Planta pedis) vorangeht. Die Bewegungen, bei welchen die *Ränder* des Fußes vorangehen, heißen wie bei der Hand *Abduktionen*, und zwar kann man sie je nach der Richtung *tibiale* und *fibulare Abduktion* nennen. Statt tibialer Abduktion wird man kürzer *Adduktion*, statt fibularer Abduktion schlechthin *Abduktion* sagen, weil beim Fuß keine Verwechslung über die Richtung auf den Körper hin oder von ihm weg möglich ist wie bei der Hand.

Ihrer Herkunft nach sind die Muskeln auf der Vorderseite des Unterschenkels, welche dorsal flektieren, *dorsale* Muskeln der Extremität und als solche heißen sie Extensoren. Die Muskeln auf der Hinterseite des Unterschenkels sind ventrale Muskeln und heißen Flexoren.

Wird der Fuß um seine Längsachse gekreiselt, so nennen wir dies *Pro-* und *Supination*, obgleich diese Bewegungen ganz verschieden lokalisiert sind von denen der Hand (S. 541).

Geht man von den Muskeln aus, so kann man sich mnemotechnisch den Unterschied zwischen Pro- und Supination daran merken, daß die *Peronaei Pronatoren* sind; diese Muskeln liegen *außen* am Unterschenkel und heben den *äußeren* Fußrand. Über den Vergleich der Großzeh- und Daumenbewegung s. S. 541, 605.

*Misch*bewegungen erfolgen nicht wie die *reinen* Bewegungen um eine der 3 Hauptachsen des Fußes, nämlich um seine Längsachse (Pro-Supination), um seine Querachse (Dorsal-Plantarflexion) oder um seine senkrechte Sagittalachse (Ab-Adduktion), sondern die Mischbewegungen sind Kombinationen folgender Art: 1. Pronation + Abduktion + Dorsalflexion; 2. Supination + Adduktion + Plantarflexion (Abb. 300). Diese beiden Kombinationen sind zwangläufig aneinander gekettet. Der Kürze halber braucht man für sie gewöhnlich nur einen der 3 Namen, und zwar für Nr. 1 Pronation (auch Abduktion) und für Nr. 2 Supination (auch Adduktion); die aus dem Englischen übernommenen Bezeichnungen *Eversion* (1) und *Inversion* (2) sind dem Wortsinn nach gleichbedeutend mit Pro- und Supination und deshalb überflüssig. Deutsche Ausdrücke sind: „Auswärtskanten" für Pronation, „Einwärtskanten" für Supination des Fußes (als Provinzialismus auch „Umklinken" nach außen und innen).

Der Fuß ist ein zweiarmiger Hebel mit einem langen vorderen Arm, dem *Vorfuß*, und einem kurzen hinteren Arm, der *Hacke* oder *Ferse* (Abb. 294). Eine

Dorsalflexion des Vorfußes ist von einer Plantarflexion der Hacke begleitet und umgekehrt. Der Drehpunkt liegt dabei in der Gabel der Unterschenkelknochen. Auch Ab- und Adduktionen sind im allgemeinen in beiden Hebelarmen entgegengesetzt gerichtet, nur Pro- und Supinationen verlaufen stets in der gleichen Richtung. Da die Hacke viel weniger ausgiebig bewegt wird und da die Bewegung des längeren Hebelarmes viel bemerkbarer ist, so ist es üblich, die Bewegungen des Fußes im ganzen nach der Richtung des *Vorfußes* zu bezeichnen. Spricht man z. B. von Abduktion des Fußes schlechthin, so meint man den Vorfuß und setzt, falls nicht das Gegenteil ausdrücklich bemerkt wird, stillschweigend voraus, daß die Hacke nicht abduziert, sondern adduziert wird.

Wäre der Fuß eine in sich starre Säule, so müßten mit Notwendigkeit Ab- und Adduktionen sowie Dorsal- und Plantarflexionen von Vorfuß und Hacke gegensätzlich verlaufen. In Wirklichkeit kommen aber so starke Verschiebungen der Bauelemente des Fußgewölbes in sich vor, daß in gewissen Fällen auch bei Abduktion des Vorfußes eine Abduktion der Hacke eintreten kann usw.

Um die Befestigungen der langen Fußmuskeln am Fußskelet und ihre Wirkungen zu verstehen, muß man sich die *einzelnen Bauelemente* des Skelets gegenwärtig halten. Wir unterscheiden *Fußwurzelknochen, Tarsalia, Mittelfußknochen, Metatarsalia,* und *Zehenknochen, Phalanges* (S. 271). Durch die Belastung des Fußgewölbes im aufrechten Stehen sind die Knochen in der hinteren Hälfte des menschlichen Fußes ganz besonders kräftig und groß. Es gibt 7 Tarsalia: das *Fersenbein, Calcaneus,* das *Sprungbein, Talus,* das *Kahnbein, Naviculare tarsi,* das *Würfelbein, Cuboideum,* und die 3 *Keilbeine des Fußes, Cuneiformia* (Abb. 305a u. b). Mit dem Unterschenkel ist allein das Sprungbein verbunden. Es ist mit einer Gelenkrolle, *Trochlea tali,* in die Gabel der Unterschenkelknochen eingepaßt. Nach dem Naviculare zu trägt es einen Gelenkkopf auf derbem Stiel: *Caput* und *Collum tali.* Das Sprungbein ruht auf dem Fersenbein. Letzteres stützt sich mit dem Fersenhöcker, *Tuber calcanei,* auf den Boden (Abb. 294 u. 298); es unterstützt den Talus mit einer besonderen Ausladung seiner medialen Seite, dem *Sustentaculum tali* (Abb. 288b u. 291×,). Da der Talus nicht senkrecht über dem Calcaneus, sondern über dem medialen Rand dieses Knochens liegt, so ist der Vorsprung besonders notwendig; der Talus ruht auf dem Sustentaculum wie auf einer Konsole. Die übrigen Tarsalia sind nicht so vergrößert wie die beiden genannten. Das *Naviculare* und *Cuneiforme I* sind *mediale* Randknochen, das *Cuboideum* ist neben dem Calcaneus der einzige *laterale* Randknochen der Fußwurzel. Das *Cuneiforme II* und *III* sind die einzigen Fußwurzelknochen, welche nicht randständig sind.

Es gibt 5 Metatarsalia und 5 Zehen, *Digiti.* Die Großzehe, *Hallux,* ist zweigliedrig wie der Daumen; die übrigen 4 Zehen sind dreigliedrig wie die entsprechenden Finger. Man nennt die Knochen wie dort *Phalanx prima, secunda, tertia.*

Den 5 *Metatarsalia* entsprechen ursprünglich 5 distale Tarsalia; von diesen sind die 3 medialen als Cuneiformia beim menschlichen Fuß noch je in Beziehung mit dem betreffenden Metatarsale (Abb. 305a). Statt der beiden lateralen ist das Cuboideum vorhanden, welches 2 Metatarsalia (4. und 5.) trägt (vgl. Abb. 152b). Es entspricht wahrscheinlich nur dem 4. Tarsale, das 5. wird bei Säugetierembryonen nicht mehr angelegt.

Die Details der Fußknochen werden sich aus den Beziehungen zu den Muskeln und Gelenken ergeben. Man vergleiche vorläufig die Abbildungen (Zusammenstellung S. 598).

Die ursprüngliche Scheidung der gesamten Muskulatur in *dorsale* und *ventrale* Muskeln ist beim Unterschenkel rein erhalten in den beiden *Hauptgruppen,* welche durch die Unterschenkelknochen und die Membrana interossea voneinander scharf geschieden sind (rote und blaue Farbentöne für jede Gruppe in Abb. 286). Die dorsale Hauptgruppe liegt infolge der Drehung der unteren

Gliedmaße auf der Vorderseite, die ventrale auf der Hinterseite des Unterschenkels (Abb. 146b). Darin herrscht im allgemeinen Übereinstimmung mit dem Oberschenkel (Abb. 270). Doch ist die Hauptmuskelmasse nicht wie dort auf der Vorderseite, sondern auf der Hinterseite entwickelt, wenigstens im oberen Teil des Unterschenkels, der *Wade*. Eine den Adductoren des Oberschenkels vergleichbare Gruppe fehlt am Unterschenkel., Dafür zerfallen aber die Hauptgruppen in *Untergruppen oder Schichten,* ähnlich wie die Muskeln des Unterarmes (Abb. 159b), jedoch in etwas anderer Gruppierung als dort. Am Unterarm gibt es 2 übereinander geschichtete ventrale Gruppen, ebenso am Unterschenkel. Wir nennen sie die *oberflächlichen* Muskeln (Wadenmuskeln) und die *tiefen* Muskeln (hell- und dunkelblau, Abb. 286). Die dorsale Hauptgruppe zerfällt am Unterarm in 3, am Unterschenkel in 2 Untergruppen; sie sind dort übereinander geschichtet, hier liegen sie nebeneinander. Wir nennen sie am Unterschenkel wegen ihrer Lage *vordere* Muskeln (dunkelrot) und *laterale* Muskeln (hellrot).

Diese Einteilung ist der beistehenden Tabelle für die langen Fußmuskeln zugrunde gelegt. Die Details über die Ursprünge und Insertionen sind dort zusammengestellt; die Tabelle soll die Einzelbeschreibung der Muskeln im Text ergänzen.

Lange Fußmuskeln (einschl. Wadenmuskeln).

(Insertionen am Fußskelet.)

o = Ursprung (origo); i = Insertion (insertio); N. = Nervus.

A. Vordere Muskeln des Unterschenkels (dorsale Muskeln).
   1. M. tibialis anterior (S. 550) [N. peronaeus profundus].
      o: Condylus lateralis und Facies lateralis tibiae (proximale zwei Drittel), Fascia cruris, Membrana interossea (bis zum distalen Drittel).
      i: Cuneiforme I, Metatarsale I.
   2. M. extensor digitorum longus (und M. peronaeus tertius) (S. 551) [N. peronaeus profundus].
      o: Condylus lateralis tibiae, Capitulum et Crista anterior fibulae bis zum distalen Viertel, Fascia cruris, oberes Viertel der Membrana interossea, Septum intermusculare anterius.
      i: Dorsalaponeurosen der 2.—5. Zehe. Dorsalflächen der Metatarsalia V (et IV) als M. peronaeus tertius.
   3. M. extensor hallucis longus (S. 553) [N. peronaeus profundus].
      o: mittlere beide Viertel der Facies medialis fibulae, Membrana interossea.
      i: Nagelphalanx der 1. Zehe (Nebensehnen zum Grundgelenk der Großzehe).

B. Laterale Muskeln des Unterschenkels (dorsale Muskeln).
   4. M. peronaeus longus (S. 557) [N. peronaeus superficialis].
      o: Condylus lateralis tibiae, Kapsel der Articulatio tibiofibularis, Capitulum fibulae, proximales Drittel der Crista anterior und proximale zwei Drittel der Crista lateralis der Fibula, Septa intermuscularia (fibularia) anterius et posterius, Fascia cruris.
      i: Tuberositas des Metatarsale I, (II), Cuneiforme I.
   5. M. peronaeus brevis (S. 558) [N. peronaeus superficialis].
      o: laterale Fläche des Wadenbeines, etwa mit dem zweiten Drittel seiner Länge beginnend, fortgesetzt auf die hintere Fläche bis in die Nähe des Malleolus lateralis, Septa intermuscularia (fibul.) anterius et posterius.
      i: Tuberositas des Metatarsale V, mittels feiner Sehne zur 5. Zehe.

C. Tiefe Muskeln der Hinterseite des Unterschenkels (ventrale Muskeln).
   6. M. tibialis posterior (S. 561) [N. tibialis].
      o: hintere Fläche der Membrana interossea und angrenzende Ränder der Tibia und der Fibula herab bis zum distalen Viertel, Fascia cruris profunda.
      i: Tuberositas des Os naviculare, Plantarfläche des 1. (2. und 3.) Keilbeines, Basis des Metatarsale II, III, IV, Cuboid.

7. M. flexor hallucis longus (S. 563) [N. tibialis].
   o: distale zwei Drittel der hinteren Fibulafläche, Membrana interossea, manchmal Sehnenblatt zwischen ihm und Tibialis posterior, Septum intermusculare (fibulare) posterius.
   i: Basis der Endphalanx der 1. (2., 3., [4.]) Zehe.
8. M. flexor digitorum longus (S. 565) [N. tibialis].
   o: hintere Fläche der Tibia, von Linea poplitea fibulärwärts bis zur distalen Epiphyse des Wadenbeines, zwischen den beiden Knochen von einer membranösen, den Tibialis posterior bedeckenden Sehnenarkade.
   i: Endphalangen der 2.—5. Zehe als M. perforans.
D. Oberflächliche Muskeln der Hinterseite des Unterschenkels, Wadenmuskeln (ventrale Muskeln).
   9. M. soleus (S. 568) [N. tibialis].
      o: Köpfchen und oberes Drittel der hinteren Fläche des Wadenbeines, mittlere beide Viertel der Tibia von Linea poplitea tibiae abwärts, Sehnenbogen zwischen Capitulum fibulae und Tibia (Arcus solei).
      i: gemeinsam mit Gastrocnemius am Tuber calcanei, Tendo calcaneus (Achillis).
   10. M. plantaris (S. 568) [N. tibialis].
      o: Planum popliteum oberhalb des Condylus lateralis femoris, Kniegelenkkapsel.
      i: Tuber calcanei, medial von der Achillessehne und der Bursa tendinis calcanei.
   11. M. gastrocnemius (S. 569) [N. tibialis].
      o: zweiköpfig am Planum popliteum femoris oberhalb der Kondylen, Kapsel des Kniegelenkes.
      i: gemeinsam mit Soleus am Tuber calcanei, Tendo calcaneus (Achillis).

b) Vordere Muskeln des Unterschenkels (Tabelle S. 549/1—3).

Die vordere Gruppe (dunkelrot, Abb. 286) besteht aus 3 oder 4 Muskeln, welche in einer gemeinsamen osteofibrösen Loge vereinigt sind. Die Loge ist innen begrenzt von der Tibia, in der Tiefe von der Membrana interossea, der Fibula und außen von dem Septum fibulare anterius, welches die Fibula verbreitert (ähnlich wie am Oberarm der Humerus durch Septen verbreitert ist). Oberflächlich ist die Loge durch die Fascia cruris abgeschlossen. Sie öffnet sich nur distalwärts in *3 Leitkanäle*, welche die Sehnen der Muskeln dieser Gruppe zum Fuß hingelangen lassen.

Musculus tibialis anterior (Tabelle S. 549/1). Er hat seinen Namen von der Tibia, deren vorderer Kante er sich anschmiegt (Abb. 286). Die Crista anterior selbst kommt im Oberflächenrelief des Beines nicht zum Ausdruck, sondern der vorquellende Muskelbauch verwischt die Schärfe der Kante, besonders wenn er kontrahiert wird. Der Vorderkontur des Unterschenkels ist deshalb im Profil gewöhnlich etwas nach vorn ausgebuchtet. Vom Condylus lateralis tibiae bis zum inneren Fußrand liegt die ganze Oberfläche des Muskels frei unter der Fascie (Abb. 287). Im oberen Drittel enthält die Fascia cruris besonders viele Sehnenfasern, weil der Muskel hier von ihr entspringt. In diesen Teil strahlen auch Züge der Endsehne des Biceps femoris aus, die teils senkrecht bis zur Mitte des Unterschenkels zu verfolgen sind, teils im Bogen zur Tuberositas tibiae ziehen. Sie unterstützen die Befestigung des Tibialis, wenn der Biceps kontrahiert ist. Die Sehne des Tibialis kommt zwischen mittlerem und unterem Drittel des Unterschenkels an die Oberfläche; sie springt, wenn der Muskel in Aktion tritt, ganz besonders deutlich vor, weil ihr Fach unter dem Verstärkungsband der Fascie, *Lig. cruciatum*, eine verhältnismäßig dünne vordere Wand hat. Man kann deshalb die Sehne durch die Haut des Fußrückens, wenn sie sich von der Skeletunterlage abhebelt, als einen dicken Strang bis an den Innenrand des Fußes verfolgen. Sie wickelt sich um diesen bis auf die Plantarfläche herum und inseriert ungeteilt oder mit 2 getrennten Sehnenzipfeln am Cuneiforme I und Metatarsale I (Abb. 292 u. 305b), an letzterem immer mit der Hauptmasse (bis zum Verhältnis 10:1). Diese Stelle ist von den kurzen Halluxmuskeln bedeckt.

Die *Wirkung* des Tibialis anterior besteht bei beweglichem Fuß (Spielbein) in kräftiger Dorsalflexion des Fußes, Adduktion und Supination.

Bei faradischer Reizung des Muskels ist die mit der Supination verbundene Adduktion der Fußspitze nur etwa in der Hälfte der Fälle deutlich zu erzielen. Greifen andere Muskeln ein, so wird die pronatorische oder supinatorische Komponente unterstützt (Peronaei für erstere, Tibialis posterior und Triceps surae für letztere, Abb. 288a u. b). Die Sehne des Muskels, welche sich bei starker Pronation immer mehr um den Innenrand des Fußes herumwickeln würde, setzt dem einen energischen Widerstand entgegen; sie gehört zu den Faktoren, welche das Abgleiten des Talus verhindern, wenn das Sustentaculum tali des Calcaneus schräg zu liegen kommt (Abb. 291). Bei schlaffen Muskeln wirkt die Belastung des Fußes in dieser Richtung und befördert den Plattknickfuß (Pes valgus).

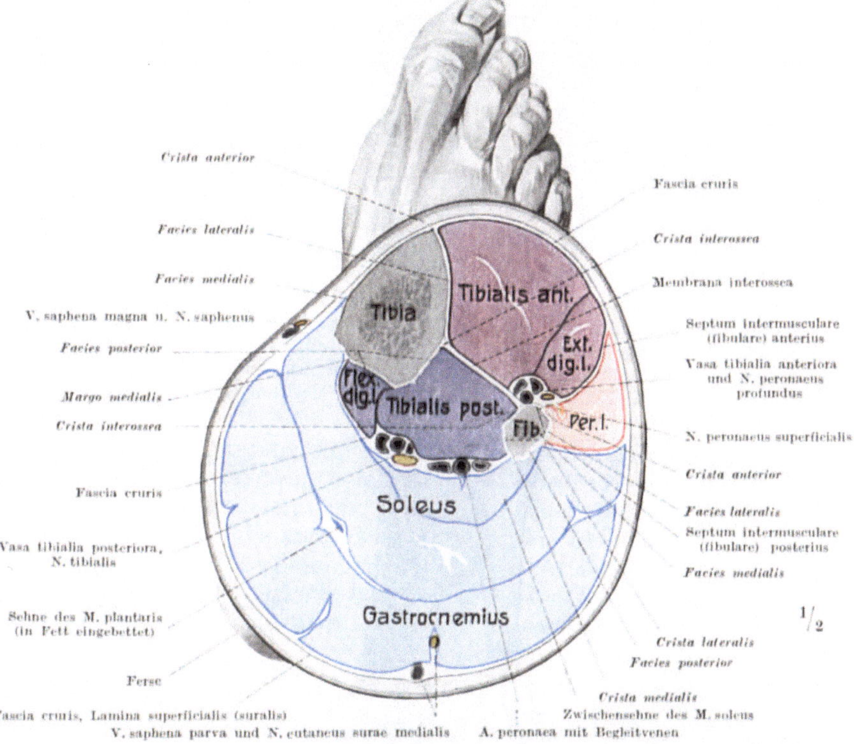

Abb. 286. Querschnitt durch den Unterschenkel, Grenze zwischen oberem und mittlerem Drittel. Schematische Farben wie in Abb. 159 u. 270.

Bei fixiertem Fuß (Standbein) nähert der Tibialis anterior den Unterschenkel dem Fußrücken, z. B. bei kräftigem Vornhineinlegen des Körpergewichtes im schnellen Vorwärtsschreiten. Daher rührt die Ermüdung und Schmerzhaftigkeit des Muskels beim schnellen Gehen, Schlittschuhlaufen, Skifahren usw.

Innervation: N. peronaeus profundus mit Ästen, welche längs der lateralen Seite gruppenweise in jedes Drittel des Muskels eintreten. Segmentale Nerven: L 4—5, (S 1). *Blutzufuhr:* A. tibialis anterior, A. recurrens tibialis anterior. Der Außenrand des Tibialis anterior leitet das Messer zu dem Gefäßnervenstamm auf der Membrana interossea beim Aufsuchen dieser Gebilde in der Tiefe (Abb. 286). *Schleimbeutel* und *-scheide:* Zwischen Insertionssehne und Cuneiforme I schiebt sich die konstante *Bursa subtendinea musculi tibialis anterioris* ein, welche die Scheuerung von Knochen und Sehne aneinander verhindert. Die Schleimscheide in dem Fach, in welchem die Sehne unter dem Lig. cruciatum gleitet, ist bis zu 9 cm lang und konstant *(Vagina tendinis musculi tibialis anterioris).*

Musculus extensor digitorum longus und Musculus peronaeus tertius (Tabelle S. 549/2). Während der Tibialis anterior die mediale Nische der osteofibrösen

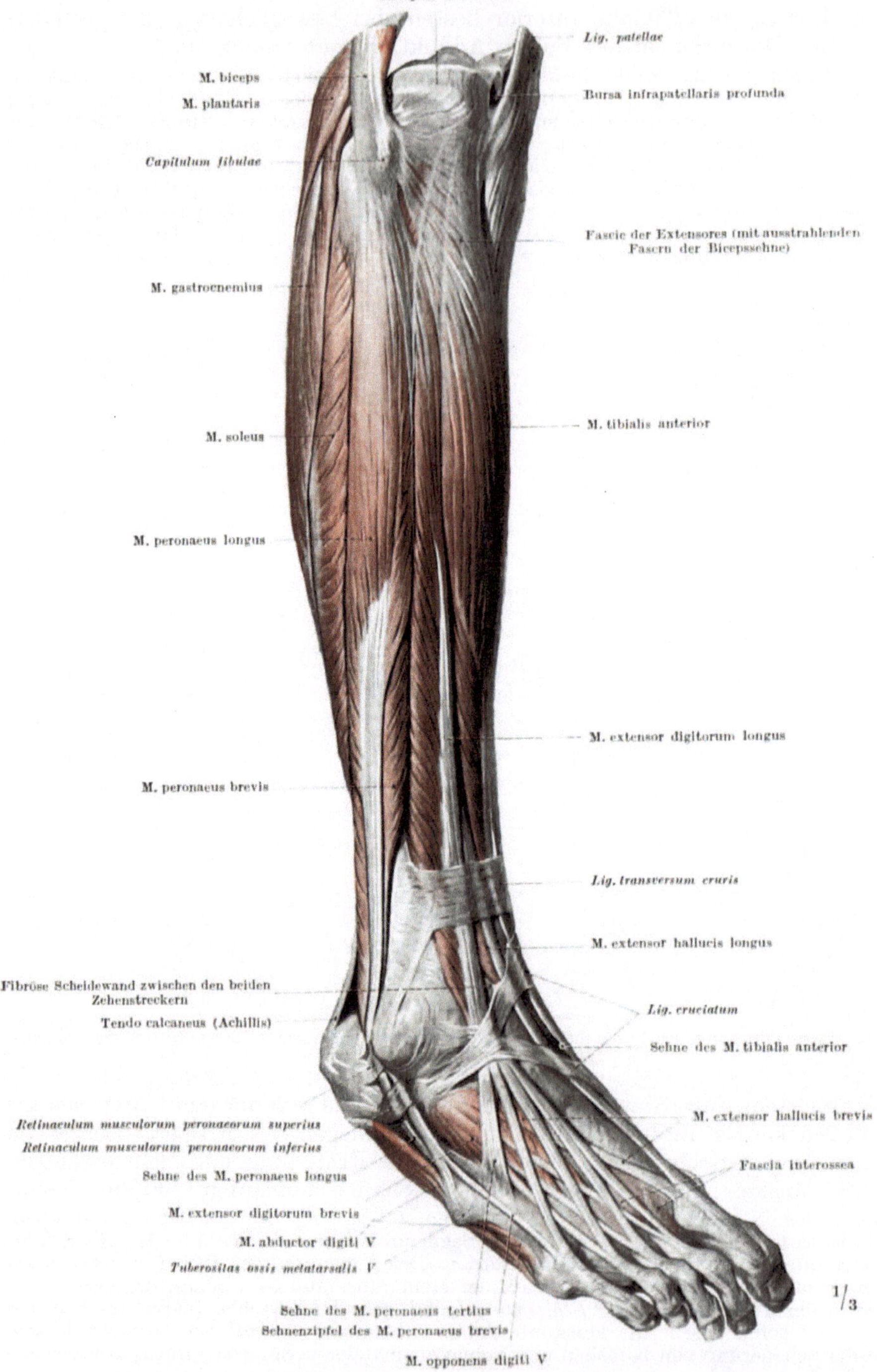

Abb. 287. Dorsale Muskeln des Unterschenkels und Fußes, Fuß plantarflektiert.

Loge für die vordere Muskelgruppe einnimmt, füllt der lange Zehenstrecker die laterale, kleinere Nische und nutzt deren Wände als Ursprungsflächen für seine Fasern aus (Abb. 286). Beide Muskelbäuche bilden eine einheitliche Wölbung an der Vorderseite des Unterschenkels. Der Extensor liegt vollständig oberflächlich wie der Tibialis anterior (Abb. 287). Auch seine Ursprungspartie ist oberflächlich aponeurotisch. Die Beziehungen zu den Sehnenfasern des Biceps femoris sind die gleichen wie beim vorigen Muskel. Die Muskelfasern verlaufen parallel und inserieren schräg an den Sehnen, von welchen diejenige für die 2. Zehe am höchsten oben selbständig wird, die übrigen gemeinsam etwas tiefer. Die 4 Sehnen zu den dreigliedrigen Zehen strahlen erst, nachdem sie in einem gemeinsamen Fach das Lig. cruciatum passiert haben, fächerförmig aus. Sie sind platt und schmiegen sich eng ihrer muskulösen Unterlage an (Extensor digitorum brevis und Extensor hallucis brevis). Die Sehnen inserieren in den Dorsalaponeurosen der Zehen, zusammen mit den Sehnen des Extensor brevis (Abb. 305a).

Eine Abspaltung des langen Zehenstreckers, welche an der Basis der Metatarsalia V (et IV) inseriert, heißt *Peronaeus tertius* (Abb. 287 u. 305a). Dieser Muskel kann aus einem ganz selbständigen Muskelbauch bestehen, welcher nichts anderes ist als das abgespaltene untere Stück des Extensor digitorum longus. Oder aber im Muskelfleisch besteht überhaupt keine Trennung, sondern es geht nur eine besondere Sehne zum charakteristischen Anheftungspunkt am Metatarsale V.

Von hier aus geht häufig noch ein Sehnenzipfel zur Kleinzehe als Zeichen der ursprünglichen Abspaltung der Peronaeussehne von der Extensorsehne dieser Zehe. Zwischen den beiden Extremen des völlig abgespaltenen und völlig verbundenen Muskelfleisches des Peronaeus tertius und des Extensor longus gibt es alle Zwischenstufen. Der Muskel wechselt proteusartig von Fall zu Fall fast wie der Palmaris longus der Hand. Es kann selbst jede Spur eines Peronaeus tertius fehlen (8,2%).

Die *Wirkung* des Extensor digitorum longus auf die Zehen ist sehr geringfügig. Er bewirkt dagegen beim Spielbein eine Dorsalflexion des ganzen Fußes, die, wenn der Peronaeus tertius und Extensor hallucis beteiligt sind, an Kraft sogar die Arbeit des Tibialis anterior noch ein wenig übertrifft. Dabei proniert und abduziert er den Fuß, besonders der Peronaeus tertius, da dessen Sehne voll bei der Drehung zur Wirkung kommt. Bei feststehendem Fuß (Standbein) funktionieren der lange Zehenstrecker und Peronaeus tertius wie der Tibialis anterior.

Innervation: N. peronaeus profundus mit Nervenzweigen, welche nur in die proximalste Partie des Muskels eintreten. Der Nervenstamm passiert den Ursprung des Muskels durch Lücken, welche je von einem Sehnenbogen überbrückt sind (Abb. 288a). Die Nervenzweige für den Peronaeus tertius sind die gleichen wie die intramuskulären Äste im Extensor longus. Nur bei völlig abgespaltenem Peronaeus entspringt ein separater Nervenast vom N. peronaeus profundus in Malleolenhöhe. Segmentale Nerven: (L 4), L 5, S 1. *Blutzufuhr:* A. tibialis anterior. *Schleimscheide:* Die Schleimscheide in dem gemeinsamen Fach unter dem Lig. cruciatum für die Sehnen des Extensor longus und Peronaeus tertius ist ebenfalls für diese gemeinsam. Sie ist die kürzeste und breiteste der 3 Sehnenscheiden und besonders fest durch das Lig. fundiforme (S. 571) mit dem Kreuzband verankert (Abb. 287).

Musculus extensor hallucis longus (Tabelle S. 549/3). Der Muskel ist zwischen die beiden vorigen Muskeln von der Grenze zwischen oberem und mittlerem Fibuladrittel an eingeschoben. Weiter proximal paßt der Tibialis in eine Delle des Extensor longus genau hinein. Aber auch im mittleren Drittel des Unterschenkels überlagern und umscheiden die Bäuche der beiden Nachbarmuskeln den Großzehenstrecker vollständig; erst gegen das Kreuzband zu werden seine Sehne und manchmal der unterste Abschnitt des Muskelfleisches zwischen ihnen sichtbar (Abb. 287). Legt man die beiden Nachbarmuskeln auseinander (was erst nach Durchtrennung des Lig. transversum und Lig. cruciatum möglich ist), so kann man den ganzen Muskelbauch des Extensor hallucis bis zur

Membrana interossea bequem zugänglich machen. Die Sehne ist am Fußrücken des Lebenden gut durch die Haut sichtbar zu machen, wenn die Großzehe energisch gehoben wird. Sie benutzt ein besonderes Fach unter dem Kreuzband

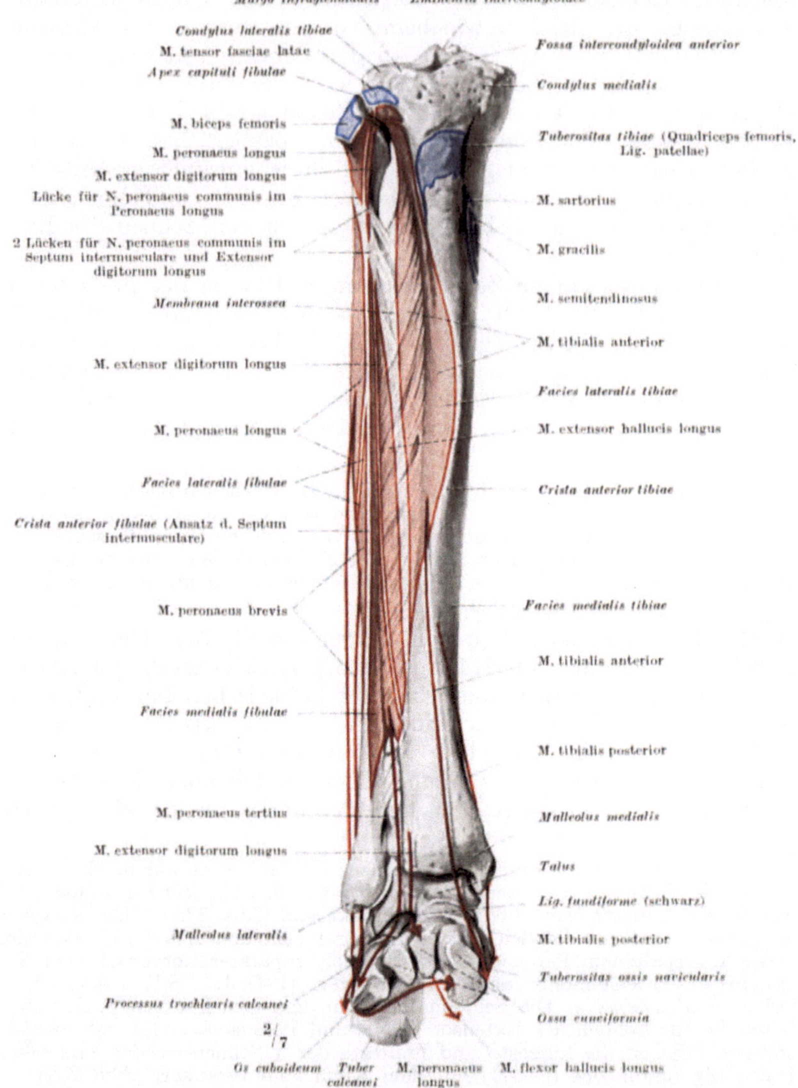

Abb. 288a. Ursprünge (rot) und Insertionen (blau) der vorderen und lateralen Muskeln des Unterschenkels. Die Pfeile geben die Hauptrichtungen der Muskeln in natürlicher Lage an. Der Fuß ist in der LISFRANCschen Linie amputiert.

und inseriert am Endglied der Großzehe (Abb. 305a). Sie ist nicht mit der Sehne des Extensor hallucis brevis verschmolzen.

Die *Wirkung* auf die Großzehe ist stärker als bei den übrigen Zehen und betrifft Grund- und Endglied, da das erstere vom letzteren mitgenommen wird. Die Dorsalflexion des ganzen Fußes (Spielbein) wird, wie beim Extensor digitorum longus, wesentlich unterstützt (Abb. 311). Die Wirkung im Sinne von Supination—Adduktion und Pronation—Abduktion ist individuell verschieden.

Beim Standbein nähert er mit den übrigen Extensoren den Unterschenkel dem Fußrücken.

Beim Zehengang (Kunsttanz) reguliert der lange Großzehenstrecker die Stellung der Großzehe; seine zahlreichen, längs dem medialen Fußrand befestigten Antagonisten und die Wadenmuskeln erheben dagegen den Körper auf die Großzehe.

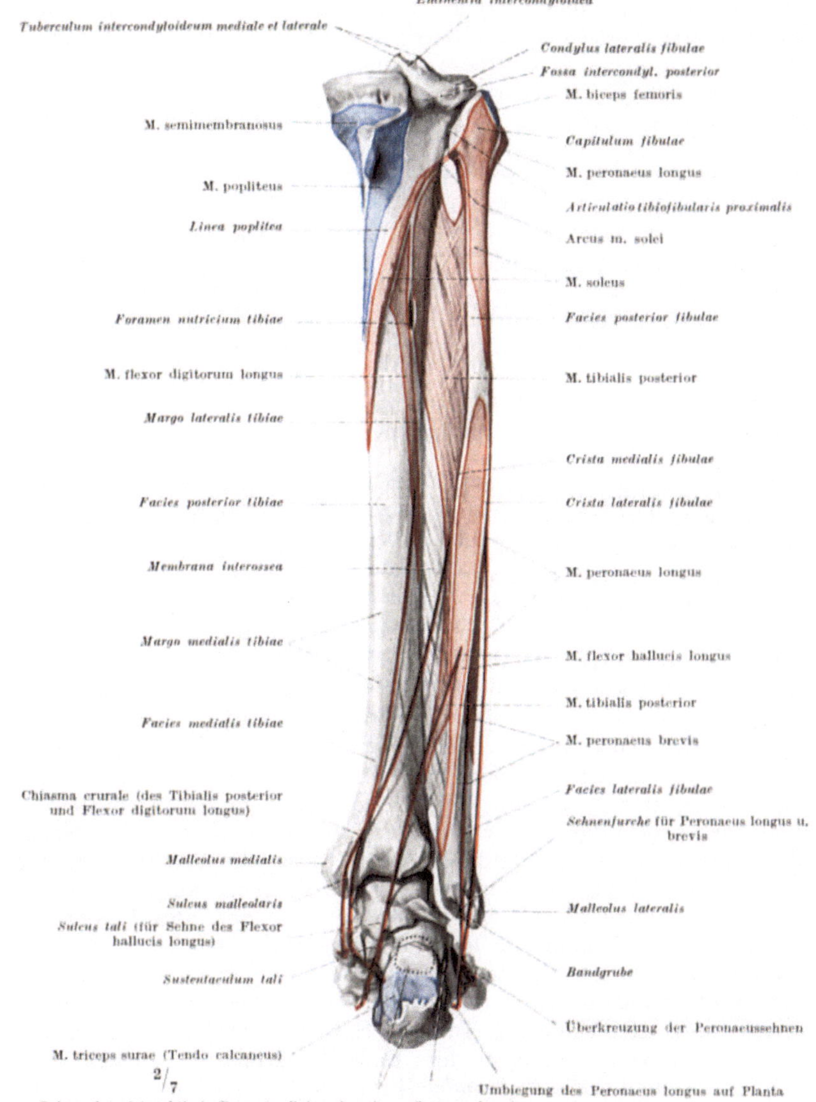

Abb. 288 b. Ursprünge (rot) und Insertionen (blau) der Muskeln auf der Hinterseite des Unterschenkels. Pfeile wie in a. Fuß nicht amputiert.

Innervation: N. peronaeus profundus mit 2 Muskelästen. Segmentale Nerven: (L 4), L 5, S 1. *Blutzufuhr:* A. tibialis anterior. Die Sehne überkreuzt die Arterie bei ihrem Übergang in die A. dorsalis pedis und auch den N. peronaeus profundus an der Fußwurzel. Bis dahin liegt das Gefäßnervenbündel zwischen Extensor hallucis longus und Tibialis anterior. *Schleimscheide:* Die Schleimscheide, in welcher die Sehne in ihrem besonderen Fach unter dem Lig. cruciatum gleitet, liegt in der Mitte zwischen der Sehnenscheide des Tibialis und des Extensor digitorum; sie steht auch ihrer Länge nach zwischen beiden. Distalwärts reicht sie am weitesten, proximalwärts kaum so weit wie die Sehnenscheide des Extensor digitorum.

c) *Laterale Muskeln des Unterschenkels* (Tabelle S. 549/4—5).

Die beiden Wadenbeinmuskeln, *Peronaei (Fibulares)*, welche zu dieser Gruppe gehören, liegen in einer gemeinsamen osteofibrösen Loge (hellrot, Abb. 286), deren Wände in der Tiefe aus der Facies lateralis der Fibula und aus 2 von diesem Knochen ausgehenden Septa intermuscularia bestehen. Die Oberfläche der Loge ist von der Fascia cruris gebildet. Die Septa intermuscularia sind bindegewebige straffe Fortsetzungen der Fibula, welche beiderseits den angrenzenden Muskeln Ursprungsflächen bieten. Das *Septum intermusculare (fibulare) anterius* setzt die Crista anterior der Fibula fort; von ihm entspringen Angehörige der vorderen und lateralen Muskeln. Das *Septum intermusculare (fibulare) posterius* setzt die Crista lateralis der Fibula fort; von ihm entspringen nur Angehörige der lateralen Muskeln; von den Wadenmuskeln lehnt sich der Soleus an das Septum an, ohne von ihm direkt zu entspringen. Die laterale Loge hat einen einzigen Ausgang, den die Sehnen der beiden Muskeln benutzen, um hinten um den Malleolus lateralis herum den äußeren Fußrand zu erreichen. Bei Normalstellung des Fußes beschreiben die Sehnen hinter dem Knöchel einen kurzen Bogen. Sie sind durch Verstärkungen der Fascia cruris an dieser Stelle davor behütet, daß sie über den äußeren Knöchel nach vorn hinwegschnellen *Retinacula peronaeorum* (Abb. 287).

Der Malleolus lateralis bietet dem Winkel der Sehnen ein sehr wirksames Hypomochlion, von dem aus sie die Lage des äußeren Fußrandes ganz anders und viel ausgiebiger beeinflussen können, als nach der Lage der Muskelbäuche in der Loge und ihrer Richtung zu erwarten wäre. Das ist aus der Größenentwicklung des äußeren Knöchels zu verstehen, welche bei vielen Säugetieren noch recht gering ist, so daß vielfach die Sehnen der Wadenbeinmuskeln noch vor anstatt hinter dem Knöchelhöcker liegen (z. B. bei allen Raubtieren und vielen Nagern). Je stärker der äußere Knöchel prominiert und je mehr er nach hinten rückt, um so stärker prägt sich die Besonderheit dieser Gruppe gegenüber den vorderen Muskeln des Unterschenkels aus. Die Erhaltung der Fibula ist also nicht nur für die Gelenke, sondern auch für diese Muskeln höchst notwendig. Die Selbständigkeit der Peronaeusgruppe liegt außer in der Zugehörigkeit zu einer besonderen Loge in der Innervation durch einen besonderen Nerven zutage (N. peronaeus superficialis). Die Wirkung wird durch die Rückverlagerung der Sehnen hinter den Knöchel derjenigen der tiefen Flexoren vergleichbar, welche ebenfalls *hinter* dem Drehpunkt des Fußes in der Gabel des Unterschenkels liegen (Abb. 289). Die Muskeln der lateralen Loge sind nicht Dorsalflexoren wie die übrigen dorsalen Muskeln, sondern sie können synergetisch mit den ventralen Muskeln den Fuß *plantarflektieren* (Abb. 311). Daher beträgt die Gesamtarbeit der Plantarflexoren (8 Muskeln, Tabelle S. 549/4—11) $18^1/_2$ Kilogrammeter gegenüber nur $4^1/_2$ Kilogrammeter der Dorsalflexoren (3 Muskeln, Tabelle S. 549/1—3). In bezug auf die *Fußränder* (Pro- und Supination, Ab- und Adduktion) sind die Peronaei dagegen Antagonisten der tiefen Flexoren geblieben. Wirken beide Gruppen gemeinsam, so heben sich die gegensätzlichen Wirkungen auf die Fußränder auf, und es resultiert *reine* Plantarflexion. Sie kommt der Erhebung des Körpers auf den Zehenspitzen zugute, welche bei aufrechter Körperhaltung *gegen* die Körperschwere erfolgen muß (die Dorsalflexoren haben dagegen nur das Fußgewicht zu heben). Die Umwandlung der Peronaei in Plantarflexoren war geradezu eine der Voraussetzungen des aufrechten Ganges bei den Vorfahren des Menschen.

Musculus peronaeus (fibularis) longus (Tabelle S. 549/4). Der Muskelbauch nimmt in der Peronaeusloge etwa die obere Hälfte ein und ist hier ausgiebig an sämtlichen Wänden, auch an der oberflächlichen Fascia cruris befestigt. Daher ist die Oberfläche des Muskels im obersten Abschnitt aponeurotisch (Abb. 287). Man sieht den Muskelbauch als deutlichen Wulst vorspringen, wenn die Fußspitze mit Kraft gesenkt wird, z. B. beim Tanzen oder Treten eines Fahrradpedales. Da dabei die vordere Gruppe schlaff ist und einsinkt, ist der Peronaeuswulst besonders deutlich. Er ist nirgends durch andere Muskeln verdeckt. Selbst die Sehne ist äußerlich beim Lebenden wahrnehmbar, z. B. beim Abwickeln des Fußes vom Boden im Gehen. In der Tiefe deckt der Muskel den N. peronaeus communis, welcher unmittelbar distal vom Köpfchen der Fibula in einen Kanal zwischen Knochen und Muskelfleisch eintritt (Abb. 288a).

Man bezeichnet die Pforte, durch welche der Nervenstamm das Septum intermusculare (fibulare) posterius passiert, um in die Peronaeusloge einzutreten, als *Hiatus communis* des Nervenkanals. Der N. peronaeus *profundus* durchquert die Peronaeusloge, verläßt sie durch das Septum anterius und erreicht auf diese Weise die vordere Loge für die Extensoren. Der N. peronaeus *superficialis* verläuft dagegen im Fleisch des Peronaeus longus abwärts und verbleibt in der Peronaeusloge bis zu der Stelle, wo der Endast die Fascia cruris durchbohrt (Hautnerv des Fußrückens).

Die Muskelfasern sind mit doppelter Fiederreihe an der Sehne befestigt, die bereits in der Mitte des Unterschenkels frei vorliegt (Abb. 287). Die Sehne ist in eine Delle des Peronaeus brevis eingebettet,

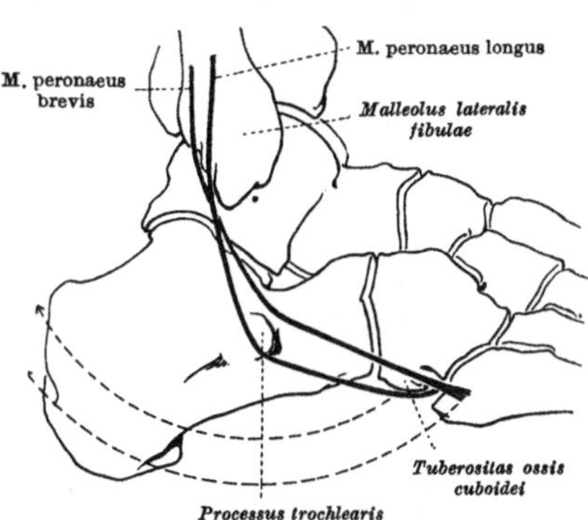

Abb. 289. Entscheidende Strecke der Sehnen der Peronaei. Der Punkt im Talus entspricht dem Querschnitt durch die Achse für die Plantar- und Dorsalflexion (Knöchelgelenk, Abb. 261).

so daß die Oberflächen beider Peronaei in eine einheitliche Fläche einnivelliert sind und auch wie ein einziger Muskelstrang vorspringen, wenn sie gleichzeitig innerviert werden, z. B. beim Aufrichten des Körpers auf die Fußspitzen. Dies kommt auch daher, daß der Bauch des Longus an Querschnitt um genau so viel abnimmt wie der unter ihm liegende Brevis an Querschnitt zunimmt. Die Sehne verschiebt sich auf der aponeurotischen Oberfläche des Brevis durch lockeres dazwischen liegendes Bindegewebe. Erst von der Höhe des Lig. transversum cruris ab erleichtert eine gemeinsame Sehnenscheide das Gleiten der Sehnen beider Muskeln gegeneinander längs der kritischen Stelle hinter dem Knöchel, wo die Reibung der Sehnen gegeneinander und gegen den Knochen am größten sein muß (*erster* Winkel). Jenseits der Retinacula geht die Sehne des Peronaeus longus unterhalb eines Knochenfortsatzes des Calcaneus, des *Processus trochlearis*, zum Fußrand (Abb. 289). Die Sehnenscheide hört an dieser Stelle auf. Die Sehne gleitet mit einem **in** sie eingelagerten Faserknorpel auf einer Facette der *Tuberositas ossis cuboidei* (Abb. 305b) und tritt, indem sie diesen Höcker als Hypomochlion benutzt, mit einem *zweiten*, spitzeren Winkel als dem Knöchelwinkel auf die Fußsohle (Abb. 292). Eingebettet in einem osteofibrösen Kanal gleitet sie in besonderer Sehnenscheide und erreicht fast den inneren Fußrand. Sie inseriert am lateralen Rande des Cuneiforme I und der Basis des 1. Metatarsale (Abb. 305b).

Diese Stelle liegt in nächster Nähe der Ansatzpunkte des M. tibialis anterior. Beide Muskeln zusammen können als eine durchlaufende Muskelsehnenschlinge aufgefaßt werden, in welche die genannten Knöchelchen des inneren Fußrandes eingelassen sind. Der Fuß steht gleichsam in einem Steigbügel, welcher aus der Sehne des Peronaeus longus und des Tibialis anterior zusammengesetzt ist (Abb. 288a). Daher wird durch Kontraktion des Peronaeus longus, falls der Tibialis gegenhält, die Höhlung des queren Fußgewölbes versteift;

die Wölbung des Fußrückens kann sogar deutlich gesteigert sein. Die Wirkung wird verstärkt durch Faserzüge, die fast regelmäßig von der Peronaeussehne zur Basis des Metatarsale V abzweigen.

Die *Wirkung* des Peronaeus longus auf den frei beweglichen Fuß (Spielbein) erkennt man am besten bei emporgehobener Fußspitze (Hackenfuß), weil dann der Muskel durch den Umweg, welchen die Sehne um den hinteren Knöchel herum macht, am stärksten gedehnt ist. Er ist Plantarflexor wie der Peronaeus brevis.

Die entscheidende Strecke für die Plantarflexion im Talocruralgelenk liegt hinter dem Malleolus lateralis (Abb. 289).

Der Peronaeus longus benutzt den lateralen Fußrand als Hypomochlion (Abb. 288 a) und senkt so den Fuß mit dem medialen Fußrand voran (Pronation); außerdem zieht er die Fußspitze nach außen (Abduktion). Bei der akuten spinalen Kinderlähmung (Poliomyelitis acuta) ist er sehr häufig besonders stark betroffen: der äußere Fußrand kann dann nicht gehoben und die Fußspitze nicht nach außen geführt werden (Pes equinovarus). Diese Stellung ist das Gegenbild zu der Wirkung eines normalen Peronaeus longus.

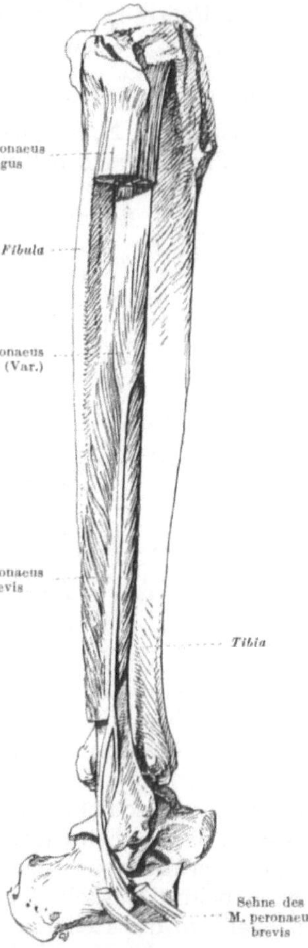

Bei feststehendem Fuß (Standbein) hilft der Muskel die Sohle auf den Boden aufdrücken, da er den Unterschenkel etwas nach hinten zieht.

Innervation: N. peronaeus superficialis mit 3 Ästen im proximalen Abschnitt des Muskelbauches. Segmentale Nerven: L 5, S 1 u. 2. *Blutzufuhr:* A. genus inferior lateralis, A. peronaea, A. tibialis anterior. *Schleimscheiden:* Die Sehne hat zwei Schleimscheiden. Die obere reicht am Unterschenkel empor und bis zur Fußwurzel hinab, *crurotarsal*; die untere liegt in der Sohle des Fußes, *plantar*. Beide sind voneinander durch eine kurze Zwischenstrecke auf dem Os cuboideum getrennt. Hier ist die Sehne nackt. Ein Zusammenhang beider Scheiden kommt nur äußerst selten vor. Dagegen ist regelmäßig die crurotarsale Scheide mit der Scheide für den Peronaeus brevis auf eine lange Strecke gemeinsam: *Vagina communis* tendinum musculorum peronaeorum. Nach dem Processus trochlearis des Calcaneus zu sind sie getrennt, so daß dieser Knochenfortsatz zwischen beide zu liegen kommt. Die gemeinsame Sehnenscheide wird von 2 getrennten Verstärkungsbändern der Fascie gedeckt und geschützt, dem *Retinaculum superius et inferius* (Abb. 287). Das obere liegt hinter dem Malleolus lateralis, das untere auf der lateralen Seitenfläche des Calcaneus. — Die plantare

Abb. 290. Peronaeus parvus. Das untere Ende des Muskels ist in diesem Fall abortiv (Befestigung der Sehne mit 2 Zipfeln am Calcaneus und an der Fibula anstatt an der Kleinzehe). Der Vorderfuß ist nach CHOPART abgenommen. (Umzeichnung nach FRETT: Morph. Jahrb. 42.)

Sehnenscheide liegt unmittelbar auf den tiefen Bändern der Fußsohle und den Fußknochen, *Vagina plantaris*. Sie ist vom Lig. plantare longum überbrückt und dadurch in einen osteofibrösen Kanal eingelagert, von dessen Wand ein großer Teil der kurzen Fußmuskeln entspringt.

Die *Lymphgefäße der Sehnenscheiden* ziehen teils längs der A. peronaea zu tiefen Lymphknoten der Kniekehle, teils oberflächlich längs der V. saphena magna et parva zu subcutanen Leistenknoten bzw. oberflächlichen der Kniekehle.

Musculus peronaeus (fibularis) brevis (Tabelle S. 549/5). Er liegt in der distalen Hälfte der Muskelloge für die beiden Peronaei und entspringt von deren knöcherner und fibröser Wand. Das Muskelfleisch reicht abwärts bis in die Nähe des äußeren Knöchels (Abb. 287). Die Oberfläche ist oben aponeurotisch als Gleitfläche für den Longus. Die Beziehungen zum Knöchel, zu der cruralen Sehnenscheide und den Retinacula, welche beiden Peronaei gemeinsam sind, sind beim vorigen Muskel beschrieben. Auch wurde dort erwähnt, daß der Brevis supratrochlear verläuft (Abb. 289). Da die Sehne am Fußrücken weiter dorsalwärts liegt als die Longussehne und da sie nicht nach der Planta zu verschwindet, so kann man sie am Lebenden bei kräftiger Pronation des Fußes durch die Haut sehen.

Die Hauptinsertion ist an dem vorspringenden Höcker des äußeren Fußrandes, der Tuberositas ossis metatarsalis V, befestigt (Abb. 305a). Die Sehne hat gewöhnlich noch eine Nebeninsertion, einen besonderen Zipfel, welcher bis zur Kleinzehe zu verfolgen ist (Abb. 287).

Dieser Zipfel ist das letzte Überbleibsel einer ganzen Gruppe von Muskeln, welche bei niederen Säugern (Monotremen) vom Unterschenkel zu *allen* Zehen gehen und unter den langen Zehenstreckern liegen: *lange, tiefe Strecker.* Als seltene Varietät kommt beim Menschen noch ein solcher separater tiefer Strecker vor, welcher oben in der Peronaeusloge beginnt und an der Kleinzehe inseriert (Peronaeus digiti V. superior s. parvus, Abb. 290). Von diesem ist die zarte Sehne des Peronaeus brevis zur Kleinzehe ein Rudiment; das Fleisch dieses Muskels ist gewöhnlich in den Brevis aufgegangen, die zarte Sehne geht noch selbständig zur Kleinzehe. Zu den übrigen Zehen gibt es am Unterschenkel des Menschen nichts Entsprechendes. Am Unterarm kommt jedoch ein solches System von langen, tiefen Streckern vor (Extensor indicis proprius, Extensores pollicis, S. 329). Der normale menschliche Fuß hat statt eines *cruralen* Systems von tiefen Streckern zur Zehe 1—4 ein *pedales* System (Extensor digitorum brevis und Extensor hallucis brevis, s. kurze Fußmuskeln). Diese fehlen an der Hand (als Varietät gelegentlich am 3. Finger vorhanden, S. 329).

Die Wirkung ist gleichsinnig derjenigen des Longus: er flektiert plantarwärts, proniert und abduziert den Fuß. Man kann sich leicht merken, daß alle 3 Peronaei Pronatoren sind. Über das Moment der Plantarflexion siehe beim vorigen. Die Abduktion hat das Besondere, daß sie auch von einer Abduktion der Hacke begleitet ist. Das Retinaculum inferius nimmt den Calcaneus mit und bringt so Vorfuß und Hacke in die gleiche Richtung, während im allgemeinen diese beiden Teile des zweiarmigen Hebels in verschiedener Richtung gehen (S. 548).

Da der Peronaeus brevis den Fuß im ganzen abduziert und auch proniert, so bringt er ihn in eine Stellung, bei welcher der Talus vom Calcaneus abzurutschen versucht (Abb. 291, gestrichelter Kontur; Plattknickfuß). Was bei Versagen des Tibialis anterior die Schwere des Körpers passiv versucht, das befördert aktiv ein einseitiges Überwiegen des Peronaeus brevis.

Innervation: N. peronaeus superficialis. Der Nerv durchbohrt in schrägem Verlauf den Peronaeus longus und liegt dann bis zur Grenze zwischen mittlerem und unterem Drittel des Unterschenkels zwischen beiden Peronaei. An der genannten Grenze durchbricht der sensible Endast die Fascia cruris. Der Ast zum Peronaeus brevis dringt in die Außenfläche des proximalen Abschnittes ein. Segmentale Nerven: L 5, S 1 u. 2. *Blutzufuhr:* A. peronaea, A. tibialis anterior. *Schleimscheide:* Siehe die Beschreibung der gemeinsamen Schleimscheide beim vorigen. Auf der supratrochlearen Strecke hat der Brevis seine besondere Schleimscheide und sein besonderes Fach unter dem Retinaculum inferius. Proximalwärts hängt dieser separate Teil der Scheide mit der gemeinsamen Sehnenscheide für beide Peronaei zusammen.

d) Tiefe Muskeln auf der Hinterseite des Unterschenkels
(Tabelle S. 549/6—8).

Die oberflächliche Schicht oder Wadenmuskeln sind Spezialisten. Sie haben ihre besonderen Beziehungen zum Fersenhöcker des Fersenbeines und wirken einseitig auf die Hacke. Durch Vermittlung dieses Hebelarmes bewegen sie *mittelbar* den Vorfuß aufs kräftigste in entgegengesetzter Richtung, z. B. bei der Erhebung des Körpers auf die Zehenspitzen. Dabei zeichnet sich die Wadenmuskulatur im Relief der Haut ganz besonders ab. Die Muskeln der tiefen

Schicht dagegen gehen *unmittelbar* an den Vorfuß; sie gleichen darin dem primitiven Verhalten der vorderen und lateralen Muskeln des Unterschenkels, die sämtlich am Vorfuß inserieren.

Es gibt bei den Wadenmuskeln des Menschen noch Anzeichen, daß auch sie ursprünglich zum Vorfuß gingen. Nach der Entwicklung des ganzen Fußes ist es nicht zweifelhaft, daß der Fersenhöcker ein sekundärer Auswuchs ist, eine Muskelapophyse, welche schon beim Vierfüßler das Abhebeln des Fußes vom Boden und das Vorschieben des Körpers erleichtert; sie ist daher weit verbreitet. Die Wadenmuskeln gingen dem Konflikt aus dem Wege, welcher für alle am Vorfuß inserierenden Muskeln entstehen mußte, weil der Fersenhöcker je größer er wird, um so gründlicher den geraden Weg dieser Muskeln zur Fußsohle versperrt. Sie verlegten ihre Insertion auf den Fersenhöcker und gingen dadurch enge korrelative Beziehungen zu seinem Wachstum ein.

Für die Sehnen der tiefen Muskeln bleibt medial neben dem Fersenhöcker ein Einschnitt im Fußskelet frei: eine besondere Konsole des Fersenbeines,

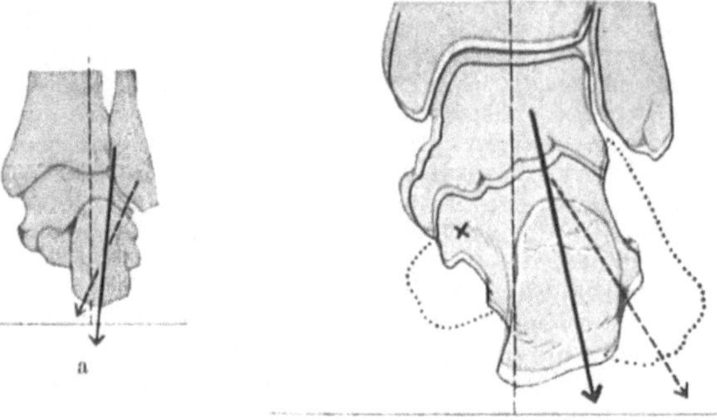

Abb. 291a u. b. Torsion des Calcaneus. Längsachse des Fersenhöckers durch Pfeil bezeichnet, Traglinie des Unterschenkels gestrichelt (vgl. mit Abb. 261). × Sustentaculum tali des Fersenbeines. a Neandertaler. Der gestrichelte Pfeil entspricht der Längsachse des Fersenhöckers beim Schimpansen. b Grauer Ton und Kontur: unbelasteter Fuß. Schwarzer Kontur: mit dem Körpergewicht belasteter Fuß. Punktierter Kontur: Plattknickfuß (Pes valgus). Der gestrichelte Pfeil gehört zum Pes valgus. (a Zusammengestellt nach Zeichnungen von Boule aus Martin: Lehrbuch der Anthropologie, S. 1061. b nach Röntgenbildern von Baisch: Z. orthop. Chir. **31**.)

Sustentaculum tali, unterstützt das Sprungbein; der Fersenhöcker kommt um die Breite dieser Konsole nach außen zu liegen (Abb. 291b). In dem Einschnitt medial vom Fersenhöcker ist Raum genug für das Durchschlüpfen der Sehnen zur Fußsohle (Abb. 288b, 3 rote Pfeile). Die Konsole ist bei Vierfüßlern widerstandsfähig genug, um das Sprungbein und damit den Teil des Rumpfes zu tragen, welcher auf dem einzelnen Hinterbein ruht. Bei Menschenaffen steht sogar der Calcaneus so stark *supiniert*, daß ein Abgleiten des Sprungbeines nach innen unmöglich ist (Abb. 291a, Schimpanse). Dieses Extrem, welches mit der eigentümlichen Supinationsstellung des Greiffußes dieser Tiere zusammenhängt, wurde von den Vorfahren des Menschen wohl nie erreicht. Der Neandertaler hat nur eine geringe Supinationsstellung des Calcaneus, der rezente Mensch gar keine oder statt dessen eine geringe *Pronations*stellung (Abb. 291b, ausgezogener Pfeil). Man nennt diese Drehung des Knochens: *Torsion des Calcaneus*.

Durch den aufrechten Gang wird für viele Individuen der Kompromiß zwischen lateraler Lage des Fersenhöckers und medialer Lage der Sehnen verhängnisvoll. Sehr korpulente Personen und Angehörige aller Berufe, die langes Stehen und einseitiges Tragen oder Schieben von Lasten verlangen (Verkäufer, Kellner, Bäcker), neigen zum Plattknickfuß, *Pes valgus*. Er äußert sich in einer übertriebenen Pronation (Torsion) des Fersenbeines (Abb. 291b, gestrichelter Pfeil). Der Knochen steht bei dieser pathologischen Form gerade entgegengesetzt geneigt zu der Stellung bei den Anthropomorphen. Beides sind Extreme.

Eine große Menge von passiven und aktiven Hilfsmitteln ist am menschlichen Fuß aufgeboten, welche ein Abgleiten des Sprungbeines trotz der Pronation des Fersenbeines verhindern. Diese müssen erlahmen und versagen, falls der Plattknickfuß unter der Wirkung der Körperschwere und dem Übergewicht von Muskeln, die ihn aktiv begünstigen

(Peronaeus brevis), eintritt und chronisch wird. Als sehr kräftiger Antagonist gegen die Pronation des Calcaneus wirkt vor allem derjenige tiefe Flexor, dessen Sehne am wenigsten weit vor dem Fersenhöcker ausgewichen ist und ihm am nächsten liegt (Flexor hallucis longus, Abb. 288b). Die Sehne dieses Muskels umfaßt im Bogen das Sustentaculum tali und zieht unter ihm nach der Großzehe zu (Abb. 288a). Die Konsole, auf welcher das Sprungbein ruht, wird auf diese Weise von einem Hängegurt getragen, der bei gut ausgebildeter Muskulatur höchst wirksam ist.

Sämtliche tiefen Muskeln der Hinterseite des Unterschenkels werden dadurch, daß ihre Sehnen nicht auf dem geraden Weg zur Fußsohle verlaufen können, sondern medialwärts vom Fersenhöcker verlagert und *schräg* gerichtet sind, automatisch zu *Supinatoren und Adductoren* des Fußes (vgl. die Lage zur Achse, Abb. 300b). Diese Nebenwirkung wird ausgeglichen dadurch, daß die Sehnen der Peronaei immer mehr hinter den äußeren Fußknöchel zu liegen kommen, der entsprechend kräftig und groß wird. Das Moment der Peronaei für Pronation und Abduktion wird durch die Veränderung der Lage ihrer Sehnen und durch das Übergreifen der Sehne des Peronaeus longus bis an den medialen Fußrand beträchtlich gesteigert. Wir sehen in diesem Antagonismus zu den tiefen Muskeln des Unterschenkels die Ursache für die Verlagerung der Peronaei. Die Menschenaffen sind diesen Weg nicht gegangen. Ihr Greiffuß ruht auf der Außenkante, steht also in extremer Supination (siehe S. 560). Auch der neugeborene Mensch zeigt noch diese Fußstellung. Nach dem Stehenlernen sind jedoch Supinatoren und Pronatoren im Gleichgewicht. So ist bei uns trotz der enormen Belastung des Fußes und trotz des großen Breitenindex der knöchernen Ferse, welcher beim Menschen den höchsten Grad erreicht, die Außenkantung des Greiffußes vermieden: der Fuß wird mit der ganzen Breite der Sohle aufgesetzt! Es wurde bereits ausgeführt, daß die dorsalen Pronatoren durch ihre Beziehung zum äußeren Knöchel Plantarflexoren geworden sind. Sie unterstützen auf diese Weise sämtliche Muskeln auf der Hinterseite des Unterschenkels und helfen insbesondere den Wadenmuskeln, den Körper auf die Fußspitzen zu erheben.

Ein Heer von korrelativen Verknüpfungen ist durch den aufrechten Gang und die Verbreiterung des Fersenhöckers in Gang gesetzt worden. Das Resultat für den menschlichen Fuß läßt sich dahin zusammenfassen, daß das passive Knochengerüst zwar einen schwachen Punkt behält, der den Plattknickfuß, Pes valgus, begünstigt, daß aber das aktive Muskelsystem den Gewinn davongetragen hat. Seine spezifische Entfaltung ist für das aufrechte Stehen und Gehen und für die Bewegung der Körperlast gegen die Schwere in aufrechter Haltung (Erheben auf die Zehenspitzen) ganz besonders wertvoll. Unter normalen Verhältnissen gleicht die Kraft der Muskeln die Schwäche der Knochenanordnung völlig aus. Die hier zu besprechenden Muskeln stehen, jeder in seiner besonderen Art, unter dem Einfluß dieser allgemeinen korrelativen Beziehungen. Sie sind sämtlich Plantarflexoren, Supinatoren und Adductoren des Fußes.

Die *osteofibröse Loge*, in welcher die tiefen Flexoren liegen, ist von den Unterschenkelknochen und der Membrana interossea einerseits, dem tiefen Blatt der Fascia cruris andererseits begrenzt (Abb. 286, dunkelblau). Der einzige Ausgang für die Sehnen liegt am distalen Ende der Loge hinter dem inneren Knöchel. Er ist von dem *Lig. laciniatum*, einer Verstärkung der Fascie, überbrückt (Abb. 292).

Musculus tibialis posterior (Tabelle S. 549/6). Er steht *nicht* wie der Tibialis anterior in besonders enger Beziehung zum Schienbein, eine Annahme, zu welcher die analoge Benennung verleitet. Er entspringt zwar auch von der Tibia, aber nur an einem Teil ihrer hinteren Fläche. Dagegen reicht der Ursprung über

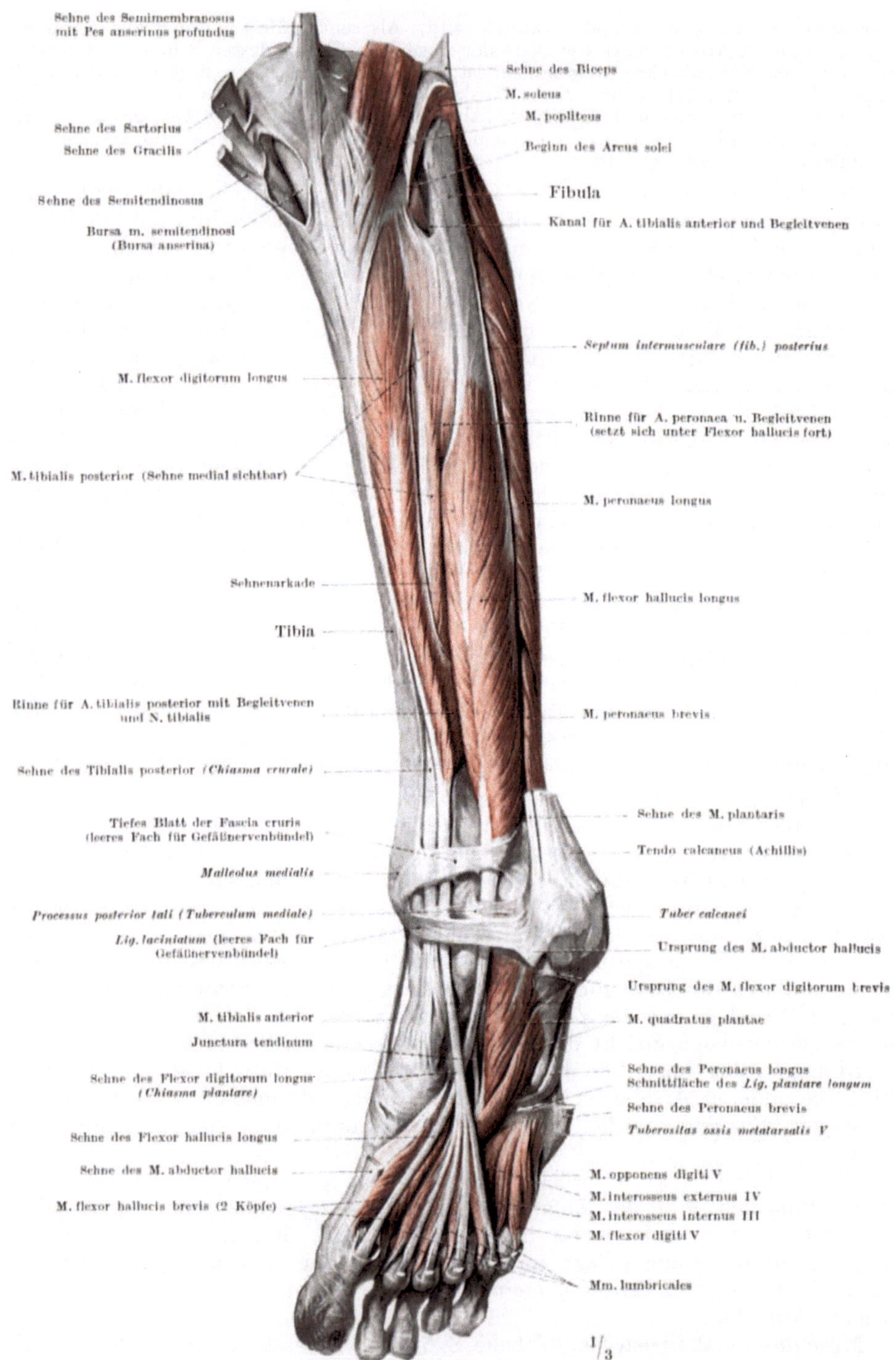

Abb. 292. Tiefe Muskeln der Hinterseite des Unterschenkels. Fuß stark plantarflektiert. Die Wadenmuskeln entfernt. Die Sehnen des M. flexor digitorum brevis sind vom Eintritt in die Sehnenscheiden der Zehen ab erhalten, der Muskel selbst und der M. abductor hallucis entfernt.

die ganze Membrana interossea herüber bis zur Fibula und an dieser besonders weit distalwärts herab. Da auch Ursprünge an der Deckfascie vorkommen (Fascia cruris profunda), so ist kein Teil der Logenwandung vom Muskel ungenutzt (Abb. 286). Die Muskelbündel vereinigen sich in doppelter Fiederung zu der Sehne, die schon hoch oben nahe dem medialen Rand des Muskels sichtbar wird (Abb. 292). Das Muskelfleisch hört oberhalb des Knöchels auf. Die platte Sehne schlüpft unter einer Sehnenarkade des Flexor digitorum longus hindurch, kommt durch diese Unterkreuzung weiter vorn als die Sehne des letzteren zu liegen, dem inneren Knöchel zunächst. Im Sulcus malleolaris biegt sie um den Knöchel herum und erreicht so den inneren Fußrand (über das Pfannenband hinweg). Die Sehne inseriert hauptsächlich an der Tuberositas ossis navicularis, aber auch am 1. Keilbein und mit ausstrahlenden Zipfeln an den beiden anderen Keilbeinen und dem 2.—4. Mittelfußknochen (Abb. 305 b).

Er ist von den 3 tiefen Muskeln der stärkste Fußkanter (Supinator und Adductor des Fußes); als Plantarflexor steht er den beiden übrigen nach (Abb. 311). Bei fixiertem Fuß (Standbein) nähert der Muskel den Unterschenkel der Ferse und Fußsohle.

Die fächerförmige Ausstrahlung der Insertion sichert dem Muskel eine gleichmäßige Wirkung auf den Gesamtfuß. Er ist derjenige lange Muskel, welcher am weitesten hinten am Fußgewölbe inseriert und deshalb bei der vorderen Amputation des Fußes am wenigsten berührt wird (LISFRANC, S. 575). Da der Peronaeus longus am 1. Keilbein und damit am gleichen Knochen wie der Tibialis posterior befestigt, auch durch Sehnenfasern, welche dieses Knöchelchen überbrücken, mit dem Tibialis vereinigt ist, so können die beiden Muskeln bei Amputation der Metatarsalia und der Zehen den Stumpf einigermaßen im Gleichgewicht halten. Bei intaktem Fuß komprimieren sie das Fußgewölbe von den beiden Rändern des Fußes her (Abb. 288a); sie wirken der Verbreiterung des Fußes entgegen, wenn er belastet ist.

Innervation: N. tibialis mit einem Ast, der ganz in der Nähe des Popliteusastes abzweigt und hoch oben in die Oberfläche des Muskels eintritt. Segmentale Nerven: L 4, L 5. *Blutzufuhr:* A. tibialis posterior, A. peronaea. Das Gefäßnervenbündel der Kniekehle gibt am oberen Rand des Tibialis posterior ein Gefäß ab, welches die obere Pforte der Membrana interossea benutzt, um auf die Vorderseite des Unterschenkels zu gelangen: A. tibialis anterior. Der Muskel hat eine hohlkehlenartige Vertiefung, in welcher dieses Gefäß mit seinen Begleitnerven eingebettet liegt. Der Rest, die A. tibialis posterior mit dem N. tibialis und die A. peronaea, liegen, von Begleitvenen eingerahmt, in der Loge der tiefen Flexoren. Alle berühren im oberen Drittel des Unterschenkels unmittelbar das tiefe Blatt der Fascia cruris, welches diese Loge oberflächlich abschließt (Abb. 286). *Schleimscheide:* Die Scheide für die Sehne ist selbständig, *Vagina tendinis* (m. tibialis post.). Sie liegt hinter dem inneren Knöchel und reicht mit einem Recessus bis hart an die Insertion der Sehne (Tuberositas ossis navicularis) heran. Die Sehnenscheide wird festgehalten durch das Lig. laciniatum.

Musculus flexor hallucis longus (Tabelle S. 549/7). Ist schon beim Tibialis posterior die Beziehung zur Tibia anders als beim Tibialis anterior, so ist beim Flexor hallucis und Flexor digitorum (Tabelle S. 550/8) die Lage direkt gegensätzlich zu der Lage ihrer Endpunkte am Hallux und an den dreigliedrigen Zehen. Denn die Großzehe liegt *medial*, der Ursprung des Flexor hallucis aber *lateral* am Unterschenkel (Abb. 288 b); er entspringt wesentlich auf der Fibula, dem Septum intermusculare zwischen Peronaeusloge und tiefer Flexorenloge und nur auf einem schmalen Streifen der Membrana interossea längs der Fibula (Abb. 288b). Beim Flexor digitorum longus werden wir finden, daß er, der doch zu den *lateralen* dreigliedrigen Zehen geht, am *medialen* Rand der Loge, wesentlich an der Tibia entspringt.

Da die Bäuche der beiden langen Zehenbeuger die seitlichen Nischen der tiefen Loge einnehmen, bleibt für den Tibialis posterior nur Platz in der Mitte. Er kreuzt infolgedessen seine Sehne mit derjenigen des Flexor digitorum longus am Unterschenkel: *Chiasma crurale* (Abb. 292). Eine weitere Folge ist die, daß auch die Sehnen der beiden Flexoren einander überkreuzen müssen. Dies geschieht in der Tiefe des Fußgewölbes: *Chiasma plantare.*

An der Vorderseite des Unterschenkels liegen der Extensor hallucis longus und der Extensor digitorum longus so nebeneinander wie die Großzehe und die dreigliedrigen Zehen zueinander stehen. Es gibt dort keine Chiasmata. Das Verhalten der tiefen Flexoren erklärt sich aus dem historischen Werdegang, welchen die beiden Muskeln durchmessen haben, ehe sie ihre jetzige Lage erreichten. Bei vielen niederen Säugetieren und auch bei Halbaffen sendet je ein Flexor tibialis und ein Flexor fibularis Sehnen zu *allen* Zehen; die Sehnen des ersteren liegen oberflächlich, diejenigen des letzteren tiefer (Abb. 293 a). Allerdings sind bei den einzelnen Tierklassen und -familien nicht immer alle 10 Sehnen vorhanden; am konstantesten sind die Sehnen des Flexor fibularis. Bei Halbaffen und Affen sind alternierend Sehnen des einen oder anderen Beugers reduziert mit dem Endergebnis, daß beim Orang und Schimpanse der Hallux nur *eine* Sehne vom Flexor fibularis, die dreigliedrigen Zehen je eine Sehne von Flexor tibialis erhalten (Abb. 293 b). Daraus folgt automatisch die Überkreuzung der Sehnen. Beim Menschen kommt der extreme Endzustand als relativ seltene Varietät vor. Gewöhnlich ist an der Überkreuzung der Sehnen ein Zipfel des Flexor hallucis (Flexor fibularis) mit den Sehnen des Flexor digitorum longus (Flexor tibialis) in Verbindung, *Junctura tendinum* (Abb. 292). Verfolgt man diesen Zipfel, so geht er mit den Sehnen des Flexor longus zur 2. Zehe, meistens auch zur 3., selten zur 4. Zehe, nie zur Kleinzehe (Abb. 293 c). Es sind das Reste der gemeinsamen Versorgung einer jeden Zehe durch beide Muskeln. Gewöhnlich kommt beim Menschen keine Aberration von Sehnenfasern des Flexor digitorum longus zur Sehne des Flexor hallucis vor (Abb. 292); ist sie vorhanden, so wird auch die Großzehe noch von beiden Muskeln bewegt (Abb. 293 c).

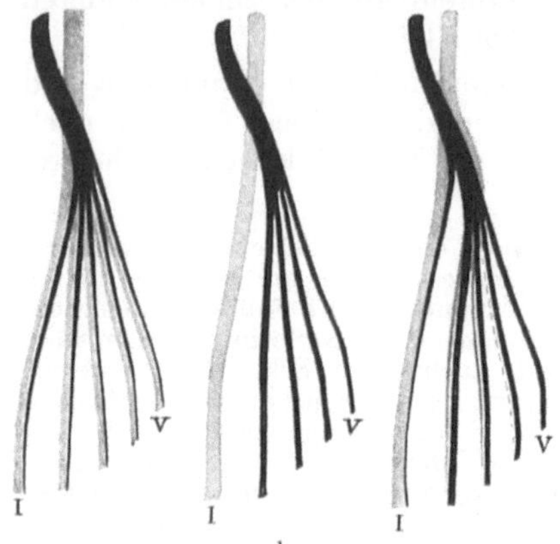

Abb. 293 a—c. Chiasma plantare. Schema (Ansicht wie in Abb. 292). Flexor fibularis grau, Flexor tibialis schwarz. a Indifferenzzustand. b Orang, Schimpanse, Mensch (Varietät). c Mensch, gewöhnlicher Zustand, die seltene Sehne zur 4. Zehe gestrichelt.

Beide Muskeln haben durch ihre schräge Lage an Kraft gewonnen. Das Moment des Flexor hallucis steigt am meisten. Beim Menschen läuft die Sehne in einer besonderen Furche auf der hinteren Fläche der Tibia, dann durch eine Rinne auf der Hinterfläche des Talus und durch eine solche auf der Unterfläche des Sustentaculum tali zur Fußsohle in der Richtung auf die Großzehe (Abb. 288 a, 288 b u. 305 b). Sie stützt auf diesem Wege alle größeren Fußwurzelknochen, indirekt insbesondere den Talus, der auf dem Sustentaculum ruht. Die Bedeutung für die Tragfähigkeit des menschlichen Fußgerüstes wurde bereits hervorgehoben (S. 560). Sie ist nur möglich durch den schrägen Weg, welchen der Flexor hallucis von der Fibula zur Großzehe nimmt. Indem er ihn im Gange der historischen Entwicklung fand, wurde er eine der Voraussetzungen, welche den dauernden aufrechten Gang des Menschen ermöglicht haben.

Der *sehr starke Muskelbauch* des Flexor hallucis reicht besonders weit am Unterschenkel herab, weiter als bei den beiden anderen tiefen Beugern. Die parallelen Fasern stehen schräg zur Sehne; sie enden dicht am Knöchel mit scharfer Rundung, an der man den Muskel immer leicht von den Sehnen der beiden anderen Muskeln unterscheiden kann. In der Tiefe der Fußsohle gleitet die Sehne zwischen den beiden Bäuchen des Flexor hallucis brevis, gehalten durch die Sesambeine in den Insertionen dieses Muskels, tritt in die Sehnenscheide der Großzehe ein und inseriert an der Endphalanx (Abb. 305 b).

Die *Wirkung* des Muskels als Großzehenbeuger ist beträchtlich und vermittelt dem Fuß das wichtige Abwickeln vom Boden. Dazu ist die Zehe besonders groß. Aber die Wirkung auf den Gesamtfuß ist nach den bereits geschilderten Beziehungen zum knöchernen Fußgerüst noch wichtiger. Der Muskel ist hauptsächlich Plantarflexor, aber auch Adductor und Supinator des freibeweglichen Fußes (Spielbein, Abb. 311). Bei fixiertem Fuß (Standbein) unterstützt er das Fußgewölbe in der Richtung von vorn nach hinten (Abb. 288a); er verhütet hauptsächlich das Entstehen des Plattknickfußes (Pes valgus). Er nähert den Unterschenkel der Sohle oder senkt den Fuß, bis der Körper auf der Zehenspitze balanciert (Ballett).

Innervation: N. tibialis mit einem Zweig in die Oberfläche des proximalen Abschnittes des Muskels. Segmentale Nerven: (L 5), S 1, S 2. *Blutzufuhr:* A. peronaea. Das Gefäß mit seinen Begleitvenen zieht in einem Kanal zwischen Flexor hallucis und Fibula distalwärts (Abb. 292). *Schleimscheide:* Eine besondere Sehnenscheide, *Vagina crurotarsalis* (tendinis m. flexoris hallucis longi), umschließt die Sehne auf dem bogenförmigen Verlauf um die Fußwurzelknochen herum von der Hinterseite der Tibia an bis hinab zur Mitte der Planta. Auf sie folgt eine kurze nackte Strecke der Sehne. Etwas distal von der Basis des Metatarsale I. beginnt die *derbe digitale* Sehnenscheide, welche bis an die Insertion geht. Ein Zusammenhang der crurotarsalen und digitalen Sehnenscheide ähnlich der durchlaufenden Sehnenscheide des Daumens der Hand existiert nie, auch nicht bei den übrigen Zehen.

Musculus flexor digitorum longus (Tabelle S. 550/8). Die Beziehung des Muskels zum Schienbein ist beim vorigen beschrieben. Er reicht an ihm bis zum M. popliteus proximalwärts (Abb. 288b). Die vertikale Crista (Margo) lateralis tibiae, welche von der Linea poplitea distalwärts zieht, ist die äußere Grenze des Muskelursprunges. Gewöhnlich entspringen Fasern von der Fascie auf dem M. tibialis posterior und wandeln diese zu Sehnenfasern um. Durch Vermittlung dieser Aponeurose leitet der Flexor longus seinen Ursprung meistens auf das distale Ende der Fibula hinüber. Man kann die Sehnenfasern häufig als *Sehnenarkade* präparatorisch isolieren (Abb. 292). Die Arkade überbrückt den Tibialis posterior oberhalb der Stelle, wo ihn der Flexor longus überkreuzt: *Chiasma crurale.* Die Kreuzung liegt im distalen Drittel des Unterschenkels. Hier ist das Muskelfleisch bereits zu Ende. Die Sehne liegt im Sulcus malleoaris hinter der Sehne des Tibialis posterior.

Retromalleolar folgen von vorn nach hinten aufeinander 1. Tibialis posterior, 2. Flexor digitorum longus, 3. Flexor hallucis longus. Die beiden ersteren liegen gemeinsam im Sulcus malleolaris der Tibia, aber in getrennten Sehnenscheiden, der letztere auch in eigener Knochenrinne der Tibia (Abb. 288b). Überbrückt sind sie zu dritt vom *Lig. laciniatum*, welches sie gegen die Knochen angepreßt hält (Abb. 292). Nachdem die Sehne die Planta erreicht hat, kreuzt sie in der Höhe der Tuberositas navicularis zum zweiten Mal, diesmal mit dem Flexor hallucis: *Chiasma plantare.* Die Sehnenverbindung zwischen beiden Sehnen ist beim vorigen Muskel beschrieben. Bei *beiden* Kreuzungen liegt der Flexor digitorum longus *zu oberst.* Nach der 2. Kreuzung erhält die Sehne Sukkurs durch einen besonderen tarsalen Muskel: *M. quadratus plantae* (s. kurze Fußmuskeln). Er bringt die Sehne des langen Zehenstreckers jeweils in eine solche Lage, daß sie fächerförmig in gerader Richtung auf die Längsachsen der dreigliedrigen Zehen ausstrahlt, wie auch diese Zehen stehen mögen.
Die 4 Sehnen zur 2.—5. Zehe geben ihrerseits den 4 *Mm. lumbricales* Ursprung. Sie verhalten sich genau so zu diesen Sehnen und zu den Dorsalaponeurosen der Zehen wie sich die gleichnamigen Muskeln der Hand zum Flexor digitorum profundus und zu den Dorsalaponeurosen der Finger verhalten.

Die Endsehnen des Flexor digitorum longus treten in die Digitalscheiden der dreigliedrigen Zehen ein und durchbohren hier die oberflächlicheren Sehnen des Flexor digitorum brevis (s. kurze Fußmuskeln). Die Sehnen des Flexor longus und Flexor brevis verhalten sich geradeso wie der Flexor profundus und der Flexor sublimis an den Fingern der Hand, *Tendo perforans* und *Tendo perforatus.*
Die *Wirkung* des Muskels auf die 4 Zehen zusammen ist geringer als die des Flexor hallucis auf die eine Großzehe. Das geht schon aus der Masse des Muskelbauches hervor, die nicht halb so groß ist wie beim Großzehenbeuger; die dreigliedrigen Zehen sind eben viel kümmerlicher als die für die Abwicklung des Fußes wichtigere Großzehe. Doch wird die Wirkung auf die Zehen verstärkt durch den Großzehenbeuger, welcher dank der Junctura tendinum (S. 564) zugleich Beuger der übrigen Zehen ist (nicht aber auch umgekehrt!). Die

Wirkung auf den Fuß *im ganzen* besteht beim Spielbein in Plantarflexion, Supination und Adduktion; dem Grade nach ist die Supination am stärksten, die
Plantarflexion am schwächsten. Die Adduktionswirkung entspricht etwa der
des M. tibialis posterior (Abb. 311). Wichtiger ist der Muskel beim Standbein; er unterstützt das Fußgewölbe, da die Sehne es unterfängt, und bewegt
den Unterschenkel gegen die Ferse beim Erheben des Körpers auf die Zehen
(Gehen, Tanzen).

Innervation: N. tibialis mit einem Nervenast proximal in die Oberfläche des Muskelbauches. Segmentale Nerven: (L 5), S 1, S 2. *Blutzufuhr:* A. tibialis posterior. Das Gefäßnervenbündel (Vasa tibialia posteriora und N. tibialis) läuft senkrecht in der Nische zwischen
Flexor digitorum longus und Tibialis posterior abwärts, bedeckt von dem tiefen Blatt der
Fascia cruris (Abb. 286). Es liegt retromalleolar zwischen der Sehne der beiden langen
Zehenbeuger, bedeckt vom Lig. laciniatum (Abb. 292). *Schleimscheide:* Die Sehne hat ihre
besondere crurotarsale Scheide, welche vom Lig. laciniatum bedeckt ist und ein wenig früher
endet als die Sehnenscheide des Flexor hallucis. Außerdem hat jede der 4 Endsehnen zu
den Zehen ihre besondere derbe Digitalscheide, welche etwa $1^1/_2$ cm vor dem distalen Ende
der Metatarsalia beginnt und an der Nagelphalanx endet. Eine Vereinigung der tarsalen
und digitalen Sehnenscheiden (wie beim Kleinfinger der Hand) kommt nie vor. Entzündungen der Zehen (tiefe Phlegmonen) bleiben also zunächst auf den Vorfuß beschränkt.
Die scharfe Trennung sämtlicher tarsaler und digitaler Sehnenscheiden am Fuß ist begründet
in dem Austausch von Sehnenfasern (Junctura tendinum) zwischen den Sehnen der beiden
langen Zehenbeuger, für die ein Zwischenraum zwischen den Scheiden ausgespart bleibt,
in welchem die Sehnen nackt sind.

Die *Lymphgefäße der Sehnenscheiden* der Beuger verlaufen teils mit der A. tibialis posterior,
teils mit der V. saphena magna zu tiefen bzw. oberflächlichen Lymphknoten der Kniekehle
und oberflächlichen der Leistenbeuge. Das gleiche gilt für die digitalen Sehnenscheiden.
Nur von der der 5. Zehe geht ein Teil längs der V. saphena parva zu oberflächlichen Knoten
der Kniekehle.

e) Oberflächliche Muskeln auf der Hinterseite des Unterschenkels (Wadenmuskeln) (Tabelle S. 550/9—11).

Die Insertion an der Hacke ist für die Muskeln dieser Gruppe gemeinsam.
Die Anordnung ist so charakteristisch und äußerlich auffallend, daß auch dem
Laien das Muskelfleisch dieser Gruppe als *Wade (Sura)* und die gemeinsame
Sehne als *Achillessehne (Tendo calcaneus Achillis)* bekannt sind. Wegen der
gemeinsamen Sehne faßt man die beiden Köpfe des M. gastrocnemius (Tabelle
S. 550/11) und den Muskelbauch des M. soleus (Tabelle S. 550/9) als *Triceps
surae* zusammen.

Der 3. Muskel der Gruppe, M. plantaris (Tabelle S. 550/10), ist abortiv und hat eine
von der Achillessehne meist leicht lösbare oder ganz selbständige dünne Sehne. Mit ihm
zusammen wäre der Muskelkomplex vierköpfig (Quadriceps); doch ist es wegen der genannten
Gründe üblich, bei der Benennung den Plantaris nicht mitzuzählen.

Nach Befunden bei niederen Säugetieren wurde wahrscheinlich zuerst ein Muskel, der
dem lateralen Kopf des Gastrocnemius des Menschen entspricht, zu einem spezialistischen
Beweger der Hacke. Der mediale Kopf des Gastrocnemius, der Plantaris und der Soleus
sind in der Reihenfolge, in welcher ich sie nenne, erst später aus jenem Muskel abgespalten
worden. Beim menschlichen Embryo entwickelt sich die Wadenmuskulatur auf der fibularen
Seite des Unterschenkels und ergreift erst nachträglich Besitz von der Tibia.

Der doppelarmige Hebel, welchen der Fuß bildet (Abb. 294), wird durch
den Triceps surae von seinem kürzeren Arm aus, dem Fersenhöcker, in Bewegung
gesetzt. Dazu ist eine besonders kräftige Muskelmasse notwendig. Je kürzer
der Hebelarm ist, um so kleiner ist der Weg, welchen er zu machen hat, um so
größer aber die Muskelkraft, welche nötig ist, um den gleichen Ausschlag des
Vorfußes hervorzubringen wie bei längerem Fersenhöcker. Das ist von Belang
für die Abwicklung des Fußes vom Boden unter der Belastung durch die Körperschwere, wenn wir gehen oder laufen. Gute Beispiele für das zugrunde liegende
Formgesetz sind die rassenmäßigen Verschiedenheiten zwischen Neger (auch

Australier u. a.) und Europäer. Man sagt gewöhnlich, der Neger habe keine Wade. Er hat in Wirklichkeit besonders lange Muskelfasern des Triceps, welche weit an der Achillessehne herunterreichen, und dazu einen langen Fersenhöcker.

Denken wir uns den Fuß als einen Waagebalken mit ungleich langen Armen, ähnlich der antiken Waage mit Laufgewicht (Abb. 294 b), so wird man ein großes Gewicht mit kleinem Hebelarm und kurzem Ausschlag (Europäer), dagegen ein kleineres Gewicht mit längerem Hebelarm und größerem Ausschlag (Neger) kombinieren müssen, um den gleichen Ausschlag des gleichbelasteten Vorfußes zustandezubringen. Die Muskelfasern sind gleich zahlreich, nur anders miteinander vereinigt. Eine bestimmte Anzahl gleich langer Gummifäden sämtlich nebeneinander, parallel angeordnet, ergibt große Kraft und kurzen Weg (wie bei der Europäerwade). Werden immer je 2 oder 3 Gummifäden hintereinander geknüpft und dann erst die so gewonnenen Fäden parallel geordnet, so ergibt sich großer Weg und geringe Kraft (wie beim Neger). Die verschieden starke Übersetzung durch die Ferse korrigiert diese Verschiedenheiten. Daher kann der Neger nicht weniger gut laufen als der Europäer, sondern gerade er ist besonders fähig zum Marschieren unter starker Belastung. Das Muskel-

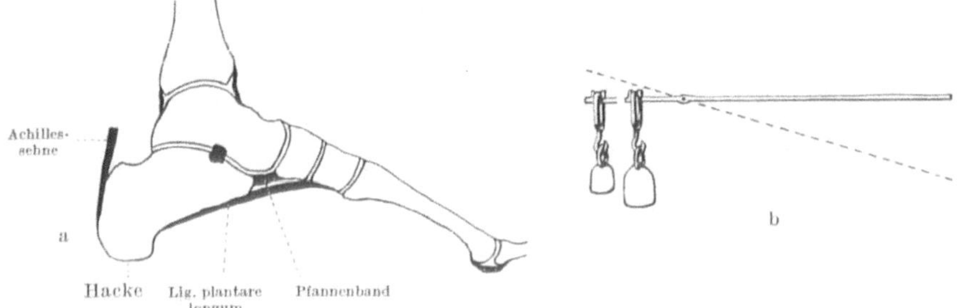

Abb. 294 a u. b. a Fußgewölbe, zweiarmiger Hebel, drehbar in der Gabel des Unterschenkelknochens (s. Abb. 298). b Schema zweier Waagebalken mit Laufgewicht (in eine Abbildung zusammengezogen). Das kleinere Gewicht am langen Hebelarm entspricht dem Typus Neger, das größere am kurzen Hebelarm dem Typus Europäer.

fleisch ist gleichmäßiger verteilt und deshalb nicht so prominent wie bei der Europäerwade. Letztere hat den Vorteil größerer Ökonomie: je nach der Belastung können mehr oder weniger viele der parallel geordneten Fasern in Betrieb gesetzt werden.

Das *Gesamtgewicht der Wadenmuskulatur* bei einem kräftigen Manne ist auf etwa 800 g bestimmt worden, d. h. ungefähr 10% sämtlicher übriger Hüft- und Beinmuskeln des gleichen Individuums. Ein solches Übergewicht zugunsten der Plantarflexion des Fußes kommt dem Stehen und Gehen zugute. Da das Körpergewicht so gelegt wird, daß ein Lot aus dem Schwerpunkt des Oberkörpers in den Vorfuß fällt, so schützt die Wade vor dem Vornüberfallen, indem sie den Unterschenkel gegen den Fuß fixiert (Standbein). Der eingelenkige Schollenmuskel (M. soleus) hat ganz besonders diese Aufgabe. Umgekehrt ist die Wirkung der beiden Wadenmuskeln, welche außer dem Fußgelenk auch das Kniegelenk überspringen, des M. plantaris und vor allem des M. gastrocnemius, auf das Knie nur gering.

Es liegt eine gewisse Gefahr in der großen Kraftquelle der Wade. Denn es gibt, wie wir gesehen haben, nur 3 Muskeln, welche den Fuß dorsal flektieren (Tabelle S. 549/1—3); sie hatten bei dem oben erwähnten Individuum 226 g Gesamtgewicht gegenüber 795 g Wadengewicht. Sie greifen am Vorfuß an und können, weil er der große Hebelarm ist, der Wade das Gleichgewicht halten. Anders wenn die Muskeln gelähmt sind (Beispiel: spinale Kinderlähmung); dann gewinnt die Wade das Übergewicht und zwingt den Fuß in Spitzfußstellung (*Pes equinus*, Pferdefuß).

Die *Loge für die Wadenmuskulatur* (Abb. 286, hellblau) ist außen von der Fascia cruris superficialis begrenzt; in der Tiefe ist sie von der Tibia, der Fascia cruris profunda, der Fibula und deren Verbreiterung, dem Septum intermusculare posterius, ausgekleidet. Nach dem Fuß zu entfernt sich die Achillessehne, *Tendo calcaneus*, von dem tiefen Blatt der Fascie (Abb. 292 u. 295). Den Zwischenraum füllt Fett und in diesem ein Schleimbeutel aus, welcher zwischen

Achillessehne und Oberrand des Calcaneus eingeschaltet ist: *Bursa tendinis calcanei* (*Achillis*, Abb. 288 b, 298). Sie verhindert ein Reiben der Sehne am Knochenrand. Die Achillessehne verschmälert sich von oben nach unten, wird aber kurz über der Insertion wieder breiter, so daß die engste und zugleich dickste Stelle etwas über der Hacke liegt. Bei abgemagerten Individuen, bei denen das Fett unter der Sehne geschwunden ist, tritt am Lebenden die sanduhrähnliche Einziehung deutlich hervor. Sie ist bedingt durch schräg kreuzende Fasern, die vom einen Rand der Sehne zum entgegengesetzten Rand der Ansatzstelle hinüber und herüber ziehen. Die Insertion liegt an der prominentesten Stelle des Knochens, nämlich an der besonders glatten mittleren Partie der Hinterfläche des Fersenhöckers. Auf diese für die ganze Wadenmuskulatur gemeinsamen Verhältnisse soll bei den einzelnen Muskeln nicht mehr zurückgekommen werden.

Musculus soleus (Tabelle S. 550/9). Der Name „Schollenmuskel" (Solea = Seezunge) ist sehr treffend. Der Muskel ist platt, breit und sehr kräftig. Er entspringt mit dem oberen zugespitzten Ende von beiden Unterschenkelknochen (Abb. 288 b), von der Fibula proximaler als von der Tibia und überbrückt zwischen beiden das Gefäßnervenbündel, welches aus der Kniekehle in die tiefe Loge des Unterschenkels eintritt. Die dicke Muskelmasse, welche den Zwischenraum zwischen Tibia und Fibula überbrückt, nennen wir *Arcus solei*. Sie ist äußerlich auffallend wenig sehnig. Aber sie ist immer auf der Unterfläche aponeurotisch verfestigt. Die Oberfläche des Muskels ist zart aponeurotisch, silberglänzend (Abb. 295); sie ist die Gleitbahn für den Gastrocnemius, welcher den Muskel ähnlich deckt, wie am Oberarm der Biceps den Brachialis. Wie dort ist auch an der Wade ein Vorspringen des Gastrocnemius mit bedingt durch die Unterfütterung durch den tieferen Muskel, sowie dieser schwillt. Der Soleus ragt beiderseits über den Gastrocnemius heraus (Abb. 286, 287, 295). Seine Wülste quellen hier bei Kontraktion der Wade vor und werden beim Lebenden äußerlich sichtbar.

Im Innern ist der Muskel durch ein frontal gestelltes, sehniges Septum vollständig in 2 Lagen geteilt (Abb. 286). An der Unterfläche sind die Ränder des Septums als feine sehnige Streifen beiderseits kenntlich. Die tiefe Lage besteht aus querverlaufenden Zügen, die an einer medianen Raphe inserieren. Die oberflächliche Lage ist viel dicker. Die Fasern konvergieren schräg von beiden Seiten und reichen viel tiefer distalwärts als das Muskelfleisch des Gastrocnemius. Die Sehne, zu welcher sie sich vereinigen, ist der tiefe, dickere Teil der Achillessehne. Bei Tieren ist er selbständig; für den Menschen ist charakteristisch, daß der Soleus- und Gastrocnemiusanteil der Achillessehne völlig verschmolzen sind.

Der Soleus *wirkt* unmittelbar nur auf die beiden Sprunggelenke, und zwar hauptsächlich im Sinne der Plantarflexion, in geringerem Maße auch der Adduktion und Supination des Fußes. Er ist beim *Standbein* der wichtigste Muskel, der uns vor dem Vornüberfallen im Fußgelenk sichert. Sein Muskelfleisch ist auffallend kurz. Deshalb ist sein Arbeitsgebiet beim Abwickeln des Fußes vom Boden beschränkt. Das Fehlende leistet der Gastrocnemius. Innerhalb seiner Sphäre ist der Soleus sehr kräftig und für sparsame Dauerleistungen sehr geeignet, ein typischer Haltemuskel.

Innervation: N. tibialis mit 2 selbständigen Ästen zur oberflächlichen Hauptschicht und zur dünnen Tiefenschicht (der M. plantaris liegt häufig zwischen den beiden Nervenästen). Die Äste treten hoch oben in die Unterfläche des Muskels ein. Segmentale Nerven: (L 5), S 1, S 2. *Blutzufuhr:* A. tibialis posterior, A. peronaea. Beim Aufsuchen der A. tibialis (Unterbindung) ist die tiefe Schicht des Soleus zu beachten; erst wenn sie durchtrennt ist, kann man das Gefäß finden.

Musculus plantaris (Tabelle S. 550/10). Das Muskelfleisch ist nur wenige Zentimeter (3—7) lang und geht schon in Höhe der Kniegelenkspalte oder hoch oben am Unterschenkel in die dünne, bandartige Sehne über, welche schräg zwischen Gastrocnemius und Soleus in fettreichem Bindegewebe, der Gleitbahn der beiden Muskeln, eingebettet liegt. Muskelfleisch hat hier wegen der Reibung der mächtigen Nachbarn gegeneinander keinen Platz. Der Muskel kann ganz fehlen oder mit dem lateralen Kopf des Gastrocnemius verschmelzen. Der Ursprung reicht am Femur höher als der des lateralen Gastrocnemiuskopfes hinauf, aber nicht höher als der des medialen Gastrocnemiuskopfes (Abb. 238 b). Der Plantaris liegt, soweit er nicht vom Gastrocnemius ᛫bedeckt ist, frei gegen die Kniekehle vor und begrenzt die untere äußere Seite der Knieraute. Die Insertion am Calcaneus (Abb. 292) ist sehr variabel. Sie liegt medial von der Achillessehne, ist mehr oder minder selbständig und erreicht manchmal die Hacke nicht, sondern endet vorher in der Fascia cruris oder erreicht medial um den Calcaneus herum die Plantaraponeurose.

Der Muskel kann noch einen distalen Muskelbauch aufweisen als Rest des früher ausgedehnteren Muskelfleisches, *Digastricus surae*. Die bei Homo gelegentliche, bei niederen Affen und Halbaffen weitverbreitete Beziehung zur Plantaraponeurose scheint primitiv zu sein. Der Flexor digitorum brevis der Fußsohle wird vom Plantaris genetisch abgeleitet. Doch sind die Zwischenstufen wenig sicher. Die Absonderung des suralen vom plantaren Abschnitt ist durch das Hemmnis entstanden zu denken, welches der Fersenhöcker hervorbrachte. Daraus läßt sich eine Vorstellung gewinnen, wie ganz allgemein die eigentlichen Wadenmuskeln aus Plantarflexoren spezialisiert worden sind.

Innervation: N. tibialis mit einem Ast innerhalb der Kniekehle. Segmentale Nerven: L 5, S 1. *Blutzufuhr:* Äste der A. poplitea.

Musculus gastrocnemius (Tabelle S. 550/11). Die beiden getrennten Ursprungsköpfe sind dick und fleischig. Sie begrenzen (der mediale allein, der laterale zusammen mit dem Plantaris) die beiden unteren Seiten der Knieraute (Abb. 125). Der mediale Kopf, der historisch jüngere von beiden, ist der kräftigere. Er reicht höher am Femur hinauf und tiefer an der Endsehne abwärts als der laterale Kopf. Infolgedessen hat die Abgrenzung des Muskelfleisches gegen die Sehne, die etwa in der Mitte des Unterschenkels zu suchen ist, die Form einer Treppenstufe (Abb. 295). Das tritt auch äußerlich beim Lebenden hervor, wenn man den Körper auf die Fußspitzen erhebt: besonders der mediale Kopf springt als starker Wulst an der Innenseite des Unterschenkels vor.

In dem Spalt zwischen beiden Gastrocnemiusköpfen liegen die V. saphena parva und der N. cutaneus surae medialis, meistens zwischen 2 Blättern der oberflächlichen Fascie oder unter ihr. Die Unterfläche der Muskelbäuche ist sehnig glänzend. Sie gleitet auf der entsprechenden Fläche des Soleus.

Der Gastrocnemius ist der Hauptmuskel für die *Abwickelung des Fußes* beim Gehen, er hebt die Ferse des Standbeines vom Boden und hebt damit das Standbein und den ganzen Körper auf die Fußspitze (Abb. 282 a). Dies geschieht, nachdem der Quadriceps femoris das Bein im Kniegelenk gestreckt und dadurch den Gastrocnemius gedehnt hat, so daß er zu seiner größten Kraftentfaltung fähig ist. Seine Mächtigkeit beim Menschen erklärt sich aus seiner Bedeutung für das aufrechte Gehen. Die Wadenmuskulatur im ganzen ist durch die Kombination des eingelenkigen Soleus mit dem zweigelenkigen Gastrocnemius sowohl auf sparsame Dauerleistungen — bei andauerndem Gehen — wie auf kurzdauernde Höchstleistungen — beim Laufen und Springen — eingerichtet.

Auf das untere Sprunggelenk wirkt der Gastrocnemius im Sinne der Adduktion und Pronation. Die beugende Wirkung auf das Kniegelenk ist gering. Bei maximaler Beugung und maximaler Plantarflexion des Fußes ist der zweigelenkige Gastrocnemius kaum noch suffizient. Die eingelenkigen Muskeln, Soleus und Vasti, halten die Glieder in den gegebenen Stellungen und verhüten das Einknicken unter der Last des Körpergewichtes.

Innervation: N. tibialis mit getrennten Ästen zu der Unterfläche der beiden Köpfe. Segmentale Nerven: (L 5), S 1, S 2. *Blutzufuhr:* Aa. surales aus der A. poplitea. *Schleimbeutel:* Der mediale Gastrocnemiuskopf wird vom M. semimembranosus bedeckt und etwas lateralwärts gedrängt. Die sehnig verstärkten Reibungsflächen gleiten gegeneinander

mittels eines zwischengeschalteten Schleimbeutels, *Bursa gastrocnemio-semimembranosa*
(S. 535/3 u. 4). *Sesambein:* Dem äußeren Ursprungskopf ist beim Mann in 10% der Fälle,

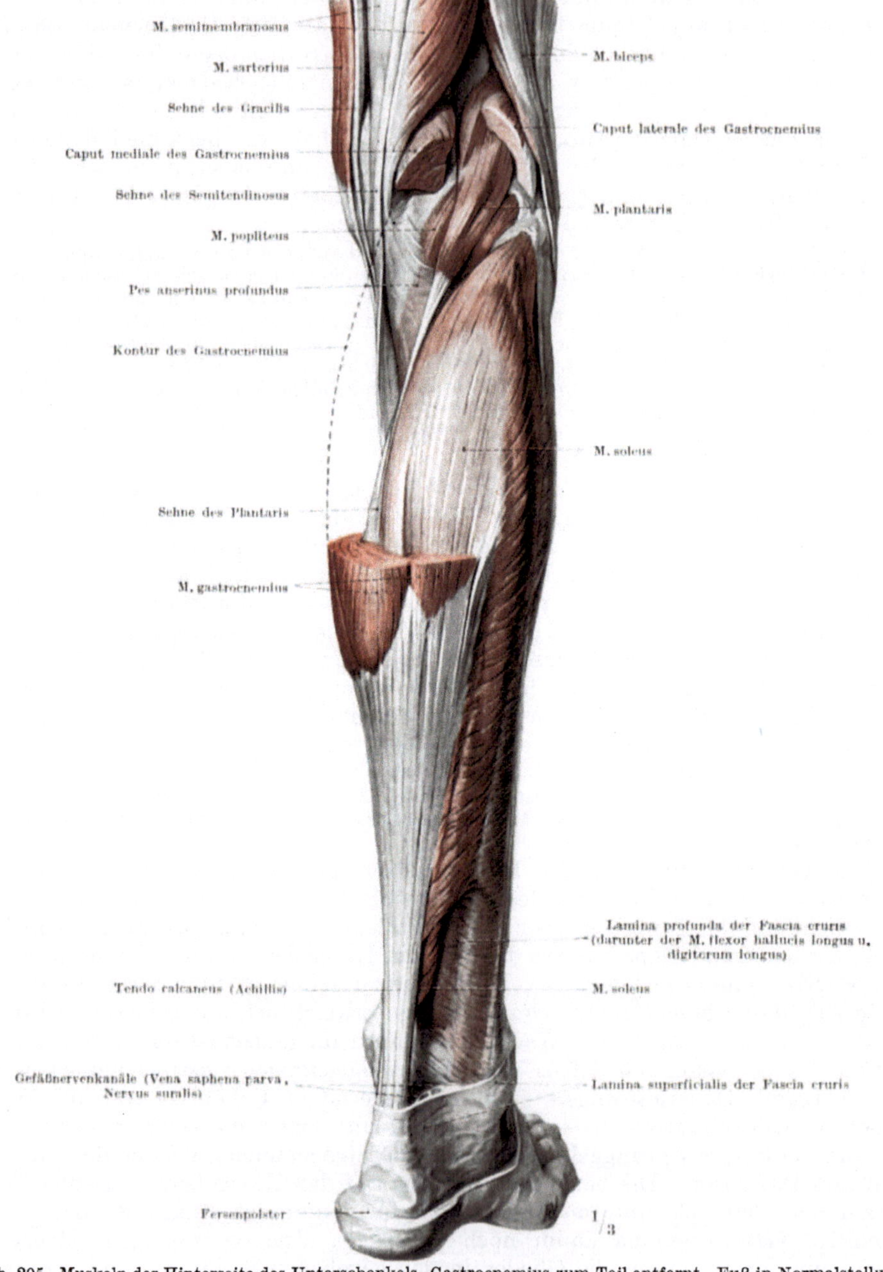

Abb. 295. Muskeln der Hinterseite des Unterschenkels, Gastrocnemius zum Teil entfernt. Fuß in Normalstellung.

bei der Frau seltener ein Sesambein eingelagert *(Fabella)*. *Varietät:* Ein 3. Kopf des Gastrocnemius kann zwischen lateralem und medialem Kopf vorkommen. Er ist ein Relikt auf dem
Weg, den der mediale Kopf nahm, als er vom lateralen Kopf abgespalten wurde und medialwärts rückte (S. 566). Der laterale Kopf kann ganz fehlen.

f) Die Gruppenfascie des Unterschenkels.

Eine gemeinsame Fascie hüllt sämtliche Muskeln und Knochen des Unterschenkels ein, *Fascia cruris* (Abb. 286). Über der Wade heißt sie auch *Fascia surae*. Die vorderen Muskeln entspringen an der Fascia cruris. Daher ist sie proximal aponeurotisch verstärkt. Außerdem strahlen Sehnenzüge aus den Oberschenkelmuskeln in sie ein; medial dient der *Pes anserinus superficialis* und lateral eine ebenfalls dreizipfelige Ausstrahlung der Bicepssehne zur Verstärkung (Abb. 287). Die hinteren Muskeln (Wadenmuskeln) sind verschieblich gegen die Fascia cruris (Fascia surae), weil sie über das Kniegelenk proximalwärts reichen. Sie haben deshalb keine Ursprungsbefestigungen an ihr wie die vorderen Muskeln.

Distalwärts geht die Fascia cruris über in die *Fascia pedis*, deren plantare Partie besonders ausgebildet ist: *Aponeurosis plantaris*. Gemäß den einzelnen Gruppen von Muskeln, die wir beschrieben haben, unterscheiden wir eine vordere und eine laterale Loge, welche *nebeneinander* liegen und 2 hintere Logen, welche *übereinander* geschichtet sind (Abb. 286). Die vordere und die laterale Loge werden voneinander geschieden durch das *Septum intermusculare (fibulare) anterius*. Die laterale Loge ist von der hinteren oberflächlichen Loge (Wadenmuskeln) getrennt durch das *Septum intermusculare (fibulare) posterius*. Zwischen der oberflächlichen und tiefen hinteren Loge liegt das *tiefe Blatt der Fascia cruris*. Die genannten fibrösen Wände stehen mit der Fascia cruris in kontinuierlicher Verbindung.

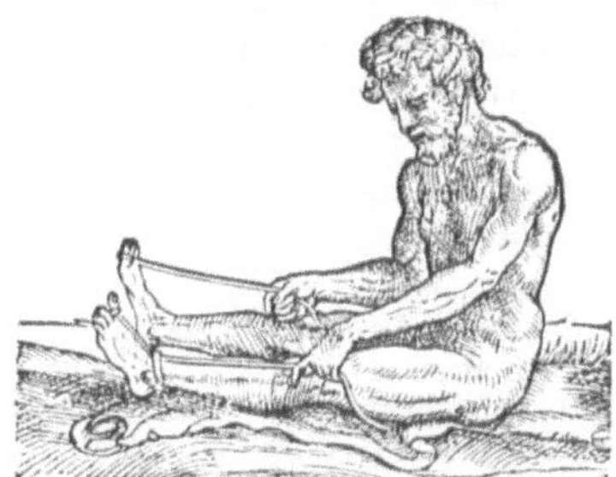

Abb. 296. Wirkung des Lig. transversum cruris auf die Sehne des M. extensor hallucis longus. (Aus ANDR. VESALIUS: De humani corporis fabrica libri VII, ed. alt. 1555, S. 255.)

Auf die Beziehungen zu den Knochen und auf die osteofibröse Ausstattung der Logenwände im einzelnen komme ich hier nicht zurück. Sie ist bei den einzelnen Muskelgruppen des Unterschenkels beschrieben worden.

Da der Fuß in der Normalstellung rechtwinklig zum Unterschenkel steht, so müssen die Sehnen der langen Muskeln ebenfalls fast im rechten Winkel umbiegen, um von den Logen, in welchen sie am Unterschenkel gleiten, an ihre Insertionsstelle am Fuß oder an den Zehen zu gelangen. Die Fascia cruris hat an der Knickstelle bestimmte Verstärkungen, unter welchen die Sehnen in besonderen Sehnenscheiden hinwegziehen. Auf der Vorderseite der Fußwurzel sind das *Lig. cruciatum* und oberhalb der Knöchel das *Lig. transversum* in sie eingewebt (Abb. 287). Beide drängen die Sehnen der vorderen Muskeln gegen das Skelet hin (Abb. 296). Der Muskelzug wird an der Biegungsstelle der Sehnen vom Kreuzband zum Teil abgeleitet auf die Fußwurzel und kommt dieser unmittelbar zugute. Das obere äußere Stück des Kreuzbandes ist meistens sehr dünn, oder es fehlt ganz. Das Band ist in der Regel Y-förmig.

Unter ihm liegen 3 Fächer, deren Schleimscheiden bereits bei den 3 vorderen Muskeln erwähnt wurden. Die fibröse Scheidewand zwischen Tibialis anterior und Extensor hallucis ragt bis unter das Lig. transversum des Unterschenkels hinauf, diejenige zwischen den beiden Zehenstreckern (Abb. 287) überschreitet das Lig. cruciatum nicht. Für das Fach des Extensor digitorum longus (Peronaeus tertius) gibt es eine besondere Verstärkung, das *Schleuderband, Lig. fundiforme* (Abb. 288a). Wie der Name besagt, umfaßt es die Sehne wie eine Schleuder. Es entspringt im vorderen Teil des Sinus tarsi am Calcaneus und ist auf der höchsten Kuppe des Kreuzbandes mit diesem verlötet. Die lateralen Schenkel beider Bänder sind miteinander identisch.

Die Sehnenscheiden, welche die Fächer auskleiden, sind an ihren blinden Enden besonders nachgiebig, um dem Hin und Her der sich verschiebenden Sehnen ausreichend folgen zu können. Der Ausschlag beträgt beim Erwachsenen 3,5—6 cm bei den einzelnen

Sehnen. Das proximale Ende der Sehnenscheide, welches dem stärksten Zug ausgesetzt
ist, ist nach innen zu gefaltet. Die Falte verstreicht in den extremen Stellungen des Fußes
und gibt dadurch der Verschiebung Spielraum. Die Sehnen sind je mit einem breiten, mesen-
teriumartigen *Mesotenon* mit der Umgebung verbunden und erhalten durch dieses ihre
ernährenden Gefäße. Das Mesotenon liegt an der den Reibungen am wenigsten ausgesetzten
Seite der Sehne.

Lateral sind die *Retinacula peronaeorum* in die Fascia cruris eingelassen
(Abb. 287). Die Sehnen des Peronaeus longus und brevis werden durch das
Retinaculum peronaeorum superius hinter dem Malleolus lateralis, durch das
Retinaculum peronaeorum inferius am Calcaneus angeheftet.

Die Beweglichkeit der Sehnen in ihren Scheiden beträgt 2—3 cm. Über die crurotarsale
und plantare Sehnenscheide s. S. 558. Ein Mesotenon ist in jedem Fach für jede Sehne vorhanden, nur in der Regel nicht in dem unteren Abschnitt des Faches für den Peronaeus brevis.

Medial hinter dem inneren Knöchel ist die Fascia cruris verstärkt zum *Lig.
laciniatum* (Abb. 292). Die Oberfläche dieses Bandes verbindet den inneren
Knöchel mit dem Fersenhöcker und deckt den Ursprung des M. abductor hallucis.
Eine tiefe Partie senkt sich mit Septen zwischen die 3 Sehnen ein, welche unter
dem Band passieren (Tibialis posterior, Flexor digitorum longus, Flexor hallucis
longus). Das vordere Septum (zwischen Tibialis und Flexor digitorum) ist
proximalwärts besonders dünn.

Da der Tibialis posterior kein Mesotenon hat, so ist eine operative Auswechslung zwischen
den beiden Nachbarsehnen besonders leicht. Der Chirurg kann auf diese Weise einen gesunden Muskel an die Sehne des gelähmten spannen und der Sehne neue Triebkraft zuführen.
Selbst durch das Lig. interosseum hindurch sind Auswechslungen dieser Art möglich, wenn
der künstliche Schlitz mit dem natürlichen Gleitgewebe der Sehnenscheiden ausgepolstert
und das ernährende Mesotenon geschont wird. Aus diesen Erfahrungen ist ersichtlich, wie
lebenswichtig die Schleimscheiden für die Knick- und Reibungspunkte der Sehnen sind.
Die Schleimscheiden für die 3 tiefen Flexoren sind voneinander getrennt. Sie sind bei den
betreffenden Muskeln beschrieben. Zwischen die beiden Zehenbeuger ist eine sehr derbe
Scheidewand eingeschoben, welche verstärkt ist durch einen Knochenhöcker des Talus
(Processus posterior tali, Abb. 292). Es gibt ein viertes Fach für ein Gefäßnervenbündel
(Vasa tibialia posteriora, N. tibialis).

8. Band- und Gelenkverbindungen des Fußes als passive Bewegungsfaktoren: Das Sprunggelenk und die Gelenke des Vorfußes.

a) Fußgewölbe.

Mehr noch als bei den Carpalia und Metacarpalia der Hand ist beim Fuß
der von den *Tarsalia* und *Metatarsalia* mosaikartig zusammengesetzte Komplex als *Einheit* zu behandeln (Abb. 305a). Vor allem fehlt die freie Beweglichkeit der Großzehe analog derjenigen des Daumens. Das Gelenk zwischen Cuneiforme I und Metatarsale I ist zwar beim menschlichen Fetus noch ein Sattelgelenk und wiederholt darin die dem „Greiffuß" zukommende Form, auf welcher
bei Affen die Bewegungen ihres „Fußdaumens" beruhen. Aber in der embryonalen und postembryonalen Entwicklung des Menschen sind alle Stadien des
Überganges in eine straffe Amphiarthrose festgestellt; nur selten bleibt beim
Erwachsenen als atavistischer Rest die Sattel*form* der Gelenkfläche, aber nie
die Beweglichkeit dieser Stelle übrig.

Die Basis des Metatarsale I ist durch Tibialis anterior und Peronaeus longus, und durch
Kapselverstärkungen starr fixiert. Die Festlegung der Peronaeussehne, welche der Erhaltung
des Fußgewölbes dient (Abb. 305b), ist von der Erstarrung des Gelenkes zwischen
Tarsus und Metatarsus begleitet. Für den Fuß des Menschen, der beim dauernden Stehen
und Gehen die ganze Körperlast zu tragen hat, ist der Verzicht auf den „Fußdaumen" ein
wichtiger Schritt, welcher die völlige Aufrichtung des Körpers vorbereitete. Die Körperlast
wird auf die 5 Köpfe der Metatarsalia verteilt und leichter getragen.

Anstatt mit der ganzen Fußfläche den Boden zu berühren, hat bekanntlich der normale menschliche Fuß eine nischenartige Aushöhlung (Abb. 297),

welche vom inneren Fußrand in individuell wechselnder Tiefe nach dem äußeren
Fußrand zu vordringt, ihn bald voll, bald nur annähernd erreicht oder fern von
ihm endet. Fehlt die Sohlennische ganz, so ist der Fuß beim Europäer abnorm
(Plattknickfuß). Beim Neger hingegen, welchem irrtümlich Plattfüße nachgesagt
werden, ist das eigentliche Fußgewölbe nicht schlecht ausgebildet; es ist nur
ausgefüllt durch starke Muskelmassen. Aber beim Europäer ist in der Regel
eine tiefe Sohlennische der Ausdruck einer besonders hohen Wölbung des Fußes
und umgekehrt; beim Neugeborenen pflegt sie allerdings auch durch Weichteile ausgefüllt zu sein. Das Fußgewölbe ist begründet in der Anordnung des
Skelets (Abb. 294a), und zwar wesentlich in der Stellung des Calcaneus. Er
steht nur mit seinem Fersenhöcker auf dem Boden, sein Körper ist aufwärts
gerichtet, ist also gegenüber dem des Vierfüßlers (Abb. 74) um mehr als 90°
gedreht. Der Talus ruht als Schlußstein zu oberst auf dem Calcaneus und

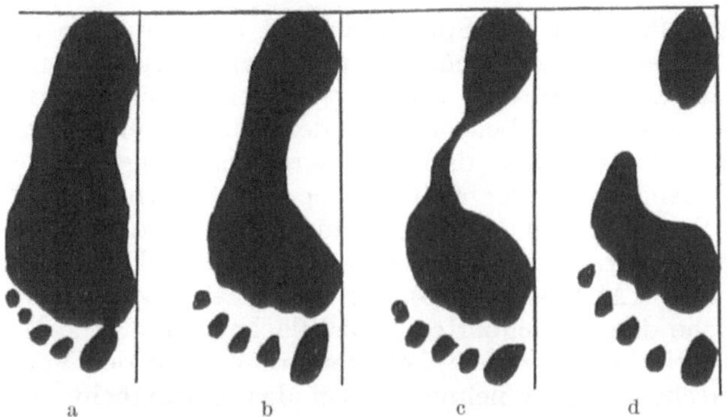

Abb. 297 a—d. Sohlennische, Fußabdrücke verschiedener Individuen. a Plattfuß. b—d Normale Füße mit
verschieden hoher Wölbung. (Aus TREVES-KEITH, S. 437.)

Naviculare, letzteres auf den Cuneiformia und den inneren Metatarsalia. Da der
innere Fußrand viel stärker gewölbt ist als der äußere, so ist er besonders befähigt,
die Körperlast zu tragen.

Damit steht die starke Entfaltung der Großzehe im Zusammenhang; sie ist ein besonderer,
nur dem Menschen eigener Apparat zum Abrollen des Fußes vom Boden. Die Nischenform
der Planta ist begründet durch die höhere Wölbung des medialen Fußrandes gegenüber dem
lateralen.

Der Calcaneus steht in leichter Pronationsstellung (S. 560 u. Abb. 291b; der ausgezogene
schwarze Pfeil in der Abbildung übertreibt etwas die Pronationsstellung). Bei der Betrachtung des normal gewölbten Fußes beim Lebenden findet man die Mittellinie gleichgerichtet
mit der Mittellinie der Wade. Bilden beide einen nach lateral offenen Winkel, so steht der
Calcaneus stärker proniert als normal (Abb. 291b), das Fußgewölbe ist eingeknickt (Platt-
„knick"fuß).

Außer in der Längsrichtung ist der Fuß auch der Quere nach gewölbt. Dieses
Quergewölbe ist äußerlich an der leichten Rundung des Fußrückens kenntlich,
ist aber in Wirklichkeit sehr viel ausgesprochener dadurch, daß das Cuneiforme I
und das Metatarsale I nach plantar stark gegen Cuneiforme II und Metatarsale II
vorspringen (Abb. 288a u. 305b). Die Höhlung des Quergewölbes ist von den
kurzen Fußmuskeln ausgefüllt. Seine krankhafte Abflachung ergibt den Spreizfuß.

Die aus Tarsalia, Metatarsalia, aus zugehörigen Muskeln und Bändern zu-
sammengefügte Einheit, das *Fußgewölbe*, ist im ganzen gegen das Bein beweglich. Wie das Handgelenk aus verschiedenen, anatomisch getrennten Kammern
besteht, so auch dieses Gelenk. Ich nenne es im ganzen *Sprunggelenk*. Es gibt
2 Hauptabteile, ein anatomisch einheitliches *oberes Sprunggelenk*, *Articulatio*

talocruralis (Abb. 298), und ein davon unabhängiges anatomisch nicht einheitliches *unteres Sprunggelenk, Articulatio talotarsalis.* In beiden Fällen ist das Sprungbein, *Talus,* beteiligt. Das eine Gelenk liegt über ihm, *supratalar,* das andere unter ihm, *subtalar.*

Das Sprungbein ruht als Schlußstein des Fußgewölbes auf 2 Nachbarknochen, dem Calcaneus und Naviculare, mit denen es durch das subtalare untere Sprunggelenk verbunden ist. Dieses besteht aus 2 getrennten Kammern. Nach den beteiligten Knochen nennen wir die hintere Kammer *Articulatio talocalcanea,* hinteres unteres Sprunggelenk; die vordere Kammer heißt *Articulatio talocalcaneonavicularis,* vorderes unteres Sprunggelenk. Es ist biologisch wichtig, daß die beiden räumlich getrennten Abschnitte des unteren Sprunggelenkes *gemeinsam* arbeiten müssen wie bei einer Tür, welche sich in *zwei* Angeln dreht. Die Sicherheit der Führung und Stützung ist größer, wenn zwei Drehflächen statt einer bestehen.

Faßt man am Präparat das Sprungbein mit der Hand, so kann man es in der Gabel der Unterschenkelknochen (supratalar) mitsamt dem Fuß auf- und abbewegen, ohne daß im unteren Sprunggelenk eine Stellungsänderung erfolgt; ebenso kann man das Sprungbein mitsamt dem Unterschenkel gegen den übrigen Fuß bewegen (subtalar), ohne daß im oberen Sprunggelenk eine Bewegung statthat. Im lebenden Körper fehlen aber die Sperrmuskeln, welche nötig wären, um das Sprungbein in einem der Hauptgelenke zu fixieren, während es im anderen bewegt wird. Es ist der einzige Fußwurzelknochen, der gar keine Muskelansätze trägt (Abb. 305a u. b). Er bewegt sich wie eine Kugel in einem Kugellager, welche den benachbarten Schleifflächen folgt. Die Muskeln, welche über das Sprungbein hinweg ziehen, bewegen unmittelbar den Vorfuß, die Hacke oder den Unterschenkel und nehmen dabei das Sprungbein mit, wirken also im oberen und unteren Sprunggelenk gleichzeitig. Nur wenn die Bewegung in einem der beiden Sprunggelenke abgelaufen ist, und eine Weiterbewegung in der betreffenden Richtung in dem anderen noch möglich ist, wird sie von der Muskulatur in letzterem allein erzwungen werden können. Die Sperrung erfolgt *passiv,* nicht durch aktive Spannung lebendiger Muskeln. Gehen wir also von dem aktiven Element, den Muskeln, aus, so ist das Sprunggelenk, trotz seiner Zerlegung in Haupt- und Unterabteile, als etwas *Einheitliches* zu betrachten; dieser Gesichtspunkt ist von vornherein im Auge zu behalten, wenn wir zunächst die Form der einzelnen Kammern untersuchen.

Die Einrichtungen sind, als ein biologisches Ganzes betrachtet, verhältnismäßig einfach; denn beim Fuß wie bei der Hand ist die Gesamtbewegung ähnlich wie in einem *Kugelgelenk.* Nur ist der Bewegungsmechanismus der Hand in den einzelnen Teilen komplizierter, weil die Pro- und Supination im Unterarm hinzugehört, während die Pro- und Supination des Fußes im Sprunggelenk selbst lokalisiert ist.

Reine Rotationen des Fußes um seine Längsachse sind im Sprunggelenk nicht möglich, dagegen sind bestimmte Grade einer Rotation mit den Ab- und Adduktionen + Flexionen zwangläufig kombiniert (S. 389).

Außer im Sprunggelenk gibt es in den übrigen Fußwurzelgelenken noch beschränkte Bewegungsmöglichkeiten wie bei den Handwurzelknochen. Diese *Eigenbewegungen* der einzelnen Tarsalia können die *Hauptbewegungen* im Sprunggelenk weiterführen oder sonstwie beeinflussen. Die Hauptsache ist, daß das Fußgewölbe als Einheit brauchbar ist. Dem würde eine stärkere Beweglichkeit der Tarsalia im Wege sein. Dagegen ist der mosaikartige Aufbau ein Schutz gegen Zertrümmerung, da ein federnder Bandknochenkomplex widerstandsfähiger ist als ein Gewölbe aus einem Stück reinen Knochengewebes.

Die feineren Knochenstrukturen (Spongiosabälkchen) verlaufen in den einzelnen kleineren Tarsalia so, wie wenn sie einen einheitlichen Knochen bildeten, z. B. als Quergurten vom äußeren zum inneren Fußrand durch die 3 Keilbeine und das Würfelbein hindurch. Das ist ein deutlicher Beweis für die einheitliche Funktion im allgemeinen.

Die Chirurgen bezeichnen bestimmte *Amputationslinien* des Fußes als Gelenke, z. B. als LISFRANCsches „*Gelenk*" die Linie, in welcher die Tarsalia gegen die Metatarsalia abgesetzt werden können, und als CHOPARTsches „*Gelenk*" die Linie zwischen Talus + Calcaneus einerseits und Naviculare + Cuboid andererseits (Abb. 304), der Beginn der Linien ist durch Pfeile bezeichnet). Es handelt sich immer um Multipla von Gelenkkammern. Aber auch

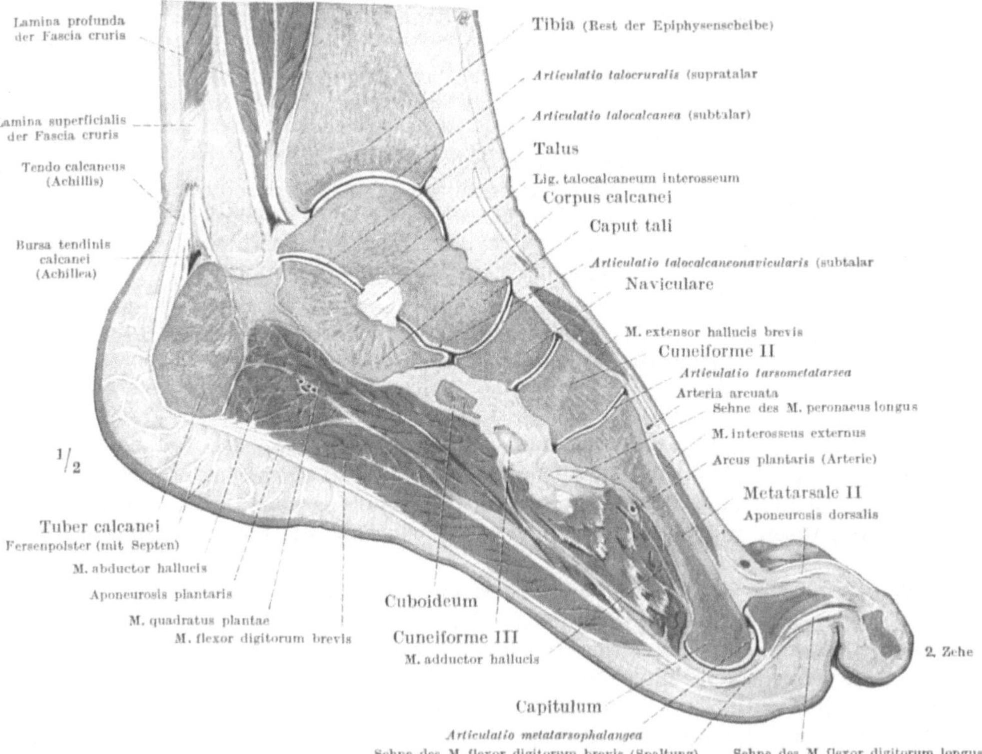

Abb. 298. **Sagittalschnitt durch den Fuß. Gefrierschnitt. Der Fuß steht stark plantarflektiert zum Unterschenkel wie beim Stehen auf den Zehenspitzen (das Präparat ist in dieser Stellung abgebildet).**

mechanisch betrachtet haben diese Linien nichts Einheitliches. Am ehesten ist noch das CHOPARTsche „Gelenk" zu einer Art Eigenbewegung fähig. Man spricht deshalb auch wohl von einem *Intertarsalgelenk*. Dies ist jedoch den Bewegungen im Sprunggelenk untergeordnet. Kommt zu der Bewegung des Fußes gegen das Sprungbein noch eine Eigenbewegung des Cuboideum hinzu und bezeichnet man dies als Gesamtbewegung in einem neuen Gelenk, dem Intertarsalgelenk, wie es vielfach geschieht, so wird meines Erachtens nichts dadurch gewonnen, sondern eher die Übersicht erschwert; zweckmäßiger wäre es, den Ausdruck „Gelenke" für die LISFRANCsche und CHOPARTsche Linie ganz zu vermeiden.

b) Die supratalare Kammer des Sprunggelenkes.

Der Unterschenkel umklammert den Fuß. In die Gabel, welche das untere Ende der Tibia und Fibula formen, *Malleolengabel*, paßt das Sprungbein hinein, *Articulatio talocruralis* (Abb. 261). Der Teil der Gabel, welcher über der Talusrolle, der *Trochlea*, liegt, heißt Rollendach; es ist viel kürzer als die Rolle (Abb. 298). Je nach der Stellung des Fußes kommen verschiedene Stellen der Rolle mit dem Rollendach in Berührung. Die obere Gelenkfläche der Rolle ist hinten etwas schmäler als vorn (Abb. 304). Wird die Fußspitze gehoben, so kommt der vordere breitere Teil in die Gabel zu liegen. Die Gelenkkammer setzt sich in der Regel zwischen die Tibia und Fibula aufwärts in eine kurze Spalte fort (etwa 1 cm, Abb. 285). Trotzdem die unteren Enden der beiden Unterschenkelknochen durch besonders straffes Bindegewebe zusammengehalten sind, *Syndesmosis tibiofibularis*, klafft jene Spalte bei Dorsalflexion doch unter dem Druck des Talus ein wenig; entsprechend weicht das obere Ende der Fibula im oberen Tibiofibulargelenk rein passiv aus, falls nicht der Schaft des Knochens selbst in sich so weit ausbiegt, um genügend nachgeben zu können. Die Gabel bremst auf diese Weise eine zu starke Dorsalflexion. Auch die Achillessehne und die Dehnung der Wadenmuskeln erlauben keine zu starke Erhebung des Fußes. Im äußersten Fall kann das Verbindungsstück zwischen Corpus und Caput tali, das Collum tali, an die Tibia anstoßen. Der größte Ausschlag von der zum Unterschenkel rechtwinkligen Normalstellung des Fußes aus beträgt beim Erwachsenen etwa 30^0. Er ist am größten, wenn das Knie gebeugt und die Wadenmuskulatur dadurch nachgiebiger ist als beim gestreckten Knie.

Das Sprungbein hat an den Seiten der Rolle Gelenkflächen, welche mit den ihm zugewandten Innenseiten der Gabel artikulieren (Abb. 261). Die äußere Seitenfläche des Talus ist dreieckig, die innere kommaförmig. Sie stehen so, daß die größere Partie des Dreiecks und der Kopf des Kommas nach vorn gerichtet sind. Je mehr die Fußspitze gehoben wird, um so mehr werden die Kontaktflächen zwischen den Seiten der Talusrolle und der Gabel verbreitert. Deshalb wird schließlich der Fuß im oberen Sprunggelenk so festgestellt, wie wenn überhaupt kein Gelenk bestände. Man benutzt das, um bei der Funktionsprüfung der Fußgelenke das Talocruralgelenk auszuschalten. Was bei stark nach oben gehobener Fußspitze an aktiven und passiven Bewegungen des Fußes im ganzen möglich ist, findet mit Sicherheit *nicht* im oberen Sprunggelenk statt.

Weniger sicher steht die Talusrolle in ihrer Gabel bei gesenkter Fußspitze. Der Gesamtumfang der Bewegung im Talocruralgelenk (Dorsal- $+$ Plantarflexion) beträgt beim Erwachsenen etwa 60^0, kann aber nach Übung und Beruf sehr stark schwanken. Bei Plantarflexion tritt der kleinere Querdurchmesser der Talusrolle in die Gabel ein und der größere vordere aus ihr heraus, so daß man beim Lebenden durch die Haut hindurch den vorderen Teil der Rolle, namentlich lateral, betasten kann. Das Gabeldach hat in dieser Stellung die gleiche Breite wie das Sprungbein. Die Gelenkflächen stehen in ihrer ganzen Länge im besten Kontakt miteinander (Abb. 298). Was aber fehlt, sind die beiden Kontaktflächen zu beiden *Seiten* der Talusrolle. Hier kommen nur noch kleine Abschnitte der Gabel und Rolle in Berührung. Dafür werden die seitlichen Bandapparate des Sprunggelenkes um so stärker gespannt, je weiter die Plantarflexion fortschreitet (blau, Abb. 299a u. b, besonders das Lig. talofibulare anterius). An Stelle der knöchernen Führung der Gabel tritt immer mehr eine Bandführung. Daher steht der plantarflektierte Fuß *federnd* in der Gabel, der dorsalflektierte *starr und straff*. Ersteres hilft im Gehen dem nicht mehr belasteten Fuß beim Abwickeln vom Boden, letzteres kommt ihm beim Aufsetzen und bei der Übernahme der Körperlast zugute (Abb. 282a u. b).

Auch der plantarflektierte Fuß kann schließlich durch Knochen gehemmt sein, wenn das hinterste Ende des Sprungbeines, Processus posterior tali, gegen die Tibia stößt. Doch bremsen gewöhnlich schon vorher die Sehnen, welche vorn über den Talus hinwegziehen (Tonus der vorderen Gruppe der Unterschenkelmuskeln).

Das Rollendach ist bei Dorsalflexion um 2—3 mm zu eng für die Rolle. Um diesen Betrag wird der beiderseitige Knorpelbelag von Rolle und Gabel zusammengepreßt oder die Gabel auseinandergedrängt. Auch klaffen vorderer und hinterer Rand des Rollendaches gegen die Rolle ein wenig. Denn im Sagittaldurchmesser ist die Rollenoberfläche ein wenig stärker gewölbt als das Rollendach.

Das Talocruralgelenk ist ein *reines Gabelscharnier, Ginglymus*. Andere Bewegungen als reine Plantar- und Dorsalflexionen sind in der Gabel ausgeschlossen. Die Achse des Scharniers liegt horizontal (Abb. 261, 289). Sie geht unter der untersten Spitze des inneren Knöchels hindurch quer durch das Sprungbein und trifft den äußeren Knöchel gerade an seinem äußersten Vorsprung. An der Innenseite des Talus ist die Stelle, wo die Achse aus dem Knochen heraustritt, häufig an einem besonders großen Gefäßloch kenntlich; das Gefäß verdankt seine starke Entfaltung dem axialen Ruhepunkt des im Gehen ständig bewegten Sprungbeines.

Irrtümlich wird vom Talocruralgelenk häufig behauptet, es sei kein reines Scharniergelenk, sondern der Fuß könne bei starker Plantarflexion in ihm *aktiv* seitlich bewegt oder rotiert werden. Bezug genommen wird dabei auf den geringeren Querdurchmesser des hinteren Teiles der Talusrolle. Wir haben gesehen, daß gerade diese Stelle des Sprungbeines besonders guten Schluß in der Plantarflexion hat. Es ist lediglich die Möglichkeit einer abductorischen oder rotatorischen Verschiebung der Knochenflächen des Gelenkes in plantarflektierter Stellung größer als in dorsalflektierter, weil die knöcherne Gabel, welche mit ihren beiden Zinken das Sprungbein umfaßt, automatisch kleiner wird, je mehr sich die Fußspitze senkt. Aber die Bänder führen, wenn solche Verschiebungen *passiv* erzwungen werden, sofort die Gelenkflächen wieder in die richtige Stellung. Derartiges kommt vor, wenn die Fußspitze im Terrain hängen bleibt (etwa in einem Geleise). Reine Zerreißungen der Bänder sind selten; häufiger bricht der Knöchel ein oder ab. Für das normale Gehen ist die Bandhemmung des gesenkten Fußes im oberen Sprunggelenk ein Schutz vor den mannigfachen Ansprüchen des unebenen Bodens, weil der Fuß, sobald er in dieser Stellung ausweicht, federnd und nicht starr fixiert ist. Wir können uns so jederzeit durch instinktive Verlegung des Körpergewichtes auf den nicht gefährdeten Fuß helfen. Das Nähere wird unten aus der Besprechung der Verstärkungsbänder klar werden.

Der äußere Rand und die äußere Seitenfläche der Talusrolle haben eine andere Richtung zur Oberfläche der Rolle als der innere Rand und die innere Seitenfläche. Erstere stehen schräg, letztere ungefähr senkrecht zur Oberfläche der Rolle. Hat die mediale Fläche allein die Führung, so wird durch die laterale Fläche die Gabel des Gelenkes auseinandergezwängt, wie oben beschrieben. Es kommt aber vor, daß die laterale Fläche so gestaltet ist, wie wenn sie aus einer *Schraubenfläche* herausgeschnitten wäre, und daß diese Fläche die Führung übernimmt. Das ist möglich, wenn der Knorpelbelag an der Rolleninnenfläche nachgiebiger ist als an der Außenfläche. Das Sprungbein wird in diesem Fall gleichsam in den vorderen Teil des Talotarsalgelenkes hineingeschraubt, wenn der Fuß plantarflektiert wird. Doch scheint diese Schraubenbewegung individuell sehr wechselnd zu sein. Genauere Daten fehlen zur Zeit.

Die *Kapsel* des Talocruralgelenkes, *Capsula articularis*, ist am Sprungbein in einiger Entfernung vom Knorpelbelag der Rolle befestigt, am Unterschenkel umgreift sie ein wenig die Vorderkante der Tibia und folgt im übrigen den Rändern der Tibia und Fibula. Die Knöchel liegen *außerhalb* des Gelenkes. Die Kapsel ist vorn und hinten ganz besonders dünn und verletzlich. Die Sehnen der Extensoren (vordere Gruppe) und die Achillessehne mit dem darunter liegenden Fett und dem tiefen Blatt der Fascia cruris schützen diese Partien nicht nur unmittelbar, sondern auch mittelbar, da sie früher übermäßigen Bewegungen Halt gebieten als die Kapsel selbst. Die Falten, in welche die dünne Kapselwand gelegt wird, wenn die betreffende Bewegung den Winkel zwischen Unterschenkel und Fuß verringert, werden durch die Vaginae tendinum, welche mit der Kapselwand verlötet sind, so geleitet, daß sie nicht eingeklemmt werden. Vorn sind die 3 Strecker der vorderen Gruppe (Abb. 288a), hinten der Flexor hallucis longus der tiefen Gruppe (Abb. 288b) befähigt, nicht nur den Fuß zu flektieren, sondern automatisch die dadurch entstehenden Falten von der Gelenkspalte wegzuziehen. Auch der M. plantaris kann oft durch Vermittlung des tiefen Blattes der Fascia cruris als Kapselspanner wirken. Kleine fettreiche Falten, welche zwischen den beiden Unterschenkelknochen und von hinten zwischen

Rolle und Rollendach in das Gelenkinnere vorragen, werden angesaugt, wenn sich die Kontakte der Knochen lösen; sie füllen die Zwischenräume.

Die Lymphgefäße des Talocruralgelenkes ziehen längs der A. und V. tibialis anterior und posterior zu tiefen Lymphknoten der Kniekehle.

Die Seitenflächen der Kapsel sind durch besondere Bandapparate außerordentlich verstärkt. Infolgedessen wird bei Gelenkergüssen die dünne Vorder- und Rückwand besonders vorgetrieben. Beim Lebenden äußert sich die Schwellung besonders *vorn*, da die Kapsel zwischen den Sehnen der dort liegenden Extensoren und den Knöcheln rechts und links unmittelbar unter der Fascie liegt. Statt der beiden normalen prämalleolaren Gruben (die innere Grube tritt in Abb. 300 deutlich hervor), entstehen 2 prominente Wülste. Hinten ist die Schwellung unter der Achillessehne versteckt.

Die *Verstärkungsbänder* des Talocruralgelenkes sind zweierlei Art. Die einen verbinden die beiden Unterschenkelknochen untereinander, die anderen jeden von ihnen mit dem Fuß. Die ersteren verhüten ein zu starkes Klaffen der Knöchelgabel. Sie heißen *Gabelbänder, Lig. malleoli lateralis anterius et posterius* (Abb. 299 b); der lateinische Namen besagt, daß sie speziell den äußeren Knöchel gegen die Tibia angepreßt halten und vorn und hinten von ihm liegen. Sie verlaufen schräg abwärts von der Tibia zur Fibula und sind gespannt, wenn der Fuß dorsal flektiert wird, dagegen im allgemeinen entspannt, wenn er plantarflektiert ist. Sie sind am unteren Rand innen überknorpelt; diese kleinen Streifen vervollständigen das Dach für die Talusrolle, welches im übrigen rein knöchern unterfüttert ist (Tibia). Für das Lig. malleoli posterius hat die hintere Fläche der Talusrolle am lateralen Rande eine eigene Schleiffläche von der Form eines schmalen Dreiecks. Solange das Standbein in einer sagittalen Ebene senkrecht zum Boden — im Lot — steht, preßt das Körpergewicht das Rollendach und die Rolle zusammen. Die Stützung ist fast rein knöchern. Denn der Knorpelbelag, der vorn sehr dünn ist, und nach hinten bis zur Dicke von $1—1^1/_2$ mm zunimmt, und die überknorpelten Stellen der Bänder geben keinen Spielraum, der in Betracht käme. Anders wenn das belastete Bein in einer Ebene schräg zum Lot steht. Dann wird die Last des Körpers zum Teil auf den dem Boden zunächst liegenden Knöchel übertragen. In diesem Fall werden die Knöchelbänder gespannt, in welcher Stellung auch der Fuß sich befinden mag; sie verwandeln die Druckkraft für den Nachbarknochen in Zug.

Ganz besonders beansprucht werden bei schräg seitlich einwirkendem Gewicht des Körpers die *Seitenbänder* (s. unten). Denn sie setzen jeden der Unterschenkelknochen nach dem Fuß zu fort und tragen deshalb die auf den Knöchel einwirkende Druck- oder Zugkraft mit, und zwar um so mehr, je kleiner die Kontaktflächen zwischen den Seiten der Talusrolle und den Gelenkflächen der Knöchel sind (S. 576).

Die *Seitenbänder* des Talocruralgelenkes strahlen von der Spitze der Knöchel fächerförmig zum Fuß aus. Sie sind in einzelne Partien oder in selbständige Bänder gesondert, die entweder breit in die Kapselwand eingelassen sind und im Niveau der Kapselwand liegen, oder nach außen oder innen vorspringen. Die letzteren drängen zum Teil die Kapsel so gegen den Gelenkraum hin vor, daß das betreffende Band von außen nur schwer zu sehen ist. Dazu kommt, daß nicht alle Bänder den Unterschenkel lediglich mit dem Sprungbein verbinden, sondern auf jeder Seite eines bis zum Calcaneus fortgesetzt ist, außerdem auf der Innenseite eines bis zum Naviculare. Solche Bänder überspringen 2 Gelenke, das Talocrural- und das Talotarsalgelenk, und sichern auch das letztere.

Bei der Hand sind die meisten Verstärkungsbänder für das Radiocarpal- und Intercarpalgelenk gemeinsam. Daher sind dort die Grenzen zwischen den Kapseln der beiden in sich getrennten Kammern äußerlich durch die Verstärkungsbänder verdeckt. Beim Fuß dagegen ist das Talocrural- vom Talotarsalgelenk nicht nur innerlich getrennt, sondern auch äußerlich ist die Kapsel des proximalen Gelenkes im größeren Teil ihres Umfanges, besonders vorn, gut begrenzt. Verwechslungen von Schwellungen des oberen und unteren Sprunggelenkes sind hier leicht zu vermeiden; bei der Hand sind Schwellungen der beiden Kammern schwerer auseinanderzuhalten.

Man benennt die einzelnen Bänder nach ihren Ansatzpunkten, und zwar heißen die auf der Außenseite *Lig. talofibulare anterius*, *Lig. talofibulare posterius* und *Lig. calcaneofibulare* (Abb. 299 b). Letzteres springt am stärksten vor,

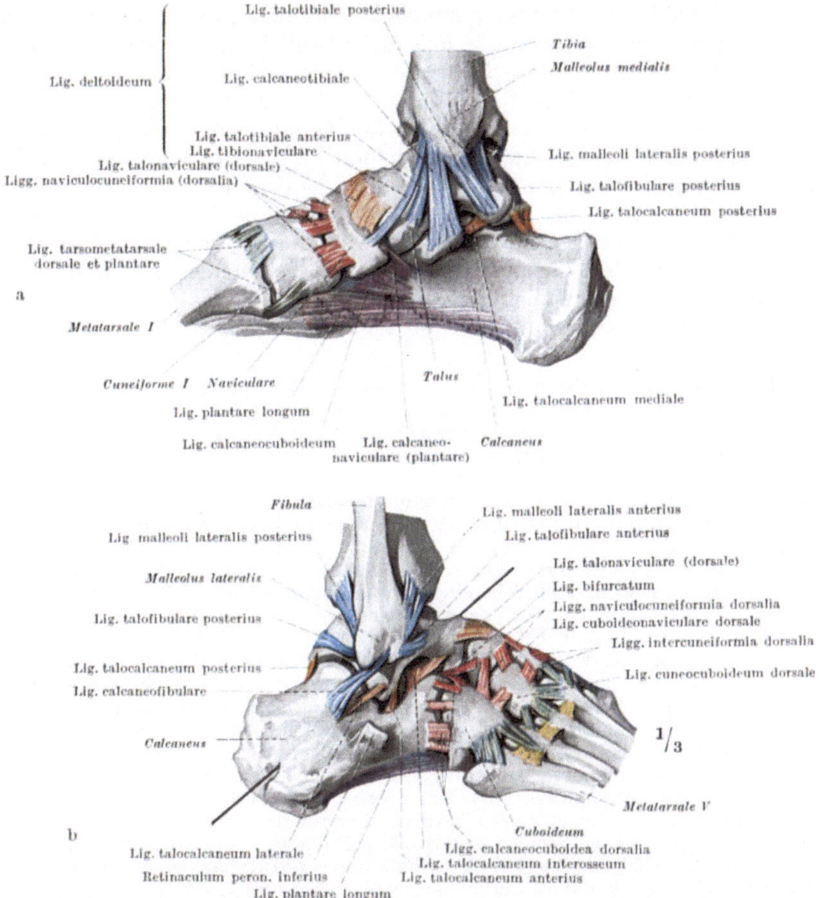

Abb. 299 a u. b. Hemmungsbänder der Fußwurzel, etwas schematisiert und mit schematischen Farben. a Innenseite. b Außenseite. Blau: Bänder zwischen den Unterschenkelknochen selbst und zwischen ihnen und den Tarsalia; gelb-rot: Bänder zwischen dem Sprungbein und den übrigen Tarsalia; carmin: dorsale Bänder der übrigen Tarsalia unter sich; violett: plantare Bänder; grün: Bänder zwischen Tarsalia und Metatarsalia; gelb: Bänder zwischen Metatarsalia. (Die Farben sind die gleichen wie bei dem Schema der Handwurzel, Abb. 195 a u. b; nur sind statt eines Rot hier 3 Abarten — gelbrot, carmin, violett — gewählt.)

weil der äußere Knöchel und der Körper des Fersenbeines gegen das Sprungbein seitlich stark ausladen. Das Band überbrückt den Zwischenraum; der Kapselraum hat dementsprechend eine Nische, welche auswärts ausgebuchtet ist. Außen ist das Band verdeckt durch die Sehnenscheiden des Peronaeus longus und brevis (Abb. 287), die es mitbilden hilft. Das Lig. talofibulare posterius ist so weit in das Innere des Gelenkes vorgeschoben, daß die oberhalb und unterhalb von ihm gelegenen dünnwandigen Ausbuchtungen der Gelenkkapsel sich hinter ihm berühren (ohne aber miteinander zu verschmelzen). Daher wird die hintere Wand des Gelenkes bei der Präparation leicht verletzt, wenn das

Band nicht richtig gesucht wird. Bei einiger Achtsamkeit wird man immer den Zugang zu dem Bande finden können. Es ist stärker als $^1/_2$ cm und das dickste der lateralen Bänder.

Die Bänder an der Innenseite des Knöchelgelenkes heißen *Lig. talotibiale anterius*, *Lig. talotibiale posterius*, *Lig. calcaneotibiale* und *Lig. tibionaviculare* (Abb. 299a). Sie sind sämtlich breit, flach in die Kapselwand eingebettet und seitlich wenig scharf gegeneinander gesondert. Für den ganzen medialen Bandapparat ist der gemeinsame Name *Lig. deltoideum* üblich. Es ist etwa $^1/_2$ cm dick. Es ist hinten überdeckt von der Führungsrinne des M. tibialis posterior und vom Lig. laciniatum (Abb. 292). Im Namen des Bandapparates kommt gut zum Ausdruck, daß er dreieckig ist, die Spitze ist am Tibiaknöchel befestigt, die Basis an den Fußknochen. Das gleiche ist außen der Fall, wenn man sich die 3 getrennten Bänder schematisch zu einem vereinigt denkt. Für die Mechanik liegt das Wichtige der Anordnung in beiden Fällen übereinstimmend darin, daß immer *ein Teil* der Seitenbänder jederseits gespannt ist, mag der Fuß plantar oder dorsal flektiert werden. Die Seitenbänder des Sprunggelenkes sind seitliche Schienen, welche in jeder beliebigen Flexionsstellung des Scharniergelenkes gleich unnachgiebig bleiben und daher in der vollkommensten Weise die reine Scharnierbewegung sichern.

Bei keinem anderen Gelenk des Körpers sind in solcher Weise *Knochen- und Bandführung* zur Sicherung der Scharnierbewegung vereinigt wie beim oberen Sprunggelenk. Die reinsten Scharniergelenke außer ihm, die Interphalangealgelenke der Finger (S. 405), haben seitlich reine Bandführung. Beim Ellenbogen ist das ebenso. In beiden Fällen faßt innerhalb des Kapselraumes ein Längswulst in eine Nute der gegenüberliegenden Gelenkfläche ein, ersetzt aber den Mangel seitlicher Knochenführung nur unvollkommen. Beim oberen Sprunggelenk des Erwachsenen ist eine nur ganz geringe sattelförmige Delle der Talusrolle zu bemerken, die nach hinten zu ganz verstreicht (Abb. 305a); ihr entspricht ein Längswulst der Tibia, welcher in die Delle hineinpaßt. Beim Fetus und beim Kind, bei welchem die Seitenbänder nachgiebiger sind, hat auch die Talusrolle eine viel ausgesprochenere Führungsnute. Durch vollkommenere seitliche Führung wird beim Erwachsenen die weniger wirksame Binnenführung überflüssig. — Auch beim Ellenbogengelenk wird gelegentlich durch gewisse Operationen (Resektion) ein Zustand geschaffen, bei welchem Radius und Ulna in einer künstlichen Gabel des unteren Humerusendes Scharnierbewegungen machen. Ein solches Ersatzgelenk arbeitet ganz entsprechend dem Talocruralgelenk; nur ist die Gabel einheitlich, dagegen ist der von ihr umfaßte Gelenkkörper zusammengesetzt, beim Sprunggelenk dagegen ist umgekehrt die Gabel zusammengesetzt und die Sprungbeinrolle einheitlich. Letzteres ist die mechanisch vollkommenere Anordnung, welche sich durch die historisch gegebenen Materialien der unteren Extremität von selbst ergab. Es verwächst auch bei Tieren mit sonst rudimentärer Fibula der einzige Überrest, die distale Gabelzinke, meistens nicht knöchern mit der Tibia, weil die Syndesmose Stöße abfängt und weil sie sicherer ist als eine rein knöcherne Gabel. Sehr charakteristisch sind die breiten Stützflächen des oberen Sprunggelenkes für die Aufgabe des Fußes, verglichen mit den schmalen, deformierbaren Flächen des Radiocarpalgelenkes der Hand (Abb. 193a).

Verletzungen des oberen Sprunggelenkes sind trotzdem nichts Seltenes. Sie werden besonders veranlaßt durch die Seitenbänder, welche selbst reißen können, aber häufiger Knochenstücke der Knöchel mit abreißen (Malleolenfraktur oder -infraktion). Die gewöhnliche Ursache ist unvorhergesehenes Einklemmen des Fußes beim Gehen, z. B. in einer Wagenfurche, und Abknicken des stürzenden Körpers gegen den fixierten Fuß. Die Sicherungsapparate waren in solchen Fällen der enormen Hebelwirkung des gesamten Körpergewichtes nicht gewachsen. Bei gewöhnlichem Abknicken des Fußes beim Auftreten auf eine Kante od. dgl. muß der Knochen schon spröde sein, ehe er bricht, was individuell je nach Alter und Geschlecht verschieden ist. Die supramalleolaren Brüche der Fibula werden durch eine Stemm- oder Zugwirkung vom Fuße her ausgelöst, wenn die Seitenbänder und Knöchel selbst standhalten. — Zerrissene Seitenbänder oder Gabelzinken durch einen Verband zu ersetzen, ist außerordentlich schwer, weil der Vorfuß zu viel Hebelkraft hat. Selbst das Festeste, was es gibt, ein gut sitzender Gipsverband, lockert sich, wenn man den Patienten mit dem Fuß auftreten läßt. Der Fixationsverband wird zweckmäßig durch eine besondere Auftritteinrichtung ergänzt, welche den Fußhebel ausschaltet. Daran ist am besten zu erkennen, was die normalen Seitenbänder des Sprunggelenkes leisten, um dem Scharnier eine sichere Führung zu geben.

c) Die subtalaren Kammern des Sprunggelenkes (Abb. 301 u. 302).

Während das Sprungbein gegen den Unterschenkel eine einzige Gelenkkammer besitzt, hat es gegen den übrigen Fuß deren zwei, die *Articulatio talocalcanea* hinten und die *Articulatio talocalcaneonavicularis* vorn. Wir fassen beide Kammern zusammen unter dem einheitlichen Namen *unteres Sprunggelenk, Articulatio talotarsalis*. Denn bei Bewegungen müssen beide immer gleichzeitig arbeiten. Man hat die Achse, um welche die Bewegungen vor sich gehen, am Knochenbänderapparat dadurch festgestellt, daß man die Punkte der Knochen bestimmte, welche bei Bewegungen stille stehen. Durch sie ist die Achse für das untere Sprunggelenk in Abb. 299 b u. 302 a u. b hindurchgeführt.

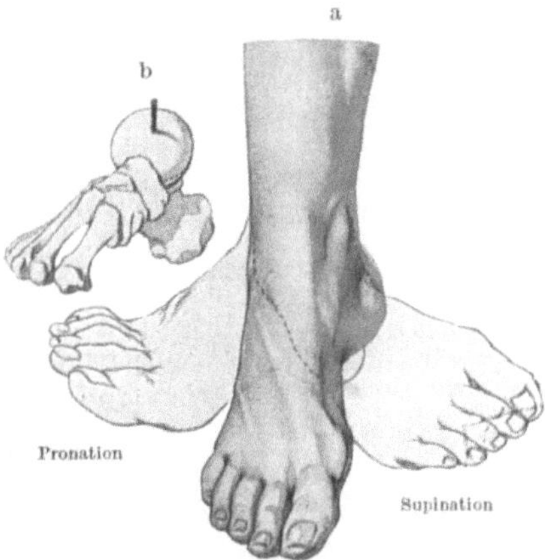

Abb. 300 a u. b. „Maulschellenbewegung" des Fußes. a Drei Aufnahmen aus einer kinematographischen Serie aufeinandergepaust. b Das Skelet mit ergänztem Sprungbein (nach Abb. 302) und mit der Achse des subtalaren Gelenkes. Die Stellung von b entspricht der wahren Mittelstellung des Fußes zwischen Pro- und Supination im subtalaren Gelenk. In a kommt in der Mittelstellung noch eine Plantarflexion im supertalaren Gelenk hinzu, welche der Lebende unwillkürlich macht.

Sie geht oben innen in den Hals des Sprungbeines hinein und verläßt das Fersenbein nahe der Ferse außen und unten. Die schiefe Lage kann man sich daran merken, daß die Achse bei der Stellung der Füße mit geschlossenen Fersen und divergierenden Fußspitzen *sagittal* steht (d. h. parallel zur Medianebene des Rumpfes, Abb. 300 a); sie fällt vom Rist des Fußes aus gegen die Hacke zu ab. Man begreift danach sofort, daß die Bewegungen des Fußes im unteren Sprunggelenk nicht nach den Hauptebenen des *Fußes* orientiert sind; denn die Längsachse des Fußes weicht nicht unbeträchtlich von der Medianebene des Körpers ab und steht senkrecht zur Richtung des Unterschenkels (Abb. 1 b). Die Bewegungen sind vielmehr auf die Ebenen unseres Körpers im ganzen orientiert. Der Körper ist es ja auch, welcher den Fuß nötig hat, um beim Vorstrecken des Spielbeines eine richtig orientierte Stellung der Fußsohle als Unterlage für das Körpergewicht zu finden. Die Bewegung ist bereits früher beschrieben (S. 547). Sie ist eine kombinierte Pronation, Abduktion und Dorsalflexion in der einen Richtung und eine kombinierte Supination, Adduktion und Plantarflexion in der anderen Richtung (Abb. 300 a). Die Hand macht eine ähnliche Bewegung beim Austeilen einer Ohrfeige (Maulschellenbewegung). Um die angegebene Achse, die einzige, welche es für die Bewegungen im Talotarsalgelenk gibt, kommen nur Verschiebungen *in beiden* subtalaren Gelenkkammern in Frage. Gerade so wenig wie man eine Tür, die in 2 Angeln drehbar ist, um eine allein drehen kann, ist eine Bewegung des Sprungbeines lediglich im vorderen oder im hinteren unteren Sprunggelenk möglich.

Die andere Frage ist die, ob die beiden Knochen, welche im Talotarsalgelenk mit dem Sprungbein artikulieren, das Fersenbein und das Kahnbein, immer gleichzeitig miteinander und einander entsprechend im unteren Sprunggelenk bewegt werden, oder ob jeder für sich beweglich ist. Es gibt 2 sehr starke Bänder, welche den Calcaneus mit dem Naviculare fest zusammenschließen. Das eine ist direkt in den Verband des Talotarsalgelenkes eingetreten. Bei einem macerierten Fußskelet ist ein dreieckiges Stück des Taluskopfes nicht vom Sustentaculum tali unterstützt, sondern es liegt zwischen Calcaneus und Naviculare nach der Fußsohle zu frei zutage. Diese Stelle ist durch das *Lig. calcaneonaviculare (plantare)* abgestützt (Abb. 294 a). Es heißt kurz *das Pfannenband*.

Es ist so stark, daß der Taluskopf durch die Lücke nicht absinken kann. Wir sehen dies im Gegenbeispiel, wenn nämlich eine abnorme Nachgiebigkeit des Pfannenbandes zu einer Art des Plattfußes führt, bei welcher sich das Sprungbein bis zur Sohlenfläche senkt *(Pes planus)*. Beim gesunden Fuß vervollständigt die dem Taluskopf zugewendete Fläche des Bandes die Pfanne für den Taluskopf. Sie ist überknorpelt: *Fibrocartilago navicularis* (Abb. 301).

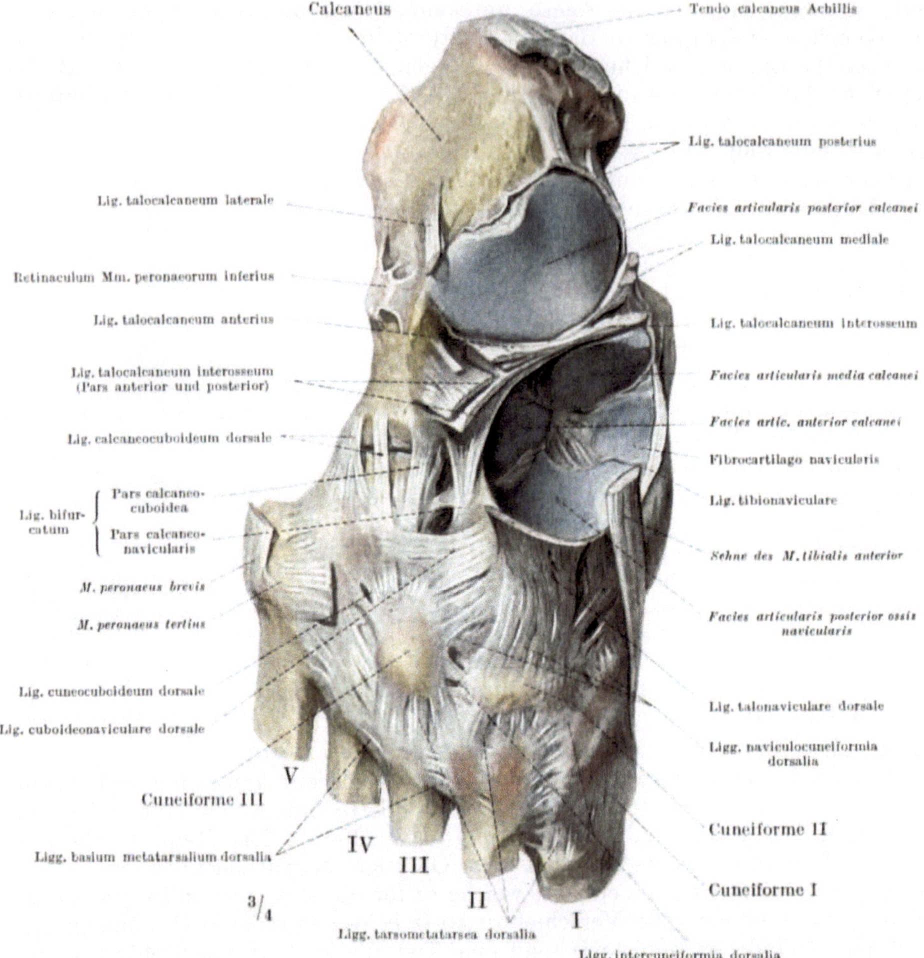

Abb. 301. Beide Kammern des Talotarsalgelenkes, durch Wegnahme des Sprungbeines eröffnet. Bänder des Fußrückens.

Außer dieser plantaren, äußerst widerstandsfähigen Verankerung zwischen Calcaneus und Naviculare gibt es noch eine dorsale, nicht minder kräftige. Sie heißt *Lig. bifurcatum* (Abb. 301, 304). Dieses Band entspringt am Calcaneus etwa $^1/_2$—1 cm tiefer als die Dorsalfläche des Fußes und geht wie die beiden Arme einer Pinzette mit einem Teil seiner Fasern zum Naviculare, mit dem anderen Teil zum Cuboideum. Die beiden Pinzettenarme werden *Pars calcaneonavicularis* und *Pars calcaneocuboidea* genannt (Abb. 301). Der Dreiknochenkomplex: Calcaneus, Naviculare, Cuboideum wird durch dieses Band besonders fest zusammengehalten. Das ist den Chirurgen seit langem bekannt, weil bei der

CHOPARTschen Amputation (S. 587) alle oberflächlichen Bänder zertrennt sein
können und trotzdem die 3 genannten Knochen fest verankert bleiben, bis das
etwas versteckte Band gefunden ist. Es trägt deshalb seit alters her den Namen:
„Schlüssel des CHOPARTschen Gelenkes." Das ist gleichsam die experimentelle Probe
darauf, wie fest die Einheit der Knochen ist, welche sich im Talotarsalgelenk
gemeinsam gegen den Talus bewegen. Beim Calcaneus und Naviculare bewirken
das Pfannen- und Pinzettenband gemeinsam einen sehr festen Schluß. Im allgemeinen wird die Bewegung dieser beiden Knochen gegen den Talus um die
Achse des unteren Sprunggelenkes gerade so synchron und konform in beiden
Kammern des Gelenkes sein, wie die Bewegung des einheitlichen Sprungbeines
selbst zwangsläufig in beiden Gelenken vor sich gehen muß. Über Abweichungen
geringer Art werde ich im nächsten Kapitel bei den Eigenbewegungen des
Cuboideum berichten. Dort wird auch auf individuelle Besonderheiten des
Pinzettenbandes zurückzukommen sein.

Hier ist bereits hinzuweisen auf das *Lig. talocalcaneum interosseum*, welches den Talus
mit dem Calcaneus verbindet (Abb. 294a u. 298). Dieses Band beginnt in einem weiten
Knochentrichter außen zwischen Talus und Calcaneus, dem *Sinus tarsi* (Abb. 305a), und
erreicht mit der Spitze des Trichters die Innenseite des Fußes (Abb. 301). Es stößt dort mit
seinem Ende an das Lig. deltoideum an. Es liegt unmittelbar neben der Stelle, an welcher
die idelle Gelenkachse aus dem Calcaneus in den Talus übertritt (Abb. 302a) und fixiert
beide Knochen axial gegeneinander. Das ist wohl der Grund dafür, daß die beiden Kammern
des unteren Sprunggelenkes getrennt bleiben. Das Lig. interosseum verhält sich wie ein
Binnenband; es ist beim Fuß so stark und breit, daß eine völlige Scheidewand zwischen
dem vorderen und hinteren unteren Sprunggelenk gewahrt wird, während etwa die Kreuzbänder das Kniegelenk nur inkomplett unterteilen. Das Lig. interosseum steht mit seiner
Fläche senkrecht zur Achse des Talotarsalgelenkes. Die lateral gelegenen Randteile hemmen
also stärkere Rotationen des Talus oder des Calcaneus um diese Achse sehr früh. Das Caput
und das Corpus des Talus haben oft ihr eigenes Zwischenknochenband (Pars anterior et Pars
posterior, Abb. 301). Der Gesamtumfang der Rotation (Pronation + Supination) beträgt
durchschnittlich 13⁰. Über die anderen hemmenden Instanzen siehe weiter unten. — Im
Sinus tarsi liegt häufig ein Schleimbeutel, *Bursa sinus tarsi*, welcher in dem engen Raume
eine zu starke Reibung zwischen Knochen und Bändern ausgleicht.

Von den beiden Kammern des Talotarsalgelenkes hat jede ihre besondere
Gestalt. Das *vordere Gelenk* hat ungefähr *kuglige* Form (Abb. 301). Die Pfanne
wird von der konkaven Hinterfläche des Naviculare, von 2 Gelenkflächen des
Sustentaculum tali und vom Knorpel des Pfannenbandes gebildet. Die beiden
Gelenkflächen des Calcaneus heißen *Facies articularis anterior* und *media*. Sie
können getrennt sein oder sandalenförmig zusammenhängen. Die Gelenkfläche
des Naviculare ist dessen *Facies articularis posterior*, die Gelenkfläche des Pfannenbandes ist die oben erwähnte *Fibrocartilago navicularis*. Die letztere heißt so,
weil sich der Knorpelbelag des Naviculare ohne Zwischenraum in sie fortsetzt.
Auch die anderen Komponenten der Pfanne sind mit ihrem Knorpelbelag einander so genähert, daß die Pfanne einen einheitlichen Eindruck macht. Der
Name *Articulatio talocalcaneonavicularis* ist nach den 3 beteiligten Knochen
gebildet. Der Kopf des Sprungbeines, *Caput tali*, welcher in die Pfanne hinein-
faßt, ist nicht rein kuglig, sondern mehr plattoval und oft kantig. Man kann
ihn mit einer Mandarine vergleichen.

Das *hintere* untere Sprunggelenk hat *zylindrische Form* (Abb. 301). Die
Facies articularis posterior des Calcaneus ist gewölbt, die ihr entsprechende gleichnamige Gelenkfläche des Corpus tali ist hohl. Man nennt das Gelenk *Articulatio
talocalcanea*, weil hier nur 2 Knochen, der Talus und Calcaneus, artikulieren.

Würde man bei 2 zwangläufig aneinander gebundenen Bewegungsmecha-
nismen, z. B. bei den beiden Angeln einer Tür, verschiedene Grade der Freiheit
finden, so wäre immer der *mindere* Grad der Freiheit bestimmend. Eine Tür,
die in einem Scharnier- und in einem Kugelgelenk aufgehängt ist, wird doch

keine andere Bewegung haben, wie wenn sie in 2 Scharniergelenken hinge. Die
größere Freiheit des Kugelgelenkes bleibt also unausgenutzt. Beim Fuß liegt
die Sache so, daß die Gelenkflächen in beiden Kammern nur teilweise *Führungsflächen* für die Bewegungen sind (*kinematische Flächen*, Abb. 302, rote Linien).
Andere Teile kommen dazu nicht in Frage. Sie sind aber doch nicht nutzlos,
sonst wären sie längst rückgebildet. Es sind *Stützflächen (statische Flächen)*,

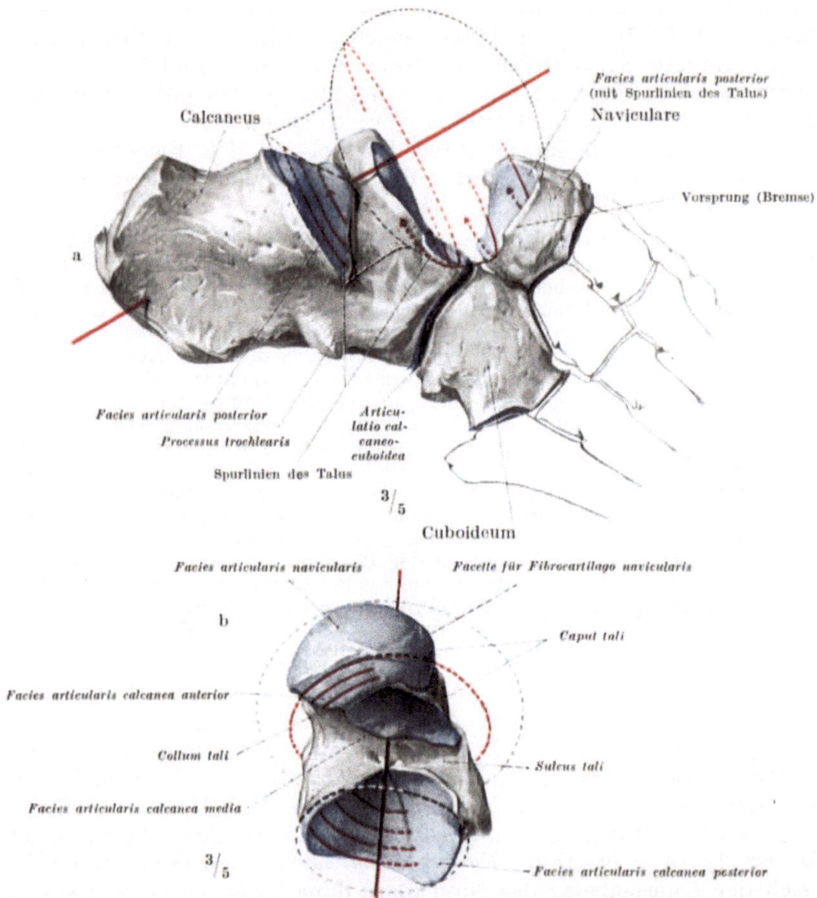

Abb. 302a u. b. Die beiden Komponenten des Talotarsalgelenkes isoliert. a Dreiknochenkomplex: Calcaneus,
Cuboideum, Naviculare (die übrigen Fußknochen nur als Kontur). b Talus. Der Talus ist so ergänzt, wie wenn
er sich um die Achse des Talotarsalgelenkes (rote Gerade) unbegrenzt drehen könnte. Der ergänzte Talus ist
in a hineinpunktiert. Die roten Kreislinien geben die „Spuren" an, welche durch künstlich zwischen die Gelenkflächen eingeführte Carminkrümelchen erhalten wurden. Die Spurlinien sind gestrichelt, soweit kein Kontakt
von Gelenkflächen besteht (s. besonders Facies articularis posterior calcanei).

auf welchen der Calcaneus den Talus und damit das Gewicht des Körpers beim
aufrechten Stehen zu tragen vermag, selbst wenn beim Stehen auf einem Bein
und bei künstlicher Belastung mehr als das Gesamtkörpergewicht das Sprungbein des Standbeines beschwert. Die Unterscheidung in führende und stützende
Flächen ist bei keinem Gelenk so hervorstechend wie beim unteren Sprunggelenk. Es hat aber auch keines einen annähernd gleichen Druck auszuhalten.
Denn das Sprungbein ist der Schlußstein des durch Bänder und Muskeln ver-
spannten Fußgewölbes, der unter der Last des Körpergewichtes versucht, die
übrigen Fußwurzelknochen auseinanderzutreiben oder von ihnen abzurutschen

In der Tat sind solche pathologischen Vorkommnisse nichts Seltenes. Sie führen zum Plattfuß und Platt-Knickfuß *(Pes planus* und *Pes valgus)*. Ihre Häufigkeit ist ein Anzeichen dafür, wie nötig breite Stützflächen im unteren Sprunggelenk für das Sprungbein sind.

Denkt man sich die führenden Gelenkteile der beiden Kammern des Talotarsalgelenkes ergänzt zu Flächen, welche eine *vollständige* Rotation des Talus wie bei der Welle eines Schwungrades zuließen (Abb. 302b, punktierte Linien), so ergibt sich, daß das hintere Gelenk ein konisches Zapfenlager darstellt, dessen Höhlung im Talus sitzt *(hohl gegen voll)*, während das vordere Gelenk ebenfalls ein Zapfenlager, aber mit der Vorwölbung am Talus vorstellt *(voll gegen hohl)*. Man kann den Körper, welchen der ergänzte Talus vorstellen würde, seiner wirklichen Form nach vergleichen etwa einem geschlossenen Pilz (Champignon) oder einem Champagnerkorken, die von unten ausgehöhlt sind. Eine von jeder Annähe-rung an das wirkliche Objekt freie Wiedergabe des Mechanismus zeigt Abb. 303. Geradeso wie sich das für den Talus eingesetzte weiße Werkstück in den beiden schwarzen Lagern dreht, so dreht sich der Talus um die rot gezeichnete Achse in dem vorderen und hinteren Lager (oben und unten in Abb. 302b). In Wirklich-keit ist von den Flächen der Lager nur so viel vor-handen, wie für die geringen Ausschläge der Bewe-gungen notwendig ist. Bei den Rippen, welche sich in Zapfenlagern an den Wirbeln drehen, sehen wir ganz wie im unteren Sprunggelenk das, was an knöcherner Führung fehlt, in Bändern ausgeführt. Bei der vorderen Kammer des Sprunggelenkes er-gänzt die Sehne des M. tibialis anterior die Führung an der Stelle, wo am Fußrücken die Pfanne aufhört (Abb. 301). Knochen, Band- und Sehnenzüge fügen sich mosaikartig zu einem architektonischen Gan-zen zusammen.

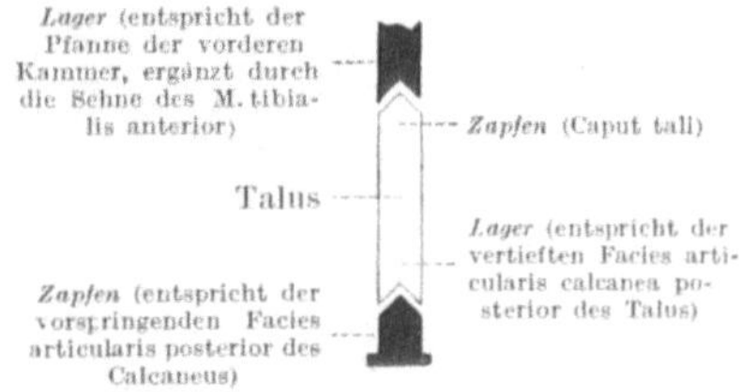

Da sich der Taluskopf in der Pfanne oder die Pfanne um den Kopf so drehen, daß nicht immer kongruente Flächen aufeinanderzuliegen kommen,

Abb. 303. Doppeltes konisches Zapfenlager, das eine hohl gegen voll, das andere voll gegen hohl. Der Talus ist wie die Welle eines Rades gedacht. Seine Stellung entspricht Abb. 302b.

so kann das Pfannenband gegebenenfalls nachgeben. Starre Knochenflächen würden bei diesem Gelenk nur ein Hindernis für die Bewegung sein. Es gibt noch eine andere Funktion des Pfannen-bandes. Wird der Talus bei Bewegungen im Talocruralgelenk durch die schraubenförmige Außen-fläche der Rolle geführt, so schraubt sich gleichsam der Taluskopf in die Pfanne hinein. Die Pfanne kann sich wegen des Bandes dieser Bewegung ein wenig anpassen. Man sieht daraus, daß der Defekt in der knöchernen Unterlage der Pfanne, welcher vom Pfannenband ausgefüllt ist, beim gesunden Menschen nicht ohne Vorteile für die Gesamtkonstruktion des Fußes ist. Er kann nur verhängnisvoll werden und zum Plattfuß führen, wenn die Sehne des Tibialis posterior, welche außen auf der Fibrocartilago navicularis liegt (Abb. 292 u. 305b), nachgibt und wenn die Bänder erschlaffen. Dies ist häufig nur eine Teilerscheinung eines dem be-treffenden Individuum eigenen allgemeinen Habitus („Insuffizienz der Stützgewebe"), welcher außer zum Plattfuß noch zu Skoliosen der Wirbelsäule, zu Genu valgum, Brüchen usw. disponiert.

Die Stützflächen sind nur in Kontakt bei Belastung des Fußes im aufrechten Stehen (Standbein). Wird der Fuß bewegt (Spielbein), so klaffen die Gelenkflächen ein wenig. Beim vorderen Gelenk wird das durch das Pfannenband ausgeglichen, beim hinteren Gelenk hebeln sich die Flächen wirklich voneinander ab.

Mit dem in sich verankerten Dreiknochenkomplex: Naviculare + Calca-neus + Cuboideum (Abb. 302a) bewegt sich der übrige Fuß im unteren Sprung-gelenk um den Talus wie in einem *Zapfengelenk, Trochus,* dessen Achse wir festgestellt haben (S. 581). Da sich das Sprungbein im Talocruralgelenk in einem *Gabelscharnier, Ginglymus,* bewegt, so ist das Sprunggelenk als Ganzes ein *Trochoginglymus.* Seine Gesamtbewegungen werden erst in einem späteren Kapitel analysiert werden (S. 606). Mit den *Bewegungen* in den beiden Kammern des Handgelenkes besteht keine Ähnlichkeit, wohl aber mit denen im Ellen-bogengelenk, ebenfalls einem Trochoginglymus. Dagegen ist den anatomischen *Grenzen* nach keine Ähnlichkeit mit dem Ellenbogengelenk, wohl aber eine solche mit dem Handgelenk zu konstatieren: die Kammern sind nicht wie bei dem ersteren zusammenhängend, sondern wie bei dem letzteren getrennt.

Die *Kapseln, Capsulae articulares,* der beiden unteren Sprunggelenkkammern begrenzen jede Kammer für sich und schließen sie in sich ab. Beide Kapseln sind nahe den Knorpelflächen befestigt. Die hintere kann neben dem Sustentaculum tali so nahe an die Kapsel des oberen Sprunggelenkes heranreichen, daß manchmal eine Kommunikation besteht. Sie ist immer sekundär.

Von den *Verstärkungsbändern* der Kapseln inseriert eine Gruppe am Talus. Von ihr ist das *Lig. talocalcaneum interosseum* bereits beschrieben (S. 583). Es inseriert am Corpus und am Collum des Talus. Es gibt außerdem noch 4 Ligamente, welche das Corpus tali, und ein Ligament, welches das Collum tali mit den Nachbarknochen verbinden. Sie heißen *Ligg. talocalcanea* und *Lig. talonaviculare dorsale* (Abb. 299a u. b, gelbrot). Diese 5 Ligamente sind außenständig; das Lig. interosseum ist, wie sein Name sagt, binnenständig. Nur sein äußerer vorderer Rand liegt im Sinus tarsi frei vor (Abb. 304). Es ist das wichtigste und stärkste Band der ganzen Gruppe. Die 5 außenständigen Verstärkungsbänder sind oft recht undeutlich begrenzte Faserzüge innerhalb der Kapselwand, von denen sogar das eine oder andere fehlen kann. Viel wichtiger für die Fixierung des Sprungbeines sind diejenigen Züge der Seitenbänder des Talocruralgelenkes, welche das Sprungbein überspringen

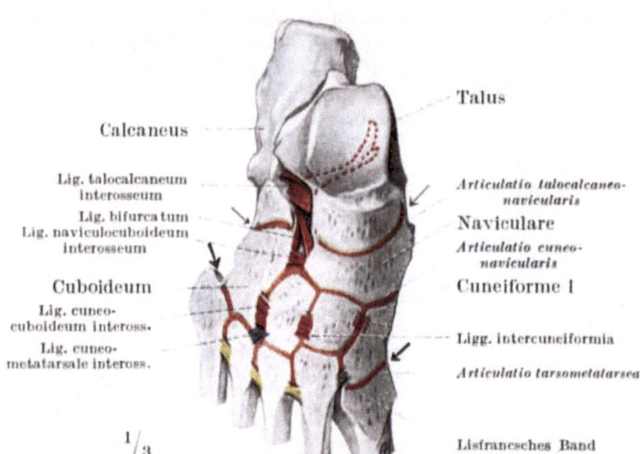

Abb. 304. Die Binnenbänder der Fußwurzel (Ligamenta interossea). Die dorsalen Oberflächen der Knochen sind so weit abgeraspelt, daß die in der Tiefe versteckten Bänder sichtbar sind; nur die Talusrolle ist erhalten und das Lig. talocalcaneum interosseum punktiert dargestellt (liegt unter ihm im Sinus tarsi, Abb. 301). Die Bänder sind schematisiert; rot die Bänder zwischen den Tarsalia; grün die Bänder zwischen Tarsalia und Metatarsalia; gelb die Bänder zwischen den Metatarsalia. Gelenkspalten gelb-rot. Die beiden dünnen Pfeile deuten auf die äußeren Enden der CHOPARTschen Linie, die beiden dickeren Pfeile auf diejenigen der LISFRANCschen Linie.

und an das Fersen- oder Kahnbein gehen (Abb. 299, blau). Sie heißen *Lig. tibionaviculare* und *Lig. calcaneotibiale* auf der Innenseite, *Lig. calcaneofibulare* auf der Außenseite. Nur soweit diese Bänder Spielraum lassen, ist eine Beweglichkeit um die gemeinsame Achse des unteren Sprunggelenkes möglich. Pro- und Supinationen ergeben als Mittelwert 13°, Ab- und Adduktionen ungefähr das gleiche (12,7°), Dorsal- und Plantarflexionen nicht ganz die Hälfte (5,8°). Trotz dieser ziemlich geringen Ausschläge sind die Bewegungen, wenn man sie an der Fußspitze abliest, beträchtlich. Dies beruht vornehmlich auf der Länge des Vorfußes, der wie ein Zeighebel die Ausschläge vergrößert. An der Hacke sind sie weniger vergrößert und oft äußerlich kaum merkbar. Man denke sich in Abb. 294a die Zehen ergänzt und die Bewegungen um das Lig. interosseum ausgeführt.

Vier Bänder, welche das ungefähr würfelförmige Corpus tali mit dem Calcaneus äußerlich verbinden, liegen an den 4 Flächen: vorn, außen, innen, hinten. Sie heißen *Lig. talocalcaneum anterius, laterale, mediale, posterius* (Abb. 299a u. b). Das vordere Band liegt im Sinus tarsi (Abb. 301), und zwar „vorn" zum *Corpus* tali, nicht zum Collum. Da das Lig. talocalcaneum interosseum nach vorn bis zum Caput reicht, so liegt seine laterale Randpartie vorn *vor* dem Lig. talocalcaneum „anterius". Der Name des letzteren verleitet dazu, wenn man ihn irrtümlich auf den ganzen Talus bezieht, beide Bänder zu verwechseln. Das Lig. talocalcaneum mediale ist gewöhnlich ganz vom Lig. deltoideum bedeckt (in der schematisierten

Abb. 299a sind die Teile des letzteren verschmälert wiedergegeben, daher ist das Lig. talocalcaneum mediale sichtbar).

Die Kapseln des unteren Sprunggelenkes sind ferner durch Bänder verstärkt, welche den Calcaneus mit dem Naviculare verbinden. Das *Pfannenband, Lig. calcaneonaviculare (plantare)*, welches am Gelenk unmittelbar beteiligt ist, und das *Pinzettenband, Lig. bifurcatum*, dessen Pars calcaneonavicularis der Gelenkkapsel dorsal sehr nahe liegt, wurden bereits beschrieben (S. 582). Diesen Bändern ist mit vielen anderen des Fußrückens und der Sohle gemeinsam, daß gar keine oder nur sehr geringe und unwichtige Beweglichkeiten in den Gelenken, welche sie überbrücken, bestehen (absolute und relative *Amphiarthrosen*). Sie unterscheiden sich dadurch von den übrigen Verstärkungsbändern der Sprunggelenkkapseln, welche die genannten wichtigen Ausschläge im Sprunggelenk zulassen. Ich werde die Bänder der Amphiarthrosen bei diesen im Zusammenhang aufzählen.

d) Die übrigen Gelenke des Vorfußes und die Eigenbeweglichkeit der Fußwurzel- und Mittelfußknochen.

Das Cuboideum grenzt an die vordere Gelenkfläche des Calcaneus in der *Articulatio calcaneocuboidea*. Das Gelenk hat seine eigene Kapsel und ist selbständig. Es liegt in der gleichen Querlinie mit der Gelenkspalte zwischen Talus und Naviculare, so daß eine Durchtrennung des Fußes hier relativ leicht ist: CHOPARTsche Amputation (Abb. 290). Es ist das eine künstliche Vereinigung zweier an sich getrennter Gelenkräume. Die CHOPARTsche Linie beginnt $1^{1}/_{2}$ cm hinter der am inneren Fußrand deutlich sicht- und fühlbaren Tuberositas navicularis und läuft von hier aus quer durch den Fuß bis 2 cm hinter der Tuberositas ossis metatarsalis V (dünne Pfeile, Abb. 304). Sie ist eine wichtige Hilfslinie, um am Lebenden die Lage der Articulatio talonavicularis und der Articulatio calcaneocuboidea zu bestimmen. Die Kapsel der letzteren ist verstärkt durch Bänder, welche den sattelförmigen Gelenkflächen nur geringe Exkursionen erlauben. Eine Rotation im unteren Sprunggelenk kann aber dadurch weitergeführt werden, daß das Cuboideum etwas gegen die Calcaneusvorderfläche verrutscht. Wird z B. der Fuß so stark supiniert, daß die innere Fußkante senkrecht über die äußere zu stehen kommt, so ist eine Weiterführung der Bewegung des Calcaneus um den Talus am Cuboideum zu konstatieren; ohne diese sind so starke Ausschläge nicht möglich. Ich erinnere an die Bewegungen der einzelnen Carpalia des Handgelenkes, ohne welche eine Gesamtbewegung viel weniger ausgiebig ist, als wenn sich die Einzelknochen etwas verschieben. Auch wenn man den Vorfuß faßt und passiv in extreme Lagen zwingt, kann das Cuboideum seine Lage gegen den Calcaneus verändern. Die Bewegungen sind gering gegen die Hauptbewegung im Sprunggelenk, begleiten aber regelmäßig letztere, wie auf dem Röntgenschirm zu sehen ist. Die Articulatio calcaneocuboidea ist eine *relative Amphiarthrose*.

Cuboideum und Naviculare verwachsen gelegentlich miteinander (Synostose), auch das Naviculare und der Calcaneus (teilweise Ossifikation des Pinzettenbandes). Calcaneus und Cuboid synostosieren nie. Es fehlt nicht selten die Pars calcaneocuboidea des Pinzettenbandes. Diese Varietäten verringern die Beweglichkeit in der Fußwurzel nicht, die Articulatio calcaneocuboidea kann vielmehr bei ihnen an Bedeutung für die Fußbewegungen gewinnen.

Mit der Vorderfläche des Naviculare artikulieren die 3 Keilbeine, Cuneiformia I—III. Das Gelenk heißt *Articulatio cuneonavicularis*. Von den 5 Metatarsalia sitzt von den 3 ersten je eines auf der Vorderfläche je eines Keilbeines, die beiden letzten stoßen gemeinsam an die Vorderfläche des Würfelbeines. Die Gelenke heißen *Articulationes tarsometatarseae*. Außer diesen Gelenkverbindungen der Stirnflächen der Knochen gibt es noch Artikulationen ihrer

Seitenflächen miteinander (zwischen Naviculare und Cuboideum, Cuboideum und Cuneiforme III, Cuneiformia untereinander, Basen der Metatarsalia untereinander). Diese zahlreichen Gelenke sind gewöhnlich sehr wenig beweglich und die meisten nur dann, wenn Kräfte von außen das Fußgewölbe treffen und zu zersprengen drohen: *Amphiarthrosen.*

Die Summation der geringen Einzelbewegungen ergibt unter starkem Druck von auswärts nicht unerhebliche Ausschläge, besonders für die Supination des Fußes. So kann z. B. an einem Bänderpräparat die letztere von 21⁰ im Talotarsalgelenk auf 35⁰ gesteigert werden, wenn die Articulatio calcaneocuboidea dazukommt. Während im Talotarsalgelenk mit einer Abduktion des Fußes zwangläufig eine Pronation verbunden ist, kann die Gesamtsumme der vorderen Gelenke gleichzeitig so stark supinieren, daß der Fuß zwar abduziert, aber supiniert statt proniert wird. Alles das geschieht unter der Einwirkung äußerer Gewalt, nicht durch Muskelzug. Beim Aufsetzen des Fußes auf den Boden übt das Körpergewicht diese Gewalt aus. So ist vor allem auf unebenem Boden ein Ausweichen des Fußes in sich möglich, wenn die richtige Unterlage für eine bestimmte Stellung der Fußsohle fehlt. Der Zwangslauf der von den Muskeln ausgeführten Bewegungen in den Hauptgelenken kann also durch die Amphiarthrosen des Vorfußes kompensiert werden, so daß das Fußgewölbe vor Belastungen ohne Unterstützung seiner Gewölberippen, der Metatarsalia, möglichst gesichert bleibt. Eine aktive Pro- und Supination *ohne Beteiligung des unteren Sprunggelenkes* ist aber nicht möglich.

Es gibt außerdem unter den genannten Amphiarthrosen solche, welche eine etwas größere Beweglichkeit haben (relative Amphiarthrosen) und welche dadurch die distalen Köpfchen der Metatarsalia, besonders der Groß- und Kleinzehe, zu verstellen gestatten. Am beweglichsten sind die Articulatio cuneonavicularis und die Articulatio tarsometatarsea zwischen Cuboideum und Metatarsalia IV + V. Die übrigen Articulationes tarsometatarsea (für die 1.—3. Zehe) sind unbeweglich. Die Dorsal- und Plantarflexion der Köpfchen der randständigen Metatarsalia beträgt am Bänderpräparat unter passivem Druck 10—20⁰. Beim Lebenden können die kurzen Fußmuskeln entsprechende Bewegungen ausführen.

Das *Fußgewölbe*, welches auf seinen Metatarsalia ruht, ist aktiv veränderlich, und zwar lassen sich nach Bedarf die 5 Gewölberippen gegeneinander austauschen. Je nach der Richtung des Druckes, dem der Fuß im ganzen ausgesetzt ist, wird bald das eine, bald das andere Metatarsale am stärksten belastet sein. Die zugehörige Muskulatur führt den Knochen, wenn er ausweichen sollte, in die für das Fußgewölbe zweckdienlichste Stellung und hält ihn darin fest. Besonders die randständigen Metatarsalia (I und V) sind bei seitlichem Aufsetzen des Fußes gefährdet. Hier sind deshalb auch die größten Muskelmassen aufgehäuft.

Da die Zehenmuskeln durch die Beziehungen zu den Rippen des Fußgewölbes viel wichtiger für den Fuß als für die Zehen sind, so werden wir unten eine Beschreibung der kurzen Fußmuskeln anzuschließen haben, um den ganzen Zusammenhang der aktiven und passiven Komponenten des Fußes übersehen zu können. Auch hier ist der Unterschied zur Hand sehr deutlich. Dort sind die kurzen Handmuskeln fast ausschließlich Muskeln für die Bewegungen der Finger. Die Finger wurden ihrer biologischen Selbständigkeit wegen dem Handteller gegenübergestellt und in besonderen Kapiteln behandelt. Beim Fuß spielen die kümmerlichen Bewegungen der Zehen nicht entfernt diese Rolle. Dafür ist die Zehenmuskulatur zum größten Teil mit den Metatarsalia in den Dienst des Fußgewölbes getreten. Die Großzehe hat ihre besondere Bedeutung für den Fuß als Abrollorgan beim Gehen. Die Anordnung des Stoffes ordnet sich dieser Vereinheitlichung unter, indem wir die Zehen mit in das Kapitel „Fuß" hineinziehen, während wir bei der oberen Extremität Arm und Hand zusammengestellt und demgegenüber die Finger als etwas Besonderes herausgehoben haben.

Die *Gelenkkapseln, Capsulae articulares,* sind nur bei der Articulatio tarsometatarsea der Großzehe so selbständig abgeschlossen wie bei der Articulatio calcaneocuboidea (Abb. 304). Die Articulatio cuneonavicularis kommuniziert dagegen gewöhnlich mit der Articulatio tarsometatarsea der 2. und 3. Zehe. Gemeinsam sind auch die Kapseln der Articulatio tarsometatarsea der 4. und 5. Zehe. Die LISFRANCsche Amputationslinie eröffnet also 3 verschiedene Gelenke. Diese liegen in einer etwas gebogenen und in sich treppenartig geknickten Fluchtlinie (Abb. 304). Sie beginnt am äußeren Fußrand hinter der durch die Haut deutlich sicht- und fühlbaren Tuberositas des Metatarsale V, zieht im Winkel von 45⁰ zur Längsachse des Fußes gegen den inneren Fußrand hin und endet hinter der ebenfalls fühlbaren Basis des 1. Metatarsale (2—3 cm vor dem Höcker des Naviculare, siehe dicke Pfeile, Abb. 304). Das 2. Metatarsale ist aus der

Fluchtlinie proximalwärts vorgeschoben. Daher führt von dem selbständigen Gelenkspalt an der Basis des 1. Metatarsale zu dem Spalt an der Basis des 2. Metatarsale eine Stufe von 1 cm Höhe; eine 2. Stufe zwischen dem Gelenkspalt an der Basis des 2. und 3. Metatarsale ist höchstens halb so hoch, häufig niedriger oder sie fehlt ganz. Der „Lisfranc" ist ein gutes Mittel, die Lage der Articulationes tarsometatarseae zu bestimmen; ein einheitliches Gelenk ist er nicht.

Die Scheidewände zwischen den einzelnen Kapseln setzen bei Entzündungen und Ergüssen der Gelenke der Fortleitung auf andere Gelenke ein Hemmnis in den Weg. Bei Erkrankungen der Knochen jedoch können mehrere Gelenke beteiligt werden. Für den Bewegungsmechanismus ist es ziemlich gleichgültig, ob und wie die Gelenkspalten zusammenhängen oder getrennt sind. Es gibt zahlreiche individuelle Variationen. Bei älteren Individuen können die meisten Scheidewände fehlen.

Die *Verstärkungsbänder* der Kapseln sind zum Teil binnenständig, *Ligg. interossea*. Sie sind besonders stark. Ich beginne deshalb mit ihnen, weil dort, wo Ligg. interossea zwischen die Einzelknochen eingeschoben sind, Barrieren gegen einen Zusammenfluß benachbarter Gelenkspalten errichtet sind. Die oben beschriebenen Kommunikationen der Capsulae articulares und die Zwischenknochenbänder schließen sich im allgemeinen gegenseitig aus. Daraus ergibt sich die Verteilung der Bänder. Es kommt allerdings vor, daß ein Zwischenknochenbändchen so schmal ist, daß eine enge Kommunikation neben ihm Platz hat. Sämtliche Ligg. interossea sind von außen unsichtbar; sie werden erst sichtbar, wenn die Knochenoberflächen abgeraspelt oder wenn die Bänder zerschnitten werden; denn erst dadurch kann man die Zwischenräume, in denen sie liegen, eröffnen (Abb. 304).

Die Ligg. tarsi *interossea* heißen *Lig. naviculocuboideum interosseum, Ligg. intercuneiformia interossea* (von diesen das am meisten medial gelegene inkonstant, in Abb. 304 gestrichelt), *Lig. cuneocuboideum interosseum*. Über das *Lig. bifurcatum* siehe unten.

Die übrigen Verstärkungsbänder sind außenständig und am Bänderpräparat freiliegend. Am wenigsten ausgeprägt und sehr variabel sind die *dorsalen* Bänder; sie heißen *Ligg. tarsi dorsalia, Ligg. tarsometatarsea dorsalia* und *Ligg. basium (ossium metatarsi) dorsalia* (Abb. 299b). Die *plantaren* Bänder überziehen die Höhlung des Fußgewölbes mit kurzen und langen Zügen (ein- oder mehrgelenkig), welche kreuz und quer zu einem festen Gitterwerk in sich verhaftet sind. Die Festigkeit und Elastizität des Fußgewölbes beruht zum großen Teil auf ihnen. Außer dem beim Sprunggelenk beschriebenen *Lig. calcaneonaviculare (plantare)* (Pfannenband) gibt es besonders starke plantare Bänder in der Fußmitte: das kurze *Lig. calcaneocuboideum plantare (obliquum et transversum)* und das lange, vom Tuber calcanei bis zur Sehnenscheide des Peronaeus longus und über diese hinaus bis zu den Metatarsalia ausstrahlende *Lig. plantare longum* (Abb. 299a).

Unter den Ligg. tarsi dorsalia finden sich alle denkbaren Verbindungszüge zwischen benachbarten Tarsalia, z. B. das *Lig. calcaneocuboideum dorsale* (Abb. 301). Fasern setzen sich von ihm in das *Lig. cuneocuboideum dorsale* fort (dieses hat Fortsetzungen durch die Ligg. tarsometatarsea zum 1. und 2. Metatarsale). Ferner gibt es *Ligg. naviculocuneiformia dorsalia* (sie setzen sich fort in die Ligg. tarsometatarsea dorsalia des 2.—4. Metatarsale, überkreuzen also die vom Calcaneus ausgehenden Züge). Das *Lig. bifurcatum* wird entweder zu diesen Bändern gerechnet oder (wegen seiner tiefen Lage) zu den Ligg. interossea. Es wird bei einigermaßen gut entwickeltem Lig. cuneocuboideum dorsale und Lig. calcaneocuboideum dorsale erst sichtbar nach teilweiser Entfernung dieser Oberflächenbänder und des Fettes unter ihnen: der „Schlüssel des CHOPARTschen Gelenkes" (S. 583) liegt meist ganz versteckt in der Tiefe. Daher wird das wichtige Band leicht übersehen.

Die Ligg. plantaria lassen sich ebenfalls in 3 Gruppen teilen: *Ligg. tarsi, Ligg. tarsometatarsea und Ligg. basium (ossium metatarsi)*. Nur ist hier die Abgrenzung nicht so scharf wie am Fußrücken, weil die längsten Züge vom hintersten Punkt des Tarsus bis in den Metatarsus ziehen (Lig. plantare longum). Was bei den dorsalen Bändern in den obengenannten

Fortsetzungen in andere Bänder angedeutet ist, ist in der Höhlung des Fußgewölbes zur vollen Entwicklung gekommen. Je länger die Züge sind, um so besser können sie entfernte Teile des Fußgewölbes gegeneinander verankern. Die langen Züge liegen am oberflächlichsten; sie haben sich von den Gelenkkapseln emanzipiert. Die kurzen Züge sind unter ihnen versteckt, liegen hart am Knochen und sind eingebettet in die Kapseln. Auch die Ligg. tarsometatarsea haben oberflächliche Längszüge, welche die kurzen tiefen bedecken und vom 3. Keilbein als Zentrum radial über sie ausstrahlen. Entzündungen der Fußgelenke und Eiterungen machen sich nur am Fußrücken bemerkbar, weil die langen Bänder den Weg zur Sohle versperren. Die kurzen Ligg. tarsi plantaria verbinden alle Nachbarknochen in allen möglichen Kombinationen. Sie heißen *Lig. calcaneocuboideum plantare, Lig. calcaneonaviculare (plantare)* (Pfannenband), *Ligg. naviculocuneiformia plantaria, Ligg. cuboideonavicularia plantaria, Lig. cuneocuboideum plantare.* Diejenigen Teile dieser Bänder, welche die Flexionsbewegungen der randständigen Mittelfußköpfchen einschränken würden, sind besonders schwach oder fehlen oft ganz, so die Verbindungen zwischen Naviculare und Cuneiforme I und II und zwischen Cuboideum und Metatarsale V.

9. Die kurzen Fußmuskeln, ihre Logen, die Plantaraponeurose.

a) Allgemeines.

Unter *kurzen Muskeln des Fußes* verstehen wir solche, welche mit Ursprung und Insertion auf den Fuß selbst beschränkt sind. Zahlreiche lange Fuß- und Zehenmuskeln, welche außerhalb des Fußes entspringen und ihn nur mit Sehnen erreichen, wirken unmittelbar auf das Sprunggelenk, auf den Fuß und eventuell auf die Zehen. Die kurzen Muskeln wirken natürlich auf das obere Sprunggelenk nicht unmittelbar, da sie es nicht überspringen. Durch Fernwirkung können sie auch dieses beeinflussen (S. 64). Die meisten kurzen Muskeln inserieren an den Zehen. Ihre Tragkraft (ohne die Interossei) wurde auf etwa 200 kg berechnet. Diese Zahl ist viel zu groß, als daß sie nur für die Bewegungen der Zehen in Betracht käme, von denen zudem 4 nur sehr mangelhafte Beweglichkeit besitzen. Wie bei den langen Zehenmuskeln liegt auch bei den kurzen die Hauptaufgabe darin, den Fuß selbst zu bedienen. Es kommt weniger auf Bewegungen als auf aktive Stützung im Fuß des Standbeines an. Die Muskeln sichern den einzelnen Knochen des Fußgewölbes eine solche Lage, daß von den 5 Gewölberippen, welche sich mit den Köpfchen der Metatarsalia auf den Boden aufstemmen, entsprechend der Richtung des Körpergewichtes die richtigen eingestellt werden. Knochen, Bänder und Muskeln formen ein architektonisches Ganzes, das aufs feinste der Stützfunktion angepaßt ist.

Vom Gesamtgewicht der für den Fuß aufgewendeten Muskelmasse kommt auf die Zehenmuskeln, welche alle für das Fußgewölbe mit tätig sind, ein volles Viertel, auf die Wadenmuskeln mehr als zwei Viertel, auf die übrigen langen Fußmuskeln der Rest. Man sieht daraus, wie wichtig die Zehenmuskeln für das Fußgewölbe sind. Die Interossei sind nicht mitgezählt, weil sie wirklich im Hauptamt die Zehen selbst bedienen.

Am Fuß sind *echte dorsale Muskeln* vorhanden. Sie liegen auf dem Fußrücken (Gruppe A der Tabelle); sie sind vom N. peronaeus profundus versorgt, demselben, welcher auch die dorsalen Muskeln des Unterschenkels innerviert. Kleine Ästchen gehen auch in die Interossei externi; doch ist es fraglich, ob es wirkliche motorische Äste sind (denn elektrische Erregbarkeit ist vom N. peronaeus aus nicht beobachtet). Bei der Hand sind dagegen nur ausnahmsweise wirklich dorsale Muskeln am Zeige- oder Mittelfinger vorhanden. Alle Muskeln an der Fußsohle sind ventraler Abkunft (versorgt vom N. tibialis, Tabelle Gruppe B).

Kurze Fußmuskeln.

o = Ursprung (origo); i = Insertion (insertio); N. = Nervus.

A. Muskeln des Fußrückens (dorsale Muskeln).

    1. M. extensor digitorum brevis (S. 592) [N. peronaeus profundus].
        o: dorso-laterale Fläche des Corpus calcanei vor dem Eingang in den Sinus tarsi, lateraler Schenkel des Lig. cruciatum.
        i: 3 Sehnen zu den Dorsalaponeurosen der 2.—4. Zehe.

2. M. extensor hallucis brevis (S. 592) [N. peronaeus profundus].
Selbständigere Portion des vorigen zur Grundphalanx des Hallux.
B. Muskeln der Fußsohle (ventrale Muskeln).
  a) Mittlere Muskeln (mit Ausnahme der Muskeln der Groß- und Kleinzehe).
    3. Mm. lumbricales (S. 593) [N. plantaris medialis bzw. lateralis].
      o: Sehnen des Flexor digitorum longus; der 1. Lumbricalis ist einköpfig, die anderen sind zweiköpfig.
      i: medialer Rand der Grundphalanx der 2.—5. Zehe, von hier manchmal bis zur Dorsalaponeurose.
    4. M. quadratus plantae (S. 593) [N. plantaris lateralis].
      o: zweizipfelig vom medialen und lateralen Rand der Sohlenfläche des Fersenbeines.
      i: Lateralrand der Sehne des langen Zehenbeugers.
    5. Mm. interossei interni s. plantares (3) (S. 593) [N. plantaris lateralis].
      o: einköpfig an der Basis und plantaren Fläche des 3.—5. Metatarsale, Lig. plantare longum.
      i: Medialseite der Basis der Grundphalanx der 3.—5. Zehe, Ligg. accessoria plantaria.
    6. Mm. interossei externi s. „dorsales" (4) (S. 594) [N. plantaris lateralis].
      o: zweiköpfig von den einander zugekehrten Flächen aller Metatarsalia, Lig. plantare longum.
      i: Basis der Grundphalanx der 2.—4. Zehe, Ligg. accessoria plantaria.
    7. M. flexor digitorum brevis (S. 594) [N. plantaris medialis].
      o: Unterfläche des Tuber calcanei, proximaler Abschnitt der Plantaraponeurose.
      i: gespaltene Sehnen (M. perforatus) an Mittelphalangen der 2., 3., 4. (5.) Zehe.
  b) Muskeln der Kleinzehe.
    8. M. opponens digiti V (S. 595) [N. plantaris lateralis].
      o: Lig. plantare longum, Sehnenscheide des Peronaeus longus.
      i: Metatarsale V.
    9. M. flexor digiti V brevis (S. 596) [N. plantaris lateralis].
      o: Basis des Metatarsale V, Lig. plantare longum, Sehnenscheide des Peronaeus longus.
      i: Basis der Grundphalanx der Kleinzehe.
   10. M. abductor digiti V (S. 596) [N. plantaris lateralis].
      o: Processus lateralis des Tuber calcanei, Unterfläche des Calcaneus, Tuberositas des Metatarsale V, Plantaraponeurose.
      i: Grundphalanx der 5. Zehe.
  c) Muskeln der Großzehe.
   11. M. adductor hallucis (S. 597) [N. plantaris medialis].
      o: 1. Caput obliquum: Cuboideum, Cuneiforme III, Lig. calcaneocuboideum plantare, Lig. plantare longum, Basis der Metatarsalia II—IV. 2. Caput transversum: Kapselbänder der Grundgelenke der 3.—5. Zehe, Ligg. transversa capitulorum.
      i: laterales Sesambein und Grundphalanx der Großzehe.
   12. M. flexor hallucis brevis (S. 597) [N. plantaris medialis bzw. lateralis].
      o: Cuneiforme I (II, III), Lig. calcaneocuboideum plantare, Sehne des Tibialis posterior, Aponeurosis plantaris.
      i: 1. medialer Kopf: Sehne des Abductor hallucis, mediales Sesambein, Grundphalanx. 2. lateraler Kopf: Sehne des Adductor hallucis, laterales Sesambein, Grundphalanx der Großzehe.
   13. M. abductor hallucis (S. 597) [N. plantaris medialis].
      o: Processus medialis des Tuber calcanei, Lig. laciniatum, Aponeurosis plantaris.
      i: am medialen Sesambein, an der Grundphalanx und an der Kapsel des Grundgelenkes der Großzehe.

Sie überwiegen an Masse weit gegenüber der dorsalen Gruppe. Sie finden Platz in der Höhlung des Fußgewölbes (Abb. 298). Je länger die Fasern sind, um so mehr halten sie, wenn sie kontrahiert sind wie die gespannte Sehne eines Bogens, das Fußgewölbe zusammen. Die längsverlaufenden Muskeln wirken so in der Richtung der Längsspannung des Gewölbes, die querverlaufenden in der Richtung der Querspannung. Die oberflächliche Fascie, welche wie bei der Hand aponeurotisch ist, heißt *Aponeurosis plantaris* (Abb. 298 u. 306). Sie ist ursprünglich beim Zufassen des Greiffußes ein hartes Widerlager für die Zehen und wie

die Palmaraponeurose eine Unterlage für die Tastballen. Aber beim Gehen sind
diese Funktionen hinfällig oder weniger wichtig. Daher ist die andere Bedeutung
in den Vordergrund getreten, nämlich als straffe Sehne des Gewölbebogens
zusammen mit Muskeln und tiefen Bändern das Fußgewölbe zu stützen.

Von der Plantaraponeurose gehen 2 Scheidewände in die Tiefe der Muskulatur hinein. Wir scheiden danach die Muskeln in 3 Gruppen, von denen jede
in ihrer besonderen Loge liegt: *mittlere Muskeln, Muskeln der Kleinzehe* und
Muskeln der Großzehe (Tabelle B, a, b u. c; vgl. mit den Logen der Hand Abb. 209).
In der mittleren Loge sind die tiefen Muskeln (Mm. interossei, Tabelle S. 591/5
u. 6) durch eine besondere, der Plantaraponeurose parallel liegende Fascie von
den oberflächlicher liegenden Muskeln und Sehnen abgesondert. Zu letzteren
rechnet als eine Art besonderer Mittelschicht zwischen oberflächlichen und
tiefen Muskeln der Adductor hallucis, der ursprünglich einem selbständigen
System von Muskeln angehört (Mm. contrahentes, S. 393). Die einzelnen Muskelgruppen und Muskelindividuen haben so viel Ähnlichkeiten mit denjenigen der
Hand, daß eine ausführliche Analyse unterbleiben kann. Ich verweise auf das
bei der Hand Mitgeteilte.

b) Spezielles.

Alle auf die Zehen bezüglichen Einrichtungen sind auf die bei den Fingern
bestehenden mit geringen Abweichungen beziehbar; insbesondere sind die Verhältnisse beim Fuß durch Rückbildungen verändert und weniger deutlich.
Doch haben die meisten Zehen einen Plantarflexor mehr als die Finger; denn
außer den Interossei, dem Flexor digitorum brevis (Tabelle Nr. 7) und Flexor digitorum longus pflegt auch der Flexor hallucis longus dank der Junctura tendinum
(S. 564) die 2. und 3. Zehe (manchmal auch die 4.) zu beugen. Auch haben alle
Zehen einen Extensor mehr als die Finger, den Extensor brevis, der an der Hand
fehlt. Trotzdem sind die Bewegungen weniger ausgiebig. Ich beschränke mich
auf die Aufzählung der speziellen Zustände.

M. extensor digitorum brevis und *M. extensor hallucis brevis* (Tabelle S. 590/1—2). Der
Ursprung am Calcaneus ist beiden Muskeln ohne Grenze gemeinsam. Der Muskel der Groß-
zehe ist eine unvollständige Abspaltung des Muskels zu den dreigliedrigen Zehen, dem er
in allen wesentlichen Punkten entspricht (auch in Innervation und Blutzufuhr). Er überkreuzt spitzwinklig die A. dorsalis pedis und den N. peronaeus profundus. Der gemeinsame
Muskelbauch der kurzen Extensoren liegt frei unter der Haut und schimmert bei mageren
Personen oft bläulich durch diese durch. Er wird schräg überkreuzt von der Sehne des
Peronaeus tertius, falls sie vorhanden ist (Abb. 287). Die Muskeln können beim Marschieren
mit schwerem Schuhzeug leicht anschwellen; die Geschwulst am Fußrücken ist schmerzhaft
und wird oft mit Gelenkschwellungen verwechselt. Das normale Muskelfleisch sieht dicker
aus als es ist, weil dicht hinter ihm das Niveau der Haut etwas in den Sinus tarsi zurücksinkt. Die plastische Kunst hat es oft übertrieben dick dargestellt. Die Sehnen beginnen
in der Höhe der Basis der Metatarsalia. Sie kreuzen schräg unter den Sehnen des langen
Fußstreckers und gehen mit diesen in die Dorsalaponeurosen der Zehen ein. Das Gitterwerk der langen und kurzen Sehnen ist oft durch die Haut des Lebenden sichtbar. An sich
würden die kurzen Strecker die Zehen lateralwärts ziehen, aber mit den Sehnen des langen
Streckers zusammen ergibt sich eine Resultante in der Richtung der Längsachse der Zehen.
Die hauptsächlichste Wirkung ist Dorsalflexion der Grundphalangen der 1.—4. Zehe, bei
der 1. Zehe auch der Endphalanx. Die 5. Zehe erhält einen entsprechenden Sehnenzipfel
aus dem Peronaeus brevis, manchmal auch aus dem Peronaeus tertius. Gewöhnlich werden
die Zehen bei starker Dorsalflexion etwas voneinander entfernt.

Innervation: N. peronaeus profundus mit einem Ast, der ganz proximal in die Unterfläche des Muskels eintritt. Segmentale Nerven: S 1, S 2. *Blutzufuhr:* A. tarsea lateralis
aus A. dorsalis pedis und Ramus perforans aus A. peronaea.

Die *Dorsalaponeurosen* der Zehen sind nur undeutlich ausgebildet, oft nur streckenweise
vorhanden, an der Großzehe gar nicht. Die Sehnen der Interossei setzen sich in ihnen nie,
die der Lumbricales nicht immer bis zur Mittel- und Endphalanx fort wie bei den Fingern.
Im Zusammenhang damit steht die Ungeschicklichkeit oder meistens das Unvermögen,

die Mittel- und Endphalanx aktiv zu strecken. Nur die Großzehe hat je eine Sehne zu jeder Phalanx; deshalb kann bei ihr die Nagelphalanx etwas dorsalflektiert werden.

Gewöhnlich steht bei den dreigliedrigen Zehen die Mittelphalanx etwa horizontal, die Grundphalanx ist dorsalflektiert, die Endphalanx plantarflektiert. Nur die Nagelglieder erreichen den Boden (Abb. 29 7 u. 298). Die Stellung ist beim unverbildeten Fuß nur angedeutet (Abb. 300), beim beschuht n Fuß des Erwachsenen meist stark ausgeprägt. Von der Fußsohle aus ist gewöhnlich daes Mittelglied nur zu sehen, wenn man das Nagelglied aufhebt. Werden die Extensoren kontrahiert, so können von Kindern und manchen Erwachsenen die Grundphalangen rechtwinklig zu den Metatarsalia erhoben werden, ohne daß die anderen Glieder gestreckt werden. Wird diese Stellung infolge zu kurzen Schuhwerkes oder zu hoher Absätze habituell (Hammerzehen), so bilden sich dorsal zwischen 1. und 2. Phalanx Hühneraugen in der Haut (Clavi).

Die *Fascia dorsalis pedis* ist eine kontinuierliche Fortsetzung der Fascia cruris. In sie sind die unteren Schenkel des Lig. cruciatum eingewebt. Die Membran ist distal vom Kreuzband so dünn, daß die Sehnen durchschimmern. Zwischen den Sehnen und den Mm. interossei externi liegt eine tiefe Fascie, welche die Interossei zudeckt (*Fascia interossea dorsalis pedis*, Abb. 287).

Es seien von den Sohlenmuskeln die beiden vorangestellt, welche an den Sehnen der langen Muskeln befestigt sind und deshalb früher schon genannt wurden.

Musculi lumbricales (Tabelle S. 591/3—7). Es sind 4 Stück wie bei der Hand, die gerade so wie dort nach der Großzehenseite von den Sehnen des tiefen Beugers verlaufen (hier des Flexor digitorum longus) und oberflächlich vom Lig. capitulorum metatarsalium transversum zu den dreigliedrigen Zehen ziehen. Sie liegen unter dem Flexor digitorum brevis versteckt. Durch das Schuhwerk werden die lateralen oft geschädigt. Sie inserieren an der Grundphalanx und beugen diese plantarwärts. Da sie nicht immer auf den Zehenrücken fortgesetzt sind und da eine Dorsalaponeurose manchmal fehlt, ist ihre Fähigkeit, die Zehen zu strecken, gering oder ganz zurückgebildet. Sie adduzieren die dreigliedrigen Zehen nach der Großzehe zu.

Innervation: N. plantaris medialis zum 1. (und 2.), N. plantaris lateralis zum (2.), 3. und 4. Muskel. Segmentale Nerven: S 1, S 2, S 3. *Blutzufuhr:* A. plantaris lateralis und medialis. *Schleimbeutel:* Die Endsehnen sind in Bursae metatarsophalangeae auf den Köpfchen der Mittelfußknochen eingebettet und durch sie gegen den Druck der Sohle geschützt. Die Lumbricales der Hand haben keine Schleimbeutel.

Musculus quadratus plantae (Tabelle S. 591/4). Er ist als Hilfsmuskel des Flexor digitorum longus bereits erwähnt (S. 565). Genetisch hat er vielleicht Beziehungen zu den Lumbricales. Er ist schon bei niedersten Säugern (Monotremen, vielleicht sogar bei Amphibien) ein rein plantarer Muskel. Er liegt auf dem Lig. calcaneocuboideum plantare (Abb. 292), bedeckt von schräg über ihn ziehenden Gefäßen und Nerven (Nervus, A. u. Vv. plantares laterales) und vom Flexor digitorum brevis. Trotz seiner tiefen Lage kann er bei starker Entwicklung durch die Haut vorspringen, weil der Flexor brevis über ihm sehnig ist. Er läßt sich im Spalt zwischen Flexor brevis und Kleinzehenballen ohne Verletzung anderer Muskeln aufsuchen. Er korrigiert vornehmlich die Richtung der Sehnen des Flexor longus zu den lateralen Zehen (5., 4. Zehe).

Innervation: N. plantaris lateralis mit 1—2 Zweigen, die in die Oberfläche des Fleisches eindringen. Segmentale Nerven: S 1, S 2. *Blutzufuhr:* A. plantaris lateralis.

Musculi interossei interni s. plantares (Tabelle S. 591/5). Sie liegen mit der folgenden Gruppe am tiefsten in der Fußsohle. Man muß das Caput obliquum des Adductor hallucis (Abb. 306) zurückschlagen, um sie voll zugänglich zu machen. Die Interossei sind von allen übrigen Muskeln getrennt durch den Gefäßnervenbogen. welcher vom lateralen Fußrand aus auf das Spatium interosseum zwischen Großzehe und 2. Zehe hinläuft (Arcus plantaris der A. plantaris lateralis und Ramus profundus des N. plantaris lateralis). Die 3 Interossei interni entsprechen in allem Wesentlichen den gleichnamigen Interossei der Hand, wenn man statt der Achse durch den Mittelfinger die Achse durch die 2. Zehe einsetzt. In beiden Fällen geht die Achse durch den *längsten* dreigliedrigen Strahl (Abb. 305b, schwarze Pfeile; siehe dort auch die Beziehungen zu den Lumbricales, schwarz gestrichelt; die Sehnen der Interossei gehen in der Tiefe unter den Ligg. capitulorum transversa hindurch). Die Interossei interni liegen rein plantar und überlassen die Zwischenknochenräume ganz den Interossei externi. Die Wirkung auf die Mittel- und Nagelphalanx der dreigliedrigen Zehen fällt meist aus, weil gewöhnlich keine Fortsetzung in die Dorsalaponeurose der Zehen existiert. Sie flektieren die Grundphalanx plantarwärts und bewegen die 3.—5. Zehe auf die 2. Zehe hin; dies geschieht bei jeder kräftigen Plantarflexion der Zehen. Auf das Fußgewölbe können sie durch den Zug am Lig. plantare longum wirken, stehen aber darin gegen die übrigen kurzen Muskeln zurück.

Innervation: N. plantaris lateralis. Segmentale Nerven: S 1, S 2, S 3. *Blutzufuhr:* Arcus plantaris, Aa. metatarseae plantares.

Musculi interossei externi s. „dorsales" (Tabelle S. 591/6). Über die Anordnung der
4 Muskeln mit ihren doppelköpfigen Ursprüngen zur Achse der 2. Zehe orientieren Abb. 305 a
und 305 b. Man vergleiche das bei der Hand über die Interossei externi Gesagte. Setzt man
statt der Achse durch den Mittelfinger die Achse durch die 2. Zehe ein, so stimmt alles
Wesentliche überein. Insbesondere ist auch hier der vielgebrauchte Name „dorsale" Interossei mißverständlich, weil es *plantare* Muskeln sind, die zwar am Fußrücken sichtbar sind,
aber genetisch *nicht* zu ihm gehören. Sie füllen die Zwischenräume zwischen den Metatarsalia aus; daher sinken die Zwischenknochenräume ein, wenn die Interossei gelähmt

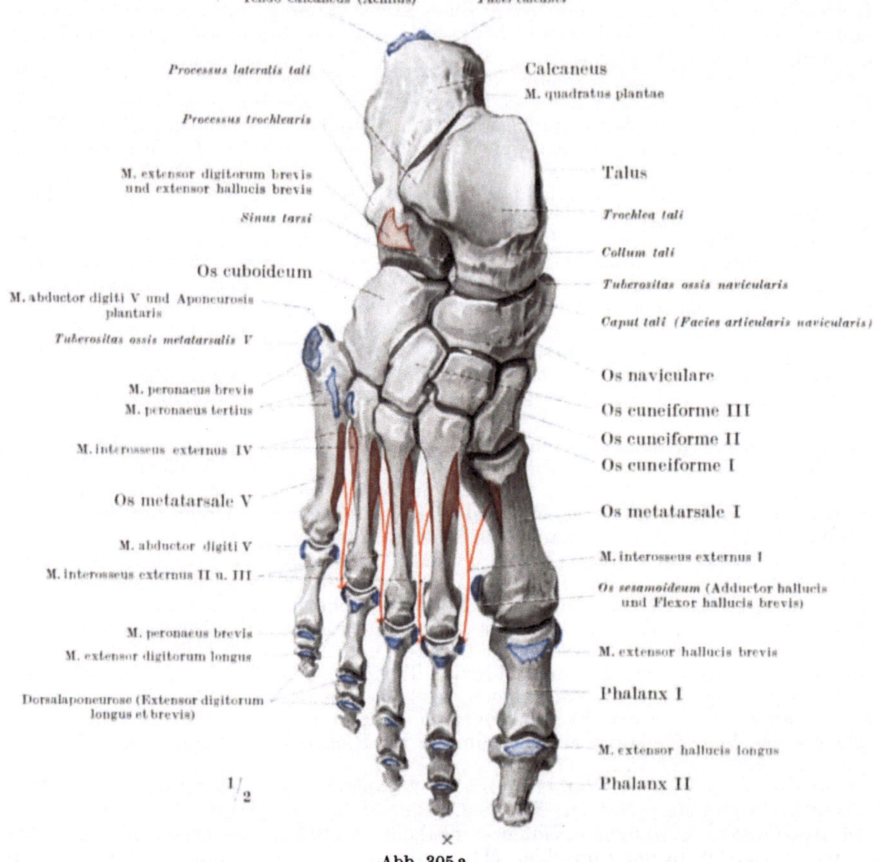

Abb. 305 a.

Abb. 305 a u. b. Ursprünge (rot) und Insertionen (blau) der Muskeln am Fußskelet. a Dorsalseite, b Plantar-
seite. In b sind die Ursprungsfelder der Mm. interossei externi gestrichelt. Mm. lumbricales mit gestrichelten
schwarzen Pfeilen, Mm. interossei externi und M. peronaeus longus mit ausgezogenen schwarzen Pfeilen, einige
andere lange Muskeln mit roten Pfeilen markiert. Überkreuzung der Sehnen des Peronaeus longus und Tibialis
posterior (schwarz und rot). × Achse durch 2. Zehe.

sind; sie flektieren die Grundphalangen plantarwärts wie die Interni. Auf die Mittel- und
Endphalangen haben sie meist keine Wirkung. Sie spreizen die Zehen von der verlängerten
Längsachse durch das Metacarpale II weg. Diese Bewegung ist beim Erwachsenen durch
das Schuhzeug gewöhnlich unterdrückt und verloren gegangen, bei Kindern aber meistens
sehr gut möglich. Die Hauptaufgabe der sämtlichen Interossei für den Fuß des Erwachsenen
ergibt sich aus der Nebeninsertion an den Ligg. accessoria plantaria. Sie stellen mittels derselben die Gelenkpfannen der Zehen gegen die Köpfchen der Mittelfußknochen fest.

Innervation und Blutzufuhr wie bei den Interossei interni. Zwischen den beiden Köpfchen
treten Rami perforantes der Gefäße hindurch, besonders durch das Spatium I die A. dorsalis
pedis nach der Fußsohle zu, um sich dort mit dem Arcus plantaris zu vereinigen.

Musculus flexor digitorum brevis (Tabelle S. 591/7). Er ist ganz oberflächlich unter der
Plantaraponeurose (an der Ferse in breitem Zusammenhang mit ihr) zu finden. Die Sehnen

verhalten sich ganz wie die Sehnen des Flexor digitorum longus sublimis der Hand, d. h. sie spalten sich und umfassen die durchschlüpfende tiefere Sehne (Abb. 298 u. 306). Die fibrösen Sehnenscheiden (Abb. 292), innerhalb welcher die Sehnen in selbständigen digitalen Schleimscheiden hin- und hergleiten, sind namentlich an den beiden Seiten sehr stark und verhüten ein seitliches Abgleiten der Flexorsehnen unter dem Druck, welchen das Körpergewicht auf das Fußgewölbe ausübt. Die Sehne zur 5. Zehe ist oft äußerst fein und ungespalten. Sie wird leicht bei der Wegnahme der Plantaraponeurose übersehen, kann aber auch wirklich fehlen. Der Muskel beugt die Mittelphalangen plantarwärts und dadurch auch

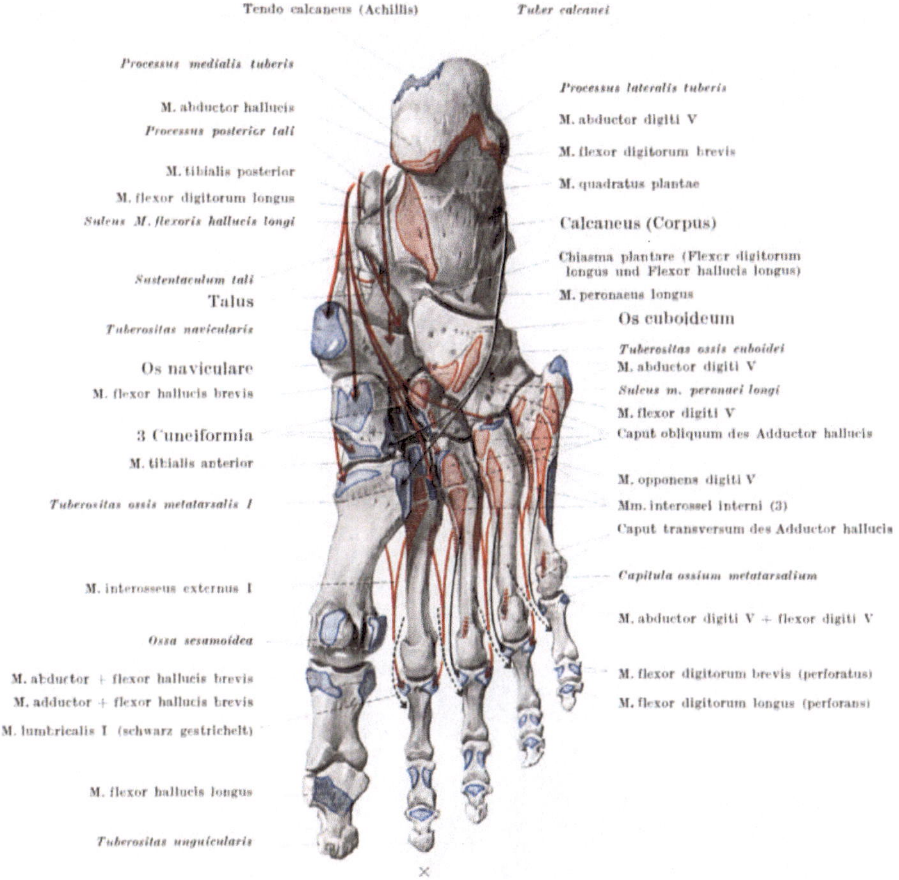

Abb. 305 b.

die ganzen Zehen. Seine Hauptaufgabe ist, den Fuß im ganzen in der Längsrichtung zusammenzuhalten und eventuell das Fußgewölbe etwas zu verkürzen. Er bildet den Hauptinhalt des mittleren Fußballens.

Innervation: N. plantaris medialis. Segmentale Nerven: S 1, S 2, S 3. *Blutzufuhr:* A. tibialis posterior, A. plantaris lateralis und medialis.

Musculus opponens digiti quinti (Tabelle S. 591/8). Er ist der einzige Opponens des Fußes (an der Großzehe gibt es keinen Opponens analog demjenigen des Daumens). Auch dieser ist sehr schwach ausgebildet, gewöhnlich mit dem Flexor brevis digiti V eng verwachsen und vom Abductor digiti V überdeckt. Er ist erkennbar an der Insertion, die ganz anders ist als bei allen übrigen Zehenmuskeln. Er geht zum Metatarsale V (Abb. 305 b) und zeigt darin das charakteristische Merkmal aller Opponentes (die nicht an den Phalangen, sondern am Mittelfuß bzw. an der Mittelhand inserieren). Er bewegt das Metatarsale V plantarwärts und stützt bzw. verkürzt das Fußgewölbe in der Längs- und Querrichtung.

Innervation: N. plantaris lateralis. Segmentale Nerven: S 1, S 2, S 3. *Blutzufuhr:* A. plantaris lateralis.

Musculus flexor digiti quinti brevis (Tabelle S. 591/9). Er ist gewöhnlich dicker als der entsprechende Muskel an der Hand, aber mit dem vorigen und mit dem Interosseus internus III verschmolzen (Abb. 292). Die Insertion nimmt die plantare Fläche der Grundphalanx ein (Abb. 305b). Er beugt die Kleinzehe plantarwärts und stützt durch die Fortsetzung in das Lig. plantare longum das Fußgewölbe in der Längsrichtung.

Innervation und *Blutzufuhr* wie beim vorigen.

Musculus abductor digiti quinti (Tabelle S. 591/10). Er ist verhältnismäßig dick und lang. Er liegt oberflächlich im Kleinzehenballen und formt ihn besonders (Abb. 287 u. 306). Ein

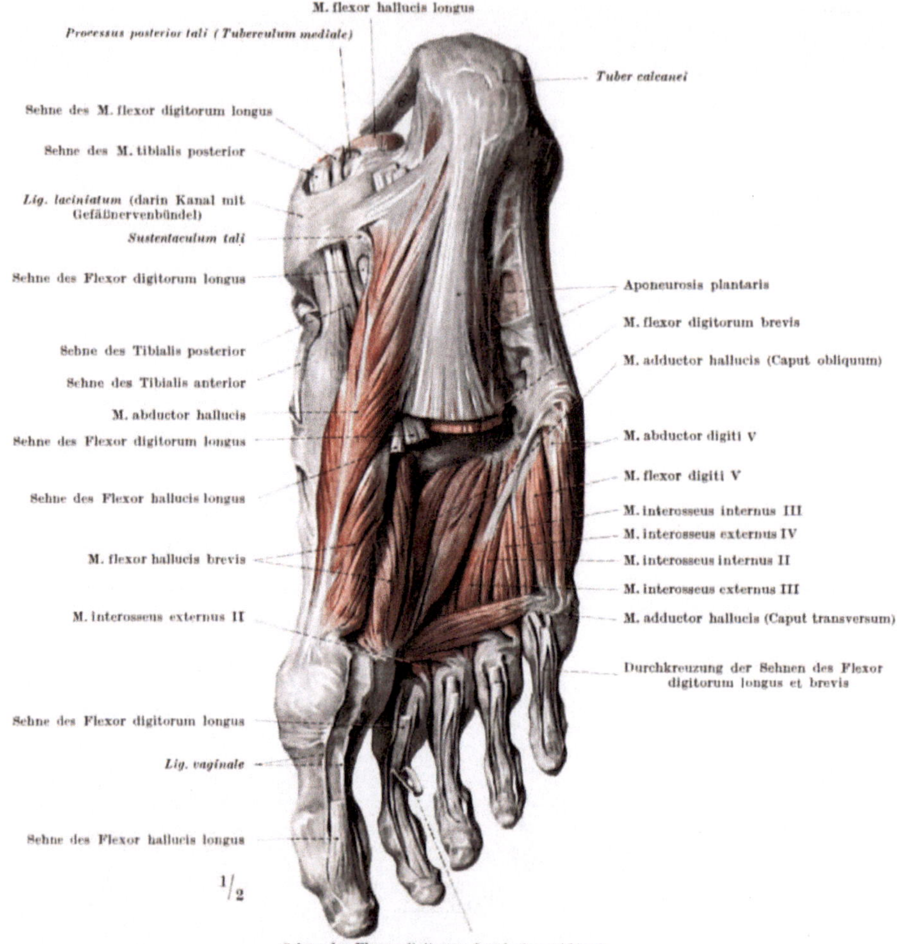

Abb. 306. Tiefe Schicht der Sohlenmuskeln.

tiefer Zug der Plantaraponeurose, welche am Calcaneus und an der Tuberositas des 5. Metagarsale Anheftung gefunden hat (Lig. calcaneometatarsale), gibt sehr wechselnde Befestigungspunkte, ebenso die Basis des Metatarsale V selbst (Abb. 305b). Da der kräftige Muskel immer von der Ferse bis zur Basis der Kleinzehe zieht, so wirkt er kräftig auf das Fußgewölbe und setzt dem Horizontalschub, der das Fußgewölbe zu verlängern sucht, Widerstand entgegen. In Wirklichkeit verkürzt sich der belastete Fuß eher ein wenig. Daran ist der Abductor digiti V beteiligt. Er ist in 2. Linie Plantarflexor für die Grundphalanx der Kleinzehe und nur bei Kindern Abductor der Kleinzehe. Sein Name bezieht sich gerade auf die unbedeutendste seiner Tätigkeiten.

Innervation und *Blutzufuhr* wie bei den vorigen beiden. Ein *Schleimbeutel* liegt meistens zwischen dem Abductor und der Basis des Metatarsale V.

Wichtiger als die Muskeln der Kleinzehe sind die der Großzehe. Wir unterscheiden folgende:

Musculus adductor hallucis (Tabelle S.591/11). Er liegt unter den langen Sehnen und ist erst nach Wegnahme des Flexor digitorum brevis und der Sehne des Flexor digitorum longus zugänglich (Abb. 306). Er ist vom gleichnamigen Muskel des Daumens unterschieden durch den breiten Zwischenraum zwischen seinem Caput obliquum und Caput transversum. Das Caput transversum ist viel ausgiebiger entwickelt. An der Hand sind Ursprünge vom 4. oder gar 5. Strahl Ausnahmen, beim Fuß die Regel. So liegt der Adductor, obgleich er zur Großzehe gehört, nur mit seiner Insertion und seinem medialen, mit dem Flexor brevis verwachsenen Rand in der Großzehenloge; sein Muskelfleisch liegt in der mittleren und sogar in der Kleinzehenloge. Das erklärt sich daraus, daß er, wie bei der Hand, das Rudiment einer einst selbständigen Muskelschicht, der Contrahentes, ist. Die oberflächlichen Fasern des Caput obliquum entspringen von der Sehnenscheide des Peronaeus longus und gewinnen weiter nach der Ferse zu durch Bandverbindungen indirekten Ansatz am Fersenhöcker. Die tiefen, fleischigen Fasern überschreiten die Peronaeusscheide etwas am Cuboideum (Abb. 305b); sie liegen den Interossei am nächsten und vertreten für die Großzehe die Wirkung eines Interosseus internus (Adduktion an die 2. Zehe, Plantarflexion der Grundphalanx). Jedoch die Hauptaufgabe des Muskels ist, das Fußgewölbe zu stützen und kräftig zusammenzuziehen. Das Caput transversum verschmälert, das Caput obliquum verkürzt den Fuß.

Innervation: Ramus profundus des N. plantaris lateralis mit Ästen in die Unterfläche der beiden Köpfe. Meistens besteht eine motorische Anastomose zwischen N. plantaris lateralis und medialis und entsprechend eine doppelte Versorgung von Teilen des Adductor und Flexor hallucis brevis durch beide Nerven. Segmentale Nerven: S 1, S 2, S 3. *Blutzufuhr:* Arcus plantaris der Fußsohle, Rr. perforantes der A. arcuata und Aa. metatarseae des Fußrückens.

Musculus flexor hallucis brevis (Tabelle S. 591/12). Er liegt unmittelbar auf dem Metatarsale I und ist zum Teil bedeckt vom Abductor hallucis (Abb. 306). Auch der Flexor ist durch die Beziehungen seiner Ursprünge zu tiefen Bändern und seitlich zur Plantaraponeurose indirekt bis zum Fersenhöcker fortgesetzt und verstärkt daher erheblich die Muskeln, welche das Fußgewölbe in seiner Längsrichtung sichern und den Fuß verkürzen können. Die Wirkung auf die Großzehe (Plantarflexion durch Ansatz am äußeren und inneren Sesambein) ist besonders beim Stehen auf den Fußspitzen wichtig. Der Muskel formt mit seinen beiden Köpfen und den Sesambeinen, an welchen die Köpfe inserieren, das Bett und die Führung für die Sehne des Flexor hallucis longus (Abb. 292). Es ist möglich, auf der Nagelphalanx zu stehen, wenn eine genaue Ausrichtung der Großzehe durch beide Flexoren gewährleistet ist (Ballett).

Die beiden Köpfe können mit den beiden Köpfen des Flexor pollicis brevis der Hand verglichen werden. Der eine Kopf ist mit dem Abductor verwachsen und geht mit diesem zum medialen Sesambein, der andere ist mit dem Adductor verwachsen und geht mit diesem zum lateralen Sesambein.

Innervation: Medialer Kopf durch N. plantaris medialis (segmentale Nerven: L 5, S 1); lateraler Kopf durch N. plantaris lateralis. (Segmentale Nerven: S 1, S 2, S 3.) Außerdem die beim Adductor hallucis erwähnte motorische Anastomose zwischen N. lateralis und medialis mit unbestimmter Austauschmöglichkeit beider Nerven für das Caput laterale. *Blutzufuhr:* A. plantaris medialis, Arcus plantaris.

Musculus abductor hallucis (Tabelle S. 591/13). Er ist der kräftigste kurze Fußmuskel. Sein Gewicht ist durchschnittlich um die Hälfte größer als das des nächst größten, des Adductor hallucis. Er ist prismatisch, liegt am inneren Fußrand oberflächlich unter der Fascie und der Haut, deckt mit seiner Unterfläche die Knochen, Sehnen und Gelenke des inneren Fußrandes und formt den inneren Fußrand (Abb. 306). Die Basis entspringt vom Fersenhöcker, die Spitze inseriert mit starker Sehne am medialen Sesambein und am Innenrand der Großzehe (Abb. 305b). Der Muskel entspringt unmittelbar am knöchernen Tuber calcanei, ist an den Verstärkungen der oberflächlichen Fascie (Lig. laciniatum, Aponeurosis plantaris) und an den tiefen Bändern verankert und wirkt so unmittelbar auf alle Tarsalia des medialen Fußrandes. Er hält den am stärksten gebogenen medialen Teil des Fußgewölbes zusammen und verkürzt den Fuß, beugt die Großzehe und spreizt sie medialwärts von der 2. Zehe weg. Diese Bewegungen sind einigermaßen möglich, auch wenn die Großzehe durch das Schuhwerk in ihrer Beweglichkeit sehr gelitten hat. Ist die Großzehe zu sehr nach außen abgebogen (*Hallux valgus*, meist eine Begleiterscheinung des Pes valgus) oder ist die Zehe luxiert, so kann das mediale Sesambein durch den Zug des Abductor in der durch die Luxation bedingten Lücke zwischen Metatarsale I und Grundphalanx fixiert und die günstige Wirkung des Muskels in ihr Gegenteil verkehrt sein. Dann kann nur eine operative Behandlung den Konflikt lösen. Der Ursprung des Muskels am Lig. laciniatum überbrückt die Sehnen der tiefen langen Beuger und das Gefäßnervenbündel (Abb. 306).

Innervation: N. plantaris medialis mit drei Ästen, die proximal in die untere laterale Fläche eindringen. Der Muskel kann der Sitz spontaner Krämpfe sein wie bei den Wadenmuskeln. Segmentale Nerven: S 1, S 2, S 3. *Blutzufuhr:* A. plantaris medialis. *Schleimbeutel:* Eine tiefe Bursa zwischen Sehne und Grundgelenk der Großzehe kommt regelmäßig, eine subcutane Bursa zwischen Sehne und Haut (ebenfalls am Grundgelenk) kommt nach Insulten durch das Schuhwerk vor.

Die *Aponeurosis plantaris* hüllt die beschriebenen Muskeln der Sohlenfläche ein. Sie ist besonders derb über dem Mittelballen des Fußes und nach dem Fersenhöcker zu, wo sie den darunter liegenden Muskeln zum Ursprung dient. Da zwei derbe Septa von ihr zwischen je einer Seitenloge und der Mittelloge auf das Skelet zu in die Tiefe dringen und da die Aponeurose seitlich über die Klein- und Großzehenballen hinweg durch dünne Züge und Fasern mit der Fascia dorsalis pedis zusammenhängt, so hält sie die gesamte plantare Muskulatur fest zusammen und erhöht deren Leistungsfähigkeit für das Fußgewölbe. Sie läuft nach vorn in fünf Zipfel aus und setzt durch diese an den Metatarsalia, den Ligg. vaginalia und den Grundphalangen an. Sie wird gespannt bei der Belastung des Fußes, besonders durch die Dorsalflexion der Grundphalangen beim Abwickeln im Gehen. *Fasciculi transversi* in der plantaren Falte zwischen den Zehen entsprechen den in der „Schwimmhaut" der Finger liegenden Fasern. Die Grundphalangen der Zehen stecken in den Interdigitalfalten, also tiefer als die der Finger; sie sind von der Sohle aus gesehen besonders kurz. Vom Fersenbeinteil der Aponeurose aus gehen allseitig derbe Faserzüge (Retinacula cutis) in die Haut der Ferse (Abb. 298). Die Zwischenräume sind vollkommen mit Fettgewebe ausgefüllt. Dieses dicke Polster trägt den Körper. Bei jugendlichen Individuen ist es noch nicht so derb wie bei Erwachsenen und gibt daher nach. Im Röntgenbild sieht man daher bei ihnen das Skelet infolge Belastung des Fußes im Stehen auf den Boden zu sinken. Gewöhnlich ist außer dem beim Abductor hallucis genannten subcutanen Schleimbeutel auch einer an der Ferse *(Bursa subcutanea calcanea)* und einer an dem Grundgelenk der Kleinzehe zwischen Aponeurose und Haut zu finden. Die Haut des Kindes läßt noch die Ballen und auch die Hautleistchen erkennen, welche den Tastorganen entsprechen (ähnlich denen der Hand). Beim Erwachsenen ist die derbe Sohlenhaut mehr in eine Ebene ausnivelliert und oft sehr detailarm.

Die *Ligg. vaginalia* der Zehen dienen als Schutz für die Digitalscheiden, in welchen die Sehnen der langen und kurzen Beuger der Zehen gleiten. Sie sind plantar von den Sehnen schwächer als die entsprechenden Bänder der Finger und nicht durch besonders auffallende Faserzüge verstärkt. Die seitlichen Partien sind dagegen besonders kräftig.

10. Einzelform der Fuß- und Zehenknochen, Zehengelenke.

Zu der früher gegebenen Übersicht über die Fußknochen (S. 548) sind in den darauffolgenden Kapiteln zahlreiche Details hinzugetragen worden, welche auf der Zusammenarbeit von aktiven und passiven Bewegungsfaktoren beruhen. Ich stelle für die einzelnen Knochen das Wesentlichste zusammen und füge Notizen über die Zehengelenke und über die Verknöcherungsweise der Knochen hinzu. Die Zehengelenke sind im allgemeinen den Fingergelenken ähnlich, nur in sehr vereinfachter Form.

Das *Sprungbein, Talus,* gliedert sich in *Corpus, Collum* und *Caput.* Das Corpus ist platt würfelförmig. Die proximale Fläche trägt die Gelenkfläche für die Verbindung mit der Tibia und heißt *Trochlea* (Abb. 305a); die Seitenflächen tragen die Gelenkflächen für die Knöchel, *Facies malleolaris lateralis et medialis.* Mit der Trochlea zusammen sind sie einheitlich überknorpelt als Gelenkfläche für das Talocruralgelenk. Die Unterfläche trägt die Gelenkfläche für die hintere Kammer des Talotarsalgelenkes; sie heißt *Facies articularis calcanea posterior* (Abb. 302b). Es gibt noch zwei andere Gelenkfacetten für den Calcaneus, *Facies articularis media* und *anterior;* sie sitzen auf dem Caput tali und gehören der vorderen Kammer des Gelenkes an. Das Corpus tali hat einen lateralen und hinteren Fortsatz. Der *Processus lateralis* ist oben überknorpelt, weil die Facies malleolaris lateralis besonders groß ist; sie ist dreieckig und erreicht mit der Spitze den Processus lateralis (Abb. 305a). Unten ist der Fortsatz überknorpelt, weil sich auch die Facies articularis calcanea posterior auf ihn erstreckt. Durch diesen Fortsatz ist der Talus dem Calcaneus angepaßt, der *lateralwärts* unter dem Talus steht. Der Calcaneus trägt auf der medialen Fußseite das Sprungbein auf einem Fortsatz, dem *Sustentaculum tali;* auf ihm ruht der Talus wie auf einer Konsole (Abb. 291). Der *Processus posterior tali* hat ein *Tuberculum laterale* und *mediale;* zwischen ihnen liegt der *Sulcus m. flexoris hallucis longi* (Abb. 288b u. 305b). Das größere laterale Höckerchen entsteht als selbständige epiphysäre Verknöcherung und wird manchmal vom übrigen Talus durch eine Gelenkfläche abgegliedert: *Os trigonum.* Die Verwechslung mit einer *Talusfraktur* liegt nahe. — Das Collum tali ist gegen das Corpus auf dessen Unter- und Außenfläche scharf getrennt durch eine Rinne, *Sulcus tali* (Abb. 302b). Sie vereinigt sich mit einer entsprechenden Rinne des Calcaneus zu dem engen *Canalis tarsi,* und nach vorn außen zu dem weit offenen *Sinus tarsi,* da beide lateralwärts trompetenartig erweitert sind (Abb. 305a). — Das Caput tali ist unregelmäßig platt, kugelig, mandarinenförmig.

Es trägt vorn die *Facies articularis navicularis*, unten die *Facies articularis calcanea an'erior und media* (Abb. 302b). Die drei genannten Facetten sind einheitlich mit Knorpel überzogen, aber durch Leisten gegeneinander abgesetzt. Die Facetten entsprechen den Bestandteilen, aus welchen sich die Pfanne für den Kopf zusammensetzt (Naviculare und Calcaneus; die Beziehung ist in den Namen angegeben). Die Gelenkfläche des Caput ist oblong. Sie steht beim Fetus mit der Längsachse quer gerichtet, dreht sich aber entsprechend der Pronation und steht beim Erwachsenen schräg (Torsion des Collum tali). Die *Blutversorgung* des Talus geschieht wie bei allen Tarsalia von dem Rete periostale aus, das sich an allen knorpel- und bandfreien Teilen der Oberfläche findet, die beim Talus relativ klein sind. Besonders wichtig ist eine im Canalis und Sinus tarsi gelegene Anastomose zwischen A. tibialis posterior und Arterien des Fußrückens.

Das *Fersenbein, Calcaneus*, ist der größte Fußwurzelknochen. Er ist länglich, viereckig. Der hintere Teil ragt allein nach hinten vor als Ferse oder Hacke, *Tuber calcanei* (Abb. 294a). Die Hinterfläche ist zum Teil glatt, und zwar im oberen Teil für die Bursa tendinis calcanei, im unteren Teil für den Ansatz der Achillessehne, Tendo calcaneus (Abb. 288b). Zum Teil ist sie rauh; die Rauhigkeit läuft in einen medialen (größeren) und lateralen (kleineren) Höcker aus, *Processus medialis* und *Processus lateralis tuberis calcanei* (Abb. 305b). Bei besonders kräftigen Knochen kann sogar je ein nach vorn gerichteter Sporn statt der Höcker bestehen. Die Vorsprünge dienen den Plantarmuskeln zur Befestigung und sind dem Menschen eigentümlich. Sie ruhen auf dem Fußboden. Die tiefe Konkavität zwischen den Processus tuberis und der Unterfläche des Calcaneus fehlt noch bei niederen Rassen. Der vordere Teil des Knochens, auf welchem der Talus ruht, heißt *Corpus* (Abb. 298). Da es lateralwärts zum Talus steht, geht von ihm ein besonders starker medialer Fortsatz aus, *Sustentaculum tali*, auf welchem der Talus wie auf einer Konsole seine Stütze findet (Abb. 291). Der Calcaneus hat drei Gelenkflächen für den Talus: *Facies articularis posterior, media* und *anterior* (Abb. 301). Die erstere liegt auf dem Corpus selbst; sie gehört zur hinteren Kammer des unteren Sprunggelenkes. Die beiden anderen helfen die Pfanne der vorderen Kammer bilden. Die Facies anterior gehört noch dem Corpus selbst an (vordere mediale Ecke), die Facies media befindet sich auf dem Sustentaculum tali. Beide können zu einer einzigen sandalenförmigen Gelenkfläche verschmelzen. Von der Facies posterior sind sie getrennt durch den *Sulcus calcanei*, der sich mit der entsprechenden Rinne des Talus zu dem Canalis und Sinus tarsi vereinigt. Die Vorderfläche des Corpus ist gebogen; sie trägt die dreiseitige *Facies articularis cuboidea* für das Würfelbein (Abb. 302a). Die Seitenflächen des Corpus besitzen Furchen, in welchen die Sehnen der langen Fuß- und Zehenmuskeln gleiten. Medial (unter dem Sustentaculum) liegt der *Sulcus m. flexoris hallucis longi*, lateral der *Sulcus m. peronaei longi* (Abb. 305b). Der obere Rand des letzteren trägt nicht selten eine Rauhigkeit oder einen Fortsatz, *Processus trochlearis*, ein Widerlager für die genannte Peronaeussehne (Abb. 302a, 289). Über Torsion des Calcaneus s. S. 560.

Das *Kahnbein, Naviculare pedis*, entspricht nicht dem Naviculare der Hand, sondern dem Centrale, welches allerdings im Kahnbein der Hand enthalten ist. Es ist verhältnismäßig flach. Die Hinterfläche ist ausgehöhlt und überknorpelt, *Facies articularis* für das Caput tali (Abb. 302a). Die Vorderfläche weist drei Facetten auf, die ebenfalls überknorpelt sind, die Gelenkflächen für die drei Keilbeine. Auch die äußere Seitenfläche kann eine kleine überknorpelte Gelenkfläche tragen (für das Würfelbein). Die mediale Seitenfläche springt als derber stumpfer Vorsprung vor, der für den Innenrand des Fußes charakteristisch ist, *Tuberositas ossis navicularis* (Abb. 305a u. b). Er verknöchert für sich und kann vom übrigen Naviculare getrennt bleiben. Es kommt auch ein *Os cuboideum secundarium* vor, das gewöhnlich vom Naviculare assimiliert wird.

Die drei *Keilbeine, Cuneiformia*, gleichen Keilen, die beim 2. und 3. mit der Scheide nach plantar gerichtet sind (Abb. 288a). Man nennt sie von innen nach außen: *Cuneiforme primum, secundum, tertium*. Das erste ist das größte, das zweite das kleinste. Die Keilbeine tragen die drei inneren Strahlen des Fußes (gerade so wie bei der Hand das Multangulum majus, minus und das Capitatum dies tun). Jedes Keilbein hat Gelenkflächen für das Naviculare, für die Metatarsalia und für die Nachbarkeilbeine, das dritte auch für das Würfelbein (Abb. 304). Außer für das Naviculare sind die Gelenkflächen streifenförmig und nur nahe der Dorsalseite gelegen; im übrigen sind die Seiten rauh als Ansatzflächen für die Ligg. interossea. Das erste Keilbein hat manchmal einen Fortsatz, welcher zwischen die Metatarsalia I und II hineinragt: *Intermetatarseum*. Man darf es nicht verwechseln mit Ossifikationen im M. interosseus externus I, die auch gelegentlich vorkommen.

Das *Würfelbein, Cuboideum*, entspricht dem Hamatum der Hand und trägt wie dieses zwei Strahlen. Die Gelenkfläche auf der Vorderseite hat zwei Facetten für das 4. und 5. Metatarsale (Abb. 288a). Auf der Hinterseite ist die Gelenkfläche für den Calcaneus. Lateral und unten hat der Knochen eine Rinne, *Sulcus*, welche nach hinten durch eine Erhabenheit überhöht wird, *Tuberositas ossis cuboidei* (Abb. 302). In die Rinne tritt nach dem 3. Keilbein zu die Sehne des Peronaeus longus ein. Am lateralen Fußrand gleitet die Sehne nicht im Sulcus, sondern auf einer Facette der Tuberositas. Hier enthält die Sehne eine elliptische faserknorplige Einlagerung. Die mediale Seite artikuliert mit dem 3. Keilbein. Nach hinten zu ist sie zwischen Calcaneus und Naviculare eingeschoben und mit Rauhigkeiten für die Bandbefestigungen zwischen Cuboideum und Naviculare bedeckt (Ligg. interossea, Abb. 304).

Die *Mittelfußknochen, Ossa metatarsalia,* sind den Mittelhandknochen ähnlich, der erste ist jedoch verhältnismäßig viel stärker, entsprechend dem Dickenunterschied zwischen Großzehe und übrigen Zehen. Der zweite ist wie bei der Hand am längsten. Der fünfte übertrifft an Stärke oft den 2.—4., meistens den 3. und 4. und immer den 4. Knochen. Das beweist seine Wichtigkeit als Strebe für den lateralen Fußrand. Bei allen unterscheidet man: *Basis, Corpus* und *Capitulum.* Die Basis hat je eine Gelenkfläche für die Tarsalia (Cuneiformia oder Cuboideum) und seitliche Gelenkflächen für die Nachbarmetatarsalia (Abb. 304). Nur das 2. Matatarsale artikuliert medial mit dem 1. Keilbein anstatt mit dem 1. Metatarsale. Das Metatarsale I ist nicht abduzier- und opponierbar wie der Daumen. Es ist den übrigen parallel gestellt und trägt an seiner Basis lateral die *Tuberositas ossis metatarsalis I,* an welcher der Peronaeus longus inseriert (Abb. 305b). Das 5. Metatarsale hat auf der Außenseite eine Muskelapophyse für den Peronaeus brevis, *Tuberositas ossis metatarsalis V,* welche am äußeren Fußrand stark vorspringt und ein sehr charakteristischer Merkpunkt ist (Abb. 305a). Die Flucht der Basen der Metatarsalia läuft von hier schräg nach vorn innen in einer gestaffelten Linie (LISFRANCsche Amputationslinie, S. 588, Abb. 304). — Die Mittelstücke, Corpora, des 2.—5. Metatarsale sind dorsal zu einer Leiste zugeschärft, welche die seitlichen Muskelfelder der Mm. interossei voneinander scheidet (Abb. 305a). — Die Köpfchen, Capitula, sind beiderseits abgeplattet, schmal. Sie tragen seitliche Rauhigkeiten und Grübchen für Bandansätze. Die Gelenkflächen entsprechen ganz denen der Köpfchen der Mittelhandknochen. Beim ersten Metatarsale läuft die Gelenkfläche plantar in zwei Halbrollen aus, auf welchen zwei *Ossa sesamoidea* der Großzehe gleiten (Abb. 305b). Diese folgen immer den Bewegungen der Grundphalanx. Sie sind an der Großzehe konstant (paarig), an der 2. und 5. Zehe inkonstant (unpaar). Am häufigsten sind das tibiale und fibulare Sesambein der 5. Zehe (in etwa 12 bzw. 10%) und das tibiale der 2. Zehe (etwa 4%), die übrigen sind erheblich seltener, das fibulare der 3. Zehe ist überhaupt noch nicht beobachtet worden.

Die *Lymphgefäße* der Metatarsophalangealgelenke ziehen teils über den Fußrücken und längs der V. saphena magna zu oberflächlichen Leistenlymphknoten, teils plantar und längs der Unterschenkelarterien zu tiefen Lymphknoten der Kniekehle.

Die *Zehenknochen, Phalanges,* sind kürzer als die gleichnamigen Knochen der Hand, entsprechen ihnen aber an Zahl und Bezeichnung: *Grund-, Mittel-, End-* (oder Nagel)*phalanx*; bei der Großzehe nur Grund- und Endphalanx. Die Großzehe ist gegenüber niederen Zuständen (Affen) progressiv, die übrigen Zehen sind regressiv entwickelt. Durch die beiden entgegengesetzt gerichteten Prozesse ist ein Ausgleich erzielt; die Spitzen stehen in einer geraden, zur Fußachse schräg gestellten Flucht, also ganz anders als die Fingerspitzen der Hand. Ursprünglich ist die 2. Zehe am längsten, namentlich beim Kinderfuß. Die antiken Künstler haben diesen Typus mit Vorliebe dargestellt. Sehr häufig ist die Großzehe nicht nur die stärkste, sondern auch die längste Zehe des Erwachsenen geworden, aber nur äußerlich. Das beruht auf einer leichten Abflachung des Fußgewölbes. Die 5. Zehe ist die rudimentärste (auch bei Japanern, Feuerländern, Wedda usw., also unabhängig vom Schuhwerk). Sie berührt manchmal nicht den Boden. In 36—50% der Fälle sind die Mittel- und Endphalanx der kleinen Zehe miteinander verwachsen, beim Fetus knorplig und beim Erwachsenen knöchern. Die Gelenkflächen der Mittel- und Endgelenke der Zehen sind weniger ausgearbeitet als bei den Fingern, aber im Prinzip ähnlich. Daß die Endphalanx der Großzehe gegen die Grundphalanx etwas im Winkel steht, ist in stärkerem Grad als beim Europäer in Ländern zu finden, in denen kein Schuhwerk getragen wird, also davon ganz unabhängig (Feuerländer, Wedda, Senoi).

Die *Zehengelenke* zerfallen in solche zwischen den Metatarsalia und den Grundphalangen: *Grundgelenke, Articulationes metatarsophalangeae* und in solche zwischen den Phalangen: *Mittel-* und *Endgelenke, Articulationes interphalangeae (digitorum pedis).* Die Grundgelenke ermöglichen den Zehen, wenn sie gestreckt sind, seitliche Randbewegungen (Ab- und Adduktionen zur Achse durch die 2. Zehe), die aber eingeschränkt werden, in dem Maß, als die Plantarflexion der Zehen fortschreitet. Der Mechanismus wird wie bei den Fingern gesteuert 1. durch die starken Seitenbändchen, *Ligg. collateralia,* 2. durch die stark kuglige Form der distalen Gelenkflächen der Mittelfußköpfchen, 3. durch die mehr abgeplattete kuglige Fläche (Rollenform) der plantarwärts übergreifenden Gelenkflächen dieser Knochen. Die Kapseln sind schlaff, dorsal eng verwachsen mit den Sehnen der Streckmuskeln. Beim Metatarsale der Großzehe sind die beiden Sesambeine in die Kapsel eingelassen. Ein Knochenfirst des Metatarsale trennt sie voneinander. Sie sind darüber hinweg durch ein starkes *Lig. accessorium plantare* miteinander verbunden und stützen ganz erheblich die plantare Kapselwand des Grundgelenkes. Bei den dreigliedrigen Zehen ist ebenfalls die Pfanne der Grundphalanx in die Kapsel durch faserknorplige Platten fortgesetzt: *Ligg.*

accessoria plantaria, ähnlich denen der Finger. Die Zipfel, in welche die Plantaraponeurose distal ausläuft, gehen zu den Ligg. accessoria und spannen sie. Der Gesamtquerschnitt der Zipfel ist so groß, daß für sie eine Belastungsmöglichkeit von etwa 150 kg berechnet wurde. Diese Verstrebungen kommen der Festigkeit der Kapseln der Grundgelenke zugute; die Zehen ruhen in ihnen in festen Widerlagern.

Die *Ligg. capitulorum transversa* entsprechen ganz denen der Hand. Doch ist beim Fuß auch das Metatarsale des Hallux in sie mit einbezogen und unbeweglich gegen das Metatarsale II fixiert. *Ein* durchlaufender Bandzug geht vom lateralen Sesambein der Großzehe bis zum Sesambein der Kleinzehe.

Die Mittel- und Endgelenke sind reine Scharniergelenke, aber bei den kleineren weniger sicher geführt als an den Fingern. Die Form der Gelenkflächen, die Kapseln und ihre Ausstattung mit Bändern ist im Prinzip gleich derjenigen bei den Fingern, aber bei den dreigliedrigen Zehen weniger gut ausgebildet und bei der kleinen Zehe am meisten zurückgebildet (über die Verwachsung siehe Phalangen; habituelle Stellung der Gelenke in der Ruhe S. 593).

Die *Lymphgefäße* der Grundgelenke verlaufen plantar mit den Arterien zu Lymphknoten der Kniekehle und weiter der Leistenbeuge, die der Interphalangealgelenke ziehen über den Fußrücken und längs der V. saphena magna zu oberflächlichen Lymphknoten der Leistenbeuge.

Die *Entwicklung* der Tarsalia, Metatarsalia und Phalangen ist dadurch von denen der Hand verschieden, daß die *großen* Tarsalia bereits beim Fetus ossifizieren (Calcaneus, Talus und nicht selten auch das Cuboideum). Die ersten Ossifikationstermine der Tarsalia und Metatarsalia sind also nicht durch die Geburt voneinander getrennt wie bei den Carpalia und Metacarpalia. Alle Tarsalia entstehen von je *einem* Ossifikationsherd aus. Die Metatarsalia und Phalangen haben Dia- und Epiphysenkerne wie die entsprechenden Knochen der Hand. Die Diaphyse verknöchert peri- und enchondral, die Epiphysen nur enchondral. Die Tarsalia verknöchern nur enchondral.

Der Calcaneus verknöchert im 6. Fetalmonat, der Talus etwas später, das Cuboideum um die Zeit der Geburt, das 3. Cuneiforme im 1.—2. Lebensjahr, das 1. im 2.—4. Jahr und das 2. im 3.—4. Jahr. Das Naviculare folgt als letztes im 5. Jahr. Etwa im 10. Lebensjahr folgt ein Epiphysenkern im Fersenhöcker des Calcaneus, der im 14. oder im 15. Jahre partiell, erst im 17.—19. Jahre total mit dem übrigen Knochen verschmilzt. Über das Os trigonum tali s. S. 598.

Die Diaphysenkerne der Metatarsalia erscheinen bereits in der 8.—10. Fetalwoche, also von allen Verknöcherungen des Fußes zuerst. Die distalen Epiphysenkerne folgen erst im 3.—8. Lebensjahr und verschmelzen im 16.—21. Jahr mit den Mittelstücken. Basale Epiphysenkerne gibt es nicht (wie bei den Metacarpalia). Nur das Metatarsale der Großzehe verhält sich umgekehrt (also wie eine Phalanx, analog dem Metacarpale des Daumens). Die Diaphysen der Endphalangen verknöchern gleichzeitig mit den Diaphysen der Metatarsalia, diejenigen der Grundphalangen verknöchern im 3.—4. Fetalmonat, diejenigen der Mittelphalangen z. T. nicht vor dem 8. Fetalmonat. Nur die proximalen Epiphysen haben Epiphysenkerne, die im 3.—4. Lebensjahre erscheinen (die Endphalanx der Großzehe früher) und zur gleichen Zeit wie die distalen Epiphysen der Metatarsalia mit den Mittelstücken verschmelzen.

Der weibliche Fuß ist etwa 2—3 Jahre früher ausentwickelt als der männliche, dessen Daten hier gegeben sind.

11. Fuß und Zehen als Ganzes in Ruhe und Bewegung.

Der Fuß hat die doppelte Aufgabe, den Körper zu tragen und die Fortbewegung zu erleichtern. Die erstere erfüllt er beim Standbein (der belastete Fuß auch „Standfuß" genannt), die letztere beim Spielbein (Abb. 282). Beide Aufgaben stehen in einem Gegensatz zueinander, der nur beim Menschen gelöst ist. Das lehrt ein Blick auf Parallelen im Tierreich. Je schwerer die Körperlast wird (z. B. Nilpferd, Elefant), um so gerader werden die Beine zu Säulen gestreckt. Selbst das Fußskelet richtet sich in die Längsachse der Extremitäten: das Tier geht auf den Zehenspitzen, die durch ein Fettpolster gestützt werden. An den Vorderbeinen ist die Streckung am deutlichsten. Bei geringerem Körpergewicht sind dagegen die winkligen Knickpunkte der Extremitätenhebel sehr ausgeprägt (Abb. 74). Das gegensätzliche Verhalten bei großer und geringer Körperschwere ist dadurch bedingt, daß das Gewicht im Cubus, die Muskelquerschnitte im Quadrat wachsen. Bei erheblicher Zunahme der Körperschwere kann die Muskulatur nicht mitkommen; deshalb wird die Unterstützung des Körpers auf einem anderen Wege gewonnen. Sind die Extremitäten gestreckt, so stützen sie sich und den Körper durch ihre innere Statik, wie die Trommeln antiker Säulen ohne Mörtel aufeinander ruhen und große Lasten tragen. Was an Beweglichkeit des Einzelbeines verloren geht, ist bis zu einem gewissen Grade ersetzt durch die vier Pendel, welche der Quadrupede abwechselnd zu seiner Fortbewegung gebraucht. Beim Menschen ist dagegen die Streckung der unteren Gliedmaßen, die beim Knie besonders evident ist, ohne Verzicht auf den Hebelmechanismus des Fußes durchgeführt. Der Fuß steht beim Standbein *rechtwinklig* zum Unterschenkel, er ruht mit der „Sohle" auf dem Boden.

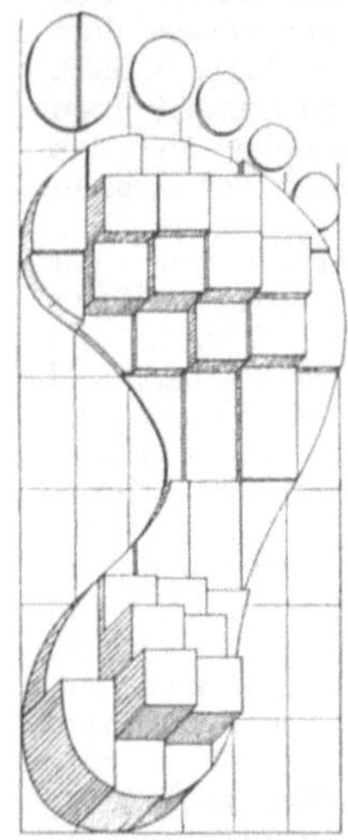

Abb. 307. Belastung des Fußes beim Stehen. Die Höhe jedes Prismas ist proportional dem durch das Kugeldruckverfahren ermittelten Mitteldruck auf dem betreffenden Felde. [Nach ABRAMSON: Skand. Arch. Physiol. **49**, 76 (1926).]

Das *Fußgewölbe*, auf dessen Schlußstein das Körpergewicht ruht, ist als vollwertiger Ersatz dort gebildet, wo bei schwerfälligen Vierfüßlern die Beinsäulen geradlinig weiterlaufen, um die Körperlast auf den Zehenspitzen zu tragen. Das Gewölbe gibt eine größere Unterstützungsfläche für den einzelnen Fuß als die gestreckte Säule. Es ist von vorn nach hinten und von außen nach innen gebogen. Es wird bei Entlastung des Fußes im ganzen wie ein doppelarmiger Hebel benutzbar (Abb. 294a); wir können es nach hinten auf den kürzeren Hebelarm und nach vorn auf den längeren Hebelarm kippen (Hacken- und Zehenstand). Das Spielen des Fußes zwischen diesen Extremen mit allen Varianten der dazwischen möglichen Bewegungen in den Fußgelenken ist eine Hauptbedingung für unser Gehen, Laufen, Springen; es erleichtert uns das Stehen auf zwei Beinen oder auf einem Bein im labilen Gleichgewicht des Gesamtkörpers auf sehr verschiedenartigem Terrain. Wir betrachten deshalb den Fuß nach den beiden Hauptaufgaben des Stand- und Spielbeines.

In der Organisation des Menschen hat die Natur die spezifische Lösung des statischen Problems durch das Fußgewölbe besonders entwickelt. Der Greiffuß der anthropomorphen Affen steht auf einer anderen Linie; bei ihnen ist der quadru*mane* Affentypus im Gegensatz zum quadru*peden* Typus des Vier„füßlers" voll ausgebaut (S. 541). Der menschliche Fuß ist wohl von einem Greiffuß ableitbar, scheint aber von vornherein seine eigenen Wege gegangen zu sein. Als einen Hinweis auf die Kletterfußnatur hat man unter anderem die Erscheinung angesehen, daß 2. und 3. Zehe näher miteinander verbunden sind als die übrigen Zehen. Äußerlich kommt dies zum Ausdruck darin, daß die „Schwimmhaut" zwischen 2. und 3. Zehe länger ist als zwischen den übrigen („Zygodaktylie"). — In der Höhlung des Fußgewölbes können die Gefäße ihren Platz behalten, welche so vor Druck bewahrt bleiben, soweit sie nicht zu oberflächlich liegen. Einen Arcus superficialis der Arterien wie im Handteller gibt es in der Sohle nicht.

Mit Rücksicht auf die Belastung des Fußgewölbes ist zu unterscheiden zwischen dem *Standbein* beim Stehen und beim Gehen. Im ersteren Falle ist der Fuß in Ruhe, in letzterem in Bewegung. Beim *Stehen* ruht das Fußgewölbe auf dem Fersenhöcker und den Köpfchen der Mittelfußknochen (Abb. 294a, 298), besonders auf dem der 2. Zehe (Abb. 307). Die Abb. 307 gilt für das Stehen in bequemer Haltung, aber nicht für jedes Stehen. Beim Stand auf beiden Beinen und parallel gestellten Füßen sind 2. und 3. Metacarpale am meisten belastet nur bei leicht gebeugten Knien. Werden die Knie maximal gestreckt, so verlagert sich die hauptsächliche Belastung gegen den lateralen Fußrand hin auf 3. und 4. Metacarpale. Bei der militärischen Stellung „Stillgestanden" ruht das Hauptgewicht auf dem 1. Metacarpale. Bei normalem Fußgewölbe geht die Mittellinie der Talusrolle zwischen 2. und 3. Zehe hindurch. Je flacher das

Fußgewölbe, desto mehr nähert sich diese Achse der großen Zehe (man denke sich diese Linie z. B. in Abb. 305a gezogen), beim Plattfuß führt sie medial an der großen Zehe vorbei (daher die ausgesprochene Auswärtsstellung des Plattfußes). Damit ändert sich die Art der Belastung beim Stehen wie beim Gehen. Beim *Gehen* kann man an der Bewegung des Stand- bzw. Stützbeines 3 Phasen unterscheiden: das Aufsetzen auf die Ferse, dann auf den ganzen Fuß, und das Abwickeln des Fußes. In der 1. Phase (Abb. 282a, 1. Stellung des Beines) wird nur die Ferse belastet, und zwar hauptsächlich lateral (Abnutzung des Absatzes am Schuh!), in der 2. Phase (Abb. 283a) die Mitte der Ferse, der laterale Fußrand und die Köpfchen der Metatarsalia, besonders des 4. und 5. Beim Abwickeln des Fußes vom Boden (Abb. 283c) wird die ganze Körperlast vom Metatarsale I und der Großzehe getragen. Dies findet in der kräftigen Ausbildung

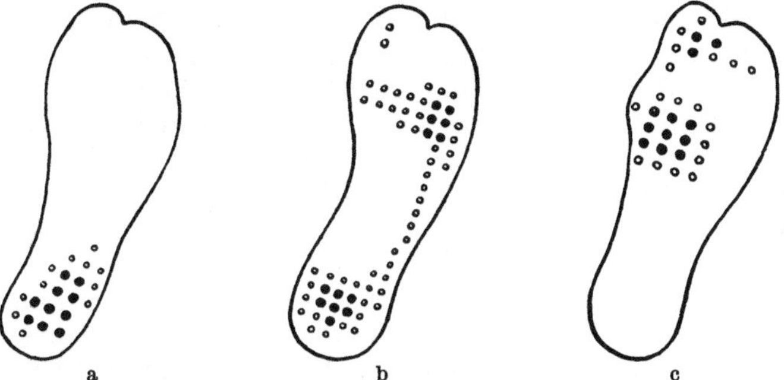

Abb. 308 a—c. Fußbelastung beim Gehen. a beim Aufsetzen der Ferse, b der ganzen Sohle, c beim Abwickeln des Fußes. Die ausgefüllten Kreise bezeichnen die Stellen der stärksten Belastung. [Aus STELZNER: Z. Anat. **112** (1943).]

der „Groß"zehe Ausdruck. Abb. 308 zeigt die Belastungsbilder. Zwischen 2. und 3. Phase wird der Fuß über die Köpfchen der Metatarsalia von lateral nach medial hinweggerollt. Bei Ermüdung wird diese Bewegung nur unvollständig durchgeführt und der Fuß nicht mit der Großzehe, sondern mit 2. und 3. oder gar 3. und 4. Zehe vom Boden abgewickelt. Deren dünne Metatarsalien sind nicht immer imstande, die schwere Belastung auszuhalten, und brechen dann (Marschfraktur). Die Zehen sind vorn, wo sie dem Horizontalschub am stärksten ausgesetzt sind, gegen die Köpfchen der Mittelfußknochen angelehnt, wie die Strebebögen den Rippen und Pfeilern eines gotischen Domes. Zu jeder Rippe des Gewölbes gehört ein Strebebogen. Alle Zehen zusammen helfen beim Stehen. Wenn auch die Bewegungsmöglichkeit der Zehen, besonders der dreigliedrigen, nur kümmerlich ist, so sind sie darum doch nicht gleichgültig. Die zahlreichen Sehnen der langen und kurzen Muskeln fixieren sie; die durch Zipfel der Plantaraponeurose verstärkten Grundgelenkpfannen geben ihnen ein festes Widerlager (Näheres S. 600).

Das Fußgewölbe selbst hat seinen höchsten Punkt an der Gelenkspalte zwischen Talus und Naviculare (Abb. 294a). Den Fußrücken nennt man an dieser Stelle: *Spann* oder *Rist*. Die knöcherne Unterlage der Fußsohle fällt von da aus nach allen Seiten ab. Wird das Gewölbe belastet, so wird der Druck vom Sprungbein aus, welches allein mit dem Unterschenkel artikuliert und die Last zuerst aufnimmt, auf die angrenzenden Knochen weitergegeben. Am stärksten sind das Fersenbein und die Ferse selbst betroffen. Ist das derbe Sohlenfettpolster zwischen Plantaraponeurose und Haut (Abb. 298) noch nachgiebig, so sinkt der Fersenhöcker gegen den Boden ab (bei einem 10jährigen Mädchen um 8 mm), die Mittelfußköpfchen dagegen behalten ihren Abstand vom Boden. Plötzliche Stöße z. B. beim Aufspringen auf die volle Fußsohle werden gebremst, allerdings um so weniger, je unnachgiebiger das Polster wird. Beim 30jährigen Mann ist beim gewöhnlichen Stehen kein Absinken des Fersenhöckers auf dem Röntgenschirm zu sehen.

Da die knöchernen Bausteine des Fußgewölbes durch Bänder miteinander verklammert sind, so sollte man erwarten, daß der Fuß, je stärker man ihn belastet, auch in sich etwas nachgibt, d. h. länger und breiter wird. Davon ist aber durch Röntgenaufnahmen nie das Geringste nachzuweisen. Der Fuß wird im Gegenteil bei vielen Individuen durch die Belastung ein wenig kürzer und schmaler. Dabei wirken passive und aktive Komponenten zusammen. Bei den letzteren ist das Eingreifen am leichtesten zu verstehen. Denn die Sehnen mancher Muskeln gehen steigbügelartig um das Fußgewölbe herum (Tibialis anterior und Peronaeus longus, Abb. 288a) und durchflechten sich unterhalb des höchsten Punktes des Gewölbes (Tibialis posterior und Peronaeus longus, Abb. 305b). Durch diese Lage halten die Muskeln nicht nur kraft ihres Tonus dauernd das Fußgewölbe zusammen, sondern sie können jederzeit durch eigene Kontraktion eingreifen, um es an seinem gefährdetsten Punkt wie eine hochgezogene Brücke zu fixieren. Der Fuß muß sich also, je größer seine Belastung ist, um so mehr in allen Durchmessern, falls er sich überhaupt verändert, *verkürzen*.

Alle kurzen Muskeln, außer den Interossei, entspringen hinten am Fuß (unmittelbar oder mittels ihrer Befestigung an Bändern und Sehnen) und überspringen sämtliche Gelenke zwischen den Fußwurzel- und Mittelfußknochen. Straffen sich die kurzen Muskeln, so versteifen sie das Fußgewölbe im ganzen gegen die Richtung der Last, welche auf es drückt. Die plantaren Muskeln sind ungleich dicker als die dorsalen (Abb. 298); sie sind um so wirksamer, je mehr sie sich der Sehne des Bogens nähern, ja sie können durch die Befestigung an der oberflächlichen Plantaraponeurose diese besonders spannen wie die Sehne einer Armbrust. Sie stellen aber außerdem die Metatarsalia verschieden ein, je nachdem die Last von allen fünf Gewölberippen gleichmäßig getragen wird oder nur von einer oder von wenigen. Die Phase der Abwickelung und die Stellung des Fußes auf unebenem Terrain ist dafür maßgeblich. Die stärkste Muskulatur hat der innere Bogen, dessen Stützstrebe die Großzehe ist.

Alle kurzen Fuß- und Zehenmuskeln sind an der Stützung des Fußgewölbes beteiligt. Die Interossei wirken allerdings nicht auf das Fußgewölbe selbst, sondern nur auf die Stützstreben, die Zehen. Beim nackten Fuß, besonders an der Tierfährte, ist jedes erschwerte Stehen daran zu erkennen, daß die Zehenabdrücke tiefer in den Boden eingreifen. Jäger erkennen daran, ob ein Tier angeschossen ist.

Der schwache Punkt des Fußgewölbes ist der innere Fußrand, weil die Höhlung nischenartig von medial her eindringt (Abb. 297). Der Dreimuskelkomplex: Tibialis anterior, Tibialis posterior und Peronaeus longus, inseriert am inneren Bogen dicht beisammen (Abb. 288a). Die antagonistischen Muskeln fixieren, wenn sie gleichzeitig kontrahiert sind, den Endpunkt ähnlich wie die Oberarmmuskeln zusammen den gestreckten Arm im Ellenbogen versteifen (Biceps, Brachialis, Triceps). Der Peronaeus longus hält das Gewölbe in der *Quer*richtung zusammen. Für den Zusammenhalt in der *Längs*richtung ist besonders wichtig der Flexor hallucis longus, dessen Sehne vom Wadenbein aus hinter dem Sprungbein und unter der Konsole des Fersenbeines hindurch nach vorn verläuft (Abb. 288a u. b). Ein Nachgeben dieser Sehne erleichtert dem Fersenbein nach auswärts auszuweichen (Pronation, Abb 291b, punktierter Kontur) und gibt dem Sprungbein die Möglichkeit, von der Konsole, auf welcher es ruht, nach innen abzurutschen (Pes valgus, Plattknickfuß). Diese statischen Wirkungen der Muskeln erklären uns, warum wir bei langem Stehen ermüden. Stehen ist sogar anstrengender als Gehen, weil der Fuß des Spielbeines im Gehen eine kurze Spanne Zeit zum Ausruhen hat. Wären die Bänder rein passiv imstande, das Fußgewölbe genügend zu stützen, so wäre bei Muskellähmungen wohl Unbeweglichkeit des Fußes, aber keine pathologische Veränderung des Fußgewölbes zu erwarten; aber sie ist in Wirklichkeit die unausbleibliche Folge solcher Erkrankungen (z. B. der akuten spinalen Kinderlähmung). Der Fuß ist für das Gehen gebaut, nicht für das Stehen. Die Bänder sind nur widerstandsfähig gegenüber vorübergehender Beanspruchung, bei Dauerbelastung geben sie nach.

Außer den Wadenmuskeln, welche von der Hacke aus hauptsächlich den *Unterschenkel* und das ganze Bein äquilibrieren, aber auch besorgt sind, daß der Vorfuß in Kontakt mit dem Boden bleibt, unterstützen alle übrigen langen Muskeln in irgendeiner Weise aktiv das Fußgewölbe.

Die Querwölbung ist ein sehr alter Besitz des Säugerfußes, die *Längs*wölbung ist dagegen dem Menschen eigentümlich.

Die Bänder des Fußes sind als passiver Apparat stets beteiligt bei der Stützung des Gewölbes, da sie das Knochenmosaik zu einer Einheit zusammenfügen; aber viele von ihnen stehen doch nur in Reserve und werden erst voll beansprucht, wenn die Muskulatur versagt. Es ist im allgemeinen

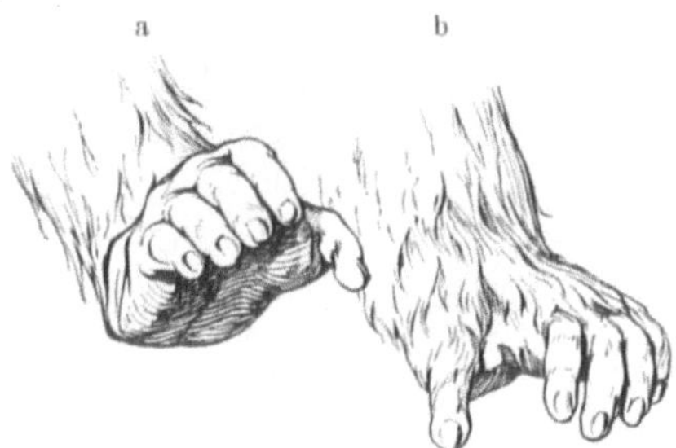

Abb. 309 a u. b. Rechter und linker Greiffuß, Gorilla.

unmöglich, den Fuß im ganzen um mehr als 30⁰ über die Horizontale zu heben und ihn weiter als bis 40⁰ gegen die Horizontale zu senken. Ebenso gibt es im Fuß für jede Stelle Anschläge, welche jede weitere Bewegung der Knochen gegeneinander hemmen, solange die Bänder und Knochen selbst intakt sind. Die zahlreichen Bänder zwischen und unmittelbar auf den Fußknochen entsprechen den besonderen Wirkungen des Gewölbedrucks. Die Plantaraponeurose wurde bereits bei den Muskelwirkungen erwähnt. Sie ist auch rein passiv tätig, weil sie von der Ferse bis zu den Mittelfußköpfchen ausgespannt ist (Abb. 298).

Die *Großzehe* ist beim Fuß in die Reihe der übrigen Zehen getreten. Beim *Greiffuß* der meisten Affen kann sie opponiert werden wie der Daumen gegenüber der Handfläche (Abb. 309). Das ist selbst bei solchen Menschenrassen verschwunden, welche ihre Zehen verhältnismäßig gut bewegen und zum Greifen benutzen können (z. B. zum versteckten Schleppen von Speeren, Australier); auch Kinder oder armlose Menschen mit höchster Leistungsfähigkeit der Fußmuskeln und -gelenke können doch nie Oppositionsbewegungen analog denen des Daumens machen. Die Amphiarthrose des Tarsometatarsalgelenkes der Großzehe und die Verankerung seines Mittelfußköpfchens mit den Nachbarn durch das Lig. transversum capitulorum, welches bei der Hand zwischen Daumen und Zeigefinger fehlt, sind beim Fuß unüberwindbar. Das Köpfchen des Metatarsale bzw. die Sesambeine und die Großzehe selbst liegen dagegen mit den plantaren Flächen breit dem Boden auf, wie es der Daumen gar nicht vermag. Umgestaltungen des Fußskelets, die hiermit zusammenhängen, sind proximal bis zum Sprungbein nachgewiesen worden. Die konstante Lage und die ganze Ausstattung des Großzehenstrahles war erst möglich, nachdem er die Opponierbarkeit zugunsten des Fußgewölbes geopfert hatte und als fünfte Rippe in dasselbe aufgenommen worden war. Sie ist eines der charakteristischen Merkmale des menschlichen Fußes.

Die geradlinige Richtung des Innenrandes des Fußes ist für die Gewölbeform am günstigsten. Die Großzehe ist nicht die längste, das ist die 2. Zehe, wohl aber immer die mächtigste. Darin kommt zum Ausdruck, daß die Abwicklung des Fußes vom Boden auf die Großzehe abgestellt ist.

Beim *Spielbein* ist die Bewegung des Fußes abhängig von dem Sprunggelenk und den langen Muskeln, welche sämtlich das Sprungbein überspringen und deshalb im allgemeinen gleichzeitig sowohl in den supra- wie subtalaren

Kammern des Gelenkes wirken. Wir wissen, daß das Talo*crural*gelenk ein Ginglymus ist und daß in ihm lediglich *reine* Dorsal- und Plantarflexionen möglich sind; alle übrigen Bewegungen erfolgen anderswo (Fuß, Knie, Hüfte). Bezüglich der letzteren soll hier zunächst nur die Rede sein von den Bewegungen im Talo*tarsal*gelenk, einem Drehgelenk oder Trochus. Die eigentümliche „Maulschellenbewegung" in diesem Gelenk ist eine Mischbewegung aus Pronation, Abduktion und Dorsalflexion nach der einen Seite und Supination, Adduktion und Plantarflexion nach der anderen Seite (Abb. 300). Das gesamte Sprunggelenk, ein Trochoginglymus, eröffnet dem Fuß einen ähnlichen *Verkehrsraum* wie ein Kugelgelenk. Wie beim Kopfgelenk (Articulatio atlantooccipitalis und Articulatio atlantoepistrophica) wirken zwei getrennte Gelenke zusammen, die, falls sie zu einem vereinigt wären, innerhalb des Verkehrsraumes keine größere Freiheit der Bewegung, wohl aber geringere Festigkeit und Sicherheit hätten. Die Größe des Verkehrsraumes des Sprunggelenkes im ganzen ist in den verschiedenen Lebensaltern sehr verschieden. Sieht der Beobachter von vorn auf die Fußspitze und läßt diese wie einen Schreibhebel den ihr eigenen Verkehrsraum bestreichen, so erhält er beim Säugling eine Fläche, welche nur wenig von einer Halbkugel abweicht (Abb. 310). Lateralwärts gibt es gar keine, dorsalwärts, plantarwärts und medialwärts nur geringe Einschränkungen. Mit den ersten Gehversuchen kommt es zu einer ziemlich gleichmäßigen Einengung des Bewegungsfeldes (senkrechte Schraffur);

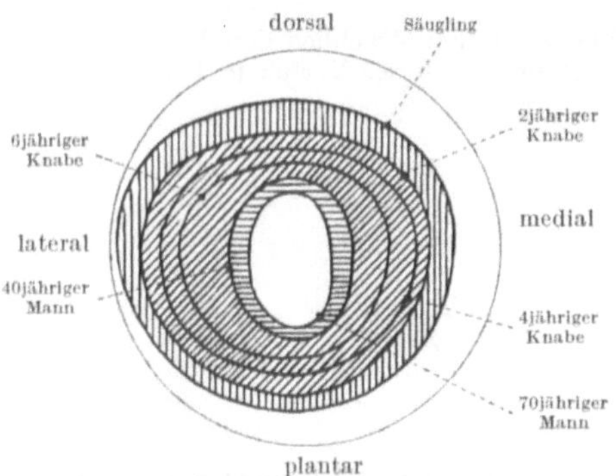

Abb. 310. Verkehrsraum des Fußes. Die Einschränkungen mit zunehmendem Alter sind durch verschiedene Schraffur wiedergegeben. Die abschließende Kreislinie der Abbildung entspricht dem idealen Bewegungsglobus (vgl. Abb. 194 b; geradeso, wie dort die Fingerspitzen den Verkehrsraum bestreichen, so ist es in diesem Fall von der Fußspitze gedacht). Nach Messungen von HÜBSCHER umgezeichnet. [HÜBSCHER hat den Zeiger senkrecht zur Fußsohle befestigt, für das Resultat ergibt die hier angenommene Stellung des Zeigers keine Abweichung. [Dtsch. Z. Chir. 59 (1901).]

dann wird sie immer ausgesprochener, je mehr die Führungen durch definitive Verknöcherung und scharfe Skulpturierung der Gelenkflächen unnachgiebiger werden (schräge Schraffur); im Greisenalter kommt eine weitere Einschränkung durch die Rigidität der Bänder und Muskeln hinzu (horizontale Schraffur). Der Verkehrsraum des Erwachsenen ist ein hochstehendes, bei Jugendlichen ein querstehendes Oval. Die Maße schwanken sehr nach individueller Übung, Lebensweise und Beruf.

Innerhalb des Verkehrsraumes erlaubt der Trochoginglymus dem Fuß jede Stelle zu erreichen und an jedem Punkt um die Längsachse zu rotieren. Die Flexionen im oberen und im unteren Sprunggelenk können zueinander addiert oder voneinander subtrahiert werden. Der Fuß braucht also keineswegs bei Abduktion und Pronation *dorsal*flektiert zu werden, wie es der Zwangslauf im Talotarsalgelenk verlangt, sondern das Talocruralgelenk kann durch kräftige Plantarflexion die Fußspitze so stark hinabdrücken, daß als Schlußresultat der Gesamtbewegung: Abduktion + Pronation + *Plantar*flexion herauskommt. Die mit Dorsalflexion einhergehende Schlußstellung nennt man: *Calcaneovalgus*, die Kombination mit Plantarflexion heißt: *Equinovalgus*. Ebenso können Adduktion + Supination + *Dorsal*flexion kombiniert sein; auch in diesem Falle ist die zwangläufige Plantarflexion des Talotarsalgelenkes durch entgegengesetzten Ausschlag im Talocruralgelenk überkompensiert. Man nennt die aus den Ausschlägen in *beiden* Gelenken kombinierte

Schlußstellung: *Calcaneovarus*, die vom unteren Sprunggelenk *allein* bedingte Stellung: *Equinovarus*.

Die vier genannten Stellungen sind typische Zwangsstellungen des Fußes, wenn die Beweglichkeit durch pathologische Prozesse gestört oder aufgehoben ist. Die Namen sind abgeleitet von den pathologischen Haupttypen: dem Pferde- oder Spitzfuß, *Pes equinus* (Fuß im Zehenstand fixiert), dem Hackenfuß, *Pes calcaneus* (Fuß·im Hackenstand fixiert), dem Klumpfuß, *Pes varus* (Fuß in Supination fixiert) und dem Plattknickfuß, *Pes valgus* (Fuß in Pronation fixiert).

Wird das obere und das untere Sprunggelenk für die Flexionen gleichsinnig beansprucht, so wird der Ausschlag natürlich größer als in jedem einzelnen allein; daher ist beim Erwachsenen der Bewegungsumfang für die Flexionen größer als für die Abduktionen (Abb. 310 u. 311).

Die Anordnung der Muskulatur steht mit den Führungsflächen und -bändern der Gelenke in bestimmter Korrelation. In Abb. 311 sind für den Verkehrsraum des Erwachsenen nach einem Bewegungsmodell die Kurven aufgezeichnet, welche die Großzehe im Verkehrsraum beschreibt, wenn man die langen Fußmuskeln einzeln wirken läßt. Jeder Pfeil gibt den Muskel an, welcher die Großzehe ihre Kurve machen heißt. Die Linien für die Dorsalflexoren zeigen mit der Pfeilspitze aufwärts, diejenigen für die Plantarflexoren abwärts. Zwei Ausgangsstellungen des Fußes sind zu Hilfe genommen (gestrichelte Linien), weil die Muskelwirkung dadurch am deutlichsten wird. In der Ausgangsstellung für die Plantarflexoren steht der Fuß etwa rechtwinklig zum Unterschenkel (Stellung I), in der Ausgangsstellung für die Dorsalflexoren hängt er herab (Stellung II). Die Pfeilspitzen markieren jeweils die Endstellung der Großzehe, welche der betreffende Muskel erzielt. Beispielsweise drückt der Peronaeus longus die Großzehe aus Stellung I (Punkt) bis an die Pfeilspitze der von ihm erzielten Kurve hinab. Infolgedessen kommt der Fuß durch ihn in Plantarflexion, Pronation und Abduktion zu stehen (Linie I wird *gesenkt*, und zwar so, daß sie nicht mehr horizontal steht, sondern *schräg* gerichtet ist — umgekehrt schräg wie Linie II. Außerdem berührt die Großzehe schließlich nicht mehr den mittleren Meridian des Bewegungsfeldes wie in Stellung I, sondern sie ist lateralwärts bis zur Pfeilspitze der Peronaeuskurve verschoben — abduziert). In entsprechender Weise sind die übrigen Bewegungskurven der Abb. 311 zu lesen; über Pro- und Supination siehe die Legende. So erhält man einen handlichen Überblick über die im Verkehrsraum des Fußes wirksamen flexorischen, abductorischen und rotatorischen Kräfte; man kann aus Abb. 311 ableiten, wie Kombinationen der einzelnen Muskelwirkungen ausfallen. Auffallend ist, daß der innere obere Quadrant des Bewegungsfeldes leer von *direkt* wirkenden Einzelzügen ist. Sowie aber einer der Züge, die im ventro-medialen Quadranten tätig sind, mit einem Fußhebemuskel gemeinsam kontrahiert wird, so wird die Großzehe nach oben und innen geführt, etwa bei Kombination des Tibialis posterior oder auch des Triceps surae mit dem Tibialis anterior usw.

Im ventro-lateralen Quadranten sind von dem Peronaeus longus und Peronaeus brevis allein nur verhältnismäßig kurze Wege ausführbar; kommt aber etwa der Extensor hallucis longus hinzu, so wird der Ausschlag der Großzehe nach der lateralen Seite stark erhöht (Abduktion); freilich wird die Plantarflexion gleichzeitig in Dorsalflexion umgekehrt und die Pronation wird aufgehoben. Durch den Triceps wird die Plantarflexion, welche der Peronaeus longus und Peronaeus brevis ausüben, beträchtlich gesteigert, aber dafür werden deren Abduktion und Pronation aufgehoben. So lassen sich durch bestimmte Kombinationen die Einzelwirkungen der Muskeln vergrößern oder ersetzen. Die Bewegungsrichtung des Tibialis anterior kann beispielsweise am Bewegungsmodell durch nicht weniger als fünf verschiedene Kombinationen ersetzt werden: 1. durch den Extensor hallucis longus plus Flexor digitorum longus; 2. durch den Extensor hallucis longus plus Tibialis posterior; 3. durch den Extensor hallucis longus plus Flexor hallucis longus; 4. durch den Extensor digitorum longus plus Tibialis posterior; 5. durch den Extensor digitorum longus plus Flexor digitorum longus. Bei der ersten der genannten Kombinationen nähert sich die Endstellung der reinen Wirkung des Tibialis anterior am meisten, bei der letzten am wenigsten.

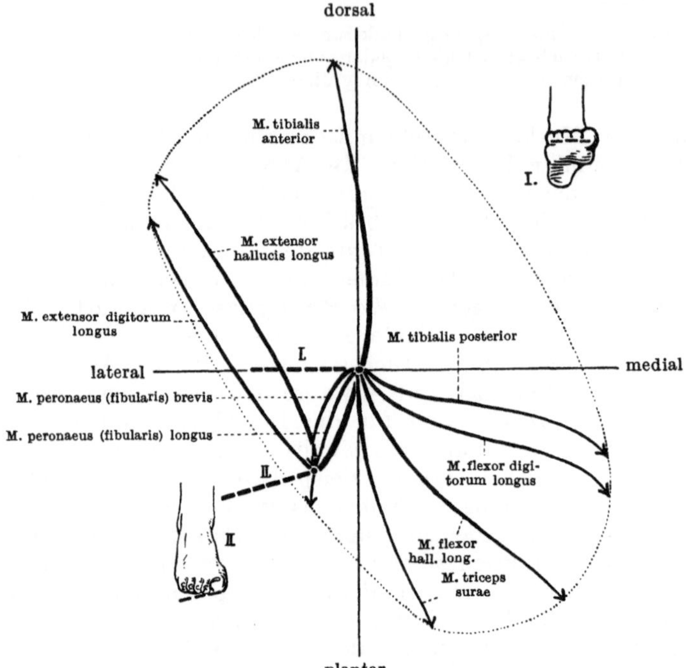

Abb. 311. Bewegungsmodell (zusammengestellt nach den von BIESALSKI ermittelten Kurven; BIESALSKI und MAYER, Physiologische Sehnenverpflanzung, Berlin 1916). Dem Modell liegt ein frisches Präparat des Erwachsenen zugrunde; Kurven entsprechend den für das Schlüsselbein an der Leiche ermittelten (Abb. 140). Für die Stellung I ist der Fuß rechts oben hinzugezeichnet, die gestrichelte Linie unterhalb der Zehen entspricht Linie I im Verkehrsraum; ebenso verdeutlicht der Fuß Nr. II links unten die Stellung der Linie II im Verkehrsraum (BIESALSKI ließ Fuß I bei den Messungen mit dem Fußrücken abwärts hängen, um nicht durch die Mitwirkung der Schwere des Fußes bei der Plantarflexion getäuscht zu werden. Hier sind alle Pfeile auf die Stellung des Fußes mit dem Rücken nach oben bezogen). Die Großzehe ist in Stellung I und II im Verkehrsraum durch einen dicken Punkt wiedergegeben (laterale Kante des Hallux). Die Fortbewegung dieses Punktes ist durch die Pfeile eingezeichnet. Die Dorsalflexoren beginnen am „Punkt" der Linie II (also z. B. auch die dicke Pfeillinie des M. tibialis anterior). Die Plantarflexoren beginnen am „Punkt" der Linie I (also z. B. auch der Pfeil des M. peronaeus longus). Durch die Zehenspitzen ist die Grenze des Verkehrsraumes gezogen (gestrichelte Linie; das Oval steht in diesem Fall etwas schräg, nicht senkrecht wie in Abb. 310). Um die Abbildung nicht zu sehr zu komplizieren, sind die Pro- oder Supinationswinkel der Linie I und II hier nicht eingetragen. Es genügt zu wissen, daß die drei Peronaei und der Extensor digitorum longus pronieren, alle anderen dagegen supinieren.

Doch bietet jede der fünf Kombinationen einen ausreichenden Ersatz für den Tibialis anterior, von welcher der gesunde Fuß bei allen starken Beanspruchungen in der Weise Gebrauch macht, daß er den Tibialis anterior dadurch unterstützt und kräftigt. Der Orthopäde hat die Wahl zwischen den genannten Kombinationen, wenn der Tibialis anterior gelähmt ist, um ihn durch andere Muskeln künstlich zu ersetzen.

Durch Sehnennaht lassen sich fremde Muskeln an die Stelle von zugrunde gegangenen Muskeln setzen, welche auf deren Sehne wirken wie ein neuer Vorspann auf den gleichen Wagen. Für die Behandlung des Klumpfußes und vieler anderer Fußleiden ist durch Ausnützung dieser naturgegebenen Möglichkeiten sehr viel Segensreiches erreicht worden.

Durch Kombinationen gleichgerichteter Muskelwirkungen lassen sich unter Umständen ausgiebigere Grade der Bewegung erzielen, als die einfache Summe der Einzelbewegungen beträgt. Beispielsweise beträgt der Supinationswinkel des Tibialis posterior 18°, des Triceps 7°, beider zusammen nicht 18 + 7 = 25°, sondern in Wirklichkeit 35°. Durch die gemeinsame Leistung wird also unter Umständen ein ganz neuer Weg der Bewegung eingeschlagen, wie ein aus dem Gleis gehobener Wagen ganz anders rollt trotz der gleichen Bespannung („ausgleichender Richtungswechsel der Bewegung", BIESALSKI).

In allen Fußgelenken zusammen sind beim Erwachsenen dorsale und plantare *Flexionen* des Fußes in einem Gesamtumfang von einem rechten Winkel und mehr möglich (durchschnittlich 70—105°). Es gibt nur 3 lange Dorsalflexoren, aber 7 lange Plantarflexoren (darunter der aus 3 Muskeln bestehende Triceps surae). Sie sind aus Abb. 311 samt ihren Nebenwirkungen ablesbar. Die *Ab-* und *Adduktionen* in allen Fußgelenken zusammen werden vom Erwachsenen in einem Gesamtumfang von höchstens einem rechten Winkel ausgeführt (durchschnittlich 60—90°). Es gibt 4 lange Adductoren, darunter den Triceps, und 4 lange Abductoren (Abb. 311). Der Ausschlag bei *Pro-* und *Supinationen* in allen Fußgelenken zusammen ist bei Erwachsenen sehr verschieden groß, erreicht aber nie einen rechten Winkel (durchschnittlicher Umfang 20—40°). 4 lange Pronatoren stehen 6 langen Supinatoren gegenüber, darunter dem Triceps (siehe Legende zu Abb. 311).

Das Überwiegen der Plantarflexoren, Supinatoren und Adductoren beruht größtenteils auf ihrer Bedeutung, beim *Spiel*bein den Fuß vom Boden abzuwickeln, was gegen die Körperschwere geschehen muß. Sie haben außerdem eine besondere Aufgabe beim *Stand*bein: sie sind die Hauptmuskeln für die Stütze des Fußgewölbes, besonders für den inneren Fußrand und für das Gleichgewicht des Unterschenkels und Körpers auf dem Fuß im aufrechten Stehen. Als *Abrollorgan* ist hauptsächlich die Großzehe tätig, also die Verlängerung des medialen Fußrandes, welchen jene Muskeln dirigieren. Während die Ferse gehoben wird, legt sich die Großzehe mit ihrer ganzen Unterfläche dem Boden an; sie wird vom Boden zuletzt abgerollt (Abb. 282). Sie kann deshalb gegenüber den anderen Zehen nicht wesentlich kleiner sein analog dem Daumen. Sie trägt beim Gehen vorübergehend die ganze Körperlast, ehe das andere Bein Standbein wird, und ist entsprechend kräftig. Je schneller der Gang ist, um so mehr wird die Großzehe angestrengt, am stärksten beim Laufen und Springen. Außer den langen Muskeln sind besonders die kurzen Muskeln der Großzehe beteiligt. Menschen, denen die Zehen amputiert werden mußten, haben einen unbeholfenen, stampfenden Gang (Sohlengang).

Außer im Sprunggelenk können *Bewegungen des Fußes noch im Knie- oder Hüftgelenk* ausgeführt werden. Die meisten Menschen sind sehr ungeschickt darin, auf Verlangen den Fuß im Sprunggelenk anders zu bewegen als ihn rein zu heben und zu senken. Sie bevorzugen, ohne es zu wissen, das Hüftgelenk, wenn man sie auffordert, den Fuß zu ab- oder adduzieren. Besonders die beiden Möglichkeiten, den Fuß samt Unterschenkel im Knie oder den Fuß allein im Sprunggelenk zu rotieren, sind fast allen Laien unbekannt, obgleich sie zweifellos instinktiv im Bedarfsfall sehr wohl auseinander gehalten und zweckmäßig verwendet werden. Eine bewußte Benutzung muß meistens erst erlernt werden, und zwar oft unter Überwindung ziemlicher Schwierigkeiten. Bewegungen im Hüftgelenk sind sofort daran zu erkennen, daß sich der äußerlich sicht- und fühlbare große Rollhügel mitbewegt. Durch Rotationen im Hüftgelenk können Ab- und Adduktionen der Fußspitze nur erzielt werden, wenn das Bein gestreckt ist. Werden die gleichen Rotationen bei gebeugtem Knie ausgeführt, so macht der Unterschenkel seitliche Ausschläge wie ein Zeighebel, statt rotiert zu werden. Ab- und Adduktionen des Fußes können also bei gebeugtem Knie nie durch das Hüftgelenk vorgetäuscht werden. Dagegen können Ab- und Adduktionen der Fußspitze im Kniegelenk *nur* bei gebeugtem Knie ausgeführt werden, weil dabei das Schienbein rotiert werden muß; Rotationen des Schienbeines sind aber bei gestrecktem Knie ausgeschaltet. Man erkennt die Bewegung des Unterschenkels leicht daran, daß die äußerlich sichtbaren Knöchel mitgehen. Bei reinen Bewegungen im Sprunggelenk bleiben die Knöchel dagegen stehen. Ein einfacher Kunstgriff ist der, das im Knie gebeugte Bein an den Knöcheln festzuhalten: was dann von Bewegungen des Fußes möglich ist, sind wirkliche Bewegungen im Sprunggelenk! Läßt man dagegen den Mitbewegungen im Knie- und Hüftgelenk alle Freiheit, so wächst dadurch die Exkursion des Fußes nicht unbeträchtlich. Vor allem wird der Zwangslauf um die Achse des unteren Sprunggelenkes (Maulschellenbewegung) veränderbar. Wir können in der Tat den Fuß rein um seine Längsachse rotieren; dabei spielen ziemlich komplizierte Rotationen des Unterschenkels im Knie und Ab- und Adduktionen des Oberschenkels in der Hüfte eine Rolle, die sehr verschieden sind, je nach der Neigung des Fußes zum Unterschenkel. Bei Menschen, welche ihre Füße zu allen möglichen „Hantierungen" erzogen haben, ist dieses Getriebe hochentwickelt (armlose Künstler, Handwerker; in Nordafrika z. B. arbeiten die Schmiede allgemein mit beiden Füßen und Händen gleichzeitig, indem sie auf dem Boden hocken). Der Durchschnittseuropäer ist auf kompliziertem Terrain darin sehr verschieden behend. Bei plumpen Menschen ist das verfügbare Register der Bewegungen sehr klein.

Die *kurzen* Fußmuskeln sind außer an den Bewegungen der Großzehe beim Abwickeln des Fußes auch an den Gesamtbewegungen des Fußes beteiligt (s. Beschreibung der einzelnen Muskeln). Die Hacke macht durchaus nicht immer die gleichen Bewegungen wie der Vorfuß, nur in entgegengesetztem Sinne, sondern sie kann für sich bewegt werden. Das beruht ebenfalls auf der Tätigkeit der kurzen Fußmuskeln (auch einzelner langer, z. B. des Peronaeus brevis) und ist lokalisiert in anderen Fußgelenken als dem Sprunggelenk. Alle diese Fragen sind relativ unwichtig gegenüber der Tätigkeit des Vorfußes für das Spielbein.

Eine der merkwürdigsten Erscheinungen der menschlichen Mode der verschiedensten Epochen und Völker ist die Vorliebe für bilateralsymmetrische *Fußbekleidungen*, während der normale Fuß doch ganz asymmetrisch gebaut ist. Bekanntlich leidet die Großzehe, nicht weniger auch die Kleinzehe, durch symmetrisch konstruierte spitze Stiefel, besonders auch durch die üblichen symmetrischen Strümpfe (um so mehr, je elastischer sie sind). Anatomisch richtig geformtes Schuhwerk muß der *geraden* Richtung des inneren Fußrandes beim unverbildeten Fuß (Abb. 300) Rechnung tragen, damit die Großzehe in der Verlängerung des Metatarsale I liegt und als Abrollorgan volle Kraft aufwenden kann. Schuhreformer berücksichtigen häufig nicht genügend die Kleinzehe. Für die Statik des Fußgewölbes kommt es aber darauf an, daß *alle* Zehen ihre volle Widerstandskraft im Schuh behalten. Die Elastizität der Sohlenspitze ersetzt zwar vielen Menschen, was die im Schuh verkrümmten Zehen nicht mehr leisten können. Der nackte Fuß ist dann um so unbeholfener. Hohe Absätze erhöhen den Horizontalschub für den Vorfuß beträchtlich und fördern die unmittelbar umgestaltende Tätigkeit unzweckmäßigen Schuhwerks auf die Zehen mittelbar ganz außerordentlich.

Die Erhaltung des Gleichgewichtes. Die aufrechte Haltung des Menschen bringt es mit sich, daß sich sein Körper, außer im Liegen und bequemen Sitzen, nie im stabilen Gleichgewicht befinden kann, wie der von den 4 Beinsäulen gestützte Körper des Vierfüßlers. Soll aber der Körper in Ruhe sein, so muß er sich mindestens im labilen Gleichgewicht befinden. Dieses ist erreicht, wenn der Massenschwerpunkt des Körpers sich senkrecht über dem Unterstützungspunkt (Fuß) befindet. Das ist z. B. der Fall in der „Normalstellung" (Abb. 1), in der der Massenschwerpunkt senkrecht über Hüft-, Knie- und Knöchelgelenk liegt. Die geringste Verlagerung des Schwerpunktes nach vorn, etwa durch leichtes Neigen des Rumpfes oder durch Vorwärtsheben eines Armes würde bewirken, daß der Körper nach vorn fiele, bis die Hände den Boden berührten, wenn dies nicht durch ein ganzes System von Muskeln verhütet würde. In der Endstellung (Abb. 312a) wäre der Körper getragen von den 4 Extremitäten wie beim Vierfüßler, nur würde sich das Bein wegen der Länge des Femur auf das Knie stützen, und der Kopf wäre ganz abgesunken, da das Lig. nuchae

fehlt, das beim Vierfüßler die Halswirbelsäule in Lordose hält und den Kopf
trägt. Aus Abb. 312b, einer mittleren Phase, ist ersichtlich, daß dieses Zusammen-
sinken auf Beugung in fast allen Gelenken beruht. Um dieses ständig drohende
Einknicken zu verhindern, müssen Streckmuskeln die Gelenke in Streckstellung
halten. Dies tun in erster Linie eingelenkige Muskeln, die nicht insuffizient
(S. 67) werden und deswegen in jeder Stellung als Haltemuskeln wirken können.
In Frage kommen vor allem der Erector trunci in Hals und Lendenlordose für

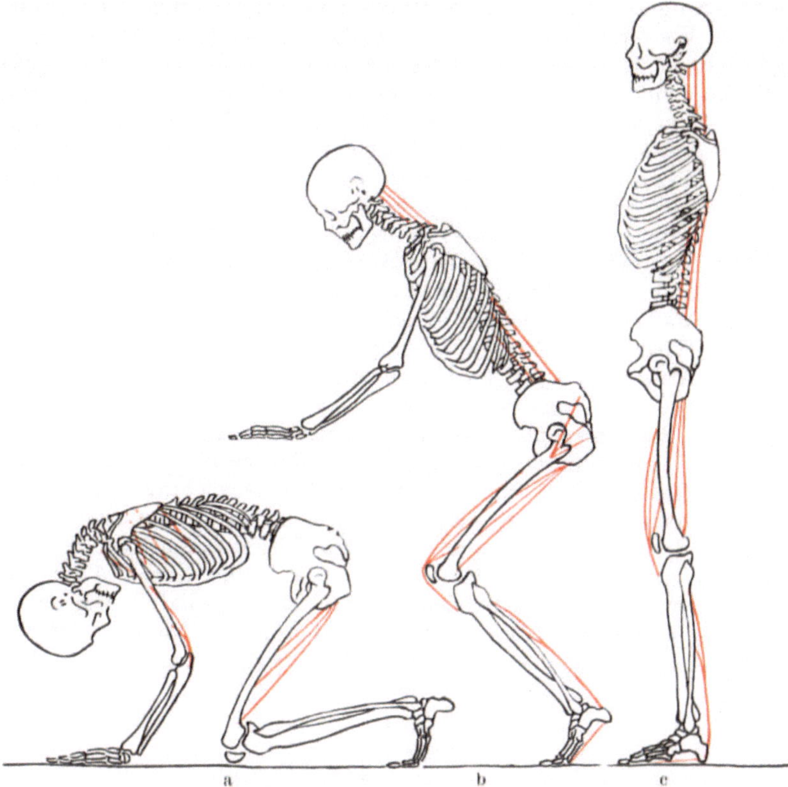

Abb. 312 a—c. Schema für die Bedeutung des Streckersystems: Erector trunci (Pars cervicalis et lumbalis),
Glutaeus maximus, Adductor magnus, Vasti, Soleus, kurze Muskeln der Fußsohle. Außerdem Serratus anterior,
Deltoides (Pars clavicularis), Triceps brachii (Caput mediale et laterale).

Kopf und Wirbelsäule, der Adductor magnus und Glutaeus maximus für das
Hüftgelenk, die Vasti für das Kniegelenk, der Soleus für das Talocruralgelenk
(Abb. 312). Entsprechend der Last, die diese Muskeln zu halten bzw. zu tragen
haben, sind sie sehr mächtig. Man überzeuge sich an Abb. 270, welchen großen
Anteil am Querschnitt die Vasti und der Adductor magnus haben, und an
Abb. 286, welchen der Soleus. Diese Muskeln sind ausgesprochen Muskeln der
aufrechten Haltung, und ihre Mächtigkeit ist für den Menschen charakteristisch.
Durch das zentrale Nervensystem sind die Streckmuskeln von der Ferse
bis zum Kopf zu einem einheitlichen System zusammengeschlossen, das ohne
Zutun unseres Bewußtseins und Willens bei allen Bewegungen und Stellungen
dem labilen Gleichgewicht der aufrechten Haltung dient. Sie wirken nicht nur
jeder lokal am einzelnen Gelenk, wie es allen Muskeln, Bewege- wie Haltemuskeln,
zukommt, sondern sie erfüllen im Gesamtorganismus eine besondere Aufgabe
und nehmen allen übrigen Muskeln gegenüber eine Sonderstellung ein.

Zur Aufrechterhaltung des labilen Gleichgewichtes ist ständige Muskeltätigkeit erforderlich. An sich könnten allein die Haltemuskeln den Körper auch in einer gleichgewichtgestörten Stellung halten, z. B. der der Abb. 312b. Aber nach dem schon von ARISTOTELES beobachteten Prinzip der Sparsamkeit in der Natur (Lex parsimoniae), das auch in den Minimum-Maximumkonstruktionen unserer Knochen (S. 39) zum Ausdruck kommt, trachtet der Organismus an Muskelenergie soviel wie möglich zu sparen. Er gleicht deshalb eine Schwerpunktsverlagerung nach Möglichkeit durch eine gegensinnige Gewichtsverlagerung aus. Bei Vorverlegung in der Sagittalebene (Abb. 312b) ist dies so gut wie unmöglich, da alle Rückwärtsbewegung des Kopfes, der Arme, der Wirbelsäule sehr beschränkt sind und zur Kompensation nicht ausreichen. Vorverlagerung des Massenschwerpunktes in der Sagittalebene bedeutet deshalb eigentlich immer Einleitung der Fortbewegung. Beim ruhigen Stehen ist deshalb auch das Spielbein nicht nach vorn gesetzt, sondern nach der Seite, denn nach der Seite sind kompensatorische Gewichtsverlagerungen ohne weiteres möglich. LEONARDO DA VINCI hat im Traktat von der Malerei dargelegt, daß beim Stehen auf Stand- und Spielbein in der Ansicht von vorn Jugulum, Nabel und Malleolus medialis in einer zum Boden senkrechten Linie stehen. Wird das Gleichgewicht gestört, z. B. durch Abduktion eines Armes, so wird der Oberkörper so weit nach der Gegenseite ausgebogen, daß die Gewichte wieder ausgeglichen sind (Abb. 313).

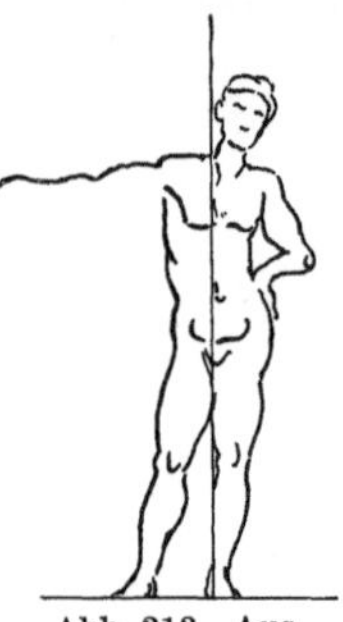

Abb. 313. Aus LEONARDO DA VINCI, Traktat von der Malerei.

Alles aufrechte Stehen, Gehen und Laufen ist ein ständiger Kampf um das Gleichgewicht, der geführt wird mit Hilfe von Haltemuskeln und ausgleichenden Gewichtsverlagerungen (vgl. Abb. 265). Diese Gewichtsverteilungen äußern sich in den Ausschwingungen der Körperkonturen. Die griechischen Plastiker haben deren Feinheiten bis zur Vollendung beherrscht. Die vollkommene Ausgewogenheit ihrer Figuren (vgl. S. 12) kennzeichnet ihre Meisterschaft. Die falsche Ergänzung eines Torso, z. B. der Arme des „betenden Knaben", ist unschwer daran zu erkennen, daß diese Ausgewogenheit gestört ist.

F. Spezielle Bewegungsorgane des Kopfes
(und Kopfmuskeln des Halses).

I. Der Schädel.

1. Sein Verhältnis zum Kopf im ganzen.

a) Verschiedene Aufgaben des Schädels.

Der Kopf ist nur in geringem Grad Träger von Bewegungsapparaten. Während die Extremitäten ganz wesentlich im Dienste der Bewegung stehen — ihre Teile gehören direkt zum Bewegungsapparat selbst oder dienen ihm indirekt, indem sie den eigentlichen Bewegungsorganen Blut oder nervöse Reize zuführen und sie gegen die Außenwelt abschließen —, ist der Kopf Träger des Gehirns, der höheren Sinnesorgane, der Eingeweide des Mundes und der Nase. Er nimmt zweckmäßig in der Verteilung des Stoffes die ihm hier zugewiesene Stelle ein, weil wir so zu dem nächsten großen Hauptabschnitt, den Eingeweiden, den Übergang gewinnen. Es wäre unrichtig, wenn man glauben würde, alle bisher besprochenen Teile des Körpers seien ausschließlich Bewegungsapparate. Wir haben auf andere Aufgaben in den betreffenden Kapiteln hingewiesen; ganz allgemein ist klar, daß allein der Überzug mit Integument auf die Größe der Hautfläche im ganzen und die von ihr abhängige Wärmeregulation, auf die Verteilung der Empfindungsorgane für Gefühl, Schmerz und Temperatur bedeutenden Einfluß hat. Der deutlichste Maßstab für die Bedeutung eines Körperteils im Gesamtgetriebe ist bei den verschiedenen Regionen der Knochen. Wenn er auch nicht anders als alle übrigen Organe die Beanspruchungen widerspiegelt, denen er ausgesetzt ist, so ist er doch wegen der mineralischen Konsistenz am bekanntesten und übersichtlichsten. Sein Gepräge verrät, wer die wesentlichsten Gestalter einer Region sind.

Der Bewegungsapparat gibt uns aus bestimmten Gründen Anlaß, zunächst über das, was wir unter Schädel anatomisch zu verstehen haben, und über die Elemente, aus denen er besteht, eine Übersicht zu gewinnen. Für unsere biologische Auffassung könnte es so scheinen, als ob er, falls er nur von der Form des Gehirns, der höheren Sinnesorgane und der Kopfeingeweide aus zu verstehen wäre, hier gar nicht seinen richtigen Platz fände. Dies ist nicht richtig. Aber es wird sich doch zeigen, daß die Anlage dieses Buches beim Schädel zu der Konsequenz führt, daß wir nicht, wie es die beschreibende systematische Anatomie tut, alle seine Einzelheiten zusammenstellen und hintereinander studieren, sondern daß wir auf seine Einzelgestalt in den verschiedensten Abschnitten des Buches einzugehen haben. Was infolgedessen an Einheitlichkeit der Detailbetrachtung verlorengeht, wird reichlich aufgewogen dadurch, daß an die Stelle der Aufzählung von Wissensstoff ursächliches Formverständnis und Anregung zum eigenen Denken zu setzen versucht wird. Eingefügte Tabellen über die Knocheneinzelheiten sollen überdies für den Fortgeschrittenen eine bequeme Zusammenstellung und Orientierung geben.

Weshalb gehen wir von der Bewegungsmaschine des Körpers aus, um Einblick und Überblick in und über die Prinzipien des Schädelbaues zu gewinnen? Daß der Knochen ganz allgemein nicht lediglich Stützorgan für Muskeln ist, ist uns bekannt. Er ist z. B. eine feste Kapsel für das Knochenmark, jenes zarte Organ der Blutbildung, welches in ihm Unterschlupf gefunden hat; das Becken umhüllt die Eingeweide, insbesondere beim Weibe die keimende und wachsene Leibesfrucht; das Fußgewölbe bewahrt wichtige Gefäße des Fußes (Arcus plantaris) vor dem Druck der Sohle beim aufrechten Stehen und Gehen und schützt sie besser, als wenn sie auf dem Fußrücken lägen. Diesen Beispielen gegenüber ist der Schädel zwar in weit höherem Maße Hülle und Kapsel für leicht verletzliche Organe, aber auch er ist in steter Korrelation zum Bewegungsapparat geworden.

Der Schädel wird beim Vierfüßler im wesentlichen von den Rumpfmuskeln (tiefen Rückenmuskeln) und dem Nackenband getragen (Abb. 314). Die Haltung beim Menschen ist eine ganz andere. Je mehr sich der Kopf der Kugelform nähert, um so leichter ist er auf der Wirbelsäule im Gleichgewicht zu halten. Durch die Verteilung des Gehirns im Schädel und durch die anhängende Nackenmuskulatur balanciert unser Schädel im labilen Gleichgewicht; die Muskeln stehen in Reserve für eintretende Störungen des Gleichgewichts oder für beabsichtigte Veränderungen der Haltung des Kopfes. Außer den tiefen Rückenmuskeln, die am Nacken liegen und zum Rumpf gehören, sind viele andere, uns bereits bekannte Muskeln für Bewegungen des Kopfes im ganzen bereit, z. B. von der vorderen Rumpfwand abstammende Muskeln (Rectussystem des Halses) oder Extremitäten-

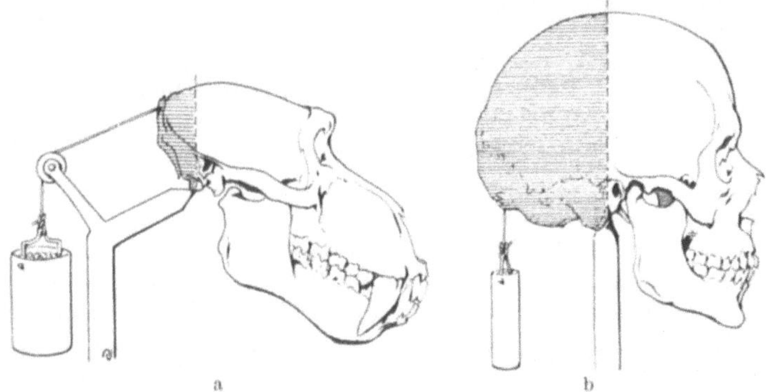

Abb. 314a u. b. Affen- und Menschenschädel. Frei schwebend aufgestellt. An Stelle des Nackenbandes ein Zug mit Gewicht, welches den Schädel gerade trägt. Der hinter dem Unterstützungspunkt befindliche Schädelteil schraffiert. (Nach einem Modell von TH. MOLLISON: Anthrop. Samml. Heidelberg.)

muskeln, die vom Kopf abstammen (Trapezius, Sternocleidomastoideus). Andere Kopfmuskeln, die am Halse liegen, werden in diesem Abschnitt erst zur Sprache kommen. Für die Blickrichtung, die Aufnahme der Schallwellen und der Riechreize, für die Reichweite der Sprache, die Einverleibung der Nahrung und Atemluft und anderes können durch diese Muskeln unzählige zweckmäßige Bewegungen mit um so geringerem Arbeitsaufwand gemacht werden, je besser das Gleichgewicht des Kopfes zum übrigen Körper ausreguliert ist. Menschliche Feten haben einen kugligen Schädel. Der Rundschädel war aber nicht die Ahnenform des jetzigen Schädels, wie irrtümlich vermutet worden ist, sondern hier tritt am reinsten hervor, daß das Gehirn, welches in der individuellen Entwicklung des Körpers den meisten übrigen Organen weit vorauseilt, um rechtzeitig fertig zu sein und das Ganze leiten und regulieren zu können, den Schädel zur Kugelform bildet, welche relativ am meisten Raum gibt.

Die *spezifische Form des erwachsenen Schädels*, welche von der Kugelform erheblich abweicht, ist auf zahlreiche lokale Bedingungen zurückzuführen, von welchen in einem späteren Kapitel für die verschiedenen Teile gesondert zu reden sein wird. Örtliche Bedingungen der definitiven Gehirnform, der Sinnesorgane und Muskeleinflüsse des Körpers (speziell auf die Schädelbasis) spielen dabei eine große Rolle. Hier sei nur einleitend von speziellen Formbeziehungen zu den Bewegungseinrichtungen des Kopfes selbst die Rede. Der Kauakt und die damit verbundenen Aufnahmeapparate für feste und flüssige Nahrung, die Schnüffelbewegungen zum Aufspüren einer Fährte, gewisse Abwehreinrichtungen des Schädels (Hörner, Geweihe), die Einstellung der Ohrmuscheln zum Lauschen, die Mimik sind je nach der Lebensweise bei den verschiedenen Tieren sehr verschieden entwickelt; beim Menschen sind sie zum Teil gar nicht vorhanden oder viel weniger ausgebildet und rudimentär oder aber — wie die mimische Muskulatur und ihre Aufgabe im Dienst der Sprache und aller höheren psychischen Funktionen — zu ungeheurer Entfaltung gelangt. Wenn der rasende Kaffernbüffel mit seinen Hörnern ein Pferd in die Luft zu werfen, oder der Löwe ein Rind im Maul fortzuschleppen vermag, so erscheint es uns selbstverständlich, daß am Schädel die Ansatzstellen der beteiligten Muskeln als starke Knochenhebel vorspringen, wie das überall an besonders beanspruchten Stellen des Skelets der Fall ist (Muskel- und Bandapophysen). Aber die Dinge liegen doch nicht so einfach. Die Schädelskulptur des vorgeschichtlichen Menschen ist viel ausgesprochener als beim rezenten. Das hängt zum Teil mit der Körpergröße zusammen. Denn große Organismen haben ganz allgemein stärker profilierte Schädel als kleine, weil die Oberfläche nur im Quadrat, die Masse dagegen im Kubus wächst und beim großen Tier der relative Verlust an Oberfläche für die Anheftung von Muskeln durch Leisten und andere Vorsprünge ausgeglichen werden muß. Der rezente Mensch hat also wegen seiner geringen Größe und seiner Kulturgewohnheiten relativ geringe Knochenskulpturen und ein graziles Knochengerüst seines Kopfes. Zudem bedingt sein großes Gehirn einen großen Schädel, dessen Oberfläche genügend Raum für Muskelanheftungen bietet. Der modellierende Einfluß der mimischen Muskeln ist, obwohl sie nur die Haut bewegen und den Gesichtsausdruck mit einem Minimum von Kraftaufwand formen, für den Schädel nicht gering zu bewerten. Ein Beispiel dafür ist die äußere knorplige Nase, welche frei aus dem Gesicht vorspringt und welche nur dem Menschen zukommt. Das Material, welches bereits bei niederen Tieren vorhanden ist, aber unter Deckknochen versteckt liegt (Reptilien), entwickelt sich unter dem gestaltenden Einfluß der mimischen Muskulatur in der Phylogenie zu einem Vorsprung, welcher das Riechorgan in sich schließt und als Spür- und Schnüffelorgan, auch als Widerlager für die Kiefer Bedeutung gewinnt. Die mimische Muskulatur hat trotz unseres geringen Riechvermögens davon genügend bewahrt; sie hat auch sonst zahlreiche Spuren ihrer Tätigkeit dem Gesichtsteil des Schädels eingeprägt. Für alle Muskeln gilt, daß die Knochenbildung und -verteilung den von jenen ausgehenden Druck- und Zugkräften gewachsen sein muß.

Nach diesen vorläufigen Feststellungen über die Abhängigkeit der Schädelform von allgemeinen und speziellen Einflüssen der Bewegungsapparate sehen wir unsere nächste Aufgabe darin, das Zustandekommen des Schädels aus seinen Urelementen aufzuzeigen und eine Übersicht über den fertigen Schädel zu geben. Der Beziehung der Elemente des Schädels zu den zugehörigen Muskeln wird dabei besondere Beachtung zu schenken sein, weil wir auf diese Weise auch für die Muskulatur verstehen lernen, wie sie und an welchen Stellen sie vom Schädel Besitz ergriffen hat. Denn je weiter die Bausteine ursprünglich verstreut liegen, aus denen der jetzt einheitliche Komplex entstand, um so mehr müssen auch Muskelverschiebungen beteiligt sein. Sie sind in der Tat beim Kopf größer als überall sonst. An der Grenze zwischen Rumpf- und Kopfmuskulatur gibt es direkte Verwerfungen und Verschiebungen der verschiedenen Schichten zwischen- und übereinander (S. 187), wie wir sie aus der Stratigraphie der Erdrinde kennen. Der Hals ist die Hauptstätte solcher Phänomene mit ihren Folgen für das Einzelindividuum, nämlich zahlreichen Varianten von Fall zu Fall, die wir auf Grund der generellen Entwicklung verstehen lernen.

b) Die primordialen Bauelemente des Kopfskelets
(Primordialcranium und Branchialbogen).

Die ursprünglichen Komponenten des Kopfskelets der Wirbeltiere sind zweierlei Art: 1. eine einheitliche für Gehirn und Sinnesorgane bestimmte Kapsel, das *Primordialcranium*, 2. ein vielgliedriger, die Kiemen stützender Spangenapparat, das *Branchialskelet* (Abb. 315). Die meist übliche Bezeichnung „Visceralskelet", „Visceralnerven" usw. wird besser vermieden, da sie zu mancherlei Mißverständnissen Anlaß gibt. Von dem neuralen Anteil (Nr. 1) wie von den branchialen Komponenten (Nr. 2, Branchia = Kiemen) sind Skeletstücke in mehr oder minder veränderter Form in den menschlichen Schädel übernommen worden und existieren in ihm jetzt noch als Knorpel oder Knochen (primordiale Elemente des Schädels, „Ersatzknochen"). Sie haben aber außerdem als Unterlage für Knochen gedient, welche ursprünglich dem Hautpanzer angehörten und erst nachträglich Anlehnung am Primordialcranium oder an den Branchialbogen fanden („Deck- oder Mantelknochen"). Gehen die primordialen Elemente zugrunde, so brauchen es doch nicht diese Auflagerungen zu tun; ihr Vorhandensein ermöglicht vielmehr oft geradezu die Preisgabe der ersteren. Wir finden deshalb im Schädel ein Gemisch von primordialen Knorpeln und Knochen mit Deck- oder Mantelknochen und haben bei beiden Arten nach der neuralen oder branchialen Abkunft zu forschen. Vorläufig beschäftigen wir uns nur mit den primordialen Elementen.

Das Primordialcranium durchläuft ein Vorstadium aus Bindegewebe *(häutige Stufe)* und verknorpelt dann zu einer einheitlichen Kapsel *(knorplige Stufe)*. Nur bei wenigen niederen Wirbeltieren (Cyclostomen, Haifischen) bleibt es, wie das ganze Skelet, auf dieser Stufe zeitlebens stehen — daher der Name „Knorpelfische". Wenn Ersatzknochen an die Stelle des Knorpels tritt (knöcherne Stufe), wie regelmäßig bei allen Wirbeltieren außer den genannten, so wird das einheitliche Primordialcranium in distinkte Teile zerlegt, welche sich von den Zentren der Ossifikation aus bilden. Wie lange Röhrenknochen bei der Verknöcherung in Dia- und Epiphysen zerlegt werden, so der Schädel in mehrere einzelne Zentren. Während aber Dia- und Epiphysen sich nachträglich zu einem einheitlichen Knochen zusammenschließen, bleiben die Schädelknochen großenteils zeitlebens getrennt. Das Primordialcranium ist also nur als Knorpel einheitlich, deshalb auch *Chondrocranium* genannt; es ist in der embryonalen Entwicklung eines jeden Wirbeltieres, auch des Menschen, vorhanden — wenn auch nicht ganz, so mindestens die Basis (Abb. 320 u. 321) —, weil der Knorpel und seine Vorstufen biegsame plastische Gewebe sind, welche dem Wachstum des Gehirns und der Sinnesorgane schneller folgen können als der Knochen. Letzterer ist anfänglich zu dünn, um genügenden Halt zu bieten, und kann später seine Gestalt nur durch völligen Umbau allmählich ändern. Der Knorpel ist außerdem ein „billigeres" Gewebe für den Etat des Embryo, als der auf reiche Kalkzufuhr angewiesene Knochen; er ist ein Platzhalter so lange, bis die Form für den Knochen hinreichend festgelegt ist und der Knochen endgültig an die Stelle des Knorpels treten kann. Da das Flächenwachstum des Knochens nur an den Rändern erfolgt, so muß eine in sich geschlossene Kapsel wie das Primordialcranium in einzelne Territorien aufgeteilt werden, von welchen jedes ein Ossifikationszentrum enthält. Die einzelnen Knochenparzellen sind gegeneinander etwas beweglich und verschieblich. Das Mosaik ersetzt bis zu einem gewissen Grad, was der harten Knochensubstanz gegenüber dem Knorpel an Nachgiebigkeit abgeht. Für das aus der häutigen Schädelkapsel entstandene Schädeldach ist allgemein bekannt, daß selbst beim neugeborenen Menschen noch Lücken zwischen den Knochen offen stehen (Fontanellen, die noch membranös verschlossen sind, Abb. 358); diese Zwischenräume geben sehr beträchtlichen Verschiebungen der angrenzenden Knochen Spielraum und sind ein Mittel, um bei der Geburt die Passage des kindlichen Kopfes durch das Becken zu erleichtern. Bei den Ersatzknochen sind die zwischen ihnen eingeschalteten Knorpelreste, je breiter sie sind, Stellen größerer Nachgiebigkeit. Ist der Kopf ausgewachsen, so schließen die Knochen fest aneinander mit besonderen Einrichtungen (Knochennähten u. dgl.), welche das Mosaik der Schädelkapsel zu einem festen Ganzen zusammenheften.

Dem Primordialcranium hängen die Spangen des *Branchialskelets* an wie die Rippen dem axialen Skelet des Rumpfes, der Wirbelsäule. Wenn auch keine wirkliche Verwandtschaft zwischen beiderlei Anhängen anzunehmen ist, so ist doch rein äußerlich in beiden Fällen rechts und links je eine Spange vorhanden, welche in der ventralen Körpermitte zu einem Spangenpaar verbunden sind. Jedes Paar heißt beim Kopf *Kiemenbogen* oder *Branchialbogen*. Es stützt die zwischen je zwei Bogen liegenden Kiemenspalten. Wie bei den Rippen das Brustbein beide Spangen verbindet, so bei den Kiemenbogen ein Mittelstück, die Copula. Es gibt sehr verschiedene Zahlen von Kiemenbogen und Kiemenspalten. Auch beim menschlichen Embryo sind sie zu mehreren vorhanden (Abb. 8, 145). Wir werden noch sehen, daß unser äußerer Gehörgang, unser Mittelohr und die Eustachische Röhre noch jetzt funktionierende, allerdings für ganz andere Zwecke umgeformte Teile der 1. Kiemenspalte sind. Andere Spalten können ausnahmsweise zeitlebens als „Kiemenfisteln" durchgängig bleiben. Ursprünglich ist die Zahl der Kiemenbogen zweifellos nicht klein (Abb. 315), aber für die höheren Tiere kommen nur die vordersten in Betracht, da die hinteren außerhalb des Schädels Verwendung finden oder zugrunde gehen. Sicher sind gewisse Knorpel des Kehlkopfs, vielleicht sogar alle Kehlkopf-, Tracheal- und Bronchialknorpel von hinteren Kiemenbogen abzuleiten; nur die beiden vordersten Bogen sind mit Teilen direkt in den Schädel eingetreten (in den Unterkiefer und in die Gehörkapsel) oder dem Zungenbein angeschlossen. Eine Übersicht über alle, auch hypothetischen Beziehungen geben die entsprechenden Farben in Abb. 315 u. 316.

Je mehr von den hinteren Bogen verschwindet, um so mehr entsprechen die übrigbleibenden der Lage nach dem Primordialcranium. Denn anfänglich ragen die hinteren Bogen weit über dessen Grenze nach hinten hinaus (Abb. 315, Primordialcranium grau). Die vorderen Kiemenbogen sind für das Schnappen nach Beute umgewandelt und als Träger der Zähne entsprechend vergrößert und verbreitert. Man nennt den 1. Branchialbogen deshalb auch Kieferbogen, *Mandibularbogen*, den 2. Bogen, welcher zur Stütze des 1. dient, Zungenbeinbogen, *Hyoidbogen*, und wendet das Wort Kiemenbogen im engeren Sinn vielfach nur für die folgenden Bogen an (vom 3. Branchialbogen ab; daher kommen Verschiedenheiten der Zählung, weil der ursprünglich 3. Bogen als 1. definitiver Kiemenbogen gerechnet wird, s. Tabelle). Die Kiemenspalte, welche zwischen Kiefer- und Zungenbeinbogen liegt, erleidet nämlich ebenfalls einen Funktionswechsel, z. B. bei den Rochen. Das Wasser, welchem die Atemluft beigemengt ist, wird ursprünglich durch das Maul aufgenommen und durch sämtliche Kiemenspalten an den der Atmung dienenden respiratorischen Schleimhautauskleidungen der Spalten vorbei ausgestoßen. Um das Maul zu entlasten, wird die erste Kiemenspalte jederseits Zufuhrkanal für das Atemwasser. In ihr geht der Strom nicht wie bei den übrigen von innen nach außen, sondern von außen nach innen. Die Mundspalte ist, sobald das Atemwasser neue Zugangspforten gefunden hat, lediglich zum Ergreifen der Nahrung da; Fressen und Atmen sind nicht mehr Konflikten ausgesetzt

wie bei einem Tier, welches eine große Beute fahren lassen muß, um das Maul
für das Atemwasser frei zu bekommen. Man nennt bei Haien die erste Kiemenspalte das *Spritzloch*, ein sehr unglücklicher Name, der auf eine Verwechslung
mit ganz andersartigen Gebilden der Wale zurückzuführen ist (Nasenöffnungen).
Der Wal stößt Luft und indirekt Wasser wirklich aus ihnen aus, der Hai zieht
dagegen beides durch das „Spritzloch", das uns hier beschäftigt, ein.

Jeder Kiemenbogen hat sein eigenes Nervenpaar, das rechts und links aus
dem Primordialcranium herauskommt (Abb. 315). Sämtliche *Kiemennerven*

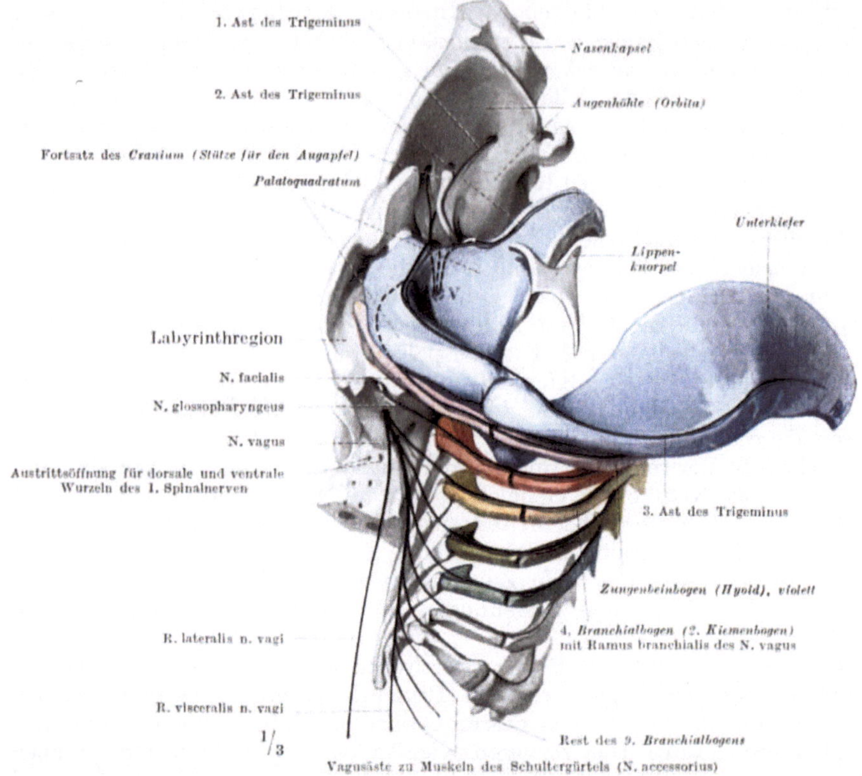

Abb. 315. Schädel- und Branchialskelet eines Haies (Hexanchus griseus). Rekonstruktion der natürlichen **Lage**
der Knorpel innerhalb des Körpers. Nerven schematisch ergänzt. Stellung entsprechend Abb. 316 (die natürliche Stellung des Fisches würde Abb. 317 entsprechen). *V* = N. trigeminus mit seinen 3 Ästen.

sind *Kopfnerven*. Daraus geht hervor, daß die Branchialbogen sämtlich zum
Primordialcranium gehören, wenn beide auch noch soweit gegeneinander verschoben sind. Die Abkömmlinge der Bogen bleiben bis zum Menschen hinauf
an den zugehörigen Kopfnerven erkennbar. Um die Übersicht zu erleichtern,
gebe ich vorläufig folgende Tabelle, auf welche bei den verschiedensten Organen
zurückzukommen sein wird, um die Beziehungen weiter aufzuklären (die in
Abb. 315 u. 316 verwendeten schematischen Farben sind hier in der ersten
Vertikalspalte angegeben).

Es gibt zahlreiche Meinungsverschiedenheiten darüber, ob mehr oder weniger Kiemenbogen als die in der Tabelle aufgezählten anzunehmen seien. Sicher ist, daß zwischen
Branchialbogen und Branchialnerven bestimmte Beziehungen bestehen und auch beim
Menschen erhalten sind; diese Nerven können, wie man sich auch zu hypothetischen An-
nahmen stellen mag, benutzt werden, um sich in dem Labyrinth von Kiemenabkömmlingen

wie an einem Ariadnefaden zurechtzufinden. Da zahlreiche Einrichtungen auf diesem Wege durchsichtig werden, die sonst nur mühsam mechanisch eingeprägt werden können, ist das Studium der primitiven Zustände für die menschliche Anatomie äußerst fruchtbar.

GOETHE und OKEN haben versucht, den Schädel von Wirbeln abzuleiten. Beide kamen auf diese Idee durch den zufälligen Fund von auseinandergefallenen Schädeln; GOETHE knüpfte an einen Schöpsenkopf im Dünensand des Judenkirchhofes zu Venedig an (1790), OKEN, welcher 1806 zuerst die „*Wirbeltheorie*" veröffentlichte, faßte den Gedanken auf einer Fußreise durch den Harz, als er den Schädel einer Hirschkuh fand („Aufgehoben, umgekehrt, angesehen und es war geschehen"). Die beiden Forscher, welche sehr unerquickliche Prioritätsstreitigkeiten um ihre Idee führten, haben zuerst das noch jetzt ungelöste Problem in

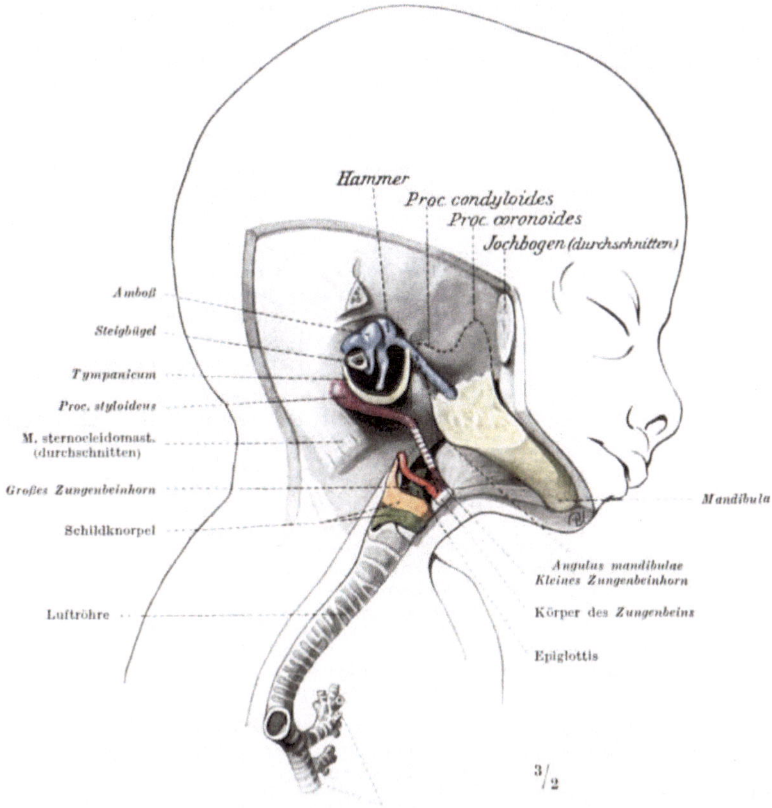

Abb. 316. Branchialskelet eines menschlichen Embryo (15 cm Steißscheitellänge) frei präpariert, Mandibula teilweise entfernt. Die Branchialbogenderivate mit denselben Farben wie die ausgebildeten Bogen in Abb. 315.

Angriff genommen, wie das Kopf- zum Rumpfskelet in Beziehung zu setzen sei. Die fertigen Knochen sind dazu ein sehr ungeeigneter Ausgangspunkt, wie in der Folge besonders HUXLEY nachwies, weil sie etwas Abgeleitetes, nichts Primäres sind. Die Wirbeltheorie ist heute verlassen (s. auch S. 629).

Nach genetischen Gesichtspunkten wird das Primordialcranium auf zweierlei Art unterteilt: Nach dem Verhalten der Chorda dorsalis, welche sich in den Schädel fortsetzt (Abb. 319) und beim menschlichen Embryo bis zur Sattelgrube (Fossa hypophyseos) reicht, unterscheidet man einen *chordalen* und *prächordalen* Abschnitt des Schädels. Aus dem prächordalen treten keine Kiemennerven aus, nur das Riech- und Sehbündel, die keine Nerven, sondern Gehirnabschnitte sind. Wahrscheinlich ist der prächordale Abschnitt das älteste Stück des Primordialcranium, das hier als Stütze für das Riech- und Sehorgan seinen Ausgang nahm.

Eine andere Einteilung des Primordialcranium unterscheidet den *Urschädel, Autocranium* und den *Wirbelschädel, Neo-* oder *Spondylocranium*. Der Urschädel umfaßt den prächordalen

Abschnitt des Primordialcranium ganz und den chordalen Abschnitt größtenteils. Bei den meisten Wirbeltieren kommt zu seinem hinteren Ende ein Zuschuß von Material hinzu, welches ursprünglich zur Wirbelsäule gehörte. Hier entsteht also wirklich ein Stück des Schädels aus Wirbeln und für dieses Stück hat die GOETHE-OKENsche Wirbeltheorie recht, nur war sie dafür nicht gedacht. Nur bei niederen Tieren sind manche der Angliederungen als Wirbel erkennbar. Die Grenze zwischen Schädel und Wirbelsäule ist, wenn man die *ganze* Tierreihe betrachtet, flüssig, besonders bei vielen niederen Tieren; aber im allgemeinen ist sie doch bei *höheren* Tieren fest fixiert. Bei allen Amnioten, auch beim Menschen, sind

Abkömmlinge der Kiemenbogen und -nerven.
Farben siehe Abb. 315 u. 316.

	Reihenfolge der Branchialbogen (Kiemenbogen im weiteren Sinne)	Primitiver Zustand	Abgeleiteter Zustand (Mensch)	Zugehörige Kopfnerven (Bezeichnung des betreffenden Hirnnerven beim Menschen)
1. Kiemenspalte	1. Branchialbogen (blau)	Mandibularbogen (Kieferbogen)	Hammer, Amboß, MECKELscher Knorpel des Unterkiefers	Dritter Ast des Trigeminus
	2. Branchialbogen (violett)	Hyoidbogen (Zungenbein- bogen)	Griffelfortsatz des Schädels, kurzes Zungen- beinhorn, Lig. stylohyoideum	Facialis
2. Kiemenspalte	3. Branchialbogen (rot)	1. definitiver Kiemenbogen (im engeren Sinn)	Langes Zungen- beinhorn (Zun- genbeinbogen und 1. definitiver Kiemenbogen bilden das Zungenbein)	Glcsso- pharyngeus
3. Kiemenspalte	4. Branchialbogen (orange)	2. definitiver Kiemenbogen (im engeren Sinn)	Schildknorpel des Kehlkopfs	N. laryngeus superior des Vagus
4. Kiemenspalte	5. Branchialbogen (olivgrün)	3. definitiver Kiemenbogen (im engeren Sinn)		—
5. Kiemenspalte	6. Branchialbogen (blaugrün)	4. definitiver Kiemenbogen (im engeren Sinn)	Kehlkopfdeckel (hypothetisch)	—
6. Kiemenspalte	7. Branchialbogen (grau)	5. definitiver Kiemenbogen (im engeren Sinn)	Ringknorpel und Stellknorpel des Kehlkopfs, Tracheal- und Bronchialknor- pel (sämtlich hypothetisch)	N. laryngeus inferior s. recur- rens des Vagus
	8. und 9. Branchial- bogen (grau)	6.—7. definitiver Kiemenbogen (im engeren Sinn)	Verschwunden	—

durch die zugehörigen Nerven noch die drei letzten Wirbel nachweisbar, die in den hintersten Teil des Schädels (Occipitale) aufgenommen sind. Man kann sie wie die noch vor ihnen gelegenen 1—2 Kopfsomiten selbst beim Embryo nicht mehr ihrer Form nach erkennen, sondern sie sind als Rohmaterial verwendet, um den Schädel zu vergrößern. Weitere An- gliederungen kommen als individuelle Variationen vor (S. 110). — Über Details des Primor- dialcranium bei seiner ontogenetischen Entstehung (Parachordalia, Trabeculae cranii usw.) siehe die Lehrbücher der Entwicklungsgeschichte.

c) Die primordialen Kopfmuskeln.

Das Primordialcranium als primitive einheitliche Knorpelkapsel hat keine Beweglichkeit in sich; deshalb sind Muskeln nicht zu erwarten. Trotzdem sind im Kopf niederer Wirbeltiere Muskelanlagen, ähnlich den Ursegmenten des Rumpfes (Abb. 5 u. 6), beobachtet worden. Die hintersten von ihnen sind nichts anderes als nachträglich eingewanderte echte Rumpfsegmente. Von ihnen findet man bei höheren Wirbeltieren und beim Menschen regelmäßig drei. Die zugehörigen Nerven werden in den Schädel mit dem Material dieser drei Sclerotome aufgenommen (*Wirbelschädel, Neocranium*, s. oben). Sie bilden den N. hypoglossus der beschreibenden Anatomie. Außerdem bestehen vorn

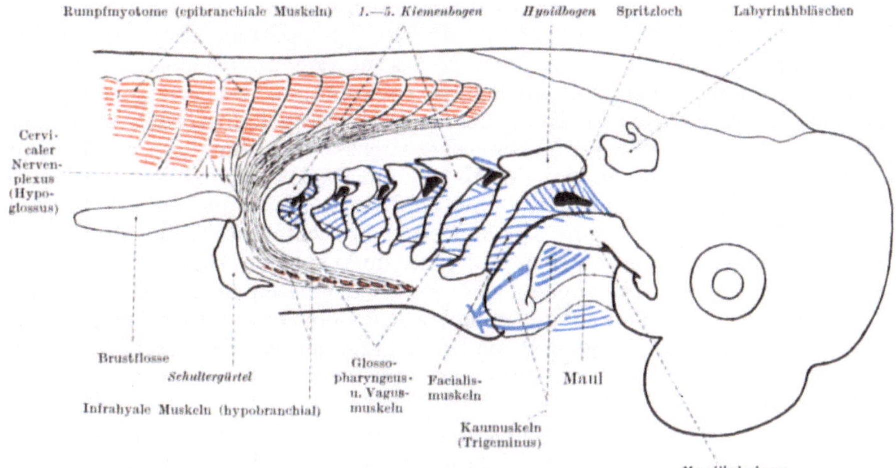

Abb. 317. Echte Kiemenmuskeln (blau) und epi- und hypobranchiale Rumpfmuskeln (rot). Haiembryo. Die Kiemenöffnungen schwarz.

am Kopf wirkliche Anlagen primordialer echter Kopfmuskeln. Die zugehörigen Nerven sind der Oculomotorius, Trochlearis und Abducens. Alle von ihnen versorgten Muskeln sind in den Dienst des Sehorgans getreten. Sie stellen den Augapfel in die günstigste Blickrichtung und vermitteln die Beziehungen zwischen Sehen und räumlichen Vorstellungen (perspektivisches Sehen). Sie werden zweckmäßig im Zusammenhang mit dem Augapfel behandelt (Bd. III, Sehorgan).

Dagegen haben die *Muskeln des Kiemenskelets, die branchialen Muskeln*, nicht nur für die kiemenatmenden Wassertiere, deren Kiemenspalten und -öffnungen mittels dieser Muskeln erweitert oder verengert werden, eine sehr große Bedeutung, sondern in noch höherem Maß für die Landtiere, weil hier mit Verlust der Kiemenatmung ein Material verfügbar wurde, welches mit den Resten der Kiemenbogen eine andere Verwendung und zum Teil eine ungeheure Entfaltung fand. Im Bereich der Kiemenregion, welche in den Rumpf um so mehr hineinreicht, je mehr Kiemenbogen existieren, machen die Ursegmente des Rumpfes für sie Platz. Die Kiemenbogen und -muskeln sind deshalb ventral und dorsal umrahmt von Rumpfmuskeln (epi- und hypobranchiale Muskeln, rot, Abb. 317). Hier wird deutlich, wie eine Verwerfung von Muskeln verschiedener Abkunft gerade im caudalen Teil des Kopfes zustande kommen kann. Verlassen nämlich die branchialen Muskeln die Kiemenbogen, wenn die Kiemenatmung aufgegeben wird, so schichten sie sich über, zwischen oder unter die benachbarten Rumpfmuskeln. Starke Verwerfungen dieser Art finden

wir noch jetzt beim Hals des Menschen. Wir haben dort früher die Abkömmlinge der Rumpfmuskulatur beschrieben (Rectussystem des Halses, Scalenusgruppe, Longi cervicis et capitis, Tabelle S. 136, Gruppe III). Dazwischen
liegen andere, welche aus Kiemenmuskeln stammen (Tabelle S. 692, Gruppe I).
Sie werden später im einzelnen zu besprechen sein. Der Kopf weicht also grundsätzlich in der Auswahl der Bauelemente von dem für Rumpf und Extremitäten gültigen Schema ab (S. 18ff.). Für die Kenntnis branchialer Muskeln,
die keineswegs auf den Hals des Menschen beschränkt sind, sondern als Kaumuskeln und mimische Muskeln auch auf das Primordialcranium Ausdehnung
finden, und mit den Umwandlungen des Kopfskelets zum definitiven Schädel
gerade beim Menschen besonders wichtig werden (Tabelle S. 692, Gruppe II
und III), ist die Innervation der wichtigste Wegweiser.

Prinzipiell tritt beim Kopf nach Art der Entstehung und Innervation
der primordialen Muskeln etwas ganz Neues in den Dienst des Bewegungsapparates. Entsprechendes fehlt im Rumpf vollkommen. Die einzigen Muskeln,
welche den Skeletmuskeln des Rumpfes am Kopf vergleichbar sind, sind nachträglich eingewanderte Skeletmuskeln des Halses, also für den Kopf nichts
Primordiales; auch sie haben sich im Kopf vom Skelet emanzipiert, da sie die
Zunge bilden (Hypoglossusmuskeln), und sind nicht hier, sondern bei den Eingeweiden zu besprechen. Bleibt also eine rein branchiomotorische Muskulatur,
deren Vorkommen an Hals und Kopf nur auf dem Wege der langen Vorgeschichte
zu verstehen ist. Die Kiemenbogen und -muskeln müssen beim Embryo immer
wieder aufs neue entstehen, obgleich keine Kiemenatmung mehr möglich ist,
weil nur so das Material für jene aktuellen Organe des Kopfes beschafft werden
kann. In dieser Hinsicht sind sie keineswegs rudimentäre, sondern äußerst
wichtige Anlagen.

Von den Halsmuskeln wächst die *hypobranchiale* Gruppe (Abb. 317) nach vorn bis
zum Mandibularbogen aus. Die Muskelfasern heften sich an die Branchialbogen an. Beim
Menschen sitzen sie an den Abkömmlingen der Bogen, dem Zungenbein und dem Schildknorpel des Kehlkopfes. Man vergleiche die Muskeln des Rectussystems des Halses, welche
das auch in ihrem Namen ausdrücken (M. sternohyoideus, M. sternothyreoideus, M. thyreohyoideus, M. omohyoideus, S. 185). Wir haben als vordersten Muskel des Rectussystems
des Halses den versteckten M. geniohyoideus kennengelernt. Er wird überdeckt von der
Trigeminusmuskulatur des Mandibularbogens, in deren Bereich er vorgedrungen ist (M. mylohyoideus, Tabelle S. 692/1).

Die *epibranchiale* Gruppe geht, soweit sie wirklich an Kiemenbogen von Fischen Anheftung gefunden hat, ganz zugrunde. Der Mensch hat nichts davon. Dagegen geht aus den
Ursegmenten des Halses, die den Intercostalmuskeln der Brust entsprechende Gruppe
der Scaleni und eine besondere subvertebrale Gruppe hervor (Tabelle S. 136/12—14 u. 20—22).

2. Zusammensetzung des definitiven Schädels.

a) Die einzelnen Abteile des Schädels.

Das Primordialcranium, welches bereits durch den Wirbelschädel (Neocranium) auf Kosten der Wirbelsäule vergrößert ist, geht bei der Umgestaltung
in den definitiven Schädel weitere progrediente, aber noch stärkere regressive
Veränderungen ein. Der Schädel im ganzen wächst, weil das Gehirn eine immer
größere Kapazität erfordert und beim Menschen den meisten Raum einnimmt.
Aber das Primordialcranium und seine Abkömmlinge (Ersatzknochen) decken
den Raumbedarf an den meisten Stellen nicht selbst, vielmehr treten Knochen-
elemente der Haut als neue Bestandteile in den Schädel ein (Deck- oder Mantelknochen). Wie diese mit den alten Elementen zusammen den jetzigen Schädel
formen, ist für die wichtigsten Abteile zu verfolgen, weil nicht nur die Schädelform selbst, sondern auch zahlreiche Einschlüsse des Schädels daraus verständlich

werden. Indem er seine Abmessungen vergrößert und ursprünglich außerhalb von ihm gelegene Skeletstücke in sich aufnimmt, werden ihm zahlreiche Weichteile einverleibt, welche ursprünglich an seiner Oberfläche oder sogar ziemlich entfernt von ihm lagen. So sind viele Gefäße und Nerven mit ihren Verästelungen, selbst Muskeln des Gehörapparates in den Knochen eingeschlossen, und zwar so, daß sie ihn nicht einfach durchbohren, sondern daß sie auf längere Strecken in ihn eingebacken sind. Der Knochen ist wie eine Lava um die benachbarten Weichteile herumgeflossen; sie als die lebenswichtigeren Organe haben dabei ihren Platz behauptet. Daher enthalten die Schädelknochen zahlreiche komplizierte Kanäle und Löcher, welche die beschreibende Osteologie mit besonderen Namen belegt und systematisch aufzählt. Die Einschlüsse dieser Lücken und Poren sind meistens sehr einfach aus dem Zusammenhang des Systems zu verstehen, zu dem sie gehören; der Knochen ist nichts anderes als die Matrize davon. Wir werden deshalb später bei den Gefäß- und Nervenbahnen und bei den Sinnesorganen ohne weiteres viele von diesen Knocheneinzelheiten ableiten können, die zu erklären hier viel zu weit führen würde. Sie haben mit dem Bewegungsapparat insofern etwas zu tun, als eine Vergrößerung des Schädels nur möglich war, indem die jetzigen Einschlüsse in die Schädelwand eintraten, soweit sie nicht ausweichen konnten. Das Prinzipielle der Vorgänge wird aus den folgenden Beispielen hervorgehoben.

Ein wirklich progredientes Auswachsen des Primordialcranium selbst ist an der Nasenkapsel der Säuger festgestellt worden (Abb. 320). Sie wächst beim Menschen nach vorn als äußere Nase des Gesichts, schiebt sich aber außerdem bei allen Säugetieren nach hinten unter die Augenhöhlen. Bei Reptilien wird z. B. der Schädel zwischen den tief in das Primordialcranium eingebetteten und so geschützt liegenden Augäpfeln zu einer kielförmig vorspringenden Platte zusammengeplattet (*Septum interorbitale*, Abb. 319). Die Nasenkapsel der Säuger dringt auch in diese Gegend vor und ein Teil der medianen Nasenscheidewand ist nichts anderes als ein Stück der ursprünglichen Schädelbasis. So kommt die innere Nase, die ursprünglich horizontal vor den Augen liegt (Abb. 318), zwischen die Augen zu liegen (Abb. 320). Sie nähert sich dadurch mehr und mehr dem Gehirn (Abb. 322). Wie zwei verschiedene Stockwerke bauen sich Nasen- und Augengegend übereinander auf, und der Kopf rundet sich dadurch. Er ist höher und kürzer geworden; die früher geradlinige Schädelbasis des Primordialcranium ist in der Mitte abgeknickt (Abb. 320). Die Konsequenzen davon begegnen uns bei der Mundhöhle. Ursprünglich ist die Schädelbasis das Widerlager für die Zunge, bei den Säugern tritt an ihre Stelle ein geschlossenes Gaumendach. Die Schädelbasis wird um die Höhe der Nasenhöhle von der Mundhöhle entfernt. Die Nasenkapsel enthält auch beim erwachsenen Schädel noch relativ viel Knorpel.

Gegenüber diesem progredienten Prozeß stehen viel ausgedehntere regressive. Im Zusammenhang mit der Vergrößerung des Gehirns wird das Dach des Primordialcranium bei Amphibien bereits stark rückgebildet (sog. Fontanellen), bei Reptilien lösen sich auch die Seitenwände in ein zierliches Netzwerk von Spangen auf, und bei Säugern ist im wesentlichen nur die Schädelbasis übrig (Abb. 318—320). Dafür ist eine Fülle von Deckknochen früh vorhanden, welche als besonders große Platten die Schädeldecke formen und das Gehirn so weit schützen, daß der Knorpel überflüssig geworden ist (Abb. 321, Parietale, Frontale). Das Gehirn ist so beim Embryo wie mit einem verschieblichen Panzerhemd aus einzelnen festen Teilen bedeckt. Denn die ganze Konvexität des Primordialcranium bleibt auf dem häutigen Stadium stehen. Die Deckknochen liegen auf dieser häutigen Hülle des Gehirns genau wie anderwärts auf voll entwickeltem Knorpel. Das Wachstum des Gehirns, welches gerade auf der Konvexität am stärksten ausladet, findet auf diese Weise den geringsten Widerstand. Denn die nicht von Knochen bedeckten Zwischen-

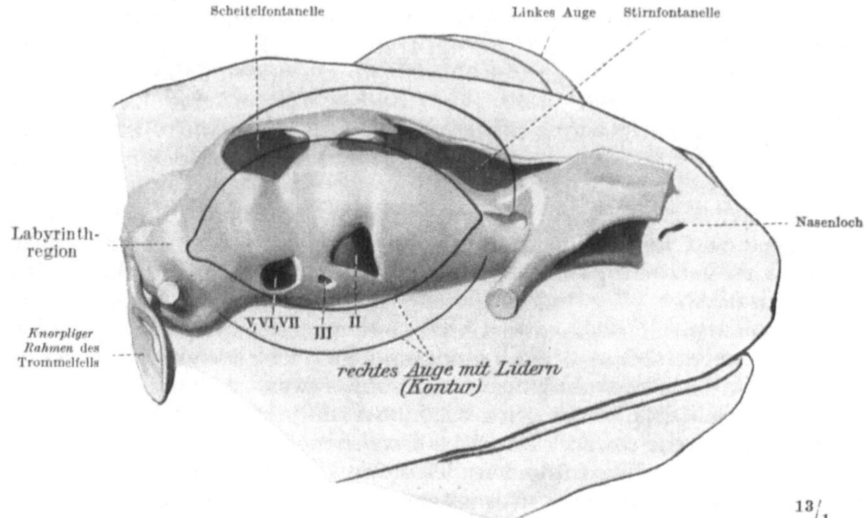

Abb. 318. Röhrenförmiges Primordialcranium des Frosches (Rana fusca, kurz nach der Metamorphose). Nach einem Wachsplattenmodell von E. GAUPP, Kopfkontur nach eigenem Präparat.

räume, die rein membranös sind, geben leichter nach als Knorpel. Die versteckere Basis ist genügend durch den weniger harten, aber kompakteren Rest des Chondrocranium geschützt. Bei Tieren mit kleinem Gehirn genügt eine

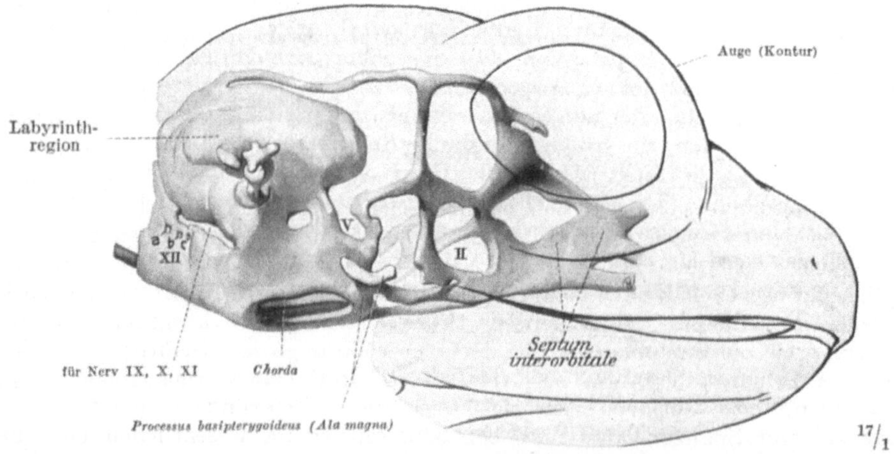

Abb. 319. Netzförmiges Primordialcranium der Eidechse (Lacerta agilis, Embryo 32 mm lang). Nach einem Wachsplattenmodell von E. GAUPP, Kopfkontur nach eigenem Präparat.

flache Schädeldecke. Aber bei entwickeltem Großhirn schließen sich die Knochen des Erwachsenen zu einem *Gewölbe, Calvaria*, eng zusammen, welches mit geringem Materialaufwand große Festigkeit verbindet. Vergleicht man die Form des menschlichen Schädels mit niederen Wirbeltieren, ja selbst mit anderen Säugern und mit Affen, so ist deutlich, wie außerordentlich die Calvaria nach

Verlust des Daches des Primordialcranium gewachsen ist und was sie auf dem Wege von der Röhrenform zur Kugelform an Innenraum und Oberfläche gewonnen hat (Abb. 322).

Um das Resultat der Umformungsprozesse im einzelnen zu studieren, zerlegen wir den Schädel in einzelne Abteile. Wir nennen sie:

    1. Wirbelschädel   (Pars occipitalis),
    2. Labyrinthschädel (,,   auditiva),
    3. Augenschädel   (,,   orbitotemporalis),
    4. Nasenschädel   (,,   ethmoidalis),
    5. Kieferschädel   (,,   alveolaris).

Jedes dieser Abteile kann aus Derivaten des Primordialcranium (Knorpel und Ersatzknochen) und aus Deckknochen, streckenweise aus letzteren allein bestehen. Die einzelnen Deckknochen sind von der äußeren Kopfhaut oder von der Schleimhaut der Mundhöhle aus an das Primordialcranium herangetreten; sie erreichen es also von allen Seiten. Jeder hat seine ihm eigene Beziehung zu den einzelnen Regionen erlangt und ist daran erkennbar.

Der Wirbelschädel, Pars occipitalis, hat seinen Namen nach der Vergrößerung, welche das Primordialcranium durch angeschmolzenes Wirbelmaterial gefunden hat (Neocranium, S. 619). Man kann diese Stelle gegen den übrigen Schädel nicht scharf begrenzen, aber an der Lage des Loches für den N. hypoglossus ist ungefähr abzuschätzen, wo sie liegt (Abb. 320). Denn der Nerv liegt immer innerhalb des Wirbelmaterials, da er aus den aufgenommenen Spinalnerven besteht. Selbst beim ausgewachsenen menschlichen Schädel ist der Kanal in einem Viertel der Fälle durch eine Knochenspange in zwei Öffnungen getrennt, weil der Hypoglossus ein Konvolut von zwei getrennten Spinalnerven ist (eigentlich drei, aber der vorderste geht zugrunde). Ist der Kanal einheitlich, so ist er gleichsam eine Verschmelzung zweier Foramina intervertebralia. Auch dann hat die innere Auskleidung des Knochens, die Dura mater, immer noch zwei getrennte Löcher. Der Wirbelschädel umfaßt die große hintere Verbindung des Innenraums des Schädels mit der Wirbelsäule, das *Hinterhauptsloch, Foramen occipitale magnum,* und trägt seitlich von diesem die beiden Gelenkköpfe, *Condyli occipitales,* mit welchen er auf dem Atlas ruht (Abb. 330). Das Charakteristische des menschlichen Schädels ist die Stellung der Ebene, in welcher das genannte Loch und die Gelenkhöcker liegen. Sie steht fast horizontal (eher ein wenig von vorn nach hinten *abwärts* gegen die Horizontale geneigt), während sie bei allen Tieren nach hinten *aufwärts* gerichtet ist (Abb. 322). Beim Europäer ist die spezifisch menschliche Stellung der Ebene gegenüber niederen Menschenrassen sehr ausgeprägt (Abb. 343a). Diese Umstellung ist für die aufrechte Körperhaltung besonders wichtig, weil der Schädel auf diese Weise eine horizontale Außenfläche erworben hat, welche den Nackenmuskeln zum Ansatz dient und welche diese Muskeln trägt, *Planum nuchale* (Abb. 330). Die Nackenmuskeln sind mit ein Gegengewicht gegen die größere, vor dem Hinterhauptsloch und den Gelenkhöckern befindliche Partie des Kopfes (Abb. 314). Der Schädel mit dem Gehirn wird durch ihr Gewicht auf den beiden Gelenkhöckern balanciert, ähnlich wie das Becken durch die Masse der ihm anhängenden Adductoren auf den Oberschenkelköpfen im labilen Gleichgewicht steht.

Den Spielraum für die Umstellung des Wirbelschädels gibt zum Teil das progrediente Wachstum des Primordialcranium (der einzige Rest des knorpligen Schädeldaches beim Menschen, der nach der Umstellung nicht mehr nach oben, sondern nach hinten und unten schaut, heißt *Tectum posterius,* Abb. 321). Außerdem ist ein besonderer Deckknochen, das *Interparietale,* beteiligt, welches zwischen den weiter vorn liegenden paarigen Deckknochen des Scheitels, *Parietalia*, eingeschoben ist. Beide zusammen bilden die *Schuppe* des Hinterhaupts, *Squama occipitalis*. Den verknöcherten primordialen Teil nennt man *Unterschuppe*, den Deckknochen *Oberschuppe*. Eine Trennung der letzteren durch eine horizontale Spalte, welche beim Neugeborenen noch vorhanden ist, *Sutura mendosa* (Abb. 358 b), später aber verwächst, entspricht nicht genau der Grenze zwischen den ursprünglichen Komponenten, liegt ihr aber nahe im Interparietale. Beim erwachsenen Schädel existiert bisweilen fast an der gleichen

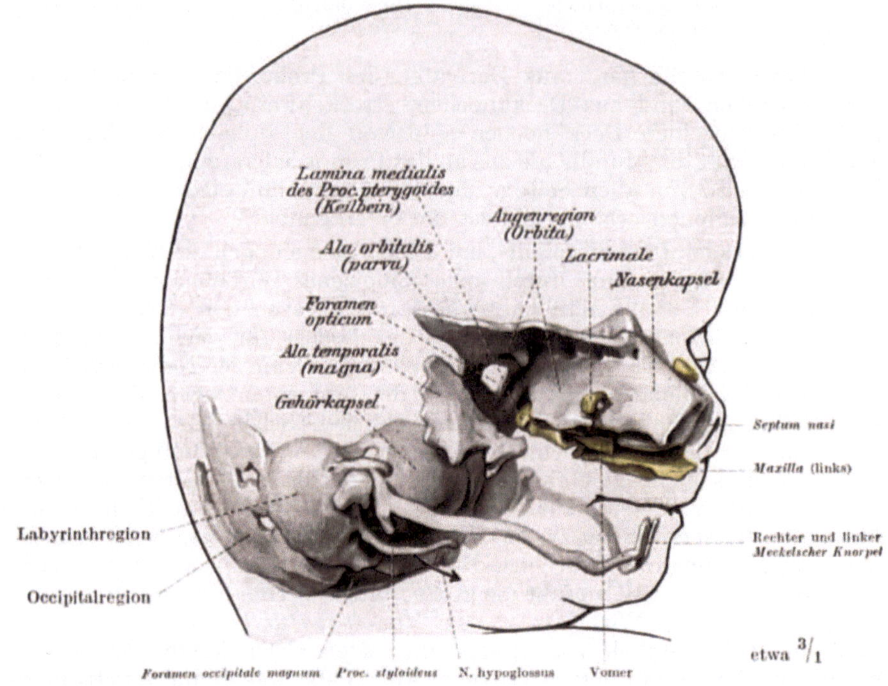

Abb. 320. Primordalcranium eines menschlichen Fetus (Ende des 3. Monats). Nach einem Wachsplattenmodell von O. HERTWIG. Kopfkontur nach eigenem Präparat ergänzt. Deckknochen gelb (die meisten Deckknochen sind weggelassen, vgl. Abb. 321).

Stelle eine Grenznaht (sie wird in einem besonders hohen Prozentsatz bei altperuanischen Schädeln gefunden; das von ihr begrenzte Interparietale wird deshalb *Incabein* genannt; manchmal ist es zwei- oder mehrgeteilt, Abb. 332).

Der Labyrinthschädel, Pars auditiva, hat seinen Namen vom eigentlichen Sinnesteil des Gehörorgans, dem *inneren* Ohr„labyrinth“ des Menschen (Schnecke und Bogengänge). Das *Mittelohr* und das *äußere* Ohr sind zwei weitere Teile des Gehörorgans, die anfänglich außerhalb des Schädels gelegen sind. Sie werden erst dadurch zu ihm hinzugeschlagen, daß die außerhalb des Primordialcranium liegenden oberen Enden der beiden ersten Branchialbogen als Gehörknöchelchen in den Schädel aufgenommen werden (Abb. 315 u. 316). Ein Deckknochen, das *Tympanicum*, welcher anfänglich als Stäbchen dem Branchialskelet aufliegt (Abb. 321), wächst zu einer ringförmig gebogenen Spange, *Anulus tympanicus* (Abb. 316) und später zu einem dachrinnenartigen Knochen aus, welcher sich von unten an das Primordialcranium anlehnt. Im Anulus tympanicus ist das Trommelfell wie in einen Fensterrahmen eingelassen. Es begrenzt von außen her das Mittelohr, *Cavum tympani*, welches in dem Maß zu einem abgeschlossenen Raum wird, als die Gehörknöchelchen im Wachstum zurückbleiben und gegen das übrige Branchialskelet selbständig werden. Außerhalb des Trommelfells schließt sich das rinnenförmige Tympanicum mit dem Ersatzknochen des Primordialcranium, *Petrosum*, zu einer Röhre zusammen, zum knöchernen Gehörgang, *Meatus acusticus externus*. Der knorplige Gehörgang und der Knorpel des äußeren Ohres sind zwar vom Primordialcranium getrennt, sind aber doch vielleicht indirekt vom Material desselben abzuleiten. Faßt man den Vorgang im ganzen ins Auge, so ist ein großer Teil der ersten Kiemenspalte in den

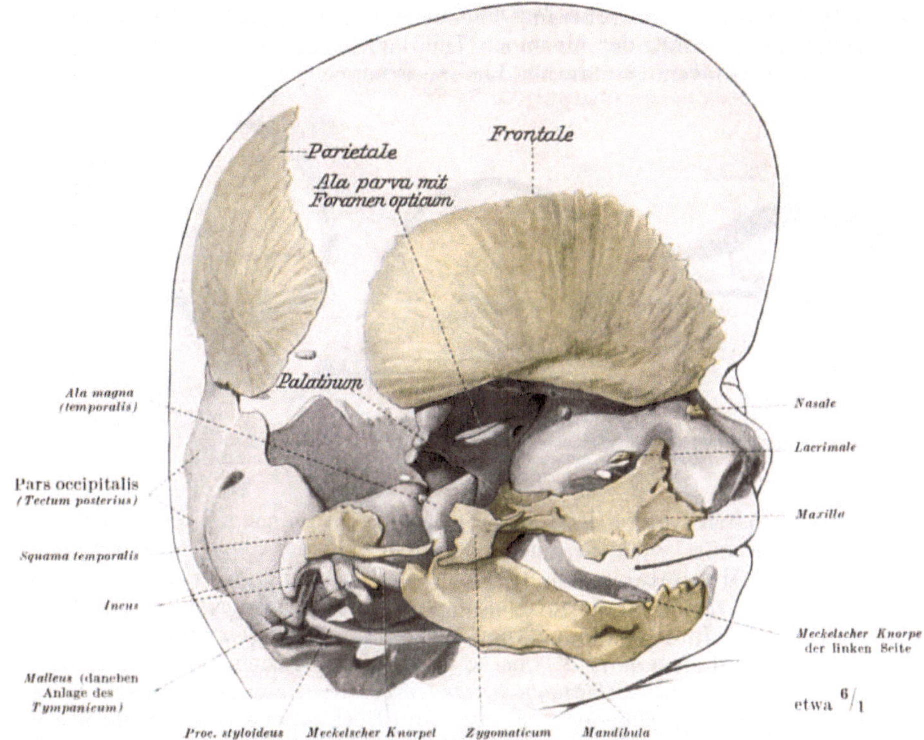

Abb. 321. Gesamtschädel eines menschlichen Embryo [Anfang des 3. Monats, 40 mm Länge). Chondrocranium grau, Deckknochen gelb. Nach Wachsplattenmodell von MACKLIN (Amer. J. Anat. 16 (1914)]. Kontur ergänzt nach eigenem Präparat.

Schädel einbezogen. Wir können ihren Verlauf vom äußeren Ohr durch den äußeren Gehörgang, das Mittelohr und die Ohrtrompete, *Tuba auditiva (Eustachii)*, bis zum Rachen verfolgen, wo sie an der alten Stelle des Kopfdarms mündet (Abb. 323). Bei manchen Fischen (Rochen) nimmt das Wasser diesen Weg von außen nach innen, um als Atemwasser den Kiemen zugeführt und durch die übrigen Kiemenspalten wieder ausgestoßen zu werden. Das Wasser leitet gleichzeitig die Schallwellen in die Nähe des Labyrinths. Aus dieser Nebenwirkung, die auf der zufälligen Nachbarschaft der ersten Kiemenspalte mit dem Labyrinthschädel beruht, ist bei luftatmenden Wirbeltieren die Hauptsache geworden. Die erste Kiemenspalte ist ganz in den Dienst der Schalleitung getreten, indem Luftwellen durch den äußeren Gehörgang dem Trommelfell zugeführt und von diesem an die Kette der Gehörknöchelchen und an das innere Ohr weitergegeben werden. Das Trommelfell geht aus einer besonderen Weiterbildung der Grenzmembran zwischen ektodermaler Kiemenfurche und entodermaler

Kiementasche der 1. Spalte hervor. Da kein Wasser mehr zu passieren braucht, ist ein Durchbruch nicht notwendig; an die Stelle der Verschlußmembran tritt als spezifischer Teil des schalleitenden Apparates eine dünne Haut, welche wie die Membran eines Mikrophons funktioniert. Damit sie wirklich schwingen kann, ist die Ohrtrompete nach dem Rachen zu offen. Der äußere Luftdruck ruht daher bei normaler Tube nicht nur einseitig vom äußeren Gehörgang aus, sondern auch von der Tube und dem Mittelohr aus auf dem Trommelfell. Bei Tubenkatarrh wird die Luft verhindert, in das Mittelohr einzutreten. Dann tritt Schwerhörigkeit ein, weil die Luft im Mittelohr resorbiert wird und das Trommelfell einseitig vom äußeren Ohr aus durch die Atmosphäre belastet ist. Die aktuelle Bedeutung der einzelnen Teile der ursprünglichen 1. Kiemenspalte für unser Hörvermögen ist daraus klar zu erkennen. Als Kieme ist sie bereits

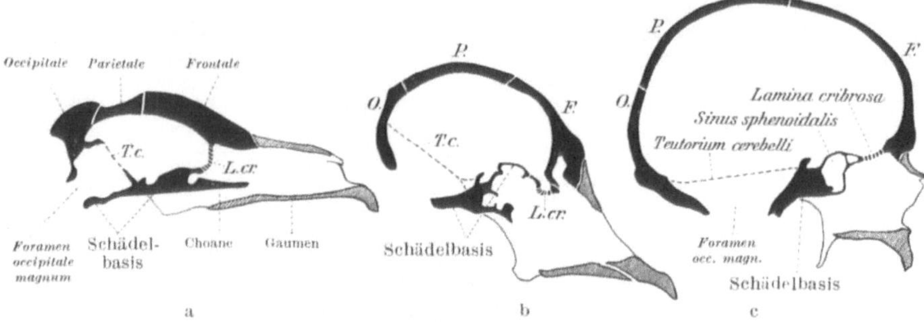

Abb. 322 a—c. Medianschnitte durch Schädel. a Hund, b Affe, c Mensch (nach Photo). Ebene des Tentorium cerebelli *(T.c.)* gestrichelt, Lamina cribrosa *(L.cr.)* schraffiert.

bei niederen Fischen außer Betrieb („Spritzloch"), als schalleitendes Organ ist sie nicht rudimentär, vielmehr hochentwickelt und Ursache zu einer weiten Ausladung des Labyrinthschädels in Territorien, welche dem Primordialcranium ursprünglich ganz fremd sind. So kommt es, daß zahlreiche Nerven und Gefäße in diesen Teil des definitiven knöchernen Schädels eingebacken sind, die ursprünglich ganz außerhalb lagen (z. B. der N. facialis von seinem äußeren Knie ab, Ganglion geniculi). Das *Schläfenbein, Os temporale,* welches in dieser Gegend aus der Vereinigung verschiedener Ersatz- und Deckknochen hervorgeht (Tabelle S. 640), ist infolgedessen einer der kompliziertesten Schädelknochen.

Die generelle Ausweitung der Schädelkapsel zu einem Gewölbe führte wie bei der Pars occipitalis, so auch beim Labyrinthschädel zu einer völligen Umstellung dieser Gegend. Die Kapsel des Primordialcranium, in welcher das innere Ohr eingeschlossen liegt, wurde seitwärts umgelegt. Bei Amphibien und Reptilien nimmt dieses Stück noch die ganze Höhe der Seitenwand des Schädels ein (*Capsula auditiva,* Abb. 318 u. 319); bei Säugern ist es so umgelegt, daß es in die Basis des Primordialcranium fällt (Abb. 320). Die Felsenbeinpyramide des fertigen menschlichen Schädels, *Pyramis* oder *Os petrosum* (Abb. 331), welche im wesentlichen der Labyrinthkapsel entspricht, steht infolgedessen schräg in der Schädelbasis und wendet ihre Spitze nach innen und vorn. Die Niederlegung des Labyrinthschädels führt ihn erst in eine Lage, in welcher die oberen Enden der Branchialbogen als schalleitende Organe voll zur Wirkung kommen können. So kommt es, daß das alte Kiefergelenk der Wirbeltiere bei den Säugetieren aufgegeben wird und mit den Gehörknöchelchen in den Dienst des schalleitenden Apparates tritt (Hammeramboßgelenk). Dies wird beim Kieferschädel noch näher zu erläutern sein. Die weit zurückliegende Preisgabe des Spritzloches für die Atmung findet also ihre volle Auswirkung für die schallleitende Funktion beim Umbau des Schädels zu einem Gewölbe, weil dadurch die branchialen Skeletteile erst in die richtige Lage zu den Abkömmlingen des Primordialcranium kommen und sich mit ihnen vereinigen können.

Wahrscheinlich gehen Teile des 2. Branchialbogens (Hyoidbogen) in die Wandung des Mittelohres selbst ein; der Steigbügel wird von ihnen abgeleitet. Sicher stammt der *Griffelfortsatz* des fertigen Schädels, *Processus styloideus*, vom 2. Bogen ab (Abb. 316 u. 321).

Auch beim Labyrinthschädel deckt ein Mantelknochen, die *Schläfenbeinschuppe*, *Squama temporalis*, den durch die Niederlegung der Ohrkapsel entstehenden Zwischenraum zwischen den Scheitelbeinen und der Schädelbasis.

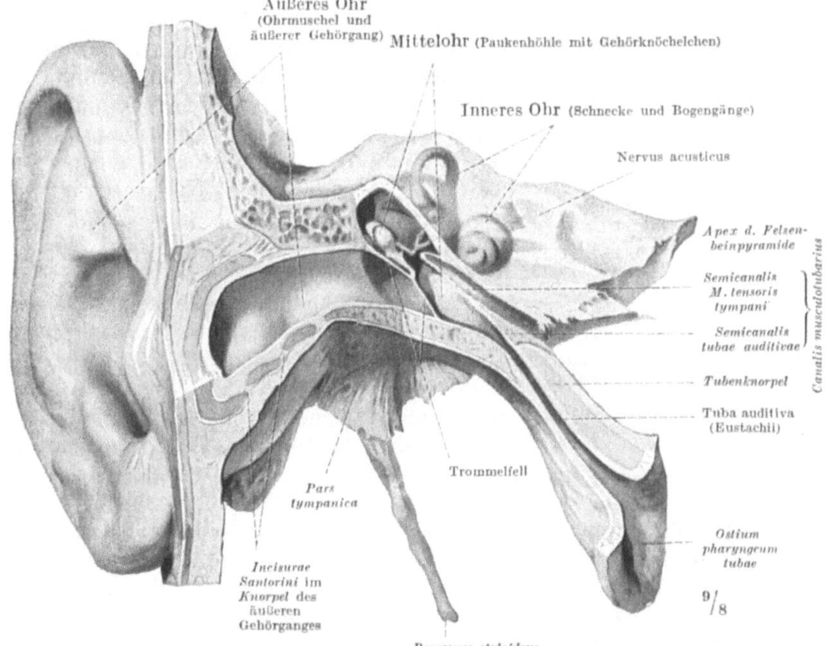

Abb. 323. Schnitt durch das äußere Ohr und Mittelohr. Inneres Ohr durch den Knochen durchscheinend (nach einem mit Metall ausgegossenen, aufgehellten Felsenbein, Methode von SPALTEHOLZ). Halbschematisches Bild.

Bei der Hinterhauptschuppe ist, wie wir sahen, noch ein Stück des Primordialcranium selbst beteiligt, die Schläfenschuppe dagegen entspricht lediglich einem Deckknochen, der ursprünglich gar nichts mit dem Innenraum des Schädels zu tun hat (Squamosum, Abb. 321), beim fertigen Schädel aber einen großen Teil des jüngsten Gehirnabschnittes, des Schläfenlappens, nach außen bedeckt und schützt. Außerdem wächst ein anderer Deckknochen, das oben genannte *Scheitelbein, Parietale*, abwärts und deckt auch seinerseits die seitliche Partie des Gehirns. Bei niederen Wirbeltieren liegen die Parietalia noch rein dorsal.

Gerade die Seitenwand des Schädels erweist sich im Licht der historischen Entwicklung als etwas ganz Neues. Das Schädeldach ist keine Konstante bei den verschiedenen Tieren, weil die Umwandlung zu einem Gewölbe neue Bausteine erforderte. Wie etwa in der Baugeschichte vielfach eine Basilika mit flachem Dach durch neue Bauelemente in ein romanisches Tonnengewölbe umgewandelt wurde, so entstand hier aus dem ursprünglich flachen Dach des Primordialcranium die Wölbung des definitiven Schädeldaches, die beim Menschen ihre höchste Vollendung gefunden hat. Hier liegt ein Hauptirrtum der GOETHE-OKENschen Wirbeltheorie; sie vergleicht den Innenraum des Schädels mit dem Innenraum der Wirbelsäule und hält das Schädeldach für einen Komplex aus sehr stark erweiterten Wirbelbogen.

Die Wirbelbogen gehören zum primordialen axialen Skelet, das Schädeldach aber zu der Knochenpanzerung der Haut, welche erst nachträglich in den Schädel einbezogen wurde und erst bei den höchsten Formen eine so ausgesprochene Bedeutung erlangte. Das alte Schädeldach ist zugrunde gegangen. Seine Auflösung in einzelne Spangen vor dem völligen Verfall ist sehr schön bei den Reptilien ausgeprägt (Abb. 319).

Der Augenschädel, Pars orbitotemporalis, ist in allen seinen Teilen eine Neubildung. Beim röhrenförmigen Urschädel ist nicht einmal eine Andeutung einer Kapsel zum Schutz des Auges vorhanden (Abb. 318). In anderen Fällen ist eine flache Mulde angedeutet (Orbita). Das Primordialcranium und das Gehirn in ihm muß für diese den Platz hergeben. Das Skelet wird auf eine bloße Zwischenwand zwischen den Orbitae eingeschränkt (Abb. 319, Septum interorbitale). Statt dessen wird bei den Säugern die Orbita auf eine neue Weise geformt, welche das Gehirn nicht beeinträchtigen kann. Denn statt einer Einsenkung in den Urschädel wird eine erhöhte *Umwallung* rings um das Auge geschaffen.

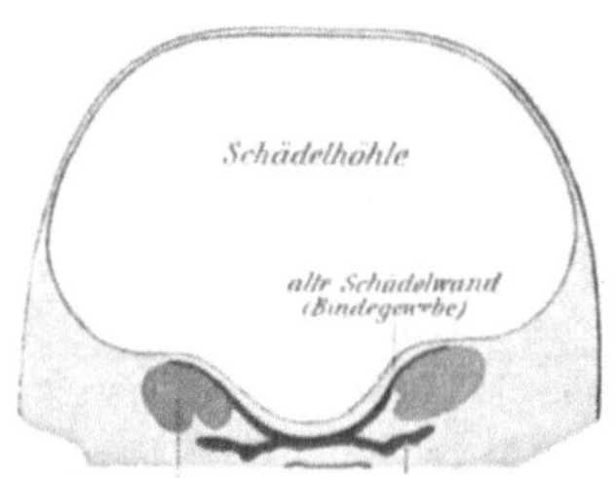

Abb. 324. Alte und neue Schädelwand. Querschnitt durch den Kopf eines Mäuseembryo [GAUPP: Anat. H. 19 (1902); halbschematisch]. Nur die Ala magna verknorpelt.

Die Beziehung der Region zur Schläfe ist eine der letzten Errungenschaften des Schädels auf diesem langen Etappengang zur definitiven Form der Orbita des Menschen. Auch hier sind wieder viele Einzelheiten des fertigen Schädels so tief in dem historischen Entwicklungsgang und seinen Ursachen begründet, daß sie nur auf diesem Wege verständlich sind.

Aus Abb. 320 kann man ersehen, wie die Nasenkapsel, welche bei Säugern progredient nach vorn und hinten ausgewachsen ist und unter der Schädelbasis einen Mittelstock des Gesichtes formt, zu beiden Seiten eine Nische für das Auge frei läßt. Die Partie der basalen Wand des Primordialcranium, welche die primitive Orbita begrenzt, heißt in der menschlichen Anatomie *Ala parva (s. orbitalis)* und die seitliche Wand der Nasenkapsel heißt *Lamina papyracea* (Abb. 350). Nur diese relativ geringen Anteile der Wand der definitiven Orbita werden vom Primordialcranium unmittelbar beigesteuert. Dazu kommen aber Einbeziehungen von neuen Territorien in die Schädelwand, welche dem Binnenraum des alten Primordialcranium ganz fremd sind. Ein Maßstab dafür ist die Lage gewisser Gehirnnervenäste zum Schädel. Der N. trigeminus hat drei Äste. Diese kommen ursprünglich aus dem gleichen Loch des Schädels heraus (Abb. 315). Bei Säugern jedoch kommt jeder durch sein besonderes Loch, der erste durch die *Fissura orbitalis superior,* der zweite durch das *Foramen rotundum,* der dritte durch das *Foramen ovale* des menschlichen Schädels (Abb. 331). Mit anderen Worten: die Schädelwand ist so weit hinausgeschoben, daß die Abgangsstelle der drei Trigeminusäste und noch ein Stück dieser Äste selbst in das Territorium des Schädels hineinfällt. Der Stelle der alten Schädelwand entspricht beim jetzigen Schädel die harte Hirnhaut (Dura mater); es liegt das Ganglion des Trigeminus (Ganglion Gasseri) *außerhalb* der Dura, aber innerhalb des Schädels, während die Ganglien aller übrigen Kopfnerven mit Ausnahme der Ganglien des Facialis und Acusticus außerhalb des Schädels liegen. Beim embryonalen Säugerschädel erkennt man den Vorgang in statu nascendi. Auch das Ganglion des Trigeminus liegt hier außerhalb der alten Schädelwand, die nur bindegewebig angelegt wird (Abb. 324). Ein knorpliger Fortsatz der Schädelbasis, *Ala magna (temporalis),* schiebt sich dagegen außen vom Ganglion in die Höhe. Er liegt so, daß der 1. und 2. Ast vor ihm vorbeiziehen, der 3. Ast hinter ihm. Je weiter die Ala temporalis auswächst, um so mehr verbreitert sich ihre Basis. Sie umwächst dabei den 2. Ast nach vorn, den 3. Ast nach hinten. So entstehen die beiden oben genannten Foramina für die beiden Nerven. Nur der 1. Ast bleibt am vorderen Rand der Ala temporalis liegen.

Der Vorläufer dieses Skeletstückes ist ein frei aus dem Schädel herausragender Vorsprung, der mit dem Binnenraum des Primordialcranium gar nichts zu tun hat (bei Reptilien *Processus basipterygoideus* genannt, Abb. 319). Die Fissura orbitalis superior ist die Stelle, wo sich die neue Komponente an den alten Bestand der Schädelwand anlehnt. Der erste Trigeminusast bezeichnet diese Grenze. Anfänglich ist die Ala orbitalis der größere und die Ala temporalis der kleinere Knochenabschnitt. Erst bei den Primaten ist das Verhältnis umgekehrt. Man nennt deshalb die Ala temporalis in der menschlichen Anatomie *Ala magna* die andere *Ala parva*. Die Ala magna ist so groß geworden, daß sie außerhalb der Orbita am Schädeldach zwischen die Deckknochen der Calvaria eingeschoben ist. Sie hilft hier die *Schläfengrube, Fossa temporalis*, formen (Abb. 320b, 321).

Zu den drei Ersatzknochen, welche sich aus den bisher genannten Bestandteilen des Knorpelskelets bilden (Lamina papyracea, Ala orbitalis, Ala temporalis), kommen noch *fünf Deckknochen* hinzu, um das Mosaik vollständig zu machen, dem die knöcherne Umwallung des Auges ihre Festigkeit und Sicherheit verdankt. Von oben ergänzt der vorderste Deckknochen des Schädeldaches, das *Frontale*, die Orbita; ferner sind vier Deckknochen von der Nasenkapsel her in sie einbezogen: das *Lacrimale* und *Palatinum* innen, die *Maxilla* unten und das *Zygomaticum* außen (Abb. 320, 321 u. 350). Sie sind zum Teil ursprünglich dem Nasenskelet fremd, sind aber sämtlich durch Vermittlung desselben an die Orbita herangelangt. Das Frontale ist anfänglich ein flacher Knochen, wird aber mit zur Konstruktion des Gewölbes des Schädeldaches benutzt, wenn das Gehirn wächst (Abb. 322). Seine vorderste Partie schiebt sich über den Augapfel als Augenbrauenrand der Orbita nach vorn und ist bei Menschenaffen und selbst bei den unmittelbaren Vorgängern des jetzigen

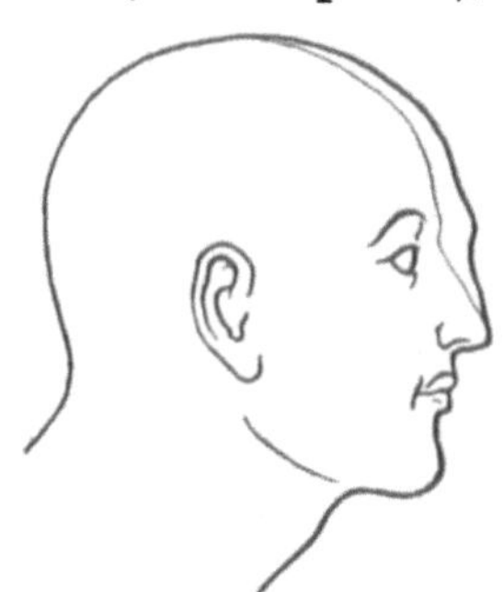

Abb. 325. Klassisches Profil. Dicke Linie gemäß dem Kontur des Zeus von Otricoli, dünne Linie gemäß einem durchschnittlichen Europäer. (Aus LANGER: Anatomie der äußeren Körperform 1884.)

Menschen noch flach und niedrig (Abb. 314a u. 343). Dieses Schutzdach für das Auge liegt anfänglich vorn vom Gehirn (präcerebral), wird aber schließlich überlagert von dem vordersten Teil des Großhirns, welches so außerordentlich wächst, daß die Calvaria das Orbitaldach mit als Basis benutzt. Die Stirn ist dann nicht mehr „fliehend".

Eine steil aufsteigende Stirn ist nicht in allen ihren Teilen nur von der Entwicklung des Gehirns bedingt. Gerade die Partie zwischen Nasenwurzel und Stirnfläche, welche die antiken Künstler aufgehöht haben, bis das auch bei altgriechischen Schädeln in Wirklichkeit seltene „klassische Profil" (Abb. 325) entstand, ist an der Stelle, auf die es ankommt, von den pneumatischen Nebenräumen der Nase gebildet (*Sinus frontalis*, s. Nasenschädel). Man kann also im klassischen Profil keinen Hinweis auf besondere Geistigkeit des Trägers erblicken; vielmehr ist seine Unterlage statt Hirn ein luftgefüllter Raum. Die Vorliebe der antiken Künstler für diesen Typus hat rein ästhetische Gründe und hängt unter anderem mit der günstigen Verteilung von Licht und Schatten für die plastische Wirkung zusammen.

Der Nasenschädel, Pars nasalis, ist der fortschrittlichste Teil des Primordialcranium bei den Säugern (S. 615). Die progrediente Entwicklung äußert sich auch im Innenraum der Nasenkapsel. Sie gleicht einer doppelläufigen Flinte mit einer medianen Scheidewand (Septum, Abb. 320). Von der lateralen Wand aus wachsen jederseits Fortsätze gegen das mediane Septum der Kapsel vor, die *Muscheln, Conchae* (Abb. 326). Die Vergrößerung der inneren Oberfläche für die Schleimhaut ist wesentlich, weil die Feuchtigkeit mit der Größe der verdunstenden Oberfläche wächst und das Riechvermögen des eigentlichen Riechepithels durch sie gesteigert wird. Die eigene Erfahrung lehrt uns, daß übelriechende Substanzen bei trockenem Wetter unsere Riechnerven nicht sonderlich reizen; an schwülen Tagen stinkt es dagegen fast überall. Das ist die Folge der feuchten Wärme, welche nötig ist, um den Geruch bis an uns heranzubringen. Von da ab leitet ihn die feuchte Luft in der Nase selbst. Tiere mit feinstem Riech- und Spürvermögen haben denn auch die höchstentwickelten Muscheln: es ist ein ganzes Labyrinth in das Innere des Nasenraums hinein entwickelt, durch welches die Luft nur in feinen Zwischenräumen passieren kann (Abb. 327). Außer zum Riechvermögen haben die Muscheln auch Beziehung zum Atmen. Die Luft wird auf den engen Wegen zwischen und neben den Nasenmuscheln vorgewärmt und vorgereinigt. Alles Nähere ist später bei den Atmungsorganen zu besprechen (s. Eingeweide).

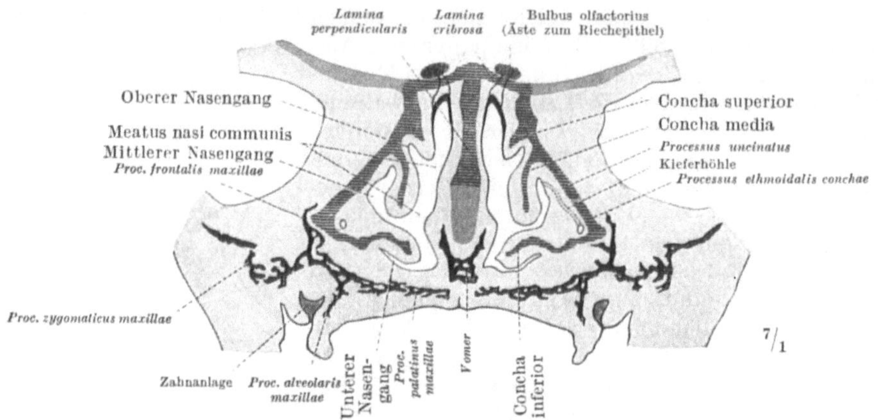

Abb. 326. Frontalschnitt durch die Nasenhöhle. Menschlicher Embryo. Ende des 4. Monats. Knorpel dunkelgrau, Ersatzknochen schraffiert, Deckknochen schwarz (halbschematisch, frei nach KALLIUS: Geruchsorgan, in BARDELEBENS Handbuch der Anatomie 1905).

Ein anderer, entgegengesetzt gerichteter Prozeß kommt hinzu, um die Schleimhautfläche der Nasenhöhle zu vergrößern. Wie die Muscheln sich nach innen zu vorstülpen, so wachsen *Nebenhöhlen* der Nase, *Sinus*, nach außen zu aus. Am größten wird die unter der mittleren Muschel entstehende *Kieferhöhle, Sinus maxillaris* (Abb. 347, 351). Ihre Anlage ist beim Fetus nur in das Bindegewebe der Schleimhaut eingebettet und innerhalb der primordialen Nasenkapsel gelegen (Knorpel, Abb. 326). Bei der Geburt des Menschen ist sie noch kaum größer als eine Erbse. Später ist sie in den der Nasenkapsel anfänglich fernerliegenden *Oberkieferknochen, Maxilla*, vorgedrungen und der Zahnanlage so genähert, daß schließlich oft die Zahnwurzeln des Erwachsenen in die große Kieferhöhle hineinragen (Abb. 362). Der Eingang bleibt immer am obersten Punkt ihrer medialen Wand (unter der mittleren Muschel) erhalten. Ähnlich wie die Kieferhöhle, aber weniger ausgedehnt, wachsen Nebenhöhlen in alle anderen Knochen vor, die der primordialen Nasenkapsel benachbart sind oder ihr zugehören. Wie bei den Vögeln die Knochen von der Lunge aus pneumatisiert werden, um ihr Gewicht zu verringern, so wird der Schädel bei seinem Wachstum durch Lufträume leicht erhalten, welche von der Nase ausgehen, also auch hier von einem Teil des Respirationstractus. Selbst die Schädelbasis wird durch eine paarige Nebenhöhle, *Keilbeinhöhle, Sinus sphenoidales*, ausgehöhlt (Abb. 322 c); auch in das Stirnbein dringen Nebenhöhlen vor, *Sinus frontales, Stirnbeinhöhlen* (Abb. 362); die meisten bleiben allerdings in der Wand der primordialen Nasenkapsel eingebettet, *Sinus ethmoidales, Siebbeinzellen*. Zwischen letzteren und der Augenhöhle bleibt vom Ersatzknochen der medialen Orbitalwand beim

Erwachsenen nur ein papierdünnes Knochenblatt übrig, welches die Siebbeinzellen durchschimmern läßt, *Lamina papyracea* (s. Augenschädel, S. 630).

Wir haben mit der zusammenhängenden Darstellung der Innenräume der Nasenkapsel die Ursachen kennengelernt, welche zu einem hochgradigen Umbau der Kapsel selbst geführt haben. Die primordialen Bausteine reichen auch hier nicht aus, um der Innenarchitektur ein entsprechendes Gehäuse zu schaffen. Deshalb werden Deckknochen der Nasenkapsel selbst und namentlich Deckknochen des benachbarten Kieferbogens in die Nasenkapsel mit einbezogen. Ein Teil der primordialen Nasenkapsel bleibt aber immer auch beim Erwachsenen knorplig erhalten. So ist ein reiches Gefüge verschiedenartiger Skeletteile zum Aufbau des definitiven Nasenschädels verwendet.

Aus dem primordialen Skelet entstehen ein unpaarer Knochen, das *Siebbein, Ethmoidale*, und ein paariger Knochen, die *unteren Muscheln, Conchae nasales inferiores* (Ossa maxilloturbinalia).

Das Siebbein hat seinen Namen von der durchlöcherten oberen Platte der Nasenkapsel, welche die feinen Riechnerven in zahlreichen Kanälchen durchsetzen, *Lamina cribrosa, Siebplatte* (Abb. 326 u. 331). Ferner umfaßt es einen Teil der Nasenscheidewand, *Lamina perpendicularis*, und die beiden äußeren Wände der primordialen Nasenkapsel, soweit ihr die oberen und mittleren Muscheln anhängen (Abb. 326). Nur die untere Muschel bildet jederseits einen Ersatzknochen für sich, *Concha nasalis inferior*. Sie bleibt nur an einer Stelle mit einem langen Fortsatz des Siebbeins, *Processus uncinatus*, in Kontakt

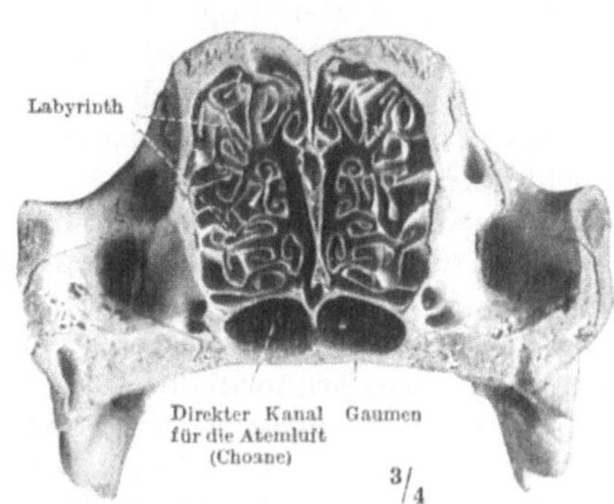

Abb. 327. Querschnitt durch das Skelet der Nase, Hund. Es sind die hinteren Muscheln getroffen (vgl. Abb. 322a, Querschnitt durch den hinteren Teil des Gaumens).

(Abb. 326 u. 348). Zur Ergänzung der *Scheidewand*, welche zum Teil knorplig bleibt, ist ein Deckknochen von der Mundhöhle aus herbeigezogen, welcher sich um sie wie die Scheide eines Messers um die Klinge herumlegt und dessen beide Blätter später zu dem unpaaren *Vomer, Pflugscharbein*, verschmelzen (Abb. 326 u. 349). In die *seitliche* Nasenwand treten zwei Deckknochen der Nasenkapsel ein, das *Tränenbein, Lacrimale*, und das *Nasenbein, Nasale* (Abb. 320, 321 u. 329). Wie sehr der Knorpel am Aufbau der seitlichen Nasenwand beteiligt bleibt, lehren uns das Betasten der eigenen Nase und die Möglichkeit, sie zu blähen und einzuziehen (vgl. auch Abb. 349). Der *Boden* der Nasenhöhle erhält von der Mundhöhle aus zwei Deckknochen, die ursprünglich dem Kieferbogen anliegen (Branchialskelet), aber schließlich ganz zur definitiven Begrenzung des Munddaches und auch der seitlichen Nasenwand herangezogen werden; der schon häufiger genannte *Oberkiefer, Maxilla*, und das *Gaumenbein, Palatinum* (Abb. 320 u. 321). Beide reichen beim Erwachsenen sogar bis an die Augenhöhle heran und sind normale Bausteine des Mosaiks ihrer Wandbekleidung geworden (Abb. 350). Wie stark die Maxilla und das Palatinum am Aufbau auch der seitlichen Nasenwand beteiligt sind, zeigt Abb. 348; den Nasenboden, zugleich das Dach der Mundhöhle, bilden beide allein.

Der Kieferschädel, Pars alveolaris, ist derjenige Teil, welcher die Zähne trägt. Sie stecken beim Erwachsenen in besonderen Fächern des Ober- und Unterkiefers, *Alveolen* (Abb. 371). Der erste Branchialbogen der Nichtsäuger, welcher die Zähne trägt, besteht aus zwei Stücken, welche wie die Branchen einer Schere gegeneinander wirken (Abb. 315). Ein solcher Mechanismus ist wohl geeignet eine Beute zu fassen und festzuhalten. Aber beim Zerschneiden in Bissen wird bei ihm immer ein Teil der verfügbaren Kraft ungenützt verloren gehen, weil eine Schere versucht, den zwischen den Scherenblättern befindlichen Körper vom Drehpunkt wegzutreiben; ein Glasstab beispielsweise wird beim Scherenschluß nach der Scherenspitze zu gedrängt. Das bedeutet beim Maul einen Antrieb nach der Mundöffnung anstatt nach dem Schlunde zu. Die Fische, Amphibien und Reptilien schlingen denn auch ihre Beute meistens unzerkaut oder in groben Stücken hinunter. Die feinere Zertrümmerung und Zerreibung der Nahrung ist bei den Säugern durch einen völligen Umbau des Kieferapparates möglich geworden. Nur das ventrale Stück des primordialen Kieferbogens verbleibt mit seinem größten Abschnitt, dem MECKELschen *Knorpel*, im Dienst des Kauens (Abb. 320 u. 321). Das alte Kiefergelenk ist als Hammer-Amboßgelenk in den Schädel hineingerückt. Der Hammer, *Malleus*, ist das dorsale Stück des ventralen Bogenabschnittes; der Amboß, *Incus*, ist der ganze dorsale Bogenabschnitt (*Palatoquadratum* des Kieferbogens). Die Bedeutung der Einbeziehung dieser Gehörknöchelchen für den Labyrinthschädel ist erörtert worden (S. 628). Für den Kieferapparat kommt ein neues Kiefergelenk zustande. Ein Deckknochen, die *Mandibula*, wächst mit einem Fortsatz, dem *Processus condyloides*, weiter vorn als das alte Kiefergelenk in die Höhe; er wird *vor* dem Ohr gelenkig mit dem Schädel verbunden. Die Mandibulae der beiden Seiten verwachsen in der Kinngegend. Nahe der medianen Synostose sitzen im Unterkiefer Ersatzknochen, die einzigen Reste des MECKELschen Knorpels. Sonst geht der ganze primordiale Kieferbogen im Bereich des Kieferschädels verloren. Dagegen wirkt die aus ventralen Deckknochen entstandene unpaare Mandibula gegen die aus dorsalen Deckknochen der vordersten Branchialbogen entstandene Maxilla (Abb. 321). Der Drehpunkt ist mehr nach vorn verlegt, und der Mund kann weniger weit geöffnet werden. Darin war das alte Kiefergelenk dem neuen überlegen, z. B. bei Schlangen, welche Tiere vom mehrfachen Durchmesser ihres eigenen Körpers verschlingen können. Je mehr sich aber der *Angulus mandibulae* ausbildet, um so günstiger wirkt das neue Kiefergelenk der Säuger für das Zerquetschen der Nahrung (Abb. 371b). Die Zahnreihen des Ober- und Unterkiefers werden wie bei einem Nußknacker so aufeinander zugeführt, daß beim Kauen an lebendiger Kraft nichts verloren geht. In der Kieferzange ist genügend Raum für die Bissen, wie in dem genannten Instrument Platz sein muß für die Größe der Frucht, deren Schale zertrümmert werden soll; andernfalls wird die Nuß weggetrieben (s. oben: Schere).

Im *Oberkiefer* stecken die früher besprochenen paarigen Deckknochen, welche sich vom dorsalen Abschnitt des Kieferbogens aus jederseits auf der Nasenkapsel bis zur Augenhöhle ausbreiten und am Nasen- und Augenschädel beteiligt sind (Maxilla, Abb. 321), und dazu der von GOETHE entdeckte *Zwischenkiefer, Incisivum*. Letzterer legt sich als selbständiger Deckknochen beiderseits vorn im Gaumen an und bleibt bei vielen Säugetieren zeitlebens selbständig (Abb. 328); beim menschlichen Embryo verwächst er bald nach seinem Entstehen mit der Maxilla seiner Seite, so daß beim Erwachsenen nur ausnahmsweise im Gaumen eine feine durchlaufende Grenznaht sichtbar ist, *Sutura incisiva* (Reste sind häufiger zu treffen, Abb. 330. Über die Beziehung zu den Zähnen siehe Mundhöhle, Bd. II).

Die Mundhöhle, welche vorn und seitlich vom „Gehege der Zähne" (Homer) umschlossen ist, hat als Dach den *Gaumen*. Er ist zum größten Teil hart, *Palatum durum*, nur hinten weich, *Palatum molle*. Der harte Gaumen gehört mit zum Schädel. In ihm liegt der Gaumenfortsatz der Maxilla, *Processus palatinus*, welcher so weit auswächst, bis er mit dem der anderen Seite in der

Medianlinie zusammenstößt (Abb. 326). Hinter ihm ist ganz ebenso der Processus palatinus eines anderen Belegknochens, des *Gaumenbeins, Os palatinum*, gelegen. Es ist nach oben zu auch an der Nasenhöhle und an der Augenhöhle beteiligt und dort besprochen. Außer dem Gaumenbein stammt noch das *Pterygoid* von Belegknochen des dorsalen Abschnitts des Kieferbogens ab; beide sind nach dessen Rückbildung an den Gaumen gelangt. Das Pterygoid ist vom Gaumen aus weiter gewandert, aus dem Gaumendach ausgeschieden, als neuer Bestandteil an die Basis des Schädels angeschmolzen und dort zur medialen Lamelle des sog. *Flügelfortsatzes, Processus pterygoideus*, geworden (Abb. 330 u. 353). Ein Kanal, der durch die Wurzel dieses Fortsatzes hindurchzieht, *Canalis Vidianus*, ist ein sehr schönes Beispiel dafür, wie durch die Angliederung von

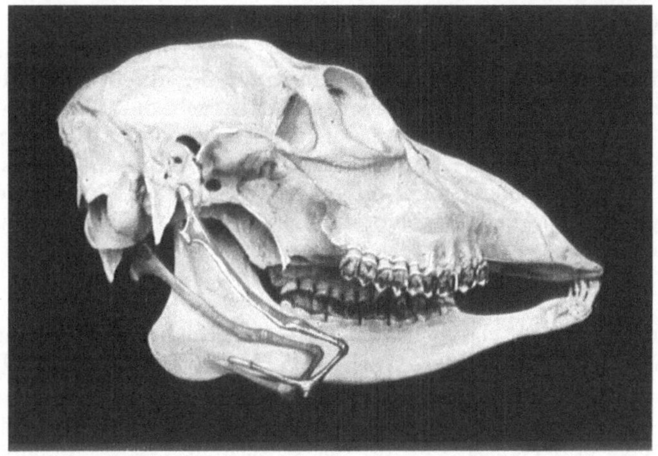

Abb. 328. Schädel mit Zungenbein eines Rehes. Rechte Unterkieferhälfte entfernt. Präparat und Photo von Prof. v. HAYEK.

Deckknochen an den primordialen Schädel Nerven und Gefäße, welche ursprünglich außerhalb des Skelets lagen, in dieses eingebacken werden. Sie bilden hier den Inhalt des VIDIschen Kanals (Arteria Vidiana, Nervus Vidianus).

Mit Ausnahme des harten Gaumens ist die Mundhöhlenwandung beweglich. Die Wangen und der Mundhöhlenboden sind muskulös und können sich dem Inhalt der Mundhöhle anpassen. Wir haben bereits hervorgehoben, daß die Fische und Amphibien mit dem Mundboden oder mit der Zunge direkt gegen die Schädelbasis wirken. Der Gaumen der Säuger ist dagegen als hartes Widerlager für die Zunge an ihre Stelle getreten, nachdem die Nasenkapsel als Zwischenstock des Gesichtes unter die Schädelbasis gelangte. Für die Zunge selbst dient das *Zungenbein, Os hyoideum*, als Stütze (Abb. 328), ein Abkömmling des 2. und 3. Branchialbogens (Tabelle S. 620 und Abb. 315 u. 316). Das vordere Horn ist anfänglich am längsten; doch wird der größte Teil in den Schädel einbezogen und vom Rest getrennt, der dem definitiven Zungenbein verbleibt. Man nennt den an den Gehörschädel angeschmolzenen Teil den *Griffelfortsatz* des Schädels, *Processus styloideus* (Abb. 330), das betreffende Horn des Zungenbeins: *kleines Horn, Cornu minus* (Abb. 356). Das hintere Horn wird durch die Reduktion des vorderen relativ größer als das vorige: *großes Horn, Cornu majus*. Der *Körper* des Zungenbeins, *Corpus*, geht aus dem Verbindungsstück des 3. Branchialbogens, *Copula*, hervor.

Die Belegknochen, welche einst die Schläfengegend bedeckten, gehören zum Kieferschädel, weil die Kiefermuskeln die Schläfengegend einnehmen und einst unter diesem Knochenpanzer lagen. Wahrscheinlich sind zuerst in dem knöchernen Dach der Kaumuskulatur Fontanellen ähnlich denen des Schädeldaches entstanden. Schließlich blieb nur ein einziger Deckknochen übrig: das *Jochbein, Zygomaticum,* welches sich bei vielen Säugetieren als eine schmale Brücke vom Augenhöhlenrand zur Ohrkapsel herüberspannt. Unter ihr liegt am macerierten Schädel ein *gemeinsamer* Raum für die Schläfenmuskeln und das Sehorgan (Abb. 328). In Wirklichkeit zieht von der Jochbrücke zur Hirnkapsel eine membranöse Scheidewand zwischen Temporalgrube und Orbita, welche die Kaumuskeln von dem Sehorgan trennt. Sie wird bei den Primaten zu einer knöchernen Scheidewand. Beim Orang-Utan und Gorilla erreicht der Knochen überall in der Tiefe die eigentliche Schädelwand und verwächst mit ihr. Beim Menschen bleibt eine breite Spalte zwischen dem Jochbein und der Ala magna offen, *Fissura orbitalis inferior,* durch welche nach wie vor die Augen- und Schläfengrube kommunizieren (Abb. 350). Der älteste Brückenteil behält die oberflächliche Lage, welche anfangs das ganze Jochbein hatte. Er ist nicht wie andere Deckknochen als Wandknochen in den Schädel inkorporiert worden. Daher ist das Jochbein einer der vorspringendsten Knochen des Gesichts überhaupt und für die Ansätze der Kaumuskeln und vieler mimischer Muskeln wichtig (Abb. 367). Die Jochbrücke kann außerdem als äußerer Strebepfeiler Spannungen der eigentlichen Wandknochen des Schädels ausgleichen und übermäßige Beanspruchungen des Gewölbes verhüten.

b) Die einzelnen Schädelknochen und -knorpel.

Im vorhergehenden Abschnitt beschäftigten wir uns mit der allgemeinen Baugeschichte des Schädels und seiner Abteile. Die Absicht war, klarzustellen, wie die verschiedenen Bauelemente und Bauperioden schließlich das in sich unbewegliche Ganze schaffen konnten, welches der menschliche Schädel heute darstellt. Vom Skelet des Kopfes und Halses sind nur der Unterkiefer, das Zungenbein und die Kehlkopfknorpel beweglich. Die Schädelkapsel selbst hat Nähte und Fugen, die so fest sind, daß gewöhnlich keine Beweglichkeit möglich ist. Sie können aber künstlich am macerierten jugendlichen Schädel gelöst werden: „gesprengter" Schädel. Er zerfällt in eine Anzahl einzelner Knochen (Abb. 329). Zu ihnen kommen die Knorpel, welche beim macerierten Schädel als Lücken ausgespart sind, die aber ebenfalls bestimmte Individuen sind und gemeinsam mit den Knochen den Schädel des Lebenden zusammensetzen. Hier handelt es sich also um individuelle knöcherne und knorplige Teile des Kopfskelets, welche wohl an die historischen Bauelemente des Schädels anknüpfen, und von denen einzelne direkt aus einem bestimmten Element hervorgehen; manche Knochenindividuen sind aber etwas ganz Besonderes, Neues, aus den verschiedensten Bauelementen Ableitbares, wie wenn aus einem Gestein, das geologisch verschiedenartig zusammengesetzt, aber doch als Baumaterial einheitlich ist, Quadern herausgemeißelt werden. Wir haben bisher das Gebäude des Schädels nach seiner allgemeinen Formentstehung und der Herkunft der verwendeten Materialien hin betrachtet; wir studieren nun die einzelnen Werkstücke, aus denen der jetzige Bau beim Menschen besteht. Da naturgemäß für den Bewegungsapparat den einzelnen unter sich fest verbundenen Knochen und Knorpeln keine besondere Wichtigkeit zukommt, so genügt für diesen eine Übersicht an dieser Stelle. Sie ist für die Orientierung am Schädel und für die Benennung der einzelnen Stellen wichtig, weil die Nomenklatur die natürlichen Grenzen der Individuen für ihre Zwecke benutzt.

Jeder Schädelknochen hat seine individuelle Geschichte. Sie liegt aber bei den meisten zur Zeit noch sehr im Dunkel. Nur so viel läßt sich sagen,

daß die einzelnen Stücke durch ihre Lage und Umgrenzung ihre besondere
Fähigkeit zu wachsen haben, die im Verhältnis zum Ganzen steht. Der Schädel
ist in solche Individuen zerlegt, welche gerade für seine Spezialform die günstigsten interstitiellen und appositionellen Wachstumsbedingungen haben.
Deshalb sind bei den so verschiedenen Schädelformen der Tiere auch immer
wieder etwas andersartige Unterteilungen in Individuen·zu beobachten. Geht
die individuelle Begrenzung verloren, solange der betreffende Knochen noch
wächst, so kann der Schädel hochgradig mißgestaltet werden (Abb. 361). Die
histiomechanischen Beanspruchungen des Schädels schwanken nicht nur während

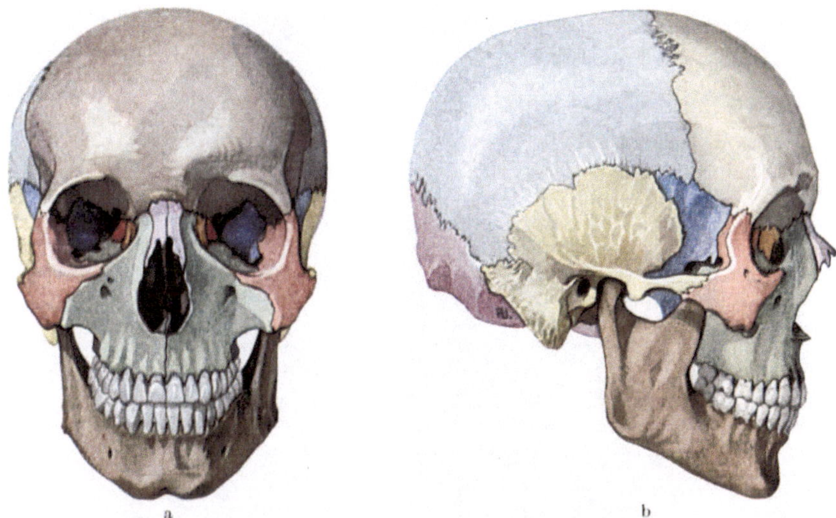

Abb. 329 a u. b. Übersicht über die Knochenindividuen des Schädels. a Vorderansicht, b Seitenansicht. Occipitale dunkelviolett, Sphenoidale dunkelblau, Temporale hellgelb, Parietale hellblau, Frontale hellbraun,
Ethmoidale dunkelrot, Lacrimale orange, Nasale hellviolett, Maxilla grün, Zygomaticum hellrot, Mandibula
dunkelbraun (Vomer, Palatinum und Concha nasalis inferior liegen verdeckt, s. Abb. 348 u. 349). Die gleichen
schematischen Farben sind für die folgenden Knochenbilder verwendet. Für Einzelheiten der Augenhöhle
s. Abb. 350.

der Entwicklung, sondern während des ganzen Lebens, da Änderungen des
Gesamtkörpergewichts und der körperlichen Leistungen auch den Schädel
verändern. Deshalb verschwinden im allgemeinen die Individualknochen nicht.
Vom 30. Lebensjahr ab ist allerdings der Zustand relativ stationär. Synostosen
nach diesem Termin sind deshalb nicht so verhängnisvoll wie vor ihm und sind
stellenweise sogar die Regel.

Die einzelnen Knochen und Knorpel des Kopfskelets faßt man zusammen
in solche, welche die *Hirnkapsel* bilden, *Ossa cranii cerebralis*, und in Knochen
des *Gesichtes, Ossa faciei*. Letztere werden unterteilt in die Individuen der *Nasen-
region* und *Kieferregion*. Die Tabelle S. 640 unterscheidet danach drei Hauptgruppen von Skeletteilen des Kopfes, die im Schädel selbst vereinigt sind (Abb. 329)
oder frei im Hals liegen (Zungenbein, Kehlkopf). Bei jeder Hauptgruppe ist
angegeben, welche der im vorigen Kapitel besprochenen Abschnitte des Schädels
zu ihr gehören. Die einzelnen Knochen und Knorpel sind so eingetragen, daß
aus der Tabelle ersichtlich ist, aus welchen Urelementen sie abstammen. Der
Name eines jeden Individuums (Rufname) ist durch den Druck hervorgehoben.
Daneben ist angegeben, ob es in Ein-, Zwei- oder Mehrzahl vorkommt, und auf
die Seite verwiesen, auf welcher die Beschreibung des betreffenden Knochens
beginnt.

Os occipitale. Das *Hinterhauptbein, Os occipitale*, ist nur im Kindesalter
ein ganz selbständiger Knochen. Im 16.—18. Lebensjahr verschmilzt es mit dem
Keilbein, Sphenoidale, zu einem einheitlichen Knochen der *Os (tri-)basilare*
genannt wird. Vor dem 16. Lebensjahr hält eine feine Knorpelscheibe beide
Knochen zusammen, *Synchondrosis sphenooccipitalis*. Sie ist ein Rest des Chondrocranium. Da beim macerierten Schädel an ihrer Stelle eine feine Grenzspalte

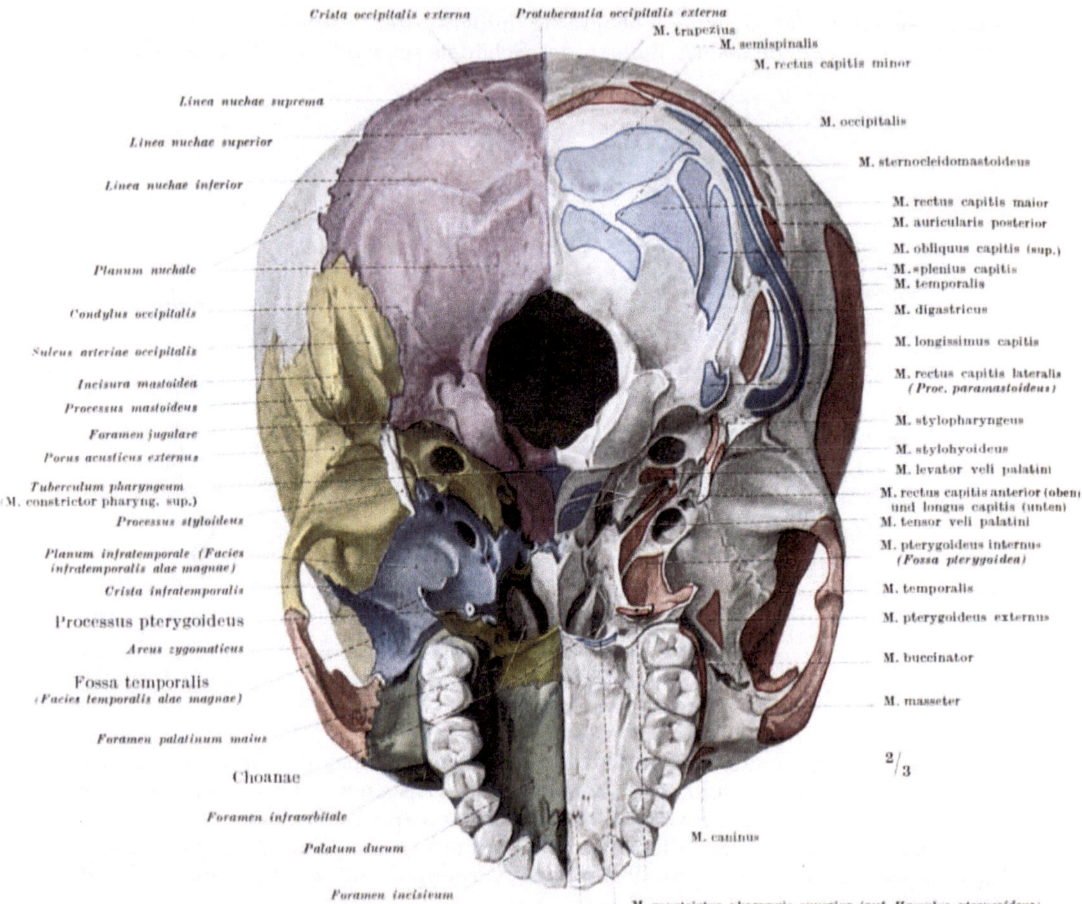

Abb. 330. Schädelbasis von außen. Linke Seite: Die einzelnen Knochen mit verschiedenen Farben bemalt
(s. Abb. 329 u. 348). Rechte Seite: Die Muskelursprungsstellen rot, die Insertionsstellen blau angegeben.

zu sehen ist, *Fissura sphenooccipitalis*, ist es üblich, das Occipitale und Sphenoidale
als besondere Knochen zu betrachten.

Das Occipitale ist an Schädeldach und -basis beteiligt. An dem Knick,
an welchem das zur Calvaria gehörende *Planum occipitale* an das zur Basis
gehörende *Planum nuchale* anstößt, liegt außen eine Erhabenheit des Knochens,
Protuberantia occipitalis externa, die individuell sehr verschieden groß sein kann
und manchmal sogar zu einem abwärts gerichteten Knochenzapfen entwickelt
ist. Bis hierhin reicht das Lig. nuchae. Das Planum nuchale und auch die Protuberanz an seinem oberen Rande stehen in innigster Beziehung zu den beiderseitigen Nackenmuskeln, deren Anheftungen bestimmte Felder im äußeren

Knochenrelief bedingen (Abb. 55, 330 u. 367). Die Bedeutung dieses Teils des Knochens für das Gleichgewicht des Kopfes tritt darin besonders hervor. Man fühlt die Protuberantia occipitalis externa als wichtige Marke durch die Haut, zumal von hier an abwärts das Planum nuchale von den weichen Muskelmassen bedeckt und dem tastenden Finger entzogen ist.

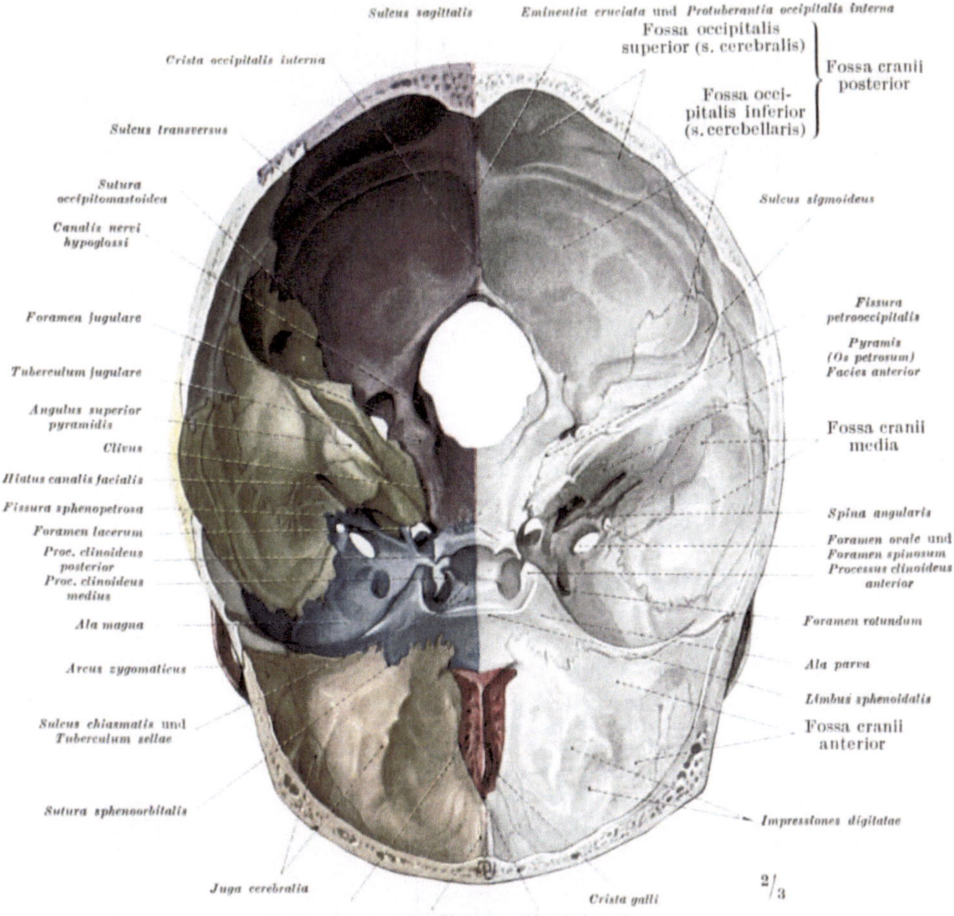

Abb. 331. Schädelbasis von innen. Die eine Seite mit schematischen Knochenfarben (vgl. Abb. 329).

Die **Haargrenze** reicht weiter als die Protuberanz über die Nackenmuskeln hinab und schneidet etwa mit dem tiefsten Punkt des Schädelinnern ab.

Zwischen Außen- und Innenrelief des Occipitale besteht beim menschlichen Schädel eine auffallende Kongruenz. Die Innenfläche steht in Beziehung zum Gehirn, das beim Menschen mit seinem hinteren Pol besonders weit ausladet und in je zwei oberen und unteren Gruben des Knochens ruht, *Fossae occipitales superiores s. cerebrales* für die beiden Hinterhauptlappen des Großhirns und *Fossae occipitales inferiores s. cerebellares* für die beiden Kleinhirnhemisphären. Die vier Gruben sind durch Knochenleisten, *Cristae*, gegeneinander abgeteilt, deren Kreuzungspunkt, *Eminentia cruciata*, an einer Stelle besonders stark vorspringt, *Protuberantia occipitalis interna*. Sie entspricht der Protuberantia occipitalis externa des äußeren Reliefs, so daß von dieser am Lebenden

Kopfskelet (Schädel, Zungenbein, Kehlkopf).

	Ersatzknochen und Knorpelreste von		Deckknochen auf	
	A. Primordialcranium	B. Branchialskelet	A. Primordialcranium	B. Branchialskelet
I. *Hirnkapsel* (Wirbel-, Labyrinth- und Augenschädel)	1. *Os occipitale* (1) S. 638	—	Os interparietale (oberer Teil der Squama) (1)	—
	2. *Os sphenoidale* (1) S. 643	—	Concha sphenoidalis (2)	Mediale Lamelle des Processus pterygoideus (2) Tympanicum
	3. *Os temporale* (2) S. 648 Pars petrosa, Pars mastoidea	Processus styloideus (2), Gehörknöchelchen	Squama temporalis (2)	
	4. —	—	*Os parietale* (2) S. 659	—
	—	—	*Os frontale* (1) S. 661	—
II. *Nasenregion* (Nasenschädel)	6. *Os ethmoidale* (1) S. 665	—	—	—
	7. *Concha nasalis inferior* (2) S. 669	—	—	—
	8. *Cartilagines nasi* (8—10) S. 669	—	—	—
	9. —	—	*Os lacrimale* (2) S. 672	—
	10. —	—	*Os nasale* (2) S. 672	—
	11. —	—	*Vomer* (1) S. 673	—
III. *Kieferregion* (Kieferschädel)	12. —	—	—	*Maxilla* (+ Incisivum) (2) S. 674
	13. —	—	—	*Os palatinum* (2) S. 678
	14. —	—	—	*Os zygomaticum* (2) S. 680
	15. —	Cartilago Meckelii (2) (Ersatzknochen in der Symphyse der Mandibula)	—	*Mandibula* (1) S. 682 Proc. anterior (Folii) des Hammers (2)
	16. —	*Os hyoideum* (1) S. 686	—	—
	17. —	*Cartilagines laryngis* S. 686 (sicher der Schildknorpel, vielleicht auch die übrigen Kehlkopfknorpel)	—	—

fühlbaren Marke auch die Grenze zwischen Groß- und Kleinhirn bestimmt ist.
Daraus folgt, daß das Planum occipitale der Außenfläche und die Fossae cerebrales der Innenfläche korrespondieren, ebenso das Planum nuchale und die
Fossae cerebellares. Letztere können so tief ausgebuchtet sein, daß das „Planum"

nuchale eine Wölbung darstellt. Die Protuberantia occipitalis interna kann ausnahmsweise etwas höher stehen als die Protuberantia externa. Bei Australiern und besonders beim Neandertaler liegt sie immer tiefer als die letztere, bei Affen am tiefsten. Das äußere Relief hängt nur von den Muskelfeldern, das innere nur vom Gehirn bzw. von der harten Hirnhaut ab; die Übereinstimmung beim Menschen scheint nicht unmittelbar bedingt, sondern mittelbar durch die notwendigen allgemeinen Gleichgewichtsverhältnisse zwischen Vorder- und Hinterkopf beim aufrechten Gang erzeugt zu sein, ist also zufällig und deshalb nicht ganz konstant.

Das Occipitale grenzt vorn an das Keilbein (s. oben), seitlich ist es jederseits durch eine enge knorpelerfüllte Spalte von der Pars petrosa des Schläfenbeins getrennt, *Fissura petrooccipitalis*, und nach der Calvaria zu mit dem Warzenfortsatz des Schläfenbeins und mit dem Scheitelbein jederseits durch eine Naht verbunden, *Sutura occipitomastoidea* und *Sutura lambdoidea* (Abb. 55). Die Lambdanaht hat ihren Namen daher, daß ihre beiden Schenkel wie die des griechischen Buchstabens *Λ* zusammenstoßen; an diesem Punkt beginnt die Pfeilnaht, *Sutura sagittalis*. Die Suturae occipitomastoideae konvergieren umgekehrt wie die Lambdanaht nach der Schädelbasis zu (Abb. 331, violett gegen gelb). Sutura occipitomastoidea und Sutura lambdoidea stoßen in einem am weitesten lateralwärts ausladenden stumpfen Winkel zusammen, welcher an der hinteren Grenze zwischen Schläfen- und Scheitelbein liegt, *Sutura parietomastoidea*

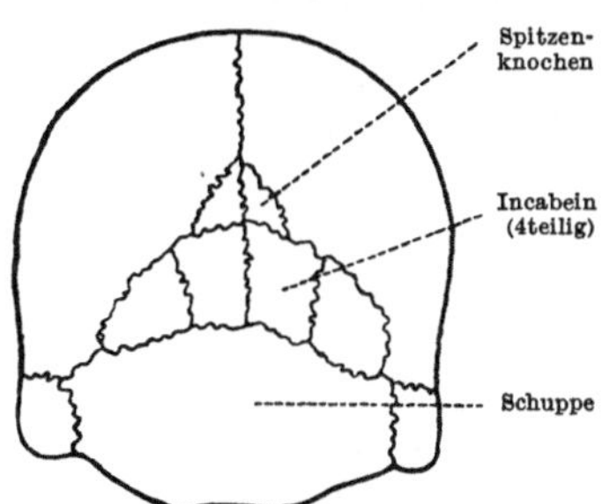

Abb. 332. Incabein und Spitzenknochen
(Abb. von TH. MOLLISON).

(Abb. 330, blau gegen gelb). Solange die drei Knochen hier nicht vollständig zusammenstoßen, besteht eine kommaförmige Lücke, *Warzenfontanelle* des Neugeborenen, während am Zusammenfluß der Lambda- und Pfeilnaht eine sehr regelmäßige dreieckige Lücke bleibt, *Hinterhauptfontanelle* (Abb. 358).

Das jugendliche Occipitale hat gewisse Ähnlichkeiten mit einem Jungwirbel. Es zerfällt in vier, beim Fetus durch Knorpelreste des Primordialcranium gegeneinander abgegrenzte Abschnitte: *Pars basilaris, Partes laterales* und *Squama occipitalis*. Die Namen sind auch für die betreffenden Abschnitte des ausgewachsenen Knochens üblich. Die Pars basilaris ähnelt dem Wirbelkörper; sie enthält wie dieser den Chordarest. Die Partes laterales entsprechen den Wirbelbogen und sind wie die Ossifikationszentren der letzteren vom Corpuskern durch eine Knorpelfuge geschieden. In die Knorpelfuge zwischen den beiden Partes laterales ist die Squama eingeschoben. Für diese hat der Wirbelknochen nichts Vergleichbares. Das Occipitale entspricht auch nicht einem einzelnen Wirbel, sondern einem Komplex von solchen (S. 625). Man nennt die Knorpelfuge zwischen Pars basilaris und Pars lateralis *Synchondrosis intraoccipitalis anterior*. Sie verschwindet erst im 6. Lebensjahr. Die *Synchondrosis intraoccipitalis posterior* liegt jederseits zwischen Seitenteil und Schuppenteil; sie verschwindet bereits im 1.—2. Lebensjahr (ausnahmsweise im 3. oder 4. Jahr).

Die frühen Ossifikationen lassen statt der genannten vier Teile sieben unterscheiden, da die Squama aus zwei Stücken entsteht (Ober- und Unterschuppe, S. 626), und jedes von diesen zwei Knochenkerne enthält. Die Grenzen dieser Verknöcherungen haben praktisches Interesse, da sie im Röntgenbild vom Unkundigen leicht mit Rissen im kindlichen oder — wenn sie persistieren — im erwachsenen Schädel verwechselt werden können. Das obere Stück ist der Deckknochen des Occipitale (im wesentlichen oberhalb der späteren Sutura mendosa, die noch in seinem Bereich liegt, Abb. 358). Die Ossifikationen in der Unterschuppe des Occipitale sind die frühesten des Schädels überhaupt (55. Tag der Fetalperiode). Sie sind Ersatzknochen. Die Deckknochenkerne der Oberschuppe beginnen kurz darauf zu erscheinen (57. Tag). Die paarigen Kerne fließen sehr früh zusammen, wachsen aber nicht immer in einem Fluß bis zur Peripherie aus, so daß häufig weitere selbständige Ossifikationen hinzukommen. Zu diesen gehört das *Incabein* (Abb. 332, vgl. auch S. 626). Fontanellenverknöcherungen in der Hinterhauptfontanelle treten viel später auf *(Spitzenknochen, Os apicis)* und bleiben manchmal zeitlebens als separate Knochen erhalten.

Die beim Os occipitale üblichen Fachausdrücke.

A. Foramen occipitale magnum. Verbindet den Rückgratkanal mit der Schädelhöhle, enthält
die Medulla oblongata, die obersten Wurzelfäserchen des 1. Rückenmarknervenpaares,
die Nervi accessorii, Arteriae vertebrales mit Zweigen zum Rückenmark und mächtige
Venengeflechte. Das Loch ist oval, seitlich durch die Gelenkhöcker eingeschnürt, oft
mehr rhombisch, auch kreisrund. Der Flächeninhalt ist beim Europäer größer als bei
allen anderen Rassen.

B. Pars basilaris.
   1. *Innenfläche* (Abb. 331).
      Clivus (Blumenbachi): die schräg von vorn nach hinten abfallende Fläche, auf welcher
      das verlängerte Mark und die Brücke des Gehirns ruhen; setzt sich auf das Keil-
      bein bis zum Dorsum sellae fort (Abb. 331).
      Sulcus petrosus (inferior): feine Rinne auf jeder Seite des Clivus für einen venösen
      Blutleiter der Dura mater (Sinus petrosus inferior).
   2. *Außenfläche* (Abb. 330).
      Tuberculum pharyngeum: Ansatz der hinteren Rachenwand (Raphe des Pharynx).
      Zu beiden Seiten liegen Grübchen für den Ansatz des M. longus capitis und dahinter
      die Ansatzfelder für die Mm. recti capitis anteriores.

C. Partes laterales.
   1. *Innenfläche* (Abb. 331).
      Incisura jugularis: ein Ausschnitt des vorderen Randes, welcher innen mit einem
      entsprechenden Ausschnitt des Schläfenbeins das *Foramen jugulare* bildet. Medial
      rücken die Knochen näher aneinander zur *Fissura petrooccipitalis.* Das Foramen
      jugulare ist durch eine bindewebige Brücke in einen kleineren vorderen und einen
      größeren hinteren Abschnitt unterteilt. Durch die vordere Öffnung verläuft der
      Sinus petrosus (inf.), durch die rückwärtige der Sinus sigmoides. Die Bindegewebs-
      brücke wird von 3 Nerven (N. glossopharyngeus, vagus, accessorius) zum Austritt
      aus dem Schädel benutzt. In diese Brücke können sich Fortsätze des Occipitale
      und Temporale erstrecken, so daß am macerierten Schädel das Foramen jugulare
      mehr oder weniger vollständig unterteilt ist (Processus intrajugularis).
      Processus jugularis: eine vorspringende dicke Knochenmasse zwischen Incisura jugu-
      laris und Margo mastoideus der Schuppe, welche ebenso auf der Außenfläche zu
      sehen ist.
      Margo mastoideus: reicht vom Processus jugularis längs dem Seitenrand der Pars
      lateralis und der Squama occipitalis bis zum Beginn des Scheitelbeines (*Fonticulus*
      mastoideus, Warzenfontanelle des Neugeborenen).
      Tuberculum jugulare: eine Erhebung vorn an der Grenze gegen die Pars basilaris zu,
      unter ihr der
      Canalis nervi hypoglossi: die innere Öffnung liegt zwischen Tuberculum jugulare und
      Foramen occipitale magnum, die äußere nach *vorn* vom Condylus occipitalis. Der
      Kanal enthält den N. hypoglossus und feine Venenplexus. In einem Viertel der Fälle
      ist er durch eine Knochenbrücke zweigeteilt.
      Sulcus sigmoideus: eine tiefe Grube, vom hinteren Rande des Foramen jugulare aus-
      gehend; in ihr liegt der größte Venenblutleiter der harten Hirnhaut (Sinus sigmoideus).
      Canalis condyloideus: führt aus dem Sulcus sigmoideus nach außen und endet *hinten*
      vom Condylus occipitalis. Er ist ein venöses Emissarium Santorini und wie alle
      Emissarien unbeständig.
   2. *Außenfläche* (Abb. 330).
      Condylus occipitalis: der Gelenkhöcker für den Atlas; es gibt jederseits einen. Vorn
      ist er über das Niveau des Occipitale erhöht. *Processus condyloideus,* hinter ihm
      sinkt das Niveau des Occipitale zu einer Grube ein, welche er überragt, *Fossa condy-*
      loidea. In diese Grube mündet der Canalis condyloideus (s. oben). Die Längsachsen
      der Gelenkhöcker divergieren nach hinten zu, sie sind viermal so lang wie die Quer-
      achsen, in der Längs- und Querrichtung konvex. Asymmetrien beider Gelenk-
      höcker sind nichts Seltenes.
      Processus paramastoideus: ein nicht regelmäßig vorkommender Höcker am Muskel-
      feld für den Rectus capitis lateralis. Er kann gelenkig mit dem Querfortsatz des
      Atlas verbunden sein.

D. Squama occipitalis. Die beiden Seitenränder mit vorspringendem stumpfem Winkel, der
   Rand unterhalb des Winkels heißt *Margo mastoideus,* der Rand oberhalb *Margo lambdoideus.*
   1. *Innenfläche* (Abb. 331).
      Protuberantia occipitalis interna: sie ist der stärkste Vorsprung in der Mitte der *Eminentia*
      cruciata (s. im Haupttext über die vier Gruben für das Groß- und Kleinhirn).

Sulcus transversus: eine Rinne für den größten venösen Blutleiter der Dura mater (Sinus transversus), welcher in die *Crista transversa* eingegraben ist. Der Sulcus geht jederseits von der Protuberantia occipitalis interna nach dem obersten Punkt des Margo mastoideus, tritt dort auf das Schläfenbein über und kehrt als *Sulcus sigmoideus* auf die Pars lateralis des Occipitale zurück. Am Rand, *Margo mastoideus,* kann ein Loch für ein Emissarium Santorini liegen, *Foramen mastoideum;* häufiger liegt es innerhalb des Schläfenbeins, oder auf einer oder auf beiden Seiten existieren zwei Löcher (auch drei).

Sulcus sagittalis: Rinne für den Sinus sagittalis; er mündet in der Regel in den rechten Sulcus transversus, seltener gespalten in beide, am seltensten in den linken ein. Die Falx cerebri setzt am Sulcus sagittalis an, die Falx cerebelli an der Crista occipitalis interna, das Tentorium cerebelli an den Sulci transversi.

Crista occipitalis interna: sie zieht von der Protuberantia occipitalis interna zum Foramen occipitale magnum und umfaßt dieses mit zwei Schenkeln. Sie ist die einzige Crista ohne Sulcus. Beim prähistorischen Menschen von Krapina sind auch die übrigen Cristae ohne Sulci. Gelegentlich kommt statt der Crista interna eine *Fossa occipitalis mediana* vor (2—5% bei Europäern; Verbrecherzeichen nach LOMBROSO).

2. *Außenfläche* (Abb. 330, 367).

Linea nuchae suprema: eine stark gekrümmte Bogenlinie, die beiderseits von der *Protuberantia occipitalis externa* nach außen läuft. Sie begrenzt nach oben zu das glatte, sichelförmige Ursprungsfeld des Trapezius.

Linea nuchae superior: eine weniger stark gekrümmte Linie, die mit der Crista occipitalis externa zusammenstößt (diese Stelle wird auch *Tuberculum linearum* genannt). Gewöhnlich ist die Protuberantia occipitalis externa so groß, daß sie die Vereinigungsstelle der Lineae nuchae superiores mit überdeckt. Letztere sind die Grenzlinien zwischen Planum occipitale und Planum nuchale (s. S. 625). Der Trapezius entspringt zwischen der Linea nuchae suprema und Linea nuchae superior. Dieses Feld springt bei niederen Menschenrassen (Australiern) und beim Neandertaler als *Torus occipitalis* vor. Die Linea suprema, Linea superior und Protuberantia externa sind nur möglich, wenn der Torus, wie regelmäßig beim Europäerschädel, fehlt.

Linea nuchae inferior: sie begrenzt das Muskelfeld des M. semispinalis, das zwischen ihr und der Linea nuchae superior liegt, gegen die Muskelfelder der tiefen kurzen Rückenmuskeln. Manchmal läuft von der Linea nuchae inferior eine Grenzlinie zwischen das gemeinsame Muskelfeld der beiden Mm. recti und das des M. obliquus superior (letzteres manchmal erhöht als *Processus retromastoideus*).

Crista occipitalis externa: eine sagittale Knochenleiste von der Protuberantia externa zum Foramen occipitale magnum; Anheftungslinie für das Lig. nuchae, welches als Septum nuchale zwischen die Nackenmuskeln ihrer ganzen Dicke nach eingeschoben ist.

Os sphenoidale. Das *Keil-* oder *Wespenbein, Os sphenoidale,* liegt an dem Angel- oder Knickpunkt für die Umstellung des Hinterhaupts (Abb. 322c). Der Knickpunkt liegt am oberen Ende des *Clivus,* welcher beiden Knochen gemeinsam ist. Die Neigung des Clivus zur Horizontalen *(Clivuswinkel[1])* ist ein Maß für die Stärke der Umstellung des Hinterhaupts und beruht also letztlich auf der Größenzunahme des menschlichen Gehirns.

Unser Knochen heißt Keilbein ($\sigma\varphi\eta\nu$ = Keil), weil der zentrale Teil, *Corpus,* nach dem Hinterhauptsloch zu durch den Clivus keilförmig zugespitzt ist (Abb. 322c). Der Name Wespenbein (Os sphecoides, $\sigma\varphi\eta\xi$ = Wespe) beruht auf der allgemeinen Form des Knochens. Vom Körper breiten sich Flügel aus wie bei einem Insekt (Abb. 333 u. 334), welche an die übrigen Knochen der Basis, ja des Hirnschädels überhaupt und selbst an eine große Anzahl von Gesichtsknochen heranreichen. Der Körper des Keilbeins hängt, wie wir sahen, mit dem Occipitale anfangs knorplig, dann knöchern zusammen, stößt vorn an das Ethmoidale und unten an den Vomer; die Flügel, *Alae magnae* und

---

[1] Als *Horizontale* des Schädels ist die Ohr-Augenebene festgelegt (Frankfurter Verständigung 1884), d. h. eine Ebene, welche durch die Mittelpunkte der oberen Ränder der äußeren Gehöröffnungen und durch die tiefsten Punkte der Unterränder der Orbitae geht. Die Ebene entspricht am besten der natürlichen ungezwungenen Kopfhaltung des aufrechtstehenden Menschen, wenn er geradeaus blickt.

parvae, grenzen direkt oder indirekt (durch die Fortsätze der großen Flügel, *Processus pterygoidei*) an das auch dem Körper angefügte Ethmoidale, ferner an das Zygomaticum, Frontale, Parietale, Temporale, Palatinum, an die Maxilla und manchmal an die Cartilago septi nasi (Processus sphenoidalis). Im ganzen

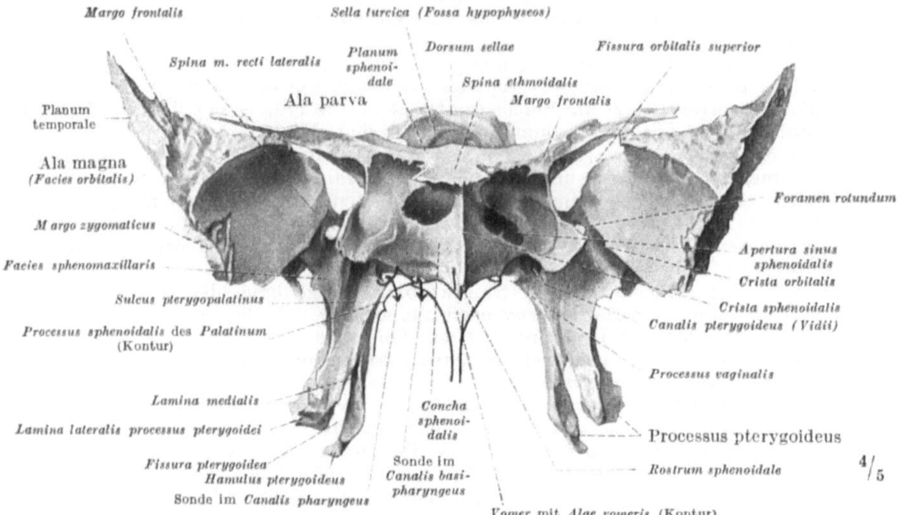

Abb. 333. Keilbein, Os sphenoidale, von vorn. Die oberste Partie des Vomer als Kontur hinzugezeichnet.

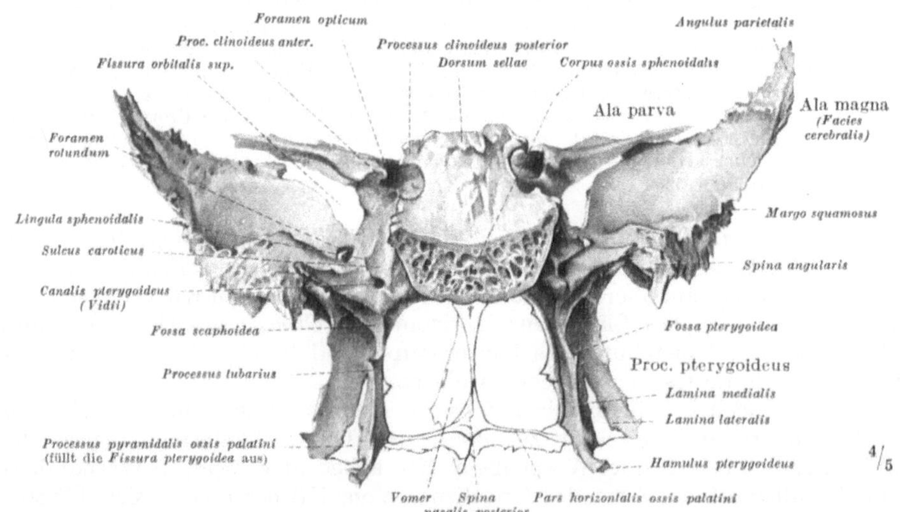

Abb. 334. Keilbein, Os sphenoidale, von hinten. Vomer und Os palatinum als Konturen hinzugezeichnet.

werden 5 unpaare und 5 paarige Skeletteile des Schädels, Summa 15 Stück, erreicht. Daraus ergibt sich eine reiche Nomenklatur an Fachnamen für die Ränder und Flächen und andere Einzelheiten, welche hier tabellarisch folgen.

Die beim Sphenoidale üblichen Fachausdrücke.

A. Corpus, Keilbeinkörper (Abb. 333 u. 334).

Der vordere Teil *(Präsphenoid)* gehört zur vorderen Schädelgrube, der hintere Teil *(Basisphenoid)* zur mittleren Schädelgrube (Abb. 331). Sie sind beim Fetus separate

Knochenstücke, welche durch Knorpel vereinigt sind: *Synchondrosis intersphenoidalis.* Dieser Rest des Chondrocranium geht vor der Geburtsreife in Knochen über, die Synchondrosis sphenooccipitalis (S. 638) dagegen erst im 16.—18. Lebensjahr. Über Knochenkerne siehe: Ossifikation (Abschnitt E dieser Tabelle). Nur die Ober-, Vorder- und Unterfläche der 6 Würfelseiten des Corpus sind frei; alle übrigen sind von anderen Knochen eingenommen, welche beim Fetus knorplig mit dem Körper verbunden sind, aber beim erwachsenen Schädel eine einzige Knochenmasse mit ihm bilden.

1. Oberfläche (Abb. 331, 333 u. 334). Von vorn nach hinten folgen aufeinander:

Spina ethmoidalis: Vorsprung des vorderen Randes, welcher in den Hinterrand der Siebplatte des Ethmoidale eingezapft ist; sehr variable Form, kann fehlen.

Planum sphenoidale: horizontale Fläche in Fortsetzung der Siebplatte des Ethmoidale.

Limbus sphenoidalis: querverlaufende Kante zwischen Planum sphenoidale und Sulcus chiasmatis, läuft seitlich in die Processus clinoidei anteriores der Alae parvae aus.

Sulcus chiasmatis: flache Quergrube zwischen den Foramina optica. Das Chiasma opticum liegt nicht in, sondern oberhalb der Grube.

Tuberculum sellae, Sattelknopf: ein nicht immer vorhandener stumpfer Höcker zwischen Sulcus chiasmatis und Fossa hypophyseos. Die ganze mittlere Gegend der Oberfläche des Corpus hat den Namen: *Sella turcica* wegen der Ähnlichkeit mit dem Reitsattel der Orientalen *(Türkensattel),* welcher sich vom deutschen Sattel durch hohe und spitz zulaufende Wülste vor und namentlich hinter dem Sitz des Reiters unterscheidet. Diesen entspricht das Tuberculum sellae vorn und das Dorsum sellae hinten, dem Sitz die Fossa hypophyseos.

Processus clinoideus medius: kleines variables Höckerchen an jeder Seite des Tuberculum sellae, kann fehlen, andererseits mit dem Processus clinoideus anterior verwachsen sein.

Fossa hypophyseos: Grube, in welcher die Hypophyse (Gehirnanhang) liegt. Beim Fetus und Neugeborenen geht in etwa 10% der Fälle von der Tiefe der Grube ein Kanal aus, welcher die Außenfläche der Schädelbasis erreichen kann: *Canalis craniopharyngeus,* die Stelle der ursprünglichen Verbindung des pharyngealen Abschnittes der Hypophyse mit dem Rachendach. Beim Erwachsenen findet sich nur sehr selten ein Rest (etwa 0,25% der Fälle).

Dorsum sellae, Sattellehne: hohe Querleiste zwischen Fossa hypophyseos und Clivus.

Processus clinoideus posterior: Höckerchen jederseits am Dorsum sellae zur Befestigung des Tentorium cerebelli wie der Processus clinoideus anterior (s. unten S. 646), kann mit diesem und dem Processus clinoideus medius zu Knochenbrücken verschmelzen.

Clivus: eine schräge Ebene zwischen Dorsum sellae und Foramen occipitale magnum (S. 642).

Sulcus caroticus: je eine längsverlaufende seichte Rinne zu beiden Seiten des Keilbeinkörpers, in welcher die A. carotis interna eingebettet ist.

Lingula sphenoidalis: ein Knochenblättchen, welches vom Außenrand des Sulcus aus die Carotis umfaßt (Abb. 334).

2. Vorder- und Unterfläche (Abb. 330, 333 u. 334). Sie gehen gerundet ineinander über.

Sinus sphenoidalis: der Keilbeinkörper ist von vorn her durch Nebenhöhlen der Nase pneumatisiert (Abb. 322c, vgl. auch S. 632). Die Keilbeinhöhle besteht aus zwei Kammern, welche durch ein Septum getrennt sind. Dieses steht meist nicht median, so daß die beiden Kammern ungleich groß sind. Sie sind absolut gemessen sehr verschieden. Ist die Keilbeinhöhle sehr ausgedehnt, so können die angrenzenden Vertiefungen der Schädelbasis in die Höhle hinein vorspringen (Fossa hypophyseos, Canalis opticus, Sulcus caroticus, Kanal für N. maxillaris und Canalis pterygoideus Vidii). Die Nachbarschaft der großen A. carotis interna, der venösen Sinus und Zisternen führt dazu, daß bei Brüchen der Schädelbasis entweder Blut oder Gehirnflüssigkeit (Liquor cerebrospinalis) in den Sinus und durch dessen natürliche Öffnung in die Nase gelangt. Der Liquor kann vom Laien mit Nasensekret verwechselt werden. Für den Kundigen sind jedoch Blutungen aus Nase und Ohr (s. Temporale) und Abfließen von Liquor aus der Nase nach einem Sturz auf den Kopf ernste Symptome einer Basisfraktur.

Conchae sphenoidales (Ossicula Bertini): ein Paar tütenförmiger dünner Belegknochen, die in der 2. Hälfte der Fetalzeit am hinteren oberen Abschnitt der knorpeligen Nasenkapsel entstehen. Sie legen sich an den noch massiven Körper des Keilbeins an und bilden durch ihre Höhlung die Anlage des Sinus sphenoidalis. Meist erst im 8. Lebensjahr verwachsen sie mit der Vorderwand des Keilbeins.

Apertura sinus sphenoidalis: jederseits eine runde bis ovale Öffnung, welche die Concha freiläßt. Beim nicht macerierten Schädel geht die Schleimhautauskleidung der Nase durch die beiden Löcher kontinuierlich in die Wandbekleidung der gesamten

pneumatischen Räume des Keilbeines über. Die Schleimhautöffnung ist rund oder
spaltförmig; sie ist weit enger als das Loch im Skelet. Neben der Hauptöffnung der
Schleimhaut kann eine zweite kleinere vorkommen. Von hier aus kann der Chirurg
nach Wegklappen der Nase die Hypophyse erreichen und sie ohne Eröffnung der
Gehirnkapsel exstirpieren.

Crista sphenoidalis: mediane Leiste auf der Vorder- und Unterseite des Corpus.

Rostrum sphenoidale: wie ein Schiffschnabel vorspringender Auslauf des vorigen;
an Crista und Rostrum lehnt sich die Nasenscheidewand an (Abb. 349).

B. Ala parva (s. orbitalis), kleiner Keilbeinflügel (Abb. 331, 333 u. 334).

Die beiden kleinen Keilbeinflügel sitzen jederseits dem vorderen Teil des Corpus
an (Präsphenoid).

Canalis opticus: ein kurzer Kanal, welcher die Wurzel der Ala parva durchbohrt und
in die Orbita führt (Abb. 350). Die Wurzel der Ala parva besteht wegen der Größe
des Kanales nur aus zwei schmalen Knochenpfeilern. Inhalt: N. (Fasciculus) opticus,
A. ophthalmica.

Margo frontalis: Nahtfläche mit dem Stirnbein (Frontale).

Fissura orbitalis superior: eine breite Spalte zwischen Ala parva und Ala magna (vgl.
Abb. 333, 334 u. 350). Der scharfe hintere Rand der Ala parva deckt die Fissur
von oben; er springt zwischen vorderer und mittlerer Schädelgrube vor. Inhalt:
N. ophthalmicus des Trigeminus, N. oculomotorius, N. trochlearis, N. abducens,
V. ophthalmica superior; der laterale Teil ist durch eine Membran geschlossen.

Processus clinoideus anterior: Vorsprung der Ala parva, welcher nach hinten gegen den
Processus clinoideus medius und posterior zu gerichtet ist (Ansatz für den vorderen
Schenkel des Tentorium cerebelli). Die Spitze ist nicht selten mit dem Processus
clinoideus medius zu einem knöchernen Kanal für die A. carotis interna verschmolzen.

C. Ala magna (s. temporalis), großer Keilbeinflügel. Die beiden großen Keilbeinflügel sitzen
jederseits am hinteren Teil des Corpus (Basisphenoid). Sie breiten sich wesentlich nach
vorn aus und reichen mit den Spitzen sogar etwas weiter nach vorn als die kleinen Flügel.

1. Radix. Verbindungsglied mit dem Corpus (Abb. 333 u. 334).

Foramen rotundum: führt in die Flügelgaumengrube, geradlinige Fortsetzung von dort
durch die Fissura orbitalis inferior in die Orbita (Abb. 350 u. 346). Inhalt: N. maxillaris des Trigeminus.

Foramen ovale: nahe dem hinteren Rand der Radix, führt auf die Außenfläche der
Schädelbasis. Inhalt: N. mandibularis des Trigeminus.

Foramen spinosum (Foramen in spina): das kleinste der drei Löcher, hinter dem vorigen.
Inhalt: A. meningea media, N. spinosus. Foramen ovale und Foramen spinosum
können zusammenhängen (Hemmungsbildung S. 630). Medial neben dem Foramen
ovale kann ein Emissarium sphenoidale vorkommen.

2. Margines (Abb. 333 u. 334). Die Ränder der Alae magnae findet man in der mittleren
Schädelgrube, in der Augenhöhle und Schläfengrube. Sie bilden eine zackige Linie,
wie der Kontur eines Fledermausflügels. Man kann sie zu einem oberen, vorderen
und unteren Rand zusammenfassen.

Fissura orbitalis superior: der vordere Rand der Ala magna begrenzt sie von hinten.

Margo frontalis: rauhe dreieckige Fläche zur Befestigung des Stirnbeins. Sie liegt
ungefähr in der gleichen Flucht mit der Grenze gegen die Fissura orbitalis superior
und wird mit jener zusammen als *oberer Rand* der Ala magna gerechnet.

Angulus parietalis: der äußerste Vorsprung des Oberrandes; er erreicht mit scharfer
dünner Schneide das Scheitelbein (Parietale).

Margo zygomaticus: gezackter Rand, der vorn vom Margo frontalis senkrecht nach
abwärts läuft, zur Verbindung mit dem Jochbein. Mit dem folgenden Abschnitt
bildet er den *vorderen Rand* der Ala magna.

Crista orbitalis: schließt im abgerundeten Winkel an den Margo zygomaticus an; jener
ist der äußere Abschnitt, die Crista orbitalis der innere Abschnitt des *vorderen*
Randes.

Fissura orbitalis inferior: liegt zwischen Crista orbitalis einerseits und Maxilla (und
Palatinum) andererseits (Abb. 350). Sie verbindet die Orbita mit der Flügelgaumen-
und Infratemporalgrube. Inhalt: N. infraorbitalis (Vb), Vasa infraorbitalia.

Margo squamosus: konkav ausgeschnittener *hinterer* Rand der Ala magna, zackig,
zur Verbindung mit der Schuppe des Schläfenbeins. Der hintere Rand ist in den
Winkel zwischen Schläfenbeinschuppe und -pyramide eingeschoben. Der Margo
squamosus biegt spitzwinklig in die vordere Begrenzung der Fissura sphenopetrosa um.

Fissura sphenopetrosa: feine Spalte (Abb. 331), die mit Faserknorpel ausgefüllt ist
(Synchondrosis sphenopetrosa).

Foramen lacerum: Erweiterung der vorigen nach innen zu, ebenfalls zwischen Ala magna und Felsenbeinpyramide (Abb. 331). Durch Faserknorpel verschlossen *(Fibrocartilago basalis)*. In diesen eingebettet liegen: N. petrosus profundus (Sympathicus), N. petrosus superficialis maior (Facialis).

Spina angularis: Dornartiger Vorsprung zwischen den beiden Abschnitten des hinteren Randes der Ala magna, welcher in den Angulus petrosquamosus des Schläfenbeins hineinpaßt (Abb. 331). Manchmal mit kleineren Nebenstacheln und -blättchen (Alae parvae Ingrassiae).

Foramen pterygospinosum (Civinini), Varietät: entsteht durch die Verknöcherung eines Bandes (Lig. pterygospinosum, Abb. 368), welches von der Spina zur Lamina lateralis des Processus pterygoideus (s. unten) geht. Bei den meisten Affen normal. Inhalt: die Nerven und Gefäße des M. pterygoideus internus. Ist das Band partiell verknöchert, so nennt man den Fortsatz am macerierten Schädel: Processus pterygospinosus.

3. *Facies.* Es gibt mehrere Flächen, von denen aber einige nur klein sind und zu den drei Hauptflächen der Ala magna selbst oder als Übergangsflächen zum Flügelfortsatz gerechnet werden.

Facies cerebralis: stützt den vorderen Pol des Schläfenlappens des Gehirns (mittlere Schädelgrube). Sie ist konkav, glatt, hat nur ein Jugum cerebrale außen vom Foramen rotundum.

Facies orbitalis: rhombische glatte Fläche, welche den größten Teil der lateralen Wand der Orbita bildet (Abb. 350). Häufig ist eine *Spina m. recti lateralis* am inneren Winkel zur Befestigung des gleichnamigen Augenmuskels (Abb. 333).

Facies temporalis: die Wand der Schläfengrube, biegt an der *Crista infratemporalis* in das Dach der Unterschläfengrube um (*Facies infratemporalis*, Abb. 330).

D. Processus pterygoideus, Flügelfortsatz des großen Keilbeinflügels. Die beiden Flügelfortsätze begrenzen wie zwei Türpfosten (Abb. 330, 333 u. 334) die hinteren Öffnungen der Nase nach dem Rachen zu (Choanen).

Facies sphenomaxillaris: kleines dreiseitiges Übergangsfeld vorn zwischen Ala magna und Processus pterygoideus; bildet die hintere Wand der *Fissura sphenomaxillaris* (Abb. 333). Gegen die Facies infratemporalis ist die Facies sphenomaxillaris abgegrenzt durch die *Crista sphenomaxillaris.*

Lamina lateralis: die äußere, schräg stehende Lamelle des Flügelfortsatzes; meist auffallend groß, manchmal nach unten zu stark verjüngt, so daß die Gesamtform dreieckig ist. Die Ausbildung hängt von der Entwicklung des M. pterygoideus internus ab. Außen Rauhigkeiten für den M. pterygoideus externus.

Lamina medialis: die innere sagittal stehende Lamelle des Flügelfortsatzes.

Processus vaginalis (ad vomerem): das sich verdünnende Knochenplättchen geht von der Lamina medialis aus, zwischen ihm und dem Corpus der

Canalis pharyngeus und *Can. basipharyngeus* (Inhalt: feine Gefäße und Nerven). Der Processus sphenoidalis des Gaumenbeins hilft die Kanäle begrenzen.

Fossa scaphoidea: Grube auf der Hinterseite der Lamina medialis für den Knorpel der Tuba auditiva Eustachii.

Processus tubarius: Vorsprung des hinteren Randes der Lamina medialis als oberer Stützpunkt für das Ende des Tubenknorpels.

Hamulus pterygoideus und Sulcus hamuli: ein lateralwärts ausladender Hakenfortsatz am untersten Ende der medialen Lamelle, um welchen sich die Sehne des M. tensor veli palatini herumschlingt, mit Furche für diese Sehne.

Canalis pterygoideus Vidii (Canalis Vidianus): ein Kanal, welcher die Wurzel des Flügelfortsatzes durchsetzt, führt nach vorn in die Flügelgaumengrube (Abb. 333 u. 334). Inhalt: Arteria Vidiana, Nervus Vidianus.

Fossa pterygoidea: von Lamina externa und interna gebildete Grube auf der Hinterseite des Flügelfortsatzes. Sie ist bei Neugeborenen noch winzig, wird gewöhnlich zwischen 8. und 14. Lebensjahr für den M. pterygoideus internus vertieft. Sie fehlt beim Europäer selten, bei niederen Rassen häufiger.

Fossa pterygopalatina, Flügelgaumengrube: auf der Außenseite des Flügelfortsatzes, zwischen ihm und dem Gaumenbein (Abb. 346).

Sulcus pterygopalatinus: führt von der Fossa gleichen Namens zwischen Flügelfortsatz und Gaumenbein hinab in die Mundhöhle, wird vom Oberkieferknochen zum *Canalis pterygopalatinus* abgeschlossen (Abb. 353). Inhalt: Nn. palatini, A. palatina descendens.

Fissura pterygoidea: dreieckiger Ausschnitt zwischen den unteren Enden der Lamina medialis und lateralis; ihn füllt der Processus pyramidalis des Gaumenbeins aus (Abb. 333 u. 334).

Canaliculus sphenoidalis, Varietät: beginnt lateral von der Fossa scaphoidea und mündet mit einem medialen Teilast in den Canalis pterygoideus, mit einem lateralen Teilast zwischen Lingula und Foramen ovale.

E. Ossifikation: beginnt im 2. Fetalmonat selbständig in der Ala magna, im 3. Monat folgen separate Kerne je im Vorder- und Hinterkörper und in den Alae parvae. Die Verschmelzung zwischen Ala parva und Vorderkörper geschieht im 6.—7. Fetalmonat, zwischen Vorder- und Hinterkörper kurz vor der Geburt (Knorpelreste bleiben ventral bis ins späte Kindesalter — 13. Lebensjahr — erhalten) und zwischen Ala magna und Hinterkörper während des 1. Lebensjahres. Der Flügelfortsatz ist zur Zeit der Geburt noch sehr kurz. Die laterale Lamelle verknöchert vom Kern der Ala magna aus; die mediale Lamelle erhält schon im 2. Fetalmonat (57. Tag) ihren separaten Kern (Deckknochen) und verschmilzt im 7. Fetalmonat mit der Ala magna. Über die Conchae sphenoidales s. S. 645.

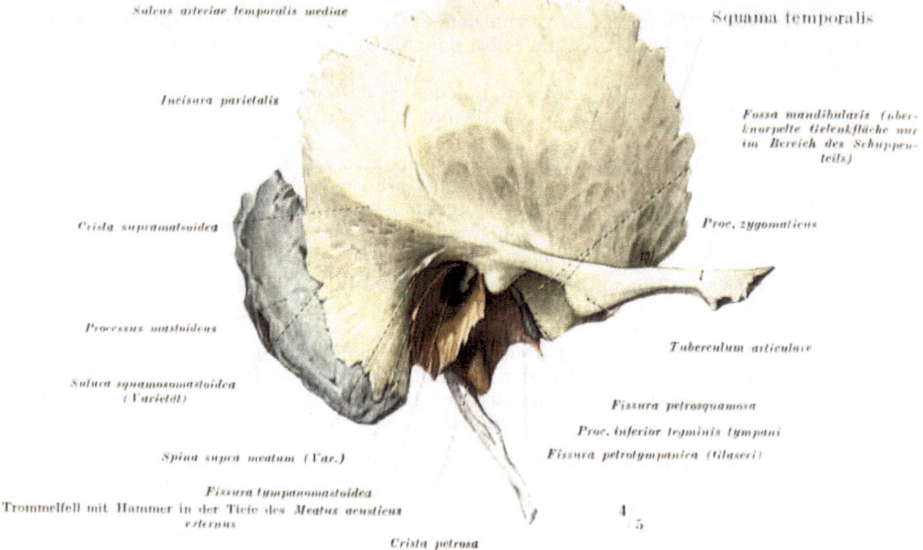

Abb. 335. Schläfenbein von außen (vgl. Abb. 329). Statt der einheitlichen gelben Farbe für den ganzen Knochen sind in dieser und den folgenden Abbildungen mit besonderen schematischen Farben angegeben: Das Os petrosum grün, Os tympanicum rot, Proc. styloideus und Hammer grau, Squama hellgelb.

Os temporale. Das *Schläfenbein, Os temporale*, ist jederseits in den Zwischenraum zwischen dem großen Keilbeinflügel und dem Hinterhauptbein als Bestandteil der Schädelbasis (Abb. 331) eingefügt und steigt von hier seitlich zur Schläfe auf (Abb. 329); daher der lateinische Name, welcher an das frühzeitige Ergrauen der Kopfhaare an den Schläfen anknüpft (Fuga temporis). Man nennt den keilförmigen, zur Schädelbasis gehörigen Teil wegen seiner Form *Pyramis*. Der Schläfenteil heißt *Schläfenschuppe (Squama temporalis*, Abb. 335). Der dritte Abschnitt des Knochens springt äußerlich am stärksten vor, ist daher am Lebenden leicht wahrnehmbar und auch dem Laien bekannt: *Warzenfortsatz, Processus mastoideus* (Abb. 89 u. 96). Der äußere Gehörgang, welcher in das Schläfenbein hineinführt, liegt so, daß von den drei Abschnitten des Schläfenbeins der Schuppenteil oberhalb, die Pyramide unterhalb und einwärts, der Warzenfortsatz hinter ihm zu suchen ist (Abb. 335).

Die genannten drei Abschnitte sind aus sehr verschiedenen Bausteinen hervorgegangen (Tabelle S. 640). Aus dem ursprünglichen Primordialcranium geht nur der zur Schädelbasis gehörende Abschnitt hervor, also der dem Namen „Schläfen"bein am wenigsten entsprechende Teil. Die im Querschnitt viereckige Pyramide (Abb. 336) heißt, soweit sie vom Primordialcranium gebildet ist, *Pars petrosa* (grün). Der Name bezeichnet die Härte des fertigen Knochens, welcher das innere Ohr, die eigentlichen Apparate des Gehör- und Gleichgewichtsinnes, umschließt (Abb. 323). An einen Vorsprung der oberen Wand, des *Tegmen tympani*, und an einen ebensolchen der unteren Wand, *Solum tympani*, sind zwei Deckknochen angeschmolzen, das *Tympanicum* und die *Squama* (rot und hellgelb, Abb. 336a). Dadurch ist vor die ursprünglich freie laterale Wand der Pars petrosa ein Raum vorgelagert worden, die *Paukenhöhle, Cavum tympani*, welche nach dem äußeren Gehörgang zu durch das Trommelfell abgeschlossen

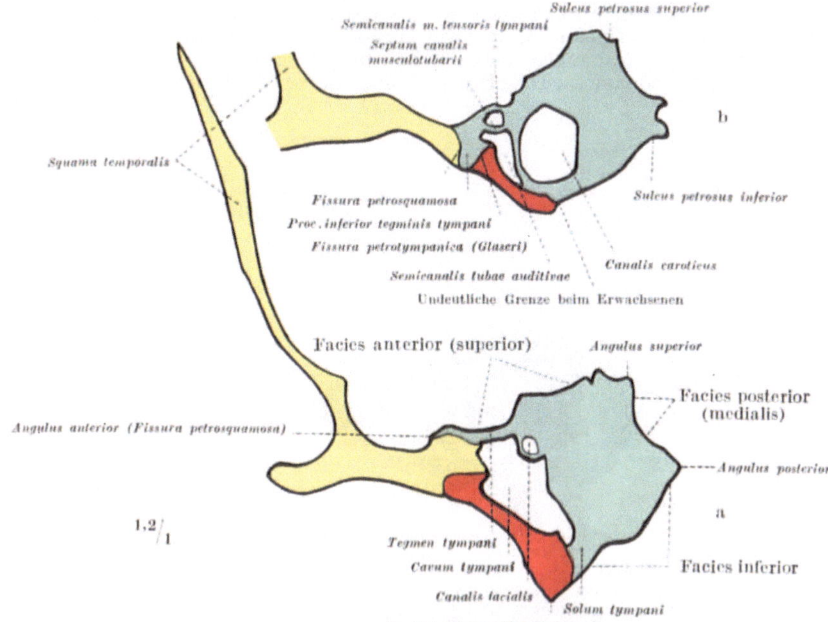

Abb. 336 a u. b. Zwei Querschnitte durch die Felsenbeinpyramide. Sägeschnitt a durch die Paukenhöhle, b weiter innen durch die knöcherne Tuba Eustachii gelegt; schematische Farben wie in Abb. 335. Die vom Tympanicum gebildete Fläche der Pyramide heißt Facies lateralis.

ist. Sie beherbergt die Gehörknöchelchen. Beim Erwachsenen sind die Grenzlinien des Tympanicum und der Pars petrosa an den meisten Stellen so verwischt, daß wir beide zusammen zur Pyramis rechnen; ebenso ist ein branchialer Ersatzknochen, der *Griffelfortsatz, Processus styloideus*, zu einem Bestandteil der Pyramide geworden. Dagegen ist der erst nach der Geburt entstehende Warzenfortsatz zwar genetisch größtenteils dem ursprünglichen Primordialcranium zuzurechnen und daher der Pars petrosa gleichwertig (Pars mastoidea, Tabelle S. 640); aber zur Zeit der Pubertät, wenn die dem reifen Zustand entsprechende Größe erreicht wird, ist eine Zutat der Schläfenbeinschuppe hinzugekommen (Abb. 335, hellgelb), die uns veranlaßt, den Processus mastoideus als besonderen Abschnitt des Temporale zu rechnen. Die Squama verwächst am spätesten mit den beiden anderen Abschnitten und ist sogar ausnahmsweise zeitlebens von ihnen trennbar (Abb. 337). Sie ist ein reiner Deckknochen. Da im Schläfenbein verschiedene, einst selbständige Skeletteile zu einem neuen Ganzen zusammengeschweißt sind, welches in sich nicht nur den ursprünglichen Inhalt der primordialen Ohrkapsel, das innere Ohr (Schnecke, Bogengänge usw.) enthält, sondern auch durch die späteren Zutaten das Mittelohr und einen Teil des äußeren Ohrs in sich aufgenommen hat (Abb. 323), so sind in ihm besonders

viele Nerven und Gefäße enthalten, welche feine Kanäle oder Spalten als Zugänge zu den inneren Einschlüssen des Knochens benutzen müssen. Das Verständnis ist erst vom Studium der umschlossenen Weichteile möglich (Sinnesorgane, periphere Leitungsbahnen, Bd. III); daher ist in der rein beschreibenden
Knochenlehre das Schläfenbein, besonders die Pyramide, mit Recht ein Schrecken
des Anfängers gewesen. Hier wird zum Nachschlagen für den Sachkundigen
eine Zusammenstellung der üblichen Fachwörter in Tabellenform genügen,
welche weiter unten angefügt wird.

Statt der hier beibehaltenen Dreiteilung des Knochens ist vielfach eine Vierteilung
üblich. Nach dem historischen Aufbau wäre es am konsequentesten, folgende vier Teile zu
unterscheiden: Pars petrosa, squamosa, tympanica und hyalis (= Processus styloideus).
Der Processus mastoideus wäre danach größtenteils ein Unterabschnitt der Pars petrosa,
zum kleineren Teil der Pars squamosa. Die offizielle Nomenklatur (BNA) zählt auch vier Teile,

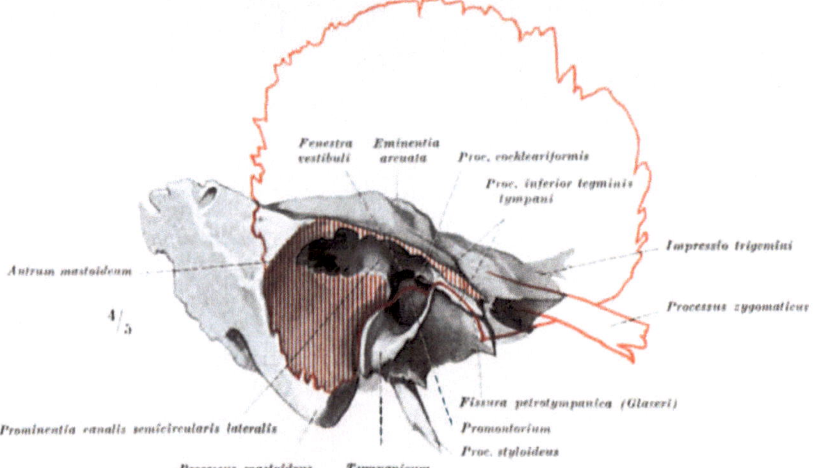

Abb. 337. Schläfenbein des Erwachsenen mit selbständig gebliebenem Schuppenteil, Varietät. Schuppenteil nur als Kontur, rot. Der plastisch gezeichnete Knochen ohne die sonst gebrauchten schematischen Farben.
Rote Schraffierung an den Verwachsungsstellen der Pyramide mit dem Schuppenteil.

rechnet aber dabei den Griffelfortsatz zur Pars petrosa und bezeichnet den Warzenfortsatz
als besonderen Teil. Sie unterscheidet: Squama temporalis, Pars petrosa, Pars mastoidea
und Pars tympanica. Bei beiden Einteilungen werden die Fachausdrücke Pars petrosa und
Pyramis als Synonyme gebraucht. Ich halte die ältere Bezeichnungsweise für richtiger,
welche keine Pars tympanica als besonderen Abschnitt kennt, denn diese ist ein wirklicher
Baustein der Pyramide geworden. Gerade in dem Aufbau der Pyramide, speziell der Paukenhöhle, aus verschiedenen Stücken zu einer neuen Einheit liegt der Schlüssel für das Verständnis
der ganzen Gegend. Doppelt innervierte Muskeln, welche aus verschiedenem Material zu
einer Einheit zusammengeschmolzen sind, werden ebenfalls als Einheit mit *einem* Namen
und nicht mit verschiedenen Namen nach den verschiedenen Herkünften bezeichnet. *Pyramis*
ist nach der hier angewendeten Nomenklatur *nicht* synonym mit Pars petrosa, sondern umfaßt die Pars petrosa, Pars tympanica und Pars hyalis der obengenannten Einteilungsweise.

In der Stellung der Schläfenbeinpyramiden spiegelt sich die Gesamtform
des Kopfes und Schädels wieder, da sie auf der Grenze zwischen der mittleren
Schädelgrube für den Schläfenlappen des Großhirns und der hinteren Schädelgrube für das Kleinhirn liegen und deshalb in hohem Maße von der Konfiguration
des Gehirns abhängig sind. Die Längsachsen beider Pyramiden bilden einen
Winkel miteinander, der bei langköpfigen Individuen im Mittel etwas kleiner
ist als bei kurzköpfigen, aber nur bei einzelnen bis auf einen rechten Winkel oder
tiefer sinkt (indiv. bis 75°). Auch die Schläfenschuppe wölbt sich verschieden
je nach der Form des Gehirns. Beim Neugeborenen ist der obere Rand bei-
nahe geradlinig (Abb. 358); er bleibt so bei manchen niederen Menschenrassen
zeitlebens (Australier, Senoi). Beim erwachsenen Europäer ist der obere Rand

der Schuppe am stärksten gekrümmt (Abb. 329). Kurzköpfige Individuen haben oft eine so steil aufgerichtete Schuppe, daß die größte Breite des Schädels auf den Abstand der beiderseitigen Temporalia fallen kann. Der Schläfen-

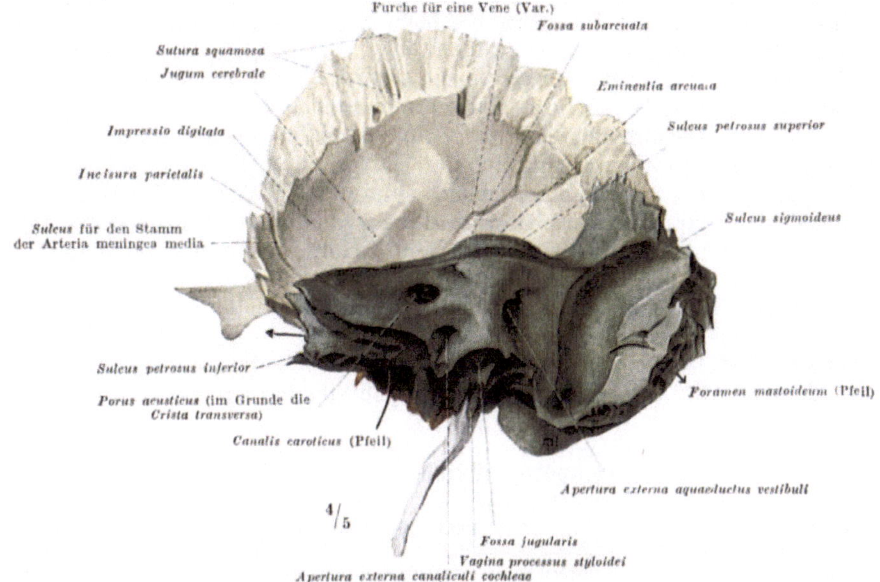

Abb. 338. Schläfenbein von innen hinten. Volle Aufsicht auf die Facies posterior s. medialis der Pyramide. Schematische Farben wie in Abb. 335.

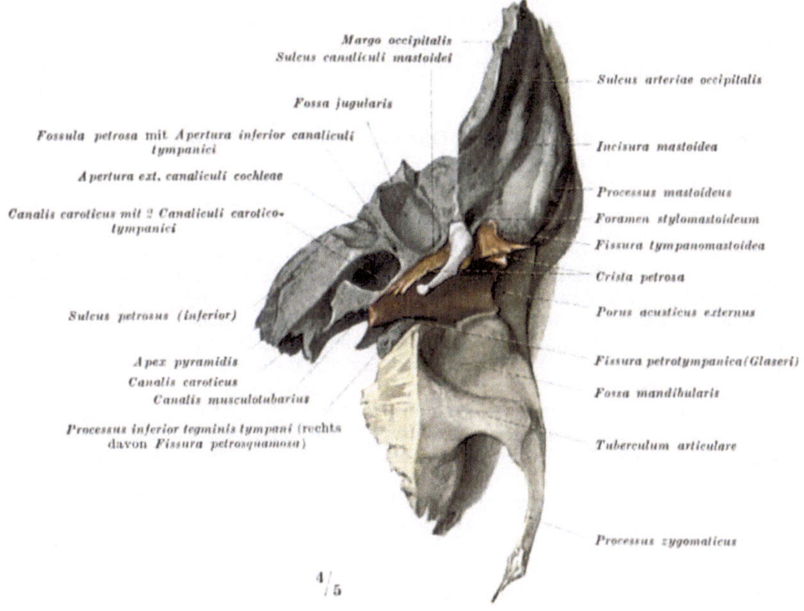

Abb. 339. Schläfenbein von unten. Facies inferior der Pyramide in voller Aufsicht (vgl. Abb. 330). Schematische Farben wie in Abb. 335 u. 338.

muskel, der zum Kauen dient, nimmt mit seinem Ursprungsfeld diesen Teil des Schädels ein (Abb. 367). Während im allgemeinen das Relief des Gehirns an der Außenfläche des Schädels nicht sichtbar ist, wird unter dem Schutz des großen Muskelfeldes am Planum temporale ein System von leichten Vorwölbungen erkennbar, von welchen die deutlichsten der untersten Stirnwindung und 2. Schläfenwindung entsprechen. Wird bei Tieren die Muskulatur operativ entfernt, so verdickt sich der Knochen. Der gestaltende Einfluß des Windungsreliefs des Gehirns auf die Knochenoberfläche ist also nur unter dem Schutz der Muskelwirkung möglich. Die Innenfläche des Knochens trägt zahlreiche Eindrücke und Vorragungen, *Impressiones digitatae* und *Juga cerebralia*, welche den Windungen und Furchen des Gehirns entsprechen (Abb. 338).

Eine besondere Bedeutung hat das Schläfenbein als Träger der Pfanne des Kiefergelenks. Im Zusammenhang mit der Einverleibung der Gehörknöchelchen in das Mittelohr ist ein neues Kiefergelenk entstanden (S. 634), welches vor dem Gehörgang liegt. Charakteristisch für dasselbe ist, daß das durch die Haut sicht- und fühlbare Köpfchen des Unterkiefers beim Öffnen des Mundes aus einer Vertiefung, *Fossa articularis*, auf einen Höcker tritt, *Tuberculum articulare* (Abb. 342). Man kann diesen Vorgang am Lebenden sehr gut kontrollieren, wenn man die Kuppe des kleinen Fingers in den äußeren Gehörgang steckt und mit ihr nach vorn zu das Köpfchen des Unterkiefers betastet. Das Gelenk ist ein transportables Gelenk. Dem ist die Gestaltung des Schuppenteils in den genannten Teilen besonders angepaßt.

Die beim Temporale üblichen Fachausdrücke.

A. Pyramis. Sie hat vier Flächen und vier Kanten. Zwei Flächen sind dem Schädelinneren zugewendet (cerebrale Flächen), zwei gehören zur Außenfläche des Schädels. Von letzteren gehört eine der Außenfläche der Schädelbasis an, die andere schaut nach der Ohrmuschel zu. Die Kanten sind die Winkel zwischen den vier genannten Flächen und ergeben sich aus ihnen (Abb. 336). Der Knochen ist in der Umgebung der Teile des inneren Ohres (Labyrinth) elfenbeinhart. Außerhalb dieser Umhüllung ist er weniger hart (beim Neugeborenen spongiös).

1. *Facies posterior, s. medialis* (Abb. 338 u. 339). Sie ist die von jeher dem Gehirn zugekehrte Fläche, die erst durch die Vergrößerung des Schädels so schräg gestellt wurde, daß sie beim Menschen mehr nach hinten als nach medial schaut. Sie trägt noch die Eintrittsstellen der Gehirnnerven, welche das Temporale durchbohren, steht annähernd vertikal (Abb. 336) und gehört zur hinteren Schädelgrube.

Porus acusticus internus: rundliche Öffnung etwa in der Mitte der Pyramide, näher der oberen als der hinteren Kante.

Meatus acusticus internus: Fortsetzung des vorigen, mit blindem Ende. Gröbere und feinere Kanäle führen von hier aus weiter. Inhalt des Porus und Meatus: N. acusticus, N. facialis, A. auditiva interna mit gleichnamiger Vene.

Fossa subarcuata: oberhalb und etwas lateral vom Porus acusticus internus dicht unter der oberen Kante. Mitunter beim Erwachsenen nur schwach ausgeprägt, am kindlichen Schädel stets sehr groß und deutlich. Sie ist eine unvollständig ausgefüllte Grube unter dem knöchernen oberen Bogengang und enthält als solche einen Fortsatz der harten Hirnhaut (bei vielen Säugetieren ein Läppchen des Kleinhirns). Sie ist an sich bedeutungslos; nur darf sie nicht mit der folgenden verwechselt werden.

Apertura externa aquaeductus vestibuli: unterhalb und lateral von der Fossa subarcuata. Ein lateral und abwärts offener Schlitz. In ihr liegt der Ductus endolymphaticus. Er ist ursprünglich nach oben gerichtet. In der abwärts gerichteten Neigung des Knochenkanals kommt die sekundäre Umlegung der Gehörkapsel zum Ausdruck (S. 628). Der häutige Gang endet blind in einem Divertikel zwischen zwei Blättern der harten Hirnhaut. Neben ihm liegt die feine V. aquaeductus vestibuli.

Sulcus petrosus inferior: seichte Furche längs des inneren vorderen Teiles der unteren Kante für den entsprechenden Blutleiter der harten Hirnhaut. Eine gleichnamige Furche des Occipitale ergänzt ihn zu einer ausgesprochenen Rinne.

2. *Angulus superior* (Crista pyramidis). Kante zwischen der hinteren und vorderen cerebralen Fläche, Ansatz für das Tentorium cerebelli (Abb. 331 u. 336a).

Sulcus petrosus superior: seichte, mitunter durch erhabene Ränder vertiefte Rinne für den gleichnamigen Blutleiter der harten Hirnhaut.

3. *Facies anterior s. superior* (Abb. 336a). Sie ist ursprünglich dem Gehirn abgewendet (nach außen) und erst nachträglich in das Schädelinnere einbezogen. Die austretenden

feinen Nerven (N. petrosus superficialis maior und minor) kommen dadurch in das Innere der Schädelhöhle zu liegen. Sie liegt namentlich im lateralen Teil fast horizontal, wird aber nach der Pyramidenspitze zu abschüssiger. Sie gehört zur mittleren Schädelgrube (Abb. 331).

Eminentia arcuata (Abb. 337, 338, 340, 341): unter ihr liegt der obere Bogengang des Labyrinths.

Hiatus canalis facialis (Fallopii): am Abhang der vorderen Fläche (Abb. 331, 340). Austritt des N. petrosus superficialis maior aus dem N. facialis.

Sulcus nervi petrosi superficialis maioris: feine Rinne für den vorgenannten Nerv, welche ihn vom Hiatus bis zum Foramen lacerum leitet (Abb. 331, nicht bezeichnet).

Sulcus nervi petrosi superficialis minoris; parallel dem vorigen, etwas mehr lateral (Abb. 340, 331, linke Schädelseite, nicht bezeichnet).

Apertura superior canaliculi tympanici: lateral vom und vor dem Hiatus canalis facialis, am Beginn des Sulcus nervi petrosi superficialis minoris. Obere Öffnung des Knochenkanals für den N. petrosus superficialis minor aus dem N. tympanicus (daher der Name des Kanals). Der N. tympanicus gehört zum N. glossopharyngeus. Das Nervenästchen aus ihm benutzt den vorgenannten Sulcus bis zum Foramen lacerum.

Tegmen tympani: eine dünne Knochenplatte lateral und vorwärts von der Eminentia arcuata. Sie ist die Decke der *Paukenhöhle, Cavum tympani,* und schließt weiter innen den Canalis musculotubarius (s. unten) nach dem Schädelinnern zu ab (Abb. 336). Eine schmale Leiste des Tegmen tympani biegt abwärts und legt sich zwischen Tympanicum und Squama wie die Fußspitze, welche in eine Türspalte geklemmt wird: Processus inferior tegminis tympani (Abb. 336 b). Dadurch entstehen zwei Spalten, *Fissura petrosquamosa und Fissura petrotympanica* (Glaseri), von welchen die letztere besondere Bedeutung hat, weil sie in die Paukenhöhle hineinführt (s. unten).

Impressio trigemini: flacher Eindruck nahe der Pyramidenspitze (Abb. 337, 341) für den Plexus triangularis und einen Teil des Ganglion semilunare (Gasseri) des N. trigeminus.

Apex pyramidis (Abb. 338 u. 339): die Spitze schiebt sich im Foramen lacerum am weitesten zwischen Keilbein und Hinterhauptsbein ein (Abb. 331).

4. *Angulus anterior.* Die vordere cerebrale Fläche der Pyramide stößt in der Nähe des Apex an das Keilbein, weiter außen an die Schläfenschuppe. In den Winkel zwischen beiden springt die Spina angularis des Keilbeins vor (Abb. 331). Die einzelnen Abschnitte heißen:

Foramen lacerum: mit Faserknorpel gefüllte Spalte zwischen großem Keilbeinflügel und Felsenbein (Abb. 331). Im Faserknorpel, *Fibrocartilago basalis,* verlaufen: N. petrosus profundus und N. petrosus superficialis maior. Die A. carotis interna liegt unmittelbar oberhalb und innen vom Faserknorpel, die Tuba auditiva außen von ihm.

Fissura sphenopetrosa: schließt lateralwärts an das Foramen lacerum an, zwischen Spina angularis des Keilbeins und Pyramide des Schläfenbeins (Abb. 331), mit Faserknorpel gefüllt (deshalb auch *Synchondrosis sphenopetrosa* genannt). Durch den Faserknorpel geht der N. petrosus superficialis minor hindurch (aus Glossopharyngeus).

Fissura petrosquamosa: das Tegmen tympani stützt sich hier gegen die Schuppe (Abb. 335 u. 336). Die Spalte bleibt nach der Geburt lange bindegewebig verschlossen, verknöchert aber gewöhnlich mehr oder weniger. Ohne Inhalt von Gefäßen oder Nerven (die nahe Fissura petrotympanica Glaseri ist dagegen ein sehr wichtiger Durchlaß für Gefäße und Nerven der Paukenhöhle, siehe diese, S. 655).

5. *Angulus posterior:* Kante zwischen der hinteren cerebralen und der äußeren unteren Fläche der Pyramide, grenzt an das Occipitale und ist mit diesem faserknorplig vereinigt (*Fissura* bzw. *Synchondrosis petrooccipitalis,* Abb. 331). Darin bleibt die *Incisura jugularis* mit dem *Processus intrajugularis* ausgespart. Die entsprechenden Ausschnitte der Knochenränder der Pyramis und des Occipitale (Abb. 330 u. 331) ergänzen sich zum Foramen jugulare.

6. *Facies inferior* (Abb. 330, 338 u. 339). Sie liegt auf der Unterfläche des Schädels und ist am reichsten gegliedert. Die medialste Zone ist rauh. An ihr sind derbes Bindegewebe und der Levator veli palatini befestigt.

Foramen stylomastoideum: liegt nach vorn von der Incisura mastoidea des Warzenfortsatzes. Öffnung des Canalis facialis Fallopii. Austritt des N. facialis.

Processus styloideus, Griffelfortsatz: unmittelbar nach vorn vom Foramen stylomastoideum. Bei Kindern immer knorplig, verwächst erst zur Zeit der Pubertät mit der Pyramide. Beim Erwachsenen knöchern, von sehr wechselnder Länge (mehrere Zentimeter lang oder ganz kurz, fehlt auch zuweilen). Eine *Pars occulta* des Griffelfortsatzes ist in die Hinterwand der Paukenhöhle eingemauert und bedingt gegen diese eine Vorwölbung: *Prominentia styloidea* der Paukenhöhle. Von der nach außen vorspringenden *Pars libera* des Griffelfortsatzes entspringen drei Muskeln (Abb. 367).

Vagina processus styloidei: eine Art Knochenscheide für den aus dem 2. Branchialbogen stammenden Processus styloideus (Abb. 338 u. 339). Wird gebildet vom Petrosum (Solum tympani) und Tympanicum. Die Vagina umgibt auch die Pars occulta des Griffelfortsatzes im Innern der Pyramide. Ist der Griffelfortsatz knorplig mit der Pyramide verbunden und die Pars libera bei der Maceration weggefallen, so sieht man in der Tiefe der Vagina die bereits knöcherne Pars occulta.

Fossa jugularis: rundliche oder ovale Grube innen vom Processus styloides gegen den Angulus posterior hin. Kuppelförmiger Hohlraum für die V. jugularis interna (Bulbus venae jugularis superior).

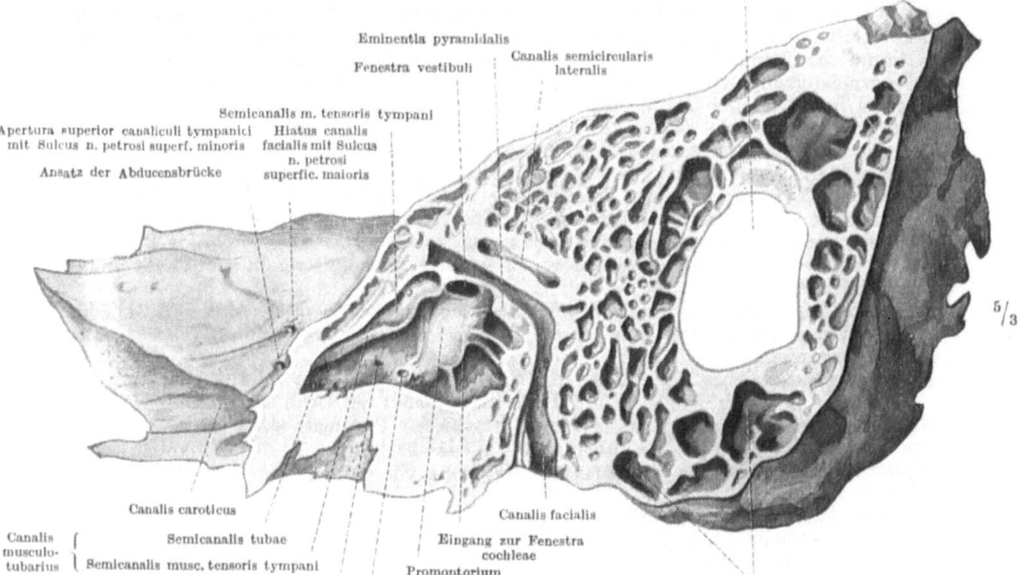

Abb. 340. Längsschnitt durch die linke Felsenbeinpyramide parallel der Crista petrosa. Ansicht von lateral.

Sulcus canaliculi mastoidei: beginnt als Furche im Grunde der Fossa jugularis, enthält den Ramus auricularis n. vagi. Fortsetzung im Canaliculus mastoideus (s. unter Nr. 9 dieser Tabelle).

Foramen caroticum externum: großes, fast kreisrundes Loch innen und vorn von der Fossa jugularis. Hier beginnt der

Canalis caroticus (Pfeil, Abb. 338): Kanal für die A. carotis interna und das sie begleitende sympathische Nervengeflecht. Das Foramen caroticum internum liegt an der Spitze der Pyramide.

Canaliculi caroticotympanici: zwei feine Kanälchen, welche aus dem Beginn des Canalis caroticus an der Unterfläche der Pyramide in die Paukenhöhle führen. Inhalt: die gleichnamigen sympathischen Nervenästchen (Abb. 339—341).

Fossula petrosa: kleine, oft undeutliche Grube in der schmalen Zwischenwand zwischen Fossa jugularis und Canalis caroticus. Sie beherbergt das Ganglion petrosum des N. glossopharyngeus.

Apertura inferior canaliculi tympanici: Öffnung des Canaliculus tympanicus im Grund der Fossula petrosa oder an der Stelle, wo diese Grube liegen sollte (Abb. 339 u. 340). Eintritt des N. tympanicus, eines Astes des Glossopharyngeus, welcher durch den genannten Kanal in die Paukenhöhle gelangt.

Apertura externa canaliculi cochleae: dreieckige trichterförmige Vertiefung in der Scheidewand zwischen Fossa jugularis und Canalis caroticus (Abb. 338, 339) am Angulus posterior, noch von Gehirnhäuten bedeckt. Hier endet der Canaliculus cochleae (S. 657). Über den Inhalt s. Gehörorgan.

7. *Angulus inferior.* Die untere äußere Fläche steht rechtwinklig zur lateralen äußeren
   Fläche. An der Umbiegungskante erhebt sich eine hohe Knochenkante, welche dem
   Ende des Tympanicum entspricht, *Crista petrosa* (Abb. 336 u. 339). Sie reicht nicht
   bis zur Spitze der Pyramide.
8. *Facies lateralis.* Sie liegt der Facies posterior s. medialis der Pyramide gegenüber und
   ist außen am Schädel als Teil der Fossa mandibularis sichtbar. Sie reicht von der
   Fissura petrosquamosa bis zur Crista petrosa (Abb. 335 u. 339); infolge Schrägstellung
   der Pyramide blickt sie schräg nach vorn. Es folgen von medial nach lateral:
   Canalis musculotubarius (Abb. 323 u. 339): die äußere Mündung liegt auf der lateralen
      Fläche medial von der Spina angularis des Keilbeins etwa in der gleichen Höhe
      wie die äußere Öffnung des Canalis caroticus; führt in die Paukenhöhle (Abb. 340).
   Septum canalis musculotubarii: eine von der Pars petrosa ausgehende Leiste, welche
      den Kanal in einen oberen und unteren Halbkanal trennt (Abb. 336 b). Die Trennung
      ist meistens unvollständig (Abb. 340, 341).
   Semicanalis m. tensoris tympani: oberes Stockwerk des Canalis musculotubarius für
      den genannten Muskel, welcher durch den Kanal in die Paukenhöhle gelangt. Seine
      Sehne inseriert am Hammer (Trommelfellspanner).
   Semicanalis tubae auditivae: unteres größeres Stockwerk des Canalis musculotubarius
      für die Tube, den Verbindungskanal zwischen Pharynx und Mittelohr.
   Processus inferior tegminis tympani: nach unten gerichtete Leiste des Tegmen tympani,
      welche wie die Fußspitze zwischen die Tür so zwischen Squama und Tympanicum
      eingeklemmt ist (Abb. 336 b). Die untere Kante ist auf der lateralen Fläche der
      Pyramide zwischen der Gelenkgrube für den Unterkiefer und dem Tympanicum
      sichtbar (Abb. 335 u. 339).
   Fissura petrotympanica, GLASERsche Spalte: liegt zwischen dem vorigen und dem
      Tympanicum (Abb. 335—339). Der lateinische Name bezieht sich auf die Zugehörig-
      keit des Tegmen tympani zum Petrosum. Inhalt: A. tympanica aus der A. maxil-
      laris (interna), etwas weiter medial die Chorda tympani, ein Ast des N. facialis.
   Fissura petrosquamosa: zwischen Processus inferior tegminis tympani und Squama
      (Abb. 335—339), äußere Ansicht der gleichen, mit Bindegewebe gefüllten Spalte,
      welche innen zum Angulus anterior gehört.
   Porus acusticus externus (Abb. 335 u. 367): noch beim Neugeborenen von einer ring-
      förmig gebogenen Spange, dem Anulus tympanicus, begrenzt, die aber bereits im
      10. Fetalmonat mit der Squama verwächst. Zu einer tiefen Rinne umgewandelt bildet
      sie als Tympanicum die untere und laterale Wand des äußeren Gehörganges, welcher
      vom Porus acusticus externus zum Trommelfell führt.
   Incisura tympanica (Rivini): der obere Ausschnitt des Tympanicum, welchen die
      Squama ausfüllt (Abb. 335).
   Spina tympanica minor et maior: hinterer und vorderer kleiner Knochenstachel an
      den Rändern des Tympanicum gegen die Incisura tympanica hin; beim jugendlichen
      Knochen deutlich, später verwischt.
   Fissura tympanomastoidea: mit Bindegewebe gefüllte Spalte zwischen Tympanicum
      und der dem Petrosum zugehörigen Partie des Warzenfortsatzes (Abb. 335 u. 339).
      In ihr liegt die Öffnung des Canaliculus mastoideus, aus dem der R. auricularis n.
      vagi heraustritt.
   Sulcus tympanicus: Rinne des Os tympanicum, in welche das Trommelfell eingelassen ist.
9. *Kanäle und Hohlräume der Pyramide.* Beim macerierten Knochen sieht man vom
   äußeren knöchernen Gehörgang aus in den vom Tympanicum bedeckten tubotympa-
   nalen Innenraum des Knochens hinein. Er ist beim Lebenden durch das Trommelfell
   nach außen abgeschlossen, aber vom Pharynx aus zugänglich (durch die Tube, Abb. 323).
   Meatus acusticus externus, äußerer Gehörgang (Abb. 335): führt vom Porus externus
      zum Trommelfell (bzw. zum Sulcus tympanicus, Abb. 323).
   Cavum tympani, Paukenhöhle: die Form ist mit einer flachen Trommel oder mit einer
      runden Tortenschachtel zu vergleichen. Das Trommelfell ist die nach außen ge-
      wendete Fläche, entsprechend der Trommelfläche des genannten Instruments.
      Die gegenüberliegende Fläche ist das knöcherne *Promontorium* (Abb. 340). Beim
      macerierten Schädel ist das Promontorium im Grunde des äußeren Gehörganges
      sichtbar (Abb. 337). Die schmalen Seitenwände des Cavum tympani sind nicht
      kreisrund wie bei einer Trommel, sondern ungefähr vierkantig (Abb. 336). Die
      mediale Fläche steht der von der Pars tympanica gebildeten lateralen Außenfläche
      der Pyramide parallel. Sie ist die ursprüngliche Außenfläche der Pars petrosa, ehe
      der tubotympanale Raum in den Schädel einbezogen wurde. In ihr verläuft der
      Canalis facialis. Die Seitenwände werden oben vom Tegmen tympani und unten
      vom Solum tympani, also an drei Seiten vom Petrosum gebildet, zu dem auch das
      Promontorium gehört. Das Tympanicum stellt nur die äußere Seitenwand des

Cavum tympani. Das Tegmen tympani ist besonders dünn (Gefahr der Fortleitung
von Entzündungen des Mittelohres auf das Gehirn). Viele andere Einzelheiten der
Paukenhöhle werden erst bei den Sinnesorganen besprochen werden (Bd. III).
Fenestra vestibuli, Vorhoffenster: ovale Öffnung oberhalb des Promontorium (Abb. 340);
in ihr steckt die Steigbügelplatte des Stapes, welche die Schallbewegung auf die
Perilymphe des Labyrinths überträgt.
Fenestra cochleae, Schneckenfenster: dreieckige Öffnung unterhalb des Promontorium,
(Abb. 341) beim nicht macerierten Schädel mit dem zweiten Trommelfell geschlossen
(Membrana tympani secundaria).
Promontorium: Gewölbte Fläche der Paukenhöhle (Abb. 340), dem Trommelfell gegen-
über. Sie entspricht der unteren Windung der knöchernen Schnecke (s. Labyrinthus
osseus).
Sulci promontorii: eine feine Rinne verbindet den Canaliculus tympanicus inferior
mit dem Canaliculus tympanicus superior über das Promontorium hinweg (Abb. 340).

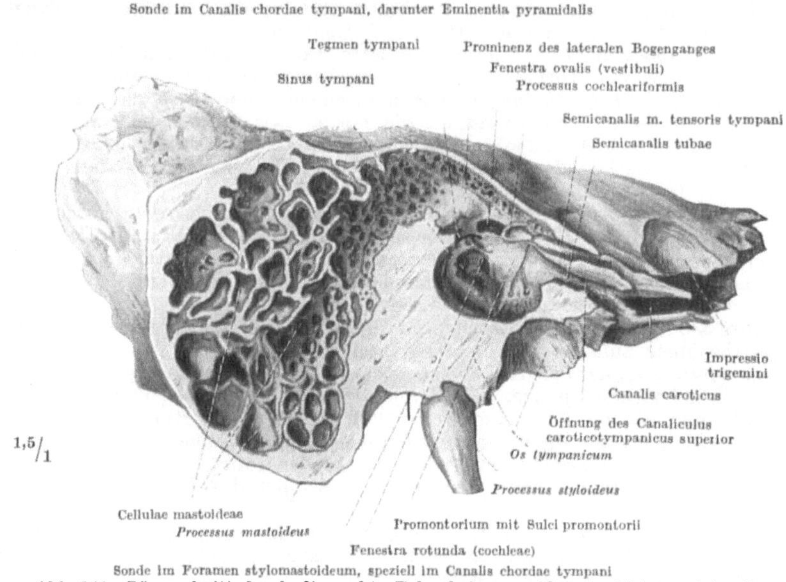

Abb. 341. Längsschnitt durch die rechte Felsenbeinpyramide. Ansicht von lateral.

Der N. tympanicus aus dem N. glossopharyngeus nimmt diesen Weg (s. Apertura
inferior et superior canaliculi tympanici (S. 654 u. 653). Die BNA nennen diese
Rinne wegen ihres Inhaltes Sulcus tympanicus (der Name bereits oben für Rinne des
Trommelfells vergeben). Außerdem Rinnen auf dem Promontorium als Fortsetz-
ungen der Canaliculi caroticotympanici (S. 654) für Ästchen des Sympathicus.
Canalis musculotubarius: Fortsetzung des Cavum tympani nach dem Pharynx zu
(deshalb beides zusammen *tubotympanaler Raum* genannt, s. oben; außerdem über
Unterteilung des Canalis musculotubarius und seinen Inhalt, S. 655).
Labyrinthus osseus, knöchernes Labyrinth: eine felsenharte Knochenschale um das
häutige Labyrinth, welche die Form der drei Bogengänge, der Schnecke und des
Vestibulum im Groben wiedergibt (über die Details s. Sinnesorgane, Bd. III).
In Abb. 323 ist der Innenraum des knöchernen Labyrinths in der richtigen Lage
im Knochen sichtbar. Die knöcherne Schale ist in mehr lockeren Knochen eingebettet und kann künstlich aus diesem herauspräpariert werden.
Canalis caroticus (Abb. 339 u. 340): für die A. carotis interna, die begleitenden Venen
und sympathischen Nerven. Der Kanal ist am weitesten von allen; er beginnt auf
der Unterfläche der Pyramide am Foramen caroticum externum, biegt innerhalb
des Felsenbeins allmählich in fast rechtwinkligem Verlauf zur Anfangsstrecke um
und mündet an der Pyramidenspitze. Das Foramen caroticum internum ist häufig
unvollständig begrenzt, so daß die Arterie auf eine große Strecke vom Knochen
entblößt sein kann. Die Umbiegungsstelle liegt nahe der vorderen Wand der Paukenhöhle, die horizontale Strecke in nächster Nachbarschaft der Schnecke und parallel

dem Canalis musculotubarius. Die Canaliculi caroticotympanici verbinden den Kanal mit der Paukenhöhle (Abb. 340, 341).

Meatus acusticus internus (Abb. 338): dringt an der Hinterseite der Pyramide vom Porus acusticus internus aus schief in den Knochen ein. Aus seinem Grund geht hervor:

Canalis facialis (Falloppii, Abb. 340): für den N. facialis, der durch die ganze Länge des Kanals zieht. Gefäße treten von verschiedenen Seiten in ihn ein: A. stylomastoidea von unten, ein Ast der A. meningea media von oben (durch Hiatus), außerdem kleine Venen. Er ist der längste Felsenbeinkanal. Beginn in der Tiefe des Meatus acusticus internus, oberhalb der Crista transversa. Erste Strecke: von Hinterseite der Pyramide *quer* zu ihrer Achse bis an die Vorderseite. Hier Hiatus canalis facialis (Abb. 331, sog. äußeres „Knie" des Facialis, Ganglion geniculi, Aus- und Eintritt von Nerven und Gefäßen). Zweite Strecke: vom Hiatus der Längsachse der Pyramide folgend bis zu dem allmählichen Übergang in die senkrechte Richtung. Die beiden ersten Strecken liegen in der gleichen Horizontalebene. Die zweite Strecke nähert sich oberhalb der Fenestra vestibuli der medialen Wand der Paukenhöhle (Abb. 336); manchmal fehlt die dünne, leicht verletzliche knöcherne Wand gegen die Paukenhöhle hin (beim Neugeborenen immer); es liegt dann der Nerv der Paukenschleimhaut unmittelbar an: Facialislähmung bei Mittelohreiterung. Dritte Strecke: der senkrechte Verlauf bis zum Austritt am Foramen stylomastoideum (Abb. 339). Kurz vor dem Ende geht rückläufig aus dem Facialiskanal der feine *Canaliculus chordae tympani* in die Paukenhöhle (die Chorda tympani erreicht auf diesem Weg die Paukenhöhle; sie verläßt sie durch die Fissura petrotympanica Glaseri). — Die erste Strecke des Kanals ist die ursprünglichste. Die übrigen sind erst nachträglich in die Wand des Schädels aufgenommen worden.

Canaliculus tympanicus (Abb. 340): für den gleichnamigen Nerv (Ast des Glossopharyngeus). Beginn in Fossula petrosa (s. Facies inferior). Untere Strecke bis Paukenhöhle, Fortsetzung durch einen Sulcus promontorii (s. diese); obere Strecke führt aus Paukenhöhle durch deren obere Wand bis Apertura superior canaliculi tympanici auf Vorderfläche der Pyramide.

Canaliculus mastoideus: für den R. auricularis des N. vagus. Beginnt in der Fossa jugularis (Abb. 339), kreuzt den Canalis facialis nahe von dessen Mündung und endet in der Fissura tympanomastoidea.

Aquaeductus vestibuli: für den Ductus endolymphaticus. Geht vom Vestibulum des knöchernen Labyrinths aus und mündet in Apertura externa aquaeductus vestibuli (Abb. 339).

Canaliculus cochleae: für Aquaeductus cochleae. Anfang in Scala tympani der Schnecke. Mündung in Apertura externa canaliculi cochleae (Abb. 339).

B. Processus mastoideus, Warzenfortsatz (Abb. 329 u. 330). Er ist nicht identisch mit der Pars mastoidea des Primordialcranium (vgl. S. 650). Voll ausgebildet erst mit Abschluß des Schädelwachstums. Der hintere Rand des Warzenfortsatzes liegt frei, durch die Haut fühlbar, der vordere Rand ist an das Tympanicum angeschlossen. Laterale Fläche konvex, mediale Fläche plan. An der lateralen Fläche sind befestigt: M. sternocleidomastoideus, M. splenius capitis, am unteren Rande M. longissimus capitis (Abb. 367).

Cellulae mastoideae: pneumatische Räume im Innern des Knochens, ähnlich den pneumatischen Nebenräumen der Nase. Sie gehen von der Paukenhöhle aus (*Antrum mastoideum*, Abb. 337, 341). Sehr wechselnd an Größe. Geringe Zahl oder Mangel rühren von Erkrankungen im Kindesalter her. Sie können durch die Außenlamelle des Knochens durchscheinen. Außerdem im Processus mastoideus Knochenmark ententhaltende Spongiosaräume.

Incisura mastoidea: tiefer Einschnitt an der medialen Seite des Warzenfortsatzes (Abb. 339), für Ursprung des M. digastricus (Abb. 330), teilt den Warzenfortsatz in zwei ungleich große Höcker; der innere meist sehr klein.

Sulcus arteriae occipitalis: seichte Furche innen von der vorigen, für die genannte Arterie (Abb. 330 u. 339).

Foramen mastoideum: dicht neben oder innerhalb des hinteren Randes, vom Sulcus sigmoideus ausgehend (Abb. 338, Pfeil), für ein venöses Emissarium. Manchmal mehrere Foramina dieser Art.

Sulcus sigmoideus: auf der Innenseite (cerebralen Fläche) des Processus mastoideus (Abb. 338). Breite Rinne für den gleichnamigen Blutleiter der harten Hirnhaut (mit Emissarien, s. voriges). Er kommt vom Occipitale (Sinus transversus) und kehrt zu diesem im Bogen zurück (Foramen jugulare).

Sutura squamosomastoidea: Grenze zwischen Squama und Pars mastoidea des Primordialcranium (Abb. 335). Vom 2. Lebensjahr ab gewöhnlich obliteriert.

Fissura tympanomastoidea: Spalte zwischen Warzenfortsatz und Pars tympanica der Pyramide (Abb. 335). Mit Bindegewebe gefüllt. In ihr mündet der Canaliculus mastoideus (s. oben).

Sutura occipitomastoidea: Naht zwischen Squama occipitalis und Pars mastoidea (Abb. 331).

Incisura parietalis: Einschnitt zwischen Squama temporalis und Pars mastoidea (Abb. 335), in welche der Angulus mastoideus des Scheitelbeins eingreift.

Sutura parietomastoidea: kurze Naht, in welcher Scheitelbein und Pars mastoidea zusammenstoßen (Abb. 329, nicht bezeichnet).

Crista supramastoidea (Abb. 335): setzt den Jochbogenrand in die Linea temporalis inferior fort (Abb. 367); durch die Haut hindurch fühlbar (bei Europäern in 10% der Fälle, bei niederen Rassen häufiger).

C. Squama temporalis, Schläfenschuppe. Eine Scheibe, welche mit dem oberen kreisförmigen Rand den Nachbarknochen aufliegt und sie von unten her deckt. Daher der Name. Die Innenfläche infolgedessen kleiner als die Außenfläche. Der untere Rand setzt den Kreis fort, hat aber einen tiefen Ausschnitt für den äußeren Gehörgang (Abb. 335).

1. Außenfläche.

Processus zygomaticus: erhebt sich von der Außenfläche der Schuppe vor dem äußeren Gehörgang, trifft in der schrägen Sutura zygomaticotemporalis mit dem Jochbein zusammen (Abb. 329) und bildet mit diesem zusammen den *Jochbogen, Arcus zygomaticus* (Abb. 96). Oberrand annähernd geradlinig, durch die Haut fühlbar und bei mageren Menschen regelmäßig während der Kaubewegungen und oft auch in der Ruhe sichtbar. Verlängerung nach hinten in Crista supramastoidea (s. oben).

Tuberculum articulare: ein am Ursprung des Jochfortsatzes nach abwärts schauender Höcker (Abb. 335 u. 339), hat die Form einer querstehenden Garnrolle. Auf ihn tritt das Unterkieferköpfchen beim Öffnen des Mundes.

Fossa mandibularis: Gelenkgrube für das Köpfchen des Unterkiefers bei geschlossenem Mund (Abb. 335, 339, 342). Der überknorpelte Teil heißt *Facies articularis.* Der Jochfortsatz umschließt mit zwei Wurzeln die Grube. Die mediale Wurzel breitet sich zu einem dreieckigen, horizontal gestellten Feld auf der Unterfläche des Schädels aus, welche das Planum infratemporale des großen Keilbeinflügels fortsetzt (Abb. 330; weitere Details s. S. 716).

Facies temporalis: sie bildet mit den angrenzenden Partien des Parietale, Frontale und großen Keilbeinflügels die Ursprungsfläche für den M. temporalis (Abb. 367). Die von den genannten Knochen zusammen gebildete Fläche heißt *Planum temporale,* ihre Vertiefung nach unten zu *Fossa temporalis* (Abb. 330).

Sulcus arteriae temporalis mediae: beginnt oberhalb des äußeren Gehörganges und steigt auf der Facies temporalis in die Höhe (Abb. 335).

Meatus acusticus externus: die Schuppe bildet das Dach des knöchernen Gehörganges (die übrige Wand vom Tympanicum, Abb. 335).

Spina supra meatum: kleiner Knochenstachel, der häufig, aber nicht immer oberhalb der äußeren Öffnung des knöchernen Gehörgangs sitzt und nach dieser zu gekrümmt ist (Abb. 335).

Os epiptericum: Schaltknochen in der Fontanelle vor dem Scheitelbein (Abb. 358b), der später mit Squama verschmilzt. Diese erreicht dann das Frontale. Gewöhnlich ist jedoch die Schuppe vom Stirnbein durch den zwischen beiden eingeschobenen großen Keilbeinflügel getrennt (Abb. 329). Die Squama kann durch eigenes Wachstum bis zum Frontale vordringen, oder umgekehrt, das Frontale bis zur Squama (Hypoplasie der Ala magna, bei künstlicher Schädeldeformierung).

2. Innenfläche.

Facies cerebralis: Seitenwand der mittleren Schädelgrube, mit *Juga cerebralia, Impressiones digitatae* und *Sulci* der *A. meningea media* nebst Ästen und Begleitvenen (Abb. 338). Der Gelenkgrube entspricht bei dünnwandigen Schädeln auf der Innenfläche eine Vorwölbung. *Eminentia mandibularis;* bei primitiven Schädeln ist die Grube flach, der Schädel dickwandig und deshalb keine Eminentia vorhanden (z. B. Neandertaler).

Facies tympanica: an der oberen äußeren Ecke der Seitenwand der Paukenhöhle beteiligt (Abb. 336a).

3. Ränder.

Sutura squamosa, Schuppennaht (Abb. 338): Grenze gegen das Scheitelbein (Abb. 329). Sie endet hinten in der *Incisura parietalis* (Abb. 335).

Sutura sphenosquamosa: Grenze zwischen dem großen Keilbeinflügel und der Schläfenschuppe. Im oberen Teil der Naht überragt die Schuppe den Keilbeinflügel, im unteren Teil (Facies infratemporalis) überragt umgekehrt der Keilbeinflügel die Schuppe.

Fissura petrosquamosa: zwischen Processus inferior tegminis tympani (Abb. 330, nicht bezeichnet) und Schuppe (Abb. 335, 336 b u. 339 hinter der Facies articularis äußerlich sichtbar, innen meistens verknöchert.

D. Ossifikation. Die Zahl der Knochenkerne ist beträchtlich (10 und mehr). Die Schuppe verknöchert beim Menschen von einem Zentrum aus (nach anderen aus drei Zentren) in der 10.—11. Fetalwoche, ebenso das Tympanicum (nach anderen aus mehreren Zentren) zu Anfang des 3. Fetalmonats. Beide Knochen sind Belegknochen. Sie sind vom 10. Fetalmonat ab in der Regel knöchern verwachsen, zur Zeit der Geburt stellenweise noch leicht trennbar. Der Felsenwarzenteil verknöchert im 5.—6. Fetalmonat von sechs kleinen Knochenkernen aus. Er ist zur Zeit der Geburt von dem Schuppenpaukenteil noch völlig getrennt; beide Teile verwachsen bis zum Ende des 1. Lebensjahres, doch bleibt außen am Schädel die Fissura petrosquamosa zeitlebens unverknöchert. Das Tympanicum hat bei Kindern während der Umbildung des Anulus tympanicus zur Röhrenform eine konstante Ossifikationslücke, die gewöhnlich bis zum 5. Lebensjahre zuwächst, zuweilen aber beim Erwachsenen persistiert (Abb. 342); Gefahr bei Entzündungen, Fortleitung des Eiters vom Gehörgang in die Kieferpfanne und umgekehrt. Der Griffelfortsatz verknöchert nach der Geburt (oft von verschiedenen Zentren aus), ist bis in mittlere Lebensjahre knorplig mit der Pars occulta im Innern der Pyramide verbunden, dann knöchern verwachsen. Der Griffelfortsatz fehlt deshalb bei macerierten jugendlichen Schädeln gewöhnlich. Die Pars occulta verknöchert bereits am Ende der Fetalzeit von einem besonderen Kern aus.

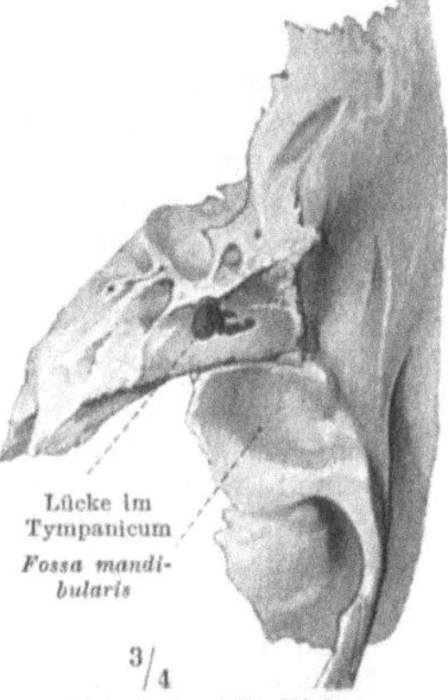

Abb. 342. Kindliches
Schläfenbein, vgl. Abb. 339.

Os parietale. Das *Scheitelbein, Os parietale,* ein viereckiger, schalenförmig gebogener Knochen, ist beiderseits der Mittellinie des Schädeldaches zwischen Stirn- und Hinterhauptsbein eingeschoben (Abb. 329). Es ist ganz wesentlich durch die Vergrößerung des Schädelbinnenraums (Gehirnvolumen) betroffen: beim Menschen ist es im Vergleich zur Länge der Schädelbasis beträchtlich länger als beim Affenschädel, bei letzterem doppelt so lang wie beim Hundeschädel. Die Beanspruchung des Knochens durch den von innen wirkenden Druck des Gehirns und der Gehirnflüssigkeit gilt als Ursache für das strahlige Gefüge der Knochenbälkchen am kindlichen Schädel mit dem zentralen Verstärkungsbuckel, dem *Scheitelhöcker, Tuber parietale* (Abb. 358). Doch dürften diese strahligen Strukturen beim Embryo weniger unmittelbar durch die Spannung bedingt, als vielmehr erblich fixiert und mittelbar durch die Anordnung der Blutgefäße vorgeschrieben sein (S. 45). Später wird der Scheitelhöcker beim Kinde mehr oder weniger einnivelliert, je nach der Dicke, welche die seitlich von ihm liegenden Schädelpartien bei ihrem Wachstum erreichen. In der Ansicht von hinten ist die stärkste Ausladung des Konturs oft an dieser Stelle gelegen (Abb. 55). Der Schädel kann daher in dieser Ansicht einen ausgeprägt fünfeckigen Kontur haben. Die Spitze des Fünfecks liegt in der Pfeilnaht zwischen den beiden Scheitelbeinen, die oberen beiden Ecken in den Scheitelhöckern und die unteren beiden Ecken zu beiden Seiten der Schädelbasis *(Lophocephalie).* Bei Rundköpfen pflegt die größte Breite des Schädels dagegen von den Scheitelhöckern weiter abwärts zu rücken; sie kann sogar dem größten Abstand der beiden Schläfenbeinschuppen entsprechen.

Das Parietale gehört fast ausschließlich der Calvaria an, nur der untere Rand greift auf das Planum temporale über und empfängt hier durch die Beziehungen zum großen Kaumuskel ein besonderes Relief (*Lineae temporales,* Abb. 367). Auf der Innenseite sind oft Gefäßfurchen, Zotten der weichen Gehirnhäute (Meninx arachnoidea) und Gehirnwindungen in die Substanz der Scheitelbeine so tief eingedrückt, daß die Calvaria, gegen das Licht gehalten, stellen-

und streckenweise durchscheinend sein kann. Ein Loch im hinteren oberen Quadranten, jederseits neben der Pfeilnaht, dient als Emissarium für das venöse Blut, *Foramen parietale.* Es ist ein Rest einer Fontanelle, welche im Zusammenhang mit der hinteren Fontanelle steht (Abb. 358), und erst im 7. Lebensmonat völlig von ihr abgeschnürt wird *(Fonticulus obelicus).* Sie besteht noch bei über 4% aller Neugeborenen.

Die beim Parietale üblichen Fachausdrücke.

A. Margines et Suturae (Abb. 329).

Margo sagittalis: oberer Rand des Parietale, gegen das Scheitelbein der anderen Seite zu.

Sutura sagittalis, Pfeilnaht: gezahnte Naht zwischen den beiden Scheitelbeinen, läuft nach hinten in die Sutura lambdoidea aus (Abb. 55).

Margo frontalis: vorderer Rand gegen das Stirnbein zu.

Sutura coronaria, Kranznaht: zwischen den Scheitelbeinen und dem Stirnbein, gezahnte Naht, im Bereich des Planum temporale fast geradlinig. Sie läuft vom Scheitel aus beiderseits etwas schräg nach vorn (nach vorn zu offener Winkel).

Margo occipitalis: hinterer Rand, gegen das Hinterhauptbein zu.

Sutura lambdoidea, Lambdanaht: zwischen beiden Scheitelbeinen und der Hinterhauptschuppe, gezahnte Naht (Abb. 55).

Margo squamosus: unterer Rand, gegen das Schläfenbein zu.

Sutura squamosa, Schuppennaht: zwischen Scheitelbein und Schläfenbeinschuppe. Mit schräg zugeschärfter Schneide legt sich das Scheitelbein dachziegelförmig unter die Schuppe.

B. Anguli (Abb. 329).

Angulus frontalis: oberer vorderer Winkel (etwa 106°; die Kranznaht ist am Scheitel je nach der Größe der unteren seitlichen Partie des Frontale in verschieden hohem Grade in nach vorn offenem Winkel geknickt).

Angulus occipitalis: oberer hinterer Winkel.

Angulus sphenoidalis: unter vorderer Winkel, stößt an den großen Keilbeinflügel (Os epiptericum, S. 658).

Angulus mastoideus: unterer hinterer Winkel, fügt sich in die Incisura parietalis des Schläfenbeins ein (zwischen Pars squamosa und Pars mastoidea).

C. Facies superficialis, konvexe Außenfläche (Abb. 367).

Tuber parietale, Scheitelhöcker: s. S. 659, beim Lebenden fühlbar und bei Kahlköpfen sichtbar.

Linea temporalis inferior: obere Grenze des Muskelfeldes für den M. temporalis. Fortsetzung nach hinten unten in die Crista supramastoidea des Schläfenbeins und nach vorn auf das Stirnbein. Die Kranznaht setzt dem in die Höhe wachsenden M. temporalis manchmal eine Grenze; dann ist die Linea temporalis inferior des Erwachsenen an ihr stufenförmig geknickt (Abb. 367).

Linea temporalis superior: Anheftungslinie der Fascie des Muskels. Die beiden Linien nur angedeutet oder leisten- bis wulstartige Erhabenheiten. Zwischen ihnen ein sichelförmiges, besonders glattes Knochenfeld, an welchem das Periost besonders fest haftet (circummuskuläre Zone). Die Linea temporalis sup. begrenzt das Planum temporale nach oben. Letzteres ist beim Greisenschädel verdünnt, eingesunken; seine obere Abgrenzung daher oft sehr deutlich.

D. Facies cerebralis, konkave Innenfläche.

Sulcus sagittalis: Furche für den gleichnamigen Blutleiter der harten Hirnhaut, welche in beide Scheitelbeine eingegraben ist (innen an der Pfeilnaht).

Foramen parietale: 2—3 cm von der Spitze der Lambdanaht entfernt, neben der Pfeilnaht (Abb. 358a): Emissarium für den Sinus sagittalis. In beiden Parietalia kann je eines oder häufiger nur ein Foramen im ganzen oder gar keines vorhanden sein. Das unpaare Loch kann innerhalb der Pfeilnaht liegen. Gewöhnliche Weite 3—5 mm, es kommen punktförmige Löcher und weite Öffnungen vor (bis 36 mm Durchmesser). Im letzteren Fall meist spaltförmig, quer zur Pfeilnaht gestellt. Über Fonticulus obelicus s. oben. Die Pfeilnaht ist in der Gegend der Foramina parietalia sehr viel weniger geschlängelt als sonst.

Sulcus transversus: er greift gewöhnlich mit seiner rechtwinkligen Umbiegung in den Sinus sigmoideus auf den Angulus mastoideus des Scheitelbeins über.

Sulci arteriosi meningei: Furchen für die Äste der A. meningea media und ihre Begleitvenen (einer entlang dem vorderen Rand, mit Zweigen schräg von unten vorn nach hinten oben). Ausgangspunkt der Arterien ist das Foramen spinosum des Keilbeins oder, als nicht seltene Varietät, das laterale Ende der Fissura orbitalis superior, je nach dem, ob die A. meningea media aus der A. maxillaris interna oder aus der A. lacrimalis kommt. Auch Furchen für selbständig verlaufende Venen kommen vor.

Foveolae granulares (Pacchioni): kleine Grübchen für die Arachnoidealzotten selbst und größere Gruben für parasinuale Zottenlacunen (TROLARDsche Gruben), beide hauptsächlich im oberen Teil des Knochens, zu Seiten des Sulcus sagittalis. Dem jugendlichen Knochen fehlend, mit dem Alter an Zahl, Größe und Tiefe zunehmend. Mit unter die ganze Dicke des Knochens durchsetzend.

Impressiones digitatae und Juga cerebralia: Abdrücke der Gehirnwindungen und -furchen. *Crista Sylvii* entspricht dem Ramus posterior der Fissura Sylvii des Gehirns.

Fossa parietalis: eine seichte Grube, welche innen dem Tuber parietale entspricht. Der Scheitelhöcker ist keine Verdickung, sondern eine Ausbeulung wie ein Schildbuckel (oder -nabel).

E. Ossifikation (Abb. 358).

Die ersten Knochenkerne treten an den fünf stärker gewölbten Stellen des Schädeldaches auf: einer in der Hinterhauptschuppe, zwei in den Scheitelbeinen und zwei im Stirnbein (55.—57. Tag im Occipitale, 56. Tag im Frontale, kurz darauf im Parietale, 3. Fetalmonat). Im Ossifikationszentrum des Parietale, dem späteren Tuber, liegen oft zwei Verdichtungsherde sanduhrförmig voreinander. Trennen sie sich, so kann eine Teilung des Parietale zustande kommen, *Sutura interparietalis* (selten; auch Drei- und Mehrfachteilungen als extreme Seltenheiten). Das Parietale bipartitum hat keine Parallele bei niederen Tieren; progressive Bildung. — Da die Ecken erst spät verknöchern, so liegen beim Neugeborenen an ihnen die Fontanellen, *Fonticuli.* Das Scheitelbein ist ein reiner Bindegewebsknochen.

Os frontale. Das *Stirnbein, Os frontale,* ist der vorderste Knochen des Schädeldaches (Abb. 329); er hat nach der Stirn (frons) seinen Namen. Er ist außerdem einer der Bausteine für die Wand der Augenhöhlen (Abb. 350) und der Nasenhöhle (Abb. 348). Man unterscheidet an dem unpaaren Knochen vier Teile: die unpaare Schuppe, *Squama frontalis,* die paarigen *Partes orbitales* und die unpaare *Pars nasalis.*

Die Stirnschuppe ist das Gegenstück zur Hinterhauptschuppe. Wie diese hinten das Schlußstück des Gewölbes bildet, so jene vorn (Abb. 322). Sie entsteht aus zwei noch beim Neugeborenen getrennten Deckknochen (Abb. 321 u. 358), welche in der Regel, zwischen dem 1. und 2. Lebensjahr von unten nach oben fortschreitend, nahtlos miteinander verwachsen. Dadurch wird der Stirnschädel genügend fest gegen die beiderseitige Beanspruchung durch den Zug der großen Kaumuskeln, welche auf das Stirnbein selbst übergreifen (Abb. 367). Aber gelegentlich bleibt die Stirnnaht zeitlebens unverknöchert. Solche Schädel heißen *Kreuzschädel,* weil bei ihnen wie beim Neugeborenen Sagittal- und Coronarnaht einander überkreuzen: *Metopismus* (nach dem griechischen Wort für Vorderseite, z. B. Metopen des Tempelfrieses).

Betrachtet man vergleichend-anatomisch das Stirnbein in der Tierreihe, so ist deutlich wie es durch die Entfaltung des Gehirns aufgerichtet und gewölbt wird, bis schließlich beim Menschen der vordere Gehirnpol nicht hinter der Nasenhöhle, wie beim Hund, sondern oberhalb von ihr liegt (Abb. 322). Starkes Vortreten der Stirn kann ebensogut durch Steilheit der Stellung wie durch blasenförmige Wölbung der Stirnschuppe bedingt sein. Die beiden Faktoren *Neigung* und *Wölbung* der Stirn sind deshalb schwer scheidbar für den allgemeinen Eindruck vom physiognomischen Charakter eines Menschen, für welchen die Stirn sehr wichtig ist. Der Neigungswinkel gegen die Horizontale beträgt beim Europäer im Mittel 60° (beim Pithecanthropus nur 38°, Abb. 343). Für die Wölbung kann man durch Bestimmung der Krümmungswerte entsprechender kleiner Strecken für verschiedene Schädel Vergleichszahlen erlangen; für Deutschland ergibt sich im Mittel mehr als doppelt so viel wie für den Neandertaler. In allem nimmt beim Europäer die Stirnschuppe gegen alle übrigen Rassen eine extreme Stellung ein. Es ist klar, daß je steiler die Stirn steht, um so mehr der Schnittpunkt zwischen Kranznaht und Pfeilnaht *(Bregma)* nach vorn rückt.

Bemerkenswert ist, daß dem kindlichen und weiblichen Schädel die steilste Stirn und größten Krümmungswerte zukommen. Hier spielen in den historischen Gang des allgemeinen

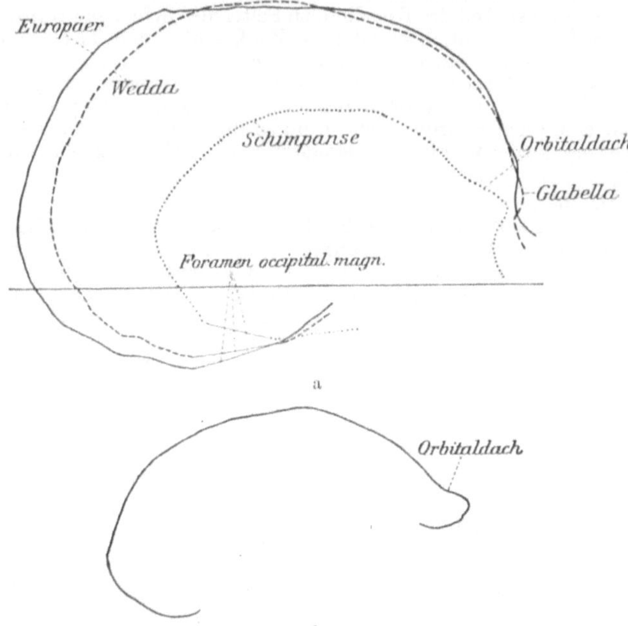

Abb. 343 a u. b. Mediankurven verschiedener Schädel. a Drei Kurven auf die gleiche Horizontale projiziert. b Pithecanthropus erectus. (Beide Abbildungen aus MARTIN: Anthropologie.)

Entwicklungsgeschehens entgegengesetzt gerichtete Einflüsse der individuellen Entwicklung hinein. Sie beruhen darauf, daß das Gehirn beim Embryo im Wachstum den übrigen Organen, speziell auch dem knöchernen Schädel, voraus ist. Die Schädelbasis ist beim Neugeborenen verhältnismäßig schmal; die Wölbung des Daches muß deshalb besonders groß sein, um den

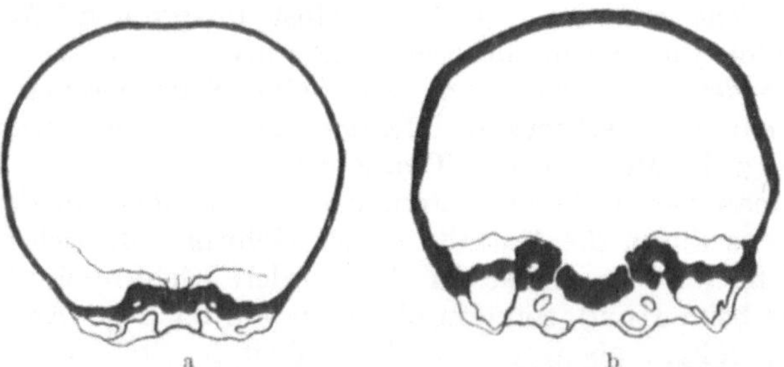

Abb. 344 a u. b. Frontalschnitte durch den Schädel des Kindes und Mannes, auf die gleiche Größe gebracht. a Kind. b Mann. (Aus LANGER: Anatomie der äußeren Körperform.)

nötigen Binnenraum für das Gehirn zu schaffen (Abb. 344). Der Abstand der Warzenfortsätze beträgt beim Neugeborenen nur 45% der definitiven Größe, der quere Schädeldurchmesser in der Höhe der Stirnhöcker bereits 74%. Sämtliche Seitenwände des Schädels stehen also beim Kind viel steiler und sind in sich gewölbter als später; das betrifft alle Schuppen (Hinterhaupt-, Stirnschuppe und die beiden Schläfenschuppen). Die weibliche Stirn behält diesen infantilen Typus oft in ausgeprägtem Maße, und der weibliche Schädel kann direkt an der blasigen Form des Stirnbeins kenntlich sein. Die Entwicklung beim Menschen, die mit steiler, blasiger Stirn beginnt (Abb. 321, 358), verläuft entgegen der allgemeinen phyletischen

Entwicklung, die vom fliehenden flachen Stirntypus ausgeht (Abb. 322): der definitive Zustand ist ein Kompromiß zwischen beiden. Der Neigungswinkel der Stirn kann bei Kindern individuell bis 72° betragen und bei Erwachsenen bis 54° absinken (Mittel 60°, s. oben).

Im Stirnbein liegt eine bei niederen Rassen offen vorliegende Komponente, welche nichts mit dem Gehirn zu tun hat, gleichsam begraben: der präcerebrale *Brauenwulst, Torus supraorbitalis* (Abb. 345). Das ursächliche Moment für sein Erscheinen liegt wahrscheinlich in Beziehungen zum Kauakt. Der Kieferbogen wird wie ein Gewölbe von den Pfeilern des knöchernen Gesichtsschädels gestützt, auf denen die Zähne, besonders die beim Kauen stark beanspruchten Mahlzähne, ruhen (vgl. S. 760). Außer den Affen haben der Pithecanthropus und die Neandertalrasse im Torus supraorbitalis eine gewaltige Knochenverstärkung, welche quer über beide Orbitaldächer hinwegzieht und den genannten Druckkräften Rechnung trägt (Abb. 343b u. 345a). Bei steil aufgerichtetem Stirnbein gerät der Knochen *im ganzen* in eine zur Stütze des Kieferbogens günstige Lage (Abb. 345b). So ist beim rezenten Menschen nur andeutungsweise in Resten äußerlich zu sehen, was ursprünglich die Stirn und den ganzen Gesichtsausdruck ganz wesentlich bestimmte. Aber der untere Stirnabschnitt ist noch deutlich durch die Beziehung zum Orbitaldach beherrscht, nicht lediglich durch das Stirnbein, wie der obere Teil der Stirnschuppe. Man unterscheidet drei verschiedene Typen. Der häufigste hat im medialen Teil des oberen Randes der Augenhöhle, *Margo supraorbitalis*, einen Höcker, *Arcus superciliaris*, welcher mit dem Margo supraorbitalis verschmolzen zu sein pflegt

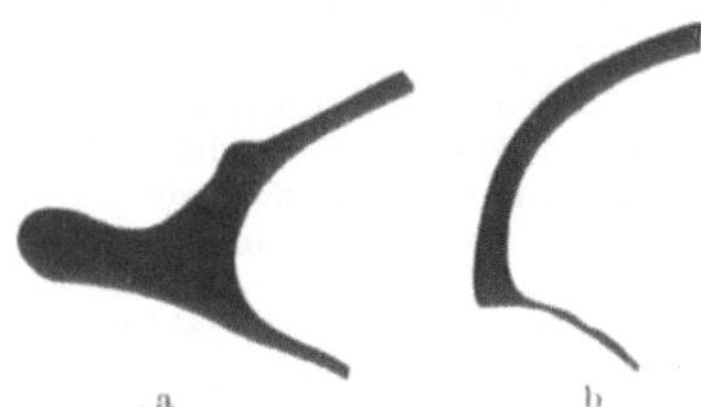

Abb. 345 a u. b. Brauenwulst auf Sagittalschnitten durch die Augenhöhle. a Querschnitt durch den frei vorspringenden Wulst. b Die Stirnschuppe ist so weit nach vorn vorgeschoben, daß der Brauenwulst in sie einnivelliert ist. (Zeichnungen von TH. MOLLISON.)

(Abb. 367). Eine seichte Furche trennt diesen Höcker von der dreieckigen Mulde seitlich zwischen dem Margo supraorbitalis und der Linea temporalis des Stirnbeins. Dehnt sich der Arcus auf dieses Dreieck aus, so besteht ein Rudiment des oben beschriebenen atavistischen Typus mit ausgesprochenem Brauenwulst (2. Typus); zieht er sich zurück, so löst er sich auch von dem Margo supraorbitalis und liegt für sich etwas entfernt über ihm (3. Typus). Je weiter die Brauenbögen voneinander getrennt sind, um so deutlicher ist zwischen ihnen, oberhalb der Nasenwurzel, eine vertiefte glatte Fläche, *Stirnglatze, Glabella* (so genannt, weil die Haut zwischen den Augenbrauen gewöhnlich unbehaart ist. Menschen, deren Augenbrauen in der Mitte zusammenstoßen, heißen bei GOETHE Räzel).

Das Stirnbein ist von den beiden Nasenhöhlen aus pneumatisiert (zwei *Sinus frontales* mit Scheidewand, Abb. 348). Bei ausgesprochenen Brauenbögen und -wülsten können die Stirnhöhlen in diese Vorsprünge vordringen; sie tragen dann zu Vergrößerung der Höhlen bei. Die Lufträume haben jedoch umgekehrt für die Wülste keine ursächliche Bedeutung. Die Stirnhöhlen können auch in das Augenhöhlendach vordringen. Bei Bruch des Augenhöhlendaches dringt dann Luft in die Orbita ein.

Die beim Frontale üblichen Fachausdrücke.

A. Squama frontalis (Abb. 329).
    1. Margines:
        Sutura coronaria: Verbindungsnaht mit den Scheitelbeinen.
        Sutura sphenofrontalis: Naht mit dem großen Keilbeinflügel jeder Schädelhälfte.
        Sutura zygomaticofrontalis: Naht mit dem Processus frontosphenoidalis des Jochbeines.
    2. Facies frontalis:
        Tuber frontale: jederseits querfingerbreit oberhalb der Augenbrauenbögen, nahe der Haupthaargrenze; variable Höcker, beim Neugeborenen stark entwickelt (Abb. 358),

beim Erwachsenen ein stumpfwinkliger Vorsprung der Kopfsilhouette in Schräg-
ansicht (Abb. 140).

Arcus superciliaris: ein Wulst jederseits oberhalb des Augenhöhlenrandes (Abb. 367,
fehlt bei der Frau); die Augenbrauen (Supercilia) entsprechen nicht dem Arcus,
sondern liegen tiefer, auf dem Margo supraorbitalis.

Glabella: glatte Stelle zwischen beiden Arcus. Früher wurde sie bis zu den Stirn-
höckern gerechnet; die BNA beschränken sie auf die genannte Stelle.

Sutura frontalis (metopica): kleiner Nahtrest, welcher häufig von der Pars nasalis
eine kleine Strecke weit an der Stirn hinaufreicht. An dieser Stelle vereinigen sich
die beiden Deckknochen nicht durch primäre Nahtverknöcherung, sondern durch
eine sekundär eingeschobene Masse (supranasales Dreieck). Wenn sie ausbleibt,
entsteht der genannte Nahtrest, weiter oben ist eine flache Rauhigkeit als Rest
der Sutura frontalis häufig. Über Kreuzschädel s. S. 661.

Fonticulus metopicus, Os metopicum: Fontanelle oder eingeschobener Fontanellen-
knochen; ausnahmsweise innerhalb der Sutura frontalis dicht über der Pars nasalis.
Möglicherweise reichten bis hierhin einst die Nasalia.

Margo supraorbitalis: oberer Rand der Augenhöhlen; Grenze gegen die Pars orbitalis
(Abb. 350).

Incisura supraorbitalis oder *Foramen supraorbitale:* meistens ein Loch, seltener ein
Einschnitt im oberen Augenhöhlenrand an der Grenze zwischen innerem und mittlerem Drittel (Abb. 350 u. 367). Die Incisur ist beim Lebenden fühlbar, das Loch
nicht. Inhalt: gleichnamige Nerven und Gefäße aus A. und V. ophthalmica und
N. ophthalmicus.

Incisura frontalis (Foramen): medial neben der vorigen, nicht regelmäßig, häufiger
ein Einschnitt, seltener ein Loch. Beide Incisuren können zu einer breiten Einbuchtung des oberen Augenhöhlenrandes verschmolzen sein (Abb. 329). Inhalt:
gleichnamige Nerven und Gefäße aus den gleichen Stämmen wie bei den vorigen.

Processus zygomaticus: dreiseitiger, prismatischer Vorsprung, welcher unten vom
Margo supraorbitalis, oben und außen von der Linea temporalis begrenzt ist. Die
Oberfläche ist meistens muldenförmig vertieft (dreieckige Mulde, Abb. 367). Der
äußere Teil des Margo supraorbitalis ist durch die oberhalb und unterhalb von ihm
zurückweichenden Knochenprofile so zugeschärft, daß er bei Fall auf diese Gegend
manchmal wie ein Messer die Haut von innen her durchtrennt.

Linea temporalis: die gemeinsame Fortsetzung der beiden Lineae temporales des
Scheitelbeins (Abb. 367); sie grenzt von der Facies frontalis ein kleines Stück ab,
welches zur Schläfengegend gehört, auch *Facies temporalis* genannt. Diese ist durch
die Sutura sphenofrontalis mit dem großen Keilbeinflügel verbunden.

3. *Facies cerebralis* (Abb. 331).

Crista frontalis: medianer, im unteren Teil der Schuppe deutlicher Kamm, der nach
oben zu in zwei Schenkel ausläuft. Zwischen ihnen der *Sulcus sagittalis* für den
gleichnamigen Blutleiter der harten Hirnhaut. Nach unten zu geht die Crista bis
zum

Foramen caecum: entweder vom Stirnbein allein oder vom Stirn- und Siebbein gemeinsam begrenzter unpaarer, blind endigender Kanal, in welchen ein Fortsatz der Dura
mater hineingeht.

B. Partes orbitales.

1. *Facies cerebralis* (Abb. 331): sie schließt ohne scharfe Grenze an die gleichnamige
Fläche der Schuppe an.

Impressiones digitatae: zahlreiche Abdrücke der Windungen des Stirnhirns; sie setzen
sich weniger ausgesprochen und nicht immer auf die Innenfläche der Schuppe fort.

Juga cerebralia: Vorragungen zwischen den vorigen, den Sulci des Gehirns entsprechend.

Sulci arteriosi: vorderste Ausläufer der Furchen für die A. meningea media und Furche
der A. meningea anterior (Abb. 331 dargestellt, aber nicht bezeichnet). Auch Grübchen für PACCHIONIsche Granulationen kommen vor.

Incisura ethmoidalis: tiefer Einschnitt zwischen den beiden Partes orbitales; in diese
ist die Siebbeinplatte und die Crista galli des Ethmoidale eingelagert. Die Ränder
haben Gruben *(Foveolae ethmoidales)*, welche entsprechende offene Siebbein-
gruben *(Cellulae ethmoidales)* zu geschlossenen Luftzellen ergänzen.

2. *Facies orbitalis:* Dach der Augenhöhle, gehöhlte, aber glatte Fläche von ungefähr
dreiseitiger Gestalt mit nach hinten gerichteter Spitze (Abb. 350).

Sutura sphenofrontalis (Margo sphenoidalis): Verbindungsnaht mit dem großen und
kleinen Keilbeinflügel (blau).

Sutura ethmoideofrontalis: Naht mit der Lamina papyracea des Siebbeins (carmin).

Sutura frontolacrimalis: Naht mit dem Tränenbein (orange).

Foramen ethmoidale anterius et posterius: zwei Kanäle zwischen Stirn- und Siebbein
für den Durchtritt der gleichnamigen Gefäße und Nerven (aus A. und V. ophthalmica
und N. ophthalmicus).

Fovea trochlearis: kleine Vertiefung innen oben, wechselnd. Anheftung für eine
faserknorplige Rolle, *Trochlea,* um welche die Sehne des M. obliquus superior des
Augapfels läuft. Man kann manchmal durch die Haut die Rolle durchtasten ($1^1/_2$ cm
neben dem inneren Augenwinkel).

Spina trochlearis: Knochenstachel neben und hinter der Fovea, fehlt meistens.

Fossa (glandulae) lacrimalis: Vertiefung hinter dem scharfkantigen Teil des Margo
supraorbitalis, welcher zum Processus zygomaticus gehört. In ihr liegt die Tränen-
drüse.

C. Pars nasalis: der kleine Teil des Stirnbeins zwischen den Augenhöhlen (Abb. 329a). Die
Rassendifferenzen in der Breite sind sehr gering. Die Augenabstände bei verschiedenen
Rassen und Individuen schwanken jedoch sehr. Es beruht das nicht auf Verschiedenheiten der Pars nasalis des Stirnbeines, sondern auf Verschiedenheiten der Breite
der beiden Augenhöhlen selbst. Der Zwischenraum zwischen ihnen erweckt dadurch
den Eindruck, bei dem einen Individuum schmäler zu sein als bei einem anderen.

Margo nasalis: unregelmäßige, rauhe Nahtfläche für den Processus frontalis des Oberkiefers und das Nasenbein (Abb. 329).

Spina nasalis: medianer, seitlich abgeplatteter Fortsatz von wechselnder Länge,
Stütze für die beiden Nasenbeine (Abb. 348). Das Foramen caecum liegt im Innern
der Spina; es hängt von ihrer Größe und ihrem Vorhandensein ab.

D. Sinus frontales, Stirnhöhlen, pneumatische Nebenräume der Nase von wechselnder Größe,
können lateralwärts, selten auch nach rückwärts über das ganze Dach der Orbita,
medialwärts bis an den inneren Augenwinkel, abwärts bis in die Mitte des knöchernen
Nasendaches und aufwärts bis zur halben Höhe der senkrechten Partie der Stirnschuppe
reichen. Von unten her buchten sich Siebbeinzellen in sie vor. Leistenförmige Erhebungen
der knöchernen Basis und dazwischen liegende Kammern im unteren Teil der Höhle
sind nichts Seltenes.

Septum sinuum frontalium: knöcherne Zwischenwand zwischen den beiden Stirnhöhlen (Abb. 349), oft sehr dünn, steht meistens nicht median; daher sind die
Hohlräume in der Regel asymmetrisch.

Apertura sinus frontalis: jederseits neben der Incisura ethmoidalis vor der vordersten
Fovea ethmoidalis (s. B. 1.) gelegener Zugang der Stirnhöhle (Abb. 349). Er führt
nach unten zu in den Hiatus semilunaris und in die Nasenhöhle (Mündung unter
der mittleren Muschel).

E. Ossifikation: Am 56. Tage der Fetalzeit entstehen zwei Ossifikationspunkte an der Stelle der
späteren Stirnhöcker, von welchen das ganze Stirnbein samt seinen Partes orbitales
auswächst: reiner Deckknochen. Akzessorische Knochenkerne entstehen im Processus
zygomaticus, im hinteren Teil der Pars orbitalis und zuletzt in der Spina frontalis. Über
Verwachsungstermine, Kreuzschädel, Fonticulus metopicus s. S. 661. Die Stirnhöhlen
erscheinen gegen Ende des 1. Lebensjahres (im 6. Lebensjahr erst erbsengroß). Das
Septum zwischen ihnen ist ein bleibender Rest der paarigen Anlage des Stirnbeins. Volle
Ausbildung der Stirnhöhlen vom 12. Jahr ab (oft erst im Anfang der 20er Jahre). Sie
sind von Anfang an sehr variabel an Größe (eine Zunahme der Größe in höheren Lebensjahren wird behauptet, ist aber unsicher).

Os ethmoidale. Das *Siebbein, Os ethmoidale,* besteht 1. aus einem unpaaren,
T-förmigen *Mittelstück,* welches sich aus der horizontalen Siebplatte und dem
vertikalen Anteil des Knochens an der Nasenscheidewand zusammensetzt
(Abb. 326) und 2. aus den kompliziert gebauten paarigen *Seitenstücken.* Diese
tragen die mittlere und obere Muschel und beherbergen das Siebbeinlabyrinth.
Die Seitenstücke sind die zerbrechlichsten Knochen des ganzen Skelets und
deshalb selten an macerierten Schädeln intakt. Sie sind durch zahlreiche eingelagerte pneumatische Hohlräume, die *Cellulae ethmoidales,* verdünnt. Denkt
man sich in Abb. 326 zwischen oberer und mittlerer Muschel und ebenso zwischen
mittlerer und unterer Muschel zahlreiche Ausbuchtungen der Nasenschleimhaut
gegen die Augenhöhle zu vorwachsen, wie gegen den Boden der Nasenhöhle zu
die Kieferhöhle auswächst, so wird man verstehen, daß beim fertigen Siebbein
in der lateralen Wand des Knochens die Cellulae ethmoidales wie die Bienenwaben dicht nebeneinander gedrängt stehen. Sie liegen in einer Schicht und in

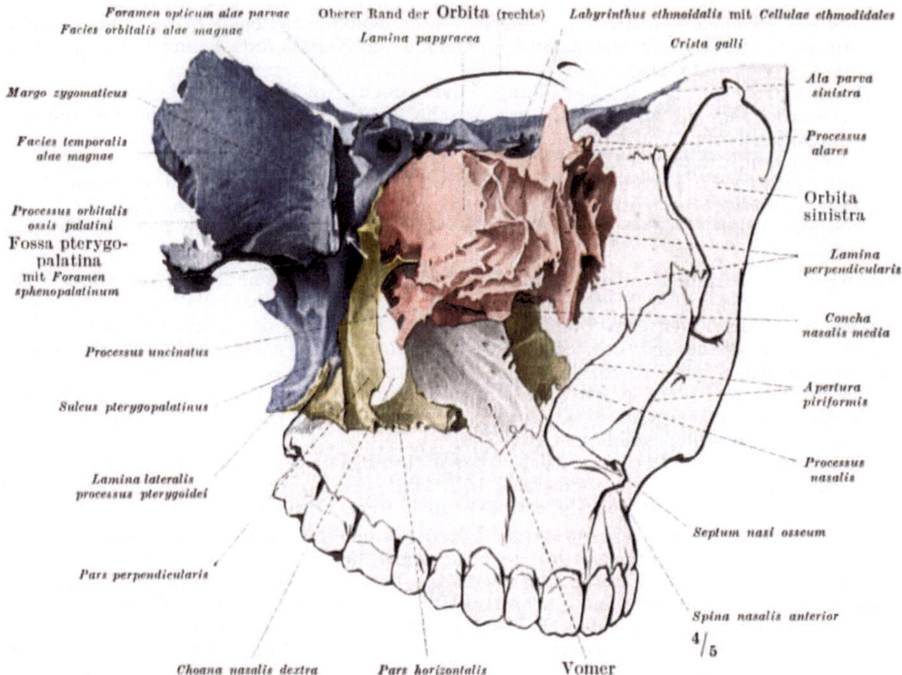

Abb. 346. Siebbein (rot), Gaumenbein (gelb), Keilbein (blau) und Vomer (grau) in ihrer natürlichen Lage. Die übrigen Gesichtsknochen nur angedeutet, von der rechten Orbita nur der obere Rand zur Orientierung. Durch die Lamina papyracea schimmern die Cellulae ethmoidales hindurch. Weißer Pfeil im Foramen rotundum.

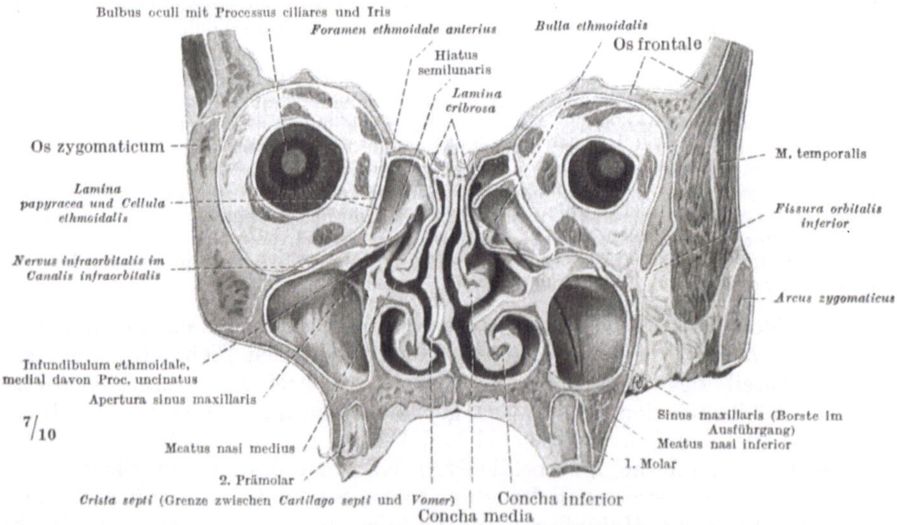

Abb. 347. Frontalschnitt durch die Nasenhöhle. Knochen dunkel-, Schleimhaut hellgrau. Der Sägeschnitt geht nicht genau frontal, daher ist auf der einen Seite der Eingang zum Sinus maxillaris getroffen, auf der anderen nicht (s. Zähne). In der Lamina cribrosa Durchbrechungen = Löcher für Fila olfactoria.

dieser in drei oder vier Reihen übereinander. Nach der Augenhöhle zu ist die Schicht gemeinsam durch den papierdünnen Rest der lateralen Wand des Seitenstückes, die *Lamina papyracea*, abgedeckt, durch welche die Zwischenwände der Zellen häufig durchschimmern (Abb. 347 u. 350). Nach der Nasenhöhle zu erheben sich über die wabenförmige Schicht der Cellulae die mittlere und obere Muschel. Nur eine einzige Wabe ist aus der gemeinsamen Schicht herausgerückt; sie buchtet sich nach der mittleren Muschel zu, also nach innen vor und wird nach Entfernung der Muschel sichtbar, *Bulla ethmoidalis* (Abb. 348, 362). Sie ist wahrscheinlich eine rudimentäre Nebenmuschel. Die Lamina papyracea deckt die Siebbeinzellen nur unvollkommen zu, weil diese auch in die Nachbarknochen vorgedrungen sind. Als Knochendeckel fungieren für die letzteren das Stirn-, Gaumen-, Keil- und Tränenbein, welche von oben, hinten und vorn seitlich dem Siebbein aufliegen. Nimmt man diese weg, so stehen die betreffenden Siebbeinzellen offen (Abb. 347). Ich verweise im übrigen auf die spätere Darstellung der Nasenhöhle (Bd. II).

Die beim Ethmoidale üblichen Fachausdrücke.

A. Mittelstück.

Lamina cribrosa, Siebplatte: der horizontale Teil des Mittelstückes, eine ungefähr rechteckige Platte, welche in die Incisura ethmoidalis des Stirnbeins eingelassen ist und hinten an das Keilbein grenzt (Abb. 331). Sie ist das Dach der Nasenhöhle (Abb. 326 u. 347). Auf ihr liegt jederseits der *Bulbus olfactorius* des Gehirns. Aus ihm treten Riechnerven, *Fila olfactoria,* durch zahlreiche unregelmäßig rundliche Löcher der Siebplatte in die Nasenhöhle hinein. Eines der vordersten Löcher wird vom N. ethmoidalis anterior des Trigeminus und von den gleichnamigen Gefäßen auf dem Wege von der Augen- zur Nasenhöhle und zur äußeren Nase benutzt. Von der Siebplatte hat der ganze Knochen seinen Namen.

Crista galli, Hahnenkamm: ein kleiner Abschnitt des vertikalen Teiles des Mittelstückes, welcher nach oben über die Siebplatte hinausragt (Abb. 346 u. 349). Von dem oberen zugeschärften Rande entspringt die Sichel der harten Hirnhaut, *Falx cerebri.*

Processus alares: zwei flügelförmige Fortsätze der Crista galli (Abb. 346), welche nach vorn dem Stirnbein anliegen und das Foramen caecum umgreifen; können fehlen.

Lamina perpendicularis: der größte Abschnitt des vertikalen Teiles des Mittelstückes. Sie hat die Form eines ungleichseitigen Viereckes, liegt im Gegensatz zur Crista galli unterhalb von der Siebplatte und gehört ganz der Scheidewand der Nase an (Abb. 349). Auf einem Frontalschnitt durch den Schädel sieht das Mittelstück des Siebbeines dolchartig aus (Crista galli der Griff, Lamina cribrosa das Stichblatt, Lamina perpendicularis die Schneide, Abb. 347). Die Lamina perpendicularis steht selten genau median. Hinten stößt sie an die Crista sphenoidalis (Keilbein), unten an den Vomer und an die knorplige Nasenscheidewand, vorn an die Nasenbeine, oben an die Lamina cribrosa und die Spina frontalis an (Abb. 349).

B. Seitenstücke, paarig, zu beiden Seiten der Lamina perpendicularis und parallel zu ihr.

Labyrinthus ethmoidalis: aus Hohlräumen wie Bienenwaben zusammengesetzt, welche sich jederseits zwischen Stirnbein (oben) und Oberkiefer (unten) einschieben. Es hängt oben an dem seitlichen Rand der Siebplatte. Hinten erreicht es den Keilbeinkörper und das Gaumenbein (Abb. 346), vorn das Tränenbein (Abb. 350).

Lamina papyracea: der Abschluß des Siebbeinlabyrinthes gegen die Augenhöhle zu und Hauptteil der medialen Wand der letzteren (Abb. 350). Faßt der Unkundige einen Schädel mit Daumen und Zeigefinger, indem er diese in die Orbitae hineinführt, so zerstören die Fingerkuppen mit Sicherheit die Laminae, die, wie ihr Name sagt, wirklich papierdünn sind. Man fasse deshalb stets den Schädel mit der ganzen Hand am Hinterhaupt oder an der Basis, besser mit beiden Händen an den Seiten.

Foramen ethmoidale anterius et posterius: 2 Kanäle zwischen Stirn- und Siebbein (Abb. 350, s. S. 665).

Cellulae ethmoidales (Abb. 346): nur teilweise von der Lamina papyracea bedeckt (echte Cellulae ethmoidales); teilweise von benachbarten Knochen abgeschlossen (deshalb Cellulae frontales, lacrimales, sphenoidales, maxillares, palatinae genannt, je nach dem zugehörigen Deckelknochen). Einige können bis in die mittlere Nasenmuschel, in den Processus uncinatus und in den Agger nasi vordringen.

Concha nasalis media (Ethmoturbinale I), *mittlere Nasenmuschel:* dünne Knochenplatte mit rauher Oberfläche, welche wie ein getrocknetes Blatt eingerollt ist. Die Wölbung ist der Nasenscheidewand zugewendet, die Höhlung sieht gegen die laterale Nasenwand (Abb. 347, 348). Sie hängt vorn mit der Concha superior zusammen, trennt sich nach hinten von ihr und läuft unterhalb der Concha superior etwas schräg absteigend auf das Foramen sphenopalatinum zu. Vorn setzt sie sich auf den Processus frontalis des Oberkiefers fort (Crista ethmoidalis, Abb. 351), hinten auf das Gaumenbein (gleichnamige Kante der Pars perpendicularis). Unter ihr liegen die Zugänge zu den vorderen und mittleren Siebbeinzellen, zur Stirn- und Kieferhöhle (Abb. 347).

Concha nasalis superior (Ethmoturbinale II), *obere Nasenmuschel* (Abb. 348): dünne, mehr gerade Knochenplatte als die vorige, schmäler und kürzer. Unter ihr liegen die Zugänge zu dem hinteren oberen Viertel der Siebbeinzellen.

Concha nasalis suprema (gehört zu Ethmoturbinale II), *oberste Muschel:* inkonstante Muschel oberhalb der Concha superior.

Meatus nasi communis: Raum zwischen den Muscheln und der Nasenscheidewand (Abb. 326), bei stark entwickelten Muscheln oft auf eine minimale Spalte eingeengt (Abb. 347).

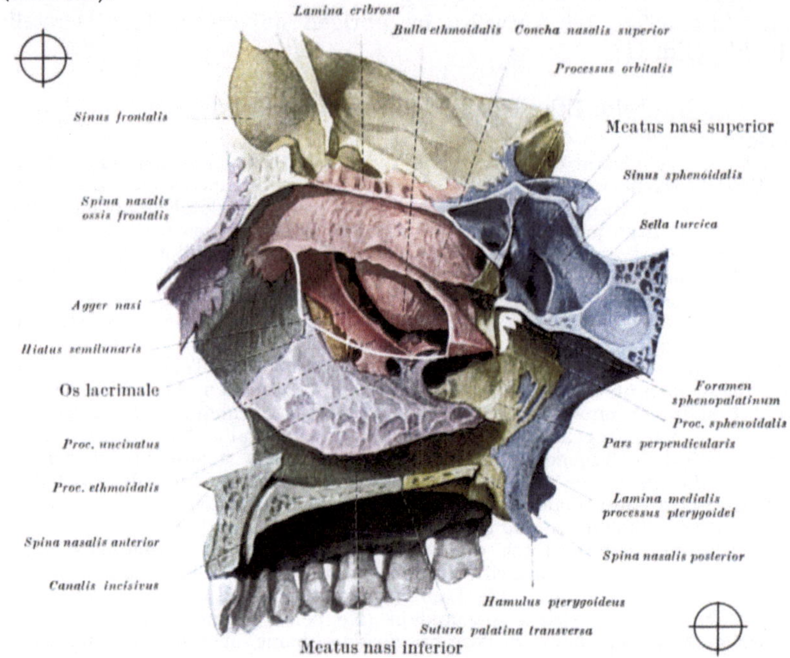

Abb. 348. Knöcherne seitliche Nasenwand. Schematische Farben wie in Abb. 329, außerdem Gaumenbein dunkelgelb, Concha inferior hellviolett. Die mittlere Muschel zum Teil abgetragen, ihre natürliche Grenze mit weißer Linie angegeben.

Meatus nasi superior et medius: Kanal zwischen oberer und mittlerer Muschel (Meatus nasi superior, Abb. 348) und zwischen mittlerer und unterer Muschel (Meatus nasi inferior, Abb. 347).

Bulla ethmoidalis: Vorwölbung im mittleren Nasengang (Abb. 347, 348), s. S. 667.

Processus uncinatus: dünner Fortsatz des Seitenstückes des Siebbeines, welcher schräg nach hinten über die große Öffnung der Kieferhöhle wegzieht (Abb. 348). Auf ihm ist wie auf einer Gardinenstange die Schleimhaut aufgehängt, welche über ihn hinweg in die Kieferhöhle hineingeht (Abb. 347). Dadurch wird die Öffnung der mit Schleimhaut ausgekleideten Höhle viel enger, als ihre knöcherne Umrahmung durch den Oberkiefer vermuten läßt. Nach unten grenzt der Processus uncinatus an den Processus ethmoidalis der Concha inferior.

Hiatus semilunaris: halbmondförmige Öffnung zwischen Processus uncinatus und Bulla ethmoidalis (Abb. 347 u. 348).

C. Ossifikation. Der Knochen ist ein Teil des knorpligen Primordialcraniums (Abb. 326) und verknöchert erst spät. Beim Menschen erscheint zuerst je ein Knochenkern im 5. bis 6. Fetalmonat *lateral* in der Lamina papyracea. Von hier aus breitet sich die Verknöcherung auf die Muscheln und Siebplatte aus, nach der Geburt auch auf die Wände der Cellulae ethmoidales, die sich erst dann vollständig ausbilden. Im ersten Lebensjahr entsteht unabhängig davon *medial* die Verknöcherung des Nasenseptums, welche sich auf die Crista galli und Lamina cribrosa ausdehnt. Die medialen und lateralen Ossifikationen verschmelzen miteinander im 1. oder 2. Lebensjahr. Bis dahin sind die beiden Siebbeinlabyrinthe knorplig miteinander verbunden. — Besonders der mediale Abschnitt enthält mehr als ein Ausgangszentrum; auch akzessorische Kerne kommen später noch hinzu, z. B. in der Crista galli und im vorderen Teil der Lamina cribrosa. Die Zahl scheint zu schwanken. Bei Vögeln sind sogar 18 Zentren im Siebbein gezählt worden (Turmfalk).

Concha inferior. Die *untere Muschel, Concha nasalis inferior*, ist die größte Nasenmuschel. Sie gleicht der Schale einer Teichmuschel, welche mit dem Schloß an der lateralen Wand der Nasenhöhle aufgehängt und mit der Wölbung der Nasenscheidewand zugewendet ist. Die Knochenplatte ist dünn, ihre Oberfläche ist narbig, rauh. Sie ist nicht mit dem Siebbein im knöchernen Zusammenhang wie die übrigen Muscheln, sondern selbständig und ist mit einem besonderen Fortsatz, *Processus maxillaris conchae*, der hakenförmig nach außen umgebogen ist, in die Kieferhöhle eingehängt (Abb. 351, schwarz gestrichelter Kontur). Da die Umbiegungsstelle sich nicht an den Rand der Öffnung der Kieferhöhle anschmiegt, so verengert die Concha inferior mit dem Processus maxillaris die große Öffnung, speziell im unteren Abschnitt. Ein anderer, kleinerer Fortsatz, *Processus ethmoidalis*, welcher von der Muschel nach oben abgeht, vereinigt sich mit dem Processus uncinatus des Siebbeines und verengert zusammen mit diesem den oberen Teil der Öffnung im Oberkieferknochen. Infolgedessen bleiben nur enge Zugänge zur Kieferhöhle übrig. Ein dritter Fortsatz, *Processus lacrimalis*, geht ebenfalls nach oben und ergänzt die mediale Wand des Tränennasenganges.

Die bei der Concha nasalis inferior üblichen Fachausdrücke.

A. Befestigungen.

Corpus: das vordere zugespitzte Ende ist an die Crista conchalis des Oberkiefers, das hintere zugespitzte Ende an die gleichnamige Leiste des Gaumenbeins angeheftet. Dazwischen überbrückt der Knochen den Hiatus maxillaris des Oberkiefers. Bei vorsichtigem Tasten kann man oft beim Lebenden das vordere Ende von der Nasenöffnung aus mit der Fingerkuppe fühlen.

Processus maxillaris: er stützt sich mit seinem freien dreieckigen oder halbmondförmigen Rand auf den unteren Rand des Hiatus des Oberkiefers oder ist so in ihn eingehakt, daß er von oben her die mediale Wand der Maxilla umfaßt (Abb. 351). Er liegt frei vor, wenn man die Oberkieferhöhle vom Gesicht aus öffnet und die Schleimhaut der medialen Wand entfernt.

Processus ethmoidalis: spitz, unregelmäßig, kann fehlen. Er geht hinter dem vorigen aufwärts, erreicht den Processus uncinatus nicht immer, ist oft mit ihm knöchern verwachsen (Abb. 348). Die Schleimhaut setzt sich zum oberen Rand des Processus uncinatus fort, auch wenn der Processus ethmoidalis fehlt. Da der Defekt nicht von Schleimhautmangel begleitet ist, so bleibt der Zugang zur Kieferhöhle bei Variationen der knöchernen Unterlage meist unverändert (s. Nasenhöhle, Bd. II).

Processus lacrimalis: vierseitiges Plättchen vorn vor dem Processus maxillaris, nach oben gerichtet und so an die Ränder des Sulcus lacrimalis der Maxilla angeheftet, daß die Rinne zum Kanal ergänzt wird: *Canalis nasolacrimalis.* Nach oben stößt der Processus lacrimalis an den *unteren* Rand des Tränenbeins (Abb. 348, nicht bezeichnet).

B. Ossifikation. Enchondrale Verknöcherung von einem besonderen Zentrum aus, welches in der 2. Hälfte der Schwangerschaft auftaucht (5.—7. Monat).

Cartilagines nasi. *Die Nasenknorpel, Cartilagines nasi*, sind der Größe nach die wesentlichsten Stützen der äußeren Nase, eines Vorbaues vor der Fläche des Gesichtes, welche dem Menschen in dieser Ausbildung allein zukommt. Die knöchernen Nasenbeine stützen nur einen relativ kleinen Teil des Nasenrückens. Die Knorpel schließen sich an sie an, ruhen aber vor allem auf den tiefer liegenden Knochen des Nasenseptums, auf der Lamina perpendicularis des Siebbeines und auf dem Vomer (Abb. 349). Der letztere ist die wichtigste Stütze für sie.

Die Prominenz der Nase hängt mehr mit der Aufrichtung des Vomer und der
ihn stützenden Maxilla, als mit der Länge der Knorpel selbst zusammen. Bei
Nasenaffen z. B., deren Nase rein durch Knorpelwachstum entsteht, ist das
Organ rüsselartig gebildet und der menschlichen Nase nicht vergleichbar.

Man unterscheidet einen großen, unpaaren Knorpel, welcher dem Nasenseptum eingelagert ist und dessen unteren Rand man fühlt, wenn man beim
Lebenden das Septum zwischen die Fingerkuppen faßt und den leicht beweglichen untersten Teil (Cartilagines alares) zur Seite drängt: *Cartilago septi.*
Von ihm aus gehen beiderseits am Nasenrücken stumpf dreieckige Knorpelplatten in die Seitenflächen der äußeren Nase über; sie sind mit den unteren

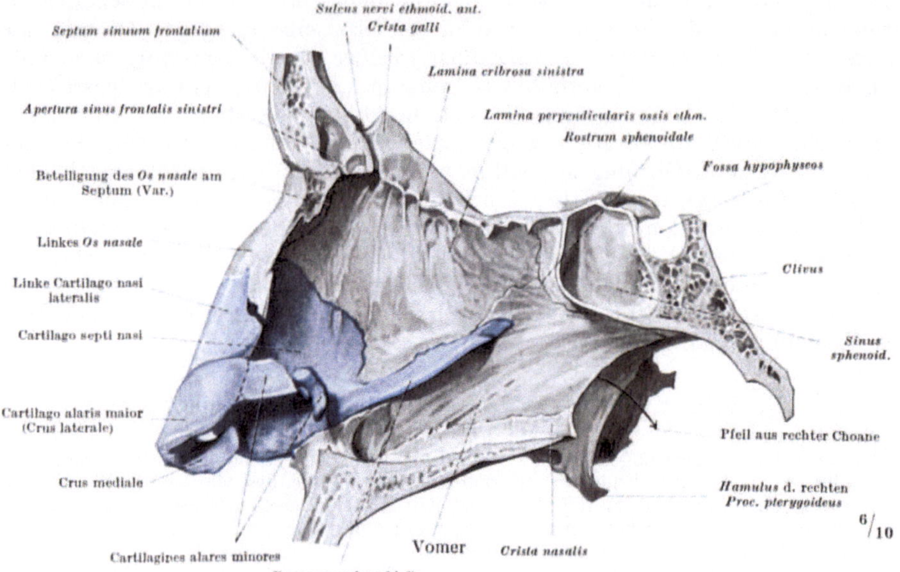

Abb. 349. Skelet der Nasenscheidewand und der linken seitlichen Wand der äußeren Nase. Knorpel blau,
Knochen grau.

Rändern der Nasenbeine verbunden. Sie haben einen besonderen Namen:
Cartilagines nasi laterales, sind aber nur Fortsätze des obengenannten unpaaren
Knorpels (Abb. 349). Isolierte paarige Knorpel formen die Nasenspitze und jeder-
seits die Wurzel des Nasenflügels: eine *Cartilago alaris maior* vorn und zwei bis drei
Cartilagines alares minores hinten (Abb. 367). Ferner sind an Zahl wechselnde
Knorpelinselchen wie Rollen zwischen die größeren, übereinandergreifenden
Knorpelplatten eingeschoben und erleichtern deren Bewegung.

Alle Knorpel der Nase stammen von der einheitlichen knorpligen Nasenkapsel des Embryo ab (Abb. 320), und sind Reste des Chondrocranium, die
eine besondere Entfaltung gewonnen haben. Sie sind für die Physiognomik
sehr wesentlich. Infolge der Beweglichkeit des Knorpelgerüstes der Nase ist
die mimische Muskulatur fähig, nicht nur die Haut, sondern auch die Nase
im ganzen zu beeinflussen und dadurch den Gesichtsausdruck zu bestimmen.
Stärkere Bewegungen werden durch den Luftstrom beeinflußt (Blähen oder
Einziehen der Nasenflügel), sind also durch fernliegende Atemmuskeln mit
verursacht. Bei den Muskeln wird darauf einzugehen sein. Wir werden im
Anschluß daran später die allgemeine durch das Skelet und die Muskeln bedingte
Form der Nase in Ruhe und Bewegung betrachten. Anderes ist bei den Ein-
geweiden nachzusehen (Bd. II).

Die bei den Cartilagines nasi üblichen Fachausdrücke.

Cartilago septi et nasi lateralis (C. septodorsalis): einheitlicher Knorpel im Nasenseptum und in den beiden Seitenwänden der Nase (Abb. 349). Ein Fortsatz reicht in der Scheidewand meistens bis zum Keilbein: *Processus sphenoidalis septi cartilaginei.* Der Übergang in die seitlichen Nasenknorpel ist abgerundet. Im unteren Abschnitt sind beide gewöhnlich durch einen Schlitz jederseits getrennt. Im oberen Abschnitt ist der knorplige Zusammenhang einheitlich (homokontinuierlich). Sowohl das Septum wie die Seitenwände des Knorpels schieben sich etwas unter die Nasenbeine.

Cartilago alaris maior, Spitzenknorpel: jederseits ein eng zusammengebogener Knorpel, dessen einer Schenkel in der Scheidewand liegt und sich an die Cartilago septi anlehnt, dessen anderer Schenkel an der Cartilago nasi lateralis befestigt ist. Man nennt die beiden Teile *Crus mediale* und *Crus laterale* (Abb. 349). Das erstere umgrenzt das Nasenloch medial und vorn, das letztere entfernt sich nach rückwärts mehr und mehr

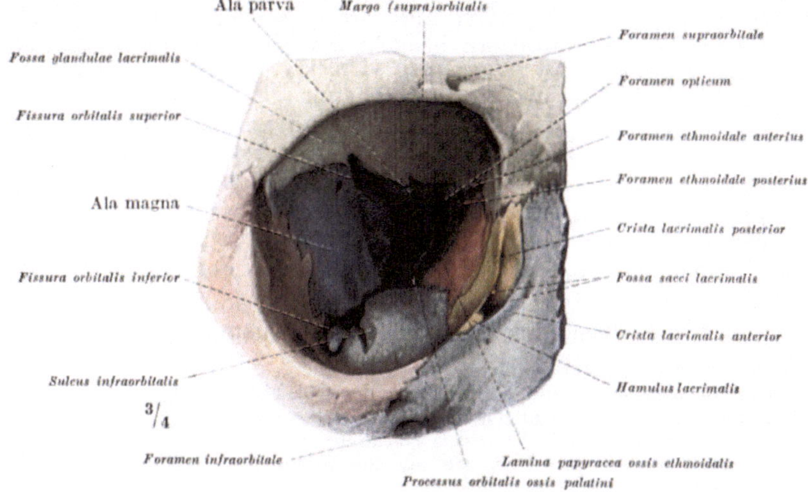

Abb. 350. Rechte Augenhöhle, von vorn. Schematische Farben s. Abb. 329.

vom Nasenloch (Abb. 367). Die beiden medialen Schenkel sind die kleineren; sie liegen im Septum mobile, dem Teil der Scheidewand, welchen man zwischen den Fingerkuppen hin- und herbewegen kann. Das Crus laterale kann so lang sein, daß es durch Bindegewebe an der Apertura piriformis des Oberkiefers befestigt ist; an der Apertur kann sogar seitlich ein kleines Knochenspitzchen vorkommen, wenn die Anheftung des Endes des Crus laterale verknöchert. Gewöhnlich sind kleine Knorpelchen abgesprengt (s. d. folgenden). Der Winkel, in welchem das Crus mediale und laterale zusammenstoßen, bildet die Grundlage der Nasenspitze. Das Nasenloch geht nicht bis an den Winkel heran, sondern endet früher (Abb. 366).

Cartilagines alares minores, Flügelknorpel: das Crus laterale des vorigen kann bis zur Anheftung des Nasenflügels an die Wange reichen. Gewöhnlich ist der obere und untere Rand des Ausläufers tief eingekerbt, und zwar an der Stelle, an welcher der Nasenflügel beweglich wird (Abb. 349, gestrichelt). Oft ist der Knorpel dort durchtrennt oder das abgetrennte Stück weiterhin in einzelne Stücke quer zerlegt. Dies sind die Cartilagines alares minores. Gewöhnlich gibt es drei, doch sind Verschiedenheiten zwischen rechts und links häufig. Auch Längsabspaltungen vom oberen Rand der Cartilago alaris maior kommen vor. Das Stück, welches innerhalb der Nasenspitze liegt, ist nie unterteilt. Es ist unbeweglich. Deshalb der deutsche Name „Spitzenknorpel" für die Cartilago alaris maior, welche gar nicht im beweglichen Flügel liegt, und „Flügelknorpel" für die ganz oder partiell abgetrennten Stücke, welche allein den beweglichen Flügel stützen. Auch wenn keine Durchtrennung statthat, ist der Knorpel von der Stelle ab, wo die feste Spitze aufhört, sehr dünn. Zwischen Cartilagines alares minores einerseits und Rand der Apertura piriformis bzw. Rand des Nasenloches ist die Wand der Nase bindegewebig, ohne Knorpelstütze (Abb. 367).

Cartilagines sesamoideae, Gleitknorpelchen: kleine unregelmäßige Knorpelstückchen, walzenförmig senkrecht oder horizontal, vorn zwischen den Cartilagines alares maiores und zwischen diesen und den Cartilagines nasi laterales.

Cartilagines basales: unregelmäßige Knorpelstückchen längs dem oberen Rand des Vomer und der Spina nasalis anterior des Oberkiefers.

Cartilago vomeronasalis: schmales, dünnes Knorpelplättchen zu beiden Seiten der Cartilago septi dicht hinter der Spina nasalis anterior. Dieser Knorpel gehört zum JACOBSONschen Organ (s. Nasenhöhle, Bd. II, und Riechorgan, Bd. III).

Os lacrimale. Das *Tränenbein, Os lacrimale,* ist ein reiner Deckknochen, welcher anfangs der Mitte der Seitenwand der knorpligen Nasenkapsel anliegt (Abb. 320 u. 321) und bei der Einverleibung dieser Gegend in die Augenhöhle so zu stehen kommt, daß er zum größten Teil der Wand der Orbita, nur zum geringsten Teil der freien Gesichtsfläche angehört (Pars orbitalis und Pars facialis). Beim Menschen ist die letztere Partie auf ein kleines Knochenstück reduziert, welches aus dem übrigen Knochen vorspringt, den inneren Teil des unteren Orbitalrandes erreicht und bilden hilft: *Hamulus lacrimalis* (Abb. 350). Bei anderen Rassen als bei Europäern erreicht der Hamulus den Orbitalrand viel seltener. Das Lacrimale ist gewöhnlich viereckig, im Alter oft siebartig durchlöchert, ist aber an Größe und Form überhaupt sehr wechselnd und kann ganz fehlen. Die benachbarten Knochen ersetzen es dann ganz. Sie sind aber auch bei vorhandenem Lacrimale am Abschluß des Tränennasenganges beteiligt (Ductus nasolacrimalis). So ist der *Sulcus lacrimalis* des Tränenbeins vom Processus frontalis des Oberkiefers zur *Fossa sacci lacrimalis* ergänzt, in welcher der Tränenkanal beginnt (Abb. 350). Nach unten zu setzt sich der Sulcus lacrimalis des Tränenbeins auf den Processus lacrimalis der unteren Muschel fort.

Die beim Lacrimale üblichen Fachausdrücke.

A. Ränder des Knochens (Abb. 350).

Sutura lacrimomaxillaris: mit Stirnfortsatz des Oberkiefers (grün).

Sutura lacrimoethmoidalis: mit Papierplatte des Siebbeines (carmin).

Sutura lacrimoconchalis: mit Processus lacrimalis der unteren Muschel (Abb. 348).

Sutura frontolacrimalis: mit Pars orbitalis des Stirnbeines (hellbraun).

B. Außenfläche des Knochens (Abb. 350).

Crista lacrimalis posterior: hinterer Rand der Grube für den Tränensack. Hinter ihr liegt die ebene Fläche des Knochens, welche von der Lamina papyracea des Siebbeines fortgesetzt wird. Vor ihr liegt:

Sulcus lacrimalis: er bildet mit der gleichnamigen Furche der Maxilla die Nische für den Tränensack.

Fossa sacci lacrimalis: zwischen Crista lacrimalis anterior des Processus frontalis der Maxilla und Crista lacrimalis posterior des Lacrimale. Inhalt: Saccus lacrimalis, Tränensack.

Hamulus lacrimalis: Fortsatz, welcher sich in die Incisura lacrimalis der Maxilla einschiebt (zwischen Stirnfortsatz und Facies orbitalis des Oberkiefers) und den Saccus lacrimalis von lateral und vorn umgreift.

C. Innenfläche des Knochens (Abb. 348).

Sie schließt einzelne Siebbeinzellen nach außen zu ab (Facies ethmoidalis) und ist im Bereich des mittleren Nasenganges an der lateralen Nasenwand beteiligt. Ist das Lacrimale herausgebrochen, so wird der Processus uncinatus des Siebbeines von der Augenhöhle aus an seiner Wurzel sichtbar.

D. Ossifikation.

Belegknochen der Nasenkapsel. Ein Knochenzentrum im 3. Fetalmonat (Teilungen des Knochens in zwei werden auf zwei Ausgangszentren bezogen).

Os nasale. Das *Nasenbein, Os nasale,* ist ein Deckknochen, welcher jederseits vorn oben auf der knorpligen Nasenkapsel des Embryo erscheint (Abb. 320 u. 321). Der entwickelte Knochen ist länglich viereckig, aber sehr wechselnd an Länge und Breite. Die Form der Apertura piriformis wird durch ihn mit beeinflußt (Abb. 390). Diese hat Birnform, wie der Name sagt, nur bei schmalem hohem Gesicht (Abb. 329a). Dabei ist nicht nur die Länge der Nasalia, sondern auch ihre Richtung maßgebend. Letztere bestimmt vor allem die Form der Nasenwurzel. Bekannt ist das ästhetische Ideal des antiken Profils, welches steilgestellte Nasalia voraussetzt (Abb. 325). Tief eingesenkte Nasenbeine setzen dagegen die Nasenwurzel scharf gegen die Stirn ab.

Der obere Teil des Knöchelchens ist dick, der untere dünn und zugeschärft. Den Rand gegen die knorplige Nase zu kann man beim Lebenden leicht durchtasten. Der untere dünnere Teil bricht durch äußere Gewalt gelegentlich, ist aber so fest durch die Umgebung fixiert, daß die Fraktur schneller als irgendwo sonst heilt.

Die beim Nasale üblichen Fachausdrücke.

A. Ränder des Knochens (Abb. 329).
Sutura nasofrontalis: mit der Pars nasalis des Stirnbeines (hellbraun), rauh gezahnt.
Sutura nasomaxillaris: mit dem Processus frontalis des Oberkiefers (grün).
Sutura internasalis: zwischen beiden Nasenbeinen, leicht geschlängelt und meistens nicht genau median (Abb. 390). Sie stützt sich mit einer firstförmigen Verdickung auf den Nasenfortsatz des Stirnbeines und die Lamina perpendicularis des Siebbeines und ist oft zu einem Plättchen verlängert, welches diese Knochen bedeckt (ein- oder doppelseitig, Abb. 349). Wird die Nase mit Gewalt eingedrückt, so bricht die knöcherne Nasenscheidewand.

B. Außenfläche.
Foramina nasalia: feine Löcher, unbeständig. Inhalt: Zweige des R. nasalis externus des N. ethmoidalis anterior (N. ophthalmicus, Trigeminus), der aber oft zwischen Nasale und Knorpel durchtritt; gleichnamige Gefäßästchen aus A. und V. ophthalmica.

C. Innenfläche.
Sulcus ethmoidalis: Rinne in der Längsrichtung des Knochens für den N. ethmoidalis anterior, dessen äußerer Endast der R. nasalis externus ist.

D. Ossifikation.
Belegknochen der Nasenkapsel. Ein Knochenzentrum im 2.—3. Fetalmonat. Zur Zeit der Geburt liegt unter dem Knochen noch Knorpel, der aber allmählich verschwindet. Aus dem Vorkommen eines geteilten Nasale wird geschlossen, daß 2 oder 3 getrennte Knochenzentren vorkommen können.

Vomer. Das *Pflugscharbein, Vomer,* hat seinen deutschen Namen, weil der unregelmäßig viereckige Knochen mit der Spitze nach vorn wie das genannte Ackergerät auf dem Boden der Nasenhöhle steht (Abb. 349). Auf ihm ruht vorn das Knorpelgerüst der Nase, hinten die Pars perpendicularis des Siebbeines (zwischen ihm und letzterer ist häufig ein Knorpelfortsatz der Cartilago septi eingeschaltet: Processus sphenoidalis). Der Knochen steht selten median, er kann die betreffende Nasenhöhle außer durch seine Deviation im ganzen auch durch einen oder mehrere Knicke beträchtlich einengen, *Cristae* (Spinae) *septi nasi* (Abb. 347). Nach hinten zu bildet er allein die knöcherne Scheidewand zwischen den Choanen der Nase: *Septum choanarum* (Abb. 346 u. 368).

Die beim Vomer üblichen Fachausdrücke.

Alae vomeris: zwei Blätter am oberen Rand des Knochens, welche von hinten das Rostrum des Keilbeins umfassen (Abb. 333). Sie stoßen an die Proc. vaginales des Keilbeines und weiter vorn an die Proc. sphenoidales der Gaumenbeine.
Canales vomerobasilares: ein medianes unpaares Knälchen und rechts und links zwei seitliche Kanälchen. Sie sind sehr variabel und können fehlen. Alle 5 laufen sagittal und parallel dem VIDIschen Kanal. Das unpaare mediane Kanälchen wird durch die auseinanderweichenden Alae des Vomer begrenzt: *Canalis vomeris.* Inhalt: Bindegewebe und kleine Venen. Die beiden paarigen Kanälchen liegen nebeneinander (Abb. 333) oder übereinander. Das mediale (obere) liegt zwischen der Ala vomeris und dem Keilbeinkörper: *Canalis basipharyngeus.* Das laterale (untere) Kanälchen wird nicht immer von der Ala vomeris erreicht. Es liegt am häufigsten zwischen dem Processus sphenoidalis des Gaumenbeines, dem Processus vaginalis des Keilbeines und dem Keilbeinkörper. Es heißt *Canalis pharyngeus.* Inhalt der beiden Kanälchen:

Rami pharyngei des 2. Trigeminusastes (Ganglion sphenopalatinum), A. pharyngea suprema aus A. maxillaris interna und Venen.

Ossifikation: 2 Knochenkerne in der 8. Fetalwoche unter dem unteren Rand des knorpligen Septum, welche unter dem Septum verschmelzen und auf beiden Seiten desselben in die Höhe wachsen. Erst zur Zeit der Pubertät ist der Knorpel zwischen ihnen verdrängt; Knorpelreste können sogar zeitlebens bestehen bleiben. Die Alae vomeris sind unvereinigte Teile der paarigen Knochenplatten, die sonst verschmelzen. Die Pflugschar ist trotz der tiefen Lage ein reiner Deckknochen.

Maxilla. Der *Oberkiefer, Maxilla,* entsteht als Deckknochen außerhalb der knorpligen Nasenkapsel. Er tritt beim menschlichen Embryo in den unteren offenen Teil der lateralen Nasenwand unterhalb der unteren Muschel ein, welcher

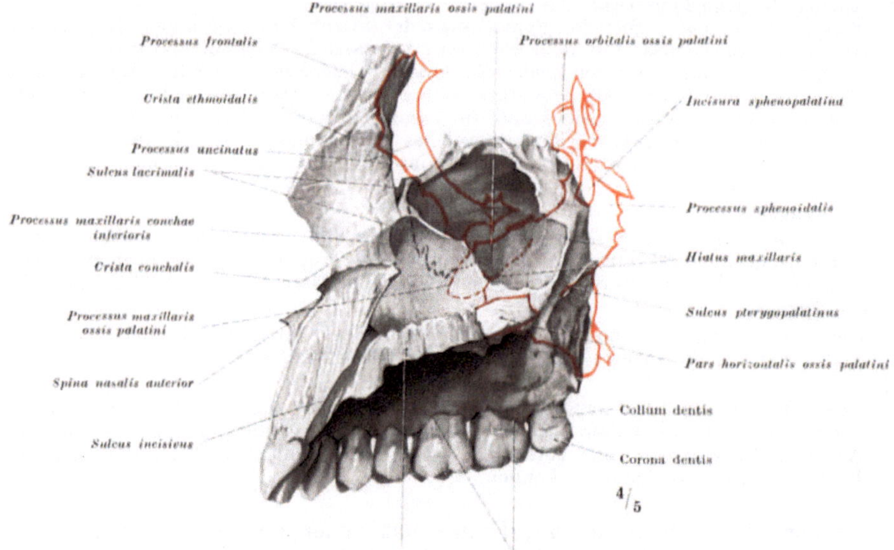

Abb. 351. Oberkiefer, Innenseite. Mit roten Konturen das Gaumenbein und der Processus uncinatus des Siebbeines eingetragen (punktiert, soweit der Oberkiefer darüber liegt). Mit schwarzem Kontur der Processus maxillaris der unteren Muschel eingetragen (gestrichelt, soweit er vom Oberkiefer allein, punktiert, soweit er von letzterem und vom Processus maxillaris des Gaumenbeins überdeckt ist).

selbst nicht mehr knorplig angelegt, sondern nur bei niederen Wirbeltieren zu einer einheitlichen Knorpelkapsel zusammengeschlossen ist (vgl. Abb. 315 mit 320 u. 326). So wird die Maxilla mit dem ihr einverleibten, ursprünglich selbständigen Incisivum ein wichtiger Baustein für die Begrenzung der Nasenhöhle. Der größte pneumatische Nebenraum der Nase, der *Sinus maxillaris (Antrum Highmori),* senkt sich in die Maxilla, nachdem weiter oberhalb die knorplige Nasenwand verschwunden ist (Abb. 326). Die Größe des Oberkieferknochens bestimmt die Möglichkeiten der Ausdehnung der Highmorshöhle. Doch macht diese von der Gelegenheit in sehr wechselndem Umfang Gebrauch. Es gibt Höhlen von geringer Dimension, die das Niveau des Gaumens nicht erreichen und in deren Boden die Wurzeln der Mahlzähne versenkt liegen (Abb. 347). Nur beim Mann kommen voluminöse Höhlen vor, welche über das Niveau des Gaumens hinabsteigen; sie umgreifen die Alveolen der Molaren, erreichen die Wurzeln der Prämolaren, aber wohl nie des Eckzahns. Bei Zahnextraktionen wird die Kieferhöhle manchmal unbeabsichtigt eröffnet. Bei Zahndefekten, die länger zurückliegen, ist die Alveole mit Knochensubstanz gefüllt, und der Abstand von der Kieferhöhle ist größer, doch dehnt sich später die Kieferhöhle unter Resorption der Knochensubstanz im Bereiche des fehlenden Zahnes aus, so daß nur eine ganz dünne Knochenlamelle an Stelle des Alveolarfortsatzes stehen bleibt. Die künstliche Kommunikation mit einer Alveole schließt sich sehr schnell, so daß die Abflußverhältnisse für Ergüsse in die Kieferhöhle nicht günstig sind, wenn auch die Öffnung am tiefsten Punkt der Höhle liegt (z. B. für Eiter). Der Weg von der Gesichtsfläche aus, der nach Hochklappen der Oberlippe ohne Entstellung zu erreichen ist, wird vom Chirurgen vorgezogen. Die Kieferhöhle beeinflußt je nach ihrer Größe die dem Gesicht zugewendete Oberfläche des Knochens. Sie ist bei kleiner Höhle dellenförmig vertieft, *Fossa canina* (Abb. 367; mit dem Eckzahn, Dens caninus, hat sie nichts zu tun); bei ausgedehntem Sinus ist die Fossa canina mehr verstrichen. Da am Lebenden zu fühlen ist, ob die Grube tief oder seicht ist, so kann man auf diesem indirekten Weg einen ungefähren Anhalt über die Größe der versteckten Kieferhöhle gewinnen. Besser ist die Feststellung mit Röntgenstrahlen. Auch die Form des Gaumens ist verschieden, je nachdem die Kieferhöhle weiter hinabreicht (flacher Gaumen), oder klein ist (hochgewölbter, schmaler Gaumen). Doch ist dies nur einer der Faktoren, welche die Form des Gaumens beeinflussen (s. unten). In seltenen Fällen ist die Höhle ganz verkümmert, und zwar ein- oder beiderseitig.

Der Oberkieferknochen besteht aus einem großen Körper, *Corpus*, der hohl ist und daher nur ein geringes Gewicht hat, und aus *vier* Fortsätzen. Die Fortsätze wachsen schon früh nach oben, außen, innen und, am spätesten, nach unten aus (Abb. 326); sie verbinden sich nach oben mit dem Stirnbein, *Processus frontalis*, nach außen mit dem Jochbein, *Processus zygomaticus*; unten ist der *Processus alveolaris* Träger der Zähne und innen der *Processus palatinus* ein Beitrag des Oberkiefers beiderseits zum knöchernen Gaumen (Abb. 351). Hinter den beiden Gaumenfortsätzen der Oberkiefer, die in der Medianlinie vereinigt sind, liegen die Gaumenfortsätze der beiden Gaumenbeine (Abb. 330). Außen ist der Processus zygomaticus durch das Jochbein selbst in den Jochbogen fortgesetzt (Abb. 96 u. 329). Gaumen- und Jochbein sind die beiden Deckknochen, welche mit dem Oberkiefer am engsten zusammengehören, weil sie mit ihm die obere Hälfte der Kieferzange formen. Am Körper unterscheidet man die Gesichtsfläche oder *Facies anterior*, die Schläfenfläche *Facies infratemporalis*, die nasale Fläche für die Öffnung der Kieferhöhle *Facies nasalis*, und die der Augenhöhle zugewendete Fläche *Facies orbitalis*.

Der keilförmige Körper mit seinen Fortsätzen hat den wichtigsten Anteil an der Profilierung des Gesichtes; der Knochen eröffnet deshalb das Verständnis für grundlegende physiognomische Verhältnisse. Sie sind abhängig von den Beziehungen der Maxilla zu den Kauwerkzeugen, die ursprünglich *vor* dem Gehirnraum des Schädels gelagert sind (Abb. 322). Bei den Tieren bis hinauf zu den Menschenaffen ist denn auch das Gesicht zur Schnauze nach vorn ausgezogen *(Schnauzentypus, Prognathie)*; selbst beim Neandertaler liegt die Gesichtsfläche der Maxilla, Facies anterior, in der gleichen Flucht wie die Ebene des Jochbogens. Typisch für den rezenten Menschen, besonders für den Europäer, ist dagegen, daß die *Sutura zygomatico-maxillaris* zwischen Jochbein und Oberkiefer wie der First eines Daches geknickt ist (Abb. 89, 96 u. 329).

Das Zurücktreten des Oberkiefers ist möglich, weil im Anschluß an die Entwicklung des menschlichen Gehirnes die Schädelbasis am stärksten abgeknickt ist (Abb. 322c). Durch die Tiefenlage ihres hinteren (occipitalen) Teiles ist vorn für die Entfaltung der Nasenkapsel und ihrer Deckknochen Raum geschaffen (Abb. 320). Der Oberkiefer dehnt sich in diesen Raum aus (Abb. 321) und gewinnt hier an Höhe, was er an Ausdehnung nach vorn verloren hat. So werden die veränderten Raumverhältnisse vom Kauapparat ausgenutzt. Dieser ist die eigentliche Ursache der veränderten Kieferstellung; die Basisknickung ist nur die günstige Konstellation, welche von ihm genutzt wird. An die Stelle der Prognathie tritt die *Orthognathie*, d. h. die Steilstellung des *vertikalen* Profils: eine von der Nasenwurzel zum Rand der Schneidezahnalveolen gezogene Profillinie des knöchernen Schädels steht bei geradeaus gerichtetem Blick fast genau senkrecht (Abb. 329 b, 367). Sie steht also fast rechtwinklig zur Horizontalen (Ohr-Augenebene der Frankfurter Verständigung, S. 644). Der Winkel zwischen der Frankfurter Horizontalen und der Profillinie schwankt zwar bei einem großen Material beträchtlich (77—101°), bei Europäern ist aber der Kiefer am ausgesprochensten orthognath.

Am schwankendsten ist der alveoläre Fortsatz, welcher die Zähne selbst trägt. Für ihn kann man eine besondere Profillinie konstruieren, die man vom unteren Rand der knöchernen Nasenöffnung (Abb. 329 b) bis zum Alveolarrand der Schneidezähne zieht. Bestimmt man den Winkel zwischen dieser subnasalen (alveolären) Profillinie und der Horizontalen, so erhält man viel größere Variationen als bei dem obengenannten Gesamtprofilwinkel des knöchernen Schädels. Die Schwankungen betragen bei verschiedenen Rassen im Mittel 62—86° (individuell sogar 49—100°). Ausgesprochene Orthognathie kommt hier nur individuell vor. Gewöhnlich ist der dem Kieferapparat ursprünglich eigene Schnauzentypus (Prognathie) noch deutlich erkennbar. Im Gesamtprofilwinkel kommt das nicht zum Vorschein, weil der Oberkiefer im Mittelgesicht allgemein steil gestellt ist, und die Nasenwurzel so weit nach vorn rückt, daß sie ungefähr senkrecht über dem Alveolarrand zu liegen kommt. Daraus geht hervor, wie eng die Stellung des Oberkiefers mit der Lage und Richtung der Nasenbeine und des Knorpelskelets der Nase zusammenhängt und wie sehr von ihr das Profil des Lebenden abhängig ist. Da dazu auch die Einwirkungen der Muskeln gehören, ist später im Zusammenhang darauf zurückzukommen.

Die Zähne für sich können ebenfalls gerade oder schräg stehen, *ortho-* und *prodont*. Am Unterkiefer entsprechen die Profillinien im umgekehrten Sinn denjenigen des Oberkiefers des betreffenden Individuums; denn nur wenn der Alveolarfortsatz des Unterkiefers im gleichen Winkel von unten nach oben ausladet wie am Oberkiefer von oben nach unten, können die Zähne aufeinander passen. Individuelle Abweichungen davon sind nicht selten.

Die Zähne, welche in beiden Oberkieferknochen stecken, stehen in einer U-förmigen Linie (Abb. 330). Die hinteren Ränder des U weichen häufig ein wenig auseinander, besonders bei der Frau. Eine Annäherung der hinteren Schenkel dagegen würde, wenn man sich die Linie fortgesetzt denkt, eine Ellipse ergeben. Diese Form ist bei niederen Affen gewöhnlich, aber beim Menschen ist sie nur selten rein vorhanden.

Über die Aufnahme des Zwischenkieferknochens, *Incisivum*, in den Oberkiefer verweise ich auf die allgemeinen Darlegungen (S. 634) und auf das Kapitel Mundhöhle (Bd. II).

Die bei der Maxilla üblichen Fachausdrücke.

A. Corpus.
   1. Facies anterior s. facialis (Abb. 367 u. 371 a).
   Margo infraorbitalis: Rand gegen die Augenhöhle zu.
   Foramen infraorbitale: unregelmäßig rundes Loch unterhalb des vorigen. Öffnung des nach abwärts gerichteten Canalis infraorbitalis. Die Kieferhöhle kann in extremen Fällen so weit hinaufreichen, daß der Canalis infraorbitalis von ihr umgriffen wird, und daß Teile der knöchernen Kanalwand ausgespart bleiben. In solchen Fällen kann eine Schwellung der Schleimhaut oder ein Exsudat auf den Inhalt drücken. Inhalt: N. infraorbitalis des Trigeminus, A. infraorbitalis aus der Maxillaris interna und Begleitvenen. Vom Foramen infraorbitale zum Margo infraorbitalis zieht eine fast konstante Naht *(Sutura infraorbitalis)*.
   Fossa canina: unterhalb des vorigen, Ursprungsstelle des M. caninus.
   Incisura nasalis: scharfe Knochenschneide, bildet den Rand der
   Apertura piriformis: äußere Öffnung der knöchernen Nase. Die Öffnung wird jederseits zum größten Teil vom Zwischenkiefer umgrenzt (s. Mundhöhle, Bd. II), oben vom Nasenbein, unten vom Processus alveolaris der Maxilla (s. diesen). Die Form verdient den Namen birnförmig nur bei schmaler, langer Nase (sog. „*Leptorrhinie*"); sonst ist die Breite größer als die Höhe.

2. *Facies infratemporalis* (Abb. 329b u. 330). Sie ist von der vorigen durch den Processus zygomaticus und die *Crista zygomatico-alveolaris* getrennt, die vom Proc. zygomaticus zur Alveole des 1. Molaren zieht.

Tuber maxillare: die gerundete Außenfläche, liegt hinter dem Unterkiefer versteckt.

Trigonum palatinum: mediale schräge Ecke, auf welcher der Processus orbitalis des Gaumenbeins ruht (Abb. 351).

Foramina alveolaria posteriora: 2—3 kleine Löcher auf dem Tuber maxillare. Inhalt: Nerven und Gefäße für die hinteren Zähne des Oberkiefers; die mittleren und vorderen Zähne werden von den Foramina alveolaria anteriora aus versorgt (liegen im Canalis infraorbitalis). Die *Canales alveolares,* in welchen alle diese Nerven und Gefäße verlaufen, sind feine Kanälchen gegen die Kieferhöhle zu, die oft nur Rinnen sind, aber durch die Schleimhaut der Kieferhöhle gegen diese abgeschlossen werden. Pathologische Exsudate in der Kieferhöhle drücken nicht selten auf den Inhalt der Kanälchen und rufen bei ganz gesundem Gebiß Zahnschmerzen hervor.

3. *Facies orbitalis* (Abb. 350).

Sutura ethmoideomaxillaris: mit der Lamina papyracea des Siebbeines (carmin).

Sutura lacrimomaxillaris: mit dem unteren Rand des Tränenbeines (orange).

Planum orbitale: die ebene, den Boden der Augenhöhle darstellende Fläche (grün).

Sulcus infraorbitalis: eine allmählich von hinten nach vorn an Tiefe zunehmende Rinne im Planum orbitale, in welcher A. und N. infraorbitalis liegen (s. Foramen infraorbitale, oben).

Canalis infraorbitalis: Fortsetzung des vorigen nach vorn. Foramina alveolaria anteriora (1—2) innerhalb des Kanals, siehe Foramina alveolaria posteriora, oben. Mündet im Foramen infraorbitale der Facies anterior.

Incisura lacrimalis: tiefer Ausschnitt des Randes gegen das Tränenbein.

4. *Facies nasalis* (Abb. 351).

Hiatus maxillaris: große, unregelmäßig begrenzte Öffnung, wird durch Einlagerung des Processus uncinatus des Siebbeines, des Processus maxillaris und Processus ethmoidalis der unteren Muschel und durch das Gaumenbein so verkleinert, daß der Eingang in die Kieferhöhle an den obersten Rand ihrer medialen Wand zu liegen kommt und ganz eng ist. Eine akzessorische Schleimhautöffnung kann unterhalb des Processus uncinatus bestehen.

Sulcus lacrimalis: tiefe Rinne vorn vom Hiatus; sie wird durch das Tränenbein und den Processus lacrimalis der unteren Muschel zum *Canalis nasolacrimalis* abgeschlossen. Inhalt: Tränennasengang; Abfluß der Tränenflüssigkeit in die Nasenhöhle unter die untere Muschel.

Crista conchalis: zur Anheftung des vorderen Abschnittes der unteren Muschel, zugleich Grenze gegen den Stirnfortsatz.

Sulcus pterygopalatinus: eine Furche am hinteren rauhen Rand der nasalen Fläche. Sie bildet mit den gleichnamigen tieferen Rinnen am senkrechten Teil des Gaumenbeines und am Processus pterygoideus des Keilbeines den *Canalis pterygopalatinus.* Inhalt: Nervi palatini aus Ganglion sphenopalatinum und A. palatina descendens aus Maxillaris interna.

B. Processus (4 Stück).

1. *Processus frontalis* (Abb. 329).

Sutura frontomaxillaris: mit der Pars nasalis des Stirnbeines (hellbraun).

Margo lacrimalis: hinterer Rand mit dem vorderen Rand des Lacrimale verbunden (orange); Fortsetzung der Sutura lacrimomaxillaris der Facies orbitalis (s. oben).

Crista lacrimalis anterior: eine scharfe Kante, welche sich vor dem Margo lacrimalis erhebt und die Fossa sacci lacrimalis von vorn begrenzt (Abb. 350).

Sutura nasomaxillaris: mit dem lateralen Rand des Nasenbeines (violett).

Crista ethmoidalis: auf der Innenseite, gegen die Nasenhöhle zu (Abb. 351; trägt die mittlere Muschel, Abb. 348).

2. *Processus zygomaticus* (Abb. 329).

Sutura zygomaticomaxillaris: mit dem Jochbein (hellrot).

3. *Processus alveolaris* (Abb. 329 u. 371a). Er überragt nach unten die Gaumenfläche, schwindet nach Verlust der Zähne.

Alveoli dentales: jederseits 8 Nischen, in welche die Zähne genau passen. Die beiden Nischen für die Schneidezähne gehören zum Zwischenkiefer.

Septa interalveolaria: Trennungswände zwischen den Alveolen.

Limbus alveolaris: der freie untere Rand des Processus alveolaris (Abb. 351). *Juga alveolaria:* Vorwölbungen der Alveolen nach dem Gesicht zu, bedingt durch die Zahnwurzeln; beim Lebenden leicht durchzutasten.

Sutura intermaxillaris: mediane Naht zwischen beiden Oberkieferknochen unterhalb der Apertura piriformis.

Spina nasalis anterior: die Spitzen beider Alveolarfortsätze sind zu einem Stachel vereinigt, der median am Unterrand der Apertura piriformis nach vorn vorspringt. Er ist deutlich nur beim Menschen und am ausgesprochensten beim Europäer, weil er von der Entwicklung der Weichteilnase abhängt. Bei platten Nasen ist das Stachelchen wenig entwickelt oder abwärts gerichtet. Am unteren Rand der Apertura piriformis verläuft bei manchen Rassen (Ozeanier, Neger) statt der Spina gegen den Limbus alveolaris zu ein sagittaler seichter *Sulcus praenasalis,* auch „Affenrinne" genannt. Sie ist besonders bei Menschenaffen vorhanden. Ein vor der Spina liegendes *transversal* gestelltes Feld: *Fossa praenasalis* ist nicht damit zu verwechseln. Sie ist beim kindlichen Schädel angedeutet und besteht manchmal ausgeprägter am erwachsenen Europäerschädel (besonders bei Prognathie).

4. *Processus palatinus* (Abb. 330, hellgrün), ist kürzer als der Körper des Oberkiefers. Nach hinten ergänzt das Gaumenbein das fehlende Stück (gelbgrün).

Sutura palatina mediana: Vereinigung der beiden Gaumenfortsätze in der Mitte des Gaumens. Sie kann gegen die Mundhöhle zu einem Wulst verdickt sein, *Torus palatinus* (selten einseitig).

Sutura palatina transversa: mit der Pars horizontalis des Gaumenbeines. Beim Kind ist ein feiner Fortsatz des Gaumenbeines in eine Spalte des Oberkiefers eingefalzt; beim Erwachsenen ist der Falz in der Regel zurückgebildet, weil andere Verzahnungen das Gaumenbein halten. Entweder bleibt eine schuppenförmige Übereinanderlagerung der beiden Knochen übrig, oder beide stoßen einfach mit rauhen Flächen aufeinander (Abb. 348). Seltener ist ein medianer Fortsatz des Processus palatinus des Oberkiefers, der bis zum hinteren Rand des harten Gaumens reicht, zwischen die Gaumenbeine eingelagert.

Canalis incisivus: jeder Gaumenfortsatz hat einen *Sulcus incisivus* (Abb. 351); beide vereinigen sich zum gleichnamigen unpaaren Kanal. Er hat noch zwei nasale Öffnungen, jederseits von der Nasenscheidewand. Bis zum Canalis incisivus reicht der Zwischenkiefer. Inhalt: feine Gefäße und Nerven von der Nase zum Gaumen (Nervi nasopalatini und gleichnamige Gefäße).

Foramen incisivum: die unpaare Öffnung des vorigen am Gaumen.

Sutura incisiva: feine Spalte, welche vom Foramen incisivum gegen den Spalt zwischen äußerem Schneide- und Eckzahn hinzieht, Grenze des Zwischenkiefers. Die Linie ist gebogen oder vielfach gewinkelt. Bei Kindern meistens, bei Erwachsenen in etwa 47% der Fälle in Resten vorhanden. Bei Säugetieren ist die Spalte konstant.

Spinae palatinae, Sulci palatini: rauhe Längsleisten und -furchen auf der Mundhöhlenseite des Gaumenfortsatzes (in Abb. 368 angedeutet, aber nicht bezeichnet). Die Vasa palatina und Nervi palatini, welche vom Gaumenbein herkommen, sind den Furchen eingelagert.

Crista nasalis: von der glatten Fläche des Gaumenfortsatzes, welcher beiderseits den Boden des unteren Nasenganges bildet, erhebt sich eine mediane Leiste; auf ihr ruht der Vomer (Abb. 349). Nach vorn läuft sie in die Spina nasalis anterior aus.

C. Ossifikation.

Die Bildung des Körpers (Deckknochen) beginnt bereits im 2. Fetalmonat. Von ihm wachsen die Zahnfächer aus; für die Schneidezähne bereits im 4.—5. Fetalmonat, für den Weisheitszahn erst nach dem 18. Lebensjahr. Erst im 24.—26. Lebensjahr ist der Alveolarteil fertig. Der Sinus maxillaris beginnt im 5. Embryonalmonat auszuwachsen, hat zur Zeit der Geburt die Größe einer Erbse; weiteres Wachstum entsprechend der Größenzunahme des Oberkiefers und dem Einrücken der bleibenden Zähne in die Zahnreihe. — Der Zwischenkiefer wird fast gleichzeitig mit dem Oberkiefer angelegt und verschmilzt alsbald mit ihm; nur am Gaumen bleibt die Grenze als Sutura incisiva bis nach der Geburt erhalten.

Os palatinum. Das *Gaumenbein, Os palatinum,* liegt hinter dem Oberkieferbein, ist wie dieses ein reiner Deckknochen und ergänzt es beim Aufbau der lateralen Wand der Nasenhöhle und des harten Gaumens. Es hat zwei Platten, *Pars perpendicularis* und *Pars horizontalis,* welche wie die laterale Nasen- und die Gaumenwand senkrecht zusammenstoßen (Abb. 352). Die Pars perpendicularis wächst entsprechend der Entfaltung der Oberkiefergegend erst ziemlich spät zu ihrer definitiven Größe aus. Die Fülle der Verschiebungsprozesse, welche in der mittleren Gesichtsgegend bei der Umbildung der Schnauze in das orthognathe Profil des Menschen ablaufen, dürfte der Grund dafür sein, daß das Gaumenbein nicht mit den Nachbarknochen verschmilzt. Eingekeilt zwischen Oberkiefer und Pterygoid (Abb. 321), reguliert es wie ein Pufferknochen durch größeres oder geringeres Randwachstum die Spannungen, welchen sonst die Nachbarknochen ausgesetzt wären. Aus dem Verhalten der Belegknochen der Nasenkapsel kann man schließen, daß die einzelnen Knochenindividuen aus ähnlichen Ursachen wie die Eisschollen auf einer bewegten See, die gegeneinander branden, selbständig sind und bleiben.

Das Gaumenbein sendet Fortsätze (5 Stück) in die Lücken zwischen seinen Nachbarknochen und wird dadurch zu einem vielgestaltigen, namenreichen Knochen. Außerdem schließt seine vertikale Hauptplatte eine Spalte

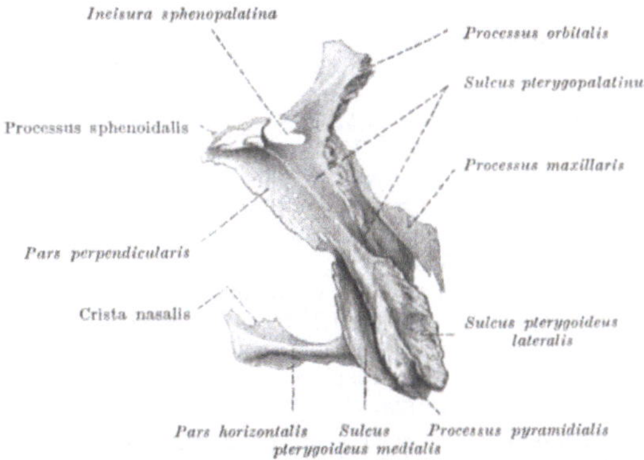

Abb. 352. Rechtes Gaumenbein, Ansicht schräg von hinten. [Aus Z. Morph. u. Anthrop. 15 (1913), Taf. 14, Fig. 9.]

ab, welche zwischen dem Flügelfortsatz des Keilbeines und dem Oberkiefer zustande kommt, dadurch daß beide Knochen sich lateral vom Gaumenbein bis zur Berührung nähern, *Fissura pterygomaxillaris* (Abb. 353). Dringt man in die Spalte ein, so gelangt man in die *Flügelgaumengrube, Fossa pterygopalatina*, und in deren Fortsetzung gegen die Mundhöhle hin, *Canalis pterygopalatinus*. Das Gaumenbein ist an der Grube beteiligt, weil es an ihrer medialen Fläche zwischen Oberkiefer und Flügelfortsatz liegt und so die Grube bzw. den Kanal gegen die Nasenhöhle abschließt. Nur oben gegen die Schädelbasis zu hat die Pars perpendicularis einen tiefen Einschnitt, *Incisura sphenopalatina* (Abb. 352), welcher vom Keilbeinkörper zu einem Loch geschlossen wird, das in die Nasenhöhle hineinführt: *Foramen sphenopalatinum* (Abb. 346 u. 348).

Die beim Palatinum üblichen Fachausdrücke.

A. Pars horizontalis. Fortsetzung des Gaumenfortsatzes des Oberkiefers nach hinten (Abbildung 330 u. 348); die Gaumenfläche ist glatter als bei letzterem.

> *Sutura palatina mediana:* Vereinigung der beiden Gaumenbeine in der Mittellinie, Fortsetzung der gleichnamigen Naht des Oberkiefers.

> *Sutura palatina transversa:* Naht mit dem Gaumenfortsatz der Maxilla, siehe dort.

> *Spina nasalis posterior:* eine aus Fortsätzen beider Gaumenbeine zusammengesetzte mediane Spitze (Abb. 348); sie springt an der hinteren Nasenöffnung so vor (Abb. 368), wie die Spina nasalis anterior an der Apertura piriformis. Sehr variabel. Selten eine Spina bipartita.

> *Crista nasalis:* Fortsetzung der gleichnamigen Crista der Maxilla (Abb. 349), Stütze für den Vomer.

> *Foramen palatinum maius:* großes Loch in der Nähe der Umbiegungsstelle in die Pars perpendicularis, am hinteren Rand des harten Gaumens (Abb. 330). Hauptmündung des Canalis pterygopalatinus, siehe unten.

Abb. 353 a u. b. Entstehung des Canalis pterygopalatinus. Schema. a Maxilla (grün), Palatinum (gelb), Processus pterygoideus des Keilbeines (blau) nebeneinander wie in Abb. 320 u. 321 (anstatt wie dort von rechts nach links hier von unten nach oben gestellt). Die Lamina lateralis des Flügelfortsatzes schraffiert. b Die gleichen Farben wie in a, Knochen verschmolzen; die Maxilla ist in eine Knochenblase, die nur teilweise gezeichnet ist, umgewandelt und infolgedessen außen vom Palatinum mit dem Flügelfortsatz vereinigt. In einem weiter oben, nahe der Schädelbasis, geführten Schnitte würden Maxilla und Processus pterygoideus sich nicht mehr in der Fissura pterygomaxillaris berühren, sondern eine Spalte zwischen sich lassen: Flügelgaumengrube.

B. Pars perpendicularis.

Crista conchalis: auf der nasalen Fläche, zur Anheftung des hinteren Endes der unteren Muschel (Abb. 348).

Crista ethmoidalis: höher als die vorige, zur Anheftung der mittleren Muschel (Abb. 348).

Sulcus pterygopalatinus: Rinne auf der Außenseite des Knochens (Abb. 352). Sie wird nach unten zu tiefer. Die gleichnamigen Rinnen des Oberkiefers und des Flügelfortsatzes des Keilbeines ergänzen sie zum:

Canalis pterygopalatinus (Abb. 353): mündet mit dem obengenannten Foramen palatinum maius. Feine Abzweigungen des Kanals, *Canales palatini,* münden mit den kleinen Foramina palatina minora (s. Processus pyramidalis des Gaumenbeines, unten). Inhalt: siehe Maxilla (S. 677).

Incisura sphenopalatina: Kerbe zwischen den beiden oberen Fortsätzen des Gaumenbeines (Abb. 352). Von hier aus läuft anfangs die Fossa und dann der Canalis pterygopalatinus abwärts (Abb. 346). Die Incisur umschließt mit dem Keilbein das *Foramen sphenopalatinum* (Abb. 346 u. 348), welches von der Flügelgaumengrube in die Nasenhöhle führt. Inhalt: feine Gefäße und Nerven zur Nasenhöhle (Nervi nasales posteriores superiores laterales et mediales aus dem Ganglion sphenopalatinum des N. trigeminus, Vb, und die gleichnamigen Arterien aus der Maxillaris interna).

C. Processus (5 Stück). Nr. 1—2 sind klein, variabel, Nr. 3—5 größer und konstanter.

1. Processus nasalis: Fortsetzung des vorderen Randes (Abb. 348). Er legt sich vor den Hiatus des Oberkiefers und engt diesen von hinten unten her ein.

2. Processus maxillaris: umgebogenes Knochenplättchen am vorigen (Abb. 352), welches wie der gleichnamige Fortsatz der Concha inferior über den Rand des Hiatus maxillae übergreift und ihn von hinten her verengert (Abb. 351). An dieser Stelle sind wie die Dachziegel übereinandergeschichtet: a) die Partes nasales der Maxilla, b) der Processus maxillaris des Palatinum, c) der Processus maxillaris der Concha inferior (in der Reihenfolge von medial nach lateral; die Stelle ist in Abb. 351 daran kenntlich, daß der Kontur des Processus maxillaris der Concha inferior an ihr schwarz punktiert dargestellt ist).

3. Processus pyramidalis: dicker, prismatischer Fortsatz am Winkel zwischen Pars perpendicularis und Pars horizontalis (Abb. 352). Er paßt in den dreieckigen Ausschnitt zwischen der Lamina medialis und lateralis des Flügelfortsatzes des Keilbeines (Abb. 333). An beiden Seiten des Fortsatzes sind Rinnen, in welche die beiden genannten Laminae eingefalzt sind. Sie heißen *Sulcus pterygoideus medialis und lateralis* (Abb. 352). Der Processus pyramidalis ist von den obengenannten Canales palatini durchbohrt, welche auf der Gaumenseite in den kleinen Foramina palatina minora frei münden (meistens 2 Stück, siehe Abbildung der Schädelbasis mit Anheftung des *Pharynx,* Bd. II).

4. Processus orbitalis: er ragt bis zur Augenhöhle empor, ist der kleinste Baustein unter den sie begrenzenden Knochen (Abb. 350, 346, 352). Er hat fünf Flächen: drei Verbindungsflächen (mit dem Siebbein, Keilbein und Oberkiefer) und zwei freie Flächen (gegen die Augenhöhle und die Flügelgaumengrube). Ferner schließt der Processus orbitalis die untere hintere Siebbeinzelle ab: *Cellula palatina.*

5. Processus sphenoidalis: ist kleiner als der vorige, viereckig, liegt hinter der Incisura sphenopalatina (Abb. 352). Er biegt medianwärts und nach hinten um und erreicht den Keilbeinkörper und die Ala vomeris, mit denen er den *Canalis pharyngeus* umschließt (Abb. 333).

D. Ossifikation.

Ein Knochenzentrum im 2.—3. Fetalmonat an der späteren Umbiegungsstelle zwischen Pars horizontalis und Pars perpendicularis (auch mehrere Zentren werden angegeben). Zuerst bildet sich von hier aus die horizontale Platte und der Processus pyramidalis; die senkrechte Platte ist beim Neugeborenen noch niedrig, sie wird erst fertig zur Zeit der Pubertät. Der Processus maxillaris beginnt im 2. Lebensjahr auszuwachsen. Er steht anfangs horizontal und kommt erst der Pars perpendicularis gleichzustehen, wenn sich der Boden der Kieferhöhle senkt.

Os zygomaticum. Das *Joch-* oder *Wangenbein, Os zygomaticum,* ist wie das Gaumenbein als Ausgleichsknochen entstanden; zwischen den Jochfortsätzen des Schläfenbeins, des Oberkiefers und des Keilbeins eingespannt, kann es ein Zuviel oder Zuwenig dieser Knochen beim Aufbau der Jochbrücke kompensieren. Letztere kann, da sie aus mehreren Knochen gebildet wird, den sich in ihr begegnenden, entgegengesetzt wirkenden Wachstumseinflüssen des Kauapparates und des Gehirnvolumens folgen. Beim fertigen Schädel ist der Zusammenhang mit den Nachbarknochen außerordentlich fest. Das Jochbein ist der Schlußstein des Jochbogens. Ehe es nicht herausgelöst ist, sind beim macerierten Schädel die übrigen Gesichtsknochen nicht voneinander zu trennen.

Da beim Menschen die Kauwerkzeuge im allgemeinen schwach entwickelt sind, das Gehirn dagegen mächtig entfaltet ist, so ladet die Jochbrücke verhältnismäßig wenig weit aus. Man sieht sie bei Ansicht des Schädels von unten frei vortreten (Abb. 330), bei Ansicht auf den Scheitel jedoch ist sie nur wenig oder gar nicht sichtbar (Abb. 331 u. 386). Bei Affen, namentlich bei erwachsenen Menschenaffen, stehen die Jochbögen wie die Henkel eines Topfes ab, weil bei ihnen das Gebiß mächtig, der Gehirnschädel dagegen weniger entwickelt ist.

Die Breite des Gesichtes ist im Kindesalter beträchtlicher als beim erwachsenen Menschen. Das hängt weniger mit einem relativ stärkeren Vorspringen der Jochbögen als mit der geringen Höhenentwicklung des Gesichtes zusammen. Solange die Zähne nicht durchgebrochen sind, und der Oberkiefer nicht die definitive Höhe erreicht hat, beherrscht der Abstand der Jochbrücken die Proportionen des Gesichtes viel stärker als später. Am klarsten geht dies aus den Zahlen hervor, welche das Verhältnis der Gesichtshöhe (unterer Kinnrand — Nasenwurzel) zur Gesichtsbreite (Jochbogenabstand) angeben. Die Höhe wächst beim Mann von 6.—20. Lebensjahr im Mittel um 7 Indexeinheiten, bei der Frau um eine Einheit weniger (Definitivzahl beim Mann im Mittel 81,1 bei der Frau 80,2). Das Gesicht gewinnt mit anderen Worten weniger an Breite als an Höhe. Deshalb tritt der Jochbogen relativ zurück. Frauen haben wegen der geringeren Zahngröße rundere Gesichter als Männer. Bei anderen Rassen, z. B. bei Japanern, kann die Breite der Backenknochen dadurch bedingt sein, daß die Jochbeine mehr frontal stehen als bei Europäern. Über die Bedeutung des Winkels, welchen die Fläche des Jochbeines mit der Fläche des Oberkiefers bildet, wurde bereits bei letzterem berichtet (S. 675). Die Verbindung des Jochbeines mit Stirn- und Keilbein ist außer beim Menschen nur bei Primaten gegeben; sonst kommuniziert bei den Säugern die Augenhöhle mit der Schläfengrube (Abb. 328).

Die beim Zygomaticum üblichen Fachausdrücke.

Lamina malaris: die viereckige Wangenplatte, welche dem Gesicht mit der *Facies malaris,* der Schläfe mit der kleineren *Facies temporalis* zugewendet ist (Abb. 329).

Lamina orbitalis: steht rechtwinklig zur vorigen, erstreckt sich in die Orbita (Abb. 350).

Processus frontalis: Fortsatz gegen das Stirnbein und den großen Keilbeinflügel. An seinem hinteren Rand besteht oft ein kleines Höckerchen, *Processus marginalis,* Ansatz der Aponeurosis temporalis (bei Europäern in 50% der Fälle).

Sutura zygomaticofrontalis: zwischen vorigem und dem gleichnamigen Fortsatz des Stirnbeines. Beim Lebenden am oberen Rand der Orbita fühlbar.

Margo sphenoidalis: Rand des Knochens gegen den großen Keilbeinflügel (Abb. 330).

Sutura sphenozygomatica: zwischen Jochbein und Ala magna (Abb. 329 b).

Processus temporalis: bildet mit dem gleichnamigen Fortsatz des Schläfenbeines den Jochbogen.

Sutura zygomaticotemporalis: zwischen den beiden im Namen bezeichneten Knochen; schräg nach hinten gerichtete, zackige Naht.

Sutura zygomaticomaxillaris: zwischen Jochbein und Processus zygomaticus der Maxilla (grün, Abb. 329 a).

Tuberositas malaris: Muskelhöcker am unteren Rand in der Sutura zygomatico-maxillaris oder unmittelbar daneben im Feld des M. masseter (Abb. 367), nicht konstant.

Foramen zygomaticoorbitale: Löchelchen in der Lamina orbitalis, nahe der Fissura orbitalis inferior. Eintritt des N. zygomaticus (Vb). Das Kanälchen teilt sich innerhalb des Knochens in zwei Äste. Es gibt viele Variationen, auch völliges Fehlen. Die Öffnungen sind gewöhnlich folgende:

Foramen zygomaticotemporale: ein Löchelchen auf der Facies temporalis der Lamina malaris. Austritt des gleichnamigen Nervenästchens.

Foramen zygomaticofaciale: Löchelchen auf der Facies malaris (Abb. 367), Austritt des gleichnamigen Nervenästchens.

Ossifikation:

Ein Knochenkern, welcher zu Ende des 2. oder zu Anfang des 3. Fetalmonats erscheint, bildet eine primäre Knochenplatte (Deckknochen), welche im frühen Kindesalter bereits resorbiert ist. Sekundäre Auflagerungen von Knochensubstanz außen auf diese Platte, welche schichtenweise abgelagert werden, formen allein das definitive Jochbein. Bleiben von den Spalten zwischen den Schichten eine oder zwei übrig, so entsteht ein Zygomaticum bipartitum oder — sehr selten — tripartitum.

Mandibula. Der *Unterkiefer, Mandibula* (früher Maxilla inferior), ist der einzige frei bewegliche Gesichtsknochen. Er entsteht als Deckknochen jederseits auf der Grundlage des MECKELschen Knorpels (Abb. 321). Anfänglich jederseits eine breite, wenig gebogene Platte, wird er später so ausmodelliert, daß der hintere Teil gegen den vorderen im Winkel steht. Die rechts- und linksseitige Anlage verschmelzen kurz nach der Geburt in der Mittellinie zu einem einzigen hufeisenförmigen Knochen. Den horizontal stehenden Teil nennt man *Körper, Corpus mandibulae* (Abb. 367), den aufsteigenden Teil *Kieferast, Ramus mandibulae* (Abb. 371). Der Astwinkel zwischen Corpus und Ramus ist beim Embryo gestreckt, beim Neugeborenen beträgt er im Durchschnitt noch 150°, beim Erwachsenen nimmt er bis auf 130—120° im Mittel ab (Abb. 96 u. 329). Doch kommen zahlreiche individuelle Abweichungen vor. Die Variationsbreite beim Erwachsenen erstreckt sich zwischen 142 und 88°.

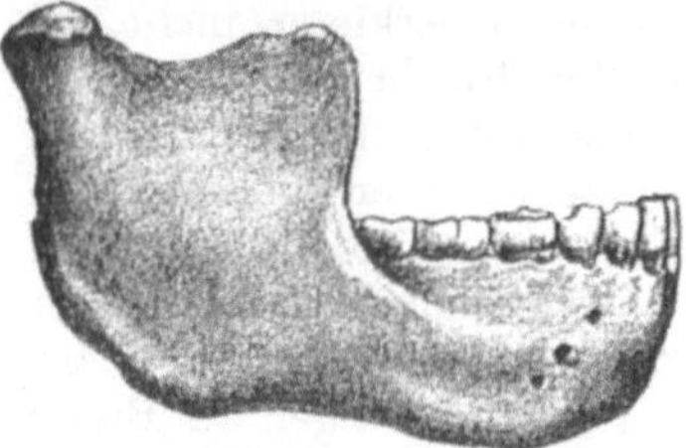

Abb. 354. Unterkiefer des Homo Heidelbergensis. (Zeichnung von TH. MOLLISON.)

Die hohen Werte erklären sich durch Festhalten an dem gestreckten kindlichen Typus, der auf der Zahnlosigkeit beruht. Dieser Typus kehrt wieder, wenn im Greisenalter nach Zahnverlust die Alveolen verschwunden sind (Astwinkel im Mittel 140—130°). Niedrige Werte des Astwinkels (90° und weniger) sind durch die Größe und Stärke des Gebisses bedingt.

Anthropomorphe Affen haben durchschnittlich einen Winkel von 90°. Beim ungemein plumpen mächtigen Unterkiefer des Homo Heidelbergensis ist er kaum viel größer (Abb. 354). Beim rezenten Menschen vermindert sich der große Winkel des Neugeborenen während des Durchbruches der Milchzähne und des Zahnwechsels. Aber es spielen außer dem Einfluß der Zähne auch andere Momente mit. Da die Ober- und Unterkieferzähne aufeinander passen müssen und die Stellung der oberen und unteren Schneidezähne zueinander mit von der Größe des Astwinkels abhängig ist, so geht im allgemeinen mit der Verkürzung der gesamten Schädellänge (Brachycephalie) oder des Gesichtsvorsprunges (Orthognathie) eine Abnahme des Winkels Hand in Hand. Auch ist mit dem Mangel des Kinns ein kleiner Winkel verbunden. Dafür ist der völlig kinnlose Homo Heidelbergensis ein schöner Beleg. Über die Beziehung zur Muskulatur siehe unten.

Der Kieferast hat zwei Fortsätze, einen *Gelenkfortsatz, Processus condyloideus* (Abb. 368), und einen *Muskelfortsatz, Processus coronoideus* (Abb. 367). Im allgemeinen ist der erstere etwas länger als der letztere. Der Einschnitt zwischen beiden, *Incisura mandibulae,* wird um so tiefer, je mehr sich die beiden Fortsätze spezialisieren. Der primitive Typus ist ganz flach (Abb. 354). Je mehr der Muskelfortsatz unter dem Einfluß eines großen mächtigen Kaumuskels steht (M. temporalis), um so breiter und runder ist er; je mehr jener Kaumuskel zurücktritt, um so spitzer wird der Muskelfortsatz und um so tiefer die Incisur (Abb. 355). Beim rezenten Europäer wiegen die spitzen Typen mit gotischer Linienführung vor. Die Knochenmasse des *Kieferwinkels, Angulus mandibulae* (Abb. 371), steht ebenfalls unter dem Einfluß der Muskulatur, speziell des M. masseter und M. pterygoideus internus, welche ihn beiderseits besetzt halten (Abb. 368). Beim primitiven, mächtigen Kiefer des vorgeschichtlichen Menschen haben diese Muskeln genügenden Platz zu ihrer Entfaltung. Der Kontur des Winkels ist deshalb abgerundet (Abb. 354); bei Affen finden wir das gleiche. Beim rezenten Menschen jedoch wird der Kiefer im ganzen zierlicher; die Muskelansatzstellen verharren dagegen mehr in ihrer Größe. Daher springt am Kieferwinkel häufig ein besonderer Fortsatz vor, *Processus angularis*, besonders bei alten Leuten. Hier ist kein Auswachsen von Knochensubstanz eingetreten, sondern inmitten des Abbaues der Umgebung sind die Muskelansatzstellen wie Erosionskuppen der Erdrinde stehen geblieben, weil die allzeit tätigen Kaumuskeln den Knochen dort, wo sie festsitzen, vor dem Altersschwund bewahren.

Der hufeisenförmige Körper des Unterkiefers hat eine so beträchtliche Querspannung, daß die Kieferäste fast lotrecht stehen (Abb. 368). Die Gelenkgruben an der Basis des Schädels bedingen diese Form, welche dadurch abhängig erscheint vom Wachstum des Gehirns, d. h. der Breite der Schädelbasis. Der geräumige Kieferbogen hat wiederum der Zunge Platz zu beträchtlichem Breitenwachstum

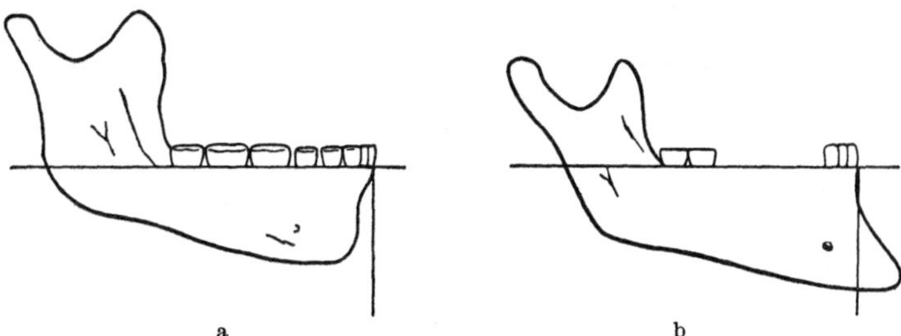

Abb. 355a u. b. Negativer und positiver Kieferkontur. a Australier, b Europäer. (Nach KLAATSCH, gezeichnet von TH. MOLLISON.)

gegeben. So kommen die muskulösen Organe der Sprache und die Zentren im Gehirn zu harmonischer Entfaltung und prägen dem Skelet ihren Stempel auf. Beim rezenten menschlichen Unterkiefer ist das um so auffälliger, weil unsere Kauwerkzeuge weniger entwickelt sind als bei unseren Vorfahren. Niedere Menschenrassen haben noch einen vorspringenden Alveolarteil, welcher die Zähne so weit nach vorn bringt, daß sie den Oberkieferzähnen entsprechen (alveoläre Prognathie). Der Körperkontur tritt gegen ein zum Zahnreihenhorizont senkrechtes Lot zurück, er ist „negativ" (Abb. 355). Der rezente Mensch hat dagegen einen „positiven" Kontur, weil der Körper, je schwächer er wird, zum Schutz der erhöhten Querspannung einer Verstärkung bedarf. Diese leistet das *Kinn*, eine spezifisch menschliche Bildung. Der plumpe Kiefer des Homo Heidelbergensis ist noch ohne jede Andeutung eines Kinns (Abb. 354).

Vom Neandertaler bis zum Europäer liegt die ganze Entwicklungsreihe des Kinns von den ersten Anfängen bis zur vollen Entfaltung vor. Beim Fetus schließen kleine Knöchelchen, *Ossicula mentalia*, die klaffende Symphyse zwischen den anfänglich getrennten Unterkieferknochen und vereinigen beide kurz nach der Geburt. Ihnen entspricht außen ein dreieckiger Vorsprung, *Protuberantia mentalis*, der durch aufgelagerte periostale Lamellen erhöht wird. Diese Skulptur der Außenfläche ist das wahre, dem Menschen allein eigene Kinn, welches individuell außerordentlich verschieden stark vorspringt (Abb. 96 u. 329). Sind die beiden äußeren Ecken des Kinndreiecks, *Tubercula mentalia*, besonders kräftig entwickelt, so bekommt das Kinn beim Lebenden eine stark eckige Form, ein Schnitt, welcher physiognomisch sehr eindrucksvoll sein kann. Ist der Kiefer zahnlos geworden, so kann ein spitz vorspringendes Kinn vorgetäuscht werden, weil der Unterkiefer um die Höhe der verlorenen Zahnreihen gehoben wird und stärker vorspringt als vordem (Abb. 387). Das typische Greisenprofil beruht also nicht auf einer prominenten Protuberantia mentalis, sondern auf einem Vorstehen des Gesamtkörpers des Unterkiefers.

Ein besonderer Vorsprung des Unterkiefers umschließt die Fächer für die Zähne, *Processus alveolaris*. Er entspricht dem gleichnamigen Fortsatz des

Oberkiefers (Abb. 371); beide müssen zueinander passen, damit die Schneidezähne beim Biß wie die Schneiden einer Schere aneinander vorbeigeführt werden können.

In den folgenden Kapiteln (Kiefergelenk und mimische Muskeln) wird die Gesamtform und manche Einzelheit der Knochenskulptur des Unterkiefers noch weitere Erklärung finden. Hier sei eine Zusammenstellung der üblichen Namen angefügt.

Die bei der Mandibula üblichen Fachausdrücke.

A. Corpus mandibulae.
   1. Außenfläche (Abb. 329, 367 u. 371):
   Basis mandibulae: der untere Rand des Körpers. Die Außen- und Innenfläche des Knochens gehen hier gerundet ineinander über. Legt man den Unterkiefer auf eine plane Unterlage, so ruht er meistens mit beiden Winkeln und einem Punkt unterhalb des 1. Molarzahnes auf, da an einer Seite die Basis unter dem Molarzahn stärker vorspringt als auf der anderen. Wegen dieser regelmäßigen Asymmetrie ruht er fest auf 3 Punkten. Springen dagegen die Anguli weniger vor, so ruht er nur auf 2 Punkten (beiderseits unterhalb eines der Molaren), also im labilen Gleichgewicht: „schaukelnder Unterkiefer", beim Europäer selten.
   Protuberantia mentalis: Kinndreieck, beginnt oben schmal zwischen den mittleren Schneidezähnen und verbreitert sich gegen die Basis bis jederseits zum:
   Tuberculum mentale: verschieden stark ausgeprägter Höcker vorn an der Basis mandibulae. Zwischen den beiden Tubercula ist meistens der Kontur median etwas eingezogen (Abb. 329a). Gewöhnlich liegt weiter labial ein besonderes kleines Höckerchen *(Tuberculum laterale),* welches den Ansatz der Kinnmuskeln lateral begrenzt (Platysma, Quadratus labii inferioris, Triangularis, Abb. 367). Es kann mit dem Tuberculum mentale verschmolzen sein.
   Foramen mentale: ein Loch oberhalb und lateral vom Tuberculum mentale (meistens unterhalb des 2. Prämolarzahnes, beim Fetus weiter vorwärts), Mündung des Canalis mandibulae, manchmal verdoppelt oder verdreifacht. Austritt des N. mentalis und der gleichnamigen Gefäße.
   Linea obliqua: eine schräge glatte Knochenleiste, welche den vorderen Rand des Processus coronoideus auf den Körper fortsetzt (Abb. 367). Sie läuft in der Gegend des 2. Molarzahnes aus.
   2. Innenfläche (Abb. 368):
   Spina mentalis: ein meist paariger medianer Höcker, welcher aus dem Verschluß der Symphyse durch die Kinnknöchelchen entstanden ist und daher der äußeren Protuberantia mentalis entspricht. Wie das Kinn ist er nur beim Menschen vorhanden. Ursprung der beiden Mm. genioglossi (meistens 2 kleine nebeneinander liegende Knochenspitzchen) und der Mm. geniohyoidei (eine kleine mediane Leiste unterhalb der vorigen).
   Fossa digastrica: Insertion des M. digastricus in einer mehr oder weniger tiefen Delle beiderseits nahe dem unteren Rand des Knochens.
   Fovea sublingualis: oberhalb der vorigen, Einbuchtung für die Glandula sublingualis (s. Speicheldrüsen, Bd. II).
   Linea mylohyoidea: trennt die Fossa digastrica von der Fovea sublingualis, nach oben hinten schräg aufsteigend. Ansatz des gleichnamigen Muskels, welcher den Mundhöhlenboden bildet. Nur der oberhalb der Linea mylohyoidea liegende Teil der Innenfläche des Unterkiefers gehört zur Mundhöhle, der unterhalb liegende Teil dagegen nicht (Abb. 362). Der Mundhöhlenteil springt namentlich hinten stark vor: Zahnlade für die Mahlzähne.
   Sulcus mylohyoideus: unterhalb der vorigen, namentlich hinten gegen den Ramus zu und auf diesem hinaufreichend bis zum Foramen mandibulare. Rinne für den gleichnamigen Ast des Trigeminus und Gefäße.
   Fovea submandibularis, flache, oft schwer sichtbare Delle hinter und unter der Linea mylohyoidea; Abdruck der Glandula submandibularis (Abb. 368; s. auch Speicheldrüsen, Bd. II).

B. Processus alveolaris (Abb. 329).
   Limbus alveolaris: freier, bogenförmiger Rand. Der Bogen ist infolge der Reduktion des menschlichen Gebisses etwas kleiner als der Bogen des Körpers; er tritt namentlich außen seitlich gegen das Corpus zurück. Der Limbus entspricht dem gleichnamigen Rand des Oberkiefers.

Juga alveolaria: Vorsprünge der Zahnfächer an der Außenseite, namentlich vorn.

Alveoli dentales: beim Erwachsenen 16 Fächer für die Zähne.

Septa alveolaria: Scheidewände zwischen den Zahnfächern.

C. Ramus mandibulae (Abb. 367, 368 u. 371).

Angulus mandibulae: ein beim Lebenden deutlich fühlbarer, bei mageren Menschen sichtbarer Knochenwinkel am Übergang des Kieferkörpers in den -ast. Gelegentlich der Sitz eines Vorsprunges, *Processus angularis.*

Crista buccinatoria: schwache Kante innen von der Linea obliqua, Ursprungsfeld des M. buccinator. Die Oberfläche des Astes gehört von hier ab, auf die Zähne zu, der Mundhöhle an.

Tuberositas masseterica: Rauhigkeit für das Insertionsfeld des M. masseter.

Tuberositas pterygoidea: der vorigen gegenüber an der Innenfläche des Angulus, für das Insertionsfeld des M. pterygoideus internus.

Foramen mandibulae: ansehnliches Loch etwa in der Mitte der Höhe der Innenfläche, manchmal verdoppelt, führt schräg in den:

Canalis mandibulae: durchzieht den ganzen Knochen vom Foramen mandibulae bis zum Foramen mentale mit ziemlich gleichem Querschnitt, von da ab plötzlich enger bis zum vordersten Schneidezahn. Inhalt: N. alveolaris inferior des Trigeminus und gleichnamige Gefäße für die Zähne des Unterkiefers (Abb. 362). Die scheinbaren Endäste des Nerven und der Gefäße verlassen das Foramen mentale, daher von dort ab die Verengung des Hauptkanals.

Lingula mandibulae: Knochenzacke innen vom Foramen mandibulae. Ansatz des Lig. sphenomandibulare des Kiefergelenkes.

Processus coronoideus (muscularis): Ansatz des M. temporalis.

Processus condyloideus (articularis): Gelenkfortsatz des Unterkiefers.

Capitulum mandibulae: der eigentliche Gelenkkopf, überknorpelt, von der Form einer quergestellten Walze (meist 3mal so breit wie tief); starke individuelle Verschiedenheiten.

Collum mandibulae: Einschnürung unterhalb des vorigen (Abb. 368).

Fovea pterygoidea: leichte Höhlung vorn am Hals, Ansatz des M. pterygoideus externus.

D. Ossifikation.

Bereits im 2. Fetalmonat entsteht der Deckknochen. Er kann das erste Zentrum des Schädels überhaupt sein (vom 39. Tag an; das Zentrum im Oberkiefer entsteht gleichzeitig oder kurz nachher; dann erst folgen solche am Hirnschädel). Der vorderste Abschnitt des MECKELschen Knorpels wird in die Verknöcherung einbezogen, der größere hintere Abschnitt geht zugrunde bis auf die Anlage des Hammers (die des Amboß ist von vornherein selbständig). Vielleicht gehen die Ossicula mentalia aus Resten des MECKELschen Knorpels hervor, welche in der Symphyse übrig bleiben. Sie entstehen nie früher als am Ende des 8. Fetalmonats oder kurz vor oder nach der Geburt. Der Gelenkknorpel des Processus condyloideus geht aus der bindegewebigen Anlage hervor. Ein Zusammenhang mit dem MECKELschen Knorpel ist nicht sichtbar. Ebensowenig bei Spuren von Knorpel, die man am Angulus, Processus coronoideus und an den Alveolarrändern gefunden hat.

Os hyoideum. Das *Zungenbein, Os hyoideum,* gehört wie der Unterkiefer zum Branchialskelet, ist aber nicht wie dieser in den Schädel eingetreten. Es gibt aber als Varietäten beim Menschen noch innige Zusammenhänge zwischen ihm und dem Griffelfortsatz des Schläfenbeines. Es liegt bei geradeaus gerichtetem Blick an der Knickstelle des Halses zwischen horizontalem und vertikalem Halskontur. Der Körper, *Corpus,* mit den größeren Hörnern, *Cornua maiora,* hat Hufeisenform; sie sind der ganzen Länge nach durch die Haut zu fühlen. Wegen der exponierten Lage sind Brüche möglich, welche den Schluckakt erschweren. Die kleinen Zungenbeinhörner, *Cornua minora,* liegen versteckt in der Muskulatur und können, da sie lange knorplig bleiben, nicht getastet werden. Da sie mit dem Griffelfortsatz des Schläfenbeines jederseits durch ein Band verbunden bleiben (Abb. 316, schraffiert), so ist das Zungenbein im ganzen genötigt, jede seitliche Bewegung des Kopfes mitzumachen. Die feinere Skulptur des Knochens ergibt sich aus den Beziehungen zur Muskulatur (Abb. 356). Über die biologische Bedeutung wird erst bei den Schluckbewegungen Aufschluß gegeben werden können (Bd. II).

Die beim Zungenbein üblichen Fachausdrücke (Abb. 356).

Corpus ossis hyoidei: quergestellte, rechteckige Knochenplatte; vorn rauh und leicht konvex, hinten glatt und tief konkav. Die Vorderfläche zerfällt in vier Muskelfelder für 12 Halsmuskeln (M. sternohyoideus, thyreohyoideus, omohyoideus, geniohyoideus, mylohyoideus und stylohyoideus, in je 1 Exemplar rechts und links).

Cornu majus: ein jederseits seitlich am Körper angefügter langer dünner Knochenstab, welcher sich nach dem Ende zu allmählich verjüngt, aber mit einem Knöpfchen abschließt. Die Verbindung mit dem Körper ist verknöchert oder knorplig, seltener gelenkig oder bindegewebig. Anheftungen: M. hyoglossus, thyreohyoideus, Constrictor pharyngis medius („kerato"pharyngeus).

Cornu minus: sitzt vor dem großen Horn und springt von dessen Verbindung mit dem Körper schräg nach hinten vor. Meistens ein kleiner kegelförmiger Fortsatz aus Knorpel, im mittleren Alter meist verknöchert, selten knöchern mit dem Corpus vereinigt (bei alten Leuten). Das Lig. stylohyoideum verbindet das kurze Horn mit dem Griffelfortsatz des Schläfenbeines. Es geht wie die beiden Skeletstücke aus dem 2. Branchialbogen hervor (Abb. 316) und enthält nicht selten Knorpel- oder Knochenstäbchen,

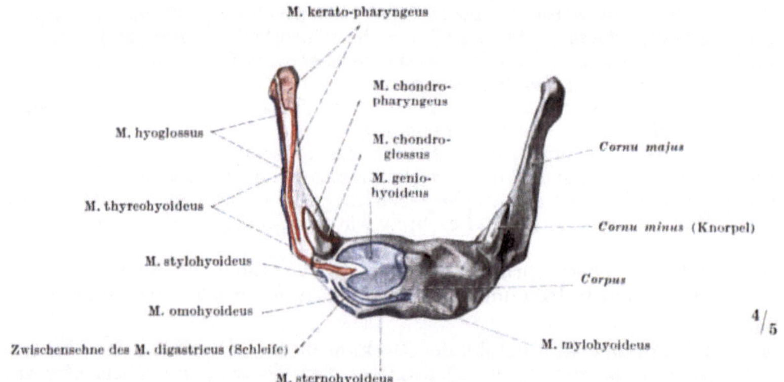

Abb. 356. Zungenbein, auf der einen Seite die Muskelansätze, rot Ursprünge, blau Insertionen.

welche in das Band als Reste des Branchialbogens eingeschaltet sind. Der Griffelfortsatz kann so lang sein, daß er das Zungenbeinhorn berührt oder umgekehrt, das „kurze" Zungenbeinhorn kann so lang sein, daß es den nicht übermäßig langen Griffelfortsatz erreicht. Bei Wiederkäuern erreichen sie einander stets (Abb. 328). Anheftung: M. constrictor pharyngis medius („chondro"pharyngeus) und M. chondroglossus.

Ossifikation:
Gegen Ende der Schwangerschaft treten im Knorpel Ersatzknochen auf (ein Zentrum oder ein Zentrenpaar im Körper, je ein Zentrum im langen Horn). Das kurze Horn erhält erst lange nach der Geburt einen Kern, falls es überhaupt verknöchert (in mittleren Lebensjahren). Synostose zwischen Körper und kurzem Horn, falls überhaupt, dann erst im höheren Alter.

Kehlkopfknorpel. Die *Kehlkopfknorpel, Cartilagines laryngis,* gehören zum Teil sicher, zum Teil mit Wahrscheinlichkeit zum Kopfskelet (Abb. 316), sind aber stets ohne Zusammenhang mit dem Schädel. Von den Muskeln des Halses sind einige an dem vordersten Knorpel, dem Schildknorpel, *Cartilago thyreoidea,* angeheftet. Man kann ihn oft durch die Haut hindurch sehen, namentlich beim Mann (Adamsapfel, Abb. 92 u. 373), und immer durch Betasten am Lebenden leicht feststellen. Das Kehlkopfskelet wird erst bei den Eingeweiden besprochen werden (Bd. II).

c) Die unbeweglichen Verbindungen und die innere Struktur der Schädelknochen.

Schädelnähte. Mit Ausnahme des Unterkiefers, dessen Gelenkverbindung mit dem Schläfenbein im Zusammenhang mit der Kaumuskulatur behandelt werden soll, sind alle übrigen Schädelknochen zu einer festen Kapsel unbeweglich miteinander verbunden. Die Verbindung erfolgt zum geringeren Teile durch knorplige Reste des Primordialcraniums (z. B. Synchondrosis sphenopetrosa), zum weitaus größeren durch bindegewebige Reste der knorpligen bzw. häutigen Anlage der Knochen. Beim Fetus sind die Ränder der Schädelknochen nirgends miteinander in Berührung; im ersten Lebensjahr entstehen gerade oder leicht wellig verlaufende Berührungslinien, *Harmoniae* (Abb. 357a). Sie bleiben im Gesicht, wo manche „Nähte" (z. B. Sutura internasalis, Sutura nasomaxillaris) geradlinig verlaufen und auch an den meisten Stellen der Innenseite der Gehirnkapsel zeitlebens bestehen. An der Außenseite der letzteren jedoch wachsen gleichsam beide Nachbarknochen von Punkt zu Punkt um die Wette, wer dem anderen zuvorkommt. So gibt es meistens *Zackennähte, Suturae serratae,* bei welchen ein Knochen alternierend in den anderen hinein-greift (Abb. 357b). Die Länge der Zacken, d. h. die Breite der Naht ist sehr verschieden; unabhängig davon ist die Feinheit der Zackenlinien variabel. Schmale Nähte können sehr feine Zackung oder breite Nähte sehr grobe Zackung haben und umgekehrt. An den Stellen, an welchen die Schädelknochen zuletzt aufeinandertreffen (Fontanellen), sind die Nähte am wenigsten gezackt, während da, wo die Berührung am ersten eintritt, die kompliziertesten Verzapfungen beobachtet werden. Meist sind die macerierten Knochen nicht ohne Absprengung von Stücken der Naht auseinanderzubringen. Die Naht kann schräg zur Oberfläche stehen, wenn die Außenfläche eines der beiden aufeinanderstoßenden Knochen stärker wächst als die Innenfläche. So entsteht die *Schuppennaht, Sutura squamosa*; sie ist nach der Schläfenbeinschuppe genannt, für welche sie charakteristisch ist (Abb. 338). Ein Knochen kann innerhalb der gleichen Naht mit der Außenfläche über den Nachbar

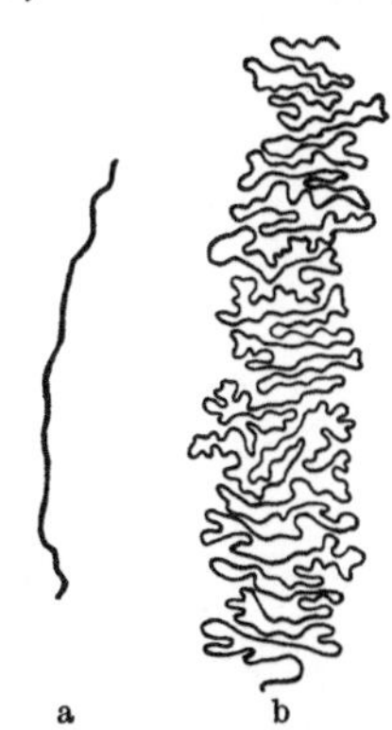

a   b
Abb. 357 a u. b. Entgegengesetzte Typen von Schädelnähten. a Harmonia. b Sutura serrata. (Zeichnung von TH. MOLLISON.)

übergreifen oder vor ihm zurückweichen, z. B. das Stirnbein in der Kranznaht (oben ist die Außenfläche größer als die Innenfläche, unten kleiner als letztere).

Zwischen den Knochen liegt eine bindegewebige Nahtmasse, welche durch zahlreiche SHARPEYsche Fasern mit dem Innern der Knochensubstanz selbst verbunden ist. Solange sie wächst, können die Nachbarknochen und damit der ganze Schädel wachsen, dadurch, daß an die Knochenränder Knochensubstanz angelagert wird. Die Nähte geben anfänglich den Wachstumsbewegungen durch Neubildung von Nahtbindegewebe nach, werden aber schließlich zu ruhenden Zahngesperren und verknöchern bis auf die Synchondrosen an der Basis vom 20.—30. Lebensjahr ab, meistens erst in mittleren Lebensjahren, am frühesten auf der Innenfläche, später auf der Außenfläche der Gehirnkapsel.

Am frühesten schließt sich die Sagittalnaht, besonders bei Langköpfen; manchmal, besonders bei Kurzköpfen, geht die Kranznaht voran. Man kann an der gleichen Naht streckenweise Verschiedenheiten feststellen, je nachdem die Obliterationen noch eine verwischte Nahtlinie oder gar nichts übrig läßt. Die Namen der Nähte sind bei den einzelnen Knochen, zwischen denen sie liegen, aufgezählt.

Fontanellen. Beim fetalen und kindlichen Schädel lassen die Knochen der Gehirnkapsel größere Lücken frei, weil sie abgerundete Ecken haben. Diese Lücken, *Fontanellen, Fonticuli*, sind mit einer straffen Bindegewebsmembran, einem Rest des membranösen Schädeldaches, geschlossen, welche um so mehr verkleinert wird, je mehr die Ecken der Schädelknochen auswachsen. Die Fontanellen erleichtern die Verschiebungen der Schädelknochen (S. 624), besonders während der Geburt. Ihre Form richtet sich nach der Zahl der angrenzenden

Knochen. Der Geburtshelfer bestimmt bei der kreißenden Frau nach der Form
der tastbaren Fontanelle die Lage des kindlichen Kopfes. Beim Neugeborenen
ist die *Stirnfontanelle, Fonticulus frontalis s. maior* (Abb. 358), am größten; sie
ist viereckig. Vorn reicht sie zwischen den getrennten Stirnbeinschuppen des
Fetus weit hinab, sogar bis zur Nasenwurzel. Beim Neugeborenen sieht und fühlt
man Pulsationen der Schlußmembran (daher der alte Name „Fonticulus" =
Quelle); sie sind veranlaßt von den Pulsationen des Gehirns. Die Stirnfontanelle
besteht bis in die erste Hälfte des zweiten Lebensjahres. Zur Zeit der Geburtsreife ist die dreieckige *Hinterhauptsfontanelle, Fonticulus occipitalis s. minor*,
schon sehr stark eingeengt (Abb. 358). Die beiden seitlichen Fontanellen vor

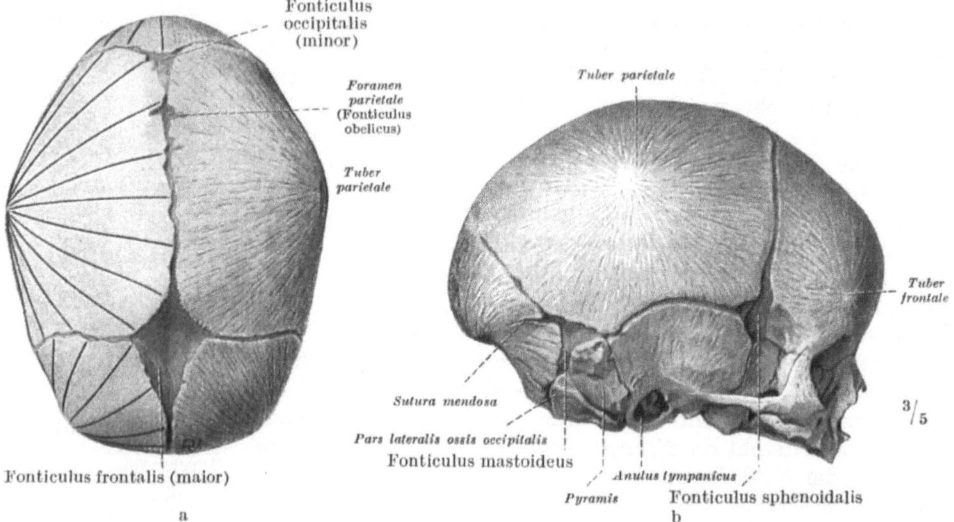

Abb. 358a u. b. Schädel des Neugeborenen. a Scheitelansicht. In die rechte Schädelseite sind die Spannungsrichtungen eingetragen (Schema), linke Schädelseite mit natürlicher Streifung. b Seitenansicht. Ohne
Unterkiefer.

und hinter dem Schläfenbein haben keine so charakteristische Form wie die
unpaaren Fontanellen. Sie heißen *Fonticulus sphenoidalis, Keilbeinfontanelle,*
und *Fonticulus mastoideus, Warzenfontanelle* (Abb. 358). Sie verschwinden in
der Regel bald nach der Geburt. Über den Fonticulus obelicus s. S. 660.

Innerhalb der Nähte, besonders in den großen Zwischenräumen der Fontanellen und bei pathologischen Nahtverbreiterungen des Wasserkopfes (Hydro-
cephalus) können eigene Knocheninseln auftauchen, welche zu separaten Knochenindividuen heranwachsen: *Nahtknochen, Ossa suturarum (Wormiana).* Sie
sind beim normalen Schädel in der kleinen Fontanelle und beim Wasserkopf
in der Lambdanaht besonders zahlreich; Absprengungen der Hinterhauptschuppe
können hinzukommen, die als *Incabein* bekannt sind, aber mit echten Nahtknochen nichts zu tun haben. Wohl sind die *Spitzenknochen* echte Nahtknochen
(Abb. 332, vgl. S. 641). Es gibt auch Knocheneinsprengungen innerhalb der
platten Knochen des Schädeldaches, welche als Inseln völlig von der Knochen-
tafel umschlossen sind. In solchen Fällen sind besondere Knochenherde in der
Entwicklung von dem fortschreitenden Randwachstum des nächst benachbarten
Hauptknochens umflossen worden. Sie sind selten. Man darf sie nicht verwechseln mit scheinbar isolierten Inseln, welche in Wirklichkeit an der Innenfläche des Schädels doch mit der nächsten Naht zusammenhängen.

Diploe und Lamina externa et interna. Statt der Beweglichkeit der Schädelknochen, welche beim Fetus einen Ausgleich von Blutdruckschwankungen des Innern ermöglicht, hat der erwachsene Schädel im Bau der Knochen ein Ersatzmittel. Die platten Knochen des Schädeldaches sind von zahlreichen Markräumen und Venenkanälen durchzogen. Diese gefäßreiche Schicht heißt *Diploe.* Sie wird außen und innen von einer kompakten Knochenrinde begrenzt, *Lamina externa* und *Lamina interna* (Abb. 359). Beide lassen die Venen aus dem Innern durch feine Poren nach außen und innen durch. Außerdem existieren zahlreiche große Venenlöcher (Foramen jugulare, Emissarien usw.). Die Elastizität der Knochen ist erheblich und die Festigkeit nicht gering. Die Diploe verhält sich ähnlich wie Wellpappe, die auf beiden Flächen mit Papier verklebt ist — entsprechend den beiden Laminae —, bekanntlich einem sehr widerstandsfähigen

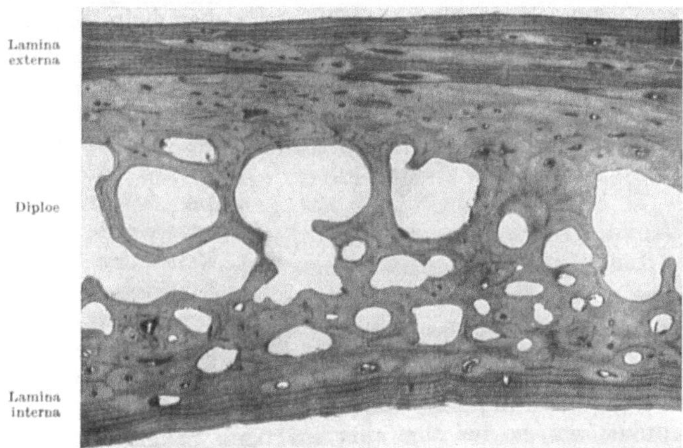

Abb. 359. Schnitt durch das Scheitelbein. ¹¹/₁. Präparat und Photogramm von Prof. PETERSEN †, Würzburg.

Packmaterial der Technik. Es kann allerdings vorkommen, daß eine der beiden Grenzlamellen der Diploe bricht, ohne daß die andere verletzt ist. Bei Gewalteinwirkungen von außen splittert gelegentlich nur die Lamina interna, deshalb auch *Glastafel, Lamina vitrea,* genannt. Verletzungen des Gehirns ohne äußerlichen Defekt des Schädels können die Folge sein.

Doch kann ebenso bei Gewalteinwirkung von innen her, z. B. bei einem Schuß durch den Mund, welcher die Schädelbasis durchbohrt, die äußere Lamelle trotz Intaktsein der inneren Tafel splittern. Sie sind beide darin physikalisch gleich.

Wie alle Knochen haben die Schädelknochen ein Periost, und zwar auf der Außen- wie Innenfläche. Von beiden Flächen her stehen die Nahtgewebe und die Fontanellmembranen mit ihm in kontinuierlicher Verbindung. Es ermöglicht das Dickenwachstum der Knochen. Außerdem hat es mechanische Aufgaben, besonders das der Innenfläche. Das innere Periost wird üblicherweise als eine der Hüllen des Gehirns beschrieben (Pachymeninx, Dura mater). Durch zwei derbe Bindegewebsplatten, eine sagittale (Falx cerebri) und eine transversale (Tentorium cerebelli), welche in das Innere des Schädelraumes vorspringen (Näheres s. bei Gehirn), bildet es ein Verspannungssystem (Abb. 360), das vor allem für den Schädel des Neugeborenen bei seiner Deformierung im Geburtskanal eine wichtige Rolle spielt.

Die Dura mater der Schädelbasis bewahrt gegenüber den Gehirnnerven und ihren Ganglien primitivere Verhältnisse als der knöcherne Schädel (N. hypoglossus S. 625, N. trigeminus S. 630).

Innen- und Außenrelief. Ein Teil der inneren Oberfläche des Schädels, besonders das Dach der Augenhöhle und die mittlere Schädelgrube, zeigt leistenartige Erhebungen, welche seichte Furchen begrenzen, als wäre der Knochen wie mit Fingern eingedrückt: *Juga cerebralia* und *Impressiones digitatae.* Die Juga entsprechen den Furchen, die Impressiones den Windungen des Großhirns. Sie sind in der Anlage schon beim Neugeborenen kenntlich, wenigstens am Augenhöhlendach. Die Anlagerungsstellen für die Windungen des Großhirns bleiben beim weiteren Wachstum der betreffenden Knochenteile sozusagen ausgespart wie die Furchen für die venösen Blutleiter (z. B. Sulcus sigmoideus) und für die Arterien (z. B. Sulci arteriosi des Parietale). Das Relief der Außenfläche des Schädels wird beim Menschen von den Einzelformen der Gehirnoberfläche nicht beeinflußt. Nur ausnahmsweise ist an der Squama temporalis äußerlich eine Andeutung von Schläfenwindungen erkennbar, wie es bei den marderartigen Säugetieren die Regel ist.

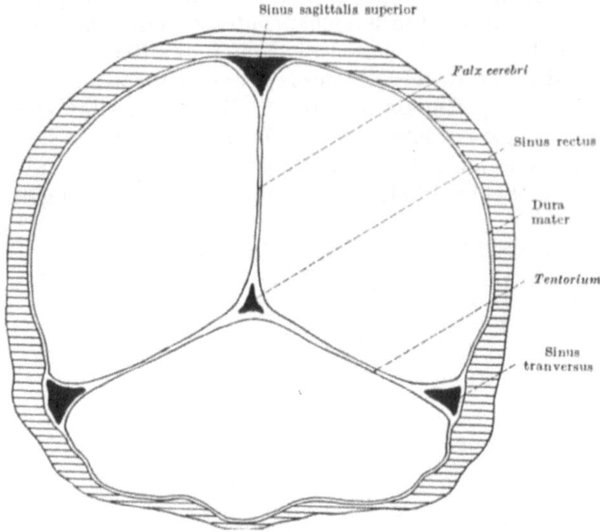

Abb. 360. Verspannungssystem des Schädels. Frontalschnitt in Höhe des hinteren Umfanges des Foramen occipitale magnum.

Vorzeitige Nahtverödung. Bei frühzeitiger Verödung der Nähte des Schädeldaches, die bereits vor der Geburt beginnen und im Kindesalter zum Abschluß kommen kann, steht das Randwachstum der angrenzenden Knochen mit Notwendigkeit vorzeitig stille. Der Schädel wird schief, wenn die Synostose einseitig auftritt, z. B. in der Kranznaht: *Plagiocephalus, Schiefschädel* (Abb. 361). Da das Gehirn in dem verkürzten Teil eingeengt ist, so drängt es gegen die Knochen mit nicht obliterierten Nähten und regt sie zu besonders starkem Randwachstum an. Dadurch wird die Asymmetrie noch verstärkt. Auf frühzeitige *symmetrische* Synostosen werden andere Schädelmißbildungen zurückgeführt, die aber zum Teil recht komplexe Ursachen haben. Beim *Skaphocephalus, Kahnschädel,* ist die Sagittalnaht frühzeitig geschlossen. Das Gehirn drängt deshalb den vorderen und hinteren Schädelpol vor. Es ergibt sich ein extrem schmaler und langer Schädel. Dieses krankhafte *Längen*wachstum ist von den erblich bedingten Langschädeln (Abb. 386 a) an den stark in die Länge gezogenen Scheitelbeinen zu unterscheiden, welche beim Skaphocephalus die Dehnung der Pole auszugleichen haben. Umgekehrt ist bei Totalverödung der Kranz- und Pfeilnaht ein kompensatorisches Höhenwachstum die Folge: *Oxycephalus, Turmschädel.*

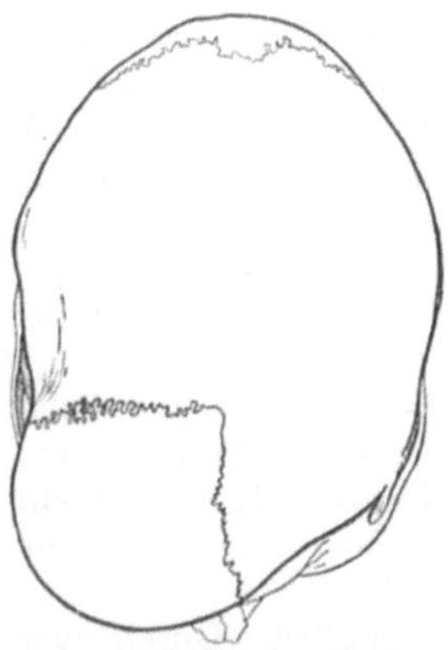

Abb. 361. Plagiocephalus, Anthropologische Sammlung Heidelberg.

Künstliche Deformierungen. Die leichte Verschieblichkeit der Schädelknochen des Kindes führt zu künstlichen Deformitäten, wenn äußere Einflüsse lokal eingreifen, z. B. die Trageinrichtung für das Kind bei Nomadenvölkern oder beabsichtigte Einschnürung des Schädels durch Bretter oder Binden (Abb. 385). Die Hauptverbreitungsgebiete der Deformität befinden sich bei den Indianern Amerikas und in Neupommern; aber auch sonst sind Reste uralter Gebräuche, wie Verunstaltungen durch Kopfbinden und Mützchen für Kinder weiblichen Geschlechts, weit verbreitet, z. B. im Süden Frankreichs („Déformation toulousaine"). Bei uns werden die Säuglinge abwechselnd auf die rechte und linke Seite gelegt, um einseitige Deformierung des

Schädels zu vermeiden. In manchen Gegenden wird die der vorwiegenden Schädelform der Bevölkerung bequemste Art der Kopflage den Kindern angewöhnt, nämlich Seitenlage bei ausgesprochener Dolichocephalie und Rückenlage bei ausgesprochener Brachycephalie. Auch die Art der Kopfkissen spielt für die Kopfform eine Rolle und wird dem Säugling dem Herkommen gemäß aufgezwungen (harte oder weiche Polster). In der Regel wird der erbliche Faktor dadurch verstärkt, falls der kindliche Schädel die sonst übliche Form hat; gehört er einem anderen Typus an, so kann er ein wenig nach der üblichen Form hin abgelenkt werden. Die primäre Ursache ist aber nie im Milieu, sondern immer in einer erblichen Rassenverschiedenheit zu suchen (S. 748).

II. Der Kauapparat.

1. Die Kaumuskeln als aktive Bewegungsfaktoren.

Der Unterkiefer, der weitaus größte Abkömmling der Kiemenbogen, verdankt seine hohe Entfaltung dem Kauakt, den er allein übernommen hat, nachdem die übrigen Teile des ersten Branchialbogens in den Dienst des Gehörapparates getreten sind (Abb. 315 u. 316). Wir betrachten hier auch die Abkömmlinge der übrigen Branchialbogen in ihrer Beziehung zum Kauakt; speziell das Zungenbein kann als feste Plattform dienen, von welcher aus Muskeln den Unterkiefer bewegen. Diese Muskeln sind auch ihrer Abkunft nach größtenteils den Kaumuskeln nahe verwandt. Lassen wir deshalb zunächst alle anderen Aufgaben des Zungenbeines beiseite (s. Schluckakt, Bd. II), um vom Kauapparat ausgehend Näheres darüber zu erfahren, wie Kopfmuskeln an den *Hals* gelangt sind und sich dort mit Rumpfmuskeln in die Herrschaft über das Zungenbein teilen (S. 185).

a) Zu den Kopfmuskeln gehörige Halsmuskeln (Tabelle S. 692/1—5).

Supra- und infrahyale Muskeln. Eine große Anzahl sehr verschiedenartiger Kiemenmuskeln, welche von Kopfnerven versorgt werden, reguliert bei den Haien die Weite der Kiemenspalten und die Menge des passierenden Atemwassers (Abb. 317, blau). Die vordersten haben bereits am Kieferbogen jener primitiven Wirbeltiere die Aufgabe übernommen, die beiden Teile des Bogens wie die Blätter einer Schere gegeneinander zu bewegen (Adductor arcuum). Diese Bewegung ist für das Erfassen der Beute besonders geeignet. Die Kaumuskulatur der höheren Tiere, welche den Unterkiefer gegen den Oberkiefer bewegt, ist ihrer Lage und Funktion nach eine unmittelbare Fortsetzung dieser alten Muskeln (Tabelle S. 692/6—9). Sie wird wie jene vom 3. Ast des N. trigeminus versorgt. Außerdem kommen aber bei den höheren Tieren andere Muskeln des 1. Branchialbogens, welche ebenfalls vom 3. Ast des Trigeminus inneviert sind, und Muskeln des 2. Branchialbogens, Facialismuskeln vor, welche von jenen alten Kiemenmuskeln abstammen und wie jene enge Nachbarschaft zum 1. und 2. Branchialbogen besitzen (Abb. 317). Ich behandle diese Muskeln von der Tiefe aus nach der Oberfläche zu, weil in der Tiefe die alten Beziehungen zu den Skeletteilen am besten gewahrt sind. Diese Muskeln liegen zwischen Zungenbein und Kiefer, *suprahyal.* Zwischen ihnen sind Rumpfmuskeln bis an den Kiefer vorgedrungen. In Abb. 317 ist die Wanderung dieser Muskeln auf den Unterkiefer zu noch nicht abgeschlossen (hypobranchiale Muskeln, rot); die vorderste Spitze schiebt sich später unter die blau gezeichneten branchialen Muskeln und erreicht, von diesen bedeckt, den Unterkiefer und die Skeletzunge, bei höheren Tieren die davon ausgehende Muskelzunge (s. Abbildung der Haizunge, Bd. II). So sind Rumpfmuskeln nicht nur unterhalb des Zungenbeins, *infrahyal,* sondern auch oberhalb zu finden. Die Mischung zwischen den beiden heterogenetischen Muskelarten ist zwischen Zungenbein und Kiefer (suprahyal) am stärksten und auffallendsten. Ich erinnere an den früher beschriebenen Rumpfmuskel an dieser Stelle: M. geniohyoideus (S. 186).

Die dort befindlichen *Zungen*muskeln, welche ebenfalls von Rumpfmuskeln abstammen, werden bei der Zunge beschrieben (M. hyoglossus, M. genioglossus, Bd. II). Die Muskelflächen am Zungenbein (Abb. 356) geben einen guten Einblick in die hochgradigen Verwerfungen zwischen Rumpf- und Kopfmuskeln in diesem Gebiet. Wir werden an Hand der jetzt zu besprechenden Muskeln darauf im einzelnen einzugehen haben. Für spätere Betrachtungen schöpfen wir daraus die praktische Folgerung, daß das scheinbare Chaos der Innervation dieser Muskeln verständlich und einprägsam wird; denn aus ihrer Geschichte erfahren wir, warum oft nahe benachbarte Muskeln ganz verschiedene Nerven erhalten und warum sogar ein Muskel zwei Nerven verschiedener Art bezieht.

Kopfmuskeln.

Ursprung = o (origo); Insertion = i (insertio); N. = Nervus.

I. Zu den Kopfmuskeln gehörige Halsmuskeln.

    1. M. mylohyoideus (S. 694) [N. trigeminus].
        o: Linea mylohyoidea mandibulae.
        i: Körper des Hyoids, mediane Raphe zwischen Mandibula und Hyoid.

    2. M. digastricus mandibulae (M. biventer) (S. 696) [vorderer Bauch N. trigeminus, hinterer N. facialis].
        o: Fossa digastrica mandibulae (vorderer Bauch), Incisura mastoidea (hinterer Bauch).
        i: Körper und großes Horn des Hyoids (mit Schlaufe für die Zwischensehne zwischen vorderem und hinterem Bauch).

    3. M. stylohyoideus (S. 698) [N. facialis].
        o: Processus styloideus (mittleres Stockwerk).
        i: Körper und großes Horn des Hyoids, umfaßt meist mit gespaltener Sehne die Zwischensehne des M. digastricus.

    4. Platysma (S. 699) [N. facialis].
        o: Rand des Unterkiefers vom Tuberculum mentale bis zur Höhe des 1. Molarzahns (ein Teil an der Fascia parotideomasseterica befestigt, siehe auch Nr. 10).
        i: Haut der Brust (Höhe der 2. und 3. Rippe) und der Schulter (manchmal oben am Hals quer über den Nacken).

    5. M. sternocleidomastoideus siehe Tabelle: Schultermuskeln (S. 212, Nr. 17).

II. Kaumuskeln [sämtlich N. trigeminus].

    6. M. temporalis (S. 703).
        o: Linea temporalis, Planum temporale (Zygomaticum, Frontale, Sphenoidale Temporale, Parietale) bis zur Crista infratemporalis, Fascia temporalis.
        i: umfaßt den Processus coronoideus mandibulae.

    7. M. masseter (S. 706).
        o: oberflächliche Portion: entlang dem unteren Rand des Jochbeines bis zur Sutura zygomaticotemporalis. Tiefe Portion: von der Innenfläche des Jochbeines bis dicht an das Kiefergelenk und von der Fascia temporalis.
        i: Außenfläche des Astes und Winkels des Unterkiefers, Tuberositas masseterica.

    8. M. pterygoideus internus (S. 707).
        o: Fossa pterygoidea (Keilbein, Gaumenbein).
        i: mediale Fläche des Kieferwinkels (Tuberositas pterygoidea) gegenüber dem Ansatz des M. masseter.

    9. M. pterygoideus externus (S. 708).
        o: Außenfläche der Lamina lateralis des Flügelfortsatzes des Keilbeines bis zum Tuber maxillae (unterer Kopf). Planum infratemporale des großen Keilbeinflügels (oberer Kopf).
        i: Fovea pterygoidea des Processus condyloideus (articularis) mandibulae, Kapsel und Zwischenknorpel des Kiefergelenkes.

III. Mimische Gesichtsmuskeln [sämtlich N. facialis].

    A. Muskeln der Mundspalte und Nasenöffnung.

    10. M. quadratus labii inferioris (S. 722).
        o: unterer Rand des Unterkiefers seitlich vom Tuberculum mentale, Bündel aus dem Platysma.
        i: in Staffeln zur Haut der ganzen Unterlippe bis zum Lippenrande.

11. M. mentalis (S. 724).
  o: Juga alveolaria der unteren Schneidezähne und des Eckzahnes, vom Umschlagsrand der Schleimhaut des Vestibulum oris bedeckt.
  i: gekreuzt mit den Fasern des Partners und ungekreuzt an der Kinnhaut.
12. M. triangularis (und M. transversus menti) (S. 725).
  o: unterer Rand des Unterkiefers vom Tuberculum mentale und weiter seitlich zwischen der Insertion des Platysma und dem Ursprung des Quadratus labii inferioris.
  i: teils in der Haut des Mundwinkels und der äußeren Partie der Oberlippe, teils durch Zwischensehnen mit M. caninus und orbicularis der Oberlippe verbunden.
     (M. transversus menti: mediane Verflechtung medialer Triangularisbündel, an der Kinnhaut.)
13. M. risorius (Santorini) (S. 726).
  o: Mundwinkel.
  i: Fascia parotideomasseterica und Haut (Lachgrübchen).
14. M. caninus (S. 728).
  o: Fossa canina der Maxilla.
  i: Haut des Mundwinkels, sehnige Übergänge in den M. triangularis und Ausstrahlungen zwischen die Unterlippenbündel des M. orbicularis oris.
15. M. nasalis (S. 728).
  o: Fossa canina des Oberkiefers bis zum Jugum alveolare des Eckzahnes und des äußeren Schneidezahnes.
  i: Haut des hinteren Umfanges des Nasenloches am Nasenflügel und Septum (Pars alaris), über dem knorpligen Abschnitt des Nasenrückens mit dem Partner schräg zu einer gemeinsamen Aponeurose vereinigt (Pars transversa).
16. M. buccinator und M. orbicularis oris (und M. depressor septi nasi) (S. 729).
  o: eine hufeisenförmige Linie, welche am Processus alveolaris des Oberkiefers in der Höhe des 1. Molarzahnes beginnt, und welche eine sehnige Brücke zwischen Processus pyramidalis des Gaumenbeines und Hamulus pterygoideus und dann die Raphe pterygomandibularis benutzt, um den Unterkiefer zu erreichen und an ihm von der Crista buccinatoria zu der Außenfläche der Juga alveolaria der unteren Backenzähne zu ziehen. Diese Ursprungslinie umgreift die Backentasche der Wangenschleimhaut.
  i: nach Durchkreuzung der oberen und unteren Bündel lateral vom Mundwinkel, als M. orbicularis oris an den Lippen. Außerdem selbständige Fasern des Orbicularis ohne Skeletanheftung (Ursprung lateral an der Schleimhaut des Mundwinkels, Insertion medial an der Haut unter Durchflechtung mit den Fasern des Partners).
  M. depressor septi nasi, Abspaltung der Außenzone des Orbicularis oris der Oberlippe:
  i: Haut der knorpligen Nasenscheidewand.
17. Mm. incisivi labii superioris et inferioris (S. 733).
  o: Juga alveolaria des Eckzahnes am Unterkiefer und der Schneidezähne am Oberkiefer.
  i: Schleimhaut der Lippe außen vom Mundwinkel.
18. M. zygomaticus (S. 734).
  o: Facies malaris des Jochbeines, bisweilen enger Anschluß an die lateralen Bündel des M. orbicularis oculi.
  i: Haut des Mundwinkels und der Oberlippe.
19. M. quadratus labii superioris (S. 736).
  Caput zygomaticum:
  o: vom Jochbein oder aus dem lateralen Teil des unteren Orbicularis oculi.
  i: Haut der Wange.
  Caput angulare:
  o: Stirnfortsatz des Oberkiefers, medialer Abschnitt des Margo infraorbitalis
  i: Haut der Wange und Oberlippe, Haut des Nasenflügels.
  Caput infraorbitale:
  o: Margo infraorbitalis des Oberkiefers bis auf Processus zygomaticus.
  i: Haut der Oberlippe bis zum Lippenrande.
B. Muskeln der Lidspalte [N. facialis].
  20. M. orbicularis oculi (und M. depressor supercilii) (S. 738).
    Anheftungen: 1. Pars orbitalis s. ectoorbitalis: Pars nasalis des Stirnbeines, Processus frontalis und Crista lacrimalis des Oberkiefers, Lig. palpebrale mediale.

2. Pars palpebralis: Lig. palpebrale mediale und Tränensackwand, nach bogenförmigem Verlauf auf den Augenlidern an der Raphe palpebralis lateralis.

3. Pars lacrimalis (Horneri): Crista lacrimalis des Tränenbeines. Fortsetzung in den M. ciliaris (Riolani) am Rand der beiden Augenlider.

(M. depressor supercilii:

mediale Abspaltung des Orbicularis mit Insertion am Kopf der Augenbraue.)

21. M. procerus (S. 741).

  o: knöcherner Abschnitt des Nasenrückens und Aponeurose der Pars transversa des M. nasalis.

  i: Haut über der Glabella, Übergang in den M. frontalis mittels Schaltsehnen.

22. M. corrugator supercilii (S. 742).

  o: am Stirnbein oberhalb der Sutura frontomaxillaris, Glabella, Margo supraorbitalis (Arcus superciliaris).

  i: Haut der Augenbraue lateral vom Brauenkopf und an Galea aponeurotica.

23. M. frontalis (S. 743).

  o: Haut der Augenbraue vom Brauenkopf bis zum Beginn der Linea temporalis, durch Vermittlung von Nachbarmuskeln am Knochen (Stirnbein unterhalb des Ursprungs des Corrugator).

  i: Galea aponeurotica.

C. Muskeln der Ohröffnung und des Hinterkopfes [N. facialis].

24. M. auricularis anterior (S. 745).

  o: Galea aponeurotica und Fascia temporalis superficialis, zuweilen im Zusammenhange mit lateralen, bogenförmigen Bündeln des M. frontalis (M. auriculofrontalis = M. temporoparietalis).

  i: Vorderrand der Ohrmuschel (Spina helicis, auch Medialfläche der Spina und Eminentia conchae).

25. M. auricularis superior (S. 746).

  o: wie beim M. auricularis anterior.

  i: Hinterwand der Ohrmuschel (Eminentia scaphae und triangularis, Spina helicis).

26. M. auricularis posterior (S. 746).

  o: zweizipfelig am Processus mastoides des Schläfenbeines, Linea nuchae superior, zuweilen im Zusammenhang mit einem M. transversus nuchae.

  i: Hinterwand der Ohrmuschel (Eminentia conchae).

27. Muskelrudimente der Ohrmuschel, siehe Gehörorgan, Sinnesorgane, Bd. III (S. 746).

28. M. occipitalis (S. 746).

  o: Linea nuchae suprema.

  i: Galea aponeurotica.

Musculus mylohyoideus (Tabelle S. 692/1). Die primitive Muskulatur, welche beide Kiefer im Bogen miteinander verbindet (zwei Pfeile, Abb. 317), ist zum *Mundhöhlenboden* geworden, da dieser Abschluß um so wichtiger wurde, je nötiger die Zunge ein muskulöses Widerlager braucht, um gegen den Gaumen wirken zu können. In Abb. 362 sieht man am besten wie auch beim Menschen die beiden Mylohyoidei von der einen Kieferhälfte zur anderen im Bogen herüberziehen und wie alle Organe des Mundhöhleninnern über sie geschichtet sind. Die Konvexität des Traggurtes ist nach außen gerichtet. Kontrahiert sich der Muskelgurt, so wird die Zunge gehoben; er wird aber nie zu einer ebenen Platte geradegestreckt, sondern bleibt — je nach dem Kontraktionszustand — ein mehr oder weniger tiefer Muskelbeutel, welcher die Mundhöhle nach unten abschließt, *Diaphragma oris*. Durch die Innervation wird die Zugehörigkeit des Muskels zum Kieferbogen bewiesen (3. Ast des N. trigeminus). Die Anheftung der Fasern am Zungenbein kommt später hinzu und gibt dem Komplex der beiden Mylohyoidei größere Festigkeit für den Mundhöhlenboden; der Komplex kann damit erst auf das Zungenbein beim Heben dieses Knochens wirken (Schluckakt) und umgekehrt vom festgestellten Zungenbein aus den Kiefer bewegen: Senken des Kiefers beim Öffnen des Mundes. So ist der Muskel in den Dienst des Kauapparates getreten.

Der Ursprung des Muskels an der Innenseite des Unterkiefers reicht längs der ihm zugehörigen Muskelleiste, *Linea mylohyoidea*, vorn bis nahe an die Mittellinie der Mandibula, hinten bis zur Alveole des 3. Mahlzahnes (Abb. 368). Die Fasern ziehen vorn genau quer und horizontal, nach hinten zu mehr schräg

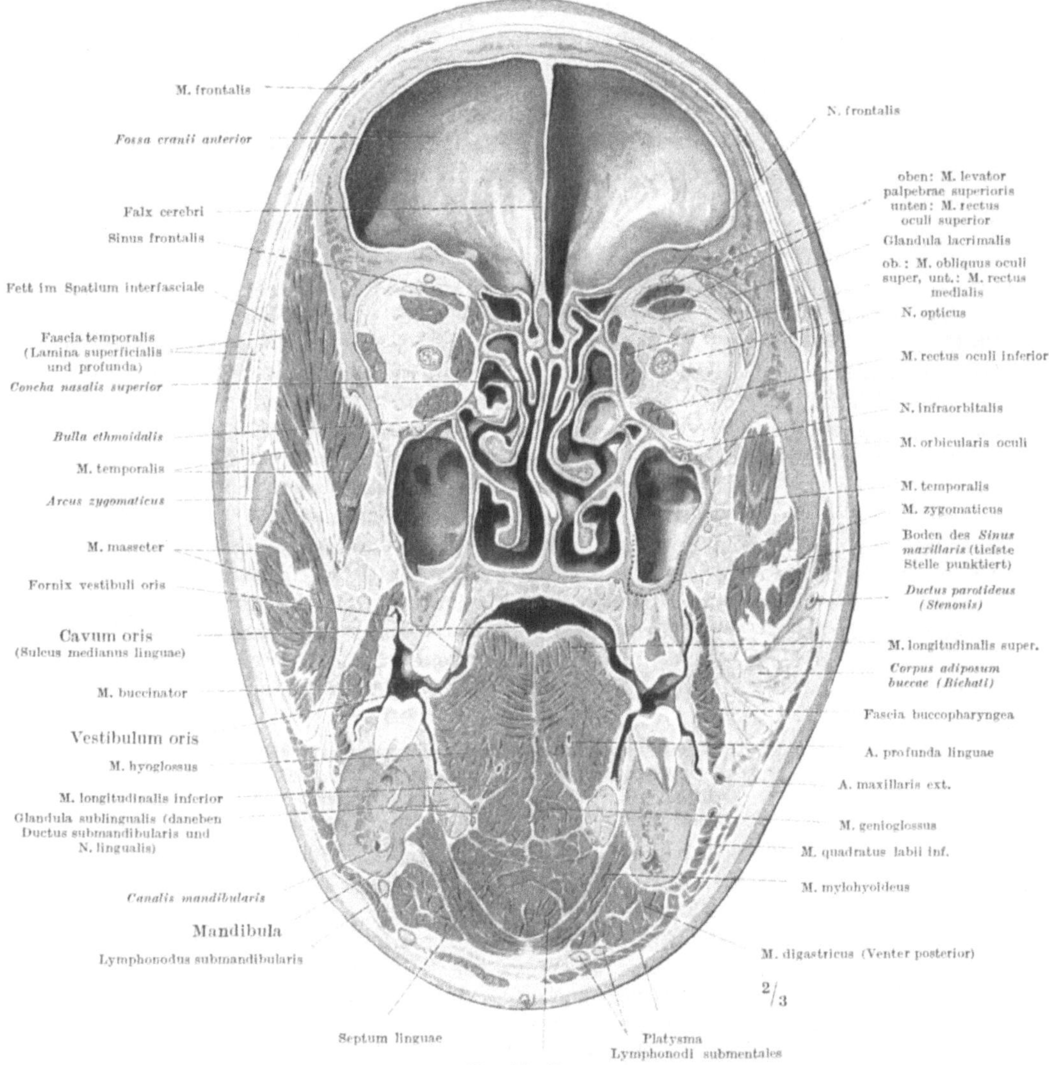

Abb. 362. Frontalschnitt durch den Kopf, in der Höhe der beiden mittleren unteren Molarzähne (M 2). Die Gesichtsmaske von hinten gesehen. Die linke Zungenseite ist zwischen die Zähne eingeklemmt.

von hinten außen nach vorn innen und fallen gleichzeitig in dieser Richtung steil ab. Die hintersten Fasern sind die längsten. Sie formen den hinteren scharfen Rand des Muskels (Abb. 109). Nur bis hierher reicht der muskulöse Mundhöhlenboden, der also nach dem Kieferwinkel zu die Mundhöhle nicht mehr abschließt. So wird die Spalte am hinteren Rand des Mylohyoideus eine wichtige Pforte für den Eintritt anderer Muskeln, Nerven, Gefäße und Drüsen in das Innere der Mundhöhle (M. stylo- und hyoglossus, N. hypoglossus, N. lingualis,

V. lingualis, Ductus submandibularis und ein Teil der Glandula submandibularis selbst). Wird die Pforte in das Innere des Muskels hinein verlegt, z. B. durch die Glandula submandibularis, wenn sie den Muskel vor seinem Rand durchsetzt, so kann er in zwei hintereinander liegende getrennte Muskeln gespalten sein.

Die beiderseitigen Mylohyoidei vereinigen sich zu einer medianen Raphe, die in der Rinne zwischen den vorderen Bäuchen der beiden Mm. digastrici (Tabelle S. 692/2) sichtbar ist, aber sehr verschieden deutlich sein kann, weil die Muskelfasern oft über die Medianlinie hinüber- und herübergreifen. Sie kann ganz fehlen. Die Raphe ist mit dem distalen Ende am Zungenbeinkörper befestigt und hier zwischen zwei infrahyale Rumpfmuskeln (M. sternohyoideus, M. omohyoideus) und einen suprahyalen Rumpfmuskel eingeschaltet (M. geniohyoideus, Abb. 356). Beim Heben des Unterkiefers durch Hintenüberlegen des Kopfes wird die Raphe gespannt und der Muskel senkrecht zur Richtung seiner Fasern stark gedehnt. Ist der Kopf geradeaus gerichtet, so ist das Muskelfleisch stark zusammengeschoben. Manchmal liegen sogar beide Mylohyoidei in einer Querfalte in der Höhe der beiden Eckzähne: diese Falte gibt wie die Stoffalten eines Anzuges an Stellen des Körpers, welche stark gespannt werden (Hosenboden), ausgiebigen Bewegungen des Kopfes nach hinten Raum. Denn der Muskel kann nicht wie die Nachbarmuskeln in der Richtung seiner Muskelfasern nachgeben, sondern durch den Zug quer zu den Muskelfasern wird das weniger nachgiebige Bindegewebe zwischen ihnen beansprucht. Umgekehrt sind die Mylohyoidei mitbeteiligt an der aktiven Vornüberbeugung des Kopfes.

Auf der Mundhöhlenfläche des Muskels liegt zu innerst der M. geniohyoideus, über welchen sich die Zungenmuskulatur in die Höhe erstreckt (Abb. 362 u. 364). Diese spinalen Abkömmlinge des Rectussystems des Halses haben sich wie eine Schichtenverwerfung der Erdrinde über die suprahyalen Kopfmuskeln (Mylohyoideus, Digastricus) nach vorn geschoben. Lateral liegt über dem Mylohyoideus die Glandula sublingualis in einer Nische zwischen Muskel und Knochen. Der Unterkiefer wendet seine Innenfläche nur oberhalb des Mylohyoideus der Mundhöhle zu.

Innervation: N. mylohyoideus aus N. mandibularis (Trigeminus). Mehrere Zweige treten in die Außenfläche des Muskels. *Blutzufuhr:* R. mylohyoideus aus der A. maxillaris interna, verläuft mit dem Nerv. A. submentalis aus A. maxillaris externa, tritt ebenfalls in die Außenfläche des Muskels ein, A. sublingualis aus A. lingualis in die Innenfläche des Muskels.

Musculus digastricus (biventer) mandibulae (Tabelle S. 692/2). Dem 2. Branchialbogen zugehörige Muskelfasern, welche vom Nerv dieses Bogens, dem N. facialis, versorgt werden (Abb. 136), haben beim Menschen teilweise ihren Ursprung an Abkömmlingen dieses Bogens beibehalten, nämlich am Griffelfortsatz des Schläfenbeines (Abb. 316). Die Insertion ist bei den Rückbildungen, welche das Kiefergelenk der Säugetiere betroffen haben, vom Kieferbogen auf den Zungenbeinkörper verlegt worden. Man nennt diesen Muskel seinen Befestigungen entsprechend M. stylohyoideus (Tabelle S. 692/3). Zu ihm gehört der Venter posterior des M. digastricus, welcher ebenfalls vom N. facialis versorgt ist und individuell beim Menschen vollständig mit dem Stylohyoideus eins sein kann. Gewöhnlich hat der Venter posterior seinen Ursprung auf die dem Griffelfortsatz benachbarte Schädelbasis verlagert (Abb. 330). Der Venter anterior des doppelbäuchigen Muskels ist dagegen eine oberflächliche Abspaltung des Mylohyoideus und ist wie dieser vom N. trigeminus versorgt. Er ist also von Haus aus dem hinteren Bauch ganz fremd. Durch die nachbarlichen Beziehungen der Insertionen am Zungenbeinkörper haben die Fasern des Venter posterior richtenden Einfluß auf oberflächliche Fasern des Mylohyoideus gewonnen. Als Norm gilt beim Menschen, daß deshalb diese letzteren von einer Zwischensehne,

welche mit dem Zungenbeinkörper verbunden ist und hier ihr Hypomochlion
findet, nach dem Kinn zu ausstrahlen (Abb. 109). Der alte Zustand ist in sehr
häufigen individuellen Abweichungen von der Norm mehr oder weniger deutlich erkennbar. Eine tiefe Schicht des Muskels mit völlig dem Mylohyoideus
entsprechendem Faserverlauf kann vorkommen (Abb. 363), oder von dem
oberflächlichen Bauch mit seinen typisch längsgerichteten Fasern gehen *quer*
verlaufende Züge zu einer Raphe, welche über derjenigen der Mylohyoidei liegt
(„interdigastrische" Fasern). Ungefähr jeder dritte Fall zeigt Abweichungen
von dem reinen Endzustand, in welchem *ausschließlich* Fasern existieren, welche
die Fasern des Mylohyoideus schräg bis senkrecht überkreuzen (Abb. 373).

Die zylindrische *Zwischensehne* ist durch eine bindegewebige Ankerung am
Zungenbeinkörper und an der Basis des großen Horns befestigt (Abb. 364 u.
356). Man hüte sich, diese oft dünne Platte mit einer Fascie zu verwechseln.
Schneidet man sie durch, so verliert der Digastricus
jeden Halt und jede Form. Die Ankerung ist das
Hypomochlion, von welchem aus bei festgestelltem
Zungenbein beide Bäuche gemeinsam den Unterkiefer nach abwärts ziehen. Bei lockerem Zungenbein ziehen beide Bäuche oder nur einer das
Zungenbein in die Höhe. Es wird sich zeigen,
daß dabei der M. stylohyoideus (Tabelle S. 692/3)
korrigierend eingreifen kann. Im allgemeinen
wirken beide Bäuche, da sie im Winkel zueinander
stehen, auf das Zungenbein in der Richtung der
Diagonale des Parallelogramms der beiden Kräfte.
Die Zwischensehne reguliert den Muskel im ganzen
so aus, daß die Längen der Muskelfasern den in
Betracht kommenden Verkürzungsgrößen entsprechen. Ein rein fleischiger Muskel würde viel
zu lange Muskelfasern haben für den Weg, welchen

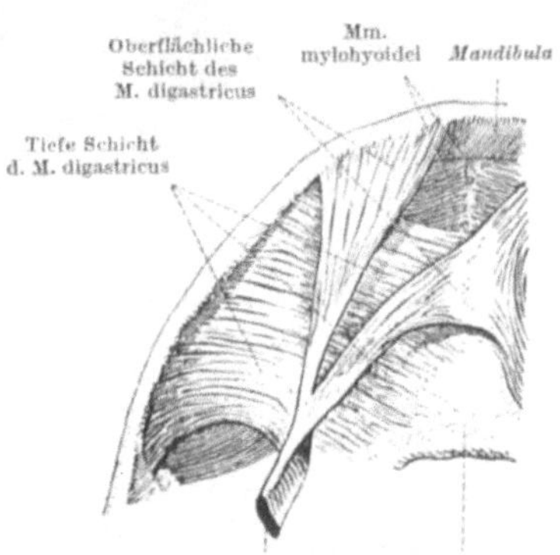

Abb. 363. Abnormer vorderer Bauch
des M. digastricus, Mensch. (Nach
HOLL: Akademie der Wissenschaften,
Wien 1916.)

er bei der Kontraktion zurückzulegen hat. Die Ankerung am Zungenbein ist wenige
Millimeter lang. Ist die Sehnenplatte groß, so bleibt die Zwischensehne des
Digastricus eine Strecke weit vom Zungenbein entfernt (bis zu 2 cm) und schneidet
in die Glandula submandibularis ein.

Der schlanke hintere Bauch entspringt fleischig an der Innenfläche des
Warzenfortsatzes, besonders in der Incisura mastoidea, welche den Fortsatz
einkerbt und in zwei Teile zerlegen kann (Abb. 330). Er verjüngt sich fiedrig
zu der Sehne. Hinten liegt der Muskel über dem M. rectus capitis lateralis
und dem Querfortsatz des Atlas (Abb. 109). Er liegt versteckt unter dem
M. longissimus und M. splenius capitis und ist zu oberst von der Insertion
des M. sternocleidomastoideus, außerdem vom Kieferwinkel bedeckt. Der
vordere Bauch liegt ganz oberflächlich unter der Haut und dem Platysma
(Tabelle S. 692/4). Er entspringt in einer besonderen Grube der Innenseite des
Unterkiefers nahe der Mittellinie, Fossa digastrica (Abb. 368). Auch er verjüngt sich auf die Zwischensehne zu, ist aber kürzer und plumper als der
hintere Bauch.

Innervation: Ein kurzer Ast des N. facialis dringt in den oberen Rand oder die Außenfläche des Venter posterior ein. Der N. mylohyoideus des gleichnamigen Muskels gibt
Ästchen in die craniale Fläche des Venter anterior. *Blutzufuhr:* Ästchen der A. occipitalis
aus A. carotis externa. Das Gefäß liegt hinter dem Venter posterior, der sein Richtmuskel
bis zum Sulcus arteriae occipitalis des Schläfenbeines ist. Außerdem für den Venter posterior
die A. auricularis posterior, für den Venter anterior die A. submentalis, beide aus dem
Stromgebiet der A. carotis externa.

Musculus stylohyoideus (Tabelle S. 692/3). Seine Entstehung ist beim vorigen Muskel beschrieben. Er kann ganz fehlen. Ist er voll ausgebildet, so teilt sich der von der Vorderseite des Griffelfortsatzes ausgehende, sehr schlanke Muskelbauch, welcher schräg auf die Zwischensehne des M. digastricus hinzieht, oberhalb von dessen Zwischensehne in zwei Zipfel und umfaßt mit diesen wie mit einer Pinzette die Digastricussehne. Letztere hat dadurch außer der passiven

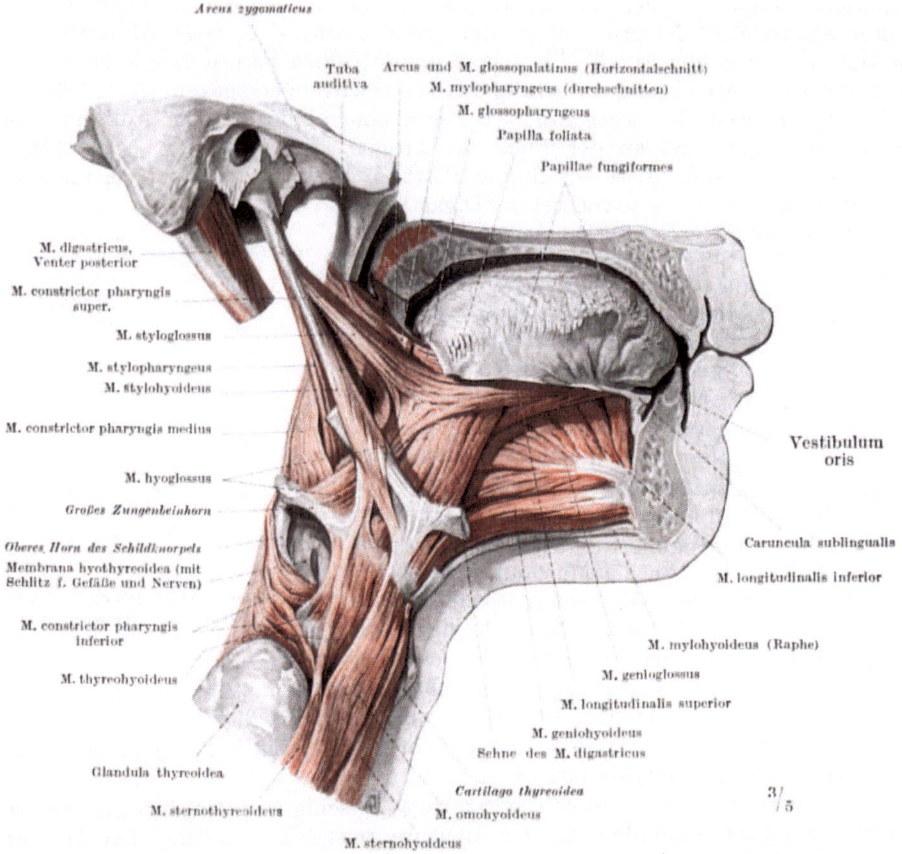

Abb. 364. Zungenbeinmuskeln, Zungen- und Schlundmuskeln. Die rechte Unterkieferhälfte entfernt, ebenso rechter Gaumen und Lippen. Die rechte Zungenseite und die rechtsseitigen Muskeln sind freigelegt. Vom Schädel nur der rechte Warzenfortsatz und äußere Gehörgang gezeichnet.

Führung durch die Ankerung am Hyoid auch eine aktive, da die Zipfel des Stylohyoideus den hinteren Bauch des Digastricus durch die Schlaufe, mit welcher sie ihn umfassen, hinüber- und herüberdrängen können. Für das leicht bewegliche Zungenbein kommt durch direkte Wirkung der Stylohyoidei oder durch Kombination mit den Digastrici ein nuancenreiches Spiel der Kräfte zustande, welches besonders dem Schluckakt zugute kommt.

Von den drei Muskeln, welche am Griffelfortsatz entspringen (Abb. 330 u. 367), nimmt der Stylohyoideus das mittlere Stockwerk ein. Er liegt geradeso versteckt, wie der hintere Bauch des Digastricus. Er inseriert am Übergang des Zungenbeinkörpers in das große Horn neben der Insertion des M. omohyoideus (Abb. 356), seltener am kleinen Horn, dem er seiner Entstehung nach eigentlich zugehört (2. Branchialbogen).

Die beiden Bündel der Insertionssehne vereinigen sich nicht, inserieren aber dicht nebeneinander. Das vordere kann fehlen; der Muskel liegt dann ganz hinter dem Digastricus. — Gelegentlich kommen Aberrationen von Muskelfasern zum Kieferwinkel, totale Spaltungen des Muskels in zwei getrennte Muskeln, sogar ein dreigeteilter Stylohyoideus vor.

Innervation: Der gleiche Facialisast wie beim Digastricus. Der lange dünne Zweig für den Stylohyoideus läuft bis etwa zur Mitte des Muskels auf dessen oberem Rande. Hängt der Stylohyoideus mit dem hinteren Bauch des Digastricus in primitiver Weise zusammen, so ist auch nur ein Nervenast des Facialis vorhanden. *Blutzufuhr:* wie beim hinteren Bauch des Digastricus.

Platysma, M. subcutaneus colli (Tabelle S. 692/4). Trotz seiner großen Ausbreitung entwickelt sich der Muskel von einer winzigen Stelle am zweiten Branchialbogen aus, dessen Muskulatur vom N. facialis versorgt ist (Abb. 136). Er wächst von hier aus über den Unterkiefer hinaus nach dem Gesicht zu und wird dort zum Mutterboden einer großen Anzahl von mimischen Muskeln (Tabelle S. 692, Abt. III). Das Platysma selbst ist der am Hals verbleibende Hautmuskel. Die Anlage wächst auch caudalwärts aus und erreicht gewöhnlich über das Schlüsselbein hinweg den 2. Intercostalraum der vorderen Brustwand, in maximalen Fällen sogar die Gegend der Brustwarze. Nach der Schulter zu erstreckt sich das Platysma oft über das Acromion hinweg.

Nur selten ist das caudale Wachstum gehemmt; dann reicht der Hautmuskel nur bis zur Mitte des Halses oder fehlt am Hals ganz. Gelegentlich sind noch beim fertigen Muskel primitive Faserzusammenhänge mit dem hinteren Bauch des M. digastricus festzustellen, welcher ebenfalls aus der Facialismuskulatur des 2. Branchialbogens stammt.

Bei ihrer üblichen gewaltigen Ausbreitung ist die Muskelplatte so dünn, daß die Muskelbündel nur in einer Schicht liegen. Oft bestehen zwischen ihnen sogar Zwischenräume. Die Fasern ziehen schräg von oben medial nach unten lateral über den Hals und besonders über den Sternocleido hinweg; letzterer verläuft entgegengesetzt schräg; beide kreuzen sich spitzwinklig (Abb. 373). Die beiderseitigen Hautmuskeln nähern sich infolge ihrer schrägen Richtung je weiter oben, um so mehr und überkreuzen sich in der Regel unter dem Kinn. Beim Doppelkinn liegt hier besonders viel Fett auf dem Muskel.

Sehr viel seltener überkreuzen sich auch *unterhalb* des Zungenbeines in der Mittellinie des Halses mediale Muskelbündel, welche von der einen auf die andere Körperseite hinüberwechseln und dort entweder in der alten Richtung aufsteigen oder in absteigende Richtung umbiegen.

Häufig sind Ausbreitungen des lateralen Randes quer über den Nacken hinweg. Solche Querzüge sind bei Menschenaffen besonders hoch entwickelt. Sind sie beim Menschen selbständig, so nennt man sie *M. transversus nuchae* (Abb. 373). Solche Rückschläge auf frühere Zustände sind nicht leicht und oft gar nicht von Störungen des Faserverlaufes durch Verwerfungen oberflächlicher oder tiefer Fasern beim Auswachsen in der individuellen Entwicklung zu unterscheiden.

In seltenen Fällen gibt es am Hals statt des gewöhnlich einschichtigen Platysma zwei Schichten von Muskelfasern. Die tiefe Schicht gehört zu dem bei Huftieren, Halbaffen und niederen amerikanischen Affen weitverbreiteten *Sphincter colli profundus*, welcher das Ohr herabzuziehen vermag. Auch beim Menschen können Züge am Ohr inserieren. Die Reste des Sphincter verlaufen am Hals des Menschen gewöhnlich fast oder ganz senkrecht und sind als longitudinale Unterschicht unter dem Platysma diesem gegenüber kenntlich. Sind auch am Hals solche Reste seltene Ausnahmen, so sind sie am *Kopf* ein regelmäßiger Bestandteil der mimischen Muskulatur (in Abb. 373 im Gesicht grau gezeichnet, die Abkömmlinge des Platysma am Hals und Kopf rot).

Die Befestigungen des oberen Endes des Muskels liegen zum Teil am Unterkiefer, zum Teil an der Haut des Gesichtes, da viele Fasern über den Unterkieferrand bis zum Mundwinkel und zur Wange aufsteigen. Wir werden ihnen beim Gesicht im M. quadratus labii inferioris wieder begegnen (Tabelle S. 692/10). Am unteren Ende des Muskels strahlen die Fasern in die Haut der Brust aus. Der Sprachgebrauch ist schwankend, ob man die oberen oder die unteren Anheftungen Ursprung nennen soll. In der Tat zieht der Muskel gleich leicht die Brusthaut aufwärts, wie den Mundwinkel abwärts. Ich bezeichne das obere Ende als Ursprung, weil es bei Defekten das konstantere, oft einzig vorhandene ist. Bei plötzlichen Kontraktionen stärkster Art (Schrecken) nähern sich die oberen und unteren Befestigungspunkte erheblich, der Hals wird breit und dick, weil beide Muskelplatten die Haut vordrängen und ihre Außenränder die Kieferwinkel geradenwegs mit der Schulter zu verbinden suchen. Gleichzeitig wird der Mund aufgerissen. Nicht nur drängen die Ränder der beiden Muskeln und mitunter einzelne Muskelbündel die Haut des Halses als scharf begrenzte Stränge vor, sondern es entstehen auch Querrunzeln der Haut des Halses. Bei alten Leuten werden die strangartigen Innenränder zu zwei permanenten Längsfalten, die neben der Mittellinie des Halses abwärts laufen, weil bei schlaffer Haut der Muskel relativ straff bleibt und das Relief der Oberfläche beherrscht. Realistische Porträts, z. B. der bekannte Kopf des „Seneca" (Neapel, Bronze) geben dieses physiognomische Altersmerkmal getreu wieder. Auch sonst kann das Platysma durch den Einfluß auf den Mundwinkel und die Wangenhaut außer beim Schrecken und Entsetzen für das Mienenspiel und die Mundform mit im Spiele sein (Aufmerksamkeit, Ekel, Schmerz, Strenge; Gähnen, Diskantstimme). Im Zusammenhang mit der mimischen Gesichtsmuskulatur ist hierauf zurückzukommen.

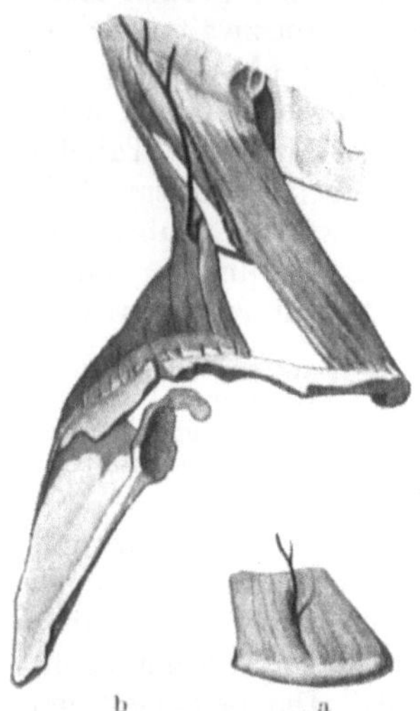

Abb. 365 a u. b. Entwicklung des M. sternocleidomastoideus und M. trapezius (halbschematisch). a Frühe Anlage, Schultergürtel wie in Abb. 136. Die Muskelanlage wird vom N. occipitalis minor durchbohrt. b Sternocleido und Trapezius geschieden; sie trennen sich gewöhnlich da, wo der N. occipitalis minor die Anlage durchbricht (gestrichelte Linie); hier geht der Nerv durch den Vorderrand des Trapezius (ausgezogener Verlauf, Varietät).

Legt man den Kopf nach hinten über, so wird das Platysma gedehnt und versucht den Kiefer passiv abwärts zu ziehen. Im gewöhnlichen Ruhestand schmiegt es sich den unter ihm liegenden Muskeln, namentlich dem Sternocleido und dem Vorderrand des Trapezius, so innig an, daß nichts von ihm durch die Haut wahrnehmbar ist; das Relief der Halsoberfläche ist in der Ruhe lediglich durch die tieferen Muskeln bedingt.

Hebt man Falten der Halshaut in die Höhe, so verlaufen diese immer in der Längsrichtung der Muskelfasern; quer zur Faserrichtung streichende Hautfalten aufzuheben, ist schwierig. Daraus erkennt man am Lebenden, daß die Oberfläche des Platysma innig mit der Haut zusammenhängt. Der Muskel liegt außen von der oberflächlichen Halsfascie (Abb. 110, rechts). Zwischen dieser und der Unterfläche des Muskels verläuft bis zu ihrem Durchtritt durch die Fascie die oberflächliche Hautvene, welche durch Platysma und Haut manchmal im Leben durchscheint, bei der Leiche sehr häufig durch Blutdiffusion die Haut streifenförmig verfärbt (Vena jugularis externa); ihr Lumen kann durch Muskelzug offen gehalten werden. So tritt das Platysma ähnlich wie der Omohyoideus zeitweise in den Dienst der Blutzirkulation (S. 190).

Innervation: Ramus colli des N. facialis (Kopfnerv!). Der Nerv verläuft vom Kieferwinkel aus an der Unterfläche des Muskels und verflicht sich hier mit Ästen des rein sensiblen N. cutaneus colli aus dem Plexus cervicalis (Rumpfnerven!) zu einem Nervennetz. Die sensiblen Äste treten durch das Platysma hindurch zur Haut. — Wo der Hinterrand des Platysma den Hinterrand des Sternocleido spitzwinklig kreuzt (Abb. 373), biegen um den letzteren Hautnerven herum (N. cutaneus colli, N. auricularis magnus). *Blutzufuhr:* A. maxillaris externa (speziell Ramus submentalis), A. cervicalis superficialis und ascendens, A. transversa colli.

Musculus sternocleidomastoideus (Tabelle S. 692/5). Wegen der Beziehungen zum Schultergürtel ist er bereits bei diesem behandelt (S. 248). Gehen wir auf den einfachsten Zustand am undifferenzierten Schultergürtel zurück, so finden wir eine einheitliche Muskelmasse, welche zu den Vagusmuskeln gehört (Abb. 365a); sie ist versorgt vom N. accessorius, der ursprünglich hintersten Komponente des N. vagus. Sie verhält sich also genau so, wie die Kiemenmuskulatur zu den Kiemenbogen (Abb. 317) und ist zu dieser zu rechnen. Aus ihr gehen durch Spaltung der M. trapezius und M. sternocleido hervor, wie beim menschlichen Embryo zu sehen ist, wie aber auch aus gelegentlichen Verlagerungen von Hautnerven, die das Muskelblastem durchbohren, zeitlebens erhellt. Man sieht nicht selten an der Leiche, daß ein Hautnerv des Hinterkopfes (N. occipitalis minor), anstatt vom Hinterrand des Sternocleido direkt zu seinem Endgebiet zu verlaufen, einen Umweg durch die vordere Randpartie des Trapezius hindurch macht. In diesen Fällen wurde der Stamm des Hautnerven vom Trapezius nach hinten mitgenommen, weil die Spaltung des Materials nicht mit der Durchtrittsstelle des Nerven zusammenfiel, wie es gewöhnlich der Fall ist, sondern weiter vorn eintrat. Die zurückgelegte Verschiebung des Trapezius gegen den Sternocleido ist an dem Umweg, den der Nerv macht, abzulesen. Beide Muskeln sind also ursprünglich reine Kopfmuskeln und nur sekundär mit Rumpfmuskelmaterial vermischt (S. 245).

b) Die Halsdreiecke und -fascien.

Die im vorigen Kapitel geschilderten, zu den Kopfmuskeln gehörigen fünf Halsmuskeln und die früher beschriebenen fünf Zungenbeinmuskeln, welche vom Rumpf abstammen (S. 136, Nr. 15—19), sind so durcheinander geschoben, daß ihre Ränder sich in sehr charakteristischer Weise überschneiden. Es entstehen spitzwinklige geometrische Figuren, welche die Orientierung am Hals erleichtern, namentlich beim Eindringen in die Tiefe, wenn dort feinere Teile präparatorisch gesucht werden sollen, oder bei chirurgischen Eingriffen. Besonders wichtig sind *fünf Dreiecke* an jeder Seite des Halses. Sie sind entweder vollkommen oder partiell vom Platysma zugedeckt (Abb. 373); doch hindert das bei der Dünne und Schmiegsamkeit des Platysma die Orientierung nicht. Die Dreiecke sind von Teilen der Halsfascien ausgefüllt, die wie Türfüllungen in den begrenzenden Muskelrahmen sitzen (Abb. 110). Wir schildern hier wegen der praktischen Wichtigkeit für topographische Zwecke die fünf Dreiecke, ihre muskulöse Umrahmung und ihre Füllung mit bindegewebigen Membranen (vgl. Abb. 110 u. 373).

Lateral vom Sternocleido liegt unten: 1. das kleine *Trigonum omoclaviculare* (s. Fossa supraclavicularis maior), begrenzt vom genannten Muskel, dem unteren Bauch des Omohyoideus, und dem Schlüsselbein, geschlossen von der Fascia colli superficialis und media. Darüber findet sich 2. ein größeres, spaltförmiges Dreieck, *Trigonum omotrapezoides*, begrenzt vom Sternocleido, Trapezius und unteren Bauch des Omohyoideus, verschlossen durch die Fascia colli superficialis. Nr. 1 und 2 werden zusammengefaßt zu einer höheren Einheit: *äußeres Halsdreieck, Trigonum colli laterale*.

Medial vom Sternocleido unterscheiden wir drei weitere Dreiecke: 3. *Trigonum submandibulare*, zwischen dem Unterkiefer und den beiden Bäuchen des Digastricus, geschlossen durch die Glandula submandibularis (Speicheldrüse), welche in eine Kapsel der Fascia colli superficialis eingehüllt ist. 4. *Trigonum caroticum* (s. Fossa carotica), zwischen Vorderrand des Sternocleido, hinterem Bauch des Digastricus und oberem Bauch des Omohyoideus, verschlossen von der Fascia colli superficialis. 5. *Trigonum thyreoideum*, zwischen der Regio mediana (S. 8), dem oberen Bauch des Omohyoideus und dem Vorderrande des Sternocleido, verschlossen von der Fascia colli superficialis und media.

Nr. 3—5 werden zusammengefaßt zu einer höheren Einheit: *inneres Halsdreieck*, *Trigonum colli mediale*.

Da die Passage zwischen Kopf und Brust eng ist, so drängen sich im Hals viele Kabel für Nerven und Flüssigkeitsströme eng zusammen, deren Lage nur durch strenge Orientierung nach den beschriebenen Parzellen auseinandergehalten und eingeprägt werden kann. Das nahe Beieinander lebensnotwendiger Stränge im Hals eignet ihn zur schnellen Vernichtung des Individuums; so war er stets ein Angriffspunkt für Selbstmörder, für die strafende Justiz und selbst für bissige Hunde.

c) Die Kaumuskeln im engeren Sinn (Tabelle S. 692/6—9).

Die vier eigentlichen Kaumuskeln beschränken sich darauf, die Zähne gegeneinander zu bewegen, was für das Ergreifen, Zerschneiden und Zerreiben der Nahrung am wichtigsten ist und im Sprachgebrauch schlechthin als „Kauen" bezeichnet wird. Sie unterscheiden sich dadurch, daß sie *nichts als Kaumuskeln* sind, von der großen Zahl akzessorischer Muskeln, welche beim Kaugeschäft unentbehrlich sind, um die Bissen an die richtige Stelle zu bringen (Zungen-, Lippen- und Wangenmuskeln), oder sonstwie ergänzend in das Getriebe der vier Hauptmuskeln einzugreifen; denn diese sind auch für andere Tätigkeiten verwendbar und im Gebrauch. Es gibt allerdings auch eine Teilnahme der eigentlichen Kaumuskeln am Gesichtsausdruck. Diese ist aber ganz entfernter Art gegenüber der Tätigkeit wirklicher mimischer Muskeln (Tabelle S. 693/10—28).

Die eigentlichen Kaumuskeln gehen aus einer bestimmten einheitlichen Anlage hervor. Sie schließen an die im vorigen Kapitel behandelten Kiemenmuskeln aufs engste an, da sie Abkömmlinge der Muskulatur des Kieferbogens sind. Sie sind gemeinsam vom Nerv dieses Bogens, dem Trigeminus, versorgt, gehören also genetisch zu den oben beschriebenen M. mylohyoideus und Venter anterior des M. digastricus. Wie das Muskelmaterial des zweiten Branchialbogens im Platysma und der mimischen Gesichtsmuskulatur weite Ausdehnung gefunden hat, so erreicht das Muskelmaterial des ersten Branchialbogens in der eigentlichen Kaumuskulatur seine größte Entfaltung. Diesen Unterschied festzuhalten, ist von Wichtigkeit. Denn er bleibt beim fertigen Zustand des Menschen zeitlebens im Verhalten der Nerven ausgeprägt. Es gibt nur zwei motorische Nerven im Gesicht: den N. facialis und den 3. Ast des N. trigeminus. Jener ist ausnahmslos Nerv für die eigentlich mimischen Muskeln, dieser für die eigentlichen Kaumuskeln. Das Mittel der Innervation ist auch hier das beste Unterscheidungsmerkmal für die heterogenetischen Gruppen.

Bereits bei Haien existiert eine mächtige Muskelmasse, welche in den beiden gegeneinander beweglichen Bestandteilen der Kieferzange tiefe Muskelgruben bedingt und die enorme Vergrößerung des 1. Bogens gegenüber den folgenden im Gefolge hat (Abb. 315, blau). Aus diesem „Adductor mandibulae" gehen die 4 Kaumuskeln der höheren Tiere hervor. Ein einheitlicher Nervenstamm, dem die einzelnen Nervenäste des Menschen angehören, ist noch ein Rest der ursprünglichen Zusammengehörigkeit (N. masticatorius). Außerdem gibt es zahlreiche Muskelvarietäten, welche den ursprünglichen Zusammenhang an der einen oder anderen Stelle noch jetzt beim Erwachsenen aufweisen. Beim Embryo ist er immer vorhanden (Abb. 136). Da bei den Säugern das Palatoquadratum mit dem ursprünglichen Kiefergelenk in das Mittelohr eingetreten und dort zum Hammer umgewandelt ist (Abb. 316), so ist bei allen Kaumuskeln nur die Insertion am Unterkiefer die ursprüngliche geblieben. Die Ursprünge wurden vom Palatoquadratum auf die Außenfläche des Schädels verlegt und haben sich hier in sehr verschiedener, für jeden der definitiven Muskeln charakteristischer Weise verteilt. Nur ein Muskelchen hat den Weg in das Mittelohr mitgemacht, aber auch seine Insertion am ventralen Skeletstück, dem jetzigen Hammer, beibehalten (Spanner des Trommelfells, *M. tensor tympani*, Bd. III). Es ist ganz vom Knochen umflossen und in den Schädel aufgenommen worden mit Ausnahme der Ursprungsstelle, welche an der inneren Schädelbasis noch frei vorliegt, wenn man die Dura mater entfernt (Abb. 330). Es hat nichts mehr mit dem Kauen zu tun, ist aber noch wie die Kaumuskeln vom 3. Ast des N. trigeminus versorgt.

Die Tätigkeit der Kaumuskeln wird nach den Hauptrichtungen bestimmt, nach welchen der Kiefer beweglich ist. Zahlreiche Zwischenstellungen sind für Nomenklaturfragen weniger von Bedeutung. Es genügt, wenn wir unser Augenmerk hauptsächlich richten 1. auf das *Öffnen* und *Schließen* des Kiefers, 2. auf das *Vor- und Zurückschieben* der Zähne des Unterkiefers gegen diejenigen des Oberkiefers (Schlittenbewegung), 3. auf die seitlichen *Mahlbewegungen* der Zähne gegeneinander. Der Sprachgebrauch ist bei diesen Bezeichnungen nicht mißverständlich. Die feinere Analyse wird sich erst später bei der zusammenfassenden Betrachtung der Mechanik des Kauaktes geben lassen.

Musculus temporalis, Schläfenmuskel (Tabelle S. 692/6). Er ist der größte und kräftigste Kaumuskel. Von der Insertion am Unterkiefer breitet er sich unter der Jochbrücke hinweg fächerförmig an der seitlichen Schädelwand aus und erfüllt dabei die Schläfengrube. Auch in der Ruhe bestimmt der Muskel hier die Oberfläche des Kopfes. Bei Muskeldefekt infolge Lähmung oder hochgradiger Atrophie sinkt die Haut tief in die Schläfengrube ein, der Kopf kann wie skeletiert aussehen. Allerdings kann auch eine Rückbildung des Fettpolsters, welches dicht oberhalb der Jochbrücke auf der Muskeloberfläche liegt, ein Einsinken der Schläfe bewirken, während der Muskel selbst intakt ist. Davon wird weiter unten noch die Rede sein. Allgemein bekannt ist, daß beim Aufeinanderpressen der Zahnreihen gegeneinander und beim festen Kauen der Muskelbauch in der Schläfengegend vorspringt.

Die besondere Größe des Schläfenmuskels ist eine unmittelbare Folge seines Ursprungswechsels. Er heftete seine Fasern, als das Palatoquadratum zum Gehörknöchelchen wurde, gerade an diejenigen Teile des Schädels, welche durch das Wachstum des Gehirns zu der größten Volumentfaltung gekommen sind (Abb. 322). In der Tat ist die Leistungsfähigkeit der Kaumuskeln, an welcher der Temporalis den größten Anteil hat, erstaunlich. Löwe und Gorilla können Beutetiere im Maule fortschleppen, die weit größer und schwerer sind als der eigene Körper. Bei Raubtieren benutzt der Temporalis die ganze Seitenfläche des Schädels und erzeugt hinten gegen das Occipitale einen Querkamm des Knochens, welcher die Ursprungsfläche vergrößert. Bei höheren Affen (Gorilla) kommt ein Knochenkamm auf dem Scheitel, ähnlich der Crista sterni der Vögel, vor, weil sich die beiden Schläfenmuskel bis dorthin erstrecken. Beim Menschen reicht der Ursprung nur bis zur Linea temporalis inferior hinauf (Abb. 367). Die Ursprungsfläche ist zwar im Verhältnis zum Schädel kleiner, aber da die Gehirnkapsel selbst weitaus am größten geworden ist, so ist die absolute Größe des Muskels und seine Kraft beim Kieferschluß auch ohne besondere Knochenkämme ganz gewaltig.

Die Gesamtleistung aller Schließmuskeln des Kiefers läßt sich bei besonderer Übung so weit steigern, daß sie einer Belastung von zehn Zentner Druck entspricht. Durch stärkste Ausnutzung dieser Fähigkeit können Zahnathleten Kieselsteine zerbeißen oder ein Trapez mit den Zähnen halten, an welchem der Körper eines Turners samt dessen Gewichtszunahme durch die Körperbeschleunigung beim Schwingen hängt. Davon hat der Temporalis mehr als einer der übrigen Kaumuskeln zu tragen. Die Muskeln sind deshalb der Kauleistung des Kulturmenschen allemal gewachsen (zum Zerbeißen von zähem Fleisch sind 1—1$^{1}/_{2}$ Zentner Druck erforderlich, bei zartem Braten sehr viel weniger; der schwache Punkt ist viel eher das Gebiß als der Muskel).

Die große Kraft des Temporalis äußert sich auch in der Besonderheit seiner Insertion. Er hat gegenüber den anderen Kaumuskeln seine eigene Muskelapophyse, den Processus coronoideus des Unterkiefers, auf den manchmal auch der M. masseter fortgesetzt ist, der aber sehr oft nur den Temporalisansatz trägt (Abb. 367). Er reicht innen weiter am Knochen herab als außen. Die Hebelkraft ist durch diesen Fortsatz besonders groß, wenn der Mund geöffnet wird (Abb. 371b). Dann kommen auch die vorderen Bündel des Muskels, welche sich in die Nische zwischen Jochbein und großem Keilbeinflügel hineinschmiegen und der dicksten Partie des Querschnittes entsprechen, aus der schrägen in die senkrechte Lage und arbeiten von dieser Ausgangsstellung aus, in welcher sie aufs äußerste gedehnt sind, mit größtem Nutzeffekt. Die Kraftleistung ist am größten, je mehr die Zähne sich schließen, also gegen Ende des Bisses.

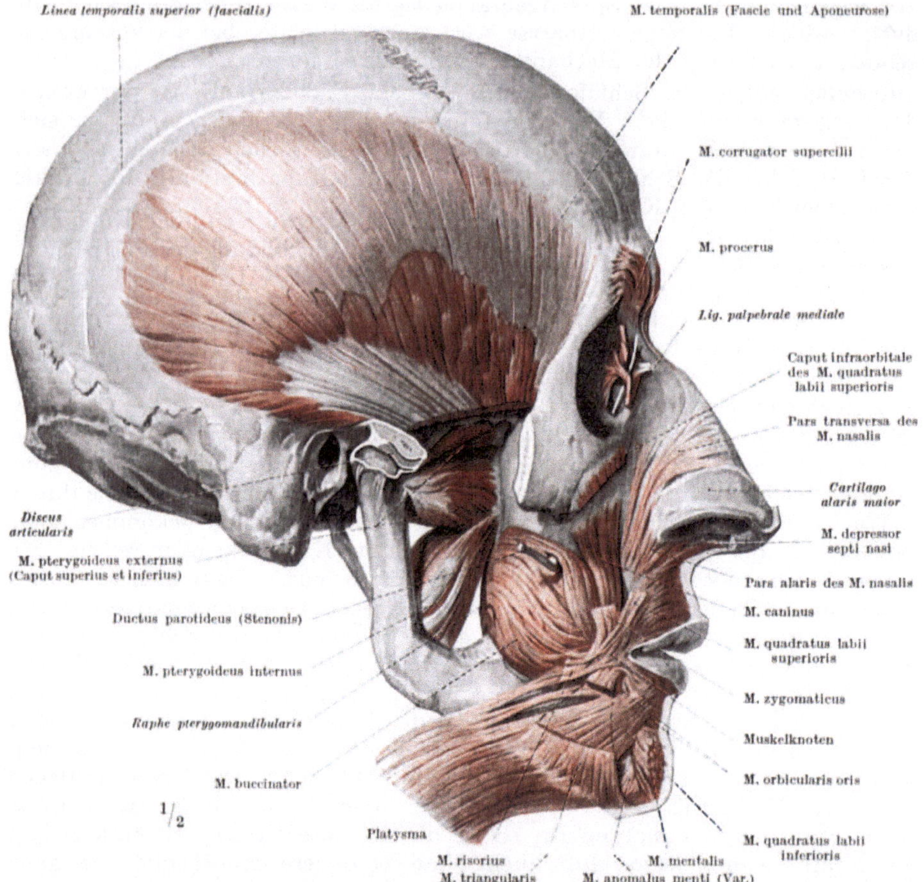

Abb. 366. Gesichtsmuskeln. Jochbrücke und Stück des Unterkiefers weggesägt, Kiefergelenk eröffnet. Sonde im Canalis lacrimalis (weiß). Innen von der Sonde — nach dem Innern der Augenhöhle zu — der M. lacrimalis Horneri (nicht bezeichnet).

Die Muskelfasern sind nicht maximal verkürzt, wenn die Zähne aufeinanderstoßen, sondern können sich von da ab noch eine Weile kontrahieren. Auf dieser „Übersuffizienz" beruht das Kaugeschäft.

Die Endsehne ist als schöner Sehnenspiegel bereits oberhalb der Jochbrücke auf der Oberfläche des Muskels sichtbar (Abb. 366). Im Innern reicht sie viel weiter hinauf (Abb. 362).

Außer am Knochen entspringt der Schläfenmuskel auch an der Fascie, welche seine Oberfläche bedeckt, *Fascia temporalis* (s. unten). Sie ist Ursprungsaponeurose von dem Zwischenraum zwischen den beiden Schläfenlinien ab, in welchem sie in das Periost des Schädels ausstrahlt bis ziemlich weit herab gegen den Jochbogen zu. Nimmt man die Aponeurose im Glauben, sie sei eine wirkliche Fascie weg, so scheinen die Muskelfasern viel länger zu sein als sie tatsächlich sind. In Wirklichkeit sind es von der Ober- und Unterfläche des Muskels zusammentretende Fiederchen, welche höchstens 3 cm lang werden, weil sie bald an der im Innern des Muskels versteckten fächerförmigen Insertionssehne Ansatz finden (Abb. 362). Der doppelfiederige Innenbau trägt nicht wenig zu der ungeheuren Anzahl der Muskelfasern bei.

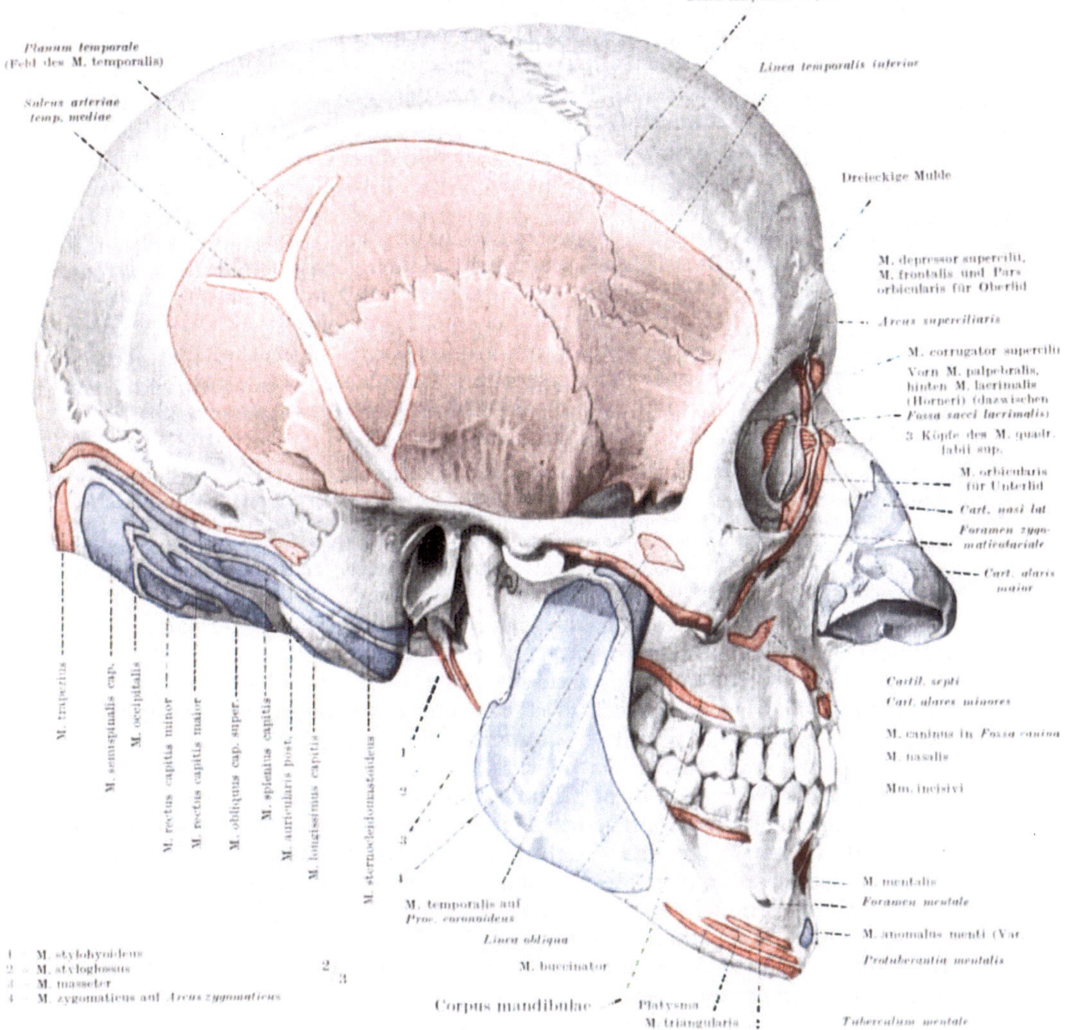

Abb. 367. Ursprünge (rot) und Insertionen (blau) der Kopfmuskeln, Seitenansicht des Schädels.

Die hinteren Fasern des Muskels verlaufen fast waagerecht (Abb. 371 a). Sie sind fast reine Rückwärtszieher des Unterkiefers; sie bringen ihn wieder in die Ausgangsstellung zurück, wenn er nach vorwärts geschoben war (Abb. 371 b). In minderem Maß haben alle Fasern der hinteren zwei Drittel des Muskels eine rückwärtsziehende Komponente. Alle Fasern des Gesamtmuskels vereinigen sich zu der oben geschilderten Schließbewegung. Andere Wirkungen finden nicht statt.

Innervation: Nn. temporales profundi des Trigeminus. Der Ramus anterior kommt ober- oder unterhalb, der Ramus posterior stets oberhalb des oberen Kopfes des M. pterygoideus

externus (Tabelle S. 692/9) heraus; beide dringen in die Unterfläche des Temporalis ein.
Um den vorderen Rand herum oder durch ihn hindurch zieht der N. zygomaticotemporalis
des Trigeminus zur Haut der Schläfe. *Blutzufuhr:* Aa. temporales profundae aus A. maxillaris
interna. Sie treten mit den gleichnamigen Nerven unmittelbar in die Unterfläche des Muskels.
Außerdem wird letztere von der A. temporalis media erreicht, einem Ast der oberflächlichen
A. temporalis superficialis, welcher oberhalb des Jochbogens das Muskelfleisch durchbohrt.
Sie liegt in einer mehr oder minder deutlichen Knochenrinne auf der Unterfläche des Muskels,
die im Ursprungsfeld frei von Muskeln bleibt (Abb. 367).

Musculus masseter (Tabelle S. 692/7). Er ist der oberflächlichste und beim
Lebenden auffälligste Kaumuskel. Daher der Name, welcher schlechthin „Kau-
muskel" bedeutet ($\mu\alpha\sigma\sigma\alpha\varepsilon\sigma\vartheta\alpha\iota$, kauen); auch der Laie versteht unter „Kaumuskel" meistens nur ihn. Er ist dick, viereckig und nimmt den hinteren Teil
der Backe ein (Abb. 92). Seine Lage auf der Außenfläche des Unterkiefers hat
ein fast identisches Gegenstück im M. pterygoideus internus auf der Innenseite
des Knochens (Tabelle S. 692/8). Der Kieferwinkel ist als knöchernes Schalt-
stück zwischen beide Muskeln eingeschoben (Abb. 368); außerdem sind beide
häufig durch eine sehnige Raphe, welche über den Kieferwinkel hinausragt,
unmittelbar miteinander verbunden. So umgreift eine Muskelschlinge, welche
außen und innen vom Unterkiefer am Schädel Posto gefaßt hat, den Kieferwinkel derart, daß der Kieferschluß mit großer Gewalt bewerkstelligt werden
kann (Abb. 371a, gebogener Doppelpfeil). Die Kontraktionsfähigkeit der
Schlinge ist nicht abgelaufen, wenn die Zahnreihen aufeinanderstoßen, was
der Kaukraft zugute kommt (Übersuffizienz).

Der Gesamtquerschnitt des Muskelfleisches der Schlinge ist auf 11—12 cm² berechnet
worden und übertrifft die für den Temporalis gefundene Zahl (8 cm²) um fast die Hälfte.
Jeder Muskel einzeln ist an Querschnitt dem Schläfenmuskel unterlegen, doch kommt ihm
der Masseter immerhin nahe (7,5 cm²). Die beim Schläfenmuskel erwähnten maximalen
Leistungen der *gesamten* Kaumuskeln fallen also zum großen Teil zu Lasten der äußerlich
am besten sichtbaren Masseteren.

Der Muskel ist vom Hinterrand aus leicht in zwei Portionen zerlegbar, eine
oberflächliche schräge und eine tiefe, senkrecht absteigende. Die letztere ist
äußerlich nur in einem kleinen dreieckigen Feld dicht vor dem Kiefergelenk
sichtbar (Abb. 241). Doch erstreckt sie sich unter die oberflächliche Portion
und hängt am Vorderrand mit ihr zusammen. Hier sind beide Portionen nur
künstlich trennbar. Das Muskelfleisch ist also einer Tasche vergleichbar, welche
am Hinterrand des Masseter ihre Öffnung und am Vorderrand ihren Boden
hat. Sie ist mit lockerem Bindegewebe angefüllt, welches die Verschiebung
der beiden Portionen gegeneinander ermöglicht. Die Verschiebung ist notwendig, weil durch sie der Antrieb, welchen die schrägen oberflächlichen Fasern
dem Kiefer nach vorn geben, seitens der senkrechten tiefen Fasern teilweise
ausgeglichen wird. Die Gesamtausbreitung der drei Schließmuskeln (Tempo-
ralisfächer und Masseter-Pterygoideusschlinge) ist so ausgewogen, daß eine
reine Schließbewegung des Kiefers resultiert.

Die Bewegung nach vorn, welche den vorderen Temporalisfasern und der oberflächlichen
Portion des Masseter dem Faserverlauf nach zugeschrieben werden könnte, scheint in Wirklichkeit allein dem M. pterygoideus externus (Tabelle S. 692/9) obzuliegen. Jedenfalls kann
keiner der beiden bisher besprochenen Muskeln die Tätigkeit des letzteren ersetzen (S. 715).

Infolge der verschiedenen Faserrichtung reicht der Ursprung der oberflächlichen Portion an der Jochbrücke nur bis zum Beginn des Schläfenbeines,
der Ursprung der tiefen Portion dagegen bis unmittelbar an das Kiefergelenk.
Die tiefen Fasern entspringen zudem an der Innenfläche der Jochbrücke
(Abb. 362) und weit hinauf am tiefen Blatt der Fascia temporalis. Sie werden
häufig mit zum Schläfenmuskel gerechnet, sind aber vom gleichen Nerv versorgt wie der Masseter und deshalb zu diesem gehörig. Bei vielen Säugern ist

dieser Teil ein besonderer Muskel, hauptsächlich bei Nagern (M. zygomatico-mandibularis). Noch inniger kann die Beziehung des Masseter zum Temporalis an der Insertion beider sein. Es ist der Masseter häufig bis gegen die Spitze des Processus coronoideus hin angeheftet und sogar manchmal dort mit der Insertionssehne des Temporalis verwachsen. In solchen atavistischen Varianten ist die Trennung des einst einheitlichen Materials unterblieben. Der Weg, den die Muskelapophyse des Knochens unter der formenden Kraft der Muskeln gewonnen hat, ist im Insertionsfeld erkennbar (Abb. 367). Die beiden Portionen des Masseter inserieren gemeinsam am Kieferwinkel und beeinflussen dessen ganze Form (Processus angularis, s. S. 683). Nicht selten sind schräge Leisten auf der Außenfläche des Kieferwinkels unter der Einwirkung der Sehnenbündel entstanden, *Tuberositas masseterica*. Alle Knochendetails sind wegen des kräftigeren Gebisses beim Mann deutlicher als bei der Frau.

Die Oberfläche des Masseter ist durch ein Sehnenblatt gedeckt, welches vom Ursprung aus verschieden weit hinabreicht. Unter ihm verbirgt sich ein recht komplizierter Innenbau mit reichlicher Fiederung der Muskelfasern und Durchflechtung fleischiger und sehniger Bündelchen, welche zum Teil von der oberflächlichen Aponeurose entspringen. — Die Außenfläche des Muskels ist zum Teil von der Ohrspeicheldrüse, Glandula parotis, überlagert und mit ihr durch eine gemeinsame Fascie verbunden, *Fascia parotideomasseterica* (S. 710). Im oberen Drittel überkreuzt den Muskel der Ausführungsgang der Ohrspeicheldrüse (Abb. 366). Der Vorderrand, der nur von Fett bedeckt, sonst frei unter der Haut liegt und auch am kräftigsten ist, ist am deutlichsten beim Lebenden; er läßt sich durch die Haut hindurch zwischen die Fingerspitzen fassen, aber auch die Oberfläche ist stets gut abzutasten. Sinkt die Wange bei mageren Individuen ein, so entsteht in der Haut eine Grube oder Furche dicht vor und längs dem Vorderrand des Masseter: *hintere Wangenfurche*.

Innervation: N. massetericus (Trigeminus). Der Nervenast tritt durch die Incisura mandibulae hervor und dringt in die Unterfläche der beiden Portionen ein. Auf der Oberfläche des Muskels innerhalb der Glandula parotis und auf der Fascia parotideomasseterica liegen zahlreiche Ästchen des Facialis, welche aber den Masseter nur überkreuzen, ohne ihn zu versorgen. *Blutzufuhr:* A. masseterica aus A. maxillaris interna. Sie verläuft mit dem gleichnamigen Nerv. Am Vorderrand des Masseter auf dem Unterkiefer liegt die A. maxillaris externa, deren Puls an dieser Stelle zu fühlen ist. Sie gibt dem Masseter ein Ästchen ab. Etwas weiter nach hinten liegt auf der Insertion des Muskels die Vena facialis. Die A. transversa faciei aus der A. temporalis superficialis überquert die Oberfläche des Masseter nahe dem Jochbogen und sendet in seine Muskeltasche ein Ästchen. In die Tiefe des Muskels gelangen Ästchen der A. buccinatoria und A. alveolaris superior posterior (beide zur A. maxillaris interna gehörig).

Musculus pterygoideus internus (Tabelle S. 692/8). Die beiden Flügelmuskeln, Mm. pterygoidei, liegen innen vom Processus coronoideus des Unterkiefers. Sie werden beim menschlichen Embryo erst aus der einheitlichen Anlage der Kiefermuskulatur abgelöst, wenn der Unterkiefer gegen die Schläfe zu auswächst und in das Muskelblastem eindringt. Die Muskeln sind nach den Anheftungen genannt, die ihr Ursprung am Flügelfortsatz des Keilbeins gefunden hat, nachdem die ursprüngliche Befestigung am Palatoquadratum, dem jetzigen Amboß, verloren ging. Wahrscheinlich ist der Internus der älteste, der Externus dagegen eine spätere Abspaltung, die, wie wir sehen werden, für das Kiefergelenk der Säuger eine ganz besondere Stellung und Bedeutung gewinnt.

Der Internus ist dagegen ein Synergist des Temporalis und Masseter. Er ist das Gegenstück des letzteren an der Innenseite des Kiefers. Die Muskelmassen, welche den Kieferschluß herbeiführen, sind so verteilt, daß von ihnen *drei Schichten* eingenommen werden, die den Ursprungsflächen am Schädel entsprechen. Der Masseter liegt zu äußerst entsprechend der Jochbrücke, der Temporalis in der Mitte, entsprechend der Schläfengrube, der Pterygoideus internus zu innerst, entsprechend dem Flügelfortsatz (Abb. 330). Die Insertion am Kiefer ist dagegen viel weniger differenziert und weniger weit vom Ausgangszustand entfernt. Der Pterygoideus internus liegt so versteckt hinter dem Unterkiefer, daß er von außen nur nach Entfernung der Knochenplatte, welche ihn deckt, sichtbar zu machen ist (Abb. 366). Von hinten unten ist er ohne Knochenresektion zugänglich (Abb. 368). Seine Kontraktion ist hier beim Lebenden zu fühlen.

Sein Querschnitt ist größer als die Hälfte des Querschnittes des Masseter (4:7,5 cm²). Der fleischige Ursprung füllt die nach hinten gewendete Grube des Flügelfortsatzes, Fossa pterygoidea, ganz aus. Es können hier Faserzusammenhänge mit den Ursprüngen des M. tensor veli palatini für den Gaumen und des M. tensor tympani für das Trommelfell bestehen, welche auf die ursprüngliche Zusammengehörigkeit dieser Muskeln zurückgehen.

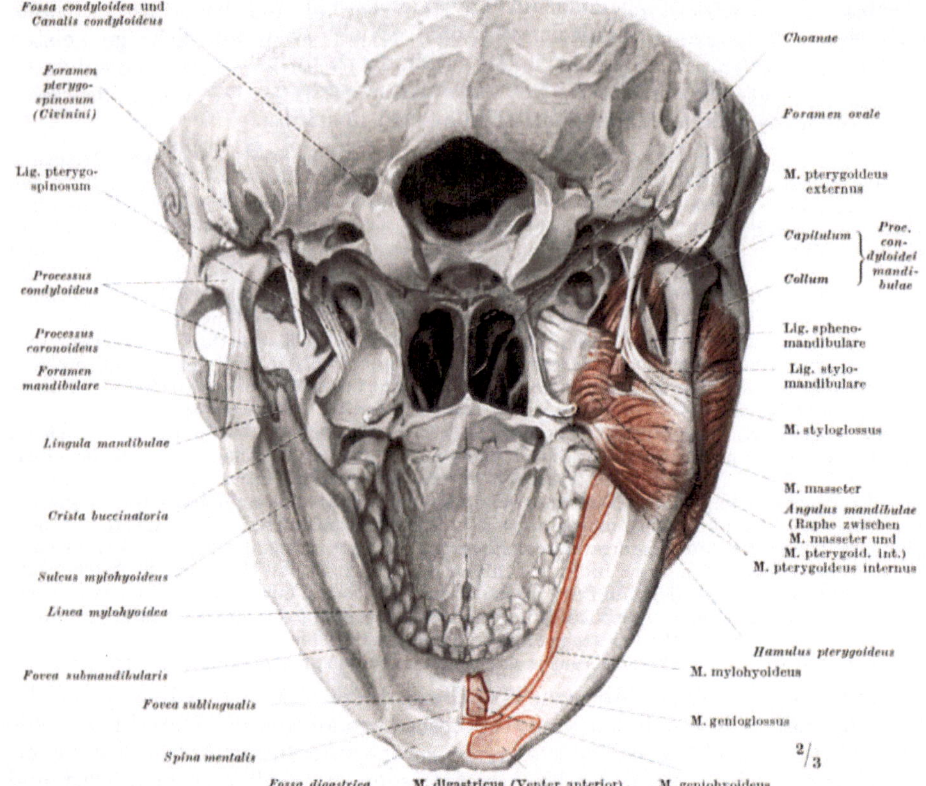

Abb. 368. Innenfläche des Unterkiefers, rechts Muskelfelder und Kaumuskeln. Schädelbasis mit Foramen pterygospinosum, s. Keilbein S. 647.

Da wo der M. tensor veli palatini über die Innenfläche des Pterygoideus internus hinwegzieht, ist diese sehnig und gegen Reibung geschützt. — Die Insertion an der Innenseite des Kieferwinkels ist leicht verbreitert (Abb. 368). Die Beziehungen zum Kieferwinkel und zur Insertion des Masseter sind bei letzterem nachzusehen.

Innervation: Ein Trigeminusast dringt in die Innenfläche des Muskels ein. Zwischen der Außenfläche des Muskels und der Innenfläche des Unterkiefers (Spatium pterygomandibulare) steigt der dicke N. lingualis des Trigeminus hinab, ohne den Pterygoideus internus zu versorgen. Der N. alveolaris inferior des Trigeminus und die gleichnamige Arterie sind gegen den Muskel durch das Lig. sphenomandibulare gesondert (Abb. 368). Obgleich sie dem Knochen zunächst liegen, bleiben sie bei Brüchen des Unterkiefers an dieser Stelle doch oft zunächst intakt, können aber nachträglich durch den Knochencallus geschädigt werden. *Blutzufuhr:* Äste der A. maxillaris interna (A. alveolaris superior, A. alveolaris inferior, A. buccinatoria usw.).

Musculus pterygoideus externus (Tabelle S. 692/9). Er ist ein kleiner, aber kräftiger Muskel, welcher nur zum Teil vom Unterkiefer bedeckt wird (Abb. 366), aber trotzdem gegen die Oberfläche des Gesichtes tief versteckt liegt (unter dem Jochbogen, Masseter und Temporalis). Seine *obere* Portion entspringt fleischig am großen Keilbeinflügel. Ihre Insertion geht sehnig in den Zwischenknorpel des Kiefergelenkes über (Abb. 366). Das Muskelfleisch ist in der Richtung von oben nach unten abgeplattet, wendet also seine Schmalseite nach außen und ist deshalb stärker, als die Außenseite vermuten läßt. Die *untere* Portion ist durch eine dreieckige Spalte von der oberen getrennt. Nach dem Gelenk zu schließen beide Portionen dicht aneinander, doch geht die untere lediglich an den Knochen, nicht an den Zwischenknorpel. Sie ist seitlich abgeplattet und wendet deshalb ihre größte Fläche nach außen. Ihr Ursprung umfaßt die ganze Außenfläche der lateralen Lamelle des Flügelfortsatzes mit Ausnahme einer kleinen Stelle vorn unten, an welcher häufig der Pterygoideus internus etwas nach außen greift und über den Pterygoideus externus herüberfaßt.

Das dreieckige Loch zwischen beiden Pterygoidei ist mit der Spitze nach vorn gerichtet. Aus ihm treten die großen Nervenäste des 3. Trigeminusastes heraus (N. lingualis, N. alveolaris inferior).

Die Fasern des Pterygoideus externus ziehen gerade in entgegengesetzter Richtung wie die hinteren horizontalen Fasern des Temporalis. Kontrahieren sich die beiderseitigen Pterygoidei externi gleichzeitig, so bewegen sie die Unterkieferköpfchen in gerader Richtung nach vorn. Diese Bewegung der Köpfchen tritt beim Vorschieben des Kinnes und beim Öffnen des Mundes regelmäßig ein und ist meistens durch die Haut zu sehen, immer aber vom Gehörgang aus zu fühlen (S. 712). Der Pterygoideus externus nimmt so eine ganz einzigartige

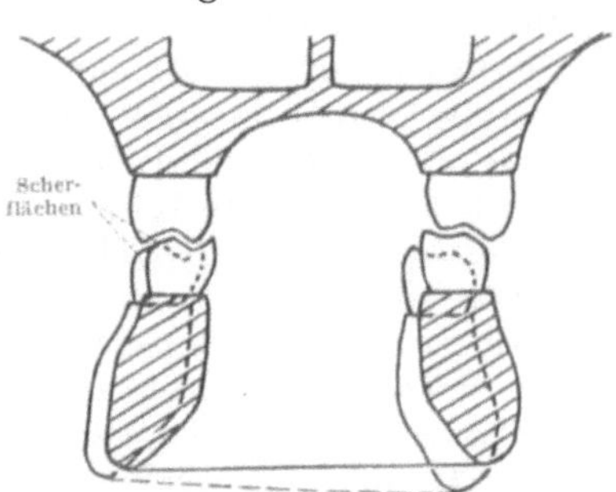

Abb. 369. Schrägführung des Unterkiefers (Mahlbewegung). Frontalschnitt durch den Ober- und Unterkiefer mit Backenzähnen. Unterkiefer nicht schraffiert: rechts vom Beschauer ist die Arbeitsseite; kenntlich an der Verschiebung des unteren Molars nach innen (lingual). Unterkiefer schraffiert: Stellung bei Kieferschluß. — Die Schrägstellung bei einseitiger Wirkung (rechts) ist auch an der gestrichelten Verbindungslinie der Unterränder der Mandibula kenntlich (bei Kieferschluß ausgezogene Linie). Schema (Umzeichnung einer Abbildung von STRASSER, Lehrbuch der Muskel- und Gelenkmechanik, Fig. 211).

Stellung unter den Kaumuskeln ein: da er eine horizontale Lage und Faserrichtung hat, kann er die Schließmuskeln des Kiefers nicht unterstützen und ist, wenn man „Kauen" im engeren Sinn = Kieferschließen auffaßt, gar kein Kaumuskel. Da aber das Öffnen im Kiefergelenk die notwendige Voraussetzung für den Kieferschluß ist, rechnen wir beide Bewegungen zusammen zum „Kauen" und lassen dem Pterygoideus externus seine Stellung unter den eigentlichen Kaumuskeln, weil er unter ihnen der einzige Öffner der Kieferzange ist. Auf die Art und Gesetzmäßigkeit dieser Tätigkeit wird erst bei den passiven Einrichtungen des Kiefergelenkes eingegangen werden.

Wirkt nur der Pterygoideus externus einer Kopfseite und bleibt das Kieferköpfchen auf der anderen Kopfseite stehen, so zieht er den Kiefer schräg nach vorn. Auch die Richtung der Fasern auf der Seite des Arbeitsmuskels gibt ihm einen aktiven Zug nach medial und führt also das Kinn nach der Seite des ruhenden Partners hinüber. So wird die volle Kraft für die Schrägführung ausgenutzt. Die medialwärts gerichtete Komponente kommt bei der gleichzeitigen Kontraktion *beider* Muskeln nicht zum Vorschein, weil sie sich gegenseitig kompensieren. Kontrahieren sich die Pterygoidei externi alternierend, so wird der Unterkiefer abwechselnd schräg nach rechts und links geführt (Mahlbewegung). Diese Bewegung ist z. B. bei den Pferden besonders deutlich. Beim Kulturmenschen wird sie im allgemeinen nur so weit ausgeführt, daß zuerst die Höckerchen der Molaren gerade aufeinander zugeführt

werden und daß dann erst diejenigen der unteren Zahnreihe zwischen diejenigen
der oberen eingreifen (Abb. 369). Dadurch kommen die Bissen zwischen schräg
aneinander vorbeigleitende Kauflächen der Zahnhöckerchen zu liegen, welche
faserige Bestandteile der Nahrung abscheren oder wie Mühlsteine zwischen sich
zerreiben.

Innervation: Ein Trigeminusast tritt in die Hinterfläche der unteren Portion ein. Die
obere Portion wird durch ein Geflecht von der unteren aus versorgt (manchmal dem N. buccinatorius angeschlossen). Aus der Spalte zwischen beiden Köpfen treten der N. buccinatorius
und N. temporalis profundus anterior nach außen. *Blutzufuhr:* zahlreiche kleine Äste aus
A. maxillaris interna. Diese tritt durch den Spalt zwischen beiden Köpfen nach innen (häufig
durchbricht sie das Muskelfleisch des unteren Kopfes). Zwischen den beiden Köpfen liegt
ein feines Venengeflecht.

Die Fascienlogen der Kaumuskeln. Sowohl die Schläfengrube, in welcher der
Temporalis liegt, wie auch der Masseter und die auf und hinter ihm liegende
Ohrspeicheldrüse (Glandula parotis) sind abgeschlossen durch Fascien, welche den
Kaumuskeln bestimmte Räume (Logen) zur Verfügung lassen und im übrigen die
an verletzlichen zarten Teilen reiche Umgebung gegen Quetschwirkungen der
mächtigen Muskeln sicherstellen. Bei der eigenartigen Verschieblichkeit des Kiefergelenkes (transportables Gelenk) ist die strenge Sonderung von Fascienkapseln
für die Präzision der Führung der Knochen seitens der Muskeln wichtig; die
Muskelbäuche haben ihr ganz bestimmtes Bett, welches sie nicht verlassen
können. Hohlräume, welche sich bei Mitverschiebungen der Muskeln mit dem
Skelet ergeben könnten, werden durch Fettpolster ausgefüllt, welche, wenn es nötig
ist, ausweichen, ohne selbst Schaden zu erleiden, und andererseits angesaugt
werden, sobald ein luftverdünnter Raum zu entstehen droht (vgl. S. 61). Solches
„Baufett" tritt in der Umgebung der Kaumuskeln bereits bei viermonatigen
Feten auf und ist beim Neugeborenen besonders mächtig, um die starken räumlichen Verschiebungen beim Sauggeschäft auszugleichen (Abb. 370). Selbst bei
starken Abmagerungen des Erwachsenen und im Greisenalter verschwindet es
nicht ganz.

Die Schläfenfascie, *Fascia temporalis* (Abb. 373), hat zwei Blätter, eine
Lamina superficialis und *Lamina profunda* (Abb. 362). Sie entspringen gemeinsam in dem Zwischenfeld zwischen den beiden Schläfenlinien (Linea temporalis superior und inferior, Abb. 367). Die Fascie ist hier zugleich Ursprungsaponeurose für den Schläfenmuskel. Nach dem Jochbogen zu trennen sich die
beiden Blätter. Das äußere inseriert am Außenrand, das innere am Innenrand der Knochenspange längs deren ganzer Breite. Der Raum zwischen den
Blättern, *Spatium interfasciale,* ist allseitig osteofibrös abgeschlossen und mit
einem flachen Fettlappen gefüllt. Er liegt auf dem Schläfenmuskel wie ein
nachgiebiges Wasserkissen. Die Schläfengrube selbst ist davon völlig getrennt
und lediglich dem Muskel reserviert. Die Schwellung des Muskels beim Kauakt
wird durch diese Einrichtung dahin geleitet, wo sie am unschädlichsten ist:
unter die Haut der Schläfe; der enge Durchschlupf unter der Jochbrücke kann
nicht verlegt werden.

Unterhalb des Jochbogens schließt sich die *Fascia parotideomasseterica* an
(Abb. 373). Ein lockerer Fascienschlauch für den Masseter umschließt gleichzeitig den Hinterrand des aufsteigenden Kieferastes (Fascia masseterica). An
die Außenfläche des Schlauches ist die Kapsel für die Ohrspeicheldrüse (Fascia
parotidea) angelötet. So kann man sich unter dem oben genannten Doppel-
namen beide vereinigt als einen gemeinsamen Sack vorstellen, welcher nach
unten überall geschlossen ist. Er ist an seinem Boden zwischen Griffelfortsatz
und Kieferwinkel durch derbere Züge verstärkt, welche als selbständiges Band
künstlich herauspräpariert werden können, *Lig. stylomandibulare* (Abb. 368).

Die Hinterwand des Sackes steht auch mit den Fascien der beiden Flügelmuskeln in Verbindung. Seine einzige Öffnung liegt zwischen dem Griffelfortsatz und dem Hinterrand des M. pterygoideus internus (die Stelle ist in Abb. 368 gut einzusehen).

Eiteransammlungen in dem lockeren Gewebe hinter dem Rachen finden leicht diesen Weg in den Sack und in das Parotisgewebe hinein (retropharyngeale Abscesse). Die dem Gesicht zugewendete Oberfläche der Kapsel ist sehr widerstandsfähig. Man weiß das aus der Beobachtung von Abscessen: eitriges Sekret bricht eher nach der Schläfengrube, dem äußeren Gehörgang, dem Hals oder Mund zu durch als gegen die Haut.

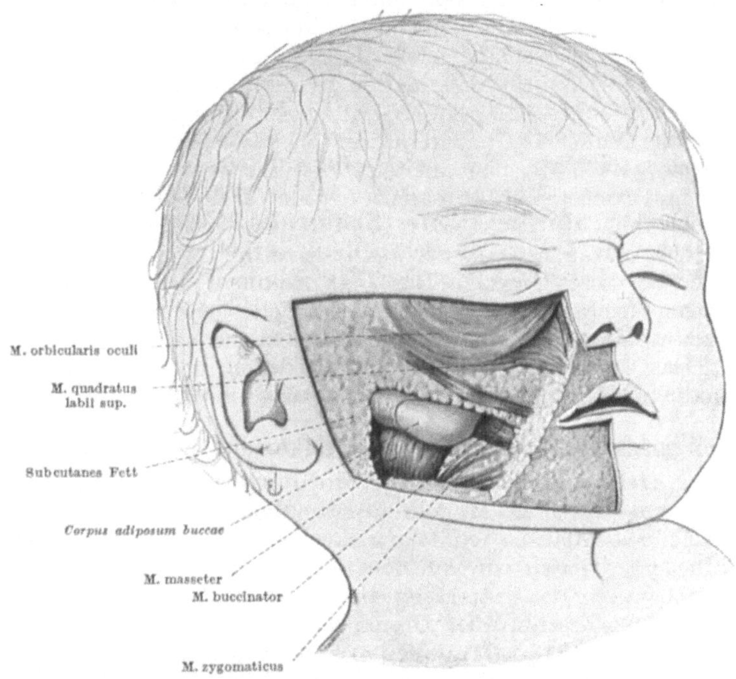

Abb. 370. Wangenfettpfropf, Corpus adiposum buccae (BICHAT), Säugling. Im rückwärtigen Abschnitt des Pfropfes ist dessen bindegewebige Kapsel erhalten.

Die Fascia parotideomasseterica hat genetische Beziehungen zu den mimischen Muskeln. Ursprünglich lagen die einwandernden Muskelzüge für das Gesicht an dieser Stelle (M. auriculolabialis superior et inferior, siehe mimische Muskeln). Reste von ihnen existieren noch in den Muskelchen der Ohrmuschel selbst. Doch kommen gelegentlich Muskelfasern auch in der Fascie vor. Beim Embryo liegen dichte Muskelanlagen an dieser Stelle. Die Fascie ist an die Stelle der rückgebildeten mimischen Muskulatur getreten.

Eine Fortsetzung der Galea aponeurotica (S. 744) liegt außen von der Schläfenfascie und ist von ihr durch Bindegewebe getrennt, welches an der Linea temporalis superior mit SHARPEYschen Fasern des Knochens in Verbindung steht. Die Grenze ist dicht genug, um Blutergüsse oder künstliche Einspritzungen in das subgaleale Gewebe am weiteren Vordringen zu verhindern. Sie heben die Haut entsprechend der Schläfengrube in die Höhe. Das so begrenzte, für die Entzündungslehre wichtige subgaleale Bindegewebe wird von manchen Autoren als besondere Fascie aufgefaßt (der Name „Fascia temporalis superficialis" führt zur Verwechslung mit der „Lamina superficialis" der Fascia temporalis, die darunter liegt und ganz unabhängig von jener ist; er ist deshalb zu vermeiden).

Baufett der Kiefergegend und Augenhöhle. Fortsetzungen der Fascia parotideomasseterica hüllen den großen Fettpfropf der Wange ein, *Corpus adiposum buccae* (BICHAT), dessen Besprechung deshalb hier angeschlossen sei. Er wird beim Öffnen des Kiefers in den Hohlraum angesaugt, welcher sonst zwischen Knochen und Backentasche, M. buccinator (Tabelle S. 693/16), entstehen würde, und wird bei Kieferschluß nach der Haut zu vorgedrängt. Besondere Wichtigkeit hat der Fettpfropf für die Bewegungen der Backe selbst. Darauf ist bei dem genannten mimischen Muskel zurückzukommen. Beim Säugling ist er am mächtigsten entwickelt (Abb. 370), erfährt später eine Rückbildung, bleibt aber immer wohl abgegrenzt. Er ist nicht in Läppchen unterteilt wie das Unterhautfettgewebe und ist von einer Bindegewebshülle umschlossen (Abb. 370), so daß er als geschlossener Körper aus der Nische herausgezogen werden kann, welche am vorderen Masseterrand beginnt und in der Tiefe auf dem Buccinator, dem Tuber maxillae und den Flügelmuskeln endet (Abb. 362 u. 366). Nach außen umgreift der Fettpfropf etwas den Vorderrand des Masseter. In der Tiefe setzt er sich in die fetterfüllte Unterschläfengrube (Facies infratemporalis des Keilbeins) und durch die Fissura orbitalis inferior in die Augenhöhle fort. Ich erinnere an die durch Abb. 318—320 erläuterten Umgestaltungen, durch welche ein Raum, welcher ursprünglich frei außerhalb des Schädels lag, teils als Augenhöhle in ihn einbezogen, teils hinter dem aufsteigenden Kieferast eng der Schädelbasis angeschlossen und nach außen abgegrenzt wurde. Für den letzteren Vorgang vergleiche auch Abb. 316 (punktierter Kontur des Kieferastes). Je mehr die Gehirnkapsel wächst und je mehr die Schädelbasis verbreitert wird (Abb. 344), um so geräumiger wird diese Gegend. Das Fett sammelt sich zwischen den Muskeln und übrigen Weichteilen, um Lücken auszugleichen und in den von Hartteilen umgrenzten Räumen Platz für die Muskelbäuche bei ihrer Kontraktion zu schaffen. Das Orbitalfett wird nachträglich durch die Abgrenzung der Augenhöhle gegen die Schläfengrube von dem BICHATschen Fettpfropf abgetrennt.

2. Das Kiefergelenk als passiver Bewegungsfaktor und der Kauakt.

Das *Kiefergelenk, Articulatio mandibularis*, wird durch die vier Kaumuskeln im eigentlichen Sinn und durch die Muskeln des Mundbodens bewegt; außerdem wirkt die Muskulatur des Atlanto-occipitalgelenkes und die Streckmuskulatur der Halswirbelsäule mit. Greifen wir von den möglichen Bewegungen die Abwärts- und Aufwärtsbewegung des Unterkiefers heraus, so dient von den genannten aktiven Faktoren zum Kieferschluß der Dreimuskelkomplex: Temporalis, Masseter, Pterygoideus internus (Abb. 371a, Pfeile); zum Öffnen des Kiefers dienen der Pterygoideus externus, Digastricus, Zungenbeinmuskeln (Abb. 371b, schwarze Pfeile). In beiden Fällen müssen beide Kiefergelenke und die zu ihnen gehörigen beiderseitigen Muskeln gleichmäßig und gleichsinnig beteiligt sein. Mit der Kieferöffnung geht normalerweise stets eine geringe Rückneigung von Schädel und Halswirbelsäule einher.

Der Öffnungsvorgang besteht darin, wie wir jederzeit an uns selbst kontrollieren können, daß das Kieferköpfchen nach vorn rückt und daß hinter ihm die Haut in die Gelenkgrube einsinkt, in welcher sich anfangs das Köpfchen befand. Ist dieser Vorgang für das Auge durch ein starkes Fettpolster der Haut verdeckt, so kann man ihn fühlen, indem man die Fingerkuppen der dreigliedrigen Finger nebeneinander auf den unteren Rand der Jochbrücke legt; man bemerkt dann leicht, wie das Kieferköpfchen, welches anfänglich unter dem dicht vor der Ohröffnung liegenden Finger fühlbar ist, unter den nächstfolgenden Finger rutscht. Oder man steckt eine Fingerkuppe in den äußeren Gehörgang, tastet dessen vordere Wand ab, an welcher das Kieferköpfchen als hartes Widerlager erkennbar ist und fühlt, wie vom ersten Beginn der geringsten Öffnungsbewegung ab das Köpfchen nach vorn hin dem Finger entschwindet. Dieses Phänomen will genau *beim Lebenden* studiert sein. Denn in ihm liegt der Schlüssel für das Verständnis des Kiefergelenkes, eines der eigenartigsten Gelenke unseres Körpers. Die eben beschriebene Öffnungsbewegung kann *an der Leiche* passiv durch eine ganz andere ersetzt werden und wird tatsächlich beim Herabfallen des Kiefers im Tode in einer Weise ausgeführt, welche im Leben gar nicht möglich ist. Bei der Leiche bewegt sich der Unterkiefer um eine quere Achse, welche

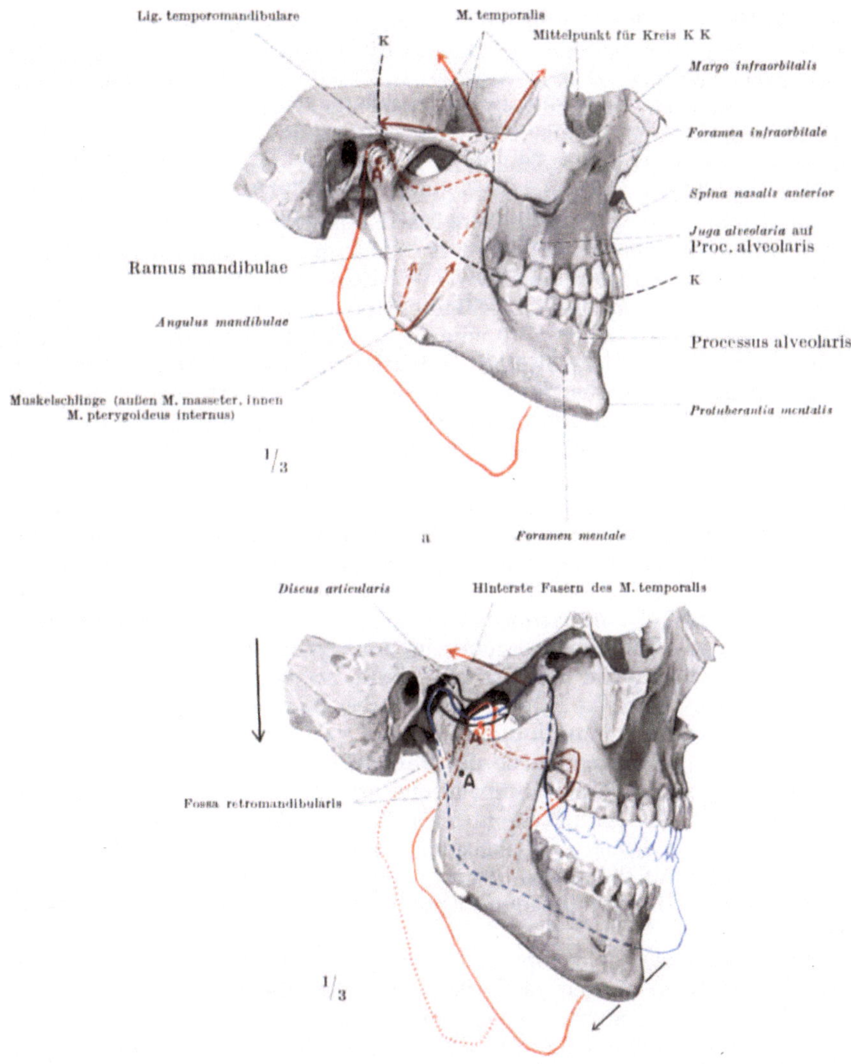

Abb. 371a u. b. Kiefergelenk. a Reine Scharnierbewegung, b Drehgleiten, aktive Öffnung, Öffnungsbewegung beim Lebenden. In a gibt es nur den einen Drehpunkt A (rot). In b sind 4 verschiedene Kieferstellungen angegeben. Von der blau gezeichneten bis zu der mit ausgezogenem roten Kontur wiedergegebenen Stellung liegt der Drehpunkt ungefähr in A (schwarz). Von der einen rot gezeichneten Stellung in die andere bewegt sich der Kiefer um A′ (rot). Rote Pfeile: Schließmuskeln. Schwarze Pfeile: Öffnungsmuskeln. K—K Kreislinie durch das Kieferköpfchen und die Zahnkanten, Mittelpunkt des Kreises in der Augenhöhle.

durch beide Kieferköpfchen geht, solange diese in der Gelenkgrube stehen bleiben können (vgl. Lig. temporomandibulare, S. 719), wie in einem echten Scharniergelenk (Abb. 371 a, A). Der Kieferast pendelt wie ein *einarmiger* Hebel hin und her und überträgt seine Exkursionen auf den Körper des Unterkiefers (Winkelhebel). Man kann diese Bewegungsart den *Raubtiertypus* nennen. Denn er ist bei diesen Tieren im Leben allein möglich. Daran, daß er beim lebenden Menschen *nicht* möglich ist, erkennen wir sofort, daß die Eigenart unseres Kiefergelenkes nicht in der Führung durch *passive*, auch bei der Leiche vorhandene Faktoren restlos bestimmt werden kann, sondern daß nur im Leben vorhandene, *aktive* Muskelkräfte eine Erklärung geben können. Aus den beiden schwarzen Pfeilen in Abb. 371 b ist zu ersehen, wie der Pterygoideus externus das Köpfchen unmittelbar nach vorn zu ziehen vermag, und wie die Mundbodenmuskeln, indem sie das Kinn rückwärts und abwärts ziehen, mittelbar das Köpfchen in die gleiche Richtung drehen, welche ihm der Pterygoideus externus gibt. Man kann für zwei ganz bestimmte Stellungen, z. B. die Ausgangs- und Schlußstellung einer beliebigen Öffnungsbewegung, den Punkt ermitteln, welcher beiderseits im Kiefer unbewegt geblieben ist. Er ist für die blau und rot (mit ausgezogener Linie) gezeichneten beiden Kieferstellungen in Abb. 371 b mit A (schwarz) markiert. Er würde in unserem Fall ungefähr in der Höhe des Foramen mandibulare liegen. Es ist am anschaulichsten sich vorzustellen, daß der Kiefer beim lebenden Menschen um eine durch die beiderseitigen Punkte A gelegte Querachse wie ein *doppelarmiger* Hebel bewegt werden kann. Der obere Hebelarm mit dem Köpfchen geht nach vorn, der untere Hebelarm mit dem Kieferwinkel geht nach hinten und nimmt dabei den Kieferkörper und die Zähne mit. Das Kiefergelenk ist also ein *transportables Gelenk*. Daß das Kieferköpfchen bei jeder Öffnungsbewegung nach vorn verschoben wird, schreibt uns die Innervation unserer Muskulatur vor, ohne daß wir darum wissen oder absichtlich etwas dazu tun. Durch diesen *rein nervös* vermittelten Zwangslauf wird der Kieferast nicht wie beim Raubtiertypus um so stärker gegen den Warzenfortsatz gedrängt, je mehr sich der Kiefer öffnet, sondern der Raum zwischen Warzenfortsatz und Kieferast, *Fossa retromandibularis*, bleibt ungefähr gleich groß. Da hier sehr wichtige Gebilde untergebracht sind, z. B. der N. facialis für die gesamte mimische Muskulatur und große Gefäße, so werden diese nicht unter Druck gesetzt. Auch liegt die Eintrittspforte des N. alveolaris inferior in den Unterkiefer, das Foramen mandibulare, an der ruhigsten und geschütztesten Stelle des Knochens. Dagegen wird die Ohrspeicheldrüse (Glandula parotis), welche in den retromandibulären Raum hineinragt und hier ihre größte Massenausdehnung gefunden hat, beim Kauen durch die Schaukelbewegung des Kieferastes um die imaginäre Achse A gleichsam massiert, weil bald das obere, bald das untere Hebelende auf die Drüse drückt, ohne daß sie im ganzen gequetscht wird. Der Abfluß des Sekrets auf dem langen Weg zur Mundhöhle wird dadurch erleichtert.

Betrachtet man das Kieferköpfchen allein, so macht es eine Schlittenbewegung; es geht beim Öffnen nach vorn, beim Schließen des Kiefers nach hinten. Die Bewegung nach hinten liegt in der Richtung der hinteren Fasern des Temporalis, des Antagonisten für den Pterygoideus externus (Abb. 371 b, roter Pfeil). Der Schlittentypus ist in extremer Weise bei den Nagetieren ausgebildet; durch ihn wird ein sagittales Gleiten des Kieferköpfchens nach vorn und hinten erleichtert. Der Kiefer kann wohl in jeder Stellung geöffnet werden, aber er muß nicht geöffnet sein. Auch der Mensch kann das Kinn vorstrecken und dabei das Kieferköpfchen nach vorn bewegen, ohne den Kiefer zu öffnen. Wir nennen die extreme Schlittenbewegung *Nagertypus*. Eine dritte extreme Spezialisation treffen wir bei den Wiederkäuern, bei welchen die seitlichen Verschiebungen des Unterkiefers gegen den Oberkiefer am höchsten ausgebildet sind: *Mahlbewegung* (Motus molitorius). Man stelle sich vor, daß der Transport des Kieferköpfchens nicht beiderseitig, sondern nur einseitig, und zwar abwechselnd rechts und links geschieht. Dadurch kommt der Unterkiefer in eine schaukelnde Bewegung, bei welcher abwechselnd das Köpfchen, welches stehen bleibt, um eine *senkrechte* Achse gedreht wird, welche man sich durch dieses Köpfchen gelegt denkt. Das nach vorn transportierte Köpfchen geht um die senkrechte Achse des stehenbleibenden Köpfchens in einem Kreisbogen herum. Die Unterkieferzähne reiben wie Mühlsteine über die Oberkieferzähne, alternierend bald von rechts nach links, bald von links nach rechts. Jedem, der das Wiederkäuen einer Kuh gesehen hat, ist der Vorgang sattsam bekannt. Wir nennen dieses Extrem *Wiederkäuertypus*. Das menschliche Kiefergelenk hat vom extremen Raubtier-, Nager- und Wiederkäuertypus etwas; es ist ein vielseitiger Apparat, ein Universalinstrument, während die anderen Typen Spezialinstrumente für die Bewältigung einer ganz bestimmten Art von Nahrung sind. Wie die Bauart unserer Zähne weist auch die Mechanik unseres Kiefergelenkes auf eine omnivore Lebensweise des Menschen hin. Weder die theoretische Forderung extremer Fleisch- noch Fruchtkost findet im Bau unseres Kauapparates eine Stütze. Eine möglichst vielseitige Kost ist danach naturgemäß.

Genaue Messungen haben ergeben, daß die Achse A (schwarz, Abb. 371), welche oben zur vorläufigen Orientierung angenommen wurde, nicht der genaue Drehpunkt für den Kiefer ist. In Wirklichkeit ist der Vorgang viel komplizierter. Man kann sich das Kiefergelenk im ganzen als Kugelgelenk, etwa wie das Schultergelenk, vorstellen. Überkreuzt man beide Arme und vereinigt sie so zu einem starren Bügel, so hat man ein lebendes Modell für den Unterkiefer. Den Transport der Kugelgelenke besorgen in unserem lebenden Modell die Schulterblätter, welche ähnlich wie die Kieferköpfchen verschieblich sind. Man nennt eine solche Bewegung *Drehgleiten*. Wie der Name sagt, gleitet der Kopf wie auf einer Fläche vorwärts, und gleichzeitig dreht sich der Unterkiefer um ihn. Ist die Gleitbahn zu Ende, so findet nur noch Rotation um A′ statt (rote Stellungen, maximale Öffnung.) Im Kniegelenk liegen die Dinge ähnlich (Abb. 279). Eine feste Achse ist unterhalb des Kieferköpfchens nicht konstruierbar, sondern jeder Punkt des Kiefers verändert von Stufe zu Stufe der Bewegungsfolge seine Lage im Raum. Man sieht aus den naturgetreuen Rekonstruktionen der Abb. 371, daß beim Drehgleiten wirklich der Abstand des Kiefers vom Warzenfortsatz im ganzen unverändert bleibt. Nur bei maximaler Öffnung des Kiefers nähert er sich dem letzteren und engt die Fossa retromandibularis im ganzen ein. Diese Stellung wird nur selten und kurz eingenommen. Auch schwankt das Maß der Kieferöffnung individuell sehr stark (höchster Abstand der Schneiden der oberen und unteren Schneidezähne 3,2 bis 6,2 cm, Durchschnitt 4,4 cm). Für den Menschen ist besonders wichtig, daß die Fossa retromandibularis durch Drehgleiten nicht wesentlich eingeengt wird, weil die Stellung der Wirbelsäule von hinten her den Raum hinter dem Unterkiefer stark beschränkt. Beim Vierfüßler ist die Wirbelsäule viel weniger im Wege (Abb. 74).

Die Messungen über die Richtung, in welcher die Zähne beim Kieferschluß aufeinander zugeführt werden, haben ergeben, daß sie beim Drehgleiten geradlinig aufeinander losgehen und deshalb die Vollkraft der Schließmuskeln ausnutzen. Bei einem reinen Ginglymus ist dagegen die Richtung der Zähne gegeneinander schräg und deshalb mit Verlust an lebendiger Kraft verknüpft.

Ehe wir zur Gestalt des Gelenkes und seiner Teile übergehen, müssen wir noch die besondere Stellung des M. pterygoideus externus feststellen. Seine Synergisten sind der M. digastricus, mylohyoideus und geniohyoideus. Wären diese Mundbodenmuskeln *allein* imstande, den Kiefer in der Richtung des unteren schwarzen Pfeiles der Abb. 371 b nach hinten zu ziehen und zugleich das Kieferköpfchen nach vorn zu bewegen, dann wäre sein Vorgleiten im Kiefergelenk *passiv* durch Bandführung reguliert. Man kann aber nicht, wenn bei der Leiche sämtliche Muskeln außer dem Mundboden weggeschnitten sind, das Köpfchen durch Zug an den genannten Muskeln zum Vorgleiten bringen. Dazu ist ein Zug am Pterygoideus externus notwendig. Danach ergibt sich als Hauptaufgabe für uns eine Analyse der Gelenkflächen des Kiefergelenkes, weil sie die Führungsflächen sind, und ferner die Beziehung des Pterygoideus externus zu den Teilen des Gelenkes, weil ohne ihn eine lebensähnliche Führung unmöglich ist.

Wir unterscheiden folgende sechs Bestandteile des Kiefergelenkes: 1. das Kieferköpfchen, 2. die Gelenkgrube, 3. den Gelenkhöcker, 4. die Zwischenscheibe, 5. die Kapsel mit den Gelenkkammern, 6. die Verstärkungsbänder der Kapsel.

Das *Kieferköpfchen, Capitulum mandibulae*, eine fast frontal, ein wenig schrägstehende Walze, ladet im wesentlichen nach innen vom Unterkieferast aus (Abb. 368). Die Längsachsen der beiden Walzen bilden miteinander einen nach vorn offenen Winkel. Die Walzen sind durch einen Überzug geglättet, der nach vorn aus echtem Faserknorpel (mit Knorpelzellen), nach hinten aus straffem Bindegewebe (ohne Knorpelzellen) besteht. Der Hals des Gelenkfortsatzes, welcher das Köpfchen trägt, ist ein wenig nach vorn gebogen. Die beiden Kieferwalzen sind mit dem vorderen streifenförmigen Überzug von echtem Knorpel gegen das Tuberculum articulare des Schläfenbeines gewendet. Wird das Kinn vor- und rückwärts bewegt und dabei nicht gesenkt, so gleiten die beiden Kieferwalzen in entsprechender Richtung, ohne sich zu drehen. Drehgleiten tritt ein, sowie mit der Schlittenbewegung Öffnen oder Schließen des Kiefers verbunden ist. Wird eine Mahlbewegung ausgeführt, so rotiert dasjenige Kieferköpfchen, welches an seinem Ort verbleibt, um eine senkrechte Achse. Die Kieferwalze stellt sich dann schräger als in der Ausgangsstellung. Die andere gleitet nach vorn und abwärts (Abb. 369), ohne sich in dem Maß um die senkrechte Achse zu drehen wie die am Ort verbleibende Walze.

Die *Gelenkgrube, Facies articularis mandibularis*. Die große Fossa mandibularis (Abb. 335) zerfällt in einen *intra-* und *extrakapsulären* Abschnitt. Der erstere, der mit Faserknorpel überzogene vordere Teil, ist die eigentliche *Facies articularis* für das Kieferköpfchen. Die Grenze zwischen beiden Abschnitten entspricht der Grenze zwischen Pars squamosa und tympanica (Abb. 339, 342). An dieser Grenze liegt die GLASERsche Spalte (Fissura petrotympanica); sie liegt immer außerhalb der Kapsel, weil durch sie Nerven und Gefäße passieren, z. B. die Chorda tympani. — Die größte Länge der ovalen Grube entspricht der leicht schrägen Stellung der Kieferwalze; die Längsachsen beider Gelenkgruben schneiden sich, hinreichend verlängert, am vorderen Rand des Hinterhauptloches (Abb. 330, nicht bezeichnet).

Häufig springt das Pfannendach auf der *Innenfläche* der Schädelbasis gegen das Gehirn zu vor, *Eminentia mandibularis* (S. 658). Fehlt die Vorwölbung, so kann die Pfanne, obgleich sie nicht sehr tief ist, einen durchscheinenden Boden haben. Wie durchlässig die dünne Knochenlamelle sein kann, beweisen gelegentliche eitrige Prozesse des Kiefergelenkes, welche gegen die Hirnhäute vordringen und diese infizieren. Auch der extrakapsuläre Teil der Grube kann Infektionen fortleiten, und zwar vom Kiefergelenk zum äußeren Gehörgang oder umgekehrt, besonders bei dem typischen Defekt des Tympanicum im Kindesalter (Abb. 342). Ein Stoß auf das Kinn z. B. beim Hinstürzen ist unter Umständen imstande, das Kieferköpfchen durch das dünne Pfannendach in die mittlere Schläfengrube oder durch das vordere Blatt des Tympanicum in den äußeren Gehörgang hineinzutreiben, je nach der Richtung des Stoßes und seiner Fortleitung durch den Kieferast.

Der *Gelenkhöcker, Tuberculum articulare*, ist die Fortsetzung des vorderen Teiles der Gelenkgrube des Schläfenbeines (Abb. 339). Eine scharfe Grenze fehlt, auch der faserknorplige Belag der Facies articularis geht ohne Unterbrechung auf den Gelenkhöcker weiter. Der Höcker hat die Form einer querstehenden Garnrolle, die überknorpelte Fläche ist in sagittaler Richtung konvex und in transversaler Richtung leicht konkav. Die Kieferwalze gleitet daher, wenn sie nach vorn bewegt wird, auf eine Stelle des Schädels, welche ihrer Form nach denkbar ungünstig für sie ist; denn es stehen zwei Knochenknäufe gegeneinander gekehrt. Ein Abrutschen wird aber durch eine dazwischen geschobene Knorpelscheibe, den Discus, verhindert, ähnlich wie im Kniegelenk die nicht korrespondierenden Flächen durch die eingeschobenen Menisci abgestützt sind. Der Gelenkhöcker ist zu solcher Höhe nur beim Menschen ausgewachsen.

Das hängt mit der ganzen Form des Unterkiefers und der Rückbildung des hintersten Backzahnes zusammen. Es besteht nämlich eine Beziehung der schrägen Fläche, mit welcher der Höcker gegen die Gelenkgrube abfällt, zu der gebogenen Fläche, in welcher die Zahnreihen aufeinanderstoßen. Man kann durch beide eine Kreislinie ziehen (K K, Abb. 371a). Der Mittelpunkt des Kreises liegt in der Mitte der Augenhöhle. Schiebt man das Kinn vor und zurück, ohne es zu senken, so hat der Kiefer eine doppelte Führung, einmal an der schrägen Gleitfläche, welche von der Gelenkgrube auf den Gelenkhöcker führt, und ferner an den Schneiden der beiden Schneidezahnreihen. Die Verhakung der Backzahnhöckerchen wird gelöst, da das Kieferköpfchen auf der schrägen Ebene des Höckers abwärts gleitet.

Der Gelenkhöcker des Schläfenbeines spielt außerdem eine besondere Rolle bei der *Mahlbewegung*. Dadurch, daß ein Kieferköpfchen in der Pfanne bleibt und das andere nach vorn, also auf den Gelenkhöcker, gleitet, weicht nicht nur das Kinn nach der Seite des stehenbleibenden Köpfchens aus der Medianebene heraus, sondern es stellt sich auch die Ebene der Kauflächen der Zähne schräg. Die Seite, deren Kieferköpfchen auf den Schläfenbeinhöcker gerückt ist, steht tiefer als die Gegenseite, bei welcher das Köpfchen im Grunde der Pfanne stehen bleibt (Abb. 369). Bei den Mahlbewegungen arbeitet immer nur eine Seite des Gebisses, die andere klafft und kann jedenfalls den Bissen nicht zu Ende kauen. Das Alternieren von Arbeit und Feiern auf jeder Gebißseite ist die natürliche Art des Kauens, welche aber oft durch Zahndefekte oder schlechte Angewohnheit verhindert wird (meist als Folge schmerzhafter cariöser Zähne).

Die *Zwischenscheibe, Discus articularis*, vermittelt das Gleiten des Kieferköpfchens auf den Schläfenbeinhöcker und ermöglicht sein Verharren auf letzterem. Dieser Faserknorpel, der arm an Knorpelzellen ist, teilt das Gelenk in zwei getrennte Stockwerke (Abb. 366, 371 u. 372). Öffnet man das Kiefergelenk mit dem Messer, so dringt man gewöhnlich in das obere Stockwerk zwischen Knorpelscheibe und Schläfenbein ein und hält dann leicht irrtümlich die Scheibe für das eigentliche Kieferköpfchen. Denn sie umfaßt das letztere mit ihrer unteren Konkavität und ist für dasselbe die eigentliche Pfanne. Das Besondere ist, daß der Zwischenknorpel auch Pfanne für das Köpfchen bleibt, da er mit ihm nach vorn auf den Schläfenbeinhöcker gleitet (Abb. 372b). So wird die Inkongruenz der beiden Knochenknäufe, welche in dieser Stellung ihre Konvexität gegeneinander wenden, durch die Zwischenscheibe ausgeglichen, dem Kieferköpfchen eine Stütze gegeben und an sich ein Drehen nach allen Seiten wie in einem Kugelgelenk ermöglicht. Die Vielseitigkeit der Bewegung ist nur dadurch eingeschränkt, daß stets beide Kiefergelenke gemeinsam tätig sein müssen. Steht das Kieferköpfchen in der Gelenkgrube, so liegt es nicht unmittelbar der Gelenkfläche des Schläfenbeines an, sondern an letztere schmiegt sich die Zwischenscheibe mit einer nach oben gewendeten Konvexität ihres Hinterrandes an (Abb. 372a). Die dünne Stelle des Pfannenbodens wird dadurch ausgepolstert und — seltene Verletzungen abgerechnet — vor einer Zertrümmerung durch das Kieferköpfchen behütet.

Der eigentliche Motor für die Bewegung nach vorn ist der M. pterygoideus externus. Seine obere Portion inseriert am Zwischenknorpel (Abb. 366). Die untere Portion ist in der Grube unmittelbar unterhalb des Unterkieferköpfchens

Abb. 372a u. b. Discus articularis des Kiefergelenkes, Flachschnitt durch Gelenk und Knochen. a Bei geschlossenem, b bei geöffnetem Kiefer. Die Pfeile entsprechen der Zugrichtung des M. pterygoideus externus. In Stellung b kann der Discus um das Capitulum schalenförmig herumgebogen sein. Gelenkhöhlen in Wirklichkeit capillare Spalten.

am Collum mandibulae befestigt. Kontrahiert sich der Muskel, so zieht er die Zwischenscheibe und das Kieferköpfchen auf die schräge Gleitfläche und auf den Schläfenbeinhöcker. Sind gleichzeitig die Schließer des Kiefers in Tätigkeit (Temporalis, Masseter, Pterygoideus internus), so wird nur das Kinn vorgeschoben und der Kieferschluß beibehalten. Erschlaffen diese Muskeln, so kann die Schwere des Kiefers zusammen mit der Kontraktion der Mundbodenmuskeln das Kinn senken. Nur bei maximaler Öffnung dreht sich der Kiefer um sein Köpfchen (bei A' in Abb. 371b), da er normalerweise nicht weiter nach vorn gleiten kann. In diesem Fall sind lediglich die Mundbodenmuskeln in fortschreitender Kontraktion begriffen; der Pterygoideus externus hat dafür zu sorgen, daß das Kieferköpfchen nicht nach hinten zurückrutscht. Die Unentbehrlichkeit dieses Muskels für die *Öffnungsbewegung* geht aus dem Gesagten deutlich hervor.

Die Schwere des Kiefers ist nur dann imstande die Öffnung zu bewerkstelligen, wenn die Muskulatur erschlafft ist (im Schlaf, nach dem Tode). Im Gesang- und Sprechunterricht wird vielfach geübt, den Kiefer „fallen zu lassen", weil dabei mit wenig Arbeit starke Töne zu erzielen seien. Das Resultat ist unbestreitbar. Die Methode besteht aber in Wirklichkeit in einer Dressur der Öffner und Schließer des Mundes zu leichter und präziser Tätigkeit.

Die *Gelenkkapsel, Capsula articularis,* ist ein ziemlich schlaffer Sack, welcher oben mit breitem Umfang die Gelenkfläche bis zur GLASERschen Spalte und den Schläfenbeinhöcker umfaßt und sich trichterförmig nach unten gegen das Kieferköpfchen hin verengt. Sie reicht hinter dem Kieferköpfchen besonders tief herab (Abb. 372). Die innersten Fasern setzen am Rand der Zwischenscheibe an. Die Gelenkhöhle wird dadurch in die beiden oben erwähnten Stockwerke zerlegt. Jedes ist von seiner besonderen Intima ausgekleidet. Die Kapsel ist so schlaff, daß gelegentlich die beiden Kieferköpfe über die Schläfenbeinhöcker hinaus nach vorn rutschen können, ohne daß die Kapsel reißt, z. B. bei übermäßigem Öffnen des Mundes des Patienten während der Arbeit des Zahnarztes, bei lautem Kommandieren, Singen, Gähnen u. a. Der Kiefer kann nicht mehr zurück, weil der Masseter und Pterygoideus internus durch den Schmerz reflektorisch kontrahiert sind und infolge ihres schrägen Faserverlaufes (Abb. 371) das Kieferköpfchen in die Grube *vor* dem Gelenkhöcker pressen, also das Übel nur vergrößern: *Maulsperre.*

Der Kunstgriff, die Zähne des Unterkiefers herunterzudrücken und damit das Kieferköpfchen über den Schläfenbeinhöcker zurückzuhebeln, genügt, um die Maulsperre zu beseitigen. Nur muß der Arzt seine Finger vor dem plötzlichen Zuschnappen des Kiefers des Patienten schützen. Bei normalem Mechanismus halten die antagonistischen Fasern des Pterygoideus externus und Temporalis (hinterer horizontaler Teil) den Kieferkopf wie mit Zügeln zwischen sich, so daß er weder zu viel nach vorn noch nach hinten ausweichen kann (Abb. 371b, roter und schwarzer Pfeil am Gelenk). Das lockere Bindegewebe in der extrakapsulären Partie der Gelenkgrube wird je nach der Stellung des Kieferköpfchens gedehnt oder zusammengepreßt. Zahlreiche Venenplexus in der Nähe des Kiefergelenkes dienen ebenfalls dazu, den Raum zu füllen oder freizugeben. Nicht am wenigsten sind die Fettkörper zu dem gleichen Zweck bestimmt (s. voriges Kapitel).

Die *Verstärkungsbänder* der Kapsel sind verhältnismäßig schwach. Das Kiefergelenk gehört zu dem muskulären Gelenktypus wie das Schultergelenk, bei welchem lediglich durch Gelenkflächen und Muskelzüge geführt und gebremst wird. Solche Gelenke sind zwar sehr frei in ihren Bewegungen, können aber „überrumpelt" werden, sobald durch Unaufmerksamkeit und Trägheit die Innervationsbereitschaft der Muskeln versagt. Sie hemmen nur Bewegungen, welche weit über das normale Maß hinausgehen und schützen benachbarte Teile vor Zertrümmerung durch das Kieferköpfchen. Auch sind sie bei weit geöffnetem Mund so gespannt, daß Mahlbewegungen, die ohnehin in dieser Stellung des Kiefers für den Kauakt zwecklos wären, nicht möglich sind.

Das *Lig. temporomandibulare* (Abb. 371a) zieht schräg von der Jochbrücke aus nach hinten und inseriert am Hals des Kieferköpfchens. Vorn ist zwischen Band und Kapsel eine Nische; hinten ist der verjüngte Teil des Bandes fest in die Kapsel eingelassen. Das stumpf kegelförmige Band liegt in der Richtung, welche für den Gehörgang am gefährlichsten ist, und hemmt abnorm starke Verschiebungen des Kieferköpfchens gegen diesen. Bei der Mahlbewegung hemmt das Band auf Seite des in loco verbleibenden Kieferköpfchens übermäßige Exkursionen desselben. Bei geschlossenen Zahnreihen ist das Band nicht ganz gespannt und erlaubt wegen seines schrägen Verlaufes die reine Scharnierbewegung (Abb. 371a) nur bis es gespannt ist. Gespannt zwingt es das Kieferköpfchen, sich nach vorn zu bewegen. Reine Scharnierbewegung bis zu der rot gezeichneten Stellung ist daher nicht möglich, auch an der Leiche nicht, außer bei gedehnten Bändern. Das Drehgleiten im Kiefergelenk ist also nicht rein muskulär bedingt. Mit Willensanstrengung kann man im Anfang der Öffnungsbewegung das Kieferköpfchen in der Gelenkpfanne zurückhalten, alsbald aber erzwingt das Band das Vorrücken des Köpfchens auf das Tuberculum.

Wie dieses Band die Kapselwand lateral sichert, so wird sie oft medial von Zügen ohne besonderen Namen verstärkt. Man kann deshalb die beiden Bänder auch mit den beiden Ligamenta collateralia des Knie- oder Ellenbogengelenkes vergleichen. Das mediale Band ist individuell viel variabler als das laterale, oft auf wenige starke Fasern beschränkt und immer ganz in die Kapsel eingewebt.

Innen vom Kiefergelenk verlaufen zwei Bandstreifen frei von der Kapsel, das *Lig. sphenomandibulare* und *Lig. stylomandibulare* (Abb. 368). Das erstere, das an der Lingula ansetzt, läßt sich aus der bindegewebigen Füllmasse zwischen den beiden Flügelmuskeln mit einiger Willkür herauspräparieren, das letztere besteht aus verstärkten Zügen der Fascia parotideomasseterica, welche künstlich herausgelöst werden können und speziell zwischen dem Lig. stylohyoideum und der Fascie des M. pterygoideus internus ausgespannt sind (S. 710). Die Befestigungen beider „Bänder" werden genügend durch die Namen erläutert. Sie sind mit den medialen Zügen der Kapselwand zusammengerechnet ein Schutzapparat, welcher etwa dem einheitlichen Lig. temporomandibulare die Waage halten dürfte.

Die Raphe pterygomandibularis am Ursprung des M. buccinator (Abb. 366) ist gespannt, wenn der Mund weit geöffnet ist, wie man von der Mundhöhle aus fühlen kann. Diese Ursprungssehne für den genannten Muskel und die angrenzende Rachenmuskulatur hemmt also auch extreme Öffnungen. Außerdem gibt es bei dem starken Kauapparat vieler Tiere innerhalb und außerhalb der Gelenkkapsel noch besondere Knochenvorsprünge als Prellböcke gegen zu starke Verschiebungen des Kieferköpfchens. Die Schädel diluvialer Menschen haben davon deutliche Anzeichen, welche der Mächtigkeit des Unterkiefers entsprechen (Abb. 354). Beim rezenten Schädel sind die Knochenvorsprünge durch den neu entstandenen Schläfenbeinhöcker einnivelliert oder sogar überhöht. Bei ihm genügen die genannten Bänder für die Hemmung äußerster Bewegungen.

III. Der mimische Apparat.

1. Allgemeines.

Die Muskeln unseres Gesichtes sind an verschiedenen *physischen* Funktionen beteiligt. Manche nehmen an der Nahrungsaufnahme und an dem Kauakt teil, manche erleichtern oder verhindern den Zutritt von Reizen zum Schmeck-, Riech- und Sehorgan. Bei manchen Menschen kann auch die behaarte Kopfhaut oder die Ohrmuschel durch sie bewegt werden. Immer sind das Wirkungen auf Weichteile. Nur *ein* Ende der Muskulatur ist am knöchernen Skelet befestigt, das andere inseriert an der äußeren Haut, der Schleimhaut oder an Fascien und Knorpeln, welche mit den erstgenannten verbunden und mit ihnen beweglich sind. Wegen der geringen Leistung im mechanischen Sinn, welche dazu erforderlich ist, sind diese Muskeln ungleich viel dünner und schmächtiger als die eigentlichen Kaumuskeln oder irgendwelche andere Körpermuskeln, deren *beide* Enden Knochenstücke gegeneinander bewegen. Sie unterscheiden sich außerdem von den anderen Skeletmuskeln durch den *Mangel einer Fascie.* Das dünne oberflächliche Perimysium genügt, die zarten Fasern und Bündel zu halten und zu führen. Es hängt unmittelbar mit dem subcutanen Bindegewebe zusammen. Nur auf der hinteren Partie des M. buccinator (Tabelle S. 693/16) gibt es eine Fascie, *F. buccopharyngea* (Abb. 362), welche Gefäße, Nerven und Drüsen einhüllt. Sie ist die einzige Ausnahme.

Die Situation rings um die Pforten der Sinnesorgane und die spielerische Leichtigkeit dieses Muskelapparates war der Grund, daß er mehr als andere Körpermuskeln zum *psychischen* Ausdrucksmittel, zum Verständigungsmittel ähnlich der Sprache wurde. Wir dürfen nicht vergessen, daß wir alle Bewegungsapparate in den Dienst individueller Ausdrucksmöglichkeiten stellen können. Jeder Mensch sagt uns durch die Art seiner Körperhaltung, seiner Bewegungen etwas über seine Persönlichkeit. Bestimmte Körperbewegungen, besonders das Gestikulieren lebhafter Rassen, das Kopfschütteln, Nicken heben sich besonders heraus; wir nennen sie *pantomimische* Bewegungen. Die Bewegung der Anlitzmuskeln, die *Mimik,* ist davon eine besondere Gruppe, eine höchste Steigerung. Sie modelt die individuellen Gesichtszüge auch dann, wenn das Gesicht nicht bewegt ist. Denn die Falten, welche durch die Mimik erzeugt werden, werden nach und nach stationär. Wie sonst die Muskulatur Knochenvorsprünge und -furchen hervorzaubert, so hier Hautpolster und -grübchen. Bei Geisteskranken, welche andauernd an Gesichts- und Gehörshalluzinationen leiden, bilden sich konstante charakteristische Züge um Augen und Ohren, so daß man ihr Leiden danach diagnostizieren kann. Das Gesamtbild der für das *ruhende* Antlitz charakteristischen Merkmale nennen wir *Physiognomie.* Die kausale Beurteilung der Physiognomie, die *Physiognomik,* ist aus der Mimik abzuleiten.

Doch ist wie beim Knochen nur das feinere Relief der Gesichtshaut individuell erworben. Alle gröberen Züge sind vererbt angelegt, wie durch die frappante Ähnlichkeit eineiiger Zwillinge bewiesen ist. Die familiären Züge können freilich später durch Gebrauch oder Nichtgebrauch erheblich verstärkt oder abgeschwächt werden.

Aus den außerordentlich mannigfaltigen Aufgaben der Gesichtsmuskeln hebt sich die psychische Tätigkeit als Ausdrucksmittel besonders hervor. Wir nennen sie deshalb *mimische* Muskeln. Sie sind beim Menschen am höchsten differenziert und auch bei dem uns eigenen, höchsten Mittel der Verständigung, dem Sprechen, beteiligt. Ihre Entfaltung ist ein unmittelbares Zeichen der geistigen Entwicklung des Menschen. Sie enthält Rassenmerkmale für außerkörperliche Faktoren, die ganz anders wichtig sind als sie etwa die üblichen anthropologischen Messungen ergeben (Lang-, Rundschädel u. dgl.); doch ist davon für die wirkliche Gliederung der uns zunächst stehenden Rassen noch kaum Gebrauch gemacht worden.

Es handelt sich für uns darum, die einzelnen Muskeln kennenzulernen und ihre mechanische Bedeutung für die bewegten Teile des Antlitzes (Haut, Fascien, Knorpel) festzustellen. Als sekundäre mechanische Mittel für die Form des Gesichtes in Ruhe und Bewegung kommen die Dicke der Haut, gewisse Bindegewebsstrukturen und Fettpolster in Betracht, welche wie bei den übrigen Bewegungsapparaten dazu dienen, den Bewegungen standzuhalten oder auszuweichen, Widerstand zu leisten oder Platz zu schaffen. Um festzustellen, wie der Muskel auf das Gesicht wirkt, genügt es nicht, Lage, Ursprung und Ansatz bei der Leiche zu kennen, sondern am *Lebenden* muß ermittelt werden, was der Muskel tatsächlich leistet. Die Muskeln können einzeln mit der Elektrode bei schwachen Strömen gereizt werden (DUCHENNEsche Methode); doch muß die Haut der Versuchsperson genügend unempfindlich sein, damit nicht schmerzhafte Grimassen ausgelöst werden, welche das reine Bewegungsbild des betreffenden Muskels überdecken und stören. Das Individuum setzt selbst die Muskeln durch die Innervation in Tätigkeit und wählt dadurch unter den mechanischen Mitteln, welche ihm in seinen Antlitzmuskeln potentiell zur Verfügung stehen, frei aus. Sind schon die mimischen Muskeln an sich individuell außerordentlich wechselnd ausgebildet, so ist noch variabler der Gebrauch, welchen das Gehirn mittels der Nerven von ihnen macht. Das grinsende Lachen des Negers und das Europäerlachen sind grundverschieden: aber die Muskulaturen weichen nicht dementsprechend voneinander ab, so daß der Unterschied auf Verschiedenheiten der Innervationsschemata der verschiedenen Völker beruhen muß. Ähnliches gilt für die zahlreichen Asymmetrien beider Gesichtshälften, welche die Ausdrucksbewegungen der linken Seite viel ärmlicher als rechts ausstatten; Asymmetrien der Muskeln selbst sind zwar vorhanden, aber nicht annähernd so groß. Leider fehlen zur Zeit Beobachtungen des gleichen Muskelapparates im Leben und im Tode, weil zu viele soziale und kulturelle Hindernisse im Wege stehen. Nimmt man alles zusammen, was außer an der Leiche in dem Wechsel der verschiedensten Gesichter Lebender zu beobachten ist und namentlich was bei den als „menschliche Automaten" bezeichneten Geisteskranken für bestimmte Ausdruckformen dauernd fixiert vorliegt, so ist es doch möglich, eine genaue biologische Vorstellung von den einzelnen Gesichtsmuskeln und ihrer Bedeutung als Mittel für das Mienenspiel zu erhalten. Davon wird dieses Kapitel handeln. Im allgemeinen Teil über den Kopf im ganzen wird auf die viel problematischere Frage zurückzukommen sein, warum gerade diese oder jene Muskeln für eine bestimmte Ausdrucksform (Lachen, Weinen usw.) herangezogen werden; dort wird erst die Frage nach den *Ursachen* der Mimik zu stellen sein.

Wir teilen die mimischen Muskeln ein nach den Beziehungen zu den Öffnungen, die sie umrahmen. Die Muskeln der Mundspalte und Nasenöffnung (Gruppe A, Tabelle S. 692/10—19) sind weitaus am zahlreichsten; die Muskeln der Lidspalte sind zwar geringer an Zahl, aber sehr gut ausgebildet (Gruppe B, Nr. 20—23); mehr oder weniger rudimentär sind die Muskeln der Ohröffnung und des Hinterkopfes (Gruppe C, Nr. 24—28).

Die *Entstehung der mimischen Muskeln* geht auf zwei Schichten zurück, welche beide von der Muskulatur des 2. Kiemenbogens, des Hyoidbogens, abstammen (Facialismuskulatur S. 699). Am Hals ist von den beiden Schichten gewöhnlich nur die *oberflächliche* als *Platysma* erhalten. Von diesem erstrecken sich Züge in das Gesicht hinein und bilden einen großen Teil der mimischen Muskeln, welche beim menschlichen Embryo stets, aber auch beim Erwachsenen noch zum Teil mit dem Platysma zusammenhängen, zum Teil selbständig geworden sind. Sie sind in Abb. 373 mit roter Farbe angegeben (folgende Nummern der Tabelle: 10, 11, 18, 19 mit Ausnahme des Caput infraorbitale, 20—28). Die *tiefe Schicht* wird als *Sphincter colli profundus* bezeichnet. Sie ist am Hals des Erwachsenen nur ausnahmsweise in Resten zu finden. Im Gesicht dagegen gehören zu ihr zahlreiche Muskeln, welche zum Teil in ursprünglicher Weise von den Abkömmlingen des Platysma bedeckt sind, zum Teil aber durch Lücken der oberflächlichen Schicht durchscheinen oder durchgewandert und sogar ganz an die Oberfläche geraten sind. In Abb. 373 sind die Abkömmlinge des Sphincter colli im Gesicht grau dargestellt (folgende Nummern der Tabelle: 12—17 und das Caput infraorbitale von 19). Abb. 366 zeigt die tiefliegenden Individuen des Sphinctersystems ohne Bedeckung durch die oberflächlichen Muskeln; doch sind aus äußeren Gründen auch das Platysma und einzelne seiner Abkömmlinge eingetragen. Der Unterschied zwischen der oberflächlichen und tiefen Schicht ist der, daß wir bei der ersteren noch Muttersubstanz im Platysma erhalten haben, bei der letzteren gewöhnlich nur abgewanderte Abkömmlinge der eigentlichen Matrix finden (höchstens geringe Spuren der letzteren am Hals als Varietät,

S. 699). — Neuerdings werden fast sämtliche mimischen Muskeln vom Sphincter colli profundus abgeleitet. Als Abkömmlinge des Platysma werden nur noch angenommen: Quadratus labii inferioris, Auricularis posterior, Occipitalis und Teile des Auricularis superior und der Eigenmuskeln der Ohrmuschel (Tabelle S. 692 Nr. 10, 26, 28, Teile von 25 und 27).

Bei niederen und höheren Affen sind verschiedene Stufen des Wanderungsprozesses der mimischen Muskeln festgehalten und noch heute kenntlich. Auch die individuelle Verschiebung des Anlagematerials beim menschlichen Embryo, welche zu Beginn des 2. Monats am 2. Branchialbogen anhebt und von da aus den Kopf überflutet, geht den gleichen Etappengang. Danach dringt die tiefe Schicht (Sphincter colli) nur bis zum weiteren Umkreis der Mundspalte in die Höhe, weil sie am frühesten Anheftungen am Knochen gewinnt. Aus ihr entsteht der Ringmuskel in der Falte, welche den Mund umgibt: *Sphincter oris*. Die am weitesten apikal reichenden Züge der Tiefenschicht befestigen sich am unteren Rande der Augenhöhle. Die oberflächliche Schicht (Platysma) bleibt viel länger beweglich. Sie bedeckt nicht nur den Hals, sondern auch den Nacken. Zwei zu ihr gehörige Ströme dringen zum Kopf vor, der eine hinter dem Ohr, der andere vor dem Ohr. Der letztere, der eigentliche Gesichtsteil, sondert sich in Züge, welche durch die Öffnungen des Gesichtes voneinander getrennt werden. Sie formen, indem sie auf Nase und Mund zuwachsen, die Wand eines Vorraumes, welcher vor den Zähnen besteht: *Vestibulum oris*. Wir nennen diese Wand *Wange, Bucca*. Man kann im einzelnen unterscheiden: 1. einen Strom, der vom Ohr zur Unterlippe zieht, 2. einen Strom vom Ohr zur Oberlippe, 3. einen Strom vom Ohr zur Stirn. Die in der Nähe der Ohrmuschel liegenden Teile dieser oberflächlichen Ströme und auch diejenigen der tieferen Schicht sind beim Menschen gewöhnlich versiegt und durch die Fascia parotideomasseterica ersetzt. Ausnahmsweise können noch Muskelfasern an dieser Stelle auftauchen. Um die Augenhöhle herum erheben Teile des Zuges zur Oberlippe die Haut zu Falten, *Lider* genannt, und formen in ihnen einen zusammenhängenden Kreismuskel: *Sphincter oculi*. Außerdem fassen die Züge an verschiedenen Punkten des Skelets Posto. So zerfällt die Matrix, das Platysma, indem es am Kieferrand ansetzt, in einen Muskel am Halse, Platysma im engeren Sinn, und den M. quadratus labii inferioris, welcher vom Unterkiefer zur Unterlippe zieht (Tabelle S. 692/10). Auch die obengenannten drei Züge des Gesichtes zerfallen durch Anheftungen am Skelet in einzelne Muskeln. Die Abstände der Individuen werden um so größer, je mehr Schädel und Gesicht an Größe und Oberfläche gewinnen. Das erleichtert die Verwerfungen der Muskelschichten, welche dazu führen, daß Abkömmlinge des tiefen Sphinctersystems oberflächlicher liegen können als solche des oberflächlichen Platysma. Im M. triangularis des Menschen hat diese Umkehr die höchste Stufe erreicht (Abb. 373).

Oft ist sehr schwer zu bestimmen, welche Lage ein Muskel ursprünglich einnahm. Stellenweise können sogar Fasern der oberflächlichen und tiefen Schicht identische Lage annehmen und sich so gegenseitig vertreten. Das wird uns beim M. risorius besonders beschäftigen (Tabelle S. 693/13). Für die biologische Erfassung der menschlichen Antlitzmuskulatur tritt deshalb das historische Moment sehr zurück. Denn wenn hier Angehörige verschiedener Schichten und Züge das gleiche leisten, so kommt es mehr auf die momentanen Ansprüche der Funktion in den Hautfalten um Mund, Nase, Auge und Ohr an, als auf die Abstammung. Deshalb wird im folgenden die funktionelle Einteilung gemäß den genannten Spalten, den Zugängen zu den Sinnesorganen, zugrunde gelegt. Bei den einzelnen Muskeln ist aber immer ein Blick zu werfen auf die historische Entwicklung, weil zahlreiche Varianten der Gesichtsmuskulatur nur dadurch zu verstehen sind und weil es kaum schönere Beispiele für Muskelverschiebungen gibt als diejenigen der mimischen Muskeln.

2. Die mimischen Muskeln der Mundspalte und Nasenöffnung.
Tabelle S. 692/10—19.

Musculus quadratus labii inferioris (Tabelle S. 692/10). Er liegt unmittelbar auf dem Unterkiefer; nach außen ist er größtenteils vom Triangularis bedeckt (Tabelle S. 693/12). Ein großer Teil der Fasern ist eine unmittelbare Fortsetzung der Platysmafasern (Abb. 366). Daran ist der genetische Zusammenhang beider noch zu erkennen. Da wo der Triangularis sich zwischen die Fasern des Quadratus einschiebt, um Anheftungen am Unterkieferrand zu gewinnen, haben viele Fasern des Quadratus gleichfalls Posto am Knochen gefaßt (Abb. 367). Der Knochen ist wie eine Inscriptio in den Muskel eingeschaltet: die Fasern des Platysma entspringen an ihm und ebenfalls die Fasern des Quadratus. Hier ist die Grenze zwischen beiden Muskeln scharf. Sonst ist sie willkürlich; man nimmt aber auch für den einheitlichen Muskelstrom den Unterkieferrand als Scheide zwischen Platysma und Quadratus an. Die Richtung der Fasern bleibt unverändert. Sie steigen wie im Platysma schräg nach oben innen auf. Man sieht bei manchen Menschen äußerlich den Muskelbauch als flachen Schrägwulst in der Unterlippe. Diese Stelle der Haut wird bei Männern mit spärlichem Haarwuchs vom Bart freigelassen.

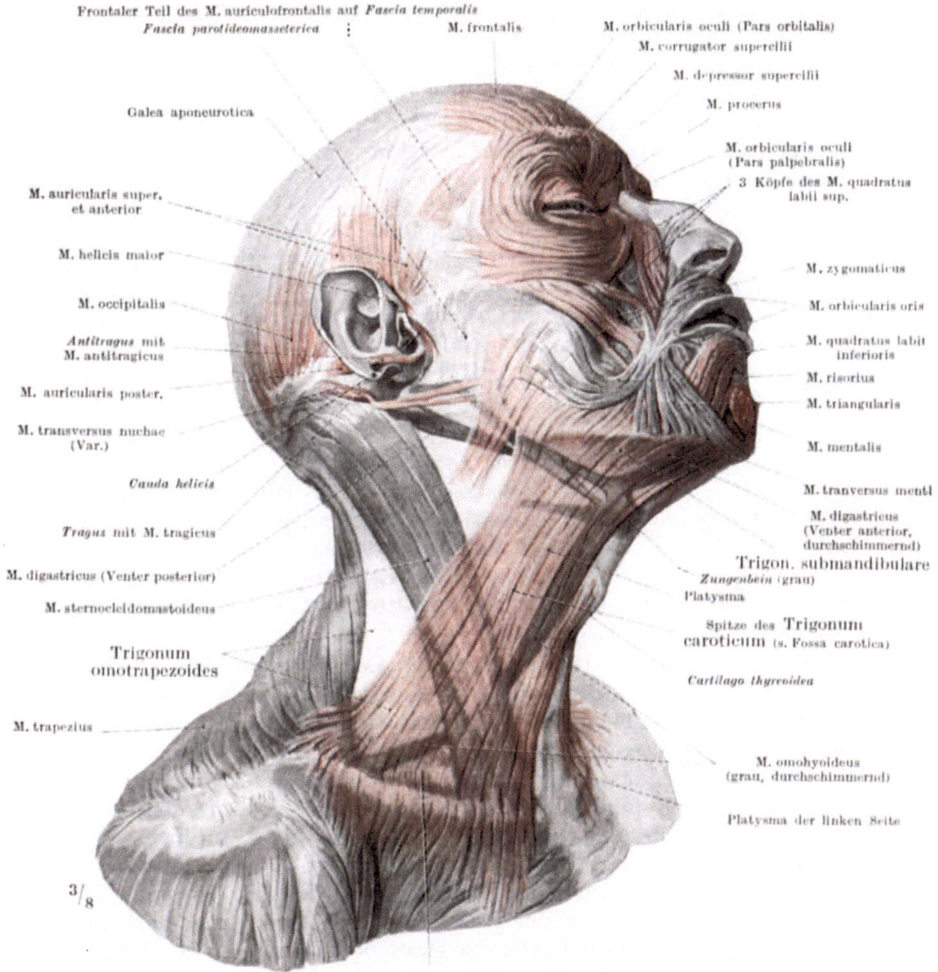

Abb. 373. Oberflächliche Muskeln des Kopfes. Das Platysma und seine Abkömmlinge rot, alle anderen Muskeln grau (am Gesicht speziell die Abkömmlinge des M. sphincter colli). Am Hals die Grenzen der Halsdreiecke durch das Platysma durchscheinend (schematisch betont).

Für die Präparation ergibt sich die Schwierigkeit, daß die Fasern nicht nur am Rand der Lippe, sondern auch sukzessive in der Haut der ganzen Unterlippe inserieren und deshalb beim Abziehen der Haut durchschnitten werden müssen. Die Oberfläche des Muskels sieht deshalb am Präparat nie glatt, sondern wie zerhackt aus. Er bedeckt den Orbicularis oris der Unterlippe (Abb. 366) und ist durch diesen von der Schleimhaut der Lippe getrennt.

Der Muskel zieht die Unterlippe herab. Da er die äußere Haut, nicht die ihm fernerliegende Schleimhaut verkürzt, so wird das Lippenrot beim Herabziehen der Unterlippe etwas breiter. Er begünstigt auf diese Weise das Umstülpen der Unterlippe (s. Orbicularis oris, Tabelle S. 693/16).

Innervation: Zweige des Ramus marginalis mandibulae des Facialis; sie treten in die Unterfläche des Muskels nahe dem Ursprung vom lateralen Rande aus ein. *Blutzufuhr:* A. labialis und A. submentalis (aus A. maxillaris externa [A. facialis]), A. mentalis (aus A. maxillaris interna). *Varietäten:* Von dem Zuge, welcher ursprünglich das Ohr mit der Unterlippe verband (Auriculolabialis inferior), existieren beim Menschen gelegentlich noch Reste in der Gegend zwischen Ohrspeicheldrüse und Ohrmuschel: *M. parotideoauricularis.* Bei Primaten ist er im allgemeinen zurückgebildet, weil bei ihnen das Halsplatysma progressiv in die Wangengegend vorwächst (Pars aberrans). Siehe darüber beim Risorius (S. 729). Außerdem können Züge des Platysma zur Ohrmuschel gelangen: *Ohrplatysma.*

Musculus mentalis (Tabelle S. 693/11). Einer der kräftigsten mimischen Muskeln, welcher schmal an den Schneidezahnalveolen entspringt (Abb. 367) und fächerförmig in die Kinnhaut ausstrahlt. Der platte Muskelbauch liegt in einer sagittalen Ebene (Abb. 366). Man legt ihn mit dem Messer bloß, indem man am medialen Rand des Quadratus eindringt und von hier aus die Lateral

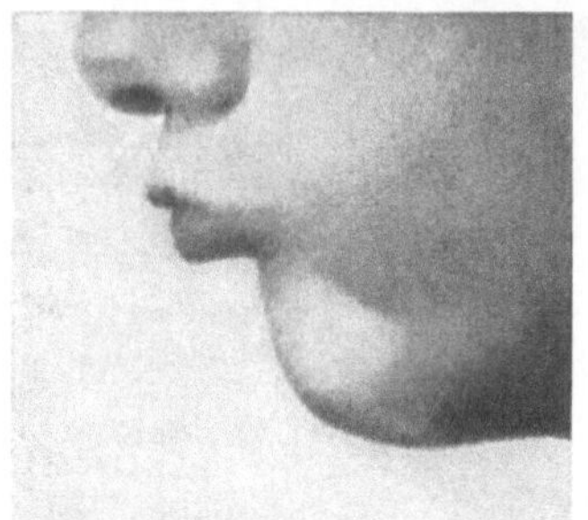

Abb. 374. Wirkung des M. mentalis. Photo von H. VIRCHOW (Arch. anat. Phys. 1908).

fläche des Mentalis reinigt. Geht man geradenwegs auf den Muskel ein, so verliert sich das Messer gewöhnlich zwischen den oberen Fasern, welche senkrecht auf die Haut zulaufen. Die unteren Fasern steigen fast senkrecht abwärts. Beide Mentales vereinigen und durchkreuzen sich mit zahlreichen Fasern in der Mittellinie des Kinns (Abb. 391). Sie formen geradezu eine Muskelschlinge, welche vom Knochen zur Haut und zurück zum Knochen läuft. In sie ist ein Bindegewebs- und Fettpolster eingeschlossen, das auf der von der Muskelschlinge freigelassenen Protuberantia mentalis des Unterkiefers aufliegt und den Kinnwulst bilden hilft. Die Abgrenzung nach oben ist bei den meisten Menschen äußerlich durch eine Stauchungsfalte zwischen Kinn und Lippenhaut, die *Kinnlippenfurche,* bestimmt.

Die beiden Mentales ziehen den Kinnwulst in die Höhe und platten ihn gleichzeitig ab (Abb. 374). Die Unterlippe wird dabei in die Höhe geschoben und, wenn gleichzeitig der Ringmuskel des Mundes kontrahiert ist, um diesen wie um eine quere Gardinenstange umgeklappt. Erfaßt die Bewegung die Unterlippe allein, so entsteht das „Schippchen“, das namentlich Kinder im Beginn des Weinens zu machen pflegen („Schnute“, „Flunsch“). Der Mentalis liefert dabei die nötige Haut, indem er sie vom Kinn her der Lippe zuführt. Die Kinnlippenfurche wird nach oben verschoben und liegt im Knickpunkt der Profillinie. Sie ist bei dieser Bewegung besonders deutlich. Die einzelnen Muskelfäserchen der Mentales, welche in der Kinnhaut inserieren, erzeugen dabei viele kleine Grübchen. Dabei wird die Farbe der Haut bei manchen Menschen fleckig, weil die Gefäße da, wo die Muskelfasern inserieren, komprimiert werden und weil die kleinen abgeklemmten Hautgebiete sich weiß gegen das Inkarnat der übrigen Haut abheben. Manche Menschen haben ein „Kinngrübchen“, welches unpaar mitten auf dem Kinn auftritt und ebenfalls durch die beiden Mentales erzeugt wird.

Dabei scheint eine Verwachsung des von den Mentales umklammerten Bindegewebspolsters mit der Haut beteiligt zu sein, wenn die Muskeln nur wenig weit hinabreichen. Gewöhnlich ist dieses Polster überall gegen die Haut durch das Muskelfleisch abgegrenzt. Auch ein „gespaltenes Kinn“ kommt vor; dabei liegen die kleinen Grübchen der beiden Mentales am weitesten lateral.

Innervation: Endzweige des Ramus marginalis mandibulae des Facialis. *Blutzufuhr* wie beim vorigen. *Varietäten:* Er ist ein Abkömmling des Platysma, kann aber eng mit dem Orbicularis oris, einem Abkömmling des tiefen Sphinctersystems, verfilzt sein und ist dann gegen letzteren nur künstlich abzugrenzen. Er kann auch auf die Unterkinngegend ausgedehnt sein. Mit dem Mentalis hängen Fasern zusammen, welche von dem gleichen Ursprung an den Alveolen zur *gleichen* Seite des Unterkiefers abwärts laufen und am Tuberculum mentale inserieren (Anomalus menti, Abb. 366 u. 367). Sie fehlen eigentlich nie, sind aber sehr wechselnd an Zahl und manchmal gegen den Mentalis selbständig. Sie sind funktionslose Reste, welche bei der Umorientierung der Platysmafasern zum Mentalis liegen geblieben sind.

Musculus triangularis (Tabelle S. 693/12). Der dreieckige Muskel ist mit seiner Basis am Unterkiefer zwischen die Befestigungen des Platysma und Quadratus labii inferioris eingeschoben (Abb. 367). Der Knochen ist an dieser Stelle etwas vorgewulstet, nicht selten in Form eines besonderen lateralen Höckerchens, welches gegen das Kinndreieck selbständig sein kann oder mit ihm verschmilzt. Der Ursprung des Muskels reicht nach hinten bis in die Höhe des 1. Molarzahnes.

Die verhältnismäßig groben Muskelbündel konvergieren nach oben (Abb. 373). Die Spitze des Muskels inseriert in einem Muskelknoten am äußeren Mundwinkel, in welchem verschiedene Muskeln strahlenförmig zusammenlaufen und ihre Fasern verflechten (Abb. 366). Viele Fasern gehen fleischig oder sehnig durch das Gewirr der Fasern im Knoten hindurch bis in die Oberlippe und inserieren dort an der Haut in der äußeren Hälfte der Lippe (Abb. 391). Andere treten in ähnlicher Weise in den Caninus ein (Tabelle S. 693/14).

Diese Zusammenhänge mit den tief liegenden mimischen Muskeln weisen auf die Vorgeschichte des Muskels hin: er ist vom Sphincter colli profundus entstanden und vom Caninus aus, von dem er sich abgelöst hat, erst sekundär am Mundwinkel an die Oberfläche gelangt. Das, was wir Ursprung nennen, ist das Ende, welches sich progredient vorwärts schiebt. Seine Funktion geht gerade in umgekehrter Richtung, er wirkt von unten nach oben auf die Lippe (s. unten). Für den Menschen ist charakteristisch, daß er breit

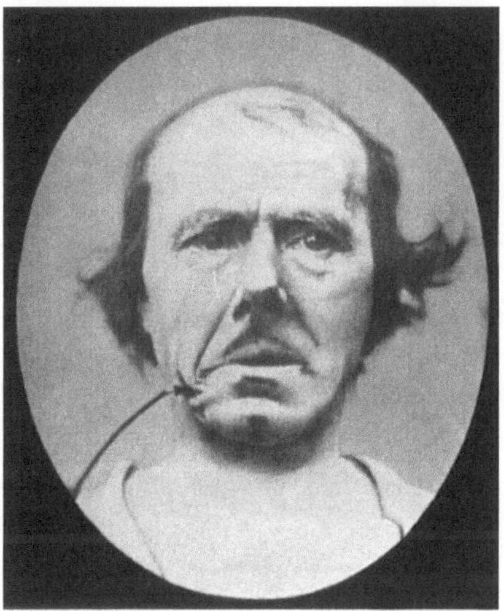

Abb. 375. Elektrische Reizung des rechten M. triangularis, linke Gesichtsseite in Ruhe (Photo von DUCHENNE, Atlas, Fig. 43).

am Kieferrand Fuß gefaßt hat. So weit ist der Muskel bei keinem Menschenaffen vorgedrungen. Beim Menschen können aberrierende Muskelfasern ausnahmsweise *unter* dem Quadratus labii inferioris gegen den Kieferrand vordringen.

Spezifisch menschlich ist die Beziehung des Triangularis zur Haut des Kinns. Der untere Rand des Muskels ist nicht nur mit dem Kieferrand, sondern auch mit der Lederhaut fest verwachsen. Ziehen sich beide Dreiecksmuskeln zusammen, so spannen sie die Haut und erzeugen eine Querfurche dicht unter dem Kinnrand. Das subcutane Fett läßt diese Druckstelle regelmäßig frei. Bei fetten Menschen quillt es daher ober- und unterhalb vor: *Doppelkinn*. Nicht selten gehen sogar Muskelbündel unter dem Kinn von einem Triangularis zum anderen herüber: *M. transversus menti* (Abb. 373). Viel weniger häufig kommen Querbündel oberhalb des Kinns vor, welche an der Stelle, wo gewöhnlich der Mentalis das Relief der Oberfläche allein beherrscht, eine seichte Furche hervorrufen können. Konstant ist dagegen unter dem Kinn auch da, wo kein Doppelkinn besteht, die quere *Unterkinnfurche* (Abb. 391), eine Strukturfalte, ähnlich der Nasolabialfalte (s. unten). Sie ist die Grenze zwischen Hals und Gesicht.

Der Triangularis wirkt von unten nach oben und zieht den Mundwinkel abwärts (Abb. 375). Er springt dabei als Wulst unter dem Mundwinkel vor. Noch deutlicher ist mittelbar die Wirkung des Muskels an den Veränderungen einer Hautfalte oder -furche zu erkennen, welche beim unbewegten Gesicht stets sehr deutlich von der Nasenwurzel *im Bogen* um den Mundwinkel herumläuft: *Nasenlippenfurche* (Sulcus nasolabialis, Abb. 391). Häufig liegt etwas weiter nach der Wange zu eine zweite Linie, die *vordere Wangenfurche*, welche namentlich beim herzhaften Lachen deutlich wird. Es kann sogar ein ganzes System solcher gebogener konzentrischer Falten oder Linien beim Lachen auftreten. Der Triangularis hat die sehr charakteristische Wirkung auf die Nasolabialfurche, sie in ihrem oberen Teil zu strecken. Sie zieht bei seiner Kontraktion als gerade Linie seitlich vom Mund schräg abwärts und biegt dann in scharfem Bogen gegen die Unterlippe zu nach innen um (Abb. 375 u. 376). Sie begrenzt eine Stauchungsfalte der überflüssigen Haut, welche durch eine Reihe benachbarter Muskeln hin- und hergeschoben, vertieft oder abgeflacht werden

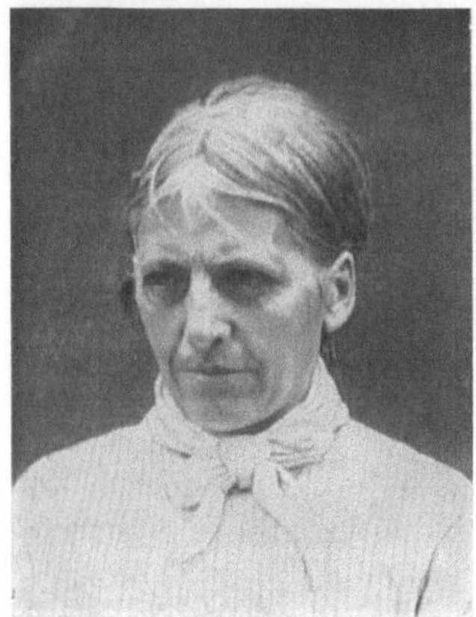

Abb. 376. Geisteskranke Frau mit dauernder Wahnvorstellung: Sie hat einmal ihren Sohn nicht in die Schule geschickt und glaubt sich deshalb vom Lehrer verfolgt (Photo von Dr. STRAUB, München).

kann und, je nachdem das Individuum den einen oder anderen dieser Muskeln häufiger gebraucht, dauernd eine bestimmte Form annimmt. Das mimische Muskelspiel kann in ihr wie versteinert seine dauernde Ausdrucksform gewinnen und die Physiognomie des Individuums außerordentlich beeinflussen. Menschen, deren Gemütslage unzufrieden, mürrisch, welt- und menschenverachtend ist, verraten dies durch die gestreckte Form dieser Furche, welche der häufigen Wirkung der beiden Triangulares entspricht (Abb. 376). Man kann deshalb zeichnerisch mit wenigen Strichen diesen Gesichtsausdruck charakterisieren (Abb. 399a). Es genügt sogar die Form der Mundspalte mit gesenkten Mundwinkeln, welche den Dreiecksmuskeln entspricht (Abb. 397a).

Der mediale Rand des Triangularis ist bei manchen Gesichtern in der Haut als Linie sichtbar, welche vom Mundwinkel aus den Kinnwulst bogenförmig umgreift, *Mundwinkellinie* (Abb. 391). Der Quadratus labii inferioris liegt medial von ihr unter der Haut. Da die Oberflächen des Quadratus und Triangularis durch einen strafferen Bindegewebsfilz mit der Haut vereinigt sind als die weiter lateral liegenden Fascien und Muskeln der Wange, so hängt oft die welke Haut älterer Leute seitlich von ihnen etwas über den Kieferrand herab. Die Furche zwischen dieser Hautwampe und der fest anliegenden Kinnhaut hat mit der Mundwinkellinie nichts zu tun; sie verläuft vom Mundwinkel ab schräg *auswärts*.

Innervation: Facialisäste aus dem Plexus buccalis treten in die Unterfläche des Muskels ein. *Blutzufuhr* wie beim Quadratus labii inferioris. *Varietäten:* Die mediale Partie des Muskels ist am konstantesten, die laterale zeigt zahlreiche Schwankungen (s. folgenden Muskel). Neben oder statt der Triangularisfasern, welche den Transversus menti bilden, kann auch eine Überkreuzung des Platysma an der gleichen Stelle stattfinden. Oder aber Platysmafasern haben sich abgelöst zu einem selbständigen Muskelchen, in dessen Oberfläche Platysmanerven eintreten, welche meist nur von der einen Körperseite kommen. Der Muskel imitiert den Transversus menti völlig (s. Ähnliches beim Risorius). Losgelöste Platysmafasern können progressiv dem Unterkieferrand entlang oberflächlich zum Platysma weiterwachsen: *M. mandibulomarginalis.*

Musculus risorius (SANTORINI) (Tabelle S. 693/13). Der Triangularis hat in seiner lateralen Partie sehr wechselnden Faserverlauf. Dreieckig ist der Muskel nur dann, wenn wirklich der laterale Rand geschlossen ist (Abb. 377a). Sehr häufig strahlen aber hier Fasern auf das Platysma aus, ja sie reichen bis auf die Wange und in seltenen Fällen selbst bis zum Jochbogen hinauf (b, d). Spalten sich *quere* Muskelfasern vom Triangularis ab, so nennt man diese Risorius (SANTORINI, c, e, f). Die Zugehörigkeit zum Triangularis bleibt daran zu erkennen, daß die Fasern beider in dem Muskelknoten seitlich vom Mundwinkel eng zusammenhängen (Abb. 366 u. 373). Man nennt diese Stelle den Ursprung des Risorius.

Denn am bekanntesten ist seine Wirkung vom Mundwinkel aus auf das laterale Ende, welches in der Haut der Wange inseriert und bei manchen Menschen ein Grübchen außen von der Nasolabialfurche erzeugt. Es heißt „Lachgrübchen", weil es besonders häufig das Lachen einleitet oder begleitet (Abb. 399 c). Sehr oft existiert es nur einseitig. Zieht sich der Muskel beim Lachen so zusammen, daß seine *beiden* Enden sich einander nähern, so hilft er den Mund verbreitern und erzeugt gleichzeitig das Lachgrübchen. Mit Fasern, welche

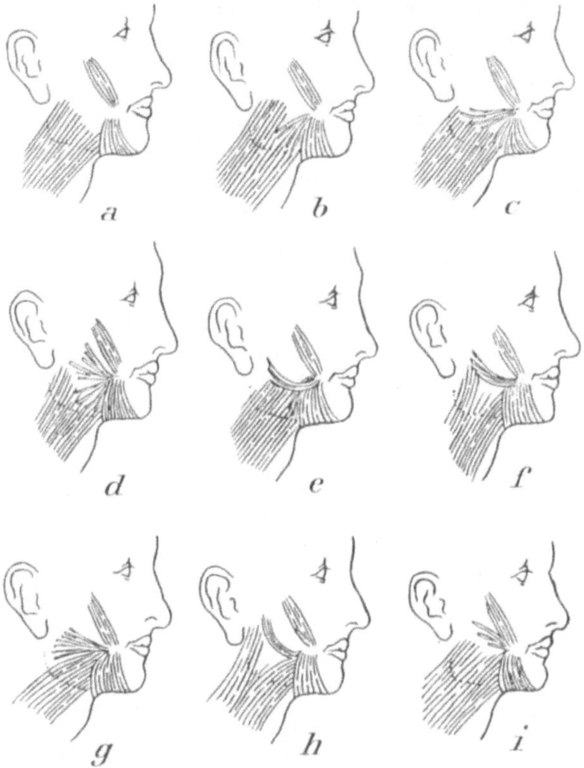

Abb. 377. Varietäten des M. risorius, triangularis und zygomaticus.
(Nach BLUNTSCHLI: Morph. Jahrb. 1909.)

an der Fascia parotideomasseterica befestigt sind, kann er aber auch von hier aus den Mundwinkel nach außen ziehen, ohne ein Lachgrübchen zu bilden. Es kommt lediglich darauf an, ob der Mundwinkel beweglich oder festgestellt ist. Der gewinnende Gesichtsausdruck, den das Lachgrübchen jugendlichen Gesichtern gibt, ist allgemein bekannt (amoris digitulo impressum).

Außer einem Risorius Santorini gibt es auch abgespaltene Faserzüge des Platysma, welche einen Quermuskel von identischer Lage und Funktion wie der erstere bilden können. Man nennt ihn *Risorius platysmatis* (Abb. 377g u. h). Gewöhnlich ist präparatorisch festzustellen, ob die Fasern am Mundwinkel im gleichen Niveau mit dem oberflächlichen Triangularis oder mit dem tiefen Platysma liegen. Danach bestimmt man die Zugehörigkeit zu dem einen oder anderen der beiden Muskeln. Es kommen auch in seltenen Fällen Abzweigungen des Zygomaticus vor, welche geradeso wie der Risorius liegen können, aber an dem Zusammenhang mit dem ersteren im Mundwinkelknoten erkennbar sind (i). Schwieriger und manchmal unmöglich wird die Unterscheidung, wenn die Muskelfasern nicht die Schicht innehalten, welcher sie ursprünglich angehören; so können z. B. Triangularisfasern von Fasern des Risorius überschichtet werden. Ob in solchem Fall Fasern des Triangularis oder Fasern anderer Herkunft ihre Schicht verlassen haben, ist ungewiß. Daß der Risorius bald aus diesem, bald aus jenem Material gebildet ist, erinnert an die Imitationen, die bei Wirbeln und Rippen vorkommen (S. 112).

Innervation des Risorius Santorini gleich der des Triangularis; beim Risorius platysmatis ist sie noch nicht genügend untersucht. *Blutzufuhr* wie bei den übrigen Wangenmuskeln. Der Muskel bedeckt die A. maxillaris externa und Vena facialis.

Musculus caninus (Tabelle S. 693/14). Er liegt unmittelbar auf dem Oberkiefer in einer Grube, welche nach ihm *Fossa canina* genannt ist. Sein Name Eckzahnmuskel entspricht seiner Lage zum Mundwinkel, welchem von innen der obere *Eckzahn, Dens caninus*, anliegt. Der Muskel entspringt unterhalb des Foramen infraorbitale in der Verlängerung der Ursprungslinie des Masseter am Jochbogen (Abb. 367). Diese Linie kann vom Caninus aus schräg abwärts bis zu den Alveolen der oberen Schneidezähne verfolgt werden; sie ist außer von ihm noch vom Ursprung des Nasalis besetzt. Sie überschneidet senkrecht die Ursprungslinie für den Quadratus labii superioris, welche längs dem Unterrande der Augenhöhle in die Höhe steigt. Die T-förmige Ordnung der Muskelfelder gibt ein einfaches Schema für die Knochenanheftungen der mimischen Muskeln in der mittleren Gesichtsgegend.

Der Caninus ist von Fett und von dem Quadratus labii superioris, auch vom Zygomaticus überlagert, kann aber gegen den Mundwinkel frei unter der Haut liegen (Abb. 92). Er tritt in den Muskelknoten neben dem Mundwinkel ein (Abb. 366), inseriert an der Haut und Schleimhaut, hängt aber außerdem durch sehnige Zwischenschaltungen mit dem Kreismuskel der Unterlippe und mit dem Triangularis zusammen (Abb. 391). Man muß sich vorstellen, daß Muskelwirkungen möglich sind, bei denen die beiden Canini und Triangulares (eventuell zusammen mit einem Transversus menti) eine durchlaufende Muskelschlinge darstellen, welche von Oberkiefer zu Oberkiefer um das Kinn herumzieht. Die Mundwinkel sind in diese Schlinge eingeschaltet und durch sie sehr beweglich; sie werden gehoben oder gesenkt, je nachdem sich mehr der Caninus- oder Triangularisteil der Schlinge zusammenzieht. Der Caninus zieht den Mundwinkel nicht nur nach oben, sondern auch ein wenig medialwärts, da er schräg von oben nach unten außen verläuft.

Innervation: Ein Nervenast des Facialis, welcher unter dem Zygomaticus herauskommt, senkt sich in die Oberfläche des Muskels ein. *Blutzufuhr:* A. infraorbitalis und A. buccinatoria aus A. maxillaris interna, Zweige der A. maxillaris externa. Der Stamm der A. maxillaris externa kreuzt nahe dem Mundwinkel über den Caninus hinweg. *Varietäten:* siehe Nasalis. Die Zusammenhänge mit dem Triangularis und Orbicularis oris sind ursprünglich. Der Ringmuskel des Mundes ist der älteste Bestandteil des tiefen Sphinctersystems. Von diesem strahlen die Fasern des Caninus und des Triangularis sukzessive aus. Zahlreiche Zwischenstufen bei den mimischen Muskeln der höheren Affen und Varietäten des Menschen belegen diesen Entwicklungsgang.

Musculus nasalis (Tabelle S. 693/15). Sein Ursprung schließt abwärts an denjenigen des Caninus an (Abb. 367), ja es kommen Varietäten vor, bei welchen beide Muskeln zusammenhängen oder besondere Muskelchen im Zwischenraum zwischen ihnen übrig geblieben sind (Abb. 366); diese Muskelchen können gelegentlich vom Knochen entspringen und an ihm inserieren, also funktionslose Überbleibsel sein, *Anomalus maxillae*. Der Nasalis ist einer der am tiefsten liegenden Muskeln, der aus dem Orbicularis oris hervorgegangen ist und auf die Nase ausstrahlte, nachdem seine Fasern in der Fossa canina Fuß gefaßt hatten. Er wirkt gerade in umgekehrter Richtung wie der Caninus, nämlich von unten nach oben, anstatt von oben nach unten. Die kürzere untere Partie des Muskels, *Pars alaris* (Pars perpendicularis), inseriert fleischig am Nasenflügel und am beweglichen Teil der Nasenscheidewand (Abb. 366). Die Nasenflügel werden durch die beiden Partes alares der Nasenscheidewand genähert, die Nasenlöcher also verengt und das bewegliche Nasenseptum in seinem hinteren Teil herabgezogen. Die längere obere Partie des Nasalis, *Pars transversa*, setzt sich in eine dünne Sehnenplatte fort, welche sich über dem Nasenrücken mit der Sehnenplatte des Partners verbindet und auf dem Nasenskelet wie die Galea aponeurotica auf dem Schädel aufliegt.

Wie weit das Muskelfleisch beiderseits an der Nase herauf- oder die Aponeurose beiderseits herabreicht, ist großem individuellen Wechsel unterworfen. Am Nasenrücken und der Nasenseitenwand liegt die Pars transversa immer frei unter der Haut, ist aber hier schwer zu finden, wenn sie aponeurotisch ist und einer Fascie ähnlich sieht. Weiter nach unten entdeckt man das kräftige Fleisch des Muskels leicht, wenn man den Quadratus labii superioris, welcher hier den Nasalis bedeckt, in die Höhe klappt.

Die beiden Partes transversae umfassen mit ihrer aponeurotischen Ausstrahlung die knorplige Nase wie mit einer Schleuder und können die ganze Weichnase kräftig abwärts ziehen. Die seitliche Furche zwischen dem Nasenflügel und der Oberlippe, die *Nasenflügelfurche* (Abb. 391), wird dabei in die Tiefe gezogen; der schmale Raum zwischen ihr und der Nasolabialfurche sinkt zu einer tiefen Nische ein. Besonders charakteristisch sind feine Fältchen der Haut, welche bei manchen Individuen senkrecht zur Faserrichtung der Pars transversa auftreten, wenn letztere kontrahiert wird (Abb. 378). Der Ausdruck, welchen der Nasalis gibt, wird sehr durch die Beteiligung anderer Muskeln bestimmt. Bei fröhlich-erstauntem Gesichtsausdruck kann der Nasalis die besondere Nuance der Lüsternheit hervorbringen.

Es gibt fast regelmäßig feine Muskelzüge, welche vom oberen Rand der knöchernen Nase (Apertura piriformis) entspringen und am Nasenflügel inserieren. Sie werden von den gleichen Nervenästchen wie der Nasalis versorgt und gehören genetisch zu ihm. Sie öffnen die Nasenlöcher beim Schnüffeln *(Dilatator)*. Man kann

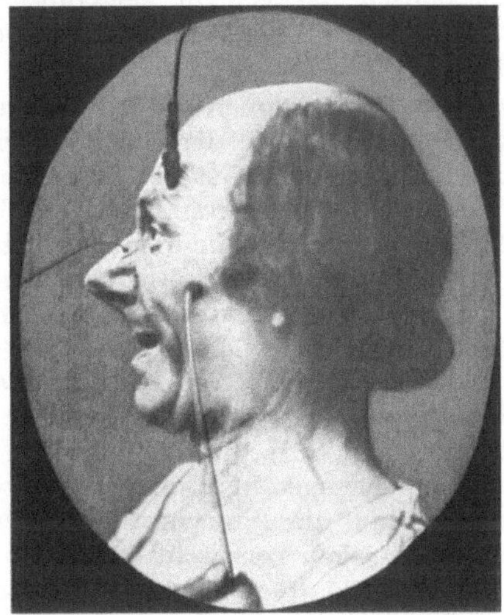

Abb. 378. Elektrische Reizung des M. frontalis, nasalis und zygomaticus (Photo von DUCHENNE, Atlas, Fig. 39; der Autor vergleicht das von ihm elektrisch hervorgebrachte Bild mit dem Ausdruck der Greise in der biblischen Szene der „Susanna im Bade").

die Kontraktion fühlen, wenn man den Nasenflügel zwischen zwei Fingerspitzen nimmt. Bei stärkerem Emporziehen des Nasenflügels greift immer das Caput angulare des Quadratus labii superioris ein (Tabelle S. 693/19). An der Spitze der Nase gibt es oft einen zarten *M. apicis nasi*, welcher den vorderen Teil des Nasenloches dilatiert. Über den M. depressor septi nasi s. Tabelle S. 693/16.

Innervation: Infraorbitale Äste des Facialis treten in die Oberfläche des M. nasalis ein. *Blutzufuhr:* A. angularis (speziell R. nasalis) und A. labialis superior aus A. maxillaris externa, A. ethmoidalis anterior aus A. ophthalmica. Ein *Schleimbeutel* liegt meist auf dem Nasenrücken zwischen der Aponeurose und dem Knorpel. Er erleichtert die Verschieblichkeit der schleuderartigen Binde. Da sie mit der Haut fest verwachsen ist, so macht diese alle Bewegungen der Binde mit.

Musculus buccinator und **Musculus orbicularis oris** (Tabelle S. 693/16). Letzterer ist der Ringmuskel, welcher als flach elliptisches Band in den Lippen liegt und diese zu einer beweglichen Vormauer vor den Zahnreihen macht. Von diesem Muskel sind die in Abb. 373 nicht kolorierten mimischen Muskeln als Ausstrahlungen entstanden. Der Buccinator gehört zu ihnen, hat aber eine besondere Beziehung zu der Matrix behalten, da er in der Wand der Backentasche liegt, welche den Vorraum der Mundhöhle nach hinten zu bis hinter den Weisheitszahn fortsetzt *(Cavum buccale)*. Die radiär vom Orbicularis ausstrahlenden Abkömmlinge sind in der Regel nicht fleischig mit den Ringfasern verbunden, sondern durch feine Schaltsehnen an sie angeschlossen. Manche schieben sich weit in den Ringmuskel hinein und enden intramuskulär an seinem Perimysium internum. Darin sind Reste des ursprünglichen Zusammenhanges enthalten. Außerdem gibt es zu beiden Seiten der Mundspalte unter dem Muskelknoten je einen sehnigen Streifen, welcher auf der Schleimhaut neben dem Mundwinkel liegt und senkrecht zur Mundspalte steht (Abb. 391, blau). Er ist zwischen viele Züge des Buccinators, welche an ihm inserieren, und Züge des Orbicularis, welche von ihm entspringen, wie eine Inscriptio tendinea eingeschaltet. So sind die meisten Fasern der beiden Muskeln sekundär voneinander gesondert. Auch der Orbicularis der Oberlippe und der Unterlippe entspringen gesondert von diesen Sehnenstreifen, sind also nur funktionell ein Kreismuskel geblieben, anatomisch dagegen in getrennte Muskelpfeiler jeder Ober- und Unterlippe zerlegt. Die Möglichkeit, jede der beiden Lippen selbständig zu bewegen, hängt damit zusammen.

Der *Buccinator* entspringt an einer hufeisenförmigen Linie, welche die hintere Umschlagsfalte der Backentasche umsäumt. Sie liegt tief versteckt hinter dem aufsteigenden Ast des Unterkiefers und ragt nur mit den freien Enden des Hufeisens am vorderen Rand des Unterkieferastes vor (Abb. 367). Der obere Teil der Ursprungslinie folgt dem Oberkiefer bis zur Alveole des Weisheitszahnes (Abb. 330) und setzt sich von dort auf das anschließende Gaumenbein fort (Processus pyramidalis). Sehnige Brücken führen die Ursprungslinie hinüber zum Hamulus des Flügelfortsatzes des Keilbeines und zum Unterkiefer. Man nennt sie *Raphe pterygomandibularis* (Abb. 366). Das gleiche Band benutzt die Pharynxmuskulatur zum Ursprung. Die Züge des Buccinator ziehen von der Raphe nach vorn, die Züge des Constrictor pharyngis superior nach hinten (R. „buccopharyngea"). Doch greifen oft die ersteren über die Raphe oberflächlich hinweg auf die Pharynxwand über, so daß die Grenze an der Außenfläche beider Muskeln verwischt ist. Nach der Schleimhaut zu liegt die Raphe immer klar zutage. Der Unterkiefer trägt für den Muskelursprung eine besondere Crista an der Basis des Processus coronoideus: *Crista buccinatoria* (Abb. 368). Von ihr erstreckt sich die Ursprungslinie nach vorn auf die Alveolen der Backzähne. Die zahlreichen Muskelfasern, welche von der ausgedehnten hufeisenförmigen Ursprungslinie ausgehen, überkreuzen sich größtenteils spitzwinklig am Mundwinkel; die oberen gelangen in die Richtung der Unterlippe, die unteren in die Richtung der Oberlippe (Abb. 366 u. 391). Nur obere oder untere Randfasern können ungekreuzt bei der korrespondierenden Lippe bleiben. Die meisten Fasern treten nicht unmittelbar in die Lippen ein, sondern inserieren an dem Sehnenstreifen neben dem Mundwinkel, welcher oben beschrieben wurde. Die Faserplatte des Muskels ist ziemlich dünn und vielfach schlitzförmig durch Drüsenträubchen unterbrochen, welche von der Schleimhaut zwischen die Muskelfasern eingelagert oder zwischen ihnen nach außen durchgeschlüpft sind. Auch der Ausführungsgang der Ohrspeicheldrüse durchbohrt den Muskel gegenüber dem 2. oberen Molarzahn (Abb. 366). Äußerlich ist von der relativ großen Muskelfläche nichts zu sehen. Außer den oberflächlichen mimischen Muskeln bedeckt ihn der konstante Fettpfropf der Wange (Abb. 362 u. 370). Er ist der einzige mimische Muskel, welcher eine Fascie besitzt: *Fascia buccopharyngea.*

Sie liegt nur auf dem verdeckten Ursprungsteil des Muskels, zwischen ihm und dem Wangenfettpfropf (Abb. 362). Sie ist mit der Raphe verschmolzen oder setzt sich kontinuierlich in die Fascie der Pharynxmuskulatur fort. Nach vorn löst sie sich allmählich in lockeres Bindegewebe auf.

Der BICHATsche Fettpfropf (S. 711) gibt den Bewegungen des Buccinator Spielraum. Wenn Luft in den geschlossenen Mundraum aus der Lunge eingetrieben wird, z. B. beim Spielen eines Blasinstrumentes (Elastizität der Lunge, evtl. Bauchwandmuskeln), springen beide Wangen halbkuglig vor („Posaunenengel") und die Buccinatores in ihnen sind gedehnt. Sie vermögen deshalb von dieser für sie günstigen Ausgangsstellung aus kraftvoll die Lippen zu spannen und die Luft durch die eben geöffneten Lippen auszublasen („Trompetermuskel") oder durch einen Explosionsstoß den Lippenverschluß zu sprengen. Bei Lähmung oder Kraftverminderung eines der beiden Buccinatores (Facialislähmung oder Facialisparese) ist sehr deutlich, daß der Luftstrom schief aus dem Mund heraustritt, und zwar nach der gelähmten Seite hin. Der Patient vermag nicht eine Kerze, die gerade vor seinen Mund gehalten wird, auszublasen. In der Normallage der Mundwand kann der Buccinator die Schleimhaut der Backen, welcher er mit seiner Innenfläche unmittelbar anliegt, so dirigieren, daß sie sich den Zahnreihen anschmiegt. Beim Kauen werden die Bissen durch ihn davor bewahrt, in die Backentasche abzurutschen. Wange und Zunge sorgen, jede auf ihrer Seite, dafür, daß das Mahlgeschäft zwischen den Zahnreihen weiterläuft. Der Tonus des Buccinator ist aber auch nötig, daß nicht Falten der Wangenschleimhaut zwischen die Zähne geraten.

Bei Lähmungen tritt das nicht selten ein, nicht nur wenn die Bewegungsnerven, sondern auch wenn die Empfindungsnerven der Schleimhaut gelähmt sind (N. trigeminus). Ohne deren Signale kontrahiert sich die Muskulatur nicht regelrecht oder überhaupt nicht (N. facialis). — Die Buccinatores haben die Fähigkeit, die Form der Mundspalte zu beeinflussen. Ziehen sie sich bei geschlossenem Munde zusammen, so werden die Mundwinkel nach außen und die Mundspalte in die Breite gezogen. Bei geöffnetem Mund nähern sich dabei Ober- und Unterlippe einander, das Rundoval der Mundöffnung wird in die Breite gezogen und schließlich in einen engen Querschlitz verwandelt. Für die Ausdrucksbewegung kommt es darauf an, ob durch andere Muskeln eine weitere Ablenkung des nach außen verschobenen Mundwinkels dazukommt (z. B. aufwärts beim Lachen, Abb. 399c).

Eine noch innigere Beziehung zu den Lippen als beim Buccinator finden wir bei dem Ausgangsmuskel fast der gesamten Lippenmuskulatur, dem *Orbicularis oris*. Er ist nur scheinbar ein in sich geschlossener Ringmuskel. Die äußerst feinen Muskelbündelchen verlaufen größtenteils von der senkrechten Sehnenplatte neben dem Mundwinkel bis etwas über die Mittellinie der Ober- und Unterlippe hinaus (Abb. 391). Sie verfilzen sich hier mit Bündeln des Partners, welche ebenfalls über die Mittellinie hinausgreifen. Zu diesen Bündelchen, welche zu vier verschiedenen Quadranten gehören, gesellen sich aber zahlreiche Muskelfasern der umgebenden Muskeln, welche aus dem Orbicularis entstanden sind. Sie schließen sich entweder zwischen die autochthonen Kreismuskelfasern ein und enden am Perimysium internum oder sie sind direkt durch Schaltsehnen mit ihnen verbunden. Der Orbicularis ist eine breite Platte, die unten bis an die Kinnlippenfurche reicht, oben das Nasenseptum berührt; ja die obersten Fasern sind durch den Ansatz des häutigen Septum am Oberkiefer wie „durchgefädelt". Nach den Seiten zu ist die Muskelplatte etwas schmaler (Abb. 366). Es gibt einen besonderen *Saumteil* des Orbicularis, welcher auf das Lippenrot zu gegen den übrigen Muskel umgekrempelt ist. Auf dem Schnitt ist er hakenförmig gebogen (Abb. 379). Da die Haut des Lippenrots besonders dünn ist und der Muskel ihr sehr nahe liegt, so legt sie sich in feine radiäre Fältchen, die senkrecht zum Verlauf der Muskelfasern stehen (Abb. 391). Durch Lippenschorfe verdorbene Haut besitzt sie nicht.

Die obersten Randfasern des Orbicularis der Oberlippe zweigen, anstatt sich in der Mittellinie mit dem Partner zu verfilzen, zum Septum der Nase ab und inserieren vorn an der Haut der beweglichen Nasenscheidewand; sie können auch die Nasenspitze, und zwar das Crus mediale der Cartilago alaris maior erreichen. Man nennt sie *M. depressor septi nasi* (Abb. 366), besser „Insertio nasalis" des Orbicularis oris. Sie können zwar bei kontrahiertem übrigem Orbicularis die Nasen*spitze* abwärts bewegen (der M. nasalis bewegt die *ganze* Weichnase abwärts), ziehen aber hauptsächlich die lateralen Teile der Oberlippe gegen die Mitte zu; sie sind die am wenigsten selbständigen Fasern des Orbicularis, sind manchmal nur künstlich gegen ihn zu isolieren und zeigen uns gleichsam in statu nascendi, wie die übrigen, jetzt partiell oder ganz vom Orbicularis losgelösten Muskeln einst aus ihm entstanden sind.

Die äußere Fläche des Orbicularis außer dem Saumteil ist durch eine dicke, filzige Bindegewebslage mit der Haut verbunden. Die Unterfläche dagegen ist nur locker mit der Mundhöhlenschleimhaut im Zusammenhang und deshalb besonders leicht zu präparieren.

Mikroskopisch feine Muskelbündelchen, die senkrecht und schräg zur Haut ziehen, zum Teil auch zwischen Bündel des Orbicularis eindringen, werden als *M. rectus* zusammengefaßt (Abb. 379, schwarz).

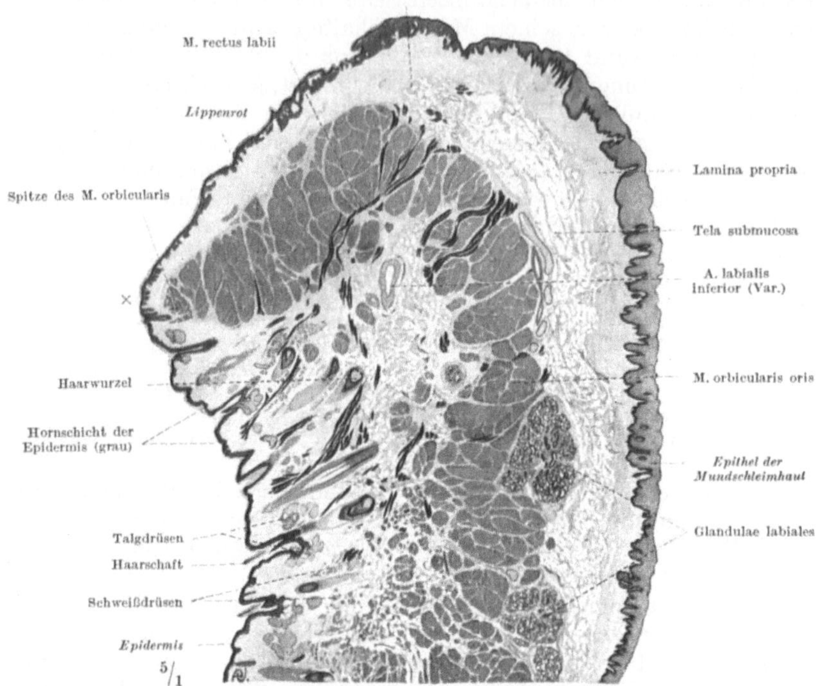

Abb. 379. Querschnitt der Unterlippe eines Mannes. Unter dem Lippenrot von × bis × × der Saumteil des M. orbicularis. Alle quer getroffenen Muskeln dunkelgrau, alle längs getroffenen schwarz gezeichnet. Die Arteria labii inferioris liegt ausnahmsweise außen vom M. orbicularis oris.

Der Orbicularis im ganzen bestimmt durch seinen Tonus und durch die Festigkeit seines Bindegewebsfilzes zusammen mit den unter ihm liegenden Knochen und Zähnen die Form des ruhenden Mundes und die Eigenform der Lippe die im Greisenalter verloren geht (Abb. 387). Das hängt mit dem Verlust der Zähne und der Rückbildung des Alveolarteiles des Kiefers zusammen, aber auch ganz wesentlich mit der welken schlaffen Haut und Muskulatur. Auch bei Lähmung des motorischen Gesichtsnerven (Facialis) hängt die Unterlippe herab. Der Speichel fließt ab. An der Oberlippe ist das nicht so merkbar, weil sie an sich in der Richtung der Schwere steht. Die Wirkung benachbarter Muskeln kann die Eigenmuskeln der Lippe ersetzen. Die Lippen sind dann passiv über die Unterlage gespannt und ganz anders gestaltet, als wenn sie eigenen Stand haben. Bei Affen, auch bei Menschenaffen, ist ganz allgemein die Lippenform eine passive. Für den individuellen Ausdruck des Gesichtes ist die Haltung der Lippen, wie jeder weiß, außerordentlich charakteristisch (vorgewulstete, breite, zurückgenommene schmale Lippen usw.). Bei *Bewegungen* des Gesamtmuskels wird der Mund geschlossen. Er ist der Antagonist der zahlreichen von außen angreifenden Muskeln, vor allem der vier Quadrati (zwei rechts und zwei links), welche den Mund zu öffnen vermögen. Für die feineren Bewegungen des Mundes ist von Bedeutung, ob die zentralen oder die peripheren Partien des Orbicularis getrennt in Tätigkeit treten. Die Ober- oder Unterlippe kann auch allein funktionieren. Zieht sich der zentrale Teil allein zusammen, so wird die Lippe gegen die Zähne gepreßt und das Lippenrot nach innen gekehrt, verschmälert. Kontrahiert sich der periphere Teil ohne den zentralen, so wird die Lippe nach außen umgestülpt, das Lippenrot verbreitert sich. Die Hauptwirkung entfaltet der Orbicularis bei den Bewegungen des Mundes während des Essens und Trinkens.

Dabei kommt es wesentlich darauf an, wieviel Haut durch die Nachbarmuskeln herbeigeschafft wird, damit die Lippe Stoff genug hat, um nach vorwärts zu kommen, wie ein Anzug Raum geben muß für die Bewegung der Glieder, welche er bedeckt. Beim Mentalis wurde gezeigt, daß er die Kinnhaut in die Höhe schiebt (S. 724). Die Unterlippe kann sich dann um den Querriegel der peripheren Orbicularisfasern umschlagen, wie ein Vorhang um die Stange, über welche er herübergelegt ist (Abb. 374). Der Quadratus labii inferioris verstärkt dabei die Umkrempelung des Lippenrotes. — Sind die peripheren Partien des Orbicularis in allen vier Quadranten tätig, so wird der Mund rüsselförmig vorgestreckt und die Lippen werden in tiefe radiäre Falten gelegt. — Für die Mimik sind diese Bewegungen von fundamentaler genetischer Bedeutung, wie später dargelegt werden soll. Für sich allein ist der Muskel dagegen wenig charakteristisch für bestimmte Ausdrucksbewegungen. Im Zusammenhang mit anderen finden wir ihn bei aggressiven Gefühlen beteiligt (verbissene Wut, Mutwillen, Argwohn).

Innervation: Der Buccinator wird von Ästen des N. facialis des Mittel- und Untergesichtes versorgt, welche auf der Oberfläche des Muskels ein Geflecht bilden (Plexus buccinatorius). Der N. buccinatorius (N. buccalis) des Trigeminus hat mit der Innervation des Muskels nichts zu tun; seine Äste durchbohren ihn und versorgen die Schleimhaut der Wange. Die Facialisfasern für den Orbicularis der Ober- und Unterlippe dringen am Rand und von der Unterfläche des Muskels aus in ihn ein. *Blutzufuhr:* Der Buccinator erhält Blut aus einem Anastomosennetz zwischen Arterien der verschiedensten Herkunft: A. transversa faciei aus A. temporalis superficialis, kleine Äste der A. maxillaris externa, A. buccinatoria, A. alveolaris superior posterior, A. mentalis und infraorbitalis aus der A. maxillaris interna. In den Orbicularis gehen die Aa. labiales superiores et inferiores. Sie liegen nicht weit vom Lippenrot innen der Schleimhaut an. Man fühlt dort den Puls, wenn man die Lippe zwischen die Fingerkuppen nimmt. Nach außen zu liegt die Dicke des Muskels auf den Gefäßen. Von außen gelangen außerdem noch Ästchen in die Lippen: in die Unterlippe aus der A. mentalis (A. maxillaris interna) und A. submentalis (A. maxillaris externa); in die Oberlippe aus der A. infraorbitalis (A. maxillaris interna) und A. angularis (A. maxillaris externa).

Musculi incisivi labii superioris et inferioris (Tabelle S. 693/17). In jeder Lippe hängen zwei Muskelchen mit dem Orbicularis eng zusammen, sind aber durch ihre Anheftungen am Knochen, den Schneidezahnalveolen, die ihnen auch den Namen Schneidezahnmuskelchen eingetragen haben, selbständiger als etwa der Depressor septi, der lediglich an beweglichen Teilen befestigt ist. Die quere Richtung vom festen Knochenursprung (Abb. 367) nach dem beweglichen Mundwinkel zu (Abb. 391) ermöglicht den Incisivi nicht nur dem Buccinator entgegenzuwirken (darin sind sie nur ein Teil des Orbicularis), sondern auch die Mundspalte gegen den Knochen richtig zu stellen. Das kann der Orbicularis wegen seiner ausschließlichen Befestigungen an Haut und Schleimhaut nur indirekt, nämlich durch Ausgleich der Spannungen in seinen vier Quadranten. Wie unvollkommen das oft geschieht, lehren die zahlreichen Menschen mit schiefstehendem Mund. Symmetrisch steht die Mundspalte eigentlich nie. Doch korrigieren die Incisivi und auch die anderen in die Lippen einstrahlenden Muskeln, welche Knochenursprünge haben, die Stellung am besten.

Die Incisivi liegen tiefer als der Orbicularis, der Schleimhaut des Vorraumes der Mundhöhle zunächst, und zwar dort, wo sich diese umschlägt (Fornix). Die Incisivi der Unterlippe entspringen mehr lateral als diejenigen der Oberlippe, erstere sogar bis an die Alveole des Eckzahnes verschoben, letztere wirklich von den Alveolen der Schneidezähne (Abb. 367). In der Unterlippe schließen die Fasern dicht an die äußersten Fasern des Mentalis an, obgleich keine genetische Beziehung zu diesem Muskel besteht; in der Oberlippe sind sie dicht an die Fasern des Nasalis angelehnt, denen sie auch genetisch nahestehen. Die Insertion eines jeden Incisivus der Ober- und Unterlippe ist an dem senkrechten Sehnenstreifen der Schleimhaut neben dem Mundwinkel befestigt (Abb. 391) und hier oft durch Schaltsehnen mit dem Buccinator verbunden. Die Größe der Muskelchen ist sehr wechselnd, besonders beim oberen Incisivus.

Bei Bewegungen der Lippen vermögen die Incisivi durch ihre quere Richtung besonders den Mund zu spitzen, wie beim Saugen, Pfeifen, Küssen usw.

Innervation und Blutzufuhr wie beim Orbicularis der betreffenden Lippe.

Musculus zygomaticus (Tabelle S. 693/18). Der Muskel hat seinen Namen nach dem Jochbein, an welchem er, dicht vor der Sutura zygomaticotemporalis, in einer seichten Grube entspringt (Abb. 367). Er zieht schräg durch die Wange am oberflächlichsten von allen mimischen Muskeln zum gemeinsamen Muskelknoten aller Mundwinkelmuskeln (Abb. 366, 373) und beteiligt sich als einer der wichtigsten Regulatoren für die Stellung und Bewegung der Lippen am Muskelspiel um die Mundspalte. Trotz dieser innigen funktionellen Beziehungen zu dem Orbicularis oris und dessen Abkömmlingen ist er doch erst sekundär an den Mundwinkel gelangt, und zwar vom Auge aus, zu dessen Kreismuskel er ursprünglich gehört. Sehr häufig ist noch der mediale Rand des Muskels in primitivem Zusammenhang mit letzterem. Geradeso wie vom Kreismuskel des Mundes Muskelbündel abschwenken und bis zur Augenhöhle hinaufsteigen (z. B. der früher beschriebene Caninus), so ist umgekehrt vom Kreismuskel des Auges aus Material zum Mund aberriert. Außer dem Zygomaticus gehört dazu ein Teil des Quadratus labii superioris (Tabelle S. 693/19). Zahlreiche Varietäten sind die Folge dieser Materialverschiebungen, deren Stromrichtung einander gerade entgegengesetzt ist.

Bei niederen Affen ist der Zusammenhang des Zygomaticus mit dem Orbicularis oculi und die Unabhängigkeit vom Caninus (und dem Sphincter oris überhaupt) sehr ausgeprägt. Beim Menschen können progressive Varianten hinzutreten, welche das ursprüngliche Bild verwischen. Typisch ist die Spaltung der Insertion des Muskels in eine oberflächliche und tiefe Schicht, zwischen welche sich der Caninus auf dem Wege zum Mundwinkel einschiebt (Abb. 391). Durch diese Spalte ist wie ein Eruptivgestein der Triangularis, ein Abkömmling des Caninus, an die Oberfläche und dort zur Ausbreitung gelangt.

Gelegentlich ziehen beim Menschen Muskelzüge in dem Zwischenraum zwischen Platysma und lateralem Rand des Zygomaticus quer in der Richtung vom Ohr über die Wange. Es sind das unter Umständen Reste eines breiten Muskelzuges (Auriculolabialis superior, Strom Nr. 2, S. 722), welcher bei Affen das Platysma kontinuierlich vor dem Ohr fortsetzt und welcher, indem er zur Augenhöhle gelangte, den unteren Teil des Orbicularis oculi entstehen ließ. Aus ihm ist also auch der Zygomaticus hervorgegangen. Neben diesen atavistischen Resten gibt es höchstwahrscheinlich auch progressive Varietäten, welche ähnlich aussehen: Randfasern des Zygomaticus lehnen sich an den Triangularis an oder ersetzen den Risorius (S. 727). Ob ontogenetisch der Zygomaticus beim Menschen zusammen mit dem Caninus entsteht, wie angegeben wird, ist nachzuprüfen. Der Zygomaticus des Erwachsenen ist sehr verschieden stark, er kann selbst fehlen.

Der Zygomaticus bedeckt die oberste innerste Kante des Masseter, den Wangenfettpfropf und den Ausführgang der Ohrspeicheldrüse. Er strahlt in die Haut des Mundwinkels, mit tiefen Fasern an die Schleimhaut dieser Gegend und mit durchlaufenden Fasern in die Oberlippe aus (häufig auch in die Unterlippe). Da die Haut der Wange, der er unmittelbar anliegt, sehr fettreich zu sein pflegt, beeinflußt er indirekt durch diese das Relief des Gesichtes. Denn die Wangenhaut staut sich zu einem dicken Wulst außen von der Nasenlippenfurche, sobald sich der Muskel kontrahiert (Abb. 380, rechte Gesichtshälfte). Der Sulcus nasolabialis selbst wird vertieft, ändert aber auch in sehr charakteristischer Weise seine Form: man vergleiche die Linienführung mit der dazu lebhaft kontrastierenden Gestalt bei Triangulariswirkung (Abb. 399a u. c). Der obere Abschnitt der Furche ist nicht wie bei letzterer gestreckt, sondern nach außen konkav ausgebogen. Er biegt S-förmig in den unteren Abschnitt um, der zwar wie beim Triangularis nach außen konvex ist, aber höher steht als dort. Es gibt Menschen, bei welchen der Zygomaticus die Haut zu einer doppelseitig begrenzten, nach außen vorspringenden schmalen Falte aufwirft. Diese ist gegen die tieferliegende übrige Gesichtshaut vorn von der Nasenlippenfurche und hinten von der vorderen Wangenfurche wie mit Steilabbrüchen eines Bergkammes abgesetzt. Die letztgenannte Furche kann sich nach unten in die Unterkinnfurche fortsetzen (Abb. 391). Konzentrische Furchen außen von der Nasenlippenfurche fehlen selten; auch staut sich die Haut am unteren Lid zu radiären Fältchen („Krähenfüße") und unter dem vorquellenden Lid vertieft sich die untere Lidfurche (Abb. 380 u. 399c). Durch den Schatten, welcher dadurch entsteht, scheint die Augenspalte schräg gestellt zu sein (Abb. 397c); doch ist dies meistens eine optische Täuschung.

Aus den Abbildungen zur Linienführung des Hautreliefs, welche dem Zygomaticus zuzuschreiben ist, wird der Leser ersehen haben, daß unser Muskel den Ausdruck der Freude hervorruft. Er ist der eigentliche *„Lachmuskel"*. Der Risorius ist oft beteiligt (Lachgrübchen), hat aber nur nebensächliche Bedeutung; er fehlt oft, ohne daß die betreffenden Individuen darum einen weniger deutlichen Ausdruck der Freude und des Lachens hätten. Wie charak-

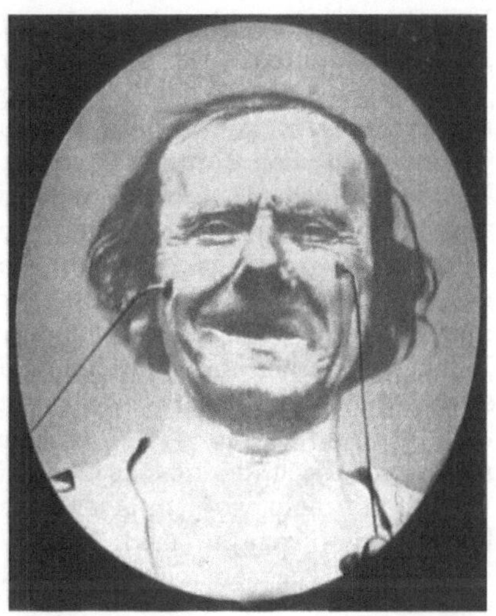

Abb. 380. Elektrische Reizung des M. zygomaticus (rechte Gesichtsseite) und des M. quadratus labii superioris (Caput zygomaticum, linke Gesichtsseite). Photo von DUCHENNE (Atlas).

teristisch der Zygomaticus dagegen für diese Ausdrucksbewegungen ist, zeigt besonders die elektrische Methode, durch welche bei ganz geringer Verschiebung des Reizpunktes nach dem Quadratus labii superioris zu der entgegengesetzte Ausdruck hervorgerufen werden kann (Abb. 380; man halte abwechselnd eine Gesichtshälfte zu: Lachen und Weinen). Unter den vielen Muskeln, welche auf den Mundwinkel wirken (Abb. 366, 391), gibt der Zygomaticus allein dieser Stelle die entschiedene Richtung nach auswärts und *aufwärts*. Dabei wird der obere Eckzahn von der Lippe etwas entblößt. Andere Lippenheber treffen nicht so ausschließlich den Winkel der Mundspalte wie der Zygomaticus. So nimmt er in der Wirkung auf Lippen, Nasenlippenfalte und äußeren Augenwinkel eine geradezu einzigartige Stellung ein und ist eines der unverkennbarsten Individuen im mimischen Muskelspiel. Freilich sind für das Lachen die Bewegungen um die Augen- und Nasenöffnungen wichtiger als die Lippenbewegungen, und für die verschiedenen Abarten der Freude und des Lachens müssen Nachbarmuskeln des Zygomaticus mit eingreifen; er selbst fehlt nie dabei. Unter der häufigen Wirkung des Lachmuskels, oft auch durch vererbte Anlage wird die für ihn charakteristische Linienführung im Gesicht stationär. Eine vergnügte, frohe Gemütslage verrät sich allein durch die Form der Wange und die Stellung des Mundwinkels. Auch läßt sich in der Zeichnung mit wenigen, für den Zygomaticus charakteristischen Linien der Ausdruck der Freude treffen (Abb. 397 u. 399). Daß sich durchschnittlich

„Krähenfüße" als Anzeichen des Alters einstellen, ist ein erfreulicher Beweis für die überwiegend heitere Gemütslage unserer Rasse. Allerdings ist auch die untere Hälfte des Orbicularis oculi für diese radiären Fältchen mit verantwortlich.

Innervation: Rr. zygomatici (Facialis) treten in die Unterfläche des Muskels in einer queren Linie etwas oberhalb seiner Mitte ein. Der Muskel überbrückt die Rr. buccales des N. facialis in der Wangengegend. *Blutzufuhr:* aus dem breiten buccalen Anastomosennetz (S. 733).

Musculus quadratus labii superioris (Tabelle S. 693/19). Der Muskel hat drei verschiedene Ursprungsköpfe, *Caput zygomaticum, Caput angulare* und *Caput infraorbitale,* welche auf die Insertion an der Oberlippe hin bald zu einer geschlossenen Platte vereinigt, bald der ganzen Länge nach getrennt sein können. Das Caput infraorbitale, welches unter den beiden anderen liegt, ist fast immer ganz selbständig. Der Herkunft nach sind es alle drei Köpfe. Wir sehen im Quadratus superior ein höchst eigenartiges Konglomerat von Muskeln zweier entgegengesetzt gerichteter Muskelströme (Abb. 373, grau und rot). Wie der Caninus ist das Caput infraorbitale ein Abkömmling des Kreismuskels des Mundes, welcher *aufwärts* nach der Augenhöhle zu aberriert ist und wegen seiner Knochenbefestigung am unteren Rand derselben seinen Namen trägt. Wie der Zygomaticus, sind die beiden übrigen Köpfe aus dem Kreismuskel des Auges *abwärts* abgeschwenkt: das Caput zygomaticum ist analog dem Zygomaticus selbst entstanden, liegt aber mehr medial. Oft ist dieser Kopf noch in primitiver Weise muskulös mit dem Orbicularis oculi verbunden (Abb. 373), oft aber mit einigen Fasern, seltener mit allen am Knochen befestigt (am unteren Jochbeinrand, Abb. 367); das Caput angulare ist dagegen eine Ablösung vom medialen Abschnitt des Orbicularis, hängt ebenfalls noch am inneren Augenwinkel mit dem Kreismuskel zusammen oder hat am Stirnfortsatz des Oberkiefers Posto gefaßt (Abb. 367).

Das Caput angulare schließt sich manchmal oben eng an den obersten Rand des Nasalis an und kann mit ihm eine einheitliche Muskelplatte bilden. Genetisch haben aber beide Muskeln nichts miteinander zu tun. Nach unten zu überlagert das insertive Ende des Caput angulare ausnahmslos den Nasalis. Bei der Präparation muß man sich hüten den Nasalis zu verletzen, welcher hier schräg und je näher dem Mund um so mehr quer unter dem Caput angulare heraustritt (Abb. 373). Die Randbündel des Caput angulare sind oft von Bündeln des Nasalis durchkreuzt. Der Ursprung am Knochen reicht meist weit am unteren Orbitalrand nach außen (Abb. 367), ganz versteckt unter dem Orbicularis oculi.

Das Caput zygomaticum ist am wechselndsten ausgebildet. Ein Muskelbündel, welches bis zum Mundwinkel herabreicht, ist oft nur einseitig vorhanden, kann aber auch beiderseits vorkommen, im ganzen nur in 22% der Fälle. Der alte Name ist Zygomaticus minor. Er schließt sich dem äußeren Rand des Caput infraorbitale an oder überlagert schräg das letztere und grenzt so gegen die Insertion hin an das Caput angulare (Abb. 373).

Das Caput infraorbitale entspringt unmittelbar über dem Foramen infraorbitale (Abb. 367). Man kann dieses versteckte Loch und die aus ihm austretenden Gefäße und Nerven ohne jede Muskelverletzung frei legen, wenn man den Quadratus labii superioris, dessen Insertion sowieso beim Ablösen der Haut abgetrennt ist, nach oben umklappt. Das Caput infraorbitale ist eine quadratische kräftige Muskelplatte, welche mit kurzer Sehne breit unter dem Augenhöhlenrand entspringt (Abb. 366). Sie ist der konstanteste Kopf des Quadratus labii superioris.

Da die Ursprünge der drei Köpfe in einer Reihe liegen, ist die Ursprungslinie des Quadratus sehr lang. Sie steht senkrecht zur gemeinsamen Ursprungslinie des Masseter, Caninus, Nasalis und Incisivus superior (Abb. 367). Der Muskel im ganzen ist eine entsprechend breite Platte, welche nur am oberen Rand vom Orbicularis oculi überdeckt ist, im übrigen frei unter der fettreichen Haut der Wange abwärts zieht und breit die Fossa canina des Schädels überspannt, so daß diese Grube im Relief des Gesichts nur bei stärkster Abmagerung mit Muskelschwund bemerkbar ist. Gewöhnlich ist im Gegenteil die Wangenhaut über der Grube ein wenig nach außen vorgewölbt. Diese Stelle ist durch besonderes Inkarnat der Haut ausgezeichnet, welches selten den Jochbogen nach oben und die Nasenlippenfurche nach innen überschreitet, aber nach außen zu verschieden weit über den Zygomaticus nach hinten reicht („rote Bäckchen“). Der Breite des Quadratus entspricht die ausgedehnte Insertion. Sie reicht vom Mundwinkel bis zum Nasenflügel und erreicht zwischen diesen beiden Flanken im günstigsten Fall überall die Oberlippe. Das filzige Gewebe zwischen Orbicularis oris und Haut der Oberlippe besteht größtenteils aus sehnigen Fortsätzen des Quadratus, besonders in dem Dreieck zwischen Nasenlippenfurche und Nasenflügel (Abb. 391). Je weniger weit die Muskelfasern im individuellen Fall gegen die Oberlippe herabreichen, um so mehr inserieren sie an der Haut der Wange. Das Fleisch des Caput zygomaticum kann besonders häufig im Bereich der Wange zu Ende sein, weit vom Mundwinkel entfernt. Auch beim Caput angulare kommt Ähnliches vor. Das Caput infraorbitale dringt in Staffeln bis in die Haut der Oberlippe vor.

Die Muskelfasern, welche in der Wange aufhören, können durch feine Sehnen weiter abwärts fortgeleitet sein und doch auf die Oberlippe wirken. Ob sie unmittelbar die Nasenlippenfurche bewegen, indem sie an dieser inserieren, ist nicht sicher. Wenn es so wäre, könnte durch Zug an dieser Furche indirekt die Oberlippe emporgehoben werden. — Das Caput angulare schmiegt sich der Form der Nase an, unterschreitet die seitliche Nasenflügelfurche und inseriert an der Haut des Nasenflügels (Abb. 391). Die Fasern, welche in die Oberlippe eintreten, strahlen zum Teil bis gegen die Mitte der Lippe aus (deshalb der alte Muskelname: *M. levator labii alaeque nasi*).

Zieht sich der Quadratus superior zusammen (Abb. 380, linke Gesichtshälfte), oder hat der Tonus des Muskels dauernd eine ähnliche Wirkung, so wird die Wangenhaut so gehoben, daß die Nasenlippenfurche ziemlich straff schräg von oben nach unten zieht. Das Bild ist ganz verschieden von der beim Zygomaticus und Triangularis besprochenen Linienführung (Abb. 399). In den drei Typen besteht eine nach außen gerichtete, aber jeweils anders lokalisierte Konvexität der Furche. Beim Triangularis (a) sitzt die Ausbuchtung am tiefsten (neben und unter dem Mundwinkel). Beim Zygomaticus (c) steht sie etwas höher, geht aber S-förmig geschweift nach oben in eine nach außen gerichtete Konkavität über. Beim Quadratus (b) liegt die Konvexität ganz im Bereich der Wange. Gerade der *oberste* Teil der Linie ist also am verschiedensten: beim Triangularis *gerade*, wie mit dem Lineal gezogen, beim Zygomaticus stark nach *innen* vorgewölbt, beim Quadratus superior etwas nach *außen* vorgewölbt, fast gerade, aber nie ganz gerade.

Man vergleiche dazu die Photographien Abb. 375 u. 380 (rechts und links). Die Linienführung ist beim Quadratus um so ausgebauchter, je mehr von den medialen Fasern des Muskels beteiligt sind (Caput angulare).

Die Art und Weise, wie die Form der Nasenlippenfurche beeinflußt wird, ist folgende: Der Quadratus superior schiebt die Haut der Oberlippe nach aufwärts. Diese Hautpartie drängt gegen die Haut der fettreichen Backe und hebt sie in die Höhe. So entsteht die charakteristische Form der Furche durch Stauchung oder Schub (Schubfurche, durch direkten Muskelzug auch als „Angriffsfurche“). Beim Zygomaticus drängt umgekehrt die fettreiche Haut der Backe gegen die entspannte obere Partie der Nasenlippenfurche und wölbt sie nach innen vor.

Wie sehr der Quadratus imstande ist, die *ganze* Oberlippe zu heben (und dadurch gerade den oberen Teil der Nasenlippenfurche wegzuschieben), ist besonders beim Heulen kleiner Kinder deutlich (Abb. 398). Der Mund sieht viereckig aus, weil die beiden oberen Quadrati die Oberlippe empor-, die beiden unteren Quadrati die Unterlippe niederziehen. Auf die Mundwinkel wirken dabei von den dort befestigten Muskeln nur solche, welche die Bewegung nach oben und unten nicht hindern, so daß jederseits statt des spitzen Winkels der Mundspalte eine fast senkrechte Gerade als seitliche Begrenzung entstehen kann. Die Tränen können in der gestreckten Nasenlippenfurche wie in einer Traufe herunterströmen. Daß der Quadratus die Lippe und nicht den Mundwinkel hebt, sieht man besonders daran, daß er die Schneidezähne entblößt und nicht wie der Zygomaticus den Eckzahn. Der Nasenflügel wird durch das Caput angulare gehoben und die Haut seitlich der Nasenwurzel dabei manchmal in schiefe, vom Augenwinkel ausstrahlende Falten gelegt.

Die *Ausdrucksbewegungen des Weinens,* auch der Verachtung, Unzufriedenheit, Unlust werden durch den Quadratus superior hervorgerufen, aber selten durch ihn allein; jedenfalls sind sie weniger eindeutig durch ihn bedingt als der Ausdruck des Lachens durch den Zygomaticus. Hält man in Abb. 380 abwechselnd die eine und andere Gesichtshälfte zu, so ist die gegensätzliche Ausdrucksform beider Muskeln überraschend. Dagegen sind Kombinationen des Quadratus mit dem Triangularis und Orbicularis oculi bei den mimischen Bewegungen und besonders bei den stationären Formen unlustiger oder traurig gestimmter Menschen ausdrucksfähiger als die reine Quadratuswirkung (außer der charakteristischen Nasenlippenfurche und Mundstellung: Herabziehen des Mundwinkels und Schließen der Augenspalte, Abb. 399b).

Die Form des Mundes ist sehr häufig für die Physiognomie der Lust- und Unlustgefühle weniger wichtig als die Stellung der Augenlider und besonders die Form der Nase. Das Öffnen der Nasenlöcher ist sogar das hervorstechendste Merkmal des Ausdrucks der Freude, umgekehrt das Schließen am kennzeichnendsten für die Trauer. Es ist bekannt, daß man in einfachen Strichzeichnungen des Gesichts den Ausdruck des Lachens und des Weinens nur durch Veränderung des Winkels der Nasenspitze, der Mund- und Augenspalten hervorrufen kann („Jean, qui pleurt, et Jean, qui rit", Abb. 397a u. c). Das Caput angulare bedingt nun aber gerade diejenige Stellung des Nasenflügels, welche für das Lachen charakteristisch ist. So wird bei Gesamtwirkung des Quadratus superior nie der Ausdruck des Weinens rein zum Vorschein kommen. Es muß vielmehr, wie in Abb. 380, der Teil des Caput angulare ausgeschaltet bleiben, welcher den Nasenflügel hebt. Letzterer allein (Levator alae nasi) wird beim Lachen durch dilatierende Fasern des Nasalis unterstützt (S. 729). Es ist nichts Besonderes, daß Teile von Muskeln gegensätzliche Wirkungen haben. In der rein körperlichen Sphäre ist das vielfach so, z. B. beim Trapezius, dessen Teile das Schulterblatt heben und senken (vgl. S. 58 und 66).

Innervation: Rr. zygomatici (Facialis) treten aus dem M. zygomaticus oder unter ihm hinweg in die Unterfläche des Quadratus superior. *Blutzufuhr:* A. infraorbitalis (aus A. maxillaris interna), A. labii superioris und A. angularis (aus A. maxillaris externa). Die Vena facialis anterior liegt auf dem Ursprung des Caput infraorbitale. Das Caput angulare überbrückt oft mit einer sehnigen Ursprungsarkade die Vasa angularia.

3. Die mimischen Muskeln der Lidspalte.
(Tabelle S. 693/20—23.)

Musculus orbicularis oculi. Der Ringmuskel des Auges ist präparatorisch viel leichter und sinnfälliger darzustellen als der des Mundes, weil seine Fasern nicht staffelförmig an die Haut gehen, sondern nach Abziehen der Haut und des locker befestigten Bindegewebes als saubere glatte Muskelplatte ähnlich dem Platysma unverletzt freigelegt werden können (Abb. 373). Man vermißt nur häufig eine scharfe Abgrenzung des äußeren Randes der monokelförmigen Platte, weil Fasern von ihr aberrieren. Dies sind zum Teil primitive Züge, welche noch die ursprüngliche Beziehung zum Ohr einhalten oder andeuten; von dort aus ist der Muskel eingewandert, und zwar in je einem Streifen oberhalb und unterhalb der Lidspalte. Vom ersteren fehlen selten Reste *(M. auriculofrontalis),* welche auf der Fascia temporalis liegen und mit dem Orbicularis zusammenhängen oder mehr oder minder selbständig gegen ihn geworden sind. Seltener sind so ausgedehnte Reste des unteren Zuges. Dagegen ist ein Relikt von ihm an der Ohrmuschel erhalten, *M. helicis*; außerdem strahlen die unteren Randfasern des Orbicularis noch häufig in der Richtung auf das Ohr mit freien Enden aus.

Bei sorgfältiger Präparation ist immer zu erkennen, daß auch bei Erwachsenen die beiden primären Streifen des Orbicularis außen und innen vom Auge nur verflochten, aber nicht eigentlich verschmolzen sind. Andere Züge des Muskels sind sekundär abgeschwenkt. Diese sind weiter unten näher besprochen (s. Depressor supercilii).

Man unterscheidet eine *Pars palpebralis* auf den eigentlichen Augenlidern (Tarsus superior et inferior, Abb. 391) und eine *Pars orbitalis s. ectoorbitalis,* welche ringsum über die knöchernen Ränder der Augenhöhle hinausragt (Abb. 373).

Die erstere wird von dem beweglichen Lid mitgenommen, die letztere nicht. Es schiebt sich das Lid, besonders das obere, hinter die Pars orbitalis (Abb. 391, linkes Auge). Die Pars orbitalis überdeckt also beim geöffneten Auge den größten Teil der Pars palpebralis. An der Stelle, wo die letztere zum Vorschein kommt, wird äußerlich in der Haut eine Falte erzeugt, welche konzentrisch zum Lidrand verläuft, aber beim oberen Lid weiter vom Lidrand entfernt liegt als beim unteren: *obere und untere Tarsalfalte*. Beim oberen Lid hängt die Haut meistens vom oberen knöchernen Augenhöhlenrand sackartig herab, weil sie nur locker an die darunter liegende Pars palpebralis angeheftet ist, und überschneidet, besonders bei älteren Leuten, als überhängende *Deckfalte* den äußeren Teil der oberen Tarsalfalte (z. B. auf jedem Bismarckporträt). Es besteht eine tiefe Nische an dieser Stelle. Doch wird bei geschlossenen Lidern das ganze Relief eingeebnet, weil jetzt die Partes palpebrales in das gleiche Niveau mit den Partes orbitales rücken (Abb. 373).

Bei mongolischen Völkern hängt die Deckfalte über den ganzen inneren Augenwinkel herab und geht in die Nasenhaut über, *Plica marginalis*. Von anderen wird sie als eine Falte für sich betrachtet, welche unabhängig von der Deckfalte entstanden ist. Immer aber ist sie mit dieser beim fertigen Auge eins. Schiebt man sie in die Höhe, so sieht man erst den wirklichen, dem europäischen Auge entsprechenden inneren Augenwinkel. Gewöhnlich aber ist er verdeckt und die Wimpern kommen aus der Tiefe von dem dort verborgenen Lidrand hervor. Das „Mongolenauge" bekommt dadurch einen eigentümlichen Ausdruck (Japaner). Bei europäischen Kindern ist eine Plica marginalis in geringer Ausbildung nicht selten: *Epicanthus*. Sie ist bei Säuglingen in 33% der Fälle, bei Knaben von 12 Jahren und mehr nur noch in 3,3% der Fälle nachgewiesen.

Die *Pars orbitalis* entspringt am inneren Augenwinkel von der Crista lacrimalis des Oberkiefers (Abb. 367) und von dem medialwärts anschließenden Lig. palpebrale mediale. Der untere Rand dieser Portion geht schräg abwärts über den Ursprung des Caput infraorbitale des oberen Quadratmuskels hinweg (Abb. 373); er ist bei mageren Menschen, namentlich nach Anstrengungen, als *Wangenlidfurche* sichtbar (Abb. 391). Hier stößt die vom Orbicularis geformte Fläche, welche der Ebene des Orbitaeinganges entspricht, mit der schrägen Hautbrücke zwischen Wange und Nase zusammen. Sinkt der Inhalt der Augenhöhle durch verminderten Turgor des wasserreichen Füllgewebes ein, so vertieft sich die Wangenlidfurche oft erheblich und wirft dunkle Schatten, ein bekanntes Merkmal der Erschöpfung. Der Tonus des Muskels hält dem Zug von innen stand; neben dem Muskelrand wird die Haut nach einwärts gesogen, und der Rand plastisch herausmodelliert.

Am äußeren Augenwinkel reichen die Muskelfasern weit über die Raphe palpebralis lateralis heraus und bedecken an der Stirn den M. frontalis (Tabelle S. 694/23) und M. corrugator supercilii (Tabelle S. 694/22), werden aber selbst vom M. depressor supercilii, einer Abspaltung des Orbicularis, überlagert (Abb. 373). Die Knochenbefestigung am inneren Augenwinkel reicht von der Pars nasalis des Stirnbeins bis auf den Processus frontalis des Oberkiefers. Mit diesem Teil des Muskels sind Fasern des Frontalis sehnig verbunden, so daß indirekt auch der Frontalis am Stirnbeinfortsatz befestigt ist (Abb. 367). Man kann den ganzen Orbitalis als eine kontinuierliche Platte ablösen und nach der anderen Gesichtsseite umklappen, ohne die Skeletbefestigungen zu zertrennen, da diese, wie wir sahen, ausschließlich am inneren Augenwinkel liegen. Man kann deshalb den Muskel mit dem runden Brillenglas eines Kneifers vergleichen, welches nur innen seinen Halt hat. Wie dieses frei vor dem Auge steht, so liegt der Orbitalis verschieblich vor der Augenhöhle, dem Kontur des Knochens eng angeschmiegt. Zieht sich der Kreismuskel zusammen, so wird die Haut auf die Lidspalte hin zusammengezogen, und zwar um so mehr, je weiter sie vom inneren Augenwinkel entfernt liegt. Daher entstehen am äußeren Augenwinkel besonders zahlreiche Falten, welche senkrecht zur Faserrichtung des Orbicularis, also radiär zum Augenwinkel verlaufen (Abb. 381; sie werden außen vom unteren Lid auch durch den Zygomaticus erzeugt: „Krähenfüße", S. 736).

Aus dem kreisförmigen Verlauf brechen oberflächliche Fasern oberhalb des oberen Lides aus, welche zum Augenbrauenkopf ziehen, *M. depressor supercilii* (Abb. 373). Sie haben zwar einen besonderen Ursprung zu oberst am Frontale (Abb. 367), man kann sie aber noch zum Orbicularis rechnen, da sie allmählich in die kreisförmigen Züge übergehen und meistens nur künstlich gegen sie isoliert werden können. Die Wirkung auf den Kopf der Augenbraue ist unabhängig vom Orbicularis im ganzen. Der Depressor zieht den Brauenkopf abwärts. Auf die übrige Braue kann die Pars orbitalis einen ähnlichen Einfluß nicht ausüben, weil die Muskelfasern schräg zu ihr stehen.

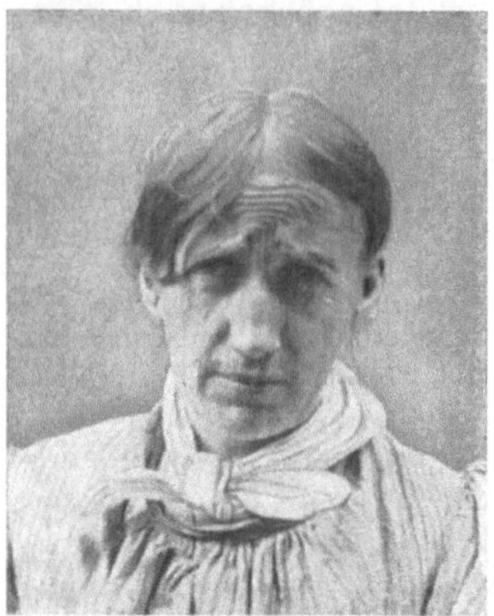

Abb. 381. Hautfalten bei Kontraktion des M. orbicularis oculi, corrugator und frontalis, Blendung durch intensives Sonnenlicht (Photo von Dr. STRAUB).

Die Form der Augenbraue im ruhenden Gesicht ist abhängig vom Tonus des Depressor supercilii und des Frontalis. Meist sorgt ersterer dafür, daß der Brauenkopf tiefer steht; die übrige Braue ist durch die Gegenwirkung des Frontalis leicht gehoben (Abb. 391). Gleichmäßig geschwungene Brauenbögen sind selten. In der Kunst werden sie meist bevorzugt: „ein Halbmond fein gemacht wie mit der Feder" (Shakespeare). Die Kosmetik sucht hier mit künstlichen Mitteln die Natur mit Vorliebe zu korrigieren. Durch das Gegenspiel des Orbicularis (speziell des Depressor supercilii) und des Frontalis werden die Augenbrauen bald über den Orbitalrand gegen die Nasenwurzel konvergierend hinab-, bald über den knöchernen Bogen auf die Stirnfläche hinaufgeschoben. Der Gesichtsausdruck wird dadurch sehr stark beeinflußt, aber nicht durch diese Muskeln allein, sondern in Gesellschaft mit anderen (Procerus, Corrugator, s. diese). — Auch die Stellung der Haare der Augenbraue (Abb. 391) ist bis ins einzelne durch die Muskelinsertionen des Depressor supercilii reguliert. Die Haare des Brauenkopfes wachsen wie aus der Augenhöhle heraus nach *oben*, ganz in der Richtung der nach oben divergierenden Fasern des Depressor. Sie schmiegen sich mit ihren Enden dem weiteren Verlauf der Augenbraue an. Die auswärts vom Brauenkopf wachsenden Haare bestehen aus 2 Gruppen, einer unteren, deren Enden nach *oben* und außen gerichtet sind, und einer oberen, deren Enden nach *unten* und außen schauen. Die Enden neigen sich einander zu und formen einen Grat an der Grenze des Orbicularis und Frontalis; die Form der Grenze ist an der Haarrichtung außen auf der Haut kenntlich. Noch weiter auswärts, wo nur der Orbicularis unter der Augenbraue liegt, sind die Haare spärlicher und nur nach einer Richtung gewendet (Enden schräg nach außen oben). Es kann der Depressor medianwärts über den Procerus nasi herübergreifen und mit seinem Partner zu einem *M. transversus glabellae* vereinigt sein. Auch die Brauen vereinigen sich in seltenen Fällen zu einer Haarbrücke quer über der Nasenwurzel („Räzel"). — Die Orbitalisplatte ist so dünn, daß die Form des Jochbeines durch sie hindurch das Relief der Haut beherrscht. Bei den meisten Gesichtern hat ein Dreieck außen vom Auge entsprechend dem Processus frontalis des Backenknochens helleren Glanz als die übrige Haut (Abb. 391, nicht bezeichnet). Viele Maler haben diese Stelle gut beobachtet und hervorgehoben, weil sie sich höchst belebend zwischen Schläfe und Wange schiebt.

Die *Pars palpebralis*, der Lidteil des Muskels, deckt als dünne Lage feinster Muskelfasern die Bindegewebsplatte je des oberen und unteren Lides, *Tarsus*, und reicht auf dem Conjunctivalsack bis zu dessen Umschlagsstelle (Fornix). Die äußere Haut der Lider ist seidenpapierdünn, so daß beim Präparieren große Vorsicht nötig ist, um nicht gleich mit ihr den Muskel zu entfernen. Die Muskelfasern entspringen am Knochen neben und an der Vorderwand des Tränensackes und am Lig. palpebrale mediale, welches die Tarsalplatten am Knochen befestigt (Abb. 366 u. 367). Sie vereinigen sich am äußeren Augenwinkel in einer sehnigen *Raphe palpebralis lateralis*, welche in der Fortsetzung der Lidspalte liegt. Der

Lidschlag wird durch die Kontraktion der Muskeln so bewerkstelligt, daß das obere Lid gesenkt und das untere Lid gehoben wird, wenn sich die Muskelbogen abflachen, welche über die Tarsalplatten hinweggespannt und mit ihnen bindegewebig verlötet sind (Abb. 373). Beim oberen Lid ist die Bewegung nach unten der Wirkung der Schwere gleichgerichtet und kann deshalb durch letztere allein ausgeführt werden (Zufallen der Augen beim Einnicken). Das Öffnen des oberen Lides besorgt ein ganz anderer Muskel, *M. levator palpebrae superioris*, der innerhalb der Augenhöhle liegt und seiner Herkunft nach zu den Muskeln des Augapfels gehört (Bd. III). Beim unteren Lid ist der Orbicularis der einzige Faktor für den Lidschluß. Das geht besonders deutlich aus den Symptomen der Facialislähmung hervor. Solche Kranke können das Auge auf der gelähmten Seite nicht schließen (Lagophthalmus, Hasenauge).

Die *Pars lacrimalis*, HORNERscher Muskel, ist ein Abschnitt der Pars palpebralis, welcher hinter dem Tränensack an dessen Wand und am Tränenbein entspringt (Abb. 366 u. 367). Es ist ein kleiner rechteckiger, nicht in Bündel zerlegter Muskel, der sich hinter den Tränenröhrchen in die beiden Lidränder fortsetzt. Man nennt diese Fortsetzung, welche sich um die Ausführgänge der MEIBOMschen Drüsen und die Haarbälge der Wimpern legen: *M. ciliaris* (RIOLANI). Man findet den HORNERschen Muskel am leichtesten, wenn man den ganzen Orbicularis medianwärts umklappt und den Muskel von der Innenfläche aus freilegt. Näheres über ihn und über die Stütz- und Bandapparate der Lider s. Sehorgan.

Beim Lidschlag benutzen wir den Palpebralis allein und verteilen damit die Tränenflüssigkeit über die Oberfläche des Augapfels, um vor allem das Austrocknen der Hornhaut zu verhüten. Bei festem aktivem Lidschluß dagegen wird durch die Pars orbitalis ein doppelter Verschluß vor das Auge gelegt, da sich die Haut von oben und unten über die Lider schiebt, je mehr, je stärker wir die Augen zukneifen. Die Haut wird von der Stirn abwärts gezogen und die Stirn selbst geglättet. Der Doppelverschluß ist ein Schutz gegen äußere Einwirkungen, wie Gewalt, grelles Sonnenlicht usw. Wie der Augenarzt einen Druckverband auf das entzündete Auge legt, um den Überdruck der Blutkongestion des Sehorgans zu mäßigen, so kneifen wir bei seelischen Gemütserregungen und körperlichen Anstrengungen, welche das Blut zum Kopf treiben (bei heftigem Lachen, Weinen, Schreien, Schneuzen, auch bei hartem Stuhlgang) den Orbicularis zusammen und legen dadurch eine natürliche Kompresse auf das feinste und empfindlichste Sinnesorgan, das wir besitzen. Versagt dieser Schutzmechanismus, wie oft bei Keuchhustenkindern, bei denen die Hustenexplosionen so heftig und krampfartig erfolgen, daß der Verschluß ungenügend ist, so nimmt in der Tat das Auge Schaden durch Blutaustritt unter die Bindehaut, durch ödematöse Schwellungen der Augenlider, sogar durch Exophthalmus (Vorquellen des Augapfels nach vorn aus der Augenhöhle infolge Zerreißung tief gelegener Blutgefäße). Die Beteiligung des Orbicularis an der Mimik ist sehr weitgehend, aber nicht spezifisch für bestimmte Arten des Ausdruckes.

Innervation: Rr. temporales und Rr. zygomatici (des Facialis) treten vom äußeren Rand an die Unterfläche des Muskels. Die Lidschlag- und Lidschlußnerven sind zwar anatomisch nicht unterscheidbar, aber sicher funktionell gesondert; denn beide können unabhängig voneinander gelähmt sein. *Blutzufuhr:* A. maxillaris externa, A. temporalis (R. frontalis und A. transversa faciei), A. supraorbitalis (aus A. ophthalmica), A. infraorbitalis (aus A. maxillaris interna).

Musculus procerus (Tabelle S. 694/21). Der Muskel hat einen festen Ursprungspunkt auf dem Nasenrücken, sei es, daß er am Nasenbein selbst entspringt, sei es, daß er mit der Aponeurose der Pars transversa des Nasalis über dem Rücken der knorpligen Nase verschmolzen ist. Oft ist beides der Fall. Er läuft in vertikaler Richtung gegen die Stirn in die Höhe (Abb. 366 u. 373), ist bei manchen Menschen so breit, daß die Haut der Nasenwurzel breiter ausladet als der Knochen, und breitet sich manchmal ein wenig fächerförmig auf der

Glabella aus, um an der Haut der unteren Stirnhälfte zu inserieren. Wegen dieses Ansatzes wird er besser „Depressor glabellae" genannt. Er ist oft rechts und links sehr verschieden groß und mit dem Partner nicht selten zu einer Platte vereinigt; er fehlt fast niemals. Das Feld, welches beide Partner einnehmen, entspricht etwa der glatten Stelle der Haut über und oberhalb der Nasenwurzel, welches beim Stirnrunzeln nicht mittut. Da der Procerus, auch wenn er nicht kontrahiert ist, die Haut der Glabella mit dem Nasenrücken wie ein Zügel verbindet, so werden die Stirnfurchen in der Mitte der Stirn durch ihn passiv zurückgehalten, d. h. abwärts eingebogen, und zwar um so mehr, je stärker sie seitlich emporsteigen (Abb. 397 d). Wirkt der Muskel aktiv, so erzeugt er eine oder mehrere scharfe Querfalten auf der Nasenwurzel (Abb. 382). Sie sind meistens mit dem Zusammenziehen der Augenbrauen vergesellschaftet (s. den folgenden Muskel). Der Gesichtsausdruck erhält durch die Kombination etwas Drohendaggressives.

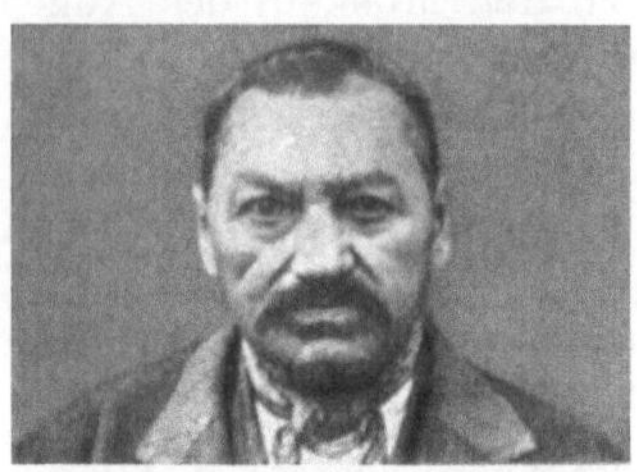

Abb. 382. Querfalten der Nasenwurzel. Paralytiker, Stadium des Größenwahns (Photo von Dr. STRAUB).

Der Procerus stammt aus der Pars angularis des Quadratus labii superioris und steht fast regelmäßig mit den Fasern, welche zum Nasenflügel gehen (Levator alae nasi), in primitiver Verbindung. Sehnige Zusammenhänge mit dem Frontalis scheinen immer zu bestehen. Doch ist der Muskel nicht etwa die Fortsetzung des Stirnmuskels nach der Nase. Beide haben genetisch nichts miteinander zu tun und wirken auch entgegengesetzt: der Frontalis rafft die Haut der Stirn nach oben, der Procerus nach unten. Letzterer bedeckt den Ursprungsteil des Corrugator supercilii (Abb. 366). Der Procerus selbst wird vom Depressor supercilii teilweise bedeckt oder er durchflicht ihn (Abb. 373).

Innervation: Ästchen des Facialis, welche unter dem Orbicularis herauskommen. *Blutzufuhr:* A. angularis aus A. maxillaris externa, A. ethmoidalis anterior aus A. ophthalmica.

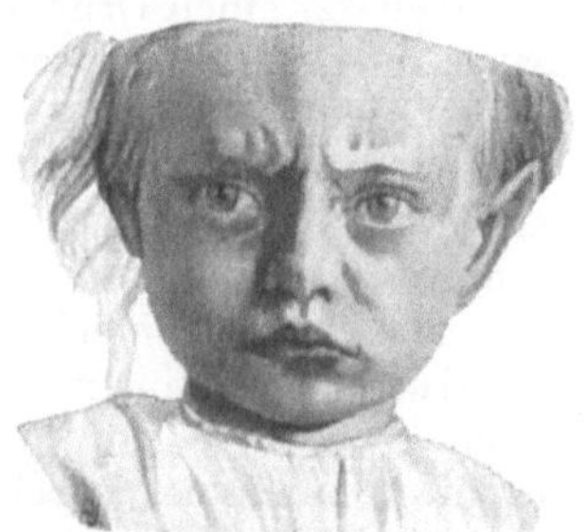

Abb. 383. Wirkung des M. corrugator supercilii beim Kind. (Nach KRUKENBERG: Der Gesichtsausdruck des Menschen.)

Musculus corrugator supercilii (Tabelle S. 694/22). Der Augenbrauenrunzler ist ein kräftiger, kurzer, zum Procerus fast senkrecht stehender Muskel in der Tiefe der Brauengegend. Er liegt zum Teil vor der Öffnung der Augenhöhle, zum Teil auf dem Knochen und zutiefst im Orbicularis, von dem er abstammt. Vom Ursprung am Stirnbein (Abb. 367) zieht er schräg zur Haut der Augenbrauenmitte (Abb. 366) und bedeckt auf diesem Wege eine glatte Stelle des Knochens, auf welcher er hin- und herschleift, wenn er die Braue bewegt *(Facies corrugatoria)*. Bei kräftiger Ausbildung entspringt er von diesem Felde, ja der Ursprung kann über die Incisura supraorbitalis lateralwärts hinausreichen. Andererseits kann er mit dem Partner in der Medianlinie sehnig verschmolzen sein. Er durchbricht auf seinem Wege zur Augenbraue den Frontalis. Er fehlt selten.

Beide Augenbrauenrunzler wirken immer gemeinsam und nähern aktiv die Brauen mit den Brauenköpfen einander, wie man die beiden Flügel einer Gardine zusammenzieht, aber dabei an jeder beliebigen Stelle haltmachen kann. Die Haut staut sich über dem Auge, quillt vor- und abwärts, besonders bei der zarten, verschieblichen Haut der Kinder (Abb. 383). Die Augenbraue selbst läßt sich nicht runzeln, nur wird die Braue oft in der Mitte ein wenig vertieft, weil dort die Insertion angreift. Senkrechte Falten über der Nasenwurzel sind für die krampfhafte Tätigkeit der Corrugatoren sehr charakteristisch. Sie treten oft zusammen mit kurzen horizontalen Falten auf der Mitte der Stirn auf, welche durch den M. frontalis bedingt sind, und können mit diesen ein T oder ∩ bilden (Hufeisenfalten). Manche Menschen vermögen sie willkürlich hervorzubringen. Sie entstehen automatisch beim Sehen in die grelle Sonne (Abb. 381). Der Corrugator schützt dabei das Auge gegen Lichteinfall durch Vorwölbung der Braue wie durch eine Verlängerung des knöchernen Augendaches nach außen und unten. Der Frontalis hebt dagegen das Schutzdach so weit in die Höhe, daß der Blick eben noch freibleibt. Er zieht denjenigen Teil der Stirnhaut zu Horizontalfalten in die Höhe, welcher zwischen den Corrugatores liegt, da diese die Haut an dieser Stelle schlaff machen, so daß sie leichter als die übrige Stirnhaut reagiert (s. auch Frontalis).

Diese Kombination ist erst im Anschluß an die aufrechte Körperhaltung entstanden; niedere Menschenrassen vermögen die Brauen zu heben und zu senken, sollen aber unvermögend sein, sie zusammenzuziehen. Beim Europäer tritt die Kombination des Corrugator und Frontalis mimisch besonders im Ausdruck der Aufmerksamkeit und der tief innerlichen, im Geistigen verankerten und gedämpften Trauer hervor (Christuskopf). Senkrechte Falten allein symbolisieren tiefes Nachdenken (Denkerstirn, Abb. 397e). — Die Kombination: Corrugator + Procerus ist schon bei letzterem erwähnt (Abb. 382). — Der Dreimuskelkomplex: Orbicularis, Corrugator und Procerus ist der Schützer des Auges, da die Haut um so mehr über die Lidspalte zusammengebauscht wird, je mehr die drei Muskeln zusammenwirken.

Innervation: Ästchen des vorderen Ramus temporalis des Facialis, welche oberhalb der Lidspalte unter den Orbicularis treten, erreichen ihn. *Blutzufuhr:* A. angularis (aus A. maxillaris externa und ophthalmica), R. frontalis (aus A. temporalis), A. supraorbitalis (aus A. ophthalmica).

Musculus frontalis (Tabelle S. 694/23). Der Stirnmuskel reicht als dünne Fleischplatte auf jeder Seite der Stirn vom Brauenkopf bis zum Anfang der Linea temporalis superior. Er besteht aus senkrecht aufsteigenden Fasern (Abb. 373). Skeletanheftungen gibt es meistens nicht, aber gewöhnlich sind einige von den Muskelfasern, welche im allgemeinen an der Haut der Braue entspringen, so dicht mit Fasern des Orbicularis, Corrugator und Depressor durchflochten oder mit ihnen durch Schaltsehnen verbunden, daß sie indirekt am inneren Augenwinkel Posto fassen (Abb. 367). Auch sehnige Verbindungen mit dem Procerus sind nichts Seltenes. Unter den oberflächlichen Zügen gibt es kürzere tiefe Fasern, welche staffelförmig von aponeurotischen Bindegewebszügen auf der Unterfläche des Frontalis entspringen. Das nach dem Scheitel zu gewendete Ende des Muskels inseriert an der *Galea aponeurotica*, einer platten Sehnenhaube, welche dem Schädeldach eng anliegt, aber gegen das Periost des Knochens durch lockeres Bindegewebe scharf abgesetzt und regelmäßig passiv, in Ausnahmefällen auch aktiv verschieblich ist. Die „Kopfschwarte" besteht aus Haut samt Galea; beide hängen fest zusammen, sind aber gegen den Schädel leicht ablösbar (Skalp der Indianer). Bei der Sektion wird die Kopfschwarte zurückgeklappt, um den Schädel öffnen zu können.

Affen, welche die Kopfhaut sehr ausgiebig aktiv bewegen und damit ganz vornehmlich den ausdrucksvollen Wechsel ihrer Gesichtszüge bestreiten, bewegen die Haare auf der Galea durch den Frontalis nach *vorn* und durch den Occipitalis nach hinten. Letzterer setzt vom Hinterkopf aus geradeso an der Galea an wie vorn der Frontalis. Man faßt deshalb beide auch als *M. epicranius* zusammen und bezeichnet die Galea als Zwischensehne dieses doppelköpfigen Muskels. Es gibt Menschen, welche die Haare mit dem Frontalis ein wenig nach vorn und mit dem Occipitalis wieder nach hinten ziehen. Zieht der eine nach seiner Richtung, so gibt der andere nach und umgekehrt. So haben beide in ihrer Vereinigung zum Epicranius eine harmonische Ehe geschlossen. Doch ist das Muskelspiel nur ein schwacher Abglanz der bei Menschenaffen so charakteristischen großen Ausschläge. Denn der Occipitalis ist beim Menschen meistens

infolge der enormen Vergrößerung des Schädeldaches nicht kräftig genug, um
die Stirnhaut mittels der Galea über die Konvexität des Schädels hinweg anzu-
heben. Daher ist der Frontalis funktionell an seine Stelle getreten. Die Galea
dient als Punctum fixum. Sie ist meistens so weit fest über den Schädel gespannt,
daß sie dem Spiel des Frontalis Widerpart halten kann. Was etwa an Festigkeit
fehlt, wird durch den Zug des Occipitalis ergänzt. Der Frontalis hebt von der
Galea aus die Brauen in die Höhe, bewegt sie also nach *hinten* — gerade umgekehrt wie bei Affen — und legt die Stirnhaut in horizontale Falten (Abb. 397 d).
Entlang den Augenbrauenbögen beschreiben die Falten infolge des Zuges des
Frontalis nach oben und infolge des Haltes durch den Procerus nach unten
konzentrische Bögen, die besonders deutlich sind, wenn — wie oft bei einseitiger
Innervation — nur die Hälfte der Stirn allein oder vorwiegend gefurcht ist
(Abb. 397 f.).

An der Unterfläche des Frontalis findet sich eine dünne, glatte sehnige Haut, die das
leichte Gleiten des Muskels gegen das Periost ermöglicht (sog. *„Stirngalea"*).

Diejenigen Individuen, welche die Kopfschwarte nach vorn zu ziehen vermögen, scheinen
dies nicht wie die Affen mit dem Frontalis, sondern mehr mit dem Orbicularis, Depressor
supercilii und Procerus jederseits zu bewerkstelligen. Es gibt daher keine Stirnfalten in
diesem Falle.

Der Frontalis ist so der eigentliche und meistens einzige *„Stirnrunzler"* des
Menschen geworden und dadurch der Antagonist des Dreimuskelkomplexes:
Orbicularis, Corrugator, Procerus. Während letzterer die Augenbrauen abwärts
bewegt, so daß sie das Auge überschatten oder verdecken, erweitert der Frontalis
für sich allein das Augendach, so daß der Augapfel Licht bekommt und stärker
glänzt. Der Ausdruck der Aufmerksamkeit (Aufblicken, Aufhorchen, Fragen,
Erstaunen) ist ganz wesentlich durch ihn und das von ihm bedingte Linienspiel
der Stirn veranlaßt, das einseitig oft besonders eindringlich wirkt (Abb. 397 f).
Er gibt dem freudestrahlenden Gesicht die offenen glänzenden Augen. Bei
jüngeren Mädchen und Frauen können die Hautfalten ganz fehlen, die gehobenen
Augenbrauen sind dann das einzige Ausdrucksmittel der Stirnmuskeln. Der
Levator palpebrae, welcher beim Einschlafen, besonders im Rausch, oft schon
früh versagt, kann teilweise durch den Frontalis ersetzt werden. Bekannt ist
das verzweifelte Emporziehen der Augenbrauen, mit welchem Angetrunkene
versuchen, die „schweren" Augenlider nachzuziehen, um die Augen offenzu-
halten. Alte Leute haben manchmal Dauerverkürzungen des lateralen Teiles
der Stirnmuskeln und dadurch einen auffallend fragenden Gesichtsausdruck,
ohne daß ihre Geistestätigkeit dem wirklich entspricht. Über das Zusammenspiel des Stirn- und Augenbrauenrunzlers siehe letzteren.

Die Stirnfalten sind je nach der Dicke der Haut individuell sehr verschieden, wenig
zahlreich und grob oder sehr zahlreich und fein, durchlaufend oder untergeteilt und miteinander verschränkt. Sie tragen viel zum individuellen Habitus eines Gesichtes bei, besonders wenn sie zu stationären Linien oder Furchen geworden sind.

Der Frontalis ist ein Abkömmling von Muskelzügen, welche ursprünglich horizontal
vom Ohr zur Stirn ziehen, aber durch Vergrößerung des Schädeldaches so umgerichtet
werden, daß sie steil zu stehen kommen. Reste der horizontalen Fasern sind nicht selten
erhalten (Abb. 384). Aus der vorderen Partie der aufgerichteten Fasern wird der Frontalis,
aus der hinteren der Auricularis superior (Tabelle S. 694/25). Man kann die beiden Muskeln
„Epicranius auriculofrontalis" nennen, weil sie durch eine Sehnenplatte verbunden sind.
Lockert sich diese primitive Verbindung, so geht der Frontalis eine neue sehnige Vereinigung
ein, wie z. B. im Digastricus mandibulae auch zwei heterogenetische Muskeln sehnig vereinigt sind. Das ist der Epicranius schlechthin, richtiger „Epicranius frontooccipitalis".
Der Occipitalis geht aus Muskelzügen hinter dem Ohr hervor (s. diesen). Der M. epicranius
der Affen ist also nichts Primitives.

Die *Galea aponeurotica*, die mit der Kopfhaut fest verbundene, gegen das Periost des
Schädels (Pericranium) aber leicht verschiebliche derbe Bindegewebshaut (S. 743), ist nur
etwa zur Hälfte sehnig, aponeurotisch, im Anschluß an M. frontalis und occipitalis. Die

Sehnen beider Muskeln inserieren in der Haut in einem rhombischen Areal, das in der Gegend der ehemaligen Stirnfontanelle gelegen ist. Die Sehnenfasern des Frontalis sind daher sehr kurz, und der sehnige Teil der Galea wird fast ganz von der Aponeurose des Occipitalis gebildet. Nur die lateralsten Sehnenfasern des Frontalis ziehen über und durch die Occipitalissehne bis zur Haut des Hinterhauptes in den großen nichtsehnigen Teil der Galea, der von der Scheitelhöhe bis zur Linea nuchae superior reicht. Der M. auricularis superior liegt dem mittleren Teil der Occipitalisaponeurose auf und inseriert an ihr, ohne die Richtung der Sehnenfasern zu beeinflussen. — Die Unterfläche der Kopfschwarte ist einheitlich glatt vom Supraorbitalrand bis zur Linea nuchae superior und seitlich bis fast zum Jochbogen hin. Oberflächliche Wunden der Kopfhaut klaffen nie, solange die Galea nicht verletzt ist. Auch eine stumpfe Gewalt kann Risse in der Galea erzeugen. Man erkennt daraus, wie straff die Haube über den Schädel gespannt ist. Sie platzt, wie ein straff gespannter Glacéhandschuh glattrandig reißen kann, wenn man heftig gegen die Fingerknöchel stößt; der Riß kann eine Schnittwunde vortäuschen. Das Schädeldach alter Leute pflegt unter dem Druck der Haube glatt und feinporig zu werden.

Bei kräftigen Stirnmuskeln fällt der obere Rand mit der Haargrenze zusammen, oder reicht höher hinauf. Bei Haarausfall („hohe" Stirn) sieht man häufig durch die Haut den oberen Rand der beiden Stirnmuskeln hindurch. Nur schwache Frontales enden früher, oft schon in der Mitte der Stirn und sind dann äußerlich nicht sichtbar. Der obere Kontur ist gegen den Scheitel vorgewölbt. Die beiden konvexen Insertionslinien sind immer in der Medianlinie durch einen tiefen Einschnitt getrennt. Auf diesem mit der Spitze stirnwärts gewendeten Dreieck erhalten sich die Haare im allgemeinen länger als seitlich davon, wo der Muskel die Haut bewegt. Die quere Haargrenze bekommt deshalb beim beginnenden Kahlkopf zu beiden Seiten eckige Ausschnitte.

Innervation: Rr. temporales des Facialis treten von der Seite her unter den Muskel und von dort in ihn ein. Das Muskelfleisch durchbohren die sensiblen Rr. supraorbitales und frontales des Trigeminus mit gleichnamigen Gefäßen. *Blutzufuhr:* A. supraorbitalis und A. lacrimalis (aus A. carotis interna), R. frontalis der A. temporalis und R. angularis der A. maxillaris externa (aus A. carotis externa).

4. Die mimischen Muskeln der Ohröffnung und des Hinterkopfes.
(Tabelle S. 694/24—28).

Musculus auricularis anterior, superior, posterior (Tabelle S. 694/24—27) *und die Muskelrudimente der Ohrmuschel.* Sämtliche Muskeln des Ohres sind beim Menschen Rudimente. Einzelne Individuen können willkürlich die Ohrmuschel im ganzen durch die *außerhalb* der Ohrmuschel entspringenden drei Mm. auriculares bewegen. Ganz ausnahmsweise kann auch die Form der Muschel durch die Reste von Muskeln, welche sich *auf ihr selbst* finden, verändert werden. Wie verschieblich ist dagegen das Organ im ganzen und wie beweglich ist es in seinen Teilen beim Lauschen eines Hundes mit „gespitzten" Ohren! Wir brauchen für uns im übertragenen Sinn das Wort: „die Ohren spitzen", können es aber körperlich nicht. Die Muskeln außerhalb des Ohres haben für die Spannung der Wangen- und Kopfhaut eine gewisse Bedeutung. Theoretisch sind sie vor allem interessant, weil sie auf der sonst verödeten Heerstraße liegen, welche einst die mimische Muskulatur auf ihrem Weg vom Hals zum Kopf genommen hat. Darauf sind viele individuelle Variationen zurückführbar.

Der *M. auricularis anterior* ist gewöhnlich sehr klein (Abb. 738). Er fehlt am häufigsten von den drei Mm. auriculares. Er liegt dicht über dem Jochbogen in einem etwas tieferen Niveau als der größere M. auricularis superior. Zwischen beide schiebt sich gewöhnlich eine dünne Fettschicht und das Gefäßbündel der A. und V. temporalis superficialis; doch kann auch der Muskelursprung nicht bis an die Gefäße heranreichen oder über den Gefäßen liegen und mit dem M. auricularis superior zusammenhängen. Die Insertion am Ohrknorpel ist teilweise von letzterem bedeckt. Der Muskel wird auch *Attrahens* genannt. Er bewegt aber die Ohrmuschel bei Individuen, welche überhaupt willkürlicher Bewegungen dieser Art fähig sind, nicht nur nach vorn, wie der Name sagt, sondern auch aufwärts. Daß er auch in der Ruhe die Haut durch seinen Tonus beeinflussen kann, bezeugen feine Furchen vor dem Ohr, welche als frühe Alterserscheinungen auftreten, wenn der Muskel zu schrumpfen beginnt.

Bei Tieren gibt es einen kräftigen *M. auriculofrontalis* (vgl. S. 738). Dieser Muskel entspricht dem Strom, welcher vom Ohr oberhalb der Augenhöhle nach vorn gewandert und beim Menschen im oberen Teil des Orbicularis oculi und im Frontalis erhalten ist. Gelegentlich kommen auch beim Menschen Reste zwischen Ohr und Orbita vor (Abb. 384). Der M. auricularis anterior ist ein Relikt der untersten Partie dieses Stromes (S. 722), zunächst dem Ohr, welches den Zusammenhang nach der Augenhöhle zu verloren hat. Gelegentliche atavistische Varianten nennt man *M. temporoorbitalis* und *M. frontoorbitalis.*

Der *M. auricularis superior* ist der ausgedehnteste Ohrmuskel (Abb. 373). Der fächerartig ausgebreitete Ursprung auf dem seitlichen Abhang der Galea aponeurotica konvergiert nach der Hinterwand der Ohrmuschel zu und inseriert sehnig am Ohrknorpel. Die Muskelfasern, welche teils aufgerichtet stehen, sind in diese Lage durch die Vergrößerung der Gehirnkapsel geraten. Der flache Bogen, welchen manchmal Reste beim Menschen noch andeuten (Abb. 373 u. 384), ist dadurch zum Spitzbogen erhöht worden und schließlich an der Spitze auseinandergerissen. Infolge der Steilheit der Fasern ist der M. superior wesentlich ein *Attollens* des Ohres, wie der alte Name sagt. Das Emporzucken ist die häufigste der individuell möglichen Ohrbewegungen. Gegen den hinteren Rand des Muskels zu sind ihm Bestandteile angeschmolzen, welche ihrer Innervation nach (s. unten) von einem Muskelstrom herstammen, welcher direkt vom Hals aus hinter das Ohr gelangt ist. Von ihm leiten sich auch der M. auricularis posterior und der M. occipitalis her.

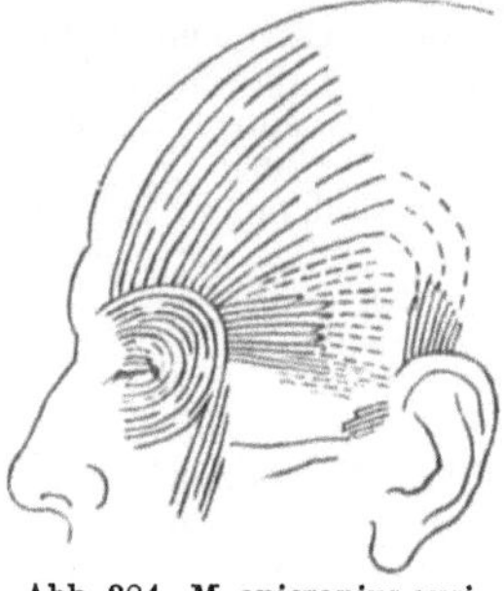

Abb. 384. M. epicranius auriculo-frontalis, Varietät. Die gestrichelte Verbindung des M. auricularis superior und M. frontalis von mir ergänzt. (Sonst nach Zeichnung von BLUNTSCHLI: Morph. Jahrb. **1909, 256.**)

Der *M. auricularis posterior* zieht quer vom Ursprung an der Linea nuchae superior und an der Basis des Warzenfortsatzes (Abb. 330 u. 367) zur Hinterwand der Ohrmuschel (Abb. 373). Er liegt dicht unter der Haut, manchmal in einer kleinen vorspringenden Querfalte. Der Ursprung ist gewöhnlich zwei-, manchmal mehrzipfelig. Oft ist der Muskel sehr dürftig, fehlt jedoch kaum jemals. Er zieht weniger die Ohrmuschel nach rückwärts *(,,Retrahens'')*, als näher an den Schädel heran. Bei seltenen atavistischen Varietäten steigt das Platysma ununterbrochen hinter dem Ohr in die Höhe und geht selbst an die Ohrmuschel. Zu den häufigen Varianten gehört der *M. transversus nuchae*, ein Ohrmuskel auf der Faszie des Trapezius oder Sternocleidomastoideus am Hinterkopf von sehr wechselnder Form und Lage (Abb. 373). Er steht mit dem Ursprung des M. auricularis posterior meistens sehnig in Verbindung und ist ein Rest der Nackenanlage des Platysma (S. 699).

Die Muskelrudimente der Ohrmuschel (Abb. 373) unterscheiden sich von den vorigen dadurch, daß sie auf der Muschel selbst entspringen und inserieren. Sie liegen auf der Vorder- oder Hinterseite und sind individuell außerordentlich verschieden ausgebildet, oft bindegewebig degeneriert. Die einzelnen Muskeln sind beim Gehörorgan erwähnt (Bd. III).

Innervation: Die Muskeln vor dem Ohr, eingerechnet die vordere Hälfte des M. auricularis superior, sind von Rr. temporales (des Facialis) versorgt; die Muskeln hinter dem Ohr, eingerechnet die hintere Hälfte des M. auricularis superior, werden vom R. auricularis posterior des Facialis innerviert. *Blutzufuhr:* Vorn von der A. temporalis superficialis, hinten von der A. auricularis posterior und A. occipitalis.

Musculus occipitalis (Tabelle S. 694/28). Der sehnige Ursprung an der Linea nuchae suprema reicht vom Warzenfortsatz bis fingerbreit neben die Protuberantia occipitalis externa (Abb. 330 u. 367); er liegt etwa ebenso weit oberhalb der Haargrenze, wie der Ursprung des Frontalis unterhalb der Haargrenze liegt. Das dünne, grobbündelige, rote Muskelfleisch hat Halbmondform und schaut mit der konvexen Seite nach dem Scheitel zu. Die Fasern inserieren an der Galea, neigen sich aber am vorderen Rand gegen die Ohrmuschel hin. Mit dieser sind sie durch die Galea immer sehnig verbunden, bei menschlichen Embryonen häufig und beim Orang immer auch fleischig. Genetisch gehören der M. auricularis posterior, M. transversus nuchae (Var.) und der hintere Teil des M. auricularis superior mit dem Occipitalis zusammen. Reste dieses Zusammenhanges kommen in Varietäten nicht selten vor. Eine aktive Wirkung auf das Ohr ist beim Menschen nie, die willkürliche Bewegung der Kopfhaut nach hinten nur bei einzelnen Individuen möglich. Doch hilft der Muskel durch seinen Tonus, seltener durch Kontraktion, die Galea auf dem Schädeldach fixieren, so daß sie für den Stirnmuskel der feste Punkt ist, von dem aus er die Brauen heben und die Stirnhaut fälteln kann.

Innervation: Der R. occipitalis des Facialis geht häufig durch den M. auricularis posterior hindurch und versorgt ihn mit einem Seitenzweig, R. auricularis posterior. *Blutzufuhr:* A. occipitalis und A. auricularis posterior aus A. carotis externa.

IV. Kopf und Hals als Ganzes in Ruhe und Bewegung.

Kopf und Hals als Ganzes kommen hier nur insofern in Frage, als sie der Sitz und Angriffspunkt von Bewegungen und Haltungen des Skelets und seiner Muskulatur sind. Die im Kopf und Hals eingeschlossenen Eingeweide, Sinnesorgane und Zentralorgane des Nervensystems (Gehirn, Rückenmark) werden an anderer Stelle behandelt. Hier genügt es, die Existenz dieser Einschlüsse in den vom Bewegungsapparat geschaffenen Umhüllungen und Kapseln zu berücksichtigen, um die Analyse des Ganzen zu vollenden. Auf die zahlreichen grundlegenden Korrelationen zwischen Schädel und Gehirn, Schädel und Sinnesorganen und andere, welche in den vorhergehenden Kapiteln berücksichtigt wurden, soll nicht zurückgegriffen werden. Jedoch ist jetzt, wo das Skelet und die Muskulatur des Kopfes und Halses als bekannt vorausgesetzt wird, zusammenfassend darzustellen, wie aktive und passive Faktoren ineinandergreifen, um zusammen eine einheitliche Form für den Kopf und Hals im ganzen und in den einzelnen Teilen, in der Ruhe und in der Bewegung zu bilden, und welche allgemein-biologischen Prinzipien sich aus der Analyse ergeben.

1. Kopf- und Schädelformen.

Der Kopf als Ganzes ist Objekt der Bewegung. Die Rückenmuskeln und Halsmuskeln arbeiten zusammen, um ihn auf der Spitze der Wirbelsäule zu tragen und verschieden zu richten. Die Drehgelenke zwischen Schädel und Atlas, Atlas und Epistropheus, aber auch die übrigen Halswirbelgelenke führen und hemmen diese Bewegungen und Haltungen (S. 105—109, 119—124). Solche Einflüsse, welche den Kopf von außen treffen, haben zusammen mit den von den Muskeln des Kopfes selbst ausgehenden modellierenden Faktoren und mit den Mitteln, mit welchen der nötige Platz für die Einschlüsse der Höhlen und Räume zwischen den Teilen des Bewegungsapparates geschaffen und freigehalten wird, die Form des Kopfes ursprünglich hervorgerufen. Die harte Stütze, der Schädel selbst, ist in hohem Grade deformierbar, wie die künstlichen Methoden wilder Völker (Abb. 385), aber auch die Sitte zivilisierter Nationen, durch die Tracht und die Art des Kopfkissens den Kopf des Kindes zu beeinflussen, beweisen (S. 690). Einseitige Erkrankung des Kiefergelenkes führt zu starker Asymmetrie des Schädels ähnlich wie die dauernd schiefe Haltung des Kopfes beim Schiefhals. Aber im wesentlichen wird die Kopfform des einzelnen Individuums nicht in seiner persönlichen Entwicklung determiniert, sondern sie ist erblich festgelegt und bereits in den Proportionen des knorpligen Primordialcranium des Fetus nachgewiesen. Sie ist nur in Kleinigkeiten im individuellen Leben änderbar. Das geht am deutlichsten aus der Tatsache der Rassenverschiedenheit der Kopf- und Schädelform hervor, welche nur durch Erblichkeit bestimmter Typen zustande kommen konnte. *Lang- und Kurzköpfe* sind auch die dem Laien bekannten Extreme, welche der Kopfform auf den ersten Blick einen ganzen bestimmten Typus verleihen (Abb. 386).

Man bestimmt die Kopfform nach den Schädelmaßen. Die größte Schädelbreite wird in Prozenten der Schädellänge ausgedrückt, *Längenbreitenindex.* Ist die Breite zwischen 75—80% der Länge, so hat der Schädel keinen ausgesprochenen Typus, er ist *mesocephal.* Beträgt sie weniger als 75% der Länge, so nennt man ihn *Langschädel, dolichocephal* (bei weniger als 70% *hyperdolichocephal*). Steigt sie über 80% der Länge, so heißt er *Kurzschädel, brachycephal* (bei mehr als 85% *hyperbrachycephal, Rundschädel*). Es gibt Völker, bei welchen 85—90% der Individuen dolichocephal sind (Eskimos), andere, welche in ebenso hohem Grade brachycephal sind (Schweizer Urbevölkerung).

Kann also kein Zweifel sein, daß die Kopfform zu den Rassenmerkmalen gehört und erblich ist, so ist doch keineswegs etwa der dolichocephale Schädel das Merkmal einer *einzigen* Rasse. Man findet vielmehr diesen Typus bei sehr differenten Gruppen von Völkern; außer bei den bereits genannten Eskimos kommt er auch sonst bei den nordischen Völkern vor, außerdem aber bei den ganz entfernt wohnenden Negern, Hottentotten und Australiern. Ebensowenig ist bei der Meso- und Brachycephalie an einen einheitlichen Typus zu denken. Man benutzt die genannten Ausdrücke wie etwa in der Botanik für die Form von Blättern die Bezeichnungen „rund" und „eiförmig" üblich sind. Ebensowenig wie alle Pflanzen mit eiförmigen Blättern einander verwandt sind oder gar einander genetisch nahe stehen, ebensowenig die dolichocephalen Menschenrassen.

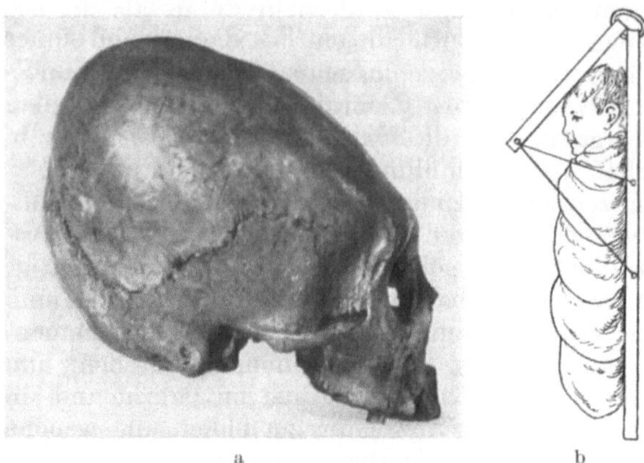

Abb. 385 a u. b. Künstliche Deformierung des Kopfes. a Schädel eines Flathead-Indianers, Photo (Anthropologische Sammlung, Heidelberg). b Einrichtung zur Abplattung des Schädels beim Kinde. (Zeichnung von TH. MOLLISON.)

Unter Rassen mit dolicho- oder mit brachycephalen Schädeln neigt immer eine Anzahl von Individuen nach dem anderen Typus hin. Diese für sich allein betrachtet, können in den Variationsumfang des anderen Typus hineinfallen. So laufen bei manchen Völkern individuelle und Rassenmerkmale untrennbar durcheinander, besonders bei wenig abgeschlossenen Nationen mit starker Völkermischung.

Die absoluten Maße eines Schädels können sehr verschieden von einem anderen Exemplar mit *gleichem* Index sein und umgekehrt können absolute Maße von Schädeln mit *verschiedenem* Index gleich sein. So kann z. B. ein Wasserkopf, welcher immer annähernd kuglig ist — hyperbrachycephal — ein so hohes Längenmaß haben, daß es absolut der Längsachse eines typischen Langkopfes gleich ist. Den relativen Indexwerten können eben sehr verschiedene Ursachen zugrunde liegen. Die Indexzahl hat deshalb für Rassenprobleme nur den Wert einer oberflächlichen Orientierung. Die Analyse des Schädels und Kopfes wird sich immer an eindeutigere Merkmale halten können, um eine zuverlässige Systematik aufzustellen. Das ist Sache der *Craniologie*, eines Gebietes der Anthropologie, welche auch die Methoden der Schädelmessung, *Craniometrie*, lehrt (s. die einschlägigen

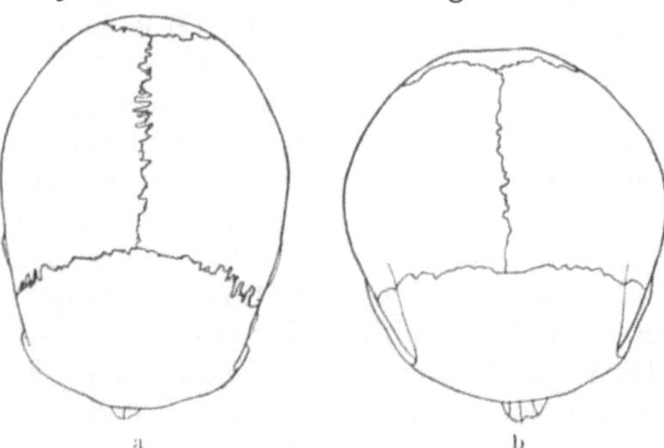

Abb. 386 a u. b. Extreme Schädelformen. a Langschädel, b Rundschädel. (Aufnahmen von TH. MOLLISON.)

Lehrbücher). Neben dem Längenbreitenindex gibt es noch eine Unzahl anderer metrischer Bestimmungen und Vergleichszahlen (Verhältnis der Länge zur Höhe, Verhältnisgrößen der Einzelregionen, z. B. der Stirn zu den Hauptdimensionen usw.).

Es ist versucht worden, die Indexzahlen durch von ihnen ganz unabhängige, wirklich genetische Typen zu ersetzen. Der Ausgangspunkt ist die Form des Gehirns, dessen Teile bald mehr in Stockwerken übereinander gebaut sind, bald mehr hintereinander liegen. Dementsprechend ist der Schädel entweder hoch und kurz, mehr nach vorn entwickelt, oder niedrig und lang, mehr nach hinten ausgebaut, *fronto- und occipitopetaler Typus*. Niedere Rassen (Ozeanier, Afrikaner) haben im allgemeinen den ersteren, höhere Rassen (Europäer) den letzteren. Doch kommen bei Europäern als individuelle Variation beide Typen vor. Es ist viel darüber diskutiert, aber bisher nicht entschieden worden, an welcher Stelle des

Schädels der variable Faktor lokalisiert sei, d. h. ob etwa das Schädeldach oder einzelne Knochen (Occipitale, Temporale) oder, wie neuerdings behauptet wird, die Schädelbasis als Angriffspunkt der kausalen Momente zu gelten habe und wie im Anschluß an solche lokalen Veränderungen die Gesamtform sich ändere.

Die *Alters- und Geschlechtsverschiedenheiten* der Kopfform sind beträchtlich und bringen ein weiteres verwirrendes Moment in die zahlreichen individuellen und Rassenunterschiede des Schädels. Es gibt bei ihm keine Zeit völliger Ruhe. Denn ehe an allen Stellen die definitive Form erreicht ist, hat an manchen bereits die Zerstörung durch das Alter begonnen (Senescenz). Beim kindlichen Schädel prominieren die Stirn- und Scheitelhöcker sehr stark, so daß der Schädel in der Ansicht von oben fünfeckig aussieht (Abb. 358a). Der Längenbreitenindex nimmt schon früh seinen endgültigen Wert an (vom 1. Lebensjahr ab), aber die absoluten Maße und Einzelheiten der Form ändern sich noch beträchtlich. Besonders die Höhe des Gesichtsskeletes und damit die Gesichtsproportion ist beim Kind (Abb. 2a, 358) sehr verschieden vom Erwachsenen. Das beruht vor allem darauf, daß die wurzellosen Anlagen der Milchzähne beim Säugling und später die kleinen Milchzähne beim Kinde nicht viel Platz im Kiefer beanspruchen, gegenüber den bleibenden Zähnen mit ihren langen Wurzeln und tiefen Alveolen. Damit steht die Zunahme der Kaumuskulatur und die Profilierung des Schädels in Korrelation, soweit sie zu den Kaumuskeln gehört. Die ersten Alterserscheinungen sind die Nahtverschlüsse, die bereits im 20.—30. Lebensjahr beginnen können. Beim Greis ist wieder wegen des Zahnschwundes das Gesicht am stärksten verändert (Abb. 387). Das Schädeldach wird flacher, weil die Diploe schwindet. Bei den Geschlechtsunterschieden zwischen männlichem und weiblichem Schädel, welche in der Kopfform hervortreten, handelt es sich immer um ein Mehr oder Weniger des gleichen, bei beiden Geschlechtern vorhandenen

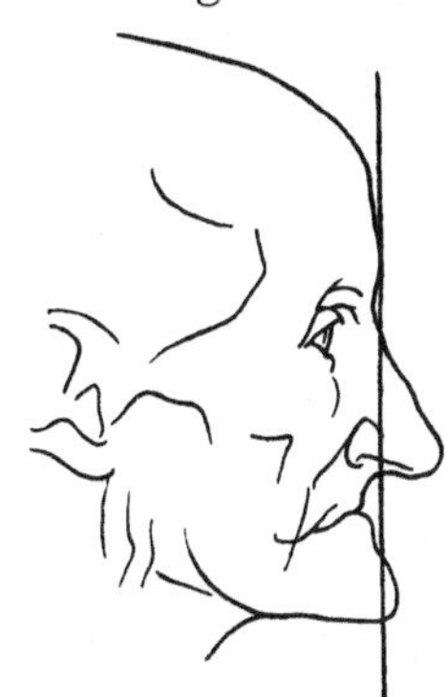

Abb. 387. Greisenprofil. Wegen des Zahnverlustes und Schwundes der Alveolarfortsätze kann der Unterkiefer stärker gehoben werden als bei erhaltenen Zähnen. Das Kinn springt entsprechend über die Stirnvertikale vor. (Nach Schadow.)

Merkmales, nicht um qualitative Unterschiede (wie etwa die Knochenkämme der Männchen bei manchen Menschenaffen). Deshalb kann man die Geschlechtsdiagnose nach dem Schädel allein nur stellen, wenn *mehrere* Merkmale übereinstimmend positiv sind. Beispielsweise ist das männliche Gebiß stärker, der aufsteigende Unterkieferast steht steiler, der Zahnbogen ist breiter und runder, die Nase ist schärfer modelliert, das Kinn, die Backenknochen, die Glabella und der Superciliarbogen sind stärker ausgebildet als bei der Frau. Der weibliche Schädel neigt in der Regel zu mehr kindlichen und atavistischen Merkmalen. Zu ersteren gehören die prominenten Stirn- und Scheitelhöcker, die größeren Augenhöhlen und kleineren Highmorshöhlen, zu letzteren die Häufigkeit der Prognathie bei der Frau.

Die Kopfform läßt sich auch durch die *Kapazität* des Schädels charakterisieren. Das ist nur eine andere Art, dieselbe Sache zu bezeichnen. Die Kapazität, d. h. das Volumen des Hohlraumes, welcher vom Gehirn und von den Gehirnhäuten erfüllt ist, steht in so enger Korrelation zu den Außenmaßen des Schädeldaches, daß man sie beim Lebenden aus letzteren annähernd genau berechnen kann. Sicherer ist natürlich die unmittelbare Feststellung an der Leiche. Das Mittel für Europäer beträgt rund 1450 cm³ beim Mann und 1300 cm³ bei der Frau. Der Unterschied beruht auf der durchschnittlich geringeren Körpergröße und dem grazileren Bau des Weibes überhaupt. Man kann wohl aus der Kapazität auf die Größe des Gehirns schließen, aber nicht auf dessen Leistung, die von seiner

Größe weitgehend unabhängig ist. Werte gegen 1000 cm³ nach unten und gegen 2000 cm³ nach oben sind nicht mehr normal. Die geringsten abnormen Werte findet man bei Mikrocephalen (bis 400 cm³) und die höchsten bei Wasserköpfen (Cephalonen, Hydrocephalie).

2. Form des Gesichtes und seiner Teile.

Die *Form* und die *Proportionen* des Gesichtes sind wie die ganze Kopfform im wesentlichen durch das Knochengerüst bestimmt. Man kann, da die durchschnittliche Dicke der Weichteile für die einzelnen Stellen des Gesichtes an der Leiche festgestellt worden ist, durch einen entsprechend dicken künstlichen Auftrag auf einen Schädel ungefähr die Totenmaske rekonstruieren. Auf diese Weise ist der vermutliche Schädel von Kant mit der notorischen Totenmaske identi-

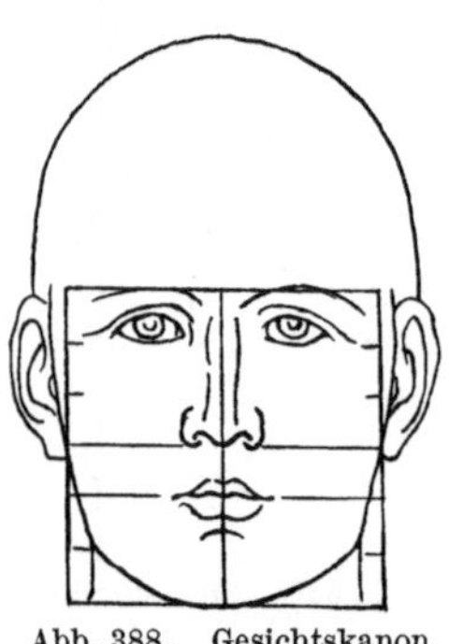

Abb. 388.   Gesichtskanon.
(Von G. Schadow.)

fiziert und umgekehrt nachgewiesen worden, daß der vermeintliche Schädel Schillers der Totenmaske nicht entspricht (WELCKER). Für das lebende Gesicht kommen allerdings eine Menge von Spannungszuständen der Gewebe, besonders der Glanz und Turgor des Augapfels, die individuelle Länge, Farbe und Tracht der Haare hinzu, welche es außerordentlich verschieden von der Leiche erscheinen lassen, so daß manchmal nahe Angehörige eine Leiche kurze Zeit nach dem Tode nicht mehr zu identifizieren vermögen, am wenigsten, wenn alle Haare rasiert sind.

Besseres als die Totenmaske kann aber die Rekonstruktion der Weichteile über einem beliebigen Schädel selbst im günstigsten Fall nicht leisten, es sei denn, daß wir lernen würden, nach Röntgenbildern am Lebenden wenigstens die Dicke der Weichteile lebenswahr zu rekonstruieren. Die bisher nach den Maßen an der Leiche hergestellten Portraits von Urmenschen, Pfahldorfbauern, exotischen Völkern oder berühmten Männern sind Phantasieprodukte ohne tieferen wissenschaftlichen Wert.

Der Kanon von SCHADOW (Abb. 388) zeichnet das Gesicht des Lebenden in ein großes Quadrat, dessen senkrechte Umrahmung den Ansatz der Ohrläppchen schneidet und dessen horizontale Umrahmung oben durch den Supraorbitalrand, unten durch den untersten Kinnpunkt geht. Die Höhe der Stirn bleibt unbestimmt, weil die Haargrenze zu sehr nach Individuum, Geschlecht und Alter schwankt. Teilt man das große Quadrat in 4 gleiche kleinere Quadrate, so fällt der untere Rand der Nase in die horizontale Mittellinie. Der untere Lidrand (bzw. innere Augenwinkel) und die Mundspalte liegen an der Grenze zwischen oberem und mittlerem Drittel eines jeden der 4 kleinen Quadrate. Ein jeder Kanon gibt jedoch nur einen ganz annähernden Anhalt für die natürlichen Maße; denn es variiert das Gesichtsskelet und damit die Proportion des Gesichtes noch stärker, als die Maße des Schädeldaches individuell schwanken. Will man exakte Maße haben, so muß man am Knochen messen, weil vor allem die größte Jochbogenbreite des Gesichtes wegen der verschieden dicken Fettauflagerung beim Lebenden zu sehr schwankt. Sie entspricht etwa dem Abstand der Seiten des SCHADOWschen Hauptquadrates. Die Gesichtshöhe, d. h. die Entfernung der Nasenwurzel (Nasion) vom unteren Rand des Unterkiefers (Gnathion) läßt sich in Prozenten der größten Jochbogenbreite am Schädel ausdrücken. Man nennt dieses Maß den *morphologischen Gesichtsindex* und bezeichnet als *mesoprosop* solche Gesichter, bei welchen der Index zwischen 84 und 88% schwankt. Steigt er über 88, so heißt das Gesicht *leptoprosop* (*Langgesicht*; bei mehr als 93% *hyperleptoprosop*); sinkt die Ziffer unter 84%, so nennt man das Gesicht *euryprosop* (*Breitgesicht*; bei weniger als 79% *hypereuryprosop*).

Die meisten Rassen haben mehr breite als hohe Gesichter. Deshalb wird die größte Jochbogenbreite als Grundmaß angenommen und die Gesichtshöhe in Prozenten der Breite ausgedrückt. Bei den Durchschnittszahlen, welche große Statistiken ergeben, liegen die mittleren Zahlen erfahrungsgemäß zwischen 84 und 88%. Deshalb ist dieser Index *mesoprosop* genannt worden. In Baden beträgt der Durchschnittsindex 85,8% beim Mann, 79,3% bei der Frau. Einzelne Individuen haben viel längere Gesichtsformen, doch verschwinden diese Typen in der Masse großer Statistiken, weil sie seltener sind. Dem SCHADOWschen Kanon liegt ein hyperleptoprosoper Schädel zugrunde.

Bei Kunstwerken der antiken griechischen Plastik fand man, daß der Gesichtsindex um fast doppelt so große Zahlen schwankt als die wirklichen Zahlen, welche an Menschen selbst gemessen wurden. Der Fachmann kann nach dem Gesichtsindex einer Statue nicht nur sagen, aus welchem Jahrhundert, sondern sogar aus welchem Dezennium des 4. und 5. Jahrhunderts v. Chr. sie stammt, weil man in jener Zeit immer wieder andere Stile erfand, um die Gesichtsproportionen in Beziehung zur Körperproportion zu setzen, und weil alle Plastiker an dem gerade üblichen Stil wie an einer Mode festhielten, bis ein Neuerer eine andere, ihm zusagendere Proportion durchsetzte. Das ist ein schönes Beispiel für die souveräne Freiheit, mit welcher sich der klassische Künstler von der Wirklichkeit entfernte um seiner Idee des Schönen willen. Die Kunst aller Zeiten hat gewisse Proportionen bevorzugt, die — wie in der griechischen Kunst — für das Stilgefühl ihrer Periode sehr charakteristisch sind. Das gilt für die Körperproportionen überhaupt, vor allem aber für das Gesicht, welches natürlicherweise ein Lieblingsobjekt der darstellenden Kunst ist.

Die Breitenmaße des Gesichtes schwanken weniger als die Höhenmaße. Wahrscheinlich deshalb, weil in ihnen das Auge zweimal gerechnet ist. Die Größe des Augapfels scheint relativ konstant zu sein, und davon die relative Konstanz der Größe des Orbitaleingangs abzuhängen. In der Höhe des Gesichtes wird das Auge jedoch nur einmal gerechnet, dazu die Höhe der Nase und die Höhe der Kiefer, beides Maße, welche viel variabler sind als die Orbitalmaße. Die Kiefermaße geben den Ausschlag.

Bei gleichem Gesichtsindex zweier Schädel kann die zugrunde liegende Form sehr verschieden sein. Ein Breitgesicht kann z. B. durch geringe Gesichtshöhe bei mittlerer Jochbogenbreite oder durch starke Jochbogenbreite bei mittlerer Gesichtshöhe bedingt sein. Das erstere finden wir bei unseren Alpenvölkern, das letztere bei mongolischen Rassen. Die Indexzahlen orientieren nur wie Bezeichnungen der Blattform in der Botanik, sagen aber Näheres über die Form und ihre Ursachen nicht aus (S. 748). Die Beziehung der Gesichtsproportionen zu den Proportionen des Gesamtkopfes ist außerordentlich schwankend. Gesetzmäßigkeiten sind hier noch nicht sicher erwiesen. Bekannt ist jedoch die Abhängigkeit der Größe des *Kinns* vom Wachstumshormon der *Hypophysis*. Bei pathologisch vermehrter Bildung dieses Hormons tritt die eigenartige „Spitzen"krankheit *(Akromegalie)* auf, bei welcher das Kinn und die Endglieder der Finger besonders stark vergrößert sind.

Nase. Die Nase ist besonders bedeutsam für das Profil. Der Schattenriß, vor der Erfindung der Photographie das volkstümliche Portrait, macht sich vornehmlich die physiognomische Bedeutung der Nase zunutze. Im Profil stecken zwei ganz verschiedene Faktoren. Der erste Faktor ist die knöcherne Unterlage, von welcher sich die Nase als freistehender Vorsprung im Gesicht erhebt; sie ist verschieden geneigt. Man nennt „orthognath" solche Schädel, bei welchen eine gerade Linie von der Nasenwurzel zu dem Alveolarrand der vorderen Schneidezähne des Oberkiefers senkrecht oder annähernd senkrecht steht (Profilwinkel 83—90°; als Horizontalebene gilt die Ohraugenebene der Frankfurter Verständigung, S. 644). *Prognath* heißen Schädel, bei welchen sich der Oberkiefer schnauzenartig vorstreckt (Profilwinkel 82° oder weniger).

Bei prognathen Schädeln kann nur der alveoläre Teil vorgestreckt (prognath), der nasale Teil dagegen senkrecht (orthognath) ausgerichtet sein. Man nennt diese Unterform *alveoläre Prognathie*. Die Entwicklung des Kauapparates ist die Hauptursache für die Profilierung des Schädels. Je weniger mächtig er ausgebildet ist, um so weniger tierähnlich ist der Profilwinkel, d. h. um so reiner ist die Orthognathie.

Als *zweiter* Faktor kommt in Betracht, wie hoch sich der Nasenrücken über dem allgemeinen Schädelprofil erhebt. Eine niedrige Nase kann durch die Schnauzenform des Gesamtgesichtes weiter vortreten als eine prominente Nase bei steilem Profil des letzteren. Bei niederen Rassen spielt dies eine große Rolle; bei Tieren wird, obgleich sie nie eine freistehende Nase haben wie der Mensch, durch die Schnauze, d. h. den Vorsprung des Gesamtgesichtes, eine „Nase" vorgetäuscht, welche der Laie gewöhnlich mit der menschlichen Nase irrtümlich identifiziert, und welche im Volksmund allgemein „Nase" heißt. Für hochstehende Menschenrassen wie den Europäer ist aber gerade typisch, daß trotz seines aufrechtstehenden, orthognathen Schädelprofils (oder wenigstens der orthognathen nasalen Partie des Schädels) doch die Nase so weit ausladet, daß sie das wesentlichste Element im Gesichtskontur ist.

Von den zahlreichen Varianten der Nasenform (Abb. 389) ist die platte Nase von großer Breite am primitivsten; sie ist bei Negern sehr verbreitet, bei Europäern nur ausnahmsweise vorhanden. Man darf damit nicht pathologische Einsattelungen der Nase verwechseln, welche bei Zerstörung der Nasenscheidewand auftreten. Sie lehren uns, daß der Vomer, der Hauptsitz solcher Einschmelzungen, ein Hauptfaktor für die Prominenz der äußeren Nase ist. Die sich auf ihn aufbauenden knöchernen und knorpligen Bausteine der Nasenscheidewand sind natürlich auch beteiligt (Abb. 349). So ist das Nasengerüst von innen wie der Giebel eines Hauses durch einen medianen Träger gestützt. Die Form des Giebels kommt in der Führung der Nasenrückenlinie zum Ausdruck (Abb. 389). Die konkaven Typen sind die primitiveren, die konvexen die fortgeschrittensten. Die gerade Nase liegt mitten inne. Überragen die Spitzenknorpel die Nasenscheide-

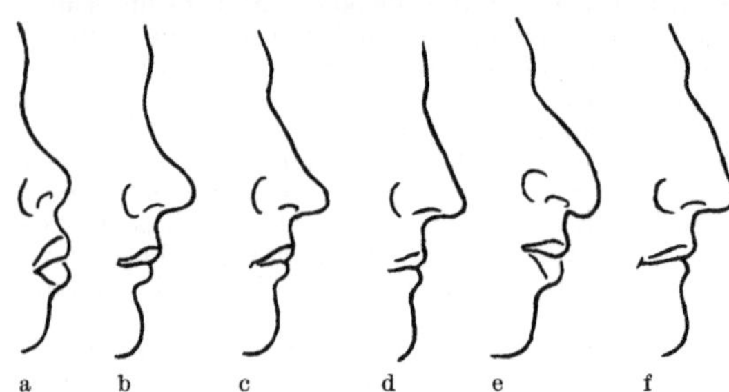

Abb. 389 a—f. Verschiedene Nasenprofile. (Umzeichnung nach KRUKENBERG.)

wand, so liegt letztere auch äußerlich manchmal vertieft: man sieht auf dem Nasenrücken nach der Nasenspitze zu eine vertiefte Längsrinne. Unter allen Umständen hat in diesem Fall das Nasenprofil geschweifte Form (Abb. 389 c). Außer der Form des Nasenrückens ist auch der Hoch- oder Tiefstand der Nasenwurzel im Verhältnis zur Höhe des Gesichtes und damit die Länge des Nasenrückens sehr wechselnd, ferner das mehr oder weniger starke Einschneiden der Nasenwurzel in die Profillinie (am wenigsten bei dem Idealtyp des sog. klassischen Profils, Abb. 325), die Richtung der Nasenspitze (geradeaus, abwärts oder aufwärts, „Himmelfahrtnase") und anderes. Alle diese Merkmale können in der mannigfaltigsten Weise miteinander kombiniert sein. Fünf oder mehr Mosaikstücke scheinen in der Nase zu stecken, welche selbständig vererbbar sind und nach den MENDELschen Regeln in verschiedener Mischung vorkommen können (S. 15).

Befragen wir die anthropologischen Messungen, ob in dem reichen Wechsel gesetzmäßige Beziehungen zu den Formen des übrigen Gesichtes, des Kopfes oder Körpers im ganzen nachweisbar seien, so bekommen wir keine befriedigende Auskunft. Daß die Nasenhöhe mit der Gesichtshöhe und die Nasenbreite mit der Gesichtsbreite in Korrelation stehen, ist selbstverständlich, da diese Gesichtsmaße ja zum Teil aus den entsprechenden Maßen der Nase hervorgehen („spurious correlation"). Eine durchgehende Korrelation der Nasenform mit der Gesichtsform ist aber nicht nachweisbar; dagegen besteht innerhalb einer gut abgegrenzten Bevölkerung eine solche zwischen Breitenhöhenindex der Nase des Lebenden und der Körpergröße. Je beträchtlicher die letztere ist, um so höher (im Volksmund „länger") ist auch die Nase und desto niederer ihr Index. Den Künstlern ist immer bewußt gewesen, daß im Antlitz geistig entwickelter Menschen die Form der Nase nichts Zufälliges ist. Mit Meßmethoden, besonders mit Zahlen, welche aus einem größeren Material als Mittel gezogen sind, werden solche individuellen Gesetzmäßigkeiten allerdings nie erfaßt werden können. Man betrachte die äußerst interessanten Versuche von LEONARDO und DÜRER, zu allen möglichen Varianten von Nasen die dazu gehörige Form des übrigen Gesichtes zu erfinden und so trotz der fratzenhaften Gesamtform doch einen gewissen harmonischen Rhythmus zu erzielen. Künstliche Nasenkorrekturen durch orthopädische oder chirurgische Eingriffe an ausdrucksvollen Gesichtern verstoßen gegen solche immanenten Regeln, welche wir freilich zur Zeit nicht streng wissenschaftlich zu fassen vermögen, und muten uns deshalb immer trotz besten technischen Gelingens fremdartig an.

Ganz wesentlich für die Gesamtform der Nase ist die Form ihres Skelets. Knorpel und Knochen stimmen zueinander; zu einem schmalen Gesicht gehören auch entsprechende Nasenknorpel. Die dünne Muskulatur und die straffe Haut sind über das Skelet fest anliegend herübergespannt. An der Nasenspitze und an den Nasenflügeln ist keine Verschieblichkeit möglich; nur im oberen Drittel der Nase kann die Haut in Falten gelegt werden. Ein gewisser Turgor der Haut gehört freilich mit zu der Form der Nase; denn im Tode sieht die Nase „spitz" aus, d. h. das Skelet tritt dann reiner hervor als im Leben. Maßgebend für die Form ist vor allem die Beziehung der Nasenhöhe zur Nasenbreite des Schädels (Abb. 390). Die Apertura piriformis ist nur bei schmalen Nasen, wie sie für die hochstehenden Rassen charakteristisch sind, wirklich birnförmig. Man kann sie mit der Fingerkuppe, die man vor-
sichtig in die Nasenöffnung einführt, am Lebenden abtasten.
Man erkennt sie auch indirekt von außen, da die Nasenflügel
gerade an ihrem Rand angeheftet sind. Die Nüstern laden
immer mehr nach außen aus als der Knochen, so daß die Breite
der Nase am Lebenden größer ist als der Ausschnitt im Knochen;
der Breitenhöhenindex für die Nase des Lebenden ist also
keineswegs identisch mit demjenigen für die knöcherne Nase.
Die Größe der Nasenbeine, ihre Richtung und die Art, wie sich
die Seitenplatten des großen Nasenknorpels an sie ansetzen,
spielen eine große Rolle. Regelmäßig ist nur eine kleine dreieckige Stelle am Seitenrande der Apertura piriformis frei von

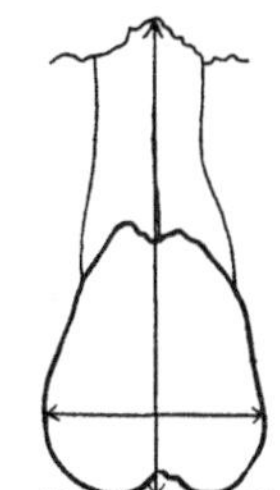

Abb. 390. Meßlinien für das knöcherne Nasenskelet. (Zeichnung von Th. Mollison.)

Knorpel und Knochen (Abb. 367). Am festesten ist die Nasenspitze durch den „Spitzenknorpel" gestützt (Abb. 349). Die Haut der Nasenscheidewand ragt etwas über das knorplige Septum hinaus und ist deshalb ver-
schieblich (Septum mobile). In dem vorderen Teil liegt beiderseits der mediale Schenkel der Spitzenknorpel, der gegen das feststehende Knorpelseptum mit-
verschieblich ist. Je weiter die Nase vorspringt, um so höher ist der Nasen-
stachel (Spina nasalis anterior, Abb. 371 a). Man fühlt ihn am Lebenden am besten von dem Nasenloch aus. Er springt oft bis zur Hälfte des ovalären Abschnittes der Nasenlöcher vor. Auch seine Länge ist spezifisch menschlich.

Die Form der *Nasenlöcher* steht in Korrelation zur Gesamtform der Nase. Die Euro-
päernase hat längsovale, nach vorn zugespitzte Nasenlöcher, deren Längsachse fast sagittal steht (Abb. 366; bei Mongolen und Negern steht die Längsachse schräg bis quer). Das vor-
dere zugespitzte Ende des Nasenloches endet bereits in ziemlicher Entfernung von der Spitze der Nase (Abb. 389) und ist unbeweglich. Dilatierbar ist nur das hintere Stück von der in Abb. 367 eingetragenen punktierten Linie ab. Über die Nase als Bestandteil der Atmungs-
organe s. Bd. II.

Fachausdrücke für Teile der Nase sind: Nasenlöcher, *Nares*; Nasenrücken, *Dorsum nasi*; Ansatzflächen der Nase am Gesicht, *Basis nasi*; Nasenflügel, *Ala nasi*; Rand des Flügels, *Margo nasi*; Spitze der Nase, *Apex nasi* (vgl. Abb. 391, dort nicht beschriftet).

Bei einem großen Vergleichsmaterial ergibt sich als mittlere Nasenbreite des *Lebenden* in Prozenten der Nasenhöhe 70—85; man nennt dieses Maß *Mesorrhinie*. Alle niedrigeren Werte werden als *Leptorrhinie*, alle höheren als *Chamaerrhinie* bezeichnet. Der Europäer ist leptorrhin (Nasenindex bei Badenern 65,7, Männer). Der Nasenindex der *knöchernen Nase* (Abb. 390) schwankt bei Mesorrhinie zwischen 47—61, die Totalschwankung beträgt 24—72.

Bei der physiognomischen Beurteilung der Form der Nase spielen optische Täuschungen keine unwichtige Rolle. Ein Nasenrücken, welcher hoch ist und keine scharfe Grenze gegen die Stirn hat, sieht länger aus als der Rücken einer niedrigen Nase mit tiefliegender Nasenwurzel, auch wenn der Nasenindex bei beiden gleich ist.

Leonardo da Vinci hatte bereits Zeichnungen der verschiedenen Nasenformen in Tabellenart, mit welchen er die Nase eines bestimmten Individuums verglich und sich merkte. Eine moderne derartige Bestimmungstafel gibt Martin, Lehrbuch der Anthropologie.

Augengegend. Die Umgebung des Auges ist in hohem Grad wichtig für den Ausdruck des Auges selbst. Unterschiede in der Krümmung und Größe des Augapfels, welche z. B. in der bildenden Kunst angewendet werden, um die physiognomischen Verschiedenheiten des Auges wiederzugeben, sind in Wirklichkeit so geringfügig, daß sie für den Gesichtsausdruck nicht verantwortlich gemacht werden können. Ein künstliches Glasauge kann das natürliche kosmetisch fast vollkommen ersetzen. Es kommt lediglich auf die Form und auf das Verhalten der Umgebung an, ob uns ein Auge groß oder klein, mild oder drohend oder wie immer erscheint. Die knöcherne Grundlage, der Eingang zur Augenhöhle, ist bei Affen allgemein hoch „aufgerissen“. Dies kommt auch bei niederen menschlichen Rassen vor. Je nach dem Verhältnis der Höhe zur Breite wechselt die Form des Orbitaleinganges von einer fast runden oder quadratischen Figur bis zu einem niedrigen, gedrückten Rechteck mit horizontalem oder etwas schräg stehendem größten Durchmesser, *Hypsi-, Meso- und Chamaekonchie*. Beim Weib ist im allgemeinen mehr Tendenz zu relativ hohen Augenhöhlen als beim Mann; das beruht nicht auf einer absolut größeren Höhe, sondern darauf, daß bei ungefähr gleicher Höhe die Breite der Augenhöhlen beim Mann beträchtlicher als beim Weibe ist. Das eigentümliche, namentlich in Karikaturen oft benützte physiognomische Bild eines Schädels beruht ganz wesentlich auf der Größe und Form der leeren, dunklen Augenhöhlen. Aber nicht nur diese Faktoren der knöchernen Grundlage, sondern auch der Neigungswinkel der Eingangsebene der Augenhöhle ist für das Gesicht und seine Form in hohem Maß bestimmend. Am charakteristischsten sind rassenanatomisch die Verschiedenheiten des *frontalen Neigungswinkels*, d. h. die Abweichung der Eingangsebene von der Stirnebene. In der Profilansicht ist ein großer Winkel daran kenntlich, daß die Orbita viel weniger verkürzt erscheint als die Stirnebene (Abb. 366). Bei Europäern ist der Winkel durchschnittlich 20° groß (und mehr), aber individuell sehr wechselnd. Japaner haben den geringsten Winkel (Durchschnitt 14°); der bekannte Habitus ihres Gesichtes und der malayischen Rasse überhaupt ist ganz vornehmlich dadurch bedingt (dazu kommt der Epicanthus, S. 739).

Die knöchernen Ränder des Augenhöhleneinganges und besonders ein Torus supraorbitalis (S. 663) können im äußeren Relief vortreten, besonders bei alten oder kranken Leuten (Magerkeit). Sie sind immer tastbar. Ein absolut großer, besonders vorspringender äußerer oberer Augenrand, da wo er vom Processus zygomaticus des Stirnbeines gebildet wird, ist manchmal auffallend und im Sinne der sonst verlassenen Phrenologie Galls als Charakteristicum für besondere mathematische Begabung bezeichnet worden (Möbius). — Der geradlinige, größte Abstand der äußeren Orbitalränder voneinander, *Biorbitalbreite*, schwankt innerhalb der gleichen Rasse und des gleichen Geschlechts im Verhältnis zur Gesichtshöhe nicht besonders stark. Die Künstler variieren dagegen oft sehr frei gerade diesen Index, wie z. B. Messungen an griechischen Statuen ergeben haben (vgl. S. 751). — Bei Mongolen hat sich die frühere Annahme, daß ihre Augenhöhlen weiter auseinanderständen als bei Europäern, durch genaue Messungen nicht bestätigt. Der Eindruck des größeren Orbitalabstandes ist vielmehr dadurch bedingt, daß die inneren Augenwinkel durch Hautfalten verdeckt sind (Epicanthus).

Der knöcherne Orbitaleingang ist nach außen zu durch eine bindegewebige Membran, das *Septum orbitale,* verschlossen. Außen von dieser liegt die dünne Muskelplatte des Orbicularis. Zu dem bindegewebigen Septum gehören als besondere Verdickungen und Verhärtungen die *Tarsalplatten* (*Tarsus superior* und *inferior,* Abb. 391; das Septum ist in der Abbildung weggelassen). Sie werden beim Öffnen und Schließen des Auges bewegt. Der obere Tarsus verschwindet wie die zurückschiebbare Tür eines Rollschrankes nach oben, wenn das Auge

geöffnet ist. Er liegt nur beim geschlossenen Auge an der Oberfläche. Die Hautfalten, welche über dem oberen Lid bei zurückgeschobenem Deckel entstehen,
verschwinden oder verstreichen fast ganz bei geschlossenen Lidern (S. 739 u.
744, s. auch *Sehorgan*, Bd. III). Je nach der Beschaffenheit der Haut sind die
Formen der Lider sehr verschieden: dick oder dünn, glatt oder gewulstet usw.
Gewöhnlich steht der Brauenkopf in gleicher Höhe mit dem knöchernen
Orbitalrand; seitlich ist der Knochenrand weiter nach der Lidspalte zu gelegen
als das Ende der Braue (vgl. Abb. 391, links und rechts). Die Lidspalte ist

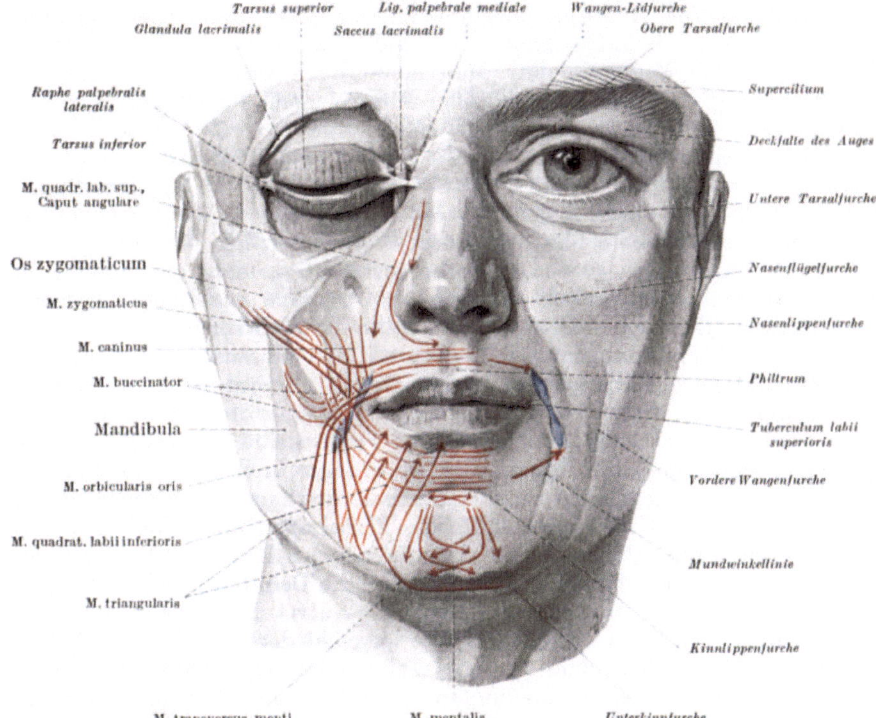

Abb. 391. Gesicht mit Furchen und Falten, Lage der Knochen und Linienschemata der Mundmuskeln (rot).
Insertionsstreifen in der Nähe der Schleimhaut blau, beiderseits auf die Oberfläche schematisch übertragen.
Die beiden auf der linken Gesichtshälfte gezeichneten roten Pfeile gehören zu den Mm. incisivi.

beim Europäer ziemlich genau horizontal ausgerichtet. Der äußere Augenwinkel
ist verschieblich, da er durch eine Raphe mit dem M. orbicularis, aber nicht
durch ein eigentliches Ligament unmittelbar mit dem Knochen verbunden ist.
Er steht beim geöffneten Auge ein wenig höher als der innere Winkel, senkt
sich aber beim geschlossenen Auge und steht dann etwas tiefer als der letztere.
Der innere Winkel steht immer fest, da er mit dem derben Lig. palpebrale
mediale am Knochen vor und hinter dem Tränensack angeheftet ist (Abb. 391).
Die Lidspalte wird individuell verschieden weit geöffnet. Gewöhnlich ist der
obere Rand der runden Iris durch das obere Augenlid abgeschnitten, der
untere gerade tangiert. Es kann aber auch die ganze Iris sichtbar sein und
das Auge dadurch besonders glänzend und hoheitsvoll wirken (Goetheporträts).
Wird der Augapfel bei krankhaften Veränderungen nach vorn gedrängt, so ist
ebenfalls viel mehr von ihm freiliegend als gewöhnlich (Exophthalmus). Das
Gegenteil sind eng geschlitzte Augen („Schweinsaugen").

Braus-Elze, Anatomie. I. 3. Aufl.   48a

Ohrmuschel. Die Ohrmuscheln sind ihrer Form nach wissenschaftlich so gut wie gar nicht analysiert. Gewisse Beziehungen scheinen zwischen Größe und Form der Muscheln zu bestehen. Kleine Ohren haben mehr runde Formen als große u. dgl. Die Künstler haben immer beachtet und gefühlt, daß die Linienführung des Konturs und der Einzelheiten des Ohrs für ein bestimmtes Individuum sehr charakteristisch ist; sie wiederholt gleichsam den Rhythmus des Ganzen im Kleinen. Wissenschaftlich läßt sich das zur Zeit nicht fassen.

Mund und Lippen. Die *Mundspalte, Rima oris*, reicht beiderseits bis zu den Eckzähnen. Die Lippen sind Falten, in welchen die Muskulatur eingeschlossen liegt (Abb. 379). Die Oberlippe beginnt an der Nase, die Unterlippe an der Kinnlippenfurche (Abb. 391). Nach der Mundspalte zu ist das Lippenrot sichtbar, außer an den Mundwinkeln. Man nennt auch wohl das Lippenrot kurz Lippe. Dem medianen Lippenbändchen, mit welchem die Oberlippe auf ihrer Innenseite am Zahnfleisch angeheftet ist, entspricht außen eine senkrechte Furche: *Philtrum.* Die Oberlippe hat da, wo das Philtrum in sie ausläuft, einen Vorsprung, *Tuberculum labii superioris*, und greift mit ihm in die Unterlippe ein. Die Grenze des Lippenrots gegen die Haut folgt dem in sie einschneidenden Philtrum und ist wie eine Armbrust des Rokoko zierlich doppelt geschweift. Das Rot der Unterlippe ist viel einfacher geschnitten, mehr gleichmäßig breit, aber nach beiden Mundwinkeln wie an der Oberlippe zugespitzt. Wegen der entwicklungsgeschichtlichen Grundlagen dieser Verschiedenheiten und der daraus sich ergebenden Hemmungsmißbildungen, wie die Hasenscharte u. dgl., siehe Mundhöhle (Bd. II). Wir haben ein außerordentlich feines optisches Empfinden für den individuellen Schnitt und die Farbe der Lippen: ob sie dick oder schmal, hoch oder niedrig, rot oder blaß sind. Bei Frauen sind die Lippen durchweg weniger gewulstet, und die Mundspalte ist weniger breit als beim Mann. Die Oberlippe ist im allgemeinen physiognomisch markanter als die Unterlippe, manchmal auch die Unterlippe, z. B. die Habsburgerlippe. Bei den Lippen wird wie beim Kinn Abhängigkeit vom Sekret der Hypophysis angenommen (S. 751). Die Bewegungsfähigkeit ist groß, weil die Dehnbarkeit der Lippen vom gespitzten Mund bis zum extremen Öffnen — etwa beim Zahnarzt — ganz außerordentlich ist. Der Reichtum der verschiedenartigsten Muskelfasern, besonders solcher, welche zum Mundwinkel konvergieren (Abb. 391) und sich hier jederseits zu einem Muskelknoten durchflechten (Abb. 366), ermöglicht uns, die Dehnbarkeit der Lippen voll auszunutzen. Wir werden weiter unten sehen, daß ihre Bewegungen für die mannigfachsten Verrichtungen in erster Linie stehen, und daß sie für die Entstehung der Mimik am wichtigsten sind. Da die Lippen als Ausdrucksorgane in den Dienst des Sprechens getreten sind, so hat der Sprachgebrauch das Wort „Mund" allein für den Menschen reserviert; von Auge, Nase, Ohr sprechen wir auch bei Tieren. Die Hautfalten und -furchen in der Umgebung des Mundes und auf der Wange stehen in engster Korrelation zu der Beweglichkeit der Lippen.

Hals und Nacken. Das Verbindungsstück zwischen Kopf und Rumpf, der Hals, ist hier formanalytisch zu behandeln, weil er aus den verschiedenartigsten Bausteinen zusammengesetzt ist, welche zum Teil in früheren Kapiteln (S. 115, 184 u. 245), zum Teil erst in diesem Abschnitt beschrieben worden sind. Sehr lehrreich ist die Betrachtung des Seitenkonturs des Halses in der Ansicht von vorn oder von hinten (Abb. 56, 92, 93, 125). Er wird im oberen Teil vom M. sternocleidomastoideus beherrscht. Da die beiden Kopfwender nach dem oberen Brustbeinrand konvergieren, so wendet sich der Beginn des Seitenkonturs am Kopf von oben außen nach unten innen; doch verläßt er im unteren Teil des Halses den Sternocleido und folgt dem Trapezius nach der Schulterhöhe zu (Acromion). Das Höhenniveau und die Größe des Winkels, unter welchen der Kontur nach außen abbiegt, wechseln individuell sehr. Ist der Brustkorb wohl gebaut und die Muskulatur kräftig, so steht der Winkel hoch und nähert sich mehr einem rechten, sein unterer Schenkel ist nach außen *konvex*, entsprechend dem Tonus des Trapezius. Bei zarten Individuen, vor allem im Entwicklungsalter, ist der Kontur lang gezogen, nach außen *konkav*, der Winkel nähert sich 180⁰ und steht tief (S. 246). Bei dem extrem asthenischen und emphysematischen Habitus des Brustkorbes (S. 200) ist jeweils der Hals mitbetroffen; er ist im ersten Fall besonders lang und schlank, im letzteren besonders kurz und dick. Betrachtet man einen nackten Menschen vom Rücken aus, so ist aus der Konvergenz des beiderseitigen oberen Halskonturs mittelbar zu entnehmen, wo sich die Linien schneiden, d. h. in welcher Höhe sich der obere Brustbeinrand befinden muß, obgleich man diesen von hinten nicht unmittelbar sehen kann und obgleich speziell die Vertebra prominens kein Maß für sein Niveau ist (denn sie steht unter allen Umständen beträchtlich höher als der obere Sternalrand, Abb. 84). Ist also das Auge für die Führung der Konturlinien geschult, so wird auf diesem Wege der Körper wie durchsichtig. Denn die innere Konstruktion muß irgendwie im Kontur zum Ausdruck kommen. Instinktiv hat jeder dafür ein gutes Gefühl; unser Urteil über natürliches und richtiges Maß des menschlichen Körpers und seiner künstlerischen Wiedergabe durch Plastik oder Malerei stützt sich ganz wesentlich darauf.

Die Einteilung des Halses in einzelne Felder ist ganz wesentlich durch die tiefe Muskulatur bedingt, welche durch den oberflächlichen, dünnen Hautmuskel hindurch das Relief beherrscht (Abb. 373). Das Zungenbein liegt an der Knickstelle, an welcher der vordere Halskontur in Profilansicht aus der horizontalen Richtung in die senkrechte umbiegt. Etwas tiefer folgt der Kehlkopf, der besonders beim Mann vorspringt (Adamsapfel, *Pomum Adami, Prominentia laryngea* Abb. 395). Zu unterst, dicht über dem Sternalrand, sinkt die Haut zwischen den beiden Kopfwendern zur *Kehlgrube, Fossa jugularis* ein (Abb. 93), weil die Halseingeweide auf ihrem Weg zum Brustraum der Richtung der Wirbelsäule folgen, welche hier nach *hinten* gewendet ist (Abb. 84), und sich infolgedessen von der Oberfläche des Halses um so mehr entfernen, je mehr sie sich der oberen Brustapertur nähern.

Eine Vorwölbung zwischen Kehlkopf und Brustbein ist nicht normal; sie kommt bei atypischen Vergrößerungen der Schilddrüse (Kropf) vor und ist besonders in den Entwicklungsjahren bei vermehrtem Blutzudrang deutlich, auch wenn das Drüsengewebe selbst nur wenig vergrößert ist. Längsfurchen des Halses werden durch das Platysma hervorgerufen (S. 700). Querfurchen können eine Folge schlaffer Haut sein (Runzeln), kommen aber auch, namentlich bei Frauen, als Zeichen besonders kräftiger Entwicklung in Form von einer oder zwei Querrillen vor, welche für den Kinderhals typisch und von diesem her übernommen sind („Collier de Venus").

Der *Nacken* ist gegenüber dem Hals im engeren Sinn (= Vorderseite des Halses im ganzen) sehr einfach geformt. Denn hier liegt nur *ein* Muskel unmittelbar unter der Oberfläche (Abb. 125); nur nach den seitlichen Konturen zu treten andere Muskeln hervor. Aber auch die tiefen Rückenmuskeln scheinen durch und beherrschen gemeinsam mit den Bewegungen der Halswirbel das Oberflächenbild (S. 120—124).

3. Asymmetrien des Kopfes.

Die *Asymmetrie* des Kopfes ist innerhalb geringer Grenzen eine normale Erscheinung. Ebensowenig wie die Wirbelsäule genau in der Medianebene steht (Abb. 77), ebensowenig ist der Schädel nach links und rechts gleich ausgerichtet. Dazwischen besteht ein innerer Zusammenhang. Das linke Bein wird häufiger als Standbein benützt und ist daher länger als das rechte. Dadurch wird ein geringer Schiefstand des Beckens induziert und von hier aus die Lendenwirbelsäule beeinflußt. Endlich führt die verschiedene Höhe der Hinterhauptkondylen zu leichter Schiefhaltung des Kopfes, welche durch Asymmetrien des Schädels ausgeglichen wird. Solche statischen Ursachen können innerhalb der Rumpfsphäre professionell verstärkt. sein. Außerdem aber gibt es Ursachen, die im Kopf selbst lokalisiert sind, z. B. die verschiedene Sehstärke beider Augen, von welchen das bessere eine geringe Schiefstellung des Kopfes erzwingt, die zu Asymmetrien des Schädels führt.

Die Asymmetrie des Schädels ist leicht feststellbar, wenn man den

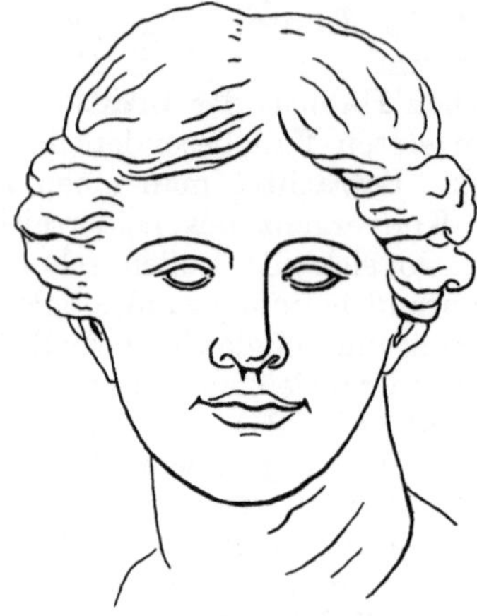

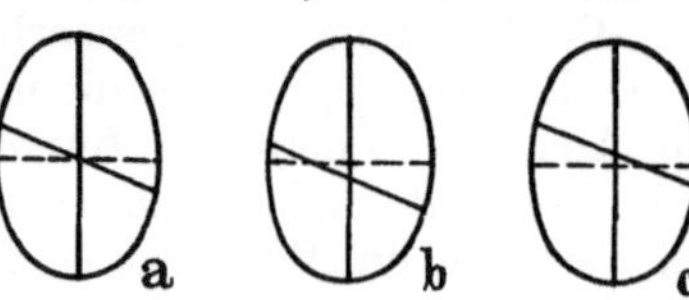

Abb. 392 a—c.

Abb. 393.

Abb. 392 a—c. Schiefstand der Ohrebene. Schema. Die Stirn nach unten, der Hinterkopf nach oben gewendet. Das Kopfoval ist symmetrisch angenommen, die quere Halbierungslinie gestrichelt. Ist in Wirklichkeit der rechte Ohrabstand von der Stirnebene größer als der linke, so ergibt die Vereinigung entsprechender Ohrpunkte eine schräge Auricularebene (ausgezogene Linie). a Die Auricularebene steht einfach schräg. b Sie ist außerdem nach vorn verschoben (präauriculäre Brachycephalie). Sie steht schräg und ist nach hinten verschoben (präauriculäre Dolichocephalie). (Nach Holl: Mitt. anthrop. Ges. Wien 1916.)

Abb. 393. Venus von Melos. (Aufnahme von C. Hasse 1887.)

Abstand des rechten und linken Gehörganges von einer durch den vordersten Stirnpunkt gelegten Frontalebene mißt. Man findet dabei, daß gewöhnlich die Verbindung entsprechender Ohrpunkte schräg zur Medianebene steht, *auriculare*

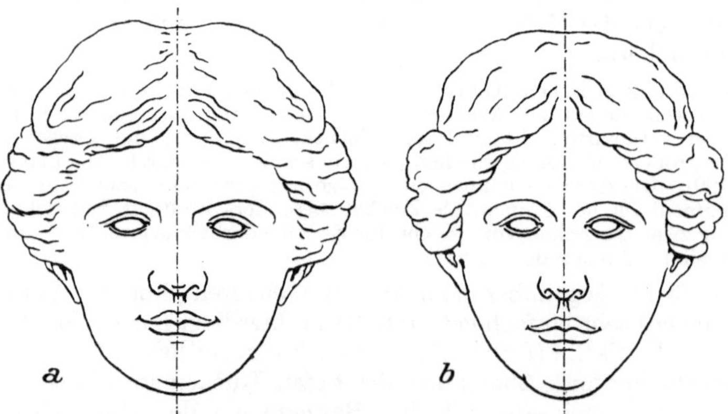

Abb. 394 a u. b. Rechte (a) und linke (b) Gesichtshälfte der Venus zum ganzen Kopf ergänzt. Die von Hasse auf dem Drahtgitter festgelegten Maße der rechten und linken Gesichtshälfte sind von mir zugrunde gelegt.

Asymmetrie (Abb. 392). Neue steife Hüte und Helme sind deshalb unbequem, weil sie sich der individuellen Kopfform erst allmählich anschmiegen.

Weitaus am deutlichsten, weil am sichtbarsten sind die Asymmetrien des Gesichtes. Sie sind so „normal", daß ein symmetrisches Gesicht unnatürlich und langweilig erscheint. Die Künstler haben das immer gewußt und nicht verabsäumt, selbst in Idealgestalten die natürlichen Verschiedenheiten von rechts und links wiederzugeben. Man hat das durch Projektion des Kopfes von Statuen auf ein Drahtgitter mit regelmäßigen quadratischen Maschen festgestellt. Wie sehr z. B. das Rechts und Links beim Kopf der Venus von Melos voneinander abweichen, ist aus Abb. 394 zu ersehen. In Abb. 394 a ist die rechte, in Abb. 394 b die linke Gesichtshälfte des Originals spiegelbildlich ergänzt; beide Köpfe sind einander wenig ähnlich und ganz reizlos gegenüber dem Ausgangsbild (Abb. 393). Bei Porträts pflegt die spiegelbildliche Ergänzung der einen Gesichtshälfte auf getreuem photographischem Wege das Gesicht demnach bis zur Unkenntlichkeit zu verändern.

Am bekanntesten ist, daß die Nase gewöhnlich nach einer Seite abweicht. Sie ist im ganzen nach rechts oder links verrutscht oder die knöcherne Nase ist nach der einen, die knorplige Nase kompensierend nach der entgegengesetzten Gesichtsseite gewendet. Asymmetrien des Nasenseptums und der Spina nasalis anterior fehlen am Schädel nie, erstere sind sogar schon embryonal vorhanden. Am stärksten pflegt rechts und links im Gesicht der Unterschied zwischen der Entfernung des äußeren Augenwinkels vom Mundwinkel zu sein.

4. Hals- und Unterkieferbewegungen.

Die Bewegungen des Halses werden durch Muskeln an der Vorder- und Hinterseite (Hals im engeren Sinn und Nacken) vollzogen, von denen vorn die beiden Kopfwender am deutlichsten sichtbar sind. Das Zungenbein ist

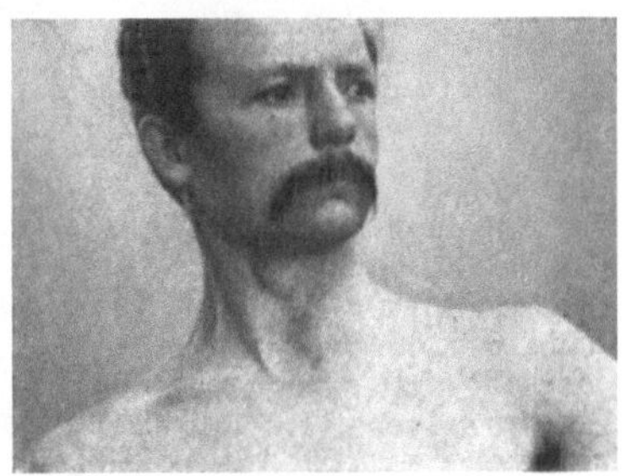

Abb. 395. Kopfwendung nach links.
(Photo aus „Der Akt" von KOCH-RIETH.)

seitlich mit dem Schädel durch die Ligg. stylohyoidea verbunden und macht deshalb die Drehungen des Kopfes nach rechts und links mit. Der Kehlkopf bleibt relativ stehen, weil er durch die Luftröhre nach dem Brustkorb hin festgehalten ist (Abb. 395). Bei starken Drehungen wird allerdings auch der Kehlkopf mitgedreht.

Beim Hintenüberneigen des Kopfes rückt der in Normalstellung horizontalstehende Mundhöhlenboden in die gleiche Ebene wie die Vorderfläche des Halses, und die Kopfwender mit dem Unterkiefer umgrenzen eine Raute mit längeren unteren und kürzeren oberen Schenkeln. Auf den Kiefer wird ein passiver Zug ausgeübt; daher neigt die Mundspalte dazu zu klaffen. Die Halseingeweide (besonders der Kehlkopf) springen deutlicher vor. Der Hals im ganzen ist in dieser Stellung verbreitert, weil die Kopfwender nach hinten verschoben werden. Beim Neigen nach vorn kann die Brust mit dem Kinn erreicht werden, beim Neigen nach der Seite erreicht das Ohr nie die Schulter.

Wir müssen unterscheiden: *Kiefer*- und *Lippen*bewegungen. Letztere können bei geschlossenem und geöffnetem Kiefer stattfinden, erstere bei geschlossenem und geöffnetem Munde. Der eigentliche Kauakt, d. h. die Zerkleinerung der Nahrung ist eine Aufgabe der Kieferbewegung, aber zahlreiche dazu notwendige einleitende und begleitende Bewegungen, wie die Aufnahme der Nahrung, die Verschiebungen der Bissen an die richtige Stelle zum Zerkleinern und Schmecken, werden von den Lippen und Wangen besorgt (auch von der Zungenmuskulatur, Bd. II). So kombinieren sich beständig Aktionen der eigentlichen Kaumuskeln (M. temporalis, M. masseter, Mm. pterygoidei) mit solchen Muskeln, welche am Hals liegen und zum Unterkiefer gehen, und mit den „mimischen" Muskeln. Die letzteren werden zum Aufnehmen flüssiger Nahrung und zum Verschluß gegen das Abfließen von Speichel und anderem Mundinhalt allein gebraucht. Ihre Bezeichnung ist a potiori zu verstehen. Sie sind andererseits nicht das einzige mimische Organ. Abgesehen von Bewegungen des Gesamtkörpers, die als Ausdrucksmittel dienen (Pantomimik), ist auch die eigentliche Kaumuskulatur nicht ohne mimische Bedeutung. Fest zusammengepreßte Zähne bei kontrahierten Kaumuskeln oder erhöhter Tonus dieser Muskeln gibt dem Gesicht den Ausdruck der Entschlossenheit und Tatkraft. Bei der Bezeichnung „Kaumuskeln" ist deshalb wie bei den „mimischen" Muskeln die wichtigere Aufgabe, die ihnen obliegt, allein gemeint, aber nicht allein vorhanden.

Das *Kauen* soll hier nicht näher besprochen werden. Der ihm zugrunde liegende Kiefermechanismus ist auf S. 712 analysiert; darauf sei verwiesen. Das Zurechtschieben der Bissen durch Lippen, Wangen und Zunge ist bei den

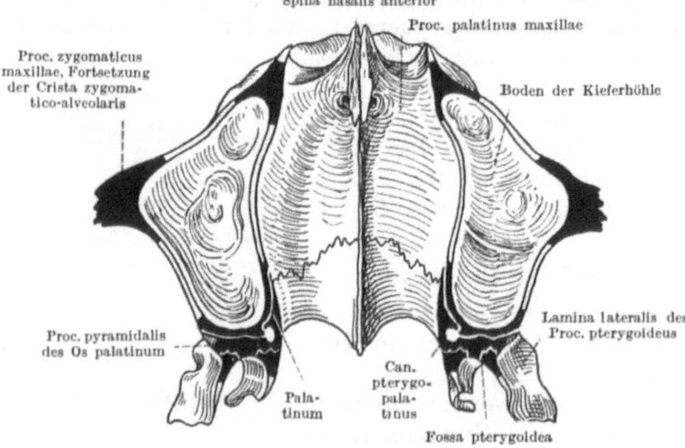

Abb. 396. Horizontalschnitt durch den Oberkiefer dicht oberhalb des Bodens der Nasenhöhle. Schwarz die Schnitte durch die 3 Pfeiler, die den Kaudruck aufnehmen. (Mit Benutzung einer Abbildung von TOLDT-HOCHSTETTER: Anat. Atlas, Bd. 1, 18. Aufl., S. 90. 1940.)

einzelnen Muskeln beschrieben (S. 731) oder wird bei der Zungenmuskulatur (Bd. II) nachgetragen werden.

Die Kauwerkzeuge sind für die innere Festigkeit des Kopfes im ganzen von Wichtigkeit. Der Druck der Zähne beim Zerkleinern der Nahrung trifft eine ganz andere Stelle des Schädels als der Zug der Kaumuskeln, welche den Druck erzeugen. Die Stärke dieser auf verschiedene Druck- und Zugplatten wirkenden Kräfte und die Gefahr des Durchbiegens sind unter Umständen außerordentlich groß. Der Schädel ist dagegen gesichert, da alle Knochen außer dem Unterkiefer *zu einem Stück* vereinigt sind. Es gibt bei Reptilien und Vögeln auch *kinetische* Schädel, d. h. solche, deren Abschnitte an bestimmten Stellen gegeneinander beweglich sind. Der Säugerschädel ist aber immer *akinetisch*. Das verbesserte Kauen, welches durch die Umformung des Kiefergelenkes eintrat, war zugleich die Ursache für die feste Verbindung der Schädelknochen zu einer Einheit. Trotzdem würden dünnwandige, hohle Gesichtsknochen wie der Oberkiefer kein genügendes Widerlager bieten, wenn nicht besondere Stützpfeiler in das Gesicht eingebaut wären, welche sein Skelet festigen und die beim Kauen einwirkenden Kräfte auf die Schädelbasis und auf das Schädeldach übertragen. Zunächst sitzen die Zähne in einem kräftigen Knochenbogen, der beim Oberkiefer durch den gewölbten harten Gaumen wie durch eine kräftige Querspreize verstrebt ist (Abb. 362). Ferner steigen drei senkrechte Pfeiler von den am stärksten benützten Zähnen des Oberkiefers in die Höhe (Abb. 396), zwei davon ruhen auf dem Skelet der Stirn, welches mit der maximalen Aufrichtung der Stirnschuppe beim Menschen ganz besonders geeignet wurde, den vom Oberkiefer ausgehenden Druck aufzufangen (Abb. 322): der vordere geht von den Vorderzähnen als lateraler Rand der Apertura piriformis und medialer Rand der Orbita zur Stirn (Proc. frontalis maxillae, Abb. 329, grün). Der zweite zieht von der vorderen Hälfte des 1. Molaren als Crista zygomatico-alveolaris (Abb. 371b u. 330) zum Jochbein und als lateraler Rand der Orbita zum Frontale (Abb. 329 rosa, Proc. frontalis des Zygomaticum). Als dritter Pfeiler überträgt der Flügelgaumenfortsatz von dem hinteren Ende des Oberkieferbogens den Druck auf die Mitte der Schädelbasis, während das Köpfchen des Unterkiefers seitlich auf die Schädelbasis, nahe ihrem Rande drückt (Abb. 330). Jedoch kommt das Kieferköpfchen nur für die Aufnahme des geringen Kaudruckes beim Abbeißen in Betracht. Man denke sich in Abb. 371a eine Brotscheibe zwischen den Schneidezähnen: die Kaumuskeln (rote Pfeile) können dann Druck erzeugen nur an den Schneidezähnen und am Kieferköpfchen, da die Mahlzähne klaffen und entlastet sind. Umgekehrt, liegt ein Bissen zum Zerkauen zwischen den Mahlzähnen, so sind Schneidezähne und Kieferköpfchen entlastet, der volle Kaudruck trifft die Mahlzähne und wird durch sie auf die genannten Pfeiler übertragen.

Indem der Schädel gegen die inneren, mit dem Kauakt einhergehenden Kräfte gesichert wurde, erhielt er gleichzeitig Festigkeit gegen äußere Einwirkungen. Denn Stöße oder Schläge auf das Schädeldach werden durch die geschilderten Streben und Pfeiler in ähnlicher Weise wie die von den Kiefern nach aufwärts wirkenden Kräfte aufgefangen und verteilt. Trifft z. B. ein Stoß den Scheitel, so wird er durch die Scheitelbeine auf die Schläfenschuppen und die Gesichtsknochen weitergeleitet. Das Hinterhaupt ist durch die innere Struktur des Schädels gegen Trauma viel weniger geschützt als Scheitel und Stirn; ein ungeschickter Fall führt in der Tat hier viel eher zu einer Fraktur des Knochens. Doch hilft die Nähe der elastischen Wirbelsäule uns einigermaßen einen direkten Stoß zu vermeiden; auch ist die Gefahr des Stürzens nach hinten durch viele Einrichtungen des Gesamtkörpers geringer als die Gefahr, auf Stirn oder Scheitel zu fallen.

5. Mimik und Physiognomik.

Die mimischen Muskeln, welche in den vorhergehenden Kapiteln analysiert sind, bewirken bei ihrer Kontraktion, je nachdem sie einen kürzeren oder längeren Weg zwischen ihrem Ursprung am Skelet und ihrer Insertion an der Haut durchlaufen, bestimmte Vorwölbungen der zwischen Ursprung und Insertion liegenden Haut, bald in Form eines Wulstes, bald in Form zahlreicher Falten, oder sie erzeugen, falls sie senkrecht auf die Haut auftreffen, spezifische grübchenförmige Vertiefungen. Die Öffnungen für die Sinnesorgane des Sehens, Riechens und Schmeckens können durch ringförmige Muskelzüge verengert, durch radiär ausstrahlende Züge erweitert oder durch Teilbewegungen, oft entgegengesetzter Richtungen, in mannigfachster Weise umgeformt werden. Jeder Muskel, oft nur bestimmte Teile von Muskeln, haben in diesem Getriebe ihre individuelle Aufgabe. Je elastischer die Haut ist, um so besser paßt sie sich der veränderten Form an; je derber sie ist, um so tiefere Falten entstehen. Die alternde Haut läßt sich schließlich nicht mehr glätten, sondern liegt wie ein vielfach zerknittertes Papier auf der Unterlage, die selbst oft im Alter an Bewegungsfähigkeit erheblich verloren hat. Ehe wir uns mit der Beteiligung der Muskeln an den einzelnen Ausdrucksformen der Gemütsbewegung beschäftigen, ist die *generelle* Frage nach den Ursachen der Tätigkeit gerade dieser Muskeln für die Ausdruckstätigkeit ins Auge zu fassen. Von den Bewegungen, der *Mimik*, ist die Dauerform eines Gesichtes, die *Physiognomie*, und die erklärende Beschreibung dieses Status, die *Physiognomik*, abzuleiten. Die Züge des Antlitzes in der Ruhe sind eine erstarrte, gleichsam versteinerte Mimik.

Unser ganzer Körper verfügt über bestimmte, oft sehr ausdrucksvolle Mittel, an welchen die innere Stimmung des Individuums äußerlich erkennbar ist. Wir nennen sie insgesamt *pantomimische Bewegungen*. Sie führen zu spezifischen Dauerhaltungen des Körpers im Stehen, Gehen und Sitzen, welche für eine Persönlichkeit ganz charakteristisch sind. Wir können einen Menschen oft aus der Ferne oder vom Rücken ganz genau erkennen, ohne von seinem Gesicht etwas zu sehen. Einen besonderen Einblick in diese Zusammenhänge gewinnen wir aus der Beobachtung von Kindern. Das Greifen nach Gegenständen, welche das Kind haben möchte, leitet über zum Hinweisen. Die Gebärde des Zeigens ist eine abgeschwächte Greifbewegung. Die primäre Ursache ist ein angeborener Reflex. Dadurch, daß eine solche Bewegung äußerliches Merkmal eines Affektes werden kann, bekommt sie den Wert der Mitteilung an andere — nicht der Absicht nach, aber tatsächlich —, und kann dazu dienen, in anderen Individuen zustimmende oder widerstrebende Affekte anzuregen: es erhebt sich die Gebärde zur Sprache!

Die Gebärdensprache der Taubstummen ist reich an Bewegungsformen der verschiedensten Art, die nur zum Teil natürlichen, ursprünglich zweckhaften Bewegungen entnommen sind, sich zum Teil aus symbolischen oder irgendwelchen verabredeten Zeichen zusammensetzen.

Moderne Philologen und Phonetiker (E. SIEVERS, RUTZ) sind der Überzeugung, daß auch die gesprochene Sprache in ihren verschiedenen Nuancen und Tonlagen auf ganz bestimmte Typen von zweckhafter Bauch- und Brusthaltung zurückzuführen sei. Nach ihnen ist eine musikalische oder deklamatorische Leistung so sehr von einer bestimmten Einstellung der Muskeln der vorderen Bauchwand, des Zwerchfells u. a. m. abhängig, daß das eine ohne das andere unmöglich sei. An großen Untersuchungsreihen ist festgestellt, daß der einzelne Mensch nur die eine, ihm eigene (sei es vererbte oder erworbene) typische Einstellung des Körpers hat und daß deshalb nur die *eine* bestimmte Tonlage seines Organs, welche er zum Sprechen oder Singen braucht, natürlich klingen kann. Die Kenner dieser Bewegungen behaupten ermittelt zu haben, in welcher Körperstellung ein beliebiges Gedicht von Kunstwert gesprochen oder ein Lied gesungen werden muß, weil der Dichter oder Komponist seine Gefühle nur in Wort- oder Tonfolgen von dem ihm eigenen Typus verfaßt haben könne; ja sie gehen so weit, daß sie nach ihren Typen der Sprachmelodie bestimmen, ob Gedichte, deren Verfasser uns unbekannt sind, von einem Autor oder mehreren herstammen (die Apokalypse beispielsweise wechselt den Rhythmus und die Melodie der Sprache so sehr, daß daraus auf mehrere verschiedene Verfasser geschlossen wird). Hier wird eine Art Mimik der Bauchmuskeln festgestellt und von den natürlichen Bedingungen der Körperhaltung abgeleitet, welche für eine bestimmte Resonanz der Stimme erforderlich sind u. a. m. Ich erwähne diese Art der Betrachtung nicht, weil ich ihr zustimmen möchte, sondern nur als methodologische Erläuterung für das, was über die Ursachen der Mimik des Gesichtes gesagt werden kann.

Beim Gesicht sind uns die *natürlichen Grundlagen* wohl bekannt, von welchen aus das viel reichere, aber auch viel mißverständlichere Spiel der Gesichtsmuskeln abgeleitet werden kann. Die Schwierigkeiten der Deutung liegen darin, daß aus unseren Mienen keineswegs nur das abzulesen ist, was in unserem Innern an primären Affekten und Vorstellungen abläuft. Der Mensch braucht im Gegenteil sehr oft das Gesicht als Maske, die gerade *verbergen* soll, was ihn innerlich bewegt. Deshalb wird von Kennern, welche sich auf die Psychologie der individuellen Bewegungen verstehen, irgendeine andere mit der Psyche verknüpfte Bewegung bevorzugt, z. B. das Schreiben, um zu enthüllen, was ein Individuum ist und was in ihm wirklich vorgeht (Graphologie).

Entscheidende Entdeckungen für die Deutung des Mienenspieles verdanken wir dem Studium der Triebbewegungen des Kindes vom frühesten Säuglingsstadium an. Hier sehen wir ungebrochen durch Erziehung und Konvention, wie das Körperliche, Zweckhafte zum Ausdrucksmittel für innere psychische Vorgänge wird. Beim Säugling ist anfänglich die Geschmacksempfindung am weitesten ausgebildet, die übrigen Sinne stehen weit dagegen zurück (Auge), oder sind ganz untätig (Gehör). Der *Geschmack* beherrscht das Mienenspiel: alles wird beleckt und geprüft. Das „Beschmecken" der Gegenstände führt zu ganz bestimmten, zweckhaften Bewegungen. Süße Gegenstände werden wie die Mutterbrust mit Zunge und Lippen angesaugt. Die Substanz kommt möglichst innig mit der Schleimhaut in Berührung. Widerwärtiger Geschmack ruft Öffnen des Mundes und Abfließen von Speichel hervor; vom 8. Monat ab erhält der Mund dabei eine typisch viereckige Form. Durch den Speichelabfluß wird der widerwärtige Geschmack am schnellsten beseitigt; bis das geschehen ist, werden durch Hebung der Oberlippe und Senkung der Unterlippe weitere Berührungen der Lippen, an welchen der unangenehme Geschmack haftet, mit der Zunge, dem Sitz des Schmeckorgans, möglichst verhütet. Solche Bewegungen gegensätzlicher Art — Annäherungs- und Abwehrbewegungen — werden später auch gebraucht, wenn sie nicht mehr körperlich zweckhaft sind. Sobald eine der ursprünglichen Sinnesqualität *ähnliche* Vorstellung in der Psyche entsteht, so wird die jener Sinnesqualität entsprechende Bewegung reproduziert. Das Mienenspiel des Sokrates, dem ein Wiesel etwas in den offenen Mund fallen läßt, verrät den gleichen Ekel, wie das eines Zuschauers, der bei dieser Begebenheit zugegen war, oder des heutigen Lesers der „Wolken" des Aristophanes, in denen der Vorfall berichtet wird; ja es genügt, daß wir uns rein in der inneren Vorstellung ein ekelhaftes Geschehnis ausdenken, ohne daß es reell je vorhanden war. Der Ausdruck als solcher ist nur der Intensität dieser Stufenfolge des Erlebens nach verschieden und deshalb in einem Fall stärker ausgeprägt als im anderen, aber *qualitativ* ist er der gleiche.

So rufen auch unangenehme Empfindungen die für leises Weinen und lautes Heulen gleich charakteristische viereckige Mundform hervor (Abb. 398). Bei angenehmen Empfindungen wird der Mund gespitzt. Wir kennen diese Bewegung beim Kind und bei manchen Erwachsenen als Ausdruck der prüfenden Aufmerksamkeit („Beschmecken"). Das Lippenrot ist dabei nach innen gekehrt, beim Schmollen nach außen. Das sind Reste der gegensätzlichen, einst zweckhaften Reaktionen der Annäherung und Abwehr gegenüber verschiedenen Geschmacksqualitäten.

Bei den *Gesichts-* und *Geruchsreizen* sind ebenfalls spezifische Annäherungs- und Abwehrbewegungen bekannt, z. B. Öffnen oder Schließen der Augenspalte, Rümpfen der Nase zum Ausstoßen der schlechtriechenden Luft u. dgl. Statt Bewegungen der Ohrmuschel, welche bei Tieren in hohem Maß ausdrucksfähig sind, benutzt der Mensch Bewegungen des ganzen Kopfes zur Erhöhung des Hörvermögens (Lauschstellung). Die Umgebung des Auges dominiert, z. B. wird Schließen des Auges auch bei unangenehmen Geräuschen gebraucht. Bei den anfänglichen Triebbewegungen treten die Verschließ- und Öffnungsmechanismen der übrigen Sinnespforten bald als Begleitbewegungen der Mundbewegungen auf. Immer aber bleibt das fein nuancierte Spiel der Lippen das vornehmlichste Mittel der mimischen Bewegungen. Die zahlreichen Muskeln, die am Mundwinkel angreifen, sind ein Kennzeichen für die Überlegenheit dieses mimischen Instrumentes über die anderen (Abb. 391).

Abwehrbewegungen werden im späteren Leben vielfach zu Drohungen verstärkt, z. B. äußert das Kind seinen Unwillen dadurch, daß die Lippen nach außen gekehrt werden, wie beim Wegstoßen der Mutterbrust oder der Flasche. Der Erwachsene kann im Zorn die Lippe so weit heben, daß die Zähne sichtbar werden: der Mensch zeigt seine Waffen.

Die psychophysische Herleitung der mimischen Bewegungen aus dem innigen Wechselverhältnis zwischen Sinnestätigkeit und Seelenleben ist durch die genannten Beispiele nur angedeutet. Ich verweise auf ihre Begründung bei WUNDT: Über den Ausdruck der Gemütsbewegungen. Deutsche Rundschau, April 1877 (ausführlich in „Völkerpsychologie", I. Bd., Sprache, S. 31—129). Mehr peripher für die hier gegebene Darstellung, aber durch zahlreiche Einzelbeobachtungen wertvoll, ist das bekannte Werk von DARWIN: „Der Ausdruck der Gemütsbewegungen bei dem Menschen und den Tieren." Die Befriedigung der Begierden, welche gewisse Bewegungen bei den Tieren entstehen ließen, sind für die menschliche Mimik zu fern liegend. Das obengenannte Beispiel des Entblößens der Zähne gehört hierher, hat aber wenig Parallelen.

Weniger reich und fein ausgebildet als die geschilderten Triebbewegungen sind *Intensitäts*-unterschiede der Gesichtsmuskulatur. Sie sind weniger bemerkbar an den Muskeln um die Sinnespforten, deutlich dagegen an dicken Muskeln wie den Kaumuskeln, oder an Muskeln deren veränderter Tonus in der Form des Gesichtes besonders hervortritt wie beim Buccinator und seiner Beziehung zur Prominenz der Backe. Wie bei der militärischen Körperhaltung die Muskeln erzogen werden, weit über den unmittelbaren Gebrauch hinaus auf steter Hut zu sein, um nicht überrumpelt zu werden, und wie sie bei dem militärisch durchgebildeten Individuum auch zu Zeiten der Ruhe straff bleiben, so ist auch die Kau- und Wangenmuskulatur bei energischen Naturen tonisch gespannter, bei energielosen Menschen schlaffer. Mäßigen Tonus der Backe pflegen wir als den Ausdruck einer dauernden inneren Befriedigung, etwas stärkeren Tonus als den Ausdruck von erhöhtem Selbstbewußtsein und von Hochmut zu deuten. Allgemein gespannte Gesichtsmuskeln kommen bei heftigem seelischem Schmerz vor. Schlaff herabhängende Backen dagegen finden sich bei stu pfer Teilnahmslosigkeit, träumerischer Versunkenheit u. dgl., plötzliches Nachlassen des Tonus bei Schreck und Überraschung.

Zu den Muskelsymptomen kommen zahlreiche andere Folgeerscheinungen seelischer Zustände hinzu, welche am Kopf lokalisiert und besonders bemerkbar sind, wie Veränderungen der Gefäße (Röte, Blässe der Haut) und der Haarstellung (Sträuben der Haare durch

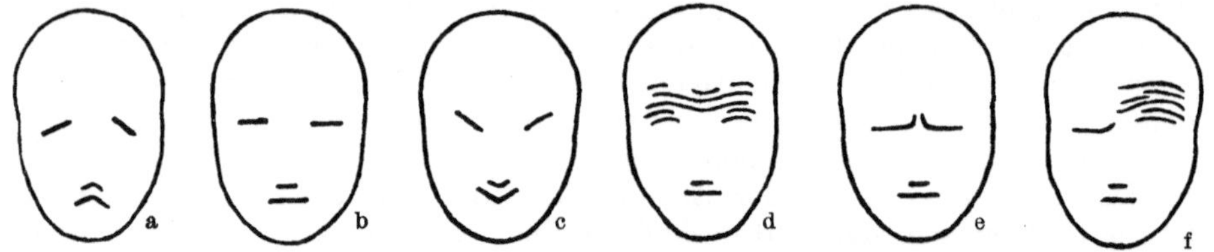

Abb. 397 a—f. Veränderungen der Mund-, Nasen- und Augenspalten, ihr Einfluß auf die Ausdrucksform. a Traurigkeit. b Ruhe. c Freude. d Aufmerksamkeit. e Reflexion. f Fragende Aufmerksamkeit. a—c nach HUMBERT DE SUPERVILLE, d—e nach MATTHIAS DUVAL, f nach CUYER. (Aus SANTE DE SANCTIS: Mimik des Denkens 1906.)

die Mm. arrectores pilorum, Bd. III); in der ganzen Haltung gehören dazu: Wanken der Knie, Ohnmacht usw. Alle diese Erscheinungen sind nicht eigentlich „Ausdruck". Wir sind auch gewohnt, wohlgenährte Menschen als satte, zufriedene Naturen, buckelige als verbittert, hämisch anzusehen, weil diese körperlichen Zustände *manchmal* solche seelischen Folgen haben. Wir irren uns mit diesem Schluß im Einzelfall ebenso häufig oder häufiger, als wir damit Recht haben. Der einzelne urteilt zwar unwillkürlich über die geschilderten Zustände, aber deshalb oft nicht weniger falsch. Es dürfte klar sein, daß alles dies für die wirklichen Ausdrucksmittel, welche der Psyche in den Muskeln des Bewegungsapparates zur Verfügung stehen, nur entfernt akzessorische Bedeutung hat. Den eigentlichen Ausdruck liefern nur die Muskeln. Zu ihnen gehören auch die Muskeln des Augapfels. Denn die Blickrichtung kann für die Mimik besonders wirksam sein; sie ist durch die Stellung des Augapfels bedingt und wird von den in der Augenhöhle verborgenen Muskeln ausgeführt (Bd. III). Im folgenden werden wir uns auf die mimischen Muskeln beschränken.

Einige der *häufigsten Ausdrucksweisen* sollen zum Schluß kurz anatomisch erläutert werden.

Das *Lachen* ist von der 6. Lebenswoche des Säuglings ab als Lächeln der Zufriedenheit beobachtet. Der Glanz des Auges ist dafür charakteristisch. Er entsteht durch weites Aufreißen der Augen, z. B. beim Darreichen der Brust. Der Erwachsene zieht dagegen bei stärkerem Lachen den Ringmuskel des Auges zusammen und verkleinert die Lidspalte. Die Fältchen am äußeren Augenwinkel sind besonders charakteristisch und oft die ersten Alterserscheinungen („Krähenfüße", Abb. 399 c). Sie entstehen nur durch die Kontraktion des Ringmuskels des Auges und des M. zygomaticus. Letzterer verbreitert die Mundspalte und hebt den Mundwinkel. Diese Stellung allein kann Freude ausdrücken (Abb. 397 c). Wird zum Verbreitern des Mundes der M. risorius mitgebraucht, so kann dieser mit seinem von der Mundspalte abgewendeten Ende die Haut der Wange zum „Lachgrübchen" vertiefen. Die S-förmig geschwungene Form der Nasolabialfurche, eine Wirkung des M. zygomaticus, ist für das Lachen sehr charakteristisch (Abb. 399 c). Ist sie dauernd, so kennzeichnet sie den heiteren Charakter eines Menschen. Der Nasenflügel wird beim Lachen durch das Caput angulare des M. quadratus labii sup. gehoben.

Die Erweiterung der Nasenöffnungen ist wahrscheinlich für das Zustandekommen des Lachens am wichtigsten. Angenehme Gerüche werden dadurch begünstigt. Daneben findet sich primär die Erweiterung des Auges zur besseren Aufnahme angenehmer optischer Eindrücke. Unlustgefühle erzeugen das Gegenteil: Verschluß der Nasen- und Augenöffnungen sind für das Weinen charakteristisch, wie wir noch sehen werden. Heftiges Lachen unterscheidet sich dagegen in der Umgebung des Auges vom Weinen nur wenig, weil das Auge gegen die erhöhte Blutzufuhr durch den M. orbicularis, wenn er kontrahiert ist, wie durch eine Art Druckverband (Monoculus, S. 741) geschützt ist und vom Erwachsenen auch beim Lachen meistens geschlossen wird. Gegen die Erschütterungen des Bauches wird ganz ähnlich eine Geste angewendet, die sehr bezeichnend „sich vor Lachen den Bauch halten" genannt wird. Auch die Umgebung des Mundes kann beim Lachen und Weinen gleich sein. Am deutlichsten ist in allen Fällen der Unterschied der Öffnungsweite der Nasenlöcher.

Das *Weinen* ist dem Neugeborenen noch nicht möglich, erst nach 2—3 Monaten kommen Tränen, erst später Schluchzen; Weinen ohne Töne sogar erst bei älteren Kindern. Die Bewegungen um die Mundspalte sind bei Kindern durch den viereckig geöffneten Mund charakterisiert (Abb. 398, kleineres Kind, Wirkung der vier Mm. quadrati), oft nur durch die vom M. mentalis vorgeschobene Unterlippe („Schippchen", Abb. 374). Beim Erwachsenen werden der Mundwinkel und Nasenflügel vom M. triangularis und M. depressor alae nasi abwärts gezogen, die Lidspalte wird vom M. orbicularis geschlossen und die Braue vom M. corrugator supercilii schräg gestellt (Abb. 397 a). Der Gram in allen Steigerungen bis zum Todesschmerz wird oft allein durch den letzteren,

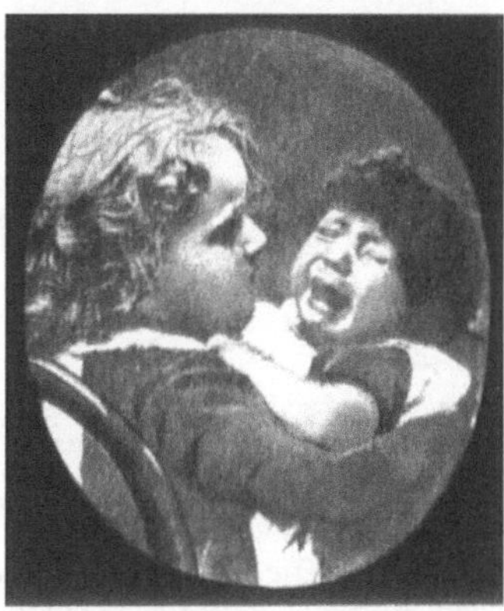

Abb. 398. Weinende Kinder; das größere weint leise aus Sympathie mit dem laut heulenden Brüderchen. (Photo aus DARWIN: Ausdruck der Gemütsbewegungen.)

den „Grammuskel", ausgedrückt, der Mißmut, die Unzufriedenheit durch den M. triangularis und M. depressor alae nasi (Abb. 397 a).

Der Gegensatz zwischen Lachen und Weinen hängt genetisch mit dem bei Lust- und Unlustgefühlen gegensätzlichen Verhalten der Sinnespforten, besonders des Riechorgans, zusammen (s. oben). Die Bedeutung des geöffneten Mundes bei widerwärtigen Geschmacksreizen ist bereits geschildert (S. 763). Das Schreien, ein wesentlicher Bestandteil des Weinens beim Kind, wird dadurch besonders vernehmlich. Eine reziproke Beziehung der Physiognomie zum Seelenzustand ist besonders beim Grammuskel deutlich. Bringt man mit Absicht den M. corrugator in Dauerkontraktion, so ist eine traurige Stimmung für den Betreffenden fast unausbleiblich. Der Gesichtsausdruck unterhält und verstärkt ganz allgemein die Affekte, die ihn erzeugt haben!

Die *Aufmerksamkeit*, das *Erstaunen*, die *Überraschung* und das *Entsetzen* haben die Stirn als Hauptfeld des Ausdruckes gemeinsam. Durch den M. frontalis sind die Augenbrauen in die Höhe gezogen und die Stirnhaut ist in Querfalten gelegt (Abb. 397 d). Richtet sich die Aufmerksamkeit auf konkrete Gegenstände, so erkennt man das an der Richtung des Blickes und der Enge der Pupillen. Die Konzentration auf ideelle Dinge ist durch Blick in die Ferne und durch weite Pupillen gekennzeichnet. Die geistige Arbeit hat je nach den verschiedenen Arten der damit verbundenen optischen, akustischen oder sprachlichen Erinnerungsbilder und Vorstellungen ihre eigene Mimik, die ebenfalls vornehmlich in den oberen Teilen des Gesichtes lokalisiert ist. Die „Denkerstirn" ist in der Kunst typisiert mit horizontalen Falten. Eindringliches Fragen ist oft einseitig ausgedrückt (Abb. 397 f). Bei Überraschung kommt zum weiten

Öffnen des Auges noch weites Öffnen des Mundes hinzu. Beim Entsetzen kann das letztere so plötzlich und krampfhaft eintreten, daß das Platysma, welches mitbeteiligt ist, breit am Halse vorspringt.

Das Öffnen der Sinnespforten und ihre Bereitstellung zur möglichst gesteigerten Aufnahme von außen kommender Eindrücke ist für alle diese Bewegungen der Ausgangspunkt gewesen. Bei Kindern, welche an heftiger Atemnot leiden, werden alle auxiliären Atemmuskeln aufs äußerste angestrengt und der Mund aufgerissen. Bei beidem hilft das Platysma. Die Angst zu ersticken, z. B. beim Croup, wird in der heftigsten Kontraktion des Platysma äußerlich *sichtbar* und hilft dem Arzt echten Croup von Pseudocroup zu unterscheiden. So ist es ein Ausdrucksmittel des Entsetzens geworden. Auch wird der Mund als Ausdrucksmittel benutzt, wenn Kinder und manchmal auch Erwachsene, die ihre Aufmerksamkeit zeigen wollen, die Lippe vorschieben und den Mund spitzen (wie beim Saugen, S. 763). — Beim Erwachsenen ist das edelste Sinnesorgan, das Auge, für die Ausdrucksbewegung am bevorzugtesten. Nur die Umgebung des Auges ist veränderlich und von hier aus wird der Ausdruck des Auges bestimmt (S. 754). Die Stirn ist das von den Muskeln in der Umgebung des Auges hauptsächlich beherrschte Gebiet. Bei Blindgeborenen ist sie daher eigentümlich mimisch starr. In der Literatur wird sogar berichtet, daß der M. frontalis, M. corrugator supercilii und M. orbicularis oculi bei Blinden erheblich geringer ausgebildet seien als bei Sehenden. Der Ausdruck um das Auge ist bei ersteren oft ein ganz anderer, unmotivierter gegenüber dem Ausdruck um den Mund, welcher die wahre Stimmung angibt.

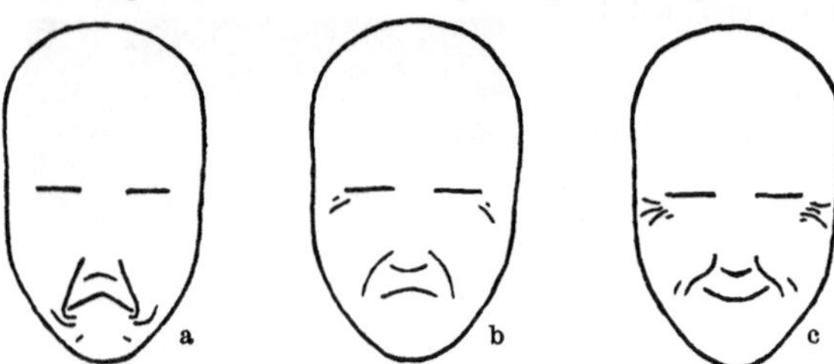

Abb. 399 a—c. Verschiedenheit der Nasenlippenfurche. a Wirkung des M. triangularis, b des M. quadratus labii sup., c des M. zygomaticus (die 3 Abbildungen sind dem Werk von DUVAL-GAUPP: Anatomie für Künstler entnommen).

Die oft einseitige Tätigkeit des mimischen Apparates bei geistiger Tätigkeit ist darauf bezogen worden, daß das Zentrum analog der Rechts- oder Linkshändigkeit nur in *einer* Hemisphäre des Gehirns liege. Jedoch bevorzugt der Rechtser dabei die linke, der Linkser die rechte Gesichtshälfte!

Schon die zuletzt beschriebenen Ausdrucksformen, dazu aber viele andere wie Würde, Hochmut, Furcht und Feigheit, Müdigkeit und Trägheit, Bescheidenheit und Kriecherei, Zorn und Wut geben uns nur in *Begleitumständen* die Kriterien an die Hand, nach welchen wir erkennen, um welche Stimmung es sich handelt. Erraten wir aus dem ganzen Milieu, dem Vorhergegangenen, dem Gesprochenen die Ursachen, aus welchen der Betreffende handelt, so ist uns sein Mienenspiel verständlich und ein Beweis mehr für unsere Auffassung des Seelenzustandes. Täuschen wir uns in der Diagnose, so deuten wir auch den Gesichtsausdruck falsch, ein Beweis dafür, daß viele Ausdrucksformen an sich nichts weniger als eindeutig sind. Die Schwierigkeiten wachsen in dem Maß, als der Wille bewußt eingreift, um den wahren Seelenzustand hinter dem Mienenspiel zu verstecken, oder wenn die Miene rein konventionell geworden ist. Welche Rolle das im normalen Leben spielt, lehren solche Kranke, deren Wille die Herrschaft über das Mienenspiel verloren hat. Sie beantworten jede innere Gemütserregung oder auch das Mienenspiel von Personen in ihrer Umgebung ohne jede Hemmung mit entsprechender eigener Mimik: *Echomimie*.

Für den *ständigen* Ausdruck unseres Gesichtes, *die Physiognomie*, kommt die Fülle der Erlebnisse des Individuums ganz wesentlich in Betracht. Der erlebnisarme Landmann hat nicht selten ein stumpfes, durch Erschlaffung der Haut nach grober Körperarbeit früh faltig gewordenes Gesicht, der moderne Kulturmensch den ausgearbeiteteren, markant modellierten, „interessanten" Kopf. Wie wir in dem Ductus der Schrift von den Schriftformen anderer abhängig sind, die uns durch Erziehung oder freie Nachahmung als akzessorische Züge zu der eigenen Schrift zufallen, so steckt auch in unserem Gesichtsausdruck vieles, das zum Teil entlehnt und nichts als unbewußte Nachahmung von Mienen anderer ist, die wir aus unserer Umgebung oder aus Bildern kennen und die uns gefallen. Unausgeglichene Brüche im Gesichtsausdruck zwischen dem wahren und dem falschen (dem unserem inneren Wesen nur künstlich angeklebten) Typus erzeugen in manchen Gesichtern den Zug des Komischen, des Grotesken, die Grimasse. Zahlreiche rein körperliche Umstände, wie die Benutzung der Lippen zur Nahrungsaufnahme, zum Pfeifen, Blasen, Atmen und gewisse Zustände der inneren Organe projizieren sich zwischen die echten und falschen Ausdruckformen. Endlich hat die Sprache in den Lippen Werkzeuge für bestimmte Laute, die Lippenlaute, welche in Wechselwirkung stehen zu der Art des Sprechens, der Tonmelodie und Resonanz des Sprechers. Die Lippen vor allem nehmen dadurch teil an dem Gesamtbild der Gebärden eines Menschen, welche der gesamten Persönlichkeit ihren spezifischen Habitus aufprägen.

Nach den ersten Beschlüssen der Internationalen Nomenklatur-Kommission soll es künftig heißen:

Axis statt Epistropheus,

Os scaphoideum statt Os naviculare manus,

Os naviculare (ohne Zusatz) statt Os naviculare pedis,

Os trapezium statt Os multangulum maius,

Os trapezoideum statt Os multangulum minus,

superficialis statt sublimis,

palmaris statt volaris.